Tratado de Nutrición

Avalado científicamente por:

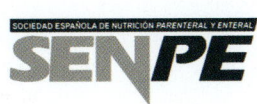

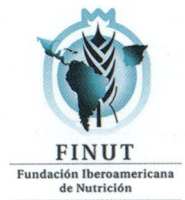

Gil

Tratado de Nutrición

4ª edición

Tomo II
Bases moleculares de la nutrición

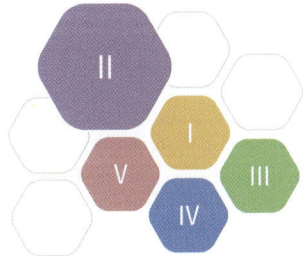

Director

Ángel Gil Hernández

Catedrático Emérito de Bioquímica y Biología Molecular,
Facultad de Farmacia, Universidad de Granada

Coordinadores

Concepción María Aguilera García

Catedrática de Bioquímica y Biología Molecular,
Facultad de Farmacia, Universidad de Granada

Olga Martínez Augustin

Catedrática de Bioquímica y Biología Molecular,
Facultad de Farmacia, Universidad de Granada

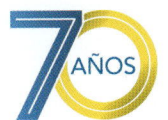
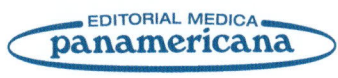

Desde 1953 formando Profesionales de la Salud

Buenos Aires - Bogotá - Madrid - México
www.medicapanamericana.com

Los editores han hecho todos los esfuerzos para localizar a los poseedores del copyright del material fuente utilizado. Si inadvertidamente hubieran omitido alguno, con gusto harán los arreglos necesarios en la primera oportunidad que se les presente para tal fin.

Gracias por comprar el original. Este libro es producto del esfuerzo de profesionales que, con su dedicación en el arte y la ciencia de curar o enseñar, han encontrado tiempo para escribir esta obra.

Respetar la propiedad intelectual es evitar reproducir, descargar, distribuir o compartir estos contenidos a través de cualquier medio sin el permiso del autor y del editor.

Las ciencias de la salud están en permanente cambio. A medida que las nuevas investigaciones y la experiencia clínica amplían nuestro conocimiento, se requieren modificaciones en las modalidades terapéuticas y en los tratamientos farmacológicos. Los autores de esta obra han verificado toda la información con fuentes confiables para asegurarse de que esta sea completa y acorde con los estándares aceptados en el momento de la publicación. Sin embargo, en vista de la posibilidad de un error humano o de cambios en las ciencias de la salud, ni los autores, ni la editorial o cualquier otra persona implicada en la preparación o la publicación de este trabajo, garantizan que la totalidad de la información aquí contenida sea exacta o completa y no se responsabilizan por errores u omisiones o por los resultados obtenidos del uso de esta información. Se aconseja a los lectores confirmarla con otras fuentes. Por ejemplo, y en particular, se recomienda a los lectores revisar el prospecto de cada fármaco que planean administrar para cerciorarse de que la información contenida en este libro sea correcta y que no se hayan producido cambios en las dosis sugeridas o en las contraindicaciones para su administración. Esta recomendación cobra especial importancia con relación a fármacos nuevos o de uso infrecuente.

2.ª edición, 2010.
3.ª edición, 2017.
4.ª edición, junio 2024.

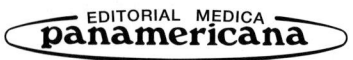

Visite nuestra página web:
http://www.medicapanamericana.com

ARGENTINA
Maipú 1300 (C 1300 ACT)
Ciudad Autónoma de Buenos Aires, Argentina
Tel.: (54-11) 5031-6919
e-mail: info@medicapanamericana.com

COLOMBIA
Carrera 7a A. N.º 69-19 - Bogotá DC - Colombia
Tel.: (57-1) 235-4068
e-mail: infomp@medicapanamericana.com.co

ESPAÑA
Sauceda, 10 - 5ª planta - 28050 Madrid, España
Tel.: (34-91) 131-78-00
e-mail: info@medicapanamericana.es

MÉXICO
Av. Miguel de Cervantes Saavedra, n.º 233, piso 8, oficina 801
Col. Granada, Alcaldía Miguel Hidalgo
CP 11520 Ciudad de México, México
Tel.: (52-55) 5250-0664
e-mail: infomp@medicapanamericana.com.mx

ISBN: 978-84-1106-162-9 (Versión impresa + Versión digital)
ISBN: 978-84-1106-167-4 (Versión digital)

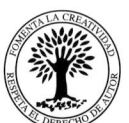
© 2025, EDITORIAL MÉDICA PANAMERICANA, S.A.
Sauceda, 10 - 5ª planta - 28050 Madrid - España
Depósito legal: M-10637-2024
Impreso en España

Autores

Aguilera García, Concepción María
Catedrática, Departamento de Bioquímica y Biología
Molecular II, Facultad de Farmacia, Universidad de Granada.

Álvarez Mercado, Ana Isabel
Profesora contratada, Departamento de Farmacología,
Facultad de Farmacia, Universidad de Granada.

Anguita-Ruiz, Augusto
Investigador, Campus Mar-*Childhood and Environment
Program*, *Barcelona Institute For Global Health*, Barcelona.

Aranda Clemente, Carlos José
Investigador, Departamento de Bioquímica y Biología
Molecular II, Facultad de Farmacia, Universidad de Granada.

Arredondo Olguín, Miguel
Profesor Titular, Unidad de Nutrición Humana, Instituto
de Nutrición y Tecnología de los Alimentos (INTA),
Universidad de Chile, Santiago de Chile.

Blanco Carnero, José Eliseo
Profesor Asociado, Departamento de Cirugía, Pediatría,
Obstetricia y Ginecología, Facultad de Medicina, Universidad
de Murcia, El Palmar, Murcia.

Bustos Aibar, Mireia
Investigadora, Departamento de Bioquímica y Biología
Molecular II, Facultad de Farmacia, Universidad de Granada.

Caballero Villarraso, Javier
Profesor Titular, Departamento de Bioquímica y Biología
Molecular, Universidad de Córdoba, Facultativo Especialista
de Bioquímica Clínica, Hospital Universitario Reina Sofía,
Córdoba.

Campoy Folgoso, Cristina
Profesora Titular, Facultad de Medicina, Universidad
de Granada.

Casuso Pérez, Rafael Antonio
Investigador, Universidad de Loyola Andalucía, Facultad
de Ciencias de la Salud, Córdoba.

Fontana Gallego, Luis
Catedrático, Departamento de Bioquímica y Biología
Molecular II, Facultad de Farmacia, Universidad de Granada.

Garaulet Aza, Marta
Catedrática, Departamento de Fisiología, Facultad
de Biología, Universidad de Murcia.

Gil Hernández, Ángel
Catedrático Emérito, Departamento de Bioquímica y Biología
Molecular II, Facultad de Farmacia, Universidad de Granada.

Girón González, María Dolores
Catedrática, Departamento de Bioquímica y Biología
Molecular II, Facultad de Farmacia, Universidad de Granada.

Gómez Llorente, Carolina
Profesora Titular, Departamento de Bioquímica y Biología
Molecular II, Facultad de Farmacia, Universidad de Granada.

Gómez-Chaparro Moreno, José Luis
Pediatra de Atención Primaria, Centro de Salud de Alcolea,
Córdoba; Investigador de la Unidad Experimental del Distrito
Sanitario de Córdoba.

González Canales, Mauricio
Unidad de Nutrición Básica, Instituto de Nutrición
y Tecnología de los Alimentos (INTA), Universidad de Chile,
Santiago, Chile.

Guarner Aguilar, Francisco
Facultatitvo Especialista de Gastroenterología, Centro
Médico Teknon, Barcelona.

Larqué Daza, Elvira
Catedrática, Departamento de Fisiología, Facultad
de Biología, Universidad de Murcia.

Latorre Mora, Mauricio
Profesor Asociado, Instituto de Ciencias de la Ingeniería,
Universidad de O'Higgins, Rancagua, Chile.

López Barea, Juan
Excatedrático, Departamento de Bioquímica y Biología
Molecular, Facultad de Ciencias, Universidad de Córdoba.

Martí del Moral, Amelia
Catedrática, Departamento de Ciencias de la Alimentación
y Fisiología, Facultad de Farmacia y Nutrición, Universidad
de Navarra, Pamplona.

Martínez Augustin, Olga
Catedrática, Departamento de Bioquímica y Biología
Molecular II, Facultad de Farmacia, Universidad de Granada.

Martínez Hernández, José Alfredo
Catedrático, Departamento de Ciencias de la Alimentación
y Fisiología, Facultad de Farmacia y Nutrición, Universidad
de Navarra, Pamplona.

Mesa García, María Dolores
Catedrática de Bioquímica y Biología Molecular, Facultad de Farmacia, Universidad de Granada.

Milagro Yoldi, Fermín Ignacio
Catedrático, Departamento de Ciencias de la Alimentación y Fisiología, Facultad de Farmacia y Nutrición, Universidad de Navarra, Pamplona.

Montero Meléndez, Trinidad
Senior Lecturer Molecular Pharmacology, Department of Biochemical Pharmacology, The William Harvey Research Institute, Queen Mary University of London, Reino Unido.

Piernas Sánchez, Carmen
Investigadora, Departamento de Bioquímica y Biología Molecular II, Facultad de Farmacia, Universidad de Granada.

Plaza Díaz, Julio Ramón
Investigador Contratado, Departamento de Bioquímica y Biología Molecular II, Facultad de Farmacia, Universidad de Granada.

Portillo Baquedano, María Puy
Catedrática, Departamento de Farmacia y Ciencias de los Alimentos, Facultad de Farmacia, Universidad del País Vasco, Vitoria-Gasteiz, Álava.

Rangel Huerta, Oscar Daniel
Investigador, Kjemi Og Toksinologi, Veterinærinstittutet, Ås, Noruega.

Rivera Sánchez, Margarita
Profesora Titular, Departamento de Bioquímica y Biología Molecular II, Facultad de Farmacia, Universidad de Granada.

Rodríguez Huertas, Jesús Francisco
Catedrático, Departamento de Fisiología, Facultad de Ciencias del Deporte, Universidad de Granada.

Ruiz Ojeda, Francisco Javier
Investigador, Departamento de Bioquímica y Biología Molecular II, Facultad de Farmacia, Universidad de Granada.

Ruiz Rodríguez, Alicia
Investigadora, Departamento de Microbiología, Facultad de Farmacia, Universidad de Granada.

Sáez Lara, María José
Profesora Titular, Departamento de Bioquímica y Biología Molecular I, Facultad de Ciencias, Universidad de Granada.

Salto González, Rafael
Catedrático, Departamento de Bioquímica y Biología Molecular II, Facultad de Farmacia, Universidad de Granada.

Sánchez de Medina Contreras, Fermín
Catedrático Emérito, Departamento de Bioquímica y Biología Molecular II, Facultad de Farmacia, Universidad de Granada.

Sánchez de Medina López-Huertas, Fermín
Catedrático, Departamento de Farmacología, Facultad de Farmacia, Universidad de Granada.

Sola Zapata, María del Mar
Exprofesora Titular, Departamento de Bioquímica y Biología Molecular II, Facultad de Farmacia, Universidad de Granada.

Suárez García, Antonio
Catedrático, Departamento de Bioquímica y Biología Molecular II, Facultad de Farmacia, Universidad de Granada.

Torres Martos, Álvaro
Investigador, Departamento de Bioquímica y Biología Molecular II, Facultad de Farmacia, Universidad de Granada.

Vargas Morales, Alberto Manuel
Excatedrático, Departamento de Bioquímica y Biología Molecular II, Facultad de Farmacia, Universidad de Granada.

Vílchez Rienda, José Dámaso
Colaborador Docente, Departamento de Bioquímica y Biología Molecular II, Facultad de Farmacia, Universidad de Granada.

*A mi esposa, Mercedes, a mis hijas, Mercedes y María, a mis nietos,
Gabriela, Franco, Samuel, Claudia, Ángel y Diego.*

A todos mis maestros y a todos mis alumnos, de los que tanto he aprendido.

ÁNGEL GIL

Prólogo a la 4ª edición

La nutrición, concebida no sólo como una necesidad vital sino como un recurso para mantener la salud, es un concepto con una larga historia que, hace más de dos mil años, fue formulado por Hipócrates con su conocida expresión «Que tu medicina sea tu alimento, y el alimento tu medicina». Ahora bien, si filtramos esta afirmación con nuestra actual visión científica, podemos considerar dichas palabras como una brillante presunción, con seguridad apoyada en las evidencias empíricas que eran las bases que fundamentaban el conocimiento de su época. Actualmente, a pesar del largo tiempo transcurrido y de lo mucho que hemos avanzado, aún estamos obligados a seguir investigando para corroborar y matizar dicha afirmación. Y es que el camino para generar la ciencia de la nutrición es largo y dificultoso, dado que su investigación es muy compleja frente a remedios curativos como los fármacos que, además de gozar de mayor predicamento, sobre ellos se ha volcado y se siguen volcando abundantes recursos materiales y humanos. Una razón para entender la dificultad de ese avance reside en lo difícil que es demostrar los efectos sobre la salud de los alimentos y de los modelos alimentarios, debido a que, por la complejidad de su composición, son muchos los principios activos contenidos en cada alimento, muchos aún desconocidos u ocultos y que pueden ejercer efectos o interacciones entre sí, con resultados a veces difíciles de valorar. Por otra parte, la investigación nutricional, en especial la de carácter clínico, es costosa y está mal financiada, dado que sus resultados no obtienen el beneficio económico inmediato que proporciona la investigación de un fármaco, para la industria que lo patrocina, con lo que los recursos económicos para dichos estudios son difíciles de conseguir. Por todo ello, los avances en la búsqueda de evidencia clínica en las ciencias de la nutrición raramente se apoyan en estudios de intervención de máximo nivel de evidencia, conformándonos en general con estudios observacionales que, aunque con menor fuerza de evidencia que aquéllos, son los que nos orientan en la toma de decisiones en la práctica clínica.

Por todas las circunstancias mencionadas, y debido a que los alimentos no son medicamentos y, por lo tanto, su consumo no se atiene al concepto de indicaciones y riesgos frente a beneficios, se prestan a que las recomendaciones nutricionales y dietéticas puedan ser utilizadas por prescriptores más o menos documentados, que por ignorancia o intereses espurios vierten en la población mensajes ajenos a su utilidad para la educación y la salud. En este contexto, la existencia del *Tratado de Nutrición*, sólidamente sostenido por evidencias científicas y actualizado, es más que imprescindible, ya que ofrecerá a los profesionales de la salud una fuente fiable, útil y actualizada para tomar sus decisiones. Estas razones le dan un especial valor a esta obra que, desde hace casi 20 años y en sucesivas ediciones, viene sustentando una labor formativa para educadores, investigadores y profesionales clínicos, con conceptos y datos actualizados y orientados al futuro inmediato.

El *Tratado de Nutrición* se diferencia de la mayoría de los libros de su ámbito de conocimiento en que, por su carácter de auténtico tratado, aporta una información extensa, sistemática, actualizada y ordenada de las ciencias de la nutrición, con el propósito de proporcionar una herramienta útil para los investigadores y los docentes, así como influir en la práctica clínica de los profesionales de la salud. Es importante destacar que esta 4ª edición no es una simple actualización, sino el resultado de una reflexión experta sobre los avances recientes y las perspectivas de futuro. Inevitablemente, este planteamiento de entender que es una obra nueva ha supuesto un reto para el director. De hecho, ha ido evolucionando, versión tras versión a lo largo de los años, ya que se inició con tres tomos y 122 capítulos, para completar ahora 193 capítulos en cinco tomos. Gracias a su mayor extensión ha sido posible ampliar nuevos conceptos en capítulos totalmente novedosos y mirando al futuro inmediato. Ejemplo de estas novedades son los capítulos referidos a la regulación génica, la cronobiología o las ciencias ómicas en la nutrición moderna, la útil información sobre la bioética, el derecho, la gestión en la calidad, la importancia de la sostenibilidad, la inteligencia artificial, el etiquetado y las declaraciones nutricionales en la nutrición moderna. Y todo esto sin olvidar el documentado y actualizado conocimiento que aporta sobre los fundamentos bioquímicos, metabólicos y fisiológicos de los nutrientes y de los microcomponentes nutricionales, tanto por su importancia en la propia nutrición como en la regulación de los mecanismos moleculares de los diferentes órganos y sistemas, en las distintas etapas de la vida. Dentro de este esfuerzo actualizador merece un especial comentario el difícil compromiso de avanzar en conseguir que este tratado sea una herramienta útil para el profesional clínico, orientándolo en su práctica diaria y ofreciendo un auténtico libro de patología nutricional para cualquier especialista de la salud. Ejemplos de ello son algunos contenidos del tomo IV, como los orientados a la nutrición en la persona normal y en las distintas etapas de la vida, la importancia de la nutrición en la epidemiología y la salud pública y en la prevención de las enfermedades crónicas no transmisibles, incluida la obesidad.

Aún más novedosos son los contenidos del tomo V, en el que se desgranan en sucesivos capítulos contenidos como la importancia de la nutrición en el hospital, la nutrición parenteral, la nutrición enteral, la nutrición artificial hospitalaria y la patología nutricional en las enfermedades de distintos órganos y sistemas. Estos últimos contenidos ponen en valor la importancia de la alimentación en pacientes en distintas circunstancias y procesos, tanto dentro como fuera del hospital, destacando su valor curativo en capítulos como la nutrición parenteral, enteral o domiciliaria. Pero más aún, lo que convierte el tomo V en un auténtico tratado de patología nutricional son los temas abordados, que incluyen el manejo de los errores innatos del metabolismo, la anemia, las enfermedades cardiovasculares y sus factores de riesgo, como obesidad, síndrome metabólico, dislipidemia, diabetes mellitus y obesidad infantil y del adulto, así como la cirugía de la obesidad. Igualmente destacan los capítulos enfocados al enfermo crítico, al paciente séptico, al politraumatizado, al paciente quemado, al enfermo quirúrgico, al trasplante de órganos, al cáncer, las enfermedades respiratorias, la insuficiencia cardíaca, las enfermedades intestinales del adulto y del niño, las enfermedades pancreáticas y biliares y los procesos renales, óseos y neurológicos. Finalmente, el estudio de patologías y sistemas se completa con tres capítulos que abordan temas de gran actualidad e interés, como los procesos patológicos del sistema linfático y del sistema inmunitario y las infecciones por SARS-CoV-2. En suma, este tomo supone un abordaje sistemático de la importancia de la nutrición en el paciente enfermo, lo que permite considerarlo como un tratado específico de consulta para pediatras y especialistas en nutrición clínica que con seguridad agradecerán tanto los que manejan habitualmente estas enfermedades como los que precisen consultarlo esporádicamente.

No es fácil abordar la preparación y edición de un tratado como éste, con la complejidad que supone el vertiginoso avance de la ciencia. Esta labor no está al alcance de cualquier profesional, ya que requiere una extraordinaria vocación docente, una gran experiencia, una gran capacidad de trabajo y claridad en su propósito de avanzar hacia la traslacionalidad del conocimiento a la práctica clínica. Esta tarea la ha abordado con decisión el profesor Ángel Gil, profesional con capacidad y experiencia para entender tal complejidad, lo que garantiza que el *Tratado de Nutrición* será recibido con interés por profesionales y centros médicos de todo el mundo. El profesor Ángel Gil es bien conocido entre los profesionales de todos los ámbitos de la nutrición, pero merece recordarse que ha sido Catedrático del Departamento de Bioquímica y Biología Molecular de la Universidad de Granada hasta diciembre de 2021, fecha en que ha pasado a ser Profesor Emérito de dicha Universidad. Su labor docente y de investigación, avales de su capacidad para llevar a cabo la tarea de coordinar y elaborar el *Tratado de Nutrición*, tiene repercusión internacional. Actualmente es Presidente de Honor de la Fundación Iberoamericana de Nutrición (FINUT), en la que ha coordinado y cooperado con profesionales de Iberoamérica en la difusión y avances de las ciencias de la nutrición. Director de 60 tesis doctorales, ha participado en múltiples proyectos españoles e internacionales, de los que 5 han sido financiados por la Unión Europea. En sus más de 500 publicaciones indexadas y 17 patentes se cristaliza y refleja su importante vocación investigadora y traslacional, lo que lo posiciona en el *top* 2 % del *Scientists Ranking of the World Scientists* de la Universidad de Standford. Todos estos méritos, junto a los reconocimientos y premios recibidos, tanto nacionales como internacionales, representan una parte de su ingente labor y sirven de respaldo para esta valiosa labor que inevitablemente refleja la categoría de su principal autor. Además, ha sido capaz de reunir un importante elenco de colaboradores que, con su conocimiento y experiencia, han culminado esta joya bibliográfica. Para mí ha sido un honor compartir las primicias de esta obra, lo que le agradezco, y además me permite felicitar a mi amigo, el profesor Ángel Gil.

Francisco Pérez Jiménez
Catedrático Emérito de Medicina,
Facultad de Medicina, Universidad de Córdoba

Prólogo a la 3ª edición

En primer lugar quiero expresar que es para mí un gran honor y estoy sinceramente agradecido a mi querido amigo, el profesor Ángel Gil, por haberme brindado la oportunidad de prologar esta magnífica 3ª edición de su *Tratado de Nutrición*.

Cuando a principios del año 2005 me comunicó su intención de llevar a cabo la 1ª edición, yo estaba seguro de que el éxito y la excelencia de la obra estaban garantizados. Su capacidad docente y de coordinación, su generosidad a la hora de construir equipos y de identificar los temas básicos y las nuevas líneas prometedoras en el campo de la Nutrición eran su garante. Doce años después estamos ante esta nueva edición, ya la tercera, con actualización de los temas, incorporación de otros nuevos y participación de más autores expertos.

La obra, estructurada en cinco tomos que abarcan desde los fundamentos fisiológicos y bioquímicos de la Nutrición hasta su aplicación clínica y a la que se han incorporado modernos sistemas multimedia, no sólo será de utilidad a los estudiantes de grado, máster y doctorado, sino también a los docentes, y una vez más será el compañero del profesional clínico, tanto del adulto como del niño, en su quehacer diario. Se ha conseguido la unificación y armonización de los conocimientos expresados a lo largo del tratado, en el que participan grandes expertos de la Nutrición, tanto nacionales como internacionales, muchos de ellos representando ya a la nueva generación que lidera los grupos docentes y de investigación en este campo, como es el caso de mi discípula, la profesora Rosaura Leis. Además, dispone de un gran número de imágenes, figuras y tablas de alta calidad, accesibles al lector, lo que convertirá al *Tratado de Nutrición* en el compañero de trabajo habitual. La calidad de su edición y su difusión están reforzadas por el excelente grupo editorial.

Una vez más, los autores, los coordinadores de los diferentes tomos y el director de la obra han sabido introducir aquellos nuevos conceptos cuyo conocimiento es hoy imprescindible en este campo, como la regulación metabólica intertisular, la genómica nutricional, la regulación de la expresión génica, la nutrición y la cronobiología, la programación temprana, los nuevos compuestos bioactivos, la microbiota, la salud y la enfermedad, las declaraciones nutricionales, los biomarcadores de ingesta, la actividad física como compañero inseparable en el riesgo metabólico y el proceso de comunicación en nutrición y salud, entre otros. Los capítulos han sido elaborados con mimo y con una cuidada estructura pedagógica, que incluye objetivos docentes y bibliografía actualizada y comentada.

El *Tratado de Nutrición* es, sin duda alguna, la mejor y más completa obra de nutrición en lengua española y, una vez más, será ampliamente demandada tanto en nuestro país como en Iberoamérica y en la América del Norte de habla hispana, donde el profesor Ángel Gil es un gran referente en el campo nutricional. No es, por lo tanto, de extrañar que la Fundación Iberoamericana de Nutrición (FINUT) se haya sumado a la Sociedad Española de Nutrición Enteral y Parenteral (SENPE) en su patrocinio.

Formar y aportar conocimiento en el campo de la alimentación y la nutrición es colaborar en dar un paso de gigante en el tratamiento de la enfermedad y, lo que es todavía más importante, en su prevención. Los estilos de vida, tanto la alimentación inadecuada como la inactividad, están en la base de las principales enfermedades que son en la actualidad causa de morbilidad y mortalidad en el mundo. Así, La Organización Mundial de la Salud ha declarado dos pandemias nutricionales en el siglo XXI, que afectan a todos los países, a todas las edades y a todos los grupos sociales: el sobrepeso y la obesidad y la hipovitaminosis D. La primera de ellas constituye, además, la mayor discriminación social: iniciada en los países desarrollados y en los grupos socioeconómicos y culturales más altos, se ha extendido a los países en desarrollo y a los grupos económica y culturalmente más vulnerables, en los que se presenta ahora la mayor prevalencia. Se inicia a edades cada vez más tempranas, con importantes alteraciones metabólicas, de tal manera que, si los datos siguen como hasta ahora, probablemente nuestros niños van a vivir menos y con peor calidad de vida que sus padres y sus abuelos. La vitamina D –mucho más que una vitamina, una hormona con efectos pleiotrópicos y con receptores en todas las células del organismo– ha demostrado su relación no sólo con la enfermedad osteoarticular, sino también con las afecciones autoinmunes e infecciosas, con algunos tipos de cáncer, etc. La causa de su déficit guarda relación con la latitud, las horas de irradiación solar y su angulación, la edad, el estadio puberal, el uso de cremas protectoras solares, los procesos malabsortivos y la obesidad, que parece explicar el alto incremento en los últimos años.

A lo largo de mi vida profesional de más de 40 años dedicado al estudio del estado nutricional y su relación con la salud y la enfermedad de los niños y adolescentes, he asistido a los importantes cambios producidos en el tipo de patología que presentan. En nuestro país, en la década de 1970, los niños que eran asistidos en los servicios de pediatría de nuestros hospitales, a los que acudían por infecciones respiratorias o digestivas, presentaban, en su mayoría, importantes déficits nutricionales, de hierro y de yodo, raquitismo, es decir, malnutrición por deficiencia de micronutrientes. A partir de la década de 1990, un porcentaje elevado de niños y adolescentes presentan malnutrición por exceso, pero con déficits nutricionales secundarios a dietas ricas en energía pero bajas en nutrientes o al atrapamiento de algunos de estos nutrientes por la grasa corporal aumentada.

Primero fue la falta de alimentos, y ahora, su exceso, de manera que recientemente se ha publicado que por primera vez en la historia el sobrepeso ha superado a la desnutrición en el mundo. Se hace necesaria la intervención, y para ello hemos de coordinar esfuerzos, los pacientes, las familias, la escuela, el personal sanitario, las organizaciones no gubernamentales, la industria, la prensa, la comunidad y las autoridades sanitarias y políticas.

En 2005, con la 1ª edición del *Tratado de Nutrición*, el profesor Ángel Gil, catedrático del Departamento de Bioquímica y Biología Molecular de la Universidad de Granada y Director del Grupo de Investigación de excelencia de la Junta de Andalucía BioNit CTS-461 Bioquímica Nutricional: Implicaciones terapéuticas desde 1996, con una brillante y prestigiosa trayectoria en el campo de la nutrición y trabajador incansable, había respondido a la llamada e iniciado este duro camino de dirigir un tratado que abarcara los temas más importantes relacionados con la alimentación y la nutrición en lengua española. La acogida no pudo ser más exitosa y, como bien señala en su presentación, citando a Salk, fue recompensado con la oportunidad de hacer más trabajo bien hecho, la 2ª edición. De nuevo recompensado, hoy además como presidente de la FINUT, continúa dando respuesta al mundo científico nutricional de habla hispana con esta 3ª edición, más cuidada en la forma y en los contenidos, si cabe, y todavía más pedagógica.

El mundo hispanohablante cuenta con grandes referentes en ciencia y en nutrición y un gran universo deseoso de ser informado y formado. El profesor Ángel Gil tiene una larga, fructífera, brillante y productiva carrera a sus espaldas, y un camino muy largo por delante. Esta 3ª edición del *Tratado de Nutrición*, en la que tantos autores participan, no es más que la siguiente a la anterior, y la previa a la siguiente. Éste es un camino que no tiene retorno; seguiremos encantados de colaborar contigo y solicitarte la siguiente edición, por el bien de la alimentación, la nutrición, la salud nutricional y, en mi caso, como pediatra y especialista en nutrición pediátrica, por el tratamiento de la enfermedad metabólico-nutricional en el niño enfermo y su prevención en el niño sano.

Querido Ángel, muchas gracias por tu trabajo, tu generosidad y tu amistad. ¡Éxito en esta nueva empresa!

Rafael Tojo Sierra
Catedrático de Pediatría
Patrono de la Fundación Dieta Atlántica
Universidad de Santiago de Compostela

Presentación

Hay en el mundo un lenguaje que todos comprenden:
es el lenguaje del entusiasmo, de las cosas hechas con amor y con voluntad,
en busca de aquello que se desea o en lo que se cree.

Paulo Coelho (1947-)

En 2003, el Comité Científico y Educacional de la Sociedad Española de Nutrición Clínica y Metabolismo (SENPE), entonces denominada Sociedad de Nutrición Enteral y Parenteral, decidió acometer la aventura de escribir un libro de Nutrición dirigido fundamentalmente a los profesionales de la salud, muy especialmente a los médicos, para contribuir a su formación en este campo, ya que los currículos de licenciaturas como Medicina y Farmacia no incluían a la Nutrición como asignatura, ni siquiera de forma opcional. Veinte años más tarde siguen sin incluirla, al menos los currículos de la mayoría de las universidades públicas españolas, si bien el cada vez más introducido Grado de Nutrición Humana y Dietética comprende diversas materias relacionadas directamente con la ciencia multidisciplinar que constituye la nutrición, y varios másteres en Nutrición Humana permiten la especialización de numerosos profesionales de la salud en esta disciplina. En 2003 era presidenta del comité la doctora Mercè Planas y, con el empuje singular que la caracterizaba, me encargó dirigir el proyecto, muy probablemente, y entre otras cosas, porque yo había impartido Nutrición desde 1981 en la Escuela de Nutrición de la Universidad de Granada, creada por el profesor Gregorio Varela Mosquera, la primera institución que en España empezó a impartir de manera formal esta ciencia para posgraduados de Medicina, Farmacia y otras ciencias relacionadas, como Biología, desde finales de los años sesenta del siglo pasado. No estaba solo, porque en el proyecto me acompañaban las doctoras Julia Álvarez, Mercè Cervera y Guadalupe Piñeiro y los doctores Jesús M. Culebras y Alfonso Mesejo y, además, contábamos con el apoyo de toda la Junta Directiva de la Sociedad, cuyo presidente entonces era el doctor Abelardo García de Lorenzo y en la que participaban otros profesionales ilustres como los doctores Miguel León y Juan Carlos Montejo. Asimismo, gozaba del apoyo de numerosos profesores de los Departamentos de Bioquímica y Biología Molecular, Fisiología y Nutrición y Bromatología de la Universidad de Granada.

Inicialmente, la idea era escribir un libro que –según estimábamos– tendría dos tomos, uno destinado al estudio de Nutrición y salud y otro de Nutrición y enfermedad, pero pronto esa idea se convirtió en algo más complejo. Yo argumenté entonces –y 20 años más tarde sigo convencido de ello– que no era posible entender la nutrición y aplicarla correctamente, tanto para la mejora de la salud como para la prevención y el tratamiento de la enfermedad, si no se conocían en profundidad las bases fisiológicas y bioquímicas de los procesos digestivos y de la utilización y el destino metabólico de los nutrientes. Además, el conocimiento sobre la composición y el valor nutricional de los alimentos debería facilitar las aplicaciones dietéticas de la nutrición. De este modo, finalmente, diseñamos un libro que tendría cuatro tomos: «Bases fisiológicas y bioquímicas de la nutrición», «Composición y valor nutritivo de los alimentos», «Nutrición en el estado de salud» y «Nutrición clínica». Dos años más tarde, en 2005, con ocasión del I Congreso de la Federación Española de Sociedades de Nutrición, Alimentación y Dietética (FESNAD), de la que la SENPE formaba parte, celebrado en Madrid, se presentó el *Tratado de Nutrición*. Con el apoyo decidido de la industria de alimentación y nutrición, muy especialmente de los socios de SENPE, el libro se difundió y entró en cada uno de los servicios hospitalarios españoles donde se estudiaban y aplicaban tratamientos nutricionales, tanto en el ámbito pediátrico como de adultos.

En 2010, tan sólo cinco años más tarde de la 1ª edición, se presentó la 2ª edición, con grandes cambios estructurales. Mi idea como director de la obra era que el tratado respondiese a la sentencia clásica *utile et dulci*, porque los mejores libros son los que enseñan a la vez que deleitan. Especialmente, optamos por facilitar el estudio y el aprendizaje de la nutrición mediante la inclusión de objetivos precisos en cada capítulo, la inserción de figuras y tablas a todo color, además de posibilitar que los docentes pudiesen «descargar» todos esos elementos para la enseñanza. Los capítulos incluían, asimismo, una bibliografía seleccionada que debía ayudar a los lectores que quisieran conocer más sobre cada uno de los temas planteados. Más aún, con la ayuda de numerosos profesionales se creó una base de material audiovisual complementaria que extendía y aumentaba las posibilidades de aprendizaje de tipo práctico. Por otra parte, en el nuevo proyecto, la Editorial Médica Panamericana se encargaba de la maquetación, edición y comercialización de la obra, con lo que asumíamos que la difusión del libro sería mucho mayor tanto en España como en América Latina. La realidad superó con creces los deseos. El libro empezó muy pronto a llegar a todas las universidades y centros de enseñanza pública y privada en España y de cada uno de los países de Iberoamérica. El *Tratado de Nutrición* se convirtió así en el «libro de cabecera» de numerosos estudiantes y profesionales de la nutrición en todos los países de habla española.

Decía el poeta griego Hesíodo (s. VII y VI a.C.): «Si añades un poco a lo poco y lo haces así con frecuencia, pronto llegará a ser mucho». Ésta ha sido la idea que ha permanecido siempre en mi mente al diseñar y realizar las siguientes ediciones. La 3ª edición, presentada en 2017 durante la celebración del XXXII Congreso Nacional de la SENPE celebrado en Valladolid, no sólo revisaba todos los conocimientos de la edición previa, muy especialmente los referentes a la nutrición clínica, sino que añadía un nuevo volumen (tomo II) a la obra, «Bases moleculares de la nutrición». Por primera vez, el *Tratado de Nutrición* era auspiciado también por la Fundación Iberomericana de Nutrición (FINUT), una institución creada en 2011 bajo los auspicios de la Unión Internacional de Sociedades de Nutrición (*International Union of Nutritional Sciences*, IUNS) juntamente con la Sociedad Española de Nutrición (SEÑ) y la Federación de Sociedades de Nutrición de América Latina (SLAN). La labor de la FINUT en toda Iberoamérica ha contribuido notablemente a la difusión del *Tratado de Nutrición*, tanto en las instituciones académicas como entre los profesionales, en estos últimos cinco años.

Desde el año 2003 con la secuenciación completa del genoma humano y la aparición y posterior desarrollo de las ciencias «ómicas», la nutrición, que parecía una ciencia madura a finales del siglo XX, con conocimientos bien asentados en la fisiología de los procesos digestivos y de las vías metabólicas de utilización de los nutrientes, así como de los requerimientos nutricionales del ser humano, sufre un impulso científico sin precedentes. Se empieza a entender que, más allá de las funciones clásicas energéticas y estructurales de los nutrientes, todos ellos, directa o indirectamente, modulan la expresión de numerosos genes, y que el fenotipo de cada individuo depende de las interacciones de nutrientes y de componentes bioactivos de los alimentos con el genoma de cada persona. Además, comienzan a entenderse los mecanismos que regulan los procesos epigenéticos y la importancia de la alimentación en los procesos de metilación del DNA y de modificación de las histonas que, finalmente, regulan los procesos de expresión de muchos genes. Como resultado de todo ello, empiezan a descifrarse los factores que intervienen en la programación temprana de las enfermedades *(early programming)*, se vislumbra la posibilidad de realizar una nutrición a medida de cada inividuo o grupo de población que comparta determinadas características genéticas (nutrición personalizada) y de que esa nutrición pueda conducir a la prevención y al tratamiento de la enfermedad mediante la aplicación de la denominada «nutrición de precisión».

Durante los últimos siete años se han producido avances notables en las Ciencias de la Nutrición que justifican esta nueva 4ª edición, muy especialmente en todo lo que se refiere a las interacciones de los nutrientes y de otros compuestos de los alimentos con diferentes tejidos, órganos y sistemas; a las ciencias ómicas y a sus aplicaciones en el diagnóstico, prevención y tratamiento de la enfermedad; a los efectos de la dieta sobre el microbioma intestinal; a los compuestos bioactivos de los alimentos y sus efectos nutricionales; a los probióticos, prebióticos, simbióticos y posbióticos; a los usos y abusos de los alimentos denominados «ultraprocesados»; a la generación de evidencia de determinados patrones alimentarios, como la dieta mediterránea en la prevención de las enfermedades; a los usos de la inteligencia artificial en nutrición y a la publicación de las nuevas guías de tratamiento nutricional de diversas enfermedades, promovidas y publicadas por diversas sociedades internacionales, en particular por la *European Society of Clinical Nutrition and Metabolism* (ESPEN). Todo ello justifica que la nueva edición comprenda un total de 193 capítulos, 20 más que en la edición anterior. A continuación, se describen brevemente los contenidos de los tomos de esta 4ª edición y las novedades más importantes respecto a la anterior.

El tomo I, «Bases fisiológicas y bioquímicas de la nutrición», comienza con un capítulo general de funciones y metabolismo de los nutrientes, seguido de otro dedicado a los procesos digestivos y de transporte de los nutrientes. Se analizan luego detalladamente los procesos metabólicos tanto de los macronutrientes como de los micronutrientes (vitaminas y minerales). Asimismo, se han dedicado algunos capítulos a describir de forma detallada las funciones de algunos derivados de los lípidos con funciones biológicas especiales, como los octadecanoides, los eicosanoides, los docosanoides y otras oxilipinas, y de los aminoácidos semiesenciales y con funciones especiales. En varios capítulos se abordan la regulación del balance energético y de la composición corporal, el metabolismo hidromineral y los mecanismos de estrés oxidativo y de defensa antioxidante tanto enzimáticos como no enzimáticos. En esta nueva edición se incluyen varios capítulos totalmente nuevos que abordan el metabolismo del intestino, hígado, sangre (eritrocitos, proteínas plasmáticas y mecanismos de coagulación), sistemas inmunitario y nervioso y tejidos adiposo, muscular y óseo. Finalmente, hay un capítulo dedicado a la integración metabólica y a las relaciones tisulares en el ciclo de ayuno y alimentación, y otro referido al metabolismo del alcohol y de otros compuestos potencialmente tóxicos que pueden estar presentes en los alimentos.

El tomo II, «Bases moleculares de la nutrición», se dedica a lo que hoy en día se conoce globalmente como «nutrición molecular». Después de un capítulo general que explica este concepto y las ciencias con las que se relaciona, hay una serie de capítulos en los que se describen el crecimiento, diferenciación, proliferación y muerte celular y los fenómenos de comunicación tanto intercelular como intracelular, muchos de ellos modulados por los nutrientes de forma directa o indirecta. Seguidamente se abordan la arquitectura cromosómica y la estructura del genoma humano, así como las bases genéticas de las enfermedades complejas, especialmente de las afecciones crónicas no transmisibles, en cuyo desarrollo y prevención los patrones de alimentación desempeñan un papel determinante. Además, se incluye un capítulo básico que describe el dogma central de la biología molecular y, en particular, los mecanismos que subyacen a la expresión génica, otro dedicado a la síntesis, degradación y recambio de las proteínas, y un tercero referido a la regulación de la expresión génica en los organismos superiores y, en particular, en el hombre, tanto a nivel de la transcripción como de la traducción y de la postraducción. Después de todos estos capítulos destinados a cimentar los conceptos básicos de la biología molecular, se describe de forma detallada y en capítulos separados la regulación de la expresión génica mediada por hidratos de carbono, lípidos, aminoácidos y otros compuestos nitrogenados, vitaminas, minerales y compuestos bioactivos de los alimentos. A continuación, se dedican dos capítulos al estudio de la nutrigenética y, en particular, de las variantes génicas que responden a nutrientes y a patrones de alimentación, para seguir con varios capítulos centrados en las interacciones de los nutrientes con el epigenoma, el proteoma, el metaboloma y el microbioma en los seres humanos. El tomo II finaliza con una serie de capítulos que abordan las bases moleculares de la modulación del sistema inmunitario por los nutrientes, de la denominada «programación metabólica», del envejecimiento humano y de la cronobiología de la nutrición.

El tomo III, «Composición y calidad nutritiva de los alimentos», está dedicado a la descripción detallada de la composición y del valor nutritivo de los alimentos, así como de sus compuestos bioactivos, tanto de origen vegetal como animal, y de algunos ingredientes alimentarios seleccionados por sus características particulares, como proteínas y péptidos derivados de la leche, oligosacáridos de la leche humana, nuevas fuentes de fibra dietética, nuevas fuentes de ácidos grasos poliinsaturados, etc. También se describen las características de los principales aditivos de los alimentos y se aborda de forma minuciosa el estudio de los alimentos funcionales. En esta nueva edición, en dos capítulos sucesivos se estudian los microorganismos probióticos, parabióticos y posbióticos, y los compuestos prebióticos y simbióticos, así como su incorporación a diversas matrices alimentarias y sus efectos sobre la salud. Al igual que en la edición anterior, hay varios capítulos dedicados a los complementos alimenticios, los alimentos fortificados y los alimentos modificados genéticamente; todos ellos se han actualizado con nuevos conocimientos, muy especialmente en lo que se refiere al uso de nuevas técnicas de edición genética como CRISPR-Cas y de técnicas de fermentación de precisión para la producción de nuevos alimentos e ingredientes alimentarios. Asimismo, se han revisado en profundidad los capítulos relacionados con la adecuación de la composición de los productos alimenticios a las estrategias de salud y las influencias de los procesos tecnológicos sobre el valor nutritivo de los alimentos. Por otra parte, se ha incluido un nuevo capítulo que analiza las definiciones, medición, clasificación y percepción del consumidor de los alimentos naturales y de los denominados «alimentos ultraprocesados». Para finalizar, hay una serie de capítulos destinados al conocimiento de la metodología de evaluación de la calidad nutricional de los alimentos, de las tablas de composición de los alimentos, de los conceptos fundamentales de la higiene y seguridad y de la toxicología alimentaria y de la información alimentaria destinada al consumidor, así como de las declaraciones nutricionales y de propiedades saludables de los alimentos; todos ellos se han revisado detalladamente y se han actualizado desde el punto de vista tanto científico como de los requerimientos legales establecidos internacionalmente y, en particular, de la Unión Europea.

El tomo IV, «Nutrición humana en el estado de salud», como en la edición anterior, está dedicado al estudio de la nutrición y sus relaciones con el estado de salud. En sucesivos capítulos se analizan la evolución de la nutrición, las ingestas dietéticas de referencia y los objetivos nutricionales, las guías alimentarias y de estilos de vida saludable, el balance energético, las diversas metodologías de evaluación del estado nutricional, desde la antropometría y la composición corporal hasta los biomarcadores clínicos y bioquímicos, pasando por la valoración dietética, así como la evaluación de la actividad y de la condición física. Además, se incluye un nuevo capítulo sobre los índices de calidad de la dieta, de utilidad tanto en la edad pediátrica como en la vida adulta. A continuación, se aborda la nutrición durante el ciclo de vida, desde los lactantes hasta los adultos, pasando por los niños de corta edad y los adolescentes. Por otra parte, se considera la nutrición en diversas situaciones especiales, como el embarazo y la lactancia, el adulto mayor y la actividad física y deportiva. Una parte sustancial del tomo IV se dedica a la nutrición y sus relaciones con la epidemiología, así como a las estrategias nutricionales de intervención en salud pública. En particular, en esta nueva edición hay varios capítulos que estudian cómo la nutrición interviene en la prevención de las enfermedades crónicas no transmisibles, la importancia del sobrepeso y la obesidad en la salud pública, y la doble carga de la obesidad y la desnutrición en numerosos países en vías de desarrollo, especialmente en América Latina. Además, se revisan los conocimientos sobre la nutrición de colectividades, el diseño y la planificación de dietas y la importancia de la gastronomía en una buena nutrición. En esta nueva edición se incluyen dos nuevos capítulos de importancia capital destinados a las relaciones de la nutrición con la sostenibilidad ambiental y la producción de alimentos, y a las aplicaciones de la inteligencia artificial en nutrición. Finalmente, hay tres capítulos que revisan los errores y mitos de la alimentación, así como el proceso de obtención de evidencia científica en nutrición y las fuentes de información para la comunicación en alimentación y sus relaciones con la salud.

El tomo V, «Nutrición y enfermedad», se dedica íntegramente a la nutrición clínica, es decir, al estudio de la importancia de la nutrición en el tratamiento de la enfermedad y de las guías y recomendaciones nutricionales establecidas por diversos organismos y sociedades internacionales para el tratamiento de afecciones específicas. El filósofo hebreo cordobés Maimónides decía que «ninguna enfermedad que pueda ser tratada con una dieta apropiada debe tratarse por ningún otro medio»; este tomo trata de seguir esa máxima. En una serie de cinco capítulos se abordan las causas y las consecuencias de la desnutrición originada por la deficiencia de energía y de nutrientes, la valoración morfofuncional de la desnutrición y las relaciones entre desnutrición y enfermedad, así como el coste y beneficio de la aplicación de una nutrición adecuada, para finalizar con el proceso de atención nutricional que los profesionales de la salud deben seguir con cada paciente. Después de un capítulo dedicado al conocimiento de las adaptaciones metabólicas durante situaciones de ayuno y de estrés metabólico y de la importancia del «ayuno intermitente» como herramienta para el control del peso corporal, en varios capítulos se abordan los requerimientos de energía y su estimación en diversas situaciones patológicas, la importancia de la hidratación en el control de la enfermedad, los tipos y composiciones de las diversas dietas hospitalarias, las características que debe cumplir la nutrición por vía enteral, la clasificación y composición de los alimentos para usos médicos especiales, tanto en la edad pediátrica como en la vida adulta, y las características, formulaciones, usos y recomendaciones de la nutrición parenteral para el tratamiento de diversas afecciones a lo largo de la vida. A continuación, se estudian las recomendaciones y usos del tratamiento médico nutricional domiciliario, las guías para la administración de prebióticos, probióticos, posbióticos y simbióticos, así como su importancia en el tratamiento de las enfermedades y las interacciones entre los fármacos y los nutrientes. Seguidamente, en 35 capítulos sucesivos, se considera la nutrición particular en diversos procesos patológicos que van desde los errores congénitos del metabolismo hasta las enfermedades críticas, pasando por el tratamiento de las anemias nutricionales, los trastornos de la conducta alimentaria, el sobrepeso y la obesidad, el síndrome metabólico, la diabetes, las dislipidemias, las enfermedades cardiovasculares, las enfermedades del aparato digestivo, los procesos quirúrgicos, el cáncer, las enfermedades óseas, renales y neurológicas y, en particular, las que cursan con disfagia y las afecciones del sistema linfático y del sistema inmunitario. En todas estas enfermedades se ha prestado especial atención a describir las recomendaciones y guías nutricionales más actuales publicadas por entidades internacionales de prestigio, muy especialmente de la propia SENPE y otras sociedades afines, así como de la ESPEN. Por su interés especial, se ha incluido un nuevo capítulo destinado a describir el abordaje de la nutrición en los pacientes infectados por el coronavirus SARS-CoV-2, que apareció por primera vez en diciembre de 2019 y que ha causado una grave pandemia mundial en los últimos años, siendo la causa de la enfermedad denominada COVID-19. El tomo finaliza con cuatro capítulos referidos a las consideraciones bioéticas que es necesario conocer y tener en cuenta en los tratamientos nutricionales de los pacientes, los sistemas de gestión de la calidad en la nutrición, así como los procesos de gestión de las unidades de nutrición clínica y dietética y las relaciones del derecho y la nutrición clínica, en particular el papel de diversos organismos gubernamentales y no gubernamentales, así como de sociedades científicas, en la defensa del derecho a la alimentación y a la nutrición de todos los seres humanos.

La calidad de un buen libro destinado fundamentalmente a la docencia no es algo que se improvisa; es siempre el resultado del deseo continuado de mejorar lo que se ha realizado con anterioridad. Por ello, deseo agradecer a todos y cada uno de los autores del *Tratado de Nutrición* su compromiso, dedicación y esmero en la redacción y posterior revisión de cada uno de los capítulos en los que han participado. Asimismo, agradezco a todos los coordinadores de los tomos su participación y trabajo continuado para hacer que esta nueva edición del *Tratado de Nutrición* sea mejor que la anterior. De forma particular, mi agradecimiento muy especial a la profesora María Dolores Mesa García y al profesor Luis Fontana Gallego por su constante crítica y pulcritud en la utilización del lenguaje bioquímico. A las profesoras Concepción M. Aguilera García y Olga Martínez Augustin, que han aceptado de nuevo el reto de revisar los temas del renovado tomo II del tratado. A las profesoras María Dolores Ruiz López y Reyes Artacho Martín-Lagos, por su incansable trabajo en la revisión de todos los temas relacionados con la composición y calidad nutritiva de los alimentos. Al profesor Emilio Martínez de Victoria Muñoz, por las revisiones de los capítulos del tomo IV, junto a las profesoras Mercedes Gil Campos y Esther Molina Montes. Finalmente, a las doctoras Julia Álvarez Hernández, María Luisa Bordejé Laguna, Cristina Cuerda Compes y Pilar Matía Martín, y a los doctores José Maldonado Lozano y Miguel Ángel Martínez Olmos les agradezco su dedicación y esfuerzo en la revisión de los capítulos relacionados con la nutrición clínica, sobre todo porque soy conocedor de la sobrecarga de trabajo que tienen derivada de su trabajo asistencial.

También deseo agradecer de forma muy especial el trabajo desarrollado en el *Tratado de Nutrición* a Eloísa Rodríguez-Vida y a su equipo de colaboradores por su minucioso trabajo de maquetación, incluido el diseño gráfico y, sobre todo, la corrección del lenguaje. Eloísa ha sido un *alma mater* desde la 2ª edición para que la calidad lingüística del *Tratado de Nutrición* sea un sello que lo identifica. Además, agradezco a la licenciada María Luisa Fernández Sierra su disponibilidad y apoyo en la realización de las figuras de todos los nuevos capítulos, especialmente los dedicados al metabolismo de tejidos, órganos y sistemas. Mi agradecimiento particular a los miembros de la Editorial Médica Panamericana que han contribuido a que esta 4ª edición del *Tratado de Nutrición* sea una realidad, en especial a Elena Feduchi, Francisco Cotrina y José Rico.

Decía José Vasconcelos (1882-1959), el filósofo, educador y político mexicano, que «un libro, como un viaje, se comienza con inquietud y se termina con melancolía». Yo inicié este viaje en 2003 con mucha inquietud porque desconocía el resultado final y ahora, en 2024, ya como jubilado de la Administración Pública española y profesor emérito de la Universidad de Granada, cierro la 4ª edición del *Tratado de Nutrición* con cierta melancolía, nacida del hecho de que, siendo consciente de lo realizado, veo lo mucho que aún queda por hacer. Además, asumo como parte de la vida que en las próximas ediciones otras personas, mis alumnos, compañeros y colegas, serán los que dirijan esta obra. Ojalá sea así en beneficio de tantos alumnos y también de docentes que desean seguir aprendiendo Nutrición. Como afirmaba el filósofo y ensayista español José Ortega y Gasset (1883-1955) «en tanto que haya alguien que crea en una idea, la idea vive». El *Tratado de Nutrición* está preparado para vivir.

ÁNGEL GIL HERNÁNDEZ
Director del Tratado de Nutrición
Catedrático Emérito de Bioquímica y Biología Molecular,
Universidad de Granada
Presidente de Honor de la Fundación Iberoamericana de Nutrición (FINUT)

Prefacio

Mi verdad básica es que todo tiempo es un ahora en expansión.

Severo Ochoa (1905-1993)

El tomo II del *Tratado de Nutrición* está dedicado, como indica su nombre, a las bases moleculares de la nutrición. Los avances en los conocimientos científicos de la biología molecular y su aplicación en la investigación del área de la nutrición han hecho necesaria la consideración de este volumen con carácter independiente dentro del tratado. Los contenidos desarrollados permitirán acceder de forma pormenorizada a los conceptos modernos de la nutrición molecular, que informan de las funciones de los nutrientes y de otros componentes de los alimentos utilizando técnicas moleculares. Esto incluye las acciones de los nutrientes y de los compuestos bioactivos de los alimentos, de sus metabolitos, sobre transportadores y receptores celulares y las implicaciones correspondientes en las cascadas de señalización celular, así como las interacciones con el genoma. Este último aspecto ha llevado al desarrollo de la ciencia conocida como genómica nutricional, que estudia a nivel molecular cómo los nutrientes y otros componentes de los alimentos interaccionan con el conjunto de genes de un individuo y su repercusión sobre el estado de salud, siendo la nutrigenómica y la nutrigenética sus principales ramas. Mientras que la nutrigenómica estudia la relación entre nutrición y expresión génica y constituye la base de la nutrición funcional, la nutrigenética estudia la relación entre genética y nutrición y hoy conforma la base de la nutrición personalizada.

En los primeros capítulos del tomo II se describen los mecanismos de la comunicación entre las células y su función en el mantenimiento de la homeostasis del medio interno a través de mensajeros que, liberados en una célula determinada, migran hasta sus células diana, en las que provocan las correspondientes respuestas bioquímicas y la generación de señales intracelulares, siendo fundamentales en los procesos de crecimiento, diferenciación, proliferación y muerte celular. A continuación, siguen varios capítulos dedicados a la estructura del genoma humano y a las bases genéticas de las enfermedades complejas, que incluyen una importante actualización de los conocimientos científicos en esta área.

Los siguientes capítulos se centran en la nutrigenómica, ámbito en el que se revisan las bases moleculares de la expresión génica, desde el DNA hasta la síntesis final de proteínas, aspectos esenciales para comprender cómo los diversos nutrientes y otros componentes de los alimentos pueden modificar dicha producción de proteínas. Así, se estudian los mecanismos de regulación de la expresión génica mediada por los hidratos de carbono, los lípidos, los compuestos nitrogenados, las vitaminas y los minerales. Además de estos efectos de macronutrientes y micronutrientes, en esta 4ª edición se ha incluido un nuevo capítulo sobre la regulación de la expresión génica mediada por compuestos bioactivos de los alimentos, como polifenoles, compuestos azufrados, carotenoides y fitosteroles, que en los últimos años han sido ampliamente estudiados. Así, se ha demostrado su capacidad de modular diferentes rutas biológicas a través de la modificación de la expresión génica, la interacción con los factores de transcripción e incluso mediante mecanismos epigenéticos.

Para abordar los conocimientos de la nutrigenética, en varios capítulos se describen cómo las variantes genéticas afectan a la respuesta biológica a los distintos nutrientes y alimentos de forma individual o, en su conjunto, en forma de patrones de alimentación. Además, se ha dedicado un capítulo a la relación de la nutrición y la epigenética, en el que se detallan cómo los componentes de la dieta y el estado nutricional pueden afectar al epigenoma de un individuo y al de sus descendientes en forma de variaciones hereditarias del genoma que son independientes de las alteraciones en la secuencia de DNA.

Por último, merece la pena mencionar los capítulos dedicados a ciencias «ómicas» (transcriptómica, proteómica, metabolómica y metagenómica), que son actualmente una de las herramientas de mayor utilidad en los estudios de nutrición molecular. Entre estos capítulos destacan los dedicados al estudio del microbioma y del metagenoma humano, en reconocimiento de su estrecha relación con la nutrición, dada la gran relevancia que ha alcanzado como elemento regulador de la inmunidad y del metabolismo del hospedador. En ellos se describen, entre otros, los hallazgos más recientes en cuanto a su composición y a la modulación por nutrientes. Asimismo, en dos capítulos se aborda la complejidad estructural, tisular y funcional del sistema inmunitario, tanto innato como adaptativo, y se analizan los efectos tempranos de la alimentación sobre la modulación de la expresión génica y sus efectos a largo plazo sobre la salud, un campo científico en expansión, conocido como programación temprana. En un nuevo capítulo dentro de esta edición se describen las bases moleculares del envejecimiento. Por último, se dedica especial atención a la importancia de la cronobiología en nutrición, que permite explicar los efectos sobre la salud del consumo de alimentos en diferentes momentos del día.

Concepción María Aguilera García
Catedrática de Bioquímica y Biología Molecular
Facultad de Farmacia, Universidad de Granada

Olga Martínez Augustin
Catedrática de Bioquímica y Biología Molecular
Facultad de Farmacia, Universidad de Granada

Plan general de la obra

TOMO III

Composición y calidad nutritiva de los alimentos

TOMO IV

Nutrición humana en el estado de salud

TOMO V

Nutrición y enfermedad

Índice de capítulos

Introducción a la nutrición molecular

Á. Gil Hernández

OBJETIVOS

- Comprender los conceptos de nutrición molecular, genómica nutricional, nutrigenética, nutrigenómica y nutriepigenética.
- Identificar las herramientas utilizadas para caracterizar las interacciones entre variantes génicas y metabolismo y acción biológica de los nutrientes, de otros compuestos bioactivos de los alimentos y de la dieta.
- Explicar los fundamentos de la modulación de la expresión génica mediada por los nutrientes y otros componentes de la dieta.
- Conocer las principales herramientas «ómicas» (transcriptómica, proteómica y metabolómica) utilizadas para evaluar la acción de los nutrientes y compuestos bioactivos de los alimentos sobre la expresión génica y el fenotipo.
- Conocer las bases moleculares de la epigenética y de la nutriepigenética.
- Entender los conceptos de microbioma y metagenoma y las herramientas utilizadas para evaluar las acciones de los nutrientes, los compuestos bioactivos de los alimentos y la dieta global sobre el microbioma humano.
- Comprender los conceptos de nutrición personalizada y nutrición de precisión.

CONTENIDO

- Introducción: concepto de nutrición molecular
- Conceptos de genómica nutricional, nutrigenética, nutrigenómica y nutriepigenética
- Herramientas de la genómica nutricional
- Influencia de las variantes génicas sobre los requerimientos y la utilización metabólica de los nutrientes
- Influencia de los componentes de la dieta sobre la expresión génica
- Influencias nutricionales sobre el patrón epigenético, la expresión génica y el fenotipo
- Nutrición personalizada y nutrición de precisión

INTRODUCCIÓN: CONCEPTO DE NUTRICIÓN MOLECULAR

La biología molecular es la disciplina científica que tiene como objetivo el estudio de los procesos que se desarrollan en los seres vivos desde el punto de vista molecular, en definitiva, el estudio de la estructura, función y composición de las moléculas biológicamente importantes, especialmente ácidos nucleicos y proteínas, implicados en el dogma central del flujo de la información genética. Durante los últimos 50 años la biología molecular se ha desarrollado espectacularmente y ha generado toda una serie de técnicas poderosas para investigar el funcionamiento de los seres a nivel molecular. La *nutrición molecular* investiga el papel de los nutrientes y de los componentes no nutritivos de los alimentos a nivel molecular, inclu-

yendo sus interacciones, así como las de sus metabolitos, con transportadores, receptores y cascadas de señalización celular y sus interacciones con el genoma. Los hallazgos sobre las funciones de los nutrientes y de otros componentes alimentarios utilizando técnicas moleculares han guiado a la nutrición a un nuevo territorio que va mucho más allá de los estudios de nutrición clásica. Las interacciones de los nutrientes con las vías de señalización celular se describen en el **capítulo 2** (Comunicación intercelular: hormonas, citoquinas y factores de crecimiento) y en el **capítulo 3** (Señalización celular). Asimismo, el estudio de los principios generales de la arquitectura cromosómica y genómica y de los aspectos fundamentales de los procesos de regulación de la expresión génica, incluida la síntesis, la degradación y el recambio de las proteínas, se detallan en los **capítulos 5** a **9**.

El motivo central de este capítulo es el estudio, de manera general, de las interacciones de los nutrientes con el genoma, así como de las herramientas utilizadas actualmente en nutrición molecular. Posteriormente, en otros capítulos siguientes, se analizan de forma detallada los mecanismos de regulación de la expresión génica mediada tanto por macronutrientes como por micronutrientes y se consideran las variantes del genoma que interaccionan con los nutrientes y otros compuestos, así como con los alimentos, además de sus efectos epigenéticos.

Una de las contribuciones más importantes del descubrimiento del genoma humano ha sido la constatación de que existen millones de diferencias en las secuencia de los genes de diferentes individuos.

Las diferencias fenotípicas que distinguen a los individuos en la especie humana se deben en gran medida a las diferencias en la secuencia de sus genes, fundamentalmente centrada en la existencia de polimorfismos genéticos de un solo nucleótido (SNP, *single nucleotide polimorphisms*), a las variantes en el número de copias (CNV, *copy number variants*) de algunos genes, a otras variantes como inversiones, inserciones y deleciones, así como al patrón de metilación génica. Todo ello influye sobre la expresión de numerosos genes (transcriptoma) y, por lo tanto, sobre los tipos y las concentraciones de las proteínas codificadas (proteoma), lo cual se traduce en cambios metabólicos específicos (metaboloma) que, finalmente, condicionan la existencia de fenotipos concretos. La expresión génica puede estar regulada en una serie de pasos secuenciales que incluyen al menos cinco puntos de control: activación de la estructura génica, iniciación de la transcripción, procesamiento del RNA transcrito de forma primaria en el núcleo, transporte del RNA al citoplasma y traducción del RNA en la proteína correspondiente (**cap. 9**, Regulación de la expresión génica en organismos eucariotas). Además, el grado de metilación del DNA y de las modificaciones covalentes de las histonas asociadas (epigenética) representa un aspecto importante en la regulación de la expresión génica.

Las variaciones en la secuencia génica y en su patrón de metilación, así como las variantes en el número de copias de los genes y otras variantes genómicas, pueden condicionar la actividad de numerosas enzimas y transportadores, influyendo sobre su actividad metabólica y, por lo tanto, determinando el fenotipo del individuo y condicionando sus específicas necesidades de nutrientes. Ello significa que, al contrario de lo que la nutrición clásica ha preconizado, se necesita atender a los requerimientos nutricionales de individuos concretos y no tanto de poblaciones, pasando de una nutrición poblacional a una *nutrición personalizada*.

El microbioma humano es el conjunto de microorganismos que tapizan la piel y las mucosas y que forman parte del tracto gastrointestinal. Aunque está formado fundamentalmente por bacterias, también hay presentes virus, hongos, levaduras y, en menor medida, arqueas. Actualmente se dispone de evidencias que indican que el equilibrio de la microbiota es fundamental para la homeostasis de los seres humanos y que alteraciones en los perfiles de microorganismos típicos de la microbiota (disbiosis) se asocian a la existencia de enfermedad. La dieta es un factor, además de otros numerosos aspectos ambientales y genéticos, que modifica la microbiota, especialmente de la cavidad oral y del intestino. La nutrición molecular estudia también las interacciones entre nutrientes, no nutrientes y componentes bioactivos de los alimentos, y las recomendaciones para mantener una microbiota saludable que forman parte de la nutrición personalizada.

CONCEPTOS DE GENÓMICA NUTRICIONAL, NUTRIGENÉTICA, NUTRIGENÓMICA Y NUTRIEPIGENÉTICA

Genómica nutricional

La genómica nutricional es la ciencia que explica los mecanismos moleculares por los que los componentes de los alimentos, tanto nutrientes como otros compuestos bioactivos de los alimentos, afectan a la salud de los individuos a través de su interacción con el genoma humano. A veces, se la denomina también «nutrigenómica», en un sentido amplio, y su estudio incluye a las nuevas disciplinas: nutrigenética, nutrigenómica, en sentido estricto, y nutriepigenética (v. más adelante).

La digestión, la absorción y el metabolismo de cada uno de los nutrientes –en definitiva, la nutrición– representan la interacción de un gran número de proteínas codificadas por genes que se transcriben en mRNA concretos en tipos celulares, tejidos y órganos particulares. Por lo tanto, la genómica nutricional representa la unión entre la nutrición y la genómica. Las bases conceptuales de esta rama de la investigación genómica se pueden resumir en:

1. Los componentes de los alimentos actúan en el genoma humano, directa o indirectamente, alterando la expresión o la estructura genética.
2. En ciertas circunstancias y en algunos individuos, la dieta es un factor de riesgo importante para diversas enfermedades.
3. Algunos genes regulados por la dieta y sus variantes comunes normales probablemente desempeñen un papel en el inicio, la incidencia, la progresión y/o la gravedad de las enfermedades crónicas.
4. El grado en que la dieta influye en el balance entre los estados de salud y enfermedad puede depender de la composición genética individual.
5. La intervención basada en el conocimiento del requerimiento nutricional, el estado nutritivo y el genotipo (nutrición individualizada) puede ser utilizada para prevenir, mitigar y curar la enfermedad.

Así como la farmacogenómica ha evolucionado hacia los conceptos de «medicamento personalizado» y de «fármacos de diseño», la genómica nutricional está abriendo el camino a la «nutrición personalizada». Es decir, conociendo el genotipo, el estado nutricional de un individuo y sus necesidades nutricionales particulares, la genómica nutricional debe proporcionar, en un futuro no muy lejano, un patrón de alimentación personalizado que conduzca a un estado de mejoría de la salud y de bienestar, ajustando de forma precisa su dieta con su dotación genética específica.

La nutrición inadecuada es un factor ambiental importante que contribuye al desarrollo de enfermedades en todo el mundo. El consumo excesivo de algunos nutrientes, especialmente de sal, grasas saturadas y de azúcares simples, así como el consumo escaso de otros, como cereales integrales, frutas y verduras, puede causar problemas serios de salud, como enfermedad coronaria, aterosclerosis, diabetes y cáncer. Asimismo, las deficiencias de algunos micronutrientes son causa de enfermedad y pueden ocasionar alteraciones notables en el crecimiento y el desarrollo. No obstante, y a pesar de los esfuerzos de los gobiernos de los países desarrollados para informar sobre cómo llevar a cabo una buena nutrición, algunas enfermedades como la obesidad y otras enfermedades relacionadas continúan aumentando su prevalencia. Por otra parte, las recomendaciones de ingesta se basan en estudios que no reflejan la individualidad de las poblaciones. Es decir, a menudo se presupone que todos los individuos responderán igual a la intervención dietética y se beneficiarán por igual de las recomendaciones dietéticas y de las políticas nutricionales.

Nutrigenética

Durante el siglo pasado los objetivos de la investigación nutricional fueron la identificación de los nutrientes y de los efectos que su carencia ocasiona en el metabolismo intermediario, el crecimiento, el mantenimiento y el desarrollo de las células y de los tejidos. Los estudios realizados llevaron a la formulación de las ingestas dietéticas recomendadas (RDA, *recommended dietary allowances*), para cada nutriente, que cubre al 95 % de los individuos de una población sana, y con ello se logró la erradicación de múltiples enfermedades deficitarias como la pelagra, el beriberi, el escorbuto, etcétera.

En la actualidad, la tecnología de la era genómica ha proporcionado nuevas y poderosas herramientas, posibilitando a los científicos cambiar el enfoque reduccionista tradicional de investigar los efectos de un solo nutriente sobre un sistema biológico, por uno mucho más amplio, que permite explorar los efectos moleculares de uno o varios nutrientes en organismos biológicos completos.

A partir de los datos proporcionados por el proyecto del genoma humano y del conocimiento de polimorfismos genéticos o SNP, así como de las CVN y otras variantes genéticas, se ha constatado que existen ciertas variaciones en los individuos que alteran las interacciones entre los componentes de la dieta y las respuestas metabólicas, lo que conduce a

una mayor o menor susceptibilidad al desarrollo de determinadas enfermedades. Esta variación genética interindividual cuestiona hasta qué punto las recomendaciones dietéticas, usualmente basadas en estudios epidemiológicos, son válidas para todos los grupos raciales y étnicos. El estudio de las variantes génicas de los individuos y de sus repercusiones sobre la utilización metabólica de los nutrientes es lo que se denomina *nutrigenética*. Por lo tanto, esta parte de la nutrición estudia la respuesta distinta de los individuos a los nutrientes, los alimentos y los patrones dietéticos en función de SNP y CVN y otras variantes funcionales en el genoma. Además, también incluye la identificación y la caracterización de variantes genéticas que se relacionen con una respuesta diferente a los componentes de la dieta, para los genotipos de interés. En fin, el objetivo de la nutrigenética es generar recomendaciones específicas sobre la mejor composición de la dieta para el óptimo beneficio de cada individuo, es decir, conseguir una «nutrición personalizada». En consecuencia, esta nueva disciplina reconoce que las variaciones genéticas individuales pueden exacerbar el efecto de la dieta en el desarrollo o en la prevención de la enfermedad y que la intervención dietética basada en el conocimiento del estado nutricional, los requerimientos nutricionales y el genotipo puede contribuir a remediar o mejorar los síntomas de la enfermedad (**Fig. 1-1**).

Uno de los ejemplos clásicos de relación entre variantes genéticas enfermedad y nutrientes es la fenilcetonuria (PKU), causada por mutaciones en el gen que codifica para la fenilalanina hidroxilasa (**cap. 20**, Nutrición en los errores innatos del metabolismo en el niño, **tomo V**). Los individuos con PKU tienen que tomar una dieta con bajo contenido en fenilalanina. Otro ejemplo es la persistencia de la lactasa, que evolucionó en el hombre hace alrededor de 10.000 años, asociada a la domesticación de los animales de granja. Los portadores de las variantes evolucionadas, fundamentalmente de raza blanca, pueden consumir lactosa incluso en la edad adulta. Sin embargo, alrededor del 70 % de la población pierde la actividad de lactasa intestinal después de la lactancia, por lo que deben limitar el consumo de leche o productos ricos en este azúcar.

Estudios recientes han investigado las variantes genéticas asociadas a la obesidad o a la resistencia a la pérdida de peso en las poblaciones humanas, lo que ha contribuido a conocer algunos de los mecanismos fisiopatológicos de esta enfermedad. Uno de los ejemplos es el gen de la masa grasa asociado a la obesidad *(FTO, fat-mass and obesity associated)*; la minoría (16 %) de los individuos que portan dos copias

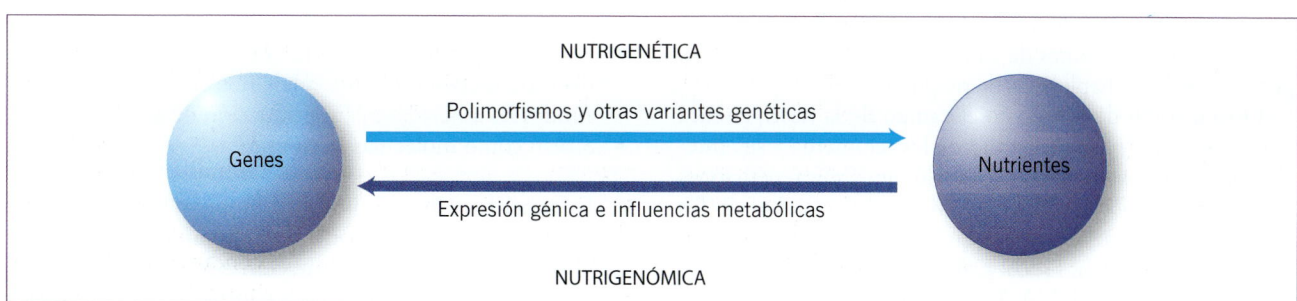

Figura 1-1. Conceptos de nutrigenética y nutrigenómica.

del SNP rs 9939609 pesan alrededor de 3 kg más y tiene un riesgo 1,67 veces mayor de sufrir obesidad que los no portadores. Variantes en otros numerosos genes, como los de los receptores activados por proliferadores de los peroxisomas (*PPAR, proliferative peroxisome activated receptor*), los de las proteínas desacoplantes de la fosforilación oxidativa (*UCP-1 y UCP-3, uncoupling protein*), el receptor de la leptina (*LEPR, leptin receptor*) o el receptor de la melanocortina 4 (*MCR4, melanocortin receptor 4*), la 11β-hidroxiesteroide deshidrogenasa y varios genes que codifican para proteínas del sistema de defensa antioxidante, se asocian también a obesidad y pueden afectar a la ganancia o la pérdida de peso en individuos genéticamente predispuestos.

Variantes en genes necesarios para el metabolismo lipídico son otro ejemplo, como los que codifican la proteína transferidora de ésteres de colesterol, lipoproteína lipasa, receptor de las lipoproteínas de baja densidad y de la apolipoproteína B, pueden contribuir a aumentar el riesgo de enfermedad coronaria. Muchas de estas variantes responden de forma diferencial frente a nutrientes, especialmente a tipos de ácidos grasos (**cap. 16**, Nutrigenética: variantes genéticas que responden a nutrientes) o a alimentos o patrones dietéticos determinados, como puede ser la dieta mediterránea (**cap. 17**, Nutrigenética: variantes genéticas que responden a patrones de alimentación). Otras variantes genéticas se asocian con el riesgo de padecer síndrome metabólico, diabetes, cáncer y otras enfermedades (**cap. 6**, Bases genéticas de las enfermedades complejas).

Muchas otras vías metabólicas y funciones biológicas presentan vulnerabilidad genética que puede ser controlada con cambios dietéticos específicos. Por ejemplo, la combinación de baja ingesta de folato y una variante minoritaria del gen que codifica la metilentetrahidrofolato reductasa (MTHFR), una enzima que convierte el metilentetrahidrofolato en metilfolato, aumenta la susceptibilidad a la enfermedad cardiovascular, debido a la acumulación de homocisteína, que no se convierte a metionina a la velocidad adecuada (**Fig. 1-2**).

La evaluación del papel de una única variantes en enfermedades con rasgos fenotípicos complejos, como la obesidad, el síndrome metabólico, las enfermedades cardiovasculares, la diabetes tanto de tipo 1 como 2, el cáncer y las enfermedades de naturaleza inflamatoria, es muy difícil porque existen numerosas variantes que afectan a muchos genes que contribuyen al desarrollo y progresión de la enfermedad, además de las posibles interacciones génicas. Así, sólo el estudio de grupos de variantes génicas (haplotipos) de varios genes de forma simultánea, conjuntamente con el uso de técnicas de inteligencia artificial, puede ayudar al mejor conocimiento de las condiciones biológicas y de los efectos de los nutrientes, alimentos y patrones de alimentación, en los individuos portadores de los haplotipos de riesgo.

Otro aspecto de interés en el campo de la nutrigenética es el que se refiere a la longitud de los telómeros y sus interacciones con los nutrientes. Los telómeros son repeticiones en tándem de la secuencia TTAGGG que se sitúan en los extremos de los cromosomas y que, junto con determinadas proteínas, protegen al DNA. Estos telómeros se acortan con cada replicación del DNA. La longitud de los telómeros es un buen marcador de la acumulación de estrés oxidativo y la

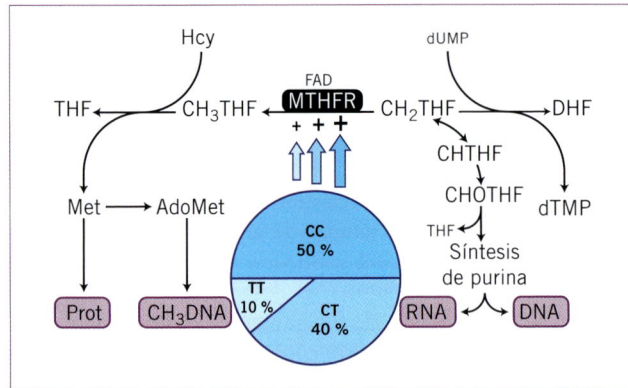

Figura 1-2. Influencia de una variante del gen de la metilentetrahidrofolato reductasa (MTHFR) sobre la acumulación de homocisteína (Hcy) y el desarrollo de enfermedad cardiovascular. Los portadores homocigóticos del alelo minoritario (CC) tienen menor actividad MTHFR que los que tienen el alelo mayoritario (TT) o que los heterocigotos (CT), por lo que la tasa de conversión del metilentetrahidrofolato (CH₂THF) en metiltetrahidrofolato (CH₃THF) es menor, lo que conduce a una menor regeneración de metionina (Met) a partir de Hcy que se acumula en las arterias. AdoMet: adenosilmetionina; CHTHF: metilentetrahidrofolato; CHOTHF: formiltetrahidrofolato; DHF: dihidroxifolato; dTMP: desoxitimidinmonofosfato; dUMP: desoxiuridinmonofosfato; THF: tetrahidrofolato; Prot: proteínas.

edad biológica y un predictor independiente de supervivencia. Así, la longitud de los telómeros de los leucocitos se ha propuesto como un marcador de edad biológica. Diversos estudios han puesto de manifiesto que el consumo elevado de frutas y verduras y de ácidos grasos n-3 se asocia con una mayor longitud de los telómeros, mientras que la ingesta elevada de grasas saturadas y de carnes procesadas se relaciona con un acortamiento de los telómeros y, por lo tanto, con una esperanza de vida menor.

Nutrigenómica

Numerosos estudios han demostrado que los nutrientes y otros compuestos químicos de la dieta influyen sobre los procesos fisiológicos. Esto ocurre, en parte, porque se altera la expresión o la estructura de un conjunto de genes del genoma humano. A esta nueva ciencia que estudia los efectos de los nutrientes y compuestos bioactivos de los alimentos sobre la expresión génica se la denomina en sentido estricto *nutrigenómica*. Los componentes de los alimentos afectan a la expresión génica de forma directa o indirecta por varias vías (**Fig. 1-3**):

- Actúan como ligandos de receptores que son factores de transcripción.
- Son metabolizados alterando la concentración de sustratos o de metabolitos intermediarios en diversas vías, incluidas las asociadas a la transducción de señales.
- Sirven como moléculas señalizadoras.

De acuerdo con todo ello, se ha propuesto que el término «nutriente» debe ser aplicado a «todo aquel constituyente de la dieta, completamente caracterizado (física, química y fisiológicamente), que sirva como sustrato energético, precursor de moléculas u otro componente necesario en la di-

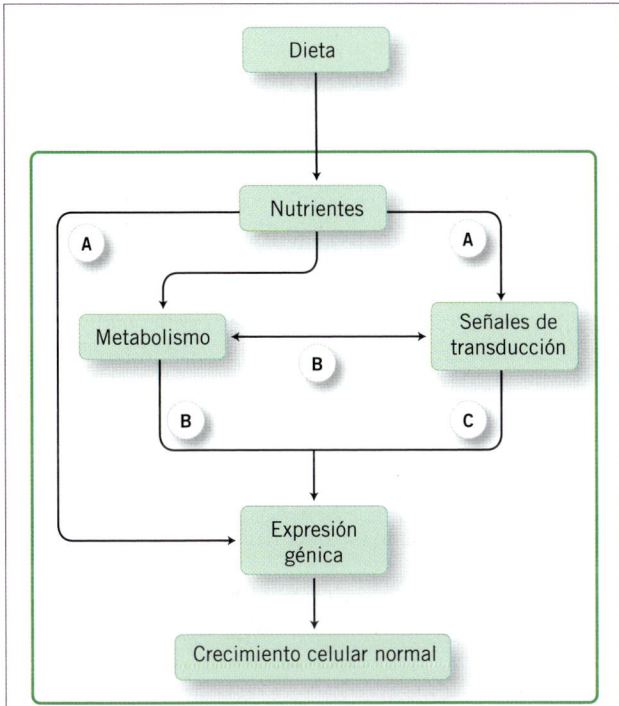

Figura 1-3. Influencia de los nutrientes en la expresión génica. A: acción directa del nutriente como ligando para receptores de factores de transcripción. B: modificación de las concentraciones de sustratos o intermediarios al ser metabolizados en vías primarias o secundarias. C: afectación positiva o negativa de las vías metabólicas mediante la regulación génica o la señalización celular.

ferenciación, el crecimiento, la renovación, la reparación, la defensa y/o el mantenimiento de la célula, o bien a todo aquel que funcione como molécula de señalización, cofactor, determinante de alguna función, estructura molecular y/o como promotor de la integridad de las células y de los órganos». Con esta larga definición, además de la función metabólica que cumplen los nutrientes, se destaca la influencia que tienen en los procesos de transcripción y postranscripción del DNA y traducción del mRNA, así como en las funciones resultantes. En cualquier caso, es importante tener en cuenta que las interacciones entre el genoma y los nutrientes pueden variar a través del ciclo de la vida y que, además, pueden tener una profunda influencia en el mantenimiento de la salud y en la prevención de las enfermedades.

Tradicionalmente se ha supuesto que la expresión génica en los eucariotas no estaba influida directamente por los nutrientes sino por la acción de hormonas, factores de crecimiento y citoquinas. Sin embargo, la dieta representa un potente mecanismo para modificar el ambiente celular de numerosos órganos y, por consiguiente, del individuo. Así, durante los últimos años se han encontrado numerosas evidencias de que los cambios ambientales provocados por los nutrientes y otros componentes de los alimentos en el entorno celular modifican la expresión de numerosos genes. Este hecho abre la perspectiva de modificar la expresión génica, tanto en individuos sanos como en enfermos, a través de la manipulación de la dieta. No obstante, es preciso aclarar que, aunque la modulación directa de la expresión génica por nutrientes es un hecho incontestable, la influencia

principal de los nutrientes sobre el genoma se lleva a cabo a través de la acción de las hormonas.

En las bacterias y en las levaduras es bien conocido que los nutrientes modifican la expresión génica. Por ejemplo, la adición de lactosa al medio de cultivo de *Escherichia coli* da lugar a la inducción de las proteínas de transporte e hidrólisis de la lactosa por aumento de la expresión del operón *lac*. Sin embargo, en los seres superiores los mecanismos de la expresión génica son mucho más complejos y se necesita identificar qué genes responden directamente a nutrientes específicos o a otros componentes de los alimentos.

Tanto la disponibilidad energética como los nutrientes mayoritarios (glucosa, aminoácidos y ácidos grasos) y minoritarios (vitaminas y minerales) participan de forma concertada con muchas hormonas en la regulación de la expresión génica en respuesta a cambios nutricionales. Asimismo, otros componentes de los alimentos, tanto abióticos (carotenoides, compuestos fenólicos, contaminantes ambientales, aditivos, etc.) como bióticos (microorganismos implicados en los procesos fermentativos de carácter comensal, patógenos o probióticos) pueden modular la expresión de numerosos genes, causando efectos deseables o indeseables para la salud.

La regulación de la expresión génica por nutrientes u otros componentes de los alimentos requiere en primer lugar que determinadas enzimas, transportadores, receptores o factores de transcripción reconozcan el compuesto específico, lo que da lugar a una sucesión de mecanismos celulares que finalmente modifican los procesos de transcripción o traducción de genes.

Una aproximación habitual en nutrigenómica consiste en determinar en un órgano o tejido todos los mRNA (transcriptoma) presentes en función del tratamiento con un nutriente o un alimento particular. Además, se pueden determinar todas las proteínas (proteoma) que aparecen o desaparecen en dicho órgano o tejido por efectos del consumo del nutriente o alimento. Asimismo, es posible realizar un estudio diferencial de los metabolitos presentes (metaboloma). Es decir, mientras que la nutrigenética utilizaría la secuenciación génica como herramienta fundamental, la nutrigenómica utilizaría la transcriptómica, la proteómica y la metabolómica como elementos fundamentales para evaluar las acciones de los nutrientes sobre la expresión génica y sus repercusiones metabólicas y sobre el fenotipo del individuo (v. Herramientas de la nutrigenómica, más adelante).

Nutriepigenética

La epigenética estudia los cambios de determinadas «marcas» en el genoma que pueden ser copiadas de una generación celular a otra y que pueden alterar la expresión genética, pero que no implican cambios en la secuencia de bases del DNA. Estas «marcas» incluyen la metilación de citosinas dentro de dinucleótidos CpG (dinucleótidos citosina-fosfato-guanina) y las modificaciones postraduccionales de las histonas, que forman parte de los nucleosomas, incluyendo acetilación, metilación, fosforilación, ubiquitinación y sumoilación, que forman parte de los nucleosomas (**cap. 8**, Síntesis, degradación y recambio de las proteínas, y **cap. 9**). La suma de estos patrones de modificación de las bases del DNA y de las histonas es lo que se conoce con el nombre de epigenoma. Actualmente se supone que el epigenoma es el resultado de las exposiciones de un individuo y de sus generaciones anteriores a las influencias ambientales, incluido el estado nutricional y la exposición a las dietas, registrados por el genoma. Al menos algunas de estas marcas epigenéticas permanecen durante múltiples generaciones celulares y se revelan en cambios en la expresión génica y en la función celular, permitiendo la plasticidad de fenotipos a un mismo genotipo. Es conocido que los gemelos monocigóticos muestran diversidad epigenética con la edad y con los diferentes estilos de vida. De este modo, la *nutriepigenética* es una disciplina que estudia el marcado epigenético y cómo los componentes de la dieta influyen en él. Diferencias en dicho marcado pueden contribuir a explicar el riesgo de padecer enfermedades de individuos concretos, así como algunas variaciones interindividuales en la respuesta a intervenciones nutricionales, asociadas con cambios en la expresión génica (**Fig. 1-4**).

La metilación del DNA es la modificación epigenética más estudiada. Se lleva a cabo en una reacción catalizada por la S-adenosilmetionina (SAM) dependiente de DNA. Asimismo, existe la posibilidad de que el DNA se desmetile mediante la acción de la desmetilasa dependiente de DNA.

A menudo, la metilación de los promotores impide la transcripción las regiones estructurales de los genes al bloquear el desplazamiento del complejo de transcripción o el anclaje de algún factor de transcripción concreto. En los últimos años, el desarrollo de nuevas tecnologías, como, por ejemplo, la secuenciación de nueva generación (NGS, *next generation sequencing*), ha hecho posible la detección de lugares específicos de metilación en numerosos genes y los efectos de los nutrientes sobre los patrones de metilación.

La modificación de las histonas se lleva a cabo por enzimas específicas, que incluyen las metiltransferasas dependientes de proteínas, la histona acetilasa (lisina acetiltransferasa), la

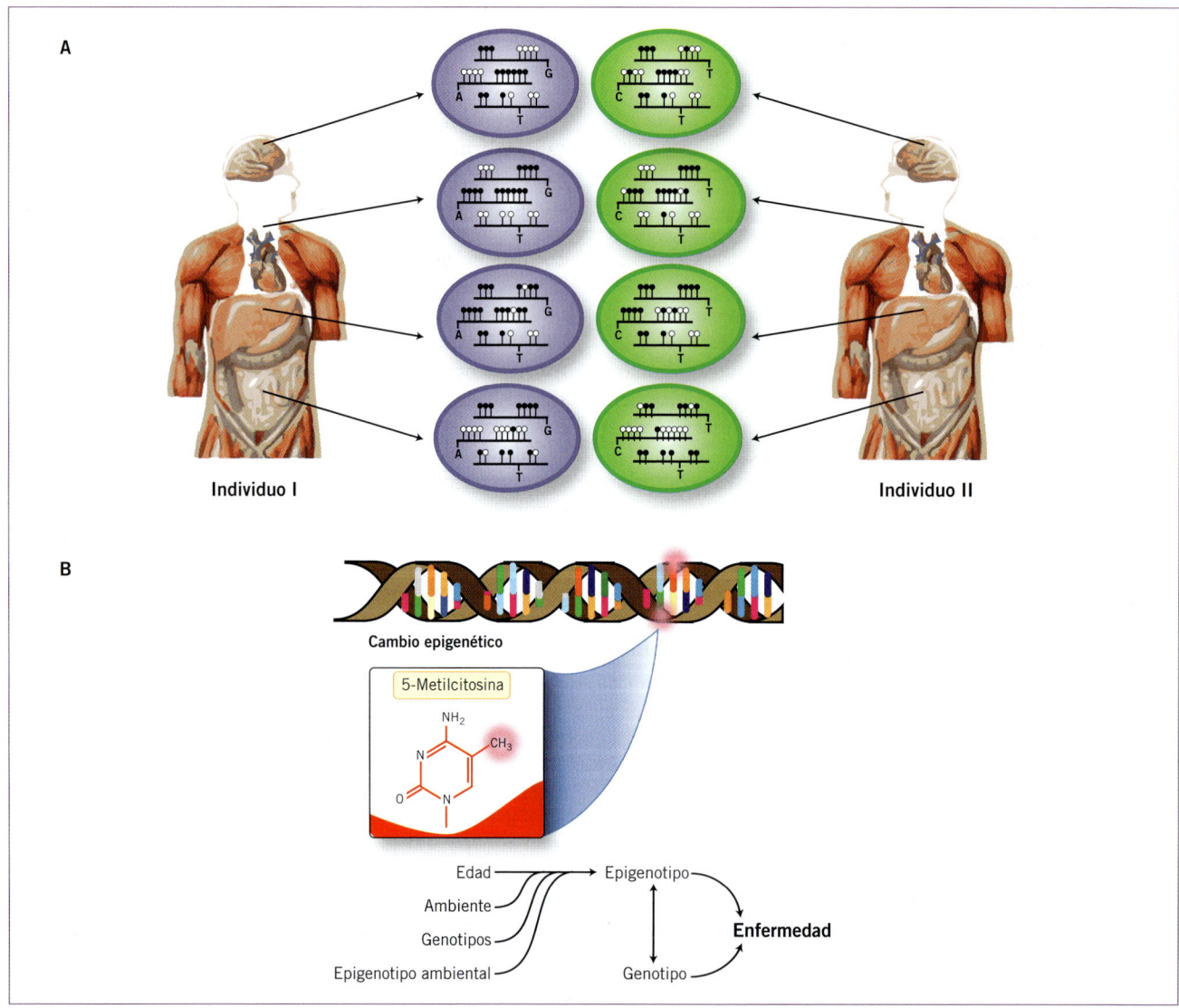

Figura 1-4. Cambios epigenéticos condicionantes de la susceptibilidad a la enfermedad. A) cambio en la secuencia de bases metiladas en dos individuos con polimorfismos A/C y T/G para un supuesto gen. Las barritas con círculo negro indican la metilación de las citosinas. B) Metilación de la citosina y efectos de la edad, ambiente, genotipos y epigenotipos parentales sobre el epigenotipo de un individuo y la susceptibilidad a la enfermedad.

acetiltransferasa general de control no desreprimible relacionada con el factor GNC5 *(general control non-derepressible 5 [GCN5]-related N-acetyltransferase)*, una superfamilia de acetiltransferasas, y la histona desacetilasa. En especial, esta última en forma de complejo unido a otros factores provoca que el DNA esté más empaquetado, con lo que se inhibe la transcripción. Por el contrario, la acetilación y otras modificaciones de las histonas permiten que el DNA sea accesible y pueda transcribirse.

La epigenética depende de la presencia de enzimas y de nutrientes y puede ocurrir en un gen específico o de manera global. La SAM es el donante de grupos metilo universal para todas las metiltransferasas que metilan tanto al DNA como a las histonas y su disponibilidad puede verse limitada por la disponibilidad de los nutrientes que intervienen en el metabolismo de los fragmentos monocarbonados, como metionina, glicina, histidina y serina, así como folato, vitamina B$_{12}$, riboflavina, piridoxina, colina y betaína.

Una de las modificaciones epigenéticas más relevantes, descubierta en los últimos años, es la llevada a cabo por pequeños RNA no codificantes que se unen a los promotores inhibiendo la expresión génica, como los micro-RNA, RNA de interferencia, los RNA no codificantes de cadena larga, los RNA antisentido y los RNA circulares, entre otros. Estos RNA no codificantes regulan de forma postranscripcional la expresión génica mediante su emparejamiento con la región no traducible 3' del mRNA (3′UTR).

Algunos estudios han mostrado una relación entre la ingesta de determinados nutrientes durante el embarazo que intervienen en los procesos de metilación y el patrón de metilación de los neonatos. Asimismo, tanto la restricción energética como el consumo excesivo de de grasa durante el embarazo y los primeros meses de vida pueden originar modificaciones epigenéticas que conducen posteriormente en la vida adulta a un mayor riesgo de enfermedades crónicas no transmisibles, como obesidad, síndrome metabólico y diabetes (**cap. 24**, Bases moleculares de la programación metabólica fetal).

HERRAMIENTAS DE LA GENÓMICA NUTRICIONAL

En la actualidad existen evidencias científicas que demuestran que los nutrientes y otros compuestos bioactivos de los alimentos desempeñan un papel importante en la calidad de vida de los individuos y modifican el riesgo y la gravedad de una serie de enfermedades. La interrelación entre los componentes de los alimentos y las denominadas ciencias «ómicas» (genómica, epigenómica, transcriptómica, proteómica, metabolómica y metagenómica) es un factor importante que contribuye a explicar los diferentes fenotipos y, por consiguiente, la variabilidad de la enfermedad y de la susceptibilidad a ella (**Fig. 1-5**).

Para poder caracterizar la interacción nutriente-genoma en diferentes niveles de análisis es necesario generar diversos biomarcadores apropiados. La *genómica* estudia la secuencia de los genes y la heterogeneidad de dichas secuencias tanto en las regiones codificantes (exones) como en las no codificantes (genes promotores e intrones). La *epigenómica* se encarga del estudio de las modificaciones covalentes del DNA y de las histonas y de sus influencias sobre la expresión génica La *transcriptómica* evalúa la expresión de diferentes genes mediante la determinación cuantitativa de los mRNA en un determinado tipo celular, tejido u órgano en determinadas circunstancias. La *proteómica* permite la identificación y cuantificación del conjunto de proteínas celulares generadas por la lectura de los distintos mRNA. El siguiente nivel es el de la *metabolómica*, que estudia el patrón y la concentración de todos los metabolitos de un determinado fluido corporal, tejido u órgano. Además, el estudio sistemático de los genomas de conjuntos de microorganismos de un nicho concreto, por ejemplo la cavidad oral o el intestino grueso, se conoce como *metagenómica*. La integración de todos los datos aportados por las herramientas anteriores permite conocer mejor la *biología de un sistema*. El enorme conjunto de datos que proporcionan las técnicas ómicas, así como sus interacciones, sólo es posible abordarlo con la ayuda de técnicas de aprendizaje automático e inteligencia artificial.

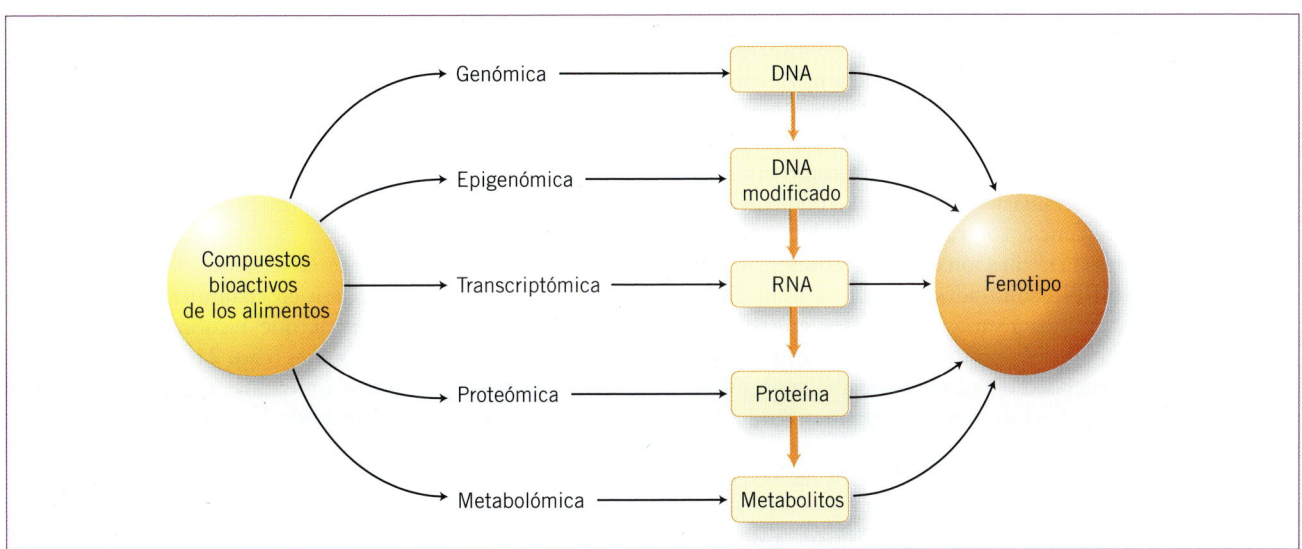

Figura 1-5. Interrelaciones entre los componentes de los alimentos y las denominadas ciencias «ómicas» (genómica, epigenómica, transcriptómica, proteómica y metabolómica) como factor importante que contribuye a explicar los diferentes fenotipos.

Los niveles de análisis para determinar la interacción entre genes y nutrientes en relación con el flujo de la información genética se muestran en la **figura 1-5**.

En la genómica se utilizan varias técnicas de secuenciación para la identificación de SNP y CNV, entre las que destacan las nuevas tecnologías de estudios de asociación de genoma completo (GWAS, *genome-wide association study*) que permiten identificar hasta 500 millones de SNP en una sola muestra de DNA. No obstante, existen técnicas alternativas para medir un número menor de SNP, usualmente entre unos pocos y alrededor de 1.500 SNP con el uso de otras tecnologías, basadas en la reacción en cadena de la DNA polimerasa (PCR) y en secuenciación mediante cromatografía capilar.

En la epigenómica se emplean análisis de series de fragmentos de DNA para determinar su estado de metilación. La secuenciación del epigenoma completo a escala de base se puede realizar por secuenciación con la técnica denominada del bisulfito (WGBS, *whole-genome bisulfite sequencing*), que une el poder de la secuenciación de la NGS y el de los GWAS. Asimismo, el uso de matrices *(arrays)* permite la interrogación cuantitativa de sitios de metilación seleccionados en todo el genoma, ofreciendo capacidades de alto rendimiento que minimizan el coste por muestra.

Asimismo, se utilizan técnicas de precipitación de la cromatina (ChIP) para ver su estado de modificación y la unión de las histonas a fragmentos de DNA. Este último tipo de técnica ha evolucionado en los últimos años para permitir una elevada eficacia en el rastreo del genoma, denominados ChIP-chip, ChIP-PET y ChIP-Seq, MeDIP y DammID.

En la transcriptómica se utilizan técnicas de evaluación de los mRNA presentes en un determinado tejido mediante microchips de DNA, que permiten el análisis de la población completa de mRNA de un determinado tipo celular o tejido (**Fig. 1-6, A**), y PCR cuantitativa, aplicable a series relativamente cortas de genes seleccionados, así como a la validación en los cambios de expresión génica de genes previamente identificados mediante microchips.

En la proteómica se detecta la población de proteínas presentes en una muestra procedente de un tipo celular, tejido u órgano mediante técnicas de cromatografía bidimensional (2D) (**Fig. 1-6, B**), seguida de análisis adicionales como la espectrometría de masas de fragmentos polipeptídicos y secuenciación de aminoácidos de esos fragmentos (**cap. 19**, Nutrición y proteómica). La proteómica, así como otras técnicas tradicionales de evaluación de proteínas, como *Western blot* e inmunofluorescencia, son técnicas complementarias a la transcriptómica en la evaluación de la expresión génica, ya que no todos los mRNA son traducidos, y a veces un único tránscrito puede dar lugar a varias proteínas, algunas de las cuales pueden, además, sufrir cambios postranscripcionales. Asimismo, en la actualidad es posible evaluar el conjunto de metabolitos de un tipo celular, tejido, órgano o fluido biológico, en una situación concreta (metabolómica) (**cap. 20**, Nutrición y metabolómica). A partir de estos datos, con la aplicación de programas sofisticados de bioingeniería, es posible realizar mapas metabólicos y hacer comparaciones tanto en individuos como en poblaciones con un coste relativamente bajo. Por el momento, son tres los tipos de tecnología

utilizados para el análisis metabólico-genético: la espectroscopia con resonancia magnética (NMR) y las técnicas clásicas de cromatografía gas-líquido (GLC) y cromatografía líquido-líquido de alta eficacia (HPLC o UPLC), acopladas con la espectrometría de masas (MS) (**Fig. 1-6, C**).

La metabolómica se considera el punto final de los análisis moleculares y puede evaluar la respuesta corporal a una dieta, alimento, nutriente o compuesto bioactivo. De hecho, muchos estudios metabolómicos han usado el perfilado metabólico para identificar biomarcadores de alimentos y para definir patrones dietéticos.

Existen tres aproximaciones principales en los estudios de metabolómica: *a)* cribado o *screening* metabólico, consistente en la medida de las concentraciones de un amplio número de metabolitos, incluyendo los desconocidos; *b)* huella metabólica, que consiste en la evaluación rápida y completa de perfiles bioquímicos para la discriminación de diferentes grupos, como sanos y enfermos, o grupos de individuos que tienen unos hábitos de alimentación determinados, y *c)* análisis dirigido, que consiste en la medida precisa y cuantitativa de un número de metabolitos, usualmente de una vía metabólica particular.

Los lípidos desempeñan un papel fundamental en la nutrición y en el metabolismo. Una nueva herramienta denominada *lipidómica* ha surgido en los últimos años para indicar el perfil de lípidos global de un tipo celular, tejido u órgano y tratar de explicar las interacciones entre genes, nutrientes y dieta y el metabolismo lipídico. Esta nueva herramienta utiliza los mismos sistemas analíticos que la metabolómica, pero aún está en vías de evolución debido a la complejidad de las estructuras y a que el conocimiento del metabolismo lipídico es todavía incompleto.

Además, de las ciencias ómicas usuales, la *foodómica* (léase fudómica) o *alimentómica* se refiere a una nueva ciencia que evalúa los componentes de los alimentos a nivel molecular utilizando nuevas tecnologías con el objeto de mejorar la salud humana a través de la nutrición. Esta nueva ciencia trata de conocer los efectos del consumo de alimentos sobre la salud utilizando para ello estudios genómicos, transcriptómicos, proteómicos y metabolómicos. Sin embargo, la variabilidad de compuestos bioactivos en numerosos alimentos, dependiendo de la variedad de animal o planta de la que proceden, composición del suelo o de los piensos animales, sistema de maduración y almacenamiento, origina muchas limitaciones. No obstante, ha habido estrategias exitosas en la evaluación de oligosacáridos, fitoquímicos, antioxidantes, biotoxinas y otros factores.

La *metagenómica* consiste en el estudio de las comunidades microbianas que residen en cualquier lugar corporal, especialmente piel y mucosas que recubren las cavidades corporales, así como de sus genes (**cap. 21**, Microbioma humano). Tanto los alimentos individuales como los patrones dietéticos modifican la composición cualitativa y cuantitativa de la microbiota intestinal. Asimismo, la microbiota es capaz de alterar la expresión de genes y afectar al proteoma y metaboloma del intestino, lo que puede traducirse en efectos sobre la salud humana. Así, los ácidos grasos de cadena corta procedentes de la fermentación microbiana pueden tener un efecto directo sobre el metabolismo celular de los colonoci-

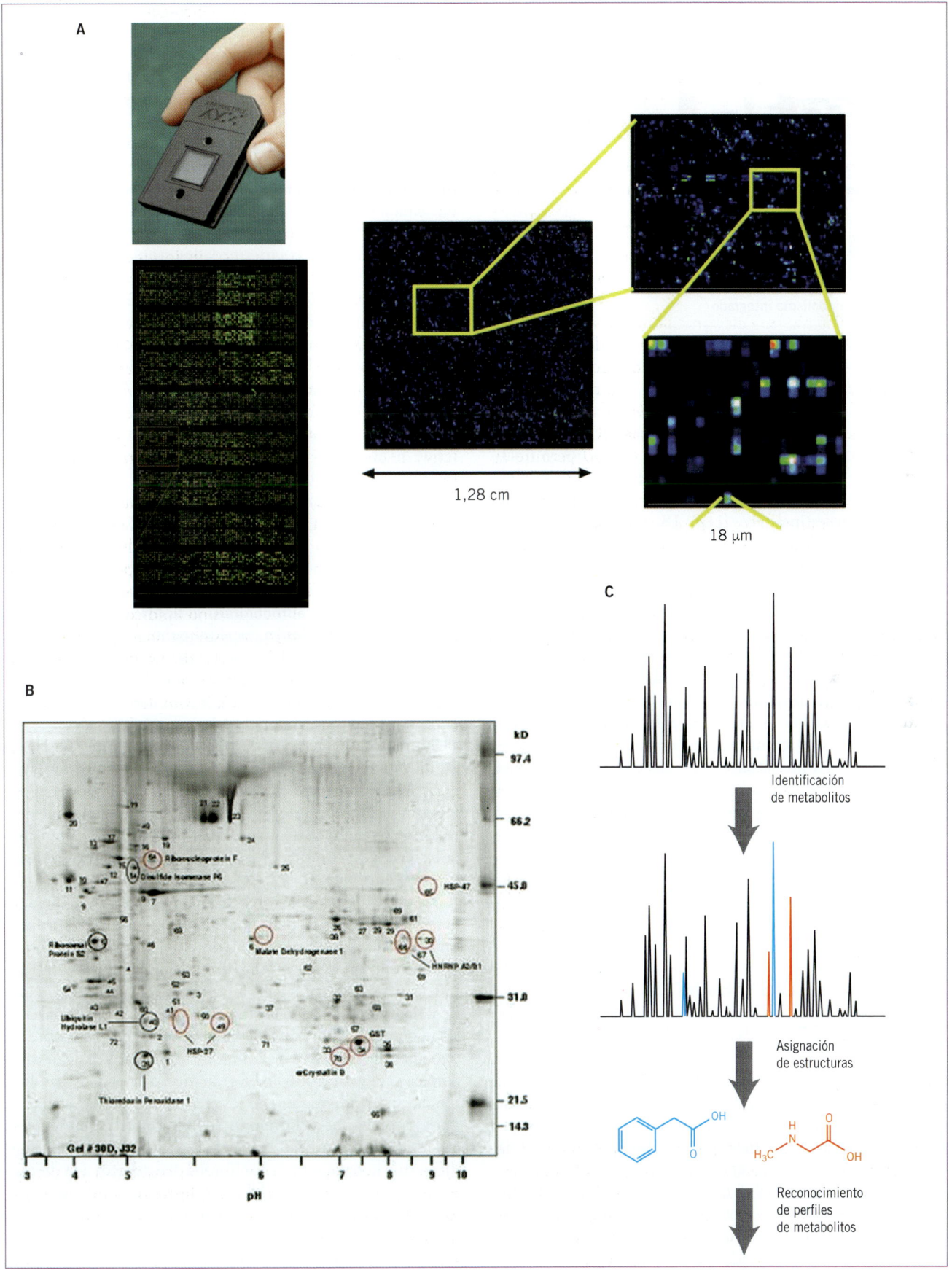

Figura 1-6. A) Esquema de un microchip de DNA. B) Imagen de la separación de proteínas mediante cromatografía en gel bidimensional. C) Esquema de análisis metabolómico. (A: 18 mm).

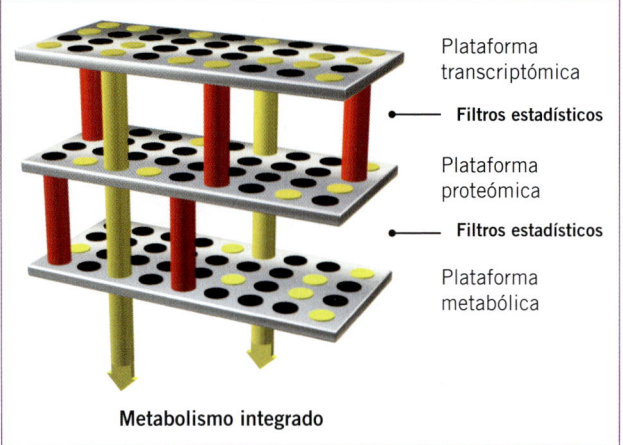

Figura 1-7. Integración de las plataformas de transcriptómica, proteómica y metabolómica para el estudio del metabolismo integrado de un tipo celular, órgano o tejido.

tos; la disbiosis puede dar lugar a inflamación en el lumen intestinal y contribuir a la aparición de trastornos y, finalmente, al desarrollo de enfermedades crónicas, como alergias, obesidad, diabetes, aterosclerosis, cáncer, enfermedad inflamatoria intestinal, etc. (**cap. 18**, Uso de prebióticos, probióticos, posbióticos y simbióticos en nutrición clínica, **tomo V**).

Los efectos de los nutrientes y de los compuestos bioactivos de los alimentos sobre la microbiota son múltiples; en unos casos, como ocurre con algunos oligosacáridos presente en la leche humana, facilitan el crecimiento de bacterias grampositivas anaerobias que se consideran beneficiosas, así como el aumento de la biodiversidad. En otros casos, como es el consumo de carne, contribuyen al desarrollo de bacterias anaerobias relacionadas con la putrefacción. En definitiva, la ecología intestinal y el metagenoma dependen de numerosos factores como las características genotípicas del hospedador, de su edad y del medio ambiente en el que se desenvuelve, incluyendo sus hábitos alimentarios y de actividad física.

La aplicación conjunta de todas las tecnologías indicadas antes permite tener una visión global del metabolismo integrado de un determinado sistema biológico (**Fig. 1-7**).

INFLUENCIA DE LAS VARIANTES GÉNICAS SOBRE LOS REQUERIMIENTOS Y LA UTILIZACIÓN METABÓLICA DE LOS NUTRIENTES

Gracias a la investigación genómica, actualmente se conoce que la gran mayoría de la información genética es compartida por todos los individuos de la especie humana. Si se consideran dos individuos cualesquiera, comparten el 99,9 % de la secuencia del DNA, es decir, una variación cada 100 pares de bases (pb). Muchas de estas variaciones son SNP, y éstos, individualmente o como grupos (haplotipos), alteran la regulación de la expresión de los genes afectados, el procesado del mRNA y las actividades de las proteínas y enzimas sintetizadas. Por lo tanto, cada individuo puede desencadenar respuestas únicas a factores ambientales, incluidos los

componentes de la dieta, basadas en una combinación de SNP en su DNA genómico.

De igual manera, todos los grupos raciales y étnicos comparten la mayoría de las variaciones genéticas. Las pequeñas diferencias que existen son responsables de la diversidad humana, como los colores de la piel y del pelo, la altura y el peso, etc. Algunas de estas pequeñas diferencias revisten variaciones importantes desde el punto de vista médico, ya que modifican la susceptibilidad al desarrollo de algunas enfermedades, como se detalla en el **capítulo 6**.

Ciertas poblaciones minoritarias presentan una elevada incidencia de algunas enfermedades crónicas respecto a las poblaciones mayoritarias, como obesidad, diabetes, asma, enfermedades cardiovasculares (ECV) y ciertos tipos de cáncer. Por ejemplo, los norteamericanos de raza negra tienen un riesgo 60 % mayor de padecer cáncer de próstata, en comparación con los de raza blanca. Asimismo, estudios epidemiológicos como el NHANES III *(The third National Health and Nutrition Examination Survey)* han demostrado que las mujeres americanas de raza negra y mexicanas mayores de 50 años y los varones americanos de raza negra presentan un mayor riesgo de ECV.

Uno de los mejores ejemplos de interacciones entre la dieta y el genotipo es la diabetes de tipo 2, que se produce frecuentemente en los individuos sedentarios y obesos y en ciertos grupos minoritarios como los indios Pima. Una vez diagnosticada la diabetes, algunos individuos pueden controlar los síntomas aumentando la actividad física y reduciendo la ingesta calórica, especialmente de grasa. En estos casos, la expresión de la información genética es cambiada por el ambiente. Sin embargo, otros individuos son refractarios a dichos cambios ambientales y necesitan tratamiento con medicamentos.

Numerosas enfermedades crónicas no muestran la flexibilidad metabólica observada en la diabetes de tipo 2, es decir los síntomas no revierten después del inicio de la enfermedad. No obstante, las interacciones del genotipo y de la dieta contribuyen a la incidencia y la gravedad de muchas enfermedades, como la obesidad, el cáncer, la aterosclerosis, el asma, entre otras.

Aunque algunos factores ambientales como la dieta, la actividad física y el alcohol desempeñan un papel importante en el establecimiento de las concentraciones de triacilgliceroles en sangre, tanto los triacilgliceroles como los niveles de colesterol ligado a las partículas de lipoproteínas de baja densidad (LDL) están muy influidos por la variabilidad genética. En el caso de los genes que influyen sobre los patrones de subclases de LDL, las interacciones de la dieta con los genes contribuyen en gran medida a explicar las diferencias interindividuales de los efectos de las dietas bajas en grasa y con elevado contenido de hidratos de carbono sobre el riesgo de enfermedad cardíaca. Los estudios realizados indican que la respuesta de los lípidos plasmáticos a la dieta es altamente compleja y variable, e implica a numerosos SNP involucrados en múltiples rutas metabólicas. Son pocos los estudios observacionales que han examinado la interacción entre los SNP presentes en genes potencialmente candidatos para el desarrollo de ECV y el consumo de dietas con diferente composición grasa. Sin embargo, en los últimos años han comenzado a emerger algunas evidencias sobre los efectos beneficiosos de algunas de ellas, como la dieta mediterránea, en relación con algunas variaciones genéticas. Éste es el caso del polimorfismo Pro12Ala en el *locus* del gen del PPAR-γ. Este polimorfismo modifica la respuesta a la sensibilidad periférica de la insulina tras el elevado consumo de ácido oleico. Además, se ha demostrado que los individuos portadores del alelo Ala12 presentan un riesgo menor de desarrollar diabetes mellitus. En la línea de estos hallazgos, también se ha demostrado que el consumo de ácidos grasos monoinsaturados no se asocia a un aumento del índice de masa corporal (IMC) ni al riesgo de obesidad en las personas con una variante específica en el *locus* del gen *APOA5*, que codifica la apoproteína A-V. Los datos de ese estudio indican que la interacción entre el polimorfismo –1131T > C del gen *APOA5* y la grasa ingerida influyen en el IMC. Esta interacción es dependiente de la dosis.

Otro trabajo interesante es el diseñado para estudiar la interacción entre el polimorfismo C677T en el gen de la metilentetrahidrofolato reductasa *(MTHFR)* y la dieta mediterránea, en relación con la respuesta a la oxidación de las LDL. Como se ha indicado anteriormente, este gen expresa la enzima correspondiente, implicada en la formación de metiltetrahidrofolato a partir de la forma metilénica (**cap. 16**, Folatos, ácido fólico, vitamina B$_{12}$ y colina, **tomo I**). Los valores de LDL oxidada (LDL-ox) son significativamente mayores en los individuos TT comparados con los portadores de los genotipos C/T y C/C. Un dato interesante de este estudio es que la mayor adherencia a la dieta mediterránea se correlacionó inversamente con valores menores de LDL-ox. Este efecto se observó únicamente en los portadores del los genotipos T/T y C/T, pero no en los C/C. Las evidencias derivadas de este estudio indican una explicación fisiopatológica por la cual el tipo de grasa de la dieta mediterránea podría modificar el riesgo coronario mediante el descenso de los valores de LDL-ox.

Otro ejemplo de los efectos de los polimorfismos génicos sobre la utilización metabólica de los nutrientes se relaciona con el gen de la perilipina *(PLIN)*, proteína clave del adipocito implicada en la acción de la lipasa sensible a las hormonas, y el descubrimiento de nuevas variantes genéticas asociadas a un menor riesgo de obesidad en la población de raza blanca. Así, las variantes en este gen modulan la respuesta a la dieta hipocalórica en obesos mórbidos tras un año de seguimiento, de forma que los portadores del alelo 11482G >A tienen mayores dificultades para perder peso.

En la actualidad hay evidencias suficientes para indicar que las variaciones en los genes *APOA1*, *APOA4*, *APOE* y *APOB* contribuyen a la heterogeneidad de la respuesta lipídica tras una intervención dietética, y que estos genes están regulados directa o indirectamente por los PPAR u otros receptores nucleares.

Por otra parte, en los últimos años se ha estudiado la influencia de diferentes SNP relacionados con el metabolismo lipídico posprandial. Un ejemplo de ello es el gen *SR-BI*, que pertenece a la familia de los receptores «basurero» o *scavenger*, por su propiedad para unir partículas de LDL modificadas y porque ejerce un papel importante como receptor de las partículas de lipoproteínas de alta densidad (HDL) y

en la mediación de la captación selectiva de ésteres de colesterol. La presencia del alelo minoritario 2 en el exón 1 del gen *SR-BI* se ha asociado con un aclaramiento más rápido de las lipoproteínas ricas en triacilgliceroles (LRT) pequeñas, probablemente relacionado con una captación hepática más rápida. Asimismo, se ha demostrado que el polimorfismo c.1119C > T, presente en el exón 8 del gen, disminuye la respuesta posprandial de los triacilgliceroles en las LRT en varones sanos.

La intolerancia a la lactosa es otro ejemplo de las interacciones genoma-dieta. En esta enfermedad, el consumo de leche y de algunos productos lácteos, como leche evaporada, leche en polvo y productos elaborados con estos ingredientes, da lugar a la aparición de dolores digestivos acompañados de náuseas, gases y diarrea. Los datos epidemiológicos indican que la frecuencia de la intolerancia a la lactosa varía ampliamente en función de la zona geográfica, la edad, la raza y la etnia.

Se ha identificado un polimorfismo SNP (C/T13910) en un lugar 14 kb corriente arriba del gen que codifica la lactasa, en un *locus* del brazo largo del cromosoma 2 (2q21). Esta variante, identificada inicialmente en nueve familias finlandesas muy extendidas, es la responsable de la tolerancia a la lactosa. Es decir, los miembros de estas familias pueden consumir leche y derivados lácteos sin ninguna complicación. El polimorfismo situado en el promotor del gen de la lactasa altera las interacciones de una proteína reguladora que interacciona con el DNA.

Actualmente se conocen 11 polimorfismos en el gen de la lactasa, agrupados en cuatro haplotipos denominados A, B, C y U. El haplotipo A, que confiere tolerancia a la lactosa, tiene una frecuencia del 86 % en la población del norte de Europa, pero únicamente del 36 % en las poblaciones del sur de Europa. Las culturas que beben leche fresca tienen usualmente una mayor frecuencia de este haplotipo y la persistencia del polimorfismo confiere ventajas selectivas como mejor nutrición, prevención de la deshidratación y mejora del estado nutricional del calcio. Se ha creado un mapa mundial interactivo en línea que incluye todos los datos de frecuencia de fenotipos y genotipos de persistencia de lactasa, que se actualiza periódicamente y que puede consultarse en http://bionit.ugr.es/pages/investigacion/software/bioinformatics-methods-software

Se cree que la aparición del polimorfismo asociado a la persistencia de lactasa tuvo lugar en un período relativamente reciente, hace 10.000-12.000 años, coincidiendo con la domesticación de los animales. El descubrimiento de esta variante hace posible individualizar las intervenciones dietéticas en la infancia, aplicando una prueba genética para la intolerancia a la lactosa.

Los procesos inflamatorios constituyen otro ejemplo de interacción entre dieta y el genoma. La inflamación es una parte esencial de la respuesta corporal a la infección, la cirugía y el trauma, desempeñando un importante papel en la muerte de los agentes patógenos con la creación de un ambiente tisular hostil mediante la producción de moléculas oxidantes y la activación de linfocitos T y B. Asimismo, el organismo libera mediadores químicos derivados del proceso inflamatorio, entre los que se encuentran tres potentes citoquinas proinflamatorias: interleuquinas 1 y 6 (IL-1 e IL-6) y el factor de necrosis tumoral alfa (TNF-α) (**cap. 23**, Bases moleculares de la modulación del sistema inmunitario por nutrientes).

Se ha observado que los SNP en los genes responsables de producir las moléculas involucradas en los procesos inflamatorios ejercen un efecto modulador sobre la intensidad de la inflamación. También se ha demostrado que tanto las citoquinas proinflamatorias como las antiinflamatorias son influidas por diferencias en el genotipo.

Varias moléculas oxidantes, especialmente radicales libres de oxígeno, activan la producción del factor de transcripción denominado factor nuclear kappa de linfocitos B (NF-κB), el mediador más importante en el desarrollo de la inflamación, y la variabilidad genética influye en la capacidad de algunos individuos de producir moléculas oxidantes que determinan la activación del NF-κB, el que incrementa la producción de citoquinas y la expresión de las moléculas de adhesión, todo lo cual aumenta el riesgo de lesión en el hospedador.

La proteína 1 de macrófagos asociada a la resistencia natural (NRAMP-1, *natural resistance associated macrophage protein 1*) tiene efectos sobre la producción de TNF-α y la activación de la sintasa inducida por óxido nítrico (iNOS), existiendo cuatro variantes del gen *NRAMP1*, en las que los alelos 1, 2 y 4 son pobres promotores y el alelo 3 causa una elevada expresión génica. La hiperactividad de los macrófagos, asociada al alelo 3, se relaciona con susceptibilidad a las enfermedades autoinmunes y alta resistencia a la infección, mientras que el alelo 2 incrementa la susceptibilidad a la infección y protege contra las enfermedades autoinmunes.

Existen también moléculas que suprimen la producción de citoquinas proinflamatorias y ejercen una influencia antiinflamatoria; éstas incluyen las defensas antioxidantes y la interleuquina 10 (IL-10). Hay al menos tres sitios polimórficos (–1082, –819 y –592) en el promotor de la IL-10 que influyen sobre su producción, y los SNP también ocurren en genes que codifican enzimas involucradas en la defensa antioxidante, como la superóxido dismutasa y la glutatión peroxidasa, los cuales influyen sobre su actividad.

Los polimorfismos en los genes de las citoquinas pueden desempeñar un papel en la longevidad, mediando las respuestas individuales al estímulo inflamatorio. Por ejemplo, la posesión de alelos altamente productores de IL-10 disminuye la morbilidad y la mortalidad al tener un efecto protector contra la inflamación crónica.

Un método para reducir el estrés inflamatorio es el consumo de alimentos que suprimen la producción de citoquinas proinflamatorias (aceite de pescado) o actúan como antioxidantes (vitamina E). El mecanismo por el que el aceite de pescado disminuye la respuesta inflamatoria es múltiple, ya que a nivel metabólico los ácidos grasos poliinsaturados de la serie n-3 limitan la producción de eicosanoides derivados del ácido araquidónico, que son proinflamatorios, pero a nivel genético intervienen en la supresión de la producción de TNF-α y en la activación de algunos factores de transcripción, como PPAR. La vitamina E es un antioxidante que también modifica la producción de citoquinas. Esta vitamina suprime la producción de superóxido y de otros radicales libres de oxígeno.

Otro ejemplo de interacciones entre genoma y dieta lo constituyen los micronutrientes. Las deficiencias de los aproximadamente 40 micronutrientes (vitaminas y minerales) necesarios para el desarrollo del ser humano se asocian a numerosas enfermedades. Muchas de las deficiencias de micronutrientes se deben a la ingesta de una dieta pobre, pero aproximadamente 50 enfermedades genéticas pueden atribuirse a polimorfismos enzimáticos. Estas últimas pueden remediarse o mejorarse administrando elevados niveles de la vitamina o de la coenzima correspondiente. Los cambios en las concentraciones de coenzima pueden contribuir a una mayor unión de ésta a la apoenzima de afinidad alterada por un polimorfismo determinado. Uno de los ejemplos, ya clásicos, mencionado anteriormente de forma breve (**Fig. 1-2**), de la influencia de las variantes génicas sobre el metabolismo de los nutrientes lo constituye el polimorfismo C677T en el gen de la metilentetrahidrofolato reductasa (*MTHFR*). Este gen expresa la enzima correspondiente, implicada en la formación de metiltetrahidrofolato a partir de la forma metilénica. La frecuencia genotípica de la población es de alrededor de 50 % para CC, 40 % para CT y 10 % para TT. La actividad de la enzima expresada por los individuos homocigóticos para CC es superior a la de los heterocigotos CT y la de éstos, superior a la de los homocigotos TT. La menor actividad de la enzima en los individuos TT se traduce en la acumulación de homocisteína en el plasma, debido a los niveles menores de metiltetrahidrofolato y, por consiguiente, a un mayor riesgo cardiovascular. Este efecto revierte a la normalidad si los individuos con el genotipo TT ingieren cantidades superiores a las recomendadas para la población general (**Fig. 1-2**).

Otros ejemplos de relación de polimorfismos genéticos asociados a genes que codifican enzimas cuyos cofactores son derivados de micronutrientes son: flavina adenindinucleótido (FAD) oxidasa, en relación con la enfermedad cardiovascular y las migrañas; NAD(P) quinona oxidorreductasa 1 (C609T) y FAD, en relación con el cáncer; glucosa-6-fosfato deshidrogenasa (C131G) y nicotinamida adenindinucleótido-fosfato (NADP⁺), en relación con el favismo y la anemia hemolítica, y aldehído deshidrogenasa E487K, presente en la mitad de los asiáticos, y nicotinamida adenindinucleótido (NAD⁺), en relación con la intolerancia al alcohol, la enfermedad de Alzheimer y el cáncer.

El enfoque en la dieta como un factor para determinar la estabilidad genómica es más importante de lo que se había imaginado previamente, debido al impacto que los alimentos tienen en todas las vías relevantes, como la exposición, la activación y la desactivación de carcinógenos, la síntesis y reparación del DNA y la apoptosis. Por ejemplo, la deficiencia dietética de micronutrientes necesarios para el mantenimiento del DNA puede producir efectos similares a los de las enfermedades heredadas genéticamente, que dañan la actividad de las enzimas requeridas para la estabilidad genómica y pueden alterar el DNA de forma similar a la exposición a carcinógenos y a la radiación. El ajuste de las ingestas dietéticas de micronutrientes para algunos individuos con genotipos y edades similares puede disminuir el daño al DNA cromosómico y mitocondrial, observado en numerosas alteraciones relacionadas con las deficiencias de micronutrientes, optimizando la salud, prolongando la calidad de vida y previniendo el riesgo de comienzo temprano de ciertos cánceres y otras enfermedades degenerativas asociadas con la edad.

INFLUENCIA DE LOS COMPONENTES DE LA DIETA SOBRE LA EXPRESIÓN GÉNICA

Regulación de la expresión génica por nutrientes

La modulación de la expresión génica por nutrientes es un mecanismo de adaptación que permite a los organismos sobrevivir en condiciones en las que el aporte de alimentos se realiza de forma intermitente. La glucosa, que es el monosacárido más abundante en la naturaleza, supone un buen ejemplo de cómo los organismos han desarrollado mecanismos para hacer frente a este aporte discontinuo de nutrientes. En levaduras, la glucosa facilita su propio uso induciendo la expresión de genes implicados en su metabolismo, a la vez que reprime aquellos que participan en la utilización de otras fuentes de carbono como fuente de energía. En mamíferos, la respuesta es más compleja ya que, además del efecto directo de la glucosa, hay que tener en cuenta los efectos derivados de cambios hormonales propiciados por la propia glucosa.

Hasta hace poco, los efectos directos de la transcripción mediada por glucosa fueron subestimados y se consideraba que la insulina era el principal regulador de la expresión génica en respuesta a la variación de la glucemia. Sin embargo, las investigaciones llevadas a cabo en la última década y la caracterización de factores de transcripción mediados por glucosa han demostrado que ésta controla directamente la expresión de numerosos genes. En las células β del páncreas, la glucosa es el principal estímulo fisiológico para la secreción de insulina, así como para la disminución de la secreción de glucagón. En el hígado existen genes lipogénicos que requieren elevadas concentraciones tanto de glucosa como de insulina, como la L-piruvato quinasa (L-PK), la acil-CoA carboxilasa (ACC) o la ácido graso sintasa (FAS). Otros, como el gen de la fosfoenolpiruvato carboxiquinasa (PEPCK), ven disminuida su expresión tanto por insulina como por glucosa de forma independiente. Finalmente, el gen de la glucosa-6-fosfatasa disminuye su expresión en presencia de insulina y, paradójicamente, la aumenta en presencia de glucosa (**cap. 10**, Regulación de la expresión génica mediada por hidratos de carbono).

Los lípidos de la dieta son macronutrientes indispensables para el crecimiento y el desarrollo de los mamíferos. Además de su función energética y de su papel en la composición de las membranas, la grasa dietética ejerce efectos profundos sobre la expresión génica, que dan lugar a cambios en el metabolismo, el crecimiento y la diferenciación celular. Los ácidos grasos y el colesterol de la dieta regulan numerosos genes implicados en el propio metabolismo lipídico a través de la interacción con los factores de transcripción, denominados proteínas de unión a elementos de respuesta regulados por esteroles (SREBP, *sterol regulatory element binding protein*) y receptores huérfanos hepáticos o receptores hepáticos X (LXR, *liver X receptors*) (**Figs. 1-8** y **1-9**). Especialmente, los

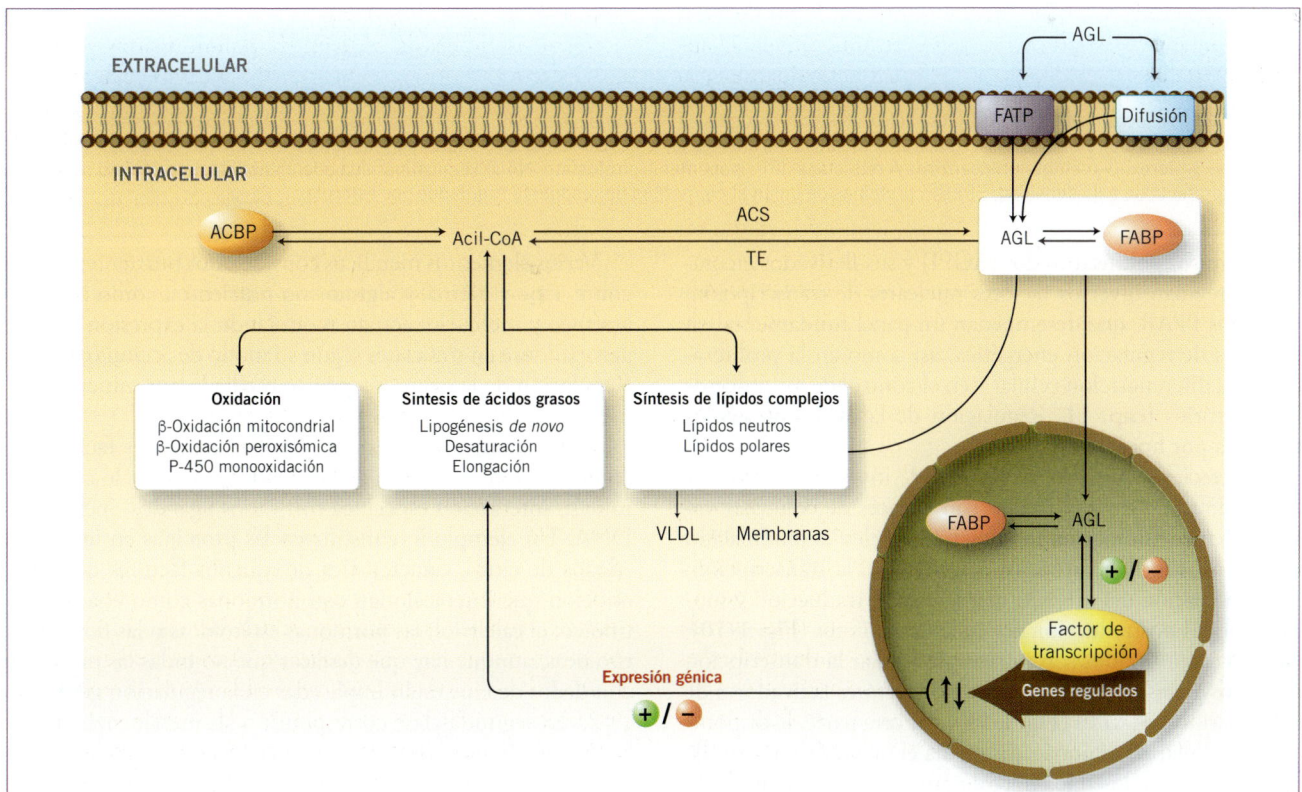

Figura 1-8. Transporte celular de ácidos grasos y efectos sobre la expresión de genes relacionados con el metabolismo lipídico. ACS: acil-CoA sintetasa; ACBP: proteína de unión a acil-CoA; AGL: ácidos grasos libres; FABP: proteína de unión a ácidos grasos; FATP: proteína transportadora de ácidos grasos; TE: tioesterasa; VLDL: lipoproteínas de muy baja densidad.

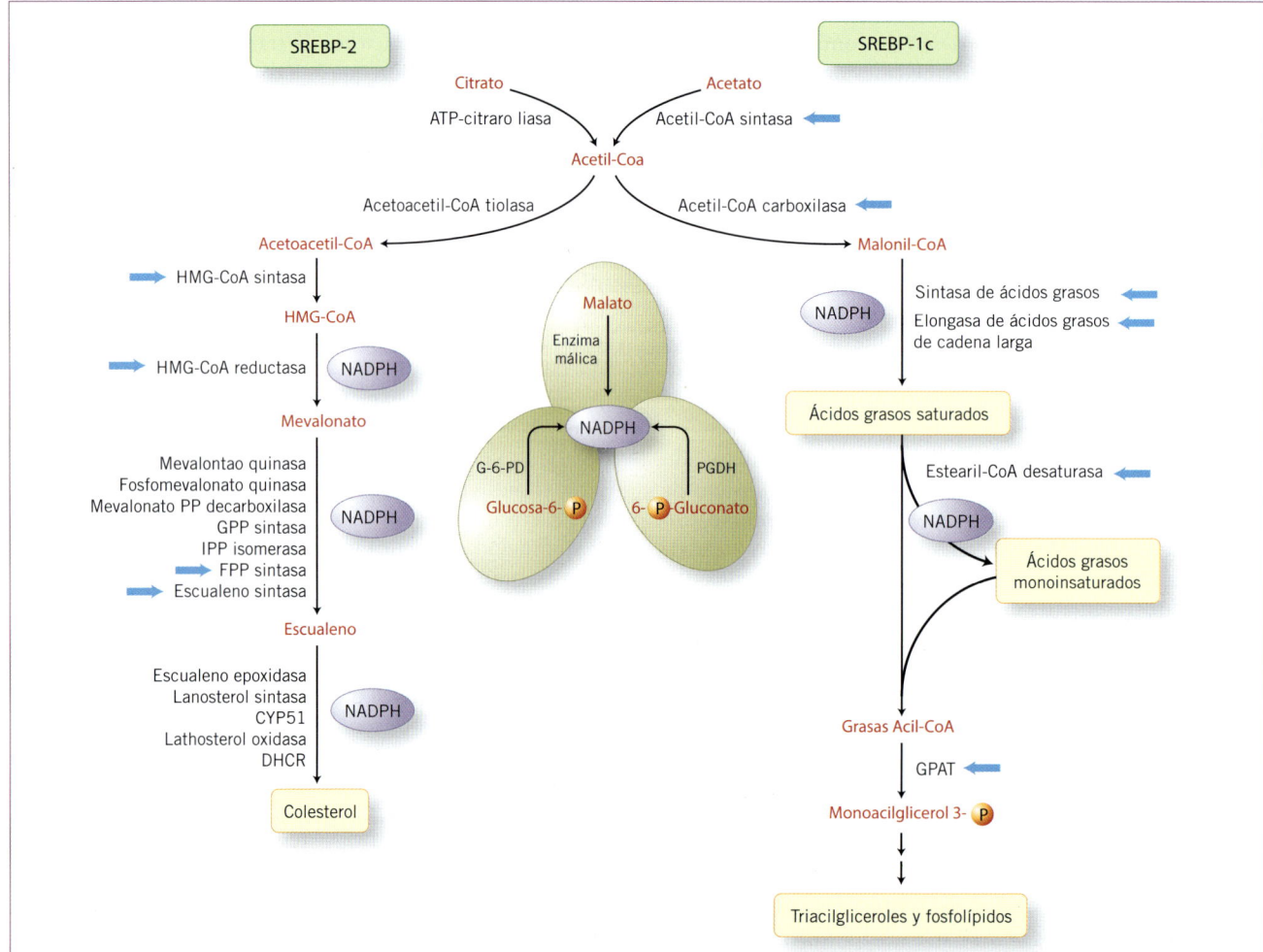

Figura 1-9. Genes regulados por los SREBP (SREBP-2 y SREBP-1c). Las flechas azules indican las enzimas cuyos genes son regulados por los SREBP. CYP51: citocromo CYP51; DHCR: deshidrocolesterol reductasa; FPP sintasa: farnesilpirofosfato sintasa; G-6-PD: glucosa-6-fosfato deshidrogenasa; GPP: geranilpirofosfato; GPAT: glicerol-3-fosfato aciltransferasa; HMG-CoA sintasa: 3-hidroxi-3-metilglutarilcoenzima A sintasa; HMG-CoA reductasa: 3-hidroxi-3-metilglutarilcoenzima A reductasa; IPP: isopentenil-pirofosfato; NADPH: nicotinamida adenindinucleótido-fosfato reducido; LDL: lipoproteína de baja densidad; SREBP: proteínas de unión al elementos de respuesta regulados por esteroles.

ácidos grasos poliinsaturados (AGPI) y sus derivados eicosa-noides regulan diversos factores nucleares de transcripción, como los PPAR, que desempeñan un papel fundamental en procesos de regulación energética, así como en la proliferación y la diferenciación celular y en el control de los procesos inflamatorios (**cap. 11**, Regulación de la expresión génica mediada por lípidos).

Un creciente número de trabajos de investigación ha demostrado que los aminoácidos son capaces de controlar varios procesos fisiológicos en diferentes niveles: la modulación de la cromatina por procesos epigenéticos, la transcripción, la estabilización del mRNA, el inicio de la traducción y modificaciones postraduccionales en los mamíferos (**Fig. 1-10**). Muchos aminoácidos son capaces de regular la transcripción de varios genes, incluidos los propios factores activadores de la transcripción (ATF) (**Fig. 1-11**). Por otra parte, la disponibilidad celular de aminoácidos regula el inicio del proceso de traducción no sólo en los microorganismos, sino también en los seres superiores. La regulación de la síntesis ocurre fundamentalmente a través del factor de iniciación de la traducción eIF-2 y de la denominada vía mTOR (**Fig. 1-12**).

Varios elementos metálicos considerados nutrientes, como cobre, cinc y hierro, y algunos no nutrientes, como cadmio, arsénico y mercurio, actúan modulando la expresión génica, agrupándose en tres clases según su modo de acción (**cap. 14**, Regulación de la expresión génica mediada por minerales):

1. La primera clase es estructural; los metales facilitan la conformación necesaria a determinadas proteínas, lo cual permite su interacción específica con varios ligandos, incluido el DNA. Un ejemplo lo constituyen las proteínas en forma de «dedos de cinc», característica de muchos factores de transcripción que interaccionan con hormonas como el ácido retinoico, el calcitriol, las hormonas esteroideas o las hormonas tiroideas, aunque hay que destacar que no todas las proteínas con dedos de cinc están implicadas en la regulación génica.

2. La segunda clase corresponde a las metaloenzimas, en las que el elemento metálico forma parte del centro activo. Aquí se encuentran las RNA polimerasas I, II y III, que tienen cinc como grupo prostético.

3. La tercera clase está constituida por los metales traza que actúan como elementos reguladores de la transcripción

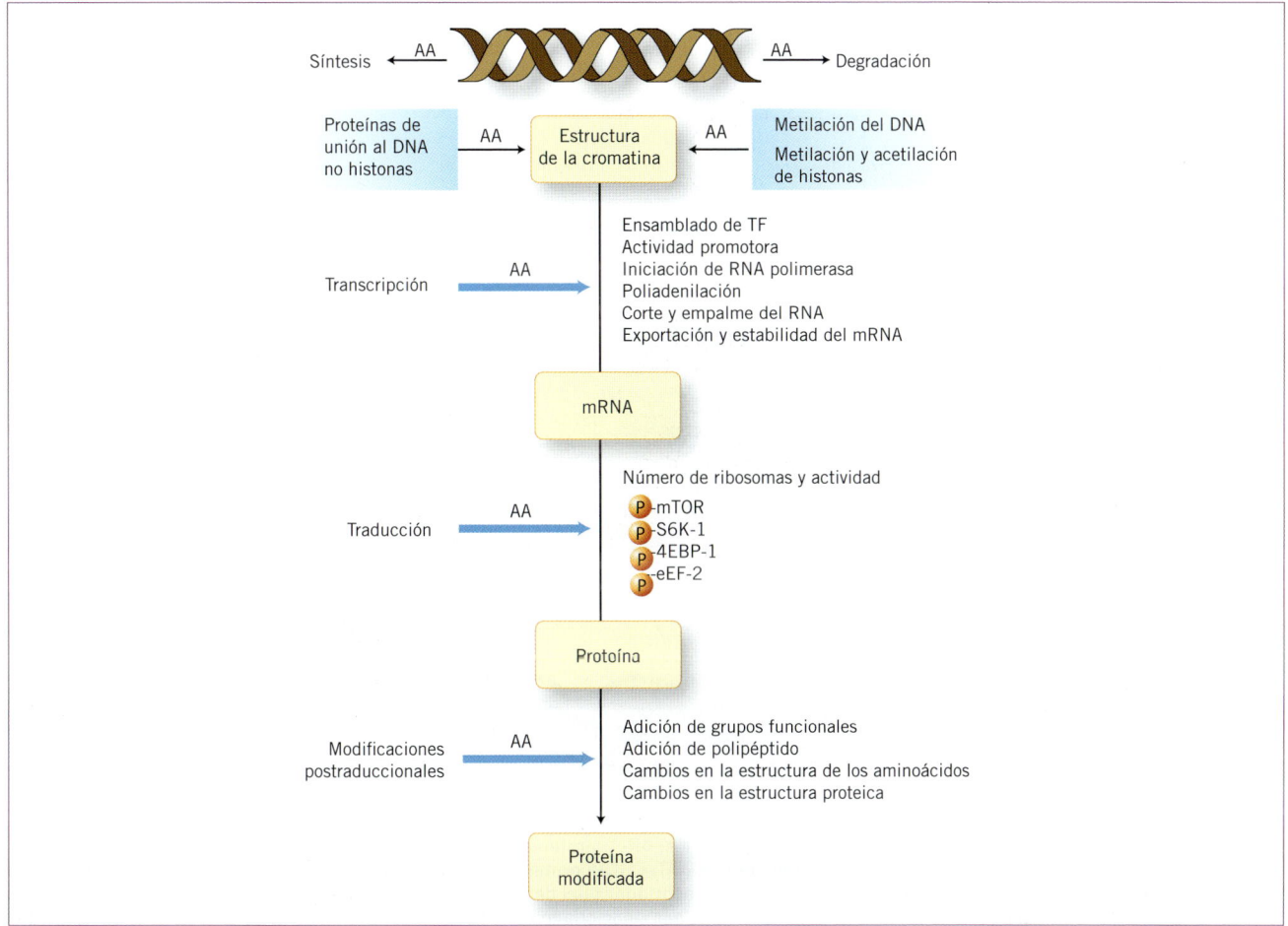

Figura 1-10. Efecto de los aminoácidos sobre la expresión génica a diferentes niveles: modulación de la cromatina por procesos epigenéticos, transcripción, estabilización del mRNA, inicio de la traducción y modificaciones postraduccionales. 4EBP-1: proteína de unión al factor eIF-4E; AA: aminoácido; eEF-2: factor 2 de elongación de eucariotas; mTOR: proteína quinasa diana de la rapamicina de mamíferos; S6K-1: quinasa 1 S6 de los ribosomas; TF: factor de transcripción.

o de la traducción. En esta clase se incluye la regulación de la expresión génica de la ferritina y del receptor de la transferrina por hierro.

La acción que ejercen los metales sobre el DNA puede ser directa, a través de la activación de factores de transcripción, o indirecta, a través de segundos mensajeros, como calcio, cAMP o tirosina quinasas. Los metales, una vez que alcanzan el interior celular, son captados por proteínas de unión a metales (MRE-BP) que viajan desde el citoplasma al núcleo interaccionando con genes que poseen elementos de respuesta a metales (MRE). Asimismo, los metales pueden ser captados directamente por factores de transcripción dependiente de metales (MTF) durante el curso de la biosíntesis proteica, contribuyendo a la estabilidad de su estructura (**Fig. 1-13**).

Asimismo, las vitaminas A y D se comportan como verdaderas hormonas esteroides, regulando numerosos procesos biológicos a través de cambios en la expresión génica. Su acción sobre la expresión de muchos genes se ejerce por unión a receptores nucleares en numerosos órganos. En los **capítulos 17** (Vitamina A) y **18** (Vitamina D) del **tomo I** se consideran con detalle los efectos fisiológicos de estas vitaminas, así como los mecanismos moleculares de actuación

que influyen sobre la expresión génica. No obstante, en las **figuras 1-14** y **1-15** se muestra un esquema abreviado de las acciones de las vitaminas A y D en la modulación de la expresión génica. Finalmente, se identifican cada vez más efectos directos de las vitaminas hidrosolubles sobre la expresión génica (**cap. 13**, Regulación de la expresión génica mediada por vitaminas), lo que permite explicar las bases moleculares de numerosos efectos carenciales (**Fig. 1-16**).

Regulación de la expresión génica por otros componentes alimentarios

En el **capítulo 15** (Regulación de la expresión génica mediada por compuestos bioactivos de los alimentos) se detalla la regulación de la expresión génica mediada por algunos compuestos bioactivos de los alimentos. No obstante, en este capítulo de introducción a la nutrición molecular, a continuación se ofrecen algunos ejemplos de interés general.

Factores proteicos de la leche humana

Una alteración en el fenotipo de los enterocitos secundaria a la presencia de determinados factores nutricionales puede

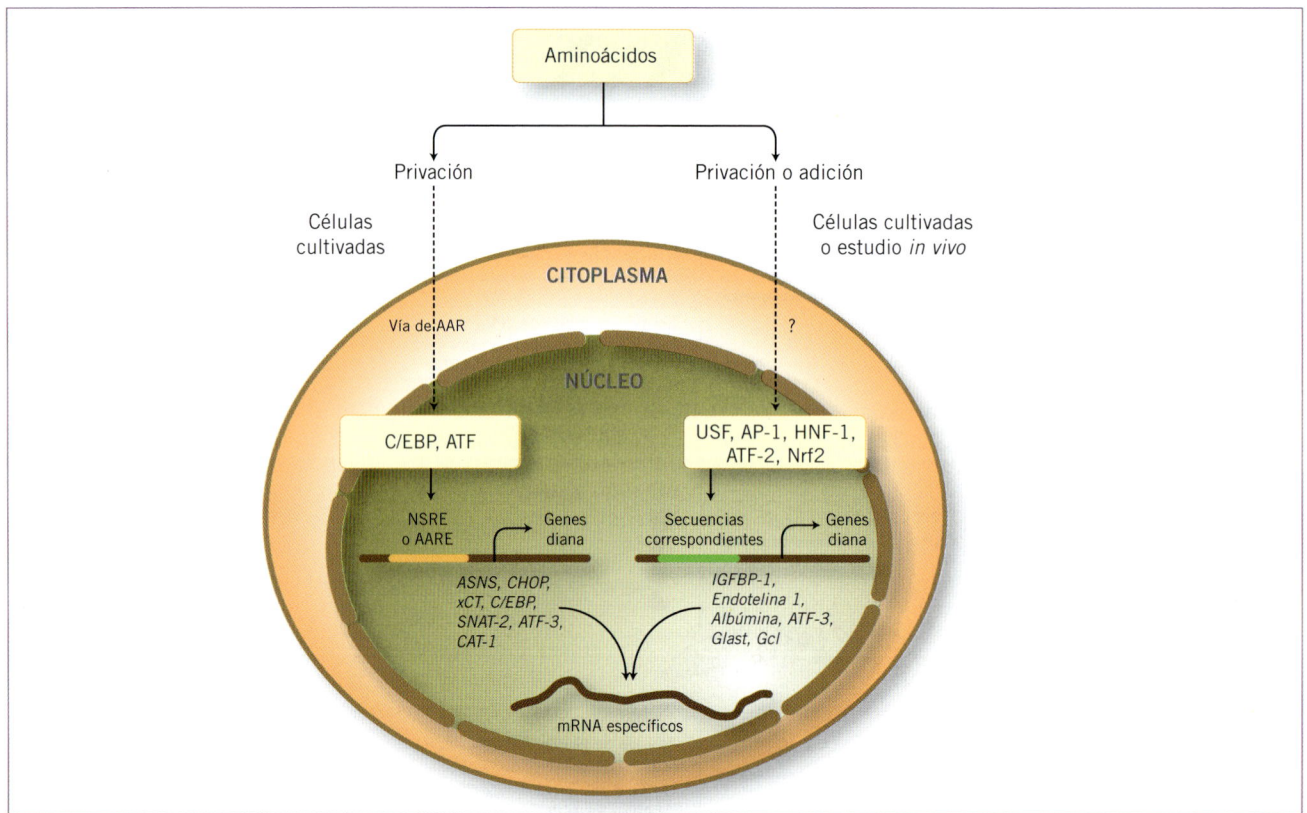

Figura 1-11. Efectos de la privación y adición de aminoácidos sobre la expresión génica. AAR: factores de transcripción implicados en la respuesta a aminoácidos; AARE: elementos de respuesta a aminoácidos; AP-1: proteína activadora 1; ASNS: asparagina sintasa; ATF: factor activador de la transcripción; C/EBP: proteína de unión a regiones CCAAT; CHOP: proteína de unión homóloga de C/EBP; CAT-1: transportador de aminoácidos catiónicos; Gcl: glutamato cisteína ligasa; Glast: transportador glial de glutamato de alta afinidad; IGFBP-1: proteína 1 de unión a IGF (factor de crecimiento análogo a la insulina); Nrf2: factor nuclear relacionado con el factor E2; SNAT-2: transportador 2 de aminoácidos catiónicos; Xct: transportador de la L-cisteína.

representar varias ventajas. Así, en los mamíferos, la leche materna, además de ser una fuente excepcional de nutrientes, contiene toda una serie de factores específicos que determinan un patrón de expresión génica particular que influye sobre el desarrollo y la maduración del epitelio intestinal. En segundo lugar, el intestino puede adaptarse a absorber nutrientes de una manera más eficiente si las enzimas digestivas y los transportadores son regulados positivamente por la ingesta repetida de un nutriente particular. En tercer lugar, si los genes afectados en el epitelio son importantes bajo el punto de vista inmunológico, el intestino podría influir sobre las respuestas inmunitarias de las mucosas y, por consiguiente, sobre el sistema inmunitario sistémico.

La leche humana contiene, además de todos los nutrientes necesarios para el crecimiento del lactante, numerosos factores proteicos que influyen sobre la expresión génica. Varios factores de crecimiento y hormonas, como EGF, aumentan la actividad enzimática del borde en cepillo de los enterocitos y su crecimiento y diferenciación. El EGF actúa sinérgicamente con los hidratos de carbono de la dieta y los glucocorticoides, aumentando la actividad de la sacarasa y la síntesis de DNA en el epitelio intestinal, especialmente durante la fase de lactación. Asimismo, la leptina presente en la leche puede contribuir a los niveles plasmáticos de esta hormona en el lactante, ejerciendo numerosos efectos entre los que se incluyen el desarrollo temprano de interacciones neuronales en la región del núcleo arqueado del hipotálamo, que pueden tener consecuencias importantes en la programación temprana del ciclo apetito-saciedad, acciones sobre el desarrollo del sistema inmunitario y sobre el sistema cardiovascular.

Por otra parte, la lactoferrina, una proteína resistente a la acción proteolítica de las enzimas digestivas, responsable de la mayor biodisponibilidad del hierro en los niños alimentados al pecho, aumenta la expresión de sus receptores en células intestinales deplecionadas de hierro, aumentando la cantidad de hierro transportado a los enterocitos. Además, la lactoferrina actúa como un factor de proliferación para linfocitos, fibroblastos de embrión de ratón, y de rata, células de cripta de rata y células humanas HT-29 y aumenta la actividad de sacarasa y fosfatasa alcalina en función de su grado de saturación con hierro. La lactoferrina se une a sitios específicos del DNA en linfocitos cultivados *in vitro*. Existe, por lo tanto, la posibilidad de que la lactoferrina de la leche humana entre en la célula intestinal a través de la internalización de su receptor y afecte varios genes implicados en la proliferación y la diferenciación celular.

Componentes no nutritivos de los alimentos

Numerosos componentes de los alimentos, especialmente compuestos bioactivos presentes en las plantas, muchos de ellos con actividad antioxidante, como los *compuestos fenólicos*,

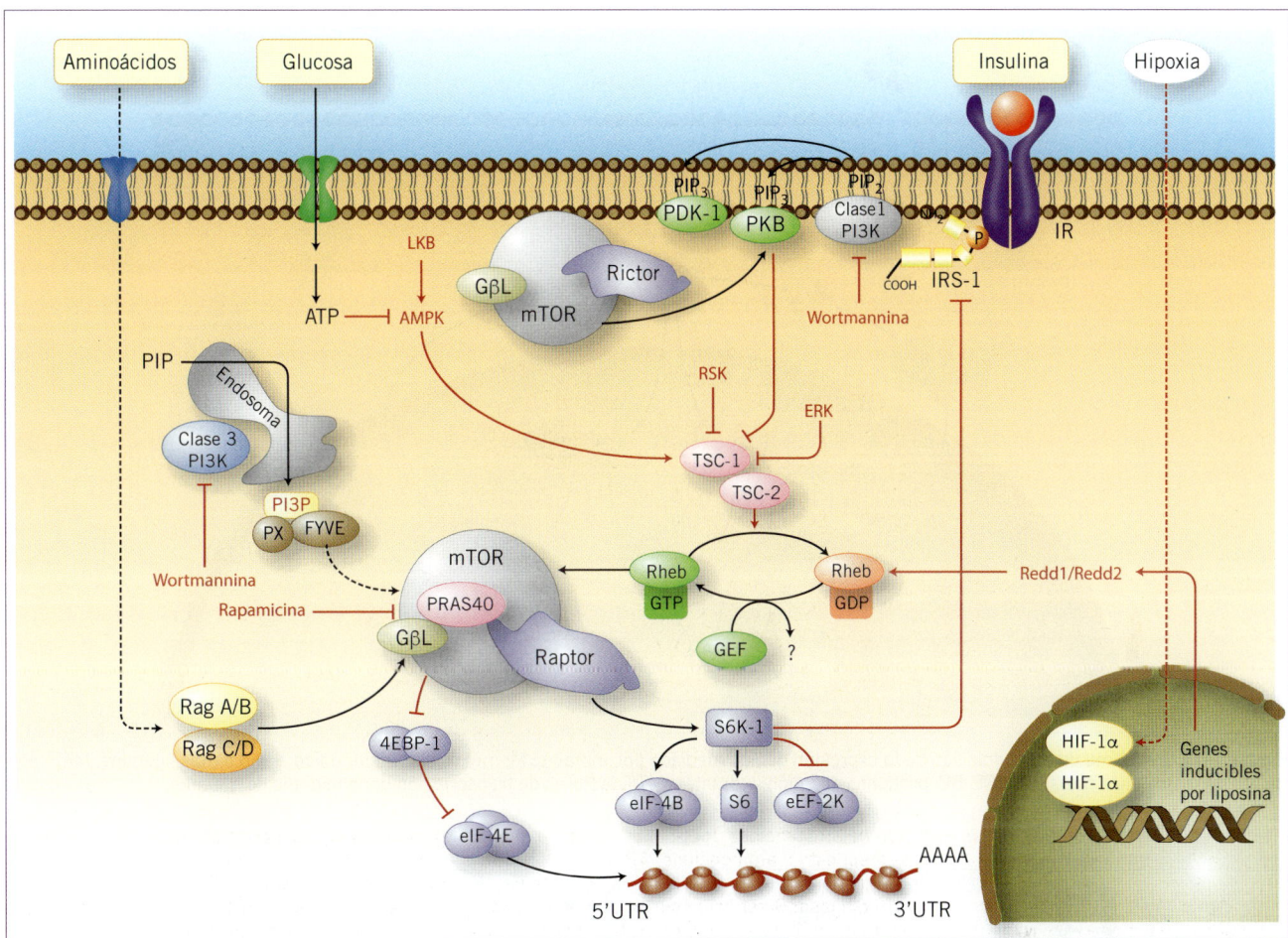

Figura 1-12. Control de la biosíntesis proteica mediada por aminoácidos y otras señales a través de la vía de mTOR (proteína quinasa diana de la rapamicina de mamíferos). 4EBP-1: proteína de unión al factor eIF-4E; AMPK: proteína quinasa activada por AMP (adenosinmonofosfato); ATP: adenosintrifosfato; eEF-2K: factor 2K de elongación de eucariotas; eIF-4E: factor 4E de iniciación de la traducción en eucariotas; ERK: quinasa regulada extracelularmente; FYVE (Fab1p, YOTB, Vac1p y EEA1): proteínas que contienen dominios Fab1p, YOTB, Vac1p y EEA1; GβL: *G protein β subunit-like*, también conocida como LST-8 *(leukocyte specific transcript)*; GSK-3β: glucógeno sintasa quinasa 3β; GDP: guanosindifosfato; GEF: factores de intercambio de nucleótidos de guanina; GTP: guanosintrifosfato; HIF-1α, HIF 1β: factores 1α y 1β inducibles de la hipoxia; IR: receptor de la insulina; IRS-1: sustrato 1 del receptor de insulina; LKB-1: supresor de tumores; PDK-1: proteína quinasa dependiente de fosfoinosítidos; PI3K: fosfatidilinositol-3-quinasa; PIP₂: fosfatidilinositol-bifosfato; PIP₃: fosfatidilinositol-3-fosfato; PKB: proteína quinasa B; PRAS40: proteína rica en prolina; PX *(Phox homology)*: proteínas que contienen dominios PX; Rag *(Ras-related small GTPases)*: familia de pequeñas GTPasas; Raptor *(regulatory associated protein of mTOR)*: proteína reguladora asociada a mTOR; Redd1/2 *(protein regulated in development and DNA damage response)*: transcritos inducidos por daño al DNA; Rheb: proteína G pequeña unida a GTP; Rictor: compañero de mTOR independiente de rapamicina; RSK: quinasa ribosómica de S6; S6K: quinasas S6 de los ribosomas; 5'-UTR: región 5' no traduclble del mRNA; TSC: complejo de la esclerosis tuberosa; TSC-1: hamartina; TSC-2: tuberina.

ejercen sus acciones biológicas a través de modificaciones en la señalización celular, lo que conduce a cambios en la expresión génica (**cap. 17**, Compuestos bioactivos de los alimentos, **tomo III**). Así, varios compuestos fenólicos ejercen acciones antiinflamatorias, efectos mediados por la inhibición del NF-κB y, por lo tanto, de la expresión de citoquinas proinflamatorias. Otros compuestos fenólicos ejercen su acción a través de la modulación de los procesos implicados en la apoptosis celular. Las isoflavonas son un tipo de flavonoides, caracterizadas porque en su estructura básica tienen dos anillos aromáticos unidos por tres carbonos y varios de los carbonos de los anillos A y B están hidroxilados, lo que les confiere propiedades antioxidantes.

Las isoflavonas están presentes en los alimentos principalmente como glucósidos, pero durante la digestión se liberan los aglicones. En la soja, los aglicones principales son la daidzeína, la genisteína y la gliciteína, los cuales son absorbidos en una proporción relativamente baja (10-50 %) y son excretados por la orina principalmente en forma de glucurónidos y de sulfatos, aunque una parte de ellos sigue la circulación enterohepática. Las isoflavonas, a menudo llamadas fitostrógenos, se unen a los receptores de estrógenos actuando como agonistas, antagonistas o moduladores de la acción estrogénica, en función del tejido, el tipo y la concentración de la isoflavona y el estado hormonal del individuo. Dado el papel de las hormonas esteroideas, y particularmente de los estrógenos, en el crecimiento y la diferenciación de numerosos tejidos, las isoflavonas pueden ejercer efectos diversos sobre la expresión génica. En cualquier caso, su potencia es menor que la de los estrógenos y preferentemente actúan más como agentes represores que como activadores de la expresión génica. Esto ha hecho que se recomiende

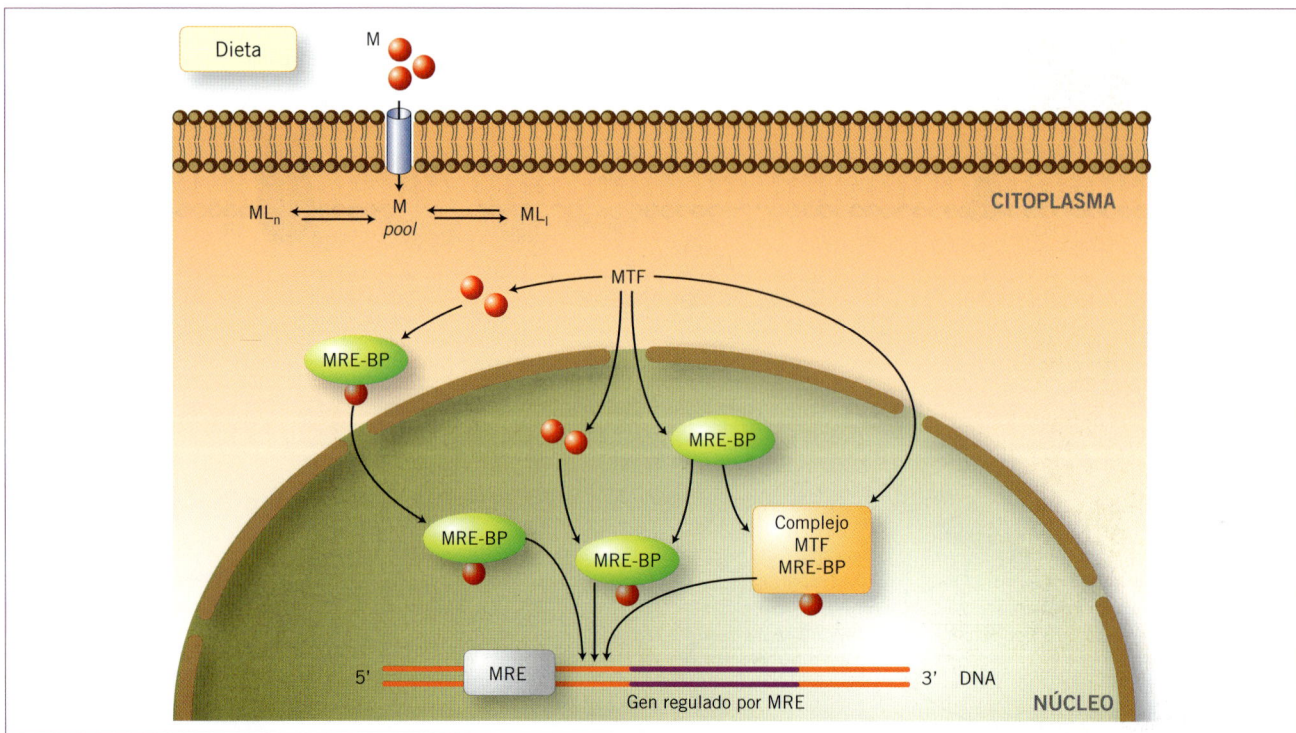

Figura 1-13. Esquema de la modulación de la expresión génica mediada por metales. M: metal; ML: metal unido a uno o más ligandos; MRE: elemento de respuesta a metales; MRE-BP: proteínas de unión a metales; MTF: factores de transcripción dependientes de metales.

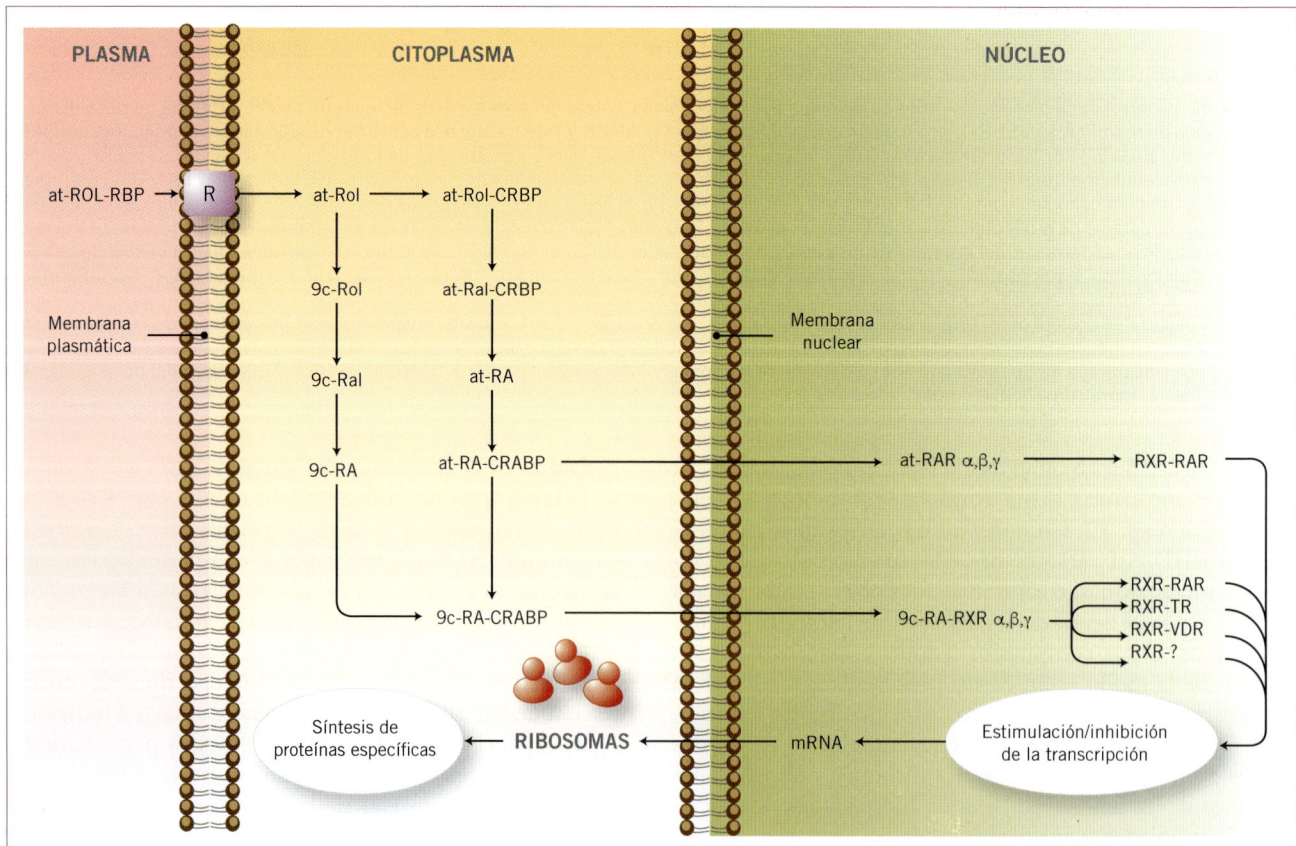

Figura 1-14. Regulación de la expresión génica mediada por vitamina A. at: all *trans*; c: *cis*; CRABP: proteínas citosólicas fijadoras de ácido retinoico; CRBP: proteínas citosólicas fijadoras de retinol; RA: ácido retinoico; Ral: retinal; Rol: retinol; RAR y RXR: receptores de ácido retinoico y retinoides; RBP: proteína fijadora de retinol; VDR: receptor de vitamina D.

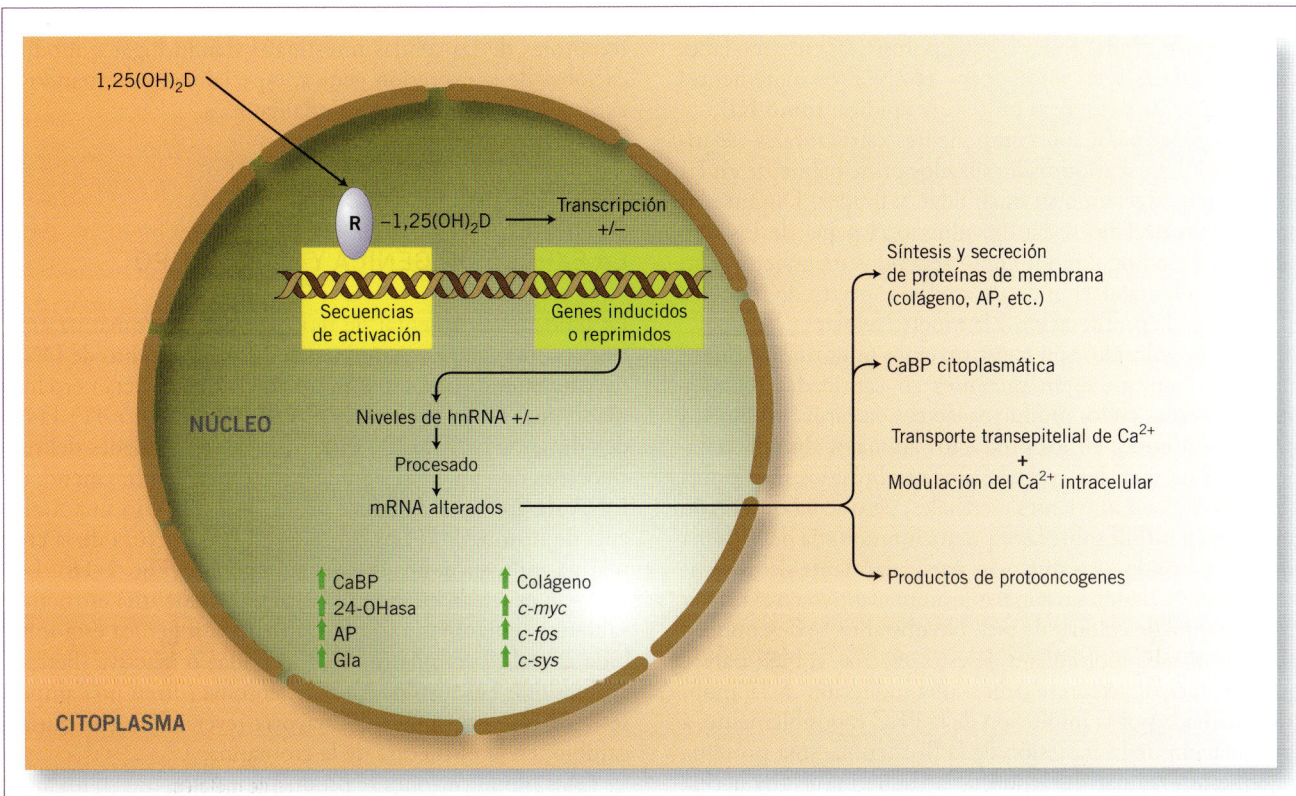

Figura 1-15. Regulación de la expresión génica mediada por vitamina D. AP: fosfatasa alcalina; *c-fos, c-myc* y *c-sys*: protooncogenes; hnRNA: RNA nuclear de elevado peso molecular; 1,25(OH)$_2$ D-R: receptor de 1,25-dihidroxicolecalciferol; CaBP: proteína de unión a calcio; Gla: galactosidasas; 24-OHasa: 24-hidroxilasa de calciferol.

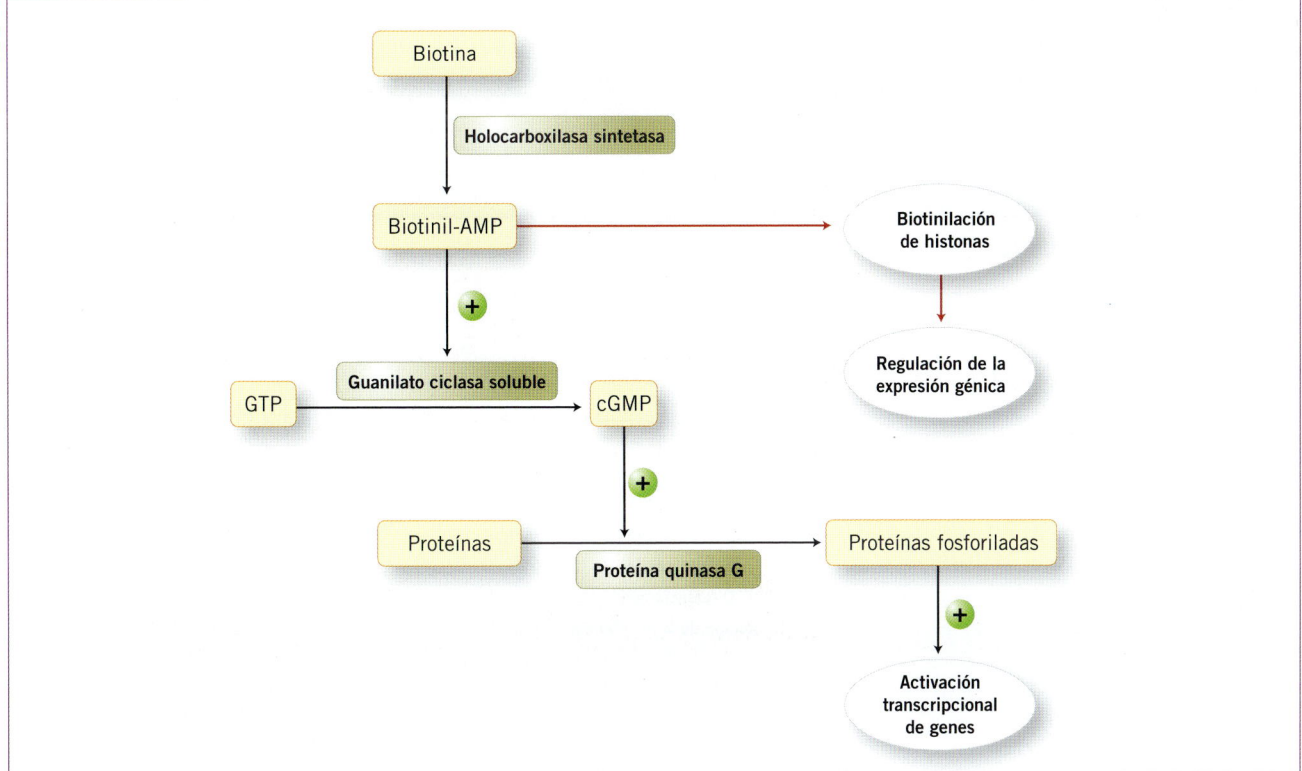

Figura 1-16. Regulación de la expresión génica mediada por biotina. AMP: adenosinmonofosfato; cGMP: guanosinmonofosfato cíclico; GTP: guanosintrifosfato.

su ingesta para limitar los síntomas de la menopausia y de ciertas enfermedades como la osteoporosis, las enfermedades cardiovasculares y el cáncer (**cap. 16**, Nuevos ingredientes alimentarios de naturaleza proteica y lipídica, **tomo III**).

Los *esfingolípidos* son componentes estructurales de todas las células eucarióticas localizados principalmente en las membranas, afectando su estabilidad y fluidez. Durante las dos últimas décadas se ha descubierto el papel de los metabolitos de esfingolípidos como segundos mensajeros y su función en la regulación de un amplio espectro de procesos que regulan la proliferación y la muerte celular.

Los esfingolípidos son constituyentes minoritarios de los alimentos, aunque están presentes en cantidades relativamente elevadas en los productos lácteos, la carne, los huevos y las leguminosas; en los productos animales abunda la esfingomielina y en los vegetales, los cerebrósidos. Los esfingolípidos no son nutrientes esenciales, pero se ha observado que pueden influir sobre la respuesta inmunitaria del sistema linfoide asociado a las mucosas, particularmente del intestino delgado, y tienen un papel quimiopreventivo en el cáncer experimental de colon y de piel. No obstante, se desconocen los mecanismos moleculares de estos efectos, si bien parece que la principal acción se debe a una inducción de la apoptosis mediada por la inhibición de la PKC y, posiblemente, a la regulación de la expresión de la β-catenina, una proteína de adhesión celular que conecta la cadherina-E a la actina del citoesqueleto. La **figura 1-17** muestra un esquema de los efectos posibles de los esfingolípidos de la dieta como agentes anticancerosos.

Si bien la acción principal de los oligosacáridos de la leche humana (HMO) se produce a través de la modulación de la microbiota intestinal, también pueden interaccionar con receptores de las células intestinales dando lugar a modificaciones de la expresión génica, especialmente limitando la expresión de citoquinas proinflamatorias.

INFLUENCIAS NUTRICIONALES SOBRE EL PATRÓN EPIGENÉTICO, LA EXPRESIÓN GÉNICA Y EL FENOTIPO

La unidad fundamental de repetición de la cromatina es el nucleosoma, que está compuesto de un fragmento de DNA de 146 pares de bases (pb) enrollado sobre un octámero formado por cuatro tipos de histonas, un tetrámero H3-H4 y dos dímeros H2A-H2B. Cada uno de las unidades del nucleosoma está unido al siguiente a través de un fragmento de DNA de aproximadamente 60 bp asociado con una molécula de histona H1. Los cambios en la estructura de la cromatina influyen sobre la expresión génica (**Fig. 1-18**). Los genes se expresan cuando la cromatina tiene una estructura «abierta» (eucromatina) y la transcripción génica está inhibida cuando la cromatina está «cerrada» o inactiva (heterocromatina). Las histonas del nucleosoma sufren una amplia serie de modificaciones, la mayoría reversibles, que causan cambios en la estructura de la cromatina.

Estas modificaciones se producen usualmente en los aminoácidos de los extremos N-terminales de las histonas y pueden facilitar o inhibir la asociación de proteínas implicadas en la reparación del DNA y de factores de transcripción con la cromatina. La acetilación del grupo ε-amino de los restos de lisina neutraliza las cargas positivas de las histonas, interrum-

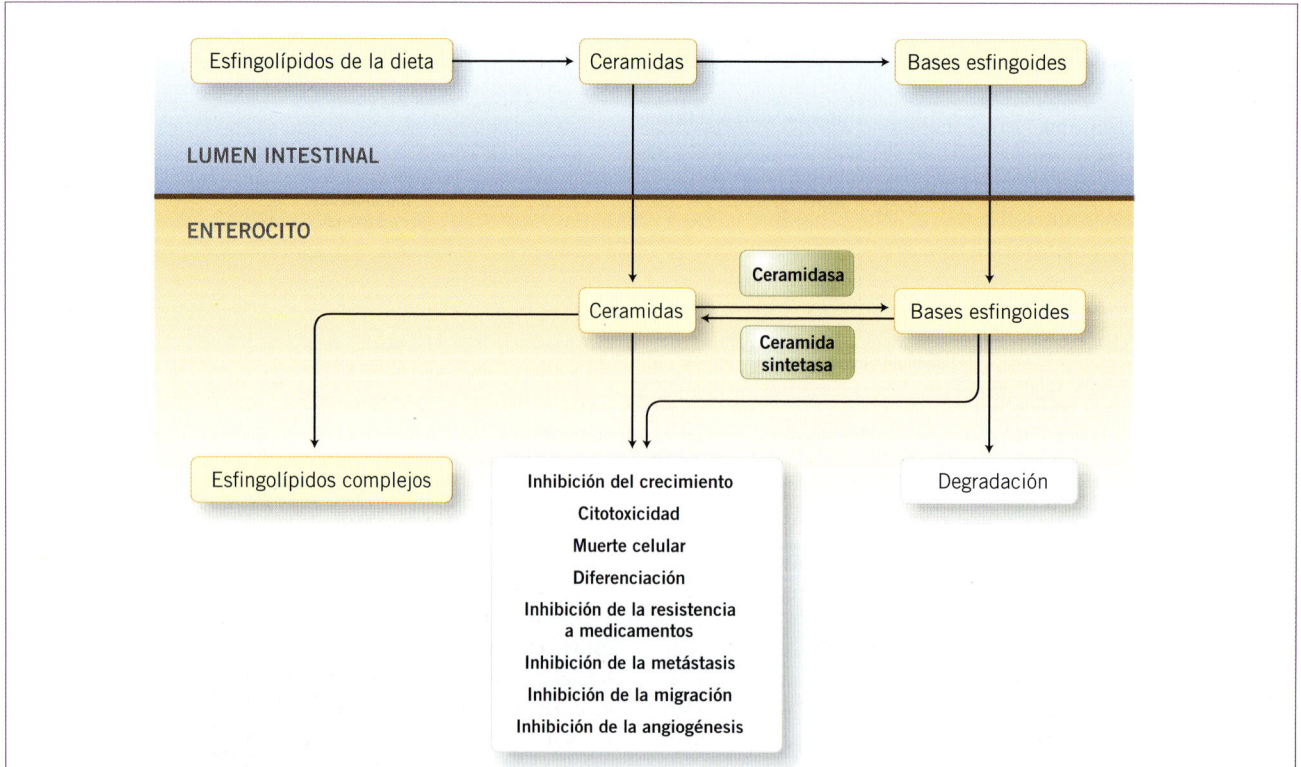

Figura 1-17. Efectos biológicos de los esfingolípidos de la dieta mediados potencialmente por cambios en la expresión génica.

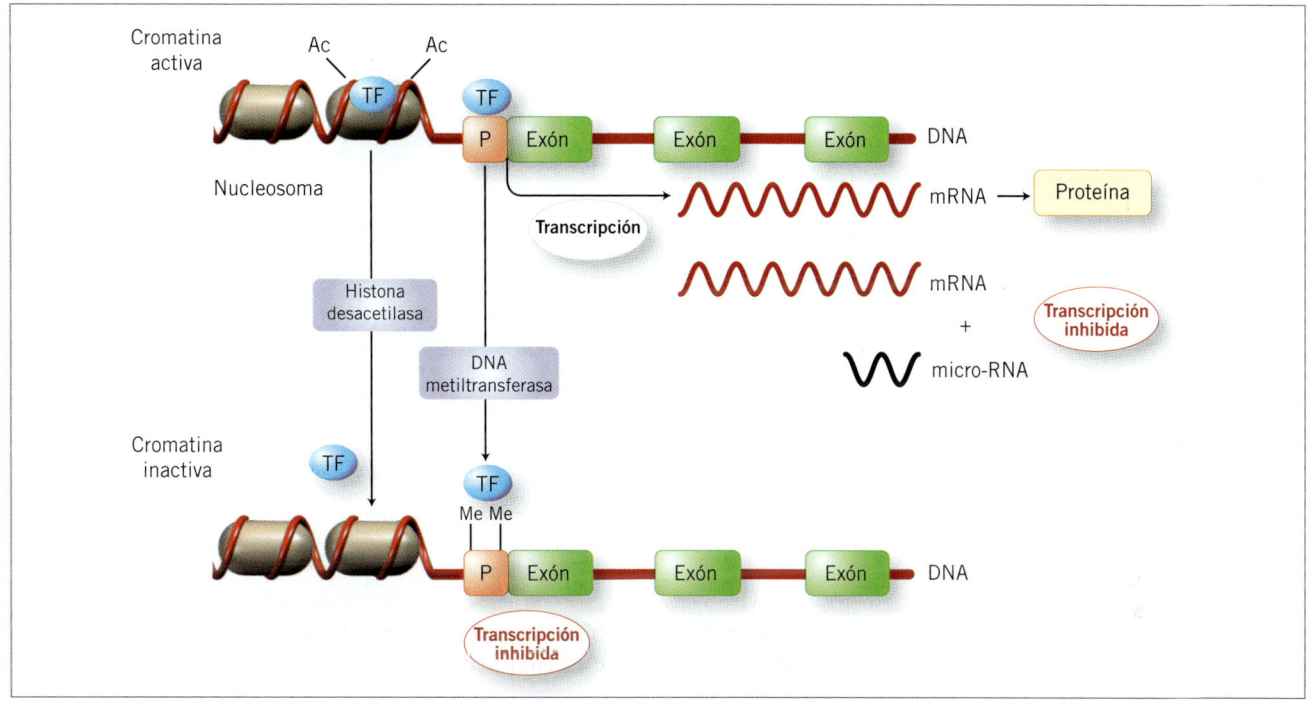

Figura 1-18. Influencia de las modificaciones epigenéticas de la cromatina sobre la expresión génica. Ac: acetilación; Me: metilación; TF: factores de transcripción.

piendo los enlaces electrostáticos entre el DNA y las propias histonas, lo cual facilita el desenrollado del DNA y, por lo tanto, la expresión génica. El resto acetilo puede también facilitar la unión con factores de transcripción. Otras modificaciones postraduccionales de las histonas incluyen metilación de lisinas y argininas, fosforilación de serinas y treoninas, ubiquitinación y sumoilación de lisinas, ADP-ribosilación de restos de glutamato y, posiblemente, biotinilación de lisinas. Estas modificaciones alteran las interacciones de las proteínas reguladoras no histonas con la cromatina. Así, las enzimas que añaden o eliminan grupos químicos modificadores de la estructura de las histonas afectan a un amplio espectro de procesos relacionados con el DNA, como la transcripción, la replicación, la recombinación y la reparación, además de la condensación y la organización nuclear.

La alimentación con una dieta deficiente en donadores de grupos metilo conduce a hipometilación progresiva del DNA, acetilación de H3-Lys9 y H4-Lys16, y pérdida de trimetilación de H4-Lys20 y H3-Lys 9. Como resultado de ello se forma una heterocromatina más relajada, probablemente con una mayor actividad de transcripción génica. Por el contrario, una dieta rica en metionina, folato y colina conduce a la metilación de las histonas y del DNA en las regiones promotoras (**Fig. 1-19**).

El ratón *agouti* viable amarillo (Avy) es un mutante que lleva un transposón en la región ascendente del gen A*gouti* que actúa como un promotor alternativo para este gen. Cuando el promotor alternativo es activo da lugar a ratones obesos de pelo amarillo. Sin embargo, incluso dentro de los individuos de la misma camada, no todos los animales tienen el mismo fenotipo, y su piel y su pelo presentan mayores o menores cantidades de color marrón. Los de color más oscuro son también más delgados. Estos fenotipos más

oscuros y delgados se asocian con una mayor metilación de los residuos de citosina del transposón. En estos ratones la alteración de la nutrición materna durante la gestación afecta al marcado epigenético y al fenotipo. Así, la ingesta de cantidades elevadas de donadores de grupos metilo en la dieta (ácido fólico, vitamina B_{12}, colina y betaína) por las madres aumenta la proporción de recién nacidos moteados y seudo-*agouti*, que se acompaña por una mayor metilación del promotor críptico en la parte proximal del transposón (**Fig. 1-20**).

Varios estudios en ovejas han mostrado que la limitación de la ingesta de folato y vitamina B_{12} en el período periconcepcional da lugar a adultos con mayor proporción de masa grasa, mayor presión arterial y mayor resistencia insulínica. Estos cambios fenotípicos están asociados a patrones alterados de metilación de muchos *loci* en el DNA. Por otra parte, los estudios mecanísticos sobre el mejor comportamiento ante situaciones de estrés de los animales adultos que han sido alimentados al pecho indican que la alimentación materna se asocia a desmetilación de sitios específicos CpG en el promotor del gen del receptor de glucocorticoides y se ha pensado que la exposición a diversos agentes ambientales durante el período posnatal temprano puede tener efectos importantes en el comportamiento de las especies durante la vida adulta, mediados por la interferencia con el programado epigenético.

Existen otros ejemplos de factores dietéticos que influyen sobre la metilación del DNA, pero en la mayor parte de los casos las consecuencias sobre el fenotipo no han sido bien establecidas. Evidencias recientes sugieren que diferentes residuos de lisinas de las histonas pueden ser biotiniladas, reacciones catalizadas por la biotinidasa y holocarboxilasa sintetasa. Así, la biotinilación de la H4 en las posiciones Lys-8 y Lys-12 se ha

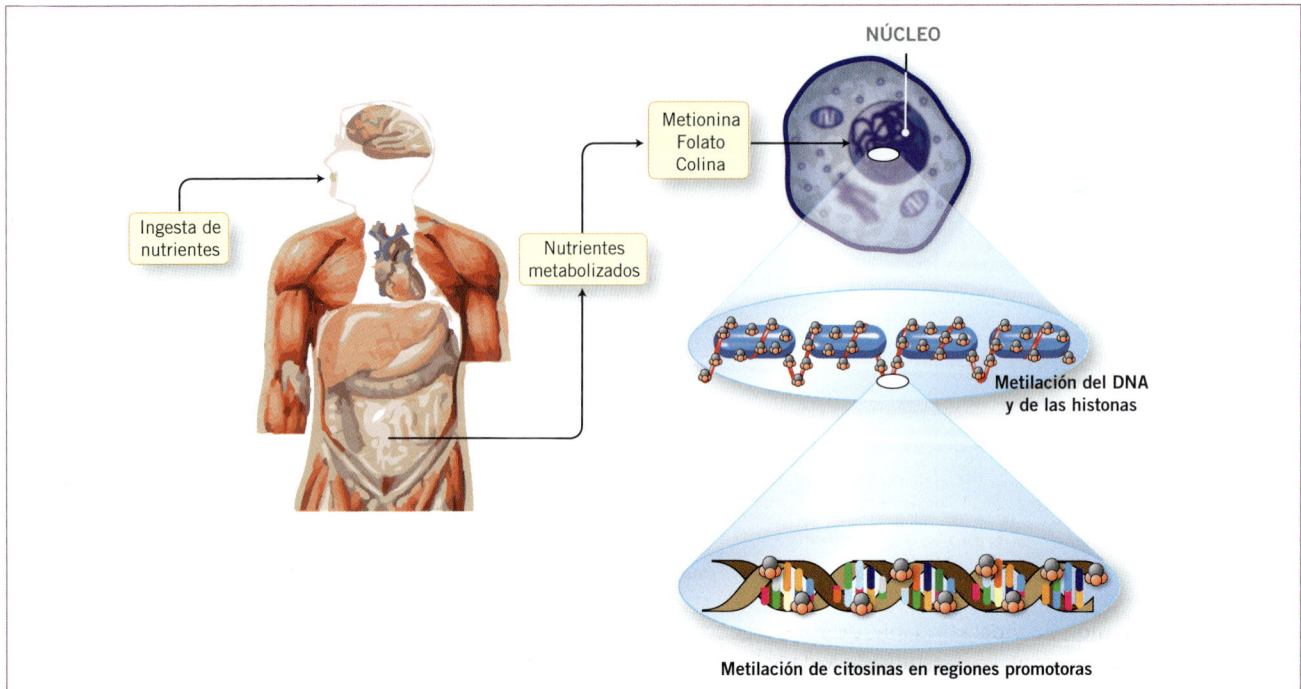

NÚCLEO

Metionina
Folato
Colina

Metilación del DNA
y de las histonas

Metilación de citosinas en regiones promotoras

Ingesta de
nutrientes

Nutrientes
metabolizados

Figura 1-19. Metilación del DNA y de las histonas dependiente de nutrientes implicados en el metabolismo de los fragmentos monocarbonados.

asociado con aumento de la heterocromatina, silenciamiento génico, condensación mitótica de la cromatina y reparación aumentada del DNA. La biotinilación de las histonas depende de un suministro adecuado de biotina en la dieta y se ha sugerido que varios efectos de la deficiencia de esta vitamina pueden deberse a alteraciones epigenéticas y a estructuras de cromatina anormales.

Varios estudios indican que los ácidos grasos de cadena corta, en particular el butirato, formado en el colon a partir de la fermentación de la fibra (**cap. 4**, Fibra dietética, **tomo I**), así como otros compuestos no nutrientes, entre

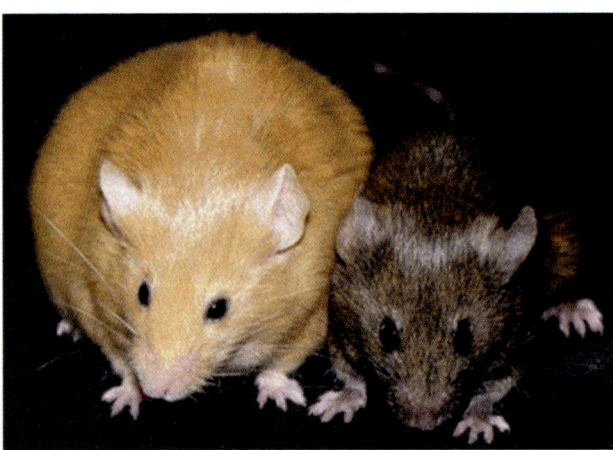

Figura 1-20. Influencia de una dieta rica en donadores de grupos metilo (ácido fólico, vitamina B$_{12}$, colina y betaína) sobre el fenotipo del ratón *agouti* viable amarillo (Avy). Los ratones que consumen la dieta enriquecida muestran un fenotipo seudo-*agouti* (ratón negro no obeso), que se acompaña por una mayor metilación del promotor en la parte proximal del transposón Avy, mientras que los consumidores de la dieta no enriquecida muestran el fenotipo característico del mutante (ratones obesos de piel y pelo amarillos). (Fotografía del Dr. Randy L. Jirtle).

los que se encuentran el dialildisulfuro, presente en el ajo y otras especies del género *Allium*, y el sulforafano, presente en algunas crucíferas, como coles y coliflores, tienen la capacidad de inhibir las histona desacetilasas (HDAC) de los tipos I y II. Todos estos compuestos se han asociado con la prevención del cáncer en varios estudios preclínicos y clínicos debido a la acción inhibidora sobre las HDAC, que a su vez, se traduce en la inhibición de la proliferación celular y en la estimulación de la apoptosis en forma dependiente de la dosis, como lo hacen otros inhibidores de las HDAC.

La restricción calórica también disminuye la susceptibilidad al cáncer en varios modelos animales. Estos efectos pueden estar mediados por el aumento de la actividad de las HDAC de tipo III. En las levaduras y en el gusano *Caenorhabditis elegans*, la restricción calórica aumenta la longevidad por modulación de la expresión génica de la sirtuina 2 (SIR-2), una HDAC dependiente de NAD. Por otra parte, el resveratrol, un compuesto polifenólico que se encuentra en las uvas, el vino y los cacahuetes, aumenta la SIR-2 y mimetiza los efectos de la restricción calórica en *C. elegans* y *Drosophila melanogaster*, lo que sugiere que los componentes de la dieta son capaces de estimular o inhibir varias HDAC.

Aunque, como se acaba de describir, existen ejemplos de la influencia de la dieta sobre el patrón epigenético y la expresión génica consecuente, la investigación en epinutrigenética o epigenómica nutricional está en sus inicios y quedan muchas cuestiones por resolver; entre otras, las siguientes:

1. ¿Qué genes de los que contribuyen a la susceptibilidad a las enfermedades están regulados epigenéticamene por componentes de la dieta y otros factores ambientales?

2. ¿Qué factores nutricionales, en qué dosis y en qué escala de tiempo afectan al epigenoma?

3. ¿En qué período de la vida (u otras circunstancias) es el genoma especialmente vulnerable a las alteraciones epigenéticas mediadas por los nutrientes y durante cuánto tiempo permanecen los cambios?

4. ¿Pueden las intervenciones nutricionales modular los efectos adversos de otras exposiciones ambientales, por ejemplo, xenobióticos o envejecimiento?

6. ¿Pueden las marcas epigenéticas constituir un nuevo conjunto de biomarcadores de riesgo de enfermedad?

NUTRICIÓN PERSONALIZADA Y NUTRICIÓN DE PRECISIÓN

Los valores de referencia de ingesta dietética se han establecido para grandes grupos de población con límites seguros por diferentes organismos nacionales e internacionales y se han estratificado por sexo y edad (**cap. 2**, Ingestas dietéticas de referencia y objetivos nutricionales, **tomo IV**). Asimismo, se han generado numerosas guías dietéticas o alimentarias con particularidades para ciertos países y se han promovido ciertos estilos de vida saludable de forma general (**cap. 3**, Guías alimentarias y de estilos de vida saludable, **tomo IV**). Sin embargo, los individuos responden de forma diferente a las intervenciones en los estilos de vida, especialmente aquellos que cambian su dieta, a causa de que las variantes génicas influyen en la absorción y su utilización metabólica. Es decir, la respuesta de un individuo a la ingesta de alimentos, y por lo tanto de nutrientes, resulta de la interacción de factores metabólicos, genéticos, ambientales y sociales (**Fig. 1-21**).

La secuenciación del genoma humano y la continua búsqueda de nuevas variantes que responden a los nutrientes y a otros compuestos de los alimentos, así como a alimentos y a dietas globales, como es el caso de la dieta mediterránea o de enfoques dietéticos para detener la hipertensión (DASH, *dietary approaches to stop hypertension*), está contribuyendo

al desarrollo de la *nutrición personalizada*, al constatar las necesidades particulares de una serie de individuos que comparten determinados haplotipos o conjuntos de variantes génicas. Por consiguiente, el consejo dietético específico para cada genotipo particular debería ser más útil, especialmente en relación con la prevención de las enfermedades crónicas no transmisibles. De hecho, algunas compañías han comenzado a comercializar pruebas genéticas con el objeto de dar información a los consumidores de cómo deberían cambiar su dieta para prevenir la enfermedad o mejorar su salud, en otras palabras, a ofrecer nutrición personalizada.

Los factores ambientales, culturales y económicos desempeñan un papel crucial en la accesibilidad y selección de los alimentos, por lo que es difícil elegir una población de referencia. Por otra parte, la malnutrición, tanto por defecto (desnutrición) como por exceso (obesidad), modula la expresión de numerosos genes y modifica la estabilidad genómica, especialmente a través de cambios epigenómicos, lo que da lugar a cambios en el fenotipo. En consecuencia, es necesario disponer de nuevas aproximaciones experimentales para estimar los valores de referencia de diferentes grupos de población, en los que se incluyan características como edad, sexo, actividad física, estado fisiológico, estatus social y otras condiciones como embarazo y lactancia y riesgo de padecer ciertas enfermedades, de forma que el consejo dietético pueda ajustarse mejor a las necesidades de los individuos. De hecho, se estima que es posible mejorar la salud si se establecen recomendaciones de nutrición personalizada de acuerdo con el perfil genético de los individuos, su fenotipo, su estado de salud previo y sus características ambientales. Asimismo, la nutrición personalizada debe ser una parte importante de la medicina y ha de permitir establecimiento de guías dietéticas personalizadas para subgrupos de población, basadas en el genotipo y el fenotipo.

Como se ha indicado con anterioridad, las ciencias «ómicas» y las ciencias nutricionales que de ellas derivan, es decir, la nutrigenética, la nutrigenómica y la nutriepigenética, deben utilizarse para el desarrollo de dietas personalizadas, con objeto de promover el mantenimiento de la salud y la prevención de la enfermedad en individuos particulares, contribuyendo de este modo a estrategias más efectivas de terapia dietética en el ámbito de la salud pública. No obstante, la aplicación de estas nuevas ciencias está abriendo paso a nuevos desafíos, por ejemplo, cómo los profesionales de la salud pueden aplicar de forma efectiva estos conocimientos y cómo los individuos pueden utilizar esa información. Por otra parte, se plantean cuestiones éticas en relación con el manejo de la información genética de los individuos. Asimismo, la interpretación y la inclusión de componentes genéticos en las recomendaciones nutricionales y productos, especialmente en el ámbito de los sistemas de salud pública, pueden generar dificultades financieras y éticas.

Los GWAS han permitido identificar un amplio número de variantes genéticas y su asociación con rasgos fenotípicos determinados y enfermedades en numerosas poblaciones. Sin embargo, los GWAS usualmente miden el impacto de los genes en la enfermedad utilizando correlaciones más que

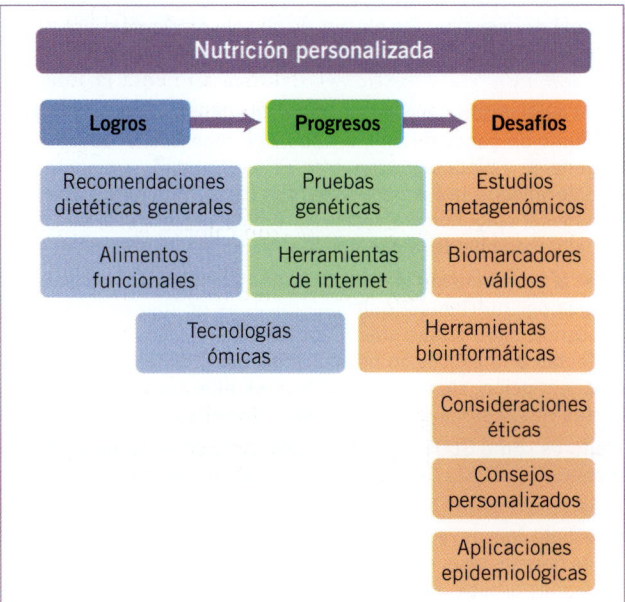

Figura 1-21. Logros, desarrollo y desafíos de la nutrición personalizada.

estudiar las interacciones entre genes y factores ambientales como la dieta y la actividad física, y son precisamente éstas las que causan efectos genotípicos más pronunciados en determinadas circunstancias ambientales. Por lo tanto, los GWAS no controlan estas variables y sólo ofrecen una visión parcial de las variaciones genéticas que contribuyen al desarrollo de enfermedad, particularmente en relación a la heredabilidad. Todo ello implica que debe haber nuevos avances en las ciencias nutrigenómicas que controlen esta variabilidad en las interacciones individuo-medio ambiente, lo que en la práctica debe traducirse en el desarrollo de nuevas herramientas de bioestadística y bioinformática, muy especialmente de inteligencia artificial, que hagan posible y útil el manejo de la nueva información por los profesionales sanitarios.

La **figura 1-21** resume los logros, avances y desafíos de la nutrición personalizada, y la **figura 1-22** muestra los factores genéticos, biológicos, ambientales y culturales que influyen en la nutrición personalizada.

Mientras que el concepto de nutrición personalizada se refiere a la adaptación de la dieta a las necesidades y preferencias individuales, con la evolución de las tecnologías ómicas y del manejo bioinformático de millones de datos *(big-data)*, la *nutrición de precisión* predice si un individuo determinado va a responder, o no, a determinados nutrientes y patrones dietéticos, de forma que ello puede contribuir a la prevención de la enfermedad al utilizar información genética y del individuo de forma global.

La nutrición de precisión se lleva a cabo en tres niveles: *a)* nutrición convencional basada en las guías generales de reco-

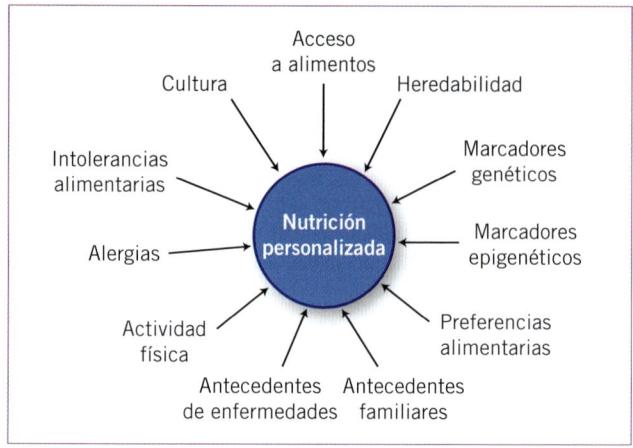

Figura 1-22. Factores genéticos, biológicos, ambientales y culturales que influyen en la nutrición personalizada.

mendación dietética y en determinantes sociales; *b)* nutrición individualizada, que añade información fenotípica sobre el estado nutricional de una persona concreta (antropometría, actividad física, biomarcadores clínicos y bioquímicos, etc.), y *c)* nutrición basada en el genotipo o en variaciones genéticas comunes o raras. El objetivo último es integrar estas fuentes de información para asegurar que todos los profesionales de salud (médicos, dietistas, farmacéuticos, genetistas, etc.) tengan los conocimientos necesarios en ciencias nutrigenómicas para alcanzar el nivel apropiado de nutrición de precisión que integre los aspectos fenotípicos y genotípicos, así como los factores metabólicos, sociales y ambientales.

PUNTOS CLAVE

- Numerosos componentes de los alimentos, incluidos la mayoría de los nutrientes y de otros compuestos no nutrientes de distinta naturaleza, pueden regular diversos aspectos de la fisiología individual por interacción directa o indirecta con el genoma. En la actualidad, la tecnología de la era genómica ha proporcionado nuevas y poderosas herramientas, posibilitando a los científicos cambiar el enfoque reduccionista tradicional de investigar los efectos de un solo nutriente sobre un sistema biológico, por uno mucho más amplio, que permite explorar los efectos moleculares de uno o varios nutrientes en organismos biológicos completos.

- La genómica nutricional es la ciencia que trata de facilitar una explicación a nivel molecular de cómo los nutrientes y otros componentes de los alimentos interaccionan con el conjunto de genes de un individuo y su repercusión sobre el estado de salud. Ejemplos claros de las interacciones entre genoma y dieta se encuentran en la obesidad, la diabetes mellitus de tipo 2, las enfermedades cardiovasculares, la intolerancia a la lactosa y diversos trastornos de carácter inflamatorio. Las herramientas de las ciencias «ómicas» (genómica, epigenómica, transcriptómica, proteómica, metabolómica y metagenómica) aplicadas a la nutrición posibilitan el desarrollo de la genómica nutricional.

- Las variantes genéticas de un determinado gen pueden afectar al metabolismo individual de un determinado nutriente (nutrigenética). Asimismo, la modulación de la expresión génica por nutrientes (nutrigenómica) es un mecanismo de adaptación que permite a los organismos sobrevivir en unas condiciones en las que el aporte de alimentos se realiza de forma intermitente. Los componentes de los alimentos afectan a la expresión génica de forma directa o indirecta actuando como ligandos de receptores que son factores de transcripción, siendo metabolizados y alterando la concentración de sustratos o de metabolitos intermediarios en diversas vías, y sirviendo como moléculas señalizadoras.

- La glucosa modula la expresión génica de algunos transportadores como GLUT-1 y GLUT-4, así como de la insulina y de varios genes metabólicos implicados en la glucólisis, la gluconeogénesis y la lipogénesis, entre los que destacan los de l-piruvato quinasa, glucosa-6-fosfatasa, acetil-CoA carboxilasa y ácido graso sintasa.

- El metabolismo lipídico está influido por los componentes de la dieta. Varios factores de transcripción, como PPAR, SREBP, LXR, HNF-4a, ChREBP, NF-kB y TLR, están implicados en la homeostasis metabólica de los lípidos y su actividad se afecta por los propios componentes lipídicos de la dieta. Los ácidos grasos, tanto saturados como poliinsaturados, así como varios eicosanoides y docosanoides, modulan la expresión de muchos genes involucrados en la oxidación de los propios ácidos grasos en el hígado, el músculo y el tejido adiposo, la síntesis de colesterol y de ácidos biliares, la proliferación y la diferenciación de los adipocitos, la respuesta inmunitaria y la angiogénesis. Asimismo, los oxiesteroles interaccionan con algunos factores de transcripción, como LXR, aumentando la síntesis de ácidos biliares.

- Los aminoácidos regulan la expresión génica a través de mecanismos múltiples que incluyen tanto la modulación de la transcripción como la traducción. Algunos aminoácidos, como la glutamina, ejercen sus efectos alterando la actividad transcripcional, mientras que otros como la leucina lo hacen modificando esencialmente la traducción. Esta última incluye la modulación de la actividad del eIF-2B, el ensamblaje del complejo eIF-4F y la alteración de la fosforilación de la proteína ribosómica S6. En este caso, la vía de la quinasa mTOR parece esencial para coordinar los efectos anabolizantes de aminoácidos, insulina y otros factores de crecimiento. La identificación reciente de proteínas que interaccionan con la mTOR y regulan su actividad ofrece nuevas vías para comprender la regulación de la traducción mediada por aminoácidos.

- Varias vitaminas (A, D, E, biotina, B₆ y ácido ascórbico) modulan la expresión de muchos genes, por unión a receptores específicos en el caso de las vitaminas A y D o por unión a factores de transcripción específicos en el caso de biotina, B₆ y ácido ascórbico. Varios minerales como cinc, cobre y cadmio, modulan la expresión de varios genes entre los que se encuentran aquellos que codifican metalotioneinas, proteínas responsables de la captación y transporte de numerosos metales. Asimismo, el selenio modula la expresión génica de varias selenoproteínas y de algunos genes involucrados en el metabolismo de xenobióticos. El hierro también interviene en la regulación postranscripcional de numerosos genes, entre los que se encuentran los de la ferritina, el receptor de la transferrina y el de la **d**-aminolevulínico sintasa.

- Otros componentes de la dieta, como nucleótidos, poliaminas, compuestos fenólicos, esfingolípidos, oligosacáridos de la leche humana, etc., ejercen también acciones específicas sobre la expresión de varios genes implicados en el crecimiento, la diferenciación y la muerte celular, así como en el metabolismo.

- Los valores de referencia de ingesta dietética se han establecido para grandes grupos de población con límites seguros por diferentes organismos nacionales e internacionales y se han estratificado por sexo y edad. Sin embargo, los individuos responden de forma diferente a las intervenciones en los estilos de vida, especialmente aquellos que cambian su dieta, a causa de que las variantes génicas influyen en la absorción y su utilización metabólica. Es decir, la respuesta de un individuo a la ingesta de alimentos, y por lo tanto de nutrientes, resulta de la interacción de factores metabólicos, genéticos, ambientales y sociales. Mientras que el concepto de *nutrición personalizada* se refiere a la adaptación de la dieta a las necesidades y preferencias individuales, la nutrición de precisión predice si un individuo determinado va a responder, o no, a determinados nutrientes y patrones dietéticos, de forma que ello puede contribuir a la prevención de la enfermedad al utilizar información genética y del individuo de forma global.

BIBLIOGRAFÍA

ANGUITA-RUIZ A, AGUILERA CM, GIL Á. **Genetics of lactose intolerance: an updated review and online interactive world maps of phenotype and genotype frequencies. Nutrients 2020; 12: 2689.**
Revisión detallada y mapa interactivo de las variantes genéticas asociadas a la persistencia de lactasa.

CASTRO-ALVES V, OREŠIČ M, HYÖTYLÄINEN T. **Lipidomics in nutrition research. Curr Opin Clin Nutr Metab Care 2022; 25: 311-8.**
Revisión sobre los objetivos de la lipidómica y sus aplicaciones en nutrición.

CLASS LC, KUHNEN G, ROHN S, KUBALLA J. **Diving deep into the data: a review of deep learning approaches and potential applications in foodomics. Foods 2021; 10: 1803.**
Actualización sobre el concepto de «alimentómica», sus aproximaciones metodológicas y perspectivas.

FERGUSON LR, DE CATERINA R, GÖRMAN U, ALLAYEE H, KOHLMEIER M, PRASAD C Y COLS. **Guide and position of the International Society of Nutrigenetics/Nutrigenomics on personalised nutrition. Part 1 - Fields of precision nutrition. J Nutrigenet Nutrigenomics 2016; 9: 12-27.**
Documento de consenso de la Sociedad Internacional de Nutrigenética y Nutrigenómica sobre la nutrición personalizada.

FUKUDA S, OHNO H. **Gut microbiome and metabolic diseases. Semin Immunopathol 2014; 36: 103-14.**
Excelente revisión sobre el microbioma humano y sus alteraciones relacionadas con la enfermedad.

GONZÁLEZ-PEÑA D, BRENNAN L. **Recent advances in the application of metabolomics for nutrition and health. Annu Rev Food Sci Technol 2019; 10: 479-519.**
Revisión sobre los avances de la metabolómica en relación con la nutrición y la salud.

HOLZAPFEL C, WALDENBERGER M, LORKOWSKI S, DANIEL H; WORKING

GROUP "PERSONALIZED NUTRITION" OF THE GERMAN NUTRITION SOCIETY. **Genetics and epigenetics in personalized nutrition: evidence, expectations, and experiences. Mol Nutr Food Res 2022; 66: e2200077.**
Excelente revisión sobre las perspectivas futuras de la nutrición personalizada.

KOHLMEIER M, DE CATERINA R, FERGUSON LR, GÖRMAN U, ALLAYEE H, PRASAD C Y COLS. **Guide and position of the International Society of Nutrigenetics/Nutrigenomics on personalized nutrition. Part 2 - Ethics, challenges and endeavors of precision nutrition. J Nutrigenet Nutrigenomics 2016; 9: 28-46.**
Documento de consenso de la Sociedad Internacional de Nutrigenética y Nutrigenómica sobre los logros, desafíos y aspectos éticos de la nutrición personalizada.

KOLETZKO B. **Epigenetics, nutrition and growth. World Rev Nutr Diet 2023; 126: 70-85.**
Actualización de las interacciones entre epigenética, nutrición y crecimiento infantil.

LIETZ G, HESKETH J. **A network approach to micronutrient genetics: interactions with lipid metabolism. Curr Opin Lipidol 2009; 20: 112-20.**
Revisión del papel de los micronutrientes sobre la expresión génica, con énfasis en sus efectos en el metabolismo lipídico.

LIEW SC, GUPTA ED. **Methylenetetrahydrofolate reductase (MTHFR) C677T polymorphism: epidemiology, metabolism and the associated diseases. Eur J Med Genet 2015; 58: 1-10.**
Revisión sobre los polimorfismos de la metilentetrahidrofolato reductasa y sus implicaciones en diferentes enfermedades, especialmente cardiovasculares.

LIU GY, SABATINI DM. **mTOR at the nexus of nutrition, growth, ageing and disease. Nat Rev Mol Cell Biol 2020; 21: 183-203.**
Revisión actualizada de los mecanismos de regulación de la síntesis proteica dependiente de la vía mTOR, incluyendo la biodisponibilidad de nutrientes y sus influencias sobre el envejecimiento y la enfermedad.

Marcum JA. Nutrigenetics/nutrigenomics, personalized nutrition, and precision healthcare. Curr Nutr Rep 2020; 9: 338-45.
Actualización de los conceptos de nutrigenética, nutrigenómica y nutrición personalizada en relación con la prevención de la enfermedad.

Metwaly A, Reitmeier S, Haller D. Microbiome risk profiles as biomarkers for inflammatory and metabolic disorders. Nat Rev Gastroenterol Hepatol 2022; 19: 383-97.
Excelente revisión sobre las alteraciones del microbioma asociadas a las enfermedades metabólicas e inflamatorias.

Neeha VS, Kinth P. Nutrigenomics research: a review. J Food Sci Technol 2013; 50: 415-28.
Excelente revisión sobre los avances de la nutrigenómica.

Phillips CM. Nutrigenetics and metabolic disease: current status and implications for personalised nutrition. Nutrients 2013; 5: 32-57.
Revisión sobre nutrigenética y enfermedad metabólica y sus implicaciones en la nutrición personalizada.

Thirumoorthy N, Manisenthil Kumar KT y cols. Metallothionein: an overview. World J Gastroenterol 2007; 13: 993-6.
Revisión actualizada sobre las metalotioneínas y su papel en la modulación de la expresión génica por metales.

Tiffon C. The impact of nutrition and environmental epigenetics on human health and disease. Int J Mol Sci 2018; 19: 3425.
Excelente revisión sobre las influencias nutricionales en la epigenética y su relación con la salud y la enfermedad.

Zmora N, Suez J, Elinav E. You are what you eat: diet, health and the gut microbiota. Nat Rev Gastroenterol Hepatol 2019; 16: 35-56.
Excelente revisión sobre las interacciones de la dieta, la microbiota y la salud.

Comunicación intercelular: hormonas, citoquinas y factores de crecimiento

2

Á. Gil Hernández y F. Sánchez de Medina Contreras

OBJETIVOS

- Comprender la necesidad de la comunicación intercelular en los organismos pluricelulares.
- Conocer la naturaleza de los mediadores químicos que llevan a cabo las funciones de comunicación.
- Describir las principales características del sistema endocrino, fundamentalmente las relacionadas con el metabolismo y la nutrición.
- Familiarizarse con los conceptos de factor de crecimiento y citoquina.
- Clasificar los principales factores de crecimiento y las citoquinas según sus funciones biológicas.
- Comprender el concepto de quimioquina y conocer sus funciones principales.

CONTENIDO

INTRODUCCIÓN

Dada la complejidad de los organismos pluricelulares, se necesita una buena comunicación intercelular para regular el metabolismo, el crecimiento y otras funciones de los distintos órganos y tejidos. Se trata de una red muy compleja de señales que va conociéndose poco a poco. Son muchos los compuestos químicos implicados en la comunicación intercelular y muy diversos también los mecanismos intracelulares de respuesta. Las alteraciones en las redes de señalización originan enfermedades tan importantes como el cáncer o la diabetes.

Las señales intercelulares de comunicación mejor conocidas son las hormonas. Desde el punto de vista de su mecanismo de señalización, las hormonas pueden clasificarse en liposolubles (esteroides, calcitriol y hormonas tiroideas) e hidrosolubles (proteínas, péptidos y derivados de aminoá-cidos). Las primeras pueden atravesar las membranas y son reconocidas en el interior celular por receptores citoplasmáticos o nucleares, actuando finalmente sobre la transcripción del DNA y modulando, por lo tanto, la síntesis de proteínas específicas. Las hormonas hidrosolubles interaccionan con receptores de membrana, desencadenando mecanismos complejos a través de numerosas proteínas adaptadoras y enzimas fosforilantes o desfosforilantes, que terminan por regular vías metabólicas citoplasmáticas o, en ocasiones, actuando también sobre el DNA, modulando la síntesis de proteínas específicas.

Mientras que las señales hormonales funcionan de manera endocrina, actuando sobre células lejanas a las que las producen, los factores de crecimiento y las citoquinas, así como los neurotransmisores (**cap. 32**, Metabolismo del sistema nervioso, **tomo I**), los eicosanoides y los docosanoides (**cap. 8**, Derivados lipídicos de interés biológico:

eicosanoides, docosanoides y otros compuestos, **tomo I**), actúan de manera paracrina (sobre células vecinas) o autocrina (sobre la misma célula productora). Los factores de crecimiento y diferenciación son de naturaleza proteica y actúan siempre sobre receptores de membrana. Lo mismo ocurre con las citoquinas, que son factores de crecimiento originados fundamentalmente en los leucocitos y que están involucrdos en la respuesta inflamatoria, la inmunidad y la hematopoyesis.

Es interesante subrayar que existe cierto solapamiento entre hormonas, factores de crecimiento y citoquinas. Así, la insulina, la hormona del crecimiento (GH) y la eritropoyetina (EPO) son hormonas, pero tienen mecanismos de acción y efectos semejantes a los factores de crecimiento. Existe, sin embargo, una clara distinción entre ambos tipos de moléculas. Al contrario que las hormonas, los factores de crecimiento y las citoquinas se elaboran en muchos tipos distintos de tejidos y suelen actuar conjuntamente sobre una misma célula. No obstante, algunas sustancias, como la esfingosina-1-fosfato, se comportan como una auténtica hormona y, a la vez, como una citoquina. Es interesante resaltar también que algunas moléculas del grupo pueden actuar, en ocasiones, como señaladores de apoptosis (muerte celular programada).

El objetivo de este capítulo es exponer el sistema de comunicaciones intercelulares mediado por hormonas, citoquinas y factores de crecimiento.

HORMONAS

Las hormonas se han definido clásicamente como compuestos químicos producidos por determinadas células específicas (glándulas endocrinas) que son transportadas por el sistema circulatorio a otras células lejanas en las que actúan (células diana). La acción hormonal es posible porque las células diana tienen receptores capaces de reconocer la señal. Una sola hormona puede actuar sobre varios tipos de células diana y provocar varias respuestas metabólicas o fisiológicas. Al mismo tiempo, una célula diana puede recibir varias señales hormonales. En la actualidad se conocen más de cincuenta hormonas cuyas acciones están bastante bien establecidas. Gran parte de ellas están organizadas jerárquicamente bajo el control del hipotálamo. Este órgano cerebral está en íntima conexión con la hipófisis, de manera que la liberación por el hipotálamo de las hormonas denominadas liberadoras origina la secreción de hormonas hipofisarias. Las hormonas liberadas en la neurohipófisis (vasopresina, oxitocina) actúan directamente sobre las células diana. En cambio, las hormonas de la adenohipófisis, denominadas genéricamente tropinas, desencadenan la liberación de hormonas por otras glándulas endocrinas (suprarrenales, tiroides, gónadas, etc.). Estas hormonas pueden actuar sobre las células diana, aunque en algunos casos pueden producirse aún derivados hormonales en determinados tejidos (p. ej., la formación de estradiol en el tejido adiposo). En la **figura 2-1** se muestra

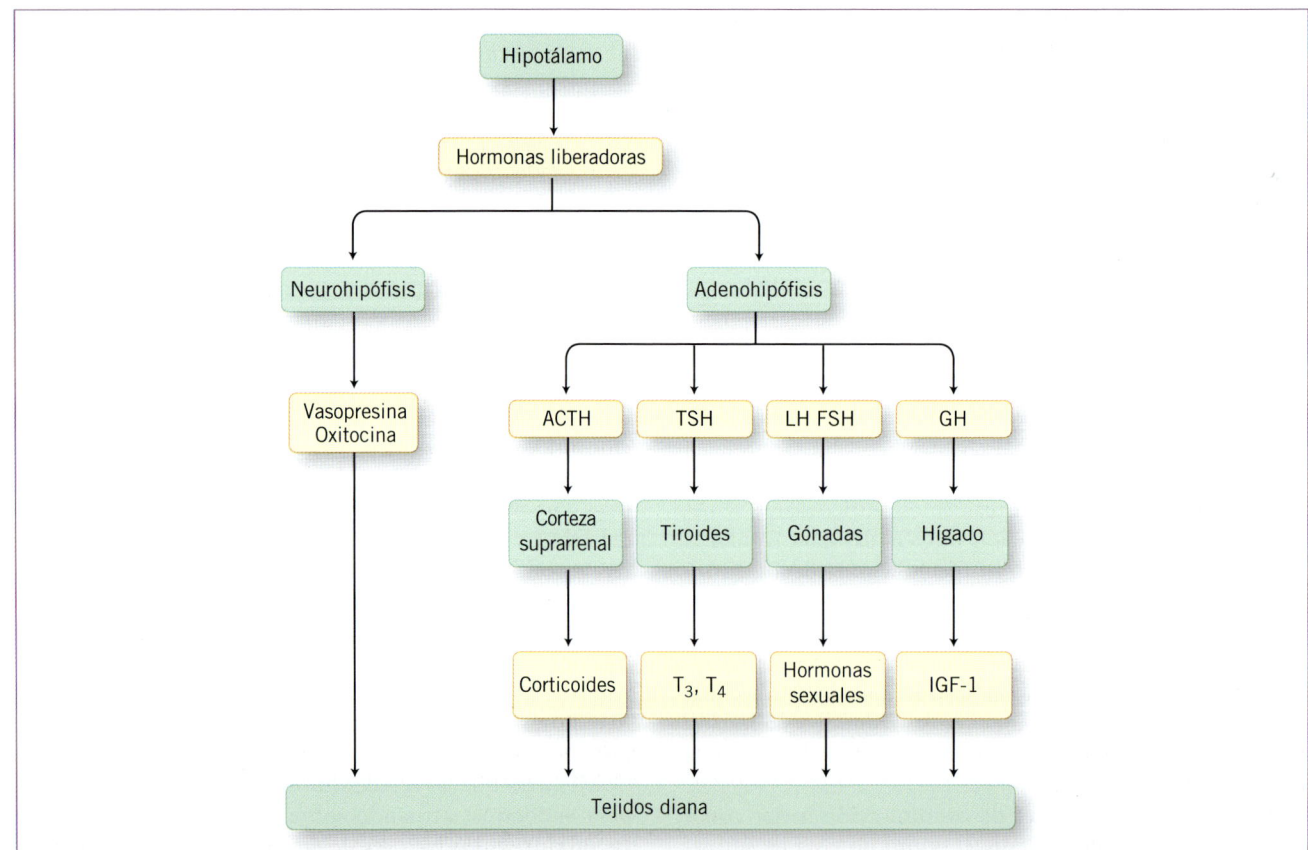

Figura 2-1. Esquema simplificado de la organización jerárquica del sistema endocrino bajo control hipotalámico. ACTH: hormona adrenocorticotropa; FSH: hormona estimulante de los folículos; GH: hormona del crecimiento; IGF-1: factor de crecimiento análogo de la insulina tipo 1; LH: hormona luteinizante; T_3 y T_4: hormonas tiroideas; TSH: hormona estimulante del tiroides o tirotropina.

un esquema de la liberación de hormonas bajo el control hipotalámico.

Existe una estrecha relación entre el sistema hormonal y el sistema nervioso. Así, el control jerárquico hipotalámico está sujeto, a su vez, a la regulación nerviosa, ya que el propio hipotálamo es un órgano neuroendocrino cuya actividad puede ser desencadenada por múltiples situaciones de estrés (siendo el resultado final una producción importante de cortisol). En estos casos, también se afecta directamente por vía nerviosa la médula suprarrenal, con liberación de catecolaminas.

Naturaleza química

Un importante número de hormonas son compuestos químicos de tipo esteroide y derivan metabólicamente del colesterol. Entre ellas se encuentran las siguientes: glucocorticoides, mineralcorticoides, gestágenos, andrógenos y estrógenos. También puede incluirse, en este grupo, al calcitriol (también denominado 1,25-dihidroxicolecalciferol u hormona D) (**cap. 18**, Vitamina D, **tomo I**). Recientemente se han descubierto algunos compuestos de naturaleza lipídica, de estructura relativamente simple, como la esfingosina-1-fosfato, que tienen acciones hormonales.

Otras hormonas derivan del aminoácido tirosina. Las catecolaminas (adrenalina y noradrenalina) son compuestos muy sencillos originados inicialmente por descarboxilación de la tirosina. La formación de las hormonas tiroideas es mucho más compleja porque exige la formación de proteínas precursoras y la incorporación de yodo a los anillos fenólicos.

Las restantes hormonas son péptidos o proteínas. Algunas, como la hormona liberadora de tirotropina (TRH), son oligopéptidos muy pequeños. En otros casos (somatostatina, glucagón, insulina y hormona adrenocorticotropa [ACTH]), se trata de polipéptidos de gran tamaño, algunos de los cuales pueden considerarse también como proteínas. Por último, existen hormonas que son proteínas de peso molecular considerable, como la GH, la prolactina, las gonadotropinas y la hormona estimulante del tiroides o tirotropina (TSH). Estas últimas (gonadotropinas y TSH) son glicoproteínas.

Síntesis celular

La mayoría de las hormonas se sintetizan en las glándulas endocrinas (tiroides, suprarrenales, hipófisis, etc.). Como se ha mencionado antes, en algunos casos se pueden sintetizar hormonas en tejidos no considerados clásicamente como glándulas endocrinas. Éste es el caso de las síntesis de estradiol en el tejido adiposo (descrito antes), de dihidrotestosterona en la glándula prostática o de la hormona tiroidea triyodotironina (T_3) en muchos tejidos periféricos. Recientemente se está prestando una gran atención a la producción de hormonas por los tejidos no considerados previamente como glándulas endocrinas. Se conocen ya varias «nuevas» hormonas producidas en el tejido adiposo (leptina, resistina, adiponectina, etc), con un papel muy importante en la regulación del peso corporal (**cap. 12**, Regulación del balance energético y de la composición corporal, **tomo I**, y cap. 24,

Nutrición y obesidad infantil, **tomo V**). También son destacables los hallazgos sobre las funciones de las hormonas de origen intestinal, denominadas globalmente incretinas por su relación con la regulación de la glucemia (**cap. 2**, Fisiología de la digestión, **tomo I**). Otra hormona con funciones reguladoras sobre el metabolismo energético es la osteocalcina, liberada por el tejido óseo (**cap. 34**, Metabolismo óseo, **tomo I**).

Asimismo, el músculo esquelético produce una hormona denominada irisina, así como otras mioquinas, implicadas en el desarrollo de células beige, en el tejido adiposo, con una función importante en la termogénesis (**cap. 30**, Metabolismo del tejido adiposo, **tomo I**).

En ocasiones, la síntesis de la hormona se produce con la colaboración de varios tejidos. Así, el derivado hormonal de la vitamina D (1,25-dihidroxicolecalciferol o calcitriol) se produce a partir del colecalciferol formado bajo la piel mediante dos reacciones de hidroxilación llevadas a cabo en el hígado y el riñón.

Una vez sintetizadas, algunas hormonas, por ejemplo las hormonas esteroideas, se liberan de inmediato a la circulación sanguínea. Otras se almacenan en la glándula endocrina antes de su liberación. Así, las catecolaminas y la hormona paratiroidea se almacenan durante horas tras su síntesis; la insulina se almacena durante varios días, y las hormonas tiroideas pueden permanecer en el tiroides varias semanas.

Lógicamente, la síntesis de una hormona es un proceso muy regulado. En las hormonas del eje hipotálamo-hipófisis (**Fig. 2-1**), la señal para realizar la síntesis de una hormona procede de la hormona liberadora precedente. Así, la síntesis del cortisol en la corteza suprarrenal se produce por la acción de la ACTH. En otros casos, la síntesis hormonal o la liberación a sangre se desencadenan por estímulos metabólicos. Éste es el caso del glucagón, que se libera a sangre cuando hay hipoglucemia.

Las señales de cese se producen generalmente por retroalimentación negativa. Así, cuando aumentan los niveles de cortisol en sangre, se produce una disminución de la secreción hipofisaria de ACTH y de la secreción hipotalámica de la hormona liberadora de corticotropina (CRH).

Además de estos mecanismos intrínsecos de regulación, existe un control adicional de tipo nervioso, como se ha comentado antes.

Transporte sanguíneo

Las hormonas esteroideas, las hormonas tiroideas y el calcitriol son liposolubles, por lo que necesitan el concurso de proteínas de transporte para su circulación sanguínea. En cambio, las catecolaminas y las hormonas de naturaleza peptídica y proteica son claramente hidrosolubles, con la excepción de la hormona factor de crecimiento análogo de la insulina tipo 1 (IGF-1), cuyo estudio detallado se hace más adelante en este mismo capítulo (v. Sistema de factores de crecimiento análogos de la insulina). Es interesante resaltar que la actividad de las hormonas es nula mientras se encuentran unidas a sus proteínas de transporte. La concentración sanguínea de estas proteínas resulta, por lo tanto, crucial en la regulación hormonal.

Las concentraciones hormonales en sangre son habitualmente muy bajas. Sin embargo, los receptores existentes en las células diana son capaces de unirse con mucha afinidad y eficacia a las hormonas correspondientes. Estas concentraciones no sólo dependen de las cantidades liberadas a sangre por las glándulas endocrinas, sino también de la existencia de procesos de aclaramiento y metabolización por otros tejidos. Estos mecanismos son especialmente importantes en el caso de algunas hormonas esteroides, que son metabolizadas en gran proporción por el hígado.

Mecanismos de acción

Las hormonas actúan uniéndose a receptores específicos en las células diana. El complejo formado, hormona-receptor, es capaz entonces de influir en la actividad celular, estimulando o inhibiendo determinadas funciones biológicas. Desde el punto de vista químico, los receptores son proteínas que tienen dos dominios funcionales: uno para unirse a la hormona, y otro para la realización de los efectos celulares.

Descifrar el genoma humano ha permitido, entre muchas otras cosas útiles, conocer el número aproximado de receptores que tenemos, clasificarlos y analizarlos por su estructura y función. Así, se distinguen varias familias de receptores: *a)* intracelulares, que son factores de transcripción que interaccionan con hormonas liposolubles; *b)* receptores canal, que son canales iónicos modulados por hormonas y neurotransmisores; *c)* receptores con actividad enzimática o que se asocian a enzimas itinerantes en el citoplasma de las células, muchos de ellos también modulados por hormonas y factores de crecimiento, y *d)* receptores acoplados a proteínas G, o de siete dominios o zonas transmembrana. El número de genes que codifican para esta última familia se estima en poco más de 850 y, de ellos, la inmensa mayoría (aproximadamente 750) pertenecen a la familia de la rodopsina y el resto a las otras familias (adhesión, glutamato, *frizzle* [rizo] y secretina).

Dentro de la familia de la rodopsina se incluyen los receptores de muchas hormonas hidrosolubles, de neurotransmisores y otros muchos factores, como dopamina, histamina, serotonina, eicosanoides y docosanoides, todos ellos bien conocidos, así como algunos receptores de mensajeros o mediadores menos conocidos, como la esfingosina-1-fosfato.

Los receptores de las hormonas liposolubles (esteroideas, tiroideas y calcitriol) se encuentran en el citoplasma o en el núcleo. Tras su unión a la hormona interaccionan con zonas concretas del DNA, para estimular o inhibir la síntesis de proteínas específicas (**cap. 9**, Regulación de la expresión génica en organismos eucariotas).

Los receptores de las hormonas hidrosolubles, así como de los factores de crecimiento, citoquinas y quimioquinas, se encuentran en la membrana celular. Tras su unión con la hormona se produce una «transducción de señales» de muy diverso tipo (**cap. 3**, Señalización celular), que puede simplificarse de la siguiente forma:

1. La insulina y el IGF-1 se unen a receptores con actividad tirosina quinasa, produciendo efectos proliferativos y metabólicos.

2. La GH y la prolactina se unen a receptores sin actividad tirosina quinasa, pero capaces de estimular a proteínas con dicha actividad (sistema Jak/STAT), produciendo fundamentalmente efectos proliferativos.

3. Las hormonas peptídicas y proteicas en general, así como las catecolaminas, se unen a receptores ligados a las proteínas G, originando la producción de segundos mensajeros del tipo AMP cíclico, iones calcio e inositoltrifosfato, y produciendo fundamentalmente efectos metabólicos.

Hormonas esteroideas

Las hormonas esteroideas derivan del colesterol. De una manera muy general, puede establecerse la relación de todas estas hormonas como se muestra en la **figura 2-2**. Las primeras hormonas formadas a partir del colesterol son los gestágenos, siendo la progesterona el principal producto final de esta síntesis en el cuerpo lúteo. Los corticoides se forman a partir de los gestágenos en la corteza suprarrenal. Además, los gestágenos son también el origen de algunos andrógenos en este territorio celular. En los testículos, los gestágenos se metabolizan fundamentalmente a andrógenos. Por último, estas hormonas se transforman en estrógenos en los ovarios.

En todos estos tejidos, el proceso químico es básicamente idéntico. El colesterol procede sobre todo de las lipoproteínas sanguíneas, pero existe también cierta síntesis endógena. La mayor parte de este colesterol se almacena en forma de colesterol esterificado en pequeñas gotas lipídicas. Para que comience la síntesis hormonal es necesario que los ésteres de colesterol sean hidrolizados por una esterasa. Es precisamente esta enzima uno de los puntos de actuación de las hormonas responsables de la correspondiente estimulación glandular: la ACTH en la corteza suprarrenal, y la hormona luteinizante (LH) en las gónadas. Estas hormonas también estimulan la síntesis de una proteína denominada StAR *(steroidogenic acute regulatory protein)* o proteína que regula la acción aguda de los esteroides. La función de esta proteína es transportar el colesterol al interior de la mitocondria, donde es metabolizado a pregnenolona por la enzima P-450scc *(cytochrome P-450 side chain cleavage enzyme)* o enzima que cataliza el corte de la cadena lateral del colesterol y que está ligada al citocromo P-450 (**cap. 36**, Metabolismo del alcohol y de otros componentes de los alimentos, **tomo I**). Las restantes reacciones que permiten la síntesis de las demás hormonas esteroideas transcurren tanto en el interior mitocondrial como en el retículo endotelial.

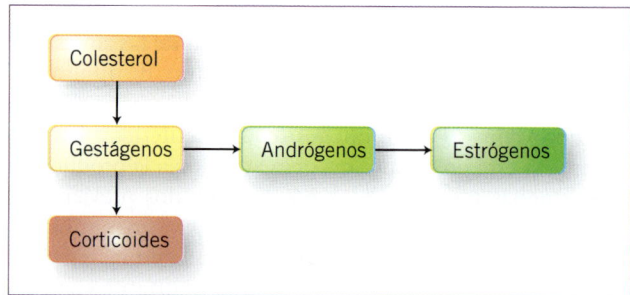

Figura 2-2. Relaciones metabólicas generales entre las hormonas esteroideas.

Síntesis de hormonas esteroideas en la corteza suprarrenal

En la corteza suprarrenal se sintetizan mineralcorticoides (aldosterona), glucocorticoides (cortisol) y andrógenos (androstenodiona y deshidroepiandrosterona [DHEA]), de acuerdo con las vías enzimáticas descritas en la **figura 2-3**. La aldosterona se sintetiza únicamente en la zona glomerular, donde existen unas enzimas que catalizan la hidroxilación y la deshidrogenación en el carbono 18. Estas enzimas son estimuladas fundamentalmente por la angiotensina II y los iones potasio. El cortisol se forma en las zonas fascicular y reticular, por la acción de enzimas que introducen hidroxilos en los carbonos 11, 17 y 21. Para la síntesis de los andrógenos se necesita el concurso de una enzima que separa la cadena lateral del carbono 20 con formación de un grupo cetónico. El principal andrógeno originado en la corteza suprarrenal es la DHEA. Además de su actividad androgénica, esta hormona se caracteriza porque es liberada en gran cantidad a la sangre y es transportada a otros tejidos, donde puede originar testosterona y estradiol.

Síntesis de hormonas esteroideas en los testículos

El principal esteroide hormonal formado en los testículos es la testosterona, que se sintetiza a partir de la androstenodiona o de la DHEA en las células de Leydig (**Fig. 2-4**). Cierta cantidad de esta testosterona se transforma en estradiol en las células de Sertoli. Al parecer, esta última hormona favorece la espermatogénesis testicular.

En varios tejidos periféricos, especialmente en la próstata, los genitales externos y muchas áreas de la piel, sobre todo en el cuero cabelludo, la testosterona se transforma en dihidrotestosterona (DHT) por la actividad de la enzima 5α-reductasa (**Fig. 2-5**). La DHT es la forma activa en estos

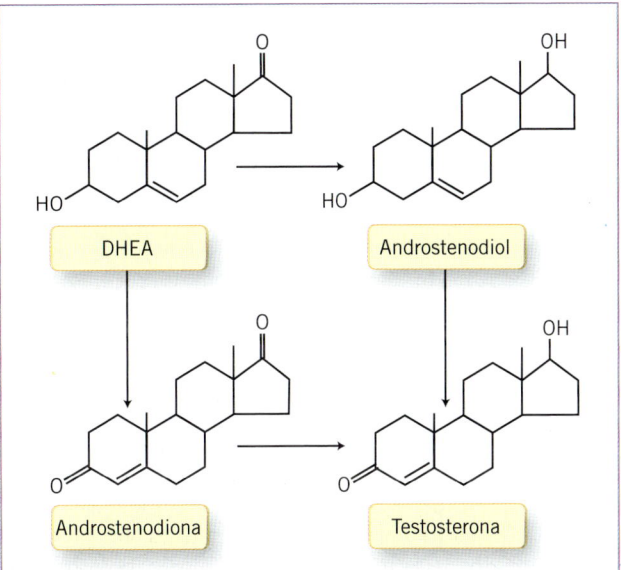

Figura 2-4. Formación de andrógenos. DHEA: deshidroepiandrosterona.

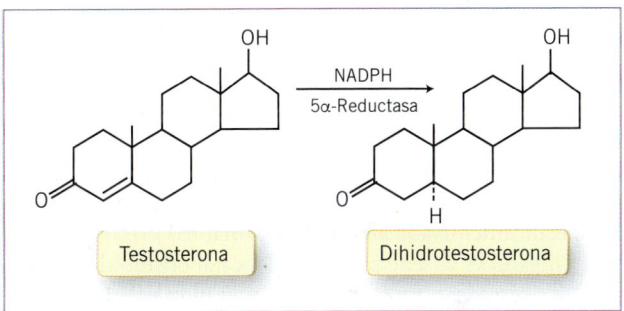

Figura 2-5. Formación de dihidrotestosterona a partir de testosterona.

tejidos, ya que tiene una afinidad por el receptor correspondiente mucho mayor que la de la testosterona.

Síntesis de hormonas esteroideas en los ovarios

La principal hormona formada en los ovarios es el estradiol, que se sintetiza a partir de la androstenodiona o de la testosterona por la actividad de una enzima denominada aromatasa, porque cataliza la transformación del anillo A de la molécula esteroidea en un anillo aromático (**Fig. 2-6**). Esta enzima también se encuentra en muchos tejidos periféricos, sobre todo en el tejido adiposo, lo que permite la síntesis de estrógenos en estos tejidos a partir de los andrógenos de origen cortical. Ésta es la fuente de estrógenos tras la menopausia.

Transporte, metabolismo y excreción de las hormonas esteroideas

Como se ha descrito antes, las hormonas liposolubles necesitan proteínas de transporte para circular por la sangre. El cortisol es transportado mayoritariamente por una proteína específica denominada transcortina. Por el contrario, la aldosterona se une a las proteínas plasmáticas de manera

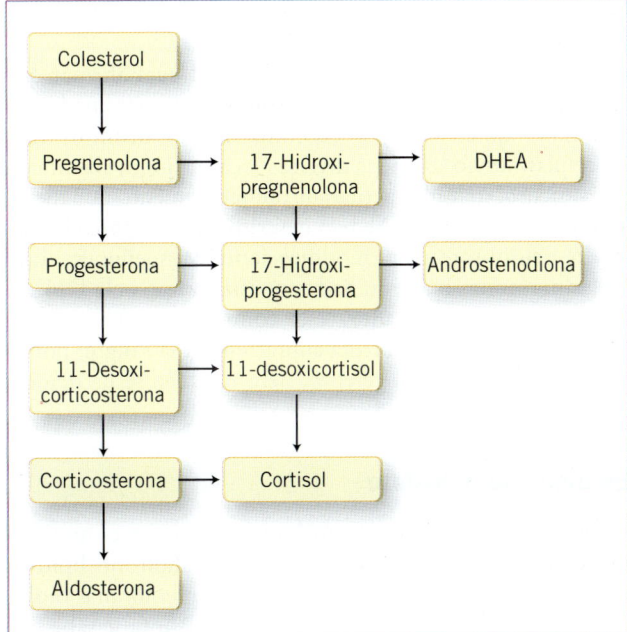

Figura 2-3. Síntesis de hormonas esteroideas en la corteza suprarrenal. DHEA: deshidroepiandrosterona.

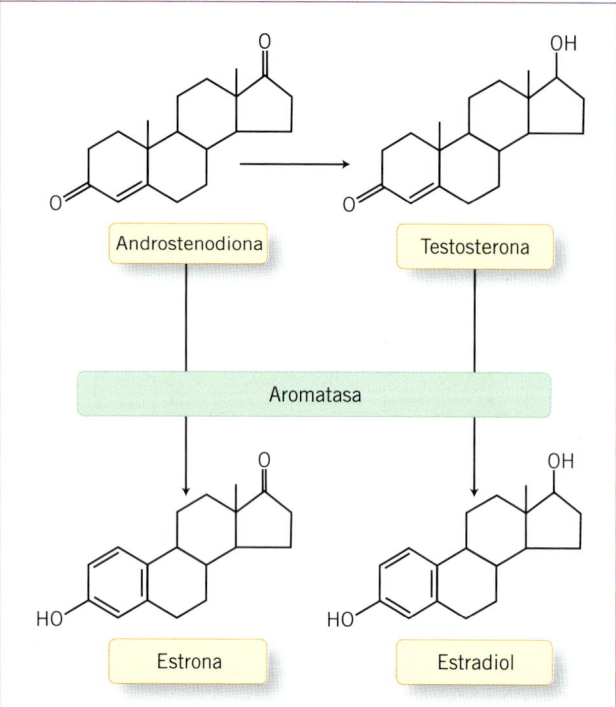

Figura 2-6. Formación de estrógenos.

inespecífica. La progesterona, la testosterona y el estradiol se unen a una proteína sanguínea específica, la globulina de unión a esteroides gonadales, pero pueden unirse también inespecíficamente a la albúmina plasmática.

El hígado es la sede principal del catabolismo de las hormonas esteroideas. Existen diversas vías metabólicas cuyo resultado final es la transformación en derivados más solubles que pueden ser finalmente conjugados con el ácido glucurónico para su excreción biliar o urinaria. El metabolismo hepático es especialmente importante para la progesterona, lo que dificulta su administración por vía oral.

Tanto el hígado como otros tejidos contienen una enzima denominada 11β-hidroxiesteroide deshidrogenasa que transforma el cortisol en cortisona (**Fig. 2-7**). Este metabolito tiene una importante acción glucocorticoide, pero es secretado por el hígado en su mayor parte, por lo que su concentración plasmática es baja. Sin embargo, se ha observado recientemente que esta enzima puede catalizar también la conversión de cortisona en cortisol en determinados te-

jidos, como el tejido adiposo, sobre todo el tejido adiposo visceral. Esto puede explicar algunas de las peculiaridades metabólicas de este tipo de tejido y sus correspondientes repercusiones patológicas.

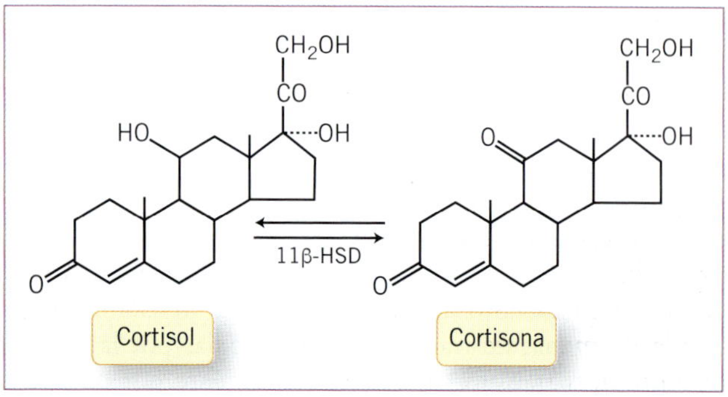

Acciones no genómicas de las hormonas esteroideas

Como se ha indicado antes (v. Mecanismos de acción, en Hormonas) y se detalla en el **capítulo 9**, el mecanismo de acción de las hormonas esteroideas implica su unión a receptores que funcionan como factores de transcripción e influyen en la síntesis de proteínas específicas. Esto significa que la acción hormonal necesita cierto tiempo (algunas horas) para llevarse a cabo. Sin embargo, existen en la actualidad muchos datos que indican que ciertos efectos de estas hormonas se producen en tiempos mucho menores (en algunos casos, incluso del orden de segundos), lo que sólo puede explicarse por mecanismos no genómicos. Entre estos efectos puede destacarse la reacción acrosómica de los espermatozoides (progesterona), la vasodilatación a través de la producción de óxido nítrico (estrógenos), los cambios en el volumen celular de los leucocitos mononucleares (aldosterona) y la respuesta rápida al estrés (cortisol).

Es posible que algunas de estas acciones se lleven a cabo a través de la interacción de la hormona con su receptor «clásico», pero que en esta ocasión se encuentre situado en la membrana. Otra posibilidad es la interacción con receptores de membrana diferentes. La señalización intracelular parece ser muy diversa. Se han descrito, fundamentalmente, las vías de fosfatidilinositol-3-quinasa, óxido nítrico sintasa, proteína quinasa C (PKC), proteína de unión a elementos de respuesta CAAT (CREB) y proteínas quinasas activadas por mitógenos (MAPK). En la **figura 2-8** se esquematizan algunos de los posibles mecanismos implicados en la respuesta no genómica.

Neuroesteroides

Existen datos suficientes en la actualidad para afirmar que algunas hormonas esteroideas pueden sintetizarse en el cerebro. Ello requiere la acción coordinada de los distintos tipos de células nerviosas en las diversas localizaciones cerebrales. Estos neuroesteroides actuarían preferentemente por mecanismos no genómicos. Se han descrito efectos sobre el desarrollo, neuroprotección, modificaciones del sueño, etc. Una de las hormonas más estudiadas en este campo es la DHEA. Como se ha descrito antes, este compuesto es liberado en gran cantidad por la corteza suprarrenal a la sangre, por lo que puede llegar así al cerebro, pero también se ha demostrado su síntesis cerebral.

Esfingosina-1-fosfato

La esfingosina-1-fosfato es un intermediario en el metabolismo de los esfingolípidos (**cap. 6**, Metabolismo lipídico tisular, **tomo I**) y su participación en las membranas biológicas se conoce desde hace muchos años. Ahora se sabe que también participa como mensajero en forma endocrina, paracrina y autocrina, regulando gran cantidad de funcio-

Figura 2-7. Interconversión del cortisol y de la cortisona por la actividad de la 11β-hidroxiesteroide deshidrogenasa (11β-HSD).

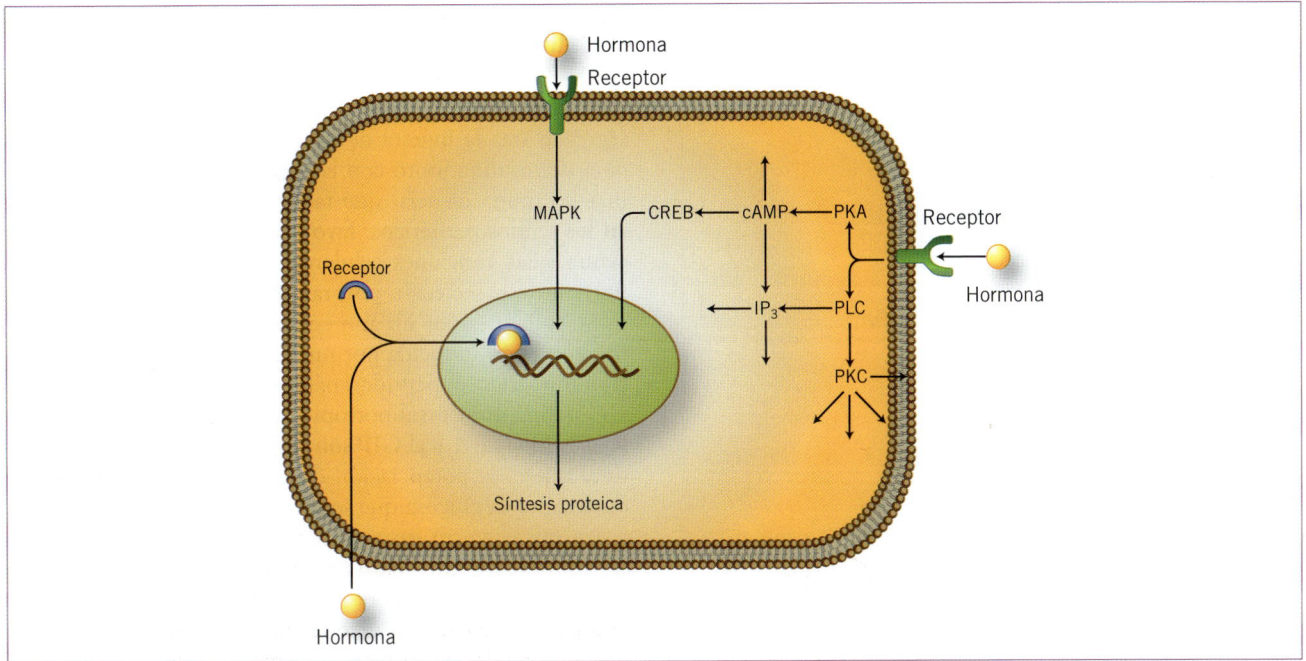

Figura 2-8. Acciones genómicas y no genómicas de las hormonas esteroideas. CREB: proteína de unión al elemento de respuesta CAAT; IP_3: inositoltrifosfato; MAPK: quinasas activadas por mitógenos; PKA: proteína quinasa A; PKC: proteína quinasa C; PLC: fosfolipasa C.

nes de suma importancia, como la proliferación, la diferenciación y la migración, entre muchas otras. La esfingosina-1-fosfato es secretada por plaquetas activadas, mastocitos y otros tipos de células, por lo que se encuentra en altas concentraciones en la sangre y en menores concentraciones en el espacio intersticial. Hasta hoy se han descrito cinco receptores: de S1P1 a S1P5. Entre ellos hay una similitud de aproximadamente el 50 % y se expresan de manera diferencial en distintos tejidos. Un aspecto particularmente interesante de la esfingosina-1-fosfato es su papel en la inmunidad, pues sus receptores están presentes en diversas células del sistema inmunitario y regulan muchas de sus funciones. Por ejemplo, la esfingosina-1-fosfato regula el transporte desde los linfocitos de los ganglios a la circulación, un aspecto fundamental para mantener el nivel de linfocitos circulantes y, por consiguiente, la respuesta inmunitaria del organismo.

Catecolaminas y hormonas tiroideas

Estas hormonas proceden metabólicamente del aminoácido tirosina. Las catecolaminas (dopamina, noradrenalina y adrenalina) se sintetizan en las células cromafínicas de la médula suprarrenal, siendo la adrenalina la amina que se forma en mayor proporción. Por el contrario, la noradrenalina se forma mayoritariamente en otros órganos con inervación simpática. Las etapas metabólicas de la síntesis de catecolaminas están representadas en la **figura 2-9**.

La primera reacción, catalizada por la tirosina hidroxilasa, es la etapa limitante y es activada por la estimulación simpática, a través de la formación de AMP cíclico. La síntesis final de adrenalina se produce por la acción de una enzima con actividad *N*-metiltransferasa, que es estimulada por el cortisol procedente de la corteza suprarrenal.

La síntesis de las hormonas tiroideas es mucho más compleja. Como puede observarse en la **figura 2-10**, se trata de dos moléculas relativamente sencillas: triyodotironina (T_3) y tetrayodotironina (T_4). Sin embargo, su formación se realiza a partir de una proteína específica (tiroglobulina), que permite la incorporación del yodo a los anillos de tirosina. Posteriormente, la tiroglobulina yodada se almacena durante varias semanas en forma coloidal en los folículos tiroideos. La liberación de las hormonas tiroideas exige la reentrada de la tiroglobulina en las células tiroideas y la proteólisis de los enlaces peptídicos correspondientes. Todo ello se produce por la estimulación de la TSH.

Hormonas formadas a partir de precursores proteicos

Como se acaba de describir, las hormonas tiroideas se forman a partir de una proteína, la tiroglobulina, aunque estas hormonas son compuestos químicos de pequeño peso molecular derivados de aminoácidos. Otras hormonas, en este caso de naturaleza peptídica o proteica, derivan de proteínas de mayor tamaño molecular. En algunos casos, como en el de la insulina, la proteína precursora es necesaria para permitir la formación de los puentes disulfuro que caracterizan a la hormona en su estado final. En otros casos, como ocurre con la parathormona o la angiotensina II, no existen requerimientos estructurales, sino que se trata de un mecanismo para controlar la formación de la hormona activa. Un caso particularmente interesante es el de las hormonas derivadas de la proopiomelanocortina. Esta proteína puede ser procesada de muy diversas formas, que originan otros tantos péptidos hormonales de acuerdo con los tejidos implicados. Entre estos péptidos se encuentran la ACTH, la β-lipotropina, la hormona estimulante de melanocitos y las endorfinas

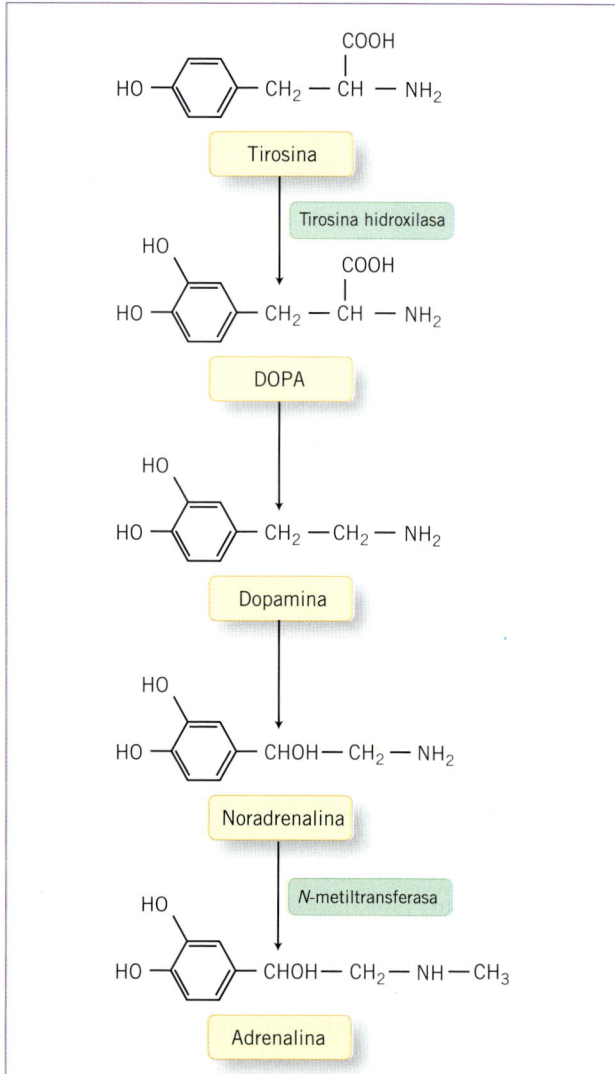

Figura 2-9. Síntesis de catecolaminas.

(**Fig. 2-11**). Las acciones de la insulina y del glucagón se han descrito de forma detallada en el **capítulo 3** (Metabolismo de los hidratos de carbono) del **tomo I**.

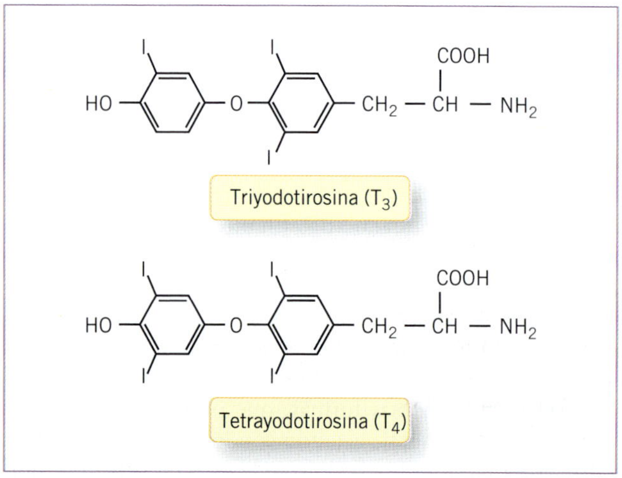

Triyodotirosina (T₃)

Tetrayodotirosina (T₄)

Figura 2-10. Hormonas tiroideas.

Hormonas polipeptídicas insulinotrópicas: incretinas

Las hormonas incretinas son péptidos intestinales que se segregan tras la ingesta de nutrientes y estimulan la secreción de insulina junto con la hiperglucemia. La insulina es una hormona esencial que facilita la captación de glucosa en los tejidos periféricos, favoreciendo el control de la glucemia y las funciones celulares básicas. Tras la ingesta de nutrientes, la secreción posprandial de insulina está causada principalmente por un aumento de la glucosa plasmática y una secreción inducida por nutrientes de las hormonas gastrointestinales, el péptido análogo del glucagón 1 (GLP-1) y el polipéptido insulinotrópico dependiente de la glucosa (GIP). El GLP-1 y el GIP son responsables del efecto incretina, que es la potenciación de la secreción de insulina inducida por la glucosa que se produce cuando los nutrientes pasan por el tracto gastrointestinal (en comparación con la administración intravenosa de nutrientes). El efecto incretina es, en definitiva, una respuesta secretora de insulina entre dos y tres veces mayor a la administración oral de glucosa que a la intravenosa. En las personas con diabetes de tipo 2, este efecto incretina disminuye o desaparece. Esto es consecuencia de una eficacia sustancialmente reducida del GIP en el páncreas endocrino diabético y del papel fisiológico insignificante del GLP-1 en la mediación del efecto incretina incluso en individuos sanos. Sin embargo, los efectos insulinotrópicos y glucagonostáticos del GLP-1 se conservan en los pacientes con diabetes de tipo 2 hasta el punto de que la estimulación farmacológica de los receptores del GLP-1 reduce significativamente la glucosa plasmática y mejora el control glucémico. Por ello, los agonistas de los receptores de GLP-1 e inhibidores de la dipeptidilpeptidasa 4 (DPP-4) se han convertido en unos de los compuestos principales de los nuevos medicamentos hipoglucemiantes, como exenatida, semaglutida, liraglutida y tirzepatida, entre otros.

El GLP-1, además, tiene múltiples efectos sobre diversos sistemas orgánicos. El efecto más relevante es la reducción del apetito y de la ingesta de alimentos, lo que conduce a la pérdida de peso a largo plazo. Dado que la secreción de GLP-1 desde el intestino parece estar alterada en los individuos con obesidad, esto podría incluso indicar un papel en la fisiopatología de esta entidad. En este sentido, el aumento de la secreción de GLP-1 inducido por el aporte de nutrientes a las partes inferiores del intestino delgado (ricas en células L) puede ser un factor (entre otros, como el péptido YY) que explique la pérdida de peso y la mejora del control glucémico tras la cirugía bariátrica (p. ej., el *bypass* gástrico en «Y» de Roux) (**cap. 25**, Nutrición y tratamiento quirúrgico de la obesidad, **tomo V**). El GIP y el GLP-1, caracterizados originalmente como hormonas incretinas, tienen efectos adicionales en las células adiposas, los huesos y el sistema cardiovascular. Especialmente, estos últimos han recibido atención a raíz de los recientes descubrimientos de que los agonistas del receptor de GLP-1, como la liraglutida, reducen los episodios cardiovasculares y prolongan la vida en pacientes de alto riesgo con diabetes de tipo 2. Así pues, las hormonas incretinas desempeñan un importante papel fisiológico, a saber, intervienen en la fisiopatología de la obesidad

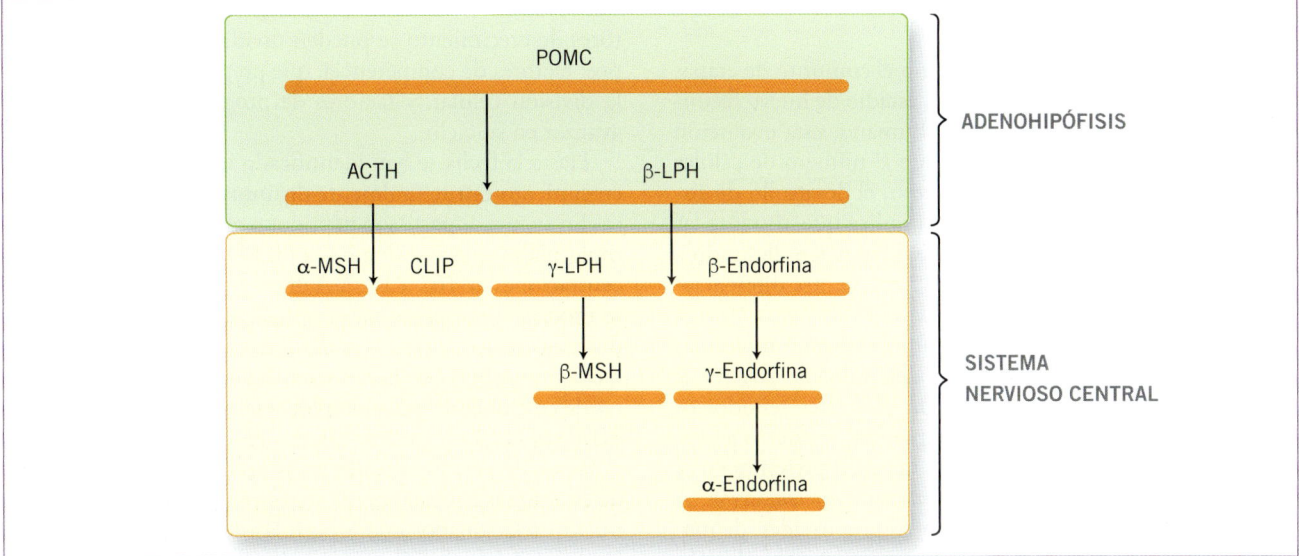

Figura 2-11. Síntesis de lipotropinas (LPH), hormona estimulante de los melanocitos (MSH), péptido análogo de la corticotropina (CLIP) y endorfinas a partir de la proopiomelanocortina (POMC). ACTH: hormona adrenocorticotropa.

y la diabetes de tipo 2 y tienen un potencial terapéutico que puede atribuirse a efectos fisiológicos bien caracterizados. El GLP-1 y el GIP ejercen sus acciones fisiológicas mediante la estimulación de dos receptores acoplados a proteínas G (GPCR): el receptor del GLP-1 (GLP-1R) y el receptor del GIP (GIPR), respectivamente. Además de localizarse en los islotes endocrinos pancreáticos, el GLP-1R se expresa en el tracto gastrointestinal, el sistema cardiovascular, el cerebro, los riñones y las células inmunitarias. Consta de tres dominios, el N-terminal extracelular, el dominio central transmembrana y un dominio C-terminal intracelular. El gran N-terminal se une al C-terminal del péptido GLP-1, mientras que el dominio transmembrana se une al N-terminal del péptido GLP-1. El GLP-1R pertenece a la clase B1 de GPCR, que, en términos generales, se activan mediante un mecanismo de unión en dos pasos tras la unión de sus ligandos endógenos. Según este modelo, la unión del ligando al receptor se inicia por una interacción del dominio extracelular ECD del receptor con la parte alfa helicoidal C-terminal del ligando. A continuación, el ligando N-terminal se acopla al dominio transmembrana del receptor. El resultado es la activación del receptor y la señalización descendente, por ejemplo, a través de las proteínas G. El ligando correspondiente, el GLP-1, es secretado por las células L enteroendocrinas en respuesta a la estimulación de nutrientes, y su activación de los GLP-1R provoca la secreción de insulina y la inhibición de la secreción de glucagón a partir de los receptores expresados en las células β y α, respectivamente, la reducción de la velocidad de vaciado gástrico a partir de los GLP-1R en el ventrículo y la estimulación de la saciedad a partir de los receptores expresados en el sistema nervioso central (SNC). Se han desarrollado muchos fármacos dirigidos al GLP-1R para el tratamiento de la diabetes de tipo 2 y la obesidad, como la liraglutida, la semaglutida, la exenatida y la dulaglutida. En comparación con el GLP-1 endógeno, todos ellos tienen semividas de eliminación prolongadas y, en la mayoría de los casos, tiempos

de permanencia en el receptor más largos. El GIP es secretado por las células endocrinas K, situadas principalmente en la parte proximal del intestino delgado. Al ser estimulado por los nutrientes, el GIP es secretado al torrente sanguíneo y estimula la secreción de insulina y la deposición de lípidos en el tejido adiposo, reduce la resorción ósea, aumenta la formación de hueso e incrementa el flujo sanguíneo gastrointestinal. El GIPR también se expresa en las células β pancreáticas y en otros tejidos que se solapan con el GLP-1R (el sistema nervioso, el tracto gastrointestinal y el sistema cardiovascular), pero también se expresa claramente en los adipocitos y las células óseas. En cuanto a la interacción del GLP-1 con su receptor, el GIP también utiliza su hélice alfa C-terminal (posición 6-30) para interactuar con el dominio extracelular N-terminal del GIPR, interacción que conduce al enganche del N-terminal del GIP con el núcleo del receptor. El GIPR experimenta entonces cambios conformacionales y la activación de la señalización intracelular descendente.

Los ligandos endógenos del GIPR incluyen el GIP(1-42), el GIP(1-30)NH$_2$, el GIP(3-42) y el GIP(3-30)NH$_2$ y, en la actualidad, los únicos fármacos comercializados que afectan a la señalización del GIPR son los inhibidores de la DPP-4, que inhiben la degradación de los sustratos de la DPP-4, entre ellos el GIP y el GLP-1, y por lo tanto (indirectamente) provocan un aumento de la activación del GIPR. La activación tanto del GLP-1R como del GIPR da lugar a la secreción de insulina por parte de las células β pancreáticas, y en la actualidad se está explorando el concepto de la acción conjunta sobre el GLP-1R y el GIPR y se está utilizando en el desarrollo de compuestos mejorados para tratar la diabetes de tipo 2 con fármacos como la tirzepatida. Incluso, se está investigando la acción de algunos fármacos, como la retatrutida (LY3437943), con actividad agonista múltiple frente a GLP1R, GIPR y los receptores del glucagón, con efectos extraordinarios sobre la pérdida de peso y el control de la glucemia.

FACTORES DE CRECIMIENTO

El desarrollo puede ser definido como el conjunto de etapas que conducen al organismo desde el estadio de huevo fecundado hasta el de adulto. En el ser humano, esta evolución necesita numerosas divisiones, ya que el número de células totales es del orden de 10^{12}. Asimismo, el desarrollo de sistemas, órganos y tejidos específicos implica que, durante las etapas de división, algunas células se diferencien, llevando a cabo funciones específicas (**cap. 4**, Crecimiento, diferenciación, proliferación y muerte celular).

Las divisiones celulares son estimuladas por moléculas circulantes en el medio extracelular denominadas *factores de crecimiento*. Además, la aparición de caracteres fenotípicos nuevos en las células, debidos a la expresión de nuevos genes, se debe a la acción de otros factores también presentes en el medio extracelular denominados *factores de diferenciación*. A menudo un mismo factor exhibe ambas propiedades, de manera que la distinción entre factores que actúan sobre la proliferación o la diferenciación celular es difícil. Asimismo, con frecuencia, no sólo actúa un único factor, sino varios al mismo tiempo, obteniéndose efectos sinérgicos sobre el crecimiento.

Es habitual que un solo factor de crecimiento no baste para provocar la división celular. Un primer factor puede desencadenar la síntesis de un segundo factor o de un receptor de membrana susceptible de unirse a un nuevo factor de crecimiento. Estos cambios se producen porque el primer factor desencadena una serie de reacciones intracelulares que conducen a la modulación de la expresión de nuevos genes. Asimismo, la unión de un primer factor puede desencadenar una serie de cambios metabólicos que posibilitan la aparición en superficie de nuevos receptores, que, uniéndose a nuevos factores, determinan la división celular. Así, los factores de crecimiento se pueden dividir en dos grandes grupos: factores de competencia, que preparan a las células para la división celular, y factores de progresión, que las hacen avanzar en su ciclo.

Hasta la fecha se han identificado más de 100 factores de crecimiento estructuralmente distintos y sin relación genética. En su mayor parte son péptidos o glicoproteínas con pesos moleculares que van desde 6 a 60 kDa y que actúan a concentraciones de 10^{-9} a 10^{-15}. A diferencia de las hormonas, no se producen por glándulas especializadas, sino más bien por diversos tejidos y células individuales. Algunos compuestos reciben nombres que hacen referencia a su papel como factores de crecimiento, por ejemplo, el factor de crecimiento epidérmico, el factor de crecimiento derivado de las plaquetas, el factor de crecimiento de los fibroblastos, etc. El nombre de citoquinas habitualmente se reserva para factores de crecimiento relacionados con las células del sistema inmunitario (v. más adelante). Sólo unos pocos factores de crecimiento están presentes en la sangre en concentraciones detectables y tienen la propiedad de influir en células diana distantes, por ejemplo, el factor de crecimiento transformante β (TGF-β), el factor de células madre (SCF), la eritropoyetina (EPO) y el factor estimulante de colonias de monocitos (M-CSF). La mayor parte de los restantes factores de crecimiento actúan localmente a distancias muy cortas, de manera *paracrina*, es decir, sobre células adyacentes, o *autocrina*, o sea, en la propia célula que las produce. La **tabla 2-1** muestra los principales factores de crecimiento y citoquinas conocidos y sus siglas internacionales.

Como se ha descrito antes, las citoquinas son, en su gran mayoría, de naturaleza peptídica. No obstante, existen otras

Tabla 2-1. Nomenclatura y abreviaturas de los factores de crecimiento y las citoquinas más frecuentes

Nombre	Abreviatura	Ejemplos
Citoquinas hematopoyéticas	Diversas	EPO, PTO, G-SCF, M-SCF
Efrinas	Eph	EphA1, EphB1
Factores de crecimiento epidérmico	EGF	EGF, HB-EGF, AR, BTC
Factores de crecimiento derivados de las plaquetas	PDGF	PDGF-A, PDGF-B,
Factores de crecimiento de los fibroblastos	FGF	FGF-1, FGF-2, etc.
Factores de crecimiento transformante	TGF	TGF-β, BMP, GDF
Factores de crecimiento análogos de la insulina	IGF	IGF-1, IGF-2
Factores de necrosis tumoral	TNF	TNF-α, LT, Fas-L
Interleuquinas	IL	IL-1, IL-2, etc.
Interferones	IFN	IFN-α, IFN-β, IFN-γ, etc.
Neorregulinas	GGF	GGF-2
Neuropoyetinas	Diversas	CNTF, LIF
Neurotrofinas	Diversas	NGF, BDNF, NTF-3
Quimioquinas	Diversas	MCP-1, MIP-1, GRO-α
Semaforinas	Sema	CD100/Sema4D
Citoquinas reactantes de fase aguda	Diversas	PCR, SAA

EPO: eritropoyetina; G-SCF: factor estimulante de colonias de granulocitos; GDF: factores de diferenciación del crecimiento; GRO: oligopéptido relacionado con el crecimiento; HB-EGF: factor de crecimiento análogo al EGF de unión a la heparina; LIF: factor inhibidor de los leucocitos; LT: linfotoxina; MCP: proteína quimiotáctica de los monocitos; M-CSF: factor estimulante de colonias de monocitos; MIP: proteína inflamatoria de los macrófagos; NGF: factor de crecimiento nervioso; NTF-3: neurotrofina 3; PCR: proteína C reactiva; PTO: plaquetopoyetina; SAA: proteína amiloide sérica.

biomoléculas, como los nucleótidos libres o las poliaminas, que pueden desempeñar funciones como factores de crecimiento y diferenciación celular (**caps**. **10**, Aminoácidos semiesenciales, funcionales y derivados de interés nutricional, y **11**, Metabolismo de los nucleótidos, **tomo I**). Los factores de crecimiento de naturaleza proteica pueden sintetizarse como tales o en forma de precursores que, posteriormente, son hidrolizados por proteasas hasta generar los polipéptidos definitivos. La unión a un receptor específico provoca una cascada de señales dentro de la célula, a través de la liberación de segundos mensajeros, con activación o inhibición de canales de transporte iónico o de otras biomoléculas, así como de enzimas reguladoras de vías metabólicas y de factores de transcripción que modulan la expresión génica.

Cada factor de crecimiento es secretado por uno o varios tipos particulares de células como respuesta a una variedad de estímulos y origina un conjunto característico de efectos sobre el crecimiento, la movilidad, la diferenciación o la función de sus células diana. Un factor de crecimiento determinado puede secretarse individualmente o como parte de una respuesta coordinada junto con otros factores no relacionados. Muchos son funcionalmente redundantes, lo cual significa que sus actividades se superponen en mayor o menor grado. Un factor de crecimiento puede inducir la secreción de otros factores o mediadores químicos de un proceso, lo que desencadena una serie de efectos biológicos.

En el presente capítulo se estudian las características estructurales y las propiedades de los factores de crecimiento más conocidas. En el **capítulo 3** se detallan los acontecimientos intracelulares que ocurren en respuesta a la unión de los factores de crecimiento con sus receptores específicos.

Familia del factor de crecimiento epidérmico

La familia de factores de crecimiento epidérmico (EGF, *epidermal growth factor*) está formada por el propio EGF, el factor de crecimiento transformante alfa (TGF-α, *transforming growth factor α*), el factor de crecimiento análogo al EGF de unión a la heparina (HB-EGF, *heparin binding-EGF*), la anfirregulina (AR), la betacelulina (BTC), la epirregulina (EPR) y el epigén. Los EGF tienen varios dominios –uno extracelular, otro transmembrana y otro citoplasmático–, son liberados por varios tipos celulares mediante proteólisis y actúan de forma autocrina o paracrina, estimulando el crecimiento.

Los EGF interaccionan con un receptor, denominado EGFR, HER1 o Erb-B1, para llevar a cabo sus funciones biológicas. El EGFR también interacciona con otros tres receptores homólogos, denominados ErbB2, ErbB3 y ErbB4, en una forma que depende del tipo de ligando, para formar heterodímeros. Las diferencias en los dominios intracelulares C-terminales de estos receptores determinan el repertorio de moléculas de señalización intracelular con las que interaccionan y, por lo tanto, los efectos biológicos. Los EGFR tienen actividad tirosina quinasa y la unión del ligando al receptor aumenta su actividad, lo que hace que se fosforilen otros sustratos endógenos, iniciándose una cascada de señales intracelulares. La **figura 2-12** muestra la familia de EGF y de sus ligandos.

La fuerza y la duración de la unión del ligando al receptor están controladas por el proceso de internalización y reciclado de este último, el cual puede ser modulado por heterodimerización en la superficie celular y por asociación con moléculas de señalización intracelular.

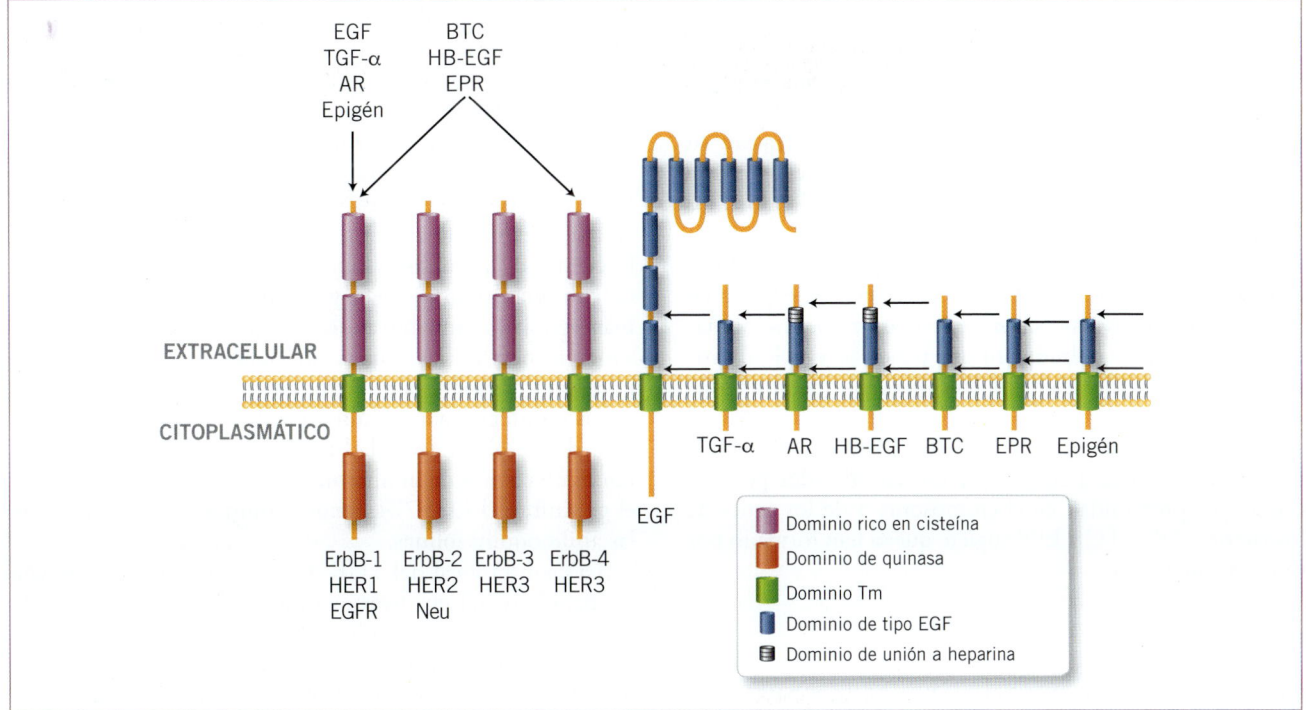

Figura 2-12. Estructura de la familia de los factores de crecimiento epidérmico (EGF) y de sus receptores. AR: anfirregulina; BTC: betacelulina; EPR: epirregulina; HB-EGF: factor de crecimiento análogo al EGF de unión a la heparina; TGF-α: factor de crecimiento transformante alfa; Tm: transmembrana.

Estructura

Los EGF se caracterizan por la existencia de una secuencia de consenso constituida por seis restos de cisteína conservados espacialmente que forman tres enlaces disulfuro intramoleculares con las siguientes interacciones: 1-3, 2-4 y 5-6. Esta secuencia se conoce como «motivo EGF» y es crucial para la unión al receptor.

El EGF es un polipéptido de 53 aminoácidos que deriva del procesamiento proteolítico de un precursor transmembrana denominado prepro-EGF de 1.207 aminoácidos en la especie humana. Asimismo, la AR es un péptido de 78-84 aminoácidos que procede de un precursor integrado en la membrana de 252 aminoácidos. La BTC es también procesada por metaloproteasas para liberar el péptido soluble. La organización estructural de la EPR es similar a la del TGF-α (**Fig. 2-13**).

Biosíntesis

El EGF se sintetiza en las glándulas submaxilares, donde estimula la erupción dentaria, en la membrana apical de las células límbicas renales, en las glándulas exocrinas gastrointestinales y en los ácinos serosos de la cavidad nasal.

La AR se identificó inicialmente en una línea celular procedente de un adenocarcinoma de pecho. El prefijo «anfi» hace alusión a que este factor estimula el crecimiento de algunos tipos celulares, pero inhibe el de otros, tanto normales como transformados. La AR se sintetiza en células epiteliales polarizadas y se segrega por la membrana basolateral. La modificación postraduccional que sufre este péptido durante la biosíntesis hace que aparezcan varias isoformas, tanto en la superficie celular como solubles, con actividades biológicas diferentes.

La BTC se identificó, en un principio, en una línea tumoral de células β pancreáticas, pero posteriormente se demostró que se expresa en una amplia variedad de células epiteliales y mesenquimatosas del adulto, siendo mayor su presencia en el páncreas, el hígado, el riñón y el intestino delgado, y menor en el corazón, el pulmón, el colon, los testículos y el ovario.

La EPR fue purificada inicialmente a partir de una línea celular tumoral de fibroblastos de ratón, pero se expresa en la placenta, en los leucocitos periféricos y en carcinomas de vesícula biliar, pulmón, riñón, páncreas y colon. Asimismo, es un factor de crecimiento para los queratinocitos normales.

Los genes de los factores TGF-α, HB-EGF, AR y BTC tienen una estructura similar y están constituidos por seis exones. La proximidad en el cromosoma 4 de los genes de los factores AR, BTC y EPR sugiere que se han formado por duplicación génica.

Efectos biológicos

Como se ha indicado antes, el EGF es esencial para el desarrollo del embrión, estando relacionado con la génesis de varios órganos derivados del ectodermo y el mesodermo, como el cerebro, el corazón y el pulmón. De hecho, las alte-

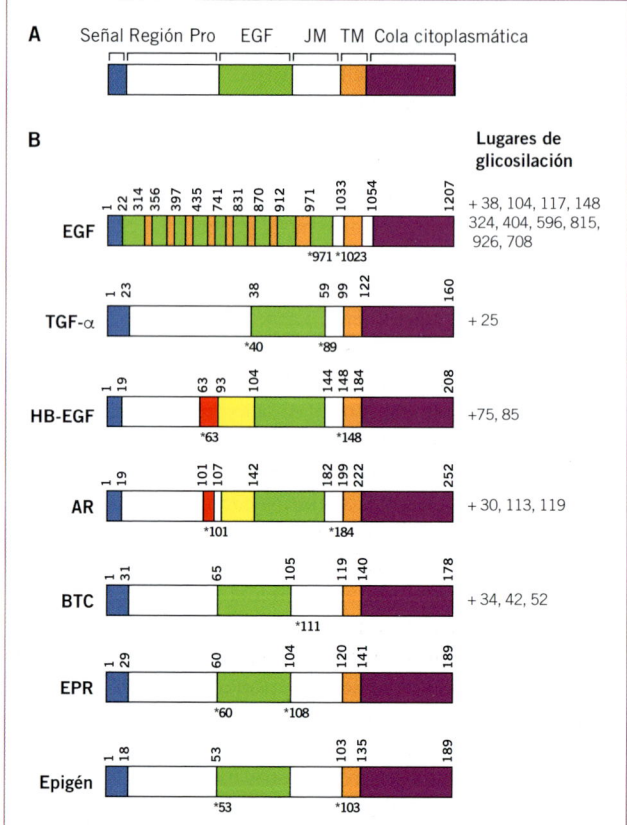

Figura 2-13. Regiones conservadas en la familia de los factores de crecimiento epidérmico (EGF). A) Zonas presentes en los factores de crecimiento epidérmico inmediatamente después de ser sintetizados. B) Zonas específicas de diferentes factores de crecimiento epidérmico inmediatamente después de ser sintetizados con indicación de los lugares de glicosilación. AR: anfirregulina; BTC: betacelulina; EPR: epirregulina; HB-EGF: factor de crecimiento análogo al EGF de unión a la heparina; TGF-α: factor de crecimiento transformante alfa; TM: transmembrana.

raciones genéticas en sus receptores son letales. Sin embargo, no parece desempeñar un papel tan fundamental en el organismo adulto. No obstante, parece bastante claro que el EGFR interviene en el desarrollo y la progresión del cáncer, ya que la expresión aberrante de EGFR o de sus ligandos es frecuente en numerosos tipos de tumores y se correlaciona con una prognosis peor y con una enfermedad tumoral más agresiva, contribuyendo a la proliferación celular, la supervivencia de las células tumorales, la angiogénesis, la invasión y las metástasis. Actualmente, se han desarrollado varias estrategias para inhibir la actividad del EGFR y, con ello, disminuir la actividad tumoral; entre las más importantes está el uso de inhibidores de tirosinas quinasas, como el geftinib y el OSI-774, ambos compuestos de la clase de las anilinoquinazolinas.

La captura local del TGF-α por su receptor desempeña un papel crucial en diversos procesos biológicos, como la organización de los folículos pilosos en los mamíferos. Asimismo, si no se produce la captación en la cubierta externa de la raíz del pelo, el TGF-α puede difundir y actuar como un factor quimiotáctico para las células dérmicas adyacentes, contribuyendo así a la formación de erupciones acneiformes.

El HB-EGF parece estar implicado en la curación de heridas, la implantación de los blastocistos en el útero, la hiperplasia de las células del músculo liso en la aterosclerosis y el crecimiento de tumores. Las acciones mitogénicas de este factor de crecimiento aumentan cuando el ligando se asocia con proteoglicanos del tipo del heparán sulfato, presumiblemente porque la interacción con la zona del grupo amino terminal estabiliza la unión del factor con su receptor. Asimismo, se ha observado que el HB-EGF interacciona con una glucoproteína de membrana denominada CD44, cuyo dominio citoplasmático se asocia a la actina del citoesqueleto y que está implicada en el desarrollo de metástasis tumorales. Además, interacciona con otra proteína de superficie (CD9), que desempeña un papel fundamental en las relaciones celulares a través de su interacción con integrinas, especialmente del tipo β_1, que desempeñan un papel imprescindible en la adhesión de las células a la matriz extracelular y entre las propias células.

La AR estimula el crecimiento de numerosas líneas celulares, normales y transformadas, pero también inhibe el crecimiento de otras líneas cancerosas. Las modificaciones postraduccionales que se producen durante la síntesis generan diferentes isoformas solubles y de proteínas asociadas a la membrana, lo que podría explicar sus funciones biológicas diferentes. De forma similar al HB-EGF, la AR se asocia a proteoglicanos y a proteínas de la superficie celular, como CD9.

La pro-BTC parece también actuar como señal en la interacción yuxtacrina celular, y la EPR es un factor de crecimiento para los queratinocitos humanos.

Receptores y mecanismo de acción

El EGFR se sintetiza en forma de un polipéptido precursor, que es hidrolizado, generando una proteína con cuatro dominios que se inserta en la membrana (**Fig. 2-14**). El EGFR regula los efectos intracelulares de los ligandos EGF, TGF-α, HB-EGF, AR, BTC y epigén. Desde hace bastantes años se conoce que la unión de un ligando al ectodominio del receptor ocasiona la dimerización del receptor y esto hace aumentar la actividad tirosina quinasa de su dominio intracelular (**Fig. 2-15**).

La EGFR quinasa cataliza la transferencia de un grupo fosforilo en posición gamma del ATP a los restos de tirosina del propio receptor así como de otros sustratos exógenos. Después de la inducción de la fosforilación se desencadenan varias vías de señalización intracelular, las cuales comienzan con el reconocimiento de una serie de moléculas adaptadoras.

La unión del ligando y la activación de la EFGR quinasa también inducen la migración del EGFR desde las caveolas a la membrana plasmática, así como también la formación de complejos en las vesículas cubiertas de clatrina que son rápidamente internalizadas. La intensidad y la duración de la señalización intracelular están controladas por la internalización y el reciclado de los receptores, que pueden modularse por la heterodimerización en la superficie celular, así como por la asociación con otras moléculas de señalización celular.

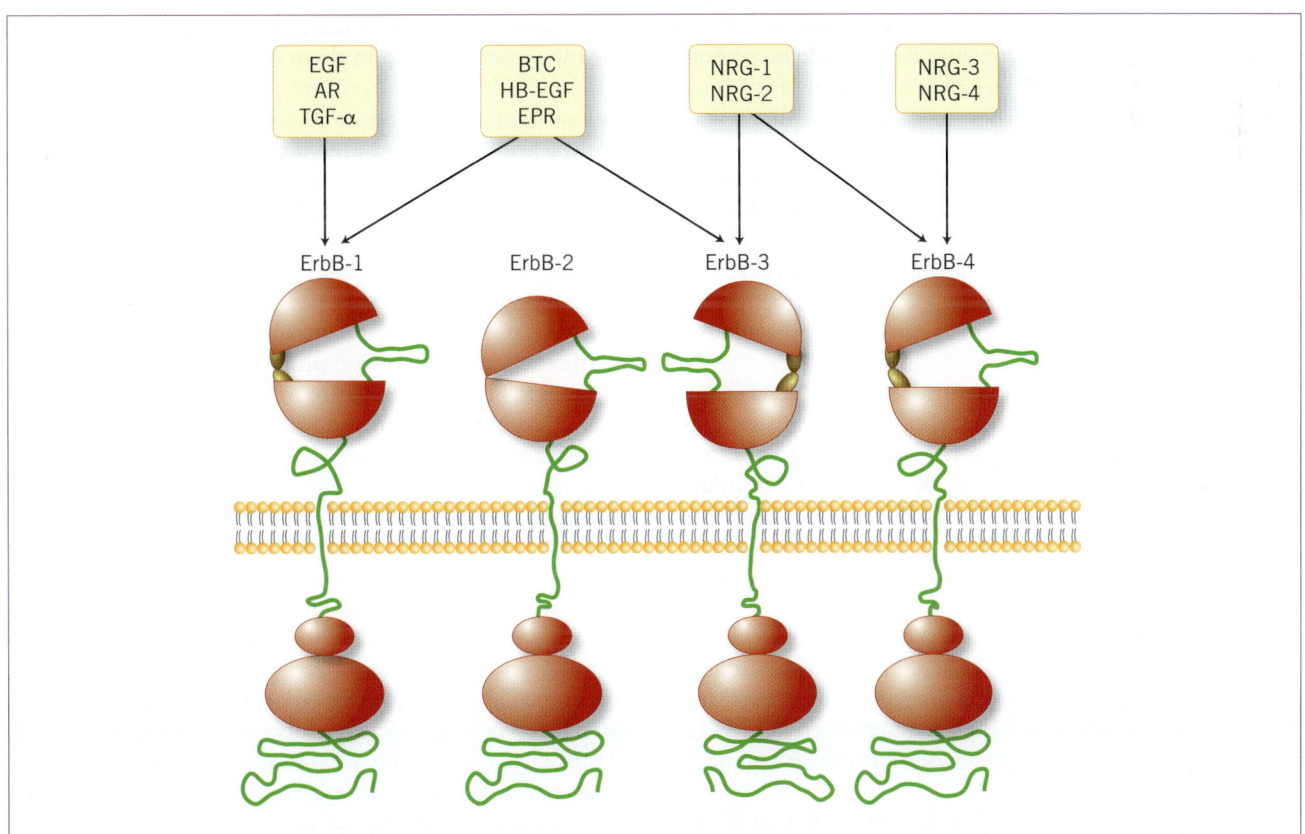

Figura 2-14. Receptores ErbB de los factores de crecimiento epidérmico (EGF). AR: anfirregulina; BTC: betacelulina; EPR: epirregulina; HB-EGF: factor de crecimiento análogo al EGF de unión a la heparina; NRG-1 a NRG-4: neorregulinas 1 a 4; TGF-α: factor de crecimiento transformante α de unión a la heparina.

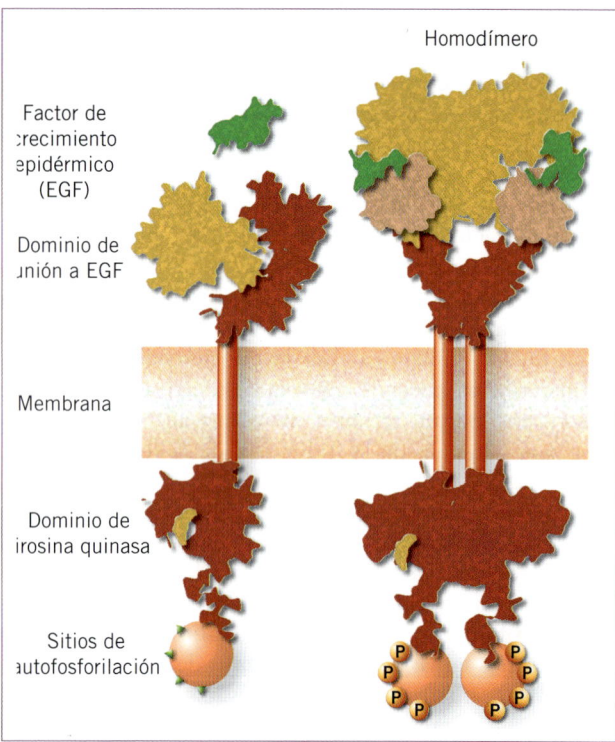

Homodímero

Factor de crecimiento epidérmico (EGF)

Dominio de unión a EGF

Membrana

Dominio de tirosina quinasa

Sitios de autofosforilación

Figura 2-15. Unión del factor de crecimiento epidérmico a su receptor y dimerización.

Familia del factor de crecimiento derivado de las plaquetas

La familia del factor de crecimiento derivado de las plaquetas (PDGF, *platelet-derived growth factor*) presenta actividad mitogénica para los fibroblastos, las células musculares y algunos otros tipos celulares, sobre todo de origen mesenquimatoso. Junto con los factores de crecimiento del endotelio vascular (VEGF, *vascular endothelial growth factor*) forman una familia caracterizada por la conservación de un dominio de factor de crecimiento conocido como PDGF/VEGF. Originalmente, el PDGF se aisló de la sangre, siendo los gránulos α de las plaquetas un lugar de almacenamiento mayoritario.

Numerosos estudios han demostrado que los PDGF y sus receptores son mitógenos obligados en el desarrollo embrionario y críticos par la fisiología del adulto. Hasta ahora se han identificado cuatro miembros de la familia, denominados PDGF-A, PDGF-B, PDGF-C y PDGF-D.

Estructura

Los PDGF clásicos, denominados PDGF-A y PDGF-B, son una familia de homodímeros y heterodímeros de cadenas polipeptídicas de tipo A y B unidas por puentes disulfuro. Estos restos de cisteína también se conservan en los VEGF. Los PDGF se unen a receptores de tipo tirosina quinasa, PDGFR-α y PDGFR-β.

La estructura tridimensional del homodímero PDGF-BB no sólo es similar a la del VEGF, sino que también muestra una gran similitud con el TGF-β y con el factor de crecimiento neural (NGF, *nerve growth factor*).

Los nuevos PDGF-C y PDGF-D son polipéptidos que comparten con el resto de la familia un dominio VEGF/PDGF y que presentan un dominio típico de subcomponentes del complemento y de las proteínas morfogénicas óseas, denominado dominio CUB, en el extremo N-terminal. Este dominio modula la actividad de dichos factores de crecimiento. Los homodímeros del PDGF-C presentan una elevada afinidad por el PDGFR-α, mientras que los del PDGF-D lo hacen por el PDGFR-β. La **figura 2-16** muestra un esquema de los PDGF y sus receptores.

Biosíntesis

Tanto la cadena A como la B son sintetizadas en forma de moléculas precursoras que sufren un proceso proteolítico posterior en el extremo amino terminal, y, en el caso de la cadena B, también en el extremo carboxilo; las cadenas no están glicosiladas, y tanto los cultivos de células como las plaquetas humanas presentan tres isoformas (AA, BB y AB), lo que indica que el ensamblaje de los dímeros de PDGF ocurre al azar.

Los genes de las cadenas A y B se localizan en los cromosomas 7 y 22, respectivamente, y están organizados de forma similar en siete exones. Los genes correspondientes a los PDGF-C y PDGF-D están localizados en los cromosomas 4q32 y 11q22.3 y tienen estructuras muy similares a los de los factores A y B, en términos de número y tamaño de los exones; el PDGF-C tiene seis exones, y el PDGF-D, como los clásicos A y B, siete exones.

La expresión de PDGF aumenta en respuesta a estímulos externos, como la tensión de oxígeno, la trombina o la estimulación de la célula con varios factores de crecimiento o citoquinas. La expresión de PDGF-A también aumenta de manera fisiológica en el músculo uterino durante la gestación. La mayoría de las células que expresan PDGF sintetizan tanto la cadena A como la B, pero la expresión de ambas está regulada independientemente tanto en la transcripción como en la postranscripción. En ambos genes, la transcripción se regula por elementos positivos y negativos.

Los PDGF no sólo interaccionan con moléculas de la matriz extracelular, sino con proteínas solubles. Como otras citoquinas, el PDGF-BB, pero no el PDGF-AA, se une a la α_2-macroglobulina, regulando la cantidad disponible para la interacción con los receptores.

Efectos biológicos

Las tres combinaciones de receptores originan transducciones de señales que se solapan, pero que no son idénticas. Los receptores homodiméricos α y β transducen potentes efectos mitogénicos. Asimismo, la activación del los receptores β estimula la quimiotaxis de varios tipos celulares, mientras que la de los receptores α inhibe la quimiotaxis de fibroblastos y células del músculo liso, pero estimula la de otros tipos celulares. Los PDGF actúan también reorganizando la actina y previniendo la apoptosis.

Los PDGF desempeñan funciones importantes durante la embriogénesis, particularmente en el desarrollo de los riñones, los vasos sanguíneos, los pulmones y el SNC. En

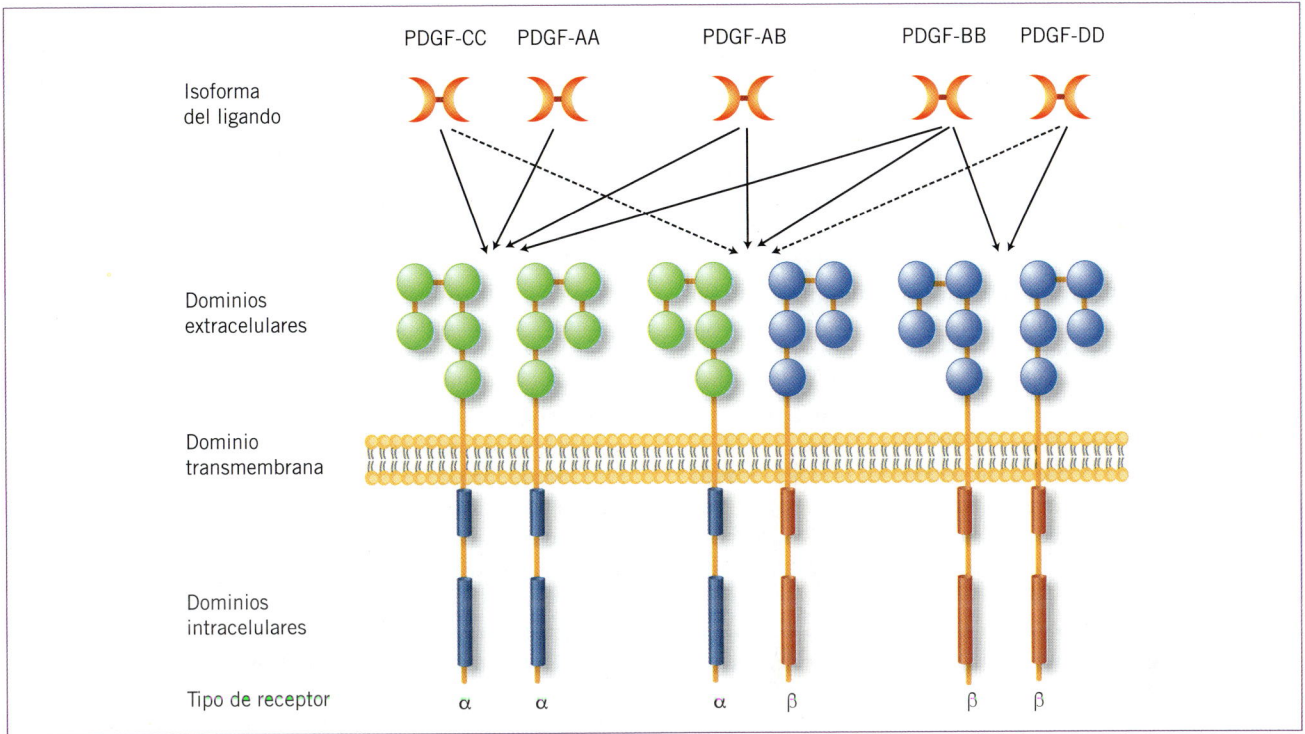

Figura 2-16. Ligandos y receptores de la familia del factor de crecimiento derivado de las plaquetas (PDGF). Las líneas continuas representan la preferencia de unión del ligando por el receptor correspondiente. Las líneas discontinuas representan una probabilidad de unión menor al ligando correspondiente.

estos órganos, las células del tejido conectivo, incluyendo las células mesangiales, las células pericelulares de los vasos, los fibroblastos alveolares y las células gliales, dependen de la presencia de los PDGF. Asimismo, la actividad de los PDGF es esencial para la formación de nuevos tejidos, siendo fundamental en los procesos de curación de las heridas.

La inactivación de estos factores de crecimiento o de sus receptores conduce a la muerte del feto, lo que indica su importancia en el desarrollo. Los animales con el PDGF-A alterado presentan defectos en la formación de los alvéolos, coincidiendo con la falta de células del músculo liso, anormalidades en los oligodendrocitos, la piel y los folículos pilosos, dismorfogénesis de las vellosidades intestinales y pérdida de las células de Leydig en los testículos. La delección del gen del PDGF-B genera un fenotipo caracterizado por la pérdida de células mesangiales de los glomérulos renales, aumento de tamaño y trabeculación del corazón, ausencia de vasos sanguíneos pericelulares y dilatación y aneurisma en los grandes vasos. La inactivación del gen PDGFR-α conduce a un fenotipo embriónico letal, en comparación con la delección de los genes correspondientes a los PDGF-A y PDGF-B.

En el adulto, la actividad incrementada de los PDGF se asocia a varias enfermedades, como fibrosis, aterosclerosis y tumorogénesis. Así, existe actividad incrementada de estos factores en los glioblastomas y los sarcomas, además de en la fibrosis pulmonar, renal y hepática, y en la mielofibrosis.

En los tejidos humanos, el PDGF-C se expresa en muchos órganos en cantidad elevada, sobre todo en el corazón, el páncreas, el riñón y los ovarios. La expresión del PDGF-D es usualmente mucho más pequeña que la del PDGF-C y éste se coexpresa con los PDGF-A y PDGF-B. Estos factores presentan varias isoformas, dependiendo del tejido, que se corresponden con, al menos, tres transcritos de diferente tamaño. La sobreexpresión del PDGF-C en el corazón causa hipertrofia cardíaca y fibrosis, debido a la expansión de los fibroblastos del intersticio cardíaco. Por lo tanto, este factor parece estar implicado en la fisiopatología de algunas alteraciones cardíacas. Además, el PDGF-C, en oposición al factor A, es un potente factor angiogénico de la córnea.

Todos los PDGF están relacionados estructuralmente con el oncogén *v-sis* del virus del sarcoma de los simios, aunque es el PDGF-B el que exhibe una mayor actividad transformante, cuando se une al PDGFR-β. No obstante, toda la familia de factores PDGF actúa de forma autocrina en la estimulación del tumor y de forma paracrina en las células circundantes al tumor. Como los PDGF-A y PDGF-B, los PDGF-C y PDGF-D se expresan también en numerosos tumores y líneas celulares tumorales.

Receptores y mecanismo de acción

Las isoformas de los PDGF ejercen sus efectos por interacción con dos receptores de tirosina quinasa relacionados estructuralmente, denominados PDGFR-α y PDGFR-β. Cada uno de ellos contiene cinco dominios de tipo inmunoglobulina, un dominio transmembrana y dos dominios intracelulares, uno de ellos con actividad tirosina quinasa (**Fig. 2-16**). Las estructuras de estos receptores presentan similitud con la de otros receptores de factores de crecimiento, como el del factor estimulante de colonias 1 y el SCF.

Los receptores no se encuentran distribuidos uniformemente en la membrana celular, sino que se concentran en las caveolas, invaginaciones de la membrana implicadas en los procesos de endocitosis.

El gen del receptor α está situado en el cromosoma 4, cercano a los genes del receptor del SCF, y el del receptor β, en el cromosoma 5, cercano al del receptor del factor estimulante de colonias 1.

Como los PDGF son dímeros, se unen a dos moléculas de receptor de manera simultánea, haciendo que los receptores también se unan como dímeros. El receptor α se une tanto a la cadena A como a la B, mientras que el receptor β sólo se une a la cadena B. Por lo tanto, el PDGF-AA induce la formación de receptores αα; el PDGF-AB, receptores αα o αβ, y el PDGF-BB, receptores ββ (**Fig. 2-16**).

La unión de los PDGF a sus receptores provoca la autofosforilación del receptor en el dominio de tirosina quinasa, aumentando la eficiencia catalítica de las quinasas. Por otra parte, la fosforilación de otros restos de tirosina localizados fuera del dominio quinasa crea nuevos sitios de unión para otras moléculas que contienen dominios SH2, algunas de ellas con actividad enzimática, como la fosfatidilinositol-3-quinasa, la fosfolipasa C, la familia Src de tirosinas quinasas, la tirosina fosfatasa SHP-2 y una GTPasa activadora del gen *Ras*; otras moléculas no tienen actividad enzimática, como Grb2 y Grb7. A los receptores activados también se unen factores de transcripción de la familia STAT.

La interacción de los receptores activados con diferentes moléculas hace que aparezcan varias vías de señalización intracelular y, por consiguiente, diferentes respuestas celulares. La señalización es modulada de manera positiva y negativa, en la parte extracelular, por la interacción con las moléculas de la matriz, e intracelularmente a través de las diferentes vías de transducción de señales.

La unión de los receptores a los ligandos provoca la internalización celular en forma de endosomas. El complejo ligando-receptor se disocia y el receptor se recicla de nuevo a la membrana plasmática o, alternativamente, es digerido por los endosomas fusionados con los lisosomas. Esta última vía es la más habitual.

Familia de los factores de crecimiento de los fibroblastos

La familia de los factores de crecimiento de los fibroblastos (FGF, *fibroblast growth factors*) comprende un grupo creciente de polipéptidos relacionados estructuralmente y que tienen actividad mitogénica; hoy en día, se conocen 16 miembros. Junto al FGF ácido (FGF-1) y el FGF básico (FGF-2), descubiertos en un principio, se encuentran los productos de los protooncogenes *int-2* (FGF-3), *hst* (FGF-4), *FGF-5* (FGF-5) y *FGF-6* (FGF-6), el factor de crecimiento de los queratinocitos (KGF o FGF-7), el factor de crecimiento inducido por andrógenos (AIGF o FGF-8), el factor activador de la glía (GAF o FGF-9), el factor de crecimiento de los fibroblastos (FGF-10) y otros factores homólogos hasta un total de 16.

La familia de los FGF tiene una distribución ubicua en todos los tejidos, y sus miembros están implicados en el desarrollo y la homeostasis tisular en los adultos. Los FGF también promueven la progresión del cáncer, no sólo por sus efectos mitogénicos y angiogénicos, sino por su participación en el desarrollo de las metástasis.

Su acción en las células está mediada por receptores tirosina quinasa de alta afinidad (FGFR) y por una clase de receptores de baja afinidad constituidos por proteoglicanos de heparán sulfato. Se han descrito cuatro FGFR.

Cuando el FGF se une a la superficie celular induce la dimerización de los FGFR, la activación subsiguiente de los dominios de tirosina quinasa y la autofosforilación de los dominios citoplasmáticos de dichos receptores. Las tirosinas fosforiladas son reconocidas por transductores de señales que contienen dominios SH2, lo que provoca la unión de las enzimas diana, como la fosfolipasa C. La formación de complejos con otras proteínas, como Grb2 y SOS, da lugar al reclutamiento de la proteína del oncogén Ras en la membrana plasmática.

La activación de los FGFR genera una serie de respuestas celulares, que incluyen la proliferación, la migración y la diferenciación. Los FGF inducen más de un efecto biológico sobre la misma célula. Así, actúan sobre las células endoteliales, promoviendo simultáneamente su proliferación y migración, lo que contribuye a la angiogénesis. Otros ejemplos de la intervención de los FGF en la migración celular lo constituyen la migración del mesodermo del embrión y la curación de las heridas.

El KGF parece actuar específicamente sobre las células epiteliales, estimulando su proliferación, migración y diferenciación. Debido a estas propiedades se estima que este factor desempeña un papel crucial en los procesos de reparación tisular, y su potencial terapéutico es enorme.

Familia de factores de crecimiento relacionados con la angiogénesis: factor de crecimiento del endotelio vascular, angiopoyetinas y efrinas

La angiogénesis es un proceso multifactorial que da lugar a la formación de nuevos vasos sanguíneos a partir de vasculatura preexistente. En este proceso intervienen numerosos factores, que provocan varias señales moleculares, las cuales estimulan la proliferación, migración y ensamblaje de las células endoteliales, así como el reclutamiento de células perivasculares y el remodelado de la matriz extracelular.

Los mediadores clave en la angiogénesis son la familia de receptores de tirosina quinasa de las células endoteliales, denominados RTK (*receptor tyrosine kinase*). Éstos incluyen las familias de receptores de VEGF, de angiopoyetinas, denominados Tic-2, y de efrinas (Eph), denominados Eph RTK. Como se indicó antes, el VEGF está emparentado con los PDGF y comparte con ellos muchos efectos biológicos.

La familia de Eph RTK es la más grande conocida hasta la fecha, ya que consiste en, al menos, 14 receptores diferentes, divididos en dos subclases (A y B) y 8 ligandos. Los receptores de las Eph representan una familia especial, ya que se unen a ligandos que no son solubles, sino que están en la superficie de las células. Así, las Eph son proteínas globulares ancladas a la membrana celular mediante glicosilfosfatidilinositol o un dominio transmembrana, que interaccionan con los receptores A y B, respectivamente. En el caso de las

Eph, su unión a los receptores no provoca la proliferación celular, sino la adhesión a matrices extracelulares y la migración de varios tipos celulares, por lo que pueden ser consideradas como un tipo particular de quimioquinas.

La expresión de Eph está regulada por la acción de otras citoquinas, como el factor de necrosis tumoral alfa [TNF-α] la interleuquina 1 [IL-1] y el VEGF, o por antígenos microbianos del tipo de los lipopolisacáridos. Por ejemplo, el VEGF induce la expresión de la EphA1, y el bloqueo del receptor de ésta inhibe la supervivencia de las células endoteliales, así como la migración y la angiogénesis de la córnea *in vivo*, lo que indica que la activación del receptor EphA es necesaria para la angiogénesis mediada por VEGF.

Familia de proteínas morfogénicas óseas y factores de crecimiento transformante beta

La superfamilia de las proteínas morfogénicas óseas (BMP, *bone morphogenetic proteins*) está ampliamente representada en el reino animal y consiste en más de 60 miembros que, filogenéticamente, pueden dividirse en dos grandes grupos: el primero, constituido por las isoformas del TGF-β y de las activinas y las inhibinas, y el segundo, constituido por las BMP propiamente dichas y los factores de diferenciación del crecimiento (GDF, *growth differentiation factors*). Éstos pueden subdividirse en varios subgrupos, en función de su similitud en las secuencias de aminoácidos y su relación con la evolución y la conservación desde los organismos primitivos.

Los miembros de esta superfamilia son moduladores clave de la proliferación y la diferenciación celulares e intervienen en la regulación de la síntesis de las proteínas de la matriz extracelular y en la apoptosis. Asimismo, desempeñan un papel fundamental en el crecimiento y el desarrollo prenatal y posnatal, así como en el remodelado óseo y el mantenimiento de la integridad de numerosos órganos y tejidos. Por otra parte, el TGF-β desempeña un papel imprescindible en el sistema inmunitario. En el caso de las BMP, los miembros de la familia son conocidos por otros nombres: por ejemplo, la osteogenina (BMP-3), la proteína osteogénica 1 o OP-1, y la proteína morfogenética derivada del cartílago 1 (BMP-14).

Estructura

Las características estructurales comunes de esta familia de citoquinas son las siguientes:

1. El ligando funcional es un homodímero o un heterodímero constituido por dos cadenas peptídicas unidas por un puente disulfuro, denominadas monómeros.

2. Cada monómero contiene una secuencia N-terminal necesaria para la secreción y un precursor peptídico de, aproximadamente, 300 aminoácidos.

3. La estructura de cada monómero contiene un dominio C-terminal con siete cisteínas muy conservadas a lo largo de la evolución. Una de ellas es utilizada para la formación del puente disulfuro entre cadenas, y las otras están implicadas en la formación de un anillo intramolecular conocido como configuración en «lazo de cisteínas». Dicha

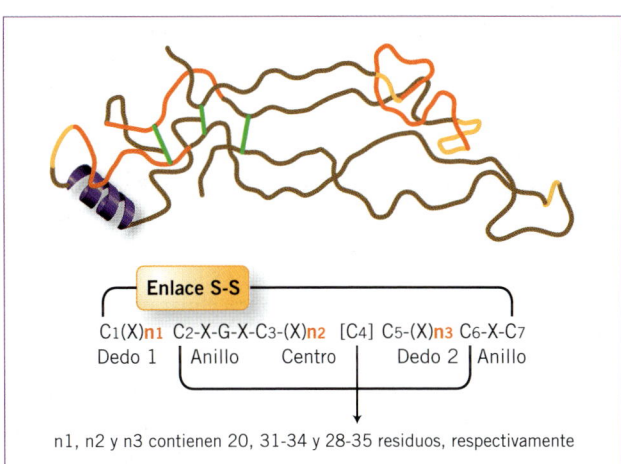

Figura 2-17. Estructura de la familia de factores de crecimiento transformante beta (TGF-β).

configuración obliga a la exposición de restos hidrofóbicos al agua y previene que la molécula adquiera una conformación típica de estructura globular, lo que conduce a la formación de dímeros estables en forma de mariposa (**Fig. 2-17**). Este motivo estructural también se encuentra en otras familias de citoquinas, como el PDGF, el NGF y la IL-17.

En el caso de las BMP se conservan las secuencias de especies de mamíferos diferentes. Por ejemplo, en el ratón, la rata y la especie humana, las BMP-10 y BMP-11 son idénticas.

Efectos biológicos

La alteración de la actividad de los los miembros de la superfamilia de las BMP se traduce en una amplia variedad de manifestaciones clínicas, como crecimiento de células tumorales, fibrosis, defectos del esqueleto y enfermedades autoinmunes.

El TGF-β tiene una función crítica en el sistema inmunitario, especialmente como inmunorregulador negativo, suprimiendo la proliferación y la producción de citoquinas por los linfocitos y macrófagos. Asimismo, potencia la inflamación y es quimiotáctico para los neutrófilos y monocitos. Además, el TGF-β desempeña un papel esencial en el desarrollo de la tolerancia oral a los antígenos.

Como se deriva de su nombre, las BMP inician, promueven y regulan el crecimiento, el desarrollo, la reparación y el remodelado óseos. Por otra parte, y con independencia de su papel en la morfogénesis ósea y del cartílago, las BMP están involucradas en el crecimiento y el desarrollo prenatal del ojo, el corazón, el pulmón, el riñón, la piel y otros tejidos.

Los usos potenciales de las BMP en el tratamiento de algunas enfermedades del cartílago han hecho que la investigación sobre el papel de las BMP aumente y que se extiendan sus aplicaciones. Algunas de ellas, como las BMP-2 y BMP-7, se utilizan en la reparación de tejidos óseos dañados. Por ejemplo, recientemente, se ha desarrollado un sustituto de implante óseo, denominado OP-1TM, constituido por BMP-7 humana recombinante, combinado con colágeno óseo bovino, que ha sido aprobado por la *Food and Drug*

Administration de Estados Unidos para el tratamiento de las fracturas que no curan después de un período de tiempo normal. Las aplicaciones de otras BMP en ortopedia y ortodoncia aumentan día a día.

Receptores y mecanismo de acción

La característica estructural más importante de los receptores de la superfamilia de las BMP es la existencia de un motivo estructural en el dominio extracelular que se asemeja a tres dedos de una mano. Además, hay un dominio transmembrana simple y un dominio intracelular con actividad de serina-treonina quinasa. Existen dos tipos de receptores, denominados I y II, que se distinguen por la secuencia conservada de los dominios de quinasa y por una región junto a la membrana de glicina-serina, en el caso del receptor tipo I, que es fundamental para su activación. A su vez, los receptores de tipo I se subdividen en tres subgrupos, en función de las interacciones con los ligandos dominantes, y los de tipo II, en seis subgrupos, los cuales se unen fundamentalmente a activina, BMP y GDF.

La **figura 2-18** muestra el proceso de unión de los diferentes ligandos de la superfamilia de los BMP (BMP/GDP, activinas y TGF-β) a sus receptores y las cascadas de señalización que desencadenan. Después de la unión del ligando, los receptores de tipo II (en color naranja en la figura) fosforilan a los receptores de tipo 1 (en color azul en la figura) y reclutan unas proteínas denominadas Smad (proteína análoga de Sma de *Caenorhabditis elegans* y de Mad de *Drosophila melanogaster*) reguladas por receptor (Smad-1, Smad-5 y Smad-8 [vía azul] y Smad-2 y Smad-3 [vía naranja]). Las Smad fosforiladas reclutan a una partícula mediadora, denominada Smad-4, y se translocan al núcleo como trímero. Estos trímeros interaccionan con la maquinaria de la remodelación de la estructura de la cromatina y permiten la expresión de numerosos genes implicados en el desarrollo y la morfogénesis tisular. Las vías de señalización descritas pueden ser antagonizadas por varios mecanismos, que incluyen la neutralización de los

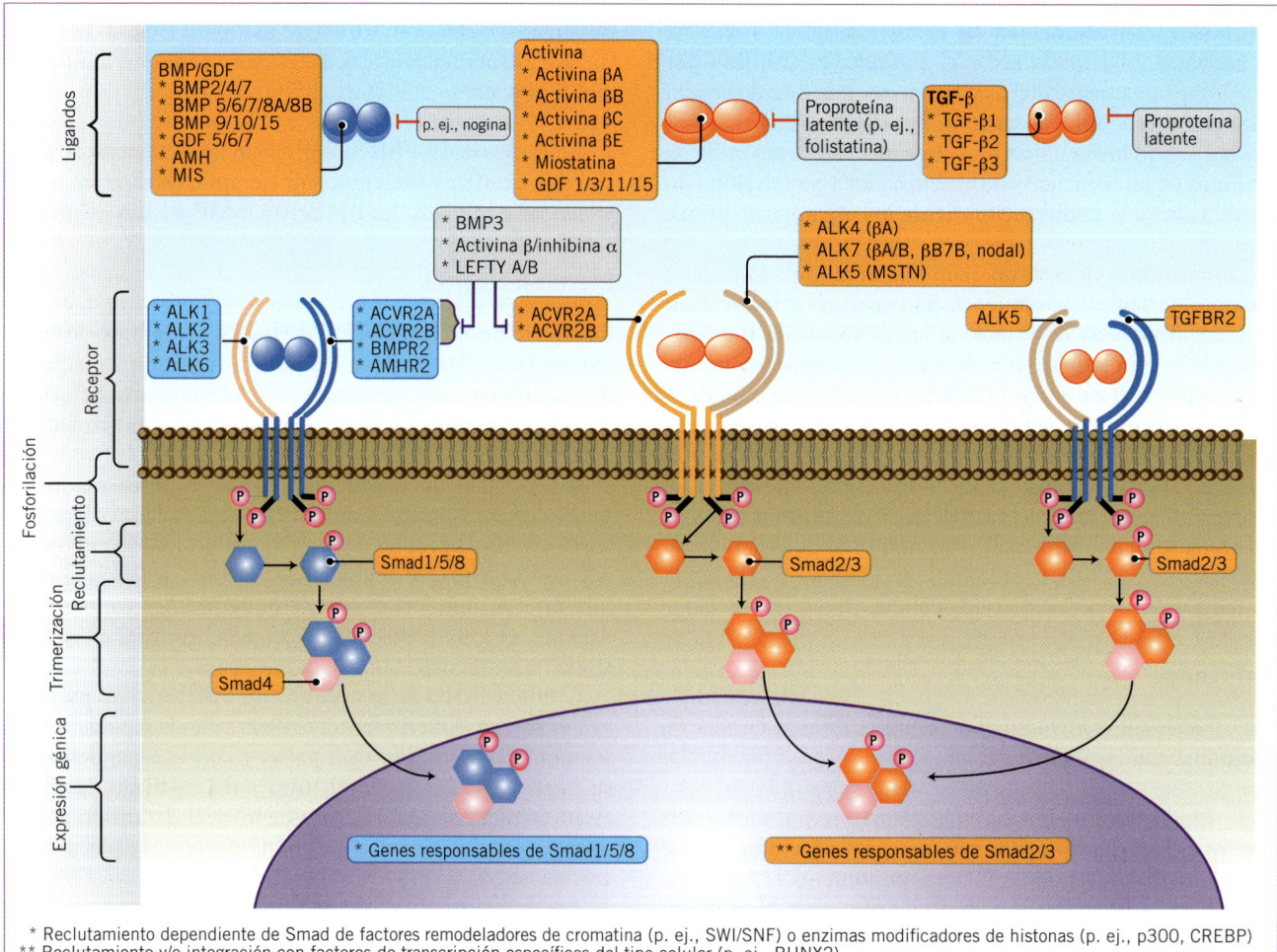

Figura 2-18. Ligandos, receptores y vías de señalización de la superfamilia de las proteínas morfogénicas óseas (BMP/GDP, activinas y factores de crecimiento transformante β). ACVR: receptor de activinas; ALK: receptores quinasa análogos de activinas; AMH: hormona antimulleriana; AMHR2: receptor 2 de AMH; BMPR: receptor de BMP; CREBP: proteína de unión a elementos de respuesta de cAMP ; GDF: factor de diferenciación del crecimiento; MIS: sustancia inhibidora de Muller; MSTN: miostatina; p300: proteína de unión E1A; RUNX2: factor de transcripción 2 relacionado con el dominio de DNA Runt (retinoblastoma); Smad: proteína análoga de Sma de *Caenorhabditis elegans* y de Mad de *Drosophila melanogaster*; SWI/SNF: complejo remodelador del nucleosoma *(switch/sucrose non fermentable)*;TGF-β: factor de crecimiento transformante beta; TGFBR: receptor TGF-β. (Adaptado de Salazar y cols., 2016).

ligandos mediante trampas como la nogina (neutralización de las BMP) o la folistatina (neutralización de las activinas), secreción de ligandos latentes que se unen a los propéptidos (neutralización de los TGF-β) y unión de ligandos no señalizadores como el BMP3, dímeros de activina β/inhibina α o monómeros de unas proteínas denominadas LEFTY (inhibición de la acción de BMP/GDP y de activinas).

Sistema de factores de crecimiento análogos de la insulina

Los IGF, también denominados somatomedinas, son polipéptidos que regulan el crecimiento, la diferenciación y la supervivencia de numerosos tejidos y tipos celulares. El sistema de IGF incluye ligandos –como IGF-1 e IGF-2–, receptores –como IGF-1R e IGF-2R–, proteínas de unión a IGF (IGFBP, *insulin-like growth factor binding protein*) 1 a 7 y proteasas de IGFBP. Este sistema regula el crecimiento prenatal y posnatal, así como el establecimiento y mantenimiento del estado diferenciado de las células a través de procesos de señalización celular endocrina, paracrina y autocrina.

Todos los componentes del sistema IGF se encuentran tanto en el SNC como en los tejidos periféricos. Los IGF y las IGFBP se sintetizan localmente en el SNC, pero también pueden proceder de la circulación sistémica. Así, parece que existe un sistema de transporte de IGF al cerebro. Los receptores de los IGF se encuentran en todas las regiones del cerebro y en otros tejidos periféricos, como el tejido muscular y el tejido adiposo.

La influencia del sistema IGF sobre algunos parámetros que intervienen en la reproducción –particularmente, sobre la hormona liberadora de la gonadotropina (GnRH), un decapéptido hipotalámico que regula la liberación de gonadotropina por la hipófisis, y sobre el crecimiento, a través de su acción mediadora de la GH y de otras hormonas, como los glucocorticoides, las hormonas tiroideas y la insulina– explica la importancia de este sistema para el organismo.

Estructura

El IGF-1 está constituido por una sola cadena polipeptídica de 70 aminoácidos que contiene tres puentes disulfuro intracatenarios, los cuales dan a la molécula la forma de un bucle similar al formado por la proinsulina. Los residuos 1 a 29 del IGF-1 presentan grandes homologías con los residuos 2 a 30 de la cadena B de la insulina, mientras que los residuos 42 a 62 son homólogos de los aminoácidos 1 a 21 de la cadena A de esta hormona. Por el contrario, no existe ninguna analogía entre el péptido de conexión (péptido C) de la proinsulina y la parte correspondiente de IGF-1.

El IGF-2 está constituido por 67 aminoácidos de los cuales 45 son idénticos a los de IGF-1. La principal diferencia es su punto isoeléctrico, neutro, mientras que el del IGF-1 es básico.

Biosíntesis

La síntesis de IGF-1 durante la vida adulta se produce, preferentemente, en el hígado, pero también es sintetizado,

en menor grado, en un gran número de tejidos y órganos, como intestino, riñón, pulmón, corazón, testículos y SNC. Sin embargo, durante el desarrollo fetal, casi todos los tejidos tienen la capacidad de sintetizar este factor de crecimiento. Algo similar ocurre con el IGF-2, cuya expresión disminuye al aumentar la edad fetal en todos los tejidos, excepto el cerebro, donde se expresa de forma predominante en las células gliales, las leptomeninges y los plexos coroideos.

Los genes que codifican para IGF-1 y IGF-2 se encuentran en los cromosomas 12 y 11, respectivamente. En este último cromosoma se halla también el gen que codifica para la insulina. El gen de IGF-2 codifica para un polipéptido precursor de 180 aminoácidos, denominado prepro-IGF-2, en el que la secuencia correspondiente al IGF-2 maduro de 67 aminoácidos está comprendida entre los aminoácidos 25 y 92. Los aminoácidos 1 a 24 constituyen la secuencia señal, y los residuos 93-180, una extensión C-terminal, cuyo papel no es bien conocido. El gen de IGF-1 codifica para un precursor de 130 aminoácidos, en el que la secuencia señal de 25 aminoácidos precede a los 70 residuos de aminoácidos del factor de crecimiento.

El bloqueo de la expresión de IGF-1 y el de su receptor conduce a un grave retraso del crecimiento prenatal y posnatal, con una afectación importante del crecimiento del esqueleto y el tejido muscular. Por otra parte, la manipulación del gen de IGF-2 en ratones ha permitido observar que la represión génica, del orden de 10 veces, provoca un retraso en el crecimiento intrauterino de, aproximadamente, 40 %, mientras que la sobreexpresión genera un crecimiento somático excesivo. Así pues, parece que el IGF-2 es esencial para el crecimiento embrionario y el IGF-1 para el desarrollo de estadios fetales posteriores.

La síntesis de IGF-1 está regulada por el aporte dietético energético y proteico, y, a partir del año de vida, de una forma clara por la GH. En efecto, el IGF-1 se ha propuesto como mediador de los efectos de la GH, para promover el crecimiento en longitud del organismo. Además, en otros tejidos –como gónadas, glándulas suprarrenales y hueso–, sus hormonas tróficas específicas gonadotropinas –ACTH, parathormona y vitamina D–, respectivamente, también estimulan su síntesis. Los niveles plasmáticos disminuyen tras el ayuno agudo y, de una forma crónica, en las situaciones de malnutrición, siendo la disminución del aporte de aminoácidos, la hipoinsulinemia y cierto grado de resistencia periférica a la acción de la GH los responsables de esos cambios. Se encuentran niveles elevados de IGF-1 en la obesidad y disminuidos en la desnutrición.

Los IGF circulan en sangre unidos a proteínas de transporte (IGFBP), de las cuales se han identificado seis. El 80 % se encuentra en forma de complejos ternarios unidos a la IGFBP3 y a otra glucoproteína, denominada unidad ácido-lábil, mientras que el resto se encuentra en forma de pequeños complejos unidos a cualquiera de las otras IGFBP. Dado que no se conoce el sitio de almacenamiento tisular de estos factores, es probable que los complejos circulantes representen por sí solos las reservas. De las seis IGFBP identificadas, la 1, la 2 y la 3 presentan una regulación nutricional.

Efectos biológicos

El conocimiento de la existencia de los IGF se remonta a 1957, cuando se reconoció por primera vez su efecto estimulante relacionado con la incorporación de sulfato en los proteoglicanos del cartílago. En efecto, los IGF estimulan la proliferación de los condrocitos y los fibroblastos en cultivo. Sin embargo, el efecto mitogénico es poco acentuado cuando estos efectores se añaden solos al medio de cultivo. No obstante, en presencia de otros factores, como el PDGF, se alcanzan los efectos plenamente.

Además de los efectos mitogénicos, los IGF poseen efectos metabólicos que tienden a aumentar el crecimiento. Por ejemplo, estimulan el transporte de aminoácidos y la síntesis de proteínas en las células musculares lisas, la síntesis de colágeno y de proteoglicanos en los condrocitos y la síntesis de colágeno y de otras proteínas en los cultivos de tejido óseo.

Por su similitud estructural con la insulina, los IGF son capaces de reproducir parte de sus efectos metabólicos, en particular la estimulación del transporte y la degradación de la glucosa, así como la síntesis de glucógeno y la lipogénesis. No obstante, la fijación de los IGF a las proteínas de transporte IGFBP hace que no puedan interaccionar con el receptor insulínico, lo que explica que estos factores no sean responsables más que de una muy pequeña parte de los efectos metabólicos de la insulina (1-2 %).

En numerosas especies, incluidos la rata y los primates, los niveles séricos de IGF-1 aumentan durante la pubertad. Al parecer, el IGF-1 influencia el eje hipotálamo-hipofisario, facilitando los cambios asociados a la liberación de gonadotropinas y actuando como un indicador metabólico de madurez sexual.

Receptores y mecanismo de acción

La GH estimula la síntesis y secreción de IGF-1 e IGFBP-3 en el hígado y también actúa sobre otros tejidos, estimulando la liberación y acciones autocrina y paracrina del IGF-1. Así, la GH es un estimulante primario de la secreción de IGF-1.

El IGF-1 tiene acciones similares a las de la insulina, favoreciendo la entrada de glucosa en el tejido adiposo y en el músculo, aunque sus efectos hipoglucemiantes no son significativos en condiciones fisiológicas, ya que, como se ha indicado antes, circula en plasma unido a proteínas de transporte, siendo la fracción libre inferior al 1 %. Los IGF son capaces de acoplarse a los receptores de la insulina presentes en los adipocitos y las células musculares, y a los receptores específicos. Así, los efectos metabólicos de tipo insulínico se deben a la fijación sobre el receptor de insulina, mientras que sus efectos mitogénicos están ligados a la fijación sobre los receptores específicos.

Se han purificado dos tipos de receptores específicos de IGF-1 e IGF-2. El IGFR-1 es una glucoproteína formada por dos subunidades α y dos subunidades β, dispuestas en una posición muy parecida al receptor de la insulina. Las subunidades β se autofosforilan después de la fijación del ligando, al igual que ocurre con el receptor de insulina. El IGF-2R es netamente diferente, ya que está formado por una única glucoproteína de elevado peso molecular.

Como reguladores de la secreción de GnRH y de gonadotropinas, los IGF, tanto los sintetizados en el hipotálamo y en la hipófisis como los derivados de la circulación sistémica, interaccionan con los receptores específicos de las células gliales. En estas células, la interacción del IGF-1 con el IGFR-1 activa una vía de señalización de mitógenos del tipo ras/raf, mediada por una cascada de MAPK, que finaliza con el aumento de expresión de GnRH. El IGF-1 también actúa en la hipófisis anterior, estimulando la secreción de gonadotropina, LH y hormona estimulante de los folículos.

Por otra parte, los IGF desempeñan un papel fundamental en la regulación de la síntesis de las hormonas esteroides, ya que aumentan la expresión de enzimas implicadas en la esteroidogénesis a través de la inducción de la ACTH, un efecto mediado por una cascada de señales en la que interviene el AMP cíclico. Asimismo, el sistema IGF influye en la expresión de enzimas involucradas en la síntesis catecolaminas en el SNC, que, a su vez, están relacionadas con la regulación de la síntesis de gonadotropinas. Además, el IGF-1 aumenta la expresión de la tirosina hidroxilasa, la dopamina β-hidroxilasa y la feniletanolamina-N-metiltransferasa en las células cromafínicas de la médula suprarrenal por una vía de señalización en la que está implicada la proteína quinasa A.

Los glucocorticoides modulan los niveles de IGF, IGFBP e IGFR. Así, la secreción de cortisol mediada por situaciones de estrés tiene un efecto inhibidor de la secreción de IGF-1 y de testosterona en el organismo humano. Además, el cortisol reprime la síntesis de IGF-2R en cultivos de condrocitos. Asimismo, la exposición crónica a elevadas concentraciones de glucocorticoides hace descender usualmente las concentraciones plasmáticas de GH e IGF-1, pudiendo contribuir a las alteraciones musculoesqueléticas asociadas con algunas enfermedades crónicas.

Las hormonas tiroideas son importantes reguladores de la expresión de IGF en el período prenatal. Así, la T_3 aumenta la concentración de IGF-1 en las células hipotalámicas fetales. Además, las hormonas tiroideas regulan la expresión de IGFR-2 en la hipófisis.

Algunas citoquinas —como el TNF-α, la IL-1 y la IL-6— antagonizan la producción de IGF en los estados de enfermedad crónica, lo cual tiene un efecto negativo sobre la función reproductora y el crecimiento. Asimismo, algunos factores de crecimiento, como el TGF-β1, también ejercen efectos antagonistas sobre los IGF, ya que hacen descender el número de receptores de IGF-1, la densidad de los receptores de gonadotropina y la expresión de 17α-hidroxilasa de esteroides.

La importancia de la insulina como regulador del sistema IGF viene dada por el hecho de que, en algunas situaciones patológicas, como la diabetes mellitus, a pesar de la elevación de la GH, los niveles de IGF-1 permanecen muy bajos. Así, la insulina influencia la síntesis y secreción de IGF-1 con independencia de los efectos de la GH. Además, la insulina regula la expresión del IGF-1R.

CITOQUINAS

Las citoquinas son una amplia familia de proteínas de bajo peso molecular que se liberan, principalmente, aunque no de forma exclusiva, a partir de células del sistema inmunitario, en respuesta a microbios y lesiones tisulares, que pueden ser físicas, oxidativas o metabólicas. Las citoquinas inducen un estado de inflamación en el organismo y modulan la actividad del sistema inmunitario. Aunque se consideran fundamentalmente moduladores inmunitarios, la producción de citoquinas no se limita a las células del sistema inmunitario, sino que los fibroblastos, las células epiteliales y endoteliales, los adipocitos, los miocitos y los tejidos especializados, como el ovario, también las producen. Asimismo, varias citoquinas actúan como factores de crecimiento y conducen a la proliferación y diferenciación de una amplia gama de tipos celulares en el organismo. Las citoquinas actúan a través de receptores, y la mayor parte de ellas lo hacen localmente a distancias muy cortas, de manera paracrina, es decir, sobre células adyacentes, o autocrina, o sea, sobre la propia célula que las produce.

Las citoquinas reciben nombres genéricos que derivan de las células específicas que las producen; así, las interleuquinas son producidas por los leucocitos; las linfoquinas, por los linfocitos, y las monoquinas, por los monocitos. La nomenclatura de las citoquinas tiene muy poco que ver con sus características estructurales, por lo que en numerosas ocasiones bien se les ha asignado un número consecutivo en función del orden de descubrimiento, bien conservan nombres históricos descriptivos que, con frecuencia, son motivo de confusión. Muchas citoquinas circulan por el torrente sanguíneo; entre ellas se encuentran las de la familia del TNF, las interleuquinas, los interferones, muchos factores de crecimiento de células madre, la familia de las quimioquinas y las adipoquinas. Las quimioquinas son citoquinas que median el movimiento químicamente inducido de las células conocido como quimiotaxis o quimioatracción. Aunque todas las citoquinas influyen en las funciones de las células del sistema inmunitario, algunas también ejercen efectos metabólicos sobre el hospedador. Entre ellas se encuentran las tres citoquinas proinflamatorias clásicas, la IL-1, la IL-6 y el TNF-α.

Las citoquinas proinflamatorias ejercen efectos generalizados sobre el metabolismo, que implican alteraciones en el metabolismo de los lípidos, los hidratos de carbono y las proteínas, y existe una interacción bidireccional con el estrés oxidativo, que se mitiga con antioxidantes. Varias vías de señalización intracelular se activan por la acción de las citoquinas en las células diana; entre ellas se encuentran las vías del AMP cíclico y la proteína quinasa C y las vías que conducen a la producción de prostaglandinas y leucotrienos a partir de ácidos grasos poliinsaturados. Así pues, existen muchos niveles en los que los nutrientes y su ingesta pueden modificar la intensidad y las características de la respuesta de las citoquinas a los estímulos inflamatorios. Los primeros indicios de que el estado nutricional podía afectar a la biología de las citoquinas proceden de estudios sobre pacientes hospitalizados desnutridos, en los que los leucocitos tenían una capacidad reducida para producir citoquinas. Las elevadas tasas de mortalidad de estos pacientes sugirieron la importancia de las citoquinas en el proceso de recuperación de lesiones e infecciones. A raíz de estas observaciones se llevó a cabo un gran número de estudios en animales y seres humanos que demostraron que los ácidos grasos, los aminoácidos y los mi-

cronutrientes modifican la capacidad de los mamíferos para producir y responder a una serie de citoquinas, entre ellas la IL-1, la IL-6 y el TNF.

Superfamilia de citoquinas relacionadas con el factor de necrosis tumoral

El TNF y la linfotoxina alfa (LT-α), caracterizados originalmente por su capacidad de inducir caquexia y apoptosis en las células tumorales, son los miembros de una superfamilia de citoquinas que desempeñan un papel fundamental como mediadores de un amplio espectro de actividades biológicas. Estas actividades se relacionan con la protección del hospedador frente a patógenos mediante la inducción de inflamación. Por otra parte, los miembros de la familia del TNF ejercen efectos deletéreos en la sepsis, el desarrollo de tumores, la caquexia y las enfermedades autoinmunes. Además, algunos de ellos están implicados en el desarrollo de órganos secundarios linfoides y en el mantenimiento de la arquitectura de los tejidos linfáticos. De forma general se puede decir que la superfamilia de citoquinas TNF activa diversas vías de señalización celular para la supervivencia, la muerte y la diferenciación, que dirigen el desarrollo, la organización y la homeostasis de los tejidos linfoide, mamario y nervioso, así como de los tejidos ectodérmicos.

Estructura

Los miembros de la familia TNF incluyen ligandos unidos a la membrana o ligandos solubles segregados por diversos tipos celulares que interaccionan con uno o más receptores específicos (TNFR). Cada par ligando-receptor se considera un sistema y, actualmente, se conocen más de 40 sistemas diferentes. Aunque existe una nomenclatura racional para los genes de ligandos y receptores, el uso de nombres comunes y de acrónimos hace muy difícil su estudio generalizado. La **figura 2-19** muestra los principales ligandos y receptores de la familia TNF, así como la localización cromosómica de los genes involucrados.

Los ligandos relacionados con el TNF son proteínas transmembrana de tipo II, es decir, proteínas con el N-terminal en el lado intracelular, y un «dominio homólogo de TNF» en el extremo C-terminal. Éste se encuentra doblado en forma de sándwich, con hojas plegadas en sentido antiparalelo que se ensamblan formando trímeros, de manera que cada ligando presenta tres sitios de unión al receptor. El dominio homólogo de TNF se halla en otras proteínas, como la fracción C1q del complemento y la adiponectina, una hormona producida por los adipocitos reguladora de la acción insulínica, pero esta última se une a receptores específicos presentes, sobre todo en el hígado y el músculo.

La estructura cristalina del TNF y de la LT-α indica que estas citoquinas son activas cuando están en forma de trímeros y se asume que la mayoría de los miembros también tienen estructura trimérica. Actualmente se reconocen varias familias de factores dentro del árbol de la superfamilia TNF. La secuencia y la homología estructural del ectodominio de los ligandos y de los receptores definen a las familias. Un motivo estructural clave es el dominio rico en cisteína de los

A
Superfamilia del TNF
Ch6
LT α1 β2
TNF
LT α1 β2
Ch19
LIGHT
CD27L
4-1BBL
Ch1
FasL
OX40L
AIRTL
Ch9
TL1A
CD30N
LTβR
TNFR1
TNFR2
HVEM
CD27
4-1BB
DcR3
Fas
OX40
AIRT
DR3
CD30
TRADD
FADD
Caspasa 8
TRAF2/3/5/6
Caspasas
de ejecución
NF-κB
Apoptosis
Inflamación
Supervivencia celular

B
Superfamilia del TNF
Ch3
TRAIL
Ch13q
RANKL
BAFF
Ch17p
APRIL
TWEAK
Ch
Xq26
CD40L
ChXq12
EDA
Ch1p13,1
Ch11p13
Ch19q13,3
NGF
BDNF
NTF-3
A-1
A-2
?
?
OPG
TRAIL - R1 - R2 -R3 - R4
RANK
BAFFR
TAC
BCMA
Fn14
CD40
EDAR
XEDAR
DR6
RELT
NGFR

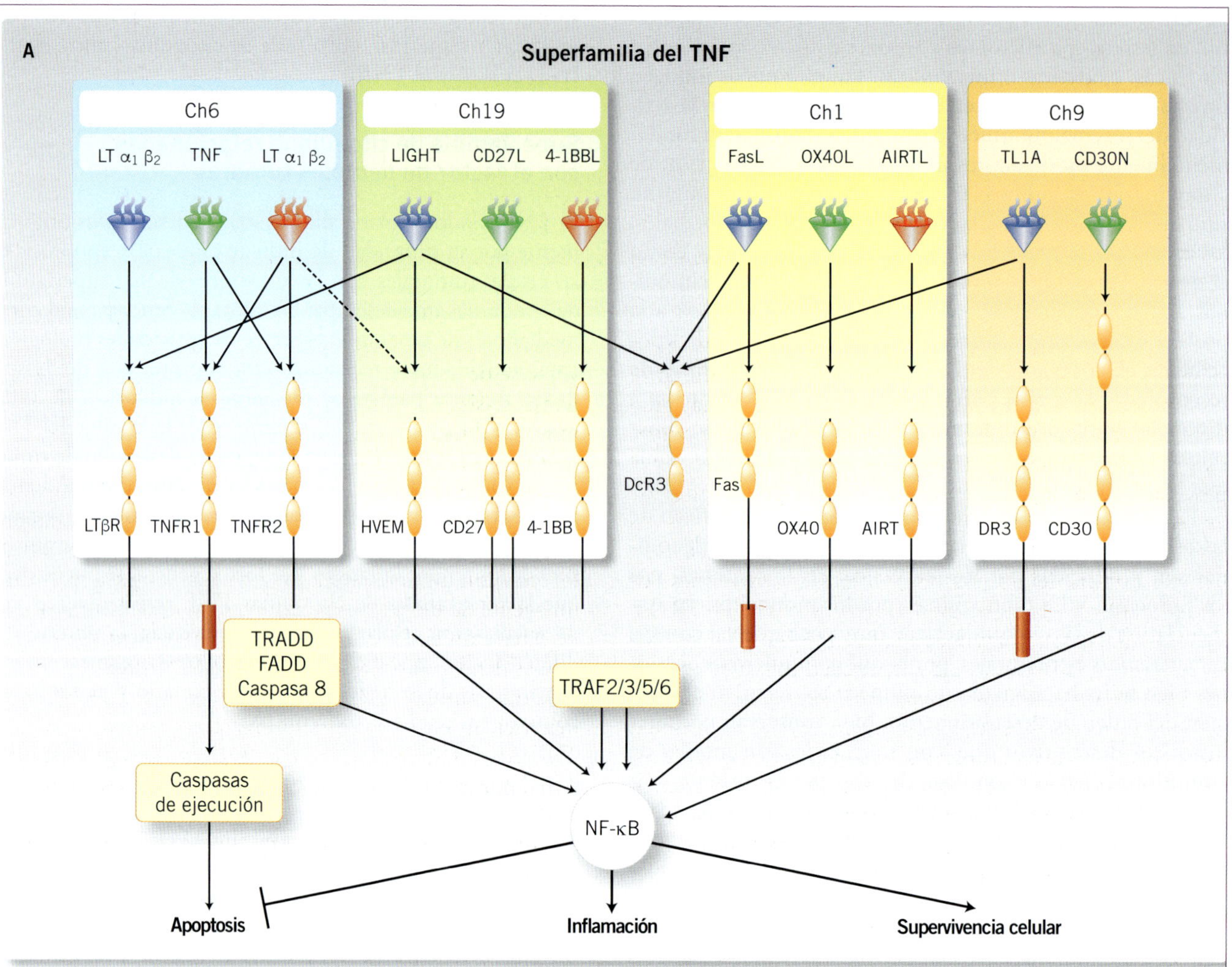

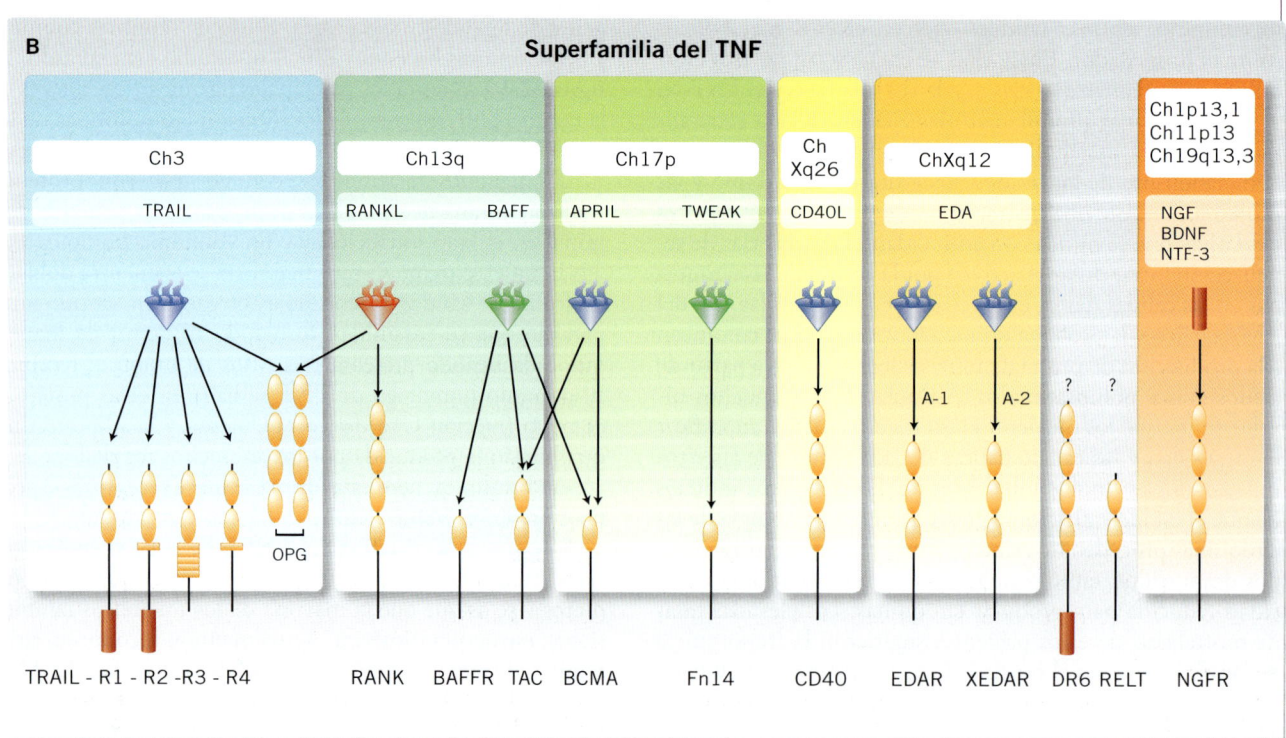

receptores formado por tres puentes disulfuro que rodean a un motivo central formado por otras tres cisteínas alternantes con otros aminoácidos, lo cual da lugar a una estructura alargada. El número de estos motivos varía desde uno a seis en los diferentes receptores.

Efectos biológicos

La inducción de TNF por estímulos patógenos induce una cascada de citoquinas proinflamatorias, quimioquinas, factores de crecimiento y adhesinas endoteliales, que reclutan y activan un amplio espectro de células en el lugar de infección o en el tejido dañado (**cap. 29**, Sistema inmunitario: inmunidad innata y adaptativa, **tomo I**). La cascada inflamatoria inducida por el TNF y sus receptores es modulada por retroinhibición y expresión de los receptores, por el procesado de los ligandos en la membrana y por la rotura de los receptores.

El TNF tiene efectos paradójicos pues es esencial para la supervivencia del hospedador frente a las infecciones por bacterias intracelulares, un efecto mediado por el TNFR1, y, sin embargo, provoca inflamación, trombosis capilar e infarto cerebral en la malaria, una enfermedad producida por el parásito intracelular *Trypanosoma cruzi*, efecto mediado por el TNFR2. Asimismo, dosis elevadas de TNF administradas localmente destruyen de forma selectiva los vasos sanguíneos de los tumores y muestran una potente acción anticancerosa. Sin embargo, la producción crónica de TNF actúa como un promotor endógeno de tumores. Estos efectos son análogos a lo que ocurre en los procesos inflamatorios. Así, el TNF provoca la muerte de las células alteradas en el tejido dañado, donde se produce la inflamación, pero también contribuye al crecimiento de los fibroblastos; puede destruir los vasos sanguíneos dañados, pero también contribuye a la angiogénesis.

El tamaño de la superfamilia TNF parece haber crecido por duplicación génica, ya que muchos de los genes de ligandos y de receptores están agrupados en *loci* discretos, lo que refleja su evolución y la conservación de sus funciones. Los TNF sólo se encuentran en los vertebrados y, dado el papel preponderante de la superfamilia TNF en la regulación de la inmunidad, la expansión de los TNF parece haber ocurrido de manera paralela a la evolución de la inmunidad adaptativa. Un ejemplo de ello es la duplicación y translocación de los genes de los TNFR agrupados en la región cromosómica 12p13 (TNFR1, LT-βR y CD27) a la región 1p36 (TNFR2, HVEM, OX40, CD 30, AITR, 4-1BB y DR3). Estos receptores se unen a ligandos de la superfamilia TNF que se encuentran en la región del complejo principal de histocompatibilidad del cromosoma 6 (TNF, LT-β y LT-α) y en las regiones paranálogas de dicho complejo de los cromosomas 1, 9 y 19 (**Fig. 2-19, A**). Las interacciones de estos ligandos y de dichos receptores regula el «estilo de vida» de las células T. Por otra parte, los sistemas OX-40 y 4-IBB

actúan como coestimulantes en la inmunobiología de los linfocitos T. Las LT desempeñan un papel fundamental en la organogénesis de los tejidos linfoides, y el sistema LIGHT interviene en la inmunidad adaptativa y en la patogénesis. Por el contrario, las citoquinas de tipo TNF que modulan la acción de las células B (CD 40, BAFF, APRIL y TWEAK) están en los cromosomas 13, 17 y X (**Fig. 2-19, B**). El papel de los sistemas TNF en el desarrollo de la inmunidad adaptativa se expone en el **capítulo 29** del **tomo I**.

La homeostasis del sistema inmunitario está controlada, en parte, por un equilibrio entre la supervivencia y la muerte celular. La complejidad de la superfamilia TNF es aún mayor si se tiene en cuenta que una parte importante de dicha homeostasis está regulada por sistemas ligando-receptores de muerte celular, como el Fas-L/FAS-CD95. Este sistema no sólo regula la apoptosis de las células inmunitarias, sino que su actuación se extiende a la angiogénesis y a la diseminación de los tumores. El sistema TRAIL de receptores de muerte celular está constituido por cuatro receptores (R1 a R4) diferentes con un único ligando, cuya función es actuar como un agente de defensa antivírica mediado por la producción de interferón en las células asesinas (NK, *natural killer*), las células dendríticas y las células T de tipo citotóxico.

Otras familias de TNF, como el sistema EDA1-EDAR, intervienen en el desarrollo del ectodermo; el sistema TWEAK-Fn14 participa en la angiogénesis, y el sistema TRANCE es un factor crítico en la morfogénesis ósea (**Fig. 2-19, B**).

Por otra parte, el TNF-α expresado en los adipocitos de los humanos está implicado en la inducción de la resistencia a la insulina en la obesidad y la diabetes de tipo 2. Este factor induce la lipólisis, inhibe la señalización de la insulina y altera el patrón de expresión de genes importantes en los adipocitos, a través de la activación del factor nuclear kappa de los linfocitos B (NF-κB), así como de la represión de la adiponectina.

Receptores y mecanismo de acción

Hasta ahora se han identificado 29 receptores de la familia TNF en los humanos. Basándose en sus secuencias citoplasmáticas y en las vías de señalización, estos receptores se han clasificado en tres grupos:

1. El primer grupo incluye los receptores Fas, TNF-R1, DR3, TRAIL-R1, TRAIL-R2 y DR6, los cuales poseen un dominio de muerte celular (DD, *death domain*) en la cola citoplasmática. La activación de estos dominios provoca el reclutamiento de moléculas adaptadoras, como FADD *(fas associated death domain)* y TRADD *(TNFR associated death domain)*. Estas moléculas activan la cascada de las caspasas, así como la apoptosis.

2. El segundo grupo incluye los receptores TNF-R2, CD40, CD30, CD27, LT-βR, Ox40, 4-IBB, BAFF-R,

Figura 2-19. Ligandos y receptores de la superfamilia del factor de necrosis tumoral (TNF). A) Parálogos del complejo principal de histocompatibilidad (MHC). B) No parálogos del MHC. BDNF: factor neurotrófico derivado del cerebro; Ch: cromosoma; FADD: *fas associated death domain*; LT: leucotrieno; NF-κB: factor nuclear kappa B; NGF: factor de crecimiento neural; NTF: neurotrofina; OPG: osteoprotegerina; TRADD: *TNFR associated death domain*; TRAF: factor asociado al receptor de TNF.

BCMA, TACI, RANK, p75NGFR, HVEM, TNFRSF18, TROY, EDAR, XEDAR, RELT y Fn14. Estos receptores contienen uno o más motivos de interacción con TRAF, denominados TIM *(TRAF-interacting motifs)* en sus colas citoplasmáticas. La activación de los receptores correspondientes conduce a la captación de moléculas adaptadoras para los dominios TRAF y a la activación de varias vías de transducción de señales, como las del NF-κB, la quinasa N-terminal Jun, la p38, la quinasa relacionada con las señales extracelulares y la fosfatidilinositol-3-quinasa.

3. El tercer grupo de receptores incluye a los miembros TRAIL-R3, TRAIL-R4, decoy-R3 (o receptor señuelo R3) y osteoprotegerina. Aunque este grupo de receptores no genera señales intracelulares, sí puede competir con los otros dos grupos de receptores por ligandos comunes. Por lo tanto, estos «receptores señuelo» funcionan como una trampa, impidiendo la activación de las vías de transducción de señales de otros receptores de TNF.

Interleuquinas

Las interleuquinas están constituidas por una serie de familias de linfoquinas y monoquinas, producidas por los linfocitos y los monocitos, respectivamente, e implicadas tanto en la inmunidad inespecífica como en la adaptativa.

Existen varias familias de interleuquinas, entre las que destacan las familias IL-1, IL-2, IL-4, IL-6, IL-10 e IL-17. Además, en las reacciones de citotoxicidad y de defensa frente a la infección por virus intervienen otras citoquinas, denominadas interferones (IFN). Asimismo, existen dos clases principales (I y II) de receptores de interleuquinas e interferones con varias subfamilias. La clase I incluye las familias de receptores de la IL-3/IL-5/factor estimulante de colonias de granulocitos y macrófagos (GM-CSF), la de IL-2 y la de IL-6, y se caracterizan por tener alguna subunidad con un receptor señuelo. La clase II incluye las subfamilias de IFN, IL-10, IL-19, IL-20, IL-22, IL-24 e IL-26.

El papel específico de las interleuquinas en la activación, la proliferación y la diferenciación de los leucocitos, así como de los interferones, en la defensa frente a la infección vírica se aborda en el **capítulo 29** del **tomo I**. No obstante, en el presente capítulo se consideran, de forma resumida, algunos aspectos estructurales y funcionales de las principales citoquinas producidas por los linfocitos, así como de algunas interleuquinas relacionadas con los procesos inflamatorios y la inmunidad no específica.

Interleuquina 1

La IL-1 favorece la activación de los linfocitos T cooperadores (Th) por parte de las células presentadoras de antígenos (APC, *antigen presenting cells*). Al inducir la expresión de varias moléculas de adhesión, receptores del IFN-γ y determinadas proteínas del complejo mayor de histocompatibilidad de clase II, la IL-1, al igual que el TNF-α, aumenta la eficacia con la que una APC puede unir células Th. Además, la IL-1, y también el TNF-α, actúan de manera paracrina sobre las células Th, dando lugar a la expresión de IL-2 y de sus receptores de superficie, así como de receptores de

IFN-γ, y, por lo tanto, condicionando la expansión clonal de los linfocitos. Así, la IL-1, actuando de forma sinérgica con otras interleuquinas, como la IL-6, y el TNF-α, influyen sobre la repuesta inmunitaria mediada tanto por células como por anticuerpos.

La IL-1 se produce, además de por todos los linfocitos y macrófagos, por las células NK, los neutrófilos, las células dendríticas, los astrocitos, los queratinocitos, las células endoteliales, los fibroblastos y las células del músculo liso. En los seres humanos se expresan dos tipos, denominados IL-α e IL-β, codificados por genes diferentes, de escasa homología en la secuencia de aminoácidos, pero de propiedades biológicas muy similares. Diferentes tipos celulares expresan usualmente tipos de IL-1 diferentes; por ejemplo, los queratinocitos expresan principalmente IL-1α, y los macrófagos, IL-1β. Otros tipos celulares expresan una proteína antagonista del receptor de la IL-1, denominada IL-1RA, que actúa como inhibidor competitivo tanto de IL-1α como de IL-1β.

Las IL-1 se sintetizan como propéptidos que maduran por la acción de proteasas específicas, como la caspasa 1, lo que permite su salida al exterior de la célula. La expresión y secreción de IL-1 aumenta en los macrófagos en presencia de otras citoquinas, como TNF, factor estimulante de colonias (CSF) hematopoyéticas o IL-2, liberadas por las células T activadas. Asimismo, las prostaglandinas también regulan la expresión de la IL-1, aumentando por la acción de los leucotrienos y disminuyendo en presencia de prostaglandina E_2 (PGE_2).

Las IL-1 se unen a receptores de alta afinidad de dos tipos. El receptor de tipo 1 (IL-1RI) transmite señales al interior de la célula, mientras que el de tipo II no lo hace, de manera que este último actúa como un inhibidor de la acción, fundamentalmente de la IL-1β, por la que presenta una mayor afinidad. El IL-1RII se comporta, por lo tanto, como un receptor trampa o señuelo, sobre todo en lugares con inflamación. Los receptores de IL-1 se expresan en las células respondedoras, como los linfocitos Th, pero su grado de expresión se modula por otras citoquinas y factores. Por ejemplo, la expresión del receptor IL-1RII se induce por IL-3, IL-4 y glucocorticoides, y así se inhibe la respuesta inmunitaria mediada por IL-1β. El mecanismo de acción de las IL-1 sigue siendo controvertido, pero se conoce que, al menos los sucesos tempranos, después de la unión de los ligandos a los receptores, están mediados por fosforilación de residuos de serina y treonina de varias proteínas citoplasmáticas y algunas de ellas activan al factor de transcripción NF-κB, un importante mediador celular de los procesos inflamatorios.

Interleuquina 2

La IL-2 es una citoquina segregada por los linfocitos T activados que actúa en forma autocrina y paracrina, contribuyendo a la proliferación clonal de las células T. Es una de las citoquinas más importantes en la regulación de la inmunidad, ya que, además de intervenir en la proliferación de los linfocitos T, desempeña un papel fundamental en las propiedades funcionales de los macrófagos, los linfocitos B y las células NK.

La secuencia y estructura de la IL-2 es muy particular y está constituida por dos hélices α, unidas por un puente disulfuro, que se sitúan alrededor de una parte central muy hidrofóbica. El gen que codifica para la IL-2 se encuentra en el cromosoma 4 y es único.

La expresión de IL-2 ocurre cuando las células T se exponen a diversos agentes mitogénicos y la producción sucede mayoritariamente en las células Th, siendo su vida media muy corta. Simultáneamente, se expresa un receptor de alta afinidad, denominado IL-2R, el cual está constituido por asociaciones diméricas o triméricas de tres cadenas α, β, y γ_c. Estas dos últimas cadenas son miembros de la superfamilia de receptores de la hematopoyetina y son las responsables de la transducción de señales al interior de la célula, fundamentalmente en forma de heterodímeros y heterotrímeros β/γ_c. Varias regiones citoplasmáticas de la cadena β están implicadas en la señalización celular mediado por IL-2, que provoca la activación de genes involucrados en la proliferación celular, como *c-myc*, *fos* y *jun*. La cadena γ_c también forma parte de otros receptores de citoquinas, como IL-4R, IL-7R, IL-9R e IL-13R, y las mutaciones en el gen correspondiente causan una enfermedad mortal denominada inmunodeficiencia grave combinada ligada al cromosoma X.

La interacción de la IL-2 con su receptor provoca la producción por las células T de otras citoquinas, como IFN-γ, TGF-β, factores de crecimiento de las células B, como IL-4 e IL-6, y factores de crecimiento hematopoyético, como IL-3, IL-5 y GM-CSF.

Las células NK expresan IL-2R de manera constitutiva y, por consiguiente, responden a IL-2 incluso en situaciones de reposo, aunque sólo expresan las cadenas α y γ_c, por lo que sólo proliferan en presencia de elevadas concentraciones de IL-2. No obstante, después de la estimulación comienzan a expresar la cadena α y, entonces, aumenta su actividad citolítica, segregando una amplia variedad de citoquinas. La IL-2 también activa a las células asesinas naturales LAK *(lymphokine-activated killer)*.

Interleuquina 6 y citoquinas relacionadas

La IL-6 es una proteína glicosilada en grado variable que se produce a partir de un solo gen situado en el cromosoma 7. La síntesis se produce en muchos tipos celulares, que incluyen linfocitos T y B activados, monocitos, células endoteliales, células epiteliales y fibroblastos, y sus principales actividades biológicas son la inducción de la síntesis de proteínas de respuesta de fase aguda en el hígado y el centro hipotalámico regulador de la fiebre, la estimulación de la proliferación, la diferenciación y producción de anticuerpos por las células B y la estimulación de la hematopoyesis y la trombopoyesis. En la inducción de la síntesis de IL-6 cooperan de forma activa la IL-1, el TNF-α, el PDGF y diversos activadores de los linfocitos T y B y de los macrófagos.

La IL-6 se une a receptores de alta afinidad constituidos por dos cadenas α y β. La cadena α no tiene dominio citoplasmático y presenta escasa afinidad por la IL-6, pero, una vez unida a ella, el complejo se une con elevada afinidad a la cadena β, que es la transductora de señales al interior de

la célula. La cadena β forma también parte de los receptores de otras citoquinas que no comparten estructura con la IL-6, dando lugar a una superfamilia de receptores diferenciados por la subunidad α. Entre las citoquinas relacionadas funcionalmente con la IL-6, se encuentran la IL-11, el factor inhibidor de los leucocitos (LIF), la oncostatina M (OSM), el factor neurotrófico ciliar (CNTF) y la cardiotropina 1 (CT-1).

La función inmunitaria principal de la IL-6 es potenciar los efectos de otras citoquinas, especialmente IL-1 y TNF. Así, la IL-6 actúa como coestimulante de los efectos mitogénicos de IL-1 y TNF, fundamentalmente por su acción estimulante de la síntesis de IL-2R. Asimismo, la IL-6 potencia la caquexia inducida por TNF e IL-1 y estimula la biosíntesis de los glucocorticoides en situaciones tanto de estrés metabólico como de estrés emocional. No obstante, al contrario que otras citoquinas, no estimula la síntesis de otros factores de crecimiento en las células del sistema inmunitario.

Su acción como inductora de la síntesis de proteínas de fase aguda en el hígado es compartida con otras citoquinas, como IL-1 y TNF, así como con otras citoquinas relacionadas funcionalmente, como IL-11, LIF, OSM y CT-1. Por otra parte, la acción estimulante de la proliferación y la diferenciación de las células B es compartida con la IL-11. Asimismo, estas dos citoquinas, junto con el LIF, son estimulantes de la hematopoyesis. Además, el LIF desempeña un papel fundamental en la implantación del blastocito en el útero.

La expresión de la IL-6 puede inducirse por una amplia gama de factores, como lipopolisacáridos (en el caso de infecciones bacterianas), citoquinas proinflamatorias, como TNF-α o IL-1α, o en infecciones víricas, y todos estos factores son conocidos por activar al NF-κB. La IL-6 es capaz de provocar estados febriles en el organismo mediante mecanismos en los que se encuentran implicados las prostaglandinas y el factor liberador de corticotropina. Se ha podido constatar que en seres humanos estimula fuertemente la actividad de los hepatocitos, productores de proteína C reactiva –proteína de fase aguda–, fibrinógeno o antiquimotripsina. En oposición a esta actividad, la IL-6 disminuye la producción de albúmina y transferrina, promoviendo la secreción por parte del hígado de hepcidina, un componente esencial del metabolismo del hierro, siendo capaz de disminuir la absorción intestinal de este metal y afectar la liberación de sus reservas en los macrófagos. La consecuencia negativa de este proceso es la menor disponibilidad de hierro para la eritropoyesis. No obstante, la actividad negativa de la IL-6 es contrarrestada gracias a su actividad sinérgica con otras citoquinas, que promueven la proliferación de progenitores de la hematopoyesis.

Otras interleuquinas

La IL-4 y la IL-13 se producen por las células T y están implicadas en la proliferación y la diferenciación de células B activadas. Además, son responsables de cambios en la expresión de la cadena pesada de las inmunoglobulinas, dando lugar a la producción de IgE, por lo que ambas citoquinas desempeñan una función fundamental en el desarrollo de las alergias. Además, promueven la diferenciación de células Th2 que controlan la proliferación de los eosinófilos, lo que confirma el papel clave en dichas enfermedades. Asimismo, la principal función de la IL-5 en los seres humanos es estimular la producción de los eosinófilos y aumentar la actividad de los basófilos.

La IL-7, segregada por las células del timo, el bazo y la médula ósea, desempeña un papel fundamental como factor de crecimiento para los precursores de las células T y B inmaduras. Además, la IL-7 aumenta la función de los linfocitos maduros activados, particularmente la actividad citotóxica.

La IL-10 es una citoquina producida por las células Th2, que inhibe la producción de otras citoquinas, como IL-2 e IFN-γ, inclinando el equilibrio hacia una respuesta de tipo humoral o de tipo Th1. Asimismo, la IL-10 inhibe la producción de citoquinas por las células NK y los macrófagos, suprimiendo en estos últimos la producción de radicales libres de oxígeno, óxido nítrico y proteínas de adhesión. Otras citoquinas relacionadas con la IL-10 son la IL-19, la IL-20, la IL-22, la IL-24 y la IL-26. Estructuralmente son muy diferentes, pero todas ellas interaccionan, como la IL-10, con receptores de citoquinas de la clase II. Alguna de ellas, como la IL-24, presenta una fuerte acción inductora de apoptosis y supresora del crecimiento tumoral.

La IL-12, producida fundamentalmente por las células B y los macrófagos, promueve la proliferación de los linfocitos T y las células NK activadas, aumenta la actividad citolítica de las células NK y LAK y es el inductor más potente de la producción de IFN-γ por las células T y NK. Además, induce selectivamente la diferenciación de células Th0 en Th1, suprimiendo las funciones dependientes de las células Th2, como la producción de IL-4 e IL-10 y la síntesis de IgE. Por otra parte, la IL-12 participa de forma activa en el desarrollo de la tolerancia oral a los antígenos y actúa sinérgicamente con la IL-2 en la promoción de la citotoxicidad de las células T, por lo que desempeña una función importante como inmunopotenciador antitumoral.

La IL-14, sintetizada únicamente por las células dendríticas y las células T, participa en respuestas inmunitarias humorales secundarias, activando la proliferación de células B, pero inhibiendo la secreción de anticuerpos.

La IL-15 funciona como una señal de células no linfoides para la generación de respuestas inmunitarias dependientes de la célula T, compartiendo muchas actividades con la IL-2, como la capacidad para inducir proliferación de células T activadas, células T citotóxicas y células LAK. A diferencia de la IL-2, la IL-15 se expresa en muchos tejidos no linfoides, como la placenta, el músculo esquelético, el corazón, el riñón, el pulmón, el hígado y la médula ósea. Asimismo, se expresa por células epiteliales y monocitos, pero nunca por células T.

La IL-16 actúa como una quimioquina para los linfocitos T estimulados; de hecho, se la denominó factor quimiotáctico de linfocitos, además de eosinófilos y monocitos.

La IL-17 es una familia de citoquinas proinflamatorias, descubierta en 2003, constituida por un mínimo de seis miembros (IL-17A a IL-17F) y segregada por las denominadas células T cooperadoras activadas Th17. Estas células, además de producir IL-17, especialmente IL-17A e IL-17F, también producen IL-21 e IL-22. Sus acciones se producen en tejidos muy diversos, como el cartílago, el hueso, el cere-bro, el tejido hematopoyético, el riñón, el pulmón, la piel y el intestino, y su papel consiste en servir de interfase entre la inmunidad innata y la adquirida. Las células Th17 y las IL-17 desempeñan un papel fundamental en los procesos inflamatorios y en el desarrollo de procesos de autoinmunidad, siendo responsables del reclutamiento de neutrófilos, lo que hace que sean excelentes dianas terapéuticas.

Los interferones se dividen en dos subfamilias: IFN tipo I, que incluyen a IFN-α, IFN-β e IFN-ω, así como los recientemente descubiertos IFN-κ e IFN-ε, cuya función es neutralizar la infección por virus, e IFN tipo II o IFN-γ, cuya función está relacionada con el desarrollo de la respuesta inmunitaria. (Para el estudio detallado de la función de los interferones, v. **cap. 29** del **tomo I**).

Quimioquinas

Las quimioquinas son citoquinas cuyos integrantes tienen actividad quimiotáctica para leucocitos y fibroblastos. Se producen fundamentalmente por las células endoteliales, los macrófagos y los leucocitos polimorfonucleares y su función principal es atraer a células específicas al campo de lesión o de inflamación tisular. Las quimioquinas tienen homología estructural y comparten secuencias de aminoácidos que oscilan entre el 20 y el 50 %. Casi todas las quimioquinas tienen dos enlaces disulfuro formados por dos pares de cisteínas conservadas y se pueden clasificar en dos subfamilias, en función de las dos cisteínas más cercanas al grupo amino terminal. En las *quimioquinas C-X-C*, también denominadas α, las cisteínas están separadas por un aminoácido, mientras que, en las *quimioquinas CC* o β, las cisteínas son adyacentes. Los genes que codifican las quimioquinas C-X-C están agrupados en el cromosoma 4, y los genes de las quimioquinas C-C, en el cromosoma 17. Una nueva quimioquina, denominada linfotactina, sólo tiene una cisteína y es la única representante de las *quimioquinas C*.

Las quimioquinas se unen a receptores transmembrana y son activas a concentraciones del orden de picomoles a fentomoles. Hasta la fecha se han descubierto nueve tipos de receptores, todos ellos pertenecientes a la superfamilia de receptores de la rodopsina, que incluye a los receptores β-adrenérgicos, el receptor de la fracción c5 del complemento, los receptores odoríferos, etc.

Los inductores de la producción de quimioquinas son antígenos, agentes mitogénicos, inductores de la agregación plaquetaria y varias citoquinas proinflamatorias, como IL-1, TNF, además de PDGF, IL-2 e IFN-γ.

Entre las quimioquinas más frecuentes se encuentran la IL-8, los oligopéptidos relacionados con el crecimiento (GRO-α y GRO-β) las proteínas quimiotácticas de los monocitos (MCP-1, MCP-2 y MCP-3) y las proteínas inflamatorias de los macrófagos (MIP-α y MIP-β).

Otras citoquinas

Citoquinas hematopoyéticas

La hematopoyesis se controla por, al menos, 30 citoquinas conocidas. La mayoría de ellas tienen funciones superpuestas, aunque algunas tienen funciones singulares. Los CSF son citoquinas que estimulan células madre pluripotentes o sus descendientes comprometidos, que se encuentran principalmente en la médula ósea de los adultos, para que produzcan grandes cantidades de eritrocitos, plaquetas, neutrófilos, monocitos, eosinófilos y basófilos. Cada CSF actúa sobre un tipo de células madre y, de acuerdo con ello, recibe el nombre específico. Así, el G-CSF genera granulocitos (neutrófilos), y el M-CSF, monocitos. Estas citoquinas no actúan solas, sino en combinación con otras citoquinas, como IL-1, IL-6, IL-11, etc.

La *IL-3*, conocida también como CSF multipotencial, estimula a las células madre mieloeritroides para que generen descendientes mieloides maduros megacariocíticos y eritroides.

La *EPO* y la *trombopoyetina* son dos citoquinas que intervienen en la expansión de células madre hematopoyéticas y en el desarrollo de los megacariocitos. Ambas citoquinas se comportan a todos los efectos como hormonas que comparten una elevada homología estructural y de funcionamiento. Como la GH y otros miembros de la familia de factores de crecimiento hemáticos, la EPO y la trombopoyetina tienen un dominio N-terminal con cuatro hélices antiparalelas que interacciona con el receptor. Asimismo, la estructura de sus receptores y el mecanismo de acción son muy similares a los de la GH.

Otra citoquina involucrada en la hematopoyesis durante la vida fetal es la *oncostatina M* (OSM). Esta citoquina es responsable de la producción de células hematopoyéticas a partir de células madre hematopoyéticas maduras de la región aorta/gónadas/mesonefros, las cuales migran al hígado fetal. La OSM estimula no sólo el desarrollo de las células hematopoyéticas, sino también de las células endoteliales a partir de los hemangioblastos. En el adulto, la OSM se produce por las propias células hematopoyéticas e induce la diferenciación de las células hepáticas. En realidad, como se ha mencionado antes, la OSM es una citoquina más de la familia de la IL-6, con funciones específicas en la hematopoyesis, especialmente durante la vida fetal.

Neurotrofinas

Las neurotrofinas son factores de crecimiento solubles pertenecientes a una familia caracterizada por su papel en la proliferación, la supervivencia y la diferenciación de diferentes poblaciones del sistema nervioso de los mamíferos. En esta familia se incluyen el NGF, el factor neurotrófico derivado del cerebro (BDNF, *brain-derived neurotrophic factor*), la neurotrofina 3 (NTF-3) y la neurotrofina 4/5 (NTF-4/5).

Entre las neurotrofinas, el NGF y el BDNF protegen a los oligodendrocitos de la muerte inducida por la citoquina TNF y por daño de la médula espinal, respectivamente, mientras que la NTF-3 promueve la supervivencia y la proliferación de los oligodendrocitos. Las neurotrofinas también actúan sobre las células de la microglía, inhibiendo los procesos inflamatorios. En condiciones normales, las neurotrofinas se producen por los tejidos inervados y por las propias neuronas. Sin embargo, cuando el SNC es dañado, las células gliales activadas y los linfocitos T y los macrófagos

infiltrados desde el sistema circulatorio también producen neurotrofinas, por lo que se sospecha que desempeñan un papel regulador en la reparación tisular

Además de intervenir en la supervivencia y el desarrollo de varios tipos de neuronas en el SNC y el sistema nervioso periférico, las neurotrofinas se expresan en una amplia variedad de tejidos y órganos, especialmente en los sistemas cardiovascular, reproductivo e inmunitario, aunque el conocimiento de sus funciones en estos sistemas es muy limitado.

Las acciones de las neurotrofinas están mediadas por dos tipos de receptores: uno de elevada afinidad, perteneciente a la familia Trk de receptores con actividad tirosina quinasa, y otro de baja afinidad, denominado p75 (LANR, *low affinity NGF receptor*). El NGF se une sólo al receptor Trk A, mientras que el BDNF y la NTF-4/5 se unen exclusivamente al Trk B. La NTF-3 se une, preferentemente, al receptor Trk C, pero también lo hace a los receptores Trk A y B, aunque con menor afinidad. Los Trk B y C son receptores truncados que no tienen actividad tirosina quinasa y cuya función es prácticamente desconocida. Todas las neurotrofinas interaccionan con el receptor LANR y parece que éste colabora en la internalización de los receptores de alta afinidad. El LANR no tiene actividad enzimática, pero es capaz de activar vías de transducción de señales. Por ejemplo, en los fibroblastos, el LANR es capaz de activar la producción de ceramida a partir de esfingomielina en las células de Schwann, después de su unión con el NGF, e inducir la translocación al núcleo del factor de transcripción NF-κB.

Como ocurre con otros factores de crecimiento, las neurotrofinas se unen a sus receptores, provocando su dimerización y la autofosforilación de varios residuos de tirosinas, lo cual inicia una cascada de señales mediada por la fosfolipasa C.

Neuropoyetinas

Las neuropoyetinas comprenden una familia pleyotrópica de citoquinas relacionadas con la IL-6, involucradas en los procesos inflamatorios, entre las que se encuentran el factor ciliar neurotrófico (CNTF, *ciliary neurotrophic factor*) y el LIF. Estos factores están siendo objeto de investigación extensiva a causa de su papel en el desarrollo de los oligodendrocitos y en las enfermedades desmielinizantes.

El CNTF y el LIF actúan sobre las células progenitoras de los oligodendrocitos, promoviendo su proliferación, supervivencia y maduración, y están implicados en la diferenciación de los astrocitos durante el desarrollo. Ambos factores protegen a los oligodendrocitos de la muerte inducida por citoquinas proinflamatorias, como el IFN-γ y el TNF-α. El CNTF y el LIF interaccionan con un receptor complejo heterodimérico formado por la glucoproteína denominada gp130 y por el receptor LIF-β. Además, el CNTF requiere un componente de naturaleza no proteica para fijarse al receptor.

Neurorregulinas

Las neurorregulinas constituyen una familia de ligandos que ejercen efectos tróficos sobre las neuronas y la glía. Estudios recientes llevados a cabo en ratones con mutaciones que anulan su función indican que estos factores son necesarios para el desarrollo normal de los oligodendrocitos. El factor de crecimiento glial 2 (GGF2, *glial growth factor 2*) y una de sus isoformas, la neurorregulina 1, promueven la proliferación y la supervivencia e inhiben la diferenciación de las células progenitoras de los oligodendrocitos, aunque también son necesarios para la fase última de diferenciación en células maduras. La administración de GGF2 a ratones con encefalomielitis autoinmune mejora sensiblemente las manifestaciones patológicas y clínicas de la enfermedad, derivando la respuesta inmunitaria hacia un tipo no-inflamatorio mediado por células Th2. Por otra parte, la ausencia de neurorregulinas en las lesiones activas de la esclerosis múltiple se ha propuesto como una causa posible de remielinización insuficiente.

Semaforinas

Las semaforinas representan un grupo de citoquinas con función quimiorrepelente, que, junto a otras citoquinas, como las efrinas, regulan el desarrollo neuronal, permitiendo el desarrollo y la conexión de los axones. Todas ellas tienen un dominio denominado «sema» de, aproximadamente, 500 aminoácidos, que contiene 17 residuos de cisteína muy conservados (**Fig. 2-20**). En función del tipo de dominio del grupo C-terminal (inmunoglobulina, trombospondina o glicosilfosfatidilinositol), las semaforinas se subdividen en ocho clases; en los vertebrados se expresan las clases IV, V y VI. Asimismo, se han identificado dos nuevos tipos de receptores muy activos en el sistema nervioso: las neuropilinas 1 y 2 y la familia de las plexinas. Ambos tipos de receptores interaccionan para generar respuestas celulares, ya que las neuropilinas tienen un dominio citoplasmático muy pequeño, comportándose como receptores señuelo. Las plexinas, a su vez, se agrupan en cuatro subfamilias diferentes y se caracterizan por tener también dominios «sema».

La semaforina CD100/Sema 4D se produce en los linfocitos T y promueve la agregación de las células B, así como su supervivencia y la maduración de las células dendríticas. Además, al parecer, inhibe la migración de células inmunitarias mediada por otras quimioquinas y regula el crecimiento y desarrollo autónomo de las células B-1 en la cavidad peritoneal.

Proteínas reactantes de fase aguda

Durante los procesos inflamatorios se desarrolla lo que se conoce como *respuesta de fase aguda*, en la que se pueden eliminar patógenos y restaurar en el organismo a homeostasis inicial. Esta fase aguda se caracteriza por una serie de cambios sistémicos y metabólicos, entre los que se encuentran la síntesis de algunas proteínas, como la proteína C reactiva (PCR) y la proteína amiloide A sérica (SAA) por parte del hígado. Estas proteínas difunden por la circulación y actúan sobre numerosos tipos celulares, especialmente del sistema inmunitario, dando lugar a efectos de carácter proinflamatorio (**cap. 28**, Proteínas plasmáticas y bioquímica de la coagulación, **tomo I**).

Proteína C reactiva

La PCR en el suero sanguíneo es un biomarcador clásico que siempre se ha asociado a procesos inflamatorios en la práctica clínica. Hace poco tiempo, diversos estudios han conseguido demostrar que pequeños aumentos en las concentraciones de la PCR sirven para predecir problemas cardiovasculares. Es debido a este conocimiento que la PCR no sólo debe considerarse un marcador sistémico, sino también un biomarcador de un foco inflamatorio.

No ha sido hasta hace pocos años que se ha conocido un ligando para esta proteína: la fosfocolina. Estudios recientes sugieren que la PCR puede encontrarse hasta en dos confor-

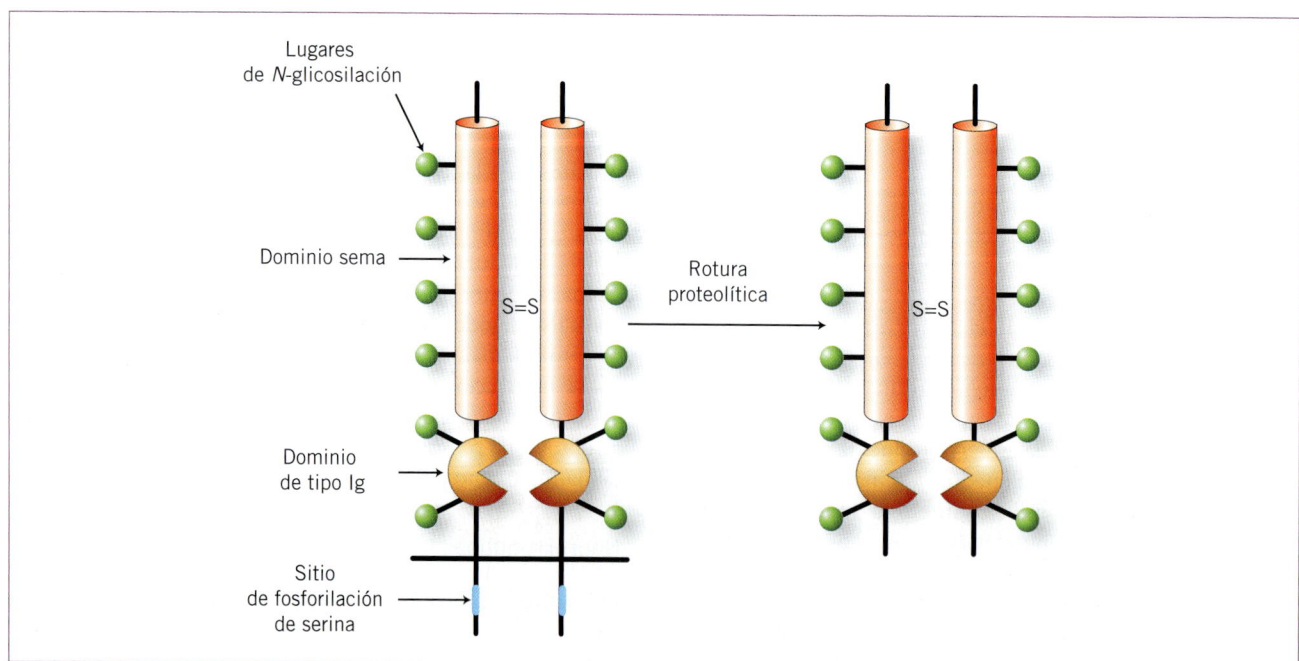

Figura 2-20. Estructura de una semaforina.

maciones diferentes, lo que podría explicar los datos contradictorios de sus efectos biológicos. En zonas donde está ocurriendo un proceso inflamatorio se ha observado la disociación de la forma pentamérica de esta citoquina (pPCR) a la conformación monomérica (mPCR), todo esto mediado por lípidos bioactivos; como consecuencia de dicho cambio conformacional se produce la activación de células de la inmunidad innata y de las plaquetas. El cambio mencionado se acompaña de un cambio en el perfil inflamatorio de la citoquina. Las propiedades proinflamatorias que se han descrito para esta citoquina pueden atribuirse a la isoforma monomérica, y es por esta razón que el proceso de disociación desde la forma pentamérica podría ser de gran ayuda en estudios sobre el establecimiento de terapias antiinflamatorias.

La forma pentamérica de la PCR pertenece a una superfamilia de pentraxinas y, como tal, consta de cinco protómeros idénticos, globulares y asociados de forma no covalente. El ligando que se une a la PCR, la fosfocolina, está constituida por dos partes, una presenta carga positiva, gracias a la presencia de trimetilamino, mientras que la cola presenta carga negativa debida al grupo fosfato. En la estructura de la PCR el aminoácido Phe66 permite la interacción con la parte de la cola de la fosfocolina, mientras que el Glu81 establece su relación con la cabeza hidrofílica del ligando mediante interacciones iónicas.

La forma pentamérica de esta citoquina es sintetizada fundamentalmente por los hepatocitos, y secretada al torrente sanguíneo, donde produce vasodilatación, así como efectos proapoptóticos en células endoteliales. Sin embargo, también se ha detectado síntesis de PCR en células neuronales, células epiteliales del túbulo renal, del epitelio respi-

ratorio e incluso por parte de adipocitos o leucocitos. La forma pentamérica de la PCR es eliminada de la circulación y catabolizada también por los hepatocitos. Se ha demostrado que los dos tipos de estructuras de la PCR actúan de forma diferente en la inducción de moléculas de adhesión, pues mientras que la forma pentamérica no es capaz de inducir la expresión de moléculas de adhesión como ICAM-1, VCAM-1 o E-selectina, la forma monomérica de la PCR sí las induce (**Fig. 2-21**).

Otras citoquinas que actúan como proinflamatorias, como la IL-6, la IL-1β o el TNF, son capaces de inducir la expresión de la PCR mediante la activación y el reclutamiento de factores de transcripción, como son el C/EBPβ y el C/EBPδ. Por otro lado, algunos factores de transcripción, como STAT3 o NF-κB, interaccionan con los sitios de unión del gen que sintetiza la PCR aumentando la estabilidad del complejo C/EBP, lo que desencadena un aumento de la síntesis de esta citoquina.

La forma pentamérica de la PCR puede disociarse para originar la forma monomérica en ciertas condiciones, y sólo se desnaturaliza en esta última forma. La disociación que se produce hacia la forma monomérica está mediada por la exposición de la proteína a lisofosfatidilcolina (LPC), un lípido bioactivo generado tras la expresión de la PLA₂ en las membranas de las células que están activadas. La capacidad de la PCR de agravar un proceso inflamatorio agudo está relacionada con los cambios en la membrana mediados por la PLA₂, lo cual es un requisito para que se produzcan la disociación y la liberación de la forma monomérica. La interacción que se produce entre esta forma de la citoquina y receptores de la familia Fcγ, como es el caso del receptor Fcγ-RIII (CD16) que presentan los

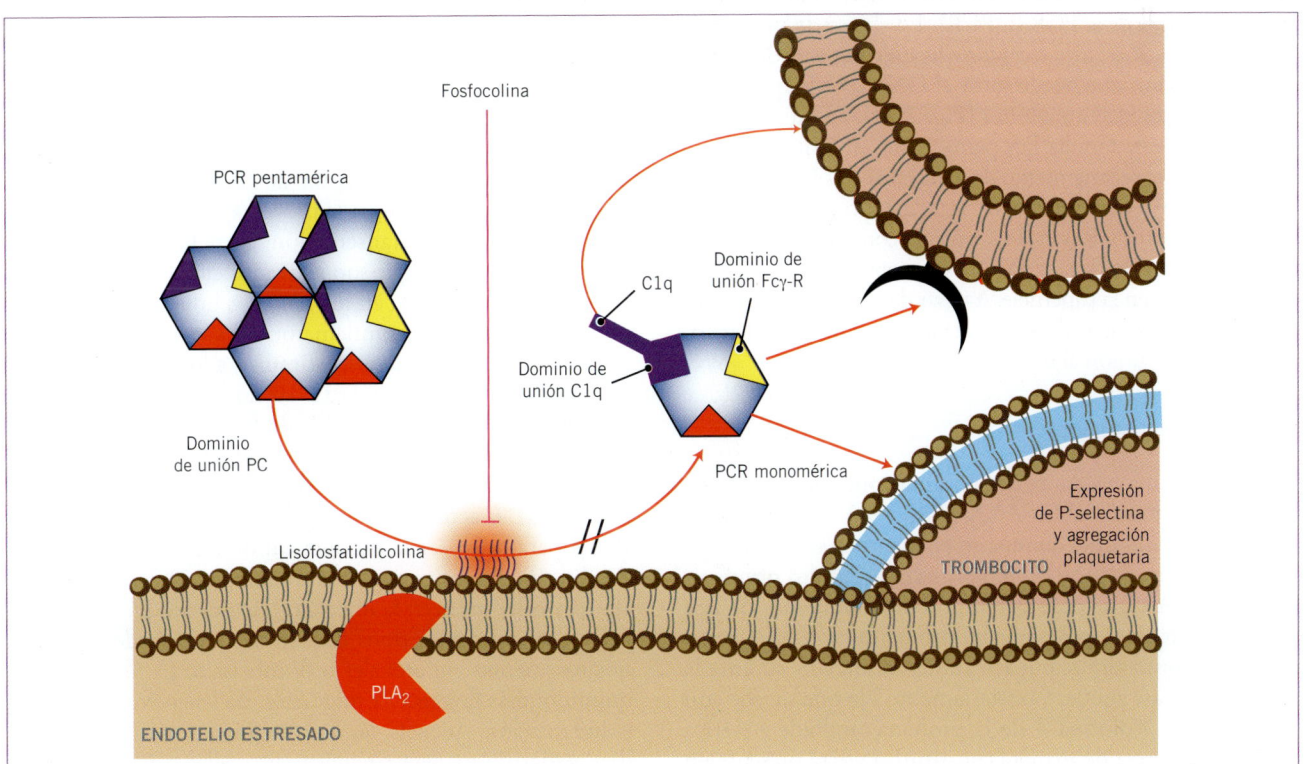

Figura 2-21. Disociación de la forma pentamérica de la proteína C reactiva (PCR) a la forma monomérica mediante la fosfolipasa A₂, interacción con su receptor y efectos biológicos. C1q: fracción del complemento; ROS: especies reactivas de oxígeno. (Adaptado de Thile y cols., 2015).

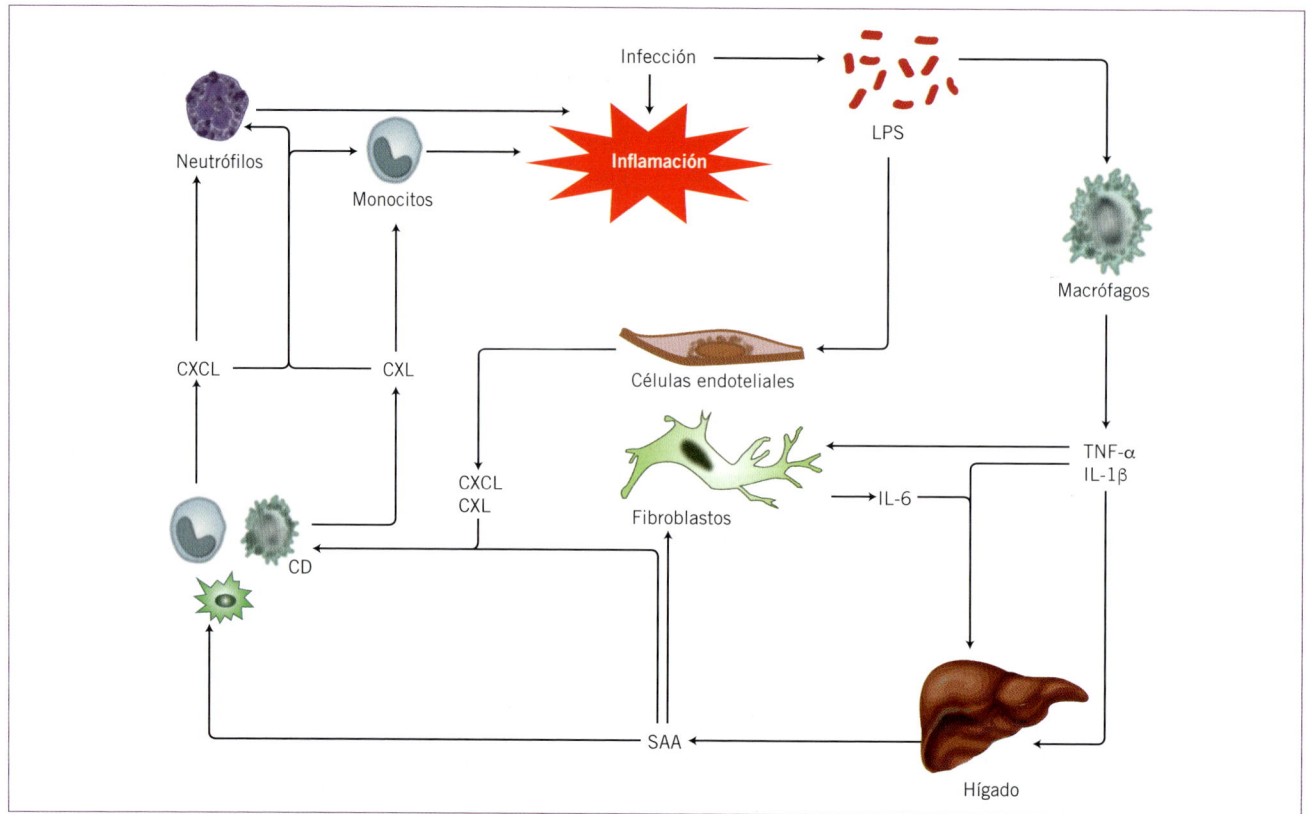

Figura 2-22. Acción de la proteína amiloide sérica (SAA) sobre la expresión de citoquinas y quimioquinas. CD: células dendríticas; CXCL y CCL: ligandos de quimioquinas CXC y CC19; LPS: lipopolisacáridos; IL: interleuquina; SAA: proteína amiloide sérica; TNF-α: factor de necrosis tumoral alfa. (Adaptado de Buck y cols., 2015).

neutrófilos, da lugar a una señalización celular inducida por el RNA mensajero de la PCR (mPCR). En el caso de los neutrófilos, la interacción entre receptor y ligando permite disminuir la fragmentación que puede sufrir el DNA, por lo que se disminuye la capacidad apoptótica (**Fig. 2-21**). La unión a otros receptores de esta familia Fcγ permite que en último término se produzcan el reclutamiento de leucocitos y la activación endotelial y que se desencadene la cascada del complemento. La interacción de mPCR con el sistema del complemento es diferente dependiendo de si la PCR se encuentra libre de ligando o inmovilizada en la superficie. A pesar de esto, en ambos casos esta citoquina es capaz de activar la vía clásica del complemento mediante su unión al fragmento C1q.

Proteína amiloide A sérica

Es una citoquina reactante de fase aguda que consta de hasta cuatro isoformas (SAA1, SAA2, SAA3 y SAA4) codificadas por cuatro genes que, aunque se encuentran separados, están localizados todos en el cromosoma 11. Las dos primeras, la SAA1 y SAA2, se consideran proteínas amiloides de fase aguda, por lo que son designadas con las siglas A-SAA, y sus concentraciones séricas pueden aumentar mucho durante la respuesta de fase aguda. Contrariamente a lo que sucede con las A-SAA, la isoforma 4 de la proteína amiloide A sérica (SAA4) se expresa de manera constitutiva y está presente en la sangre. Se conocen sólo algunas de las funciones de estas proteínas. Parte de las capacidades proinflamatorias que presentan se deben a la capacidad para inducir la síntesis y liberación de ciertas citoquinas o quimioquinas. La actividad que ejercen sobre otras células para que sean capaces de sintetizar algunas citoquinas ocurre gracias a la interacción mediante receptores, entre los que predominan los análogos de *Toll* 2 (TLR-2) y FPR-2 (este último, como ya se ha mencionado, es también el receptor de LXA₄). La inducción de los genes a los que da lugar la proteína amiloide está relacionada con factores de transcripción, entre los que se encuentran NF-κB o AP-1, que son activados cuando se produce la respuesta de fase aguda en los procesos inflamatorios.

Algunos mediadores inflamatorios exógenos, como los lipopolisacáridos bacterianos, estimulan a los macrófagos para que produzcan TNF-α y la IL-1β, lo que a su vez provoca que se produzca proteína SAA de fase aguda en el hígado (**Fig. 2-22**). Al mismo tiempo, el TNF-α y la IL-1β estimulan la producción de IL-6 en células endoteliales y fibroblastos. Esta IL-6 actúa de manera sinérgica con el TNF-α y la IL-1β para provocar la producción de más SAA en el hígado. Los diferentes componentes endógenos, como TNF-α, IL-1β y SAA inducen la liberación de quimioquinas (CXCL y CC) en diferentes tipos celulares, como pueden ser monocitos, células endoteliales o fibroblastos. La liberación de quimioquinas favorece la migración de leucocitos al sitio de la inflamación. Además, las quimioquinas CXCL y CC pueden actuar de manera sinérgica entre ellas o incluso con la proteína SAA para mejorar la migración de los leucocitos al foco inflamatorio.

PUNTOS CLAVE

- La comunicación intercelular se realiza fundamentalmente por hormonas, neurotransmisores, factores de crecimiento y citoquinas. Las señales intercelulares de comunicación mejor conocidas son las hormonas. Estas moléculas funcionan de manera endocrina, es decir, actúan sobre células lejanas a las que las producen.

- Las hormonas liposolubles pueden atravesar las membranas de las células diana y se unen a receptores citoplasmáticos o nucleares modulando finalmente la expresión génica. Éste es el caso de las hormonas esteroideas (glucocorticoides, mineralcorticoides, gestágenos, andrógenos, estrógenos), de las hormonas tiroideas y de la hormona D.

- Las demás hormonas son de naturaleza hidrosoluble e interaccionan con receptores situados en la membrana celular, desencadenando procesos intracelulares muy complejos y diversos. La síntesis y la liberación de las hormonas por las glándulas endocrinas están muy reguladas, predominando los mecanismos de retroinhibición. En muchos casos, además, hay una relación de dependencia jerárquica bajo el control del hipotálamo.

- Los factores de crecimiento y diferenciación son de naturaleza proteica y actúan siempre sobre receptores de membrana. Lo mismo ocurre con las citoquinas, que son factores de crecimiento originados fundamentalmente en las células sanguíneas y que están involucrados en la respuesta inflamatoria, la inmunidad y la hematopoyesis.

- Sólo algunos factores de crecimiento están presentes en la sangre en concentraciones detectables y tienen la propiedad de influir en células diana distantes. Esto es lo que ocurre con el factor de crecimiento transformante β, el factor de células madre, la eritropoyetina y el factor estimulante de colonias de los monocitos.

- El nombre de citoquinas habitualmente se reserva para factores de crecimiento relacionados con las células del sistema inmunitario, tomando sus nombres de las células principales que las producen: interleuquinas a partir de los leucocitos, linfoquinas a partir de los linfocitos, etcétera.

- La mayor parte de los factores de crecimiento y de las citoquinas y factores de crecimiento actúan de manera paracrina o autocrina. Cada uno de ellos es segregado por uno o varios tipos particulares de células en respuesta a una variedad de estímulos y origina un conjunto característico de efectos sobre el crecimiento, la movilidad, la diferenciación o la función de sus células diana. Un factor de crecimiento determinado puede segregarse individualmente o como parte de una respuesta coordinada junto con otros factores de crecimiento no relacionadas. Muchos son funcionalmente redundantes, lo que significa que sus actividades se superponen en mayor o menor grado. Un factor de crecimiento o una citoquina puede inducir la secreción de otros factores de crecimiento, citoquinas o mediadores químicos de un proceso, lo que desencadena una gran diversidad de efectos biológicos.

BIBLIOGRAFÍA

BARRIENTOS S, STOJADINOVIC O, GOLINKO MS, BREM H, TOMIC-CANIC M. **Growth factors and cytokines in wound healing. Wound Repair Regen 2008; 16: 585-601.**
Revisión actualizada sobre el papel de los factores de crecimiento y las citoquinas en los procesos de curación de las heridas.

DE BUCK M, GOUWY M, WANG JM, VAN SNICK J, PROOST P, STRUYF S Y COLS. **The cytokine-serum amyloid A-chemokine network. Cytokine Growth Factor Rev 2016; 30: 55-69.**
Excelente revisión sobre el papel de las proteínas amiloides como citoquinas de fase aguda.

DEMPSEY PW, DOYLE SE, HE JQ, CHENG G. **The signalling adaptors and pathways activated by TNF superfamily. Cytokine Growth Factor Rev 2003; 14: 193-209.**
Revisión sobre los mecanismos de acción del factor de necrosis tumoral y los miembros de la superfamilia.

ELLERY JM, NICHOLLS PJ. **Alternate pathways from the interleukin-2 receptor. Cytokine Growth Factor Rev 2002; 13: 27-46.**
Revisión sobre el mecanismo de acción de la interleuquina 2.

FOUSER LA, WRIGHT JF, DUNUSSI-JOANNOPOULOS K, COLLINS M. **Th17 cytokines and their emerging roles in inflammation and autoimmunity. Immunol Rev 2008; 226: 87-102.**
Excelente revisión sobre el papel de la interleuquina 17 y de sus receptores en los procesos inflamatorios y en la autoinmunidad.

FREDRIKSSON R, SCHIOTH HB. **The repertoire of γ-protein–coupled receptors in fully sequenced genomes. Mol Pharmacol 2005; 67: 1414-25.**
Revisión detallada de la estructura y función de los receptores de siete dominios transmembrana acoplados a proteínas G.

GEIJSEN N, KOENDERMAN L, COFFER PJ. **Specificity in cytokine signal transduction: lessons learned from the IL-3/IL-5/GM-CSF receptor family. Cytokine Growth Factor Rev 2001; 12: 19-25.**
Revisión sobre la estructura, los efectos biológicos y el mecanismo de acción de este sistema de citoquinas hematopoyéticas.

GRIMBLE RF, CALDER PC. **Cytokines: metabolic and nutritional aspects. En: Caballero B, ed. Encyclopedia of human nutrition, 4ª ed. New York: Academic Press, 2023; p. 48-56.**
Excelente capítulo de revisión sobre la estructura y la función de las citoquinas.

HARRIS RC, CHUNG E, COFFEY RJ. **EGF receptor ligands. Exp Cell Res 2003; 284: 2-13.**
Revisión sobre los factores de crecimiento epidérmico y sus funciones biológicas.

HELDIN CH, WESTERMARK B. **Mechanism of action and in vivo role of platelet-derived growth factor. Physiol Rev 1999; 1283-1316.**
Revisión sobre la estructura, la biosíntesis, las funciones biológicas y el mecanismo de acción de los factores de crecimiento derivados de las plaquetas.

JASTREBOFF AM, KAPLAN LM, FRÍAS JP, WU Q, DU Y, GURBUZ S Y COLS.; **Retatrutide phase 2 obesity trial investigators. Triple-hormone-receptor agonist retatrutide for obesity – a phase 2 trial. N Engl J Med 2023; 389: 514-26.**
Primeros resultados de los efectos biológicos de la retatrutida, un agonista triple de los receptores de GLP-1, GIP y glucagón.

KARAGIANNIS T, AVGERINOS I, LIAKOS A, DEL PRATO S, MATTHEWS DR, TSAPAS A, BEKIARI E. **Management of type 2 diabetes with the dual GIP/GLP-1 receptor agonist tirzepatide: a systematic review and meta-analysis. Diabetologia 2022; 65: 1251-61.**
Revisión sobre los efectos biológicos de la tirzepatida, doble agonista de los receptores GLP-1 y GIP.

KUMAR V, ABBAS AK, FAUSTO N. **«Robbins y Cotran» Patología estructural y funcional, 8ª ed. Madrid: Elsevier, 2014.**
Descripción básica, pero actualizada, de algunos de los temas patológicos considerados en este capítulo, como la reacción inflamatoria y la respuesta inmunitaria.

LACKEY BR, GRAY SL, HENRICKS DM. **The insulin-like growth factor (IGF) system and gonadotropin regulation: actions and interactions. Cytokine Growth Factor Rev 1999; 10: 201-17.**

Revisión sobre las funciones biológicas y los mecanismos de acción de los factores de crecimiento análogos de la insulina.

LANGER JA, CUTRONE EC, KOTENKO S. **The class II cytokine receptor (CRF2) family: overview and patterns of receptor-ligand interactions. Cytokine Growth Factor Rev 2004; 15: 33-48.**
Revisión sobre el papel de los receptores de la clase II de citoquinas en el mecanismo de acción de los interferones y de la familia de interleuquinas 10.

LEVY BD, SERHAN CN. **Resolution of acute inflammation in the lung. Annu Rev Physiol 2014; 76: 467-92.**
Revisión del papel que desempeñan los mediadores lipídicos de la resolución de la inflamación aguda en las enfermedades pulmonares.

MALE D, PEEBLES RS, MALE V. **Inmunología, 9ª ed. Barcelona: Elsevier España; 2021.**
Excelente libro de inmunología, disponible en formato electrónico, en el que se pueden consultar las acciones específicas de las citoquinas.

MANTOVANI A, GARLANDA C. **Humoral innate immunity and acute-phase proteins. N Engl J Med 2023; 388: 439-52.**
Excelente revisión de los mecanismos moleculares de la inmunidad innata y, en particular, de las proteínas reactantes de fase aguda.

MAYENDRARAJ A, ROSENKILDE MM, GASBJERG LS. **GLP-1 and GIP receptor signaling in beta cells – A review of receptor interactions and co-stimulation. Peptides 2022;151: 170749.**
Excelente revisión sobre las incretinas y sus receptores, así como sobre algunos de los nuevos fármacos dirigidos al control de la diabetes de tipo 2 y de la obesidad.

MENTEN P, WUYSTS A, VAN DAMME J. **Macrophage inflammatory protein-1. Cytokine Growth Factor Rev 2002; 13: 455-81.**
Revisión sobre la estructura, los efectos biológicos y el mecanismo de acción de las quimioquinas MIP.

MURPHY KM, WEAVER C, BERG LJ. **Janeway's Immunobiology, 10ª ed. New York: WW Norton, 2022.**
Obra clásica de inmunología, en la que se puede consultar todo lo relacionado con las acciones biológicas de las citoquinas.

NAUCK MA, MEIER JJ. **Incretin hormones: their role in health and disease. Diabetes Obes Meta. 2018; 20 (Suppl 1): 5-21.**
Excelente revisión sobre el papel de las hormonas intestinales insulinotrópicas en la salud y en la enfermedad.

RIVERA J, PROIA RL, OLIVERA A. **The alliance of sphingosine-1-phosphate and its receptors in immunity. Nat Rev Immunol 2008; 8: 753-63.**
Descripción del papel endocrino, paracrino y autocrino de la esfingosina-1-fosfato en la inmunidad.

SALAZAR VS, GAMER LW, ROSEN V. **BMP signalling in skeletal development, disease and repair. Nat Rev Endocrinol 2016; 12: 203-21.**
Detallada revisión sobre la superfamilia de las proteínas morfogénicas óseas (BMP) de sus receptores y de sus funciones

? AUTOEVALUACIÓN

Señalización celular

3

A. Suárez García, T. Montero Meléndez y A. Ruiz Rodríguez

OBJETIVOS

- Conocer las bases de la transmisión de información biológica entre células.
- Comprender los conceptos de transducción, ligando, receptor, segundo mensajero, interruptor molecular, cascada intracelular de reacciones enzimáticas, convergencia, divergencia y redes de señales.
- Conocer los dos modelos básicos de transducción de señales.
- Conocer los diferentes tipos de moléculas ligando que portan información biológica.
- Estudiar los diferentes tipos de receptores celulares en función de su localización.
- Conocer los cuatro tipos funcionales de receptores superficiales.
- Estudiar las características bioquímicas de los receptores asociados a canales de iones.
- Analizar las características bioquímicas de los receptores asociados a proteína G.
- Describir las características bioquímicas de los receptores asociados a enzimas.
- Estudiar las características bioquímicas de los receptores que dependen de proteólisis regulada.
- Comprender las bases de las rutas de señalización celular.

CONTENIDO

- Introducción
- Generalidades de la transducción de señales (señalización celular)
- Tipos de señalización celular
- Ligandos
- Tipos de receptores
- Vías de señalización celular

INTRODUCCIÓN

En un organismo pluricelular, ninguna célula vive aislada. La supervivencia depende de una red compleja de comunicaciones intercelulares que coordinan el crecimiento, la división, la muerte programada, la diferenciación y el metabolismo de los múltiples tipos de células que forman los distintos tejidos. Incluso la bacteria más sencilla recibe información constante de los receptores de membrana que analizan el medio y le informan del pH, la fuerza osmótica, la disponibilidad de nutrientes y la presencia de sustancias tóxicas. Sin embargo, es en los organismos pluricelulares donde la comunicación célula-célula alcanza su grado más elevado de complejidad. Por ejemplo, durante el desarrollo, las células del embrión intercambian señales que determinan el papel de cada célula, qué posición ocupará y si continuará viviendo, morirá o se dividirá. En el ser vivo, las células eucariotas también responden a estímulos ambientales externos y a moléculas mensajeras secretadas por otras células,

permitiendo, de este modo, la transmisión de la información célula-célula acerca de su funcionalidad, las concentraciones de glucosa y iones en los fluidos extracelulares y las actividades metabólicas interdependientes que tienen lugar en los distintos tejidos. Mientras que las células procariotas y las de los organismos eucariotas unicelulares son, en gran medida, autónomas, el comportamiento de cada célula en el ser humano ha de ser regulado cuidadosamente para satisfacer los requerimientos del organismo como un todo. Este objetivo se consigue a través de un amplio repertorio de moléculas mensajeras que, secretadas o expresadas en la superficie celular, se unen a sus proteínas receptoras expresadas en las células diana, integrando y coordinando de esta manera las funciones de las distintas células individuales que constituyen organismos tan complejos como el ser humano.

A pesar de que el número de señales que hay que interpretar es enorme (antígenos, luz, contacto mecánico, moléculas gustativas, componentes de la matriz extracelular, hormonas, factores de crecimiento, neurotransmisores, sustancias olorosas), el número de receptores es incluso mayor porque para muchas señales hay más de un tipo de receptor. La señalización celular es un proceso eminentemente químico y, cuando el estímulo es físico, como la luz, el sonido, la presión y el calor, éste siempre se transforma en un cambio químico a nivel de su receptor. Funcionalmente, los organismos usan sólo unos pocos mecanismos conservados evolutivamente para detectar las señales extracelulares e inducir cambios intracelulares. En esencia, el estímulo genera un cambio directo en el receptor, por ejemplo, el caso de la luz, o la síntesis de un mensajero químico desde una célula efectora que, tras desplazarse una distancia variable, interacciona con su receptor situado en la célula diana provocando una cascada de reacciones intracelulares que modifican el metabolismo y la fisiología celular.

La comprensión de los mecanismos moleculares que constituyen estas vías de señalización celular se ha convertido, por lo tanto, en un área prioritaria de investigación. Cada día se publican trabajos científicos que amplían el número de señales a las que las células responden, las diferencias en los distintos tipos celulares, la caracterización de nuevos receptores celulares, el descubrimiento de nuevas vías y de conexiones entre ellas en el interior celular y las alteraciones en procesos patológicos. En este capítulo se examinarán de forma resumida los mecanismos más importantes y conocidos de la comunicación entre células mediante señales extracelulares. Comenzaremos con una visión global de los mecanismos básicos de los sistemas de transducción de señales, y se describirán brevemente los distintos tipos de moléculas mensajeras, sus receptores y los efectos en las proteínas intracelulares. Finalizaremos con la descripción de varias de las rutas de señalización celular más conocidas.

GENERALIDADES DE LA TRANSDUCCIÓN DE SEÑALES (SEÑALIZACIÓN CELULAR)

Por lo general, la comunicación intercelular transcurre de forma similar a la comunicación entre las personas. Una persona emite un mensaje (sonido, texto, gesto, mirada, etc.) que llega a otra persona receptora (recibido a través de oídos, vista, tacto, etc.) que lo interpreta y actúa en consecuencia. En los sistemas biológicos, la célula emisora porta o envía una molécula mensajera que interacciona con una proteína receptora en la célula diana y provoca su respuesta. El desencadenante para cada sistema de señalización es diferente, pero las características generales de la transducción de señal son comunes para todos y se puede describir el proceso en seis pasos (**Fig. 3-1**):

1. *Emisión:* el mensaje que hay que transmitir suscita la síntesis de una molécula química en la célula emisora.
2. *Liberación:* esta molécula mensajera o *ligando* es liberado por la célula emisora.
3. *Transporte:* el ligando viaja hasta la célula diana.
4. *Recepción:* el ligando interacciona específicamente con su proteína receptora *(receptor)* situada en la superficie o en el interior de la célula diana.
5. *Respuesta:* esta interacción activa una o varias rutas de señalización intracelular *(transducción)*. Si el receptor es

intracelular *(receptor nuclear)*, la unión del ligando activa su función como factor de transcripción, modificando la expresión de genes específicos. Si el receptor está en la membrana plasmática *(receptor superficial)*, la unión del ligando provoca la activación directa o mediada por compuestos químicos *(segundos mensajeros)* de proteínas intracelulares *(interruptores moleculares)*, que a su vez activan a otras en cascada hasta activar a la proteína diana final *(proteína efectora)*, que finalmente induce un cambio en el metabolismo o la fisiología celular.

6. *Finalización:* tras transmitir su mensaje, el ligando es eliminado, el receptor se desactiva, interrumpiendo la señalización intracelular y finalizando la respuesta celular.

Aunque algunos receptores responden a estímulos físicos, la inmensa mayoría lo hace a ligandos de naturaleza química muy diversa: proteínas, péptidos pequeños, pequeñas moléculas hidrófobas (hormonas esteroideas, retinoides, derivados de ácidos grasos), pequeñas moléculas hidrófilas (aminoácidos, catecolaminas) y gases (óxido nítrico y monóxido de carbono). Por ejemplo, la acetilcolina es reconocida tanto por el receptor muscarínico metabotrópico como por el receptor nicotínico ionotrópico. La especificidad de unión se consigue mediante un ajuste espacial exacto entre el ligando y el receptor (similar al modelo de la «llave-cerradura»), una interacción precisa en la que intervienen fuerzas químicas de carácter débil que hacen a la unión reversible. La unión del ligando al receptor provoca en éste un cambio de conformación, que desencadena una cascada de reacciones intracelulares que generan la respuesta celular. La afinidad entre el ligando y el receptor puede expresarse mediante la constante de disociación K_d a menudo en valores de 10^{-10} M o menor, lo que indica que un receptor puede detectar cantidades picomolares de su ligando.

No obstante, la sensibilidad de los sistemas receptores está sujeta a modificación. Cuando una señal está presente continuamente, se puede producir una desensibilización del sistema receptor por varios mecanismos. Esto puede ocurrir por endocitosis del receptor el cual, una vez unido al ligando, es secuestrado temporalmente o degradado por los lisosomas. También la desensibilización puede producir un cambio en una proteína de la cascada intracelular de reacciones o generar una proteína inhibidora del proceso de transducción de señal intracelular.

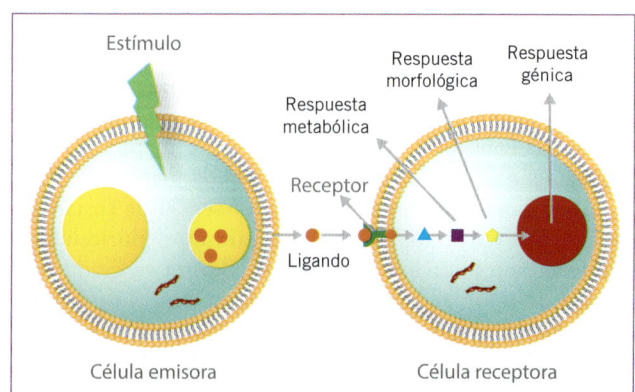

Figura 3-1. Esquema del concepto de comunicación celular mediante la emisión y recepción de un mensaje entre células.

La respuesta celular a la señal es rápida porque los receptores son catalizadores que funcionan como amplificadores moleculares de la señal. Cuando la respuesta implica adaptaciones profundas en la célula mediante la expresión de genes y síntesis de proteínas nuevas, el margen temporal es de minutos u horas. Pero si la respuesta conlleva cambios en proteínas ya presentes en la célula, la unión entre receptor y ligando provoca una señal en forma de cascada intracelular de reacciones enzimáticas con respuesta en segundos (**Fig. 3-2**). El receptor activa de forma directa (modificación covalente por fosforilación) o indirecta (regulación alostérica por segundos mensajeros) a una proteína intracelular o interruptor molecular. Estos interruptores activados del segundo nivel provocan a su vez la activación de muchas más moléculas de interruptores moleculares del tercer nivel, y así sucesivamente, hasta activar a las proteínas efectoras. Esta organización permite amplificaciones de varios órdenes de magnitud en cuestión de milisegundos. Por ejemplo, cada molécula de glucagón provoca la activación de 1.000 moléculas de glucógeno fosforilasa que liberan 10.000 moléculas de glucosa al torrente sanguíneo por el hepatocito en fracciones de segundo.

En un organismo pluricelular, son múltiples los mensajes que han de ser transmitidos a las células diana. La célula, expuesta a múltiples ligandos diferentes, ha de responder selectivamente a esta mezcla de mensajes. Para ello, cada célula portará aquella combinación de receptores para los ligandos a cuyo mensaje debe responder. Sin el receptor adecuado, la célula es «sorda» para ese ligando y su mensaje. Por ejemplo, la hormona liberadora de tirotropina desencadena respuestas en las células de la hipófisis anterior pero no en hepatocitos, simplemente porque éstos carecen del receptor adecuado para esta hormona. De los millares de receptores posibles,

cada célula posee la combinación de receptores adecuada a su fisiología. El uso de estas combinaciones para controlar el comportamiento celular permite a un organismo pluricelular y multitisular controlar sus células de muy distintas maneras y de forma extremadamente eficiente y específica con pocos ligandos.

Por ejemplo, la hormona liberadora de tirotropina desencadena respuestas en las células de la hipófisis anterior, pero no en hepatocitos, simplemente porque éstos carecen del receptor adecuado para esta hormona.

Por otro lado, la célula responde de forma apropiada y unificada a las múltiples señales que recibe simultáneamente mediante la conexión de las diferentes rutas intracelulares. El uso de múltiples vías de señalización permite a la célula amplificar las señales, ajustar las cinéticas de señalización, insertar puntos de control e integrar sus mensajes para una respuesta coordinada. Las rutas pueden ser paralelas (cada ruta controla uno o varios efectores), convergentes (varias rutas controlan los mismos efectores) y divergentes (una ruta controla varios efectores). La superposición del conjunto de vías de señalización crea redes de múltiples brazos de conexión dentro de la célula (**Fig. 3-3**). Estas redes de conexión son complejas en su número y diversidad de componentes, en la topología de sus conexiones y en sus localizaciones subcelulares. Las redes se comportan como circuitos bioquímicos lógicos de forma similar a las funciones matemáticas en los circuitos electrónicos. En su funcionamiento, las redes de señalización se asemejan a grandes computadoras analógicas que reciben múltiples entradas y computan en circuitos variados que se regulan de forma cruzada para generar una respuesta consensuada. Las posibilidades que esta organización del sistema de transmisión de señales genera son enormes, porque las combinaciones posibles de ligandos, receptores, interacciones de las redes intracelulares de señalización y variedades de respuestas permiten interpretar mensajes múltiples, variados e interrelacionados para generar una respuesta celular coordinada e integrada, alterando su forma, secreción, movimiento, metabolismo, expresión génica, supervivencia, proliferación y grado de diferenciación, entre otras (**Fig. 3-4**).

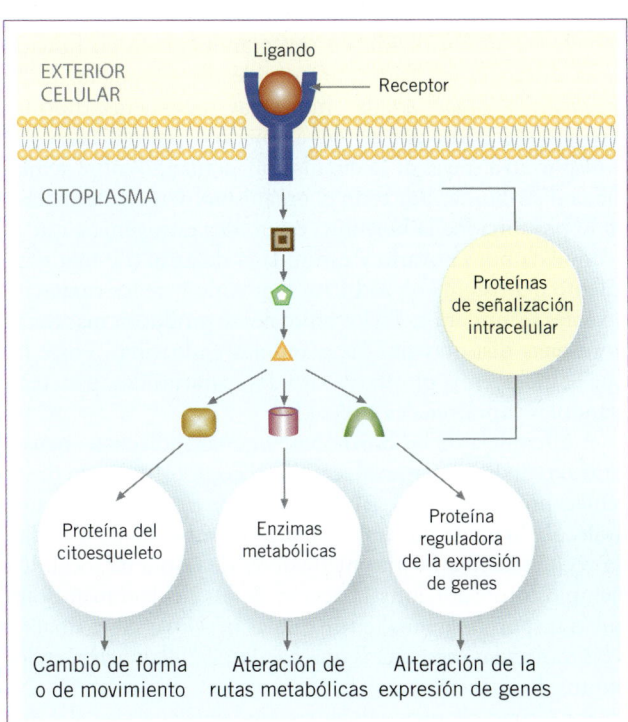

Figura 3-2. Ruta de señalización intracelular activada por una molécula señal extracelular.

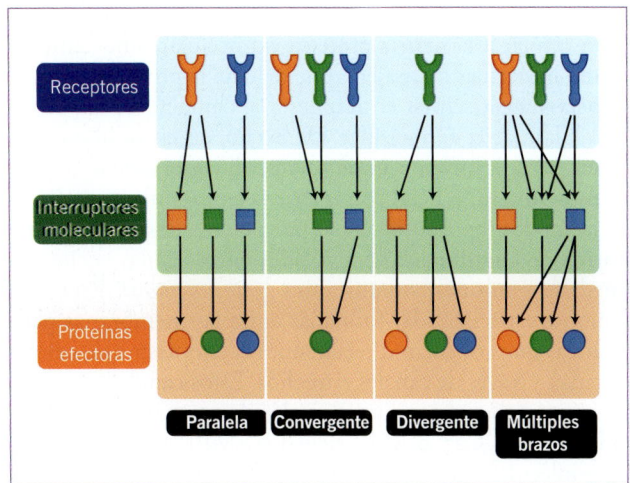

Figura 3-3. Esquema de decisiones celulares posibles en respuesta a una combinación teórica de señales extracelulares.

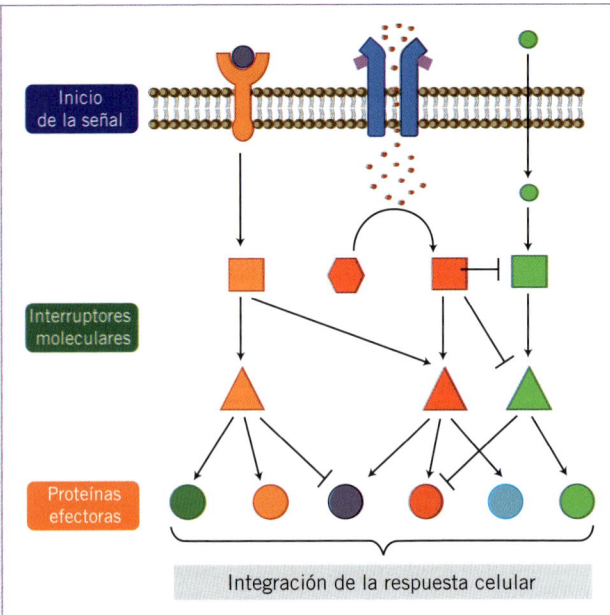

Figura 3-4. Integración de señales. El comportamiento celular a menudo es la respuesta a la información proporcionada por una combinación de señales, cuyas rutas intracelulares están interconectadas de forma que unifican el mensaje.

TIPOS DE SEÑALIZACIÓN CELULAR

Señalización por contacto

Las células de los organismos pluricelulares poseen sistemas de envío de señales que actúan a distancias largas o cortas. En una primera instancia, dos células pueden transmitirse mensajes por contacto célula-célula, es decir, como en una conversación privada cara a cara (**Fig. 3-1**). El ligando está anclado en la superficie celular e interacciona con su receptor en la célula adyacente, enviándole un mensaje biológico. La señalización mediante interacción directa célula-célula es bidireccional y desempeña un papel crítico en la regulación del comportamiento de las células en los tejidos animales. También la célula establece contacto con la matriz extracelular, reconociendo su entorno. Por ejemplo, las integrinas y cadherinas funcionan no sólo como moléculas de adhesión celular a la matriz proteica extracelular, sino también como moléculas mensajeras que regulan la proliferación y la supervivencia celular en respuesta al contacto célula-célula o célula-matriz extracelular. De hecho, en las células epiteliales, su descamación implica la pérdida del contacto entre la integrina superficial con la matriz extracelular que dispara la anoikis (apoptosis celular por pérdida de anclaje). Otra forma de coordinar las actividades entre células vecinas es mediante uniones comunicantes *(gap junctions)*. Éstas son uniones especializadas formadas entre las membranas plasmáticas que conectan directamente el citoplasma de células vecinas a través de canales estrechos. Estos canales permiten el intercambio de pequeñas moléculas mensajeras intracelulares como Ca^{2+} o AMP cíclico (cAMP), pero no de macromoléculas como proteínas o ácidos nucleicos (**Fig. 3-5**). Este tipo de señalización mediante uniones comunicantes es la responsable de la liberación de glucosa a la sangre por

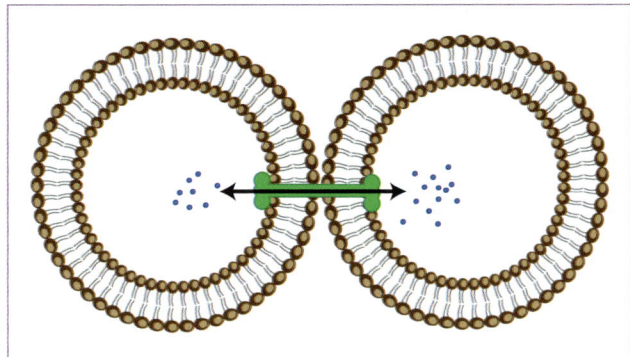

Figura 3-5. Células conectadas mediante una unión comunicante que permite la transferencia de pequeñas moléculas entre células adyacentes.

el hepatocito. Un descenso de glucosa en sangre dispara la liberación de noradrenalina que produce un aumento de cAMP en el hepatocito y activa la glucogenólisis. No todos los hepatocitos están inervados por neuronas simpáticas. Gracias a las uniones comunicantes, los hepatocitos activados transmiten la señal a los no inervados al pasarles cAMP directamente a su citoplasma. Estas uniones también desempeñan un papel fundamental en la regulación de las múltiples interacciones que tienen lugar entre los distintos tipos celulares del sistema inmunitario o durante el desarrollo embrionario, así como en el mantenimiento de los tejidos adultos.

Señalización a distancia

Como se ha indicado en el **capítulo 2** (Comunicación intercelular: hormonas, citoquinas y factores de crecimiento), los diferentes tipos de señalización mediante moléculas secretadas se suelen dividir en tres grandes clases en función de la distancia recorrida por la molécula mensajera. En la *señalización endocrina*, las moléculas mensajeras (hormonas) son secretadas por células endocrinas especializadas y se transportan a través de la circulación, actuando sobre células diana distribuidas por todo el organismo. Un ejemplo clásico lo proporciona la hormona esteroidea estrogénica, que es producida por el ovario y estimula el desarrollo y mantenimiento del sistema reproductor femenino y de los caracteres sexuales secundarios. En los animales se producen más de 50 hormonas distintas por las glándulas endocrinas, entre las que se incluyen la pituitaria, tiroides, paratiroides, páncreas, glándulas suprarrenales y gónadas.

A diferencia de las hormonas, algunas moléculas mensajeras actúan localmente, afectando al comportamiento de las células próximas. Es la *señalización paracrina*, en la que una molécula liberada por una célula actúa sobre las células diana vecinas. Actúan como mediadores de respuesta local. Un ejemplo lo proporciona la acción de los neurotransmisores que transportan la señal entre células nerviosas en la sinapsis o las moléculas mensajeras que regulan la inflamación en los puntos de infección.

Por último, algunas células responden frente a señales que producen ellas mismas: es la *señalización autocrina*. Muchos factores de crecimiento actúan de este modo y, a menudo, las células los secretan para estimular su propio crecimiento y proliferación. Un ejemplo importante de esta señalización autocrina es la respuesta de las células del sistema inmunitario de los vertebrados frente a antígenos extraños. Algunos tipos de linfocitos T responden a la estimulación antigénica sintetizando un factor de crecimiento que induce su propia proliferación, lo que supone, por lo tanto, el aumento del número de linfocitos T con capacidad de respuesta y la amplificación de la respuesta inmunitaria. Este tipo de señales es frecuente en células tumorales, muchas de las cuales producen y liberan un exceso de factores de crecimiento que estimulan su propia proliferación no regulada e inadecuada, al igual que la de células adyacentes no tumorales, esencial para provocar la angiogénesis.

Para un organismo multicelular complejo, la señalización requiere coordinar el comportamiento de múltiples células a distancias largas. Para ello, un conjunto de células ha desarrollado un papel específico en la comunicación celular entre zonas apartadas del cuerpo. Las más sofisticadas de ellas son las neuronas que extienden largos seudópodos o axones que les permiten contactar con células diana alejadas. Cuando las neuronas son activadas por señales del entorno o por otras neuronas, la célula envía un impulso eléctrico rápido a lo largo del axón que, al llegar al extremo de éste, causa la secreción de una molécula química denominada neurotransmisor en el extremo terminal. Éste contacta con el receptor en la superficie de la neurona diana, activándola. La zona de contacto entre el extremo del axón con la neurona diana se denomina sinapsis. Este tipo de señalización actúa a grandes distancias y es sensiblemente más rápida que la endocrina, pues no depende de la difusión y del torrente sanguíneo, sino del impulso eléctrico. La velocidad de la respuesta a una señal depende no sólo del mecanismo de envío, sino de la naturaleza de la respuesta en la célula diana. Si la respuesta requiere sólo cambios en proteínas ya presentes en la célula, ésta puede ocurrir en milisegundos. Si, por otro lado, la respuesta necesita cambios en la expresión génica y la síntesis de proteínas, ésta requiere horas, independientemente del mecanismo de envío de la señal.

LIGANDOS

A continuación se describen brevemente los ligandos más importantes que intervienen en la señalización celular, aunque algunos de ellos –como las hormonas, los eicosanoides, las citoquinas y los factores de crecimiento– se han estudiado con detalle en el **capítulo 2**, al considerar las comunicaciones intercelulares.

Hormonas, vitamina D, retinoides, ácidos biliares y ácidos grasos de cadena larga

La naturaleza química, la síntesis celular, el transporte sanguíneo y los mecanismos básicos de acción de las hormonas esteroides, de las catecolaminas, de las hormonas tiroideas y de las hormonas formadas a partir de precursores proteicos se han descrito en el **capítulo 2**.

Las *hormonas esteroideas*, las *hormonas tiroideas* (**cap. 2**), la *vitamina D₃* (**cap. 18**, Vitamina D, **tomo I**), los *retinoi-* des (**cap. 17**, Vitamina A, **tomo I**), los *ácidos biliares* y los *ácidos grasos de cadena larga* (**cap. 7**, Funciones y metabolismo de los ácidos grasos esenciales y de sus derivados activos, **tomo I**) son estructural y funcionalmente diferentes, pero comparten el mismo modelo básico de señalización celular. Con excepción de los ácidos grasos de cadena larga que son liberados en el citosol, todos estos compuestos, demasiado hidrofóbicos para disolverse fácilmente en la sangre, son transportados por proteínas específicas desde su punto de liberación hasta sus tejidos diana. Una vez dentro de la célula, se unen a su receptor situado en el citosol o el núcleo celular (v. Receptores nucleares). A diferencia de los ligandos hidrosolubles que son degradados en minutos, las hormonas esteroideas permanecen en sangre durante horas, y las tiroideas durante días.

Óxido nítrico y monóxido de carbono

El gas sencillo óxido nítrico (NO) es un radical libre que actúa como molécula mensajera paracrina fundamental en los sistemas nervioso, inmunitario y circulatorio. Debido a su reducido tamaño, el NO es capaz de difundir directamente a través de la membrana plasmática de sus células diana. El fundamento molecular de la acción del NO es diferente al de la acción de las hormonas esteroideas porque activa directamente a una enzima, la guanilato ciclasa. Otro gas sencillo, el monóxido de carbono (CO), también funciona como una molécula mensajera en el sistema nervioso. El CO actúa de la misma forma que el NO, activando a la guanilato ciclasa. La síntesis del CO en células cerebrales, al igual que la del NO, es estimulada por neurotransmisores.

Neurotransmisores

Los neurotransmisores llevan las señales entre las neuronas o desde las neuronas a algún otro tipo de célula diana (como las células musculares). Son un grupo diverso de moléculas pequeñas, hidrófilas que incluye: acetilcolina, dopamina, adrenalina (epinefrina), serotonina, histamina, glutamato, glicina y ácido γ-aminobutírico (GABA). La señal de liberación de los neurotransmisores es la llegada de un potencial de acción al extremo de la neurona. Una vez liberados, los neurotransmisores difunden a través del espacio sináptico y se unen a los receptores de superficie de la célula diana. Hay que destacar que algunos neurotransmisores también actúan como hormonas. Por ejemplo, la adrenalina funciona como un neurotransmisor y como una hormona producida por la glándula suprarrenal para activar la hidrólisis del glucógeno en las células musculares. Debido a que los neurotransmisores son moléculas hidrófilas, no son capaces de atravesar la membrana plasmática de las células diana. Por ello, y a diferencia de las hormonas esteroideas y el NO o el CO, el mecanismo de actuación de los neurotransmisores es mediante la unión a receptores celulares de superficie. Muchos receptores de neurotransmisores son canales iónicos regulados por ligando, como el receptor de acetilcolina. El neurotransmisor que se une a estos receptores induce un cambio conformacional tal que se abre el canal iónico, lo que permite una variación del flujo de iones en la célula diana. Otros receptores de neurotransmisores están acoplados a proteínas G (un grupo importante de moléculas mensajeras que acoplan a los receptores de superficie celular a diversas respuestas intracelulares). En el caso de los receptores de neurotransmisores, las proteínas G asociadas actúan regulando indirectamente la actividad de los canales iónicos.

Hormonas peptídicas, factores de crecimiento y citoquinas

En los animales, las moléculas mensajeras más diversas son los péptidos, cuyo tamaño oscila entre sólo unos pocos hasta más de 100 aminoácidos. Este grupo de moléculas mensajeras incluye las hormonas peptídicas (como glucagón e insulina), los neuropéptidos y un amplio espectro de factores de crecimiento polipeptídicos. Pueden encontrarse anclados a la membrana interviniendo en regulaciones de contacto célula-célula, aunque muchas de ellas son sintetizadas como precursores inactivos denominados preprohormonas, que son activados mediante proteólisis. Las hormonas peptídicas, los neuropéptidos y los factores de crecimiento no pueden atravesar la membrana plasmática de las células diana, por lo que actúan mediante la unión a receptores de superficie celulares. Como cabría esperar del papel crucial que desempeñan los factores de crecimiento polipeptídicos en el control de la proliferación celular, las alteraciones en la señalización mediada por factores de crecimiento son la fuente de numerosas enfermedades, incluyendo muchos tipos de cáncer. Por ejemplo, la expresión alterada de un receptor relacionado con el receptor del factor de crecimiento epidérmico (EGF) es un factor importante para el desarrollo del cáncer de ovario y de pulmón.

Algunas neuronas secretan neuropéptidos en lugar de las moléculas neurotransmisoras de pequeño tamaño mencionadas en el apartado anterior. Algunos de estos péptidos, como las encefalinas y las endorfinas, funcionan no sólo como neurotransmisores en la sinapsis, sino también como neurohormonas que actúan sobre células alejadas. Las encefalinas y las endorfinas se han estudiado ampliamente debido a su actividad como analgésicos naturales que disminuyen la respuesta de dolor en el sistema nervioso central. Fueron descubiertas durante estudios acerca de la adicción a las drogas, y son compuestos producidos por el propio organismo que se unen a los mismos receptores de superficie de las células cerebrales a los que se une la morfina.

Los factores de crecimiento polipeptídicos incluyen una amplia gama de moléculas mensajeras que controlan el crecimiento y la diferenciación de las células animales. El primero de estos factores (el factor de crecimiento neural o NGF) fue descubierto por Rita Levi Montalcini en los años cincuenta. El NGF pertenece a una familia de polipéptidos (denominados neurotrofinas) que regulan el desarrollo y la supervivencia de las neuronas. Durante el transcurso de experimentos con el NGF, Stanley Cohen descubrió casualmente un factor diferente (denominado factor de crecimiento epidérmico o EGF) que estimula la proliferación celular. El EGF, un polipéptido de 53 aminoácidos, se considera el prototipo de una amplia serie de factores de crecimiento que desempeñan un papel fundamental en el control de la proliferación celular),

tanto durante el desarrollo embrionario como en el organismo adulto.

Los miembros de otro gran grupo de factores de crecimiento polipeptídicos (denominados *citoquinas*) regulan el desarrollo y la diferenciación de las células sanguíneas y controlan la actividad de los linfocitos durante la respuesta inmunitaria. Engloban un grupo amplio y diverso de péptidos de entre 5 y 20 aminoácidos que son producidos fundamentalmente por células del sistema inmunitario, aunque también lo hacen las células endoteliales y los fibroblastos, entre otras.

Eicosanoides, docosanoides y ácidos grasos

Muchos tipos de lípidos sirven como moléculas mensajeras. Junto con las hormonas esteroideas, las moléculas mensajeras más importantes son los eicosanoides, que incluyen a las prostaglandinas, las prostaciclinas, los tromboxanos, los leucotrienos, las lipoxinas y las resolvinas de la clase E. Asimismo, los docosanoides incluyen las resolvinas de tipo D, las protectinas y las maresinas. La biosíntesis, el mecanismo de acción, el catabolismo y los efectos biológicos de los eicosanoides y de los docosanoides se describen en el **capítulo 2**. Los eicosanoides se hidrolizan rápidamente, por lo que actúan localmente en vías de señalización autocrinas o paracrinas, estimulando una gran diversidad de respuestas en las células diana, como por ejemplo la agregación plaquetaria, la inflamación y la contracción del músculo liso.

Especies reactivas de oxígeno

Las especies reactivas de oxígeno (ROS) engloban un grupo de moléculas derivadas del oxígeno molecular y se forman por reacciones redox o por excitación electrónica. Se pueden dividir en especies no radicales y radicales libres. Las ROS no radicales de dos electrones incluyen el peróxido de hidrógeno (H_2O_2), hidroperóxidos orgánicos (ROOH), oxígeno molecular singlete ($^1O_2$), ozono (O_3) y ácido hipocloroso e hipobromoso (HOCl y HOBr). Los radicales libres con al menos un electrón libre incluyen el radical anión superóxido ($O^{2\cdot-}$), el radical hidroxilo (OH$^\cdot$), el radical peroxilo (ROO$^\cdot$) y el radical alcoxilo (RO$^\cdot$). H_2O_2 es el principal ROS que contribuye a la regulación redox de las actividades biológicas (**cap. 13**, Estrés oxidativo y mecanismos de defensa antioxidante, **tomo I**). H_2O_2 es un agente de señalización fisiológico pleiotrópico versátil cuya concentración intracelular de H_2O_2 se mantiene en el rango nanomolar bajo (aproximadamente 1-100 nM). El principal mecanismo por el cual el H_2O_2 alcanza la especificidad para mediar en los efectos de señalización biológica es a través de la oxidación del azufre (grupos tiolato) en las proteínas diana o de las bases de nucleótidos en RNA no codificante o micro-RNA, lo que provoca cambios en los resultados de la señalización, la actividad enzimática, la transcripción de genes y la integridad de la membrana y el genoma. Teniendo en cuenta las cisteínas, un cálculo mostró que alrededor del 10-20 % de los tioles de los 214.000 tioles completos en el proteoma de cisteína celular se pueden oxidar, incluidas las enzimas, los transportadores, los receptores y los factores de transcripción. Las principales fuentes enzimáticas endógenas de $O^{2\cdot-}$ y H_2O_2

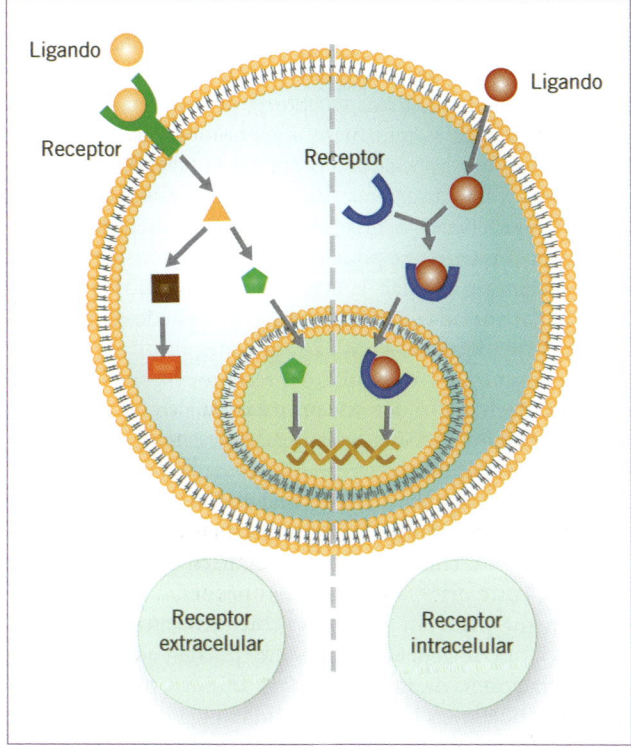

Figura 3-6. Formas de señalización según la localización del receptor.

son las NADPH oxidasas transmembrana, aunque también se generan localmente en el retículo endoplásmico y en los peroxisomas, así como por varias superóxido dismutasas.

TIPOS DE RECEPTORES

Las características fisicoquímicas de los ligandos son determinantes en cuanto al mecanismo de recepción del mensaje en la célula diana. Las moléculas hidrófobas, capaces de atravesar la membrana celular, se unen a receptores intracelulares. Es el caso de hormonas esteroideas, tiroideas, gases y metabolitos intracelulares. Las moléculas hidrófilas se unen a receptores situados en la superficie celular, como son neurotransmisores, péptidos y eicosanoides. Por su localización en la célula diana existen, pues, dos tipos de receptores: receptores intracelulares y receptores superficiales (**Fig. 3-6**).

Receptores intracelulares

El ligando de un receptor intracelular es una molécula hidrófoba capaz de atravesar la membrana plasmática y unirse con su receptor, ya sea en el citoplasma (receptor citoplas-

mático) o en el núcleo (receptor nuclear). Desde el punto de vista del mecanismo de acción, la unión del ligando activa al receptor desplazándose al núcleo, donde actúa como factor de transcripción (**cap. 7**, Bases moleculares de la expresión génica). Los receptores pueden existir como monómeros, homodímeros o heterodímeros y reconocer las secuencias de DNA denominadas elementos de respuesta hormonal (HRE) derivados de pares de secuencias con la consenso RGGTCA (R es una purina). Estructuralmente, están constituidos por cinco dominios funcionales (**Fig. 3-7**). Portan un dominio N-terminal modulador de la transcripción de genes (A/B), un dominio de unión a DNA (C), denominado también elemento de respuesta a hormonas, una región corta responsable de su localización celular (D) y un dominio grande bastante bien conservado de unión al ligando (LBD, *ligand binding domain*) que también contribuye a las interacciones del subconjunto de receptores nucleares que forman heterodímeros. Algunos poseen también un extremo C-terminal muy variable (F) que en la mayoría de los casos tiene funciones desconocidas. Esta estructura está especialmente diseñada para unirse al ligando por un lado y al DNA por otro. Su unión al DNA produce cambios conformacionales en la cromatina que alteran el acceso de factores de transcripción a las regiones promotoras de los genes, modificando su expresión. Hasta la fecha se han identificado 48 receptores nucleares en el genoma humano. De algunos de ellos se conoce su ligando natural. Es el caso de los *receptores para hormonas endocrinas*, de elevada afinidad por el ligando en el orden de concentración nanomolar, y los *receptores huérfanos adoptados*, de baja afinidad por sus ligandos, de origen dietético o metabólico (ácidos biliares, ácidos grasos, eicosanoides, xenobióticos, oxisteroles, ácido retinoico) en el orden de concentración micromolar. Por último, existe un grupo numeroso de receptores nucleares para los que se desconoce su ligando y el efecto biológico. A éstos se los denomina *receptores nucleares huérfanos*.

Receptores superficiales

En el caso del receptor superficial, el ligando (una molécula hidrófila o muy grande) interacciona con la proteína receptora en la superficie de la célula diana. Estos receptores han de colocarse a través de la membrana plasmática, de forma que puedan detectar la señal en el exterior y transmitir el mensaje, con un formato nuevo, a través de la membrana y hacia el interior de la célula. Por ello, el receptor presenta tres partes estructurales: la extracelular que une específicamente el ligando, la transmembrana y la intracelular, que transmite la señal.

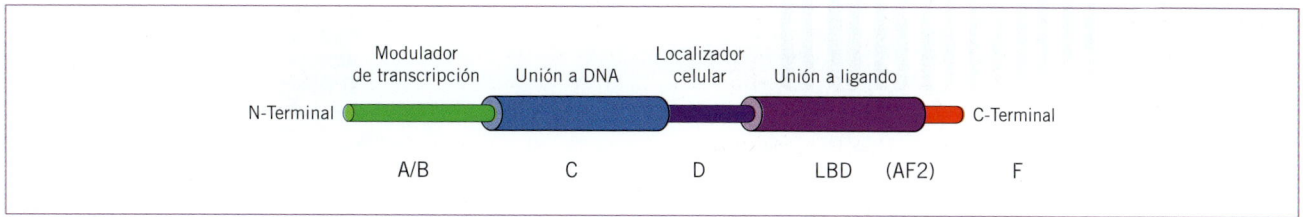

Figura 3-7. Esquema de los dominios funcionales en un receptor intracelular. Las letras indican dominios proteicos. LBD: dominio de unión al ligando.

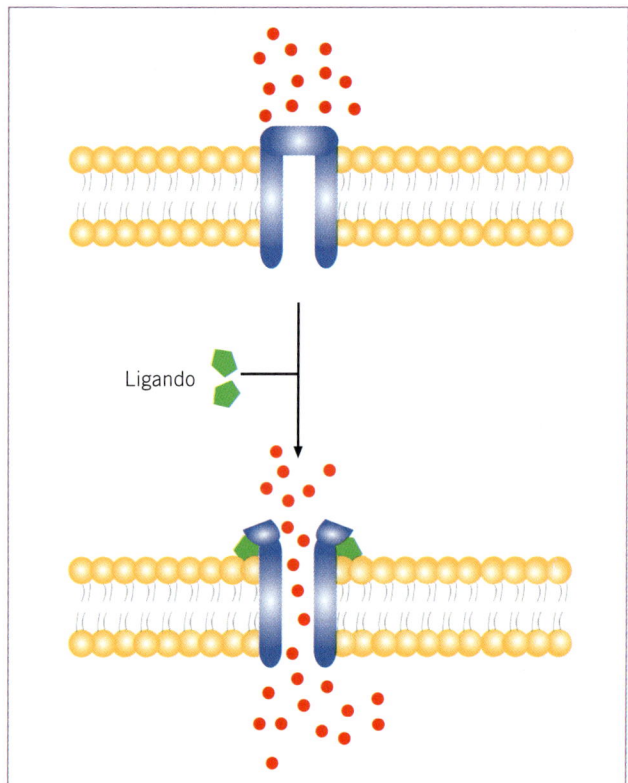

Figura 3-8. Esquema de la apertura de un canal iónico y del paso de iones.

La mayoría de los receptores superficiales pertenecen a una de estas tres clases, definidas por el mecanismo de transducción que emplean. De forma resumida se describen a continuación:

1. Receptores asociados a canales de iones (**Fig. 3-8**). También se conocen como canales iónicos, canales iónicos regulados por transmisores o receptores ionotrópicos. Estos receptores controlan de manera directa el flujo de iones a través de la membrana plasmática entre células eléctricamente excitables. Este tipo de señalización la realizan un conjunto de neurotransmisores que abren o cierran el canal iónico al unirse al receptor, cambiando la permeabilidad iónica de la membrana celular y, en consecuencia, la excitabilidad de la

célula postsináptica. Impulsados por su gradiente iónico, los iones (Na^+, K^+, Ca^{2+} o Cl^-) se precipitan hacia dentro o hacia fuera de la célula, generando un cambio de potencial de membrana en 1 ms. Estos receptores pertenecen a una gran familia de proteínas transmembrana homólogas.

2. Receptores asociados a proteínas G (**Fig. 3-9**). Presentes en todos los eucariotas, los receptores asociados a proteínas G pertenecen a una familia muy numerosa de proteínas, cuya estructura posee 7 segmentos transmembrana. Estos receptores regulan la actividad de una proteína diana intracelular anclada en la membrana, que puede ser un canal iónico o una enzima. Para ello, la transmisión de la señal desde el dominio intracelular del receptor hasta la proteína diana la efectúa una tercera proteína: la proteína que une GTP o proteína G. Si la proteína diana es un canal iónico, la proteína G cambia la permeabilidad de la membrana plasmática. Si la proteína diana es una enzima, ésta sintetiza o provoca la liberación de un segundo mensajero. Los segundos mensajeros, como son el Ca^{2+}, el diacilglicerol (DAG) o el cAMP, entre otros, son moléculas pequeñas que difunden rápidamente y activan múltiples proteínas diana en la célula. Debido a que se generan fácilmente, pueden actuar en altas concentraciones, de manera que su afinidad por las proteínas diana puede ser baja. Esta afinidad baja permite la disociación rápida, de manera que su degradación o reclusión apaga con rapidez la señalización. Además, su concentración alta permite la activación simultánea de múltiples proteínas diana, desencadenando una cascada de reacciones enzimáticas que amplifican la señal y provocan una respuesta celular en fracciones de segundo

3. Receptores enzimáticos o asociados a enzimas (**Fig. 3-10**). Cuando son activados por el ligando, funcionan directamente como enzimas o están asociados a enzimas intracelulares a las que activan. Estructuralmente, estas proteínas son más heterogéneas que las clases anteriores, pero se caracterizan por poseer un único dominio transmembrana. La gran mayoría de estos receptores son funcionalmente proteínas quinasas o están asociados a una proteína quinasa. Es decir, la unión del ligando provoca la fosforilación de proteínas diana intracelulares por parte del receptor o la proteína quinasa asociada.

Existen algunos receptores que no encajan en ninguna de estas tres clases y basan su mecanismo en la *proteólisis regula-*

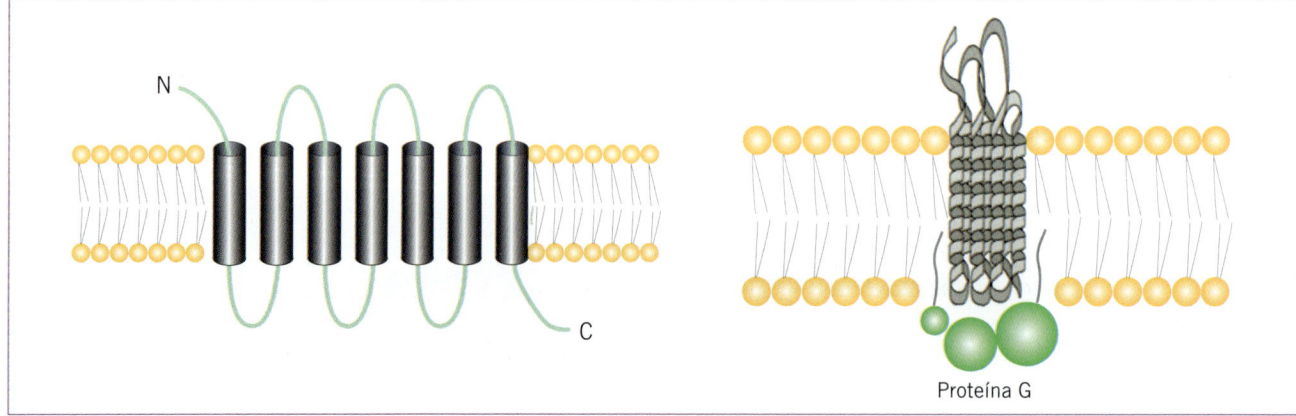

Figura 3-9. Estructura de un receptor de siete dominios transmembrana asociados a proteínas G.

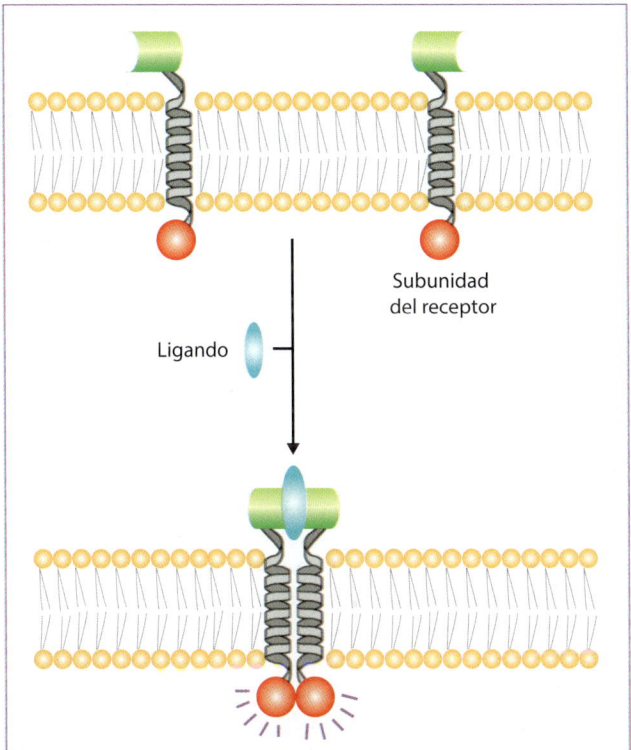

Figura 3-10. Esquema de la unión de un ligando a un receptor asociado a enzimas.

da del receptor o de proteínas intracelulares para transducir la señal (v. **Fig. 3-21**). La mayoría de las rutas basadas en la proteólisis participan en el control de la supervivencia, crecimiento, proliferación, diferenciación, apoptosis, adhesión y migración durante el desarrollo embrionario y la remodelación tisular.

El número de receptores de cada una de estas cuatro clases es incluso mayor que el número de señales extracelulares que actúan sobre ellos, ya que, para muchas moléculas mensajeras extracelulares, hay más de un tipo de receptor. Por ejemplo, el neurotransmisor acetilcolina actúa sobre las células del músculo esquelético a través de un receptor asociado a un canal iónico, mientras que en las células del músculo cardíaco actúa a través de un receptor asociado a una proteína G. Estos dos tipos de receptores generan señales intracelulares diferentes, lo cual permite que los dos tipos de células musculares reaccionen a la acetilcolina de maneras diferentes.

La señal química en el exterior celular interacciona con el receptor de superficie (de los tipos 2 y 3 mencionados antes) y éste transmite el mensaje, con un formato químico nuevo, a través de la membrana y hacia el interior de la célula. Este formato químico intracelular está formado por los segundos mensajeros intracelulares. Su presencia en el interior celular desencadena una cascada de reacciones enzimáticas que terminan con la activación de las proteínas diana, que alteran el comportamiento celular. Los receptores pueden provocar la síntesis de alguno de estos segundos mensajeros: cAMP, cGMP, DAG, inositol-1,4,5-trisfosfato (IP$_3$) y Ca^{2+}.

Los numerosos receptores de membrana diferentes que el organismo necesita para la recepción de la información biológica también pueden constituir dianas para muchas sustancias extrañas que interfieren en nuestros procesos fisiológicos y nuestros sentidos, desde la heroína y la nicotina hasta los tranquilizantes y el chile y la pimienta. Estas sustancias, bien se parecen al ligando natural del receptor y ocupan su lugar de unión, bien se unen al receptor en algún otro lugar, bloqueando o estimulando su actividad natural. Muchos fármacos y venenos actúan de esta manera; gran parte de la industria farmacéutica está dedicada a la búsqueda de sustancias que ejerzan un efecto definido de gran precisión, mediante su unión a un tipo específico de receptor de membrana.

Señalización a través de receptores asociados a canales iónicos

La mayoría de las proteínas canal en la membrana plasmática de las células animales conectan el citosol con el exterior celular, por lo que necesariamente han de tener poros estrechos altamente selectivos. Estas proteínas están relacionadas específicamente con el transporte de iones inorgánicos, por lo que se denominan *canales iónicos* (**Fig. 3-8**). A través de cada canal pueden pasar más de 1 millón de iones cada segundo. La función de los canales iónicos es permitir que iones inorgánicos específicos, mayoritariamente Na$^+$, K$^+$, Ca^{2+} o Cl$^-$, puedan difundir a favor de su gradiente electroquímico a través de la bicapa lipídica. Esto no quiere decir, sin embargo, que el transporte a través de canales iónicos no esté regulado. Por el contrario, la capacidad de regular el flujo de iones es esencial para la función de muchos tipos celulares. Concretamente, las células nerviosas se han especializado en la utilización de canales iónicos, y se considerará de qué forma utilizan gran variedad de dichos canales para recibir, conducir y transmitir señales.

Los *receptores asociados a canales iónicos*, también conocidos como *canales iónicos regulados por transmisores*, son los receptores utilizados para la transmisión rápida a través de las sinapsis del sistema nervioso (**Fig. 3-11**): transducen directamente una señal química (en forma de un pulso de neurotransmisor liberado al exterior de la célula diana) en una señal eléctrica (en forma de un cambio en el voltaje a través de la membrana plasmática). Los canales se hallan concentrados en la membrana plasmática de la célula postsináptica en la región de la sinapsis. Los canales iónicos fluctúan entre estado abierto o estado cerrado, mediante el empleo de «puertas» que se abren o se cierran en función de estímulos específicos, en concreto, de la unión del ligando. Cuando se une el ligando o neurotransmisor, el receptor cambia su conformación, abriendo o cerrando un canal al flujo a través de la membrana de determinados iones, como Na$^+$, K$^+$, Ca^{2+} o Cl$^-$. Impulsados por su gradiente electroquímico, los iones se precipitan hacia dentro o hacia fuera de la célula, generando un cambio en el potencial de membrana en cuestión de aproximadamente 1 ms. Esto puede inducir un impulso nervioso o alterar la capacidad de otras señales para hacerlo. La apertura de canales de Ca^{2+} tiene efectos muy particulares, ya que los cambios en la concentración intracelular de Ca^{2+} pueden alterar profundamente la actividad de muchas enzimas.

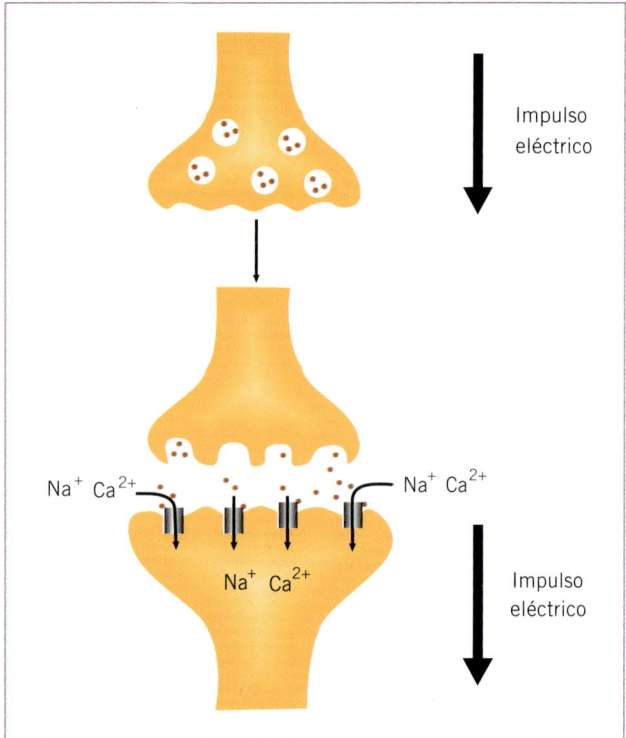

Figura 3-11. Señalización mediante la sinapsis celular.

Hasta ahora se han descrito más de 100 tipos de canales iónicos, y todavía se están descubriendo más. Estos canales presentan selectividad iónica, es decir, permiten que algunos iones puedan pasar y otros no. Esto sugiere que sus poros deben ser suficientemente estrechos en algunos lugares para permitir que los iones entren en contacto íntimo con las paredes del canal, de manera que sólo los iones de tamaño y carga adecuados puedan atravesarlos. Son responsables de la excitabilidad eléctrica del músculo y median la mayoría de las formas de señales eléctricas en el sistema nervioso. Una célula nerviosa típica contiene 10 tipos diferentes o más de canales iónicos, localizados en diferentes dominios de su membrana plasmática. Sin embargo, estos canales no sólo se presentan en células excitables eléctricamente, sino que también se hallan en todas las células animales. Quizá los canales iónicos más comunes son los permeables al K^+ que se encuentran en la membrana plasmática de casi todas las células animales.

El mecanismo habitual de transmisión de mensaje empleando receptores asociados a canales iónicos es indirecto y transcurre de la siguiente forma. Las células se hallan aisladas eléctricamente una de otra, estando la célula presináptica separada de la célula postsináptica por una estrecha hendidura sináptica. Un cambio del potencial eléctrico en la célula presináptica desencadena la liberación por exocitosis del neurotransmisor que estaba almacenado en vesículas sinápticas rodeadas de membrana. El neurotransmisor difunde rápidamente a través de la hendidura sináptica y provoca un cambio eléctrico en la célula postsináptica a través de un canal iónico regulado por transmisor. Una vez que el neurotransmisor ha sido secretado, es rápidamente eliminado, bien por enzimas específicas de la hendidura sináptica, bien

por recaptación (tanto por la terminación nerviosa que lo ha liberado como por las células gliales vecinas).

Con respecto al mecanismo molecular, el mejor ejemplo es el del receptor nicotínico ionotrópico de acetilcolina, que ocupa un lugar especial en la historia de los canales iónicos. Fue el primer canal iónico purificado a partir del órgano eléctrico del pez torpedo, el primero del que se conoció la secuencia completa de aminoácidos, el primero en ser reconstituido funcionalmente en bicapas lipídicas sintéticas y el primero para el que se registró la señal eléctrica de un solo canal abierto. En el genoma humano se han identificado 16 genes que codifican subunidades diferentes del receptor nicotínico. Todas estas subunidades tienen lo siguiente: *a)* un dominio aminoterminal extracelular grande y conservado de ≈ 200 aminoácidos; *b)* tres dominios transmembrana; *c)* un bucle citoplasmático de tamaño y secuencia variables, y *d)* un cuarto dominio transmembrana con una secuencia C-terminal corta y de secuencia variable. El receptor de acetilcolina de la fibra muscular esquelética está compuesto por la asociación de cinco subunidades que crean un poro central: la subunidad α_1 y cuatro subunidades no α denominadas β_1, δ, γ y ε. El sitio de unión a la acetilcolina es un bolsillo hidrófobo en la interfaz entre subunidades adyacentes. Cuando dos moléculas de acetilcolina se unen al complejo pentamérico, inducen un cambio de conformación que abre el canal. El canal permanece abierto durante aproximadamente 1 ms y entonces se cierra. Posteriormente, las moléculas de acetilcolina se disocian del receptor y son hidrolizadas por una enzima específica (la acetilcolinesterasa) localizada en la sinapsis neuromuscular. Una vez liberado del neurotransmisor al que se había unido, el receptor de acetilcolina revierte a su estado inicial de reposo.

Por último, cabe señalar que los canales iónicos regulados por transmisor constituyen las dianas principales de la acción de numerosos fármacos y tóxicos alimentarios.

Señalización a través de receptores asociados a proteínas G

La familia más numerosa de receptores de la superficie celular transmite las señales al interior de la célula a través de proteínas que unen nucleótidos de guanina, denominadas *proteínas G*. Nuestros sentidos de la vista, el oído y el olfato dependen de ellas. Se han identificado unos 865 de estos receptores asociados a proteínas G en seres humanos; de ellos, 342 son no olfativos, y para 150 se desconoce aún su ligando, incluyendo 86 receptores de tipo rodopsina. Como sensores de membrana de gran versatilidad, estos receptores responden a una gran variedad de señales extracelulares, que abarcan desde fotones, iones y estímulos sensoriales, hasta lípidos, neurotransmisores y hormonas, y controlan numerosos procesos biológicos y patológicos en los sistemas neuronal, cardiovascular, inmunitario y endocrino, así como en el cáncer. Un mismo ligando puede activar muchos miembros diferentes de la familia. Por ejemplo, la adrenalina puede activar por lo menos 9 miembros diferentes de receptores asociados a proteínas G, la acetilcolina a 5 o más y la serotonina por lo menos a 14 de ellos. A pesar de su número, diversidad e importancia biológica, sólo un pequeño subconjunto de estos receptores ($\approx$ 10 %) es diana de fármacos en el mercado.

Pese a la diversidad química y funcional de los ligandos que se unen a ellos, todos los receptores asociados a proteína G de los que se conoce su secuencia de aminoácidos tienen una estructura similar. Se pueden encontrar en casi cualquier organismo eucariota, incluyendo insectos y plantas, lo que indica que estas proteínas son de origen antiguo. El análisis filogenético clasifica a los receptores asociados a proteínas G en cinco clases principales (glutamato, rodopsina, adhesión, *frizzled* 2 y secretina) con numerosas subfamilias. Están formados por una sola cadena polipeptídica que atraviesa siete veces, arriba y abajo, la bicapa lipídica, denominados receptores con siete hélices α transmembrana (7-TMS, **Fig. 3-9**). La unión del ligando al dominio extracelular de estos receptores induce un cambio conformacional que permite al dominio citosólico del receptor unirse a una proteína G unida a la cara interna de la membrana plasmática. Esta interacción activa a la proteína G, la cual se disocia del receptor y transmite la señal a una diana intracelular.

El descubrimiento de las proteínas G se produjo a partir del estudio de hormonas (como la adrenalina) que regulan la síntesis del cAMP en las células diana. En los años setenta, Rodbell y cols. realizaron el descubrimiento clave de que el GTP es necesario para la estimulación hormonal de la adenilato ciclasa, la enzima que sintetiza cAMP. Esto condujo, a su vez, al descubrimiento de que una proteína que une nucleótidos de guanina (proteína G) es un intermediario de la activación de la adenilato ciclasa. Desde entonces, se ha encontrado un conjunto vasto de proteínas G que actúan a modo de interruptores fisiológicos, regulando la actividad de diversas dianas intracelulares en respuesta a señales extrace-

lulares. En la **tabla 3-1** se muestra un resumen de los ligandos, proteínas efectoras y segundos mensajeros que permiten la señalización a través de proteínas G.

Las proteínas G están constituidas por tres subunidades, designadas α, β y γ (**Fig. 3-12**). Frecuentemente se las denomina *proteínas G triméricas*, para distinguirlas de otras proteínas que unen nucleótidos de guanina, como la proteína Ras, a la que se hará referencia más adelante. Desde el punto de vista de su actividad enzimática, las proteínas G son activas cuando están unidas a GTP, cuya hidrólisis las inactiva. En la célula, las proteínas G están unidas a GTP *(estado activo)* o a GDP *(estado inactivo)*. Cuando el receptor une el ligando, el receptor hace que la proteína G desprenda el GDP, una GTP, pase a su forma activa, difunda lejos del receptor y transporte su mensaje.

En la proteína G, cada *subunidad* desempeña un papel distinto. Las subunidades α y γ están ancladas en la membrana mediante un ácido graso C_{15} o C_{20}. La subunidad α se une a GDP o GTP, que regulan la actividad de la proteína G. En el estado inactivo, α se une al GDP formando un complejo con β y γ. La unión del ligando induce un cambio conformacional tal en el receptor que el dominio citosólico de éste interacciona con la proteína G estimulando la liberación del GDP y su intercambio por GTP. Este intercambio provoca, a su vez, un cambio conformacional que activa la proteína G. La subunidad α unida al GTP, ahora activada, se disocia de β y γ, que permanecen unidas constituyendo un complejo $\beta\gamma$. Tanto la subunidad α unida al GTP como el complejo $\beta\gamma$ interaccionan con sus dianas para dar lugar a una respuesta intracelular. La subunidad α se inactiva por la hidrólisis del GTP a GDP, de manera que la subunidad α está inactiva y se reasocia con el complejo $\beta\gamma$, quedando así

Tabla 3-1. Señalización a través de proteínas G

Clase de G_α	Subunidad efectora	Señal de iniciación	Efecto	Proteína efectora asociada	Segundo mensajero
G_s	α_s	Aminas β-adrenérgicas, glucagón, hormona paratiroidea	↑	Adenilato ciclasa	cAMP
			↑	Canal de Ca^{2+}	Ca^{2+}
$G_{olf\alpha}$	α_{olf}	Estímulo olfatorio	↑	Adenilato ciclasa	cAMP
G_i	α_i	Acetilcolina, aminas α-adrenérgicas, neurotransmisores	↓	Adenilato ciclasa	cAMP
	$\beta\gamma$		↑	Canal de K^+	Cambio de potencial de membrana
G_o	α_o y $\beta\gamma$	Acetilcolina de células endoteliales	↑	Fosfolipasa C	IP_3 y Ca^{2+}
	$\beta\gamma$		↓	Canal de Ca^{2+}	Ca^{2+}
			↑	Canal de K^+	Cambio de potencial de membrana
G_t	α_t	Fotones	↑	cGMP fosfodiesterasa	cGMP
G_q		Acetilcolina, aminas α-adrenérgicas, neurotransmisores	↑	Fosfolipasa C	IP_3 y Ca^{2+}
$G_{12/13}$	$\alpha_{12/13}$	Proteínas de la familia ephrin	↑	Rho-GTPasas monoméricas que regulan actina del citoesqueleto	cGMP

cAMP: adenosinmonofosfato cíclico; cGMP: guanosinmonofosfato cíclico; IP_3: inositol-1,4,5-trisfosfato.

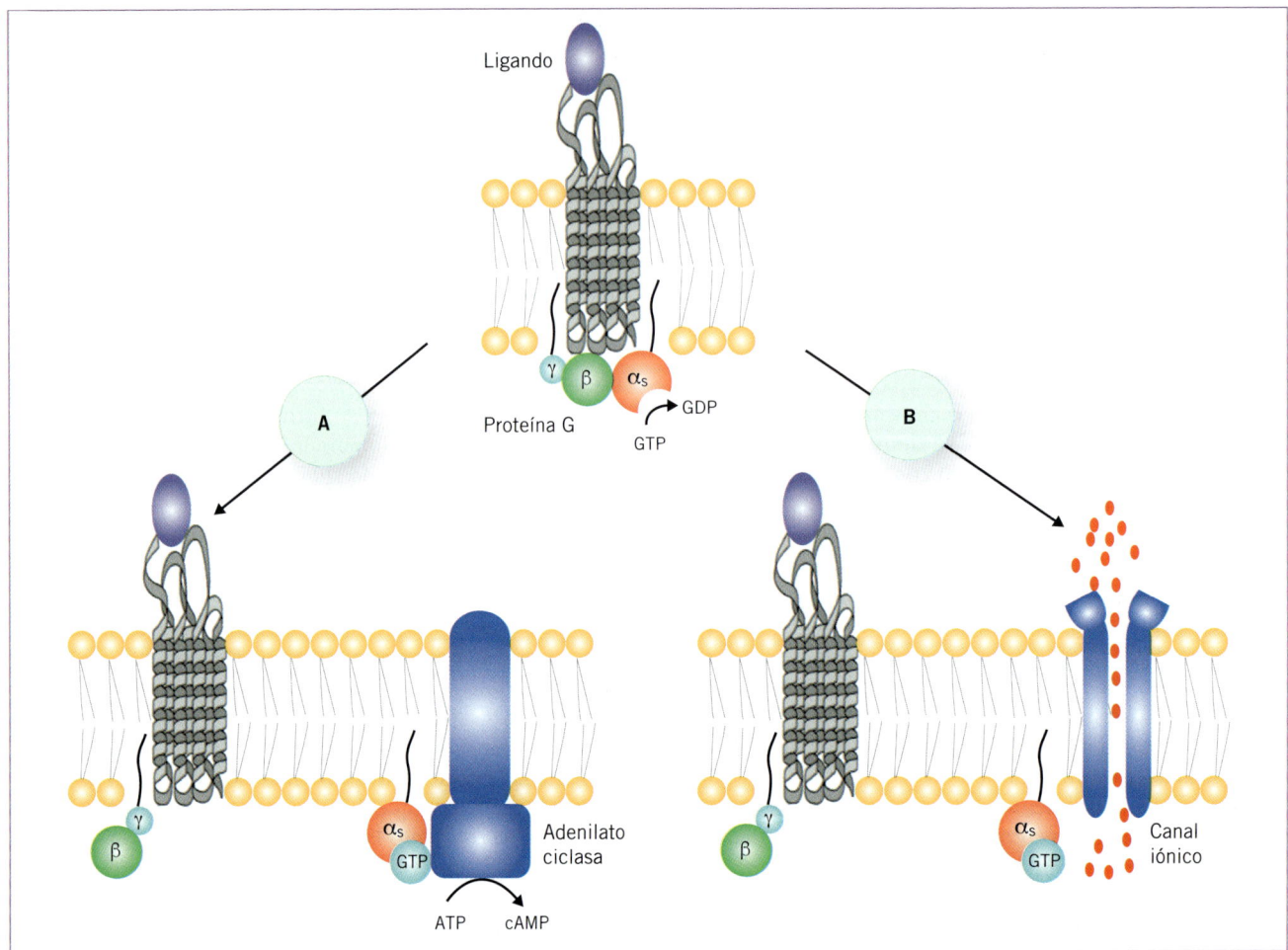

Figura 3-12. Señalización mediante proteínas G. cAMP: AMP cíclico; CDP: citidindifosfato; CTP: citidintrifosfato; GTP: guanosintrifosfato.

listo para el comienzo de un nuevo ciclo. Se ha comprobado que en algunos casos no es necesaria la disociación de las subunidades α-GTP de βγ para que el complejo active sus dianas.

Las células son capaces de responder rápidamente a cambios en la concentración de un ligando extracelular. Esta capacidad para responder rápidamente a cambios está asegurada debido a que la vida media de la subunidad α-GTP activa es corta: la actividad GTPasa de α se estimula cuando α se une a la enzima diana o a una proteína que activa la actividad GTPasa (GAP), de las que se han identificado 25 miembros en humanos. La estimulación de la actividad GTPasa de la subunidad α hidroliza GTP, generando α-GDP e inhibiendo la actividad de la proteína diana. Entonces, la subunidad α$_s$-GDP se vuelve a asociar con βγ, dando lugar de nuevo a una proteína G$_s$ inactiva.

Para provocar la señalización, los receptores acoplados a proteínas G (GPCR) deben acoplarse con transductores intracelulares, las proteínas G heterotriméricas, que están formadas por las subunidades Gα, Gβ y Gγ. En los seres humanos, hay subunidades 16 Gα, 5 Gβ y 13 Gγ que pueden combinarse para formar una gama muy variada de proteínas G heterotriméricas. La asociación de distintas subunidades genera proteínas G distintas que interaccionan con receptores distintos, de manera que esta panoplia de proteínas G

acopla los receptores a diferentes dianas intracelulares. Cada subunidad Gα transmite señales de forma independiente, mientras que las subunidades Gβ y las subunidades Gγ son heterodímeros obligados que funcionan como una sola unidad (Gβγ). Las 16 subunidades Gα se pueden clasificar en cuatro familias principales de Gα (G$_s$, G$_{i/o}$, G$_{q/11}$ y G$_{12/13}$) que regulan enzimas como adenilato ciclasa o un canal iónico (**Fig. 3-12, A y B**, respectivamente). El resultado es la generación intracelular de segundos mensajeros (p. ej., cAMP, Ca^{2+}, IP$_3$, etc.), que a su vez desencadenan distintas cascadas de señalización. Por ejemplo, la proteína G asociada al receptor de la adrenalina se denomina G$_s$ porque su subunidad Gα estimula a la enzima adenilato ciclasa. La asociación de otras subunidades genera una proteína G$_i$ (α$_i$βγ) que actúa, sin embargo, inhibiendo a la adenilato ciclasa.

El cAMP es eliminado de forma rápida y continua por las fosfodiesterasas de cAMP. Si el cAMP no es eliminado tras producir la respuesta celular, el efecto del ligando se prolonga indefinidamente. Éste es el caso que se observa en pacientes que sufren de cólera, en los que la toxina bacteriana responsable de los síntomas de esta enfermedad inhibe el mecanismo de autoinactivación de la subunidad α$_s$. La toxina del cólera es una enzima que cataliza la transferencia de ADP-ribosa desde NAD$^+$ intracelular a la subunidad α$_s$. La ADP ribosilación altera α$_s$ de forma que pierde la capacidad de hidrolizar el GTP que tiene unido. Las moléculas de adenilato ciclasa activadas por estas α_s alteradas permanecen activas indefinidamente. La elevación prolongada de los niveles de cAMP en las células epiteliales intestinales provoca un gran eflujo de Na$^+$ y de agua en el intestino, que es responsable de la grave diarrea característica del cólera.

Además de regular enzimas diana, tanto la subunidad α como las $\beta\gamma$ de algunas proteínas G regulan directamente canales iónicos. El latido cardíaco está controlado por dos tipos de fibras nerviosas; uno de estos tipos acelera el corazón, el otro lo ralentiza. Las fibras nerviosas que provocan una disminución en la velocidad de contracción lo consiguen mediante la liberación de acetilcolina, que se une a un receptor asociado a proteínas G en las fibras musculares del corazón. Cuando la acetilcolina se une al receptor, la proteína G es activada, disociándose en una subunidad α y un complejo $\beta\gamma$. En este ejemplo en particular, el componente activo en la señalización es el complejo $\beta\gamma$, que se une a la cara intracelular de un canal de K$^+$ de la membrana plasmática de la fibra muscular cardíaca, forzando al canal iónico a adquirir una conformación abierta. Esto altera las propiedades eléctricas de la célula cardíaca, haciendo que se contraiga menos frecuentemente. La acción del complejo $\beta\gamma$ finaliza y el canal de K$^+$ se cierra de nuevo cuando la subunidad α se inactiva mediante la hidrólisis del GTP que tenía unido y se reasocia formando de nuevo la proteína G trimérica inactiva. Cuando las células reciben una señal en una concentración alta o la señal es prolongada, se lleva a cabo un proceso de desensibilización o adaptación a través de distintas rutas: *a)* secuestro del receptor; el receptor se transporta de forma temporal al interior de la célula y deja de tener contacto con el ligando; *b)* regulación negativa, en la que el receptor se destruye en los lisosomas, y *c)* inactivación del receptor, en la que el receptor se modifica y no puede reconocer al ligando. En todos los casos se requiere la fosforilación de receptor a través de proteína quinasa dependiente de cAMP o proteína quinasa A (PKA) o proteína quinasa C (PKC). Una vez que el receptor es fosforilado, presenta una alta afinidad por proteínas de la familia de las arrestinas. La unión de arrestinas contribuye a la desensibilización mediante dos mecanismos. Por un lado, previene la interacción entre el receptor activado y la proteína G y, por otro, sirve como adaptador para la endocitosis del receptor. En algunos casos el receptor es desfosforilado y llevado de nuevo a la membrana plasmática para reusarlo, y en otros se marca con ubiquitina para ser degradado en los lisosomas. También la unión de la arrestina puede actuar en ocasiones como una proteína señal y transmitir a través de nuevas rutas.

Señalización a través de receptores asociados a enzimas

Los receptores asociados a enzimas fueron descubiertos debido a su papel en las respuestas a los factores de crecimiento. Éstos actúan como mediadores locales, en concentraciones muy bajas, que generan respuestas celulares lentas, pues requieren muchos pasos de transducción intracelular hasta que se modifica la expresión génica. Como los receptores asociados a proteínas G, los receptores asociados a enzimas son proteínas transmembrana cuyo dominio N-terminal de unión al ligando se halla sobre la superficie exterior de la membrana plasmática. Su dominio citosólico posee actividad enzimática o está asociado directamente a una enzima. A diferencia de los receptores asociados a proteínas G, el dominio transmembrana atraviesa habitualmente la membrana una sola vez.

Existen seis clases conocidas de receptores asociados a enzimas:

1. Los *receptores guanilato ciclasa*, que catalizan la síntesis de cGMP en el citosol.

2. Los *receptores tirosina quinasa*, que fosforilan determinados residuos de tirosina de un pequeño grupo de proteínas señal intracelulares.

3. Los *receptores asociados a tirosinas quinasas*, que están asociados a proteínas que tienen actividad tirosina quinasa.

4. Los *receptores tirosina fosfatasa*, que eliminan grupos fosfato de residuos de tirosina de determinadas proteínas señal intracelulares.

5. Los *receptores serina/treonina quinasa*, que fosforilan determinados residuos serina o treonina de algunas proteínas intracelulares.

6. Los *receptores asociados a histidinas quinasas*, localizados en plantas y microorganismos que no se tratarán en este capítulo.

Receptores guanilato ciclasa

Este tipo de receptores está compuesto por una familia de siete miembros (GC-A a GC-G) de los cuales dos son receptores huérfanos sin ligando conocido (GC-D y GC-G). Por su estructura y mecanismo de transducción, esta familia está dividida en dos grupos: tipo I, que agrupa GC-A a GC-C, y tipo II, con GC-E y GC-F, antes conocidos como receptores retinales. Ambos grupos de receptores poseen un dominio extracelular de unión al ligando, un dominio único transmembrana con estructura de hélice α, un dominio similar a quinasa (KHD), un dominio de transición y el dominio final con actividad guanilato ciclasa. El dominio KHD no posee actividad quinasa y regula negativamente la actividad guanilato ciclasa. Cada tipo de receptores posee un modelo diferente de regulación de la actividad guanilato ciclasa. En los receptores tipo I, el modelo actual establece que la unión del ligando promueve la unión de ATP, la activación del dominio KHD en estado fosforilado, que finalmente estimula al dominio guanilato ciclasa que sintetiza cGMP –el segundo mensajero– a partir de GTP. La desfosforilación del dominio KHD pone en reposo al receptor al finalizar la actividad guanilato ciclasa. En los receptores retinales o tipo II, el estímulo lumínico provoca un aumento de la concentración de Ca^{2+} intracelular. El Ca^{2+} se une a la proteína activadora del dominio guanilato ciclasa (GCAP) que interacciona con el dominio de transición y estimula la actividad guanilato ciclasa, aumentando la concentración intracelular de cGMP. En ambos casos, el aumento de cGMP intracelular activa a una *proteína quinasa dependiente* de cGMP que fosforila determinados residuos de serina o treonina de las proteínas diana. Se conocen tres ligandos para estos receptores y un estímulo: los péptidos natriuréticos auriculares, la guanilina, la uroguanilina y los fotones de luz.

Los péptidos natriuréticos auriculares son una familia de hormonas peptídicas que regulan la presión sanguínea. Son producidos por células musculares de las aurículas del corazón cuando éstas se ensanchan por un incremento de la presión arterial. En el riñón y en las células musculares de las paredes de los vasos sanguíneos, estos péptidos se unen a su receptor guanilato ciclasa. En el primer caso, estimulan a las células de los conductos colectores del riñón a que excreten Na$^+$ y agua. La pérdida de agua reduce el volumen sanguíneo, contrarrestando la presión sanguínea. En el segundo, aumenta la relajación de las paredes de los vasos sanguíneos. Ambos efectos disminuyen la presión sanguínea.

La guanilina es un péptido intestinal que regula la secreción de Cl$^-$ en las células del epitelio intestinal. Su receptor es también la diana de una endotoxina peptídica termoestable producida por *Escherichia coli* y otras bacterias gramnegativas. La endotoxina activa el receptor de la guanilina, provocando la excreción de Cl$^-$ y disminuyendo la reabsorción de agua, con la consecuente diarrea.

Receptores tirosina quinasa

Son muchos los receptores que pertenecen a esta familia. Sus ligandos son factores de crecimiento y hormonas peptídicas como, por ejemplo, el factor de crecimiento derivado de plaquetas (PDGF), el factor de crecimiento de fibroblastos (FGF), el factor de crecimiento de hepatocitos (HGF), el factor de crecimiento análogo de la insulina tipo 1 (IGF-1), el NGF, el factor de crecimiento vasculoendotelial (VEGF) y la insulina. En todos los casos, son receptores que presentan actividad tirosina quinasa, es decir, añaden fosfato usando ATP a residuos de tirosina de proteínas diana concretas. La primera proteína tirosina quinasa fue descubierta en 1980 por Tony Hunter y Bartholomew Sefton al estudiar las proteínas oncogénicas de los virus causantes de tumores en animales, concretamente el virus del sarcoma de Rous. Igualmente, Stanley Cohen y cols. encontraron que el receptor del EGF actuaba como una proteína tirosina quinasa, estableciendo así que la fosforilación de las tirosinas en la proteína diana era un mecanismo de señalización esencial en la respuesta celular a la estimulación por factores de crecimiento.

Estos receptores se caracterizan porque la unión del ligando provoca la *autofosforilación* del dominio citosólico del receptor, estimulando la actividad proteína quinasa del propio receptor y reclutando finalmente un complejo de señalización intracelular (formado por 10 a 20 proteínas intracelulares) sobre la cola del receptor (**Fig. 3-13**). Este proceso puede ocurrir de dos formas:

1. El ligando hace que el receptor se dimerice, es decir, se unan dos moléculas de receptor, cuyos dominios citoplasmáticos se fosforilan de forma cruzada sobre varios residuos de tirosina. Es el mecanismo del receptor para EGF (EGF-R) y de la mayoría de este tipo de receptores. En estos casos, las regiones autofosforiladas del receptor se utilizan como lugares de unión de alta afinidad para proteínas señal intracelulares. Cada una de estas proteínas se une al receptor autofosforilado y, en muchos casos, resultan fosforiladas en residuos de tirosina, activándose. De esta forma, la autofosforilación del receptor actúa como un interruptor que desencadena el ensamblaje transitorio con otras proteínas intracelulares y la señalización intracelular.

2. El receptor es un tetrámero unido mediante puentes disulfuro (caso del receptor de insulina y de IGF-1). El ligando no induce la dimerización del receptor, sino la interacción alostérica entre las dos unidades del receptor. Esta interacción hace que el receptor autofosforile su dominio enzimático intracelular, que une y fosforila otra proteína (sustrato 1 del receptor de insulina o IRS-1). Los residuos de tirosina fosfato en IRS-1 son lugares de alta afinidad para el acoplamiento y la activación de proteínas intracelulares.

La autofosforilación del dominio enzimático intracelular de los diferentes receptores tirosina quinasa hace que se recluten diferentes tipos de *proteínas adaptadoras* de señalización intracelular. Estas proteínas son funcional y estructuralmente muy variadas pero comparten la posesión de dos dominios no catalíticos altamente conservados, denominados SH2 y SH3, por regiones homólogas Src2 y Src3 (Src alude a la proteína Src del sarcoma de Rous). Los dominios SH2 se componen de unos 100 aminoácidos, aproximadamente,

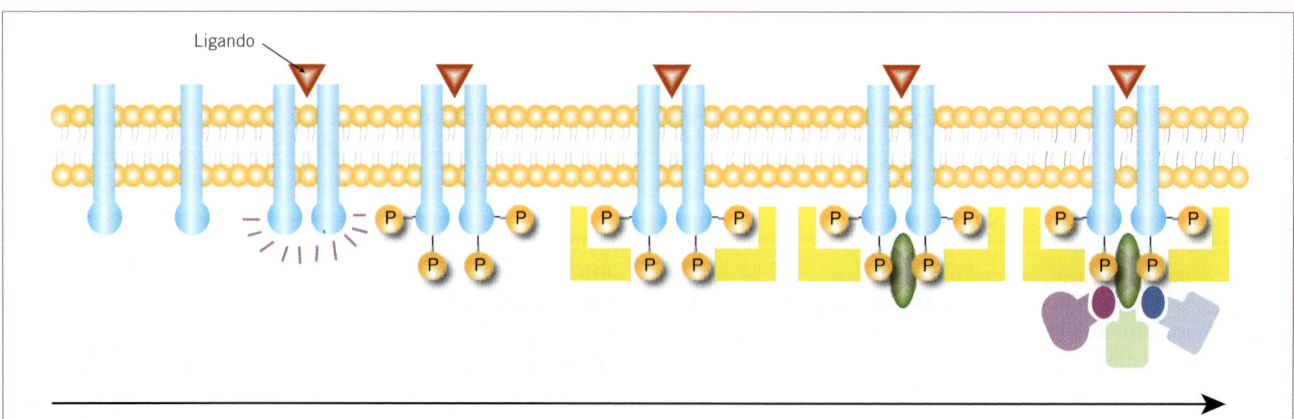

Ligando

Figura 3-13. Autofosforilación de un receptor tras unir su ligando y ensamblaje de complejo multiproteico de señalización intracelular.

y se unen a secuencias peptídicas específicas que contengan residuos de fosfotirosina. La asociación de las proteínas con dominios SH2 y los receptores proteína tirosina quinasa activados tiene varios efectos: sitúa a las proteínas con dominios SH2 junto a la membrana plasmática, permite su interacción con otras proteínas, promueve su fosforilación y estimula su actividad enzimática. Por lo tanto, la asociación de estas proteínas con los receptores autofosforilados supone el primer paso en la transmisión intracelular de señales. En el caso del dominio SH3, su función es menos clara pero parece ser que sirve de puente de unión a otras proteínas celulares. En cualquier caso, ambos dominios son esenciales en las proteínas adaptadoras pues su mutación produce el bloqueo de la señalización celular.

Receptores asociados a tirosina quinasa

Muchas de las proteínas receptoras de la superficie celular aisladas y caracterizadas no encajan en ninguna de las familias principales de receptores descritas hasta aquí: no están asociadas a canales iónicos ni a proteínas G, y carecen de dominio catalítico evidente. Al igual que los receptores tirosina quinasa, éstos están constituidos por un dominio N-terminal extracelular de unión a ligando, una única hélice α transmembrana y un dominio C-terminal citosólico. Estos receptores, en vez de tener ellos mismos la actividad tirosina quinasa, dependen de la actividad tirosina quinasa de proteínas citosólicas con las que se asocian, es decir, actúan estimulando a enzimas tirosina quinasa intracelulares a las que no están unidas covalentemente. Este surtido vasto y heterogéneo de receptores incluye receptores para la mayoría de las citoquinas que regulan la proliferación y diferenciación en el sistema hematopoyético, para algunas hormonas (p. ej., hormona de crecimiento y prolactina) y para proteínas de la matriz extracelular. Estos receptores están asociados a una proteína tirosina quinasa de una de las siguientes tres familias:

1. La *familia Src* de quinasas no receptoras, que incluye las proteínas Src, Yes, Fgr, Fyn, Lck, Lyn, Hck y Blk. Estas tirosinas quinasas contienen dominios SH2 y SH3 y todas ellas se localizan en la cara citosólica de la membrana plasmática, unidas a ella en parte a través de su interacción con proteínas receptoras transmembrana y, en parte, por su unión covalente a cadenas lipídicas. Varios miembros de la familia se hallan asociados con diferentes receptores y fosforilan de forma solapada distintos juegos de proteínas diana. Por ejemplo, Lyn, Fyn y Lck se hallan asociadas a diferentes juegos de receptores en los linfocitos.

2. La *tirosina quinasa de adhesión focal* (FAK), que se asocia a las integrinas, una familia de receptores (constituidos por dos subunidades α y β) que emplean las células para unirse a la matriz proteica extracelular y responder a ella. Las integrinas actúan de puente de unión entre la matriz extracelular y los filamentos de actina que forman el esqueleto celular. Además, esta unión puede activar vías de señalización que alteran el comportamiento celular. La unión de FAK a la subunidad β de la integrina provoca su autofosforilación, que recluta proteínas de la familia Src de tirosinas quina-

sas, las cuales continúan fosforilando residuos de tirosina y transmiten el mensaje al interior celular. De esta forma, la célula se adhiere a un sustrato extracelular adecuado donde puede sobrevivir, crecer, dividirse o migrar.

3. La familia de tirosina quinasas Janus, o *familia Jak*, que están asociadas de forma estable a los receptores para más de 30 citoquinas y algunas hormonas. La unión de la citoquina activa a la tirosina quinasa Jak que fosforila y activa a una proteína STAT (transductora de señal y activadora de la transcripción), que migra de la membrana plasmática al núcleo, donde estimula la transcripción de genes específicos. Existen cuatro proteínas Jak (Jak1, Jak2, Jak3 y Tyk2) que poseen dominios SH2 y se asocian en parejas a los distintos receptores de citoquinas. Por ejemplo, el receptor del interferón α se asocia con Jak1 y Tyk2, mientras que el del interferón γ se asocia con Jak1 y Jak2. En mamíferos, se han identificado seis tipos de proteínas STAT.

Receptores asociados a tirosina fosfatasa

Del mismo modo que los residuos de tirosina son fosforilados por las tirosinas quinasas, estos residuos pierden el grupo fosfato por las enzimas tirosinas fosfatasas. Las tirosinas fosfatasas actúan pues como reguladores negativos en las vías de señalización celular, ya que se encargan de interrumpir las señales que se activaron a partir de la fosforilación de las proteínas diana intracelulares (si la fosforilación activa, la desfosforilación inactiva). Estas fosfatasas se encuentran tanto en formas solubles citosólicas como unidas a membrana, y su elevada especificidad asegura que las fosforilaciones en tirosina tengan una vida media muy corta y que el nivel de fosforilación en tirosinas que presentan las células en reposo sea muy bajo.

No obstante, las proteínas tirosinas fosfatasas no actúan simplemente revertiendo continuamente el efecto de las tirosinas quinasas, sino que pueden estar reguladas y desempeñar funciones específicas en la señalización celular, así como en el control del ciclo celular. Un buen ejemplo de esto último lo proporciona el receptor denominado CD45, que se expresa en la superficie de los linfocitos B y T. El receptor CD45 es una glicoproteína que atraviesa la membrana una sola vez, cuyo dominio tirosina fosfatasa se halla expuesto sobre la cara citosólica de la membrana plasmática. Cuando se activa por la reacción de un anticuerpo extracelular (no se conoce su ligando biológico), su dominio catalítico se activa eliminando grupos fosfato de residuos de tirosina de determinadas proteínas diana de la célula. Se cree que una de estas proteínas es la tirosina quinasa Lck mencionada antes. Cuando es desfosforilada por CD45, Lck se activa fosforilando otras proteínas de la célula.

Receptores serina/treonina quinasa

Junto con las activinas y las proteínas de morfogénesis del hueso, los factores transformantes del crecimiento beta (TGF-β) constituyen una superfamilia (entre 30 y 40 proteínas en seres humanos) de hormonas y, en mayor medida, mediadores locales que regulan la proliferación, la diferenciación y la muerte celular, estimulan la síntesis de matriz extracelular y la formación del hueso y atraen células por quimiotaxis. Estas proteínas actúan a través de receptores que fosforilan residuos de serina o treonina de sus proteínas diana, en vez de restos de tirosina. Los receptores serina/treonina quinasa están constituidos por un dominio N-terminal extracelular de unión a ligando, una única hélice α transmembrana y un dominio serina/treonina quinasa C-terminal citosólico. El receptor tetramérico funcional está constituido por la asociación de dos subunidades homodiméricas, denominadas receptores tipo I y tipo II. Hasta la fecha se han caracterizado siete y cinco miembros en cada tipo, respectivamente.

Cada miembro de la superfamilia TGF-β se une a un heterodímero de una combinación específica de receptores tipo I y tipo II. El contacto del ligando induce la unión de su heterodímero específico constituido por una subunidad de receptor tipo I y otra de tipo II. Una vez formado el complejo ligando-receptor, el dominio citosólico del receptor tipo II fosforila al del receptor tipo I en serina/treonina específicas. Una vez autofosforilado, estos receptores envían rápidamente una señal al núcleo, de forma similar a la descrita antes para la asociación Jak-STAT. La fosforilación del dominio citosólico del receptor recluta a las proteínas Smad (nombre derivado de las proteínas Sma de *Caenorhabditis elegans* y Ma*d* de *Drosophila melanogaster*), que son fosforiladas y viajan al núcleo donde modifican la expresión de genes. Existen ocho tipos de proteínas Smad: Smad-1, Smad-2, Smad-3, Smad-5 y Smad-8, que son fosforiladas por el receptor; Smad-4, que participa en la traslocación al núcleo de las proteínas Smad fosforiladas, y Smad-6 y Smad-7, que inhiben la actividad del receptor.

Señalización a través de receptores que dependen de la proteólisis regulada

La necesidad de variaciones en las formas de comunicación celular es enorme y los organismos superiores han desarrollado variantes de comunicación basadas en sistemas que dependen en todo o en parte de la proteólisis regulada de sus componentes. Son sistemas muy conservados en la evolución y esenciales para el desarrollo tisular en el embrión y el adulto, y para el control de procesos celulares centrales, como la apoptosis. Son los sistemas más recientemente descubiertos en los que el receptor o una de las proteínas de la cascada intracelular sufren un proceso de proteólisis regulada. Este modelo incluye, entre otros, la ruta del factor nuclear kappa de linfocitos B (NF-κB), el receptor *Notch* (muesca), la ruta Wnt/β-catenina y la ruta *hedgehog* (erizo). La interacción del ligando con los receptores *Notch* y *Hedgehog* desencadena su proteólisis, mientras que la activación de las rutas NF-κB y Wnt/β-catenina provoca la proteólisis regulada de proteínas intracelulares. Por ejemplo, la citoquina factor de necrosis tumoral (TNF) induce la muerte celular, quizá como un mecanismo de eliminación de células excedentes o deterioradas en los tejidos. El receptor TNFR1 para TNF está asociado a proteasas específicas, que son activadas en respuesta a la unión de TNF. La activación de estas proteasas asociadas dispara la activación de proteasas posteriores, lo que lleva, en última instancia, a la degradación de varios tipos de proteínas intracelulares y a la muerte de la célula. Entre estas proteasas, las caspasas desempeñan un papel central en la apoptosis (**cap. 4**, Crecimiento, diferenciación, proliferación y muerte celular).

VÍAS DE SEÑALIZACIÓN CELULAR

Las señales recibidas en la superficie de la célula diana son transmitidas al interior celular mediante una combinación de moléculas mensajeras intracelulares. La cadena resultante de sucesos intracelulares cataliza la síntesis de segundos mensajeros o modifica la actividad de proteínas que, en última instancia, son las responsables de cambiar el comportamiento celular.

Como ya se ha señalado, los mediadores intracelulares son los segundos mensajeros. Son un grupo de compuestos químicos generados en grandes cantidades en respuesta a la activación del receptor, difundiendo rápidamente desde su fuente a otras partes de la célula. Algunos, como cAMP, Ca^{2+} o IP_3, son hidrosolubles y difunden por el citosol, mientras que otros, como DAG, son liposolubles y difunden en el plano de la membrana plasmática. En cualquier caso, transmiten la señal uniéndose a proteínas diana, alterando su comportamiento enzimático.

Sin embargo, el grupo más numeroso y variado de mediadores intracelulares lo forman proteínas. Muchas de ellas transmiten la señal al interior celular activando a la siguiente proteína de la cascada o generando mediadores intracelulares. En muchos casos, estas proteínas se comportan como interruptores moleculares porque están presentes en dos estados enzimáticos: activas («encendidas») o inactivas («apagadas»). Existen dos formas de provocar la activación o la desactivación de las proteínas. En la primera, suele regularse mediante fosforilación, es decir, la adición de un grupo fosfato a un residuo de serina, treonina o tirosina de la proteína. La proteína que añade este fosfato a otra se denomina proteína quinasa. La cadena de activación sucesiva y ordenada de proteínas está organizada como una cascada de fosforilaciones. En la segunda, la proteína es activa cuando une GTP e inactiva cuando une GDP.

Todas las proteínas mediadoras de señal pueden clasificarse, según su función en la cadena de transmisión de señales intracelular, en los siguientes tipos señalados en la **figura 3-14**:

1. Proteínas transmisoras: se limitan a pasar el mensaje de una proteína a otra.
2. Proteínas mensajeras: llevan el mensaje de una parte de la célula a otra.
3. Proteínas adaptadoras: sin ser ellas modificadas por el mensaje, unen una proteína con otra.
4. Proteínas amplificadoras: son canales iónicos o enzimas que aumentan la señal que reciben, bien produciendo una gran cantidad de mediador intracelular, bien activando grandes cantidades de proteínas mensajeras de la cadena de transmisión. Cuando existen varios pasos de amplificación de la señal, a esta cadena se la llama cascada intracelular de señalización.

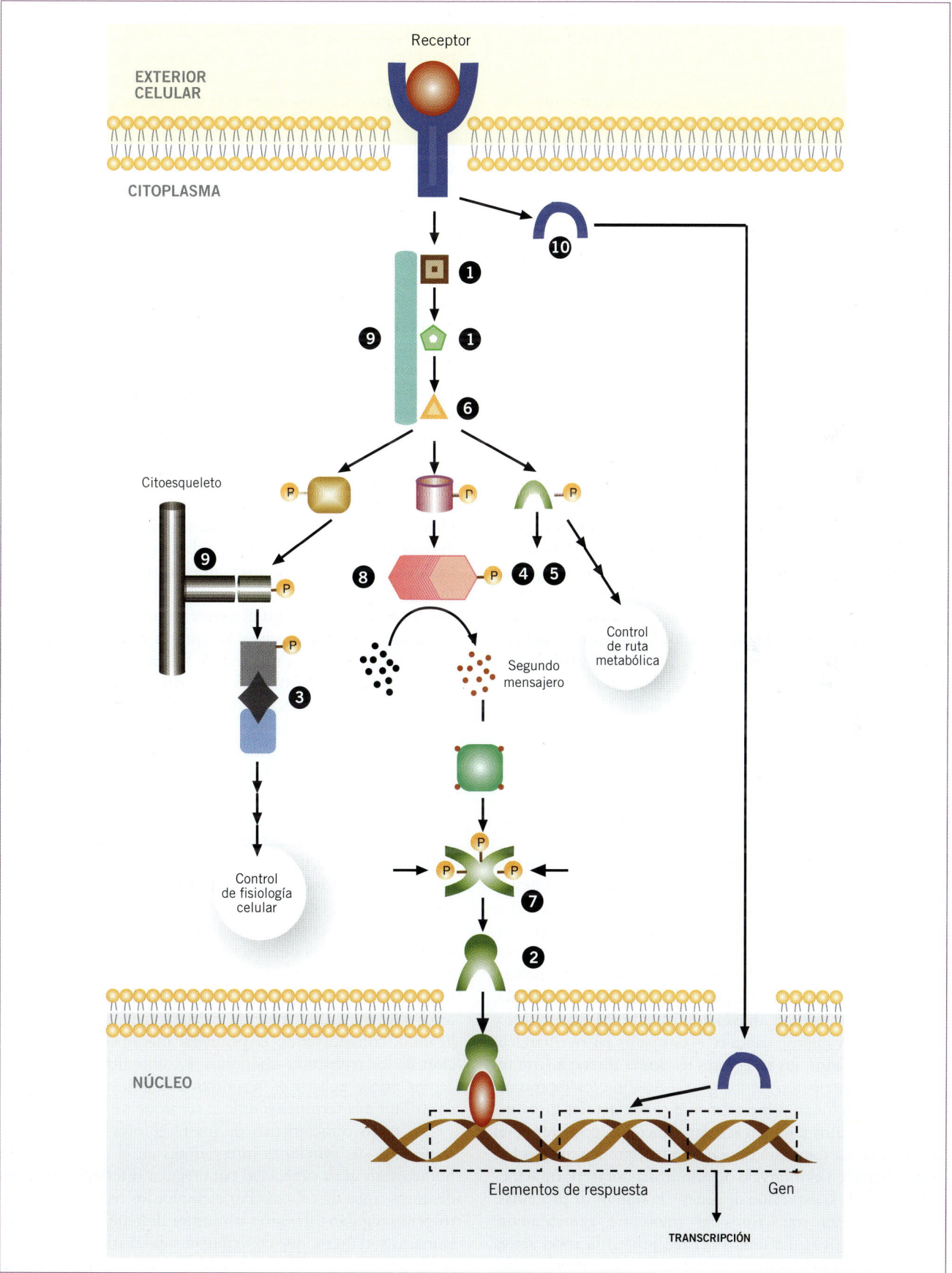

Figura 3-14. Representación de los distintos tipos de proteínas intracelulares que intervienen en una ruta de señalización desde la membrana hasta el núcleo celular (v. explicación de los números en el texto).

5. Proteínas transductoras: transforman la señal de una forma química a otra.

6. Proteínas bifurcadoras: distribuyen la señal entre diferentes rutas.

7. Proteínas integradoras: reciben señales de una o más rutas, integrándola y remitiéndola a otra de la cadena.

8. Proteínas moduladoras: modifican la actividad de proteínas de la cadena de señalización, regulando la intensidad de la transmisión.

9. Proteínas gancho o de anclaje: sitúan proteínas de la cascada en localizaciones celulares concretas.

10. Proteínas latentes reguladoras de genes: son activadas en la superficie celular, de donde migran al núcleo y estimulan la transcripción de genes.

En general, en todas las rutas de señalización celular en las que se produce fosforilación en los residuos de tirosina o de serina/treonina por parte de proteínas quinasas, se puede revertir el efecto mediante la actuación de proteínas fosfatasas. Estas fosfatasas son tan importantes en el proceso de señalización celular como lo son las quinasas. Hay alrededor de 100 proteínas tirosina fosfatasa en el genoma humano, algunas de ellas con capacidad dual para actuar sobre residuos fosforilados de tirosina y de serina/treonina, mientras que sólo hay unas pocas serina/treonina fosfatasas. Además, las serina/treonina fosfatasas pueden actuar sobre un rango más amplio de sustratos que las tirosina fosfatasas que tienen una especificidad de sustrato muy alta. Estas fosfatasas aseguran que en el estado basal la fosforilación en la célula sea bajo; sin embargo, no sólo se ocupan de revertir de forma continuada el efecto de las quinasas, sino que están reguladas para actuar en el momento y el lugar adecuados.

Vía de señalización por hormonas esteroideas, tiroideas y otros ligandos lipófilos

Como ya se ha indicado, los receptores nucleares son una familia de factores de transcripción regulados por ligando que son activados por hormonas esteroideas y otros compuestos lipófilos como el ácido retinoico, oxiesteroles y la hormona tiroidea. Se ha puesto de manifiesto que estos receptores, como es el caso de los receptores activados por proliferadores de los peroxisomas (PPAR), unen también metabolitos intracelulares como ácidos grasos endógenos y sintéticos. Estos ligandos pueden atravesar la membrana plasmática y unirse con su receptor, ya sea en el citoplasma o en el núcleo. Una vez activados, los receptores nucleares directamente regulan la transcripción de los genes. Aunque los receptores nucleares funcionan principalmente como factores de transcripción, algunos también regulan funciones celulares en el citoplasma. La respuesta celular en este tipo de señalización es más lenta, en el intervalo de minutos a horas, porque media a través de la expresión de genes y la síntesis de proteínas.

La respuesta transcripcional transcurre generalmente en pasos sucesivos. La unión del receptor al ligando activa la transcripción de genes específicos en aproximadamente 30 minutos y constituye la respuesta primaria. Los productos proteicos de estos genes activan, a su vez, a otros genes de respuesta secundaria, cuyos productos proteicos activan a otros, y así sucesivamente. De esta forma, una hormona puede cambiar por completo el patrón de expresión de genes en la célula. El efecto de la señal es eficaz durante horas o días porque controla una amplia variedad de procesos biológicos, incluidos la proliferación celular, el desarrollo, el metabolismo y la reproducción. Errores en su funcionamiento se asocian con numerosas enfermedades, como el cáncer, la enfermedad cardiovascular o la inflamación, y anomalías en la reproducción.

Pueden agruparse en cuatro subtipos en función de su mecanismo de señalización (**Fig. 3-15**). Los receptores de tipo I, como el de andrógenos, el de estrógeno y el de progesterona, están en el citoplasma unidos a proteínas chaperonas. La unión del ligando los libera de la chaperona, lo que permite la homodimerización y exposición de la secuencia de localización nuclear, con su entrada en el núcleo. Los receptores de tipo II, como el receptor de la hormona tiroidea y el receptor de ácido retinoico, por el contrario, residen en el núcleo formando heterodímeros con el receptor retinoide X (RXR). En ausencia de ligando, ejercen funciones represoras de la expresión de genes. La unión del ligando conduce a la disociación del correpresor y a su sustitución por un coactivador de complejos normalmente con funciones enzimáticas, incluyendo histona acetiltransferasa, que ayudan a abrir la cromatina y facilitar la activación de los genes diana. Los receptores de tipo III funcionan de manera similar a los de tipo I, excepto que la organización de HRE difiere (es una repetición directa en lugar de invertida), y los receptores de tipo IV se unen como monómeros a la mitad de la secuencia del HRE.

Los ligandos controlan alostéricamente las interacciones de los receptores nucleares con coactivadores y correpresores al influir en la conformación de una hélice corta, denominada AF2 (función de activación 2), en el extremo carboxiterminal del dominio LBD. En ausencia de ligando, la hélice AF2 se encuentra en una conformación abierta que permite la unión de correpresores a receptores de tipo II. Tras la unión del agonista, la hélice AF2 adopta una conformación en la que expone una región cargada que atrae los extremos de una hélice corta que contiene la secuencia consenso LxxLL, presente en las proteínas coactivadoras, interactuando directamente con el dominio LBD. Las funciones de los receptores nucleares pueden ser moduladas por modificaciones posteriores a la traducción, que incluyen la fosforilación y la ubiquitinación. La fosforilación puede activar algunos receptores nucleares de forma independiente de la unión del ligando, constituyendo el principal mecanismo de regulación de los receptores huérfanos. La ubiquitinación del receptor puede ocurrir en respuesta a la unión del ligando y contribuir a la terminación de la señalización hormonal.

Un rasgo característico de los receptores nucleares con respecto a sus funciones integradoras en el desarrollo y la homeostasis es su capacidad para regular diferentes genes en distintos tipos de células. Por ejemplo, los receptores de estrógenos regulan diferentes conjuntos de genes en el cerebro, la mama y el útero, que contribuyen a las distintas funciones de dichos órganos. El papel esencial de los receptores de las hormonas esteroideas queda ilustrado por las consecuencias graves que tiene la ausencia del receptor de testosterona en

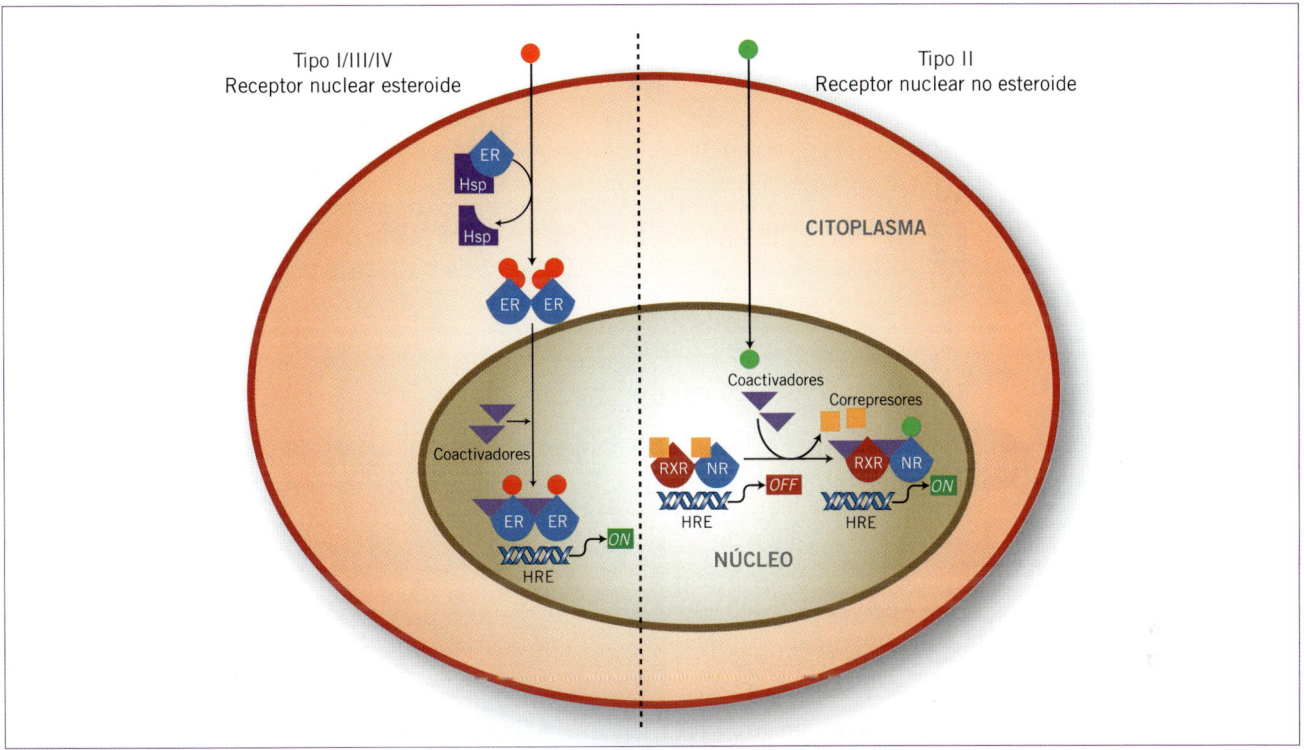

Figura 3-15. Mecanismo de acción de los receptores intracelulares. En el caso de los receptores tipo IV se unen como monómeros. ER: receptor de estrógenos; Hsp: proteína de choque térmico; HRE: elementos de respuesta hormonal; NR: receptor nuclear; RXR: receptor retinoide X.

el ser humano. La hormona masculina actúa en el feto y en la pubertad como señal de desarrollo de los caracteres secundarios de los varones. Algunos individuos carecen del receptor por una mutación en el gen correspondiente. La consecuencia es que, a pesar de sintetizar testosterona, sus células no pueden responder y se desarrollan externamente como mujeres.

En resumen, la secuencia de actuación es:

Hormona → Receptor nuclear activado → Transcripción génica inducida o reprimida

Vía del óxido nítrico

En los mamíferos, el NO es un vasodilatador ya que causa relajación del músculo liso de los vasos sanguíneos. En respuesta a la liberación local de acetilcolina, las células endoteliales sintetizan el NO por desaminación del aminoácido arginina, catalizado por la enzima óxido nítrico sintasa (NOS) (**cap. 10**, Aminoácidos semiesenciales y derivados de aminoácidos de interés nutricional, **tomo I**). Existen diferentes tipos de NOS: la de las células endoteliales o eNOS, la de músculos y nervios o nNOS y la de macrófagos o iNOS. La eNOS y la nNOS son estimuladas por un aumento en la concentración de Ca^{2+}, mientras que la iNOS es sintetizada en una forma activa, pero se expresa sólo cuando la célula es activada, normalmente en respuesta a una infección. Dado que atraviesa con facilidad las membranas celulares, el NO difunde fuera de la célula que lo sintetizó y puede actuar localmente afectando a células próximas. Su acción se restringe a estos efectos locales, ya que el NO es extremadamente

inestable, con una vida media de sólo unos pocos segundos en el espacio extracelular. En las células diana, incluyendo las células endoteliales, la liberación de acetilcolina estimula la síntesis de NO a través de la activación de una proteína G en la membrana de estas células que se encuentran en la parte interior de los vasos sanguíneos. La proteína G activada provoca la síntesis de IP_3 y el aumento en la concentración intracelular de Ca^{2+}, lo que activa a la NOS. El NO se une al hierro del grupo hemo situado en el centro activo de la enzima guanilato ciclasa, estimulando la síntesis intracelular de cGMP a partir de GTP. Los efectos del NO transcurren en segundos porque los niveles de cGMP están muy controlados: una degradación rápida del cGMP por una fosfodiesterasa equilibra constantemente el balance en la producción de cGMP. La respuesta del endotelio al NO consiste en la relajación de las células musculares y la dilatación de los vasos sanguíneos.

Este efecto del NO sobre los vasos sanguíneos proporciona una explicación para la acción de la nitroglicerina y del fármaco sildenafilo. La nitroglicerina se usa desde hace más de 100 años para el tratamiento de la angina de pecho. Se convierte en NO que relaja los vasos sanguíneos del músculo cardíaco, aumentando el flujo sanguíneo y el aporte de oxígeno. Por otro lado, el NO regula la vasodilatación local causante de la erección del pene. El fármaco sildenafilo, utilizado para el tratamiento de la impotencia sexual en varones, es un inhibidor de la isoenzima de fosfodiesterasa de cGMP mayoritaria en las células endoteliales del pene. Su consumo prolonga la vida media del cGMP intracelular al inhibir su degradación, prolongando los efectos del NO, después de ser inducida su producción por las terminaciones

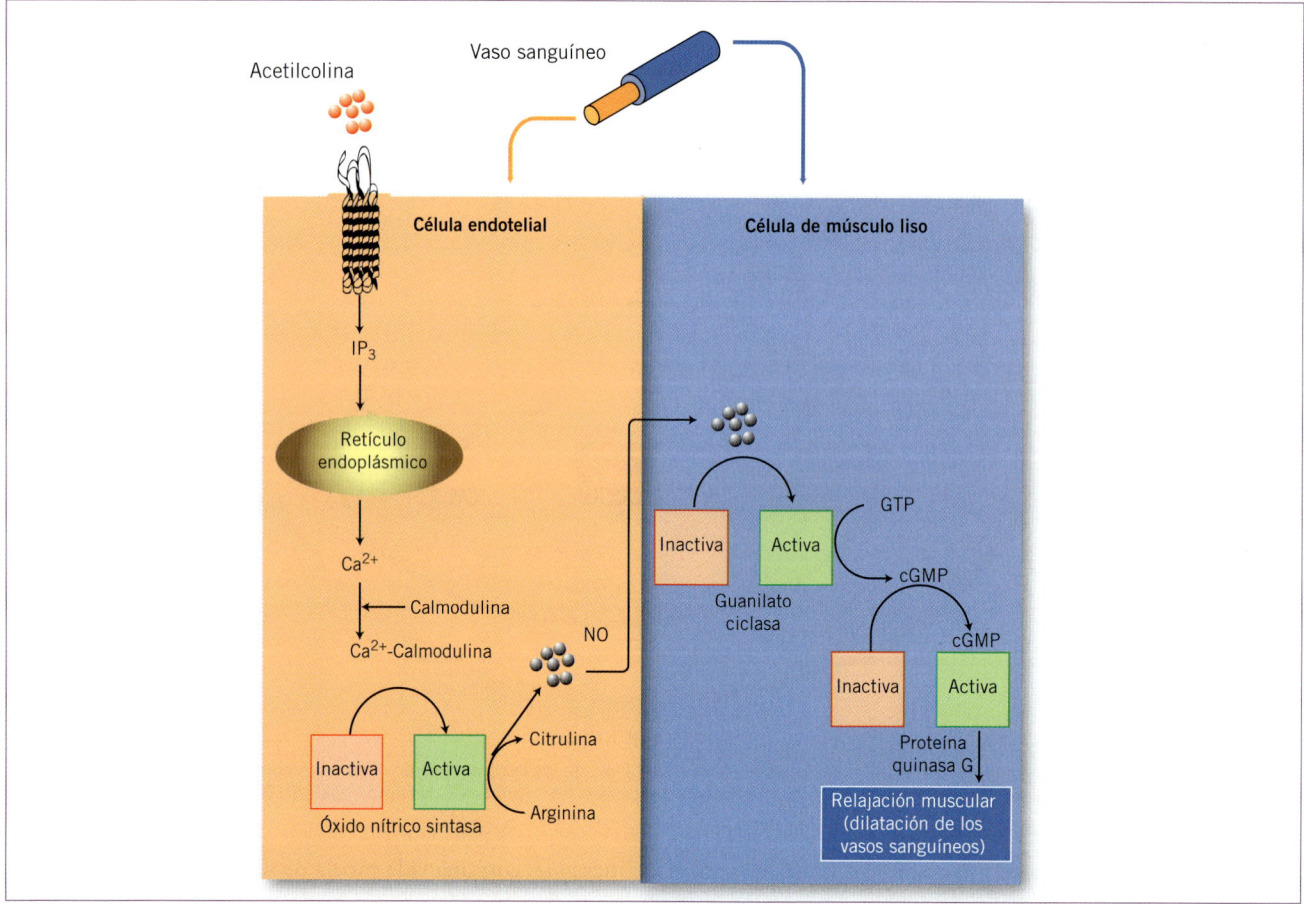

Figura 3-16. Mecanismo de señalización intracelular mediante óxido nítrico. Ruta para la producción de óxido nítrico en la célula endotelial y efecto en la célula de músculo liso. cGMP: guanosinmonofosfato cíclico; GTP: guanosintrifosfato; IP$_3$: inositol-1,4,5-trisfosfato; NO: óxido nítrico.

nerviosas locales. El cGMP mantiene los vasos relajados y el pene erecto.

En resumen (**Fig. 3-16**):

Neurotransmisor → Proteína G activada → ↑ [Ca^{2+}] y [IP$_3$] →
NOS activada → Síntesis y liberación de NO →
→ Entrada en la célula endotelial →
→ Unión a la guanilato ciclasa → ↑ [cGMP] intracelular →
→ Vasodilatación local

Vía de señalización celular de cAMP

Como se ha indicado previamente, la señalización celular es un proceso específico y secuencial que va desde la liberación del ligando (hormona, factor de crecimiento, neurotransmisor, citoquina o gas) en respuesta a una señal hasta que éste llega a la célula diana, donde provoca una respuesta celular acorde. Algunos de estos ligandos, como la adrenalina, interaccionan con receptores en la superficie celular que emplean el cAMP como segundo mensajero.

La señalización intracelular se puso de manifiesto por primera vez al estudiar la acción de la adrenalina, que causa la hidrólisis del glucógeno a glucosa previa a la actividad muscular. En 1958, Earl Sutherland descubrió que la acción de la adrenalina era mediada por un aumento en la concentración intracelular de cAMP, lo que llevó a la idea de que el cAMP es un segundo mensajero de la señalización hormonal. El cAMP se forma a partir del ATP por la acción de la adenilato ciclasa y es degradado a AMP por la fosfodiesterasa de cAMP, que está activa continuamente.

¿Qué mecanismo intracelular emplea el cAMP para provocar la rotura del glucógeno en respuesta a la adrenalina, por ejemplo? La adrenalina media la respuesta celular a través de cuatro tipos de receptores adrenérgicos (α_1, α_2, β_1 y β_2). Los receptores β-adrenérgicos fueron los primeros receptores celulares asociados a proteína G descritos que están distribuidos en las células musculares, hepáticas y adiposas, donde regulan la movilización de las grasas y la degradación del glucógeno.

La unión de la adrenalina al receptor β-adrenérgico promueve un cambio conformacional en su estructura (**Fig. 3-17**). Este cambio afecta a su interacción con la proteína G que es de tipo G$_s$, es decir, estimuladora de actividad, que intercambia la molécula de GDP que porta por una de GTP. La proteína G$_s$ unida a GTP se disocia en sus subunidades (α β y γ), de forma que la subunidad α_s unida a GTP se desplaza en el plano de la membrana hasta la molécula más cercana de adenilato ciclasa. La subunidad α_s se asocia con la adenilato ciclasa y estimula su actividad, que cataliza la síntesis de cAMP. La estimulación es transitoria porque el contacto con la adenilato ciclasa induce la actividad GTPasa (hidrólisis de GTP a GDP) de la subu-

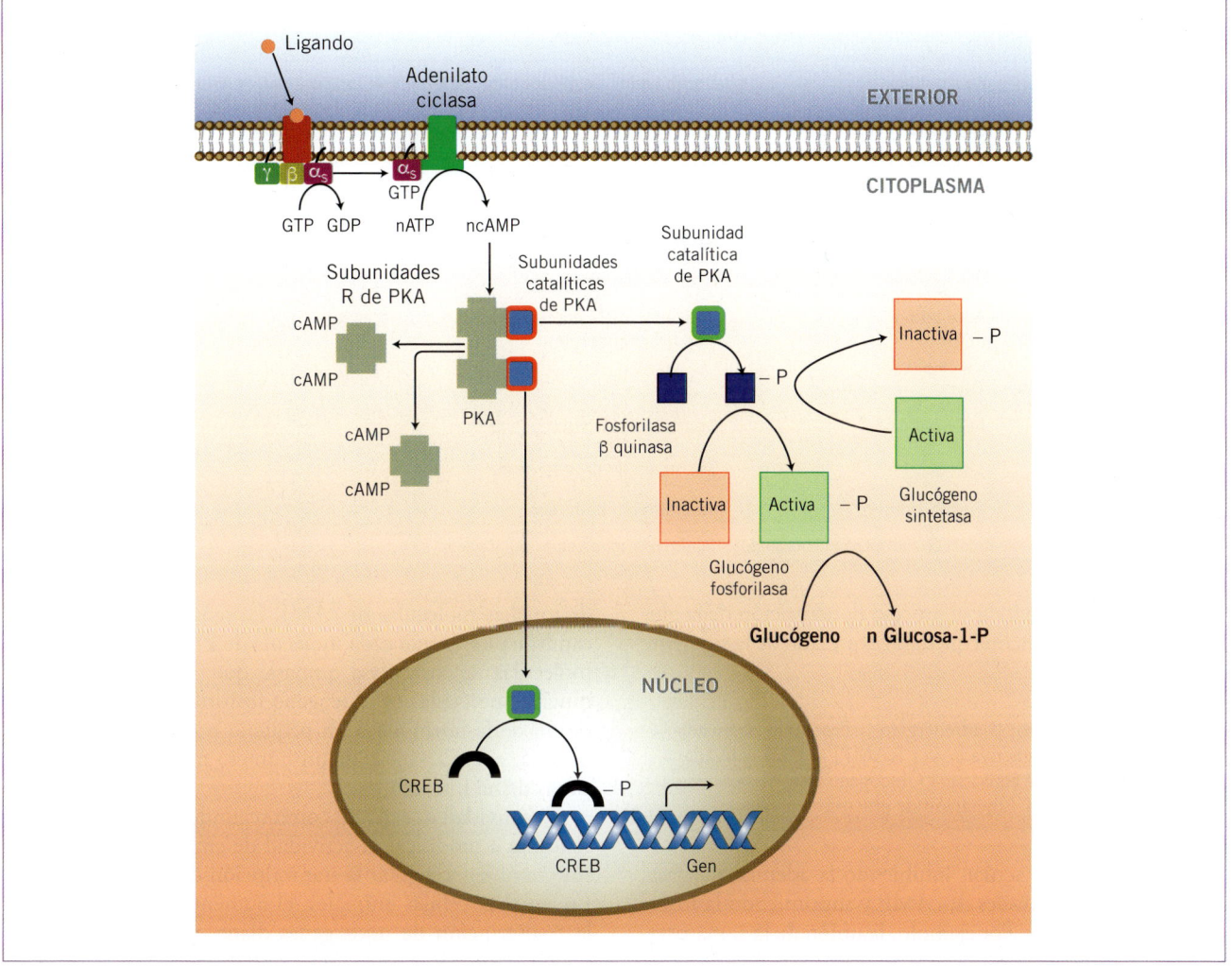

Figura 3-17. Ruta de señalización mediante cAMP. CREB: proteína de unión a elemento de respuesta al cAMP; PKA: proteína quinasa dependiente de cAMP.

nidad α_s, que se disocia de la adenilato ciclasa y la inactiva. Después, la subunidad α_s se reasocia con las subunidades β y γ, para regenerar la proteína G unida a GDP y estar de nuevo disponible para interaccionar con el receptor unido al ligando.

La consecuencia de la unión del ligando al receptor es que aumenta la concentración intracelular de cAMP. La mayoría de los efectos del cAMP en la célula animal son mediados por la acción de la PKA, una enzima descubierta por Donald Walsh y Ed Krebs en 1968. Esta enzima es una fosforilasa de proteínas, es decir, une grupos fosfato a residuos de serina o treonina de proteínas intracelulares, cambiando su actividad. La forma inactiva de la PKA es un tetrámero constituido por dos subunidades catalíticas y dos subunidades reguladoras (R_2C_2). Este complejo es inactivo, pues cada subunidad R inhibe a cada subunidad C porque ocupa su sitio de unión al sustrato. Cuando el cAMP se une a las subunidades R, éstas experimentan un cambio conformacional que disocia el complejo R_2C_2, liberando las subunidades catalíticas. Las subunidades catalíticas libres son enzimáticamente activas y son capaces de fosforilar residuos de serina de sus proteínas diana. Las subunidades

reguladoras R son importantes porque se encargan también de localizar el complejo R_2C_2 en zonas específicas dentro de la célula.

En la regulación del metabolismo del glucógeno, la PKA fosforila a dos proteínas diana. La primera es otra proteína quinasa, la fosforilasa *b* quinasa, que es fosforilada y activada por PKA. La fosforilasa *b* quinasa, a su vez, fosforila y activa a la glucógeno fosforilasa, que cataliza la rotura del glucógeno a glucosa-1-fosfato. Además, la PKA fosforila la enzima glucógeno sintetasa, inactivando la síntesis de glucógeno. Por lo tanto, el incremento de [cAMP] y la activación de PKA bloquean la síntesis de glucógeno a la vez que activan su hidrólisis para liberar glucosa de forma rápida, efectiva y cuantiosa. No son estas enzimas las únicas dianas de la PKA; lo son también otras enzimas en otros contextos celulares y, a veces, en respuesta a hormonas distintas de adrenalina (**Tabla 3-2**). Por ejemplo, en adipocitos, el glucagón se une a su receptor que activa una proteína G_s activadora de adenilato ciclasa. El aumento de [cAMP] activa la PKA, que fosforila la triacilglicerol lipasa, activándola, y provoca la movilización de la grasa como nutriente energético celular.

Tabla 3-2. Respuesta metabólica al aumento de cAMP intracelular

Tejido	Hormona responsable	Respuesta metabólica
Hígado	Adrenalina Noradrenalina Glucagón	Degradación de glucógeno; inhibición de la captación de aminoácidos; inhibición de la gluconeogénesis; inhibición de la síntesis de glucógeno
Miocardio	Adrenalina	Aumento de la contracción
Tiroides	TSH	Secreción de tiroxina
Intestino	Adrenalina	Secreción de fluidos
Riñón	Vasopresina	Reabsorción de agua
Adiposo	Adrenalina ACTH Glucagón TSH	Descenso de la captación de aminoácidos; inhibición de hidrólisis de triacilgliceroles
Músculo esquelético	Adrenalina	Degradación de glucógeno
Ovario	LH	Secreción de progesterona
Hueso	Parathormona	Reabsorción de hueso

ACTH: hormona adrenocorticotropa; LH: hormona luteinizante; TSH: hormona estimulante del tiroides.

En forma esquemática, el proceso de activación de la glucogenólisis por adrenalina quedaría expresado de la siguiente manera (**Fig. 3-17**):

Adrenalina → Receptor β-adrenérgico → Proteína G activada →
→ Adenilato ciclasa activada → ↑ [cAMP] → PKA activada →
→ Fosforilasa b quinasa activada → Glucógeno fosforilasa activada →
→ Liberación de glucosa

Otras hormonas actúan inhibiendo la adenilato ciclasa, disminuyendo los niveles de cAMP y suprimiendo la fosforilación de proteínas. Por ejemplo, la unión de la somatostatina a su receptor desencadena la activación de una proteína G inhibidora, o G_i, estructuralmente homóloga a G_s, que inhibe la adenilato ciclasa y disminuye la [cAMP]. La somatostatina, por lo tanto, contrarresta los efectos del glucagón. En el tejido adiposo, la prostaglandina E_1 (PGE_1) inhibe la adenilato ciclasa –disminuyendo así la [cAMP]– y hace más lenta la movilización de las reservas lipídicas desencadenada por la adrenalina y el glucagón. En otros tejidos, la PGE_1 estimula la síntesis de cAMP, porque sus receptores están acoplados a la adenilato ciclasa a través de una proteína G estimuladora, G_s. En tejidos con receptores α_2-adrenérgicos, la adrenalina reduce la [cAMP], porque los receptores α_2 están acoplados a la adenilato ciclasa a través de una proteína G_i. En breves palabras: una señal extracelular como la adrenalina o la PGE_1 puede tener efectos muy diferentes en los distintos tejidos o tipos celulares, dependiendo de: $a)$ el tipo de receptor, $b)$ el tipo de proteína G (G_s o G_i) con la que se acopla el receptor y $c)$ el grupo de enzimas diana de la PKA en la célula.

La cadena de reacciones que conduce desde el receptor de la adrenalina hasta la glucógeno fosforilasa proporciona un buen ejemplo de la amplificación de la señal durante la transducción intracelular de señales. Cada molécula de adrenalina activa un único receptor. Sin embargo, cada receptor puede activar hasta cien moléculas de G_s. Cada molécula de G_s activa a una adenilato ciclasa, que cataliza la síntesis de muchas moléculas de cAMP. La señal continúa amplificándose puesto que cada molécula de PKA fosforila muchas moléculas de fosforilasa quinasa, que, a su vez, fosforilan muchas moléculas de glucógeno fosforilasa. Por lo tanto, la unión de la hormona a un pequeño número de receptores da lugar a la activación de un número mucho mayor de enzimas diana intracelulares.

La actividad del cAMP como segundo mensajero no sólo se limita a modificar la actividad de enzimas intracelulares, sino también a regular la transcripción de genes específicos. En muchas células animales, el aumento del cAMP activa la transcripción de unos genes diana específicos que contienen una secuencia reguladora denominada elemento de respuesta a cAMP, o CRE, en su promotor. En este caso, la señal desde el citoplasma al núcleo la lleva la subunidad catalítica de la PKA, que es capaz de entrar en el núcleo tras su desacoplamiento de la subunidad reguladora. En el núcleo, PKA fosforila a un factor de transcripción denominado CREB (proteína de unión a CRE), que se une al DNA en el promotor, lo que activa los genes inducidos por cAMP. Este tipo de regulación de la expresión génica por cAMP desempeña un papel importante en el control de la proliferación, la supervivencia y la diferenciación de diversos tipos de células animales.

En forma esquemática, el proceso de control de la expresión génica por adrenalina quedaría expresado de la siguiente manera (**Fig. 3-17**):

Hormona → Receptor 7-TMS → Proteína G activada →
→ Adenilato ciclasa activada → ↑ [cAMP] → PKA activada →
→ CREB activada → Transcripción génica activada

Es importante señalar que las proteínas quinasas, como PKA, no son permanentes en la célula. Por el contrario, la fosforilación de las proteínas es revertida rápidamente por la acción de las *proteínas fosfatasas*. Existen cuatro grupos de fosfatasas: I, IIA, IIB y IIC. Algunas fosfatasas son receptores de membrana, como se explicó en el apartado anterior.

Otras son enzimas citosólicas que quitan grupos fosfato de restos fosforilados de tirosina o de serina/treonina de sus proteínas sustrato. Estas fosfatasas sirven para finalizar la respuesta iniciada por la activación de las proteínas quinasas mediada por receptor. Por ejemplo, los residuos de serina de las proteínas fosforiladas por PKA suelen ser desfosforiladas por la acción de la fosfatasa I. Por lo tanto, el grado de fosforilación que presentan los sustratos de la PKA (como la fosforilasa quinasa y el CREB) depende del equilibrio entre la actividad intracelular de PKA y de las fosfatasas.

Aunque la mayor parte de los efectos de cAMP están mediados por PKA, el cAMP también puede regular directamente canales iónicos, independientemente de la fosforilación de las proteínas. El cAMP funciona de esta manera como un segundo mensajero en la detección de olores. Muchos de los receptores de las moléculas olorosas en las neuronas sensoriales de la nariz son receptores asociados a proteínas G que estimulan a la adenilato ciclasa, lo que genera un aumento del cAMP intracelular. En vez de activar a PKA, el cAMP en este sistema provoca la apertura de los canales de Na^+ en la membrana plasmática, lo que da lugar a la despolarización de la membrana y a la generación de un impulso nervioso.

Fosfolípidos y Ca^{2+}

Una de las vías de señalización intracelular más generalizada (**Tabla 3-3**) se basa en la utilización de segundos mensajeros derivados del fosfolípido de membrana fosfatidilinositol-4,5-bisfosfato $[PI(4,5)P_2]$. El $PI(4,5)P_2$ es un componente minoritario de la membrana plasmática que se localiza en la cara interna de la bicapa fosfolipídica. Varias hormonas y factores de crecimiento a través de más de 25 receptores distintos inducen la hidrólisis del $PI(4,5)P_2$ por una fosfolipasa C específica de fosfoinositoles (PLC) (una reacción que da lugar a dos segundos mensajeros diferentes, el DAG y el IP_3) (**Fig. 3-18**). El DAG y el IP_3 activan rutas de señalización intracelular diferentes (a la proteína quinasa C y a la movilización del Ca^{2+}, respectivamente), por lo que la hidrólisis del $PI(4,5)P_2$ dispara una doble cascada de señales intracelulares.

La PLC puede ser activada por dos caminos: mediante una proteína G o mediante una proteína tirosina quinasa. Esto se debe a que una isoforma de la fosfolipasa C (PLC-β) es activada por la proteínas G, mientras que otra (PLC-γ) contiene dominios SH2 responsables de su asociación con receptores tirosinas quinasas activos.

En el caso de PLC-β y proteína G, la cadena de acontecimientos que lleva a la hidrólisis de $PI(4,5)P_2$ empieza con la unión de un ligando a un receptor unido a la proteína G de la membrana plasmática. El receptor activo estimula a una proteína G denominada G_q, la cual, a su vez, activa PLC-β. En el caso de PLC-γ y tirosina quinasa, la unión del ligando al receptor estimula su actividad tirosina quinasa, se autofosforila y une PLC-γ, que es fosforilada y activada. En menos de un segundo, PLC-β o PLC-γ activas degradan el $PI(4,5)P_2$, generando dos productos: IP_3 y DAG. En este punto, el proceso de señalización se bifurca en dos ramas dependientes de cada molécula. Ambas desempeñan papeles cruciales en la señalización celular, por lo que se considerarán por separado.

Fosfolipasa C-β, inositoltrisfosfato y Ca^{2+}

Mientras que el DAG permanece asociado a la membrana plasmática, el IP_3 producido por la hidrólisis de $PI(4,5)P_2$ es una pequeña molécula polar que se libera de la membrana plasmática, difunde rápidamente por todo el citosol y se une a los canales de Ca^{2+} sensibles a IP_3 de la membrana del retículo endoplásmico, provocando la entrada de Ca^{2+} al citosol. Normalmente, la concentración de Ca^{2+} se mantiene en niveles extremadamente bajos (aproximadamente 0,1 mM), debido a la acción de las bombas de Ca^{2+} que expulsan el Ca^{2+} del interior celular por transporte activo. El Ca^{2+} no sólo se bombea a través de la membrana plasmática, sino también al retículo endoplásmico, que sirve como un reservorio intracelular de Ca^{2+}. Los canales están regulados por retroalimentación positiva, ya que el Ca^{2+} liberado puede unirse a los canales incrementando aún más la liberación de Ca^{2+}. Ello hace que la liberación de Ca^{2+} ocurra de una manera repentina, tipo «todo o nada». Para acabar la respuesta inicial de Ca^{2+} actúan dos mecanismos: a) el IP_3 es rápidamente desfosforilado (y así inactivado) mediante fosfatasas específicas y b) el Ca^{2+} que entra en el citosol es rápidamente bombeado hacia el exterior, principalmente hacia el exterior de la célula. Sin embargo, no todo el IP_3 es desfosforilado: algunas moléculas son fosforiladas hasta 1,3,4,5-tetraquisfosfato (IP_4), el cual puede mediar respuestas lentas pero más prolongadas en la célula o facilitar la recuperación de las reservas intracelulares de Ca^{2+} a partir del fluido extracelular. La enzima que cataliza la producción de IP_4 se activa por un incremento de la concentración citosólica de Ca^{2+} inducida por IP_3, lo cual constituye una forma de retroalimentación negativa de los niveles de IP_3. Los efectos de IP_3 pueden

Tabla 3-3. Respuesta metabólica al aumento de IP_3 y al incremento consiguiente de Ca^{2+} citosólico en varios tejidos		
Tejido	**Hormona responsable**	**Respuesta celular**
Páncreas	Acetilcolina	Secreción de enzimas digestivas
Plaquetas	Trombina	Secreción de sustancias activas; agregación; cambio de forma
Células β de páncreas	Acetilcolina	Secreción de insulina
Hígado	Vasopresina	Degradación de glucógeno
Fibroblastos	PDGF	Proliferación celular
Estómago	Acetilcolina	Contracción

IP_3: inositol-1,4,5-trisfosfato; PDGF: factor de crecimiento derivado de plaquetas.

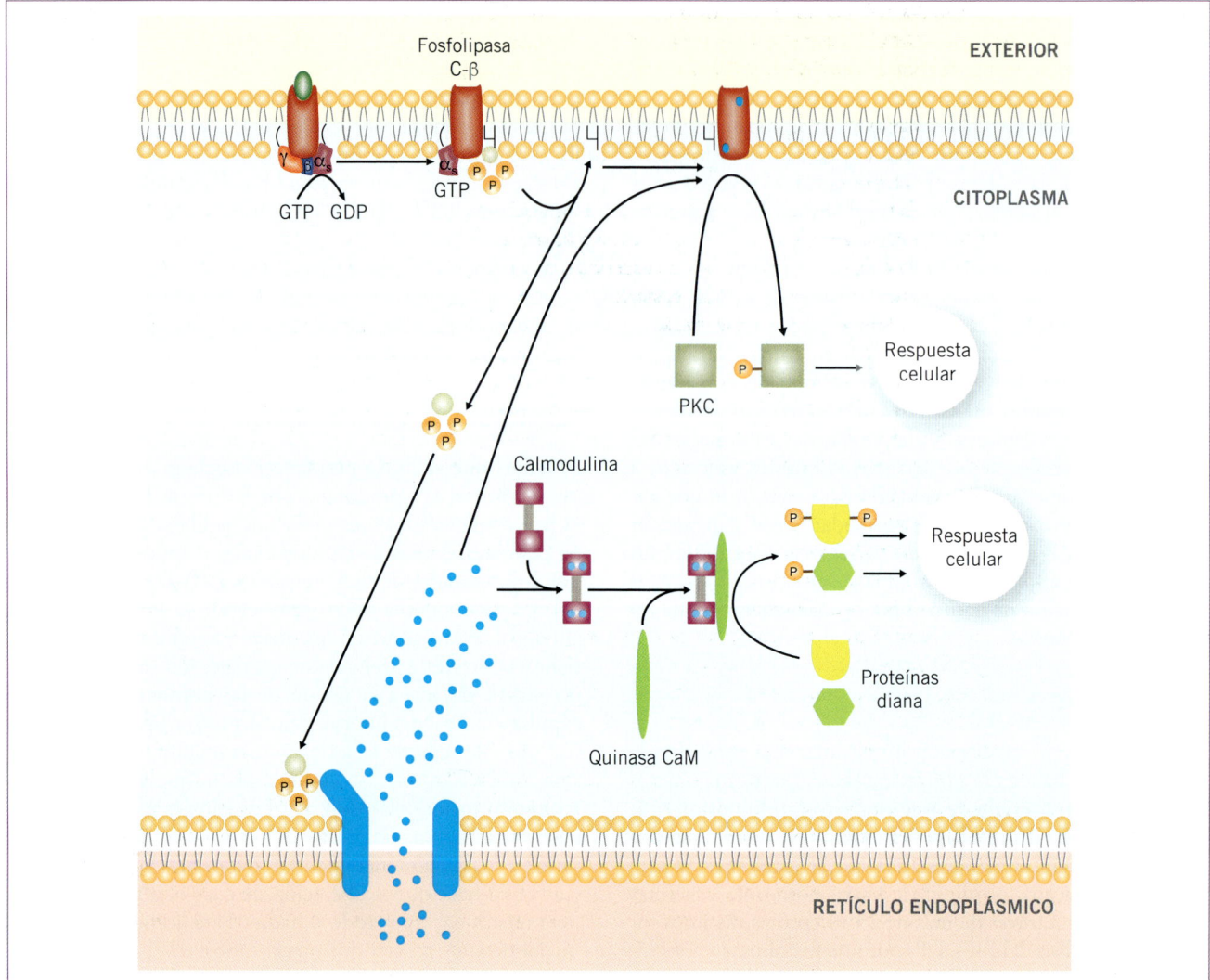

Figura 3-18. Ruta de señalización mediante inositoltrisfosfato (IP$_3$) y Ca^{2+}. CaM: calmodulina; GDP: guanosindifosfato; GTP: guanosintrifosfato; PKC: proteína quinasa C.

ser mimetizados utilizando un ionóforo de Ca^{2+}, como el A23187 o la ionomicina, los cuales permiten que el Ca^{2+} entre al citosol desde el líquido extracelular.

Habitualmente, la concentración de Ca^{2+} libre en el citoplasma es $< 10^{-7}$ M y, por lo general, no aumenta por encima de $6,3 \times 10^{-6}$ M, incluso aunque la célula esté activa por un influjo de Ca^{2+}. Así, cualquiera que sea la estructura de la célula que actúe directamente como diana para la regulación dependiente de Ca^{2+} deberá tener una constante de afinidad (K$_a$) para el Ca^{2+} de unos 10^{-6} M. Además, como la concentración de Mg^{2+} en el citosol es relativamente constante (alrededor de 10^{-3} M), estos lugares de unión al Ca^{2+} deberán presentar una selectividad para el Ca^{2+} sobre el Mg^{2+} de unas 1.000 veces como mínimo. Se conocen varias proteínas que unen Ca^{2+} que cumplen estos requisitos.

La primera proteína de este tipo que se descubrió fue la troponina C de las células del músculo esquelético. Se ha encontrado otra proteína que une Ca^{2+}, estrechamente relacionada con la troponina C, denominada calmodulina. Una célula animal típica contiene más de 10^7 moléculas de calmodulina, lo cual significa aproximadamente el 1 % de

la masa total de proteína de la célula. La calmodulina actúa como un receptor intracelular polivalente de Ca^{2+} que media la mayoría de los procesos regulados por Ca^{2+}. Se trata de una cadena polipeptídica altamente conservada, de unos 150 aminoácidos, con cuatro lugares de unión con una alta afinidad para el Ca^{2+}. Cuando une Ca^{2+}, la calmodulina sufre un importante cambio de conformación.

La activación alostérica de la calmodulina por el Ca^{2+} es análoga a la activación alostérica de PKA por el cAMP, con la diferencia de que el complejo Ca^{2+}-calmodulina no tiene actividad enzimática, sino que actúa uniéndose a otras proteínas. En algunos casos, la calmodulina actúa como una subunidad reguladora permanente de un complejo enzimático, pero, en la mayoría de los casos, la unión del Ca^{2+} induce a la calmodulina a unirse a varias proteínas diana de la célula, alterando su actividad.

De entre las proteínas diana reguladas por el complejo Ca^{2+}-calmodulina, varias de ellas son enzimas o proteínas de transporte a través de la membrana. En muchas células, por ejemplo, cuando se forma el complejo Ca^{2+}-calmodulina, se activa la bomba Ca^{2+}-ATPasa de la membrana plasmática, que bombea Ca^{2+} hacia el exterior de la célula. Así, si la concentración de Ca^{2+} en el citosol aumenta, la bomba se activa, lo cual contribuye a que los niveles citosólicos de Ca^{2+} vuelvan a los valores normales.

La mayoría de los efectos del Ca^{2+} en las células animales están mediados por fosforilaciones de proteínas catalizadas por una familia de proteínas quinasas dependientes de Ca^{2+}-calmodulina (quinasas CaM). Estas quinasas fosforilan residuos de serina o de treonina de determinadas proteínas y, como en el caso del cAMP, la respuesta de una célula diana a un incremento de la concentración de Ca^{2+} libre en el citosol depende del tipo de quinasas CaM reguladas de que disponga la célula. Las primeras quinasas CaM que se descubrieron –la quinasa de la cadena ligera de la miosina, que activa la contracción del músculo liso, y la fosforilasa quinasa, que activa la degradación del glucógeno– presentan una especificidad de sustrato muy alta. Más recientemente, sin embargo, se han identificado algunas quinasas CaM con una especificidad más amplia y que parecen ser las responsables de mediar muchas de las acciones del Ca^{2+} en las células animales.

El ejemplo mejor estudiado de una quinasa «multifuncional» Ca^{2+}-calmodulina es la quinasa-CaM II, que se encuentra en todas las células animales pero especialmente enriquecida en el sistema nervioso. Constituye hasta el 2 % de la masa total de proteína en algunas regiones del cerebro, altamente concentrada en sinapsis. Por ejemplo, cuando las neuronas que utilizan *catecolaminas* (dopamina, noradrenalina o adrenalina) como neurotransmisores son activadas, el influjo de Ca^{2+} a través de canales de Ca^{2+} regulados en sus membranas plasmáticas induce a la célula a segregar su neurotransmisor. El influjo de Ca^{2+} también hace que la quinasa CaM II se fosforile, activándose y activando a la tirosina hidroxilasa, que es la enzima reguladora del flujo de síntesis de catecolaminas. De esta forma, cuando la célula se activa, se estimula tanto la secreción como la síntesis del neurotransmisor.

La quinasa CaM II tiene una propiedad destacable: puede actuar como un dispositivo de memoria molecular, colocándose en un estado activo cuando es expuesta a Ca^{2+}-calmodulina y permaneciendo activa incluso después de que la concentración de Ca^{2+} haya bajado. Ello es debido a que la quinasa se autofosforila. En su estado autofosforilado, la enzima permanece activa en ausencia de Ca^{2+}, prolongando así la duración de la actividad de la quinasa después de que acabe la señal inicial activadora de Ca^{2+}; la actividad se mantiene hasta que las fosfatasas abaten la actividad autofosforiladora de la enzima, inhibiéndola.

Debido a estas propiedades, la activación de la quinasa CaM II puede ser utilizada como una memoria traza de un pulso de Ca^{2+} anterior, y al parecer juega un importante papel en algunos tipos de memoria y de aprendizaje del sistema nervioso de los vertebrados. Ratones mutantes que carecen de la subunidad específica de cerebro tienen defectos específicos en su capacidad de recordar la localización de un objeto (es decir, de aprendizaje espacial).

En resumen, la cadena de acontecimientos intracelulares es la siguiente (**Fig. 3-18**):

Hormona → Receptor 7-TMS → Proteína G activada →
→ Fosfolipasa C-β → IP_3 y DAG → IP_3 libera Ca^{2+} →

Ca^{2+} une calmodulina → Proteína quinasa CaM activada →
→ Fosforilación de proteínas diana

Fosfolipasa C-β y diacilglicerol

Al mismo tiempo que el IP_3 producido por la hidrólisis del $PI(4,5)P_2$ por PLC-β incrementa la concentración de Ca^{2+} en el citosol, el DAG coopera en la activación de una proteína serina/treonina quinasa que fosforila varias proteínas de la célula diana, denominada proteína quinasa C (PKC) porque es dependiente de Ca^{2+}. Se activa por la combinación de Ca^{2+}, DAG y el fosfolípido de membrana cargado negativamente, fosfatidilserina. De las ocho o más isoformas diferentes de la quinasa C en mamíferos, al menos cuatro son activadas por DAG.

Los efectos del DAG se pueden mimetizar por *ésteres de forbol*, productos vegetales que se unen a la PKC y la activan directamente. La actividad inductora de tumores por parte de los ésteres de forbol se basa en su capacidad para activar la PKC, actuando como análogos de DAG. Entonces, la PKC activa otras dianas intracelulares, entre las que se incluye una cascada de proteínas quinasas conocida como la vía de las MAP quinasas (que se tratará en detalle en el apartado siguiente), que conduce a la fosforilación de factores de transcripción, a variaciones en la expresión génica y a la estimulación de la proliferación celular.

Como el DAG producido inicialmente por la rotura de $PI(4,5)P_2$ es rápidamente metabolizado, no puede mantener la actividad de la PKC como sería necesario para obtener respuestas mantenidas como la proliferación o la diferenciación. La activación prolongada de PKC depende de una segunda ola de producción de DAG catalizada por fosfolipasas que rompen el fosfolípido principal de la membrana fosfatidicolina. No se conoce cómo resultan activadas estas fosfolipasas retrasadas.

Cuando la PKC es activada, fosforila residuos determinados de serina o de treonina de proteínas diana, las cuales varían en función del tipo de célula de que se trate. Las mayores concentraciones de PKC se han encontrado en el cerebro, donde, entre otras cosas, fosforila canales iónicos de las células nerviosas alterando sus propiedades y, por lo tanto, variando la excitabilidad de la membrana plasmática de las células nerviosas.

En muchas células, la activación de la PKC incrementa la transcripción de determinados genes. Se conocen por lo menos dos procesos. En uno de ellos, la PKC activa una cascada de proteínas quinasas que conduce a la fosforilación y activación de una proteína reguladora de genes unida a DNA; en el otro proceso, la activación de la PKC conduce a la fosforilación de una proteína inhibidora, liberando así una proteína citosólica reguladora de genes que puede migrar al núcleo y estimular la transcripción específica de determinados genes.

La cadena de reacciones intracelulares es la siguiente (**Fig. 3-18**):

Hormona → Receptor 7-TMS → Proteína G activada →
→ Fosfolipasa C-β → IP_3 y DAG → DAG coactiva
junto con Ca^{2+} a proteína quinasa C → Activación de cascada
de proteínas quinasas y de transcripción de genes

Vía de Ras y quinasas MAP

La vía de las serina/treonina quinasas MAP (proteínas quinasas activadas por mitógenos) se refiere a una cascada de proteínas quinasas altamente conservada en la evolución que desempeña un papel crucial en la transducción de señales en todas las células eucariotas. Los elementos centrales de esta vía son una familia de proteínas GTPasas monoméricas de membrana y un sistema modular de tres quinasas MAP que se activan por fosforilación en una cascada secuencial.

Básicamente, en esta vía, la unión del ligando al receptor provoca la autofosforilación del receptor que lleva a la activación de una proteína de la familia Ras (del inglés, *rat sarcoma*) (**Fig. 3-19**). Esta proteína activada fosforila a la primera de las proteínas quinasas intracelulares de la cascada de señalización, provocando la respuesta celular. En los organismos superiores, la vía de señalización que emplea proteínas Ras ayuda a enviar señales desde el exterior celular a otras partes de la célula donde se regula el crecimiento y la diferenciación celular mediante la alteración en la expresión de genes. El interés acerca de Ras creció considerablemente en 1982,

cuando se implicaron por primera vez las mutaciones en el gen *ras* con el desarrollo de cánceres humanos. Actualmente, el 30 % de los tumores humanos expresan una variante hiperactiva de Ras, lo que contribuye a la proliferación incontrolada de las células cancerígenas. La importancia de Ras en la señalización intracelular se puso de manifiesto mediante experimentos en los que se mostraba que la microinyección de la proteína Ras activa inducía la proliferación de las células sanas de mamíferos. Por otro lado, la interferencia con la función de Ras, bien por la microinyección de anticuerpos anti-Ras, bien por la expresión de un mutante Ras negativo dominante, bloqueaba la proliferación celular inducida por factores de crecimiento. Así, Ras no es solamente capaz de inducir el crecimiento anormal característico de las células cancerosas, sino que parece ser que se requiere en la respuesta de las células normales a la estimulación por los factores de crecimiento.

Las proteínas Ras son proteínas de una superfamilia que está compuesta por varias familias de GTPasas monoméricas, pero sólo las familias Ras y Rho (establecen la señalización entre la superficie celular y el citoesqueleto) son capaces

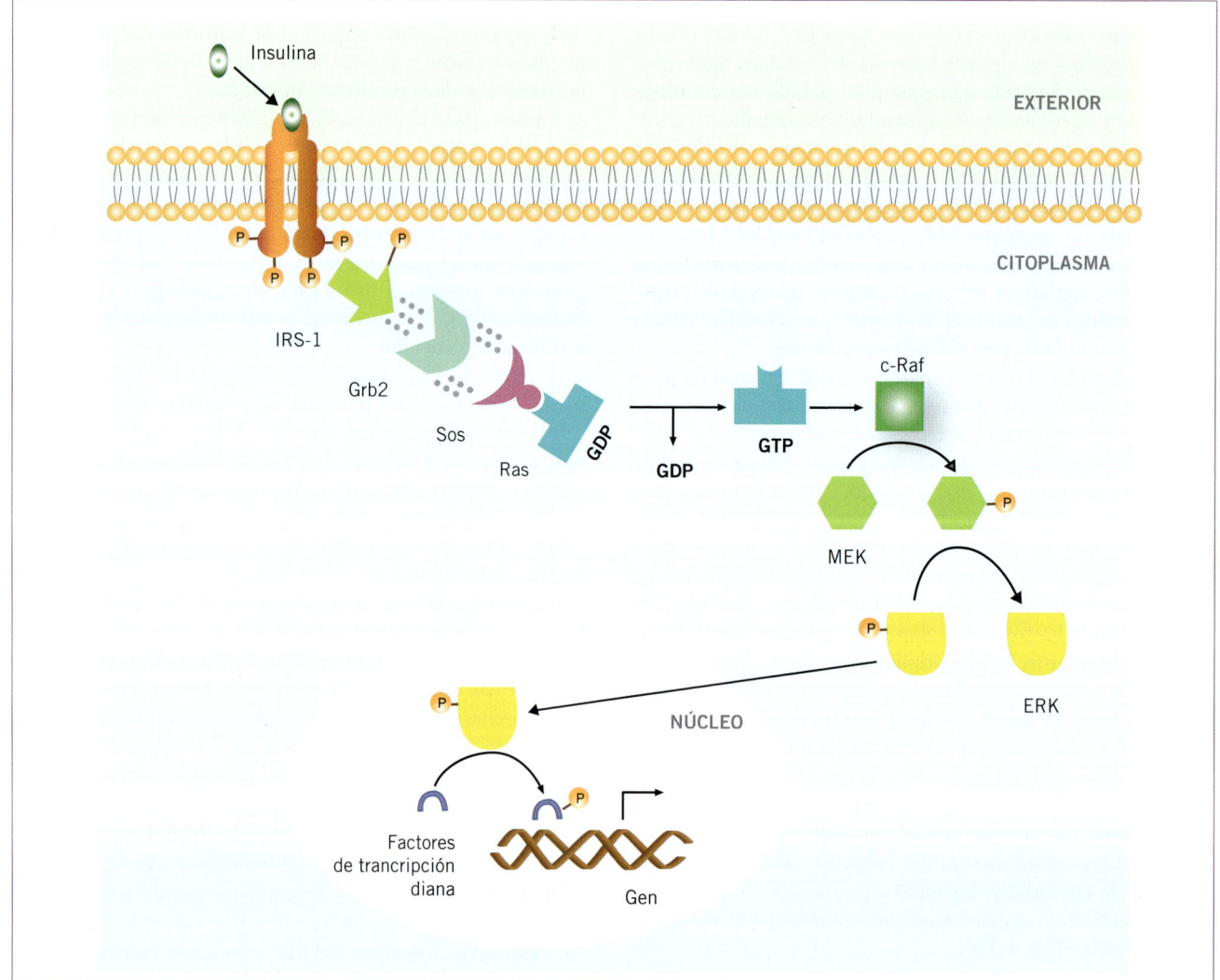

Figura 3-19. Ruta de señalización de Ras y quinasas MAP/ERK. GDP: guanosindifosfato; GTP: guanosintrifosfato; Grb2: proteína de unión al receptor del factor de crecimiento IRS-1: sustrato 1 del receptor de insulina.

de transmitir la señal de los receptores de superficie. A través de la interacción con diferentes proteínas de señalización celular, los miembros de Ras y Rho pueden activar diferentes rutas de señalización, actuando éstas como nodos de las redes de señalización o *hub signaling*.

Hay tres tipos de proteínas Ras en los seres humanos, H-Ras, K-Ras y N-Ras, y aunque presentan algunas diferencias se hará referencia a ellas como Ras, ya que su funcionamiento es similar. Como muchas proteínas GTPasas monoméricas, Ras posee uno o más grupos lipídicos unidos de forma covalente para anclar la proteína a la cara citosólica de la membrana plasmática, desde donde transmite la señal a otras partes de la célula.

Las proteínas Ras actúan como interruptores, alternando entre dos estados conformacionales diferentes: activo cuando unen GTP, e inactivo cuando unen GDP. Ras hidroliza GTP al menos 100 veces más lentamente que la subunidad α de la proteína G trimérica estimuladora G_s que se ha tratado antes. La proteína Ras oscila entre sus dos estados (activo o inactivo) mediante la acción de dos tipos de proteínas (**Fig. 3-19**):

- Las proteínas activadoras de GTPasa de Ras (Ras-GAP) que incrementan la velocidad de hidrólisis del GTP unido a Ras, de forma que la inactiva.
- Las proteínas cambiadoras de nucleótidos de guanina de Ras (Ras-GEF), que estimulan el intercambio de GDP por GTP del citosol, activando a Ras.

El mecanismo de activación de Ras mejor comprendido es el mediado por los *receptores tirosina quinasa*. En principio, los receptores tirosina quinasa pueden activar Ras activando una proteína con actividad Ras-GEF o inhibiendo una proteína con actividad Ras-GAP. Los receptores tirosina quinasa activados se unen a Ras-GAP directamente, como se ha mencionado antes, y se unen a Ras-GEF sólo indirectamente. Sin embargo, es la unión indirecta a Ras-GEF la que suele ser responsable de conducir a la proteína Ras a su estado activo.

Como ya se ha indicado, la unión del ligando provoca la autofosforilación de estos receptores, que unen proteínas con dominios SH2. La proteína Ras no se une directamente al receptor, sino a través del contacto con varias proteínas adaptadoras. Un ejemplo bien caracterizado lo proporciona la unión de la proteína adaptadora o puente Grb2 (*growth factor receptor binding 2*) en el citosol de las células no estimuladas, a través del dominio SH2 de esta última. La fosforilación de las tirosinas de los receptores (o de otras proteínas asociadas a los receptores) genera un sitio de unión para los dominios SH2 de las proteínas Grb2. La unión de Grb2 con el receptor activado induce, a través de sus dominios SH3, la unión de una proteína tipo Ras-GEF, la proteína Sos, que es la que interacciona con las proteínas Ras. Sos, entonces, induce el intercambio de nucleótidos de guanina, lo que genera el complejo activo Ras-GTP. A veces, intervienen otro tipo de proteínas adaptadoras como Shc o IRS. En el caso del receptor de la insulina, por ejemplo, la autofosforilación del receptor activa su dominio enzimático, que fosforila a la proteína sustrato del receptor de la insulina (IRS). Ésta une a la proteína Grb2 a través de sus dominios SH2; Grb-2

recluta a Sos y ésta, finalmente, activa a Ras al intercambiar su GDP por GTP. El papel de Grb-2 en este tipo de señalización es central, pues los ratones deficientes de este gen mueren temprano durante la embriogénesis.

En la forma activa unida a GTP, Ras activa un sistema modular de tres proteínas quinasas MAP constituido por la quinasa MAP final o MAPK, la quinasa anterior a ésta o MAPKK, que fosforila a MAPK, y la quinasa superior o MAPKKK, que fosforila a MAPKK y que es la activada por Ras. En los mamíferos, a estas quinasas MAP se las conoce por símbolos más cortos: Raf = MAPKKK, Mek = MAPKK y Erk = MAPK. Cuando Ras es activada, estimula la traslocación de Raf de la membrana al citosol, donde activa mediante fosforilación a Mek, que secuencialmente fosforila a la última quinasa del módulo, es decir, Erk. En última instancia, Erk fosforila una diversidad de dianas, incluidas otras proteínas quinasas y a factores de transcripción que regulan la proliferación celular al activar la expresión de los genes que codifican para las ciclinas G_1. Se han descrito al menos siete proteínas MAPKKK, siete proteínas MAPKK y doce proteínas MAPK que forman módulos diferentes, según las distintas combinaciones de MAPKKK-MAPKK-MAPK. Varios de estos módulos son activados por distintos tipos de señales, como la radiación UV, el estrés térmico, el estrés osmótico y la estimulación de citoquinas proinflamatorias.

La vía de Ras no es la única que puede activar mediante fosforilación a las quinasas MAP, ya que pueden hacerlo PKA (vía cAMP y proteínas G) y PKC (vía IP_3 y Ca^{2+}). La activación de la cascada MAP por PKC parece ser la responsable de la estimulación de la proliferación celular inducida por los promotores tumorales de ésteres de forbol. Además, tanto la vía del Ca^{2+} como la del cAMP convergen con la señalización a nivel de Erk, bien activándola, bien inhibiéndola, en función del tipo celular. Esto permite que la información sobre la proliferación/diferenciación celular generada por la interacción de varios factores de crecimiento pueda ser integrada, interpretada correctamente y, en consecuencia, generar la respuesta celular. La paralización de la respuesta celular se realiza mediante la desfosforilación del residuo de treonina o de tirosina de las proteínas MAP.

Ya se ha señalado que una fracción de las quinasas MAPK activadas como Erk se transloca al núcleo donde regula a los factores de transcripción mediante fosforilación. Al respecto, es importante señalar que una primera respuesta a la estimulación por factores de crecimiento es la inducción rápida de la transcripción de una familia de, aproximadamente, 100 genes denominados *genes tempranos inmediatos*. Ese nombre se debe a que su expresión es estimulada a los pocos minutos de que se active el receptor en la superficie celular. Algunos de estos genes codifican para factores de transcripción que regulan, a su vez, la expresión de un segundo nivel de genes, dando lugar a un programa nuevo de expresión génica, que modifica la proliferación celular en respuesta a los factores de crecimiento. La inducción de determinados genes tempranos inmediatos está mediada por una secuencia reguladora, denominada elemento de respuesta al suero (SRE), que es reconocida por un complejo de factores de transcripción entre los que se incluye el factor de respuesta al suero (SRF) y el Elk-1.

Erk fosforila y activa a Elk-1, lo que proporciona un enlace directo entre la familia de quinasas MAP y la inducción de genes tempranos inmediatos.

Si se toma como ejemplo la señalización de la insulina, de forma resumida puede expresarse de la siguiente manera (**Fig. 3-19**):

Insulina → Receptor tirosina quinasa → Unión IRS →
→ Fosforilación IRS → Complejo receptor/IRS-P/Grb2 →
→ Complejo receptor/IRS-P/Grb2/Sos →
→ Sos genera Ras-GTP → Ras-GTP activa Raf →
→ Raf fosforila quinasa Mek →
→ Mek-P fosforila quinasa Erk → Erk-P fosforila proteína
quinasas y factores de transcripción → Alteración de la expresión
génica → Modificación de la proliferación celular

Por último, muy brevemente con respecto a la familia Rho, cabe decir que son GTPasas monoméricas que regulan la actina y los microtúbulos del citosqueleto, la forma celular, la polaridad, la motilidad y la adhesión celular. También intervienen en la regulación de la progresión del ciclo celular, la transcripción genética y el transporte de membrana. Tienen un papel central en la migración celular y en el desarrollo de los axones en las neuronas modulando la respuesta del citoesqueleto a la activación de una clase de receptores «guía».

Vía de la fosfatidilinositol-3-quinasa

El camino indicado no es el único camino de señalización intracelular que emplea la respuesta a la insulina. El receptor de la insulina a través de IRS también activa a la fosfatidilinositol-3-quinasa (PI3K), que desempeña un papel central en la señalización de este receptor para el control del crecimiento celular (**Fig. 3-20**). Las células no sólo deben recibir información que estimule su división, sino también para estimular su crecimiento. Si no, las células, tras dividirse múltiples veces, serían progresivamente más pequeñas. Para ello, hormonas como la insulina estimulan la síntesis de proteínas, inhiben la lipólisis, activan la captación de glucosa y desactivan la apoptosis.

La enzima PI3K es la encargada de fosforilar en la posición 3 a las distintas formas de fosfatidilinositol presentes en la membrana celular. Esta enzima genera nuevas formas fosforiladas de fosfatidilinositol: fosfatidilinositol-3-fosfato (PI[3]P), fosfatidilinositol-3,4-bisfosfato (PI[3,4]P_2) y fosfatidilinositol-3,4,5-trisfosfato (PI[3,4,5]P_3). Los dos últimos sirven como puntos de anclaje (no covalente) en la membrana para proteínas de señalización intracelular, juntándolas en complejos de señalización que responden a la señal extracelular y transmiten el mensaje al interior celular. Hay que destacar la diferencia entre esta ruta y la expuesta an-

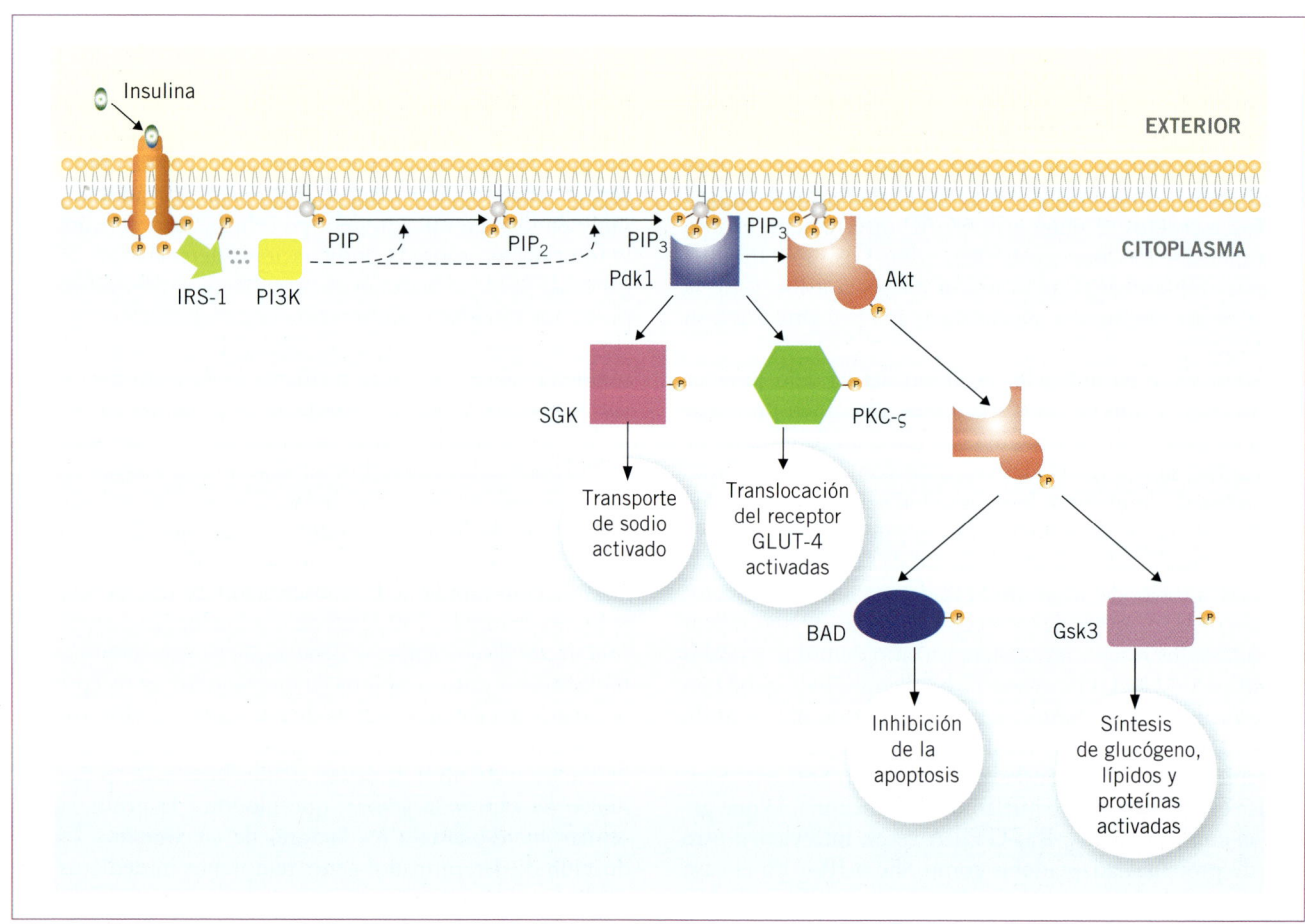

Figura 3-20. Ruta de señalización de fosfatidilinositol-3-quinasa (PI3K). IRS-1: sustrato 1 del receptor de insulina; PDK1: quinasa 1 dependiente de fosfoinosítido; PIP: fosfatidilinositol-3-fosfato; PIP$_2$: fosfatidilinositol-3,4-bisfosfato; PIP$_3$: fosfatidilinositol-3,4,5-trisfosfato; PKC: proteína quinasa C; SGK: quinasas inducidas por suero y glucocorticoides.

teriormente, en la que el $PI(4,5)P_2$ era hidrolizado por la PLC-β (en el caso de los receptores acoplados a proteínas G) o PLC-γ (en el caso de los receptores tirosina quinasa) para generar IP_3 soluble y DAG que queda anclado en la membrana plasmática. Por el contrario, el $PI(3,4,5)P_3$ no es metabolizado por una PLC sino que es generado a partir de $PI(4,5)P_2$ por la PI3K y permanece anclado en la membrana plasmática hasta que una fosfatidilinositol fosfatasa lo desfosforila en la posición 3 del anillo de inositol. Una de las fosfatasas más importantes es la proteína homóloga a tensina y fosfatasa (PTEN) que posee actividad $PI(3,4,5)P_3$ fosfatasa. En muchos cánceres se han encontrados mutaciones en esta fosfatasa, lo que provoca una prolongación de la señal de la PI3K y promueve el crecimiento celular incontrolado.

Hay varios tipos de PI3K. Las que son activadas por receptores tirosina quinasa y receptores acoplados a proteínas G son las de la clase I. Se trata de heterodímeros compuestos por una subunidad catalítica común diferente de las subunidades reguladoras. Los receptores tirosina quinasa activan a las PI3K de la clase Ia, los receptores tirosina quinasa activados generan sitios de unión para el anclaje de la PI3K a través de sus dominios –SH2. En el caso de los receptores asociados a proteínas G, la PI3K que activan pertenecen a la clase Ib. La activación se produce cuando un ligando se une al receptor asociado a una proteína G_q, activando a esta última y provocando la activación de la PI3K por unión del complejo βγ a la región reguladora de la PI3K. También la unión directa de Ras activada puede activar a PI3K de la clase I.

El mecanismo por el que la ruta PI3K transmite el mensaje de estimulación del crecimiento y supervivencia celulares es complejo; en él desempeñan un papel central la serina/treonina proteína quinasa mTOR (diana de rapamicina de mamíferos) y las proteínas Gsk-3 y Bad. La implicación del complejo TOR en la señalización del crecimiento celular en respuesta a nutrientes se describe en el **capítulo 12** (Regulación de la expresión génica mediada por compuestos nitrogenados). En el caso de la respuesta celular a insulina, por ejemplo, la activación del receptor conduce a la fosforilación/activación de IRS. Ésta activa a PI3K que genera $PI(3,4)P_2$ y $PI(3,4,5)P_3$. Como se ha indicado, $PI(3,4,5)P_3$ actúa como punto de anclaje en la membrana celular y recluta a las quinasas Pdk1 y Akt. Ambas cambian su conformación de tal forma que Pdk1 fosforila/activa a Akt. Akt-P se libera del complejo asociado a la membrana y se dirige al citoplasma donde fosforila/activa a numerosas proteínas diana como Gsk-3 (que activa la síntesis de glucógeno, lípidos y proteínas) y Bad (inhibe la apoptosis). Pdk1 activa además otras rutas de señalización mediante la fosforilación/activación de otras proteínas quinasas como PKC-ζ (traslocación del transportador de glucosa GLUT-4) o SGK (transporte de sodio).

En resumen (**Fig. 3-20**):

Insulina → Receptor tirosina quinasa → Unión IRS →
→ Fosforilación IRS → IRS-P activa PI3K → Síntesis de $PI(3,4)P_2$
y $PI(3,4,5)P_3$ → Anclaje de PDK1 y Akt a $PI(3,4,5)P_3$ →
→ PDK1 fosforila a Akt, PKC-ζ y SGK

- Akt-P fosforila a BAD y GSK-3 → y GSK-3 activa la síntesis de glucógeno, de lípidos y de proteínas → BAD-P desactiva la apoptosis → GSK-3-P activa la síntesis de glucógeno

- PKC-ζ-P activa la traslocación del transportador de glucosa GLUT-4, aumentando la captación de glucosa
- SGK-P activa el transporte de sodio

Vía de citoquinas y receptores tirosina quinasa Janus

Muchas de las rutas descritas trasladan el mensaje desde el exterior celular hasta el núcleo mediante una cascada de proteínas quinasas, modificando la transcripción de genes específicos. Una vía alternativa, conocida como la vía Jak/STAT, proporciona una conexión más directa entre los receptores asociados a proteínas tirosina quinasa y los factores de transcripción (**Fig. 3-21**). Con la finalización de la secuenciación del genoma humano, quedó claro que sólo hay cuatro miembros de la familia Jak (Jak1, Jak2, Jak3 y Tyk2) en base a sus características estructurales. El último miembro identificado fue Jak3, que tiene una expresión más selectiva y cuya activación está restringida a citoquinas que poseen la cadena gamma común como IL-2, IL-4, IL-7, IL-9, IL-15 e IL-21. Más de 30 citoquinas y hormonas como la prolactina o la hormona del crecimiento activan la ruta Jak/STAT tras unirse a sus receptores. En esta vía, la unión del ligando provoca la fosforilación de las proteínas tirosina quinasa asociadas al receptor, que acaban fosforilando al propio receptor.

Finalmente, los factores de transcripción solubles en el citoplasma son reclutados por el receptor fosforilado, son fosforilados, dimerizan y se trasladan desde la membrana al interior del núcleo, donde se unen al DNA regulando la expresión de genes.

Los receptores para las citoquinas están compuestos de dos péptidos, separados hasta que unen el ligando, y cada uno de ellos está asociado a una proteína tirosina quinasa de la familia Jak (descrita con anterioridad). Una vez formado el dímero, las dos proteínas Jak se fosforilan mutuamente en primer lugar. A continuación, fosforilan al propio receptor, lo que proporciona sitios de unión de fosfotirosina para las moléculas señal intracelulares que tengan dominios SH2.

Los elementos clave de esta vía son las proteínas STAT, que se identificaron originalmente al estudiar la señalización de los receptores para el interferón. Las proteínas STAT contienen dominios SH2. Son inactivas en aquellas células que no hayan sido estimuladas, localizándose en el citoplasma. Al estimularse el receptor, las proteínas STAT se unen a los residuos de fosfotirosina del dominio citosólico del receptor a través de sus dominios SH2. Tras su unión a los receptores activados, la tirosina quinasa Jak fosforila en residuos de tirosina a las proteínas STAT que se disocian del receptor. Estas fosfotirosinas en STAT inducen la dimerización de las proteínas STAT a través de sus dominios SH2 (de forma que se asocian en homodímeros o heterodímeros), las cuales se trasladan al núcleo, donde, en combinación con otras proteínas reguladoras de genes, activan la transcripción de sus genes diana. Como ejemplos cabe indicar que la hormona del crecimiento emplea a Jak2 y a STAT1 y STAT5 para estimular el crecimiento celular al inducir la síntesis del factor de crecimiento tipo insulina 1; en las células de la glándula mamaria, la prolactina emplea

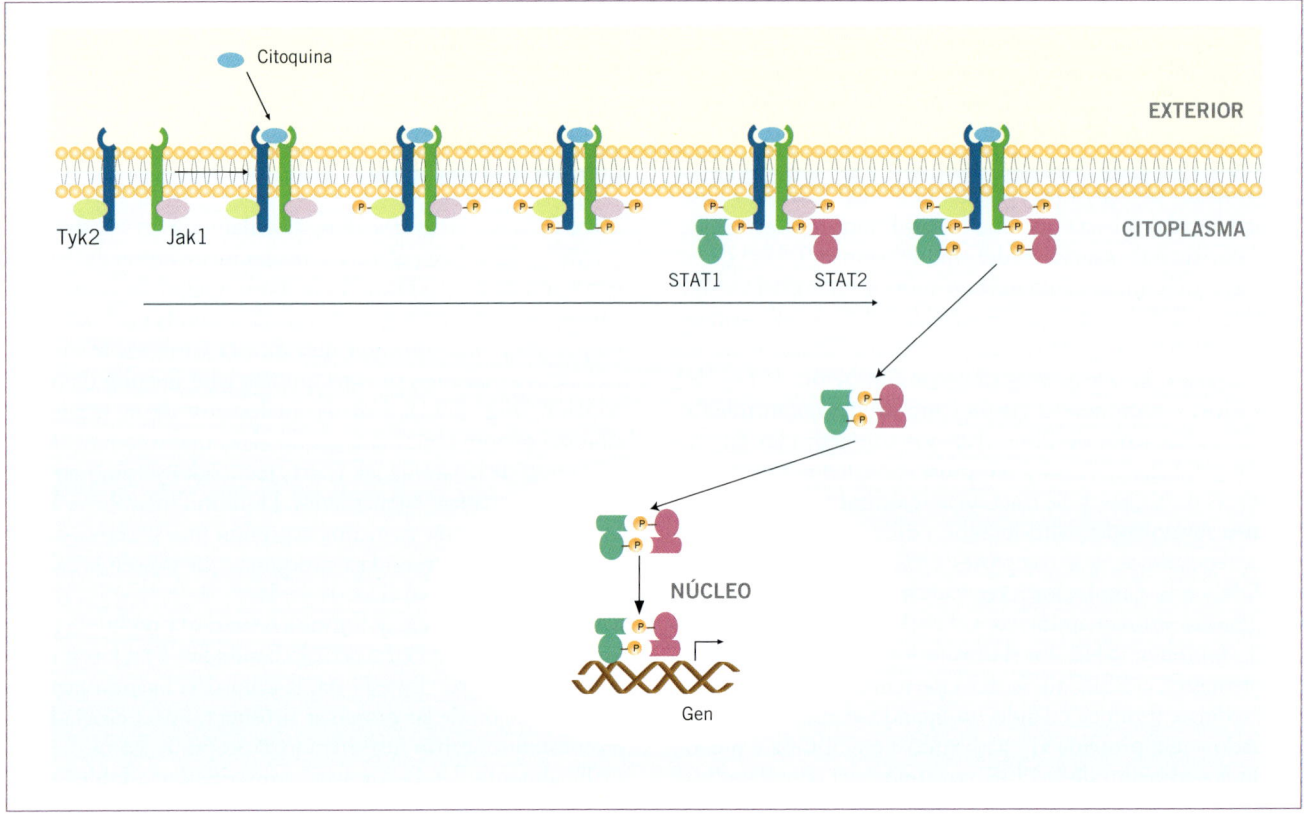

Figura 3-21. Ruta de señalización Jak/STAT. Jak1: Janus quinasa 1; Tyk2: tirosina quinasa 2; STAT: proteínas transductoras de señales y activadoras de la transcripción.

a Jak1 y Jak2 para fosforilar a la proteína STAT5, que es la encargada de estimular la transcripción de los genes que codifican proteínas de la leche.

Estas rutas están reguladas a menudo por retroinhibición. Además de los genes cuya transcripción activan, los dímeros STAT activan la transcripción de proteínas inhibidoras de la ruta. Estas proteínas interfieren en la ruta interponiéndose en la asociación de STAT al receptor. Por otro lado, existen proteínas fosfatasas que desactivan las proteínas STAT al eliminar el fosfato de los residuos de tirosina.

En resumen (**Fig. 3-21**):

Citoquina → Oligomerización del receptor → Fosforilación cruzada
de proteínas Jak → Fosforilación del receptor →
→ Asociación de STAT → Fosforilación de STAT →
→ Separación y dimerización → Traslocación nuclear →
→ Activación directa de la transcripción de genes específicos

Vía de la familia de los factores transformantes del crecimiento y serina/treonina quinasas

Como ya se ha indicado al describir los receptores serina/treonina quinasa, esta ruta transmite el mensaje de la superfamilia del TGF-β. El mecanismo básico de señalización consiste en la unión del ligando al receptor tipo II, que recluta y fosforila/activa al receptor tipo I, formando un receptor activo tetramérico.

Dentro de la célula, esta ruta se comporta de un modo similar a la Jak/STAT de receptores de citoquinas (**Fig. 3-22**).

El receptor tipo I activo fosforila a los miembros de una familia de factores de transcripción denominados Smad (proteína análoga de Sma de *Caenorhabditis elegans* y de Mad de *Drosophila melanogaster*). Los receptores para TGF-β y activina pueden fosforilar Smad-2 o Smad-3, mientras que los receptores para la proteína morfogénica del hueso (BMP) activan Smad-1, Smad-5 o Smad-8. Una vez fosforilada una de éstas Smad, se disocia del receptor y se asocia con Smad-4, que es polivalente y forma un compejo de asociación con todos las Smads mencionadas previamente. Este complejo se moviliza hasta el núcleo donde se une a proteínas reguladoras de genes que activan la transcripción de un grupo específico de genes.

Los receptores activados con el ligando unido son endocitados por la célula, dando lugar a dos rutas diferentes: una de ellas origina una transmisión más potente de la señal y la otra provoca la inactivación de la ruta. En el primer caso, la activación depende de vesículas marcadas con clatrina que dirigen al complejo a endosomas tempranos donde se lleva a cabo la mayor activación de Smad. Una proteína de anclaje denominada SARA (*Smad anchor for receptor activation*: proteína de anclaje de SMAD para la activación del receptor) desempeña un papel muy importante en esta vía, puesto que está presente en los endosomas tempranos y une receptores activados con Smad, incrementando la eficiencia de la fosforilación de Smad por parte del receptor. La vía para la inactivación del receptor implica el marcado con ubiquitina del receptor y su degradación en los proteasomas.

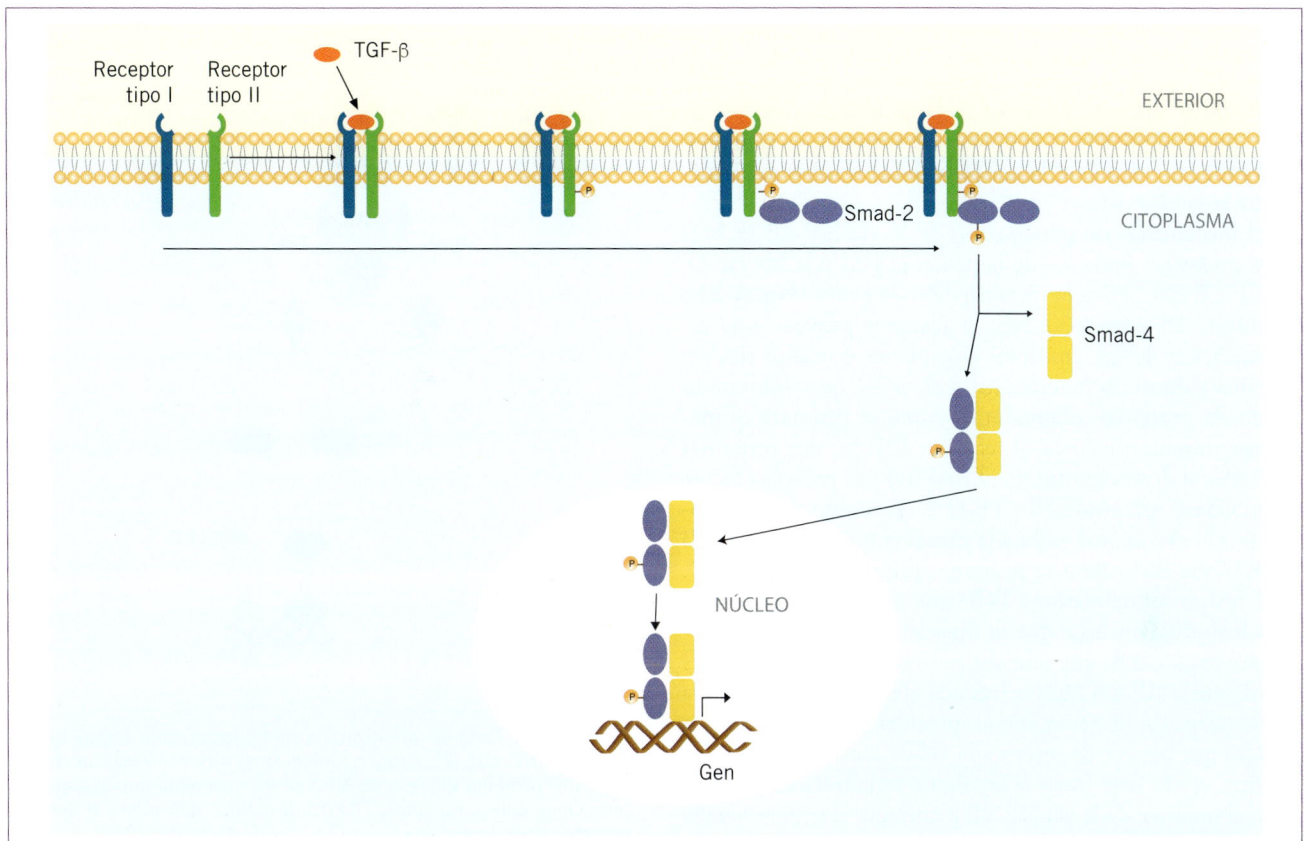

Figura 3-22. Ruta de señalización de la familia del factor transformante del crecimiento beta (TGF-β). Smad: proteína análoga de Sma de *Caenorhabditis elegans* y de Mad de *Drosophila melanogaster*.

Durante la respuesta a la señal, las proteínas Smad están en continuo desplazamiento entre el citoplasma y el núcleo, ya que son desfosforiladas en el núcleo y exportadas al citoplasma, donde pueden volver a ser fosforiladas si el receptor continúa activo. De esta manera, el efecto ejercido sobre los genes diana depende de la concentración de ligando extracelular y del tiempo que se prolongue la señal.

En resumen (**Fig. 3-22**):

Proteína familia TGF-β → Unión de receptor tipo II →
→ Unión de receptor tipo I → Fosforilación de receptor tipo I →
→ Unión de Smad → Fosforilación de Smad →
→ Separación de Smad →
→ Unión de Smad con Smad-4 → Traslocación nuclear →
→ Activación de la transcripción de genes

Esta ruta está regulada también por retroinhibición. Entre los genes activados por Smad, están los que codifican para proteínas inhibitorias de la ruta, Smad-6 y Smad-7, que se unen al receptor y lo inhiben de tres maneras: *a)* se unen a los receptores tipo I bloquean la fosforilación de proteínas Smad; *b)* promueven la internalización y degradación del receptor, y *c)* reclutan una proteína fosfatasa que desfosforila e inactiva el receptor. La convergencia en la señalización de las rutas para que la célula reciba la información biológica correcta e integrada está presente en esta ruta, ya que otras rutas pueden generar las Smad inhibitorias. Asimismo, el interferón γ por vía Jak/STAT activa la síntesis de Smad-7, que bloquea la señalización por TGF-β.

Vía factor nuclear kappa de linfocitos B, factor de necrosis tumoral y caspasas

A diferencia de las rutas antes descritas, el mecanismo de señalización de esta ruta está basado en la proteólisis de una proteína reguladora (v. Señalización a través de receptores que dependen de proteólisis regulada, antes). Los complejos de proteínas NF-κB están presentes en casi todas las células animales y se comportan como un nodo central que recibe e integra señales de estrés, daño oxidativo, inflamación y respuesta inmunitaria, modificando el comportamiento celular en consecuencia. Las proteínas de la familia NF-κB son funcionalmente factores de transcripción (**cap. 9**, Regulación de la expresión génica en organismos eucariotas). Son cinco proteínas NF-κB en los mamíferos (RelA, RelB, c-Rel, p50 o NF-κB1 y p52 o NF-κB2) que se unen formando homodímeros o heterodímeros, donde cada asociación distinta activa la transcripción de un grupo concreto de genes. Los complejos NF-κB están normalmente inactivos en el citoplasma mediante la unión de la proteína inhibidora IκB, de la que existen tres tipos –IκBα, IκBβ e IκBε– o la unión de las proteínas precursoras p100 o p105.

Los *efectores* del complejo NF-κB son múltiples, destacando citoquinas proinflamatorias (TNF-α, IL-1b, IL-6, CD45), agentes mutagénicos (campotecina), ligandos de receptores tipo *Toll* y virus. En concreto, la familia TNF está constituida por TNF-α, linfotoxina α, ligando Fas y CD40, que ejercen funciones pleiotrópicas en la inmunidad, la inflamación y el control de la proliferación, diferenciación y apoptosis. Estas proteínas intervienen en la transmisión de la decisión entre la supervivencia o la muerte celular programada. Se unen a miembros de la familia del receptor de TNF que promueven la apoptosis en varios tipos celulares, activando directamente las caspasas o la supervivencia mediante la vía NF-κB.

El mecanismo de señalización de la vía NF-κB se basa en la *proteólisis inducida* de la proteína IκB y la liberación de NF-κB que activa la transcripción de genes (**Fig. 3-23**). La unión del ligando (TNF) al receptor provoca una reorganización de sus dominios citosólicos: dominio rico en cisteínas y dominio muerte *(death domain)*, que reclutan un grupo de proteínas adaptadoras, como la proteína quinasa –que interacciona con el receptor (RIP)–, dos proteínas asociadas al dominio muerte (TRADD) y la proteína factor 2 asociada al receptor TNF (TRAF2). Este complejo citosólico unido al receptor recluta la proteína quinasa de NF-κB (NIK), que fosforila a la proteína quinasa de IκB (IKK). IKK fosforila finalmente a IκB, que está unida a NF-κB. Esta fosforilación hace que se disocie el complejo Bκ/NF-kB, y marca a IκB, que une ubiquitina y es degradada en el proteasoma. NF-κB libre se traslada al núcleo, donde activa la transcripción de genes antiapoptóticos y, además, del gen *IKB*, lo que provee de nuevo a la célula con IκB para inhibir otra vez la ruta hasta la siguiente señalización. En este caso, el mensaje de la vía NF-κB promueve la supervivencia celular.

Los mismos receptores por otra vía promueven la apoptosis activando a las caspasas. Las caspasas son una familia de proteasas que provocan la muerte celular al romper más de 40 proteínas diferentes cuando son activadas. Están presentes en forma de zimógeno como procaspasas, es decir, son activadas por proteólisis. Si, como se ha mencionado, la vía NF-κB indica supervivencia, estos mismos receptores promueven la apoptosis. En el caso del receptor 1 para TNF (TNFR1), la dualidad de señalización supervivencia-apoptosis desde el receptor está regulada por la formación de dos complejos (I y II) del receptor. El primero es el receptor asociado con las proteínas a su dominio citoplasmático, que, como se ha visto, transmite un mensaje de supervivencia vía NF-κB. El complejo II lo constituyen sólo las proteínas que se asocian al dominio intracelular del receptor que unen a la procaspasa 8 o procaspasa 10 y la proteína inhibidora de caspasa (FLIP), soluble en el citoplasma. En esta forma, el complejo II es inactivo, pero la ausencia de FLIP del complejo permite la formación de caspasa 8 y caspasa 10, que inician la apoptosis. Esta área aún está bajo estudio y la hipótesis actual establece que la presencia de la proteína FLIP es el árbitro entre la supervivencia y la muerte celular.

Vía de la proteína quinasa activada por AMP

El mantenimiento del balance energético corporal depende de la eficacia en la regulación de los mecanismos moleculares que controlan la ingesta energética y el gasto físico. Además del papel de las hormonas y de los circuitos hormonales hipotalámicos, en los últimos años se ha puesto de manifiesto que los nutrientes interaccionan con las rutas de señaliza-

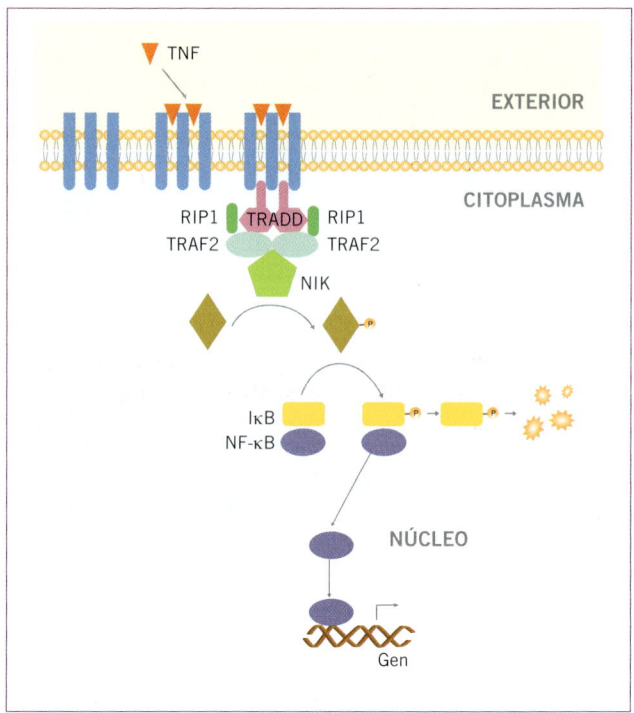

Figura 3-23. Ruta de señalización vía factor nuclear kappa de linfocitos B (NF-κB). Iκb: proteína inhibidora; IKK: proteína quinasa de Iκb; NIK: proteína quinasa de NF-κB; RIP: proteína quinasa que interacciona con el receptor; TRADD: proteínas asociadas al dominio muerte; TRAF2: proteína factor 2 asociada al receptor TNF.

ción celulares y desempeñan un papel central en la regulación de la homeostasis energética corporal. La interacción de los nutrientes con la señalización celular se establece por su influencia en la actividad de dos complejos intracelulares de proteínas quinasas que integran la información concerniente al crecimiento y la homeostasis energética celulares. Son el complejo mTOR.

AMPK es un sensor intracelular de la homeostasis energética que está involucrado en la regulación del balance energético corporal en respuesta a nutrientes y hormonas en tejidos periféricos y sistema nervioso central, modulando el metabolismo, la ingesta y el gasto energético. AMPK es una serina/treonina quinasa conservada en eucariotas. Está constituida por un complejo proteico heterotrimérico con una subunidad catalítica α y dos subunidades reguladoras β y γ. En los mamíferos, cada subunidad está codificada por varios genes (α1, α2, β1, β2, γ1, γ2 y γ3), lo que resulta en 12 combinaciones posibles del complejo AMPK.

La función de las diferentes isoformas de las subunidades que constituyen la AMPK todavía no se conoce con certeza, pero existe evidencia de que la expresión de algunas isoformas está asociada a ciertos tejidos, se dirigen hacia diferentes localizaciones celulares y que ciertos medicamentos muestran selectividad hacia ciertas combinaciones.

Las subunidades α tienen actividad catalítica, mientras que las subunidades β y γ son reguladoras. En concreto, las subunidades γ son las encargadas de detectar cambios en los niveles de ATP a nivel celular. El AMP o el ATP se unen de forma excluyente al dominio cistationina-β-sintasa y actúan como activador o inhibidor alostérico, respectivamente, de la AMPK. En un estado energético celular bajo, en el que la relación AMP/ATP es alta, la subunidad γ une AMP y activa la AMPK. Otra forma por la que el AMP puede regular la actividad de la AMPK se debe a que en condiciones de concentración alta de AMP, está inhibida la desfosforilación de la AMPK por parte de las proteínas fosfatasas 2A y 2C (PP2A y PP2C) y también por la proteína fosfatasa 1 (PP1), aunque esta última es menos efectiva. Al inhibir estas fosfatasas, el complejo AMPK se mantiene fosforilado y activo.

Además, la AMPK puede activarse a través de la proteína quinasa del hígado (LKB1) y la proteína quinasa β dependiente de Ca^{2+}/calmodulina (CaMKK-β), aunque la activación por esta última es mucho menor que por la LKB1. Ambas activan a la AMPK a través de la fosforilación de un residuo de treonina en la subunidad catalítica α conocido como Thr-172, debido a su posición en la secuencia original de rata.

La activación del complejo AMPK provoca la regulación por fosforilación de varias enzimas y factores de transcripción que controlan el metabolismo lipídico y glucídico, así como la función y la biogénesis mitocondriales. En cuanto al metabolismo glucídico, la AMPK actúa como un modulador muy importante del catabolismo celular, ya que mejora la captación de glucosa, un acontecimiento que se produce durante la contracción muscular, para generar ATP. En ambos casos, el aumento en la captación de glucosa implica la translocación del transportador de glucosa sensible a insulina (SLC2A4, habitualmente denominado GLUT-4) a partir de vesículas de almacenamiento intracelulares a la membrana plasmática. La translocación y fusión de las vesículas que contienen SLC2A4 con la membrana plasmática están bajo el control de la familia Rab de proteínas G. También la AMPK es un regulador positivo del gen *SLC2A4*.

Durante el ayuno, la regulación sincronizada del metabolismo de lípidos y de hidratos de carbono está controlado por la AMPK, que actúa a nivel transcripcional y posterior a la traducción. En los tejidos metabólicamente activos y en respuesta a diferentes estímulos fisiológicos, esta coordinación permite la liberación de ácidos grasos libres a partir del tejido adiposo, en combinación con la capacidad de activar el metabolismo de los hidratos de carbono. La AMPK actúa en diferentes niveles, como son la inhibición de la síntesis *de novo* de ácidos grasos y colesterol y el aumento de la oxidación de lípidos.

Con respecto a la intervención en la biogénesis mitocondrial, la capacidad de generación de ATP celular se garantiza mediante la generación de mitocondrias sanas y la eliminación de las dañadas, un proceso denominado mitofagia, un tipo específico de autofagia (**cap. 8**, Síntesis, degradación y recambio de las proteínas). Estudios recientes demostraron que la AMPK fosforila y se une a ULK1 (quinasa 1 activadora de la autofagia análoga de Unc-51), una quinasa clave en la iniciación de la mitofagia. Esta fosforilación produce la activación de ULK1 por AMPK. La ULK1, a su vez, fosforila las tres subunidades de AMPK, inactivándola. Por lo tanto, la ULK1 no sólo está implicada en la inducción de la autofagia, sino también en la terminación de los fenómenos de señalización que la desencadenan. A través de estos mecanismos, la activación de AMPK provoca una variedad de respuestas fisiológicas (**Tabla 3-4**): la activación de la señalización de

Tabla 3-4. Dianas del complejo AMPK y sus efectos biológicos			
Metabolismo	**Tejido u órgano**	**Enzima o proteína diana**	**Efecto biológico**
Lipídico	Hígado	Acetil-CoA carboxilasa	Disminución de síntesis de ácidos grasos
		Malonil-CoA descarboxilasa	Disminución de síntesis de ácidos grasos
		Ácidos grasos sintetasa	Disminución de transcripción
		HMG-CoA reductasa	Disminución de síntesis de colesterol
	Hipotálamo	Acetil-CoA carboxilasa	Disminución de síntesis de ácidos grasos
		Ácidos grasos sintetasa	Disminución de transcripción
	Músculo	Acetil-CoA carboxilasa	Aumento de oxidación de ácidos grasos
		Malonil-CoA descarboxilasa	Aumento de oxidación de ácidos grasos
	Tejido adiposo	Lipasa sensible a hormonas	Disminución de lipólisis
		Malonil-CoA descarboxilasa	Aumento de oxidación de ácidos grasos
Glucídico	Músculo	Transportador GLUT-4	Aumento en la expresión y la captación de glucosa
		Hexoquinasa	Aumento de glucólisis
		Glucógeno sintetasa	Disminución de síntesis de glucógeno
	Corazón	6-Fosfofructo-2-quinasa	Aumento de glucólisis
	Hígado	Fosfoenolpiruvato carboxiquinasa	Disminución de la expresión y la gluconeogénesis
		Glucosa-6-fosfatasa	Disminución de la gluconeogénesis
	Célula β del páncreas	¿?	Disminución de insulina
Biogénesis mitocondrial	Músculo	Coactivador PGC1α, UCP3	Aumento de la biogénesis y de la salida de protones

AMPK: proteína quinasa activada por AMP; GLUT-4: transportador 4 de glucosa; HMG-CoA: 3-hidroxi-3-metilglutaril-CoA; PGC1α: activador 1α de PPAR-γ (receptores activados por proliferadores de los peroxisomas gamma); UCP3: proteína desacoplante 3.

ingesta en el hipotálamo; la activación de la oxidación de ácidos grasos, la captación de glucosa y la biogénesis mitocondrial en el músculo esquelético; la activación de la oxidación de ácidos grasos, la captación de glucosa y la glucólisis en el miocardio; la inhibición de la síntesis de ácidos grasos y de colesterol y de la gluconeogénesis en el hígado; la inhibición de la síntesis de ácidos grasos y la activación de la lipólisis en el tejido adiposo, y la inhibición de la síntesis de insulina en el páncreas. Además, se ha definido el papel del complejo AMPK en la señalización de las hormonas leptina, adipo-

nectina, grelina, resistina y hormonas tiroideas, así como la modulación farmacológica del balance energético a nivel de la AMPK dirigida al tratamiento de enfermedades como la diabetes, el síndrome metabólico y la obesidad, y también a otras como el cáncer, ya que la división celular incontrolada requiere un gran aporte energético para mantenerse.

Déficit energético → Aumento de AMP →
→ Activación alostérica de AMPK e inhibición de PPP2Cα →
→ LKB1 fosforila AMPK → Activación de AMPK

PUNTOS CLAVE

- Cada una de las células del ser humano está programada durante el crecimiento y el desarrollo para responder a un conjunto específico de señales que, actuando en combinaciones, regulan el comportamiento bioquímico coordinado de cada célula de los distintos tejidos. La supervivencia depende de una red compleja de comunicaciones intercelulares que coordinan el crecimiento, la división, la muerte programada, la diferenciación y el metabolismo de los múltiples tipos de células que forman los distintos tejidos.

- La señalización celular requiere tanto de moléculas mensajeras o ligandos como de un conjunto de proteínas receptoras situadas en la célula que deba responder a esa señal. La interacción ligando-receptor es muy específica y de una elevada afinidad. En esencia, el mecanismo consiste en que el estímulo genera un ligando que, tras desplazarse una distancia variable, interacciona con su receptor situado en la célula diana y provoca una cascada de reacciones intracelulares que son las que regulan, en gran medida, los diferentes aspectos del comportamiento celular.

- Cada señal puede causar una gran cantidad de cambios a distintos niveles en la célula diana (forma, movimiento, metabolismo, expresión génica). Existen cientos de moléculas mensajeras: proteínas ancladas en la membrana celular y compuestos secretados, como moléculas hidrófobas pequeñas (hormonas esteroides, tiroideas, retinoides), moléculas hidrófilas (proteínas, péptidos, aminoácidos, nucleótidos, derivados solubles de ácidos grasos) y gases.

- Según la solubilidad del ligando existen dos modelos de señalización a nivel celular. Los compuestos hidrófobos atraviesan la membrana plasmática de la célula diana, uniéndose y activando a su receptor intracelular o enzima diana en el citosol, provocando una respuesta que suele regular la expresión de genes concretos. No obstante, la mayoría de las moléculas mensajeras son compuestos hidrófilos cuyos receptores están expuestos en la superficie de la membrana celular. Estructuralmente, estos receptores son proteínas con tres dominios: el extracelular (que une específicamente el ligando), el transmembrana y el intracelular (que posee actividad enzimática o activadora de proteínas citosólicas).

- Cada ligando posee una ruta característica de transmisión intracelular de la señal según el receptor con que interaccione. En muchos casos, la interacción ligando-receptor provoca la alteración en la concentración de un compuesto intracelular (segundo mensajero), que es el responsable de inducir la cascada de reacciones intracelulares determinantes del cambio en el comportamiento celular (p. ej., cAMP, cGMP, Ca^{2+}, IP_3, etc.).

- Existen cuatro tipos de receptores superficiales: receptores asociados a canales iónicos, receptores asociados a proteínas G, receptores asociados a enzimas y receptores que regulan reacciones proteolíticas.

- Habitualmente, la transducción de la señal provoca reacciones enzimáticas de fosforilación mediante proteínas quinasas. A través de cascadas de reacciones de fosforilación, reguladas con gran precisión, conjuntos elaborados de proteínas interaccionan entre ellas, transportando la señal desde el exterior celular hasta el núcleo, alterando el patrón de expresión génica y, en consecuencia, el comportamiento celular. Y, por último, las distintas rutas de señalización intracelular interaccionan entre sí, creando una red de conexiones intracelulares entre rutas, que capacitan al sistema para que reciba múltiples señales, interpretarlas y producir una respuesta celular unificada y apropiada. Es la integración de las rutas de señalización intracelular.

BIBLIOGRAFÍA

ALBERTS B, JOHNSON A, LEWIS J Y COLS. Molecular biology of the cell, 6ª ed. New York: Garland Science, 2014.
Probablemente el libro mas completo sobre la biología de la célula.

AON MA, CAMARA AKS. Mitochondria: hubs of cellular signaling, energetics and redox balance. A rich, vibrant, and diverse landscape of mitochondrial research. Front Physiol 2015; 6: 94.
Implicación de la mitocondria en la señalización celular.

AUDET M, BOUVIER M. Restructuring G-protein- coupled receptor activation. Cell 2012;151: 14-23.
Una revisión de los avances en la modulación de la actividad de las proteínas G.

BILANGES B, POSOR Y, VANHAESEBROECK B. PI3K isoforms in cell sig-

nalling and vesicle trafficking. Nat Rev Mol Cell Biol 2019; 20: 515-34.
Esta revisión se centra en los procesos que regulan la actividad de las PI3K y las funciones de estas enzimas en la señalización y la biología celular.

CAMPBELL JE, NEWGARD CB. Mechanisms controlling pancreatic islet cell function in insulin secretion. Nat Rev Mol Cell Biol 2021; 22: 142-58.
Una revisión sobre los componentes bioquímicos de la secreción de insulina promovida por el metabolismo intracelular de glucosa, ácidos grasos, y aminoácidos.

CHAPKIN RS, MCMURRAY DN, DAVIDSON LA, PATIL BS, FAN Y-Y, LUPTON JR. Bioactive dietary long-chain fatty acids: emerging mechanisms of action. Br J Nutr 2008; 100: 1152-7.

Revisión actualizada sobre el mecanismo de acción de los ácidos grasos poliinsaturados y de sus derivados oxidados, especialmente en la señalización celular.

CHIANG JYL, FERRELL JM. **Bile acids as metabolic regulators and nutrient sensors. Annu Rev Nutr 2019; 39: 175-200.**
Una revisión sobre el metabolismo de las sales biliares, su homeostasis, el papel de la microbiota y su uso terapéutico.

DERYNCK R, BUDI EH. **Specificity, versatility, and control of TGF-β family signaling. Sci Signal. 2019; 12: 5183.**
Una compilación de conocimiento sobre cómo la presentación y la activación de complejos de receptores transmembrana heteroméricos con actividad quinasa, como las proteínas Smad, actúan como efectores intracelulares de las respuestas de expresión génica inducidas por ligandos, y cómo los mecanismos de señalización no Smad, iniciados por distintos complejos de receptores activados por ligandos, complementan la señalización Smad y, por lo tanto, contribuyen a las respuestas celulares.

GOMPERTS BD, KRAMER IM, TATHAM PER. **Signal transduction, 2ª ed. Burlington: Academic Press, 2009.**
Un libro escrito de forma sencilla y comprensible y actualizado en la información científica. Los capítulos están muy bien integrados y abarcan desde la base de la comunicación celular hasta la descripción y función de los dominios de proteínas implicadas en la señalización intracelular.

GONZÁLEZ A, HALL MN, LIN SC, HARDIE DG. **AMPK and TOR: the yin and yang of cellular nutrient sensing and growth control. Cell Metab 2020; 31: 472-92.**
Una descripción extensa de los complejos AMPK y mTOR y su papel como sensores de nutrientes para el control del crecimiento celular.

HAEUSLER RA, MCGRAW TE, ACCILI D. **Biochemical and cellular properties of insulin receptor signalling. Nat Rev Mol Cell Biol 2018; 19: 31-44.**
Revisión actualizada y completa de la señalización de la insulina, incluyendo antagonismo y especificidad de isoformas proteicas en la regulación de la señalización y la regulación temporal y espacial.

HUANG P, CHANDRA V, RASTINEJAD F. **Structural overview of the nuclear receptor superfamily: insights into physiology and therapeutics. Ann Rev Physiol 2010; 72: 247.**
Una revisión muy completa de la función, la regulación y las aplicaciones terapéuticas de los receptores nucleares.

KATRITCH V, CHEREZOV V, STEVENS RC. **Diversity and modularity of G protein-coupled receptor structures. Trends Pharmacol Sci 2012; 33: 17-27.**
Una visión conjunta de los receptores asociados a proteínas G.

LAGE R, DIÉGUEZ C, VIDAL-PUIG A, LÓPEZ M. **AMPK: a metabolic gauge regulating whole-body energy homeostasis. Trends Mol Med 2008; 14: 539-49.**
Una revisión del papel de la AMPK en el control del balance energético.

LAVOIE H, GAGNON J, THERRIEN M. **ERK signalling: a master regulator of cell behaviour, life and fate. Nat Rev Mol Cell Biol 2020; 21: 607-32.**
Una revisión actualizada sobre la actividad y las funciones reguladoras de estas dos proteínas quinasas.

LEMMON MA, FREED DM, SCHLESSINGER J, KIYATKIN A. **The dark side of cell signaling: positive roles for negative regulators. Cell 2016; 164: 1172-84.**
Papel de los reguladores negativos en las cascadas de señalización celular.

LUNDBERG JO, WEITZBERG E. **Nitric oxide signaling in health and disease. Cell 2022; 185: 2853-78.**
Un resumen de los últimos avances en el conocimiento sobre el óxido nítrico, su biosíntesis y sus mecanismos de traducción de señales.

MERRINS MJ, CORKEY BE, KIBBEY RG, PRENTKI M. **Metabolic cycles and signals for insulin secretion. Cell Metab 2022; 34: 947-68.**
Un reexamen sobre el modelo canónico de liberación de insulina en respuesta a la glucosa y recientes experimentos que cuestionan este dogma.

PHILIPS RL, WANG Y, CHEON H, KANNO Y, GADINA M, SARTORELLI V Y COLS. **The JAK-STAT pathway at 30: much learned, much more to do. Cell 2022; 185: 3857-76.**
Una síntesis de los más recientes descubrimientos y conceptos sobre la ruta JAK/STAT.

ROSENBAUM DM, RASMUSSEN SGF, KOBILKA BK. **The structure and function of G-protein-coupled receptors. Nature 2009; 459: 356-63.**
Una revisión detalla de las proteínas G.

RUSSO GL, RUSSO M, UNGARO P. **AMP-activated protein kinase: a target for old drugs against diabetes and cancer. Biochem Pharmacol 2013; 86: 339-50.**
Una revisión sobre los fármacos con mecanismos de acción implicados en la modulación de AMPK.

SANDS WA, PALMER TM. **Regulating gene transcription in response to cyclic AMP elevation. Cell Signal 2008; 20: 460-6.**
Actualización de la regulación de la expresión de genes mediada por cAMP y CREB.

SCOTT JD, PAWSON T. **Cell signaling in space and time: where proteins come together and when they're apart. Science 2009; 326: 1220-4.**
Proporciona una visión global de las interacciones proteicas en la señalización celular.

SIES H, JONES DP. **Reactive oxygen species (ROS) as pleiotropic physiological signalling agents. Nat Rev Mol Cell Biol 2020; 21: 363-83.**
Una revisión sobre los radicales libres del oxígeno en la señalización celular.

STALNECKER CA, DER CJ. **RAS, wanted dead or alive: advances in targeting RAS mutant cancers. Sci Signal 2020; 13: 6013.**
Una descripción de cómo la mutación en proteínas de señalización como RAS conduce a la generación de tumores.

UM SH, D'ALESSIO D, THOMAS G. **Nutrient overload, insulin resistance, and ribosomal protein S6 kinase 1, S6K1. Cell Metab 2006; 3: 393-402.**
Una revisión muy interesante para comprender la interrelación entre nutrientes y señalización celular.

WILSON NS, DIXIT V, ASHKENAZI A. **Death receptor signal transducers: nodes of coordination in immune signaling networks. Nat Immunol 2009; 10: 348-55.**
Ejemplo de señalización mediada por proteólisis del receptor.

WOOTTEN D, CHRISTOPOULOS A, MARTI-SOLANO M, BABU MM, SEXTON PM. **Mechanisms of signalling and biased agonism in G protein-coupled receptors. Nat Rev Mol Cell Biol 2018; 19: 638-53.**
Una revisión actualizada y completa de la señalización mediante proteínas G.

YANG Q, VIJAYAKUMAR A, KAHN BB. **Metabolites as regulators of insulin sensitivity and metabolism. Nat Rev Mol Cell Biol 2018; 19: 654-72.**
Una descripción general del panorama actual de los metabolitos, en particular de los lípidos y metabolitos relacionados, que han surgido de los estudios ómicos como reguladores de la sensibilidad a la insulina.

ZINGG JM. **Vitamin E: a role in signal transduction. Annu Rev Nutr 2015; 35: 135-73.**
Una revisión sobre los mecanismos moleculares de la señalización por vitamina E.

ZONCU R, EFEYAN A, SABATINI DM. **mTOR: from growth signal integration to cancer, diabetes and ageing. Nat Rev Mol Cell Biol 2011; 12: 21-35.**
Papel de mTOR en la salud y la enfermedad.

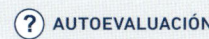
? AUTOEVALUACIÓN

Crecimiento, diferenciación, proliferación y muerte celular

4

A. M. Vargas Morales y M. M. Sola Zapata

OBJETIVOS

- Conocer los diferentes destinos que pueden tener las células eucarióticas y su importancia fisiológica.
- Establecer la terminología relacionada con el ciclo celular y la muerte celular programada.
- Describir de manera general la maquinaria proteica necesaria y los mecanismos por los que se llevan a cabo estos procesos celulares.
- Conocer los mecanismos moleculares implicados en la regulación de estos procesos, incidiendo en el papel de las principales proteínas quinasas y proteínas fosfatasas.
- Valorar la importancia de la síntesis y la degradación de proteínas en relación con el ciclo celular.
- Distinguir entre controles positivos del ciclo celular y puntos de control o bloqueo de dicho ciclo.
- Conocer la existencia de las diferentes rutas que llevan a la apoptosis.
- Comprender la importancia de los RNA de interferencia en el control del destino celular.
- Entender que la aparición de cáncer u otras enfermedades puede relacionarse con alteraciones del ciclo celular y de la apoptosis.
- Identificar los distintos nutrientes que pueden afectar al destino y al crecimiento celular.

CONTENIDO

- Introducción
- Proliferación celular
- Crecimiento celular

- Muerte celular programada
- Influencias nutricionales sobre el ciclo celular y la apoptosis

INTRODUCCIÓN

La célula es la unidad fundamental de los seres vivos. Hay organismos que tienen una única célula (organismos unicelulares) y otros están constituidos por un número variable de células (organismos pluricelulares). Las células pueden ser *eucariotas* o *procariotas* en función de la existencia o no de compartimentación intracelular con un núcleo diferenciado en el que se almacena el material genético. La mayoría de los organismos procariotas son unicelulares aunque existen casos, como el de las cianobacterias, que forman colonias pluricelulares. Por el contrario, la mayoría de los organismos eucariotas son pluricelulares, aunque también existen especies unicelulares dentro de las levaduras y de los protozoos.

Un principio fundamental de la biología, propuesto por Virchow en 1858, es que toda célula proviene de otra célula. El mecanismo proliferativo más empleado por los seres vivos es la división de una célula preexistente en dos células idénticas que mantienen íntegro el material genético de la especie, para lo cual éste debe replicarse antes de la división

celular, de manera que cada una de las células hijas posea el contenido génico adecuado. En el caso de los organismos unicelulares, la división de la célula significa la reproducción de la especie. Sin embargo, la proliferación celular en los organismos pluricelulares se produce a partir de una célula embrionaria que tras sucesivas divisiones, en las que determinados grupos de células se van diferenciando en tipos celulares, se conforma el individuo. Este complejo proceso que se produce de forma ordenada recibe el nombre de *desarrollo*. Un individuo humano adulto contiene aproximadamente 100.000 billones de células, originadas todas ellas a partir de una única, el óvulo fertilizado.

Todas estas células están constantemente sometidas a diferentes programas de diferenciación, crecimiento, proliferación o muerte en función de las señales que reciban. También las células pueden estar quiescentes en un estado de diferenciación terminal, lo que provoca su envejecimiento, y, finalmente, la renovación tisular exige la eliminación de estas células y, en la mayoría de los casos, la proliferación y diferenciación terminal de otras células que las sustituyen.

Muchas de las rutas de señalización implicadas en los destinos celulares son comunes para distintos tipos celulares, y en muchos casos las señales que llevan a la muerte implican la inhibición de señales de proliferación, y viceversa. En estas rutas se requiere la expresión de genes que codifican tanto proteínas como diferentes RNA, entre los que se encuentran los micro-RNA (miRNA). La maquinaria proteica está regulada fundamentalmente por señales que llevan a la modificación covalente, principalmente por fosforilación-desfosforilación, ubiquitinación y proteólisis, aunque existen otras modificaciones, como la sumoilación. Son críticas la síntesis de proteínas específicas y su degradación controlada.

Es importante comprender que la desregulación de estas vías puede acarrear consecuencias nefastas para los individuos, ya que una excesiva proliferación o una muerte celular limitada pueden ocasionar la aparición de tumores y, finalmente, cáncer.

Durante el desarrollo de los organismos pluricelulares y posteriormente durante la vida adulta de los individuos, el número de células constituyentes de cada uno de sus tejidos y órganos está regulado. El aumento en el número de células se produce por sucesivas divisiones mitóticas en un proceso muy definido bioquímicamente y perfectamente regulado conocido como *ciclo celular*. En muchas ocasiones y por distintos motivos se tienen que eliminar las células sobrantes de un tejido o aquellas que constituyan un riesgo para la integridad del organismo. Esto se realiza forzando la muerte celular por mecanismos específicos y también bajo estricta regulación. La muerte celular programada se conoce con el término *apoptosis*.

En este capítulo se estudiarán la proliferación y la muerte celular programada en organismos eucariotas, haciendo especial hincapié en los aspectos implicados en su regulación. También se hará una breve mención de la diferenciación celular y de los principales mecanismos que determinan el crecimiento. Los nutrientes proporcionan la energía necesaria para el desarrollo de los procesos celulares necesarios o participan como señales, propiciando unos destinos u otros. Se destacarán los aspectos nutricionales más pertinentes relacionados con ambos procesos.

PROLIFERACIÓN CELULAR

Las células eucariotas proliferan por división mitótica, por lo que la preparación de la mitosis requiere el proceso previo de replicación del material genético. De esta forma, la alternancia de la duplicación del genoma con la división celular mantiene constante el contenido genético de la especie. Cuando hay proliferación, esta alternancia se repite cíclicamente, por lo que se denomina ciclo celular al conjunto de estos procesos. En un momento determinado, cada célula está en alguna de estas dos etapas o preparándose para su realización, excepto que se encuentre diferenciada y no prolifere.

Células madre y diferenciación celular

La fecundación de un óvulo por un espermatozoide da origen al cigoto, una célula pluripotente o totipotente, lo que significa que tiene la capacidad para proliferar y diferenciarse

a cualquier tipo celular. Las primeras divisiones mitóticas no van seguidas de crecimiento celular y dan lugar a la formación de blastómeros que, al continuar el desarrollo del embrión, originan la blástula. En ella existe un cúmulo de *células totipotentes*, denominadas células madre embrionarias, de las que derivarán todas las células del individuo adulto.

El desarrollo está dirigido por gradientes de proteínas, en muchos casos factores de transcripción, producidos por la expresión de genes denominados homeóticos. La división asimétrica de las células determina el cúmulo diferencial de factores de transcripción en cada célula hija y la consiguiente expresión de genes específicos que van produciendo la diferenciación a los distintos tipos celulares. En el destino celular es determinante la posición de cada célula en el embrión, ya que en distintas localizaciones las células se ven afectadas por la diferente concentración de factores de transcripción y, por consiguiente, la diferente expresión de conjuntos de genes específicos.

Una característica esencial del desarrollo es la diferenciación progresiva de las células y la pérdida de la *pluripotencia*. Durante la diferenciación van sucediendo cambios en la estructura del DNA en regiones concretas del genoma que determinan la capacidad de expresión de diferentes genes. Estos cambios se producen fundamentalmente por metilación de citosinas, preferentemente en secuencias citosina-guanina contiguas. Las células somáticas adultas mantienen el mismo contenido de material genético pero lo expresan de forma específica y heredable, es decir, las células guardan memoria de su tipo celular manteniendo su patrón específico de expresión mediante la acción de enzimas como la metiltransferasa de mantenimiento que, tras cada ronda de replicación, reconoce la hebra metilada actuando sobre la recién sintetizada metilándola en la citosina complementaria.

Los tejidos adultos contienen conjuntos de células parcialmente diferenciadas que mantienen la capacidad proliferativa y que pueden diferenciarse específicamente y repoblar de células el tejido u órgano. Estas células se denominan *células madre somáticas* o células madre adultas y son multipotentes, lo que significa que sólo pueden diferenciarse a células determinadas del tejido al que pertenecen. Por ejemplo, las células madre hematopoyéticas proliferan y la progenie puede diferenciarse a cualquier tipo de célula sanguínea, pero no puede diferenciarse a células características de otros tejidos, ya que han perdido la *totipotencia*.

Las células madre adultas se localizan en nichos concretos donde reciben señales que las mantienen parcialmente desdiferenciadas y con plena capacidad proliferativa, siendo las encargadas de renovar las poblaciones celulares envejecidas o que han muerto por diferentes causas. Cuando la división de las células madre es simétrica, puede dar lugar a dos células hijas iguales, que mantienen las características de células madre, o a dos células que se diferencien. También puede ser asimétrica, con lo que una de las células hijas sería célula madre, y la otra quedaría fuera del nicho, diferenciándose a su tipo final.

Ciclo celular en eucariotas

Los trabajos fundamentales sobre el ciclo celular realizados por Leland H. Hartwell, R. Timothy Hunt y Paul M. Nurse fueron reconocidos y en el año 2001 recibieron conjuntamente el premio Nobel de Medicina.

Etapas del ciclo celular

Las dos etapas o fases alternantes del ciclo celular son la mitosis, denominada *fase M*, y la replicación del DNA, denominada *fase S*. Sin embargo, no se pueden producir estos procesos hasta que las células estén preparadas para su realización. Por este motivo existen espacios variables de tiempo entre ambas etapas, que se nombran como *fases G* (del inglés *gap*), G_1 para el intervalo entre mitosis y replicación del DNA y G_2 para el tiempo entre el final de la síntesis de DNA hasta el comienzo de la mitosis. En la **figura 4-1** se muestra un esquema temporal de las fases del ciclo celular. Todo el período desde el final de una mitosis hasta el comienzo de la siguiente se conoce como *interfase*.

Se considera que las células que no se encuentran en un ciclo proliferativo están en *fase G_0*, durante la que no hay señales positivas para el ciclo celular y además existe una represión activa de los genes necesarios para su inicio. Esto ocurre en células, como las neuronas o los hepatocitos, que están sometidas a diferenciación terminal y no vuelven a dividirse. Ocurre también en otros tipos celulares como los linfocitos circulantes, que sin la interacción con un antígeno no desencadenan las señales necesarias para iniciar el ciclo celular.

La fase G_1 comprende el período entre el final de un ciclo, con la completa separación de las células hijas, hasta el comienzo de la replicación del DNA. Presenta una duración muy variable en función de la especie, del tejido y de las condiciones extracelulares. En su transcurso, la célula aumenta de tamaño hasta alcanzar el necesario para la nueva división. Se puede dividir en tres subfases, G_{1a} o de entrada, G_{1b} o de progresión y G_{1c} o de ensamblaje. La subfase G_{1a} está caracterizada por una tasa elevada de transporte de nutrientes a través de la membrana plasmática y por el incremento en la actividad de las enzimas glucolíticas. En la subfase G_{1b} se produce una drástica inducción de muchos genes, sintetizándose entre otras las proteínas necesarias para la replicación del DNA y algunas proteínas reguladoras esenciales. Finalmente, en la subfase G_{1c} se produce la translocación al núcleo de las proteínas necesarias para llevar a cabo la replicación del DNA. El desarrollo de la fase G_1 está influido por señales extracelulares, como los factores de crecimiento. Sin embargo, hay un momento en la fase G_1 tras el que la célula se dirige inexorablemente a la síntesis de DNA para la progresión en el ciclo celular y deja de responder a los factores extracelulares, alcanzándose el denominado, por lo tanto, «punto de restricción».

Durante la *fase S* del ciclo ocurren la replicación del DNA y la duplicación del centro organizador de microtúbulos o centrosoma, el cual va a ser responsable posteriormente de la formación del huso mitótico. Estos procesos fundamentales están muy controlados. No sólo deben encontrarse en el núcleo todas las proteínas necesarias para llevar a cabo la replicación, sino que debe producirse un mecanismo desencadenante de esta replicación. Además, existen controles temporales para que el inicio de la replicación en los diferentes replicones no se produzca simultáneamente.

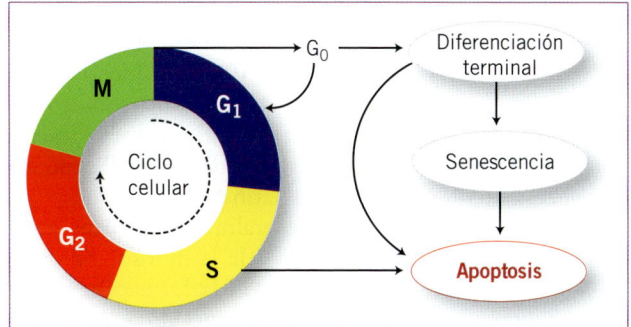

Figura 4-1. Fases del ciclo celular eucariótico típico y destino de las células en organismos pluricelulares.

La célula detecta la presencia de DNA no replicado y evita la progresión en el ciclo hasta que se ha completado la replicación de todo el genoma. Una vez finalizada la replicación existe otro mecanismo de control que impide el inicio de una nueva ronda de replicación antes de la división. Este mecanismo de bloqueo es operativo hasta que se ha completado la segregación mitótica de los cromosomas.

En la *fase G_2*, cuando finaliza la replicación del DNA, la célula se prepara para que suceda la división. El tiempo que cada célula permanece en G_2 es dependiente del tipo celular y está determinado principalmente por condiciones internas relativas al estado de los cromosomas, aunque excepcionalmente algunas células como los oocitos responden en G_2 a señales extracelulares como la progesterona. Suele ser también una etapa de crecimiento de la célula.

Durante la *fase M* ocurren los dos procesos que completan la división celular: la *mitosis*, con la equipartición de los cromosomas y los centríolos, y la *citocinesis* o división citoplasmática que reparte mitocondrias, ribosomas y retículo endoplásmico.

La mitosis se considera generalmente dividida en cinco estadios consecutivos denominados profase, prometafase, metafase, anafase y telofase. En la *profase*, el DNA replicado en la fase S, que permanecía en el estado relajado de la cromatina y parcialmente organizado por una proteína denominada *cohesina*, se condensa como cromosomas bien definidos con la participación de la proteína *condensina*. Así se forman díadas constituidas por cada pareja de cromátidas hermanas, cada una con un centrómero, adoptando un estado que facilita su transporte. En el citoplasma se forma el huso mitótico con los microtúbulos que se organizan mediante el centrosoma duplicado durante la fase S del ciclo.

La *prometafase* se caracteriza por la desintegración de la membrana nuclear. Esto hace accesibles los cromosomas a los microtúbulos citoplasmáticos del huso mitótico, que interaccionan con unos complejos proteicos específicos que se forman en los centrómeros, denominados cinetocoros. Durante la *metafase* sucede el posicionamiento correcto de las cromátidas hermanas de forma que cada una de ellas se orienta hacia polos opuestos del huso mitótico. Al final de esta etapa todos los cromosomas permanecen alineados en el ecuador del huso constituyendo la placa metafásica.

Comienza la *anafase* cuando una señal específica inicia la separación de los cinetocoros de cada cromátida hermana. La cohesina es degradada por una cascada de proteasas. El movimiento de los microtúbulos dirige las cromátidas hacia los polos opuestos de la célula, produciéndose la separación del material genético duplicado en dos lotes idénticos. Se inicia la *telofase* cuando la segregación de los cromosomas se ha completado, con la reformación de las nuevas membranas nucleares y la descondensación del material genético hasta el estado interfásico de cromatina.

La división del citoplasma generalmente se solapa en el tiempo con las dos últimas etapas de la mitosis. En células animales, el proceso se inicia con la formación de un anillo contráctil de actina y miosina anclado a la superficie interna de la membrana plasmática. La contracción de esta estructura desarrolla la fuerza suficiente para segmentar paulatinamente a la célula. La finalización de la fase M con la completa separación de las dos células hijas en estado de interfase supone el final de un ciclo. El destino de las dos nuevas células será determinado por los mecanismos moleculares de regulación que ocurren en la fase G_1 del siguiente ciclo celular.

Regulación del ciclo celular

Todos los procesos del ciclo celular deben realizarse de acuerdo con una secuencia específica de sucesos que transcurren de forma unidireccional. Los mecanismos de regulación establecen el paso de una fase a otra y evitan transiciones impropias entre las distintas fases. El control del ciclo reside en señales químicas que difunden entre el citoplasma y el núcleo y es ejecutado por diversas proteínas entre las que cabe destacar las *proteínas quinasas dependientes de ciclina* (CDK, *cyclin dependent kinases*), las *ciclinas* y diversas *proteasas*.

Aunque se conocen numerosas CDK y también diferentes tipos de ciclinas, no se describirán aquí en detalle. Diferentes estudios, principalmente con ratones *knockout*, han demostrado que la CDK-1 es la quinasa fundamental, ya que puede controlar la progresión completa del ciclo en diversos tipos celulares, asociándose a diferentes ciclinas en cada momento del ciclo. Muchas de las proteínas son necesarias en determinados tipos celulares o para ciclos especiales, como la CDK-2 en la meiosis, pero la multiplicidad de proteínas permite que existan suficientes mecanismos compensadores para suplir la carencia de una determinada CDK o ciclina con otras, de manera que se pueda completar la proliferación aun en el caso de déficit de alguna de las proteínas, en principio, necesarias.

Las CDK y las ciclinas forman complejos específicos denominados G_1-CDK, G_1/S-CDK, S-CDK y M-CDK, en función de la fase del ciclo que controlan (**Tabla 4-1**).

Las ciclinas son las proteínas cuya función es asociarse a las CDK para permitir su actividad. Reciben este nombre porque sufren cambios bruscos de concentración asociados

al progreso del ciclo. Existen varias familias de ciclinas, denominadas A, B, C, D, etc., con secuencias de aminoácidos distintas, salvo una región de homología muy conservada de aproximadamente 100 aminoácidos, denominada «caja ciclina», que es el lugar de interacción con la CDK apropiada.

Cada ciclina posee un patrón temporal característico de síntesis y degradación que es dependiente del momento del ciclo en el que actúa, por lo que también se denominan ciclinas G_1 (ciclinas D), G_1/S (ciclinas E), S (ciclinas A) y M (ciclinas B).

Las CDK aisladas son inactivas, ya que en su conformación se establece un bucle que bloquea el centro activo, en concreto, el centro de unión al ATP. Para la completa activación de las CDK se requieren dos procesos (**Fig. 4-2**). Primero es necesario que se asocie una ciclina específica, lo que produce un cambio conformacional que desbloquea el centro activo. En segundo lugar, se requiere la fosforilación de un grupo hidroxilo específico cercano al centro activo catalizada por la proteína quinasa activadora de CDK (CAK, *CDK activating kinase*).

Los complejos CDK-ciclina pueden inactivarse por la fosforilación de otros dos hidroxilos cerca del centro activo o por su interacción con proteínas inhibidoras de CDK (CDKI, *CDK inhibitor*). Por ejemplo, el complejo CDK-1-ciclina fosforilado en la treonina 161 es activo, pero se inactiva por la fosforilación de la treonina 14 y de la tirosina 15 catalizadas por la proteína quinasa Wee1. Estos dos grupos fosfato pueden ser eliminados por hidrólisis específica catalizada por la proteína fosfatasa Cdc25, denominada proteína del ciclo de división celular 25 (Cdc25, *cell-division cycle 25*). La unión del complejo CDK-ciclina a la proteína p27, una de las CDKI mejor estudiadas, produce una reestructuración del centro activo que inactiva completamente a la CDK. En determinados momentos del ciclo, las CDKI son fosforiladas y marcadas para su degradación en el proteasoma, revirtiéndose así el bloqueo de las CDK.

La progresión en el ciclo celular está mediada por ondas de actividad CDK. Se requieren CDK activas en las fases S y M y baja o nula actividad CDK en los períodos G_1 y G_2. Estos cambios de actividad cíclica se consiguen primariamente controlando la síntesis y la degradación de las ciclinas, mientras que el control fino se produce mediante reacciones de fosforilación y desfosforilación de restos específicos o por la presencia de CDKI, como se ha descrito previamente. En la **figura 4-3** se muestra una representación de las concentraciones de ciclinas y CDK a lo largo del ciclo. Se pueden observar los picos de concentración de ciclinas y la constancia de la concentración de CDK. Cuando las ciclinas se acumulan van interaccionando con las CDK correspondientes, pero estos complejos permanecerán inactivos, bien por fosforilación en el centro activo de la CDK, bien por la asociación de proteínas inhibidoras. En el momento preciso, la desfosforilación de los restos próximos al centro activo o la degradación de las proteínas inhibidoras producirá un pico de actividad CDK y la progresión consecuente en el ciclo. Los picos de actividad CDK se anularán por la degradación específica de las ciclinas.

La rápida degradación proteolítica de algunas proteínas reguladoras en momentos concretos es una de las claves fun-

Tabla 4-1. Ciclinas y quinasas dependientes de ciclina (CDK) más importantes de los vertebrados		
Ciclina	**CDK**	**Complejo**
Ciclina D	CDK-4, CDK-6	G_1-CDK
Ciclina E	CDK-2	G_1/S-CDK
Ciclina A	CDK-2	S-CDK
Ciclina B	CDK-1	M-CDK

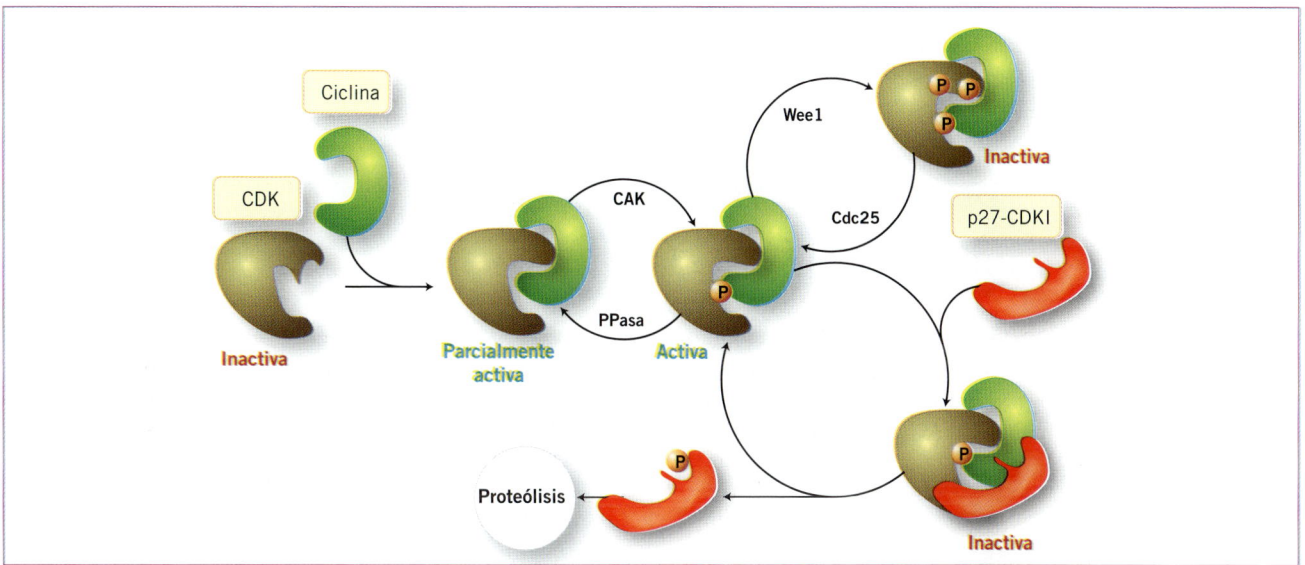

Figura 4-2. Mecanismos de regulación de las proteínas quinasas dependientes de ciclina (CDK). Se nombran las enzimas que participan en la regulación de la CDK-1 de levadura. CAK: proteína quinasa activadora de CDK; Cdc25: proteína fosfatasa del ciclo de división celular 25. CDKI: proteínas inhibidoras de CDK; PPasa: proteína fosfatasa.

damentales en el control del ciclo celular. La degradación proteolítica de estas proteínas ocurre fundamentalmente en el proteasoma por mecanismos dependientes de ubiquitina (**cap. 8**, Síntesis, degradación y recambio de las proteínas).

Las proteínas que deben ser degradadas en cada momento del ciclo son seleccionadas por dos sistemas enzimáticos con actividad ubiquitina-proteína ligasa, el complejo promotor de la anafase (APC, *anaphase-promoting complex*) y el sistema SCF (llamado así por sus tres componentes proteicos esenciales Skp1, Cul1 y F-box). Una vez seleccionadas, son ubiquitinadas y destinadas a los proteasomas, donde son hidrolizadas (**Fig. 4-4**). La activación del complejo APC por

unión a la proteína Cdc20 promueve la degradación de la ciclina y, por lo tanto, la inactivación de la CDK. Por el contrario, el complejo SCF, al inducir la degradación de una proteína inhibidora como la p27, ocasiona la activación del complejo CDK-ciclina.

El aporte adecuado de nutrientes es esencial para la proliferación, ya que en este proceso se necesita gran cantidad de energía, además de que, en muchos casos, las células deben haber alcanzado un tamaño adecuado para que se inicie un nuevo ciclo proliferativo. Existe, por lo tanto, una relación estrecha entre metabolismo y ciclo celular. Uno de los principales efectores alostéricos de la glucólisis es la *fructosa-2,6-*

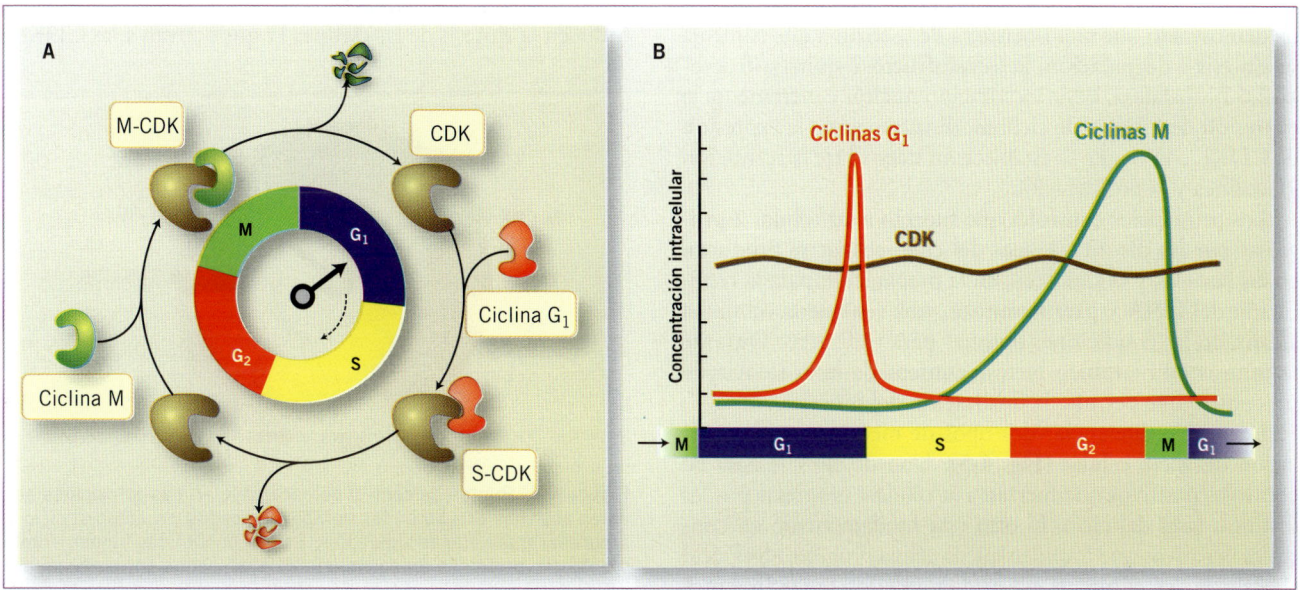

Figura 4-3. A) Síntesis y degradación cíclica de las ciclinas. Por simplicidad sólo se han representado algunas de las las ciclinas que forman los complejos S-CDK y M-CDK. Estos complejos, una vez formados, sólo serán activos cuando las quinasas dependientes de ciclina (CDK) tengan el grado adecuado de fosforilación y no estén presentes proteínas inhibidoras (CDKI). B) Concentración intracelular de ciclinas G_1 y M así como de CDK a lo largo del ciclo celular. Obsérvese cómo las ciclinas G_1 se sintetizan de forma mucho más abrupta que las ciclinas M. Las ciclinas S, no representadas, se sintetizan al final de G_1 y son degradadas al inicio de la mitosis.

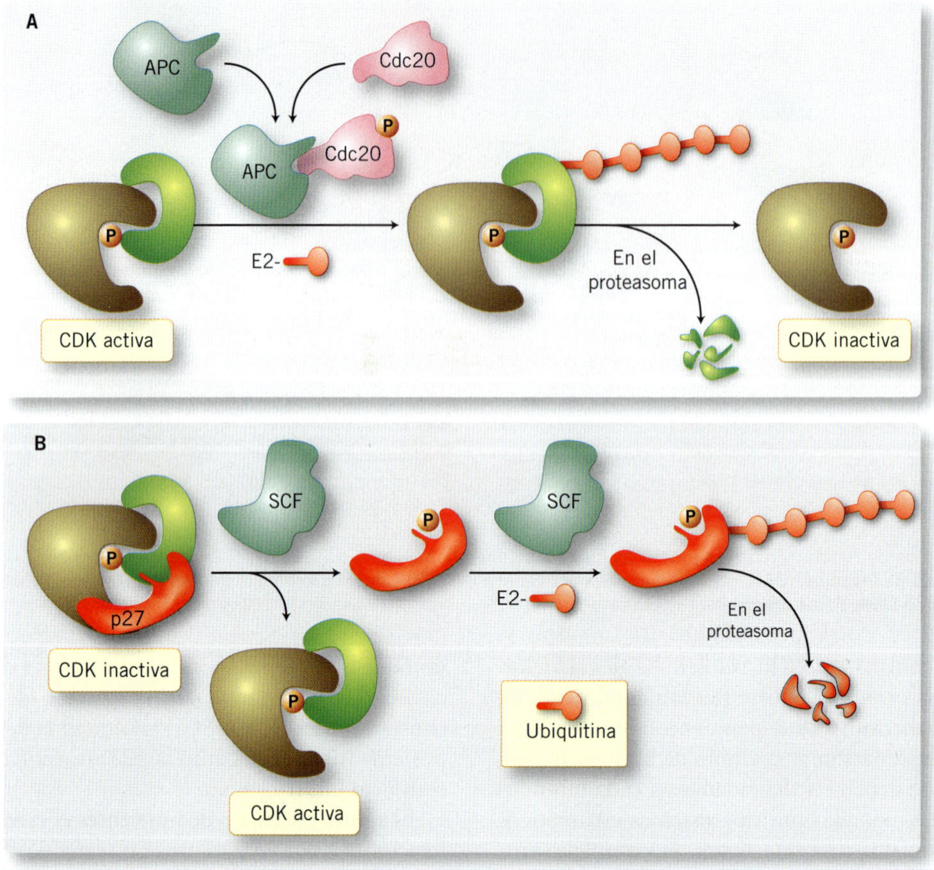

Figura 4-4. Complejos ubiquitina-proteína ligasa importantes en el control del ciclo celular. A) Complejo promotor de la anafase (APC), que es inactivo salvo que se asocie a la proteína Cdc20. Su actividad promueve el marcado con ubiquitina de las ciclinas y su posterior degradación proteolítica, produciendo la inactivación de la quinasa dependiente de ciclina (CDK). B) Complejo proteico formado por Skp1, Cul1, y F-box (SCF), que produce la fosforilación de la proteína inhibidora p27, su marcado con ubiquitina y su degradación, induciendo la actividad CDK.

bisfosfato, que produce la activación de la fosfofructoquinasa 1 y, por consiguiente, incrementa el consumo de glucosa. Se ha demostrado que una isoenzima de la enzima que controla su síntesis y degradación, la 6-fosfofructo-2-quinasa/fructosa-2,6-bisfosfatasa, tiene localización nuclear e incrementa la expresión de CDK y de ciclinas, disminuyendo la expresión de CDKI, con lo que se establece un nexo entre la activación glucolítica y la proliferación.

Los principales controles que fuerzan a las células a progresar por las distintas etapas del ciclo celular se producen en las fases G_1 y G_2, es decir, en la preparación para la replicación del DNA y para la mitosis, una vez que la célula ha alcanzado las condiciones óptimas para realizarlas. Durante la mitosis está también bien documentada la existencia de un control que permite la finalización del proceso.

Es posible diferenciar dos tipos de mecanismos de regulación del ciclo celular (**Fig. 4-5**). Uno de ellos se basa en controles positivos que fuerzan a la célula a progresar por las distintas fases del ciclo. El otro está fundamentado en controles negativos que impiden que la célula progrese en el ciclo cuando no se cumplen adecuadamente los requerimientos esenciales para realizar el siguiente proceso, evitándose de esta manera las transiciones prematuras.

En un ciclo celular típico, durante la fase G_1, distintos factores de crecimiento, mediante la vía de señalización de proteínas quinasas activadas por mitógenos (MAPK, *mitogen-activated protein kinases*) (**cap. 3**, Señalización celular), inducen la síntesis de las ciclinas D que activan a las CDK-4

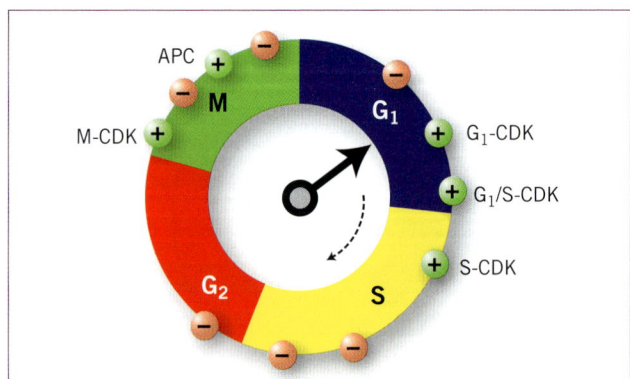

Figura 4-5. Puntos de control del ciclo celular. Las principales señales positivas actúan en los tiempos indicados y fuerzan al ciclo a progresar a las etapas siguientes. Están constituidas fundamentalmente por proteínas quinasas unidas a su ciclina correspondiente (CDK), formando los complejos G_1-CDK, G_1/S-CDK, S-CDK y M-CDK. El complejo promotor de la anafase (APC) constituye otra señal positiva. Existen muchos controles negativos, denominados «checkpoints», que pueden actuar en distintos momentos del ciclo celular bloqueando su progresión hasta que se ha completado fielmente algún proceso celular.

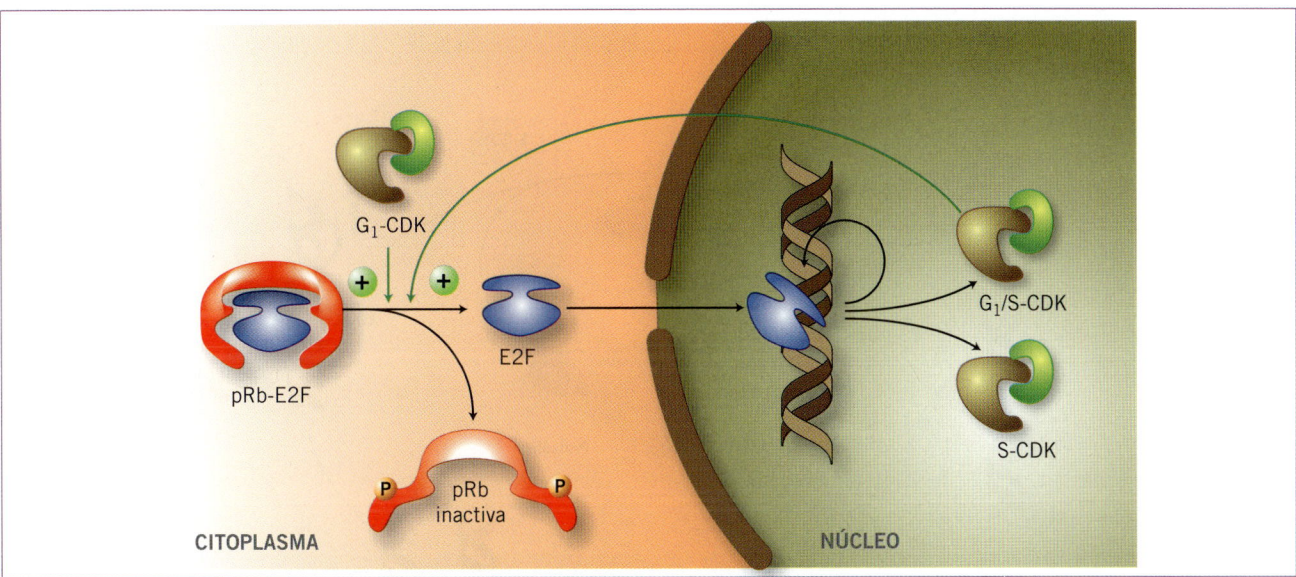

Figura 4-6. Activación del factor de transcripción E2F por fosforilación de la proteína del retinoblastoma (pRb) catalizada por el complejo G_1-CDK. CDK: quinasas dependientes de ciclina.

y CDK-6, formando los complejos G_1-CDK.Estos complejos inician la fosforilación de la proteína del *retinoblastoma* (Rb), lo que trae consigo la liberación del factor de transcripción E2F que estaba secuestrado en el citosol y, una vez libre, migra al núcleo (**Fig. 4-6**). El factor E2F induce la expresión de los genes de otras ciclinas, como la ciclina E que forma el complejo G_1/S-CDK y la ciclina A que forma el complejo S-CDK. Además, E2F induce a su propio gen, de manera que se produce un incremento adicional en su concentración y, con ello, un bucle de activación y potenciamiento del efecto. Al final de G_1, la activación de CDK-2 por su unión a ciclinas E continúa la fosforilación de Rb y la activación completa de la transcripción mediada por E2F. Estos complejos ciclina-CDK también fosforilan a las CDKI como la p27, lo que las dirige a la proteólisis, como se ha descrito anteriormente (**Fig. 4-2**).

De esta manera, se pasa el punto de no retorno (punto de restricción), se inicia la fase S y la célula deja de responder a señales externas. La proteína CDK-2 unida a la ciclina A fosforila numerosas proteínas implicadas en la replicación del DNA. Como ejemplo se describe el papel del complejo S-CDK en el inicio de la replicación en los diferentes replicones de una célula eucariota (**Fig. 4-7**).

Cada sitio de inicio de la replicación es reconocido por complejos proteicos de reconocimiento del origen de replicación (ORC, *origin recognition complex*). Para que comience el proceso es necesaria la formación de un complejo prerreplicativo asociado al replicón y formado por las proteínas Mcm, Cdc6 y Cdt1, que constituyen factores necesarios para el ensamblaje. Las proteínas Mcm tienen un dominio ATPasa dependiente de su unión a DNA y forman hexámeros con actividad helicasa que rodean la hebra de DNA, siendo responsables del movimiento de las horquillas de replicación. Tanto los complejos ORC como Cdc6 son sustratos del complejo S-CDK activo. De esta forma, con la activación de S-CDK se produce la fosforilación de estas proteínas, lo que induce la formación de un complejo

replicativo activo, en el cual ORC fosforilado es funcional y otras proteínas que ya no son necesarias, como Cdc6, cuando son fosforiladas se disocian y son reconocidas por el complejo SCF que las dirige a su proteólisis dependiente de ubiquitina.

Cuando finaliza la replicación en los diferentes replicones, los orígenes de replicación quedan marcados con los complejos ORC fosforilados, impidiéndose de esta forma que se inicien nuevas rondas de replicación antes de que se produzca la mitosis y, por lo tanto, evitándose la poliploidía.

Finalizada la fase S se inicia la fase G_2, en la que es crítica la transición G_2/M. Las ciclinas M requeridas para la mitosis son sintetizadas durante un período de tiempo prolongado, lo que supone la formación paulatina de los complejos M-CDK. Sin embargo, estos complejos deben permanecer inactivos hasta que la célula esté preparada para la mitosis. La inactivación se consigue mediante su fosforilación simultánea por la CAK y por la proteína quinasa Wee1 que bloquea el centro activo, como se ha explicado previamente (**Fig. 4-2**).

El inicio de la mitosis se produce de forma abrupta mediante la rápida hidrólisis de los grupos fosfato bloqueantes del centro activo catalizada por la proteína fosfatasa Cdc25, que es activada parcialmente en este momento del ciclo cuando es fosforilada por una nueva proteína quinasa, la poloquinasa, muy bien conservada desde las levaduras hasta los seres humanos (**Fig. 4-8**). La rapidez de la activación de los complejos M-CDK se consigue, además, mediante un bucle de regulación por retroalimentación positiva, porque entre los sustratos de M-CDK están la fosfatasa Cdc25 y la quinasa Wee1. El mecanismo consiste en que la Cdc25 (activadora de M-CDK) adquiere su máxima actividad cuando es fosforilada por los complejos M-CDK activos en sitios distintos a los fosforilados por la poloquinasa. Por otra parte, la fosforilación de la quinasa Wee1 (inhibidora de M-CDK) la inactiva completamente.

Los complejos M-CDK activos son requeridos porque tienen otros múltiples sustratos que al fosforilarse llevan a

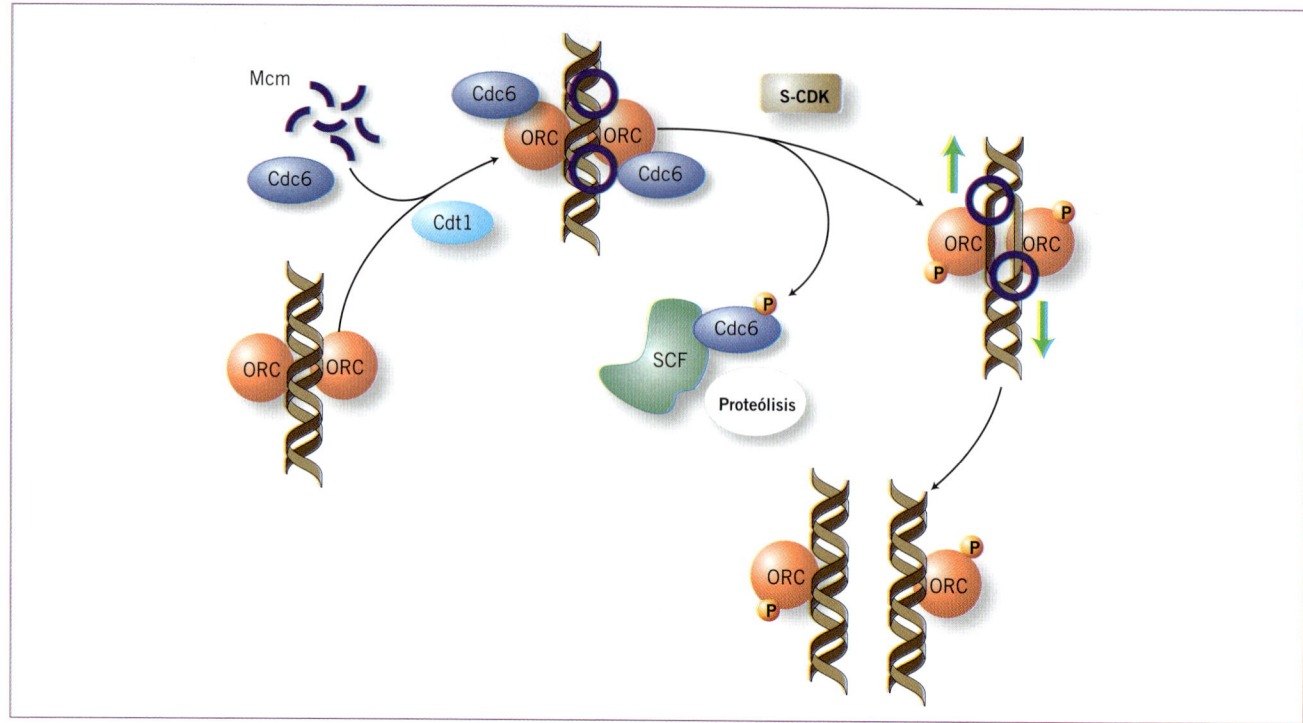

Figura 4-7. Papel del complejo S-CDK en el inicio de la replicación. CDK: quinasas dependientes de ciclina; Mcm: proteínas de mantenimiento de los minicromosomas; ORC: complejo de reconocimiento del origen de replicación; SCF: complejo proteico formado por Skp1, Cul1, y F-box.

cabo la gran variedad de procesos que desencadenan la mitosis. Un ejemplo importante consiste en la fosforilación de la *condensina*, necesaria para que los cromosomas se reestructuren, acortándose al máximo. Otras proteínas participan en la organización de los microtúbulos que forman el huso mitótico, en la desintegración de la membrana nuclear y en la reestructuración del citoesqueleto, el aparato de Golgi y el retículo endoplásmico. Los cromosomas totalmente con-

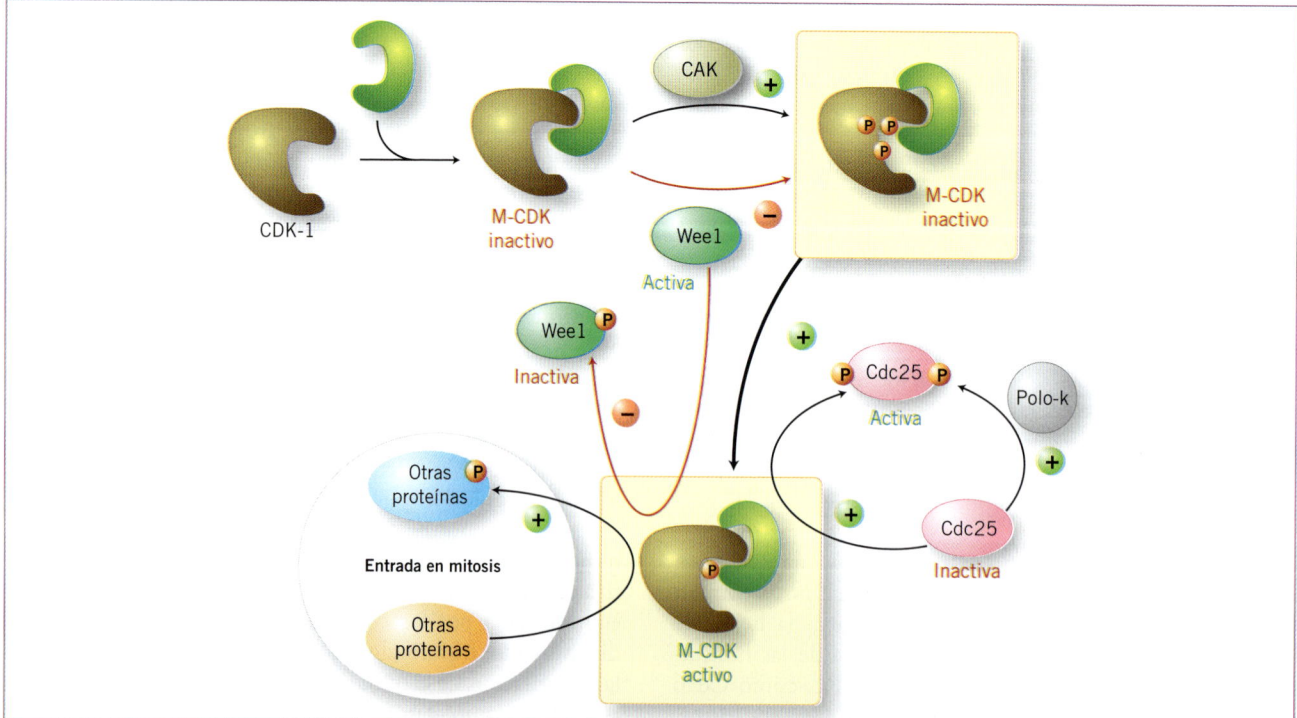

Figura 4-8. Activación del complejo M-CDK para la entrada en mitosis. CAK: proteína quinasa activadora de CDK; CDK: quinasas dependientes de ciclina; Polo-k: poloquinasa; Wee1: proteína quinasa inhibidora de M-CDK.

densados se alinean en el ecuador del huso mitótico, alcanzándose la etapa de la *metafase*.

La unión de cada cromátida hermana a los polos opuestos del huso mitótico crea fuerzas que tratan de separarlas, pero debe evitarse la separación prematura antes de que todos los cromosomas se alineen correctamente en la placa metafásica. Esto se consigue fortaleciendo la unión entre las cromátidas hermanas a través de los centrómeros y, sobre todo, a lo largo de los brazos mediante la *cohesina*, proteína que se une al DNA a medida que se replica durante la fase S. La degradación de la cohesina, esencial para que se pueda progresar en la mitosis, es catalizada por una proteasa denominada separasa y controlada por los complejos M-CDK (**Fig. 4-9**). Estos complejos M-CDK fosforilan a la proteína Cdc20 que, a su vez, activa al APC. La separasa está inactiva por su unión a una proteína, la securina, y su activación ocurre cuando la securina es marcada por la actividad ubiquitina-proteína ligasa de APC y degradada proteolíticamente. Al quedar libre, la separasa puede degradar a la cohesina, liberando a las cromátidas hermanas.

La salida de mitosis, como se ha descrito anteriormente, requiere la inactivación de los complejos M-CDK y la desfosforilación de sus sustratos. La pérdida de actividad de M-CDK se consigue por degradación proteolítica de las ciclinas M inducida por el marcaje con ubiquitina a cargo del complejo APC. La destrucción de las ciclinas M es crítica para la activación de diversas proteínas fosfatasas que desfosforilarán a todas las proteínas sustrato de las CDK, facilitando la terminación de la mitosis y la reorganización de las dos células hijas.

Los mecanismos descritos van forzando a la célula a dividirse, pero existen importantes controles negativos conocidos en la literatura científica con la palabra inglesa «*checkpoints*», es decir, son puntos de comprobación que bloquean la progresión del ciclo celular hasta que se hayan reparado los daños, si los hubiera, y completado correctamente los procesos celulares. En estos puntos de control participan proteínas auxiliares, algunas codificadas por *protooncogenes* y otras por *antioncogenes*. Se ha demostrado que sus mutaciones están asociadas con la aparición de cáncer. Estos mecanismos deben ser estrictos, ya que los fallos en ellos significarían la continuación de la división celular a pesar de los daños, y suponen, por lo tanto, una especie de control de calidad del ciclo celular.

Dos proteínas quinasas, la quinasa de control (o de punto de verificación) 1 (CHK-1, *checkpoint kinase-1*) y la CHK-2, participan en la fosforilación de diversas proteínas que bloquean la progresión del ciclo celular. La actividad de estas proteínas quinasas depende, a su vez, de su fosforilación por las proteínas ATM y ATR, que son activadas en las fases G_1, S y M del ciclo cuando existen daños en el DNA o alteraciones en las diferentes estructuras celulares necesarias para la proliferación. Mutaciones que afectan a las proteínas ATM y ATR originan ataxia-telangiectasia.

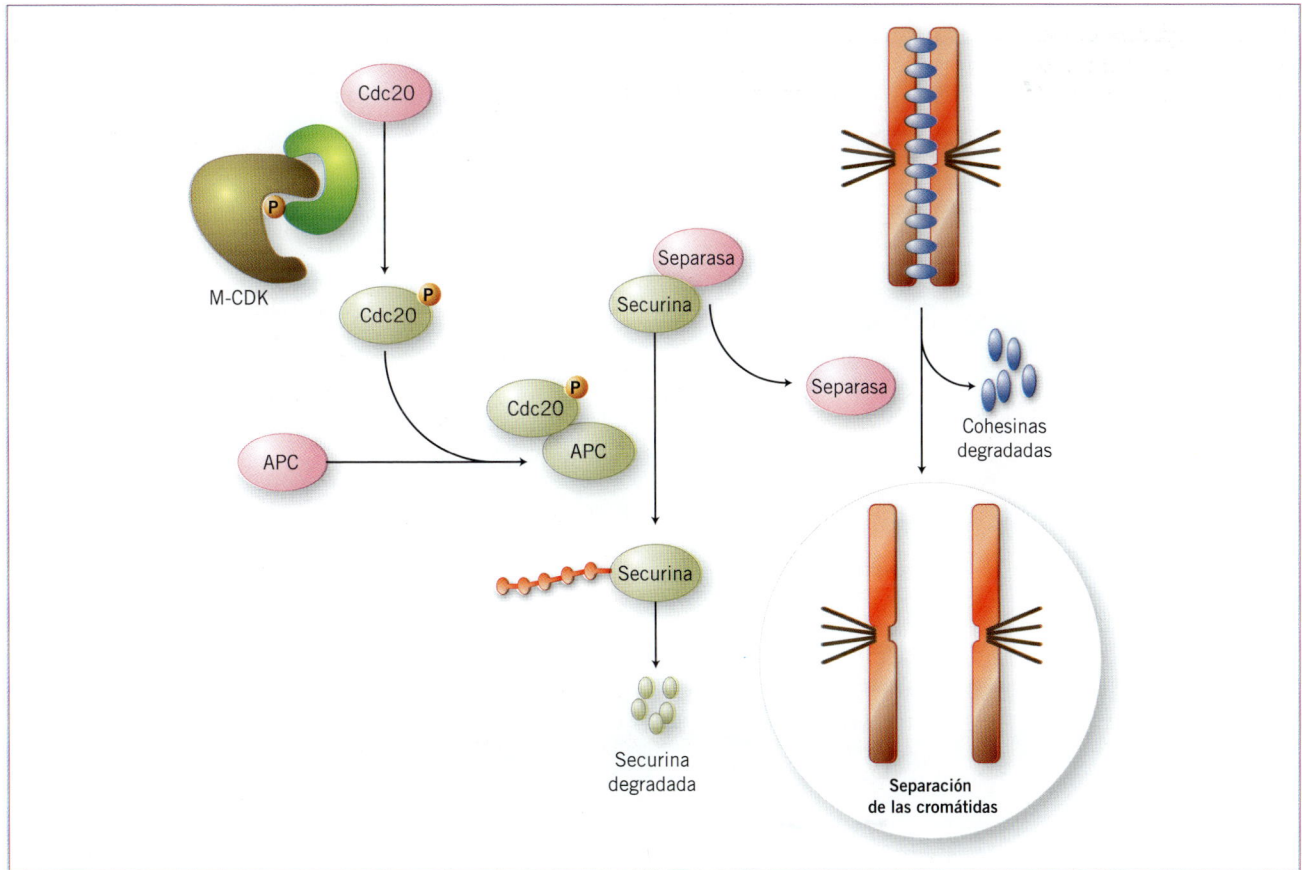

Figura 4-9. Papel del complejo M-CDK en el proceso de separación de las cromátidas en la anafase. APC: complejo promotor de la anafase; CDK: proteínas quinasas dependientes de ciclina.

Así, existen controles que bloquean el ciclo cuando las células no han alcanzado el tamaño apropiado, cuando existen fragmentos de Okazaki indicativos de que no ha finalizado la replicación, cuando no está organizado adecuadamente el huso mitótico o existen daños importantes en el DNA. Esta última situación se puede presentar en cualquier momento del ciclo celular, porque los daños en el DNA producidos por radiación o por mutágenos provocan que las hebras queden desapareadas. La progresión del ciclo cuando existen daños en el DNA llevaría inevitablemente a la aparición de mutaciones. Las proteínas Rad están implicadas en la localización de estas secuencias mal apareadas, bloquean la progresión en el ciclo e inducen diversos mecanismos correctores.

Uno de los mecanismos más estudiados es el mediado por la proteína p53, a la que se ha denominado «guardián del genoma», es el producto de un antioncogén. Es una proteína de vida media muy corta que, por lo tanto, se degrada muy rápidamente después de su síntesis. Esto es debido a que interacciona con otra proteína, la Mdm2, que actúa como ubiquitina-proteína ligasa y la marca para su destrucción en los proteasomas. Cuando existen daños en el DNA se activan las proteínas quinasas CHK-1 y CHK-2, uno de cuyos sustratos es la proteína p53. La fosforilación de p53 evita el reconocimiento por Mdm2 y, por lo tanto, p53 no es degradada y se incrementa rápidamente su concentración.

En la **figura 4-10** se indica cómo la p53 bloquea la progresión del ciclo celular en estas circunstancias. Esta proteína es un factor de transcripción que induce la expresión de varios genes, entre ellos el que codifica a una proteína CDKI, la p21, que inhibe la actividad de los complejos G_1-CDK y S-CDK bloqueando consecuentemente la progresión del ciclo celular. La proteína p53 también induce la síntesis de una proteína que causa la detención del crecimiento por daños en el DNA (GADD, *growth arrest DNA damage*). Esta proteína forma un complejo multiproteico con la DNA polimerasa δ que hace que se detenga la replicación, dando tiempo a que las proteínas reparadoras puedan corregir los daños detectados en el DNA.

Si se consigue la reparación, el ciclo continúa porque disminuye la concentración de las proteínas quinasas de p53, lo que significa la degradación de ésta y el retorno a las condiciones iniciales. En el caso de que no se consiga reparar el DNA porque fallen los sistemas reparadores o porque el daño sea muy grande, el destino de la célula varía en función del tipo de organismo. En levaduras unicelulares se vuelve al ciclo y continúa la proliferación, incluso aunque esto suponga la aparición de mutaciones. Sin embargo, en organismos pluricelulares, una célula mutada puede suponer un grave perjuicio para la integridad del organismo, por lo que la proteína p53 dirige a la célula hacia la muerte celular programada (v. más adelante).

Variantes del ciclo celular eucariota

La secuencia de acontecimientos en el ciclo celular descrito es la que sucede en la mayoría de las células eucariotas, aun-

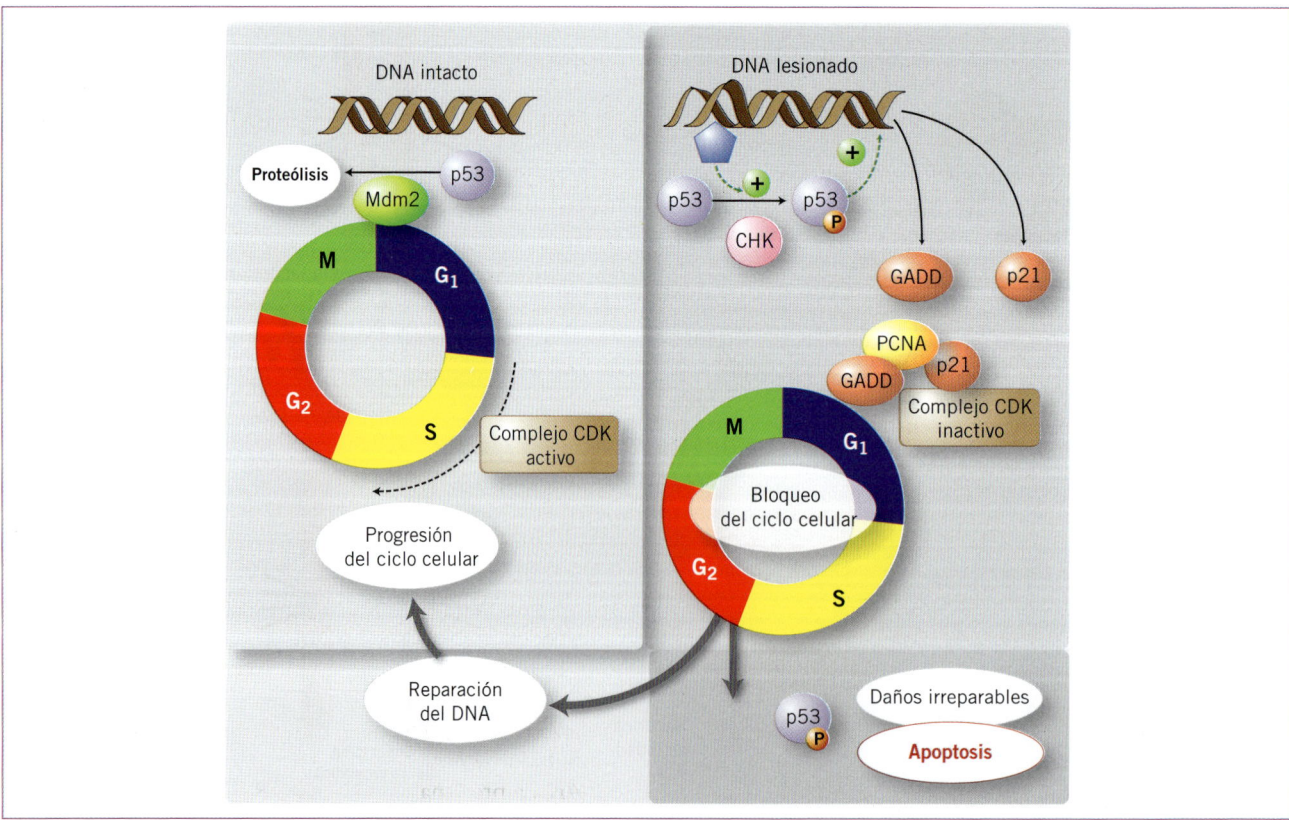

Figura 4-10. Papel de la proteína p53 bloqueando el ciclo celular cuando hay daños en el DNA. CDK: proteínas quinasas dependientes de ciclina; CHK: quinasas de control *(checkpoint)*; GADD: proteína de detención del crecimiento por daños en el DNA; PCNA: antígeno nuclear de células en proliferación, un cofactor de la DNA polimerasa δ.

que existan diferencias en la duración de las distintas fases. Sin embargo, en algunos tipos celulares el ciclo ha evolucionado para permitir variantes específicas que cumplen funciones muy determinadas.

La *endorreplicación* consiste en la replicación del DNA durante la fase S sin que vaya seguida de mitosis o de citocinesis. Al no producirse la mitosis, las células duplican su número de cromosomas y quedan como células poliploides si los cromosomas se individualizan, o bien desarrollan *cromosomas politénicos*, si tras las sucesivas rondas de replicación se mantienen alineados en el núcleo. La *poliploidía* es un fenómeno que, siendo común en plantas, en animales se produce sólo en algunos tejidos y células especializadas, como los hepatocitos, los trofoblastos en la placenta y los megacariocitos, precursores de las plaquetas. Los cromosomas politénicos se originan en las glándulas gigantes de algunas moscas como *Drosophila melanogaster*. En ellas, los cromosomas sufren 10 rondas de replicación y se agrupan perfectamente alineados constituyendo gruesos filamentos con 2.048 cadenas idénticas de DNA. La politenia es un ejemplo de amplificación génica. Cuando se producen la replicación y la mitosis pero no hay citocinesis, se forman células polinucleadas, como ocurre en las células del músculo esquelético.

La *meiosis* es un proceso celular necesario para mantener la correcta ploidía *(2n)* en las especies de reproducción sexual, ya que en la formación del cigoto se funden los dos núcleos provenientes de cada gameto, por lo que deben contener un número *n* de cromosomas. Durante la proliferación de las células embrionarias, cuando éstas se diferencian definitivamente a gametos, se producen dos divisiones celulares consecutivas sin mediar una ronda de replicación de DNA, denominadas meiosis I y meiosis II.

El ciclo celular de la meiosis I es especial en la fase M, porque la etapa de profase es mucho más larga que en las divisiones normales y las parejas de cromosomas homólogos se alinean y se produce recombinación entre ellas para incrementar la variabilidad génica. Las células resultantes de la meiosis I tienen la dotación cromosómica normal después de una división *(2n)* pero su diferenciación a gametos hace que inicien un nuevo ciclo celular (meiosis II) en el que se produce una mitosis normal sin fase S previa. Por lo tanto, cuando ambos ciclos finalizan resultan cuatro células con *n* cromosomas cada una.

Los *ciclos de segmentación* son específicos de las primeras divisiones celulares que siguen a la fecundación de los huevos hasta la formación del embrión temprano. Estos ciclos se han estudiado en diversas especies, como la rana común *(Xenopus laevis)* y la mosca del vinagre *(Drosophila melanogaster)*. Se caracterizan por la rápida alternancia de las fases S y M, resultando en períodos G_1 y G_2 prácticamente imperceptibles. Estos ciclos pueden producirse debido a la gran acumulación de compuestos de reserva y de las proteínas necesarias que hay en el huevo, lo que hace innecesaria la síntesis de nuevas proteínas para cada división.

Alteraciones del ciclo celular y cáncer

El trastorno más común debido a fallos en el control del ciclo celular es el cáncer. Se ha indicado previamente cómo los productos de dos antioncogenes, las proteínas Rb y p53, están directamente involucradas en el control del ciclo. Un defecto en Rb hará que el factor de transcripción E2F sea siempre activo y, por lo tanto, se producirá un incremento en la proliferación fuera de control. Igualmente, defectos en p53 llevan a la inestabilidad del genoma debido a que no habrá tiempo para reparar las posibles lesiones en el DNA y, además, no se inducirá la apoptosis en estas células dañadas. En un porcentaje muy elevado de tumores, por encima del 50 % en algunos tipos, se ha comprobado que existen mutaciones en estos antioncogenes.

Los enfermos que padecen ataxia-telangiectasia tienen una alta probabilidad de aparición de cáncer. En esta enfermedad genética se transmite un gen mutado que codifica a una de las proteínas quinasas responsables de la fosforilación y activación consecuente de p53. La mutación de este gen conlleva, por lo tanto, la falta de reconocimiento de lesiones producidas en el DNA. El problema se agrava para estos enfermos ya que no se los puede tratar con radioterapia, debido a su sensibilidad a las mutaciones y a la falta de actividad de p53, que es rápidamente degradada al no poder ser fosforilada por la proteína quinasa alterada. Además, la deficiencia en la regulación de p53 provoca que las células mutadas no mueran por apoptosis, como ocurriría en células bien controladas (v. mas adelante).

Existen otras muchas proteínas reguladoras del ciclo celular que están codificadas por protooncogenes. Su mutación los transforma en los correspondientes oncogenes, lo que promoverá un aumento incontrolado en la proliferación.

CRECIMIENTO CELULAR

Al completarse un ciclo celular, las células hijas resultantes deben crecer para que se produzca un incremento neto en la masa celular. Esto es así en la mayoría de los tejidos, aunque hay excepciones, como las primeras divisiones mitóticas del cigoto, mencionadas previamente. El crecimiento depende del aporte de nutrientes y, en organismos pluricelulares, también de diferentes cascadas de señalización iniciadas por factores de crecimiento.

Una de las cascadas mejor conocidas es la que implica la activación de la fosfatidilinositol-4,5-bisfosfato-3-quinasa. Esta enzima produce la transferencia de fosforilo desde el ATP al fosfatidilinositol-4,5-bisfosfato (PIP_2), produciendo fosfatidilinositol-3,4,5-trisfosfato (PIP_3), el cual, a su vez, activa a distintas proteínas quinasas, como la proteína quinasa B (PKB/Akt) y también a la proteína quinasa central en el control del crecimiento celular, la proteína quinasa diana de la rapamicina de mamíferos (mTOR) (**Fig. 4-11**). Entre otras funciones, la actividad de mTOR incrementa la síntesis de ribosomas mediante la fosforilación de la proteína ribosómica S6 y el inicio de la traducción mediante la fosforilación de la proteína 4E-BP que, desfosforilada, es un inhibidor de la traducción, al bloquear al factor de iniciación eIF-4E. La proteína quinasa mTOR también tiene entre sus dianas a varios factores de transcripción y transportadores de nutrientes, por lo que, en resumen, la activación de mTOR es crucial para el crecimiento en tamaño de las células (**cap.**

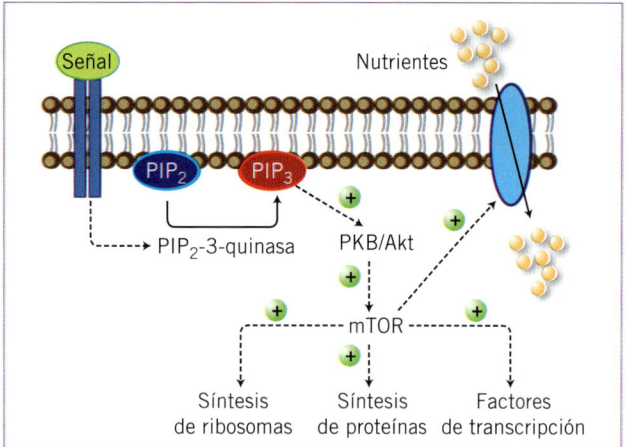

Figura 4-11. Algunos procesos celulares afectados por la activación de mTOR en respuesta a señales extracelulares. PIP$_2$: fosfatidilinositol-4,5-bisfosfato; PIP$_3$: fosfatidilinositol-3,4,5-trisfosfato; PKB/Akt: proteína quinasa B.

12, Regulación de la expresión génica mediada por compuestos nitrogenados).

Cabe señalar que mTOR también se activa en respuesta a diferentes nutrientes, especialmente aminoácidos. La rapamicina bloquea la actividad de mTOR induciendo autofagia, dado que mimetiza una situación de ayuno celular.

MUERTE CELULAR PROGRAMADA

Todas las células de los organismos pluricelulares pueden sufrir un proceso de muerte debido a un accidente, ya sea un traumatismo físico, una agresión externa con agentes químicos (p. ej., exposición a agentes oxidantes) o por diferentes fallos en el metabolismo. La muerte celular accidental desencadena un proceso agudo e irreversible de *necrosis* caracterizado por la pérdida de la capacidad de la membrana plasmática para controlar el paso de agua y iones. Como consecuencia, la célula y sus orgánulos se hinchan y, finalmente, se rompen y vierten el contenido celular al tejido circundante, por lo que habitualmente se produce una respuesta inflamatoria.

Por otra parte, existen programas biológicos por los que determinadas células deben morir, siendo la *apoptosis* el tipo más frecuente de muerte celular programada en vertebrados. Se han descrito también otras formas de muerte celular regulada que ocurren por mecanismos diferenciados y específicos, entre ellas están la *autofagia* y otras como *anoikis, piroptosis, necroptosis* y *ferroptosis*. En este capítulo se describirán los mecanismos moleculares implicados en la apoptosis.

La autofagia es un proceso que dirige proteínas u orgánulos defectuosos para su degradación mediante su captación destinada a los lisosomas para su digestión. Esto puede ocurrir de varias maneras, incluyendo la formación de vacuolas de doble membrana que se fundirán con los lisosomas. La autofagia está relacionada con la privación de nutrientes y está encaminada al reciclado de moléculas para mejorar la supervivencia en distintas condiciones de estrés, aunque, si es muy extensa, puede llevar a la muerte de la célula.

Anoikis es un proceso de muerte celular programada que ocurre cuando las células se liberan de la matriz extracelular

producidendo la falta de interacción con las integrinas. Es un proceso de crucial importancia para el mantenimiento de la homeostasis tisular y su bloqueo está relacionado con la diseminación de células cancerosas por medio de metástasis. La piroptosis es un mecanismo de muerte regulada que ocurre con una gran inflamación y suele estar relacionado con la respuesta antimicrobiana, ya que tiene lugar como consecuencia de la infección intracelular. También está relacionada con procesos mórbidos, como la aterosclerosis y la nefropatía diabética. La necroptosis tiene características semejantes a la necrosis, dado que se libera el contenido celular al medio externo por un proceso inflamatorio, pero es una forma de muerte regulada que puede ocurrir por infecciones víricas que bloquean la ruta apoptótica, y también está relacionada con diferentes enfermedades neurodegenerativas. Finalmente, la ferroptosis es un tipo de muerte celular programada en la que se produce una intensa peroxidación lipídica dependiente de hierro y está relacionada con defectos en sistemas antioxidativos como el de la glutatión peroxidasa y la coenzima Q$_{10}$. Diferentes moléculas pequeñas como la *erastina* inhiben el crecimiento de diversos tumores induciendo la muerte por ferroptosis.

La apoptosis es un proceso regulado, en el que la célula se «suicida» en beneficio del organismo. La célula se encoge y aparecen en su superficie vesículas o ampollas en un proceso conocido como *zeiosis*. Los orgánulos sufren algunas alteraciones bioquímicas y estructurales, especialmente las mitocondrias, que liberan citocromo c al citosol. El material genético nuclear se degrada. Se pierde la asimetría de los fosfolípidos de membrana y esto hace que se exponga fosfatidilserina en la superficie celular. El citoplasma se fragmenta originando numerosas vacuolas, denominadas «cuerpos apoptóticos», que incluyen orgánulos y fragmentos nucleares. Las células apoptóticas son fagocitadas por los macrófagos y por las células dendríticas, que reconocen la fosfatidilserina expuesta en la superficie a través de un receptor específico que no responde a otros fosfolípidos como fosfatidilcolina o fosfatidilinositol. Las células fagocíticas liberan citoquinas que evitan la inflamación.

La apoptosis es absolutamente necesaria para el desarrollo de los organismos pluricelulares, para que éstos se constituyan con el número adecuado de células y para que sus estructuras biológicas adquieran la forma apropiada. Varios ejemplos ilustran la importancia de la apoptosis: la formación de los dedos en el feto requiere la eliminación del tejido existente entre ellos; en el desarrollo del cerebro se necesita que se establezcan las sinapsis adecuadas entre las neuronas y para ello el exceso de células debe morir, y la descamación del endometrio durante la menstruación es también originada por apoptosis de las células musculares de la capa más externa. Otro ejemplo en el que la apoptosis desempeña un papel evidente en el desarrollo animal es la eliminación de la cola de los renacuajos durante la metamorfosis a la forma adulta.

Además, la apoptosis es crucial para la eliminación de aquellas células que puedan constituir una amenaza para la integridad del organismo. Éste es el caso de células que tengan daños irreparables en el genoma y que pueden producir errores en el desarrollo o la aparición de cáncer y de células infectadas con virus o bacterias que son dirigidas hacia la apoptosis por los linfocitos T citotóxicos. Agentes infecciosos, como varias especies de micobacterias, pueden bloquear la apoptosis, por lo que es muy difícil eliminarlos.

Como consecuencia de la gran importancia de las funciones que lleva a cabo la apoptosis, las mutaciones que afectan a genes involucrados en las cascadas metabólicas que la inducen pueden ser la causa de múltiples malformaciones o de una mayor susceptibilidad a padecer cáncer. En un gran porcentaje de tumores, que en algunos tipos puede llegar hasta el 80 %, existen defectos génicos que impiden la acción inductora de la apoptosis que realiza la proteína p53.

Los trabajos fundamentales sobre la regulación genética del desarrollo de órganos y sobre la apoptosis realizados por Sidney Brenner, H. Robert Horvitz y John E. Sulston fueron reconocidos y en el año 2002 recibieron conjuntamente el premio Nobel de Medicina.

Maquinaria proteica para la apoptosis

La apoptosis es una forma de suicidio de las células que molecularmente se caracteriza por la hidrólisis de las macromoléculas fundamentales, entre ellas, determinadas proteínas y el material genético. Por lo tanto, las moléculas ejecutoras esenciales serán proteasas y desoxirribonucleasas (DNAsas).

Proteasas

La mayor parte de los cambios observables en células apoptóticas se deben a la activación de las *caspasas*. Las caspasas constituyen una familia de proteasas muy bien conservadas a lo largo de la evolución que, por lo tanto, presentan mucha homología en individuos muy alejados filogenéticamente. En el hombre se han identificado más de una docena de ellas, de las que la mayoría participa en la apoptosis. Reciben el nombre por su mecanismo de acción, ya que todas son cisteinil-proteasas y rompen los enlaces peptídicos en el lado carboxilo de un aspártico (*c*isteinil-*as*pártico-*p*rote*asas*).

Su distinta especificidad de sustrato radica en la secuencia de los tres aminoácidos situados en el lado amino del aspártico. Existen alrededor de 100 sustratos conocidos para las caspasas, algunos de ellos están recogidos en la **tabla 4-2**. Las proteínas sustrato de las caspasas cumplen diferentes funciones en la célula. Algunas son reguladoras de la apoptosis, como las propias procaspasas y muchas proteínas de la familia Bcl-2 (v. más adelante). Otros sustratos son componentes de la maquinaria apoptótica, entre los que se incluyen inhibidores de nucleasas, la *gelsolina*, que participa en la reorganización de la actina, y diversas proteínas quinasas, lo que sugiere la participación de mecanismos de fosforilación/desfosforilación como inductores o potenciadores de la apoptosis. En este sentido, cabe destacar que se ha demostrado la necesidad de actividad CDK-2 para que se complete el programa de la muerte celular y el papel de la proteína p21, inducida por p53, como iniciador de cascadas de fosforilación activando a la proteína quinasa activada por p21-2 (PAK-2, *p21 activated kinase-2*). También son sustratos algunas proteínas que participan en la degradación de la lámina nuclear y de las fibras de actina, con lo que la membrana nuclear y el citoesqueleto se ven profundamente alterados durante la apoptosis.

Un conjunto importante de proteínas que son sustratos de las caspasas participan en el control de la expresión génica. Entre ellas se encuentran ribonucleoproteínas heterogéneas nucleares, factores de transcripción, la *poli-ADP-ribosa polimerasa* (PARP) y la subunidad catalítica de la *DNA-proteína quinasa* (DNA-PK). La proteína PARP cataliza la síntesis de poli-ADP-ribosa, que a su vez puede interaccionar con muchas proteínas entre las que se incluyen las histonas, desempeñando un papel esencial en la estructura de la cromatina. La DNA-PK es una proteína quinasa que fosforila fundamentalmente factores de transcripción y participa en la estructuración de los telómeros, en la reparación del DNA y en la recombinación V(D)J.

Las caspasas catalizan una cascada de proteólisis, a semejanza de otras cascadas como la de la coagulación de la sangre o la de activación del complemento. Se sintetizan en forma de proenzimas catalíticamente inactivas que, en mamíferos, contienen tres dominios (**Fig. 4-12**): un dominio amino o prodominio que es variable, un dominio central de tamaño entre 17 y 20 kDa (p20) que contiene el centro activo, y el dominio carboxilo de aproximadamente 10 kDa (p10). La clasificación de las caspasas se realiza en función del tipo de

Tabla 4-2. Algunos sustratos de caspasas implicados en la apoptosis

Tipo de sustrato	Función	Ejemplos
Proteínas proapoptóticas y antiapoptóticas	Amplificación de señales Inactivación de inhibidores	Procaspasas, Bcl-2, Bcl-X$_L$, Bid
Componentes de la maquinaria apoptótica	Inducción del fenotipo apoptótico	ICAD, gelsolina, PAK-2, MEKK-1, PKC-γ
Proteínas estructurales	Disrupción de la integridad celular	Filamentos intermedios, fodrina, queratinas, actina, β-catenina
Proteínas homeostáticas	Disrupción de la síntesis de macromoléculas Terminación de los mecanismos de reparación celular Terminación de las señales de supervivencia	DNA-PKC, PARP, HnRNP, factores de transcripción
Otros	En general, desconocida	Hungtintina, presenilinas, cPLA-2

cPLA-2: fosfolipasa A$_2$ citosólica; DNA-PK: DNA proteína quinasa; ICAD: proteína inhibidora de CAD (DNAsa activada por caspasas); MEKK: proteína quinasa quinasa regulada por señal extracelular; PARP: poli-ADP-ribosa polimerasa; HnRNP: ribonucleoproteína nuclear heterogénea; PKC-γ: proteína quinasa C gamma.

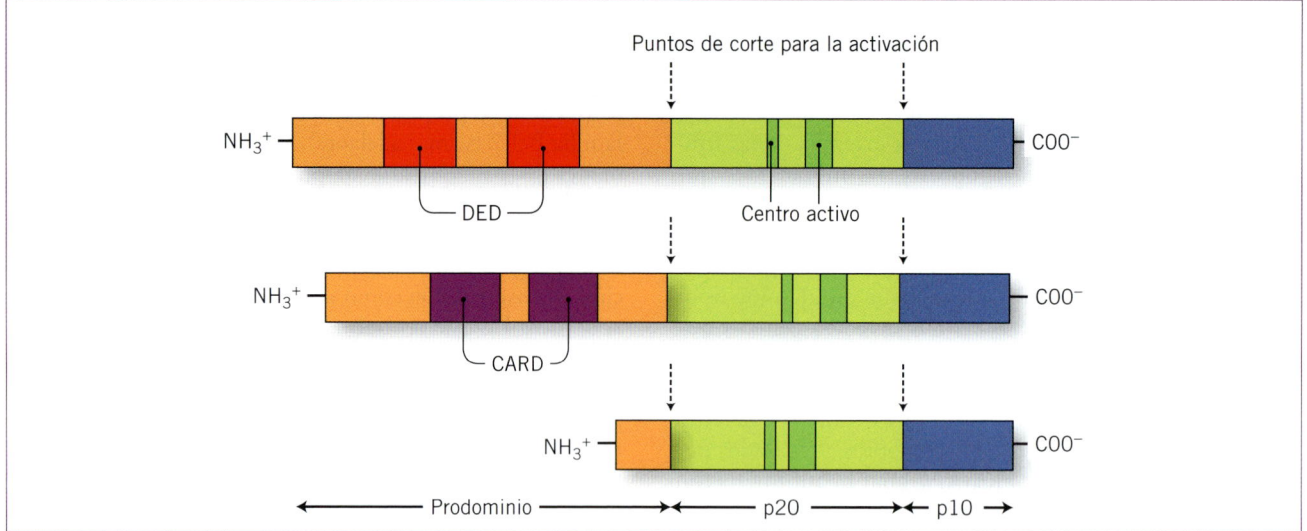

Figura 4-12. Dominios y posición aproximada de los restos de aminoácidos que conformarán el centro activo en los principales tipos de caspasas. CARD: dominio para la activación de caspasas por reclutamiento; DED: dominio efector de muerte.

dominio amino que presentan. Algunas, como la caspasa 8 y la caspasa 10, llevan un dominio efector de muerte (DED, *death effector domain*) que se activa al interaccionar con los dominios intracelulares de receptores de membrana como el del *factor de necrosis tumoral alfa* (TNF-α). Otras, entre las que se incluyen las caspasas 1, 2, 4, 5, 9, 11 y 12, llevan dominios para la activación de caspasas por reclutamiento (CARD, *caspase recruitment domain*), que les permite asociarse para formar complejos activos en el citosol. Finalmente, otras caspasas, como la caspasa 3, tienen un prodominio muy corto y están en el segundo escalón de la cascada proteolítica, siendo únicamente activadas por otras caspasas.

Estas formas de procaspasas se activan por rotura proteolítica en sitios específicos, liberando los dominios p10 y p20 que normalmente forman heterotetrámeros activos. La activación de las procaspasas puede ocurrir por autocatálisis, por la acción de otra caspasa o por la actividad de otras proteasas no caspasas (**Fig. 4-13**). Se ha demostrado que, en la mayoría de los casos, la activación de la apoptosis no requiere ni transcripción ni traducción, lo que sugiere que las procaspasas están presentes en la célula en estado inactivo y que pueden ser activadas en respuesta a los estímulos externos o internos que inician la apoptosis.

Nucleasas

Un proceso común en las células apoptóticas es la degradación del DNA en fragmentos de diferente tamaño pero que siempre son múltiplos de 180 pares de bases aproximadamente. Esto indica que los cromosomas son rotos en la zona de unión entre los nucleosomas (**cap. 5**, Arquitectura cromosómica y genoma humano). La enzima responsable es la endonucleasa activada por caspasas (CAD, *caspase-activated DNase*). Esta enzima está presente en las células formando un complejo inactivo con una proteína inhibidora (ICAD). La caspasa 3 degrada proteolíticamente a la proteína inhibidora y libera a CAD catalíticamente activa que actúa sobre

el DNA, rompiendo la doble hebra entre los nucleosomas y produciendo los fragmentos típicos de la apoptosis.

Otra endonucleasa que participa en la degradación del DNA es la *EndoG*. Esta proteína está codificada en el genoma nuclear, pero tiene una señal de importación a la mitocondria, donde se localiza y genera cebadores de RNA para la replicación del cromosoma mitocondrial. La inducción de la apoptosis en la célula promueve la salida de EndoG al

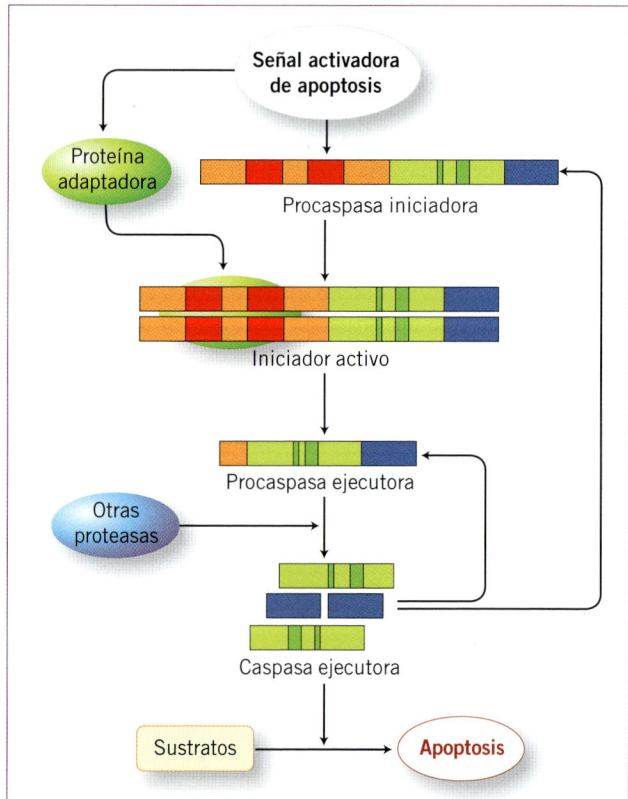

Figura 4-13. Mecanismos de activación de las caspasas. La apoptosis también puede iniciarse por la activación de las procaspasas llevada a cabo por otras proteasas.

citosol y su migración al núcleo, donde participa en la rotura del DNA.

Otras proteínas implicadas en la apoptosis

Las proteasas y las endonucleasas mencionadas constituyen las principales herramientas que ejecutan el plan para la muerte celular. Sin embargo, además de estas proteínas existen otras muchas que participan en el desencadenamiento de la apoptosis y en su modulación. En este apartado se describen las más importantes, agrupadas por familias o por sus mecanismos de acción.

Familia Bcl-2

Constituye una amplia familia génica cuyos miembros se han clasificado en tres grupos por su homología de secuencia (**Fig. 4-14**). Deben su nombre al primer gen que se identificó de los implicados en la aparición de un linfoma de células B. Las proteínas del grupo I tienen actividad antiapoptótica. Todas ellas poseen cuatro regiones de homología, BH1, BH2, BH3 y BH4 y una secuencia hidrofóbica carboxilo terminal de anclaje a membranas. Entre sus miembros están las proteínas Bcl-2, Bcl-w y Bcl-X$_L$, que se localizan fundamentalmente en la membrana mitocondrial externa, aunque también pueden encontrarse en el retículo endoplásmico, la membrana nuclear y el citosol. Las proteínas de los grupos II y III son proapoptóticas. Las del grupo II poseen las regiones BH1, BH2 y BH3 y son las proteínas efectoras, entre ellas las proteínas Bax y Bak, que al dimerizar pueden formar poros proteolipídicos en la membrana mitocondrial externa (MOMP). Finalmente, las proteínas del grupo III presentan en común la región BH3. Entre éstas se encuentran las proteínas Bim y Bid.

La proteína Bcl-2 interacciona por sus dominios BH1, BH2 y BH3 con las proteínas del tipo II impidiendo su dimerización. Ante una situación de estrés en la célula, se produce la inducción de proteínas del grupo III que, gracias a su dominio BH3, podrían alterar el equilibrio de los complejos proteicos existentes entre las del grupo I y II, liberando a las proteínas efectoras al bloquear a las proteínas antiapoptóticas (**Fig. 4-15**). Una vez liberadas, Bax interacciona preferentemente con la proteína Bim, mientras que Bak lo hace con Bid. De esta manera se forman MOMP que permiten la salida de citocromo c al citosol, un punto de no retorno en la vía apoptótica.

Proteínas adaptadoras

Estas proteínas participan en la formación de complejos con las procaspasas, facilitando su activación a caspasas. Las proteínas adaptadoras más importantes son FADD (*Fas associated death domain:* dominio de muerte asociado a Fas) y APAF-1 (*apoptotic protease activating factor 1:* factor 1 activador de proteasas en la apoptosis).

FADD contiene un dominio de muerte (DD) y un dominio efector de muerte (DED). El dominio DD sirve para acoplarse a un receptor activado por un ligando en la membrana plasmática, como el receptor de TNF, y el dominio DED interacciona con la procaspasa 8. La cercanía de varias moléculas de procaspasa, provocada por su asociación a la proteína adaptadora, induce su conversión en caspasas con la consiguiente activación de la apoptosis en respuesta a ligandos extracelulares específicos. APAF-1 tiene un papel semejante en la activación de la procaspasa 9 en el citosol. Este adaptador se activa por su asociación con varias proteínas, entre ellas el citocromo c que ha salido al citosol, y en presencia de ATP recluta a varias moléculas de procaspasa 9.

En ambos casos se constituye un agregado proteico conocido como *apoptosoma,* con actividad de caspasa, que induce la muerte de la célula.

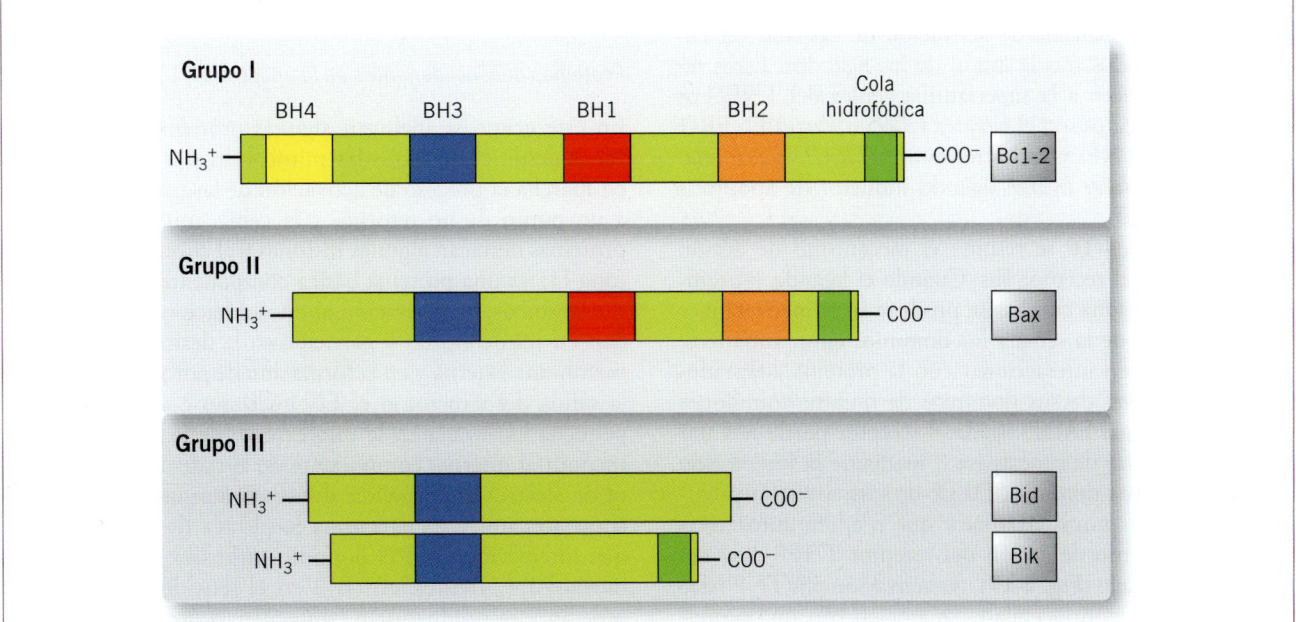

Figura 4-14. Los tres grupos en que se clasifican las proteínas de la familia Bcl-2. Están indicadas las regiones homólogas BH1, BH2, BH3 y BH4. Bcl-2, Bax, Bid y Bik son algunos ejemplos de proteínas de cada grupo.

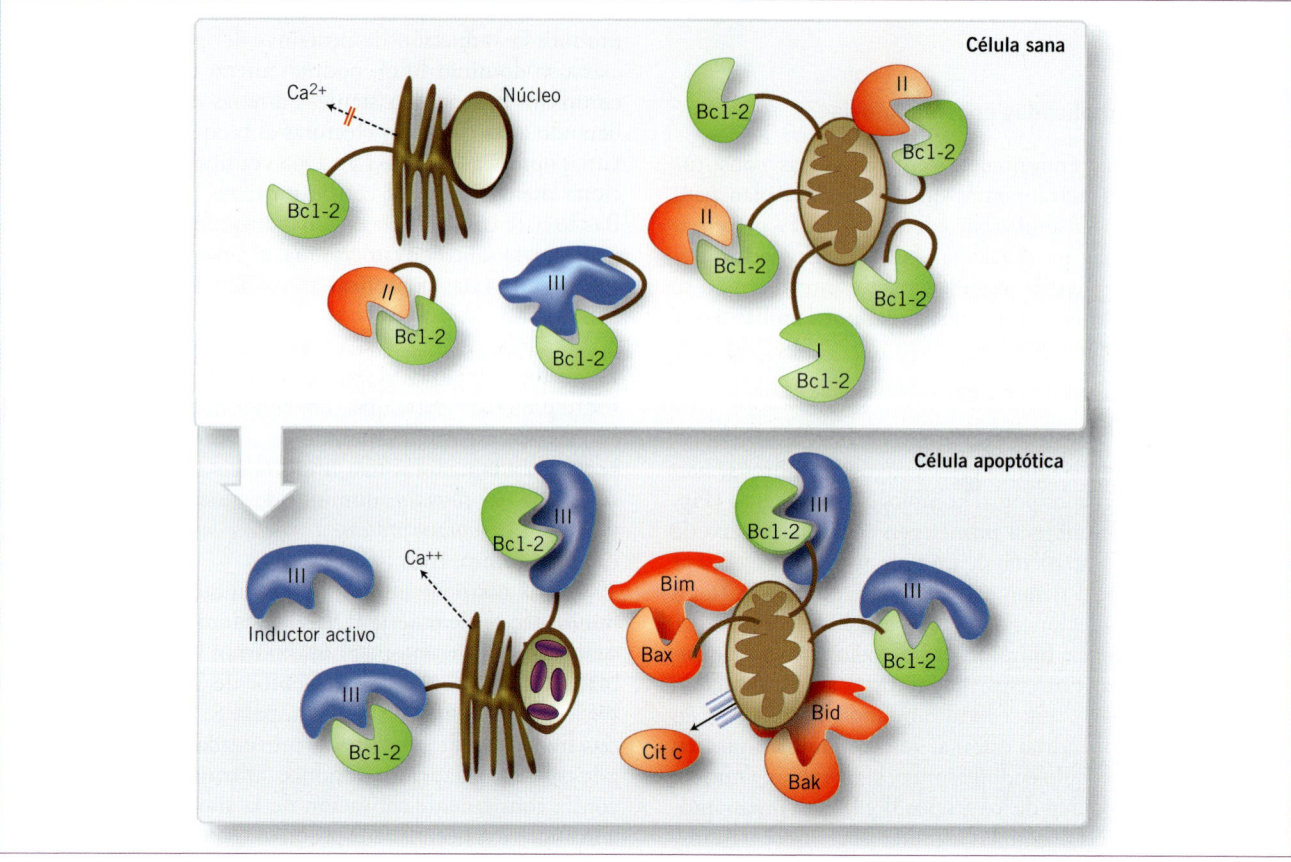

Figura 4-15. Papel de las proteínas de la familia Bcl-2 en el control de la apoptosis. La inducción de proteínas de la clase III, con motivos estructurales BH3, provoca un desequilibrio entre las proteínas de la clase I, como Bcl-2, y las de la clase II, como Bax y Bak. La consecuencia es la salida de citocromo c desde las mitocondrias y de iones calcio desde el retículo endoplásmico.

Receptores

Los receptores de la muerte celular están situados en la membrana plasmática y transducen señales al interior para iniciar la apoptosis en respuesta a ligandos específicos. Pueden inducir una cascada de activación de caspasas en tan sólo unos segundos tras la unión de los ligandos. Estos receptores pertenecen a la superfamilia génica del TNF. Los mejor caracterizados son el *receptor CD95* o *Fas*, el TNFR-1 (receptor-1 de TNF) y varios receptores *TRAIL* (*TNF related apoptosis inducer ligand*: ligando inductor de apoptosis asociado al TNF).

En la **figura 4-16** se resume el mecanismo de acción propuesto para el receptor Fas. Cuando el ligando específico FasL interacciona con Fas se produce su trimerización y la transducción de la señal a los dominios citoplasmáticos, que ahora pueden interaccionar con la proteína adaptadora FADD a través de sus dominios de muerte homólogos (DD). La proteína FADD ligada al receptor puede reclutar a varias moléculas de procaspasa 8 mediante la interacción de sus respectivos dominios DED, de forma que la proximidad entre las procaspasas hace que resulten autoactivadas. El mecanismo de acción del receptor TNFR-1 es un poco más complejo (**Fig. 4-17**). Su activación por TNF hace que sus dominios intracelulares se asocien con una proteína TRADD (*TNFR associated death domain*: dominio de muerte asociado al receptor de TNF) que puede transducir

la señal a través de diversas rutas de señalización activando al factor nuclear kappa de linfocitos B (NF-κB) o la proteína activadora 1 (AP-1) o reclutando a la proteína FADD para activar a la caspasa 8. Otras vías de señalización a través de este receptor pueden activar a la caspasa 2.

Proteínas desencadenantes de la apoptosis

En este grupo se incluyen algunas proteínas que, translocadas desde el núcleo o las mitocondrias al citosol, ponen en marcha el proceso de activación de las caspasas que lleva a un punto de no retorno, y la célula muere. Entre estas proteínas destacan algunas histonas y el citocromo c. La histona H1 es una proteína básica componente esencial de los nucleosomas. Su liberación al citosol hace que interaccione con las mitocondrias y participe en la desintegración de la membrana externa y en la formación de poros que favorecen la salida del citocromo c. El citocromo c es una proteína pequeña localizada en la cara externa de la membrana mitocondrial interna, componente de la cadena transportadora de electrones. Su salida al citosol, aun en muy pequeña concentración y en una zona localizada de la célula, hace que interaccione con el dominio carboxilo del receptor de inositol-1,4,5-trisfosfato (IP$_3$) en el retículo endoplásmico cercano y se produzca, en consecuencia, un incremento en la concentración de calcio citosólico. El calcio es captado por las mitocondrias de forma masiva, lo que incrementa la

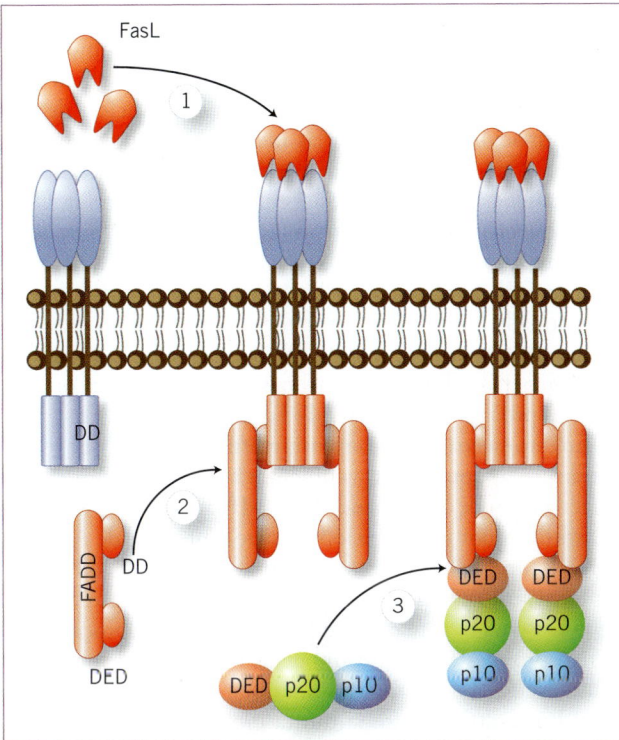

Figura 4-16. Inducción de apoptosis por activación del receptor CD95 o Fas. 1: unión del ligando de Fas (FasL) al receptor; 2: unión del dominio de muerte asociado a Fas (FADD) al dominio intracelular del receptor; 3: reclutamiento de procaspasa 8. DD: dominio de muerte; DED: dominio efector de la muerte.

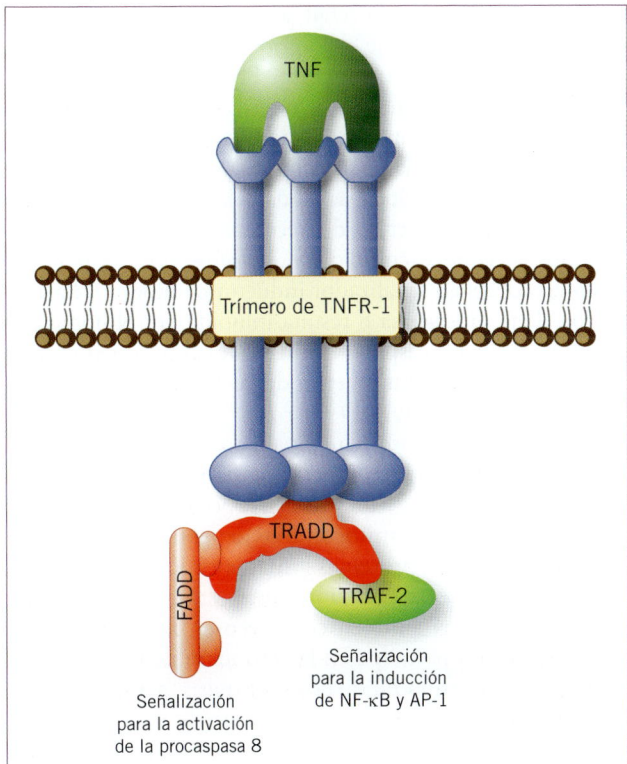

Figura 4-17. Transducción de señales por el receptor 1 del factor de necrosis tumoral (TNFR-1). AP-1: proteína activadora 1; FADD: dominio de muerte asociado a Fas; NF-κB: factor nuclear kappa de linfocitos B; TRADD: dominio de muerte asociado al receptor de TNF.

salida de más citocromo c, se estructuran los apoptosomas y se produce la muerte celular.

En este sentido, cabe señalar que Bcl-2 también interacciona con el receptor de IP$_3$ en el retículo endoplásmico gracias a su dominio BH4, limitando de esta forma la salida de calcio al citosol. El bloqueo de Bcl-2 favorece por esta vía el desencadenamiento de la apoptosis (**Fig. 4-15**).

Se ha descrito un posible papel de la *cofilina* en la inducción de la apoptosis. La cofilina es una proteína de la familia de factores que intervienen en la despolimerización de la actina. En células en cultivo, la proteína desfosforilada se asocia a la membrana mitocondrial externa en respuesta a diferentes tratamientos inductores de apoptosis. La translocación a la mitocondria ocurre en un período de tiempo muy corto, desde luego antes de la activación de las procaspasas, y puede estar relacionada con la salida de citocromo c al citosol.

Se ha descubierto además otra proteína inductora de la apoptosis, la *proteína AIF* (*apoptosis inducing factor:* factor inductor de apoptosis). AIF es una flavoproteína localizada en el espacio intermembranoso de las mitocondrias que, cuando es liberada al citosol, puede llevar a la célula a la muerte por mecanismos independientes de la activación de las caspasas mediante una ruta que implica su traslado al núcleo y la destrucción del material genético.

Inhibidores de la apoptosis

Dejando para más adelante la descripción del papel de diversas proteínas en la regulación de la apoptosis, en este apartado se mencionan varios tipos de proteínas que actúan directamente inhibiendo o bloqueando la muerte celular. Entre ellas destacan las proteínas conocidas como inhibidores de apoptosis (IAP), la familia de proteínas FLIP (proteínas inhibidoras semejantes a FLICE) y las Hsp (*heat shock proteins:* proteínas de choque térmico).

Las proteínas *IAP* se encontraron en insectos infectados por virus cumpliendo el papel, fundamental para el virus, de inhibir la muerte de las células antes de que el virus tuviera tiempo de multiplicarse. Posteriormente se encontraron también en mamíferos. Su acción radica en que se unen directamente a las caspasas y bloquean su actividad proteolítica desempeñando, por lo tanto, un papel fundamental en el destino celular, que explica que la sobreexpresión de estas proteínas en modelos animales ejerza un papel protector frente a enfermedades neurodegenerativas. Por otra parte, se ha demostrado la existencia de estas proteínas en casi todos los tipos de cáncer y en las líneas celulares derivadas de tumores, por lo que se están desarrollando tratamientos coadyuvantes en quimioterapia para bloquear su actividad y favorecer la muerte de las células tumorales.

Se ha descubierto un potente inhibidor de las IAP denominado *Smac* (*second mitochondria-derived activator of caspase:* segundo activador de caspasas derivado de mitocondrias) o *DIABLO* (*direct inhibitor of apoptosis-binding protein with low pI:* proteína de unión directa a IAP con bajo punto isoeléctrico), que se comporta, por lo tanto, como un activador de la apoptosis al bloquear la actividad de las IAP. Esta proteína se libera desde las mitocondrias al citosol en las células inducidas para la muerte.

Las proteínas *FLIP* constituyen una familia de proteínas con dominios DED. Algunas son proteínas de virus de la clase γ-herpesvirus (v-FLIP), pero se han encontrado muchas variantes humanas de un gen homólogo que se expresa dando lugar a dos proteínas denominadas c-FLIP. El gen se localiza en una agrupación génica con los de la caspasa 8 y la caspasa 10, lo que sugiere su evolución por duplicación génica. Las proteínas FLIP contienen dos dominios DED, y alguna posee además los dos dominios p20 y p10 característicos de las caspasas, aunque carecen de restos de aminoácidos esenciales para la catálisis; concretamente, no poseen la cisteína del centro catalítico. El mecanismo de su capacidad antiapoptótica se basa en que evitan el reclutamiento de las caspasas por los dominios intracelulares activos de los receptores de muerte.

Las *Hsp* constituyen un conjunto de proteínas que se inducen en respuesta a las altas temperaturas y a otras formas de estrés, muchas de ellas actuando como chaperonas moleculares. Numerosos estudios han demostrado que su sobreexpresión hace que las células sean muy resistentes a la apoptosis inducida por hipertermia, estrés oxidativo, quimioterapia y radiación. Se ha demostrado que la actividad antiapoptótica de las Hsp es debida a su interacción directa con diferentes proteínas de las vías de señalización, como APAF-1, caspasas, citocromo c y AIF.

Mecanismos de la apoptosis

Existen básicamente dos tipos de mecanismos que pueden dirigir a una célula hacia la apoptosis por activación de las caspasas. El primero, originado por señales intracelulares, constituye la ruta intrínseca o mitocondrial. El segundo, inducido por la acción de factores extracelulares que interaccionan con receptores en la superficie de la membrana plasmática, constituye la ruta extrínseca. Entre estos activadores se encuentran el TNF-α, la linfotoxina y el ligando de la proteína Fas (FasL). Una vez activada la ruta por cualquiera de los dos mecanismos, se desencadena la proteólisis de los sustratos de las caspasas y se activan otros que llevan a la fagocitosis de la célula muerta.

Ruta intrínseca

Se desencadena en respuesta a señales intracelulares generadas cuando las células sufren un fuerte estrés, que puede ser debido a irradiación, infecciones virales, estrés oxidativo u otros. La proporción entre las distintas proteínas Bcl-2 determina el grado de estrés que puede sufrir una célula antes de dirigirse hacia la apoptosis.

Las señales intracelulares para inducir la apoptosis pueden provenir del núcleo que, como consecuencia del estrés, sufre daños, por lo que se acumula la proteína p53 que se transloca al citosol, al igual que puede liberarse la histona H1. La señal puede también originarse en la mitocondria cuando sufre daños importantes en la estructura de sus membranas, produciéndose alteraciones iónicas graves que la incapacitan para la fosforilación oxidativa. Tanto si la señal se inicia en el núcleo o en la mitocondria, son las mitocondrias las que inducen la cascada de activación de caspasas.

De todas las variantes de histonas, sólo la H1.2, cuando se transloca al citosol, provoca la salida de citocromo c desde la mitocondria. La proteína p53 citosólica también hace que se libere citocromo c, mediando la activación de Bax y la formación de poros en las membranas mitocondriales. Los daños masivos en las mitocondrias producen la salida de otras muchas macromoléculas, entre ellas la proteína DIABLO, que actuará inhibiendo a las proteínas IAP (inhibidores de apoptosis), la endonucleasa EndoG que participará en la rotura del DNA nuclear y la proteína AIF que, como se ha mencionado previamente, induce muerte celular independiente de caspasas y participa también en la rotura del material genético. También son liberadas de las mitocondrias algunas procaspasas incluyendo las caspasas 2, 3 y 9.

En este escenario, la apoptosis es irreversible, ya que se formarán los apoptosomas y comenzará la cascada proteolítica de activación de las caspasas (**Fig. 4-18**). Los apoptosomas se constituyen por la agregación de siete moléculas de APAF-1, siete de citocromo c y siete de ATP, formando una estructura en forma de rueda. Este complejo recluta a siete moléculas de procaspasa 9. Para explicar la activación de la procaspasa 9 se han propuesto distintos modelos y puede estar implicada la asociación de dos apoptosomas que se activarán el uno al otro. En cualquier caso, la rotura proteolítica da lugar a los heterotetrámeros activos de caspasa 9. Ésta, a su vez, activará a la procaspasa 3, que actuará como ejecutora sobre sus múltiples sustratos, produciendo finalmente la muerte.

Ruta extrínseca

Como se ha descrito, la señal para el inicio de la apoptosis puede recibirse desde el exterior de la célula a través de un receptor de membrana, como TNFR-1 o Fas, al que se une su ligando y se induce la muerte. La activación del receptor hace que reconozca intracelularmente a la proteína adaptadora FADD, la cual reclutará a la procaspasa 8, que por proximidad resultará activada a la forma de caspasa 8 (**Fig. 4-18**). La estructura del receptor activo con todos sus ligandos se conoce como DISC (*death-inducing signaling complex*: complejo señalizador inductor de muerte). La activación de la procaspasa 8 resulta inhibida por el homólogo degenerado de las caspasas c-FLIP que, al poseer dominios DED, impide el reclutamiento de las moléculas de procaspasa por la proteína FADD.

Una vez en el citosol, la caspasa 8 activa produce la rotura proteolítica de Bid, proteína proapoptótica del grupo II de la familia Bcl-2, que se activa y facilita la salida de citocromo c desde las mitocondrias dependiendo de la concentración de otras proteínas antiapoptóticas de la familia, lo que constituye la conexión entre esta ruta y la intrínseca. Ambas rutas también confluyen en la parte final, ya que la caspasa 8 participa en la activación de la caspasa 3 y también en la rotura de diversos sustratos, actuando como caspasa ejecutora.

Compartimentación subcelular en la apoptosis

El modelo actual sobre el control de la apoptosis inducida por estrés no excluye que los diferentes compartimentos

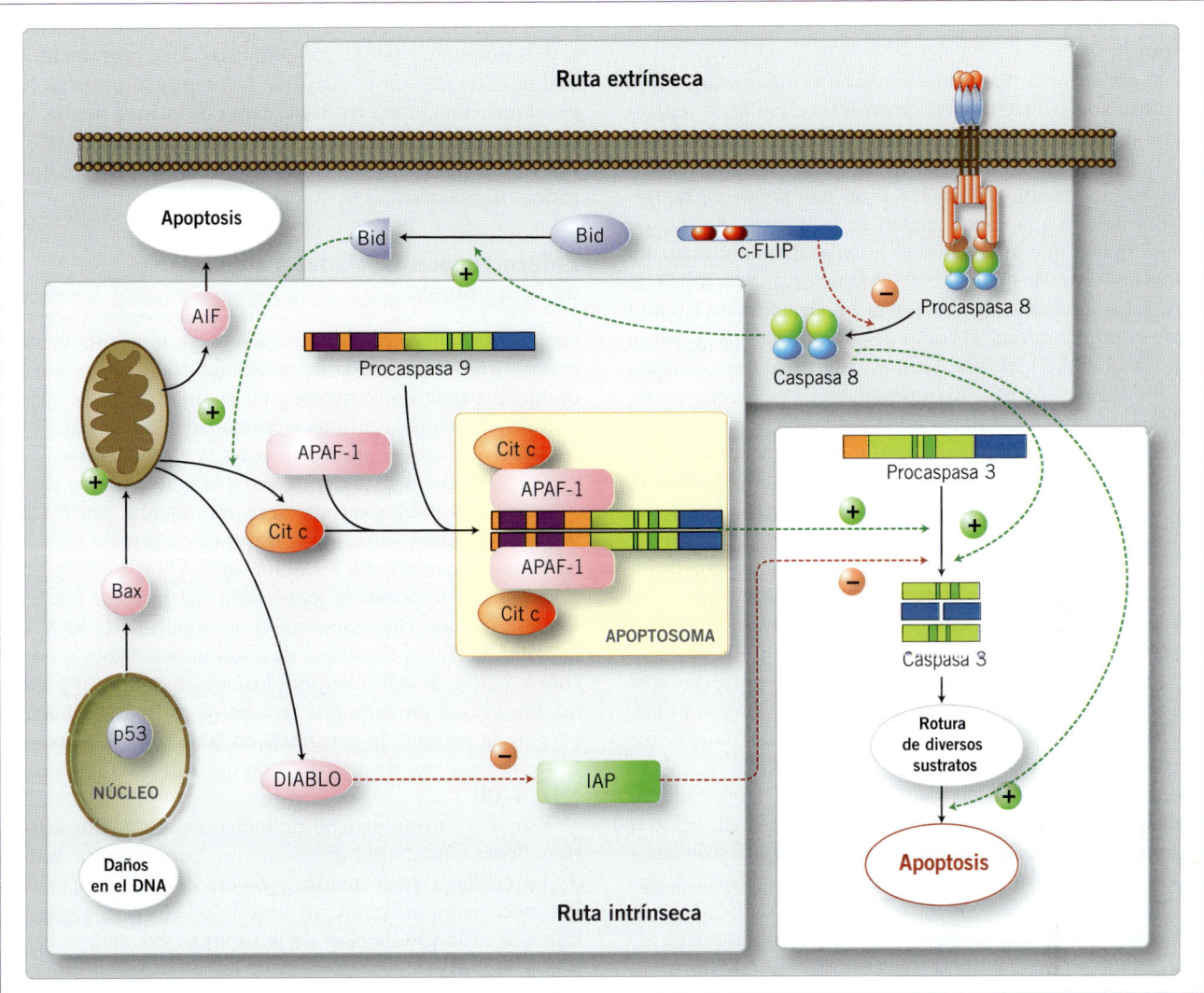

Figura 4-18. Las dos rutas hacia la muerte celular programada por apoptosis. La ruta intrínseca suele iniciarse en el núcleo por daños en el DNA. La ruta extrínseca se inicia por la activación de un receptor de membrana. Ambas rutas confluyen en la activación de la procaspasa 3. El papel de las proteínas Bcl-2 del grupo I que se oponen a la apoptosis no está reflejado, para simplificar la figura. AIF: factor inductor de apoptosis; APAF-1: factor 1 de activación de proteasas; Cit c: citocromo c; FLIP: proteína inhibidora semejante a FLICE; IAP: proteínas inhibidoras de apoptosis; DIABLO: proteína de unión directa a IAP con bajo punto isoeléctrico.

subcelulares, en respuesta a una lesión, pongan en juego mecanismos independientes para su reparación y que, en caso de lesiones irreparables, puedan actuar conjuntamente para desencadenar, en última instancia, la ruta central ejecutora con la activación final de la caspasa 3. En este apartado se analizarán algunos aspectos adicionales sobre el papel de los compartimentos subcelulares en la apoptosis. La permeabilización de las membranas mitocondriales es un suceso fundamental en la apoptosis que, como se ha mencionado previamente, está mediado por la formación de poros transmembrana producidos por agregación de proteínas efectoras del grupo II de la familia Bcl-2, aunque también están implicadas otras proteínas, como el canal de aniones dependiente de voltaje (VDAC, *voltage-dependent anion channel*) y la translocasa de nucleótidos de adenina (ANT, *adenine nucleotide translocator*).

En mitocondrias aisladas, la permeabilización en respuesta al estrés se puede inducir por una gran variedad de compuestos químicos y iones, como el Ca^{2+}, radicales libres de oxígeno, el gangliósido GD3, el ácido araquidónico, el óxido nítrico y los peroxidonitratos. Todos ellos pueden actuar sobre ANT y convertirla en un poro no específico. Otros agentes inductores son la bilirrubina, las sales biliares y la proteína β-amiloide. También inducen cambios en la mitocondria, que desencadenan la apoptosis, distintas citotoxinas producidas por agentes infecciosos y algunos inhibidores de la cadena transportadora de electrones. Las alteraciones en la cadena transportadora de electrones favorecen, además, la generación de radicales que potencian el efecto.

Las lesiones en la estructura del DNA ocasionadas durante la replicación, por la acción de mutágenos, radicales libres u otras causas, son un determinante absoluto de muerte por apoptosis. El papel central del núcleo está mediado, como se ha mencionado previamente, por la acumulación de la proteína p53, que actúa en el propio núcleo como factor de transcripción y en el citoplasma mediando la respuesta mitocondrial. Además, en el núcleo se controla la expresión de muchos genes en respuesta a factores de transcripción que se translocan desde el citoplasma cuando se induce la apoptosis.

Las alteraciones más importantes en el núcleo durante la apoptosis son la inactivación de enzimas clave en la reparación y replicación del DNA, como la DNA topoisomerasa II y la PARP. La degradación de la lámina nuclear produce la fragmentación del núcleo y un fenómeno de marginación, debido a la condensación de la cromatina cerca de la membrana, que se visualiza al microscopio con imágenes típicas en forma de media luna. Finalmente, la proteólisis de ICAD, un inhibidor de CAD, y la importación de EndoG desde la mitocondria, así como del AIF, producen la rotura típica del DNA en las zonas de unión entre los nucleosomas.

El retículo endoplásmico, en respuesta a señales de estrés, puede participar en el inicio de la apoptosis por dos mecanismos principales: por la regulación de la concentración de Ca^{2+} citosólico y por la respuesta a proteínas desplegadas. Ya se ha mencionado el papel del Ca^{2+} en la permeabilización generalizada de las mitocondrias y la salida de citocromo c al citosol. Además, el Ca^{2+} es un segundo mensajero intracelular que desencadena multitud de respuestas y está relacionado también con la respuesta al incorrecto plegamiento de las proteínas.

Esta respuesta tiene varios componentes, entre los que destaca la inhibición generalizada de la traducción por hidrólisis del RNA ribosómico 28S y por la fosforilación del factor 2α de inicio de la traducción en eucariotas (eIF-2α). Además, se activan factores de transcripción que, translocados al núcleo, inducen la expresión de genes de estrés, incluyendo la síntesis de chaperonas como la calreticulina, que sensibiliza a la célula ante señales proapoptóticas, y el factor de transcripción GADD153, que disminuye la expresión de Bcl-2.

La *calpaína* es una cisteinil-proteasa citosólica que se activa cuando se incrementa la concentración de Ca^{2+} en el citosol. Actúa liberando a la caspasa 12, al hidrolizar el anclaje que posee en las membranas del retículo y conecta, por lo tanto, con la activación de la cascada proteolítica. Las proteínas Bcl-2 pueden localizarse, además de en las membranas mitocondriales, en las del retículo. Un exceso de proteínas Bcl-2 en esta compartimentación elimina su efecto antiapoptótico en las mitocondrias y, además, favorece la salida de calcio.

En las membranas del aparato de Golgi existen numerosas proteínas inductoras de apoptosis, como la caspasa 2 y los diferentes receptores de muerte TNFR-1, CD95, etc. Se ha propuesto que p53 puede inducir la translocación de los receptores a la membrana plasmática. Además, la síntesis del gangliósido GD3, un inductor de la permeabilización mitocondrial, es catalizada por una sintasa localizada en el aparato de Golgi. Una proteína de la familia de GTPasas (RhoB) que se encuentra normalmente farnesilada en las membranas del Golgi se ha implicado también en la apoptosis de forma que, cuando un inhibidor de la farnesiltransferasa libera a la proteína RhoB, puede participar en el desencadenamiento de la muerte celular. Finalmente, la activación local de la caspasa 2 la libera al citosol y puede inducir la cascada proteolítica de activación de otras caspasas.

Las catepsinas son proteasas lisosomales que se han involucrado en la inducción de la apoptosis, ya que, en algunos casos, la liberación de catepsinas por los lisosomas precede a la del citocromo c por las mitocondrias. Una proteasa lisosomal relacionada con la catepsina L rompe a la proteína Bid, generando una forma truncada capaz de inducir permeabilización de la mitocondria. Por otra parte, los lisosomas de los macrófagos participan en la proteólisis de los cuerpos apoptóticos fagocitados.

Enfermedades asociadas a alteraciones de la apoptosis

La lista de enfermedades asociadas a la apoptosis es muy grande, por lo que queda fuera del ámbito de este texto. No obstante, parece conveniente citar algunas de las de mayor prevalencia, como distintas enfermedades infecciosas, cáncer, enfermedades neurodegenerativas y aterosclerosis.

Las células infectadas por virus exponen restos de las proteínas del virus para que sean reconocidas por los linfocitos T citotóxicos (CTL) a través del complejo principal de histocompatibilidad. La unión de CTL a la célula reconocida se refuerza por la interacción del receptor CD95 o Fas a su ligando FasL expuesto en la superficie de los CTL, iniciándose la ruta extrínseca de la apoptosis. Además, como consecuencia de la interacción, los linfocitos liberan *perforina*, que es una proteína que crea poros en las membranas y permite la entrada de granzimas en las células reconocidas. Las *granzimas* son serinas proteasas que activan a las caspasas (**Fig. 4-19**).

Este mecanismo general de lucha contra las infecciones trata de ser eludido por distintos virus para evitar la muerte de las células transformadas y favorecer su diseminación. Un mecanismo utilizado por uno de los virus del papiloma humano es la producción de la proteína E6, que se une a p53 y la inactiva, impidiendo su efecto proapoptótico. El virus de Epstein-Barr, que causa mononucleosis y es responsable del linfoma de Burkitt, codifica a una proteína semejante a Bcl-2 y a un factor de transcripción que induce la expresión de la proteína Bcl-2 celular, volviendo a las células infectadas mucho más resistentes frente a los estímulos apoptóticos.

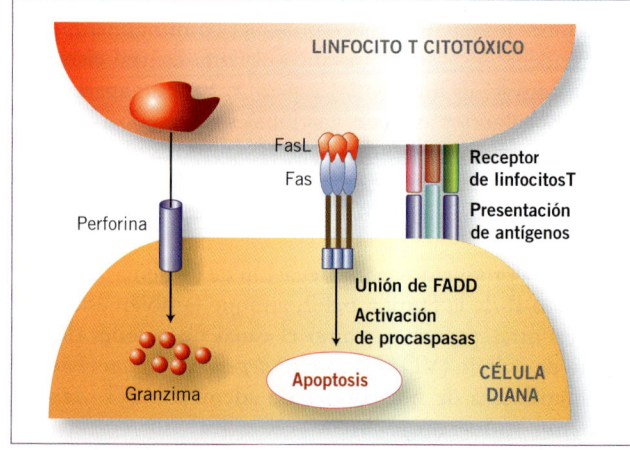

Figura 4-19. Inducción de apoptosis por linfocitos T citotóxicos a través de Fas. FADD: dominio de muerte asociado a Fas; FasL: ligando de Fas.

En algunos tipos de cáncer, incluso en aquellos no inducidos por virus, se siguen estrategias similares para favorecer la proliferación y evitar la apoptosis. En algunas leucemias de las células B y linfomas, el gen *Bcl-2* sufre una translocación y se sitúa junto a un potenciador de la transcripción en una región con gran expresión de inmunoglobulinas. Este cambio en la posición del gen hace que se expresen niveles muy altos de Bcl-2, con el consiguiente efecto antiapoptótico. En los melanomas se evita la apoptosis inhibiendo la expresión del gen que codifica a la proteína adaptadora APAF-1.

El virus del sida es paradójico ya que, al contrario de los casos descritos, induce la muerte de los linfocitos T CD4$^+$, incluso de aquellos no infectados. Estas células son imprescindibles para que el organismo desarrolle respuestas inmunitarias adecuadas, por lo que cuando disminuye su número, es sensible a múltiples infecciones. Debido a que todas los linfocitos T expresan Fas en su superficie, son sensibles a la inducción de la apoptosis por FasL. Las células infectadas, a través de una proteína del virus (Nef) inducen la expresión de FasL en su superficie. Cuando un linfocito T infectado encuentra a otro, aunque no esté infectado, se producen interacciones entre las proteínas CD4 de sus superficies, y la proteína FasL de la célula infectada activa la ruta extrínseca de la apoptosis en la célula encontrada.

Éste es el mismo mecanismo por el que células de la cámara anterior del ojo y de los testículos constituyen sitios inmunológicamente privilegiados, ya que sus antígenos no desencadenan respuestas. Estas células expresan constitutivamente altas concentraciones de FasL por lo que los linfocitos T que entran en estos sitios mueren debido a la activación de su receptor Fas. Estos descubrimientos han planteado nuevos enfoques, actualmente en experimentación, para evitar el rechazo de trasplantes. Si algunas de las células de los tejidos u órganos trasplantados se indujeran para producir altos niveles de FasL, se evitarían el rechazo del trasplante y la necesidad de la medicación con inmunosupresores. Algunos tipos de tumores utilizan también este mecanismo para evitar la muerte inducida por los CTL.

Dos enfermedades neurodegenerativas importantes están claramente relacionadas con la inducción de la apoptosis. La *enfermedad de Huntington* es una enfermedad genética en la que se producen mutaciones en el gen que codifica a la huntingtina. Esta proteína está implicada en la producción de un factor neurotrófico derivado del cerebro (BDNF, *brain-derived neurotrophic factor*), que incrementa la resistencia de las neuronas a diferentes tipos de estrés, incluido el oxidativo. La mutación consiste en la excesiva repetición de tripletes CAG que codifican a la glutamina, por lo que los enfermos sintetizan una proteína con largas secuencias de poliglutamina. Se ha demostrado que la poliglutamina activa a la procaspasa 8 y, por lo tanto, induce muerte celular. Por otra parte, se ha implicado el procesamiento dependiente de caspasas del precursor de la proteína amiloide en el desarrollo de la *enfermedad de Alzheimer*.

La *lipofuscina* es un pigmento que se deposita fundamentalmente en el músculo y en la piel, generando manchas características del envejecimiento. Un componente de la lipofuscina contenido en los lisosomas de las células epiteliales de la retina produce la liberación de citocromo c desde las mitocondrias, por lo que se ha relacionado este hecho con la degeneración macular durante la vejez.

Las células endoteliales están sometidas a un fuerte estrés oxidativo (cap. 13, Estrés oxidativo y mecanismos de defensa antioxidante, tomo I), debido a que los componentes lipídicos de la sangre se oxidan y provocan la generación de diversos radicales libres, lo que está implicado en el desarrollo de la aterosclerosis. La apoptosis inducida por este tipo de estrés genera la disrupción de la barrera endotelial. Se ha demostrado que la deficiencia en cinc exacerba los efectos apoptóticos de ácidos grasos como el linoleico. El mecanismo principal por el que el cinc protege de la apoptosis al endotelio durante situaciones inflamatorias parece deberse a su capacidad para inhibir la transducción de señales que lleva a la activación de las caspasas.

La muerte de las células endoteliales también puede producirse en respuesta a una infección bacteriana. Los neutrófilos activados producen radicales libres, como el superóxido, para matar a las bacterias. Estas especies reactivas de oxígeno pueden atacar también a las células endoteliales a lo largo de los vasos sanguíneos y producir apoptosis. La superóxido dismutasa convierte el superóxido en peróxidos. Dentro de las células los peróxidos pueden ser convertidos en radicales hidroxilo en presencia de hierro. Tanto los peróxidos como los radicales hidroxilo activan a NF-κB e inducen la expresión de moléculas de adhesión como TNF e interleuquina 8, que pueden ser el desencadenante de la apoptosis.

Entre otros factores inhibidores de la apoptosis de las células endoteliales se puede mencionar el óxido nítrico, que actúa en muchos tejidos regulando distintos procesos biológicos como la inflamación, la vasodilatación y la respuesta inmunitaria. Se ha demostrado también su efecto antiapoptótico en otros tipos celulares como los hepatocitos y los leucocitos. Sus efectos están mediados por la nitrosilación e inactivación de muchas caspasas, como la 1, la 3 y la 8. Otro efecto demostrado es la activación de la proteína de choque térmico Hsp-70, por el cual también puede participar en la inhibición de la apoptosis. La interacción del óxido nítrico con el grupo hemo de la guanilato ciclasa la activa y se produce la formación de guanosinmonofosfato cíclico (cGMP), activándose diversas proteínas quinasas dependientes de cGMP que inducen la expresión de varias proteínas antiapoptóticas. Así, se induce la expresión de Bcl-2 y Bcl-X$_L$ que, a su vez, impiden la salida de citocromo c al citosol y disminuyen la posibilidad de muerte por apoptosis.

Los miRNA son moléculas de RNA pequeños, no codificantes, de un tamaño aproximado de 22 nucleótidos, que regulan la expresión génica uniéndose a los RNA mensajeros de manera que inhiben su traducción o activan su degradación (**cap. 9**, Regulación de la expresión génica en organismos eucariotas). En la última década se ha producido un gran avance al identificar numerosos miRNA y muchos de sus mRNA diana, estimándose que regulan el 30 % de los genes que codifican a proteínas, muchas de ellas involucradas en procesos biológicos tan importantes como la apoptosis, la diferenciación y la proliferación. Asimismo, se ha comprobado su implicación en numerosos tipos de cáncer.

Dos miRNA, designados como miR-15 y miR-16, regulan la concentración de Bcl-2, de manera que un incremento en la expresión de estos miRNA lleva aparejada una disminución en la concentración de Bcl-2, lo que propicia la apoptosis. Por el contrario, la pérdida de expresión significa una mayor tasa de traducción del mRNA de Bcl-2, que favorecería la proliferación. Se ha detectado una deleción en la región cromosómica 13q14, donde radica un *cluster* de genes que codifican para diferentes miRNA, que aparece en el 68 % de las células en casos de leucemia linfocítica crónica. Otros miRNA están implicados en el control de la proliferación mediante la regulación de la vía de la PIP$_2$-3-quinasa y de E2F.

El gen *Pdcd4 (programmed cell death 4)*, identificado como un gen que se induce al inicio de la apoptosis, es un inhibidor de la traducción al bloquear a diferentes factores de inicio. Además, se ha demostrado su papel en varias vías de señalización que incluyen a MAPK. El miRNA, miR-21, sobreexpresado en muchos tumores sólidos, interacciona con la región 3'-UTR del mRNA de *Pdcd4*, lo que disminuye la concentración de la proteína, inhibiendo consecuentemente la apoptosis y facilitando la proliferación celular.

INFLUENCIAS NUTRICIONALES SOBRE EL CICLO CELULAR Y LA APOPTOSIS

El consumo de dietas ricas en frutas y verduras se ha asociado desde hace mucho tiempo a una menor incidencia de cáncer en la especie humana y a una mayor protección frente a la aparición de cáncer en animales de laboratorio. Estos resultados se han interpretado en relación con la gran capacidad antioxidante de muchos nutrientes presentes en los vegetales, aunque cada vez con mayor frecuencia se demuestran mecanismos moleculares relacionados directamente con la señalización inducida por nutrientes. Las vitaminas liposolubles y los polifenoles son los más estudiados.

Entre las vitaminas liposolubles, la vitamina A y compuestos relacionados tienen efectos antiproliferativos y proapoptóticos. El ácido retinoico induce apoptosis por disminución de Bcl-X$_L$ y activación de la caspasa 3, y se ha demostrado que el retinol también es un activador de diversas caspasas y tiene diferentes efectos mitocondriales inductores de apoptosis. Un metabolito de la vitamina A, el todo-*trans*-retinoico (ATRA), participa en la diferenciación e induce la expresión de varios miRNA, como el miR-107, que disminuye la síntesis de CDK-6, lo que explica sus efectos antiproliferativos. No obstante, el tratamiento con ATRA de células cancerosas pancreáticas produce, a través de miR-10a, comportamientos que llevan a metástasis e invasión. En cuanto a la vitamina D, el tratamiento de células mieloides leucémicas humanas con 1,25-dihidroxicolecalciferol produce una parada del ciclo celular en G$_1$, al incrementarse la síntesis de p27 y de p21, proteínas inhibidoras de CDK, mediante la disminución de miR-181. Respecto a la vitamina E, en los últimos años se han propuesto tanto mecanismos proapoptóticos como antiapoptóticos en ensayos con diferentes líneas celulares. Es claro que la deficiencia en vitamina E en ratas produce una disminución en la concentración de miRNA supresores de tumores, por lo que, más allá de su papel antioxidante, el mecanismo anticancerígeno de la vitamina E puede ser explicado por la regulación de la expresión de miRNA.

Los folatos también han demostrado ser compuestos que actúan por regulación de la concentración de miRNA en diferentes sistemas. El carcinoma hepático en ratas alimentadas con una dieta deficiente en folato se ha relacionado con la sobreexpresión de miR-21 y una disminución en miR-122, que es el más abundante en el hígado. El tratamiento con folato restaura las concentraciones de estos miRNA asociadas a la inhibición de la tumorigénesis. Resultados similares se han encontrado en linfoblastos y células sanguíneas humanas.

El efecto antiproliferativo de los ácidos grasos poliinsaturados (AGPI) de la serie n-3, en contraste con el efecto proliferativo de los AGPI n-6, no ha sido explicado todavía, aunque debe de estar relacionado con su efecto sobre la fluidez de las membranas, sobre su susceptibilidad a la oxidación y a su capacidad para generar sustancias bioactivas como las prostaglandinas y los leucotrienos. También se ha descrito que los AGPI n-3 están relacionados con una disminución en la concentración de diferentes ciclinas, lo que llevaría a una disminución en la proliferación, a diferencia de los AGPI n-6, que incrementan la concentración de ciclinas en algunas líneas celulares derivadas de tumores. En ratas con cáncer de colon provocado experimentalmente se ha determinado una disminución en la concentración de cinco miRNA supresores de tumores, lo que se revierte con aceite de pescado.

El selenio es un nutriente esencial del que deriva la selenocisteína, un aminoácido que forma parte de varias proteínas. Se ha demostrado que, en dosis bajas, promueve la proliferación celular, mientras que en dosis supranutricionales provoca la detención del ciclo celular en las fases G$_1$ y S y, además, dificulta la diseminación de los tumores, posiblemente gracias a su acción sobre diferentes metaloproteasas implicadas en la adhesión a la placa basal. También activa a p53 a través de varios miRNA.

Los polifenoles son los antioxidantes más abundantes de la dieta, ya que se encuentran en gran cantidad en vegetales, frutas, café, vino, té, etc. Son muchos los polifenoles estudiados por su relación con la regulación del ciclo celular y de la apoptosis, entre ellos la curcumina, la quercetina, el resveratrol, la genisteína y la catequina. Se han descrito efectos de estas sustancias en todos los puntos de regulación de la apoptosis, que en la vía extrínseca van desde la interacción de los receptores con sus ligandos a la activación directa de la caspasa 8 y de la caspasa 3, pasando por la inactivación de proteínas inhibidoras como c-FLIP. Su papel también ha sido destacado en la vía intrínseca, produciendo alteraciones en el equilibrio entre las proteínas de la familia Bcl-2, disminuyendo la concentración de proteínas antiapoptóticas e incrementando las de los grupos II y III, como Bax y Bid, respectivamente.

Igualmente, se han descrito efectos de estos fitoquímicos sobre la inducción de apoptosis mediada por p53, sobre la despolarización de las membranas mitocondriales y la salida de citocromo c al citosol, con la consiguiente activación de las caspasas ejecutoras. En los últimos años han aparecido muchas publicaciones en las que se demuestra que muchos de estos compuestos regulan la expresión de diferentes miR-

NA que interfieren en las vías de las MAPK, en la concentración de ciclinas y de CDK. En general, tienen efectos antiproliferativos y favorecen la entrada en apoptosis de células tumorales. Cabe esperar que en los próximos años, con un conocimiento más profundo del mecanismo de acción, surjan nuevos compuestos que puedan ser usados sistemáticamente como preventivos frente al cáncer o incluso como quimioterapéuticos.

PUNTOS CLAVE

- Los organismos pluricelulares regulan el número de células constituyentes de sus tejidos y estructuras por dos procesos opuestos, proliferación y apoptosis. Ambos están perfectamente controlados por mecanismos moleculares muy precisos, aunque no todos ellos son conocidos.

- La proliferación se desarrolla mediante un conjunto de procesos consecutivos conocidos como ciclo celular, en el que una célula se divide para dar lugar a dos células hijas idénticas a la progenitora. En las células proliferativas se alternan la fase S o de síntesis de DNA, en la que se duplica el material genético, y la fase M o mitosis, en la que los cromosomas duplicados y el material citoplasmático se reparten equitativamente entre las dos células hijas. Entre las dos fases S y M existen períodos de tiempo en los que la célula se prepara para su realización, conocidos como fases G1 y G2, respectivamente.

- La progresión en el ciclo celular está controlada por un conjunto de proteínas quinasas conocidas como CDK, cuya actividad depende de numerosos factores, siendo el más importante e imprescindible su asociación a otras proteínas llamadas ciclinas, cuya concentración varía a lo largo del ciclo. Las ciclinas se sintetizan cuando los genes codificantes son inducidos y se degradan de forma muy rápida en los proteasomas cuando son marcadas con ubiquitina. La formación de los complejos CDK-ciclina no es suficiente para que las CDK se activen, sino que además se requiere el estado de fosforilación adecuado de determinados restos de aminoácidos para que su centro activo pueda reconocer apropiadamente a sus sustratos. Por lo tanto, la actividad de las CDK está determinada por diferentes cascadas de señalización en las que intervienen otras proteínas quinasas y diferentes proteínas fosfatasas, así como por la concentración óptima de ciclinas, que se regula por su expresión génica y por degradación proteolítica controlada.

- Las CDK activas fosforilan a una variedad de sustratos, muchos de ellos factores de transcripción, que inducen la síntesis de las proteínas necesarias para la progresión en el ciclo. Existen numerosos controles positivos que permiten la actividad de las CDK y otros negativos que las inactivan transitoriamente cuando no se dan las condiciones óptimas para la progresión en el ciclo celular o no se ha completado alguna de las etapas previas requeridas.

- La apoptosis, por el contrario, determina la muerte de las células no necesarias para los tejidos y permite modelar las estructuras con su forma adecuada. Puede producirse por una ruta conocida como ruta extrínseca en un proceso dependiente de receptores que, al unirse a sus ligandos, desencadenan una cascada proteolítica que lleva a la activación de las caspasas, proteasas que degradarán a una serie de proteínas clave para la subsistencia celular. Las células degradan su material genético y sufren cambios en el citoplasma y en la membrana, que facilitan su fagocitosis por los macrófagos sin que se produzcan reacciones inflamatorias.

- Las células que sufren alteraciones en su genoma o en sus estructuras subcelulares como consecuencia de distintos tipos de estrés constituyen un peligro potencial para la integridad del organismo, por lo que también deben ser eliminadas. Su muerte se desarrolla por necrosis cuando los daños son muy graves o extensos y por apoptosis en los casos menos graves. En esta situación, los daños en el DNA son los principales inductores de la apoptosis por una ruta diferente, ruta intrínseca, en la que desempeñan un papel determinante la proteína p53 y la salida de citocromo c desde las mitocondrias al citosol. La ruta intrínseca coincide con la extrínseca en la activación de las caspasas y en las etapas finales de la ejecución de la muerte.

- Proliferación y apoptosis son procesos íntimamente ligados a muchas enfermedades. Un exceso en las vías proliferativas o un defecto en la apoptosis pueden desembocar en la aparición de tumores. En el control del desarrollo de cáncer hay que destacar la proteína p53, que une su capacidad antioncogénica, bloqueando la progresión del ciclo celular, con su papel inductor de la apoptosis. Otras muchas enfermedades se producen por alteraciones en estos procesos fundamentales, entre ellas algunas neurodegenerativas. Finalmente, el control eficaz de las infecciones víricas y de algunas bacterianas se produce induciendo la muerte celular de las células infectadas, para evitar la diseminación de los agentes infecciosos.

- Numerosos componentes de la dieta tienen consecuencias notables tanto sobre la proliferación celular como sobre la apoptosis. El conocimiento de los mecanismos moleculares de estos efectos está influyendo en las recomendaciones de consumo de diversos alimentos, sobre todo frutas y verduras, en la prevención y el tratamiento del cáncer.

BIBLIOGRAFÍA

Abbas AK, Lichtman AH, Pillai S. **Cellular and molecular immunology, 9ª ed. Philadelphia: Elsevier, 2016.**
Se trata de un libro clásico de inmunología en el que se pueden estudiar los aspectos relacionados con el reconocimiento célula-célula y los mecanismos inductores de la apoptosis y fagocitosis de células infectadas.
Alberts B, Heald R, Johnson A, Morgan D, Raff M, Roberts K,

Walter P. **Molecular biology of the cell, 7ª ed. New York: W.W. Norton, 2022.**
Es un libro básico para entender los procesos celulares a nivel molecular. Incluye dos capítulos, 17 y 18, sobre el ciclo celular y la apoptosis. Además, el capítulo 15 es fundamental para entender la señalización celular.
Bose K. ed. **Proteases in apoptosis: pathways, protocols, and translational advances. Cham: Springer, 2015.**
Este libro cubre todas las proteasas implicadas en la muerte celular,

así como protocolos de laboratorio relacionados. También trata de los aspectos relacionados con el cáncer y la neurodegeneración.

CHIPUK JE, GREEN DR. **How do BCL-2 proteins induce mitochondrial outer membrane permeabilization? Trends Cell Biol 2008; 14: 157-64.**
Una magnífica revisión sobre el papel de las proteínas Bcl-2 en la vía intrínseca de la apoptosis.

FORBES-HERNÁNDEZ TY, GIAMPIERI F, GASPARRINI M, MAZZONI L, QUILES, JL, ALVAREZ-SUAREZ JM, BATTINO M. **The effects of bioactive compounds from plant foods on mitocondrial function: a focus on apoptotic mechanisms. Food Chhem Toxicol 2014; 68: 154-82.**
Artículo que aporta datos sobre la investigación en los efectos moleculares, principalmente en mitocondrias, de algunos nutrientes.

KARI S, SUBRAMANIAN K, ALTOMONTE IA, MURUGESAN A, YLI-HARJA O, KANDHAVELU M. **Programmed cell death detection methods: a systematic review and a categorical comparison. Apoptosis 2022; 27: 482-508.**
Una revisión que describe la apoptosis y otros tipos diferentes de muerte celular programada así como métodos y biomarcadores para la identificación de las diferentes etapas de la muerte celular.

KHAN N, ADHAMI VM, MUKHTAR H. **Apoptosis by dietary agents for prevention and treatment of cancer. Biochem Pharmacol 2008; 76: 1333-9.**
Una revisión sobre el papel de diferentes agentes nutricionales en la apoptosis.

KRAUSS G. **Biochemistry of signal transduction and regulation, 5ª ed. Weinheim: Wiley-VCH, 2014.**
Nueva edición revisada de este texto clásico, en el que se describen las bases moleculares de la transducción de señales, la regulación de la expresión génica, el ciclo celular, la tumorigénesis y la apoptosis.

MEYERS RA. **Encyclopaedia of molecular cell biology and molecular medicine, 2ª ed. Weinheim: Wiley-VCH, 2005.**
Se trata de una enciclopedia de 16 volúmenes que cubre todos los aspectos de la biología celular y molecular, así como de la medicina molecular, con multitud de referencias cruzadas.

MILNER JA. **Nutrition and cancer: essential elements for a roadmap. Cancer Lett 2008; 269: 189-98.**
Se trata de una revisión sobre nutrigenómica en relación con la prevención y el tratamiento nutricional del cáncer.

NELSON DL, COX MM. LEHNINGER. **Principios de bioquímica, 7ª ed. Omega, 2019.**
El libro más clásico de bioquímica, desde su primera edición en 1970, totalmente actualizado.

PARASRAMKA MA, HO E, WILLIAMS DE, DASHWOOD RH. **MicroRNAs, diet, and cancer: new mechanistic insights on the epigenetic actions of phytochemicals. Mol Carcinog 2012; 51: 213-30.**
Una revisión en la que se aborda el papel de diferentes factores nutricionales esenciales y de algunos fitoquímicos como moduladores de miRNA en relación con el cáncer.

STELLER H. ed. **Apoptosis and development. Current topics in developmental biology; volume 114, Amsterdam: Elsevier/Academic Press, 2015.**
Este libro de la serie contiene 12 capítulos sobre diversos aspectos de la apoptosis con un total de 362 páginas.

VAN BREDA SGJ, DE KOK TMCM, VAN DELFT JHM. **Mechanisms of colorectal and lung cancer prevention by vegetables: a genomic approach. J Nutr Biochem 2008; 19: 139-57.**
Una magnífica revisión en la que se analizan los mecanismos del desarrollo de dos tipos de cáncer de gran incidencia. Se incluyen tablas muy completas sobre referencias bibliográficas relacionadas con la modulación de la expresión génica en relación con el cáncer, la proliferación celular y la apoptosis, por componentes de los vegetales.

WANG H. **MicroRNAs and apoptosis in colorectal cancer. Int J Mol Sci 2020; 21: 5353-67.**
Una revisión que analiza el papel de los micro-RNA sobre el control de la apoptosis, la activación y/o la inhibición, así como su papel en la modulación de la resistencia de células tumorales a diferentes tratamientos.

XI H, WANG S, WANG B, HONG X, LIU X, LI M y COLS. **The role of interaction between autophagy and apoptosis in tumorigenesis (Review). Oncol Rep 2022; 48: 1-16.**
Artículo que describe en detalle los mecanismos de la autofagia y de la apoptosis, así como sus relaciones y su impacto sobre la formación de tumores.

Arquitectura cromosómica y genoma humano

5

A. M. Vargas Morales y M. M. Sola Zapata

OBJETIVOS

- Conocer la terminología relacionada con la información genética.
- Estudiar la estructura del DNA y sus variantes topológicas.
- Conocer cómo son los cromosomas eucariotas.
- Describir las principales proteínas necesarias para el empaquetamiento de los cromosomas eucariotas.
- Comprender la importancia del empaquetamiento del DNA en relación con la expresión génica.
- Conocer la estructura del genoma humano.
- Aprender a distinguir entre genes codificantes y no codificantes.
- Saber que las secuencias repetidas son preponderantes en el genoma.
- Identificar las principales bases de datos genómicos y su utilización.

CONTENIDO

INTRODUCCIÓN

Cada una de las células de un individuo vivo posee una información que, al ser expresada, permite la síntesis y organización de sus estructuras biológicas y metabolismo, y constituye, en primer lugar, la base de la herencia. La información radica en la secuencia de nucleótidos en el ácido desoxirribonucleico (DNA), que se organiza en grandes agregados moleculares conocidos como *cromosomas*. En los organismos eucariotas, los cromosomas se localizan en el núcleo celular y en algunos orgánulos especializados como las mitocondrias y, en los vegetales, también en los cloroplastos. La información genética se transmite de generación en generación porque antes de la división celular se produce un proceso de síntesis de DNA conocido como *replicación*, mediante el cual, a partir de cada molécula de DNA, se forman dos moléculas idénticas que serán transmitidas a cada una de las dos células hijas.

Los *genes* son regiones concretas del genoma que contienen información, la cual, cuando es reconocida por la maquinaria proteica adecuada, puede ser expresada y dar lugar a la síntesis de moléculas de ácido ribonucleico (RNA) fun-

cionales. Algunas moléculas de RNA se modifican químicamente y se convierten en moléculas de RNA mensajero, que será traducido y dará lugar a cadenas polipeptídicas y, finalmente, a proteínas. En cada cromosoma nuclear radica un número elevado de genes (varios miles dependiendo de su tamaño), pero el mitocondrial contiene sólo unas decenas.

En este capítulo se describen la estructura de los cromosomas y las diferentes formas de empaquetamiento relacionadas con la división celular. También se estudian los elementos fundamentales de los genes, con mención a las diferentes variables que pueden influir en su expresión. Finalmente se exponen los datos fundamentales sobre el *genoma* humano. El genoma se define como la secuencia completa de todas las moléculas de DNA de una especie.

ESTRUCTURA Y DINÁMICA DE LOS CROMOSOMAS

Los cromosomas se localizan en el núcleo de las células eucariotas en un número constante en cada especie biológica y en la matriz de orgánulos como las mitocondrias y los cloroplastos. Los cromosomas nucleares son lineales, por lo que en su arquitectura se pueden distinguir dos extremos o *telómeros*. Otra región característica de cada cromosoma nuclear es el *centrómero*, estructura determinante para el reparto equitativo de los cromosomas en cada división celular, ya que es una región en la que cada cromosoma interacciona con los microtúbulos del huso mitótico. En cada mitocondria existe un cromosoma circular de mucho menor tamaño que los cromosomas nucleares. La especie humana presenta 25 cromosomas diferentes: 22 cromosomas somáticos, 1 cromosoma X, 1 cromosoma Y y 1 cromosoma mitocondrial.

Los cromosomas soportan grandes cambios conformacionales a lo largo del ciclo celular. Esto se debe al tamaño relativo del núcleo que los contiene. La longitud total del DNA de una célula humana es de 1,8 m, y el diámetro medio de un núcleo es de 6 μm. Así pues, es evidente que el DNA debe estar compactado para caber dentro del núcleo, lo que se consigue por la interacción con proteínas de naturaleza básica, con gran densidad de carga positiva, que interaccionan fuertemente con los grupos fosfato de las cadenas de DNA, cargados negativamente a pH fisiológico. Ahora bien, la información genética debe expresarse, para lo que requiere la interacción directa con muchas proteínas diferentes, por lo que los genes que se expresen en un momento concreto no pueden estar ocultos por su interacción con las proteínas estructurales. Sin embargo, en el momento de la división deben estar en el máximo grado de compactación, para facilitar su equipartición en las células hijas.

Durante la interfase los cromosomas nucleares están lo más extendidos posible, formando una maraña que recibe el nombre de *cromatina*. Originalmente, las observaciones citológicas distinguían dos estados de la cromatina: heterocromatina y eucromatina. La primera se tiñe intensamente y corresponde a regiones del DNA densamente empaquetadas, por lo que no pueden ser transcritas, al estar impedido el acceso de las proteínas necesarias a la secuencia del DNA. La eucromatina se tiñe con menos intensidad, ya que el DNA está menos compactado, y corresponde a regiones cromosómicas que pueden ser expresadas. De esta manera, la maquinaria transcripcional puede acceder a los genes necesarios y producir la copia a moléculas de RNA.

Cuando la célula va a dividirse, se produce la replicación del DNA y se duplica el material genético. Cada cromosoma mantiene unidas las moléculas resultantes de la replicación con la formación de *cromátidas* hermanas que, por su asociación con proteínas específicas, quedan unidas y concatenadas. Los cromosomas se van compactando hasta llegar al tamaño mínimo (compactación máxima), que se alcanza durante la etapa mitótica de metafase, momento en el que las cromátidas permanecen unidas sólo por el centrómero (**Fig. 5-1**). Los cromosomas alineados en la placa metafásica están preparados para que las cromátidas hermanas se separen y un conjunto de cromosomas completo pueda migrar a cada polo de la célula. En este estado de compactación, la información no es accesible y no puede haber transcripción. Cuando termina la mitosis y las células hijas se separan, los cromosomas comienzan a descompactarse parcialmente, para que pueda volver a expresarse la información genética.

El cromosoma mitocondrial es circular, reminiscente del cromosoma de las bacterias simbióticas que dieron origen a las mitocondrias. No experimenta grandes cambios conformacionales a lo largo del ciclo celular, y se replica por un mecanismo específico, antes de la proliferación mitocondrial.

Composición y estructura del DNA

Los 2'-desoxirribonucleótidos de adenina, timina, guanina y citosina son los sillares estructurales del DNA (**cap. 11**, Metabolismo de los nucleótidos, **tomo I**). Se unen por enlaces covalentes fosfodiéster, entre el 3'-hidroxilo de una desoxirribosa y el 5'-fosfato de otra, y forman largas hebras, cadenas poliméricas que llegan a tener 250 millones de nucleótidos. Se puede considerar que una hebra de DNA está constituida por un polímero de fosfatos y desoxirribosas en el que la unidad repetitiva es 2'-desoxi-5'-fosforribosa.

El carbono 1' de cada desoxirribosa está unido a una determinada base nitrogenada a través de un enlace β-N-glicosídico (**Fig. 5-2**). Los dos extremos de cada hebra de DNA son diferentes. En un extremo queda, en posición 5' de la desoxirribosa, un grupo fosfato no esterificado con otro nucleótido, y en el otro extremo hay un hidroxilo libre en posición 3' de la desoxirribosa. Estos extremos se conocen como 5' y 3', respectivamente.

El DNA está formado por dos hebras polinucleotídicas de extraordinaria longitud, con orientación antiparalela y asociadas entre sí porque poseen secuencias complementarias de bases nitrogenadas que, al aparearse, forman estructuras duplohelicoidales. La complementariedad deriva de que la adenina puede establecer dos enlaces por puente de hidrógeno con la timina, así como la guanina establece tres enlaces por puente de hidrógeno con la citosina de manera muy específica (**Fig. 5-3**).

La estructura del DNA para su estudio puede ser subdividida en dos niveles: primaria y secundaria. La primaria viene definida por la secuencia de nucleótidos en una hebra de DNA. La secuencia de la otra hebra, al ser complementaria y antiparalela, queda implícita (**Fig. 5-4, A**). Las secuencias de las cadenas de todos los ácidos nucleicos se escriben por convención desde el nucleótido con el extremo 5' libre hasta el del extremo 3' libre. Para la anotación de la secuencia del DNA no es necesario escribir la cadena de desoxirribosas y

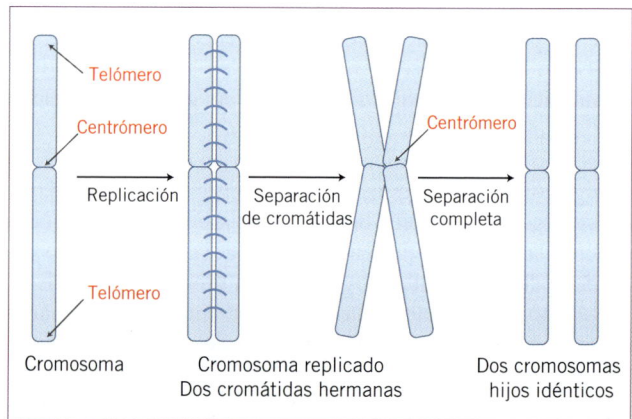

Figura 5-1. Esquema de un cromosoma nuclear eucariota en el que se señalan las regiones características y la separación de las cromátidas hermanas tras la replicación del DNA.

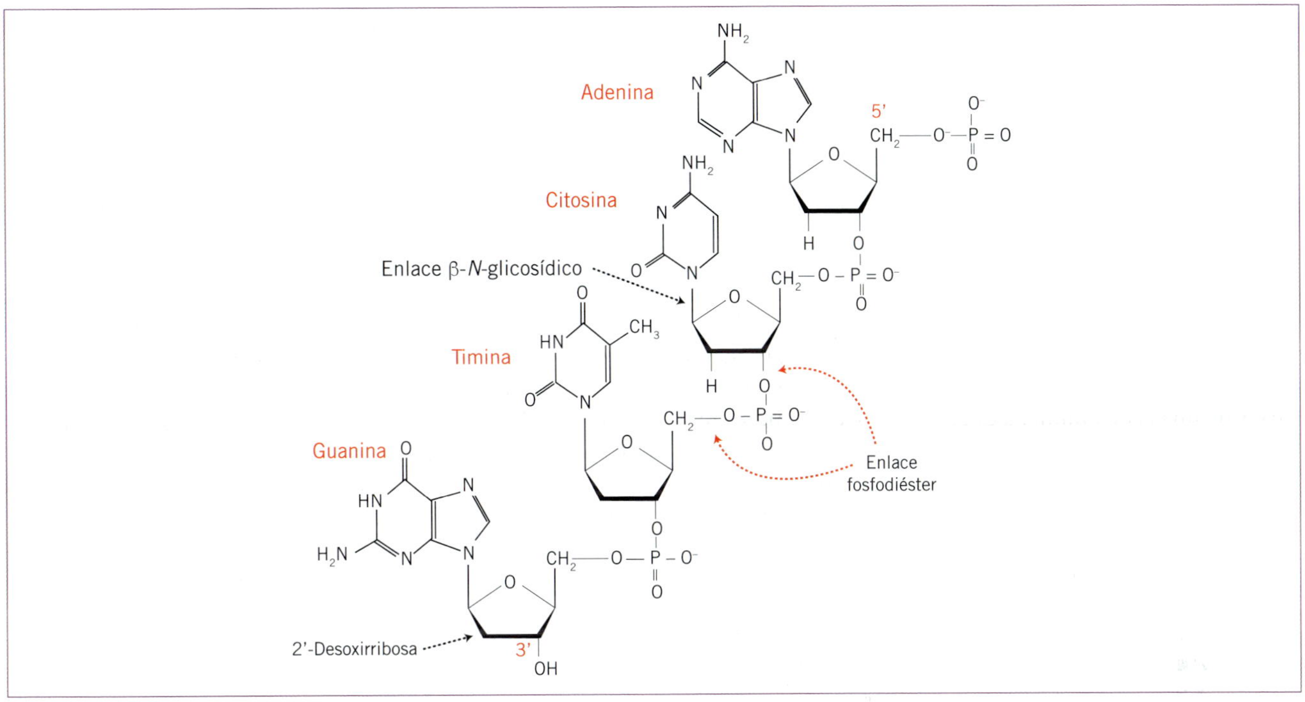

Figura 5-2. Estructura química de una hebra de DNA.

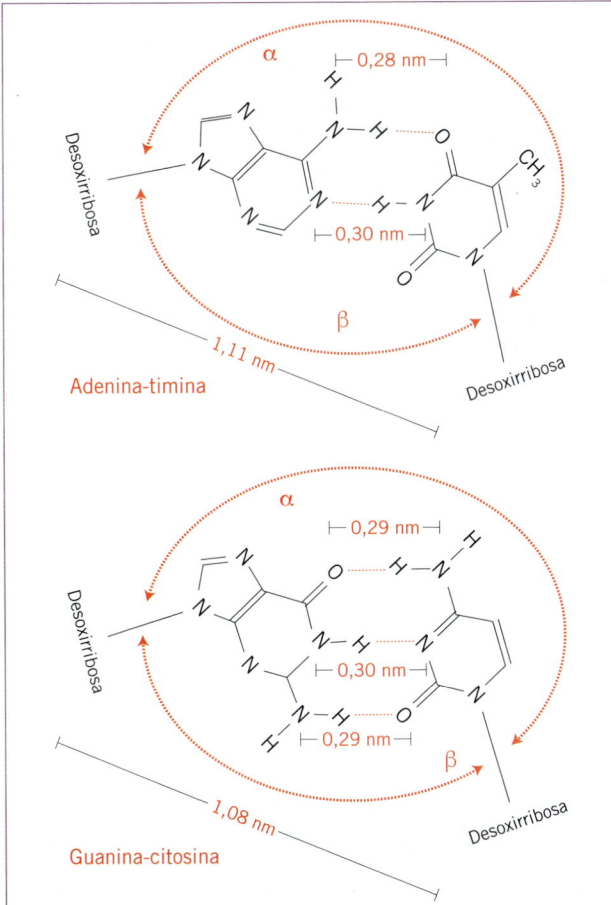

Figura 5-3. Apareamiento de bases en el DNA; α y β corresponden a los ángulos entre las bases de cada par, que son desiguales debido a que las bases no se disponen simétricamente en relación con el eje de la hélice.

fosfatos, ya que es repetitiva, por lo que se utilizan diversos métodos abreviados (**Fig. 5-4, B**).

La estructura secundaria queda establecida por la conformación de la doble hélice que forman las dos hebras de DNA. Está determinada por las interacciones que se producen entre las bases nitrogenadas de ambas hebras, así como por la conformación de los enlaces glicosídicos entre cada base nitrogenada y la desoxirribosa. Es importante entender que el DNA no adquiere una estructura rígida, sino que las posibilidades de giro de sus enlaces lo convierten en una estructura dinámica que puede adoptar diferentes conformaciones a lo largo del tiempo. Además, la interacción con diferentes proteínas puede inducir también cambios conformacionales, como curvaturas en el eje de las hélices, desnaturalizaciones locales, etc. Se han descrito tres estruc-

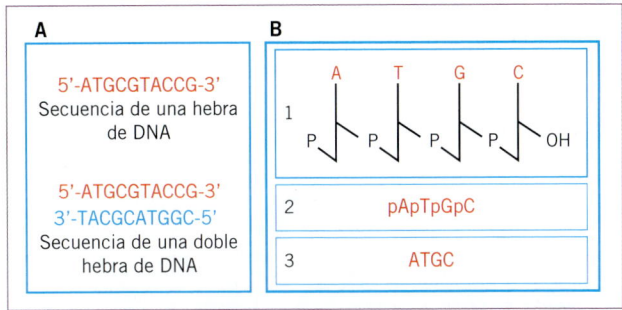

Figura 5-4. A) Estructura primaria del DNA. Nótese que, conociendo la secuencia de una hebra, la de la otra está implícita. B) Diferentes formas de anotación abreviada de una secuencia de DNA. En el método 1, el esqueleto carbonado de la desoxirribosa se representa por una línea vertical en la que el extremo inferior corresponde al carbono 5'. En el método 2 se prescinde de representar el azúcar, pero se mantienen los grupos fosfatos. En muchos casos, basta con anotar la secuencia de bases (método 3). Las secuencias siempre se escriben, por convención, con el grupo 5' a la izquierda.

turas duplohelicoidales posibles, que se comentan a continuación.

Estructuras helicoidales

Watson y Crick propusieron en 1953 una estructura para el DNA que se conoce como B-DNA. Los datos de la época sobre la composición del DNA en la mayoría de los organismos, los modelos de interacciones por puente de hidrógeno entre bases y los estudios de difracción de rayos X les llevaron a proponer su hipótesis, que resultó ser casi totalmente correcta. La regla de Chargaff, que ya estaba claramente establecida, postula que el contenido de adenina iguala al de timina, lo mismo que el de guanina al de citosina, y fue determinante para su modelo estructural. En esta estructura ideal, las dos hebras polinucleotídicas antiparalelas forman una doble hélice dextrógira de 2 nm de diámetro. Hay 10,4 pares de bases por vuelta, lo que determina un giro cercano a 36° por cada par y un paso de rosca de 3,4 nm (**Fig. 5-5**). El exterior es polar y está formado por las unidades repetidas de 2'-desoxi-5'-fosforribosa. Las bases nitrogenadas quedan orientadas hacia el interior, casi perpendiculares al eje de la hélice, y se establecen enlaces por puente de hidrógeno entre las bases complementarias de ambas hebras. Además, los pares de bases quedan parcialmente apilados, lo que permite interacciones hidrofóbicas entre ellos.

La desoxirribosa muestra dos orientaciones estéricamente permitidas respecto a la base nitrogenada: *sin* y *anti*. Los anillos de desoxirribosa adoptan una conformación de media silla, en la que un átomo de carbono se desplaza del plano hacia la posición del carbono 5' (**Fig. 5-6**). En el B-DNA, todos los nucleótidos tienen orientación *anti* y la desoxirribosa adopta la conformación C(2')-endo.

La forma en que se establecen los enlaces por puente de hidrógeno en cada par de bases imposibilita que las dos desoxirribosas queden orientadas simétricamente en la doble hélice y determina dos ángulos desiguales entre ellas: α y β (**Fig. 5-3**). Con ello, la posición relativa de las desoxirribosas respecto al eje de la hélice hace que cada par de bases gire 36° a lo largo del eje, y se establezcan dos surcos externos de distinto tamaño: el surco mayor (ángulos α) y el surco menor (ángulos β). Los dos surcos en el B-DNA son profundos y constituyen la parte externa de la doble hélice, por lo que las proteínas de unión al DNA deben interaccionar con ellos.

Las estructuras de diferentes segmentos de DNA determinadas por difracción de rayos X muestran que la conformación real del DNA no se corresponde exactamente con la del B-DNA ideal, sino que existen ligeras variaciones dependientes de la secuencia de bases en cada zona. Por ejemplo, pares de bases adenina-timina consecutivos pueden producir un giro en la doble hélice como consecuencia del establecimiento de enlaces por puente de hidrógeno entre la adenina de un par de bases y la timina del siguiente. Esta y otras modificaciones conformacionales hacen posible el reconocimiento de secuencias concretas de bases por diferentes proteínas sin necesidad de que se abra la doble hélice del DNA.

La disminución de la humedad relativa del medio hasta el 75 % provoca un cambio conformacional reversible del B-DNA hasta la forma A-DNA, que se caracteriza por una doble hélice dextrógira más ancha y corta, con 11 pares de bases por vuelta de hélice y un paso de rosca de 2,5 nm. En esta estructura, los pares de bases están inclinados 20° respecto al eje de la hélice, con lo que permanece un surco mayor profundo, pero el surco menor casi desaparece. La conformación de A-DNA también puede ser inducida por la unión de algunas proteínas al B-DNA.

Una conformación muy semejante a la del A-DNA es la que adoptan los híbridos DNA-RNA, en los que se forman dobles hélices antiparalelas y dextrógiras, compuestas por una cadena de DNA y otra de RNA. En estas hélices híbridas, la adenina se aparea con el uracilo y la guanina con la citosina. El RNA también puede formar dobles hélices con una conformación semejante.

La conformación del Z-DNA es muy diferente a las anteriores. Forma una doble hélice levógira, con 12 pares de bases por vuelta de hélice y un paso de rosca de 4,5 nm. El surco mayor es imperceptible y el menor es profundo. Esta

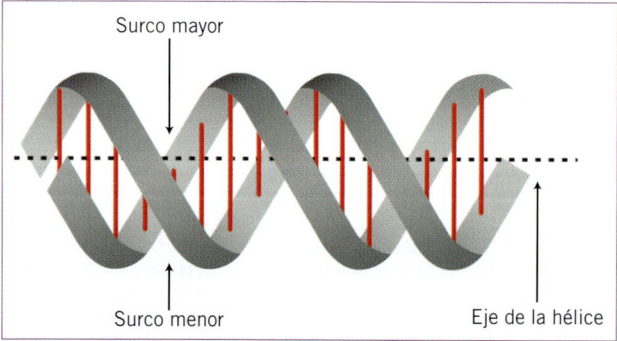

Figura 5-5. Representación esquemática de la conformación B-DNA. Las cintas grises representan el esqueleto de desoxirribosas y fosfatos, y las líneas rojas, los pares de bases nitrogenadas.

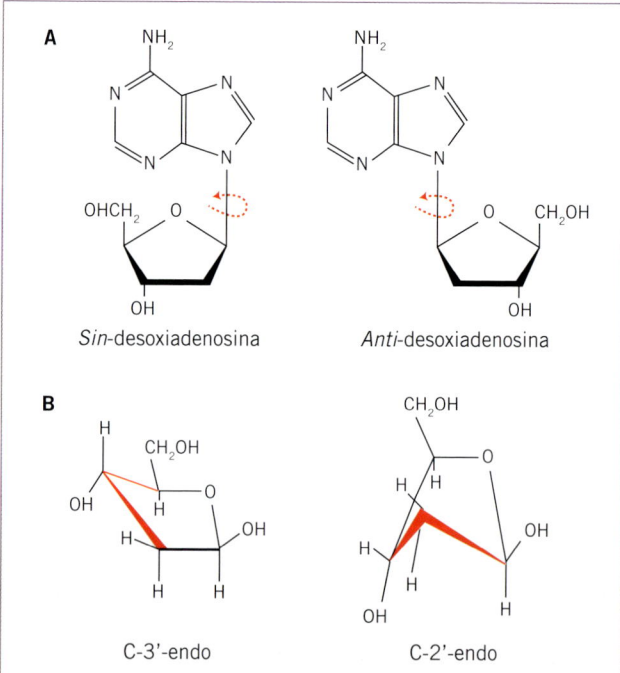

Figura 5-6. A) Orientaciones *sin* y *anti* de la desoxirribosa respecto a la base. B) Conformaciones de la desoxirribofuranosa.

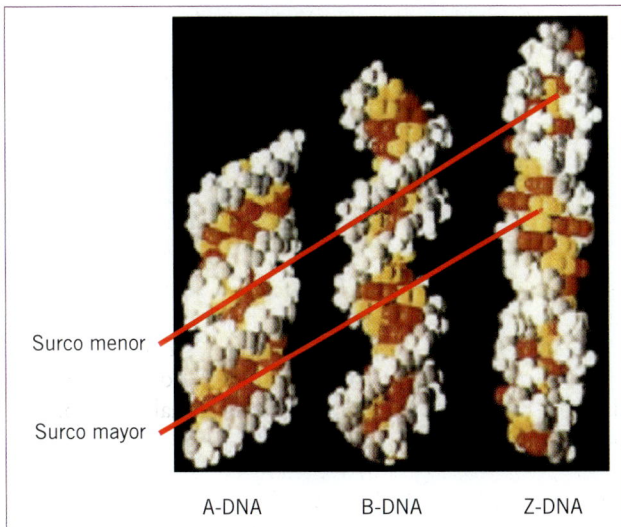

Figura 5-7. Modelos de las conformaciones de A-DNA, B-DNA y Z-DNA.

Tabla 5-1. Características de las tres hélices de DNA principales			
Característica	**Tipo de hélice**		
	A	**B**	**Z**
Forma	Más ancha	Intermedia	Más estrecha
Distancia entre pares de bases	0,26 nm	0,34 nm	0,38 nm
Diámetro	~2,6 nm	~2 nm	~1,8 nm
Sentido de giro	Dextrógiro	Dextrógiro	Levógiro
Conformación del enlace glicosídico	*Anti*	*Anti*	Alternante *anti* y *sin*
Conformación de la desoxirribofuranosa	C-3'-endo	C-2'-endo	Alternante C-3'endo y C-2'endo
Número de bases por vuelta	11	10,4	12
Distancia de paso de rosca	2,53 nm	3,54 nm	4,56 nm
Inclinación de los pares de bases sobre la perpendicular del eje	20°	6°	7°
Surco mayor	Estrecho y muy profundo	Ancho y bastante profundo	Inapreciable
Surco menor	Muy ancho y superficial	Estrecho y bastante profundo	Muy estrecho y profundo

conformación pueden adoptarla fácilmente polinucleótidos complementarios, cuando la concentración salina del medio es elevada y siempre que en la secuencia de cada hebra haya purinas y pirimidinas alternantes. Su estructura se basa en que la unidad repetitiva es un dinucleótido de purina-pirimidina. Los nucleótidos purínicos adquieren la conformación *sin*, con la desoxirribosa C(3')-endo, mientras que los pirimidínicos permanecen con conformación *anti* y con la desoxirribosa C(2')-endo. Esta alternancia hace que cada hebra de DNA se disponga en zigzag, adoptando el aspecto de la letra Z, lo que da nombre a la conformación.

Datos experimentales indican que la transición de B-DNA a Z-DNA puede estar implicada en los mecanismos de control de la expresión génica, concretamente aliviando el superenrollamiento que se produce durante la transcripción, así como en el remodelado de la cromatina y en la recombinación. En la **figura 5-7** se muestra una representación comparativa de los modelos de los tres tipos de conformaciones del DNA. La **tabla 5-1** recoge las principales características diferenciales de cada una de las tres estructuras duplohelicoidales descritas.

Variantes estructurales

Los apareamientos entre adenina-timina y guanina-citosina (apareamientos de Watson y Crick) no son los únicos posibles. Una vez establecidos los enlaces por puente de hidrógeno entre adenina y timina, la adenina posee todavía otros grupos electronegativos con los que establecer otras interacciones. En los apareamientos de Hoogsteen, la adenina puede aparearse específicamente con una segunda molécula de timina (**Fig. 5-8, A**). Esta complementariedad de bases ocurre también de manera específica entre guanina y citosina.

Secuencias concretas de dos cadenas duplohelicoidales de DNA, intramoleculares o intermoleculares, permiten la formación de estructuras de triple hélice, en las que la cuarta hebra queda desapareada. Un ejemplo de esta estructura se muestra en la **figura 5-8, B**, en la que la existencia de repeticiones invertidas de secuencias ricas en pirimidinas en una hebra y en purinas en la complementaria, permite la formación local de estructuras triplehelicoidales. En ellas, un segmento de DNA interacciona con una hebra por enlaces de Watson-Crick y con una tercera hebra por enlaces de Hoogsteen.

Este tipo de estructuras se descubrió en el RNA, pero también existen en el DNA. Se ha demostrado que pueden estar implicadas en diferentes funciones celulares, como la regulación transcripcional, el procesamiento del RNA, la reparación del DNA, diferentes modificaciones estructurales de la cromatina y la conformación de las estructuras de los extremos de los cromosomas eucariotas, los telómeros.

Existe otro tipo de variantes estructurales en secuencias ricas en guanina, de gran importancia funcional. Estas secuencias muestran una fuerte tendencia a formar tétradas por apareamientos de Hoogsteen cíclicos (**Fig. 5-9**), conformando estructuras planas que pueden apilarse en presencia de cationes monovalentes y dar lugar a los G-cuádruplex. Estas estructuras son topológicamente muy variadas y pueden producirse en hebras sencillas de DNA o RNA, en dobles hebras o incluso por apareamiento de cuatro hebras con conformación paralela o antiparalela. Se ha demostrado la importancia de estas estructuras en los telómeros con el uso de colorantes y anticuerpos específicos, así como su papel en la replicación, la transcripción y la traducción. Sin embargo, todavía se especula sobre su papel exacto en procesos como

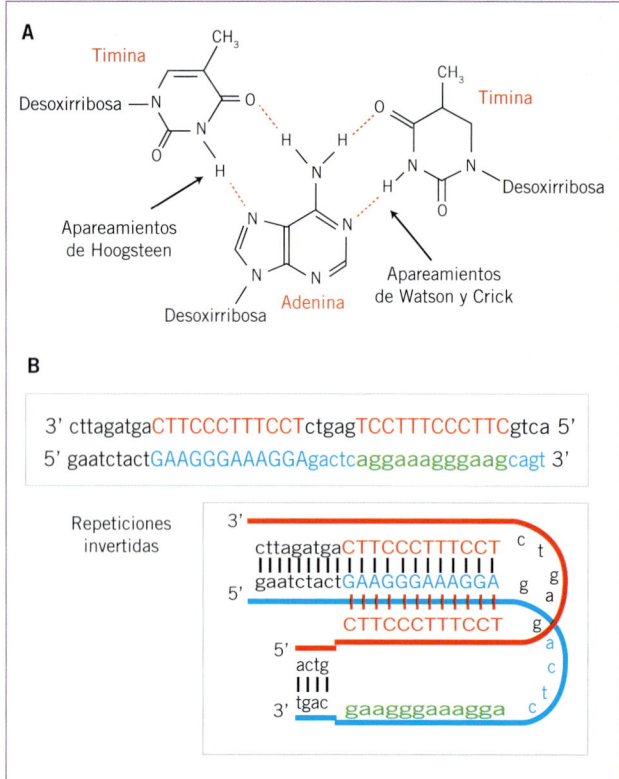

Figura 5-8. A) Apareamiento de una adenina con dos timinas. B) Formación de una estructura triplehelicoidal en regiones con secuencias invertidas. Una hebra está unida a otra por enlaces de Watson y Crick, y a una tercera por enlaces de Hoogsteen. La cuarta hebra está desapareada.

el cáncer, la inestabilidad cromosómica y la epigenética. Con todo, parece evidente que, ya que son estructuras más estables que la doble hebra de DNA, su formación y desestructuración deben ser reguladas. De hecho, se están encontrando cada vez más proteínas chaperonas que participan en su formación y helicasas que catalizan su eliminación, funcionando tanto de 5' a 3' como de 3' a 5'.

Finalmente, otro tipo de variante estructural se observa en las secuencias palindrómicas del DNA. Se denominan palíndromos las secuencias que son idénticas cuando son leídas en el mismo sentido en cada una de las hebras (**Fig.**

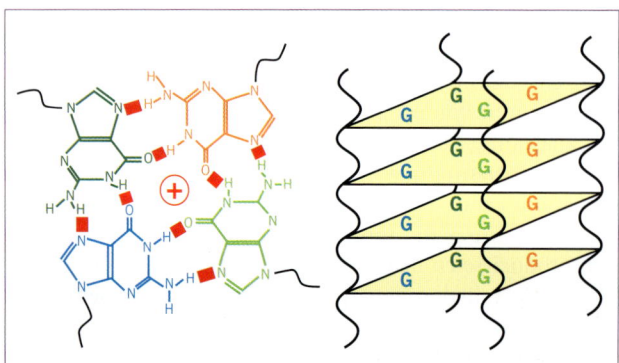

Figura 5-9. Formación de tétradas por enlaces de Hoogsteen entre cuatro guaninas y apilamiento de las estructuras planas resultantes en G-cuádruplex.

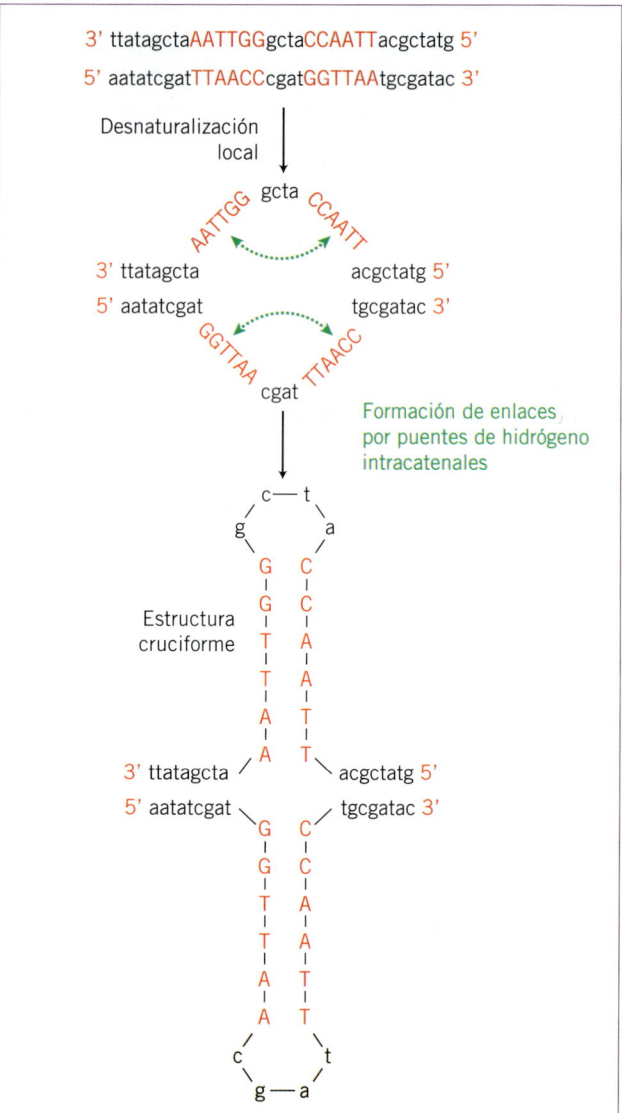

Figura 5-10. Formación de estructuras cruciformes por apareamientos intracatenales en regiones con secuencias palindrómicas.

5-10). Estas secuencias pueden adoptar estructuras secundarias en forma de cruz con la desnaturalización local, es decir, la separación de las dos hebras, que posteriormente pueden reasociarse y formar enlaces de Watson y Crick intracatenales. Estas estructuras constituyen señales en la secuencia del DNA para la interacción con determinadas proteínas. Por ejemplo, los puntos de reconocimiento de todas las enzimas de restricción de la clase II son secuencias palindrómicas.

Proteínas cromosómicas

Como se ha explicado, la enorme longitud de las cadenas polinucleotídicas constituyentes del DNA hace necesario su empaquetamiento con proteínas para formar los cromosomas. Se conocen muchas de las proteínas que participan en la compactación, aunque todavía no existen evidencias de todos los mecanismos implicados en la dinámica de los diferentes estados de los cromosomas.

Histonas

Los *nucleosomas* constituyen el primer nivel de empaquetamiento del DNA y aparecen como consecuencia de su asociación con las histonas, que son el componente proteico más abundante de los cromosomas. Hay cinco clases diferentes de histonas, denominadas H1, H2A, H2B, H3 y H4. A excepción de la H1, son proteínas muy conservadas a lo largo de la evolución, lo que demuestra que su papel estructural es esencial. Todas ellas tienen una gran proporción de los aminoácidos básicos Arg y Lys, por lo que pueden establecer interacciones electrostáticas con los grupos fosfato cargados negativamente del DNA.

Todas las histonas tienen una estructura fundamentalmente globular, aunque el extremo amino terminal está desestructurado y forma una larga cola. Los aminoácidos de este extremo pueden ser modificados químicamente por diferentes reacciones de acetilación, metilación y fosforilación, entre otras, que influirán en la estructura de los cromosomas.

Las histonas forman octámeros de composición H2A$_2$H2B$_2$H3$_2$H4$_2$ sobre los que se pueden enrollar 146 pares de bases del DNA, que dan 1,7 vueltas y constituyen así una partícula núcleo, el nucleosoma. La H1 se coloca en la parte externa de la partícula núcleo y es abrazada por las hebras del DNA entrante y saliente (**Fig. 5-11**). El cromosoma queda formado por una sucesión de nucleosomas de 11 nm de diámetro, unidos entre sí por DNA desnudo de histonas. Este modelo tiene una relación de empaquetamiento de 10.

Dependiendo de la longitud del DNA espaciador, los nucleosomas adoptan una conformación variable, en zigzag con dos hebras o en solenoides de una hebra, posiblemente mediante interacciones entre sus histonas H1. Así se constituyen filamentos de 30 nm de diámetro (**Fig. 5-12**). La relación de empaquetamiento de esta estructura es aproximadamente igual a 40. Por modificaciones en la fuerza iónica del medio, se puede conseguir *in vitro* esta conformación. Diversas pruebas experimentales sugieren que la mayor parte de los cromosomas permanecen con esta conformación durante la interfase.

La entrada en mitosis requiere un mayor grado de compactación de los cromosomas para formar estructuras cilíndricas que puedan segregarse correctamente a las células hijas. Aunque se han propuesto diversas posibilidades, todavía no se conocen los mecanismos moleculares precisos implicados en estos cambios. La fosforilación en restos de serina y treonina de la histona H3 por diferentes proteínas quinasas, la fosforilación de varios residuos en el extremo C-terminal de la histona H1 catalizada por la proteína quinasa dependiente de ciclina 1 (CDK-1) y diversas reacciones de acetilación y desacetilación en las histonas H2A y H4, parecen ser etapas necesarias para el inicio de la compactación máxima de los cromosomas, aunque las pruebas no son concluyentes. Además se requiere la interacción del DNA con otras proteínas diferentes a las histonas.

Otras proteínas

Las proteínas estructurales de mantenimiento de los cromosomas (SMC, *structural maintenance of chromosomes*) son esenciales para el empaquetamiento de los cromosomas mitóticos y formar complejos con otras proteínas, entre las que se incluyen las kleisinas y las proteínas HEAT. Los complejos formados reciben el nombre de condensinas y cohesinas.

Las proteínas SMC son fibrosas e incluyen un dominio ATPasa. Los eucariotas muestran cuatro tipos: SMC1, SMC2, SMC3 y SMC4. Las kleisinas constituyen una su-

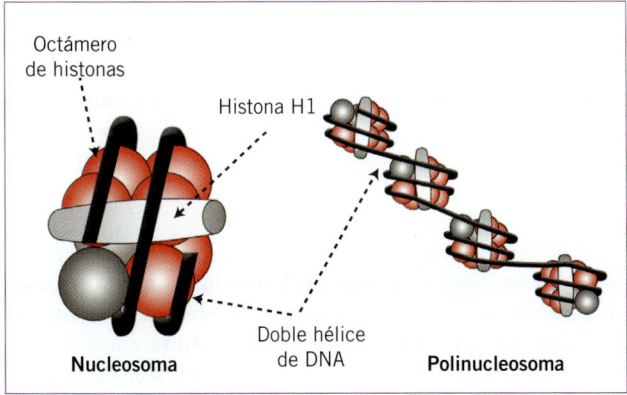

Figura 5-11. Primer nivel de empaquetamiento del DNA cromosómico por la formación de nucleosomas. Obsérvese que los nucleosomas están separados por regiones de DNA desnudo de histonas.

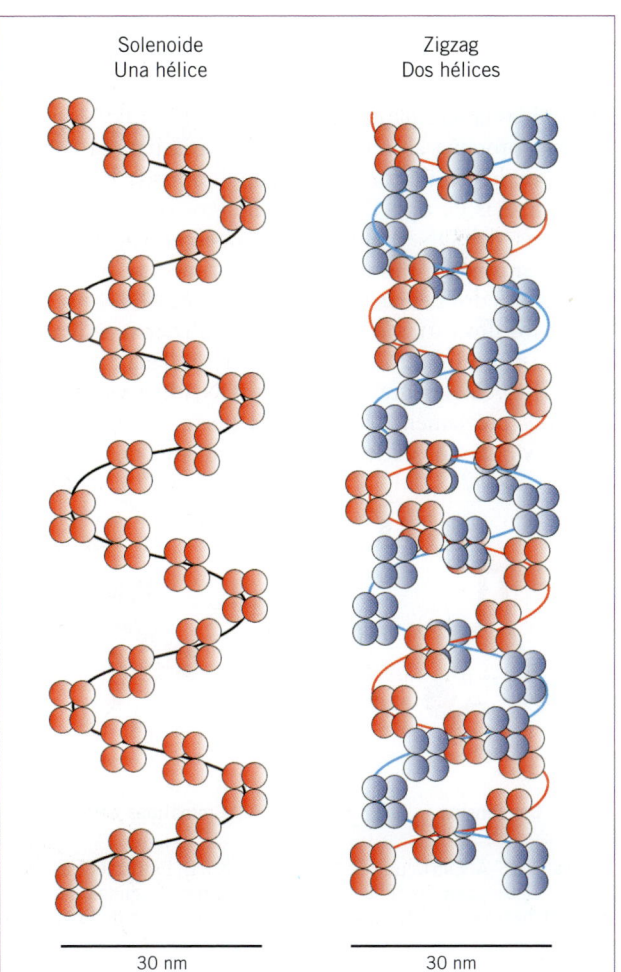

Figura 5-12. Filamentos de 30 nm formados por diferentes interacciones entre los nucleosomas.

perfamilia de proteínas caracterizadas por su unión a dos proteínas SMC a través de los dominios ATPasa de éstas, y forman una especie de anillo. Finalmente, las proteínas HEAT reciben su nombre por estar compuestas fundamentalmente por motivos repetidos de huntingtina, factor de elongación 3, subunidad A de la proteína fosfatasa 2A y proteína quinasa TOR1.

Las condensinas eucariotas forman complejos de dos tipos: I y II. Ambos constan de un heterodímero de las proteínas SMC2 y SMC4 y tres proteínas reguladoras, conocidas como polipéptidos asociados a cromosomas (CAP, *chromosome-associated polypeptides*). Una de estas proteínas CAP pertenece a la superfamilia de las kleisinas, y las otras dos son proteínas HEAT. Los complejos de condensina I contienen CAP-H (kleisina) y dos proteínas HEAT, denominadas CAP-D2 y CAP-G (**Fig. 5-13, A**). De forma similar, los complejos de condensina II contienen CAP-H2, CAP-D3 y CAP-G2.

Los complejos de cohesinas contienen un heterodímero de SMC1 y SMC3, una kleisina denominada RAD-21 (una proteína ortóloga de la proteína RAD de levaduras cuya mutación confiere sensibilidad a las radiaciones) y dos proteínas HEAT, denominadas proteína de disociación precoz de cromátidas hermanas (PDS5, *precocious dissociation of sisters chromatid 5*) y proteína de cohesión de cromátidas hermanas (SCC3, *sister chromatid cohesion 3*) (**Fig. 5-13, B**). Estos complejos se forman en las horquillas de replicación al cerrarse los heterodímeros de SMC con la kleisina y mantienen unidas las cromátidas hermanas tras la replicación.

Otra proteína absolutamente necesaria para la condensación de los cromosomas es la topoisomerasa IIα. Las topoisomerasas de tipo II forman dímeros que modifican la topología del DNA, eliminando superenrollamientos por un mecanismo en tres etapas. En la primera se produce un corte en las dos hebras de una molécula de DNA y se mantienen los dos extremos rotos unidos al centro activo de la enzima; a continuación la hebra superenrollada pasa a través del corte y, finalmente, la actividad DNA ligasa une los dos extremos previamente cortados. El efecto de estos cambios es el alivio de dos vueltas de superenrollamiento. En verte-

brados se expresan dos topoisomerasas de tipo II: α y β. Se ha demostrado que la topoisomerasa IIα se une al eje de los cromosomas mitóticos y que su depleción impide la correcta estructuración de éstos.

Existen varios modelos para explicar el modo en que se alcanza la máxima condensación del DNA en la mitosis (uno de ellos, que ocurre en tres etapas, se muestra en la **fig. 5-14**). La formación de los cromosomas metafásicos se produce por la compactación del DNA a la vez que se van separando las cromátidas hermanas.

En primer lugar, los complejos de condensina II se activan, probablemente por fosforilación de la subunidad CAP-D3 catalizada por la CDK-1 y por la polo quinasa, que completa la fosforilación de todos los complejos no unidos al DNA, creando múltiples bucles radiales con un tamaño de 80-120 kb a lo largo del eje del cromosoma.

Simultáneamente, las cromátidas hermanas se separan por la liberación de la mayor parte de los complejos de cohesina, por la activación de la separasa cuando la securina que la mantiene secuestrada se degrada. La separasa hidroliza la kleisina, con lo que la mayoría de los complejos de cohesina abandonan el DNA. La separación de las cromátidas hermanas requiere también la acción de la topoisomerasa IIα, que cataliza la eliminación de las intercatenaciones entre ambas cromátidas. La entrada de nuevos complejos de condensina II produce una fuerte compresión a lo largo del eje del cromosoma.

Finalmente, en la tercera etapa de la compactación, una vez que se produce la rotura de la membrana nuclear, los complejos de condensina I localizados en el citoplasma durante la interfase acceden al DNA para formar los cromosomas supercondensados de la metafase. La condensina I provoca una compresión lateral, con la producción de uniones en los bucles radiales, para lo que es necesaria la completa eliminación de las intercatenaciones en las cromátidas hermanas.

Centrómeros

En cada cromosoma, las dos cromátidas hermanas quedan unidas por regiones concretas denominadas centrómeros, que son visibles cuando se observan cromosomas metafásicos con microscopia óptica, en la que se aprecia una constricción primaria donde interacciona el *cinetocoro*, una estructura proteica macromolecular que se adhiere a los microtúbulos del huso mitótico y meiótico (**Fig. 5-15**). Así pues, estas estructuras son esenciales para la correcta segregación de las cromátidas a cada uno de los polos de la célula. Normalmente existe un único centrómero en cada cromosoma, cuya posición es heredable independientemente de la secuencia de DNA que intervenga, por lo que la posición del centrómero está determinada epigenéticamente.

Diferentes situaciones, entre las que se incluyen determinados tumores y mutaciones, dan lugar a la formación de centrómeros anómalos y, como consecuencia, se pueden producir aneuploidías, esto es distribuciones anormales de las cromátidas, con ganancia o pérdida de cromosomas por las células hijas.

La existencia de un centrómero determina que los cromosomas presenten brazos a cada lado, que se denominan p y q

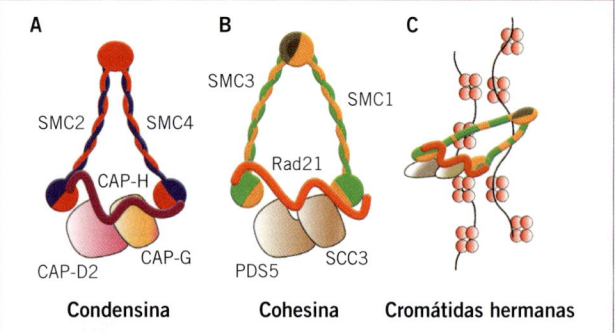

Figura 5-13. A) Estructura de la condensina I. B) Estructura de la cohesina. C) Disposición de la cohesina manteniendo unidas a las cromátidas hermanas. CAP-H y Rad21 son dos proteínas de la superfamilia de las kleisinas. PDS5 (*precocious dissociation of sisters chromatid 5*) y SSC3 (*sister chromatid cohesion 3*) son dos proteínas HEAT. CAP: polipéptidos asociados a cromosomas (*chromosome-associated polypeptides*); SMC: proteínas estructurales de mantenimiento de los cromosomas (*structural maintenance of chromosomes*).

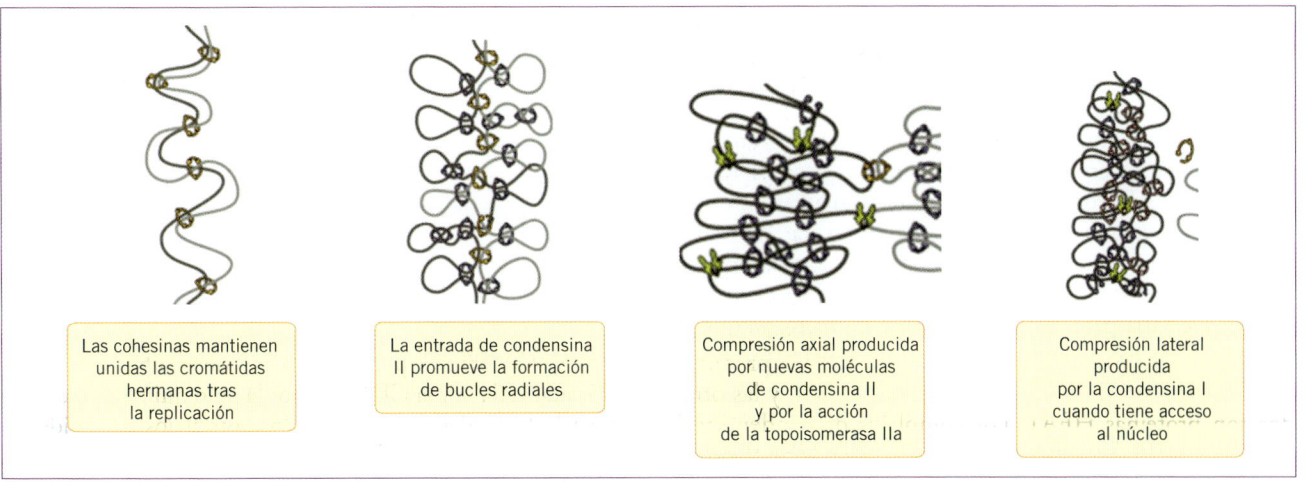

Figura 5-14. Mecanismo de compactación de los cromosomas metafásicos. (Adaptado de Kschonsak y Haering, 2015).

(el brazo p es el más corto). La posición del centrómero en cada cromosoma determina la longitud de los brazos, lo que permite clasificarlos en metacéntricos, cuando tienen los dos brazos de igual longitud; submetacéntricos, cuando el centrómero está desplazado del centro del cromosoma y los brazos son ligeramente desiguales, y acrocéntricos, cuando el centrómero está próximo a un extremo del cromosoma y, por lo tanto, el brazo p es muy corto (**Fig. 5-16**). Finalmente, en los cromosomas telocéntricos los brazos p son prácticamente indistinguibles, ya que el centrómero está en el extremo de los cromosomas. En la especie humana no hay cromosomas telocéntricos, pero todos los cromosomas del ratón tienen esta estructura.

Las secuencias de DNA en las regiones centroméricas de la mayoría de los organismos eucariotas analizados no son estrictamente específicas ni suficientes para la formación de los centrómeros. La única característica que define a los centrómeros eucariotas es la presencia de la proteína CENP-A (*centromere protein-A*), aunque existen preferencias evolutivas que indican que secuencias concretas de DNA contribuyen a la función de los centrómeros.

La proteína CENP-A es homóloga a la histona H3 y constituye la marca epigenética para la herencia de los centrómeros. En los seres humanos presenta un 62 % de identidad de secuencia con la histona H3, aunque el extremo amino terminal muestra mayor variabilidad con la histona y con otras proteínas CENP-A de diferentes especies. Parte de la región idéntica es suficiente para que se formen nucleosomas en la región centromérica que difieren estructuralmente de los nucleosomas formados con la histona H3.

En primates, los centrómeros se construyen sobre monómeros altamente repetitivos de 171 pares de bases, conocidos como DNA satélite α, que se repiten y forman largas secuencias. Dentro de esta secuencia existe el único elemento conocido que es idéntico en primates y en roedores, una secuencia de 17 pares de bases a la que se une la proteína CENP-B, por lo que se conoce como caja CENP-B. El uso de DNA satélite α ha permitido la generación de minicromosomas artificiales humanos heredables por células en cultivo, por lo que parece que estas secuencias son suficientes para iniciar la formación de centrómeros, aunque todavía no se ha establecido la conexión entre estas secuencias y las marcas epigenéticas necesarias para la función.

La unión de CENP-B estabiliza los nucleosomas generados con CENP-A y también permite la interacción con

Figura 5-15. Estructura formada por la interacción del centrómero con el cinetocoro. Se muestra la estructura funcional, con la unión de los microtúbulos del huso mitótico. CENP-A: *centromere protein-A*.

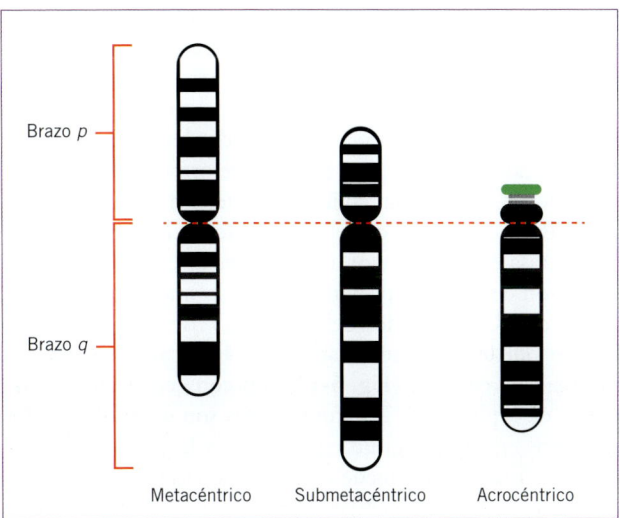

Figura 5-16. Tipos de cromosomas determinados por la posición del centrómero.

la proteína del cinetocoro CENP-C, lo que contribuye a la función del centrómero. El extremo carboxilo de CENP-A también establece conexiones directas con CENP-C y con CENP-N, otra proteína del cinetocoro.

No todos los nucleosomas formados en la región centromérica contienen CENP-A; existen otros con la forma canónica de la histona H3 que contienen marcas para hacerlos transcripcionalmente activos, como la dimetilación de las lisinas 4 y 36 de la histona H3. Parece ser que la transcripción de regiones centroméricas o pericentroméricas es necesaria para el funcionamiento correcto, ya que el bloqueo de la RNA polimerasa II produce defectos en los cinetocoros.

No se conoce cómo ocurre exactamente la replicación de los centrómeros. El conjunto debe desensamblarse durante la fase S del ciclo celular para permitir el paso de la horquilla de replicación y reasociarse con posterioridad. La proteína CENP-A se distribuye de forma conservativa, por lo que nuevas moléculas de ésta deben integrarse en la formación de nuevos centrómeros, para mantener la marca que será heredada por los cromosomas resultantes.

Durante la interfase, el centrómero interacciona con un conjunto de 16 proteínas que forman una red que constituye el cinetocoro. De estas proteínas, como se ha comentado, CENP-C y CENP-N establecen conexiones directas con los nucleosomas centroméricos, al poder distinguir entre CENP-A y la histona H3. Todo el conjunto constituye una plataforma en la que interaccionan los microtúbulos del huso a través de otras proteínas auxiliares, lo que permite el reparto equitativo de los cromosomas al final de la mitosis o la meiosis.

Telómeros

Los telómeros constituyen una estructura nucleoproteica particular de los cromosomas eucariotas de relevancia fundamental. Los cromosomas son lineales, por lo que los extremos deben protegerse para minimizar el riesgo de mutaciones cromosómicas que podrían producirse fácilmente por interacción de los extremos de diferentes cromosomas desprotegidos. Si no existieran estas estructuras, la maquinaria de reparación del DNA podría confundir estos extremos con roturas de doble hebra y fusionarlos, con la consiguiente inestabilidad cromosómica.

La replicación del DNA es catalizada por una DNA polimerasa que sólo funciona adicionando desoxirribonucleótidos al extremo 3' de una cadena preformada. Este hecho exige que el inicio de la replicación se realice sobre una cadena de RNA que actúa de cebador, sintetizada por una RNA polimerasa especial, denominada *primasa*. Los cebadores de RNA son eliminados posteriormente, lo que implica que el hueco del RNA cebador del extremo 5' de cada nueva hebra no puede ser reemplazado por DNA, al no existir un hidroxilo 3' cebador (**Fig. 5-17**). En consecuencia, en cada ronda de replicación, los cromosomas son acortados en los extremos en una longitud equivalente a la de los RNA cebadores. Este hecho puede estar relacionado con el envejecimiento y la muerte celular al cabo de un número finito de generaciones, ya que tarde o temprano, según la longitud de las secuencias teloméricas, se producen deleciones de material genético importante. Ésta es, posiblemente, la razón por la que los cultivos de células humanas se pueden mantener viables sólo durante un corto número de generaciones, que es menor en proporción inversa a la edad del individuo donante de las células.

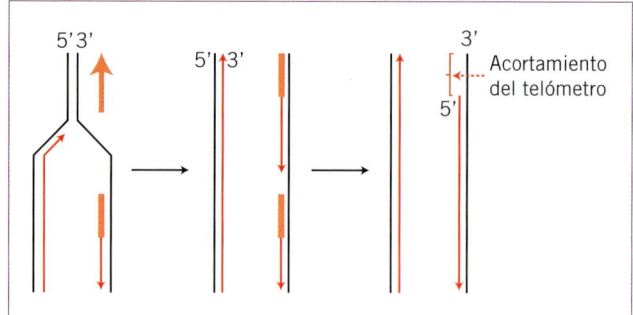

Figura 5-17. Acortamiento de los telómeros como consecuencia del mecanismo de replicación.

El DNA telomérico consiste en una doble hebra cuyas secuencias son características de especie, formadas por múltiples repeticiones en tándem (p. ej., la secuencia repetida en la especie humana es TTAGGG). A continuación, en el extremo 3' se observa una corta secuencia de cadena sencilla rica en guanina. La longitud de los telómeros es variable en las diferentes especies, siendo menor en células y tejidos envejecidos como consecuencia del acortamiento con cada replicación, ya comentado.

En los telómeros, el DNA se asocia con un complejo proteico conocido como telosoma (en inglés, *shelterin*), una estructura formada por 6 proteínas (**Fig. 5-18**). La proteína POT1 interacciona con la cadena de DNA sencillo y con el extremo 3' libre, además de con la proteína TPP1. Las proteínas TRF1 y TRF2 reconocen la secuencia TTAGGGTTA y se unen al telómero, y en los demás componentes se observan interacciones entre proteínas, que inestabilizan la estructura del DNA y producen una curvatura, de manera que la hebra sencilla invade el interior del telómero y origina un bucle (bucle T). Con ello, el extremo del telómero queda oculto, lo que previene su reconocimiento por la maquinaria que desencadenaría como respuesta daños en el DNA.

En las primeras etapas del desarrollo embrionario, así como en células madre pluripotentes, se expresa una proteína, la *telomerasa*, cuya función es alargar los telómeros. Es el producto de dos genes, *tert (telomerase reverse transcriptase)*

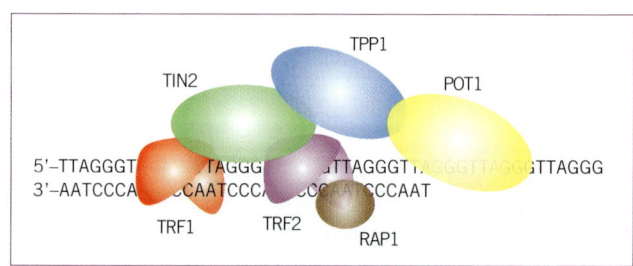

Figura 5-18. Estructura del telosoma. POT1: *protection of telomeres* 1; RAP1: *repressing/activating protein 1*; TIN2: *TRF1 interacting nuclear factor 2*; TPP1: homólogo de ACD *(adrenocortical dysplasia)*; TRF1 y TRF2: *telomere repeat factor* 1 y 2.

y *terc (telomerase RNA component)*. El gen *tert* codifica una DNA polimerasa con actividad de transcriptasa inversa, es decir, utiliza como molde una cadena de RNA para sintetizar DNA. El RNA molde es el producto de la transcripción del gen *terc*.

Las telomerasas son, por lo tanto, ribonucleoproteínas en las que una corta secuencia del RNA constituyente actúa de molde para la síntesis de la secuencia telomérica. La enzima se mueve a lo largo de los extremos 3', adicionando miles de veces la misma secuencia (**Fig. 5-19**). A continuación, el largo extremo 3' añadido por la telomerasa sirve de molde para la síntesis de su hebra complementaria. De esta manera, los telómeros de todos los cromosomas humanos tienen miles de unidades repetitivas con esta secuencia TTAGGG. El espacio ocupado por el cebador determina la aparición del extremo 3' de cadena sencilla, aunque en su formación también se ha propuesto la actuación de una nucleasa.

Este extremo 3' libre, rico en guanina, forma tétradas G que dan lugar a G-cuádruplex, con gran importancia reguladora, ya que impiden la actividad de la telomerasa. Se han descrito varias proteínas implicadas en su eliminación. Las proteínas TEBP-β *(telomere end binding protein)* y una helicasa específica se fosforilan por proteína quinasas dependientes del ciclo celular, lo que facilita la eliminación de los G-cuádruplex. Además, algunas helicasas específicas de las tétradas de guanina muestran alta afinidad por las proteínas del complejo del telosoma TRF2 y POT1, lo que sugiere su implicación en los cambios conformacionales necesarios para la actuación de la telomerasa.

Las células germinales contienen extremos cromosómicos muy largos, que se irán acortando a medida que las células se dividan durante el desarrollo y en etapas posteriores de la vida, dado que la telomerasa no se sintetiza en células somáticas ni en células madre adultas. Cuando los telómeros de una célula alcanzan una mínima longitud crítica son detectados por los sistemas de reparación del DNA, que llevan a la detención del ciclo celular y a respuestas de muerte celular. El acortamiento de los telómeros constituye, pues, una especie de reloj molecular que determina el número de veces que una célula puede dividirse. Este hecho está claramente relacionado con el envejecimiento y con la aparición de enfermedades.

Se ha demostrado en ratones que el alargamiento de los telómeros, como consecuencia de la expresión artificial de telomerasa mediante terapia génica, acompañado de distintos tratamientos hormonales, se correlaciona con una mayor longevidad, sin la aparición de enfermedades asociadas a la senescencia.

Además, otros factores extrínsecos, más allá del problema de la replicación de los extremos del DNA, influyen en la longitud de los telómeros. Está claramente demostrado en cultivos celulares que el estrés oxidativo produce un acortamiento acelerado, mientras que los antioxidantes actúan como protectores. El estilo de vida y la nutrición también condicionan a los telómeros. Así, la obesidad, el consumo de tabaco o alcohol, dietas ricas en colesterol, etc. influyen negativamente sobre la longitud, mientras que estilos de vida más saludables, con ejercicio físico, entrenamiento y dietas

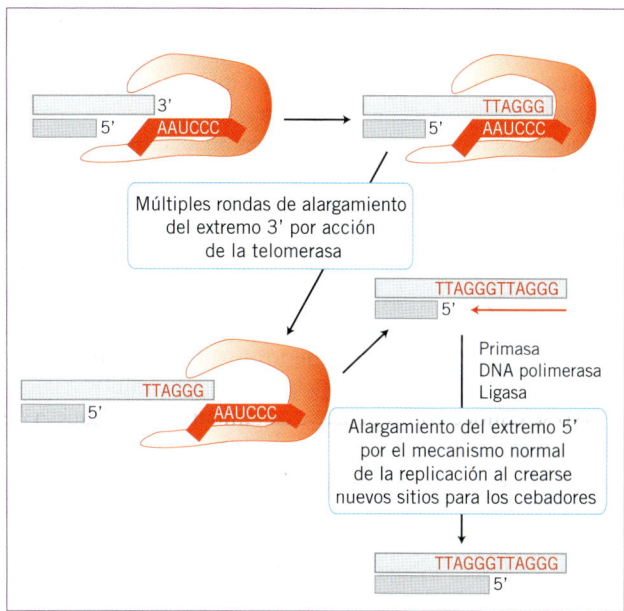

Figura 5-19. Mecanismo de alargamiento de los telómeros. Se muestra en esquema la estructura de la telomerasa.

ricas en ácidos grasos n-3, protegen a los telómeros del acortamiento prematuro. El estrés psíquico tiene gran influencia en la longitud de los telómeros, y en diferentes enfermedades mentales se ha determinado una clara correlación con el acortamiento de los telómeros y el envejecimiento prematuro.

La longitud de los telómeros y la inducción de la telomerasa también están claramente relacionadas con la aparición del cáncer. Muchas células tumorales sintetizan telomerasa, de manera que continuamente alargan sus telómeros, lo que las convierte en inmortales.

GENOMA HUMANO

Cada especie biológica posee una información genética que radica en la secuencia de nucleótidos del DNA. La secuencia completa del DNA de una especie se denomina *genoma*. Se describirá aquí cómo se organiza la información en el genoma humano, por lo que, aunque en capítulos posteriores se estudiarán pormenorizadamente procesos como la transcripción y la traducción, se expondrán brevemente los conceptos esenciales.

Transmisión de la información genética. Variabilidad

La información genética se mantiene químicamente por la complementariedad de las bases nitrogenadas que constituyen el DNA. La adenina se empareja siempre con la timina, y la guanina con la citosina. En la replicación, cada una de las dos hebras de DNA en cada cromosoma es leída en dirección 3' a 5' por una DNA polimerasa que va sintetizando la hebra complementaria en dirección 5' a 3'. Este mecanismo garantiza que las copias sean idénticas.

A escala evolutiva es muy importante en las especies la variabilidad genética, ya que se aumenta el grado de adaptación a las diferentes circunstancias ambientales por las que pasan los individuos a lo largo de su vida. Por ello, hacen falta mecanismos que diversifiquen esta información. Los individuos con reproducción sexual presentan una clara ventaja biológica sobre los que se reproducen asexualmente, porque la gametogénesis contribuye a aumentar la variabilidad.

La mayoría de las especies son diploides, lo que indica que poseen parejas de cromosomas, llamados homólogos por la gran semejanza de su secuencia. Uno de los cromosomas de cada pareja es heredado del progenitor masculino y el otro del femenino. Al provenir de una única célula, el cigoto, formada por la fecundación de un óvulo por un espermatozoide, todas las células nucleadas del individuo poseen la misma información genética, ya que provienen de divisiones mitóticas.

En la formación de los gametos se producen dos divisiones celulares especiales en el proceso de *meiosis*, en una de cuyas etapas se recombinan al azar entre las parejas de cromosomas homólogos. Esto supone una especie de barajado de las secuencias que provenían de cada progenitor, que da lugar finalmente a gametos con un único cromosoma de cada pareja que contiene una secuencia única, aunque manteniendo los rasgos de la especie. Tras la fecundación, se repetirá el ciclo de desarrollo de un nuevo individuo con una información genética única.

Las diferentes variantes en cada gen se denominan *alelos*. Ya que la especie humana es diploide, cada individuo posee dos alelos de cada gen, uno heredado del padre y otro de la madre, con las excepciones de los individuos del sexo masculino, que sólo poseen un alelo en los genes de los cromosomas X (heredado de la madre) e Y (heredado del padre), así como del cromosoma mitocondrial que, en la mayoría de las especies, incluida la humana, se hereda por vía materna. Cuando los dos alelos de un gen son idénticos, el individuo es homocigótico, y heterocigótico para ese gen cuando son diferentes. El conjunto de alelos de cada individuo es su genotipo.

Genes y expresión de la información genética

Los genes son regiones del DNA que contienen información para la síntesis de los diferentes tipos de RNA, así como secuencias apropiadas para la regulación de la expresión, de manera que sólo se expresen los que sean necesarios y a la velocidad adecuada. Por lo tanto, la información se transmite desde las moléculas de DNA a moléculas de RNA que son sintetizadas por las enzimas RNA polimerasas. En muchos casos, los RNA sintetizados son modificados químicamente y dan lugar a los diferentes tipos de RNA. De ellos, los RNA mensajeros son traducidos después de su migración desde el núcleo hasta el citoplasma.

Transcripción

Las RNA polimerasas copian la secuencia de una de las hebras de DNA para sintetizar una molécula complementaria de RNA, el transcrito, en un proceso denominado transcripción (**cap. 7**, Bases moleculares de la expresión génica). En los eucariotas hay tres tipos de RNA polimerasas

especializadas en el reconocimiento de los diferentes tipos de genes.

Todos los genes deben contener, al menos, una secuencia de unión a la RNA polimerasa, sitio que se conoce como *promotor*. En él, una secuencia mínima es reconocida por la RNA polimerasa, y es a partir de ese sitio donde comienza la transcripción. En eucariotas, la unión de la RNA polimerasa al promotor requiere la asistencia obligatoria de un conjunto de proteínas denominadas factores de transcripción generales, que producen interacciones con el DNA y/o entre proteínas.

Para el inicio de la transcripción, además de los factores de transcripción generales, intervienen otro tipo de proteínas reguladoras que interaccionan con las diferentes combinaciones de secuencias modulares presentes en cada promotor: los factores de transcripción específicos. Entre estas secuencias reguladoras pueden distinguirse las secuencias potenciadoras, las silenciadoras y las aisladoras *(insulators)*, que pueden ser reconocidas por diferentes proteínas que potencian la expresión, la reprimen o que aíslan determinados promotores de las regiones reguladoras, respectivamente. Estos tipos de secuencias en el DNA se conocen genéricamente como *elementos de respuesta*, ya que van a ser reconocidas por diferentes factores de transcripción específicos en respuesta a señales extracelulares, como la presencia de hormonas, o a señales intracelulares desencadenadas por la concentración de algunos compuestos, incluidos los nutrientes.

Una característica específica de los genes eucariotas es la existencia de secuencias intercaladas dentro de cada gen, llamadas *intrones* porque son eliminadas durante la maduración de los RNA para dar lugar a los diferentes tipos de RNA funcionales. En el caso de los RNA mensajeros (mRNA), las regiones génicas que se traducen se conocen como *exones* (**Fig. 5-20**). Este tipo particular de ordenamiento exige que, una vez que la correspondiente RNA polimerasa sintetiza los RNA, éstos deben ser sometidos a etapas posteriores de procesamiento, en las que se eliminan las secuencias intrónicas y se unan adecuadamente los exones, para dar lugar a los mRNA maduros.

En la secuencia del DNA también están determinados los sitios de terminación de la transcripción o *terminadores*. Las secuencias terminadoras contienen un gran número de pares de bases adenina-timina que, al transcribirse, dan lugar a híbridos DNA-RNA inestables que facilitan el final de la transcripción.

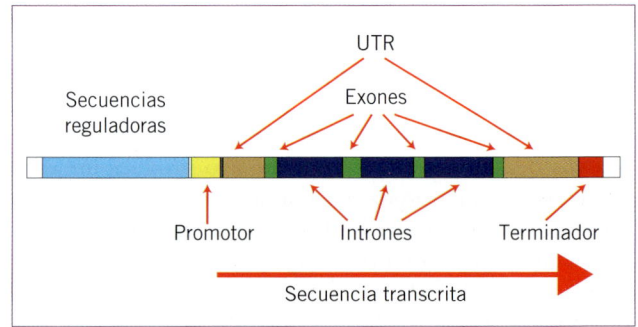

Figura 5-20. Elementos fundamentales en los genes eucariotas.

La complejidad de la expresión génica en organismos superiores permite que un único gen dé lugar a varios productos diferentes mediante una combinación del uso de distintos promotores, la eliminación diferencial de intrones y la participación de terminadores alternativos.

Para que un gen se exprese es necesario que concurran una serie de circunstancias. La primera es la capacidad de la RNA polimerasa para unirse al promotor y reconocer el punto de inicio de la transcripción, que no podrá realizarse en regiones heterocromáticas por impedimentos estéricos al acceso de la maquinaria de transcripción a los promotores. En segundo lugar, la combinatoria de factores de transcripción específicos regulará la formación de complejos transcripcionales activos. Esta complejidad en la regulación de la expresión génica en organismos superiores está determinada por la existencia de los diferentes tipos celulares que componen los tejidos; por los sucesos necesarios para el correcto desarrollo de los individuos, y por las circunstancias ambientales y nutricionales, que son cambiantes.

Traducción

Las moléculas de RNA sintetizadas cumplen funciones muy variadas dentro de las células. Una de las principales está encaminada a aportar la maquinaria necesaria para producir la síntesis de las cadenas polipeptídicas, en un proceso conocido como traducción (**cap. 8**, Síntesis, degradación y recambio de las proteínas). Así, los transcritos son procesados para dar lugar a diferentes tipos de RNA. Los *RNA ribosómicos* asociados a proteínas ribosómicas, constituyen los ribosomas, donde se realiza la traducción. Los m*RNA* son los intermediarios en la transmisión de la información y contienen las secuencias exónicas convenientemente agrupadas, que serán las traducidas, además de otros elementos estructurales, tanto en los extremos 5' como 3', conocidos como regiones no traducidas (UTR, *untranslated regions*), de gran importancia reguladora. Finalmente, los *RNA de transferencia* constituyen un conjunto de moléculas muy específicas que actúan como adaptadoras entre los lenguajes de 4 letras en el RNA, esto es, adenina (A), uracilo (U), guanina (G) y citosina (C), y de 20 letras de los aminoácidos que constituyen las proteínas.

Para dar lugar a los tres tipos fundamentales de RNA mencionados, el procesamiento de los transcritos primarios depende de la expresión de otros genes que dan lugar, a su vez, a moléculas pequeñas de RNA o RNA nucleares pequeños *(snRNA, small nuclear RNA)* y RNA nucleolares pequeños *(snoRNA, small nucleolar RNA)*. Estos RNA se asocian con proteínas y dan lugar a ribonucleoproteínas pequeñas que participan en variados procesos nucleares, principalmente los snRNA en la eliminación de intrones para madurar los mRNA, y los snoRNA en la formación de ribosomas.

Por último, otro tipo importante de RNA lo constituyen los micro-RNA (miRNA), de gran importancia en el control de la traducción. El procesamiento de los miRNA da lugar a moléculas de RNA duplohelicoidales de 20-22 nucleótidos que, al interaccionar principalmente con las secuencias UTR de los mRNA, determinan un importante control de la traducción, regulando la estabilidad de los mRNA y la eficacia del proceso.

La acción conjunta de todas estas moléculas hace posible que en cada célula y en cada momento concreto se sinteticen las proteínas necesarias para su funcionamiento. Desde la elucidación de la secuencia del DNA humano se han descubierto muchos de los genes implicados en esta regulación. La base genética determina, en principio, la expresión característica de cada individuo.

Epigenética

Este término fue propuesto por Conrad Hal Waddington para referirse a las interacciones que se producen entre el ambiente y la expresión de los genes. Es un concepto que va más allá de la genética clásica, ya que el fenotipo de los individuos no depende exclusivamente de su genotipo, sino que está sujeto a modificaciones de la expresión de la información en función de muchas variables externas.

Uno de los mecanismos básicos de control de la expresión génica consiste en la accesibilidad de los promotores para la maquinaria de transcripción, que está determinada por el grado de empaquetamiento del DNA, dependiente del tipo de tejido y del progreso del ciclo celular. La diferenciación ontogénica exige que, en determinados tejidos o tiempos de desarrollo, se expresen conjuntos de genes concretos que suelen estar organizados en agrupaciones. El desempaquetamiento programado del DNA en estas agrupaciones génicas constituye un primer nivel de control de su expresión.

Tanto el DNA como las histonas constituyentes de los nucleosomas pueden ser modificados químicamente, lo que cambiará la condensación de la cromatina. Todos los cambios químicos en la cromatina que no alteren la secuencia del DNA constituyen modificaciones epigenéticas que influirán para inducir o para reprimir la expresión de determinados genes. La epigenética es la ciencia que estudia estas modificaciones químicas, que van más allá de la genética y determinan los promotores concretos que se expresarán, o no, independientemente de sus secuencias de reconocimiento. Distintas modificaciones epigenéticas se producen en respuesta al ambiente, incluido el estado nutricional (**cap. 18**, Nutriepigenética). La epigenética es responsable, por ejemplo, de que sean diferentes los fenotipos de individuos genéticamente idénticos, como es el caso de los gemelos univitelinos.

Dos mecanismos fundamentales alteran la compactación de la cromatina de manera dinámica: la metilación de citosinas, principalmente en dinucleótidos (CpG), y la modificación de las histonas.

Las secuencias CpG se encuentran con una frecuencia 10-20 veces mayor en regiones promotoras que en otras zonas del genoma. En general, la metilación de citosinas en los promotores trae como consecuencia mayor tendencia a la formación de heterocromatina y al silenciamiento de los genes, mientras que los genes activos transcripcionalmente tienen niveles bajos de metilación. Existen diferentes enzimas con actividad metilasa y otras, las desmetilasas, que eliminan los restos metilo. Los patrones de metilación son heredables, de manera que cuando en una célula se replica el DNA, la hebra molde mantiene el estado metilado, pero la hebra de nueva síntesis está desmetilada. La enzima DNMT1 (DNA-5-citosina metiltransferasa) reconoce la hemimetilación, y actúa sobre la nueva hebra para catalizar su metilación. Esta actividad se conoce como metilasa de mantenimiento, porque perpetúa el estado de metilación.

Las histonas pueden ser modificadas químicamente en muchos sitios y de varias maneras, lo que afectará al estado de compactación de la cromatina. Se han encontrado más de 50 modificaciones diferentes, entre las que destacan la acetilación de lisinas, la monometilación, dimetilación y trimetilación de lisinas, la monometilación y dimetilación simétrica o asimétrica de argininas, la fosforilación de restos de serina y de treonina, la ubiquitinación y sumoilación de lisinas, la adenosindifosfato-ribosilación de ácido aspártico, la eliminación del resto imino de las argininas y la isomerización de prolinas. Todas estas modificaciones están relacionadas con el control de la transcripción y de la replicación, así como con los mecanismos de reparación y condensación del DNA.

Organización del genoma nuclear

El genoma humano consiste en la secuencia completa de nucleótidos de los cromosomas nucleares y del cromosoma mitocondrial. Tiene un tamaño de $3,3 \times 10^9$ pares de bases. Las células somáticas contienen 46 cromosomas nucleares y un cromosoma en cada mitocondria. Cada núcleo porta 22 parejas de cromosomas somáticos, que se nombran numéricamente en orden ascendente de mayor a menor tamaño, y una pareja de cromosomas sexuales, que en la mujer son dos cromosomas X homólogos y en los hombres un cromosoma X y uno Y (**Fig. 5-21**).

Frederick Sanger publicó, en 1977, la secuencia del DNA del bacteriófago ΦX174, conseguida gracias al primer método efectivo de secuenciación directa del DNA, por la que se le otorgó un segundo premio Nobel en 1980. A partir de entonces se publicaron secuencias parciales de genes de diferentes organismos y surgió la idea de la posible secuenciación del genoma humano. Esta idea se materializó en 1990 con la creación del Proyecto Genoma Humano, coordinado por la Oficina de investigación genómica de los Institutos Nacionales de Salud de Estados Unidos y con la participación de numerosos científicos e instituciones de Estados Unidos, Gran Bretaña, Japón, China, Francia y Alemania. Se estableció un plazo de 15 años para su consecución. Este proyecto avanzó progresivamente con la creación de un mapa físico, en el que se ordenaban diferentes clones de cada cromosoma en cóntigos, que posteriormente se secuenciaron.

Los cóntigos (de contiguo) son regiones de DNA solapantes. Cada uno contenía secuencias de genes ya conocidos u otros marcadores que servían para su ordenación. La secuenciación paulatina de los diferentes sitios cromosómicos concretos dio lugar a la publicación del borrador de la secuencia del genoma humano en 2001. Previamente, en 1998, Craig Venter había fundado una compañía, Celera Genomics, con la intención de secuenciar el genoma humano en 3 años con fines comerciales con una metodología diferente. El método propuesto consistía en la rotura del DNA con una técnica de perdigonada *(shot-gun)*, en fragmentos muy pequeños, que eran secuenciados. El análisis informático de las secuencias obtenidas permitió su ordenación y el estudio de los solapamientos de secuencias de los diferentes fragmentos.

En febrero de 2001 se publicaron simultáneamente los resultados de la secuenciación del Proyecto Genoma Humano en la revista *Nature* y de Celera Genomics en la revista *Science*. Se trataba de resultados incompletos, debido a la dificultad de ordenar las secuencias de regiones con DNA altamente repetitivo en los diferentes cromosomas. Con posterioridad se publicaron nuevas versiones. Sin embargo, no está completa. Algunas regiones del genoma, en particular las repetitivas que se encuentran en los extremos de los cromosomas o en las regiones centroméricas, son especialmente difíciles de secuenciar, y las técnicas de secuenciación utilizadas, que dependen de la reconstrucción de la secuencia a partir de múltiples fragmentos, no permitían resolver, con la suficiente resolución, la secuen-

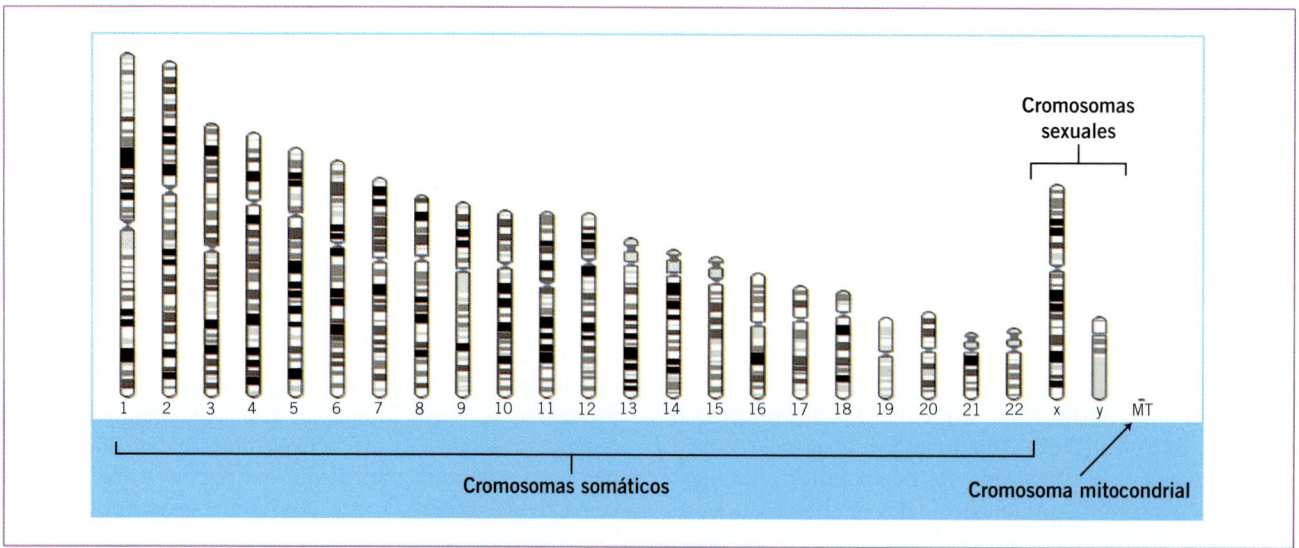

Figura 5-21. Esquema de todos los cromosomas humanos representados con un tamaño proporcional. (Tomado de https://www.genome.gov/).

cia de nucleótidos que las componen. Como resultado, el genoma de referencia actual, conocido como GRCh38, contiene fragmentos que suman más de 150 millones de pares de bases cuya secuencia se desconocía. El objetivo del consorcio T2T o «De telómero a telómero» por sus siglas en inglés, creado en 2019, es completar las regiones de secuencia desconocida y generar el ensamblaje completo de un genoma humano. En esta línea, el consorcio T2T publicó en 2020 el ensamblaje completo (de extremo a extremo) de un cromosoma X humano, y más recientemente anunció la secuenciación de los cromosomas 8 en la especie humana, en chimpancé, en orangután y en macaco. Este estudio publicado en *Nature* permitió resolver algunas regiones que arrastraban imprecisiones desde hace 20 años y analizar el cromosoma 8 desde una perspectiva más detallada, así como establecer su historia evolutiva. En 2022 se publicó la secuenciación completa de 23 cromosomas humanos.

El genoma que han obtenido, al que denominan T2T-CHM13, corrige algunos de los errores de versiones anteriores y comprende 182 millones de pares de bases no incluidos en el último genoma de referencia GRCh38, el 8 % del genoma, que hasta el momento no se había podido estudiar en detalle. Además, el análisis preliminar de la secuencia sugiere la presencia de más de 2.500 nuevos genes, de los que 140 podrían codificar proteínas. Por lo tanto, el genoma T2T-CHM13 ofrece una imagen más completa y precisa del genoma humano. No obstante, tampoco es el definitivo. En primer lugar, las células que los investigadores han utilizado incluían el cromosoma sexual X pero carecían de cromosoma Y, por lo que T2T-CHM13 no refleja la totalidad de los cromosomas humanos. Además, todavía quedan algunos fragmentos por resolver completamente.

En la actualidad miles de investigadores trabajan con GRCh38, y las posiciones de referencia son únicas para todos. Básicamente, todos navegan con el mismo mapa, e introducir otro genoma de referencia implicaría adaptar muchas herramientas y asignar nuevas coordenadas a los elementos genéticos, por lo que aún no está claro si el genoma de referencia actual será reemplazado por el obtenido por el consorcio T2T o se utilizarán ambos a la vez. En cualquier caso, conviene recordar que el genoma de referencia es una herramienta y no captura la variación genómica existente en la especie humana, formada por millones de genomas humanos diferentes.

El genoma publicado correspondía al genoma combinado de muy pocos individuos, por lo que representa las características de la especie pero no la secuencia de ningún individuo concreto, ya que existen multitud de variantes derivadas de la presión evolutiva y de mutaciones que, al fijarse en la población, dan lugar a polimorfismos genéticos. Un cambio en la secuencia genética se considera *mutación* cuando lo posee menos del 1 % de la población considerada, y se habla de *polimorfismo* cuando su presencia es superior al 1 %.

Para estudiar la variación genética humana se estableció el Proyecto 1.000 Genomas, con la intención de secuenciar completamente el genoma de 1.000 individuos de diferentes sexos, etnias y razas. En 2015 se publicó en *Nature* un informe sobre este proyecto, que incluye el estudio del genoma de 2.504 individuos de 26 poblaciones diferentes, en los que se ha detectado un conjunto de 88 millones de variantes (84,7 millones de polimorfismos de un solo nucleótido o *SNP*, de *single nucleotide polymorphism*), 3,6 millones de inserciones/deleciones pequeñas *(indels)* y 60.000 variantes estructurales como deleciones, inserciones, duplicaciones, inversiones y translocaciones de segmentos del genoma.

Los SNP son las variaciones más abundantes en el genoma humano y se localizan en sitios concretos. Muchas de ellas son generales y se distribuyen entre todo tipo de poblaciones, y otras menos abundantes se presentan sólo en algunos grupos étnicos. Los tipos de SNP van a determinar, fundamentalmente, el genotipo individual y, en muchos casos, con la salvaguarda de los cambios epigenéticos, también el fenotipo de cada persona, en el que se incluye la susceptibilidad a diferentes enfermedades y sus repuestas metabólicas, entre otras. En la mayoría de los casos, cuando se trata de conocer alguna característica individual, bastaría con conocer las variantes de SNP del individuo, lo que es mucho más rápido y barato que realizar la secuenciación completa del genoma. Un conjunto de SNP en una región de un cromosoma se denomina *haplotipo* (**Fig. 5-22**).

Muchos SNP presentan ligamiento genético. Este concepto implica que están en una misma molécula de DNA, lo suficientemente cercanos para que la probabilidad de separación durante las recombinaciones meióticas sea muy baja. Por tanto, los haplotipos son heredables y pueden emplearse en la identificación de personas, por lo que tienen un amplio uso forense, y en el diagnóstico de muchas enfermedades o de la susceptibilidad a padecerlas.

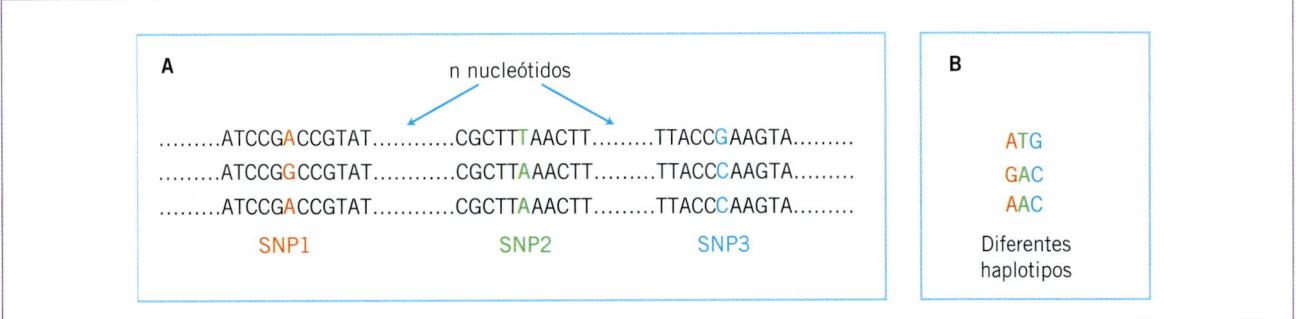

Figura 5-22. Esquema de diferentes polimorfismos de un solo nucleótido (SNP, *single nucleotide polimorphisms*) (A) y los haplotipos que determinan (B).

El proyecto internacional HapMap es un consorcio en el que participan varios países y trata de establecer un catálogo de variantes genéticas comunes, un mapa de haplotipos, y cómo se distribuyen dentro y entre poblaciones en diferentes partes del mundo. No trata de establecer conexiones entre variantes genéticas particulares y enfermedades, pero el hecho de que los resultados sean públicos permite su uso por diferentes investigadores, que podrán analizar estos y otros nexos importantes. La última versión del genoma humano se ha publicado en la revista *Science* en 2022. Analiza los resultados del consorcio T2T e incluye todos las secuencias del 8 % del genoma que presentaban ambigüedades en versiones anteriores. Con la excepción del cromosoma Y, incluye las secuencias de las regiones centroméricas, de segmentos recientemente duplicados y las de los brazos cortos de los cinco cromosomas acrocéntricos. El contenido de secuencias del genoma humano suele clasificarse entre regiones codificantes y no codificantes. El DNA codificante incluye las regiones que pueden ser transcritas y traducidas a cadenas polipeptídicas y comprende sólo una pequeña fracción, inferior al 2 % del genoma. El 98 % restante es DNA no codificante, en el que se incluyen tanto secuencias génicas como no génicas.

Secuencias génicas

Las secuencias que contienen genes corresponden a aproximadamente el 30 % del genoma. En este porcentaje están incluidas aquellas con genes que contienen información para la síntesis de cadenas polipeptídicas, es decir, con secuencias codificantes, y los que dan lugar a secuencias de RNA que no se traducen.

Genes codificantes

Una de las sorpresas que ofreció la secuenciación del genoma fue ver que contenía un número mucho menor de los 100.000 genes codificantes que se estimaban. Actualmente sólo se han recogido en bases de datos unos 20.000 de este tipo de genes, y se cree que 25.000 es el número máximo que puede haber en el genoma humano.

Una vez conocida la secuencia del DNA genómico, la búsqueda y localización de los genes no es trivial, ya que en la mayoría de los casos, las secuencias codificantes están interrumpidas por la presencia de largos intrones. En la **tabla 5-2** se muestra el número de genes comprobados, agrupado

Tabla 5-2. Algunos datos sobre el genoma humano						
Cromosoma	Pares de bases	Variantes	Genes codificantes	Genes no codificantes	Seudogenes	Posición del centrómero (Mpb)
1	248.956.422	12.151.146	2.058	1.188	1.220	125,0
2	242.193.529	12.945.965	1.309	1.588	1.023	93,3
3	198.295.559	10.638.715	1.078	1.143	763	91,0
4	190.214.555	10.165.685	755	989	727	50,4
5	181.538.259	9.519.995	876	1.198	721	48,4
6	170.805.979	9.130.476	1048	978	801	61,0
7	159.245.973	8.613.298	989	956	885	59,9
8	145.138.636	8.221.520	677	1.031	613	45,6
9	138.394.717	6.590.811	786	777	661	49,0
10	133.797.422	7.223.944	733	872	568	40,2
11	135.086.622	7.535.370	1.298	1.040	821	53,7
12	133.275.309	7.228.129	1.034	1.190	617	35,8
13	114.364.328	5.082.574	327	576	372	17,9
14	107.043.718	4.865.950	830	851	523	17,6
15	101.991.189	4.515.076	613	982	510	19,0
16	90.338.345	5.101.702	873	1.037	465	36,6
17	83.257.441	4.614.972	1.197	1.168	531	24,0
18	80.373.285	4.035.966	270	603	247	17,2
19	58.617.616	3.858.269	1.472	868	512	26,5
20	64.444.167	3.439.621	544	583	249	27,5
21	46.709.983	2.049.697	234	400	185	13,2
22	50.818.468	2.135.311	488	497	324	14,7
X	156.040.895	5.753.881	842	629	874	60,6
Y	57.227.415	211.643	71	109	388	12,5
Mitocondrial	16.569	2.159	13	24		
Total	3.088.186.401	155.631.875	20.415	21.277	14.600	

Tomado de http://www.ensembl.org/Homo_sapiens/Location/Genome. Ensembl 87: diciembre 2016.

por cromosomas. La búsqueda y localización exacta en el genoma de nuevos genes ha sido una de las tareas fundamentales tras la finalización del Proyecto Genoma Humano. Un procedimiento de búsqueda de genes consiste en localizar marcos abiertos de lectura (ORF, *open reading frames*). Los ORF son secuencias de DNA que, de acuerdo con el código genético, podrían ser traducidas a cadenas polipeptídicas. Normalmente, las secuencias no codificantes no contienen largos ORF, ya que con mucha frecuencia aparecen tripletes de bases que corresponden a alguno de los tres codones de terminación de la traducción.

La mayoría de los genes codificantes son de copia única, aunque existen familias génicas que son conjuntos de genes con secuencias muy semejantes. Suelen provenir de duplicaciones de un gen, que posteriormente han variado sus secuencias como consecuencia de mutaciones, que se acumulan por la menor presión selectiva, al existir alguna copia funcional. Otros genes están repetidos muchas veces en el genoma, lo que se conoce como genes de copia múltiple. Estas repeticiones surgen de la necesidad de sintetizar determinadas proteínas hasta una gran concentración en un período de tiempo breve, como es el caso de los genes que codifican a las histonas, que en el momento de la replicación del DNA son necesarias en grandes concentraciones, y se requiere la expresión simultánea de muchos genes idénticos. Las copias de los genes para las diferentes histonas están agrupadas en asociaciones génicas *(clusters)*, aparentemente para un mayor control transcripcional, y presentes en repeticiones en tándem.

En algunos genes se produce otro tipo de repeticiones que puede dar lugar a determinados trastornos génicos. Por ejemplo, la repetición *n* veces del triplete CAG en regiones codificantes del gen de la huntingtina da lugar a una proteína con múltiples repeticiones de glutamina. Cuando las secuencias de poliglutamina superan las 40, la proteína está tan alterada que promueve la muerte de determinadas neuronas, y se desarrolla la enfermedad de Huntington.

El tamaño de los genes codificantes muestra una enorme variabilidad. Uno de los más pequeños es el gen de la histona H1a, que es sencillo, ya que carece de intrones, el mRNA tiene una longitud de 781 nucleótidos y la proteína codificada contiene 215 aminoácidos, con un marco abierto de lectura de 648 nucleótidos. El gen de la distrofina, una proteína que conecta el citoesqueleto de las fibras musculares con la matriz extracelular a través de la membrana plasmática, es el más grande. Su tamaño es de 2.220.381 pb (pares de bases), con una secuencia codificante de 10.500 nucleótidos repartidos entre 79 exones, y un tamaño total de intrones de 2.209.881 nucleótidos.

En general, el tamaño de los intrones es mucho mayor que el de los exones. Aunque existen exones relativamente largos, el mayor, con 17.106 pb, en el gen de la proteína sarcomérica titina. El tamaño medio de los exones descritos en todo el genoma es de 145 pb, con una media de 8,8 exones por cada gen codificante.

Además de los intrones, existen otras secuencias no codificantes en los genes codificantes, entre ellas las secuencias reguladoras de la transcripción, como los sitios de unión de factores de transcripción, los potenciadores, los silenciadores y los aisladores. Otras secuencias importantes en estos genes son las que determinan los extremos no traducidos de los mRNA (UTR), que posibilitarán niveles de regulación postranscripcional, entre los que cabe destacar la estabilidad de los propios mRNA, así como la velocidad y eficacia de su traducción a cadenas polipeptídicas.

Genes no codificantes

Dentro de este grupo se incluyen los genes que expresan como producto final diferentes moléculas de RNA que nunca se traducen. Entre ellos están los genes que expresan los RNA ribosómicos (rRNA), los RNA de transferencia (tRNA), los micro-RNA (miRNA), los RNA nucleares pequeños (snRNA) y los RNA nucleolares pequeños (snoRNA).

En la especie humana existen más de 200 copias de los genes para la síntesis de rRNA, que se transcriben intensamente. Están organizadas en repeticiones en tándem, localizadas en 5 agrupaciones, en los cromosomas 13, 14, 15, 21 y 22. Estas áreas con tanta actividad transcripcional se pueden observar con microscopia de fase, y se conocen como nucléolo. El número de ribosomas es un parámetro crítico en muchas células, en particular en aquellas que sintetizan proteínas a gran velocidad, lo que justifica el elevado número de copia de estos genes.

Secuencias no génicas

El 70 % del genoma está constituido por secuencias que no contienen genes. Este DNA incluye varias clases diferentes, como seudogenes, secuencias de DNA altamente repetitivo y elementos genéticos móviles, que son DNA moderadamente repetitivo. Aproximadamente el 50 % del genoma es DNA repetitivo.

Los seudogenes son vestigios de genes no funcionales. En su mayoría se encuentran en el genoma como consecuencia de la inactivación de algún gen o por diferentes sucesos, incluidas las duplicaciones génicas seguidas de inserciones o deleciones o de otro tipo de mutación. Un ejemplo en humanos es el del seudogén de la L-gulonolactona oxidasa. Este gen codifica en muchas especies la enzima necesaria para la biosíntesis de la vitamina C, pero en la especie humana y en otros primates se ha conservado después de experimentar mutaciones que lo han inactivado.

Aproximadamente el 8 % del genoma consiste en secuencias cortas de menos de 10 nucleótidos, que pueden estar repetidas en tándem millones de veces. Muchas de estas repeticiones presentan un alto grado de variabilidad, por lo que pueden emplearse en análisis forenses y genealógicos. Este DNA se ha denominado *satélite* porque se separa del resto del DNA cuando se centrifuga en gradientes de densidad. Se localiza fundamentalmente en los centrómeros y en los telómeros.

El DNA moderadamente repetitivo está formado por secuencias móviles, lo que significa que pueden transportarse a otras regiones del genoma, dejando o no copias en el sitio original. Estos elementos se conocen como *transposones* y constituyen una de las causas de la variabilidad genética entre individuos.

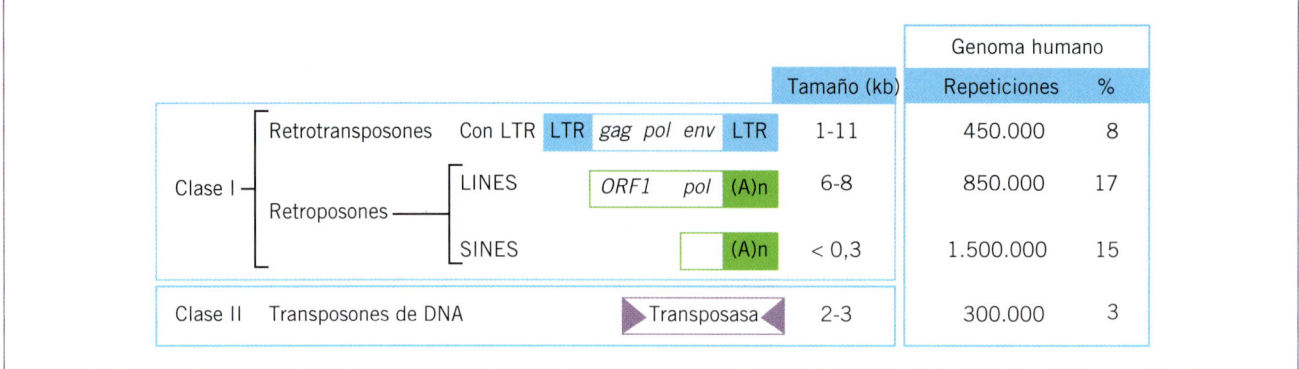

Figura 5-23. Principales características de los elementos móviles en el genoma humano .Los genes que codifican a las tres proteínas en el genoma de los retrovirus son *gag, pol* y *env*. «Gag» es un acrónimo de grupo de antígenos; «pol» es la transcriptasa inversa y «env» es la proteína de la cubierta. LINES: elementos nucleares largos intercalados *(long-interspersed nuclear elements)*; LTR: largas repeticiones de secuencias invertidas *(long terminal repeats)*; SINES: elementos nucleares pequeños intercalados *(short-interspersed nuclear elements)*.

Los transposones de la clase I se propagan por mecanismos que incluyen su transcripción, para generar copias en RNA, seguida de transcripción inversa o retrotranscripción, que produce copias de DNA a partir del RNA. Estas copias de DNA del transposón se integran en diferentes sitios del genoma. Los transposones de la clase II reciben el nombre de transposones de DNA y no necesitan transcripción para propagarse en el genoma, sino que su propia secuencia lleva implícito el mecanismo de propagación. En ocasiones ocurre con replicación de la secuencia del transposón, con lo que la copia generada se mueve en el genoma, y en otras sin replicación, en las que el transposón abandona su localización y migra a otra posición.

La nomenclatura de los transposones de la clase I es confusa. La característica diferencial es la presencia o ausencia en sus extremos de largas repeticiones de secuencias invertidas (LTR, *long terminal repeats*). Se puede distinguir entre los que poseen LTR, que se conocen como retrotransposones, y los que no las poseen, que son los retroposones.

Las secuencias de LTR de los retrotransposones contienen repeticiones de 300-500 pb que participan en el mecanismo de la transposición. Se genera el transcrito de RNA, se retrotranscribe, y se genera un cDNA de cadena doble que, finalmente, con una enzima integrasa expresada en la secuencia del retrotransposón, se integra en otro sitio del genoma. Este mecanismo es semejante al de los retrovirus y, de hecho, estos retrotransposones están relacionados con retrovirus que una vez infectaron a diferentes células y quedan en el genoma como vestigios.

El mecanismo que participa en la movilidad de los retroposones es diferente al de los retrovirus. Si codifican la retrotranscriptasa, y entonces se conocen como elementos nucleares largos intercalados (LINES, *long-interspersed nuclear elements*), pueden transponerse de forma autónoma. Otros retroposones sin retrotranscriptasa, los elementos nucleares pequeños intercalados (SINES, *short-interspersed nuclear elements*), dependen de los LINES para su transposición.

En los seres humanos existe únicamente un LINE activo, el L1, y los SINES más abundantes son las secuencias Alu, que, por su pequeño tamaño y alto grado de repetición, se asemejan al DNA satélite, con la diferencia de que los SINES no están repetidos en tándem en agrupaciones, sino repartidos por el genoma. La presencia en el genoma humano de todos estos elementos móviles es un factor que debe considerarse en la explicación de muchos cambios genómicos y como causante de enfermedades, ya que sus variados mecanismos de inserción pueden posibilitar la inactivación o activación de determinados promotores, o causar discontinuidad en los ORF y, por lo tanto, determinar diferentes mutaciones. En la **figura 5-23** se indican las principales características de los elementos móviles y su representación en el genoma humano.

Organización del genoma mitocondrial

El genoma mitocondrial consiste en un cromosoma circular de 16.569 pb con información para varios tipos de RNA mitocondrial (mRNA, rRNA y tRNA), ya que las mitocondrias pueden sintetizar las cadenas polipeptídicas correspondientes a sus 13 regiones codificantes.

Los genes mitocondriales codifican un citocromo b y varias subunidades de los complejos de la citocromo oxidasa y de la nicotinamida adenindinucleótido reducido deshidrogenasa (NADH deshidrogenasa), así como dos subunidades de la ATP sintasa. La expresión de los genes mitocondriales está coordinada con la expresión del genoma nuclear para la síntesis de los complejos respiratorios y de la ATP sintasa.

Bases de datos y bioinformática

La ingente cantidad de información sobre secuencias de DNA, RNA y proteínas que se ha acumulado en los últimos años propició el desarrollo de herramientas adecuadas para su manejo. Surgió la bioinformática como disciplina científica, con el propósito de extraer información e identificar relaciones entre conjuntos de datos, como secuencias nucleotídicas y peptídicas, estructuras macromoleculares y perfiles de expresión génica, entre otros.

Estos objetivos no podrían cumplirse si no existieran bases de datos adecuadas que almacenen la información obtenida experimentalmente. En 1982 se estableció la primera base de datos con secuencias de DNA: GenBank. Se construyó con 606 secuencias y creció paulatinamente hasta mediados de la década de 1990, cuando ya había depositadas

200.000 secuencias; desde entonces el crecimiento ha sido exponencial. En los siguientes 10 años el número ascendió a 30 millones de secuencias, y hoy contiene las secuencias genómicas completas de muchos organismos.

Actualmente están disponibles tres bases de datos primarias que son fundamentales y están interconectadas con información compartida, a saber: GenBank, mantenida por el *National Center for Biotechnology Information* (NCBI) en Estados Unidos; Nucleotide Sequence Database, mantenida por el *European Molecular Biology Laboratory* (EMBL), y *DNA Data Bank of Japan* (DDBJ), en Japón.

Estas bases de datos tienen bases subsidiarias y otras centradas en aspectos concretos. La revista científica *Nucleic Acids Research* publica anualmente un listado completo con la descripción de todas las bases de datos existentes. Actualmente hay descritas cerca de 2.000 bases biológicas activas.

La bioinformática ha desarrollado herramientas de búsqueda y de trabajo para indagar información en las bases de datos y analizarla. Así, se pueden encontrar algoritmos de búsqueda de secuencias concretas, de comparación de secuencias, de localización de intrones, marcos abiertos de lectura, estructuras proteicas, enfermedades genéticas, etcétera.

PUNTOS CLAVE

- El DNA está organizado en grandes macromoléculas que se estabilizan por unión con diferentes proteínas formando cromosomas, llamados así porque se tiñen intensamente con colorantes básicos.

- El número de cromosomas, así como su tamaño, son característicos de cada especie. En la especie humana, salvo excepciones que dan lugar a enfermedades cromosómicas con diferente morbilidad, todas las células nucleadas tienen 22 parejas de cromosomas somáticos y dos sexuales, con la excepción de los gametos, que contienen 22 cromosomas somáticos y uno sexual. El número 23 es el número n o haploide. Las células somáticas son, por tanto, diploides, por tener 2n cromosomas (46 en total). Existe también un cromosoma mitocondrial.

- Los cromosomas de cada pareja muestran gran homología entre sí, lo que significa que tienen una gran coincidencia en la secuencia de nucleótidos, igual tamaño y la misma disposición de sus elementos estructurales y funcionales, sin que esto implique que sean idénticos. Cada cromosoma de la pareja es heredada de uno de los progenitores. Hay dos cromosomas sexuales diferentes: X e Y. Los individuos del sexo masculino poseen en sus células somáticas un cromosoma X, heredado de la madre, y un cromosoma Y, heredado del padre. Los individuos del sexo femenino poseen dos cromosomas X, heredados uno de cada progenitor.

- El DNA está formado por la polimerización de cuatro nucleótidos diferentes, constituidos por una base nitrogenada, una molécula de 2'-desoxirribosa y fosfato. Las bases son adenina, timina, guanina o citosina, abreviadas por las iniciales A, T, G y C. Adenina y guanina son bases púricas, de mayor tamaño, y timina y citosina son bases pirimidínicas, de tamaño menor. Otro ácido nucleico es el ácido ribonucleico (RNA). Las diferencias con el DNA estriban en la composición de bases, ya que el RNA contiene uracilo en lugar de timina, y fundamentalmente los nucleótidos constituyentes poseen ribosa en lugar de 2'-desoxirribosa.

- La información genética reside en la secuencia de nucleótidos de los ácidos nucleicos. Por tanto, el flujo informativo necesita mecanismos que permitan su adecuado reconocimiento. Esto es posible gracias al estricto apareamiento de bases nitrogenadas, que establecen específicamente enlaces por puente de hidrógeno: dos enlaces entre adenina y timina o uracilo, y tres enlaces entre guanina y citosina.

- Cada cromosoma muestra dos cadenas de DNA que son complementarias y antiparalelas, y están unidas formando una doble hélice, mantenida principalmente por los puentes de hidrógeno entre las bases complementarias. La conformación del cromosoma se completa con histonas y otras proteínas.

- Se observan distintos estados conformacionales de la cromatina en diferentes regiones de los cromosomas, dependiendo de la compactación del DNA. Solamente los genes en la eucromatina pueden expresarse cuando se dé la combinación adecuada de factores de transcripción.

- En regiones concretas de los cromosomas hay unidades con capacidad de expresar la información: los genes. Se calcula que en el genoma humano hay unos 20.000-25.000 genes diferentes. El concepto de gen ha ido evolucionando, y actualmente se define como cualquier región de DNA capaz de transcribirse para dar lugar a moléculas de RNA. Muchas de las moléculas transcritas de RNA pueden traducirse posteriormente y dar lugar a la síntesis de cadenas polipeptídicas.

- El tamaño total del genoma haploide es de $3,2 \times 10^9$ pares de bases (pb). Sólo menos del 2 % de ellas se transcriben y se traducen a proteínas. Se sabe que, al menos, el 80 % del genoma tiene relevancia porque se transcribe, se une a proteínas reguladoras o desempeña otras funciones. Se desconoce si el resto del DNA es inútil o todavía no se comprende su función.

- Existen varias bases de datos internacionales, de libre acceso, donde están depositados todos los datos del genoma humano y de cada vez más organismos. El desarrollo de la bioinformática ha sido fundamental para poder analizar la ingente cantidad de datos genómicos existentes.

BIBLIOGRAFÍA

ALBERTS B, HEALD R, JOHNSON A, LEWIS J, MORGAN D, RAFF M, ROBERTS K, WALTER P. Molecular biology of the cell, 7ª ed. New York: W. W. Norton, 2022.

Uno de los mejores libros que se han publicados sobre biología molecular.

BÄR C, BLASCO MA. Telomeres and telomerase as therapeutic targets to prevent and treat age-related diseases. F1000Research 2016, 5(F1000 Faculty Rev): 89.

Una pequeña revisión sobre la estructura de los telómeros y las manipulaciones en ratones para controlar su longitud, correlacionándola con la edad biológica más que con la edad cronológica.

Hirano T. **Condensins: universal organizers of chromosomes with diverse functions. Gen Develop 2012; 26: 1659-78.**
Excelente revisión sobre la estructura de las condensinas, estudiadas desde un punto de vista evolutivo. Se realizan descripciones de su estructura y función en diversos organismos, como bacterias, plantas, hongos, diferentes especies animales modelo y mamíferos.

Krebs JE, Goldstein ES, Kilpatrick ST. **Lewin's Genes XII. Burlington: Jones and Bartlett Learning, 2017.**
Lewin's Genes XII es la última edición de este tratado, que se ha mantenido al día adecuando los nuevos conocimientos sobre estructura génica, secuenciación, organización y expresión génica. Cada capítulo ha sido dirigido por un especialista en la materia.

Kschonsak M, Haering CH. **Shaping mitotic chromosomes: from classical concepts to molecular mechanisms. Bioessays 2015; 37: 755-66.**
Una visión actual del papel de las cohesinas y de las condensinas en la compactación del DNA.

McKinley KL, Cheeseman IM. **The molecular basis for centromere identity and function. Nat Rev Molec Cell Biol 2016; 17: 16-29.**
Excelente revisión sobre la estructura y función de los centrómeros.

Miga KH, Koren S, Rhie A, Vollger MR, Gershman A, Bzikadze Ay cols. **Telomere-to-telomere assembly of a complete human X chromosome. Nature 2020; 585: 79-84.**
En este artículo se describe por primera vez la secuencia completa de un cromosoma humano, lo que se ha conseguido utilizando nuevas tecnologías que serán de utilidad para completar las lagunas todavía existentes en el genoma.

Nelson DL, Cox MM. Lehninger. **Principios de bioquímica, 7ª ed. Barcelona: Omega, 2019.**
El libro más clásico de bioquímica, desde su primera edición en 1970, totalmente actualizado.

Nurk S, Koren S, Rhie A, Rautiainen M, Bzikadze AV, Mikheenko A y cols. **The complete sequence of a human genome. Science 2022; 376: 44-53.**
La versión más actualizada de la secuencia del genoma humano.

The 1000 Genomes Project Consortium. **A global reference for human genetic variation. Nature 2015; 526: 68-74.**
Publicación que recoge los principales datos de variabilidad genética en la especie humana.

 ? AUTOEVALUACIÓN

Bases genéticas de las enfermedades complejas

6

Á. Gil Hernández, C. Gómez Llorente y M. Rivera Sánchez

OBJETIVOS

- Distinguir entre enfermedades monogénicas y poligénicas, multifactoriales o complejas.
- Conocer las estrategias utilizadas en la investigación de la identificación de los *loci* y de las variantes genéticas implicadas en las enfermedades complejas.
- Comprender los conceptos de polimorfismo de nucleótido simple, variaciones estructurales del genoma y variantes en el número de copias de un gen.
- Conocer los fundamentos de los principales proyectos internacionales para la determinación del mapa de las variantes genéticas humanas y sus relaciones con las enfermedades complejas.
- Distinguir los beneficios y riesgos potenciales para los individuos del genotipado de las enfermedades complejas.
- Conocer las evidencias existentes de los componentes genéticos que contribuyen a la etiología de las enfermedades complejas más comunes.
- Conocer las principales variantes génicas asociadas a algunas de las enfermedades complejas más comunes, como la obesidad, la diabetes, las dislipidemias, las enfermedades inflamatorias, las enfermedades neurodegenerativas y el cáncer.

CONTENIDO

- Introducción
- Enfermedades genéticas
- Diversidad genética de la especie humana
- Contribución de la variación genética humana a las enfermedades multifactoriales

INTRODUCCIÓN

El modelo médico de enfermedad sostiene que las manifestaciones o rasgos de una enfermedad son el resultado de un proceso que tiene una causa. El proceso que subyace a la enfermedad constituye la patogenia, y la causa es un acontecimiento o hecho que altera los mecanismos homeostáticos (causa extrínseca) o que genera estos cambios (causa intrínseca). Sin embargo, en la mayoría de las enfermedades existe una combinación de ambas, es decir una causa multifactorial.

Prácticamente todas las enfermedades cursan con alteraciones bioquímicas. En muchos casos, además, las anomalías bioquímicas constituyen la causa primaria de la enfermedad, que precede a las manifestaciones clínicas. Se habla entonces de lesiones bioquímicas.

Las enfermedades pueden clasificarse en genéticas, adquiridas y mixtas. Las enfermedades genéticas son claramente de origen molecular, porque en todos los casos se afecta la estructura química del DNA y esta lesión es, además, la responsable primaria de la enfermedad. Las causas de las enfermedades adquiridas son muy diversas, porque existen muchos factores etiológicos: químicos, físicos y biológicos. Quizá la mayor parte de las entidades patológicas y, por supuesto, las más difundidas entre la población occidental, pertenecen al grupo de enfermedades mixtas. Entre ellas se pueden citar la obesidad, la diabetes, las dislipidemias,

En este capítulo se hace referencia a numerosos genes y variantes génicas que tienen nombres usualmente complejos y numeraciones largas. Para evitar hacer el texto tedioso, excepto cuando los autores lo han considerado de interés, se han utilizado únicamente las abreviaturas de los genes y no los nombres completos, siguiendo la nomenclatura y las anotaciones internacionales de las bases de datos del *National Center for Biotechnology Information* de Estados Unidos (www.ncbi.nlm.nih.gov).

la hipertensión arterial, las enfermedades cardiovasculares, numerosas enfermedades inflamatorias, incluida la aterosclerosis, las enfermedades mentales, varias enfermedades neurodegenerativas, como la enfermedad de Alzheimer y el Parkinson, la gota y el cáncer. Se habla en estos casos de enfermedades multifactoriales.

Algunas enfermedades están causadas por una o varias mutaciones de un solo gen y, otras, por las alteraciones de varios genes. En todas esas enfermedades pueden existir interacciones con el medio ambiente que condicionan la aparición de diversos fenotipos. En ciertas enfermedades complejas como el cáncer, las mutaciones en las líneas germinales, las mutaciones somáticas o los factores ambientales pueden predominar en un determinado tipo de cáncer. Por ejemplo, en el retinoblastoma y en la poliposis del colon la mutación de líneas germinales desempeña un papel muy importante en el desarrollo de la enfermedad, mientras que las mutaciones somáticas son más importantes en algunos tipos de cáncer de mama y de páncreas, y los factores ambientales desempeñan un papel preponderante en el cáncer de pulmón y en el mesotelioma, así como en los cánceres de mama y colon.

Las enfermedades monogénicas suelen ser muy graves en sus consecuencias, pero al ser de baja incidencia poblacional, su contribución global a la salud pública es pequeña. Enfermedades como la obesidad, la hipertensión, la enfermedad cardíaca, la diabetes, el cáncer, la artritis reumatoide, las enfermedades inflamatorias intestinales, la esclerosis múltiple, el asma, la migraña y los trastornos psiquiátricos como la depresión mayor, los trastornos de ansiedad, el trastorno bipolar, la esquizofrenia y el autismo son bastante más frecuentes. Semejantes enfermedades no presentan un claro patrón de herencia mendeliana. Sin embargo, se presentan en grupos familiares, lo cual indica la existencia de un componente genético operativo en la etiología de la enfermedad.

La *medicina genómica* puede definirse como la utilización de los análisis genotípicos para aumentar la calidad del cuidado médico, incluyendo la identificación presintomática de la susceptibilidad a la enfermedad, la intervención preventiva, la selección de la farmacoterapia y el diseño del cuidado médico individualizado basado en el genotipo. A esto hay que añadir la atención nutricional personalizada (**cap. 1**, Introducción a la nutrición molecular).

El progreso del Proyecto Genoma Humano, cuyo objetivo es disponer de un catálogo de todas las variantes genéticas de las diversas poblaciones humanas, es decir, los polimorfismos de un solo nucleótido (SNP, *single nucleotide polymorphism*) y las variantes estructurales del genoma (SV, *structural variants*) (**cap. 5**, Arquitectura cromosómica y genoma humano), así como otros proyectos adicionales que han surgido en los últimos años y el progreso de la medicina molecular, están permitiendo el enorme desarrollo de la medicina genómica y, como consecuencia, la forma en la que se practica la medicina, especialmente en cuanto a las intervenciones en las enfermedades comunes.

La investigación de la predisposición genética a la enfermedad tiene potenciales peligros, especialmente de discriminación; sin embargo, también ofrece el potencial de beneficios extraordinarios. El análisis genotípico es hoy una práctica estandarizada para las enfermedades monogénicas, pero el genotipado de las enfermedades complejas, confinado a la investigación, ha comenzado a aplicarse recientemente.

Entre los posibles beneficios derivados del conocimiento de las causas genéticas de las enfermedades complejas el más importante es, sin duda, la identificación de los individuos con una mayor susceptibilidad para una enfermedad. Ello permitirá un cambio en sus modos de vida, de manera que se reduzca el riesgo, y una mayor vigilancia médica que detecte los primeros signos de inicio de la enfermedad. El diagnóstico precoz es casi siempre un factor determinante de éxito en el tratamiento; la identificación de los factores genéticos subyacentes de riesgo elimina una variable en el estudio de la interacción genotipo-ambiente y, de esta manera, la identificación de los factores de riesgo ambientales será más fácil y precisa.

Muchas enfermedades con síntomas clínicos similares pueden resultar heterogéneas en su etiología. Esta ambigüedad puede afectar a la prognosis y ocasionar una diferente respuesta de los pacientes al tratamiento. Si se pueden caracterizar los distintos defectos que conducen a la misma enfermedad, se podrán desarrollar pruebas diagnósticas específicas y adoptar mejores tratamientos, incluidos los nutricionales.

La información genotípica en estas enfermedades multifactoriales tiene dos grandes aplicaciones: la primera, el cuidado médico individualizado y la segunda, hacer posible el consejo familiar reproductivo. Al respecto, es importante distinguir aquellos resultados genotípicos que proveen beneficios potenciales o la posible intervención médica, por ejemplo, en las hemocromatosis o en otros trastornos en los que la intervención no está disponible, al menos de momento, por ejemplo, las enfermedades de Alzheimer o de Hungtinton. Sin embargo, la mayoría de las enfermedades están en una categoría intermedia, dado que la oportunidad para el tratamiento o la prevención es muy elevada pero no siempre efectiva, al menos en el 100 % de los casos. Aún se está muy lejos de poder aplicar una nutrición personalizada o de precisión como parte integral del tratamiento médico, pero es importante empezar a conocer que muchas variaciones génicas pueden implicar cambios específicos en el tratamiento nutricional de los pacientes (**caps. 16**, Nutrigenética: variantes genéticas que responden a nutrientes, y **17**, Nutrigenética: variantes genéticas que responden a patrones de alimentación). En todo caso, como con cualquier estrategia médica, la intervención basada en la información genotípica es válida siempre y cuando los beneficios para el individuo sobrepasen los riesgos potenciales, particularmente en lo que se refiere a la discriminación y otros aspectos éticos, así como a los costes excesivos.

El objetivo de este capítulo es distinguir entre los tipos de enfermedades genéticas, dar a conocer las estrategias y los hallazgos actuales sobre las variantes génicas más importantes que condicionan la presencia de enfermedades complejas e identificar las interacciones genes-medio ambiente en estas enfermedades poligénicas y multifactoriales.

ENFERMEDADES GENÉTICAS

Las enfermedades genéticas (antes denominadas «familiares o hereditarias») resultan de la alteración del DNA (por mutaciones o anomalías cromosómicas) que se traduce en un mal funcionamiento celular. Conviene aclarar que los términos genético, hereditario y congénito (enfermedad que se manifiesta desde el nacimiento) no siempre son coincidentes:

1. Las *enfermedades hereditarias o familiares* siempre son genéticas. Alguno de los progenitores es portador de un gen defectuoso (exhiba o no la enfermedad) que se transmite a los hijos. Éstos pueden presentar síntomas clínicos inmediatamente después del nacimiento, como en la galactosemia (enfermedad genética y congénita), pero, en ocasiones, la enfermedad no aparece hasta la edad adulta, como en la hemocromatosis hereditaria (enfermedad genética no congénita).

2. Existen *enfermedades congénitas* no genéticas, como las que se producen por infecciones intrauterinas (p. ej., sífilis congénita).

3. En el caso de las enfermedades hereditarias, siempre hay un primer individuo que sufre la alteración genética. Naturalmente, éste no hereda la enfermedad aunque la puede transmitir a sus descendientes.

4. Cuando la alteración genética se produce durante el período embrionario, la enfermedad es congénita y genética, pero no es hereditaria. Esto es lo que ocurre en los casos más frecuentes de síndrome de Down.

5. Las anomalías genéticas no se heredan si afectan exclusivamente a las células somáticas. Esto es lo que sucede en la mayoría de las neoplasias.

Las alteraciones genéticas son muy frecuentes. Afortunadamente, muchas de ellas no llegan a producir enfermedad. Por otra parte, cuando los efectos son muy importantes, son incompatibles con la vida. De hecho, este tipo de trastornos es responsable de gran parte de los abortos espontáneos.

Las enfermedades genéticas se suelen clasificar en tres grandes grupos: alteraciones citogenéticas, alteraciones monogénicas y alteraciones poligénicas.

Alteraciones citogenéticas

Pueden deberse a cambios en la estructura o en el número de cromosomas (mutaciones cromosómicas). La enfermedad más conocida de este grupo es la trisomía 21 o síndrome de Down. Los pacientes tienen un exceso de material cromosómico por falta de disyunción meiótica en el huevo, siendo los padres normales en la mayor parte de los casos. En esta enfermedad, la alteración se produce en los cromosomas autosómicos. También son relativamente frecuentes los trastornos en cromosomas sexuales, como ocurre en los síndromes de Klinefelter (hipogonadismo masculino) y de Turner (hipogonadismo femenino).

Existen también mutaciones en el DNA mitocondrial que afectan fundamentalmente a la funcionalidad de la cadena respiratoria celular. Asimismo, las mutaciones mitocondriales están implicadas en el envejecimiento celular (**cap. 20**, Nutrición del adulto mayor, **tomo IV**).

Alteraciones monogénicas

Mejor conocidos desde el punto de vista bioquímico son los *trastornos monogénicos o mendelianos*. Todos ellos resultan de la existencia de mutaciones en un solo gen con efecto importante en el organismo y siguen simples patrones de herencia, predecibles con las leyes de Mendel. Estos patrones se clasifican de acuerdo con la localización del gen afectado en el cromosoma X o en alguno de los 22 autosomas, y la manera recesiva o dominante de expresarse el carácter. Es decir, son ligados al sexo, autosómicos recesivos o autosómicos dominantes, respectivamente. Las alteraciones monogénicas asociadas al cromosoma Y son raras; entre ellas destaca el fallo en la espermatogénesis que da lugar a infertilidad en el hombre. La base de datos de herencia humana OMIN *(Online Mendelian Inheritance in Man)*, después de más de 50 años de trabajo, tiene catalogados 15.360 genes asociados a unos 5.000 trastornos que han sido caracterizados como alteraciones monogénicas. Esto representa una fracción significativa del total de los genes humanos, estimados en unos 21.000-25.000. Las alteraciones monogénicas graves y relativamente comunes se conocen como alteraciones principales. La **tabla 6-1** muestra los tipos y las frecuencias de las alteraciones monogénicas conocidas más importantes.

La frecuencia de los alelos en la población que están implicados en un trastorno monogénico está determinada por la distribución de Hardy-Weinberg.

$$p^2 + 2pq + q^2 = 1$$

En esta ecuación, p es la frecuencia del alelo más común y q la del alelo menos frecuente. La ecuación sólo se cumple si se dan ciertas condiciones, como que los cruzamientos se produzcan al azar y que exista ausencia de movimientos migratorios en la población. Mediante esta ecuación, se puede calcular la frecuencia del portador (heterocigoto) (2pq) para las alteraciones recesivas, a partir de la frecuencia observada con la que la enfermedad tiene lugar en una población. Esto proporciona resultados sorprendentes, por ejemplo, si la frecuencia de la fibrosis quística es de 1 entre 2.000, la frecuencia del heterocigoto es 1 entre 22.

Se conocen varios miles de estas alteraciones, aunque en su conjunto afectan a una parte escasa de la población. Se calcula que cada individuo tiene varios genes afectados. Afortunadamente, la mayor parte de estos trastornos son recesivos, por lo que no suelen presentar manifestaciones clínicas. La anormalidad genética se traduce siempre en la afectación cualitativa o cuantitativa de una proteína. Lo más frecuente es que dicha proteína se produzca en cantidades muy precarias o que tenga una estructura defectuosa. El tipo de herencia se corresponde generalmente con la categoría de esta molécula proteica. Cuando se trata de una enzima, la herencia es recesiva, porque la existencia de un 50 % de enzima normal suele ser suficiente para cumplir las funciones metabólicas. En cambio, esto no es así para otras proteínas estructurales y funcionales, receptores de membrana, etc., siendo entonces la herencia de tipo dominante. Los errores congénitos del metabolismo (galactosemia, fenilcetonuria, etc.) son el resultado de trastornos del primer tipo (**caps. 20**, Nutrición en los errores innatos del metabolismo en el niño, y **21**, Nutrición en los errores innatos del metabolismo en el adulto, **tomo V**). Las hemoglobinopatías constituyen el mejor ejemplo de alteraciones de proteínas funcionales no

Tabla 6-1. Tipos y frecuencias de las alteraciones monogénicas más importantes[a]

Alteración		Alteración		Alteración	
Autosómica dominante	**Frecuencia**	**Autosómica recesiva**	**Frecuencia**	**Ligada al sexo**	**Frecuencia**
Hipercolesterolemia familiar	1/500	Enanismo	1/500-1.000	Hemofilia	1/10.000[f]
Cáncer de colon hereditario no poliPósico	1/200-1.000	Albinismo	1/10.000	Deficiencia de G-6-P-deshidrogenasa	Hasta 1/10[f]
Poliposis del colon	1/15.000	Enfermedad de Wilson	1/50.000		
Cáncer de mama (genes *BRCA1* y *BRAC2*)	1/1.000[b]	Hemocromatosis	1/500[c]	Distrofia muscular de Duchenne	1/3.000[f]
		Anemia falciforme	1/665[d]		
Síndrome de Marfan	1/20.000	β-Talasemia	Elevada[e]	Enfermedad de Fabry	1/40.000
Esferocitosis hereditaria	1/5.000	Fibrosis quística	½./500[b]	Feminización testicular	1/64.000
Enfermedad poliquística del riñón	1/1.250	Enfisema hereditario	1/3.500	Enfermedad granulomatosa crónica	1/750.000
Corea de Hungtinton	½/500	Ataxia de Friedreich	1/75.000		
Porfiria aguda intermitente	1/15.000	Fenilcetonuria	1/12.000	Síndrome de cromosoma X frágil	1/1.250[f]
Osteogénesis imperfecta	1/20.000	Atrofia muscular espinal	1/10.000		
Enfermedad de Von Willebrand	1/8.000	Enfermedad de Gaucher tipo 1	1/600[b]	Ceguera del color	1/12[f]
Distrofia miotónica	1/10.000				
Miocardiopatía hipertrófica familiar	1/5.000				
Neurofibromatosis I	1/3.000				
Esclerosis tuberosa	1/15.000				
Acondroplasia	1/50.000				

[a] La frecuencia de algunas alteraciones varía muy ampliamente entre grupos étnicos diferentes, por ejemplo, anemia falciforme, fibrosis quística, enfermedad de Tay-Sachs, enfisema hereditario (déficit de α_1-antitripsina) y fenilcetonuria.
[b] 1/100 en judíos ashkenazi.
[c] 1/100 en europeos.
[d] 1/100 en negros norteamericanos.
[e] 1/100 en regiones de paludismo.
[f] 1/100 en varones.
G-6-P-deshidrogenasa: glucosa-6-fosfato deshidrogenasa.

enzimáticas. El caso más característico de afectación de un receptor es la hipercolesterolemia familiar (**cap. 28**, Nutrición y dislipidemia, **tomo V**).

Algunas enfermedades monogénicas están presentes en ciertas poblaciones con una frecuencia mucho mayor que la esperada por la mutación. Se conocen algunos ejemplos, como la fibrosis quística en las poblaciones europeas, la anemia falciforme y las talasemias en Asia y África y la enfermedad de Tay-Sachs en los judíos ashkenazi. Una explicación a su alta frecuencia puede ser que los heterocigotos muestren ciertas ventajas selectivas que justifiquen su mayor frecuencia. En el caso de la anemia falciforme y de las talasemias, se ha observado que los heterocigotos son más resistentes a la malaria, enfermedad endémica en los países en que estas enfermedades están extendidas. De esta manera, el origen étnico de un paciente puede ser importante a la hora de establecer un diagnóstico correcto.

Factores que modifican la herencia

Al estudiar las enfermedades monogénicas se puede caer en el error de considerar que el único factor que debe considerarse es el gen mutado cuya herencia sigue un modelo similar y predecible. Existen múltiples factores que pueden modificar el modelo de herencia o los síntomas de la enfermedad. Todos estos factores ponen sobre aviso de lo complejo que es el análisis de enfermedades multifactoriales en las que están implicados una combinación de varios genes (poligenes) y múltiples factores ambientales. Así, la *heterogeneidad genética* es la situación en la que diferentes genes (no alelos) causan enfermedades aparentemente parecidas, o mutaciones en el mismo gen (alelos) ocasionan fenotipos diferentes. Por otra

parte, la *penetrancia* se refiere a la frecuencia con la que una enfermedad, o un fenotipo, se manifiestan en un individuo que ha heredado el alelo mutado. Si una mutación no causa inevitablemente la enfermedad, se dice que muestra una penetrancia incompleta. Un ejemplo es el síndrome de la mano partida, una deformidad en forma de garra causada por un alelo autosómico dominante. Algunos individuos heredan el alelo, pero tienen un desarrollo normal de las manos. Otro aspecto que debe considerarse es la *expresividad*, término que describe las diferencias existentes en la gravedad de la enfermedad entre individuos que han heredado los mismos alelos mutados. También, en ocasiones, un factor ambiental puede ocasionar una enfermedad con los mismos síntomas que una enfermedad hereditaria, lo que se denomina *fenocopia*. Por ejemplo, la infección de una madre durante la gestación por el virus de la rubéola puede causar una sordera en el feto, aunque ésta pueda ser causada, también, por una serie de genes defectuosos. Los *efectos ambientales* también pueden influir en la penetrancia o la expresión de un alelo mutado. Un claro ejemplo de esto es la fenilcetonuria, una enfermedad que se puede prevenir con una dieta baja en fenilalanina. Asimismo, hay una serie de enfermedades cuya gravedad se incrementa con el transcurso de las generaciones, efecto denominado *anticipación*. El síndrome de X frágil y la distrofia miotónica son dos ejemplos conocidos de anticipación. Con frecuencia la enfermedad es benigna en el padre, que la ignora, y que no ha sido diagnosticado antes de que aparezca en el hijo. Además, la *impronta genómica* ocurre cuando la expresión de un alelo depende del progenitor del cual se ha heredado. Un ejemplo es el efecto del origen paterno o materno de una deleción en el cromosoma 15q12. Los individuos heterocigotos para esta deleción sufren diferentes enfermedades en función del progenitor del que la han heredado. Si la deleción se hereda del padre, se produce el síndrome de Prader-Willi, caracterizado por retraso mental, hipotonía, obesidad e hipognodadismo. Si la deleción se hereda de la madre, se desarrolla el síndrome de Angelman, caracterizado por retraso mental y del crecimiento, hiperactividad y una risa característica.

Análisis genético

El análisis genético está disponible para el diagnóstico, el consejo familiar y el tratamiento de numerosos trastornos mendelianos o de alteraciones monogénicas. Los genes responsables han sido clonados y las mutaciones han sido identificadas para la mayoría de estas alteraciones, incluyendo la neurofibromatosis, el síndrome de Marfan, la hipercolesterolemia familiar y otras dislipidemias, la osteogénesis imperfecta, la distrofia miotónica, la acondroplasia, la poliposis familiar del colon, la enfermedad de Hungtinton, la enfermedad del riñón poliquístico del adulto, la fibrosis quística, las hemoglobinoparías, la enfermedad de Tangier, la fiebre familiar del Mediterráneo, el síndrome de Rett y numerosas enfermedades congénitas del metabolismo. Para estas enfermedades, el análisis genotípico puede confirmar el diagnóstico, determinar el estado de riesgo de los parientes próximos, a veces predecir la gravedad de la enfermedad, y proveer el diagnóstico presintomático y el consejo genético. Asimismo, para algunas de estas enfermedades, como se indica en los **capítulos 20** y **21** del **tomo V**, se puede establecer un régimen nutricional individualizado que alivia los síntomas de la enfermedad, como es el caso de la galactosemia y de algunos tipos de fenilcetonuria y otras enfermedades congénitas del metabolismo de los aminoácidos, de los lípidos y de los hidratos de carbono, o bien limita la gravedad de la enfermedad. Por otra parte, las mutaciones simples pueden producir una susceptibilidad farmacogenómica, por la que un determinado medicamento puede generar resultados catastróficos en los pacientes con un genotipo susceptible, como son los casos de la deficiencia de glucosa-6-fosfato deshidrogenasa, la sensibilidad al suxametonio, la hipertermia maligna y la sensibilidad al 5-fluorouracilo.

El estudio de las diversas enfermedades monogénicas está más allá de los objetivos de un tratado de nutrición. No obstante, algunas de estas enfermedades, como la fibrosis quística o varias enfermedades relacionadas con el metabolismo de los nutrientes, tienen un tratamiento nutricional específico y son consideradas de forma concreta en los **capítulos 20**, **21**, **28**, **38** y **47** del **tomo V**.

Alteraciones poligénicas, multifactoriales o complejas

Son enfermedades de tipo mixto. Las anomalías genéticas afectan a varios genes, pero no tienen suficiente trascendencia para desencadenar la enfermedad. Para ello hace falta que también interaccionen efectos ambientales. Por eso se conocen generalmente estas enfermedades como multifactoriales. Semejantes enfermedades no presentan un claro patrón de herencia mendeliana. Sin embargo, se presentan en grupos familiares, reflejando la existencia de un componente genético implicado en su etiología.

Las enfermedades multifactoriales pueden definirse como las causadas por la interacción de alelos comunes de polimorfismos genéticos o variantes estructurales del genoma, cada uno perteneciente a un *locus* de rasgo cuantitativo, con factores ambientales. Los individuos afectados han heredado un cierto umbral de susceptibilidad, pero su penetrancia es muy pequeña. El número y las interacciones de los alelos predisponentes y protectores de la enfermedad, que son heredados de los padres, determinan el umbral de riesgo de desarrollo de la enfermedad, y la penetrancia se afecta por factores del desarrollo, estocásticos y ambientales, incluidas la alimentación y la nutrición.

Dado que los miembros familiares viven en el mismo ambiente y tienen los mismos genes, es difícil distinguir la contribución de los factores genéticos y ambientales en las enfermedades multifactoriales. En muchos casos, la susceptibilidad a las enfermedades comunes y las características fenotípicas no siguen sencillos modelos de herencia, es decir, no son determinadas por un solo gen. Sin embargo, los estudios de gemelos y de adopción indican que existe un fuerte y claro componente genético.

Los miembros de una familia muestran una proporción de genes en común que puede predecirse por el grado de parentesco. Por ejemplo, las parejas de hermanos de los mismos padres comparten el 50 % de sus genes y las parejas de individuos en una familia pueden clasificarse como parientes de primero, segundo y tercer grado en función de los genes que comparten. Si los factores genéticos son determinantes en el desarrollo de una enfermedad, el riesgo de que un pariente de un individuo afectado sufra la misma enfermedad se correlacionará con el grado de parentesco con respecto a la persona afectada.

Una manera de averiguar la diferente contribución de los genes y del ambiente es valorar la recurrencia de una enfermedad en los parientes biológicos que han sido criados en diferentes sitios por adopción. De esta manera, se pueden comparar los resultados con el riesgo de recurrencia en un grupo de control de familias no adoptadas.

Los estudios de gemelos permiten examinar la contribución de los genes y del ambiente. Los gemelos monocigóticos son idénticos en sus genes, mientras que los gemelos dicigóticos comparten sólo el 50 % de sus genes. Dado que ambos tipos de gemelos nacen a la vez en la misma familia, se supone que el ambiente en que se desarrollan debe ser similar, aunque en la práctica existen diferencias en el ambiente que les toca vivir. El parámetro analizado en los estudios de gemelos es la concordancia. Ésta se define como el porcentaje de gemelos idénticos que sufren la misma enfermedad o muestran un mismo rasgo fenotípico cuando comparten el mismo ambiente. La diferencia de la concordancia entre gemelos monocigóticos y dicigóticos es una medida de cómo las diferencias genéticas contribuyen a la variabilidad poblacional de un rasgo, un parámetro conocido como *heredabilidad*. En algunos casos los gemelos monocigóticos se separan en el momento del nacimiento y se crían aparte. Aunque el número de estos casos es menor que el grueso de gemelos estudiados, aportan una importante evidencia adicional de individuos genéticamente idénticos que se desarrollan en ambientes diferentes.

Las diferencias en la concordancia entre gemelos monocigóticos y dicigóticos demuestran que existe un fuerte componente genético en la mayor parte de las enfermedades comunes. La buena salud está claramente influida por la constitución genética. Al respecto, resulta interesante observar que la resistencia a numerosas enfermedades infecciosas está también influida por factores genéticos.

Los estudios de gemelos también han demostrado que las enfermedades mentales, como la depresión, la esquizofrenia o el autismo y otros trastornos psiquiátricos, tienen una parte de componente hereditario. Asimismo, la aplicación de estudios de gemelos y de adopción en el estudio de las variaciones fenotípicas normales ha puesto de manifiesto la existencia de un fuerte componente genético en muchos atributos humanos fundamentales, como la inteligencia y la personalidad.

Muchas características fenotípicas, como la altura o el peso, muestran una variación continua en los individuos de una población, aparentemente discordante con las leyes de Mendel, que predicen la herencia de clases fenotípicas discretas. Ronald Fisher, en 1918, demostró que la variación continua puede heredarse si el rasgo está controlado por una serie de genes denominados «poligenes». Cada alelo de los poligenes segrega de modo mendeliano, aunque sólo contribuye de manera discreta al conjunto del fenotipo. El efecto combinado de muchos poligenes, modificados por factores medioambientales, produce la variación continua observada.

La identificación de los genes que contribuyen al riesgo de las enfermedades complejas supone un trabajo complejo y difícil. Para identificar estos genes es preciso examinar un gran número de individuos afectados y utilizar pruebas estadísticas rigurosas para eliminar los falsos positivos. Además, hay muchas fuentes de error que pueden falsear los resultados. En la investigación y búsqueda de los genes implicados en enfermedades complejas clásicamente se han utilizado sobre todo cinco estrategias:

- Genes candidatos.
- Análisis paramétrico de ligamiento.
- Análisis no paramétrico de ligamiento.
- Estudios de asociación poblacional.
- Modelos de animales.

Estas estrategias no son excluyentes entre ellas y en el estudio de una enfermedad en particular normalmente se utilizan varias en combinación.

Los estudios de ligamiento se realizan con marcadores genéticos anónimos y no sobre genes candidatos. Cuando el número de marcadores es lo suficientemente elevado, el estudio se denomina barrido genómico. Estos barridos permiten localizar *loci* asociados a una característica cuantitativa o rasgo cuantitativo (QTL, *quantitative trait loci*), es decir, regiones del genoma que contienen genes susceptibles de influir sobre el rasgo estudiado. Las regiones así localizadas pueden estudiarse posteriormente para identificar los genes responsables de los ligamientos genéticos con el rasgo cualitativo en estudio, por ejemplo, la obesidad. En estos estudios se

requiere la inclusión de una población relacionada, se suelen emplear familias grandes con varios miembros afectados, y sus análisis permiten identificar zonas del genoma de interés, pero los estudios tienen poca resolución. En esas zonas identificadas puede haber centenares de genes interesantes y miles de polimorfismos candidatos. Esta técnica ha tenido éxito en la búsqueda de alelos relacionados en todo el genoma, particularmente en las alteraciones monogénicas o de transmisión mendeliana. Sin embargo, han tenido menos éxito para encontrar genes asociados a enfermedades poligénicas y a rasgos complejos. Esto es debido, quizás en parte, al poder limitado de la técnica para detectar el efecto de alelos comunes con modesta influencia en la enfermedad. Por lo tanto, estos estudios son más poderosos para detectar alelos raros de alto riesgo con mecanismos de transmisión mendeliana.

Los estudios de asociación buscan relacionar un marcador genético particular con una enfermedad (o un rasgo complejo) a través de una población, más que dentro de familias. Existen varios esquemas posibles en el diseño de un estudio de asociación genética: estudios retrospectivos de casos y controles o de cohortes prospectivas. En el primer caso, los individuos pueden ser elegidos en función de su fenotipo (p. ej., obesos frente a individuos de control no afectados) y en el segundo, los individuos miembros de una cohorte son seguidos longitudinalmente en el tiempo para analizar el desarrollo de la enfermedad, mientras que se miden también otros fenotipos. Una ventaja de las cohortes prospectivas es que puede medirse en forma no sesgada un factor de interacción ambiental (lo que permite el control estadístico de la influencia de dicho factor). Por otra parte, los estudios retrospectivos de casos y controles pueden introducir sesgos debido al conocimiento del estado de la enfermedad.

Los estudios de asociación pueden ser conducidos en múltiples familias o en grupos de individuos no relacionados. El uso de familias requiere métodos analíticos que tomen en cuenta la correlación esperada de genotipos entre individuos relacionados. El reclutamiento de individuos de un mismo árbol genealógico puede ser dificultoso, caro y lento. Por otra parte, los individuos no emparentados son mucho más fáciles de reclutar, pero son susceptibles de estratificación poblacional.

Una vez que los individuos y la información fenotípica han sido recolectados, deben seleccionarse los marcadores genéticos para genotipar. Pueden ser marcadores individuales o marcadores que abarquen genes, regiones de cromosomas o —en última instancia— el genoma entero.

Existen dos aproximaciones para establecer la relación entre variantes genéticas (SNP y variaciones en el número de copias de los genes [CNV, *copy number variations*]) y riesgo de enfermedad:

- El estudio de un «SNP candidato» o de una variante estructural: es una prueba directa de asociación entre una variante putativa funcional y el riesgo de enfermedad. En este caso, se establece un gen candidato de antemano sobre la base de estudios previos o evidencia experimental biológica.
- La «asociación indirecta» consiste en genotipar un gran número de SNP o de variantes estructurales del genoma

para establecer la posible asociación con la enfermedad. La ventaja del análisis de asociación indirecta es que no requiere la determinación previa de cuál SNP podría ser funcionalmente importante. La desventaja es que se necesita genotipar un número mucho mayor de SNP.

Durante los últimos años, las nuevas técnicas de mapeado fino de las variantes génicas asociadas a las enfermedades poligénicas, especialmente los estudios de asociación de genoma completo (GWAS, *genome-wide association study*), así como la secuenciación de genomas completos (WGS, *whole genome sequencing*), están permitiendo conocer los alelos relacionados etiológicamente con las enfermedades complejas. Esta aproximación y los genes más relevantes identificados asociados a las enfermedades multifactoriales serán considerados de forma detallada más adelante en este mismo capítulo.

DIVERSIDAD GENÉTICA DE LA ESPECIE HUMANA

Secuenciación del genoma humano

En las dos últimas décadas del siglo XX se clonaron y secuenciaron los DNA complementarios (cDNA) de la mayor parte de los genes implicados en las enfermedades monogénicas más comunes. Esto ha permitido enormes avances en el conocimiento de la naturaleza molecular de las enfermedades y el desarrollo de análisis diagnósticos.

Los esfuerzos actuales de la genética humana están enfocados a conocer las enfermedades complejas o multifactoriales, lo que constituye un reto más difícil de resolver que en el caso de las enfermedades monogénicas.

Desde el momento en que comenzaron a clonarse los genes implicados en las enfermedades monogénicas se valoró la necesidad de construir mapas y de secuenciar el genoma humano. Estas necesidades se plasmaron en el denominado Proyecto Genoma Humano, un proyecto que implicó la colaboración internacional de distintas administraciones e instituciones de investigación. Su comienzo se planificó para finales de la década de 1980 y comenzó formalmente en 1990. El proyecto se alentó en un principio desde el *Department of Energy* (DOE) y los *National Institutes of Health* (NIH) de Estados Unidos. Sin embargo, otras administraciones e instituciones de otros países han contribuido de manera importante, particularmente los laboratorios Généthon en París, creados por la Asociación Francesa Contra la Distrofia Muscular (AFDM, *Association Française contre les Dystrophies Musculaires*), el Centro Sanger, creado por el *Medical Research Council* (MRC) y el *Wellcome Trust for Biomedical Research*, una organización benéfica, en el Reino Unido. Todas estas instituciones y entidades formaron parte del denominado *International Human Genome Sequencing Consortium* (IHGSC).

En 1990, el IHGSC planificó una serie de objetivos estratégicos. Estos objetivos se revisaron en 1993 y en 1998. De manera general, el proyecto se dividió en dos fases. La primera abarcó desde 1990 hasta 1998 y se centró fundamentalmente en la construcción de diferentes tipos de mapas del genoma humano que contenían alrededor del 90 % de la secuencia. La segunda, desde 1998, completó los huecos y se aseguró que la secuencia tuviera menos de un error por cada 10.000 nucleótidos. Las razones de esta planificación estratégica fueron las siguientes: primera, se precisaban los mapas antes de comenzar la secuenciación; segunda, la tecnología de secuenciación de DNA en 1990 era incapaz de realizar el trabajo y precisaba su mejora y optimización; tercera, los mapas genómicos debían proporcionar una valiosa información identificando y aislando genes relacionados con las enfermedades.

Una compañía privada de biotecnología denominada Celera Genomics anunció a finales del pasado siglo que pretendía secuenciar el genoma humano. Ello generó una gran inquietud, debido a la posibilidad de que el genoma humano se pudiera patentar, por lo que el gobierno de Estados Unidos y el *Wellcome Trust* del Reino Unido hicieron grandes inversiones para que el IHGSC pudiese competir con Celera Genomics. La carrera acabó con empate técnico cuando ambos grupos anunciaron en junio del 2000 la finalización del borrador (secuenciación completa en cuatro ocasiones), siendo publicados los resultados del primer borrador real en febrero de 2001. En el año 2000, tanto Estados Unidos como el Reino Unido tomaron la decisión de que la secuenciación del genoma humano no era patentable y que tenía que ser de dominio público. En abril de 2003, dos años antes de lo previsto, el IHGSC anunció la obtención de la secuencia definitiva del genoma humano con más del 99 % del DNA (2.843.433.602 bases) correspondiente a la eucromatina, es decir la región de la cromatina menos condensada, con una precisión del 99,99 %. Quedaban por secuenciar unos 400 huecos correspondientes a DNA repetitivo, incluyendo el DNA de los centrómeros y de los telómeros, que no podían resolverse con la tecnología del momento.

Celera Genomics y el IHGSC utilizaron la misma tecnología de secuenciación, basada en el método «didesoxi», desarrollado por el doble Premio Nobel Fred Sanger de la Universidad de Cambridge, pero que utilizaba cuatro fluoróforos diferentes (uno por cada tipo de base), en lugar de las primitivas técnicas de marcado con radioisótopos y autorradiografía, lo que posibilitó la detección automatizada del orden de las bases de un determinado fragmento de DNA. Sin embargo, el IHGSC y Celera utilizaron estrategias de trabajo diferentes para resolver el ensamblaje de las secuencias de pequeños fragmentos de DNA, de un máximo de 500 pares de bases (pb), en aquel momento. El IHGSC utilizó una estrategia de ordenación jerárquica, clon a clon, mediante la cual cada cromosoma se partía en diferentes secciones ordenadas entre sí y el ensamblado de las secuencias derivó de numerosos donantes. Por el contrario, Celera Genomics utilizó un sistema de fragmentación del genoma al azar en secciones cortas que se secuenciaban de forma separada, a partir únicamente de cinco individuos. El ensamblaje se realizaba posteriormente en una sola operación con programas complejos y ordenadores muy potentes. Esta segunda aproximación evidentemente era mucho más barata que la del IHGSC, pero la de éste se consideró más segura, especialmente en las regiones del DNA muy ricas en repeticiones, y más útil para la secuenciación precisa de los huecos.

En cualquiera de los dos casos, el Genoma Humano se representó como una secuencia haploide sin que existiese anotación de la variación genética. En 2006 el Proyecto del Genoma Humano finalizó formalmente con la publicación de la secuenciación del último cromosoma humano. No obstante, dicho proyecto sigue obteniendo fondos adicionales y generando publicaciones científicas relacionadas sobre todo con el conocimiento de la funcionalidad de numerosos genes.

En 2007 se publicó la primera secuencia de un individuo concreto, el propio John Craig Venter, Presidente y fundador de Celera Genomics y fundador del *The Institute for Genomic Research*, seguido de la del premio Nobel James D. Watson, uno de los descubridores de la estructura del DNA. En este último caso se utilizó un método de secuenciación moderno, denominado de tipo paralelo, muy rápido y mucho menos costoso que los métodos tradicionales. Posteriormente, utilizando también las nuevas tecnologías de secuenciación denominadas de forma genérica secuenciación de nueva generación (NGS, *next-generation sequencing*), se han secuenciado los genomas de numerosos individuos anónimos. Como se describirá más adelante, el Proyecto del Genoma Humano ha tenido continuidad con otros proyectos internacionales como *Hap-Map* y *1000 Genomes Project* (Proyecto 1.000 Genomas), destinados a descifrar las variantes genéticas de las poblaciones, así como el proyecto del microbioma humano, dirigido a conocer las variantes genéticas asociadas a los microorganismos que colonizan la superficie corporal y las mucosas. Asimismo, La iniciativa emblemática de la Unión Europea «1+Millón de Genomas» (1+MG) pretende facilitar el acceso seguro a la genómica y a los datos clínicos correspondientes en toda Europa. Los objetivos son posibilitar una investigación pionera y la elaboración de políticas sanitarias e incentivar tratamientos sanitarios personalizados con potencial para mejorar la prevención de enfermedades. Se trata de uno de los mayores proyectos mundiales sobre genómica y contribuye sobre todo a establecer normas mundiales en este ámbito. Los estudios derivados de esos proyectos han incrementado enormemente el conocimiento de las diversas formas de la variabilidad genética humana y sus relaciones con las enfermedades de etiología multifactorial, como se detalla más adelante. Desde su lanzamiento inicial en 2000, el genoma de referencia humano ha cubierto sólo la fracción eu-

cromática del genoma, dejando importantes regiones heterocromáticas sin determinar que constituían el 8 %. En 2022, el consorcio T2T o «De telómero a telómero» presentó una secuencia completa de 3.055 millones de pares de bases de un genoma humano (denominado T2T-CHM13), que incluye ensamblajes sin espacios para todos los cromosomas, excepto el Y, una corrección de errores en las referencias anteriores, e introduce casi 200 millones de pares de bases de secuencia que contienen 1.956 predicciones de genes, 99 de las cuales se prevé que codifican proteínas.

Variantes genéticas

Durante las últimas tres décadas, los avances en la genética de poblaciones y la genómica comparada han hecho posible que actualmente se disponga de un conocimiento elevado sobre la naturaleza de la diversidad genética. Sin embargo, aún se está en los albores de comprender cómo los procesos de muestreo al azar de los gametos, los polimorfismos de un solo nucleótido (o nucleótido simple o único) o SNP, las variaciones estructurales (inserciones, inversiones y deleciones –denominadas de forma abreviada «*indels*»–, CNV, seudogenes, secuencias de DNA altamente repetitivo y elementos genéticos móviles, que son DNA moderadamente repetitivo, incluyendo tranposones y retrotransposones), así como la selección natural, han modelado los niveles y patrones de variación entre las especies y dentro de éstas. La **figura 6-1** muestra algunos tipos de variantes genéticas en la especie humana.

Aunque dos personas no emparentadas comparten el 99,9 % de su genoma, es decir de sus secuencias en el DNA, el 0,1 % restante es importante porque contiene las variantes génicas que determinan hasta qué punto difieren en el riesgo de padecer enfermedad o la respuesta a los fármacos o a determinados nutrientes o componentes de los alimentos. La **figura 6-2** muestra cómo las variantes genéticas pueden contribuir a la diversidad genética entre poblaciones y dentro de ellas.

El descubrimiento de las variantes en la secuencia del DNA que contribuyen al riesgo de las enfermedades comu-

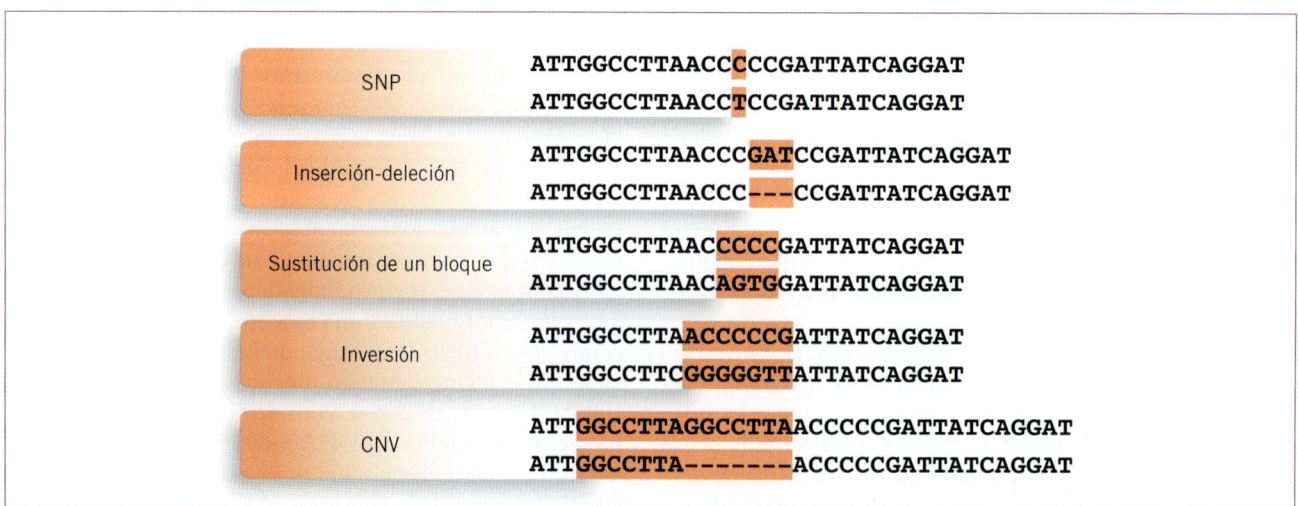

Figura 6-1. Clases de variantes genéticas humanas. CNV: variantes en el número de copias; SNP: polimorfismo de un solo nucleótido.

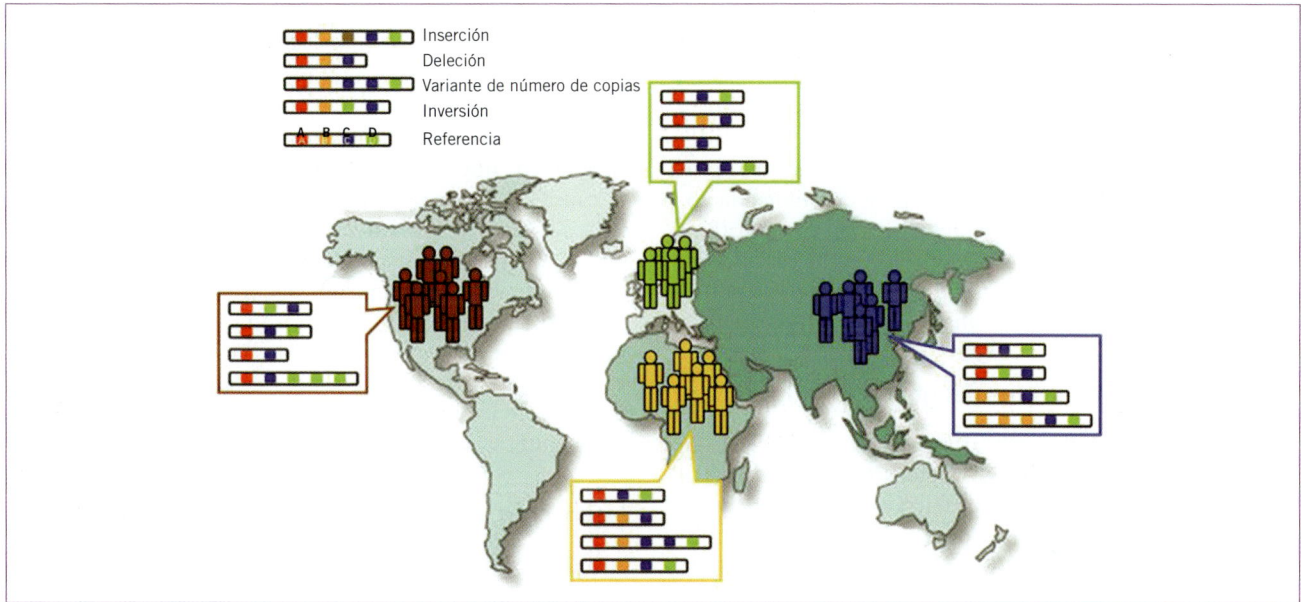

Figura 6-2. Diversidad genética entre diversas poblaciones y dentro de ellas ocasionada por cambios en el orden y el número de genes o de segmentos génicos. En la figura se incluye un ejemplo para cuatro genes representados en la población de referencia como A, B, C y D.

nes ofrece una de las mejores oportunidades para comprender las causas de las enfermedades multifactoriales.

Polimorfismos génicos de un solo nucleótido

Existen sitios en el genoma en los que la secuencia del DNA difiere en una sola base; a esos sitios se los denomina polimorfismos de un solo nucleótido o SNP. Por ejemplo, algunas personas pueden tener un cromosoma con una T en un sitio particular donde otras tienen una G. A cada una de las formas se las denomina alelo. Cada persona tiene dos copias de todos los cromosomas, excepto de los cromosomas sexuales. El juego o par de alelos que lleva una persona es lo que se denomina genotipo. Para el SNP del ejemplo anterior, una persona puede tener el genotipo TT, TG o GG. El término genotipo puede referirse a los alelos de un SNP particular o a muchos SNP a través del genoma. El método que descubre el genotipo de una persona se denomina «genotipado».

Ya desde el Proyecto Genoma Humano, en el momento del ensamblaje de las secuencias aparecieron diferencias entre las secuencias de nucleótidos de diferentes individuos. Existen alrededor de 150 millones de SNP anotados en la población humana. Los SNP pueden ocurrir en una zona codificante, en una zona no codificante y en regiones intergénicas. Los SNP que ocurren en zonas codificantes pueden ser sinónimos, cuando no se afecta la secuencia de la proteína, o no sinónimos, cuando dan lugar a un cambio en la secuencia de aminoácidos de la proteína codificada. Usualmente, la frecuencia de SNP es más elevada en las regiones no codificantes, como es el caso de los intrones.

Los SNP de alelos que están cercanos en una región cromosómica tienden a heredarse juntos, concepto conocido como «desequilibrio de ligamiento» *(linkage disequilibrium)*. Un conjunto de alelos asociados en una región de un cromosoma es lo que se denomina «haplotipo». Una región del DNA puede contener muchos SNP, pero sólo unos pocos denominados

«*tag-SNP*» o «SNP identificadores o etiquetadores» pueden proveer la mayor parte de la información necesaria en el patrón de variación genética en la región (**Fig. 6-3**).

Tanto Celera Genomics como el IHGSC estimaron que la frecuencia de los SNP en cada individuo es de 8×10^{-4} por nucleótido, es decir de un SNP por cada 1,25 kb en el genoma humano. Los valores actuales de los SNP identificados por el denominado Consorcio SNP (TSC, *The SNP Consortiun*) y el Proyecto Internacional HapMap indican que existe un SNP por cada 2 o 3 kb (v. más adelante).

Basándose en los datos aportados por el Proyecto 1.000 Genomas, la mayoría de las variantes conocidas son autosómicas (66 millones) y tienen una frecuencia alélica del 0,5 %; 12 millones tiene una frecuencia entre 0,5 y 5 %, y sólo 8 millones tienen una frecuencia inferior al 0,5 %. El número de variantes génicas difiere notablemente entre diferentes poblaciones; alrededor del 86 % están restringidas a un grupo continental específico, siendo los individuos procedentes de África los portadores del mayor número de variantes, aspecto lógico si se consideran los orígenes de los seres humanos.

En un genoma típico, las variantes génicas oscilan entre 40.000 y 200.000, pero cuando las variantes se restringen a aquellas que afectan a la funcionalidad de las proteínas,

$$..\textbf{A}..\textbf{C}..\textbf{A}..\textbf{T}..\textbf{G}..\textbf{T}..$$
$$..\textbf{A}..\textbf{C}..\textbf{C}..\textbf{G}..\textbf{G}..\textbf{T}..$$
$$..\textbf{A}..\textbf{T}..\textbf{C}..\textbf{G}..\textbf{G}..\textbf{T}..$$

Figura 6-3. Concepto de SNP identificadores *(tag-SNP)*. Se muestra una región cromosómica con varios SNP y tres haplotipos. Los dos SNP en color (rojo y azul) son suficientes para identificar o etiquetar *(tag)* cada uno de los tres haplotipos. Por ejemplo, si el cromosoma de una persona tiene los alelos A y T en los dos SNP identificadores (coloreados), entonces tiene el primer haplotipo.

un genoma típico contiene 149-182 variantes que conducen al truncamiento de proteínas. Asimismo, existen 10.000-12.000 sitios con variantes que conducen a la formación de proteínas con secuencias de aminoácidos alternativos y 45.900-56.500 sitios que se solapan con regiones reguladoras (regiones no traducidas [UTR, *untranslated region*] promotores, secuencias intensificadoras, sitios de unión a factores de trascripción); 2.000 variantes se asocian con fenotipos de enfermedades multifactoriales y sólo 24-30 variantes se asocian con enfermedades raras y están restringidas a poblaciones muy relacionadas o cercanas.

Variaciones estructurales del genoma

Las variaciones estructurales del genoma en un sentido amplio pueden definirse como todas aquellas que no son simples sustituciones de bases. Tales variaciones incluyen inserciones, deleciones, inversiones, duplicaciones y translocaciones de secuencias de DNA, así como las diferencias en el número de copias de los genes o de una secuencia particular del DNA (CNV) (**Fig. 6-1**). En los últimos años varios estudios globales del genoma humano han descrito variaciones estructurales a gran escala (< 100 kb), escala intermedia (500 pb-100 kb) y escala fina (1-500 pb). Estos estudios han revelado que los cambios estructurales son ubicuos y comunes, y frecuentemente se relacionan con el reordenamiento de genes. Junto con los SNP, es importante conocer cuáles son las variaciones estructurales normales para poder caracterizar en el futuro las causantes de enfermedad.

Un genoma típico difiere del genoma humano de referencia en aproximadamente 4,1 a 5 millones de sitios. Aunque el 99,9 % de las variantes son SNP e *indels* cortos, las variantes estructurales afectan a un mayor número de bases. Así, un genoma típico contiene alrededor de 2.100-2.500 variantes estructurales (1.000 deleciones grandes, 160 CNV, 915 inserciones de DNA repetitivo Alu, 120 inserciones de tipo L1 [elemento nuclear largo intercalado], 51 inserciones SVA [compuesto de elementos nucleares pequeños intercalados, SINE-R, *short-interspersed nuclear elements*; variaciones en tándem de número variable, VNTR, *variable-number-of-tandem-repeats* y *Alu*], 4 inserciones nucleares mitocondriales [NUMT, *nuclear mitochondrial insertions*] y 10 inversiones), que afectan a aproximadamente 20 millones de pares de bases.

Algunas enfermedades como la ceguera al color, la sensibilidad al grupo sanguíneo Rh, la hemofilia clásica y algunas formas de α-talasemia y β-talasemia son el resultado de variaciones estructurales en genes y en familias de genes. Por otra parte, se conoce que grandes reordenamientos cromosómicos que implican a millones de pares de bases son la causa de varios síndromes, como el de Prader-Willi y el velocardiofacial (**Tabla 6-2**).

Las variaciones estructurales pueden afectar el fenotipo a través de varios mecanismos que incluyen la denominada «dosis génica», las CNV, la disrupción génica, las fusiones de genes, los efectos de posición en los cuales el reordenamiento altera la regulación de genes vecinos y el enmascarado de mutaciones recesivas o de SNP funcionales en el alelo remanente.

Inserciones, deleciones e inversiones

Anzai y cols. demostraron que las denominadas *indels* (inserciones, deleciones e inversiones) de forma abreviada, representan el 90,4 % de todas las variaciones observadas entre la secuencia de los chimpancés y de los seres humanos en el *locus* del complejo principal de histocompatibilidad (MHC). Después de considerar las múltiples *indels*, el elevado grado de similitud entre las dos especies (98,6 % de identidad) desciende hasta el 86,7 %. Por ejemplo, hay una gran deleción de 95 kb entre los genes humanos *MICA* y *MICB*, mientras que en el chimpancé existe un único gen híbrido, lo que implica una diferente susceptibilidad a las infecciones por retrovirus y a varias enfermedades autoinmunes. Parece, pues, que más que sutiles cambios en SNP la especiación ha podido ocurrir por cambios estructurales en el genoma.

Otro ejemplo es la deleción del gen *UGT2B17*, que contribuye a las diferencias étnicas en el metabolismo de la testosterona y en el riesgo de cáncer de próstata (**Tabla 6-2**).

Variantes en el número de copias génicas

Más allá de las mutaciones, los SNP y otras variantes estructurales, las CNV contribuyen de forma notable a la diversidad genética de las poblaciones humanas. Se conocen alrededor de 1.500 regiones cromosómicas con CNV que cubren aproximadamente el 12 % del genoma y que afectan a cientos de

Tabla 6-2. Variaciones estructurales del genoma y enfermedad

Gen	Tipo	*Locus*	Tamaño (kb)	Fenotipo	CNV
UGT2B17	Deleción	4q13	150	Concentraciones variables de testosterona	0-2
DEFB4	VNTR	8p23.1	20	Riesgo de cáncer de próstata	2-10
FCGR3	Deleción	1q23.3	> 5	Enfermedad de Crohn colónica	0-14
OPN1LW/OPN1MW	VNTR	Xq28	13-15	Glomerulonefritis, lupus eritematoso sistémico	0-4/0-7
LPA	VNTR	6q25.3	5,5	Ceguera a los colores rojo y verde	2-38
CCL31/CCL41	VNTR	17q12	Desconocido	Riesgo alterado de enfermedad coronaria	0,14
RHD	Deleción	1p36.11	60	Infección reducida por VIH, susceptibilidad reducida al SIDA	0-2
CYP2A6	VNTR	19q13.2	7	Sensibilidad de grupo sanguíneo Rh	2-3

CNV: variantes en el número de copias de un gen; VNTR: número variable de repeticiones en tándem.

genes, *loci* relacionados con enfermedades, que han podido ser identificadas utilizando las secuencias del proyecto Hap-Map y del Proyecto 1.000 Genomas (v. más adelante).

Aunque la función de estos CNV es incomprendida, el hecho de que los CNV supongan muchos más nucleótidos que los propios SNP enfatiza la importancia de estos elementos en la diversidad genética y en la evolución. En cualquier caso, actualmente se conocen ejemplos de alteraciones en los CNV asociados al riesgo de padecer determinadas enfermedades (**Tabla 6-2**). Por ejemplo, el número aumentado de CNV del gen *CCL3L1* se asocia con una susceptibilidad disminuida a ser infectado por el virus de la inmunodeficiencia humana (VIH) y la progresión hasta el SIDA. Asimismo, los individuos con pocas copias del gen *DEFB4* tienen un mayor riesgo de desarrollar enfermedad de Crohn y el número reducido de CNV del gen *FCGR3* predispone a la glomerulonefritis.

La aplicación de *arrays* genómicos (microchips de DNA) que detectan cambios estructurales ha hecho posible detectar en la actualidad muchas *indels* y CNV causantes de diversos síndromes. En los genomas de Venter y de Watson existen 10-30 Mb que no están en los genomas de referencia, y del genoma de Venter se deduce que existen alrededor de 4,1 millones de variantes de las cuales el 22 % representan variaciones estructurales. Por otra parte la secuenciación fina de extremos de fragmentos clonados del DNA humano ha permitido encontrar recientemente 1.695 variaciones estructurales en ocho individuos a los que se ha realizado una secuenciación de alta resolución. Estos estudios sugieren que las variaciones estructurales suponen al menos el 20 % de todas las variantes genéticas en los seres humanos e implica a más del 70 % de las variantes en las bases. Así, en cualquier individuo las variantes estructurales constituyen entre 9 y 25 Mb del genoma (0,5-1 %), lo cual pone de manifiesto la importancia de estas variaciones en la evolución del genoma y en la salud y la enfermedad.

Por otra parte, en 2008 se llevaron a cabo los primeros estudios en los que se ha demostrado que el autismo y la esquizofrenia son enfermedades con mutaciones relacionadas con alteración en variantes estructurales.

Las demostraciones de que las dosis aberrantes de genes están ligadas a la presencia de enfermedad abre el camino al tratamiento de dichas enfermedades, en las cuales más que corregir una proteína anormal el objetivo será modificar su nivel anormal. Por otra parte, la investigación de las variaciones estructurales del genoma humano ofrecerá una nueva perspectiva del origen de las enfermedades genéticas. De hecho, los estudios de asociación de enfermedades que utilizan estudios de genoma completo (GWA, *genome-wide analysis*) llevados a cabo a partir de 2010 incorporan una evaluación de las variaciones estructurales del genoma y sus efectos sobre el fenotipo de las poblaciones estudiadas.

Consorcios y proyectos internacionales para la determinación de variantes génicas humanas

Dado que las diferencias genéticas entre los individuos constituyen la base de la diferente susceptibilidad de éstos a las enfermedades, los mapas de las variantes genéticas tienen un papel importante en la identificación de las asociaciones de determinadas variantes con el riesgo de padecer una enfermedad. Por ello, ya durante el desarrollo del Proyecto Genoma Humano, en 1999, se creó un consorcio internacional denominado *The SNP Consortium* (TSC) (http://snp.cshl.org), compuesto por 10 compañías farmacéuticas y la *Welcome Trust*, que en 2001 había identificado 1,4 millones de SNP de dominio público correspondientes a 24 personas de diferentes orígenes étnicos.

En 2002 comenzó el denominado Proyecto Internacional HapMap (www.hapmap.org), cuyo objetivo fue desarrollar un mapa de haplotipos del genoma humano en un período de 3 años con la colaboración de científicos de Japón, Reino Unido, Canadá, China, Nigeria y Estados Unidos, que describiese los patrones comunes de las variaciones de las secuencias del DNA humano. El proyecto ha desarrollado una serie de herramientas de uso público, sin restricciones, que permite a los investigadores encontrar genes que afectan a la salud y a la enfermedad, así como repuestas a fármacos y factores ambientales.

El Proyecto HapMap describe los patrones de variación genética de los seres humanos para los SNP e incluye las regiones cromosómicas con los conjuntos de SNP relacionados fuertemente, los haplotipos en esas regiones y los SNP que las etiquetan (SNP identificadores).

La mayoría de los haplotipos comunes están presentes en todas las poblaciones. Sin embargo, sus frecuencias difieren. Por consiguiente, se necesitan datos de poblaciones diferentes para seleccionar los SNP identificadores. Estudios piloto iniciales encontraron diferencias suficientes en muestras de poblaciones de Nigeria (Yoruba), Japón, China y Estados Unidos (residentes con ancestros del norte y oeste de Europa recopilados por el *Centre d'Étude du Polymorphisme Humain* [CEPH] y usados para la confección de otros mapas genéticos), para garantizar el desarrollo del Proyecto HapMap con análisis a gran escala de los haplotipos de estas poblaciones. Sin embargo, los científicos son conscientes de que es necesario obtener más información de otras poblaciones.

Las muestras iniciales de DNA del proyecto HapMap procedían de un total de 279 personas: 30 tríos (padre-madre-hijo) del pueblo de Yoruba en Ibadan (Nigeria), 54 individuos no relacionados de Tokio (Japón), 45 individuos chinos Ham no relacionados de Pekín y 30 tríos del CEPH. Los centros de genotipado fueron 10, situados en Canadá, China, Japón, el Reino Unido y Estados Unidos, y se utilizaron cinco tecnologías diferentes de genotipado.

Cuando el proyecto HapMap comenzó estaban anotados alrededor de 2,8 millones de SNP y ya en septiembre de 2003 se habían descubierto otros 2,8 millones.

Estudios adicionales al proyecto HapMap de haplotipos en otras muchas poblaciones, como el llevado a cabo en 2006 por Donald Conrad en 927 individuos de 52 poblaciones diferentes (*Human Genome Diversity Project* [HGDP] del CEPH), han permitido demostrar que la distribución geográfica de los haplotipos refleja la historia humana, con una pérdida de diversidad haplotípica al aumentar la distancia a África. Aunque la extensión del desequilibrio de ligamiento varía notablemente entre las poblaciones, se comparte la estructura de haplotipos en gran medida. Así, las cuatro muestras del proyecto HapMap contienen la mayoría de los haplotipos comunes encontrados en la mayor parte de las poblaciones y, en consecuencia, la portabilidad de los SNP identificadores basados en dicho proyecto es válida y ayuda al diseño de estudios de asociación de mapas en prácticamente todas las poblaciones humanas.

La segunda generación del mapa de haplotipos humanos, publicada en 2007 por el consorcio del proyecto HapMap en su segunda fase, caracterizó 2,1 millones de SNP más en los 279 individuos anteriormente mencionados, alcanzando un total de 3,1 millones de SNP y permitiendo que las nuevas herramientas para el estudio de análisis globales del genoma, utilizadas en la determinación de asociación de SNP con enfermedades multifactoriales, detectasen la mayor parte de los polimorfismos con un r^2 (cuadrado del coeficiente de correlación) de 0,95 para las poblaciones no africanas y con un r^2 de 0,8 para las africanas. Asimismo, se observó que alrededor del 1 % de los SNP no son SNP identificadores, porque coinciden con áreas «calientes» de recombinación. Ese mapa tenía una densidad media de 1 SNP por kilobase y contenía aproximadamente 25-35 % del total de 9-10 millones de SNP con frecuencia del alelo minoritario superior a 0,5 %, aunque la variabilidad local de la densidad era grande. Con tan sólo alrededor de 550.000 SNP identificadores para los individuos de ascendencia europea o asiática y con 1.110.000 para los de ascendencia africana es suficiente para determinar la mayoría de los SNP humanos cuya frecuencia para el alelo menor sea de al menos el 5 %.

El proyecto HapMap resultó ser inicialmente un instrumento de valor incalculable que ha permitido la realización a gran escala con un poder estadístico muy elevado de asociación entre SNP y riesgo de varias enfermedades crónicas de naturaleza multifactorial. Además, se ha puesto de manifiesto la utilidad para el diseño y el estudio de asociaciones entre variantes génicas y enfermedad en otras poblaciones en todo el mundo. Por otra parte, el descenso de los costes de análisis de SNP mediante paneles o uso de plataformas de genotipado estándar está haciendo que las aproximaciones experimentales para la detección de variantes génicas asociadas a las enfermedades comunes se alejen de las aproximaciones de genes candidatos hacia las de *Whole Genome Association* (WGA).

El proyecto HapMap ha continuado, prácticamente hasta su sustitución por el Proyecto 1.000 Genomas, analizando las variantes de muestras adicionales de Luhya en Weyube (Kenia), Massai en Kinyawa (Kenia), Toscana (Italia), indios Gujarati que viven en Houston (Texas), una comunidad china que vive en Denver (Colorado), personas de origen mexicano que viven en Los Ángeles (California) y personas con ancestro africano del sudoeste de Estados Unidos. Estas nuevas muestras están permitiendo obtener información sobre variantes raras, con frecuencia de 0,1 a 1 %, y ayudar al diseño de estudios de asociación en otras poblaciones. A pesar del enorme esfuerzo realizado en el Proyecto HapMap, descubriendo miles de variantes génicas y su asociación con diferentes enfermedades, y aunque la base de datos sigue estando disponible para la comunidad científica vía FTP a partir de ftp://ftp.ncbi.nlm.nih.gov/hapmap/, el número creciente de variantes génicas anotadas por el Proyecto

1.000 Genomas ha hecho que el *National Center for Biotechnology Information* (NCBI) de Estados Unidos discontinúe la base de datos HapMap.

El Proyecto 1.000 Genomas (*1000 Genomes Project*, www.1000genomes.org) fue lanzado en enero de 2008 y ha culminado con éxito en 2015, ofreciendo el mapa más detallado hasta ahora conocido de las variantes genéticas de la población humana y de sus relaciones con las enfermedades, así como con las diversas poblaciones que pueblan el planeta. Se han identificado las variantes génicas (SNP y variantes estructurales) en 2.504 individuos no relacionados familiarmente correspondientes a 26 poblaciones de África, las Américas, este y sur de Asia y Europa.

En total se han caracterizado alrededor de 88 millones de variantes (84,7 millones de SNP, 3,6 millones de *indels* cortas y 60.000 variantes estructurales), con una elevada calidad. Asimismo, este provecto ha permitido anotar el 99 % de los SNP con una frecuencia alélica del 0,1 % para una amplia variedad de ascendencias utilizando las nuevas tecnologías mucho más rápidas y menos costosas (**Tabla 6-3**). Este proyecto se desarrolla por equipos multidisciplinares de varios institutos de investigación del Reino Unido, China y Estados Unidos y su objetivo principal ha sido crear un catálogo completo de variaciones genéticas humanas, que pueda ser usado para los estudios de asociación que determinen las relaciones entre las variantes génicas y las enfermedades, especialmente las multifactoriales. El mapa refinado del genoma humano obtenido con este proyecto es de acceso libre para la comunidad científica internacional y el público en general. Además, al establecer un mapa global de las variaciones genéticas, lo cual es relevante para la medicina, el consorcio ha generado una herramienta de valor incalculable para todas las ramas de las ciencias biomédicas, especialmente para la genética, la farmacología, la bioquímica y la bioinformática

La mayoría de los estudios sobre la diversidad genética humana han tenido como objetivo fundamental determinar los patrones de SNP de diversas poblaciones. Sin embargo, como ya se ha indicado anteriormente, las variaciones estructurales del genoma son cuantitativa y cualitativamente muy importantes. Así, en 2007 el *National Human Genome Research Institute* (NHGRI) de Estados Unidos lanzó un nuevo proyecto cuyo objetivo era secuenciar grandes insertos clonados de muchos individuos pertenecientes al Proyecto Hap Map para determinar SNP de alelos con muy baja frecuencia, así como de variantes estructurales del genoma. Este proyecto ha sido desarrollado por *The Human Genome Structural Variation Working Group* en el que participan científicos de Estados Unidos y del *Welcome Trust Sanger Institute* del Reino Unido vinculado con el Proyecto 1.000 Genomas.

Se han publicado los resultados de este proyecto con un mapa que integra 68.818 variantes estructurales y se ha estimado que un genoma diploide contiene 18,4 Mbp de variantes estructurales, siendo las CNV multialélicas las más relevantes (11,3 Mbp), seguidas de las deleciones bialélicas (5,6 Mbp). Cuando se integran los sitios que tienen copias múltiples, así como los sitios con variantes estructurales homocigotas, en un ensamblaje de referencia haploide, la se-

Tabla 6-3. Progresos en la detección de variantes génicas a través de la tecnología

Avance científico	Plataforma tecnológica	Modelo experimental
Secuenciación del genoma humano	*Arrays* (microchips) de expresión de todo el genoma[a]	Permite la expresión de todos los genes que serán determinados por hibridación
HapMap humano Tecnología de SNP		Demuestra que un solo SNP predice SNP adyacentes y a la vez sugiere que genotipar menos de 500.000 SNP puede acercarse a un estudio completo con toda la variabilidad genética común
Proyecto 1.000 Genomas		Ha permitido la identificación las variantes génicas (SNP y variantes estructurales) en 2.504 individuos no relacionados familiarmente, correspondiente a 26 poblaciones de África, las Américas, este y sur de Asia y Europa. Su base de datos ha sustituido a la de HapMap
Proyecto 100.000 Genomas	Combinación de datos de secuenciación obtenidos con técnicas de ultima generación NGS con datos médicos de más de 70.000 personas con enfermedades raras y de sus familiares, así como pacientes con cáncer	Permitirá la creación de un servicio de medicina genómica avanzado en el Reino Unido, trasladable a otros muchos países
Proyecto Expresión Genotipo-Tejidos		Permitirá la creación de una base de datos de expresión génica de haplotipos de muchos tejidos humanos
Genotipado global del genoma	Técnicas de secuenciación de alto rendimiento	Permite la secuenciación del DNA de manera más rápida y más económica que las secuenciaciones convencionales
		Permite la secuenciación de todas las especies de mRNA expresadas en un tejido, incluyendo las diferentes formas de unión alternativa (*splicing*)
		Permite codificaciones individuales completas de las secuencias genómicas, junto con los *arrays* del genoma completo que se hibridan y unen a todos los exones
Secuenciación del genoma individual		Abre una vía para la secuenciación del genoma personal

Modificado de Hardy J, Singleton A. N Engl J Med 2009; 360: 1759-68.
[a] Un *array* (microchip) es un sistema de cuadrículas microscópicas que permite colocar en cada una de ellas una o varias sondas de material genético marcadas con fluoróforos, usualmente DNA, para hibridarlo con otros materiales, DNA, cDNA, proteínas, etc., procedente de un tejido, órgano o sistema; la fluorescencia en cada cuadrícula se lee con un láser con la longitud de onda apropiada.
SNP: polimorfismo de un solo nucleótido.

cuencia media afectada por variaciones estructurales es de 8,9 Mbp, comparada con 3,6 Mbp para los SNP.

En la actualidad existen más de 250 bases de datos en todo el mundo que dan información sobre mutaciones y variantes genéticas. Las más importantes son: *On-line Mendelian Inheritance in Man* (OMIM) creada en 1970 por Victor McKusick, *The Human Gene Mutation Database*, creada por David Cooper, y diversas bases de datos del NCBI, como *dbSNP, Gene, RefSeq* y la nueva base de genotipos y fenotipos *dbGaP*, la base de datos privada del TSC y la ya mencionada base de datos del Proyecto 1.000 Genomas.

En 2006 se lanzó un nuevo proyecto internacional denominado *The Human Variome Project* (HVP) (http://www.humanvariomeproject.org), cuyo objetivo fundamental es recoger de forma sistemática todas las mutaciones causantes de enfermedad y crear una ciberestructura que enlace con las bases de datos específicas de cada gen o *locus* (*Locus-Specific Database*, LSDB). En definitiva, este proyecto trata de mejorar la salud al facilitar la unificación de los datos de las variaciones genéticas humanas y apoyar el uso de estas variantes en los ámbitos clínicos en todo el mundo. Las recomendaciones de la primera reunión del Proyecto del Varioma Humano celebrada en Australia se publicaron en 2007. Cada dos años a partir de entonces se producen reuniones anuales en las que se dan a conocer los avances de este proyecto aus-

piciado por UNESCO. Uno de sus subproyectos más interesantes es el denominado *Global Globin 2020 Challenge*, que tiene por objeto aplicar los conocimientos genómicos para el diagnóstico y tratamiento de las hemoglobinopatías, que afectan sobre todo a los niños, especialmente talasemias y anemia falciforme.

El citado proyecto recomienda el uso de las bases de datos de genes asociados a enfermedades mantenidas por el grupo *Leiden Open Variation Database* (LOVD) del Centro Médico de la Universidad de Leiden.

En noviembre de 2022 se puso en marcha el proyecto Infraestructura de Datos Genómicos (GDI), cofinanciado por el programa Europa Digital, que marca el inicio de la fase de ampliación y sostenibilidad de la iniciativa 1+MG. La GDI es el principal vehículo para la implementación de una infraestructura de datos descentralizada para el acceso a datos genómicos y clínicos en toda Europa.

El Genoma de Europa es un gran proyecto multinacional cofinanciado por el programa Europa Digital, que se pondrá en marcha en 2024. Reunirá a países europeos para construir una red europea de alta calidad de cohortes genómicas nacionales de referencia, representativas de la población europea. Todos los países participantes generarán —mediante secuenciación del genoma completo— un conjunto de datos genómicos nacionales de referencia basados en su propia población nacional, que incluirá tanto individuos sanos como enfermos, de acuerdo con las directrices «1+MG-ready» establecidas conjuntamente.

CONTRIBUCIÓN DE LA VARIACIÓN GENÉTICA HUMANA A LAS ENFERMEDADES MULTIFACTORIALES

En la actualidad, la investigación está centrada en la identificación de los factores genéticos implicados en las enfermedades complejas. Esta tarea permitiría diagnosticar estas enfermedades de manera precoz, así como mejorar sus tratamientos.

Beneficios derivados del conocimiento de las variantes genéticas asociadas a las enfermedades complejas

Entre los posibles beneficios derivados del conocimiento de las causas genéticas de las enfermedades complejas se pueden reconocer los siguientes (**Fig. 6-4**):

1. La identificación de los individuos con una mayor susceptibilidad para una enfermedad permitirá cambiar sus modos de vida, de manera que se reduzca el riesgo, y permitirá una mayor vigilancia médica que detecte los primeros signos de inicio de la enfermedad. El diagnóstico precoz es casi siempre un factor determinante de éxito en el tratamiento.

2. La identificación de los factores genéticos subyacentes de riesgo elimina una variable en el estudio de la interacción genotipo-ambiente. De esta manera, la identificación de los factores de riesgo ambientales será más fácil y precisa.

3. Muchas enfermedades con síntomas clínicos similares pueden resultar heterogéneas en su etiología. Esta ambigüedad puede afectar a la prognosis y ocasionar una diferente respuesta de los pacientes al tratamiento.

4. Si se pueden caracterizar los distintos defectos que conducen a la misma enfermedad, podrán desarrollarse pruebas diagnósticas específicas y adoptar mejores tratamientos.

5. La identificación de los genes implicados en el riesgo permitirá la caracterización de las proteínas que codifican y cuyas funciones celulares se alteran en la enfermedad. Esto facilitará conocer mejor los detalles del estado normal y patológico, respectivamente, y desarrollar terapias más racionales. En particular, las proteínas afectadas podrán utilizarse como referencia para diseñar y probar fármacos que puedan modificar su acción.

Estudios de asociación de genoma completo

Los estudios de asociación de genoma completo (GWAS) representan la aproximación actual más utilizada para relacionar las variaciones genéticas con la diversidad fenotípica. Los GWAS pueden considerar variantes de número de copias o variaciones de secuencia en el genoma humano, aunque las variantes genéticas más comúnmente estudiadas son

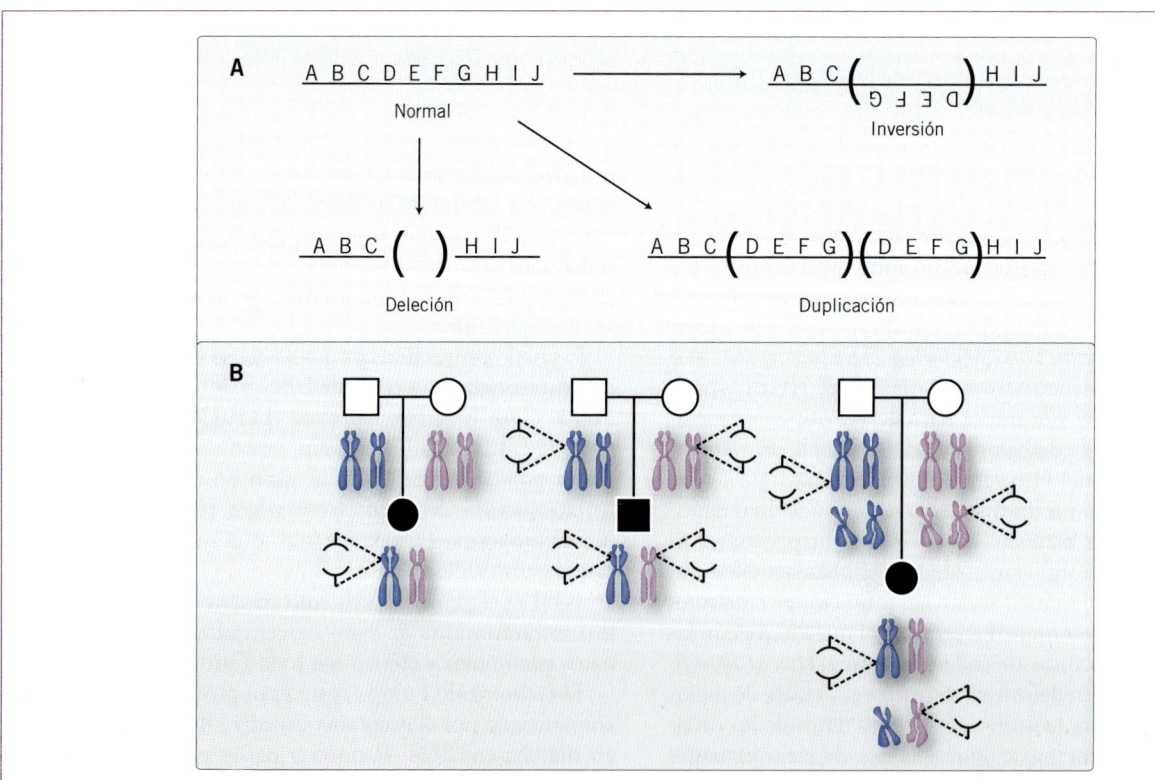

Figura 6-4. Variaciones estructurales del DNA y enfermedad. En A se muestran las variaciones estructurales del genoma humano. Las líneas horizontales con letras en la parte superior representan el genoma correspondiente a un cromosoma. En B se muestran tres mecanismos potenciales por los que las variaciones estructurales dan lugar a fenotipos con enfermedades esporádicas. En el caso de la izquierda se trata de una deleción dominante; en el centro, de una deleción recesiva, y en la derecha, de la herencia de dos deleciones en cromosomas distintos. Los cuadrados representan varones, y los círculos, mujeres. (Modificado de Lupski, 2007).

los SNP. En la última década se han producido importantes avances tecnológicos, los que han permitido pasar del análisis de un solo SNP al análisis de millones de SNP por individuo. Por otra parte, los esfuerzos de la comunidad científica para diseccionar el genoma en bloques de desequilibrio de ligamiento han sido extraordinarios. Estos dos frentes de progreso han conducido a una verdadera avalancha de descubrimientos de variantes genéticas asociadas a las enfermedades comunes en los dos últimos años. Sin embargo, los GWAS tienen varias limitaciones. El NHGRI y el *European Bioinformatics Institute* (EMBL-EBI) crearon en 2008 el catálogo de los GWAS (*GWAS Catalog*, https://www.ebi.ac.uk/gwas/), que está operativo desde 2010. En él se recogen todos los GWAS que han rastreado, como mínimo, 100.000 SNP y la asociación con determinados fenotipos o rasgos con un valor de $p < 1 \times 10^{-5}$.

En la **tabla 6-4** se muestra un resumen de las ventajas, las ideas equivocadas y las limitaciones del análisis global del genoma humano y de su asociación con las enfermedades multifactoriales.

La primera limitación es la gran dificultad para moverse más allá de las meras asociaciones estadísticas a las bases funcionales de la relación entre un determinado intervalo genómico y una enfermedad o rasgo complejo dado. La segunda es que las asociaciones genéticas identificadas pueden diferir entre poblaciones, lo que complica las comparaciones directas entre grupos de individuos. La tercera es que la mayor parte de la fracción heredable de las enfermedades complejas no se tiene en cuenta en los GWAS. Esta última limitación se puede explicar por el hecho de que dichos estudios habitualmente no capturan la información de las variantes raras del genoma (< 1 % de frecuencia), aunque en los últimos años con el advenimiento de las nuevas técnicas de secuenciación es posible detectar variantes con frecuencias alélicas superiores al 0,1 %.

A pesar de todo ello, el uso de las nuevas tecnologías para la determinación de las secuencias del DNA ha supuesto importantes avances en el conocimiento, a la vez que ha planteado nuevas cuestiones sobre el papel de las variantes genéticas humanas en la salud y la enfermedad. Desde 2007 hasta 2022 se han realizado más de 5.700 GWAS relacionados con más de 3.300 rasgos o enfermedades. La mayoría de estos estudios de asociación se han dirigido a las enfermedades cardiovasculares, metabólicas, neurodegenerativas, neuropsiquiátricas, autoinmunes, enfermedades musculoesqueléticas y varios tipos de cáncer.

El hallazgo más importante de estos estudios ha sido que la mayoría de los genes asociados a muchas enfermedades comunes no habían sido anteriormente relacionados con los rasgos fenotípicos bajo investigación. Esto implica que existen numerosas vías metabólicas y de señalización celular implicadas en las enfermedades comunes hasta ahora no descubiertas. Por ejemplo, la susceptibilidad a padecer diabetes mellitus de tipo 2 parece implicar a genes en diferentes vías que afectan a la formación y función de las células β del páncreas, así como a vías que afectan los niveles plasmáticos de glucosa en ayuno y a la obesidad (**Fig. 6-5**). Asimismo, muchos de los *loci* asociados con la esclerosis múltiple están relacionados con la inmunidad (genes de los receptores de in-

Tabla 6-4. Ventajas, ideas equivocadas y limitaciones del análisis global del genoma humano y de su asociación con enfermedades multifactoriales

Ventajas
- No necesita una hipótesis inicial
- Usa datos en formato digital que se adicionan y pueden ser extraídos y aumentados sin degradar los datos
- Fomenta la formación de consorcios, los cuales tienden a continuar sus colaboraciones en análisis posteriores
- Descarta asociaciones genéticas específicas
- Aporta datos de la ascendencia de cada individuo, los cuales ayudan a emparejar casos y controles
- Provee datos de las secuencias del DNA de casos y controles (SNP) así como de las variantes en el número de copias de un gen

Ideas equivocadas
- Se piensa que aportan datos de toda la variabilidad genética asociada a la enfermedad, cuando en realidad sólo se han identificado alelos comunes con efectos amplios
- Se piensa que se realiza un cribado de alelos con efecto pequeño, cuando en realidad tales descubrimientos pueden continuar siendo muy útiles en la determinación de vías bioquímicas patogénicas, inclusive cuando los alelos de bajo riesgo pueden ser de bajo valor predictivo

Limitaciones
- Requiere una muestra elevada de individuos, tanto de casos como de controles y un esfuerzo muy grande para organizarla
- Encuentra *loci*, no genes, lo cual puede complicar la identificación de cambios patogénicos en un haplotipo asociado
- Detecta sólo alelos que son comunes en una población (> 0,1 %)
- Necesita ser reproducido en un número similar al de su amplia muestra

Modificado de Hardy J, Singleton A. N Engl J Med 2009; 360:1759-68.
SNP: polimorfismos de un solo nucleótido.

terleuquina 2 [*IL-2RA*] y 17 [*IL-17RA*] y el *locus HLA-DRA*), pero un gen que codifica para una proteína implicada en función de los axones, el miembro 1B de la familia de las kinesinas (K1F1B), está también asociado con la enfermedad.

Los estudios GWAS han mostrado que la mayoría de los rasgos están influidos por miles de variantes causales que individualmente confieren muy poco riesgo y que, a menudo, se asocian con muchos otros rasgos o enfermedades diferentes. Esta convergencia de genes asociados con múltiples enfermedades ha conducido a la generación del concepto de «diseasoma» *(diseasome)* para indicar un sistema de interacciones entre genes y enfermedades (**Fig. 6-6**). Así, diferentes variantes génicas de receptores de interleuquinas se asocian con la enfermedad de Crohn, la esclerosis múltiple, el lupus eritematoso sistémico y la artritis reumatoide. Se sabía que todas estas enfermedades respondían a una causalidad inmunitaria, pero se desconocía que hubiese un tronco común de alteraciones genéticas. Otro ejemplo es un SNP localizado en el cromosoma 9p21 que se asocia con tres fenotipos vasculares (infarto de miocardio, aneurisma aórtico abdominal y aneurisma intracraneal). Asimismo, existen varios polimorfismos o *loci* que se asocian simultáneamente a alteraciones en el metabolismo lipídico, obesidad, enfermedad cardiovascular y diabetes mellitus de tipo 2; éste es el caso del *locus* p21.32 del cromosoma 6. No se había pensado con anterioridad que estas alteraciones tu-

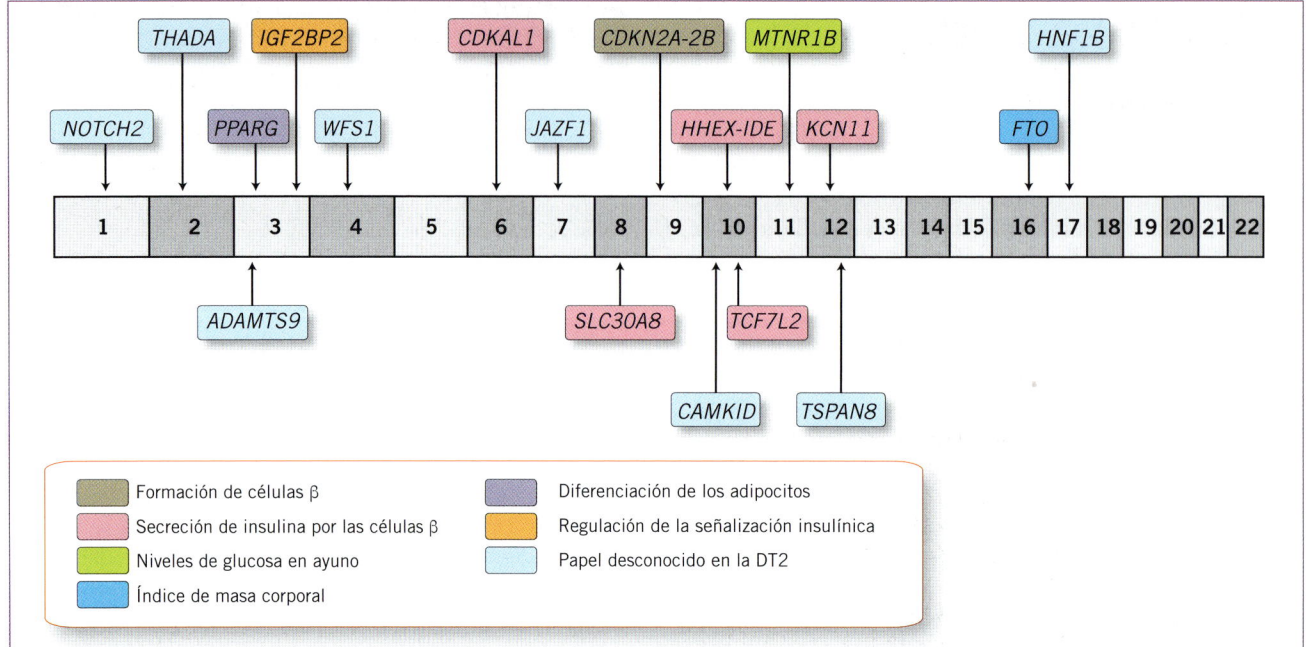

Figura 6-5. Bases genéticas de la diabetes mellitus de tipo 2 (DT2) identificadas mediante estudios de asociación de fenotipos y análisis globales de variantes del genoma *(wide genome analysis)*. (Modificado de Frazer y cols., 2009).

viesen una base patogénica común. Todo ello implica que en el futuro los libros de medicina tendrán que reescribirse considerando la interconexión entre las bases moleculares que subyacen a muchas enfermedades.

Los resultados procedentes de los estudios GWAS tienen una gran variedad de aplicaciones, como la obtención de información sobre la biología subyacente de un fenotipo, la estimación de su heredabilidad, el cálculo de correlaciones genéticas, informar sobre programas de desarrollo de fármacos e inferir posibles relaciones causales entre factores de riesgo y la salud. Los resultados de estos estudios también se pueden utilizar para llevar a cabo la predicción del riesgo

de enfermedades y comprender la arquitectura genética de los rasgos complejos.

Un estudio llevado a cabo por Khera y cols. (2018) mostró que la predicción del riesgo genético utilizando puntuaciones de riesgo poligénico (PRS, *polygenic risk score*) de todo el genoma para la cardiopatía coronaria, la fibrilación auricular, la diabetes mellitus de tipo 2, la enfermedad inflamatoria intestinal y el cáncer de mama puede identificar el riesgo para las enfermedades, así como las estrategias de predicción del riesgo monogénico basadas en mutaciones raras y altamente penetrantes. Es posible que pronto se permita la predicción del riesgo genético para uso clínico como

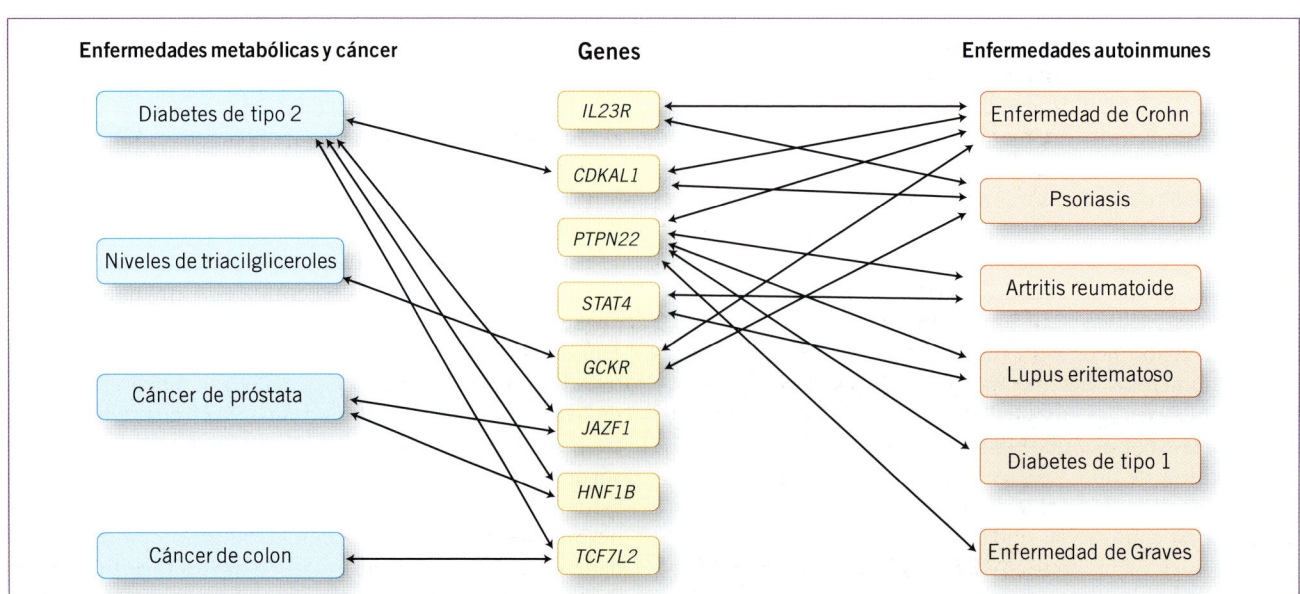

Figura 6-6. Solapamiento de genes que confieren riesgo para algunas enfermedades comunes. (Modificado de Frazer y cols., 2009).

herramienta de estratificación y como biomarcador de base genética.

Variantes genéticas asociadas a las principales enfermedades multifactoriales

Obesidad

Aunque los cambios en el entorno han impulsado, sin duda, el rápido aumento de la prevalencia de obesidad, esta enfermedad es el resultado de una interacción entre factores ambientales y biológicos innatos. Ciertamente, existe un fuerte componente genético subyacente a la gran variación interindividual en el peso corporal que determina la respuesta de las personas a este entorno «obesogénico». El número de genes identificados a través de GWA *loci* cuantitativos asociados a fenotipos relacionados con la obesidad, derivados de más de 60 estudios de ligamiento, asciende a 253, repartidos en todos los cromosomas excepto el Y, y con un total de 52 regiones genómicas replicadas en 2-4 estudios (**Fig. 6-7**). Una pequeña proporción de casos de obesidad, alrededor de 5 %, se debe a la existencia de alteraciones monogénicas, así como de algunos síndromes de escasa incidencia en la población general. Se conocen más de 200 mutaciones de un solo gen que causan este último tipo de obesidad, y todas ellas se encuentran en 10 genes. Estas mutaciones se caracterizan por ser raras, producir obesidad extrema y dar origen a la obesidad y a trastornos endocrinos desde edades muy tempranas. Por otra parte, existen más de 30 síndromes raros causados por defectos genéticos discretos o anomalías cromosómicas, tanto autosómicas como ligadas al cromosoma X, que se caracterizan por un fenotipo obeso y otras anormalidades, como desarrollo alterado de los órganos o retraso mental. Cuatro de estos síndromes, entre los que se encuentra el de Prader-Willi, comparten la disfunción hipotalámica, lo que implica al sistema nervioso central en el origen de la obesidad. Está bien establecido que los genes involucrados en las formas de obesidad monogénicas codifican proteínas implicadas en vías de señalización muy bien conservadas que son esenciales en la regulación del peso corporal y la homeostasis energética. La dilucidación de las causas de algunas de estas formas de obesidad monogénica se ha beneficiado del clonado posicional de una serie de genes murinos, entre los que se encuentran los de la leptina *(LEP)*, del receptor de la leptina *(LEPR)*, de la carboxipeptidasa E y de la proteína orexígena *agouti*. La manipulación genética dirigida ha hecho posible también establecer el papel regulador de moléculas como el receptor 4 de melanocortina (MC4R). Estos descubrimientos fueron seguidos rápidamente por la identificación de formas recesivas monogénicas raras de obesidad humana causadas por mutaciones en los genes que codifican LEP, LEPR, prohormona convertasa 1 (PC-1, una endopeptidasa implicada en el procesamiento de prohormonas como la insulina y la proopiomelanocortina [POMC]) y la propia POMC. Asimismo, se han descubierto varias formas relativamente frecuentes de obesidad causadas por mutaciones en el gen que codifica para el MC4R. Todas estas formas de obesidad se asocian a obesidad mórbida infantil.

A partir de análisis de segregación y GWAS se ha obtenido una serie de resultados que llevan a pensar que en la obesidad intervienen diversos genes, que al interactuar con el medio ambiente, dan lugar a la aparición de ésta; por lo

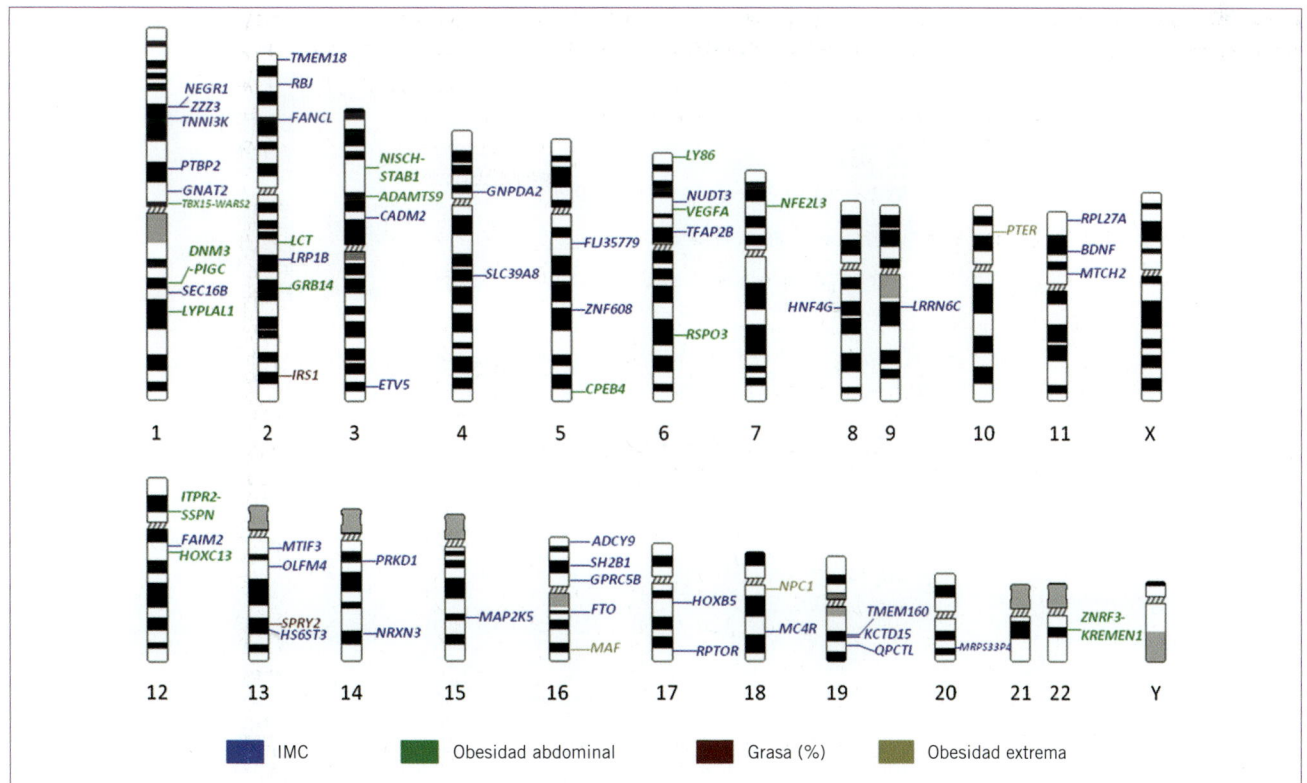

Figura 6-7. *Loci* asociados con fenotipos relacionados con la obesidad. IMC: índice de masa corporal. (Modificado de Alburquerque y cols., 2015).

tanto, es muy probable que no exista un solo tipo de obesidad, sino varios genotipos con fenotipos similares. En la actualidad, alrededor de 60 estudios GWAS han identificado más de 1.100 *loci* independientes asociados con un amplio rango de rasgos relacionados con la obesidad. Entre los genes involucrados en la etiología de la obesidad se encuentran genes que codifican péptidos con función de señal de hambre y saciedad, genes implicados en el crecimiento y la diferenciación de los adipocitos, genes metabólicos y genes involucrados en el control del gasto energético (**Fig. 6-8**). De los genes candidatos descritos asociados a la obesidad, sólo en 12 se ha demostrado su asociación firme, tras la confirmación de resultados en, al menos, 10 estudios (*ADIPOQ, ADRB2, ADRB3, GNB3, HTR2C, NR3C1, LEP, LEPR, PPARG, UCP1, UCP2* y *UCP3*). Es necesario destacar que con los estudios GWAS se han identificados varios SNP no esperados asociados con la obesidad, en genes como *FTO, INSIG2* y *CTNNBL1*, además del gen *MC4R*.

Hay que señalar la gran importancia del hallazgo del gen *FTO (fat mass and obesity-associated gene)*, ya que su asociación con el desarrollo de obesidad se ha confirmado en numerosos estudios con un elevado número de individuos de poblaciones diversas. Además de su asociación con el índice de masa corporal (IMC) y el riesgo de obesidad y sobrepeso, se han descrito asociaciones con otros rasgos relacionados, como la ingesta de alimentos, el peso corporal, el perímetro de la cintura, la masa grasa, la adipogénesis y los niveles de leptina. Desde su descubrimiento se están realizando numerosos estudios para clarificar la función biológica de este gen y su papel en el desarrollo de obesidad. Este gen es miembro de la superfamilia de las dioxigenasas, que codifican a la dimetilasa-2-oxoglutarato dependiente de ácido nucleico. Actualmente se sabe muy poco del mecanismo molecular a través del cual esta dimetilasa ejerce su acción, aunque se presume que participa en la transcripción y la traducción a través de metilaciones específicas.

Por otra parte, GWAS en más de 60.000 adultos y 6.000 niños y en estudios familiares de retrotransmisión alélica han confirmado la asociación de una región de 188 kb del gen *MC4R* con la masa grasa, el peso y el riesgo de obesidad. Asimismo, un metaanálisis reciente publicado por Locke y cols. (2015) incluyó 125 estudios, 82 de ellos GWAS y 43 con metabochip, en los que analizaron casi 340.000 individuos, identificando 56 nuevos *loci* asociados con IMC y confirmando la asociación de 41 polimorfismos que previamente habían sido identificados. Más aun, en otro estudio de Hägg y cols. (2015) se llevó a cabo un análisis en dos etapas: en la primera se analizaron datos de más de 123.000 individuos de 46 cohortes y en la segunda datos de alrededor de 103.000 individuos de 43 cohortes. En este estudio se descubrieron seis nuevos *loci* (*PEX2, MTFR2, SSFA2, IARS2, CEP295* y *TXNDC12*) que se asociaron al IMC en la primera etapa y se confirmaron en la segunda.

El GWAS para el IMC, realizado por Yengo y cols. en 2018, incluyó a casi 800.000 individuos de ascendencia europea e identificó más de 750 *loci* (con frecuencias alélicas tan pequeñas como 1,6 %) significativos en todo el genoma que, combinados, explicaban el 6 % de la variación en el IMC.

Casi todos los *loci* de estudios GWAS relacionados con la obesidad se identificaron por primera vez en adultos. Sin

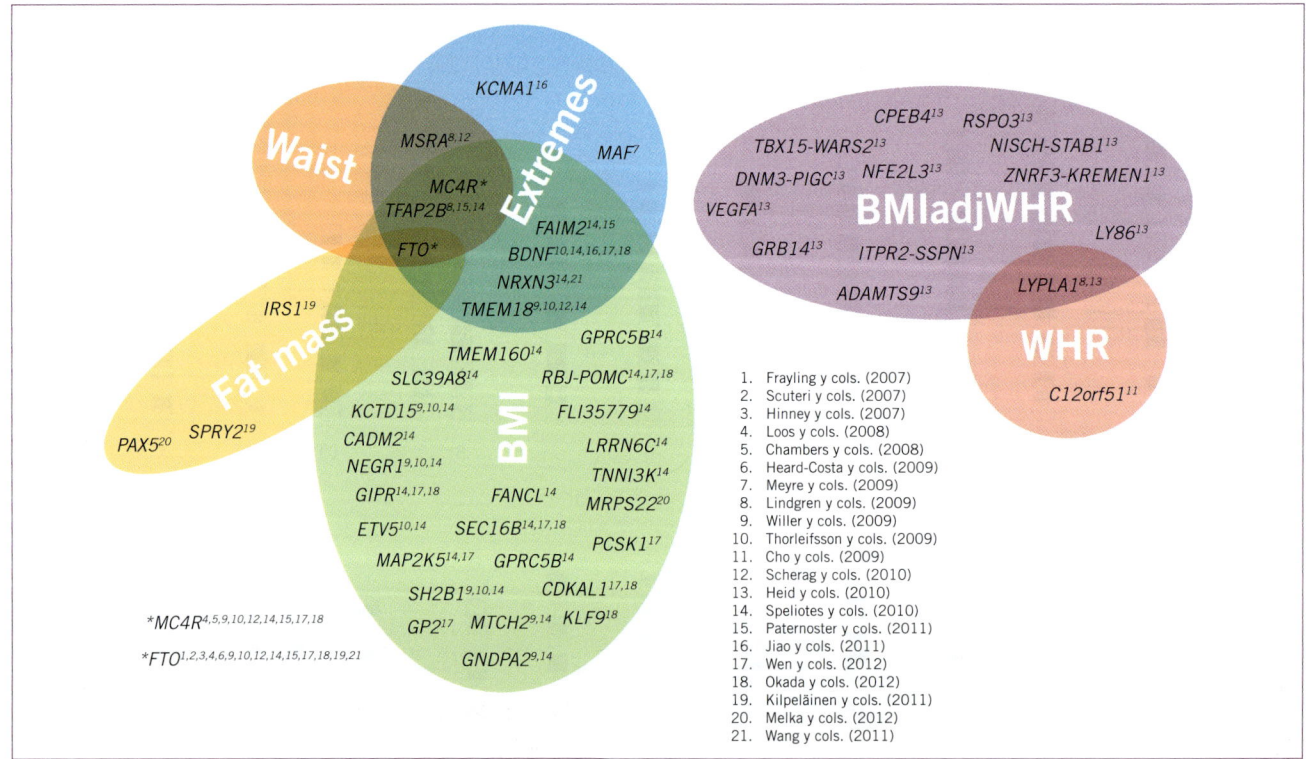

Figura 6-8. Resumen de los *loci* hallados a través de estudios de asociación de genoma completo (GWAS) asociados a índice de masa corporal (IMC o BMI), circunferencia de cintura *(waist)*, masa grasa *(fat mass)*, índice cintura-cadera (WHR), obesidad extrema o IMC ajustado por radio cintura-cadera (BMI ajustado por WHR). (Modificado de Fall e Ingelsson. Mol Cell Endocrinol 2014; 382:740-57).

embargo, la mayoría de estos *loci* también se asocian con la obesidad y/o el IMC en niños y adolescentes, lo que pone de manifiesto que la base genética de la obesidad es relativamente constante a lo largo de la vida. Además, se ha observado que existen varias deleciones raras (< 1 %) de más de 500 kb en el cromosoma 16p11.2 que se asocian a formas raras de obesidad de elevada penetrancia. Estas deleciones afectan a varios genes, pero en todos los casos al gen *SHB2* implicado en la señalización de la leptina y la insulina. Por otra parte, algunos resultados indican que determinados SNP, como el rs7903146 del gen *TCF7L2*, influyen sobre la respuesta individual a la terapia de reducción de peso, de manera que los individuos que son homocigotos para el alelo de riesgo muestran una reducción de peso menor cuando se someten a una dieta hipoenergética.

Recientemente, los estudios a gran escala de secuenciación del exoma completo (WES, *whole exome sequencing*) han tenido éxito identificando nuevas vías y genes relacionados con la obesidad, como las semaforinas de clase 3 *(SEMA3A-G)*, que han demostrado dirigir el desarrollo de ciertas neuronas hipotalámicas, incluidas las que expresan proopiomelanocortina (POMC). En 2021, un estudio llevado a cabo por Akbari P y cols. analizó datos WES de más de 600.000 individuos e identificó 16 genes para los que la carga de variantes raras no sinónimas estaba asociada con el IMC, incluidos cinco receptores acoplados a proteínas G expresados en el cerebro (CALCR, MC4R, GIPR, GPR151 y GPR75).

Si bien en los últimos años los estudios genéticos han aportado mucha información para entender la obesidad, la contribución de la epigenética a este aspecto sigue siendo poco entendida (**cap. 18**, Nutriepigenética). Se ha observado que las improntas genómicas, las metilaciones del DNA y las modificaciones de las histonas, así como los micro-RNA (miRNA) y otros RNA no codificantes están implicados en los fenotipos de modelos de organismos obesos. En el caso de los individuos obesos que responden de forma pobre a los programas de pérdida de peso, se ha observado que existen diferencias en las frecuencias de metilación en 35 *loci* respecto a los que responden. Algunos de estos genes están relacionados con el control de peso y la secreción de insulina.

La creciente disponibilidad de cohortes y biobancos a gran escala, como el Biobanco del Reino Unido *(UK Biobank)*, el Proyecto del Millón de Veteranos, *All of Us*, el Biobanco de Japón y *23andMe*, junto con el trabajo en curso del consorcio GIANT *(Genetic Investigation for Anthropometric Traits)*, aumentará aún más el tamaño de las muestras hasta superar fácilmente los 4 millones de participantes para llevar a cabo metaanálisis, lo que acelerará el descubrimiento de muchos más *loci* asociados a la obesidad. Sin embargo, la traducción de los *loci* identificados mediante estudios GWAS en nuevos conocimientos biológicos sigue siendo un desafío importante.

Diabetes mellitus

Diabetes mellitus de tipo 1

Factores genéticos y medioambientales contribuyen al desarrollo de la diabetes mellitus de tipo 1 (DT1). El principal factor de riesgo genético se encuentra dentro de la región HLA de clase II, aunque existen alrededor de 60 *loci* independientes de HLA que afectan la susceptibilidad de padecer la enfermedad.

El *Type 1 Diabetes Genetics Consortium* (T1DGC) es un programa de investigación internacional multicéntrico que tiene dos objetivos fundamentales: identificar regiones genómicas y genes candidatos cuyas variantes modifiquen el riesgo de padecer DT1 y ayudar a explicar la agregación de la enfermedad en las familias, así como generar una base de datos y establecer recursos disponible para la comunidad científica. Esta base de datos está disponible en http://www.t1dbase.org y en ella que se pueden consultar todos los genes candidatos y los estudios relacionados. Antes de la realización de los estudios GWAS, sólo seis *loci* se habían asociado con la DT1.

Un estudio que combinó tres GWAS con 7.514 casos y 9.045 controles investigó por primera vez familias con, al menos, dos hijos afectados de DT1, arrojando nuevos genes candidatos asociados a la DT1, como *IL10*, *IL19*, *IL20*, *GLIS3*, *CD69* e *IL27*; otro estudio identificó tres nuevos *loci* que incluyen los genes *EFR3B* y *LMO7*. En 2015 se llevó a cabo el estudio de mapeo fino más extenso de la DT1 utilizando el *ImmunoChip* (Illumina). Este estudio confirmó y redujo la mayoría de los *loci* de susceptibilidad implicados en los GWAS e identificó cuatro nuevas regiones asociadas con DT1: 1q.32.1, 2q13, 4q32.3 y 5p13.2.

Diabetes mellitus de tipo 2

La diabetes mellitus de tipo 2 (DT2) es una enfermedad que afecta a una proporción muy elevada de la población mundial y se espera que su frecuencia aumente tanto en los países desarrollados como en los países en vías de desarrollo, fundamentalmente asociada a la pandemia de obesidad. Esta enfermedad es una causa muy importante de morbilidad y mortalidad y sus complicaciones incluyen enfermedad cardiovascular, insuficiencia renal, pérdida de visión, amputaciones de miembros, etcétera.

Los estudios familiares y de gemelos han demostrado que la DT2 tiene un componente genético muy elevado, variando la herabilidad de la DT2 del 30 al 70 %. Al igual que en el caso de la DT1, en la DT2 se han descrito numerosos *loci* en diferentes cromosomas que se asocian al riesgo de padecer esta enfermedad. La **tabla 6-5** muestra algunas de las variantes génicas asociadas a la DT2 de acuerdo a los grupos ancestrales principales. Asimismo, la **figura 6-9** muestra las variantes génicas asociadas a la DT2 y a los rasgos asociados a la insulina.

En 2007 Sladek y cols. describieron en el primer GWAS llevado a cabo en individuos con DT2, varios *loci* asociados con el riesgo de padecer la enfermedad: *TCF7L2*, *SLC30A8*, *HHEX*, *LOC387761* y *EXT2*. Algunos de estos *loci* eran candidatos biológicos apropiados, dado que, por ejemplo, el *SCL30A8* codifica un transportador de cinc implicado en la síntesis de insulina, y el *HHEX* codifica un factor de transcripción que está relacionado con el desarrollo temprano del páncreas. Poco más tarde en tres GWAS adicionales se confirmaron las asociaciones con la enfermedad de los genes *TCF7L2*,

Tabla 6-5. Principales variantes génicas asociadas a la diabetes mellitus de tipo 2 de acuerdo a los grupos principales ancestrales

Genes candidatos	SNP	Cromosoma	Posición	Genes candidatos	SNP	Cromosoma	Posición
Europeos				**Europeos** *(cont.)*			
NOTCH2	rs10923931	1	120 230 001	GATAD2A/CILP2/PBX4	rs3794991	19	19 499 787
PROX1	rs340874	1	213 985 913	DUSP9	rs5945326	X	152 553 116
THADA	rs7578597	2	43 644 474	**Asiáticos del este**			
IRS1	rs2943641	2	266 801 989	UBE2E2	rs6780569	3	23 156 993
GCKR	rs780094	2	27 518 370	PSMD6	rs831571	3	64 023 337
RBMS1	rs7593730	2	160 879 700	MAEA	rs6815464	4	1 299 901
BCL11A	rs243021	2	60 438 323	ZFAND3	rs9470794	6	38 214 822
IGF2BP2	rs4402960	3	186 994 389	KCNK16	rs1535500	6	39 392 028
PPARG	rs1801282	3	12 351 626	GCC1	rs6467136	7	126 952 194
ADAMTS9	rs4607103	3	64 686 944	PAX4	rs10229583	7	127 034 139
ADCY5	rs11708067	3	123 346 931	MIR129-LEP	rs791595	7	127 862 802
WFS1	rs10010131	4	6 291 188	ANK1	rs515071	8	41 661 944
ZBED3	rs4457053	5	76 460 705	PTPRD	rs17584499	9	8 879 118
ANKRD55	rs459193	5	55 842 508	GLIS3	rs7041847	9	4 277 466
CDKAL1	rs7754840	6	20 661 019	GPSM1	rs11787792	9	139 252 148
JAZF1	rs864745	7	27 953 796	GRK5	rs10886471	10	121 139 393
KLF14	rs972283	7	130 117 394	KCNQ1	rs2237892	11	2 813 770
GCK	rs4607517	7	44 196 069	SPRY2	rs1359790	13	79 615 157
DGKB/TMEM195	rs2191349	7	15 024 684	C2CD4A/B	rs7172432	15	62 104 190
SLC30A8	rs13266634	8	117 172 544	RASGRP1	rs7403531	15	36 610 197
TP53INP1	rs896854	8	96 029 687	**Surasiáticos**			
CDKN2A/B	rs10811661	9	22 134 095	GRB14	rs3923113	2	165 210 095
TLE4 (CHCHD9)	rs13292136	9	81 141 948	TMEM163	rs6723108	2	135 479 980
TLE1	rs2796441	9	83 498 768	ST64GAL1	rs16861329	3	188 149 155
TCF7L2	rs7903146	10	112 998 590	VPS26A	rs1802295	10	70 601 480
HHEX/IDE	rs1111875	10	92 703 125	SGCG	rs9552911	13	23 290 518
CDC123/CAMK1D	rs12779790	10	12 368 016	HMG20A	rs7178572	15	75 534 245
ZMIZ1	rs12571751	10	80 612 637	AP3S2	rs2028299	15	88 175 261
KCNJ11	rs5219	11	17 388 025	HNF4A	rs4812829	20	42 422 681
CENTD2(ARAP1)	rs1552224	11	72 110 746	**Africano americano**			
MTNR1B	rs10830963	11	92 975 544	RND3-RBM43	rs7560163	2	151 346 182
DUSP8	rs2334499	11	1 675 619	**Hispano/latino**			
TSPAN8/LGR5	rs7961581	12	69 949 369	SLC16A11	rs13342692	17	6 946 287
HMGA2	rs1531343	12	64 461 161	**Transancestros**			
HNF1A	rs7957197	12	119 945 069	BCL2	rs12454712	18	63 178 651
KLHDC5	rs10842994	12	10 842 994	FAF1	rs17106184	1	50 682 573
CCND2	rs11063069	12	4 265 207	LPP	rs6808574	3	189 223 217
ZFAND6	rs11634397	15	78 219 277	TMEM154	rs6813195	4	153 739 925
PRC1	rs8042680	15	89 322 341	ARL15	rs702634	5	53 307 177
FTO	rs8050136	16	52 373 776	SSR1/RREB1	rs9505118	6	7 235 436
BCAR1	rs7202877	16	73 804 746	POU5F1/TCF19	rs3130501	6	31 244 432
HNF1B (TCF2)	rs4430796	17	37 738 049	MPHOSPH9	rs4275659	12	122 013 881
MC4R	rs12970134	18	56 035 730				

Modificado de Wang y cols., 2016.

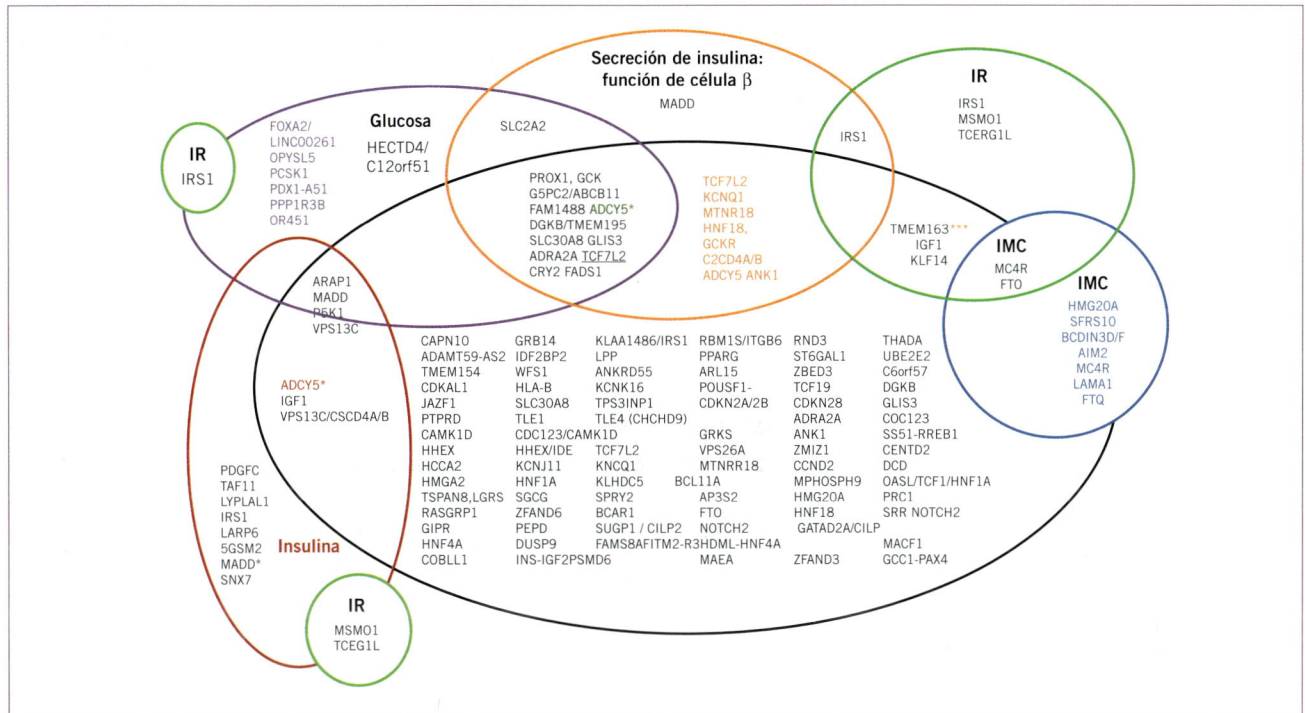

Figura 6-9. Variantes génicas asociadas a la diabetes mellitus de tipo 2 y a los rasgos asociados a la insulina. IMC: índice de masa corporal; IR: resistencia a la insulina. (Tomado de Prasad y Groop, 2015).

KCNJ11, *PPARG*, *SLC30A8* y *HHEX* y se identificaron nuevos *loci* en los genes *CDKAL1*, *IGF2BP2* y *CDKN2A/B*. En 2008 se identificaron seis nuevos *loci*: *JAZF1*, *CDC123*, *CA-MK1D*, *TSPAN8*, *LGR5*, *THADA* y *ADAMTS9*. En 2009 se añadieron dos más, el *IRS1* y el *MTNR1B*, y en 2010, una segunda tanda de GWAS de DT2, que incluyó datos de los consorcios MAGIC y DIAGRAM y de los estudios *Nurses' Health Study* (NHS) y *Health Professionals Follow-Up Study* (HPFS), identificó 17 nuevos *loci* susceptibles, entre los que se incluían *ADCY5*, *PROX1*, *GCK* y *GCKR*. Posteriormente, en 2012, se identificó un nuevo *locus* que incluye los genes *GATAD2A* y *CILP2*, y un metaanálisis ulterior realizado en 34.840 personas con DT2 y 114.981 controles, identificó seis nuevos *loci*: *ANKRD55*, *TLE1*, *ZMIZ1*, *KLHDC5*, *BCAR1* y *MC4R*.

Actualmente, se han identificado 700 *loci* asociados con DT2. En 2020, Vukkovic y cols. realizaron un metaanálisis de GWAS en 228.499 casos y 1.178.783 controles provenientes de distintas cohortes y etnias, identificando 318 nuevas variantes genéticas asociadas con el riesgo de desarrollar DT2.

Los hallazgos de los GWAS ofrecen nuevos conocimientos sobre la patogenia de la enfermedad y sobre la importancia etiológica de las alteraciones de la función y del desarrollo de las células β del páncreas. Sin embargo, como ocurre a menudo en las enfermedades multifactoriales, los alelos de riesgo debidos a la presencia de SNP ejercen efectos moderados en la enfermedad, lo que limita su poder diagnóstico y pronóstico. Cabe esperar que la detección de alelos menos frecuentes y de variantes estructurales del genoma en los próximos años ofrezca una mejor predicción de la enfermedad. No obstante, hay que señalar que el efecto combinado de SNP de riesgo pequeño conduce a un aumento del riesgo global, es decir, existe un efecto aditivo sustancial de las variantes genéticas en un mismo individuo.

Dislipidemias

Como en el caso de otras enfermedades multifactoriales, durante la última década se han identificado muchos genes con variantes polimórficas relacionados con los niveles de lípidos plasmáticos. Los estudios GWAS han sido capaces de identificar alrededor de 380 *loci* genéticos implicados en la regulación de los lípidos plasmáticos. Sin embargo, estos *loci* sólo explican entre el 17 y el 27 % de la varianza del rasgo. En 2009, tres estudios independientes publicados en *Nature Genetics* de Sabatti y cols., Aulchenko y cols. y Kathiresan y cols. aumentaron sensiblemente el conocimiento sobre las bases genéticas de las concentraciones de los lípidos plasmáticos, incluyendo triacilgliceroles, colesterol ligado a lipoproteínas de baja densidad (LDL-C) y colesterol ligado a lipoproteínas de alta densidad (HDL-C). El GWAS llevado a cabo por el *Global Lipid Genetics Consortium* (GLGC) incluyó 187.000 individuos e identificó 157 *loci* entre nuevos y previamente descritos; este estudio incluyó también *loci* asociados a las concentraciones de colesterol total. La **figura 6-10** muestra los *loci* asociados con dichas variables lipídicas. Para el estudio de *loci* se han utilizado diferentes tipos de abordajes; a través de secuenciación del exoma se han confirmado genes ya descritos en GWAS y se han identificado algunos genes nuevos, como el *PNPLA5* (dicha asociación fue replicada por el consorcio GoT2D), o algunos polimorfismos nuevos en genes previamente identificados. A través de *arrays* se han identificado

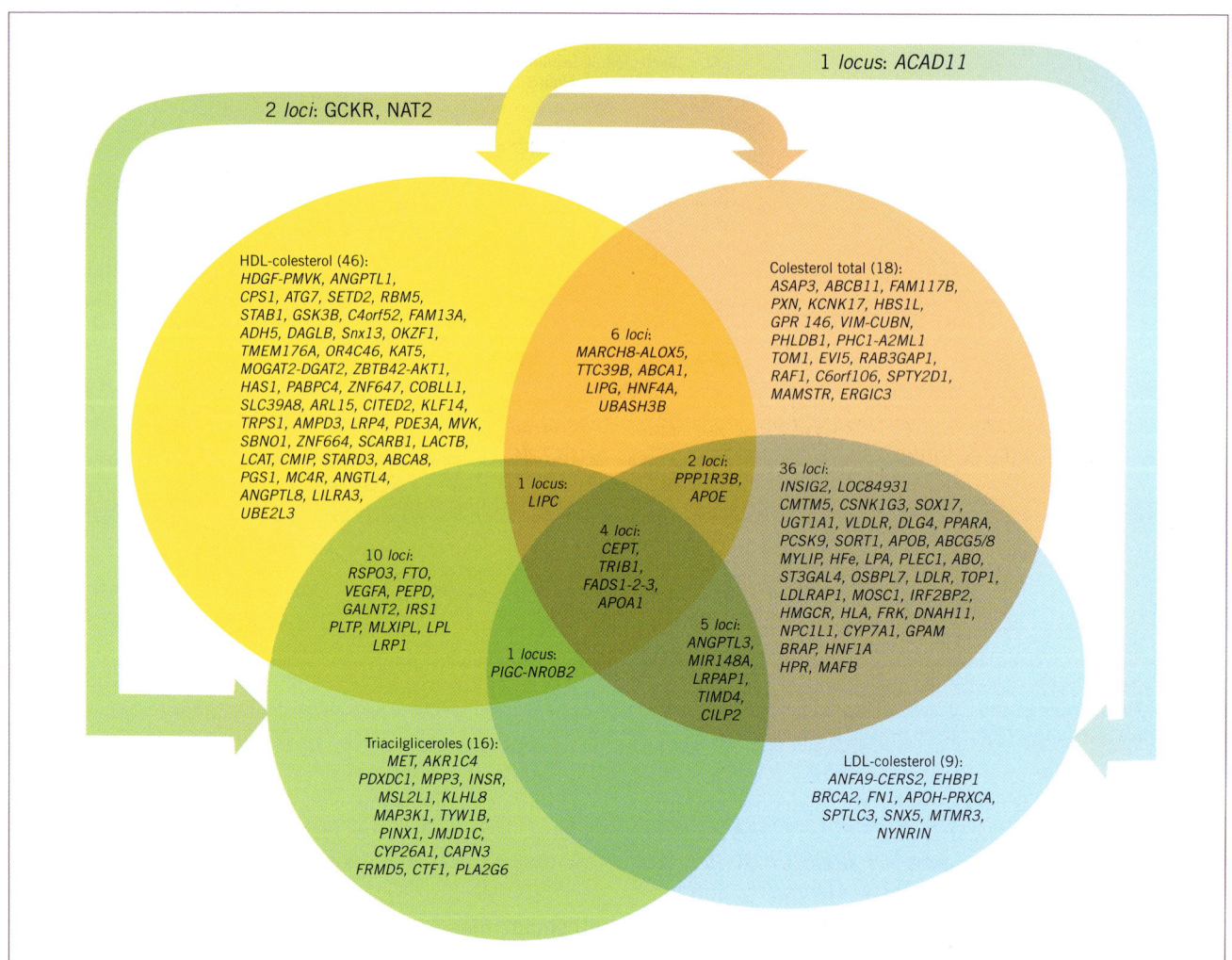

Figura 6-10. Hallazgos de estudios de asociación de genoma completo (GWAS) asociados con las dislipidemias. (Tomado de Lange y cols., 2015).

nuevas asociaciones, con los genes *ANGPTL8*, *PAFAH1B2*, *COL18A1* y *PCSK7*.

El estudio de Liu y cols. llevado a cabo en 2017 realizó un análisis de asociación del exoma completo, utilizando el HumanExome BeadChip *(exome array)*, con los niveles de lípidos plasmáticos en 73 estudios que incluían a más de 300.000 individuos procedentes de diferentes ascendencias, con replicación en una muestra con más de 280.000 participantes. Identificaron 444 variantes independientes en 250 *loci* asociadas significativamente con el colesterol total, el LDL-C, el HDL-C y los triacilgliceroles.

La mayoría de los estudios publicados se han realizado valorando el carácter predictivo de las determinaciones lipídicas realizadas en estado de ayuno. Pero esta circunstancia no constituye el estado fisiológico del ser humano, sino que es la situación posprandial la que resulta más habitual durante el día y que, además, supone un reto metabólico para el organismo. Este hecho hace que la variabilidad en la respuesta lipidémica posprandial tenga un interés igual o mayor, si cabe, que la variabilidad en las determinaciones basales convencionales. Dado que la relación entre lipidemia alimentaria y enfermedad coronaria es un tema de gran interés, por las evidencias epidemiológicas y experimenta-

les que la respaldan, en los últimos años se ha estudiado la influencia de diferentes SNP en genes relacionados con el metabolismo posprandial. Un ejemplo de ello lo constituyen los estudios LIPIGENE, que analizó la variación en la respuesta genotípica a la modificación de ácidos grasos, o GOLDN, diseñado para caracterizar la base genética de la respuesta posprandial de los triacilgliceroles, en los que se observaron 111 polimorfismos asociados, 2 de ellos el rs10243693 y el rs964184 con una significación estadística de GWAS.

Más recientemente se ha llevado a cabo un estudio que utiliza un enfoque genómico integrador aprovechando el gran volumen de conjuntos de datos genéticos y genómicos procedentes de estudios en seres humanos para obtener información exhaustiva sobre los mecanismos moleculares subyacentes implicados en los fenotipos lipídicos, que son importantes para numerosas enfermedades complejas comunes. Este estudio revela no sólo procesos compartidos y redes de regulación génica entre diferentes rasgos lipídicos, sino también la existencia de vías y redes específicas de cada rasgo. Los resultados sugieren que existen mecanismos tanto compartidos como distintos que subyacen a fenotipos lipídicos estrechamente relacionados.

Hipertensión

La presión arterial elevada es un factor de riesgo de enfermedad cardiovascular altamente heredable y modificable. Estudios familiares han demostrado que padres e hijos, así como otras relaciones filiales, tienen una alta concordancia, la cual contribuye aproximadamente al 66 % de las características de la presión arterial. La prevalencia de la hipertensión arterial difiere según grupo étnico y país, pero también es afectada por los estilos de vida y los factores ambientales. En 2007 el *Wellcome Trust Case Control Consortium* informó del primer GWAS en el que se identificaron algunas variantes; sin embargo, ninguna alcanzó la significación estadística requerida. Ese mismo año se comunicó que un *loci* cerca de los genes *CCL20*, *WDR69*, *CDH13* y *LPP* se asociaba a la presión arterial. Entre 2008 y 2009 se identificaron algunos genes asociados a la hipertensión, como *CDM13*, *STK39* o *ATP2B1*, y adicionalmente 11 nuevos *loci*, entre ellos, *NPPA*, *NPPB* y *CYP17A1*. En los años siguientes se realizaron GWAS en diferentes etnias, con pequeñas y grandes poblaciones, dando como resultado diferentes hallazgos incluidos en la **tabla 6-6**. El mayor estudio de asociación genética de rasgos de la presión arterial (presión sistólica, diastólica y del pulso) se ha llevado a cabo en más de 1 millón de personas de ascendencia europea. En este estudio se identificaron 535 nuevos *loci* asociados con la presión arterial, que no sólo ofrecen nuevos conocimientos biológicos sobre su regulación, sino que también destacan la arquitectura genética compartida entre la presión arterial y las exposiciones al estilo de vida. Estos hallazgos identifican nuevas vías biológicas implicadas en la regulación de la presión arterial con potencial para mejorar la prevención de enfermedades cardiovasculares en el futuro.

Hiperuricemia

El ácido úrico es el metabolito final del metabolismo de las purinas. Se produce principalmente en el hígado y más de la mitad es excretado por el riñón. Por lo tanto, una disminución de la excreción de este ácido produce hiperuricemia, lo cual provoca gota y es un factor de riesgo para las enfermedades cardiovasculares, insuficiencia renal y diabetes. A través de GWAS se han identificado 28 *loci* asociados a hiperuricemia. Los 10 primeros localizados en los genes *SLC22A11/OAT4*, *SLC22A12/URAT1*, *SLC17A1/NPT*, *PDKZ1*, *SLC2A9/GLUT9*, *ABCG2*, *GCKR*, *SLC16A9/MCT9*, *INHBC* y *RREB1*, identificados en GWAS previos, y los 18 siguientes en el estudio de Köttgen y cols. (2013). Entre los primeros 10 *loci* hay varios implicados en el transporte y la producción de ácido úrico, hecho que no se repite en los últimos.

En relación con la gota, los estudios GWAS han identificado genes de riesgo, como *ABCG2* y *SLC2A9*, asociados también con hiperuricemia. Se ha realizado un estudio GWAS en 945 pacientes con gota y 1.003 controles, en población japonesa, en el que se han descrito nuevos *loci* asociados con la gota en los genes *CNTN5* y *MIR302F*, a la vez que han replicado los *loci* descritos en *ABCG2*, *ALDH2* y *SLC2A9*.

Enfermedad coronaria

La enfermedad coronaria es la principal causa de muerte a nivel mundial. La obesidad, la diabetes, los niveles elevados de lípidos plasmáticos, la hipertensión, la hiperuricemia y otros procesos patológicos son factores de riesgo para la enfermedad coronaria (**cap. 30**, Nutrición en las enfermedades cardiovasculares, **tomo V**). Por consiguiente, la mayoría de las variantes genéticas asociadas con dichos fenotipos se asocian también con la enfermedad coronaria; sin embargo, se han realizado estudios GWAS para medir específicamente el riesgo de padecer enfermedad coronaria e infarto agudo de miocardio, y en dichos estudios se han identificado 152 *loci* en 320 genes candidatos. La mayoría de estos genes están implicados en la regulación del metabolismo del colesterol (*APOA5*, *LCAT*, *ABCA1*, *LPL*, *APOB*, *LDLR*, *CETP*, *PCSK9*, *LPA* entre otros), pero también hay genes que participan en algunos procesos como la adhesión focal/interacción con la matriz extracelular (*FN1*, *FLT1*, *COL4A1*, *COL4A2*, *VEGFA*, *ITGA11*, *LAMC2* y *PDGFD*), la señalización del factor del crecimiento transformante β (TGF-β) (*E2F4*, *CDKN2B*, *CDKN2A*, *SMAD3* y *PITX2*), la apoptosis, la angiogénesis y procesos de transcripción. El estudio GWAS más reciente de Aragam y cols. (2022) para la enfermedad coronaria se llevó a cabo en 181.522 casos entre 1.165.690 participantes de ascendencia predominantemente europea. Se detectaron 241 asociaciones, incluyendo 30 *loci* nuevos. El metaanálisis incorporaba un GWAS japonés que mostraba 38 nuevos *loci* adicionales. Los resultados obtenidos de este estudio sugieren que los procesos de desarrollo temprano, la señalización del ciclo celular y la migración y proliferación de las células vasculares desempeñan un papel en la patogenia de la enfermedad coronaria.

Enfermedad pulmonar

Las medidas de la función pulmonar, como el volumen espiratorio forzado en el primer segundo (FEV_1) y la proporción entre el FEV_1 y la capacidad vital forzada (FVC), son importantes factores predictivos de la morbilidad y mortalidad de la población, constituyendo la base del diagnóstico de las enfermedades pulmonares obstructivas crónicas (**cap. 36**, Nutrición en las enfermedades del aparato respiratorio, **tomo V**). Tanto los estudios en gemelos como los estudios longitudinales familiares indican que existe un elevado grado de heredabilidad en el riesgo de padecer enfermedad pulmonar, con independencia de otros factores ambientales, como el tabaquismo u otra enfermedad, como el asma.

Dos metaanálisis llevados a cabo en un total de más de 53.000 individuos han confirmado la existencia de variantes genéticas en el *locus* 4q31 y de nuevas variantes en diversos *loci* asociadas con el FEV1 o la proporción FEV_1/FVC (*ADAM19*, *AGER-PPT2*, *FAM13A*, *GPR126*, *GSTCD*, *HHIP*, *HTR4*, *PID1*, *PTCH1*, *THSD4* y *TNS1*). Estas asociaciones indican la existencia de nuevos mecanismos de la regulación pulmonar y de nuevas dianas terapéuticas para aliviar las enfermedades respiratorias.

En la enfermedad pulmonar, cabe destacar la enfermedad pulmonar obstructiva crónica y el asma. Con respecto

Tabla 6-6. Estudios de asociación de genoma completo de genes susceptibles a la presión arterial y la hipertensión por etnia

Etnia/país	Característica	Genes	*Loci*	Variantes
Europeos/Europa	Hipertensión	*RYR2*	1q43	rs2820037
Europeos-Americanos/Estados Unidos	PAD	*CCL20, DAW1*	2q36.3	rs7591163
	PAS y PAD	*CDH13*	16q23.3	s3096277
	PAS y PAD	*LPP*	3q28	rs6796000
	PAS	*CCL20, DAW1*	2q36.3	s1721359
Europeos/Alemania, Estonia, Reino Unido	Hipertensión, PAS y PAD	*CDH13*	6q23.3	s11646213
Europeos/Suecia	Hipertensión	*UMOD*	16p12.3	rs13333226
Europeos/Gran Bretaña	Hipertensión	*GPR39*	2q21-q22	rs13420028
		XRCC4	5q14.2	s6452524
		MYO6	6q13	s3798440
		ZFAT	8q24.22	rs7827545
		MACROD2	20p12.1	rs200752
Amish y no amish americanos europeos/Estados Unidos	PAS y PAD	*STK39*	2q24.3	rs6749447
				rs3754777
Japoneses/Japón	Hipertensión	*ADD2*	2p13.3	rs3755351
		KIAA0789	12q23.3	rs3794260
		M6PR	12p13	rs1805762
Japoneses/Japón	PAS y PAD	*CCBE1*	18q21.32	rs1652080
		MAP7	6q23.3	rs3778297, rs7747460
		ZFP64	20q13.2	rs6013382
		PCDH18	4q31	rs7692053, rs1460138
		CDH2	18q11,2	rs9973037
		WWOX	16q23	rs1075609
Coreanos/Corea	PAS y PAD	*ATP2B1*	12q21.3	rs17249754
Coreanos/Corea	PAS y PAD	*AKAP13*	15q24-q25	rs11638762
Chinos Han/China	Hipertensión, PAS	*IGF1*	12q23.2	rs10860862, rs5742632
	Hipertensión, PAS y PAD	*SLC4A4*	4q21	ND
	Hipertensión, PAM	*WWOX*	16q23.3q24.1	ND
	Hipertensión, PAM	*SFMBT1*	3p21.31	ND
Chinos Han/China	Hipertensión	*SFMBT1*	3p21.1	ND
		GRB14	2q22-q24	ND
		TMEM56	1p21.3	ND
		FOCAD (KIAA1797)	9p21	ND
Chinos Han/China	Hipertensión	*LOC344371*	2p22.3	rs9308945-rs6711736-rs6729869-
		MYADML	2p22.3	ND
		FAM98A	2p22.3	ND
		RASGRP3	2p22.3	ND
		IMPG1	6q14.2-q15	rs1886985
Chinos Han/China	Hipertensión, PAS y PAD	*TPR, PDC*	1q31.1	rs3817586, rs11812050
Africanos americanos/Estados Unidos y africanos occidentales/África	PAS	*SLC24A4*	14q32.12	rs11160059
		CACNA1H	16p13.3	rs3751664
Africanos americanos/Estados Unidos	PAD	*GPR98- ARRDC3*	5q14	rs10474346
	PAS	*C21orf91*	21q21	rs2258119, rs2824495
	PAS	*SLC25A42, SUGP2*	19p13.11	rs2012318, rs4808907
	PAD	*HLA-B*	6p21.3	rs2523586

Adaptado de Pan y cols., 2015. PAD: presión arterial diastólica; PAM: presión arterial media; PAS: presión arterial sistólica.

a la primera, la Organización Mundial de la Salud (OMS) estima que será la tercera causa de muerte en 2030. Los GWAS han contribuido al descubrimiento de polimorfismos genéticos asociados con esta enfermedad. En este sentido, un metaanálisis realizado en 12.337 individuos de origen europeo y afroamericanos (6.633 individuos con enfermedad pulmonar de moderada a grave y 5.704 controles) confirmó la asociación de tres *loci* conocidos (*CHRNA3*, *FAM13A* y *HHIP*) e identificó dos nuevos *loci* (*MMP12* y *TGFB2*) y un nuevo *locus* cercano al gen *RIN3*. Más recientemente, se ha realizado un estudio de asociación de genoma en más de 300.000 individuos de origen europeo identificando 139 nuevos *loci*, de los que 131 se asociaron con al menos dos medidas de función pulmonar, y ocho sólo se asociaron con FEV$_1$/FVC. De todas las variantes, la rs193686 se asociaba con el tabaquismo.

Con respecto al asma, se ha estimado una herencia del 60 al 80 %, lo que pone de manifiesto la importancia de los determinantes genéticos en su desarrollo . En este sentido, variantes en el gen *ORMDL3* se han asociado con el asma de inicio temprano. Se ha de destacar que entre todos los estudios realizados se han encontrado asociaciones de variantes génicas en siete genes con la susceptibilidad de padecer asma (*ORMDL3/GSDMB*, *TSLP*, *IL18R1/IL1R1/IL1RL1* e *IL33*) cuyos resultados se han replicado en al menos dos estudios. En los últimos años, las bases genéticas del asma se han puesto de manifiesto a través de los estudios GWAS. Sin embargo, la mayoría de los estudios se han llevado a cabo en población de origen europeo. Aproximadamente un cuarto de las variantes SNP descritas en la población de origen europeo (es decir, *PEX1*, *COL16A1*, *IL6R* e *IL13*) han sido replicadas en este estudio en población afroamericana.

Enfermedades víricas: COVID-19

La pandemia de COVID-19, causada por el SARS-CoV-2, ha supuesto un enorme esfuerzo sanitario y económico mundial. Una de las principales características de la infección por el SARS-CoV-2 es la variabilidad en la infección, desde ser asintomática hasta causar una neumonía grave y un síndrome respiratorio agudo. Aunque se han establecido los factores que se asocian con la gravedad de la enfermedad, como, por ejemplo, tener una edad avanzada o un elevado IMC, estos factores por sí solos no explican la variabilidad en la gravedad de la enfermedad observada. Varios estudios GWAS han puesto de manifiesto la contribución de factores genéticos en la gravedad y la susceptibilidad a la infección, siendo el *locus* 3p21.31 el que presenta mayor asociación. Para estudiar los factores genéticos, se creó *The COVID-19 Host Genetics Iniatiative* (COVID-19HGI) (https://www.covid19hg.org), una colaboración internacional para determinar las variantes genéticas asociadas a la infección por el SARS-CoV-2.

El consorcio COVID-19HGI combina los datos genéticos de 49.562 casos y 2 millones de controles, provenientes de 46 estudios. A partir de estos datos, en 2021, se han identificado 13 *loci* que se asocian con la infección por SARS-CoV-2 o con manifestaciones graves. Varios de estos *loci* se han asociado anteriormente con enfermedad pulmonar,

autoinmune e inflamatoria, como los que se encuentran en los genes *DPP9* y *FOXP4*, que aumentan el riesgo de enfermedad intersticial pulmonar, y una variante dentro del gen *TYK2* que presenta un efecto protector para varias enfermedades autoinmunes. Los datos obtenidos en este estudio indican que variantes genéticas en los genes *ABO*, *PPR1R15A* y *SLC6A20* pueden afectar a la susceptibilidad a la infección más que a la progresión a gravedad.

Enfermedad inflamatoria intestinal

La enfermedad de Crohn y la colitis ulcerosa son alteraciones inflamatorias del tracto intestinal que aparecen durante la segunda y tercera década de la vida, con una elevada concordancia fenotípica familiar, por lo que se están investigando los factores genéticos de riesgo para ambas enfermedades. Globalmente, ambas enfermedades afectan a 1 de cada 250 individuos en las poblaciones del norte de Europa. Durante los últimos años, el conocimiento de la patogénesis de las enfermedades inflamatorias intestinales ha aumentado notablemente y se considera que en individuos genéticamente susceptibles aparece una respuesta anormal de la mucosa a las bacterias comensales entéricas, que predispone a la inflamación crónica.

En 2011, aproximadamente 51 de los 99 *loci* de riesgo asociados con la enfermedad inflamatoria intestinal resultaron ser comunes con 23 enfermedades diferentes, la mayoría de ellas enfermedades inmunitarias. Esto permitió la creación de un chip, denominado inmunochip, que contiene casi 200.000 SNP de 12 enfermedades inmunitarias distintas, entre las que se encuentran la enfermedad de Crohn, la colitis ulcerosa y la DT1.

Un metaanálisis realizado en 2012 en individuos de origen europeo, combinando GWAS con datos del inmunochip, permitió identificar 163 *loci* asociados con la enfermedad inflamatoria intestinal, de los cuales 100 conferían riesgo tanto para la enfermedad de Crohn como para la colitis ulcerosa, mientras que 30 y 23 *loci* se asociaron sólo con enfermedad de Crohn o con colitis ulcerosa, respectivamente. En 2015 se identificaron 38 nuevos *loci* asociados con el riesgo de enfermedad inflamatoria intestinal en 86.682 individuos de origen europeo y 9.846 no europeo. El estudio de probabilidad realizado mostró que 27 de los 38 *loci* se asociaban tanto con enfermedad de Crohn como con colitis ulcerosa. De los restantes *loci*, siete se clasificaron como específicos para enfermedad de Crohn y cuatro para colitis ulcerosa. La mayoría de estos *loci* son compartidos por diversos grupos de diferente origen, presentando sólo unos pocos efectos específicos de la población, comolos que se encuentran en los genes *NOD2* y *TNFSF15-TNFSF8*. La **tabla 6-7** muestra estos resultados para la población de origen europeo, junto con *loci* previamente descritos en otros estudios.

Estudios posteriores de mayor envergadura han aumentado aún más el número de polimorfismos descritos, con 241 *loci* asociados a la enfermedad inflamatoria intestinal. Curiosamente, la mayoría de estos *loci* incrementan el riesgo tanto de la enfermedad de Crohn como de la colitis ulcerosa, y muchos de ellos alteran también la susceptibilidad a otras enfermedades inmunomediadas, incluidas enferme-

Tabla 6-7. Polimorfismos de un solo nucleótido asociados con enfermedad inflamatoria intestinal a partir de estudios de asociación del genoma completo (GWAS)

Marcador más significativo (SNP)	Gen más cercano candidato	Cromosoma	Valor de p	OR	Marcador más significativo (SNP)	Gen más cercano candidato	Cromosoma	Valor de p	OR
Loci previamente publicados asociados con la enfermedad de Crohn					*Loci* previamente publicados asociados con la enfermedad de Crohn				
rs11465804	*IL23R*	1p31	$6,66 \times 10^{-63}$	2,77	rs17582416	NI	10p11	$1,79 \times 10^{-9}$	1,26
rs3828309	*ATG16L1*	2q37	$2,36 \times 10^{-32}$	1,30	rs7927894	*C11orf30*	11q13	$1,32 \times 10^{-9}$	1,07
rs3197999	*MST150*	3p21	$1,15 \times 10^{-12}$	1,20	rs11175593	*LRRK2, MUC19*	12q12	$3,08 \times 10^{-10}$	1,44
rs4613763	*PTGER4*	5p13	$6,82 \times 10^{-27}$	1,28	rs3764147	NI	13q14	$2,08 \times 10^{-13}$	1,19
rs2188962	NI	5q31	$2,32 \times 10^{-18}$	1,26	rs2872507	*ORMDL3*	17q21	$5,00 \times 10^{-9}$	1,24
rs11747270	*IRGM*	5q33	$3,40 \times 10^{-16}$	1,31	rs744166	*STAT3*	17q21	$6,82 \times 10^{-12}$	1,25
rs4263839	*TNFSF15*	9q32	$2,60 \times 10^{-10}$	1,07	rs1736135	NI	21q21	$7,40 \times 10^{-9}$	1,10
rs10995271	*ZNF365*	10q21	$4,46 \times 10^{-20}$	1,53	rs762421	*ICOSLG*	21q22	$1,41 \times 10^{-9}$	1,21
rs11190140	*NKX2-3*	10q24	$3,06 \times 10^{-16}$	1,28	Nuevos *loci* identificados por Liu y cols. (2015) asociados con la enfermedad de Crohn				
rs2066847	*NOD2*	16q12	$2,98 \times 10^{-24}$	2,57	rs1748195	*USP1*	1	$7,13 \times 10^{-8}$	1,07
rs2542151	*PTPN2*	18p11	$5,10 \times 10^{-17}$	1,14	rs11681525	NI	2	$4,08 \times 10^{-11}$	0,86
rs2476601	*PTPN22*	1p13	$1,46 \times 10^{-8}$	1,17	rs724016	NI	3	$3,36 \times 10^{-6}$	1,06
rs2274910	*ITLN1*	1q23	$1,46 \times 10^{-9}$	1,62	rs7954567	*CD27, TNFRSF1A, LTBR*	12	$1,30 \times 10^{-9}$	1,09
rs9286879	NI	1q24	$1,53 \times 10^{-9}$	1,08	Rs9525625	*AKAP1, TFS11*	13	$1,41 \times 10^{-9}$	1,08
rs11584383	NI	1q32	$1,43 \times 10^{-11}$	1,20	RS9319943	NI	18	$9,05 \times 10^{-7}$	1,08
rs10045431	*IL12B*	5q33	$3,86 \times 10^{-13}$	1,36	rS727563	*TEF, NHP2L1, PMM1, L3MBTL2, HAULL3MBTL2, CHADL*	22	$1,88 \times 10^{-10}$	1,10
rs6908425	*CDKAL1*	6p22	$8,96 \times 10^{-10}$	1,09	Nuevos *loci* identificados por Liu y cols. (2015) asociados con la colitis ulcerosa				
rs7746082	NI	6q21	$2,44 \times 10^{-10}$	1,19	rs616597	*NFKBIZ*	3	$9,34 \times 10^{-6}$	0,93
rs2301436	*CCR6*	6q27	$1,04 \times 10^{-12}$	1,16	rs2189234	NI	4	$1,95 \times 10^{-10}$	1,08
rs1456893	NI	7p12	$4,60 \times 10^{-9}$	1,14	rs1077773	*AHR*	7	$5,96 \times 10^{-9}$	0,93
rs1551398	NI	8q24	$4,50 \times 10^{-9}$	1,25	Rs17736589	NI	17	$4,34 \times 10^{-8}$	1,09
rs10758669	*JAK2*	9p24	$3,46 \times 10^{-9}$	1,21					

Modificado de Barrett y cols., 2008.
NI: gen no identificado; p: probabilidad o error α; OR: *odds ratio*; SNP: polimorfismos de un solo nucleótido.

dades que se sabe que están relacionadas con la enfermedad inflamatoria intestinal.

Nuestro conocimiento cada vez mayor de la arquitectura genética de la enfermedad de Crohn también pone de manifiesto cómo el fracaso en la supresión de las respuestas inmunitarias aberrantes puede contribuir al desarrollo de la enfermedad, algo que actualmente se está incorporando al diseño de nuevos tratamientos.

Hoy en día se están realizando numerosos estudios ómicos de alto rendimiento para identificar variantes de riesgo asociadas a enfermedades que podrían contribuir a la enfermedad de Crohn, incluyendo estudios GWAS, estudios de secuenciación de nueva generación, estudios de expresión génica, estudios de metilación y estudios de asociación del transcriptoma completo (TWAS, *transcriptome-wide association study*).

Enfermedades neurodegenerativas

La *enfermedad de Alzheimer* es la forma más común de demencia, con una prevalencia de 26 millones de personas afectadas en todo el mundo y una heredabilidad estimada entre el 60 y el 80 %. La enfermedad se diagnostica en individuos cuya edad es cercana a los 65 años y su prevalencia aumenta al avanzar la edad, siendo más frecuente la enfermedad de Alzheimer de inicio tardío (LOAD, *late onset sporadic Alzheimer disease*). La enfermedad de Alzheimer se caracteriza por la disfunción cognitiva progresiva y, bajo el punto de vista patogénico, por la acumulación de placas amiloides en el cerebro que pueden deberse a un desequilibrio entre su formación y su aclaramiento o metabolización.

La enfermedad de Alzheimer de tipo familiar, que supone sólo el 1 % del total, es una enfermedad autosómica dominante que se ha asociado a mutaciones en tres genes *APP*, *PSEN1* y *PSEN2*, que codifican para el precursor de la proteína β-amiloide y las presenilinas 1 y 2, respectivamente. En lo que se refiere a la LOAD, se ha demostrado que la presencia del alelo ε4 del gen de la apolipoproteína E *(APOE)* aumenta el riesgo de enfermedad de Alzheimer del 20 al 90 % y disminuye la edad de comienzo de 84 a 68 años, considerándose actualmente el riesgo genético más importante para la enfermedad de Alzheimer. Sin embargo, el alelo ε2 del gen *APOE* se asocia con una disminución del riesgo y una mayor edad en el inicio de la enfermedad. Además, se han encontrado variantes raras en los genes *APP*, *PSEN1*, *PSEN2* y *ADAM10* en familias con LOAD. Se ha sugerido, que estas variantes raras en *APP* pueden aumentar, disminuir o no tener efecto sobre el riesgo de enfermedad de Alzheimer. El estudio GWAS en la enfermedad de Alzheimer llevado a cabo por Bellenguez y cols. en 2022 incluye un total de 111.326 casos diagnosticados clínicamente y 677.663 controles. Los resultados mostraron 75 *loci* de riesgo, de los cuales 42 eran nuevos en el momento del análisis. Es preciso señalar que los análisis de enriquecimiento de vías confirmaron la participación de las vías amiloide/tau y destacaron la implicación de la microglía. Además, se identificaron genes involucrados en nuevos procesos asociados genéticamente, incluida la vía del factor de necrosis tumoral alfa a través del complejo de ensamblaje de la cadena de ubiquitina lineal.

Hasta la actualidad se han identificado más de 70 *loci* genéticos asociados con la enfermedad de Alzheimer, aunque su contribución al riesgo de desarrollar la enfermedad es moderada. Entre los *loci* encontrados destacan los localizados en los genes *BIN1*, *PICALM*, *CLU*, *CR1*, *MS4A6A*, *ABCA7*, *SORL1*, *PTK2B*, *EPHA1* y *HLA-DRB5-HLA-DRB1*. Estos genes pertenecen principalmente a tres vías metabólicas: al metabolismo del colesterol y de lípidos, al sistema inmunitario y la respuesta inflamatoria y al proceso de endocitosis, todas ellas, rutas que previamente se han asociado con la enfermedad de Alzheimer.

El uso de nuevas tecnologías que permiten analizar el genoma completo han puesto de manifiesto que variantes en la región codificante de los genes *PDL3* y *TREM2* aumentan el riesgo de enfermedad de Alzheimer. En este sentido se ha descrito que la presencia del SNP R47H en el gen *TREM2* aumenta el riesgo de padecer la enfermedad de 1,7 a 3,4 veces. Dicho polimorfismo también se ha asociado con el riesgo de enfermedad de Parkinson, la demencia frontotemporal y la esclerosis lateral amiotrófica.

Aunque el mecanismo patogénico de la enfermedad de Alzheimer no está del todo esclarecido, la teoría más aceptada es que la acumulación de la proteína β-amiloide (Aβ), un producto del procesado de la proteína precursora de amiloide (APP), desempeña un papel fundamental en el desarrollo de la enfermedad. De hecho, la mayoría de los genes identificados afectan la producción y degradación de la proteína Aβ, subrayando la importancia de esta vía en la patogenia de la enfermedad de Alzheimer. En esta vía, la APP es inicialmente hidrolizada por la β-secretasa y posteriormente por la γ-secretasa, dando lugar a diferentes productos, incluido el péptido Aβ. Un desequilibrio entre su formación y su metabolización conduce a la formación de las placas amiloides que desenca-

denan el deterioro del desarrollo cognitivo. Los oligómeros Aβ pueden inhibir la potenciación a largo término en el hipocampo y alterar la función de las sinapsis, con independencia del estrés oxidativo y de la inflamación causada por las Aβ agregadas y depositadas (**Fig. 6-11**).

Los genes relacionados con la enfermedad de Alzheimer familiar afectan a la formación de la Aβ, mientras que las nuevas variantes de los genes *CLU*, *CR1* y *PICALM* pueden afectar a su degradación. Así, la clusterina tiene muchas similitudes con la apoproteína E y ambas están presentes y cooperan en la formación de las placas amiloides, así como en la modificación del aclaramiento de la proteína amiloide. Por otra parte, el receptor 1 del complemento (CR1) se une a moléculas aceptoras ligadas al proceso de fagocitosis, y la sobreexpresión en ratones transgénicos de C3 tiene como consecuencia una menor deposición de proteína amiloide, mientras que su inhibición conduce a la deposición y a la neurodegeneración.

Por otro lado, el producto del gen *PICALM* están implicado en el proceso de la endocitosis mediado por clatrina, un paso esencial en el paso de proteínas, lípidos, factores de crecimiento y neurotransmisores. En experimentos en células cultivadas, la APP es retirada de la superficie celular por la clatrina y si ésta es aberrante se alteran los niveles de Aβ.

La *enfermedad de Parkinson* es una enfermedad neurodegenerativa insidiosa y progresiva que cursa con pérdida de movimiento, temblores, rigidez y alteración del modo de andar. Es el segundo síndrome neurodegenerativo en importancia después de la enfermedad de Alzheimer, con una edad media de comienzo a los 60 años y riesgo de aumento con la edad. La enfermedad de Parkinson se caracteriza por la pérdida neuronal en la sustancia negra y otras regiones cerebrales y está asociada con la formación de inclusiones proteicas intracelulares conocidas como cuerpos de Lewy. Un constituyente mayoritario de estos cuerpos es la α-sinucleína, una proteína sináptica de función desconocida. El gen de la α-sinucleína *(SNCA)* fue el primero que se asoció con la enfermedad de Parkinson de tipo familiar. Casi dos décadas después de la detección de la primera mutación asociada con la enfermedad de Parkinson, las bases moleculares de este trastorno siguen sin comprenderse completamente. Los *loci* identificados han confirmado el papel central de los genes previamente identificados e implicado nuevas proteínas. Pero estos datos también han revelado que sólo se ha identificado una pequeña porción del componente heredable de la enfermedad de Parkinson.

Los estudios de ligamiento descubrieron que la enfermedad de Parkinson de tipo familiar se debe a mutaciones del gen de la α-sinucleína *(SNCA)*. El primer GWAS confirmó a los genes *SNCA*, *PARK16*, *LRRK2* y *MAPT* como genes de riesgo para la enfermedad de Parkinson e identificó un nuevo gen, *BST1*. Un metaanálisis realizado en 2014, que agrupó datos de 13.708 pacientes con enfermedad de Parkinson y 95.282 controles, identificó y replicó 28 variantes asociadas con esta enfermedad en 24 *loci*. Entre los genes identificados cabe destacar *SNCA*, *BST1*, *LRRK2*, *FAM47E-SCARB2*, *RIT2* y *STK39*. Recientemente, otro metaanálisis de 17 estudios GWAS, que incluyó 37.688 casos (18.618 individuos que no tenían enfermedad de Parkinson pero sí tenían un fa-

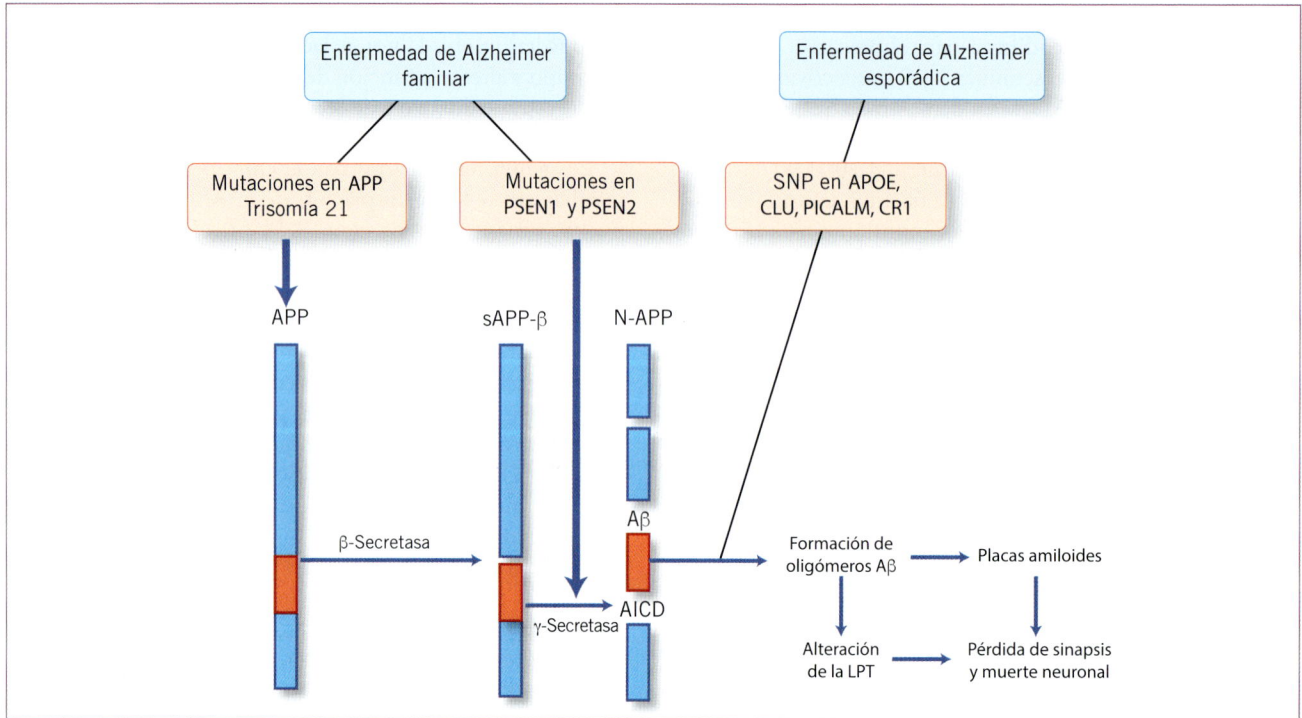

Figura 6-11. Equilibrio entre el procesado y la catabolización o aclaramiento de la proteína precursora amiloide en la enfermedad de Alzheimer. Aβ: proteína amiloide; AICD: dominio intracelular carboxílico de la proteína amiloide; *APOE*: gen de la apolipoproteína E; APP: proteína precursora amiloide; *CLU*: gen de la clusterina; *CR1*: gen de los componentes 3b/4b del receptor 1 del complemento; LPT: potenciación a largo término en el hipocampo; N-APP: péptido N-terminal de la proteína precursora amiloide; sAPP-β: proteína amiloide soluble beta; *PICALM*: gen de la proteína de ensamblaje de la clatrina ligada a fosfatidilinositol; *PSEN1* y *PSEN2*: genes de la presenilina. (Modificado de Van Es y Van der Berg. Nature Genet 2009; 41: 1047-48).

miliar de primer grado con la enfermedad) y 1,4 millones de controles de ascendencia europea, identificó 90 asociaciones significativas independientes, incluyendo 38 nuevos *loci*. Estas 90 variantes explicaban entre el 16 y el 36 % de la heredabilidad de la enfermedad de Parkinson, dependiendo de la prevalencia.

Enfermedad ósea

La osteoporosis es la principal enfermedad ósea, ya que afecta a más de 200 millones de personas, y se caracteriza principalmente por una disminución de la masa ósea, la cual tiene una elevada herencia (50-80 %).

Los estudios GWAS y metaanálisis efectuados han identificado más de 60 genes/*loci* asociados con variaciones en la masa ósea y más de 20 genes/*loci* asociados con el riesgo de fractura osteoporótica. Algunos de estos genes, como *WNT* y *RANK-RANKL-OPG*, tienen una función relevante en el metabolismo óseo, y su contribución a la osteoporosis ha sido bien establecida en estudios previos de genes candidatos. Sin embargo, más de la mitad de los genes/*loci* que se han descrito son nuevos. Se ha de destacar que, colectivamente, estos genes identificados explican menos del 6 % de la varianza en la masa ósea. En 2013 se identificó una mutación rara en el gen *LGR4*, asociada fuertemente tanto al riesgo de disminución de la masa ósea como al riesgo de fractura osteoporótica. Los estudios de asociación realizados sólo explican el 12-20 % de la variación fenotípica en la osteoporosis y comorbilidades.

Cáncer

Actualmente se cree que el cáncer se origina por la adquisición de una serie de mutaciones y cambios epigenéticos que trabajan en cooperación para inducir el crecimiento maligno celular. La genómica del cáncer ha avanzado con la idea de poder establecer un diagnóstico y un tratamiento personalizados.

En el cáncer y en otras enfermedades complejas, la posibilidad de detectar variantes en células germinales o somáticas se ha visto obstaculizado por la heterogeneidad genética observada entre las poblaciones estudiadas. De hecho, uno de los resultados más llamativos es el descubrimiento de que cada genoma tumoral es bastante diferente de los demás. Hasta 2023 se han publicado más de 700 artículos y se han descrito más de 6.000 SNP asociados a carcinoma (datos de GWAS: Catalog, https://www.ebi.ac.uk/gwas/). Dichas variantes, tanto en línea germinal como somática, se encuentran incluidas en al Catálogo de mutaciones somáticas en cáncer (COSMIC) (www. http://cancer.sanger.ac.uk/cosmic).

Variantes epigenéticas

Los estudios clásicos de los efectos y de las interacciones génicas con el medio ambiente sobre la variación de la susceptibilidad individual para padecer una enfermedad se han circunscrito habitualmente a los SNP y a sus influencias metabólicas. Numerosas evidencias indican que los cambios epigenéticos, como el grado de metilación del DNA y de modificaciones covalentes de las histonas, están influidos por el medio ambiente, desempeñando un papel crucial en el desarrollo y la susceptibilidad de numerosas enfermeda-des. Los cambios epigenéticos principales y las interacciones de los nutrientes con la regulación génica se consideran de-talladamente en el **capítulo 18**.

PUNTOS CLAVE

- Las enfermedades pueden clasificarse en genéticas, adquiridas y mixtas. Las enfermedades genéticas son claramente de origen molecular, mientras que la mayor parte de las enfermedades mixtas son de origen complejo, en el que intervie-nen factores tanto genéticos como ambientales que interaccionan entre sí. Las anomalías genéticas pueden afectar a uno o varios genes, pero en ocasiones no tienen suficiente trascendencia para desencadenar la enfermedad. Para ello hace falta que se produzcan también efectos ambientales. Entre ellas se encuentran la obesidad, la diabetes, la hipertensión arterial, las dislipidemias, numerosas enfermedades inflamatorias, las enfermedades neurodegenerativas más comu-nes, la gota y el cáncer. Se habla en estos casos de enfermedades multifactoriales.

- Las enfermedades monogénicas suelen ser muy graves en sus consecuencias, pero al ser de baja incidencia poblacio-nal, su contribución global a la salud pública es pequeña. Por el contrario, las enfermedades multifactoriales se presen-tan en grupos familiares, reflejando la existencia de un componente genético operativo en su etiología, y su incidencia es relativamente elevada, contribuyendo en gran medida a la mortalidad y a la morbilidad de la especie humana.

- La información genotípica de las enfermedades multifactoriales tiene dos grandes aplicaciones: la primera, el cuidado médico individualizado y la segunda, hacer posible el consejo familiar reproductivo. Los genes responsables de la mayoría de las enfermedades monogénicas han sido clonados y las mutaciones han sido identificadas, siendo posible el consejo genético para la mayor parte de estas alteraciones.

- La identificación de los genes que contribuyen al riesgo de las enfermedades complejas supone un trabajo complejo y difícil. Para identificar estos genes se utilizan diferentes estrategias, tanto en gemelos monocigóticos y dicigóticos como en familias que tienen un rasgo complejo común y en poblaciones o cohortes que comparten un ancestro común. Las estrategias más importantes son los análisis de genes candidatos, el análisis paramétrico de ligamiento, el análisis no paramétrico de ligamiento, los estudios de asociación poblacional y los modelos animales.

- Existen dos grandes tipos de variaciones en el genoma humano: los polimorfismos de un solo nucleótido (*single nucleotide polimorphism*, SNP) y las variantes estructurales del genoma que incluyen inversiones de bases, deleciones, repeticiones y cambios en el número de copias de los genes.

- Durante los últimos años, las nuevas técnicas de mapeado fino de las variantes génicas asociadas a las enfermedades poligénicas, especialmente los estudios de asociación de genoma completo (GWAS), están permitiendo conocer los alelos relacionados etiológicamente con las enfermedades complejas. En este capítulo se indican los genes más usua-les asociados con la obesidad, la diabetes, las dislipidemias, la hipertensión arterial, la hiperuricemia, la enfermedad coronaria, las enfermedades pulmonares, las enfermedades inflamatorias intestinales, las enfermedades óseas, las enfermedades neurodegenerativas y el cáncer.

BIBLIOGRAFÍA

Akbari P, Gilani A, Sosina O y cols. **Sequencing of 640,000 exo-mes identifies GPR75 variants associated with protection from obesity. Science 2021; 373: eabf8683.**
Excelente estudio que muestra cómo el uso de datos de secuencia-ción de exomas a gran escala puede ayudar a identificar mutaciones asociadas con el IMC.

Aragam KG, Jiang T, Goel A y cols. **Discovery and systematic cha-racterization of risk variants and genes for coronary artery di-sease in over a million participants. Nat Genet 2022; 54: 1803-15.**
Excelente trabajo llevado a cabo en más de 1 millón de partici-pantes en el que se identifican más de 250 *loci* de riesgo para la enfermedad coronaria.

Beaudet AL, Scriver CR, Sly WS, Valle D. **Genetics, biochemistry and molecular bases of variant human genotypes. En: Valle S, Beaudet AL, Vogelstein B, Kinzler KW, Antonarakis SE, Balla-bo A, eds; Scriver CR, Childs WS, Sly B, emeritus eds. The on-line metabolic bases of inherited disease. Part 1. Introduction. New York: McGraw-Hill, 2001. www.ommbid.com; 1-97.**
Primer capítulo del libro más clásico e importante relacionado con las enfermedades genéticas que describe las bases bioquímicas y moleculares de las enfermedades genéticas y de las variantes génicas relacionadas con la enfermedad.

Bellenguez C, Küçükali F, Jansen IE y cols. **New insights into the genetic etiology of Alzheimer's disease and related dementias. Nat Genet 2022; 54: 412-36.**
Estudio GWAS más reciente llevado a cabo en la enfermedad de Alzheimer, en el que encuentran 75 *loci* asociados con esta enfer-medad, de los cuales 42 son nuevos en el momento del análisis.

Blencowe M, Ahn IS, Saleem Z y cols. **Gene networks and pathways for plasma lipid traits via multitissue multiomics sys-tems analysis. J Lipid Res 2021; 62: 100019.**
Excelente estudio que utiliza un enfoque genómico integrador aprovechando conjuntos de datos genéticos y genómicos para ob-tener información sobre los mecanismos moleculares subyacentes implicados en los fenotipos lipídicos.

Carvalho CM, Lupski JR. **Mechanisms underlying structural va-riant formation in genomic disorders. Nat Rev Genet 2016; 17: 224-38.**
Excelente revisión sobre los mecanismos que generan variantes es-tructurales en el genoma humano y su relación con la enfermedad.

COVID-19 Host Genetic Initiative. **Mapping the human genetic architecture of COVID-19. Nature 2021; 600: 472-7.**
Documento donde se describen alteraciones relacionadas con la patología de la COVID-19.

Dai Y, Pei G, Zhao Z, Jia P. **A convergent study of genetic variants associated with Crohn's disease: evidence from GWAS, gene ex-pression, methylation, eQTL and TWAS. Front Genet 2019; 10: 318.**
En este estudio, los autores recopilan datos multidimensionales ex-haustivos de estudios GWAS, de expresión génica y de metilación, y generan datos de estudios de asociación de todo el transcriptoma (TWAS) para interpretar mejor los resultados de asociación GWAS en la enfermedad de Crohn.

De Lange KM, Moutsianas L, Lee JC y cols. **Genome wide association study implicates immune activation of multiple integrin genes in inflammatory bowel disease. Nat Genet 2017; 49: 256-61.**
Estudio GWAS que muestra la asociación de 241 *loci* con la enfermedad inflamatoria intestinal, y cómo muchos de estos *loci* también alteran la susceptibilidad a enfermedades relacionadas con la enfermedad inflamatoria intestinal.

DeForest N, Majithia AR. **Genetics of type 2 diabetes: implications from large-scale studies. Curr Diab Rep 2022; 22: 227-35.**
Revisión de los estudios genéticos en la diabetes de tipo 2 llevados a cabo en los últimos 3 años.

Emily M, Mailund T, Hein J, Schauser L, Schierup MH. **Using biological networks to search for interacting *loci* in genome-wide association studies. Eur J Hum Genet 2009; 17: 1231-40.**
Los autores proporcionan evidencias de cómo evaluar a través de estudios computacionales las interacciones entre *loci* distintos.

Ilonen J, Lempainen J, Veijola R. **The heterogenous pathogenesis of type 1 diabetes mellitus. Nat Rev Endocrinol 2019; 15: 635-50.**
Excelente revisión que recoge información sobre los principales factores genéticos que afectan al desarrollo de la diabetes de tipo 1.

International HapMap Consortium. **A second generation human haplotype map of over 3.1 million SNPs. Nature 2007; 449: 851-61.**
El Proyecto HapMap publica el mapa detallado de los SNP identificadores en la especie humana para alelos con frecuencia superior al 1 %.

International Human Genome Sequencing Consortium. **Finishing the euchromatic sequence of the human genome. Nature 2004; 431, 931-45.**
Primera descripción del genoma humano detallado por el IHGSC.

Kawamura Y, Nakaoka H, Nakayama, Okada Y, Yamamoto K, Higashino T y cols. **Genome-wide association study revealed novel loci which aggravate asymptomatic hyperuricaemia into gout. Ann Rheum Dis 2019; 78: 1430-7.**
Estudio sobre variantes genéticas en pacientes con gota.

Khera AV, Chaffin M, Aragam KG, Haas ME, Roselli C, Chci SH y cols. **Genome-wide polygenic scores for common diseases identify individuals with risk equivalent to monogenic mutations. Nat. Genet 2018; 50: 1219-24.**
Estudio que muestra que la predicción de riesgo genético utilizando *polygenic risk scores* (PRS) puede identificar el riesgo para desarrollar ciertas enfermedades.

Liang B, Ding H, Huang L, Luo H, Zhu X. **GWAS in cancer: progress and challenges. Mol Genet Genomics 2020; 295: 537-61.**
Excelente revisión de los principales resultados de los estudios GWAS en cáncer, así como de su implicación en distintas vías metabólicas.

Liu DJ, Peloso GM, Yu H y cols. **Exome-wide association study of plasma lipids in >300,000 individuals. Nat Genet 2017; 49: 1758-66.**
Excelente estudio que analiza datos del exoma completo con niveles de lípidos plasmáticos en más de 300.000 participantes procedentes de diferentes ascendencias, con replicación en más de 280.000 individuos.

Loos RJF, Giles Yeo GSH. **The genetics of obesity: from discovery to biology. Nat Rev Genet 2022; 23: 120-33.**
Excelente revisión detallada sobre la genética de la obesidad.

Nalls MA, Blauwendraat C, Vallerga CL, Heilbron K, Bandres-Ciga S, Chang D y cols. **Identification of novel risk loci, causal insights, and heritable risk for Parkinson's disease: a meta-analysis of genome-wide association studies. Lancet Neurol 2019; 18: 1091-102.**
Se trata de un excelente metaanálisis de estudios GWAS en la enfermedad de Parkinson, que pone de manifiesto la asociación de 90 *loci* con esta enfermedad.

Nurk S, Koren S, Rhie A y cols. **The complete sequence of a human genome. Science 2022; 376: 44-53.**
Excelente trabajo en el que el consorcio T2T presenta una secuencia completa de 3.055 millones de pares de bases de un genoma humano (denominado T2T-CHM13).

Sebat J, Lakshmi B, Malhotra D, Troge J, Lese-Martin C, Walsh T y cols. **Strong association of *de novo* copy number mutations with autism. Science 2007, 316: 445-9.**
Artículo en el que se describen por primera vez las alteraciones estructurales del genoma ligadas al autismo.

Sherry ST, Ward MH, Kholodov M, Baker J, Phan L, Smigielski EM, Sirotkin K. **dbSNP: the NCBI database of genetic variation. Nucleic Acids Res 2001, 29: 308-11.**
Descripción del primer mapa de la diversidad genética humana realizado por el *SNP Consortium*.

Shrine N, Guyatt AL, Erzurumluoglu AM, Jackson VE, Hobbs BD, Melbourne CA y cols. **New genetic signals for lung function highlight pathways and chronic obstructive pulmonary disease associations across multiple ancestries. Nat Genet 2019; 5: 481-93.**
Artículo que describe variantes génicas en población de origen europeo asociadas con la enfermedad pulmonar obstructiva crónica.

Sudbery. **Genética molecular humana, 2ª ed. Madrid: Pearson Educación, 2004.**
Excelente libro de texto sobre las la genética humana y las enfermedades genéticas.

The 1000 Genomes Project Consortium. **A global reference for human genetic variation. Nature 2015; 526: 68-74.**
Documento final del Proyecto 1000 Genomas en el que se resumen las variantes genéticas conocidas hasta el año 2015 en la especie humana, sus relaciones con diferentes poblaciones en los cinco continentes y las asociaciones con fenotipos relacionados con enfermedades complejas.

Uffelmann E, Huang QQ, Munung NS, De Vries J, Okada Y, Martin AR y cols. **Genome-wide association studies. Nat Rev Methods Primers 2021; 1: 59.**
Se trata de una buena y reciente revisión sobre los estudios GWAS.

Vujkovic M, Keaton JM, Lynch JA, Miller DR, Zhou J, Tcheandjieu C y cols. **Discovery of 318 new risk loci for type 2 diabetes and related vascular outcomes among 1.4 million participants in a multi-ancestry meta-analysis. Nat Genet 2020; 52: 680-91.**
Estudio de asociación del riesgo de desarrollar diabetes de tipo 2 en 1,4 millones de individuos de diferente origen europeo, afroameri

Welter D, MacArthur J, Morales J, Burdett T, Hall P, Junkins H y cols. **The NHGRI GWAS Catalog, a curated resource of SNP-trait associations. Nucleic Acids Res 2014; 42 (Database issue): D1001-D1006.**
Catálogo de los GWAS publicados, permanentemente actualizado y disponible en www.ebi.ac.uk/gwas.

Xu B, Roos JL, Levy S, Van Rensburg EJ, Gogos JA, Karayiorgou M. **Strong association of de novo copy number mutations with sporadic schizophrenia. Nat Genet 2008; 40: 880-5.**
Primera ocasión en que se detectan anomalías estructurales del genoma, asociadas a la esquizofrenia.

Yengo L, Sidorenko J, Kemper KE, Zheng Z, Wood AR, Weedon MN y cols. **Meta-analysis of genome-wide association studies for height and body mass index in approximately 700 000 individuals of European ancestry. Hum Mol Genet 2018; 27: 3641-9.**
Se trata del metaanálisis más reciente de estudios GWAS para el IMC en cerca de 700.000 individuos de ascendencia europea.

Zhu X, Bai W, Zheng H. **Twelve years of GWAS discoveries for osteoporosis and related traits: advances, challenges and applications. Bone Res 2021; 9: 23.**
Una revisión de los principales estudios de asociación relacionados con la enfermedad ósea.

 ② AUTOEVALUACIÓN

Bases moleculares de la expresión génica

7

R. Salto González, J. D. Vílchez Rienda y M. D. Girón González

◎ OBJETIVOS

- Conocer la importancia de la cromatina y su estructura, la transcripción, el procesamiento y el transporte del RNA mensajero y la traducción en la expresión génica.
- Conocer las bases moleculares del proceso de ayuste y comprender su importancia para evitar errores en la expresión génica y su relevancia en la generación de variabilidad genética.
- Conocer los tipos de RNA polimerasas eucariotas, así como las principales propiedades de cada una de ellas y sus diferencias.
- Establecer el concepto de promotor basal y conocer las características de los factores generales de transcripción.
- Relacionar las regiones proximales y distales de los promotores eucariotas con los factores específicos de transcripción, el complejo mediador y la regulación combinatoria de la transcripción.
- Saber cuáles son las modificaciones postranscripcionales que tienen lugar en la transcripción dependiente de la RNA polimerasa II.
- Conocer las distintas etapas de la transcripción, su coordinación con las modificaciones postranscripcionales y la importancia de esta coordinación en la regulación de la expresión génica.
- Entender el papel de la exportación del RNA mensajero al citosol como mecanismo de conexión y regulación entre transcripción y traducción.

INTRODUCCIÓN

La información que ofrece el genoma eucariota es estática y de ella pueden deducirse diversos aspectos relativos a los genes que lo componen, como su organización y distribución, la presencia de duplicaciones y reorganizaciones, y las mutaciones acumuladas en ellos. No obstante, el gran potencial del genoma eucariota reside en cómo esta información estática es procesada, modulada y elaborada en cada momento para dar lugar a las diferentes proteínas y componentes celulares que forman los organismos eucariotas.

Por lo tanto, se puede definir la expresión génica como el conjunto de procesos por los que la información contenida en los genes origina productos funcionales en el organismo. Este proceso altamente regulado, en el que la información contenida en el genoma va a dar lugar a las correspondientes moléculas de RNA y proteínas, consta de diferentes etapas y mecanismos moleculares claves para comprender el funcionamiento celular en respuesta a situaciones fisiopatológicas y de control nutricional (**Fig. 7-1**).

El primer paso en el proceso de expresión génica consiste en producir copias de la información contenida en el gen, normalmente DNA, en moléculas de RNA. Este proceso, denominado *transcripción*, es la etapa clave en la regulación de la expresión génica. Para que se lleve a cabo, un factor de transcripción de naturaleza proteica debe unirse en sentido ascendente (en dirección a 5') del gen que va a transcribirse. Esta región se conoce como *promotor* o secuencia promotora, y determina el punto de inicio de la transcripción. Una vez unido el factor de transcripción a la región promotora,

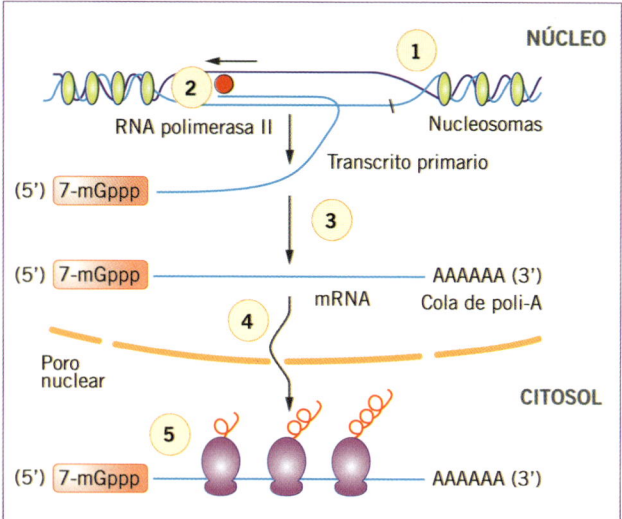

NÚCLEO

RNA polimerasa II

Nucleosomas

Transcrito primario

(5') 7-mGppp

(5') 7-mGppp AAAAAA (3')

mRNA Cola de poli-A

Poro nuclear

CITOSOL

(5') 7-mGppp AAAAAA (3')

Figura 7-1. Etapas involucradas en la expresión génica. La expresión génica es el conjunto de procesos por los que la información contenida en los genes origina productos funcionales en el organismo. Los diversos procesos incluyen: 1, la reorganización de la cromatina; 2, la transcripción; 3, la maduración del transcrito primario por modificaciones en sus extremos y ayuste; 4, el transporte desde el núcleo al citosol, y 5, la traducción a proteínas. Todos estos procesos son susceptibles de regulación en las células eucariotas, por lo que se ha desarrollado, a nivel molecular, una maquinaria compleja que permite su control de manera coordinada.

éste recluta al resto de la maquinaria necesaria para mediar la transcripción, destacando las enzimas necesarias para la síntesis del RNA, las RNA polimerasas. El número y el tipo de factores de transcripción que se unen a cada promotor eucariota es variable y depende de la especie, el tipo de tejido, la naturaleza del promotor y el estado fisiopatológico. Esto hace que, en células eucariotas, la regulación de la transcripción tenga características individuales para cada uno de sus genes. No obstante, a pesar de esta individualidad de la transcripción para cada promotor, la mayoría de los genes utiliza una maquinaria de transcripción común asociada a un conjunto de factores de transcripción específicos no muy numerosos, pero que se combinan de manera única en cada promotor.

Debe tenerse en cuenta que, aunque la transcripción es la etapa fundamental de control de la expresión génica, está condicionada por la estructura del DNA que es transcrito. Así, fenómenos de duplicación y amplificación génica, aunque poco frecuentes en los seres humanos excepto en procesos tumorales, pueden aumentar la expresión de determinados genes. De hecho, la localización del gen en un contexto génico determinado y los genes que lo flanquean pueden ser determinantes para mediar un mayor o menor nivel de transcripción.

En todos los casos, la accesibilidad de la maquinaria de transcripción al gen es un punto relevante de control. El grado de metilación y acetilación de las histonas y del propio DNA (**cap. 5**, Arquitectura cromosómica y genoma humano) condiciona la accesibilidad de la maquinaria de transcripción y, por lo tanto, favorece la sobreexpresión o el silenciamiento de determinados genes en función del grado de condensación de la cromatina. Estos últimos mecanismos

constituyen la base de la regulación epigenética de la expresión génica.

Una vez sintetizado el RNA, en células eucariotas esta molécula experimentará un proceso de maduración, en el que los extremos 5' y 3' del transcrito primario de RNA (pre-mRNA) se modifican mediante la incorporación de una caperuza y de una cola de poliadenina, respectivamente. Asimismo, mientras que en el pre-mRNA se han transcrito todas las bases presentes en la secuencia del gen, en esta etapa se procederá a un procesamiento en el que los intrones serán eliminados para, posteriormente, unir los diferentes exones entre sí. Este proceso de eliminación de intrones y combinación de exones se denomina *ayuste* (el término en español, utilizado en náutica, significa costura o unión de dos cabos, y se corresponde con el término inglés *splicing*).

Por otra parte, debe considerarse que la secuencia del RNA mensajero (mRNA) maduro está constituida por la secuencia codificante que, como su propio nombre indica, codifica la síntesis de proteínas, y secuencias que no serán traducidas a proteínas en los extremos 5' y 3'. Éstas serán responsables, en parte, de la estabilidad de la molécula de mRNA y de la eficiencia de su traducción.

Finalmente, en el proceso de expresión génica, las moléculas de mRNA serán traducidas a proteínas, y éstas, tras las modificaciones postraduccionales necesarias, enviadas a su destino celular para ejercer sus funciones. Éste es el segundo punto relevante del control de la expresión génica en eucariotas, y tanto el proceso de traducción en sí como su regulación eucariota se describen en detalle en los **capítulos 8**, Síntesis, degradación y recambio de las proteínas y **9**, Regulación de la expresión génica en organismos eucariotas).

PAPEL DE LA ESTRUCTURA DE LA CROMATINA Y ORGANIZACIÓN GÉNICA EN LA EXPRESIÓN

Aparte del hecho obvio de que la información correspondiente a los diferentes genes que van a ser expresados en eucariotas se encuentra codificada en el DNA, esta molécula desempeña un papel relevante en la expresión génica *per se*. Esto es debido a una serie de circunstancias, entre las que destacan los fenómenos de amplificación génica, la propia estructura de la cromatina eucariota, y el contexto génico en el que se localizan los diferentes genes.

Las repeticiones de segmentos del genoma, un fenómeno que se conoce como amplificación génica, es frecuente en todo tipo de organismos y tiene lugar en condiciones en las que una mayor expresión de los genes amplificados comporta alguna ventaja a la célula o desde el punto de vista evolutivo. La existencia de múltiples copias de un gen incrementa significativamente su nivel de expresión, independientemente de la regulación propia del gen concreto. Desde el punto de vista evolutivo es un proceso que, aunque puede ser revertido mediante recombinación homóloga de los genes amplificados, constituye uno de los mecanismos principales de generación de genes con funciones relacionadas, ya que en las copias adicionales de los genes amplificados se pueden acumular mutaciones que conduzcan a nuevas funciones, mientras que la copia inicial retiene sus características originales.

En los seres humanos, aunque la amplificación génica ha tenido una gran relevancia evolutiva, es un fenómeno poco frecuente en un individuo concreto, y se produce fundamentalmente en estadios avanzados de cáncer. Esto es debido a que el propio proceso tumoral en gran medida se basa en la aparición de fenómenos de inestabilidad cromosómica, por lo que la reorganización génica de las células tumorales conduce a una amplificación génica, la cual puede asociarse a la aparición de resistencia a la quimioterapia. Por ejemplo, se ha observado la amplificación de genes de transportadores de membrana, como la glicoproteína P, que facilitan la eliminación del agente antitumoral o, en el caso de la amplificación del gen *DHFR*, la resistencia al metotrexato. En otros casos, como el del gen *ERBB2* en el cáncer de mama y algunos de pulmón, su amplificación génica es la causa directa de la proliferación acelerada de las células tumorales.

Un segundo proceso en el DNA en eucariotas debido a la propia existencia de la cromatina que influye en la expresión génica es la epigenética (**caps. 5** y **16**, Nutrigenética: variantes genéticas que responden a nutrientes). La epigenética se puede definir como los cambios heredables y dinámicos que se producen en respuesta a diferentes condiciones fisiológicas y nutricionales y dan lugar a una modificación de la expresión génica de un conjunto de células sin alterar su secuencia de DNA. Modificaciones epigenéticas son la metilación del DNA, la modificación covalente de histonas, o la síntesis de RNA no codificantes.

Tras la replicación, el DNA se metila en restos de citosina contenidos en la secuencia CpG, y existe una amplia evidencia de que los promotores que se encuentran altamente metilados son inactivos transcripcionalmente, ya que las enzimas y proteínas accesorias responsables de llevar a cabo la transcripción no pueden acceder a ellos. La metilación del DNA la lleva a cabo un conjunto de metiltransferasas de DNA. La metiltransferasa de tipo 1 metila la hebra recién sintetizada en la replicación semiconservativa del DNA siguiendo los patrones de metilación establecidos en la hebra molde, mientras que las metiltransferasas *de novo* son capaces de metilar una doble hebra de DNA no metilada previamente. También se ha descrito la existencia de al menos tres desmetilasas de DNA, una de ellas la metilcitosina dioxigenasa dependiente de 2-oxoglutarato (TET), cuya acción combinada con un proceso de reparación del DNA por escisión elimina las marcas de metilación en las islas CpG.

Por otra parte, las histonas de los nucleosomas son modificadas en sus extremos amino de tal manera que el patrón de modificación condiciona la actividad transcripcional del gen en el que se posicionan. Aunque el número de modificaciones posibles es elevado, las más relevantes son la acetilación de las histonas H3 y H4 y la metilación de la lisina en posición 4 de la histona H3, que conducen a una activación de la transcripción. Por contra, la baja acetilación de las histonas y la metilación en las lisinas en posiciones 9 y 27 de la histona H3 conduce a la inactivación de los genes que presentan estas modificaciones.

Se han descrito numerosas enzimas que son capaces de modificar histonas, entre las que destacan las acetiltransferasas, las desacetilasas, las metiltransferasas y las desmetilasas. Esto explica el gran potencial de regulación de la expresión génica que ofrece este proceso. Además, las histonas pueden ser fosforiladas, ubiquitinadas o sumoiladas. La mayoría de las enzimas implicadas en la modificación de las histonas dependen en gran mediada de la presencia de cofactores que regulan su actividad. Los niveles de estos cofactores dependen del estado energético de la célula y de los procesos de señalización celular que en ella tengan lugar.

Tanto el grado de metilación del DNA como la modificación de las histonas controlan de manera conjunta la transcripción (**Fig. 7-2**). El DNA y las histonas deben presentar un estado «abierto» para permitir la transcripción, mientras

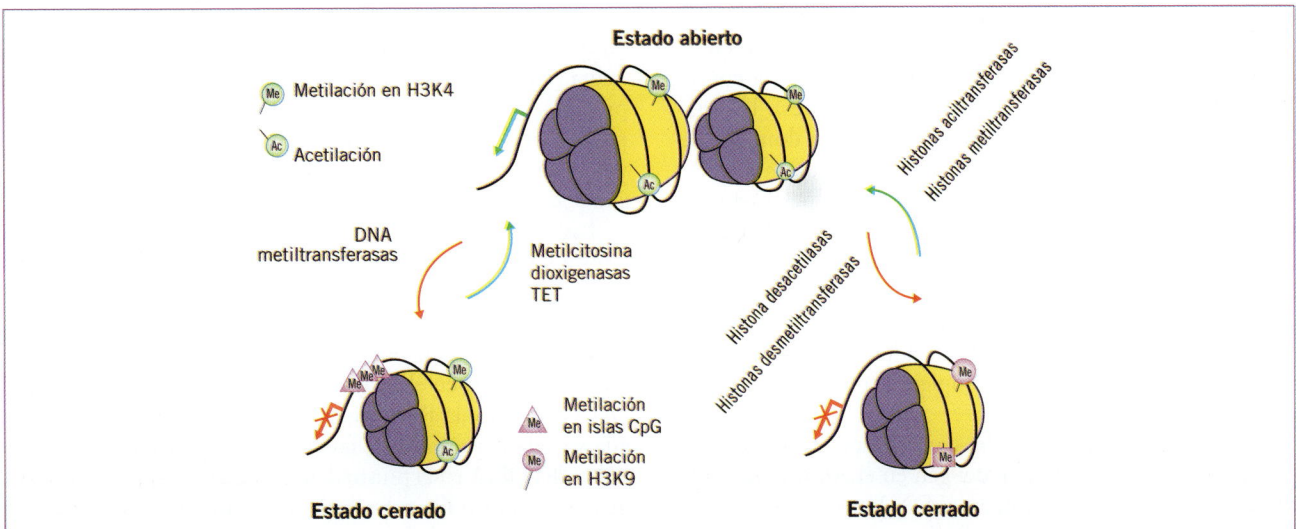

Figura 7-2. Control epigenético de la transcripción. Para que un gen pueda ser transcrito, la eucromatina que corresponde a la región promotora debe estar en abierta, accesible a la maquinaria de transcripción. Este estado abierto se corresponde con un estado desmetilado del DNA, la acetilación de histonas y la metilación de la histona H3K4. El paso a un estado cerrado que no se puede transcribir se produce bien por metilación de las islas CpG del promotor por mediación de DNA, por desacetilación de las histonas, o bien por un cambio en la posición de metilación de las histonas. Basta uno de éstos para que se produzca el cambio a un estado cerrado. Se indican las enzimas responsables de estos cambios.

que basta que el DNA o las histonas se encuentren en un estado «cerrado» para que se bloquee. Obviamente, además de tener un estado «abierto» desde el punto de vista epigenético, para que la transcripción tenga lugar será necesaria la presencia coordinada de la maquinaria de transcripción y los factores que la regulan.

Para comprender la regulación epigenética de la transcripción se debe considerar que el empaquetamiento del DNA para formar la cromatina limita su accesibilidad. El nucleosoma constituye una barrera para la transcripción que la maquinaria asociada a las RNA polimerasas debe vencer.

Las células eucariotas disponen de una serie de mecanismos para evitar la barrera de los nucleosomas. Entre ellos puede señalarse que, en muchos promotores y puntos de inicio de la transcripción, existen secuencias de DNA con una estructura secundaria rígida que evita el posicionamiento de nucleosomas en ella. Por otra parte, algunas proteínas con capacidad de unirse al DNA, denominadas factores de transcripción, son capaces de unirse próximas a los nucleosomas e inducir su remodelación debido a una actividad intrínseca o a la capacidad de reclutar factores remodeladores de nucleosomas y cromatina. También en este proceso intervienen de manera concertada chaperonas de histonas y factores de elongación asociados a las RNA polimerasas. Asimismo, esta barrera debe ser vencida no sólo durante el inicio de la transcripción, sino en la etapa de elongación, en la que se produce de forma coordinada la remodelación de la cromatina, la síntesis del RNA y su procesamiento postranscripcional.

El grado de modificación epigenética de las histonas y secuencias de DNA que constituyen el nucleosoma es un condicionante fundamental a la hora de remodelar la cromatina para facilitar la transcripción. Así, las modificaciones postraduccionales de las histonas no sólo tienen un efecto físico (p. ej., la acetilación de las lisinas conduce a una disminución de su carga positiva y disminuye su interacción con el DNA), sino que permiten que sean reconocidas por proteínas efectoras, que son capaces de reconocer esas modificaciones y producir una remodelación de la cromatina (a esto se lo conoce como efecto indirecto, ya que, a diferencia del mediado por la interacción directa de la histona con el DNA, requiere el concurso de proteínas auxiliares). Las primeras proteínas de este tipo descritas tienen un dominio de reconocimiento y unión a restos de acetil-lisina.

La metilación del DNA también tiene un papel muy relevante en el control de la transcripción. Por una parte, puede actuar mediante el bloqueo de la unión al DNA de factores de transcripción que la faciliten, con lo que la silencian, y por otra, la metilación del DNA permite su unión a proteínas que suelen actuar como remodeladoras de la cromatina o que constituyen parte de complejos correpresores de la transcripción.

En la expresión génica, debe considerarse un último aspecto en el DNA: la posición del gen en el entorno del cromosoma. Al asociarse a histonas, el DNA eucariota forma la cromatina. En función del grado de compactación de esta cromatina puede distinguirse la eucromatina, rica en secuencias que corresponden a genes, poco condensada y a partir de la que se realiza una transcripción activa, y la heterocromatina, pobre en secuencias de genes, altamente condensada y

que bloquea el acceso de la maquinaria de transcripción. La heterocromatina se encuentra en gran medida condensada debido a un elevado grado de modificación de histonas y de metilación del DNA. Se ha descubierto, en la mayoría de los casos, en enfermedades hereditarias en las que el gen implicado no ha experimentado ninguna modificación, sino simplemente un cambio de posición en el cromosoma, y que la proximidad a zonas de heterocromatina condiciona y silencia en gran medida la expresión génica. Este efecto de transmisión del silenciamiento desde la heterocromatina se produce en parte, al menos, por proteínas remodeladoras de cromatina que reconocen las modificaciones postraduccionales de las histonas en la heterocromatina y extienden sus efectos a zonas limítrofes. Se han identificado elementos limítrofes o aisladores que evitan la propagación de estas proteínas remodeladoras y, por lo tanto, pueden aislar a los genes del efecto posicional en el cromosoma y tienen un papel relevante en la expresión génica. Usualmente, estas regiones limítrofes se caracterizan por un cambio brusco en los patrones de modificación de las histonas.

TRANSCRIPCIÓN

La transcripción es el proceso por el que la información contenida en el DNA es copiada, o transcrita, en una molécula de RNA. Este proceso lo realizan, tanto en procariotas como en eucariotas, las RNA polimerasas, que comparten una serie de características comunes. Así, la región del DNA donde se une la RNA polimerasa para iniciar la transcripción se denomina secuencia promotora o promotor, y la base del DNA que se corresponde con la primera transcrita por la RNA polimerasa se denomina sitio de inicio de la síntesis del RNA o +1. De acuerdo con esta numeración, la región promotora corresponderá a una numeración negativa, por ejemplo, −30, y los valores positivos corresponderán a regiones del gen que van a ser transcritas.

Todas las RNA polimerasas van a copiar la información contenida en la molécula de DNA a moléculas de RNA. La molécula de DNA suele estar constituida por una doble hebra. Una de ellas, la que se utilizará como plantilla en el proceso de transcripción, es la hebra molde, y la hebra complementaria del DNA suele denominarse hebra codificante, ya que su secuencia es idéntica a la de la molécula de RNA sintetizada, con la salvedad del cambio de uracilo por timina.

Las RNA polimerasas sintetizan RNA en un proceso que consta de tres etapas claramente diferenciadas: una de inicio de la síntesis, una de elongación o crecimiento de la hebra de RNA, y una de terminación. De todas ellas, la más importante es la de inicio, ya que en ella se produce la regulación más importante en el control de la expresión génica. En esta etapa de inicio, la RNA polimerasa debe reconocer y unirse a la secuencia promotora, favorecer la separación de la doble hebra del DNA en el punto de inicio de la transcripción para generar la horquilla o burbuja de transcripción, y producir la polimerización de los primeros ribonucleótidos que darán lugar a la hebra de RNA.

Respecto a los mecanismos catalíticos de las RNA polimerasas cabe destacar que todas la RNA polimerasas son direccionales, es decir, catalizan la síntesis de RNA desde el extremo 5' hacia el extremo 3', por donde crecerá la hebra. La síntesis se realiza a partir de ribonucleótidos trifosfato que, al formar los enlaces fosfodiéster, liberarán pirofosfato, cuya hidrólisis posibilita energéticamente el proceso de síntesis. A diferencia de las DNA polimerasas, no requieren cebadores para llevar a cabo la primera etapa de la síntesis de RNA. Finalmente, hay que señalar que las RNA polimerasas carecen de capacidad correctora (actividad exonucleasa 3'-5'), por lo que la tasa de error en la síntesis de RNA es superior a la de la síntesis de DNA (ya que las DNA polimerasas sí tienen capacidad de corregir errores). Dado que, evolutivamente, la molécula de RNA tiene la función de transmitir la información almacenada en el DNA a la maquinaria de síntesis proteica y no la misión de almacenar permanentemente la información génica, una mayor tasa de error en la síntesis de RNA es permisible.

Tipos de RNA polimerasas eucariotas

A diferencia de los procariotas, en los que existe una única RNA polimerasa (aunque con la capacidad de unirse a diferentes subunidades alternativas) responsable de la transcripción de todos los genes bacterianos, en el núcleo de las células eucariotas existen tres RNA polimerasas capaces de transcribir distintas clases de genes (**Tabla 7-1**). Esta multiplicidad de enzimas surge de la propia complejidad del genoma eucariota: su elevado número de genes en comparación con los procariotas (unos 20.000 genes en seres humanos, y cada uno de ellos monocistrónico) hace que el número de genes cuya expresión debe ser regulada individualmente sea muy alto y, por ello, los eucariotas hayan evolucionado hasta tener tres RNA polimerasas, cada una especializada en la transcripción de un tipo de genes diferente. Además, existen otras dos RNA polimerasas localizadas en cloroplastos y mitocondrias, responsables de transcribir los genes localizados en el DNA de esos orgánulos. Estas RNA polimerasas tienen una estructura y mecanismo de acción análogos a las RNA polimerasas bacterianas y no se comentan en este capítulo.

En el núcleo de la célula eucariota se encuentran tres RNA polimerasas, que fueron aisladas por técnicas cromatográficas y que clásicamente se han diferenciado por la sensibilidad que presentan a la inhibición por α-amanitina. Esta molécula, producida por la seta *Amanita phalloides*, tiene una alta afinidad (10 nM) por la RNA polimerasa II; la constante de unión para la RNA polimerasa III se eleva hasta 1 μM, y la RNA polimerasa I no es inhibida por esta toxina. El análisis de la transcripción eucariota en presencia de concentraciones crecientes de α-amanitina, ha permitido establecer cuáles son los genes transcritos por cada una de las RNA polimerasas eucariotas.

Así, la RNA polimerasa I transcribe RNA ribosómicos (28S, 18S y 5.8S rRNA), y la RNA polimerasa III es responsable de la transcripción del 5S rRNA, los RNA de transferencia (tRNA) y los RNA implicados en el ayuste y el transporte de proteínas (RNA nucleares pequeños, snRNA, y RNA citoplasmáticos pequeños, scRNA), y el RNA que forma parte de la partícula de reconocimiento de señales *(signal recognition particle)* en la traducción, SRP RNA. Por su parte, la RNA polimerasa II es responsable de la transcripción de los genes que codifican proteínas y, por lo tanto, de la generación de los correspondientes mRNA, por lo que es la principal responsable de la expresión génica y constituye uno de los objetivos principales de este capítulo. La RNA polimerasa II también sintetiza algunos snRNA y scRNA.

Las tres RNA polimerasas nucleares están formadas por múltiples subunidades y estructuralmente se asemejan en que dos subunidades de cada una de las polimerasas eucariotas, en las que se localiza el centro activo de la enzima, tienen una estructura análoga a las subunidades β y β' de la RNA polimerasa bacteriana. Aunque las tres RNA polimerasas eucariotas comparten también al menos 5 subunidades análogas, una característica única que distingue a la RNA polimerasa II de las demás es la presencia en la subunidad de mayor tamaño de una extensión de su secuencia, denominada dominio carboxilo terminal (CTD), constituido por una serie de repeticiones en tándem del heptapéptido YSPTSPS. El número de repeticiones oscila entre las 26 en levaduras hasta las 52 presentes en la RNA polimerasa II humana. Este heptapéptido es fosforilado en los restos de serina, tirosina y treonina durante la transcripción, lo que posibilita la interacción con proteínas auxiliares que modulan la síntesis de RNA (v. **Fig. 7-4, D**).

Estructura de los promotores eucariotas

Todos los genes eucariotas necesitan un promotor para que se produzca el inicio de la transcripción. Estos promotores siempre se encuentran localizados en la misma molécula de DNA que codifica el gen que regulan, y por eso se les suele llamar secuencias o elementos en *cis*. Por el contrario, aquellas proteínas que se unen al promotor se encuentran normalmente codificadas por otras moléculas de DNA, y por ello se habla de elementos en *trans*.

En los genes eucariotas hay dos conjuntos de elementos del DNA que actúan en *cis*: el promotor, con un tamaño medio de 1 kb y formado por el promotor basal y elementos reguladores proximales, y una segunda región que contiene ele-

Tabla 7-1. Características principales de las RNA polimerasas eucariotas					
RNA polimerasa	**Genes transcritos**	**Localización**	**Sensibilidad a α-amanitina**	**Subunidades**	**CTD**
I	rRNA 5.8S, 18S y 28S	Nucléolo	Insensible	14	No
II	mRNA, U1-U5 snRNA, scRNA	Nucleoplasma	Muy sensible	12	Sí
III	5S rRNA, tRNA, U6 snRNA, SRP RNA y otros scRNA	Nucleoplasma	Poco sensible	17	No

CTD: dominio carboxilo terminal; mRNA: RNA mensajero; rRNA: RNA ribosómico; scRNA: RNA citosólico pequeño; snRNA: RNA nuclear pequeño; SRP RNA: RNA presente en la partícula de reconocimiento de señales de la traducción; tRNA: RNA de transferencia.

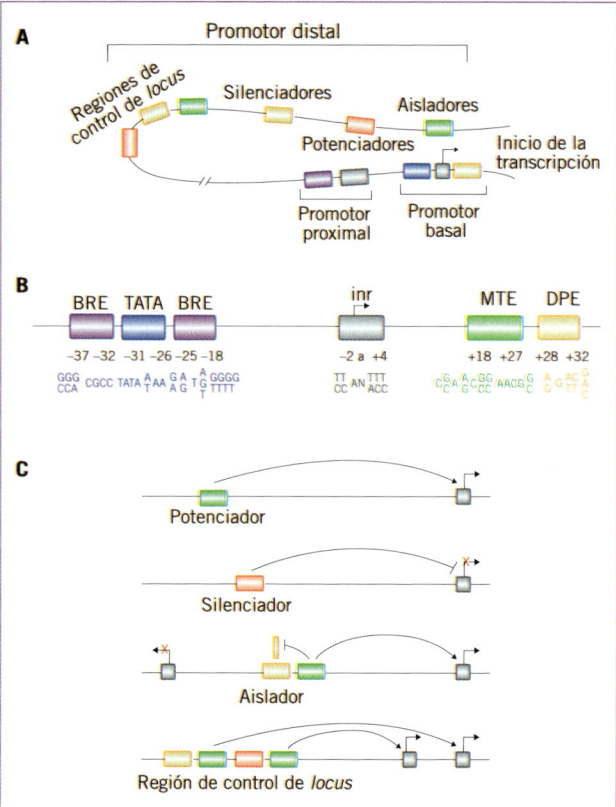

Figura 7-3. Estructura de los promotores eucariotas dependientes de la RNA polimerasa II. A) Esquema de los elementos presentes en un promotor eucariota típico y que se agrupan en los promotores basal, proximal y distal. El DNA en la zona distal forma un lazo para facilitar el contacto de las proteínas unidas a los elementos del promotor distal con la RNA polimerasa que se une al promotor basal. B) Elementos del promotor basal. Se incluyen una caja TATA, una secuencia iniciadora (Inr), elementos en sentido descendente (DPE), una secuencia de reconocimiento de TF-IIB (BRE) y un elemento de motivo diez (MTE, *motif ten element*). Bajo ellos se muestran las posiciones con respecto al inicio de la transcripción y sus secuencias consenso. C) Esquema de los efectos de secuencias en *cis* localizadas en los promotores proximales y distales.

mentos reguladores distales, como secuencias potenciadoras, silenciadoras, aisladoras y elementos limítrofes (**Fig. 7-3, A**).

Estos elementos distales, aunque no constituyen un promotor por sí mismos, modulan muy significativamente la expresión génica en función del tejido, el desarrollo o las condiciones fisiopatológicas y nutricionales. Su posición en el gen es muy variable y pueden distribuirse hasta a 1 Mb de distancia de la secuencia promotora. Además, en el caso de los genes dependientes de la RNA polimerasa II, su localización no se limita al extremo 5' del gen, sino que pueden intercalarse entre los exones de la región codificante del gen.

Por consiguiente, la estructura de un promotor humano es bastante compleja debido a la presencia de múltiples secuencias reguladoras. Esto es debido a que existe un patrón de expresión único para cada uno de los aproximadamente 20.000 genes humanos, y esta regulación corre a cargo de únicamente 1.850 factores de transcripción. Por lo tanto, la presencia de múltiples elementos reguladores en cada promotor permite establecer un mecanismo combinatorio de regulación de la transcripción que posibilita, mediante dis-

tintas combinaciones de unos pocos factores de transcripción en cada promotor, el control individualizado de la expresión de cada gen.

Aunque existen diferencias entre los promotores eucariotas dependientes de las RNA polimerasas I, II, III, en primer lugar se va a presentar la estructura de los promotores dependientes de la RNA polimerasa II y, más adelante, se indicarán las diferencias que existen entre los promotores dependientes de las RNA polimerasas I y III. No hay que olvidar que, aunque se habla de promotores basal, proximal y distal, todos estos elementos en un gen constituyen una unidad desde la que es posible la transcripción y su regulación. El establecimiento de divisiones en el promotor responde a la necesidad de abordar de manera simplificada el estudio de un mecanismo, la transcripción, estructuralmente muy complejo.

Promotor basal

El promotor basal es la zona localizada en el extremo 5' del gen que actúa como punto de anclaje de la maquinaria básica de la transcripción eucariota y constituye el punto de ensamblado del complejo de preiniciación (**Fig. 7-3, B**). Así, la posición del promotor basal determina el inicio de la transcripción y la dirección en la que se va a producir. El promotor basal por sí mismo sólo es capaz de mediar niveles mínimos y constantes de transcripción. Todos los genes eucariotas presentan en su promotor basal unos motivos estructurales comunes, y se le unen un conjunto de proteínas semejantes, los factores generales de transcripción. Dichos elementos son comunes en la mayoría de los genes, por lo que el promotor basal y los factores de transcripción que se le unen han recibido una especial atención y se han caracterizado con detalle. El papel de cada uno de los motivos del promotor basal durante el proceso de transcripción se comenta más adelante. Dentro del promotor basal, un elemento central es la caja TATA, que constituye el sitio de unión para la proteína de unión a la caja TATA (TBP, *TATA binding protein*). Esta proteína es una de las subunidades que forman parte del factor general de transcripción IID (TF-IID). La caja TATA suele localizarse 30-100 bases en sentido ascendente del punto de inicio de la transcripción, y presenta la secuencia consenso TATAWAAR. (En este capítulo, para las posiciones degeneradas en las secuencias consenso se utiliza el código de nucleótidos de la *International Union of Pure and Applied Chemistry* (IUPAC): W, A/T; S, C/G; Y, C/T; N, A/T/G/C; R, A/G; D, A/G/T; K, G/T). Un elemento que se asocia a menudo con la presencia de la caja TATA es el de reconocimiento del TF-IIB (BRE). Se repite en sentido ascendente y descendente, flanqueando la caja TATA, y tiene las secuencias consenso SSRCGCC y RTDKKKK, respectivamente.

En eucariotas superiores, otros elementos presentes en el promotor basal son la secuencia iniciadora (Inr), el elemento basal en sentido descendente (DPE) y el elemento denominado motivo 10 (MTE). Dentro de la secuencia iniciadora Inr se incluye el punto de inicio de la transcripción, de forma que en su secuencia consenso, YYANWYY, la adenina se corresponde con el punto de inicio de la transcripción. Se considera que esta secuencia consenso facilita la apertura de la horquilla de transcripción y, a su vez, es un punto de anclaje alternativo para la RNA polimerasa II y el elemento más frecuente en los promotores basales eucariotas.

Los elementos DPE y MTE actúan como elementos alternativos de unión a TF-IID en promotores que carecen de caja TATA (**Fig. 7-3, B**). El elemento DPE se localiza a unas 30 bases del inicio de la transcripción en sentido descendente, y su misión es cooperar con la secuencia Inr, de manera que la distancia entre ambos elementos es crucial para promover una actividad transcripcional elevada. El elemento MTE tiene una función idéntica, y se localiza en este caso aproximadamente 18 bases en sentido descendente del inicio de la transcripción.

Un análisis detallado de las secuencias presentes en los promotores basales humanos indica que no todos estos motivos aparecen en todos ellos. Así, el motivo Inr es el que aparece con más frecuencia, mientras que la caja TATA sólo aparece en aproximadamente el 12 % de los promotores humanos. Incluso existen promotores basales que carecen de cualquiera de los elementos indicados. Parece que, más que una secuencia, en muchos promotores lo que se conserva es una estructura secundaria y terciaria independiente de secuencia, y que es el motivo principal reconocido por los factores de transcripción. Estos motivos estructurales van a actuar de manera conjunta y cooperativa para el anclaje de estos factores de transcripción.

Promotores proximal y distal

Se considera que el promotor proximal es la región del promotor que se encuentra inmediatamente en sentido ascendente del promotor basal, con un tamaño de unos cientos de pares de bases y un elevado porcentaje de G+C e islas CpG. En él se localizan múltiples sitios de unión a proteínas moduladoras de la actividad del promotor basal o proteínas activadoras. Estas secuencias de unión actúan de una manera sinérgica modulando la actividad del promotor. Como ya se ha indicado, la metilación de las islas CpG del promotor proximal constituye un punto de regulación epigenética importante de la transcripción, ya que la metilación en las secuencias de reconocimiento de las proteínas activadoras va a bloquear su unión y, con ello, silenciar la transcripción. Dentro del promotor proximal pueden distinguirse diferentes tipos de sitios de unión a proteínas, como secuencias potenciadoras y silenciadoras (**Fig. 7-3, C**). El promotor distal comparte la mayoría de las propiedades que se han indicado para el promotor proximal, pero se localiza a mayor distancia del promotor basal, y se han identificado promotores distales hasta a 1 Mb del promotor basal. Esta mayor extensión espacial permite la ubicación de un mayor número de secuencias reguladoras en *cis* y, por lo tanto, el control combinatorio de la actividad transcripcional. En los promotores distales, además de secuencias potenciadoras y silenciadoras, aparecen secuencias características, como las limítrofes o aisladoras, ya comentadas, y las regiones de control de *locus* que se describen más adelante.

Las secuencias potenciadoras regulan la transcripción de manera independiente a la distancia que se encuentren del promotor o incluso de su orientación con respecto a él. En el caso del promotor proximal, pueden considerarse como módulos que en un mismo promotor regularán la transcripción en función del tejido o situación en que se encuentre la célula, dependiendo de la disponibilidad y el estado de activación de las proteínas a las que se unan (aspectos en los que se profundiza en el **cap. 9**). Las secuencias potenciadoras suelen tener entre 6 y 12 bases y presentar una secuencia degenerada en la que es posible deducir una secuencia consenso, en la que sólo algunas posiciones están más conservadas. Puesto que muchos factores de transcripción que reconocen estas secuencias son homodímeros o heterodímeros, estas secuencias potenciadoras están formadas por dos mitades, dispuestas palindrómicamente o no. El grado de conservación de la secuencia consenso, la distancia y orientación de las dos mitades que constituyen la secuencia, y la asociación de distintas subunidades en el factor de transcripción que se une a ellas modularán la afinidad por la secuencia potenciadora y la acción del factor de transcripción.

Aunque se está haciendo referencia a secuencias potenciadoras en el promotor proximal, también pueden localizarse a cientos de kilobases de distancia del promotor basal en sentido ascendente, en la región codificante del gen en un intrón, e incluso más allá del extremo 3' de éste, por lo que constituyen un elemento esencial del promotor distal. En el caso de las secuencias potenciadoras localizadas en el promotor distal, además de los requisitos indicados, es necesario que el DNA pueda formar una estructura en forma de lazo, de manera que las secuencias presentes en el promotor distal y las proteínas unidas a ellas establezcan interacciones directas o a través de un complejo denominado mediador con la RNA polimerasa en el promotor basal.

Las silenciadoras son secuencias en *cis* que confieren una regulación negativa de la transcripción (de ahí el nombre de secuencias silenciadoras o represoras). Comparten un mecanismo de acción semejante al de las secuencias potenciadoras y pueden aparecer en el promotor proximal o en el distal, e incluso algunas pueden llegar a formar un módulo regulador distal. A este tipo de secuencias se unen los factores de transcripción represores, para cuyo funcionamiento pueden requerir la participación de proteínas auxiliares: los factores correpresores. El estudio de ambos, represores y correpresores, se aborda en el **capítulo 9**, si bien debe indicarse que la función de los silenciadores en la transcripción es fundamental. De hecho, el estado basal de la mayoría de los genes es el de represión, y sólo en determinados momentos se produce la activación transcripcional. Recientemente se han encontrado secuencias *polycomb group response elements* (PRE), que pueden actuar como silenciadoras o antisilenciadoras en función de la proteínas que las reconozcan, lo que da aún más versatilidad a la regulación de la transcripción.

Las secuencias aisladoras o limítrofes son características del promotor distal y, en general, tienen la función de bloquear el efecto que puedan ejercer secuencias reguladoras presentes en un gen adyacente. Con ello, limitan la transcripción a unidades o dominios definidos que constituyen cada uno de los genes eucariotas. Estos aisladores ejercen su función de dos modos: evitan la acción de secuencias potenciadoras sobre genes contiguos (**Fig. 7-3, C**) y el efecto de la heterocromatina sobre la expresión de genes próximos a ella.

Opuestas a las secuencias aisladoras, en los promotores distales y en zonas intergénicas es posible encontrar regiones de control de *locus* (LCR, *locus control regions*), formadas por secuencias que actúan sobre un conjunto de genes que se encuentran agrupados entre sí (debe considerarse que, debido a fenómenos de amplificación génica, mutaciones acumuladas y evolución molecular, en los eucariotas, los genes con funciones relacionadas y que han evolucionado a partir de un gen primigenio se agrupan en *loci* o zonas concretas). En estas LCR se encuentran secuencias potenciadoras, silenciadoras y aisladoras que proporcionarán una regulación coordinada a estos genes con funciones relacionadas.

Transcripción dependiente de la RNA polimerasa II

La RNA polimerasa II es responsable de la síntesis de mRNA que codifica proteínas, por lo que la mayoría de los estudios de transcripción eucariota se han centrado en ella. Además, como se comenta más adelante, muchas de las características de la RNA polimerasa II son compartidas por las RNA polimerasas I y III, por lo que se aborda aquí el estudio de la RNA polimerasa II en primer lugar.

Desde los primeros trabajos sobre la caracterización de la RNA polimerasa II se puso de manifiesto una diferencia notable con respecto a las RNA polimerasas bacterianas. Mientras que en bacterias la adición de la RNA polimerasa a secuencias promotoras de DNA es suficiente para mediar la transcripción, en el caso de las RNA polimerasas eucariotas se comprueba que por sí mismas no son capaces de reconocer, unirse y mediar la transcripción desde la secuencia promotora, sino que requieren la participación de proteínas auxiliares, que son las responsables reales de interaccionar con las regiones promotoras. Estas proteínas auxiliares se denominan factores de transcripción (TF) y en condiciones basales no se encuentran asociadas a la RNA polimerasa directamente. Entre ellos, como se ha comentado, están los factores generales de transcripción, que se asocian con el promotor basal, son capaces de mediar unos niveles mínimos de transcripción y son comunes para la mayoría de los promotores dependientes de la RNA polimerasa II, si no todos. Por el contrario, otra serie de factores de transcripción adicionales son responsables de la unión a secuencias específicas de DNA en los promotores proximal y distal, controlando de manera única la expresión de genes individuales, por lo que son también responsables de la modulación de la transcripción.

Factores generales de transcripción y el complejo de iniciación

El promotor basal se corresponde con el sitio de ensamblado de los factores generales de transcripción de la RNA polimerasa II. Estos factores generales están formados por TF-IIA, TF-IIB, TF-IID, TF-IIE, TF-IIF y TF-IIH que, junto con la RNA polimerasa II, forman el complejo de iniciación. La RNA polimerasa puede anclarse cerca del punto de inicio de la transcripción, gracias a la unión secuencial y en un orden preestablecido de dichos factores generales de la transcripción al promotor basal. Esto se debe en gran medida a que los factores de transcripción presentan una estructura mo-

dular en la que los diferentes dominios se encuentran conectados por regiones flexibles o *linkers*. Cuando estos factores de transcripción se unen a la región promotora, se producen cambios conformacionales en los que las regiones flexibles interaccionan con la RNA polimerasa, mientras que los dominios específicos de cada factor quedan en contacto con el DNA o zonas concretas de la RNA polimerasa para poder ejercer su función.

En la secuencia de interacciones que se establece entre el promotor basal, los factores generales de transcripción y la RNA polimerasa se pueden distinguir varias etapas (**Fig. 7-4, A**). La primera conduce a la formación del complejo de preiniciación y corresponde a las etapas en las que los factores generales de transcripción se unen al promotor para posibilitar el anclaje de la RNA polimerasa II, lo que genera el núcleo del complejo de iniciación. Éste puede estar en dos estados: cerrado, cuando la RNA polimerasa y su maquinaria auxiliar aún no ha formado la horquilla de transcripción, o abierto, en el que la hebra molde de DNA se posiciona en el centro activo de la RNA polimerasa para dar lugar a la primera etapa en la síntesis de RNA e iniciar la elongación. El inicio de ésta conlleva la liberación y el escape de la RNA polimerasa II desde el promotor basal a lo largo de la hebra molde de DNA, para transcribir la misma información contenida al transcrito primario de RNA. Cada una de estas etapas está controlada por factores generales de transcripción que se encuentran unidos en el complejo en cada momento.

De hecho, se considera que la transcripción eucariota funciona de manera cíclica, de forma que, tras la liberación y el escape de la RNA polimerasa de la región promotora, permanecen unidos a ella los factores generales de transcripción TF-IID, TF-IIE y TF-IIH, así como una estructura denominada mediador, de manera que queda preparada para un nuevo ciclo de transcripción, al reincorporar el subcomplejo formado por la RNA polimerasa II, TF-IIF y TF-IIB.

Aunque este proceso es capaz de mediar la síntesis de RNA, conduce a unos bajos niveles de transcripción, lo que suele denominarse transcripción basal, y es el concurso de otros factores de transcripción en adición a los factores generales lo que promueve unos niveles de transcripción significativos.

Proteína de unión a la caja TATA e inicio de la formación del complejo de preiniciación

El primer factor de transcripción general que se une al promotor basal eucariota es el TF-IID, compuesto por la proteína de unión a la caja TATA (TBP) y otros 14 factores asociados a la TBP, denominados TAF, a los que corresponden funciones auxiliares, como la remodelación de la cromatina mediante actividades histona acetiltransferasas. El primer paso en el proceso de formación del complejo de preiniciación es la unión de la TBP a la caja TATA en los promotores dependientes de la RNA polimerasa tipo II. Aunque existen promotores eucariotas dependientes de la RNA polimerasa tipo II que carecen de la caja TATA, se considera que contienen secuencias que proporcionan una arquitectura similar a la de la caja TATA, y aunque no comparten esa secuencia consenso, se une a ellos también la TBP como punto de inicio de la transcripción. Asimismo, se han identificado fac-

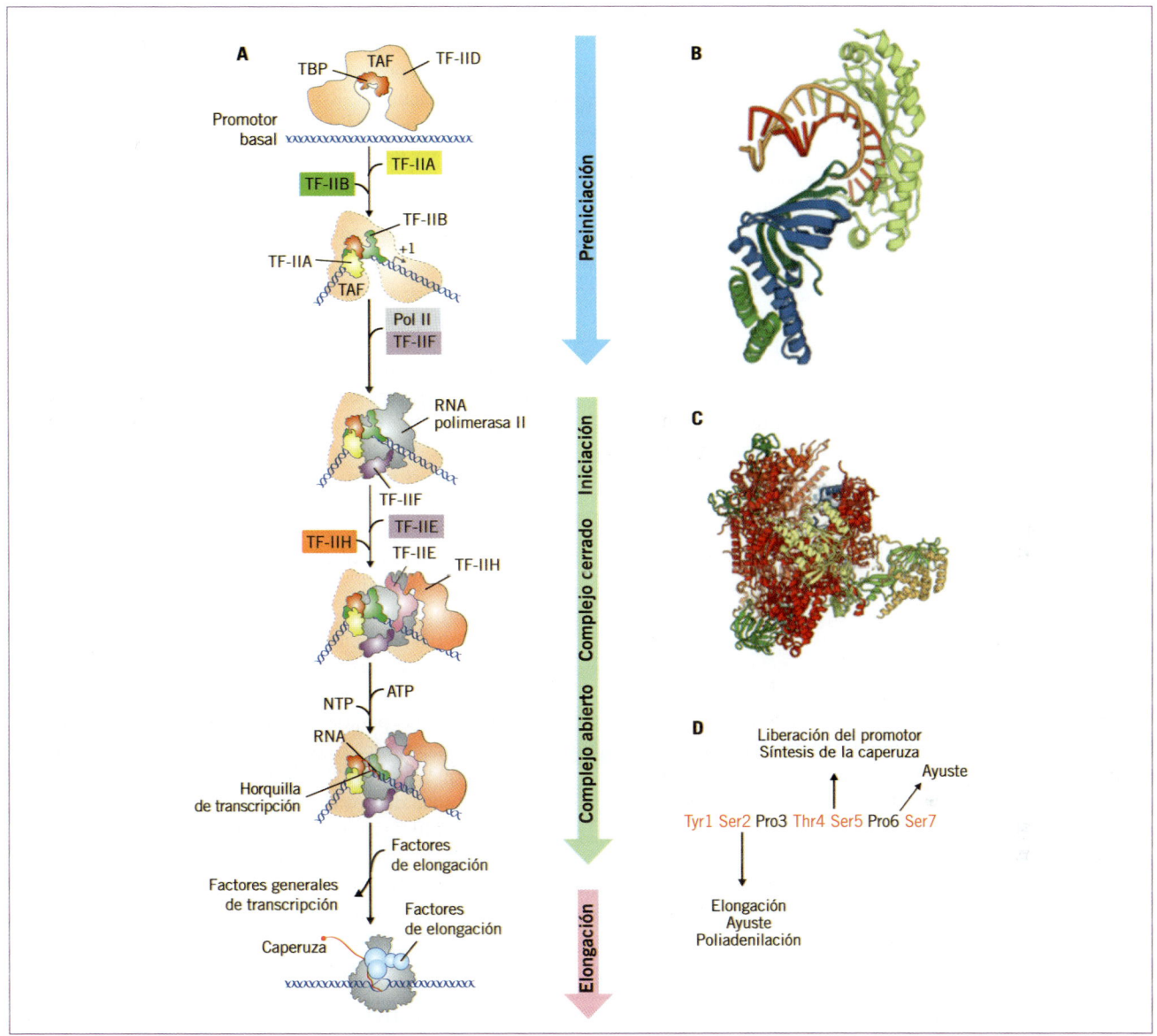

Figura 7-4. Etapas implicadas en la formación del complejo de iniciación de la transcripción mediada por la RNA polimerasa II. A) Etapas de preiniciación, formación del complejo de iniciación, su apertura, y elongación en la síntesis de RNA por la RNA polimerasa II. Se muestra la secuencia que se propone para la interacción de los diferentes factores generales de transcripción en la formación del complejo de inicio. Mediante la hidrólisis de ATP, el complejo de iniciación toma una estructura abierta que permite que nucleótidos trifosfato (NTP) sean polimerizados para iniciar la transcripción. B) Estructura cristalográfica del complejo entre la proteína de unión a la caja TATA (TBP), el factor general de transcripción IIA (TF-IIA) y un fragmento de DNA que contiene la secuencia de la caja TATA. Obsérvese que la interacción de la TBP produce un plegamiento del DNA, de manera que el surco menor queda expuesto para interaccionar con la proteína. (Basado en la estructura cristalográfica Protein databank 1NVP [Bleichenbacher M, Tan S, Richmond TJ. Novel interactions between the components of human and yeast TFIIA/TBP/DNA complexes. J Mol Biol 2003; 332: 783-93]). C) Estructura cristalográfica de un complejo formado por la RNA polimerasa II de levaduras y el factor general de transcripción IIB (TF-IIB). Se muestra la estructura de las 12 subunidades que forman la RNA polimerasa II de levaduras y en primer plano, en color amarillo, un fragmento del TF-IIB. (Basado en la estructura cristalográfica Protein databank 4BBR [Sainsbury S, Niesser J, Cramer P. Structure and function of the initially transcribing RNA polymerase II-TFIIB complex. Nature 2013; 493: 437-40]). D) Secuencia de heptapéptido que forma, mediante repeticiones, el dominio carboxilo terminal (CTD) de la RNA polimerasa II. En rojo se indican los restos regulados por fosforilación. Se señalan algunas de las actividades que se regulan por la fosforilación de estos restos en el proceso de transcripción.

tores relacionados con la TBP (TRF) que pueden tener una función análoga a la TBP en los promotores que carecen de caja TATA. De cualquier forma, la TBP no parece limitar su función de inicio de la transcripción en los promotores dependientes del RNA polimerasa II, sino que actúa como un factor general de transcripción ubicuo que también media la transcripción a partir de promotores dependientes de las RNA polimerasas I y III.

Como se ha indicado, la caja TATA tiene una secuencia consenso conservada TATAWAWR, que se localiza a unas 30 bases del sitio de inicio de la transcripción. En ausencia de DNA, la TBP tiene un tamaño aproximado de 30 kDa, con una estructura en forma de silla de montar compuesta en el extremo carboxilo por dos dominios semejantes, lo que le confiere una forma única de unión al DNA con una afinidad nanomolar (**Fig. 7-4, B**). En presencia de la TBP, la caja TATA se adapta sobre su superficie cóncava, de manera que la secuencia de DNA se desnaturaliza parcialmente en el surco menor, que aumenta su anchura. Esto posibilita que la unión induzca una doblez de 90° en la estructura del DNA y deje los restos A/T expuestos en el surco menor, el cual, a través de unos pocos contactos basados en interacciones hidrofóbicas, es capaz de unirse a ellos con una alta afinidad. La unión de la TBP induce una asimetría en el DNA que, en parte, condiciona la dirección de la transcripción y la posición de su inicio. La unión de la TBP a su secuencia diana en el promotor se encuentra altamente regulada por la presencia de proteínas represoras, capaces de romper esta interacción proteína-DNA. Esta represión es evitada por la unión del siguiente TF, el TF-IIA.

Así, en los promotores dependientes de la RNA polimerasa II, el TF-IID se asocia al TF-IIA. La intervención de este factor no es imprescindible, pero al estabilizar el complejo formado por la TBP y el DNA es capaz de estimular niveles basales constitutivos de transcripción desde el promotor basal. El TF-IIA está formado por dos dominios conservados que se unen en sentido ascendente de la caja TATA y debajo de la parte central de la TBP, de manera que estabiliza el complejo TBP-DNA.

TF-IIB y unión a la RNA polimerasa II

De acuerdo con el orden canónico establecido de unión de factores de transcripción al promotor basal, el siguiente factor de transcripción en ser reclutado para formar el complejo de preiniciación es el TF-IIB. Éste tiene dos funciones principales: facilitar la unión de la TBP y doblar el DNA en el punto de unión, y reclutar a la RNA polimerasa II en el complejo de preiniciación. Estas dos propiedades están claramente asociadas a los dominios amino y carboxilo, respectivamente.

El domino amino terminal de TF-IIB es capaz de unirse al DNA en las zonas que rodean a la caja TATA, en concreto a unas secuencias denominadas elementos de reconocimiento para TF-IIB o elementos de reconocimiento B (BRE). Esto es importante, ya que la disposición de estos elementos en el promotor, junto con la asimetría inducida por la unión de la TBP a la caja TATA, son responsables de orientar la unión de TF-IIB al promotor y, por ende, posicionar en la orientación adecuada a la RNA polimerasa en el complejo de preiniciación.

El dominio carboxilo del TF-IIB establece un contacto directo con la RNA polimerasa II (**Fig. 7-4, C**), lo cual permite su unión a la región promotora, al mismo tiempo que interacciones adicionales entre el dominio amino unido a BRE permite el correcto posicionamiento de la RNA polimerasa en el promotor orientada hacia el punto de inicio de la transcripción. De hecho, en gran medida, el TF-IIB es responsable de determinar cuál será el punto de inicio de la transcripción; se encarga de abrir y mantener las dos hebras de DNA disociadas en la horquilla de transcripción, y posiciona la hebra molde de DNA, de manera que facilita el reconocimiento de la secuencia iniciadora y, con ello, el inicio de la síntesis de RNA. Además, tiene un efecto directo sobre la actividad catalítica, ya que su interacción directa

con la RNA polimerasa ayuda de una manera alostérica a posicionar favorablemente los restos catalíticos de la enzima y estabilizar a la polimerasa sobre la hebra molde de DNA y una hebra naciente de RNA de unos 5 nucleótidos de longitud. De hecho, esta limitación de tamaño de la hebra naciente de RNA hace que, cuando se alcanza una longitud de unos 12 nucleótidos, el TF-IIB se libere del complejo de iniciación y ayude a liberar la RNA polimerasa para entrar en la etapa de elongación de la síntesis de RNA.

TF-IIF y orientación de la RNA polimerasa sobre la hebra molde de DNA

Hasta ahora, el TF-IIB ha posicionado la RNA polimerasa II en el complejo de iniciación. A partir de este momento, la unión del TF-IIF es imprescindible para el reclutamiento eficiente de la RNA polimerasa II en el promotor basal. El TF-IIF es un heterodímero formado por dos unidades, TF-IIEα y TF-IIEβ, que interaccionan directamente con la RNA polimerasa II. Tiene como misión evitar interacciones inespecíficas entre la RNA polimerasa y la molécula de DNA y estabilizar el complejo de preiniciación, favoreciendo la unión del TF-IIB. Por lo tanto, en gran medida colabora con las funciones asignadas al TF-IIB, como el mantenimiento de la horquilla de transcripción, favorecer la formación de enlaces fosfodiéster en la hebra naciente de RNA, y evitar las paradas en la transcripción en el proceso de polimerización del RNA. En gran medida, estos efectos se deben a que, mediante su unión directa a la RNA polimerasa II, es capaz de posicionarla en la orientación adecuada para interaccionar con la hebra molde de DNA.

TF-IIE y TF-IIH, mediadores de la formación del complejo abierto de transcripción

Una vez formado el complejo cerrado de transcripción, éste pasa a una conformación abierta mediante la intervención de TF-IIE y TF-IIH. Por una parte, el TF-IIE se une directamente a la RNA polimerasa II sin interaccionar con el promotor y posibilita la unión de TF-IIH, un factor con actividades ATPasa dependiente de DNA y proteína quinasa que resultan esenciales para la apertura del complejo de transcripción y el escape de la RNA polimerasa. El TF-IIE está compuesto por dos subunidades, α y β, que tienen cierta homología estructural con los factores σ bacterianos. El dominio carboxilo terminal de la subunidad α se une fuertemente a TF-IIH, mientras que el resto de la estructura colabora en el mantenimiento de un complejo de transcripción estable.

El TF-IIH está compuesto, a su vez, por múltiples subunidades de las que al menos dos poseen actividad helicasa, responsable de desenrollar el DNA en el punto de inicio de la transcripción. Esta actividad dependiente de la hidrólisis de adenosintrifosfato (ATP) actúa como una palanca molecular que hace girar el DNA en la caja TATA, con lo que genera la fuerza suficiente para producir la disociación de la hebra de DNA, originar el complejo abierto de transcripción y posicionar la hebra molde en el centro activo de la RNA polimerasa II. Al mismo tiempo, otra de las subunidades de

TF-IIH es una proteína quinasa que lleva a cabo la fosforilación del dominio carboxilo terminal (CTD) exclusivo de la subunidad mayor de la RNA polimerasa II. La fosforilación de estás secuencias es la responsable de que la RNA polimerasa II se disocie del complejo de iniciación y se traslade a lo largo de la hebra molde en la etapa de elongación de la síntesis de RNA.

La fosforilación del CTD puede suceder en varios de los aminoácidos que lo constituyen (**Fig. 7-4, D**). De ellos, se ha demostrado claramente que la subunidad cdk7 del TF-IIH es la primera en producir un patrón de fosforilación en las serinas en posición 5 y 7. Ésta es la señal que desencadena el proceso de formación del complejo abierto de transcripción y la liberación de la RNA polimerasa del propio complejo de iniciación. No obstante, debe considerarse que la modificación covalente del CTD de la RNA polimerasa II es un proceso dinámico, en el que el patrón de fosforilación cambia a lo largo del tiempo y de las etapas de la transcripción. Esto permite que en cada momento se unan a la RNA polimerasa II factores reguladores con funciones asociadas a cada una de las etapas. Estas funciones se comentan a lo largo de este capítulo.

En relación con el TF-IIH, debe señalarse que tiene otras dos actividades adicionales no relacionadas con la transcripción: mediar la reparación del DNA con procesos de escisión de bases y controlar, en parte, el ciclo celular mediante su actividad ciclina.

Complejo mediador

En bacterias, la transcripción está regulada por proteínas represoras o activadoras que, en respuesta a un determinado estímulo, se unen a regiones concretas del promotor. Las proteínas represoras evitan la unión de la RNA polimerasa al promotor, y las activadoras facilitan la afinidad de la RNA polimerasa por el promotor y la formación del complejo abierto de transcripción. De igual manera, en células eucariotas existe un control de la transcripción en respuesta a estímulos intracelulares o extracelulares, que deben ser transmitidos a la RNA polimerasa II. La naturaleza compleja de los promotores eucariotas hace necesario disponer de un sistema de integración de las múltiples señales que llegan.

Esta labor de integración recae en el complejo multiproteico mediador, que actúa como un adaptador que posibilita la comunicación entre los diferentes factores de transcripción unidos al promotor distal y la RNA polimerasa II y los factores generales de transcripción, por lo que el mediador tiene un papel esencial en la etapa de formación del complejo de preiniciación de la transcripción. Experimentos detallados de proteómica han permitido establecer que el complejo mediador está formado por unas 26 subunidades, la mayoría de las cuales han evolucionado a partir de la estructura presente en levaduras, y que han servido como modelo para su caracterización. El tamaño y la complejidad del mediador hacen que la información sobre su estructura sea parcial, obtenida fundamentalmente por microscopia electrónica de alta resolución, que ha permitido identificar varias partes en el complejo: la cabeza, el cuerpo y la cola (**Fig. 7-5**). Un

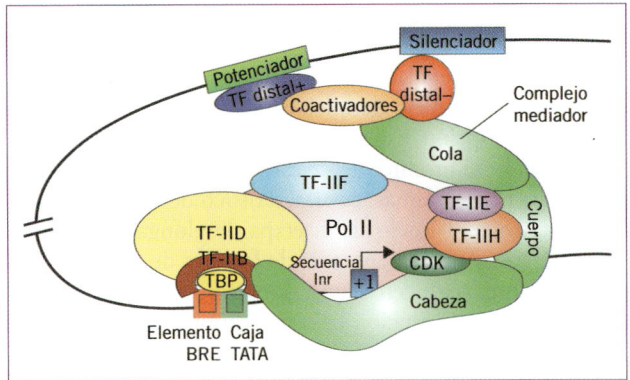

Figura 7-5. Interacción del complejo mediador con los promotores dependientes de la RNA polimerasa II. Una vez formado el complejo de iniciación de la transcripción en el promotor basal, para obtener valores significativos de transcripción se requiere el concurso de factores de transcripción (TF) distales, que al unirse a secuencias potenciadoras o silenciadoras en los promotores distales modulan la actividad de la RNA polimerasa de una manera combinatoria. El complejo responsable de integrar y combinar estas señales es el complejo mediador, que interacciona a través de su cabeza con la RNA polimerasa II y el factor general de transcripción IIB (TF-IIB), mientras que su cola establece interacciones con los TF unidos en sentido ascendente del promotor basal y, con ayuda de proteínas coactivadoras, transmitir las señales positivas o negativas a la RNA polimerasa.

aspecto destacado del complejo mediador es su gran flexibilidad estructural, lo que le permite interaccionar de manera efectiva con múltiples factores de transcripción y proteínas. Asimismo, se ha comprobado que la cabeza del complejo es capaz de establecer interacciones con la RNA polimerasa II y con el TF-IIB, y su cola con aquellos factores de transcripción unidos en sentido ascendente del promotor basal. Es esta doble interacción de los factores de transcripción y de la RNA polimerasa II con el complejo mediador lo que permite la integración de señales en el promotor eucariota y es la base de la regulación del proceso de transcripción (que se describe en detalle en el **cap. 9**). La actuación del complejo mediador se inicia tras su unión a las regiones potenciadoras mediante interacciones proteína-proteína con los factores de transcripción allí unidos. A continuación favorece cambios conformacionales en la estructura de la cromatina, lo que le permite interaccionar con los factores generales de transcripción que se encuentran formando parte del complejo de preiniciación. Esto estabiliza este complejo y permite su eficiente ensamblaje. Adicionalmente, debe considerarse que el papel del mediador no sólo consiste en integrar las señales procedentes desde el promotor distal, sino que, por el propio hecho de establecer interacciones con la RNA polimerasa II y el TF-IIB, favorece la unión cooperativa de TF-IID y TF-IIH, colaborando en la fosforilación del CTD de la RNA polimerasa. Recientemente, se ha determinado el papel del complejo mediador en la interacción de los genes que se están transcribiendo con los poros nucleares que participan en la exportación de las moléculas de RNA mensajero al citosol para ser traducidas, proporcionando una nueva función reguladora de la expresión génica a este complejo. Por ello, incluso en ausencia de factores de transcripción distales, el complejo mediador tiene un papel esencial en la promoción de una transcripción basal significativa.

Factores distales de transcripción

Como ya se ha señalado, desde los promotores basal y mediado por el complejo de iniciación se obtienen unos niveles de transcripción reducidos, debido a que el inicio de la transcripción se produce desde este promotor basal con una frecuencia baja. Además, es característico de los promotores eucariotas que al inicio de la etapa de elongación se produzcan pausas, que en ausencia de factores de transcripción y elongación conducen a una transcripción fallida. Por el contrario, la transcripción bajo los estímulos apropiados se produce a altos niveles y de una manera muy regulada. Para obtener estas tasas de transcripción es preciso el concurso de proteínas adicionales que, al unirse a las secuencias o elementos ya descritos en los promotores proximal y distal, estimulan de forma selectiva la transcripción de genes concretos.

Los factores de transcripción que se unen a los elementos de los promotores proximal y distal son un número amplio pero no excesivo: se calcula que son menos de 1.900 proteínas, y es la combinación de subconjuntos de estas proteínas la que interacciona en los promotores proximales y distales de cada gen. En función de los elementos que aparezcan en *cis* en estos promotores y de la colección de factores de transcripción activos que haya en cada tipo celular (puesto que muchos de ellos son tejido-específicos) y situación fisiopatológica (ya que los factores de transcripción pueden encontrarse en un estado activo o inactivo), se producirá la regulación específica de la transcripción para cada gen.

Estos factores de transcripción se caracterizan por una estructura modular en la que al menos se identifican un dominio de unión a DNA y uno de transactivación. El motivo de unión a DNA es el responsable del reconocimiento de las secuencias reguladoras presentes en los promotores proximal y distal. Existe un número limitado de motivos estructurales con la capacidad de unirse al DNA, de los que los más frecuentes son los motivos hélice-giro-hélice, hélice-lazo-hélice, dedos de cinc y, finalmente, aunque no es un motivo de unión a DNA sino de dimerización, se suelen incluir en la clasificación las cremalleras de leucina. Por el contrario, el dominio de transactivación tiene una estructura muy variada en función de la señal celular que vaya a interaccionar con él. Esta señal puede estar desencadenada por la unión a una hormona o vitamina, una modulación covalente por fosforilación, un proceso proteolítico, la rotura de la interacción con otras proteínas, la dimerización con otros factores de transcripción o, sencillamente, el incremento de su síntesis específica de tejido. Un estudio detallado de estos factores de transcripción, la forma en que se regula su actividad y su influencia en el control de la transcripción se aborda en el **capítulo 9**.

Transcripción dependiente de las RNA polimerasas I y III

La maquinaria implicada en la transcripción mediada por las tres RNA polimerasas eucariotas presenta características comunes. Así, al igual que la RNA polimerasa II, el resto de las polimerasas nucleares eucariotas precisan factores de transcripción que se asocien con las secuencias conservadas en sus promotores basales. Existe un núcleo común conservado en todos los casos, formado por la RNA polimerasa correspondiente: la proteína de unión a la caja TATA (TBP) y factores generales de transcripción análogos a TF-IIB, TF-IIE y TF-IIF de la RNA polimerasa II.

Como ya se ha indicado, la RNA polimerasa I transcribe fundamentalmente genes que codifican RNA ribosómicos. Estos genes se encuentran constituidos por secuencias en tándem, de manera que a partir de ellos se origina un transcrito primario de gran tamaño, 45S. (En el caso del ribosoma, clásicamente se ha tomado como unidad de tamaño las unidades de sedimentación en la centrifugación en gradiente de las subunidades ribosómicas, que se denominan Svedberg o S, en honor a su descubridor; las unidades Svedberg no tienen valores aditivos, por lo que las subunidades ribosómicas grandes y pequeñas tienen valores de 60S y 40S, pero el ribosoma completo es de 80S.) Este transcrito primario es procesado después para rendir los rRNA 28S, 18S y 5.8S.

El promotor dependiente de la RNA polimerasa I tiene un tamaño reducido, de unas 150 bases en sentido ascendente del inicio de la transcripción. A este promotor basal se le unen dos factores de transcripción multiproteicos, el factor de unión en sentido ascendente (UBF) y el factor de selectividad 1 (SL1). Destaca el hecho de que una de las subunidades del SL1 es la TBP, aunque estos promotores dependientes de la RNA polimerasa I carecen de caja TATA. Como ya se ha indicado, la TBP puede presentar formas alternativas de unión al promotor basal en ausencia de la caja TATA, y en el caso de los promotores dependientes de la RNA polimerasa I este anclaje se produce a través de la interacción directa de la TBP con otras subunidades del factor SL1, que sí se unen directamente al promotor basal.

En general, los genes transcritos por la RNA polimerasa III reciben el nombre de genes de clase III, e incluyen los RNA de transferencia (tRNA), el RNA ribosómico (rRNA) 5S y algunos de los RNA nucleares pequeños que están implicados en el ayuste (U6 snRNA) y transporte de los mRNA y otros RNA pequeños, como el RNA asociado a la partícula de reconocimiento de señales (SRP) implicada en la traducción.

Los promotores presentes en los genes de clase III se han dividido en tres tipos (1, 2 y 3). En todos los casos, la transcripción de los genes de clase III se inicia por la unión de un TF-IIIB al promotor. Este factor dependiente de la RNA polimerasa III está compuesto por TBP, un factor 1 relacionado con TF-IIB (Brf1) y un factor B, denominado Bdp1. Esta combinación de subunidades en el TF-IIIB es suficiente para anclar a la RNA polimerasa III a su promotor e iniciar la transcripción.

Según el promotor de clase III de que se trate (tipos 1, 2 o 3), participan factores de transcripción adicionales, como TF-IIIA, TF-IIIC o SNRNA *activating protein complex* (SNAPc), que se unen a elementos en sentido ascendente del punto de inicio de la transcripción, permiten el anclaje del TF-IIIB a la secuencia promotora (que, al igual que los promotores dependientes de la RNA polimerasa I, carece de caja TATA) y facilitan que la RNA polimerasa III inicie la transcripción. Así, por ejemplo, diferentes subunidades de

TF-IIIC interaccionan con Brf1 y Bdp1 para anclar la TBP al promotor de clase III e iniciar el proceso.

Puesto que la RNA polimerasa III transcribe los genes correspondientes a los tRNA y éstos son clave en el proceso de la traducción y, por ende, en la expresión génica, se ha prestado especial atención a la regulación de sus promotores, que pertenecen al tipo 3. Éstos presentan regiones de control adicionales en sentido ascendente, que incluyen una secuencia proximal (PSE) a la que se unirá la subunidad SNAPc del TF-IIIB, y un elemento o secuencia distal (DSE), a la que se unen activadores transcripcionales. Debe considerarse que la regulación de la transcripción de los tRNA es esencial en la expresión génica ya que la expresión diferencial de distintos conjuntos de tRNA va a variar su proporción relativa en la célula y a establecer la base del uso preferencial de codones en eucariotas superiores (como se trata en detalle en el **cap. 8**). Esta población distintamente expresada de tRNA será incluso responsable de las pausas en el proceso de traducción de proteínas y, por lo tanto, en su plegamiento. Finalmente, en este apartado hay que indicar que la transcripción dependiente de la RNA polimerasa III controla las modificaciones postranscripcionales en el tRNA esenciales en el reconocimiento codón-anticodón.

ELONGACIÓN, MADURACIÓN Y TRANSPORTE DEL RNA MENSAJERO

En las células eucariotas, la maduración, el transporte y la traducción de los transcritos de la RNA polimerasa II para dar lugar a proteínas precisa una serie de fenómenos coordinados en el tiempo y el espacio. Así, la transcripción y la traducción se llevan a cabo en compartimentos diferentes: la primera en el núcleo celular y la segunda en el citoplasma (v. **Fig. 7-1**). Asimismo, a diferencia de lo que ocurre en procariotas, en los que el transcrito producido por la RNA polimerasa bacteriana es inmediatamente traducido por el ribosoma, en células eucariotas, por la propia distribución de exones e intrones en el genoma eucariota, los transcritos primarios directamente sintetizados por la RNA polimerasa no pueden ser traducidos a proteínas, sino que necesitan un procesamiento previo para hacer que la información contenida en los exones pueda ser correctamente interpretada por el ribosoma. Por lo tanto, el hecho de que ambos fenómenos, transcripción y traducción, se encuentren separados en tiempo y espacio implica la existencia de fenómenos de maduración, estabilización y transporte del RNA que no sólo son necesarios para lograr una correcta expresión génica, sino que ofrecen puntos de regulación coordinada de ésta.

A continuación se aborda la descripción de estos procesos, que se han dividido en procesamientos exonucleotídico (que ocurre en los extremos del transcrito primario y que facilita su estabilidad, transporte al citosol y eficiencia de traducción) y endonucleotídico (que posibilita que las secuencias correspondientes a los intrones que han sido transcritas en el RNA naciente sean eliminadas para que la información contenida en los exones esté dispuesta de manera que el ribosoma pueda leerla). Estos procesos se llevan a cabo durante la etapa de elongación de la síntesis de RNA y se encuentran íntimamente asociados de forma temporal a ella.

Modificaciones exonucleotídicas

La primera etapa en el proceso de maduración del mRNA es la formación de la caperuza o gorro de 7-metilguanosina en el extremo 5' del transcrito primario. Esta etapa es crucial, puesto que las etapas de maduración posteriores (incluido el ayuste), la estabilidad del mRNA y la propia traducción del mRNA a proteínas van a depender de la presencia de esta estructura. La síntesis de la caperuza está ligada a la transcripción mediada por la RNA polimerasa II, por lo que sólo los transcritos generados por esta enzima la presentan, y a través de ella van a reconocerse diversos factores de procesamiento que intervienen sólo en la maduración del mRNA.

La caperuza se sintetiza mediante la adición de una 7-metilguanosina (7mG) al extremo 5' trifosfato de la hebra de RNA naciente, creando un enlace 5'-5' que incluye tres grupos fosfato con el primer nucleótido de la hebra de RNA (**Fig. 7-6, A**). Para la formación de la caperuza son necesarias tres actividades enzimáticas: una trifosfatasa que elimina el grupo fosfato terminal del primer ribonucleótido del transcrito primario, una RNA guaniltransferasa que cataliza la adición de guanosinmonofosfato, generando el enlace 5'-5' trifosfato con el RNA, y finalmente una guanina-7-metiltransferasa que incorpora un grupo metilo en la posición 7 de la guanina que forma la caperuza. En vertebrados, estas actividades se localizan en dos complejos que son reclutados por el CTD de la RNA polimerasa II una vez que es fosforilado en la serina en posición 5' en la etapa de inicio de la transcripción, de forma que la reacción de incorporación de la caperuza tiene lugar en la proximidad de la RNA polimerasa II tan pronto se inicia la etapa de elongación. La formación de la caperuza finaliza con la metilación de la ribosa primera o segunda del transcrito primario en la posición 2' por una metiltransferasa dependiente de la S-adenosilmetionina. Cuando se metila la primera ribosa se habla de Cap1, y cuando se metilan ambas se habla de Cap2.

La caperuza protege a los transcritos de la degradación exonucleotídica, pero, lo que es más importante, sirve de punto de interacción con proteínas nucleares y citosólicas responsables de varias funciones. La eliminación de la caperuza por enzimas cuya actividad se encuentra regulada por mecanismos de señalización intracelular conduce a la rápida degradación del mRNA y, por lo tanto, es un punto de regulación de la expresión génica. Dos de los factores capaces de reconocer la caperuza son el complejo de unión a la caperuza (CBC) y el factor de iniciación de la traducción eucariota 4F (eIF-4F). El papel del eIF-4F en el proceso de traducción y regulación se describen en detalle en el **capítulo 8**.

El CBC es esencial para la expresión génica, ya que a él se unen factores adicionales que intervienen en el procesamiento del RNA, en su transporte desde el núcleo y en la traducción. El complejo se encuentra formado por dos péptidos de 20 y 80 kDa, denominados Cbp20 y Cbp80. En el núcleo, tan pronto se incorpora la caperuza en la hebra naciente, ésta es reconocida por ambas proteínas del complejo y permanecen unidas a ella durante toda la etapa de elongación. De hecho, una de las funciones de la caperuza es proporcionar un punto de unión a factores de elongación, lo que facilita este proceso.

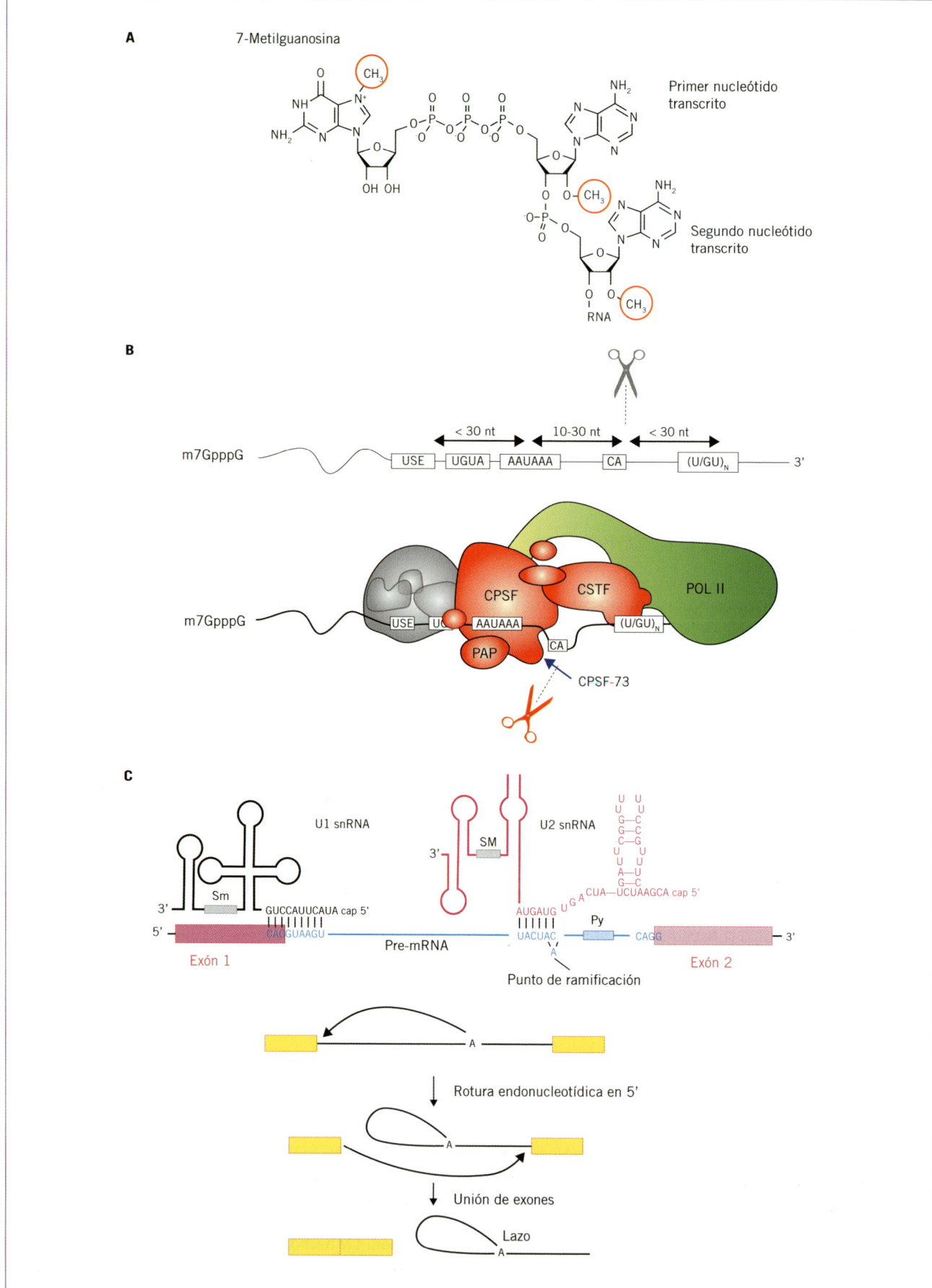

La caperuza y el CBC son necesarios para que se produzca el proceso de ayuste, ya que participan en el reclutamiento del RNA nuclear pequeño U1 en el sitio 5' del espliceosoma. El CBC también participa en la maduración del extremo 3' del mRNA. Esto se debe a que la caperuza, a través del CBC, es capaz de interaccionar con la maquinaria de poliadenilación y favorecer la rotura de la cadena de RNA en el sitio de poliadenilación. Una última función del CBC es la de estimular la exportación del mRNA desde el núcleo mediante su unión al complejo de exportación de la transcripción (TREX).

En eucariotas, todo el mRNA, excepto algunos RNA que codifican histonas, presenta una cola de poli-A en su extremo 3'. Esta cola es producida por una reacción que consta de dos etapas: una rotura endonucleotídica y la adición posterior de una cola de poli-A por una polimerasa no dependiente de una hebra molde. Este proceso es llevado a cabo por al menos dos complejos multiproteicos que tienen la misión de garantizar su especificidad y eficiencia, y son el factor de especificidad para el corte y la poliadenilación (CPSF) y el factor estimulador del corte (CSTF). La actividad catalítica del complejo reside en la subunidad CPSF-73, responsable de llevar a cabo el corte en el transcrito primario naciente, mientras que la poli-A polimerasa nuclear (PAP) es la enzima responsable de añadir entre 50 y 100 nucleótidos de adenina al extremo 3'. La longitud de la cola de poli-A se encuentra determinada por las proteínas que se unen a ella, la proteína nuclear de unión a la cola de poli-A (PABN1) y, posteriormente, una vez que el mRNA se exporta al citosol, la proteína citosólica de unión a la cola de poli-A (PABPC). PABN1 y PABPC son responsables de muchas de las propiedades que la cola de poli-A confiere al mRNA.

El procesamiento que conduce a la poliadenilación es dependiente de secuencia, de manera que la presencia de una secuencia conservada, denominada secuencia de poliadenilación (PAS), en la molécula de RNA es necesaria para que se produzca el corte endonucleotídico y la adición de bases (**Fig. 7-6, B**). La PAS está constituida por un hexámero de secuencia consenso A[A/U]UAAA que se localiza entre 10 y 30 bases en sentido ascendente del sitio de corte. Uno de los complejos que intervienen en la poliadenilación, CPSF, reconoce esta secuencia, mientras que el otro complejo, CSTF, reconoce una secuencia adicional rica en U o GU localizada en sentido descendente. Se establecen contactos adicionales por parte de los complejos con una secuencia conservada UGUA que se localiza en sentido ascendente de la secuencia PAS y secuencias accesorias en sentido ascendente (USE). El conjunto de todas estas interacciones permite el corte del RNA y su poliadenilación.

Además, la poliadenilación del mRNA es necesaria para su exportación desde el núcleo al citosol, mediada por la unión a las proteínas nucleares PABN1, la estabilidad de la molécula de RNA en el citosol mediante la unión a las proteínas PABPC, y la eficiencia con la que es traducida en el ribosoma, ya que las proteínas PABPC son reconocidas al mismo tiempo que la caperuza por el factor de traducción eucariota eIF-4F. Esto permite anclar el mRNA al ribosoma formando un bucle que será traducido múltiples veces, lo que incrementará considerablemente la eficiencia de la traducción.

Modificaciones endonucleotídicas: ayuste

Un gen humano promedio está formado por unos 8,8 exones de un tamaño medio de unos 145 nucleótidos flanqueados de los correspondientes intrones, que a su vez tienen un tamaño promedio de unos 3.370 nucleótidos. A esta distribución de intrones deben sumarse las regiones 5' y 3' no traducidas del mRNA, lo que comporta que un gen humano tenga un tamaño medio de unos 27.000 pb. Este material genético genera un transcrito primario que, una vez procesado, da lugar a un mRNA de unos 1.340 nucleótidos en seres humanos, en lo que corresponde a su secuencia codificante, y de unos 1.070 nucleótidos en la porción que corresponde a las regiones no traducidas y la cola de poli-A.

Los intrones, como se ha indicado, corresponden a secuencias intercaladas que son eliminadas de los transcritos primarios mediante un proceso conocido como *ayuste*, que es responsable de la unión de los fragmentos que flanquean cada intrón (los exones) para originar un mRNA maduro. Una de las características fundamentales de este proceso es su precisión, ya que un error de una sola base en el procesamiento de intrones generaría graves alteraciones de la pauta de lectura del mRNA. Por ello, fallos en este proceso conducen a enfermedades genéticas en los seres humanos, como la distrofia muscular o la progeria (enfermedad que origina un envejecimiento acelerado).

En el proceso de ayuste están implicadas una serie de secuencias en *cis* (**Fig. 7-6, C**). Así, en el extremo 5' del lugar de ayuste existe una secuencia conservada AG/GURAGU, mientras que el sitio 3' contiene una secuencia de polipirimidinas seguida por el dinucleótido AG que marca el lugar de ayuste. En todos los casos, existe una secuencia en sentido ascendente del sitio 3' denominada punto de ramificación, que incluye el nucleótido que tiene un papel nucleofílico en la primera etapa del proceso de ayuste.

Mientras que los sitios de ayuste están determinados por la secuencia génica, el ayuste en sí se lleva a cabo en el es-

Figura 7-6. Modificaciones postranscripcionales del transcrito primario. A) Estructura de la caperuza eucariota. Se indican con círculos los grupos metilo incorporados en la posición 7 de la guanina y en la posición 2' de las ribosas correspondientes al primer y segundo nucleótidos del transcrito primario. Si sólo se metila el primer nucleótido, se habla de Cap1; si se metilan ambos, como en la figura, se habla de Cap2. B) Reacción de poliadenilación. Se muestra la secuencia consenso de poliadenilación y la maquinaria implicada. La secuencia de poliadenilación AAUAAA en sentido ascendente del sitio de corte es reconocida por el factor multiproteico de especificidad para el corte y la poliadenilación (CPSF). Esta unión determina el punto de corte, normalmente tras la secuencia CA. Una segunda secuencia que confiere especificidad es una secuencia accesoria en sentido ascendente (USE) a la que se unen factores adicionales. El factor estimulador del corte (CSTF) se une a su vez a una secuencia rica G/U. La subunidad catalítica responsable del corte es CPSF-73. La cola de poli-A es adicionada por la poli-A polimerasa nuclear (PAP). La interacción de estos componentes con el dominio carboxilo terminal (CTD) de la RNA polimerasa II regula su actividad. C) Papel de los snRNA en el reconocimiento de los puntos de ayuste en el transcrito primario. Se indica esquemáticamente la secuencia de un intrón y los dos exones que lo flanquean, así como el mecanismo de ayuste. Los exones se indican en cajas amarillas. Py: secuencia de polipirimidinas.

pliceosoma, que es un complejo riboproteico formado por cinco partículas nucleares pequeñas (snRNP) constituidas por varias proteínas y una molécula de RNA nuclear pequeño (snRNA), con un tamaño de 107-210 bases en eucariotas. En los seres humanos la situación es aun más compleja, ya que intervienen hasta 300 proteínas auxiliares, e incluso existe un segundo sistema de ayuste, denominado espliceosoma menor. Muchas de las proteínas auxiliares tienen como misión estabilizar las snRNP, y otras actúan como reguladores de la transcripción específicos de secuencia, también denominados factores de ayuste, que tienen la misión de estimular el proceso y llevar a cabo un control de calidad (especificidad) del mRNA generado. Por lo tanto, el espliceosoma, en lo que respecta a su composición, mecanismo de acción y funcionamiento, es una de las maquinarias moleculares más complejas de la célula.

Las secuencias en *cis* que aparecen en el transcrito primario serán reconocidas por el espliceosoma, de manera que la subunidad U1 snRNP se une al sitio 5' de ayuste; la U2 snRNP al punto de ramificación, y el factor auxiliar U2 (U2AF) al extremo 3' del sitio de ayuste. La función de reconocimiento de las secuencias en los lugares de ayuste recae en los respectivos snRNA presentes en cada una de la subunidades del espliceosoma (**Fig. 7-6, C**).

A la unión en el núcleo de la célula de las snRNP al transcrito primario sigue una secuencia establecida, de manera que en primer lugar se produce el apareamiento de los U1 y U2 snRNA con las secuencias en 5' y el punto de ramificación del transcrito primario, lo que origina que los U1 y U2 snRNP constituyan el primer paso de formación del espliceosoma. A continuación, un complejo trimérico (estabilizado por las interacciones que se forman entre sus snRNA), U4/U6/U5 snRNP, se une al precomplejo formado sobre el transcrito primario y constituye el espliceosoma completo. A partir de este momento se producen dos reacciones de transesterificación. La hibridación entre el U2 snRNA y el sitio de ramificación en el intrón deja una base desapareada, y es el hidroxilo en posición 2' de esta adenosina la que produce el ataque en el extremo 5' del intrón que se va a eliminar. A continuación, el hidroxilo libre en posición 3' que ha quedado en el exón ataca el enlace fosfodiéster en la zona de unión entre el intrón y el exón localizado en sentido descendente, de manera que los dos exones que flanqueaban el intrón en el sitio de ayuste quedan unidos por un enlace fosfodiéster. El intrón que contiene el enlace fosfodiéster adicional en el punto de ramificación, lo que le proporciona una estructura de lazo *(lariat)*, queda temporalmente asociado al espliceosoma, para posteriormente ser degradado por una enzima desramificante que rompe el enlace 5',2'-fosfodiéster formado durante la reacción de transesterificación, seguida por la acción de otras RNAsa nucleares.

El ayuste es un proceso altamente regulado, de manera que los factores de ayuste tienen como objetivo facilitar o bloquear la unión de los snRNP a los lugares de ayuste en el transcrito primario. Adicionalmente, existe un segundo nivel de regulación por el que el proceso de ayuste se regula temporalmente junto con el resto de modificaciones implicadas en la transformación del transcrito primario a mRNA, como se comentará más adelante. Finalmente, se debe con-

siderar que aproximadamente el 90 % de los genes humanos experimentan un ayuste alternativo que da lugar a la generación de más de una molécula de mRNA a partir de un único gen. Este mecanismo de generación de variabilidad génica, que se aborda en detalle en el **capítulo 9**, en gran medida será controlado por factores de transcripción específicos de cada tejido y situación fisiopatológica.

Distribución temporal de las modificaciones del RNA mensajero en la etapa de elongación

En este capítulo se han descrito los diferentes procesos moleculares que ocurren en la transcripción dependiente de la RNA polimerasa II. No obstante, no son independientes, sino que se encuentran íntimamente asociados entre sí y presentan una regulación coordinada, lo que proporciona la posibilidad de producir rápidos cambios en la expresión génica en respuesta a señales extracelulares.

Como ya se ha indicado, la transcripción dependiente de la RNA polimerasa tiene tres fases: inicio y liberación de la RNA polimerasa del promotor, elongación y terminación. Estas etapas se encuentran acopladas, respectivamente, con la formación de la caperuza, la eliminación de intrones y la poliadenilación. Todos estos procesos están regulados en gran medida por el estado de fosforilación del CTD de la RNA polimerasa II (**Fig. 7-7**). Como se ha descrito previamente, es la fosforilación de este dominio único de la RNA polimerasa II la que señala que se produzca el escape de la RNA polimerasa del promotor basal y se inicie la etapa de elongación. No obstante, en el CTD existen diferentes aminoácidos fosforilables, e incluso un número de grupos fosfato incorporados en las repeticiones de la secuencia en tándem que forma el CTD evoluciona a lo largo de las diferentes etapas de la transcripción. Así, la fosforilación en la serina en posición 5 es el acontecimiento fundamental que controla la liberación del promotor basal, y si bien alcanza un máximo en los primeros momentos de la transcripción, decae en etapas posteriores. Por el contrario, la fosforilación en la serina 2 es escasa en las primeras etapas, pero se incrementa a medida que progresa la transcripción.

La RNA polimerasa II presenta, por una parte, una elevada procesividad durante la etapa de elongación, al mismo tiempo que la capacidad de producir pausas y paradas en ella. Parte de estas propiedades únicas reside en la propia RNA polimerasa II, en concreto en su extremo CTD, y otras son debidas a la interacción que mantiene con los propios factores generales de transcripción TF-IIE, TF-IIF y TF-IIH en los primeros momentos de la elongación tras el escape del promotor.

La RNA polimerasa II es una enzima sumamente procesiva, capaz, por ejemplo, de transcribir sin liberarse del molde el transcrito primario de 2 Mb de longitud correspondiente a la distrofina. Esta procesividad reside en la propia estructura del centro activo de la RNA polimerasa, en la que el resto catalítico de Mg^{2+} se localiza en un valle profundo con el que interaccionan 8 o 9 pb del heterodímero DNA-RNA entre la hebra molde y la cadena naciente de RNA; de esta forma, el hidroxilo en posición 3' de la hebra naciente presenta una orientación adecuada en el centro activo para la reacción de

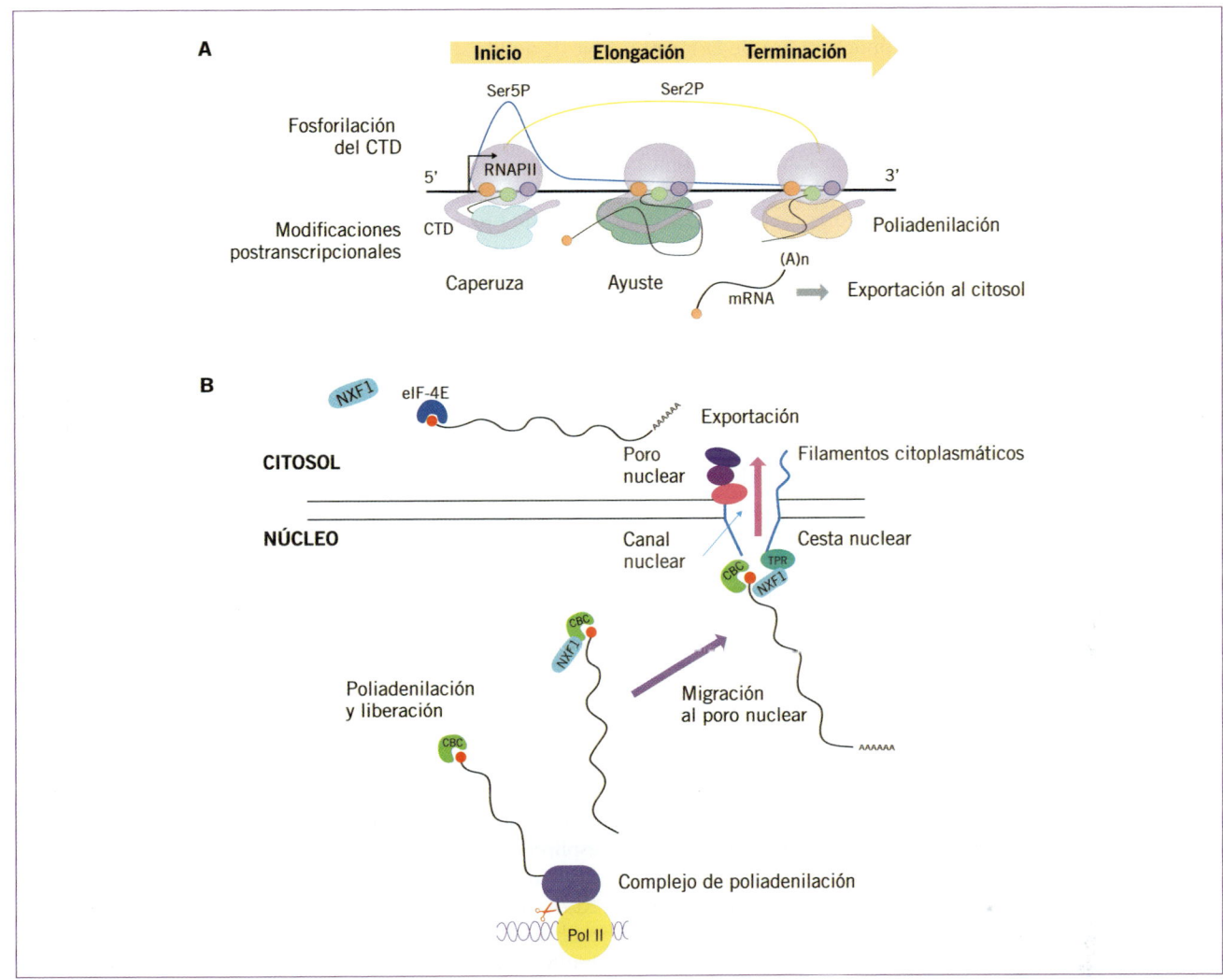

Figura 7-7. Regulación temporal de las modificaciones postranscripcionales y del transporte al citosol. A) Regulación temporal de las modificaciones postranscripcionales. En función del estado de fosforilación en Ser5 y Ser2 del dominio carboxilo terminal (CTD) de la RNA polimerasa II (Pol II), se produce una distribución temporal de los procesos de síntesis de la caperuza, ayuste y poliadenilación, que se corresponden con la fase de inicio de la síntesis, la elongación y la terminación de la transcripción. B) Mecanismos de exportación del mRNA al citosol. Tras la elongación, la terminación y la poliadenilación, las proteínas asociadas a la caperuza (CBC) son reconocidas por el factor de exportación NXF1 y el complejo de exportación de la transcripción, lo que posibilita la migración al poro nuclear. Allí, en la cesta nuclear se localiza la proteína TPR, que favorece la unión y la transferencia al canal nuclear, desde donde son transferidos a los filamentos citoplasmáticos, donde se produce la liberación del mRNA del complejo. La caperuza del mRNA liberado será reconocida por el factor eIF4E de la traducción, y las proteínas implicadas en el transporte del mRNA recicladas a través del propio poro nuclear.

elongación. Una región adicional del centro activo tiene una conformación de ranura en la que se posicionan unas 20 bases en sentido descendente de la hebra molde de DNA, con lo que aseguran que la enzima no se libere de la hebra molde de DNA, actuando como una pinza deslizante. Además, existe un dominio para acomodar la hebra de RNA naciente y estabilizarla.

A pesar de la alta procesividad de la RNA polimerasa II, en los primeros momentos de la elongación, cuando el transcrito primario tiene una longitud inferior a los 9 nucleótidos, el complejo entre la RNA polimerasa y el RNA es inestable, y en cada ciclo de incorporación de un nuevo nucleótido a la hebra se produce una competencia entre la disociación del complejo y el fin de la síntesis y su continuación. En esta etapa, el factor general TF-IIF tiene un papel fundamental, ya que no sólo ha posibilitado el inicio de la

transcripción, sino que es responsable de favorecer la velocidad de síntesis de la hebra naciente, lo que estabiliza estos complejos tempranos entre la RNA polimerasa y el RNA. Adicionalmente, TF-IIE y TF-IIH, en este último caso debido a su actividad helicasa dependiente de ATP, ayudan a evitar terminaciones prematuras de la transcripción.

A lo largo de la elongación, la RNA polimerasa II experimenta movimientos aberrantes hacia atrás con respecto a la hebra molde, lo que posiciona incorrectamente el extremo 3' de la hebra naciente de RNA. Estos movimientos conducen a pausas en la elongación si son reversibles, o a la detención si son irreversibles. Los factores de elongación interaccionan con la RNA polimerasa con la finalidad de evitar las pausas transitorias de la elongación o bien, en el caso de que se produzca una parada o detención, reactivar la RNA polimerasa para continuar la transcripción. Así, en este último caso, el factor de elongación SII reactiva la RNA polimerasa al producir la rotura endonucleotídica de la hebra naciente mal posicionada, lo que genera un nuevo extremo hidroxilo 3' correctamente situado, para continuar desde él la transcripción.

Los factores de transcripción que son capaces de eliminar las pausas transitorias en la elongación son de naturaleza muy diversa, e incluyen desde factores específicos de la elongación hasta factores generales de transcripción, como TF-IIIF. Las pausas transitorias en la elongación probablemente correspondan al ciclo que se produce entre una conformación activa y una inactiva de la RNA polimerasa en cada etapa de incorporación de nucleótidos en la hebra naciente. La duración de estas pausas es suficientemente larga para constituir uno de los puntos principales de regulación de la elongación. Los factores de transcripción que actúan a este nivel, en lugar de incrementar la actividad catalítica de la polimerasa *per se*, disminuyen el tiempo de transición entre las formas activas e inactivas de la RNA polimerasa II. Otros factores de elongación asociados con la RNA polimerasa también tienen la capacidad dependiente de ATP de remodelar la cromatina y facilitar la desorganización transitoria de los nucleosomas en la porción de DNA que es transcrita en cada momento.

Estudios recientes de proteómica han demostrado que el CTD, en sus diferentes estados de fosforilación, constituye un punto de anclaje para diferentes enzimas o complejos proteicos que intervienen en el procesamiento del RNA y en la regulación de las diferentes etapas de la transcripción. Esto permite, a lo largo de las etapas de elongación y en función de las modificaciones covalentes que presenta en cada momento, cambiar el repertorio de proteínas asociadas a él (**Fig. 7-7**). En algunos casos estas proteínas actuarán regulando la propia elongación, y en otros intervendrán en las modificaciones postranscripcionales del RNA.

Así, en primer lugar, una vez que se lleva a cabo la fosforilación en serina 5 dependiente del factor general TF-IIH, se produce el reclutamiento de la maquinaria enzimática que conduce a la formación de la caperuza. Esto se debe a que el CBC tiene la capacidad de unirse al CTD en su forma fosforilada en Ser5. Este proceso de reclutamiento y síntesis de la caperuza produce una pausa inicial en la elongación cuando ya se han sintetizado aproximadamente unos 30 nucleótidos de la molécula de RNA. Esta pausa constituye un punto de control del proceso de la transcripción. Si se ha formado a través del complejo mediador y los factores unidos a los promotores proximal y distal una combinación adecuada de factores de transcripción, se entrará en una etapa de elongación productiva. En ella se reclutarán proteínas quinasas capaces de fosforilar en la serina 2 el CTD, y en este estado, fosforilado en las posiciones 2 o en las posiciones 2 y 5, es capaz de unir la maquinaria responsable del ayuste y de la poliadenilación.

El procesamiento en el extremo 3' del mRNA se encuentra acoplado con el proceso de transcripción, ayuste y traducción. Así, durante la elongación de la transcripción tiene lugar el ayuste acoplado con pausas en la elongación, que permiten que las señales de poliadenilación sean identificadas en la cadena naciente, de manera que los complejos CPSF y CSTF son posicionados hasta el CTD de la RNA polimerasa II, donde su fosforilación en serina permite coordinar las acciones del complejo que produce la caperuza en el extremo 5', el espliceosoma y la maquinaria de procesamiento en el extremo 3'.

Al mismo tiempo, las proteínas que reconocen la caperuza como se ha indicado anteriormente, son capaces, también, de interaccionar con la maquinaria del espliceosoma y poliadenilación, y permitir una interconexión entre todos estos eventos. Uno de los componentes del espliceosoma, la partícula U1 snRNP, es responsable de establecer una regulación negativa del proceso de poliadenilación, de forma que se garantiza la integridad de los mRNA generados a partir de los transcritos primarios (evitando procesamientos endonucleotídicos y poliadenilaciones inespecíficas y prematuras). Además, se producen interacciones entre la maquinaria de ayuste y de poliadenilación localizadas en el último exón de cada transcrito, de manera que se activan mutuamente, lo que establece de manera inequívoca el sitio 3' de ayuste del último exón y la posición definitiva de procesamiento endonucleotídico y de poliadenilación.

En algunos casos no sólo se establecen interacciones con el CTD, sino con factores de transcripción. Así, el factor de poliadenilación CPSF interacciona con el factor general de transcripción TF-IID. En otros casos se establecen interacciones con las propias histonas presentes en los nucleosomas de los genes transcripcionalmente activos. Por ejemplo, se produce un reconocimiento entre la histona H3K4 trimetilada, característica de genes activos, con la maquinaria del espliceosoma.

Otros complejos son capaces de unirse al CTD de la RNA polimerasa II durante la elongación. Así, por ejemplo, exclusivamente en metazoos se ha identificado un complejo multiproteico, denominado integrador, cuya misión es producir el procesamiento endonucleotídico de transcritos primarios para dar lugar a los snRNAs implicados en el ayuste (excepto el U6 snRNA, que es transcrito por la RNA polimerasa III). El integrador sólo se une al CTD cuando éste se encuentra fosforilado en las serinas 2 y 7 y no fosforilado en la serina 5, lo que confiere el marco temporal adecuado para que los cortes en la hebra naciente de los precursores de snRNA se produzcan cuando la elongación les ha conferido la longitud adecuada.

Transporte del RNA mensajero al citosol

La expresión génica se encuentra controlada no sólo por la transcripción y la traducción, sino también por la regulación del transporte de los mRNA de proteínas clave en el funcionamiento celular desde el núcleo hasta el citosol. Así, las moléculas de mRNA pueden ser exportadas desde el núcleo de una manera específica, de forma que se regula la cantidad de transcritos disponibles para su traducción en el citosol. Estos mecanismos diferenciales de transporte se encuentran regulados por secuencias del mRNA localizadas en las regiones no traducidas.

Para que un transcrito pueda ser exportado desde el núcleo tiene que haber sido procesado en sus extremos por la adición de la caperuza y la cola de poli-A. Las moléculas de

RNA (incluidos mRNA, tRNA, rRNA y snRNA) pueden ser transportadas individualmente o, más a menudo, asociadas a proteínas para generar complejos riboproteicos que garantizan la fiabilidad del proceso de transporte. La unión de los factores de exportación a la molécula de mRNA se inicia durante la síntesis del transcrito primario y da lugar a la formación de complejos riboproteicos de gran tamaño (mRNP). Los factores de exportación más frecuentes son las proteínas NXF1 y CMR1, que interaccionan con el RNA diana a través de una serie de proteínas adaptadoras que incrementa la afinidad de estos factores por el RNA.

Este transporte se produce a través del poro nuclear, que está formado por unas 30 nucleoporinas que generan un canal central, una cesta nuclear y una serie de filamentos dispuestos hacia el citosol (**Fig. 7-7**). Las nucleoporinas que forman parte del canal central del poro se caracterizan por presentar secuencias repetidas ricas en fenilalanina y glicocola, lo que condiciona el transporte a través del poro nuclear. El tamaño del poro hace que las moléculas de inferiores a 40 kDa puedan atravesarlo por difusión pasiva, pero las mayores, incluidos los complejos riboproteicos, tienen que hacerlo a través de un transporte activo.

El paso de los complejos riboproteicos a través del poro nuclear consta de tres etapas: su unión a la cesta nuclear, el cruce del canal central y, finalmente, la liberación desde los filamentos citoplásmicos. En la primera etapa, los mRNA forman complejos riboproteicos con NXF1 y el complejo de exportación de la transcripción (TREX), que a su vez es reclutado por la maquinaria de síntesis de la caperuza y de ayuste. Los complejos riboproteicos son captados por proteínas de la superficie de la cesta nuclear, entre las que destaca la proteína TPR *(translocated promoter region)*, y transferidos al poro nuclear rico en repeticiones de fenilalanina y glicocola. Este proceso general de transporte tiene un rendimiento moderado, y se calcula que sólo el 25 % de los mRNA que usan esta vía alcanzan el citosol. En ese momento, los complejos riboproteicos son transferidos a los filamentos citoplásmicos, en donde se produce la liberación del mRNA del complejo y el reciclado, a través del propio poro nuclear, de los componentes proteicos para iniciar otro ciclo de transporte.

Existe un transporte especializado de transcritos específicos. En él también interviene el complejo NXF1 y, con más frecuencia, el complejo CRM1. En este caso, los complejos riboproteicos asociados a CRM1 reclutan a la proteína RAN-GTP, con actividad GTPasa, que en función del estado del nucleótido unido a ella conferirá direccionalidad al proceso de transporte al citoplasma.

CONSIDERACIONES FINALES

Una vez que los mRNA alcanzan el citosol, son traducidos por los ribosomas. Esta etapa, que está altamente regulada en células eucariotas, se estudia en detalle en el **capítulo 8**. En este proceso, las modificaciones introducidas en el transcrito primario para generar el mRNA, la caperuza y la cola de poli-A serán esenciales para determinar no sólo la vida media del mRNA en el citosol, sino también la eficiencia con la que será traducido.

También debe considerarse que un aspecto esencial del proceso de transcripción es su regulación, que se aborda en el **capítulo 9**.

Finalmente, cabe señalar que en la transcripción no sólo reside gran parte de control de la expresión génica, sino de la generación de variabilidad genética a partir de un único gen. Así, la determinación de puntos de inicio alternativos de la transcripción, ayuste alternativo (que afecta como mínimo al 90 % de los genes humanos) y el uso de señales alternativas de poliadenilación hacen que a partir de un único gen sea posible generar múltiples transcritos y, por lo tanto, proteínas. Las bases moleculares de estos mecanismos alternativos asociados a la transcripción también se abordan en el **capítulo 9**.

PUNTOS CLAVE

- La expresión génica es el conjunto de procesos por los que la información contenida en los genes origina productos funcionales en el organismo. Consta de diferentes etapas que permiten adaptarla en respuesta a situaciones fisiopatológicas y de control nutricional. El primer paso es producir copias de la información contenida en el gen en forma de RNA por un proceso de transcripción. La transcripción en células eucariotas se realiza por tres tipos de RNA polimerasas, siendo la RNA polimerasa II la responsable de transcribir los RNA mensajeros (mRNA) que codifican proteínas. Para que la enzima pueda transcribir un gen, ha de unirse en sentido ascendente (en dirección a 5') del gen que va a transcribir. Esta región se conoce como promotor o secuencia promotora, y determina el punto de inicio de la transcripción.

- Como las RNA polimerasas eucariotas no son capaces de unirse al promotor directamente, necesitan la ayuda de proteínas auxiliares, denominadas factores de transcripción, que se unen a la región promotora y son reconocidos por la RNA polimerasa para anclarse a ella. Todos los promotores eucariotas presentan secuencias conservadas, que constituyen el promotor basal. A ellas se unen unos factores de transcripción generales que median la unión de la RNA polimerasa y permiten una transcripción basal. Factores específicos que se unen a porciones proximales o distales del promotor van a modular esta transcripción basal, y de una forma combinatoria regularán la transcripción. Esto hace que la transcripción se regule de manera individual para cada gen.

- Aunque la transcripción es la etapa fundamental de control de la expresión génica, va a estar condicionada por la estructura del DNA que es transcrito. Así, fenómenos de duplicación y amplificación génica pueden aumentar la expresión de determinados genes. Además, la accesibilidad de la maquinaria de transcripción al gen, controlada por mecanismos epigenéticos, es un punto relevante de control. Una vez sintetizado el RNA, en células eucariotas esta molécula experimenta un proceso de maduración en los extremos 5' y 3' del transcrito primario de RNA (pre-mRNA), que se van a modificar mediante la incorporación de una caperuza y de una cola de poliadenina, respectivamente. Mientras que en el

→

pre-mRNA se han transcrito todas las bases presentes en la secuencia del gen, en esta etapa se procederá a un procesamiento, de manera que los intrones serán eliminados para posteriormente quedar unidos los diferentes exones entre sí. Este proceso de eliminación de intrones y combinación de exones se denomina ayuste. Todas estas modificaciones se llevan a cabo de manera coordinada a la vez que tiene lugar la etapa de elongación de la transcripción, y constituyen otro punto importante de regulación de la expresión génica.

- Finalmente, el mRNA maduro es exportado desde el núcleo hasta el citosol, donde será traducido a proteínas. La propia secuencia del mRNA es responsable de su estabilidad y de la eficiencia de traducción, por lo que contribuye también a regular la expresión génica.

BIBLIOGRAFÍA

ALBERTSON DG. Gene amplification in cancer. Trends Genet 2006; 22: 447-55.
Revisión de la importancia de la amplificación génica en el control de la expresión génica. Se discuten sus mecanismos y se presta especial atención a aquellos genes que se sobreexpresan en el cáncer utilizando este mecanismo de regulación.

ARIMBASSERI AG, MARAIA RJ. RNA Polymerase III advances: structural and tRNA functional views. Trends Biochem Sci 2016; 41: 546-59.
Revisión sobre la importancia y funciones dependientes de la RNA polimerasa III eucariota. Se indican las características de los promotores dependientes de esta polimerasa y los elementos de su maquinaria basal de transcripción. Se destacan sus funciones en procesos como los inducidos por el estrés oxidativo, la diferenciación celular o el uso preferencial de codones.

BOUMPAS P, MERABET S, CARNESECCHI J. Integrating transcription and splicing into cell fate: transcription factors on the block. Wiley Interdiscip Rev RNA 2022; e1752.
Revisión actual centrada en papel del ayuste en la regulación de la expresión génica y los mecanismos moleculares del ayuste alternativo.

CONAWAY RC, SATO S, TOMOMORI-SATO C, YAO T, CONAWAY JW. The mammalian mediator complex and its role in transcriptional regulation. Trends Biochem Sci 2005; 30: 250-5.
Artículo de revisión clásico sobre el complejo mediador de la transcripción en células eucariotas. Repasa la historia de su descubrimiento, su estructura y sus funciones.

GONATOPOULOS-POURNATZIS T, COWLING VH. Cap-binding complex (CBC). Biochem J 2014; 457: 231-42.
Revisión actual de los mecanismos de regulación de la síntesis de la caperuza en la transcripción eucariota. Se presta especial atención a las proteínas que se asocian a ella y su papel en la modulación de las etapas de elongación y terminación de la transcripción, así como de la exportación del mRNA al citosol.

HOSKINS AA, MOORE MJ. The spliceosome: a flexible, reversible macromolecular machine. Trends Biochem Sci 2012; 37: 179-88.
Revisión de la importancia, los mecanismos moleculares y la regulación del proceso de ayuste. Aunque no es objeto en este capítulo, se incluye una introducción al ayuste alternativo muy ilustrativa.

JERONIMO C, COLLIN P, ROBERT F. The RNA polymerase II CTD: the increasing complexity of a low-complexity protein domain. J Mol Biol 2016; 428: 2607-22.
Revisión en la que se repasan todas las funciones que recaen sobre el dominio carboxilo terminal (CTD) específico de la RNA polimerasa II. Se recogen las quinasas implicadas en la fosforilación y el papel de ésta en el control de todas las etapas de la transcripción. También se abordan otras funciones dependientes del CTD.

JUVEN-GERSHON T, HSU JY, THEISEN JWM, KADONAGA JT. The RNA polymerase II core promoter–the gateway to transcription. Curr Opin Cell Biol 2008; 20: 253-9.
Revisión de los diferentes elementos presentes en el promotor basal eucariota. Se trata de una revisión sencilla pero muy ilustrativa de cómo los distintos elementos se disponen en el promotor basal para unir la maquinaria general de transcripción.

LATCHMAN DS. Eukaryotic transcription factors, 5ª ed. Academic Press, Elsevier, 2008.
Libro dedicado exclusivamente al estudio de los factores de transcripción eucariotas. Aunque hace especial mención de los factores de transcripción específicos y de sus mecanismos de regulación (que se comentan en el cap. 9, Regulación de la expresión génica en organismos eucariotas), se trata de un texto clásico en el área, por lo que su lectura es muy recomendable.

PANDIT S, WANG D, FU XD. Functional integration of transcriptional and RNA processing machineries. Curr Opin Cell Biol 2008; 20: 260-5.
Revisión que aborda la coordinación de las diferentes etapas de la transcripción, que incluyen la síntesis de la caperuza, el ayuste y la poliadenilación. Se destacan los mecanismos recíprocos de control entre estos procesos en la célula eucariota.

RICHTER WF, NAYAK S, IWASA J, TAATJES DJ. The mediator complex as a master regulator of transcription by RNA polymerase II. Nat Rev Moll Cell Biol 2022; 23: 732-49.
Revisión actual del papel del complejo mediador en la regulación de la transcripción, con especial atención a su capacidad de interacción con los factores de transcripción.

SAINSBURY S, BERNECKY C, CRAMER P. Structural basis of transcription initiation by RNA polymerase II. Nat Rev Mol Cell Biol 2015; 16: 129-43.
Revisión que aborda con especial atención los aspectos estructurales y los mecanismos moleculares de la iniciación de la transcripción dependiente de la RNA polimerasa II eucariota. Las imágenes basadas en modelos de la estructura cristalográfica de las proteínas implicadas son muy instructivas.

SHVEDUNOVA M, AKHTAR A. Modulation of cellular processes by histone and non- histone protein acetylation. Nat Rev Moll Cell Biol 2022; 23: 329-49.
Revisión del papel de la regulación de la acetilación en el control de la transcripción, extendiendo la relevancia de esta regulación a otros procesos celulares.

SOUTOURINA J. Transcription regulation by the mediator complex. Nat Rev Moll Cell Biol 2018; 19: 262-74.
Revisión centrada en las funciones adicionales del complejo mediador en la regulación de la expresión génica.

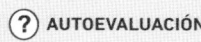

Síntesis, degradación y recambio de las proteínas

8

Á. Gil Hernández y F. Sánchez de Medina Contreras

OBJETIVOS

- Conocer el flujo de la información genética y las biomoléculas implicadas.
- Comprender el código genético y conocer sus características.
- Distinguir las diferentes etapas de la traducción.
- Describir los principales acontecimientos en la iniciación, elongación y terminación de la síntesis proteica.
- Comprender las principales características de las señales que permiten a las proteínas alcanzar sus lugares de destino en la célula, así como el concepto de chaperona y sus tipos.
- Familiarizarse con los aspectos fundamentales de las modificaciones postraduccionales de las proteínas.
- Identificar las funciones del sistema ubiquitina-proteasoma y de la autofagia en la degradación proteica.

CONTENIDO

INTRODUCCIÓN

El recambio proteico es una característica general de todos los seres vivos. Las proteínas están formándose y degradándose continuamente. De esta forma se facilitan los procesos de diferenciación y desarrollo y se puede hacer frente a situaciones patológicas diversas. Los tejidos pueden responder a las demandas ambientales, alterando las proporciones de síntesis y degradación proteica y cambiando el espectro de proteínas sintetizadas. La biosíntesis de proteínas se realiza de acuerdo con la información genética contenida en el DNA a través de la formación de los RNA mensajeros (mRNA). Las células disponen de la maquinaria necesaria para traducir la información contenida en la secuencia del mRNA a la secuencia de la proteína correspondiente. El proceso de la síntesis de proteínas es extraordinariamente complejo y requiere la colaboración de varios orgánulos celulares, de numerosas proteínas y de varios tipos de RNA. Además, se requiere un importante gasto energético.

Un aspecto muy interesante de la biosíntesis proteica lo constituye el tráfico de las proteínas recién sintetizadas hasta su ubicación celular definitiva, especialmente cuando se trata de proteínas de secreción y de membrana. Por otra parte, se está prestando en la actualidad gran atención al fenómeno del plegamiento de las proteínas, proceso que les permite adquirir su estructura espacial característica por la que pueden ejercer sus funciones. Si la proteína no adquiere esta estructura espacial, no sólo no será útil para la célula sino que además originará la formación de agregados tóxicos implicados en diversas enfermedades de gran trascendencia.

La biosíntesis de proteínas está sometida a un proceso de regulación muy complejo, que se produce especialmente en la etapa de la transcripción (**cap. 9**, Regulación de la expresión génica en organismos eucariotas). Sin embargo, la vida media de una proteína no depende solamente de la velocidad de su síntesis sino también del ritmo de su degradación. El principal mecanismo para degradar las proteínas de manera específica es el constituido por el sistema ubiquitina-proteasoma. Este sistema está implicado en la regulación de la vida media de numerosas proteínas de funciones fisiológicas muy diversas. Además, se ocupa de la degradación de las proteínas plegadas incorrectamente, previniendo así sus efectos tóxicos. Por otra parte, numerosas proteínas procedentes de orgánulos celulares son degradadas mediante un proceso conocido como autofagia.

En este capítulo se desarrollarán los temas que se acaban de describir y se hará especial hincapié en el significado del recambio proteico, su interés nutricional y la regulación de dicho proceso por la biodisponibilidad de los aminoácidos.

BIOSÍNTESIS DE PROTEÍNAS

Flujo de la información genética

La información genética contenida en la secuencia de nucleótidos del DNA se transcribe en el núcleo en una secuencia específica de nucleótidos de una molécula de RNA. La secuencia del RNA transcrito es complementaria de la secuencia de nucleótidos de la cadena de DNA que sirve de molde, de acuerdo con la regla de apareamiento de bases (A-U, G-C, T-A y C-G). Existen varios tipos de RNA y todos intervienen en la síntesis de proteínas.

Aunque en los organismos procariotas existe correspondencia lineal entre la secuencia de nucleótidos de un gen (DNA), la secuencia de nucleótidos del mRNA transcrito y la secuencia de aminoácidos del producto traducido, es decir la proteína, la situación es mucho más compleja en los seres eucariotas y, particularmente, en el ser humano. En éste existen unos transcritos primarios precursores del mRNA maduro denominados RNA heterogéneo nuclear (hnRNA), constituidos a partir de las regiones codificantes de los genes, denominadas *exones*, y otras regiones denominadas *intrones*, que separan a los exones. El hnRNA se procesa dentro del núcleo de la célula, y los intrones, que frecuentemente presentan una longitud mayor que los exo-

nes, son eliminados mediante un proceso de corte y empalme llevado a cabo por unas partículas ribonucleoproteicas denominadas *espliceosomas*. El mRNA maduro constituido únicamente por varios exones es transportado al citoplasma y traducido hasta dar una proteína. No obstante, la posibilidad de empalme alternativo de los exones es la causa de que a partir de un mismo gen puedan obtenerse varios mRNA, constituidos por diferentes exones, y por lo tanto varias proteínas (**Fig. 8-1**).

Las células disponen de la maquinaria necesaria para traducir la información de manera precisa y eficiente desde la secuencia de nucleótidos del mRNA hasta la secuencia de aminoácidos de una proteína. La síntesis de proteínas en el citoplasma de la célula, proceso denominado traducción, es posible por la interacción del mRNA con los ribosomas, partículas de naturaleza ribonucleoproteica, constituidas por RNA ribosómico (rRNA) y por varias proteínas. Además de los ribosomas, se dispone de una serie de moléculas adaptadoras, denominadas RNA de transferencia (tRNA), que son capaces de adaptarse mediante apareamiento de bases al mRNA y que llevan unido un aminoácido específico, de manera que a cada triplete de bases en el mRNA se adapta un tRNA particular con un aminoácido característico (**Fig. 8-2**).

El código genético

Las letras A, G, T y C, que se corresponden con los nucleótidos de adenina, guanina, timina y citosina, respectivamente, y que se encuentran en el DNA, se organizan en un código de palabras de tres letras denominadas *codones*, y al conjunto de ellas se lo denomina *código genético*. Éste permite explicar la forma en que las proteínas defectuosas pueden ser la causa de numerosas enfermedades, así como

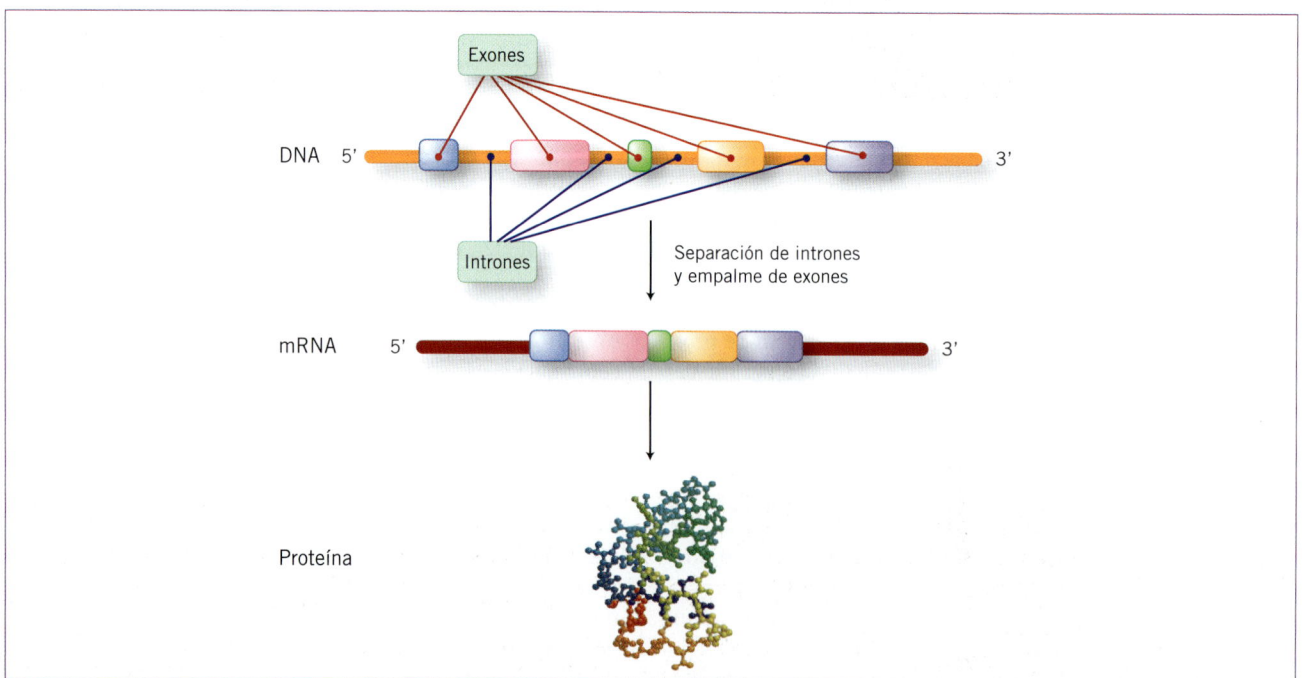

Figura 8-1. Estructura de un gen eucariótico y flujo de la información genética.

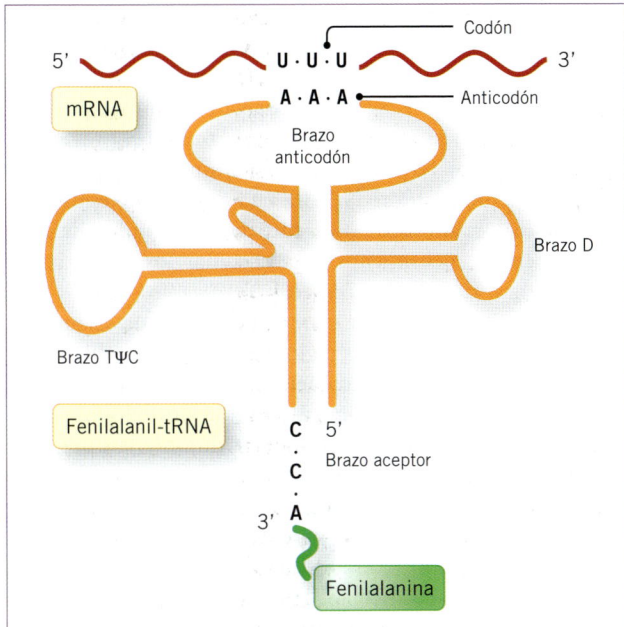

Figura 8-2. Estructura de un aminoacil-tRNA.

su importancia en el diagnóstico y el tratamiento de dichos procesos patológicos. Además, el código genético permite interpretar la fisiopatología de muchas infecciones, especialmente víricas, puesto que estos patógenos alteran la síntesis proteica de las células hospedadoras. Asimismo, muchos antibióticos son efectivos porque alteran selectivamente la síntesis proteica de las bacterias invasoras, pero no la síntesis de las células eucarióticas. Por otra parte, permite explicar por qué los nutrientes, directa o indirectamente, pueden influir en la expresión génica (**cap. 1**, Introducción a la nutrición molecular, y **cap. 9**).

Para la síntesis proteica se requieren 20 aminoácidos diferentes. Por consiguiente, se necesitan al menos 20 codones distintos en el código genético. Como existen cuatro nucleótidos diferentes, si los codones estuviesen constituidos por agrupaciones de dos letras se obtendrían sólo 16 codones (4^2 combinaciones de repetición de cuatro letras tomadas de dos en dos), mientras que la agrupación de dichas letras tomadas de tres en tres, es decir tripletes de nucleótidos, da lugar a un código de 64 codones específicos (4^3). En efecto, es conocido y aceptado universalmente que el código genético está formado por codones o «palabras» constituidas por tres nucleótidos (**Tabla 8-1**).

De entre las 64 posibilidades o codones posibles, no todos especifican aminoácidos. Tres de ellos, conocidos como *codones sin sentido*, se utilizan como señales de terminación de la cadena polipeptídica; es decir, determinan cuándo debe finalizar la incorporación de los aminoácidos a una proteína. Los restantes 61 codones especifican los 20 aminoácidos. Por ello, al código genético se lo denomina «redundante», puesto que más de un triplete codifica un mismo aminoácido. Algunos aminoácidos, como la serina, son codificados por hasta seis codones diferentes. Sin embargo, otros aminoácidos, como la metionina y el triptófano, son especificados por un codón único. En general, el último nucleótido de un codón es menos importante que los dos anteriores para determinar el aminoácido que debe incorporarse a la cadena polipeptídica. Es importante destacar que aunque un aminoácido puede estar codificado por varios codones, cada codón solo puede codificar un aminoácido. Es decir, salvo raras excepciones, el código genético es preciso y carece de ambigüedad.

La precisión del código genético puede explicarse porque los codones del mRNA son reconocidos por unas regiones de los tRNA denominadas *anticodones*, constituidas también por tres nucleótidos, que se aparean a los codones siguien-

Tabla 8-1. Código genético[a]

Primer nucleótido	Segundo nucleótido				Tercer nucleótido
	U	**C**	**A**	**G**	
U	Phe	Ser	Tyr	Cys	U
	Phe	Ser	Tyr	Cys	C
	Leu	Ser	Parada	Parada[b]	A
	Leu	Ser	Parada	Trp	G
C	Leu	Pro	His	Arg	U
	Leu	Pro	His	Arg	C
	Leu	Pro	Gln	Arg	A
	Leu	Pro	Gln	Arg	G
A	Ile	Thr	Asn	Ser	U
	Ile	Thr	Asn	Ser	C
	Ile[2]	Thr	Lys	Arg[a]	A
	Met	Thr	Lys	Arg[a]	G
G	Val	Ala	Asp	Gly	U
	Val	Ala	Asp	Gly	C
	Val	Ala	Glu	Gly	A
	Val	Ala	Glu	Gly	G

[a] Los términos primero, segundo y tercer nucleótido hacen referencia a los nucleótidos individuales de un codón. A: adeninucleótido; C: citidinnucleótido; G: guaninnucleótido; U: uridinnucleótido. AUG, que codifica metionina, actúa como codón iniciador en todas las células de los mamíferos y codifica también las metioninas internas dentro de una proteína. UAA, UAG y UGA son los codones sin sentido o de terminación de la cadena polipeptídica. Parada: terminación o parada de la cadena polipeptídica.

[b] En las mitocondrias de los mamíferos, AUA codifica Met y UGA codifica Trp, y AGA y AGG sirven como codones de terminación.

Ala: alanina; Arg: arginina; Asn: asparagina; Asp: aspártico; Cys: cisteína; Gln: glutamina; Glu: glutámico; Gly: glicina; His: histidina; Ile: isoleucina; Leu: leucina; Lys: lisina; Met: metionina; Phe: fenilalanina; Pro: prolina; Ser: serina; Thr: treonina; Trp: triptófano; Tyr: tirosina; Val: valina.

Tabla 8-2. Características principales del código genético
• Degenerado o redundante
• No ambiguo
• Sin solapamiento
• Sin puntuaciones
• Universal

do las reglas de la complementariedad de bases (**Fig. 8-2**). Para cada codón del mRNA sólo existe un tRNA específico que lleva el anticodón complementario y, por lo tanto, cada tRNA lleva un aminoácido determinado. Sin embargo, algunos tRNA pueden utilizar su anticodón para reconocer más de un codón. En definitiva, con muy pocas excepciones, dado un codón específico sólo se incorpora un aminoácido determinado, aunque, dado un aminoácido, se puede utilizar más de un codón.

La lectura del código genético se realiza sin que exista solapamiento de los codones. Además, una vez que comienza la lectura en un codón específico, el mensaje se lee de forma continua sin que existan puntuaciones entre los codones. Así, una vez que comienza la lectura en un codón determinado, el mensaje se lee como una secuencia de tripletes de nucleótidos continua hasta que se alcanza un codón de parada o terminación.

El código genético es universal, es decir, es el mismo desde el más pequeño microorganismo hasta la especie humana. No obstante, existen algunos tRNA en las mitocondrias de los seres superiores, las cuales contienen su propia maquinaria de traducción separada e independiente del resto de la célula, que leen cuatro codones de forma diferente a los tRNA presentes en el citoplasma de las mismas células. Así, el codón AUA traduce metionina, y el UGA triptófano, en las mitocondrias. Además, los codones AGA y AGG se comportan como codones de parada en las mitocondrias, mientras que en el citoplasma se leen como arginina (**Tabla 8-1**). Por otra parte, las mitocondrias sólo necesitan 22 tRNA diferentes para leer su código genético, mientras que la traducción en el citoplasma requiere 31 especies distintas de tRNA.

El apareamiento de la base del tercer nucleótido de un codón con la base correspondiente del anticodón no es tan estricto como el apareamiento de las dos primeras bases. Esto es lo que se conoce con el nombre de balanceo y explica la degeneración del código genético. Por ejemplo, los tres codones que codifican para la glicina (GGU, GGC y GGA) pueden unirse a un mismo anticodón formado por CCI, siendo I la base inosina, una de las bases peculiares de los tRNA que no aparecen en otros ácidos nucleicos.

Las características fundamentales del código genético se resumen en la **tabla 8-2**.

Activación de los aminoácidos y formación de los aminoacil-tRNA

Las moléculas de tRNA poseen estructuras y funciones extraordinariamente similares. La función adaptadora de estas moléculas requiere que cada una de ellas lleve un aminoácido específico. Ahora bien, como no existe afinidad de los

ácidos nucleicos por los aminoácidos, el reconocimiento tanto de los tRNA como de los aminoácidos particulares a los que se unen se realiza por enzimas muy específicas denominadas aminoacil-tRNA sintetasas. Por lo tanto, existen 20 aminoacil-tRNA sintetasas que llevan a cabo el proceso de reconocimiento y de unión de los 20 aminoácidos diferentes a los correspondientes tRNA. La tasa de error de estas enzimas al unir los aminoácidos es muy baja, del orden de 10^{-4}, y disponen de mecanismos para eliminar los aminoácidos unidos al azar de forma incorrecta.

Las moléculas de tRNA tienen una estructura secundaria en forma de cruz con varias regiones importantes (**Fig. 8-2**). El brazo que contiene la secuencia timidina-seudouracilo-citosina (TΨC) está implicado en la unión del aminoacil-tRNA a la superficie de los ribosomas durante la síntesis de las proteínas. El brazo D, así llamado por contener dihidrouracilo, es importante en el reconocimiento del tRNA por la aminoacil-tRNA sintetasa específica. El brazo aceptor del aminoácido, que contiene el extremo 3', es el lugar de unión del aminoácido específico. El brazo que contiene el anticodón presenta una región con siete nucleótidos que incluye, leído en sentido 3' a 5', una base variable, una purina modificada, el triplete del anticodón y dos pirimidinas. Hay que señalar que la lectura de los codones se realiza en sentido 5' a 3', mientras que la de los anticodones se efectúa en sentido contrario (antiparalelo).

La formación de los aminoacil-tRNA se esquematiza en la **figura 8-3**. Este proceso se lleva a cabo en dos pasos; en el primero, se forma un complejo intermediario aminoacil-AMP-enzima, o aminoácido activado, para cuya formación se necesita ATP. Dicho complejo reconoce a un tRNA específico y une el aminoácido a su extremo 3'-hidroxilo. El

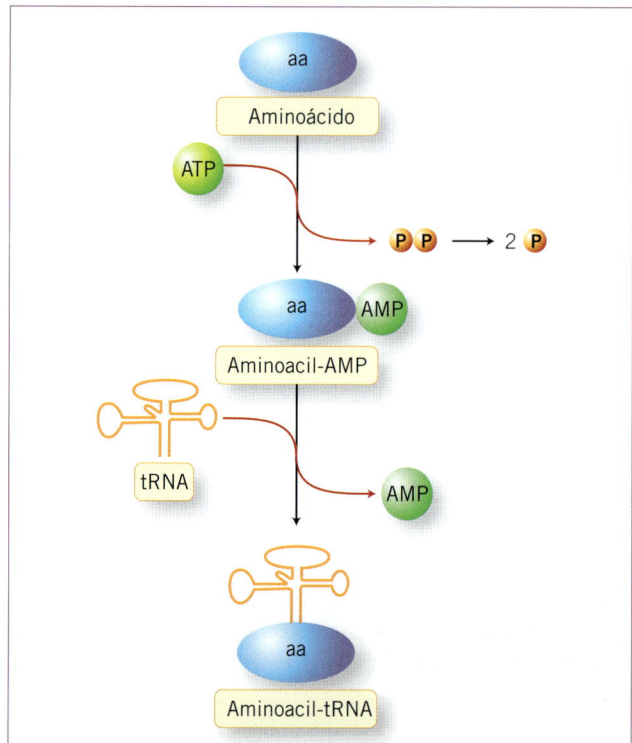

Figura 8-3. Formación de los aminoacil-tRNA. aa: aminoácido.

aminoácido permanece unido mediante un enlace éster al tRNA hasta que se produzca la polimerización en el proceso de síntesis de la cadena polipeptídica.

Etapas de la síntesis de proteínas

Los ribosomas son las partículas celulares encargadas de facilitar la traducción de la secuencia de nucleótidos de los mRNA en secuencias específicas de aminoácidos formando cadenas polipeptídicas. La traducción del mRNA comienza con la unión del metionil-tRNA al codón de iniciación AUG, situado cerca del extremo 5' terminal, y el mensaje se lee en dirección 5' a 3', concluyendo con la formación del extremo carboxilo terminal de la proteína. En todos los seres superiores, incluida la especie humana, el proceso de traducción se lleva a cabo sobre todo en el citoplasma celular (con la excepción de la traducción mitocondrial). Existen dos tRNA que codifican metionina, uno se une al codón de iniciación AUG y se denomina met-tRNA^i, y el otro codifica las metioninas internas de la proteína, teniendo cada uno de ellos una secuencia única.

Iniciación

La iniciación de la síntesis proteica requiere que se seleccione una molécula de mRNA por un ribosoma y que éste encuentre la pauta de lectura correcta, es decir, el nucleótido de comienzo exacto. Este proceso en los eucariotas implica a los mRNA, rRNA y tRNA, y al menos 10 factores proteicos de iniciación (eIF, *eukariotic initiation factors*), algunos de los cuales están constituidos por tres a ocho subunidades. También están implicados el GTP, el ATP y los aminoácidos (**Fig. 8-4**). La fase de iniciación de la síntesis de proteínas puede dividirse en varias subetapas:

1. Disociación del ribosoma en las subunidades 40S y 60S.
2. Unión del complejo ternario constituido por met-tRNA^i, GTP y eIF-2 a la partícula ribosómica 40S, para formar un complejo de preiniciación.
3. Unión del mRNA al complejo de preiniciación para formar un complejo 43S
4. Combinación del complejo de iniciación 43S con la subunidad 60S del ribosoma para dar lugar al complejo de iniciación 80S.

En la disociación del ribosoma, los factores de iniciación eIF-3 y eIF-1A se unen a la subunidad 40S, lo que retrasa su reasociación con la subunidad 60S y permite que se puedan unir otros factores de iniciación de la traducción.

En la formación del complejo de preiniciación 43S, el primer paso ocurre con la unión del eIF-2 y el GTP. Este complejo binario se une al met-tRNA^i, y el nuevo complejo ternario se une a la subunidad 40S, que se estabiliza por asociación con el eIF-3 y el eIF-1A.

El eIF-2 es uno de los dos puntos de control de la iniciación de la síntesis proteica en los organismos superiores. Este factor tiene tres subunidades α, β y γ. El eIF-2α es fosforilado por, al menos, cuatro proteínas quinasas, que se activan en situaciones de estrés metabólico o cuando el gasto

energético necesario para la síntesis proteica podría ser letal para la célula; estas situaciones incluyen todas aquellas en las que es necesario el ahorro de glucosa y de aminoácidos: infección vírica, hiperosmolaridad, *shock* térmico, etc. La proteína quinasa R (PKR) es particularmente importante en este contexto, ya que se activa por virus y supone un mecanismo de defensa del hospedador que hace disminuir la síntesis proteica, inhibiendo la replicación vírica. El eIF-2α fosforilado se une firmemente e inactiva al factor eIF-2β implicado en el reciclado de GTP-GDP, con lo que se previene la formación del complejo de preiniciación 43S y se bloquea la síntesis de proteínas.

En la formación del complejo 43S, la caperuza de metilguanosina trifosfato (m^{7}G), presente en el extremo 5' terminal de la mayoría de los mRNA de los eucariotas, facilita la unión del mRNA a dicho complejo de preiniciación. El eIF-4F es el factor encargado de unirse a la caperuza del mRNA. Este factor, constituido a su vez por varios componentes –4A, 4B, 4E y 4G– se encarga de unir y reducir la estructura secundaria del extremo 5' del mRNA a través de sus actividades ATPasa y helicasa dependientes de ATP, como se describe más adelante de manera detallada. Así, la asociación del mRNA al complejo 43S requiere la hidrólisis de ATP para formar el complejo 48S. El eIF-3 es otro factor clave, ya que se une al componente 4G y sirve de enlace entre el complejo de preiniciación y la subunidad 40S del ribosoma. A continuación de la asociación del complejo 43S con la caperuza del mRNA y de la reducción o «fusión» del extremo 5' del mRNA, el complejo *escanea* el mRNA hasta encontrar el codón de iniciación AUG más cercano, aunque el codón de iniciación preciso está determinado por la presencia de una secuencia consenso, denominada de Kozak, que rodea al codón de iniciación AUG, formada por las siguientes bases: GCCGCCRCCAUGG, donde R es una purina (adenina o guanina) que está situada tres bases más arriba del comienzo del codón de iniciación (AUG), es decir en posición −3, seguida por otra G en posición +4:

$$\overset{-3}{}\overset{+1}{}\overset{+4}{}$$
$$G\ C\ C\ G\ C\ C\ R\ C\ C\ A\ U\ G\ G$$

En esta secuencia siempre hay una purina en las posiciones −3 y +4

Para la síntesis proteica es también necesaria la presencia de la proteína de unión a la cola de poli-A del mRNA, denominada Pab 1p. La cola de poli-A estimula el reclutamiento de la subunidad 40S del mRNA a través de una serie de interacciones complejas. Así, la cola de poli-A, unida a la proteína Pab 1p, interacciona con el factor eIF-4G, que a su vez se une al eIF-4E y condiciona la unión a la estructura de la caperuza anteriormente mencionada. De esta manera, la cola de poli-A y la caperuza de guanosintrifosfato ejercen un efecto sinérgico en la síntesis proteica en los mamíferos y en otros organismos eucariotas.

La unión de la subunidad 60S al complejo de iniciación 48S implica la hidrólisis de GTP, unido al factor eIF-2 por el IF-5. Esta reacción da lugar a la liberación de los factores de iniciación unidos al complejo 48S, que son reciclados, y la rápida asociación de las subunidades 40S y 60S para

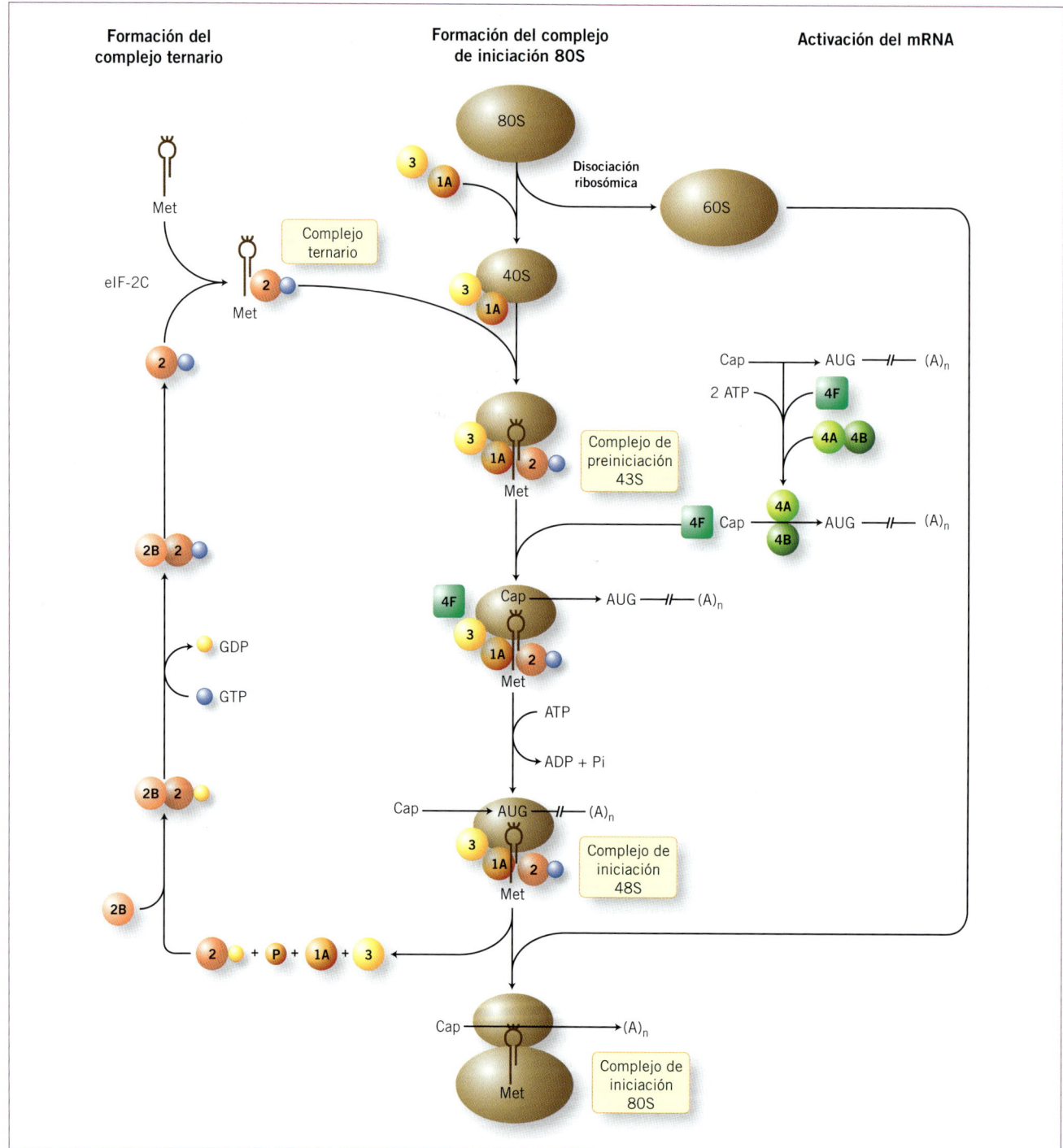

Figura 8-4. Esquema de la etapa de iniciación de la síntesis proteica.

formar el ribosoma 80S. En este punto, el met-tRNA^i se coloca sobre el sitio P del ribosoma y puede comenzar la fase de elongación.

El complejo eIF-4F es muy importante en el control de la traducción de proteínas. El eIF-4F es un complejo formado por el eIF-4E, que se une a la caperuza m⁷G del extremo 5' del mRNA, y por el eIF-4G, que sirve como proteína de andamiaje. Además, como se ha señalado anteriormente, el eIF-4E se une también al eIF-E, que permite el enlace del complejo con la subunidad 40S, y a los factores eIF-4A y

eIF-4B, un complejo de dos helicasas responsables del desenrollamiento del mRNA.

El paso limitante en la traducción es el reconocimiento de la caperuza del mRNA por el eIF-4E. Este proceso está regulado a dos niveles. El primero comprende la insulina y factores de crecimiento que fosforilan al eIF-4E aumentando la afinidad de este factor por la caperuza del mRNA. La fosforilación está mediada por la vía de la MAP quinasa (**cap. 3**, Señalización intracelular). El segundo nivel de regulación del eIF-4E comprende un conjunto de proteínas capaces de

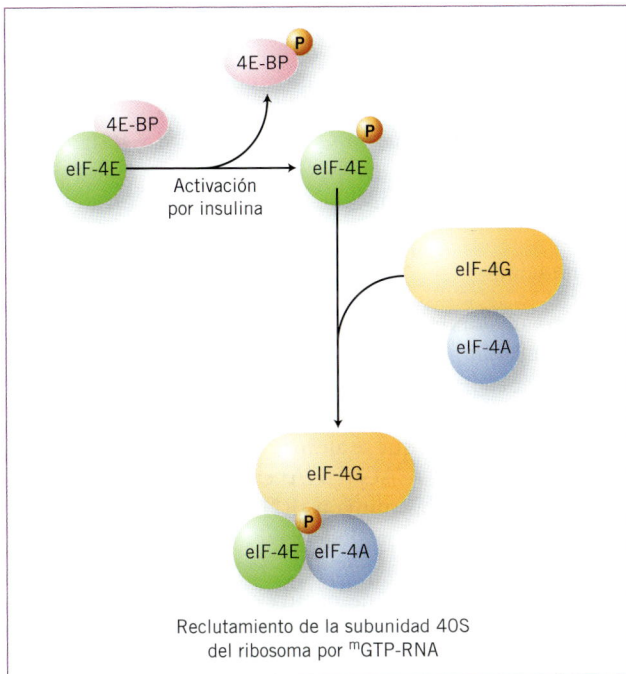

Reclutamiento de la subunidad 40S
del ribosoma por ᵐGTP-RNA

Figura 8-5. Activación del eIF-4E por insulina y formación del complejo eIF-4E con la caperuza del mRNA. eIF: factor proteico de iniciación.

inactivarlo y que incluyen 4E-BP1, también conocida como PHAS-1, y las proteínas relacionadas 4E-BP2 y 4E-BP3. La unión de la BP1 al factor eIF-4E impide que éste se una al componente eIF-4G para formar el complejo 4F. De esta manera, la 4E-BP1 inhibe la traducción. La insulina y otros factores de crecimiento fosforilan a la proteína BP1 en cinco lugares diferentes, lo que provoca su disociación del eIF-4E, y la imposibilidad de volver a unirse a él hasta que se produzca la desfosforilación completa. Estos efectos de activación del eIF-4E explican, en parte, el notable aumento de la síntesis proteica mediada por insulina y otros factores de crecimiento en el hígado, el tejido adiposo y el tejido muscular (**Fig. 8-5**).

Como se ha indicado anteriormente, los ribosomas eucarióticos son reclutados por la caperuza del extremo 5', y el codón de iniciación se encuentra por *escaneado* del mRNA hacia el extremo 3'. La interacción de la caperuza con la cola de poli-A a través de la Pab 1p y del factor eIF-4F hace que los dos extremos del mRNA estén cercanos y que éste tenga una configuración circular. De esta forma, inmediatamente después de que un ribosoma finaliza una ronda de traducción, las subunidades están situadas adecuadamente para reiniciar otro ciclo.

No todos los polipéptidos de los seres superiores están codificados por un marco de lectura abierta que comienza con la secuencia AUG más próxima al extremo 5'. En algunos casos, se encuentran secuencias cortas de no más de 30 nucleótidos entre dos señales AUG consecutivas, denominadas marcos de lectura abierta (uORF, *upstream open reading frame*). En estos casos, cuando la traducción comienza en la primera secuencia AUG, los uORF actúan como señales reguladoras que permiten obtener un polipéptido más largo de lo habitual. Otro ejemplo de iniciación de la traducción en lugares más abajo de la señal AUG ha-

bitual lo constituyen los genes que tienen secuencias AUG en lugares internos corriente abajo denominados sitios de entrada ribosómica interna (IRES, *internal ribosome entry sites*). Los IRES son señales de RNA que funcionan como los sitios de unión de los ribosomas en los procariotas, de manera que reclutan la subunidad pequeña del ribosoma en un sitio interno del mRNA; así, de un mismo mRNA pueden obtenerse varios polipéptidos de longitud y secuencia diferentes, representando otro mecanismo regulador de la síntesis proteica.

Elongación

La elongación es un proceso cíclico que se lleva a cabo en el ribosoma, por el cual un aminoácido se une a la cadena proteica naciente en cada ciclo. La secuencia peptídica se determina por el orden de los codones en el mRNA. Como en el caso de la iniciación, hay varios pasos y están implicados varios factores proteicos denominados factores de elongación:

- Unión del aminoacil-tRNA al sitio A del ribosoma.
- Formación del enlace peptídico.
- Translocación.
-

La **figura 8-6** resume el proceso de elongación de la cadena polipeptídica.

En el ribosoma formado durante la etapa de iniciación, el sitio A (aminoacilo o aceptor) está libre. La unión de un aminoacil-tRNA específico requiere el reconocimiento del codón apropiado. El factor de elongación 1A (EF1A) forma un complejo ternario con el GTP y el aminoacil-tRNA entrante, lo que permite su unión al sitio A y la liberación posterior de EF1A-GDP y fosfato. La hidrólisis de GTP es catalizada por un sitio activo del ribosoma, y el EF1A-GDP se recicla hasta EF1A-GTP con la ayuda de otros factores proteicos solubles y de GTP.

El grupo α-amino del nuevo aminoácido que lleva el aminoacil-tRNA en el sitio A provoca un ataque nucleofílico sobre el grupo carboxilo del peptidil-tRNA que ocupa el sitio P del ribosoma (sitio peptidilo o polipeptídico). En el momento inicial, el sitio P está ocupado por el met-tRNAⁱ. Esta reacción está catalizada por la peptidiltransferasa, un componente del rRNA 28S de la subunidad 60S del ribosoma. Éste es otro ejemplo de la importancia del ribosoma y del rRNA en la síntesis proteica. Como el aminoácido está activado, en forma de aminoacil-tRNA, para esta reacción no se requiere gasto energético adicional. El producto final de la reacción es el crecimiento de la cadena polipeptídica en el tRNA unido al sitio A.

El nuevo tRNA desacilado está unido por el anticodón al sitio P en un extremo y por la secuencia CCA de la cola al sitio E de la subunidad grande del ribosoma. En este punto, el factor de elongación 2 (EF2) se une y desplaza el peptidil-tRNA del sitio A al sitio P. A su vez, el tRNA desacilado abandona el ribosoma. El complejo EF2-GTP se hidroliza hasta EF2-GDP, desplazando hacia delante el mRNA un codón y dejando el sitio A del ribosoma libre para ser ocupado por otro complejo ternario de aminoacil-tRNA-EF1A-GTP y comenzar un nuevo ciclo de elongación.

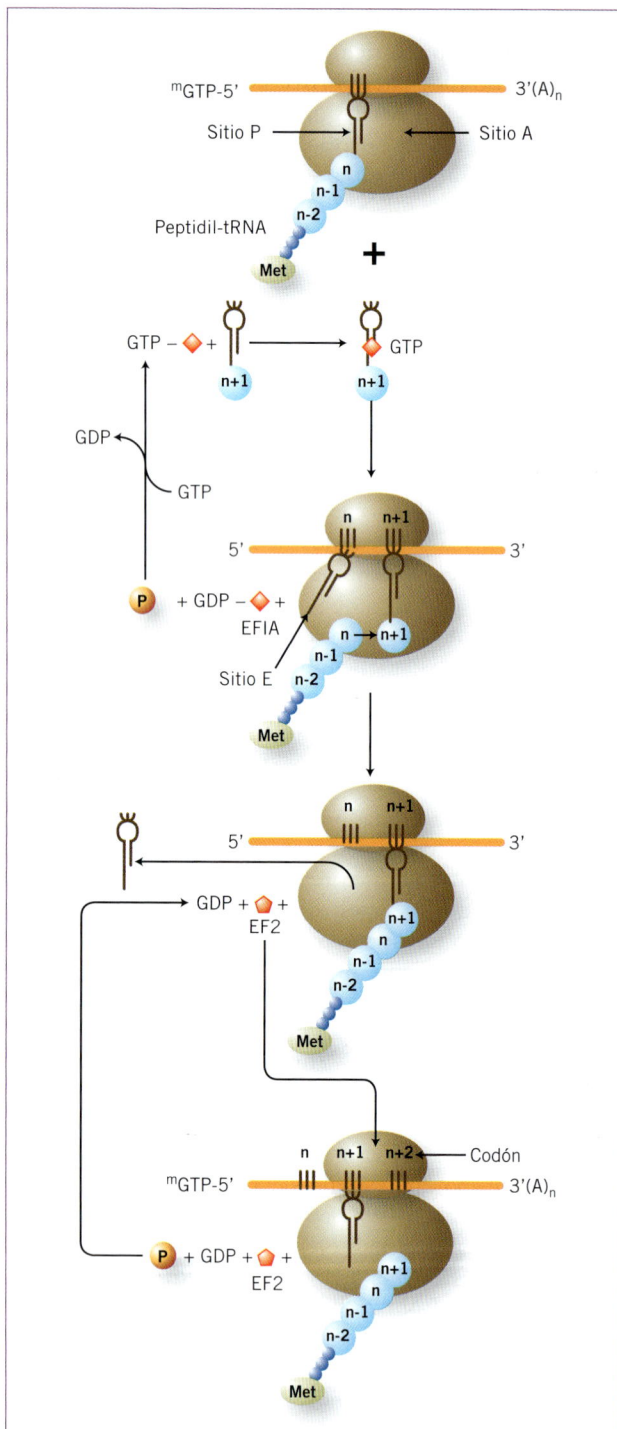

Figura 8-6. Esquema de la etapa de elongación de la síntesis proteica. EF: factor de elongación; GDP: guanosindisfofato; GTP: guanosintrifosfato.

Los ribosomas eucarióticos pueden incorporar hasta seis aminoácidos por segundo, mientras que los organismos procarióticos incorporan hasta 18 aminoácidos por segundo. Todo ello lleva consigo un gasto energético muy elevado. Así, el requerimiento energético para la formación de un enlace peptídico incluye el equivalente de la hidrólisis de dos moléculas de ATP hasta ADP y de dos moléculas de GTP hasta GDP o, lo que es igual, la hidrólisis de cuatro enlaces

fosfato de alta energía. La carga de la molécula de tRNA con un aminoácido requiere la hidrólisis de un ATP hasta AMP, equivalente a la hidrólisis de dos ATP hasta dos ADP y dos fosfatos. La entrada del aminoacil-tRNA en el sitio A provoca la hidrólisis de un GTP hasta GDP y fosfato, y la translocación del peptidil-tRNA desde el sitio A al P por el EF2 da lugar a la hidrólisis de un GTP hasta GDP.

Terminación

En comparación con la iniciación y la elongación, la etapa de terminación es un proceso simple. La **figura 8-7** esquematiza esta etapa.

El proceso de síntesis de la cadena polipeptídica ocurre a gran velocidad hasta que se alcanza un codón de terminación en el mRNA (UAA, UAG, UGA) en el sitio A del ribosoma. Normalmente, no hay ningún tRNA con un anticodón que reconozca la señal de terminación. El factor de liberación de la cadena polipeptídica (RF1, *releasing factor 1*) reconoce la existencia de un codón de parada en el sitio A; este factor está unido a otro factor denominado RF3 que, a su vez, está ligado a GTP. Este complejo, junto con la peptidiltransferasa, promueve la hidrólisis del enlace entre el péptido y el

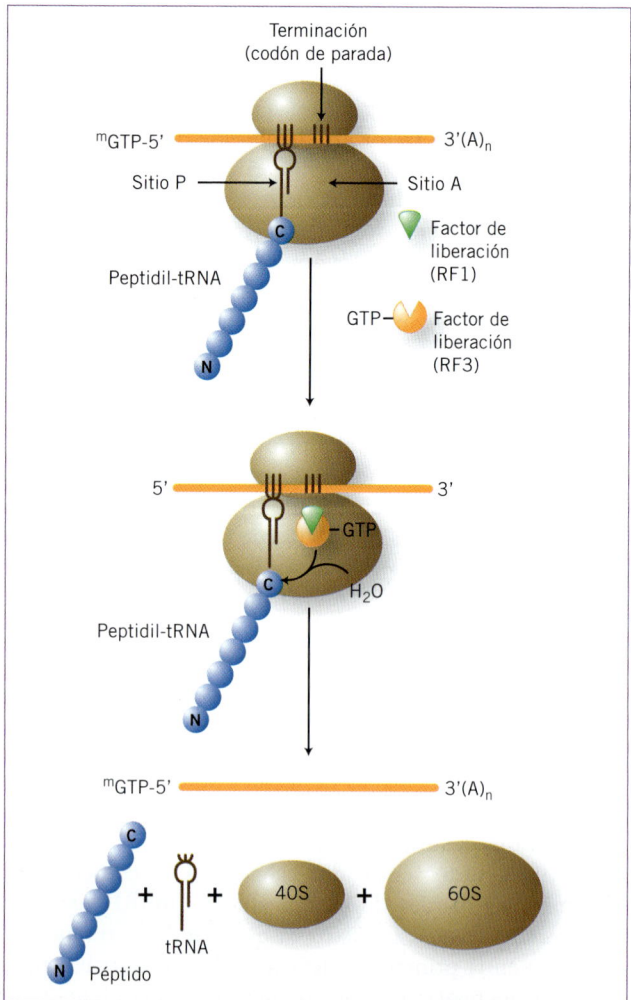

Figura 8-7. Esquema de la etapa de terminación de la síntesis proteica.

tRNA que ocupa el sitio P. Después de la hidrólisis se liberan la proteína y el tRNA del sitio P, y el ribosoma 80S se disocia en sus dos subunidades de 40S y 60S.

SÍNTESIS DE PROTEÍNAS POR LOS POLISOMAS Y TRÁFICO INTRACELULAR PROTEICO

Muchos ribosomas pueden traducir una misma molécula de mRNA simultáneamente. A causa de su tamaño relativamente grande, los ribosomas no pueden unirse a un mRNA que tenga menos de 35 nucleótidos. Los ribosomas múltiples unidos a una misma molécula de mRNA forman un *polirribosoma* o *polisoma*. El número de ribosomas unidos a una misma molécula de mRNA es proporcional a su longitud.

La mayoría de las proteínas debe viajar desde el citoplasma a muchos lugares diferentes, dentro o fuera de las células, para llevar a cabo su función. Algunas son destinadas a formar parte de los orgánulos celulares, otras al citosol, otras van a la membrana celular y otras son exportadas al exterior. Para alcanzar su lugar de destino, las proteínas contienen habitualmente una secuencia señal que les permite encontrarlo (**Tabla 8-3**). Algunas mutaciones en estas secuencia señal dan lugar a la aparición de determinadas enfermedades.

Los polisomas pueden estar libres en el citoplasma celular o asociados al retículo endoplásmico, confiriendo la apariencia típica rugosa a este sistema membranoso. Las proteínas sintetizadas por los polisomas libres citoplasmáticos se utilizan para llevar a cabo funciones intracelulares. Las proteínas sintetizadas por los polisomas adheridos al retículo endoplásmico son exportadas a otros lugares de la célula, y algunas de ellas son procesadas en el aparato de Golgi, antes de ser segregadas como zimógenos, como se detalla más adelante. Así, las vías biosintéticas de las proteínas pueden considerarse dentro de un gran sistema que se subdivide en dos ramas:

- La síntesis citosólica llevada a cabo en los polisomas libres, que conduce a la producción de proteínas destinadas a las mitocondrias, el núcleo y los peroxisomas, si llevan señales específicas, o al propio citosol, si carecen de ellas.

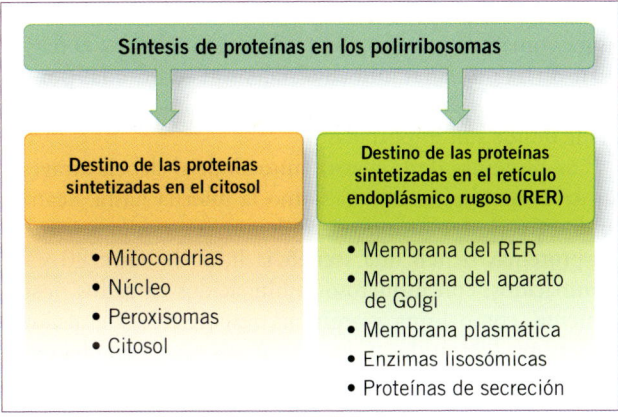

Figura 8-8. Destino celular de las proteínas sintetizadas en los polisomas libres y en el retículo endoplásmico rugoso.

- La síntesis realizada en los polisomas asociados al retículo endoplásmico que conduce a la producción de las proteínas para el propio retículo endoplásmico, la membrana del aparato de Golgi, la membrana plasmática, las enzimas lisosomales y las proteínas de secreción.

En esta segunda rama, las proteínas destinadas a la membrana plasmática o a la secreción no tienen ninguna secuencia señal particular y encuentran su destino por defecto, mientras que las que se integran en el retículo endoplásmico, el aparato de Golgi y los lisosomas disponen de señales específicas de destino (**Fig. 8-8**).

En la **tabla 8-4** se resumen los aspectos fundamentales de la importación de proteínas por los orgánulos celulares.

Biosíntesis y tráfico de proteínas sintetizadas en los polisomas libres

Síntesis y transporte de proteínas mitocondriales

Las mitocondrias contienen muchas proteínas; 13 de ellas, la mayoría componentes de la cadena respiratoria, son codi-

Tabla 8-3. Secuencias peptídicas y compuestos que dirigen el tráfico de las proteínas hasta los orgánulos de destino	
Secuencia diana o compuesto	**Orgánulo de destino**
Péptido señal	Membrana del retículo endoplásmico
Secuencia aminoterminal KDEL (Lys-Asp-Glu-Leu)	Superficie luminal del retículo endoplásmico
Secuencia aminoterminal (20-80 aminoácidos)	Matriz mitocondrial
Señal de localización nuclear (NLS) (p. ej., [Pro$_2$]-[Lys$_2$]-Ala-Lys-Val)	Núcleo
Secuencia diana de la matriz peroxisomal (PTS) (p. ej., Ser-Lys-Leu)	Peroxisomas
Manosa-6-fosfato	Lisosoma

Tabla 8-4. Características fundamentales de la importación de proteínas por los orgánulos celulares

- La importación de proteínas por los orgánulos celulares ocurre en tres etapas: reconocimiento, translocación y maduración
- Las secuencias diana de la proteína son reconocidas en el citosol o en la superficie del orgánulo
- La proteína tiene que estar desplegada para que ocurra el proceso de translocación, estado mantenido por unas proteínas acompañantes denominadas chaperonas
- El paso de las proteínas a través de las membranas necesita energía y chaperonas situadas en lugares transmembrana
- Los ciclos de unión y liberación proteica de las chaperonas da lugar al impulso de la cadena polipeptídica a través de la membrana
- Otras proteínas dentro del orgánulo catalizan el plegamiento de la nueva proteína, uniendo a menudo cofactores u oligosacáridos y ensamblándolas como monómeros u oligómeros activos

ficadas por el propio DNA mitocondrial y sintetizadas por su maquinaria específica ribosómica. Sin embargo, la mayor parte de las proteínas mitocondriales son codificadas por genes nucleares y sintetizadas por polisomas libres en el citosol, desde donde son importadas.

Las proteínas de la matriz mitocondrial deben atravesar tanto la membrana externa como la interna hasta alcanzar su destino. A este proceso se lo denomina *translocación*. Estas proteínas tienen una secuencia líder de entre 20 y 80 aminoácidos, con numerosos aminoácidos cargados positivamente, como lisina y arginina, responsables de alcanzar su destino. La translocación ocurre una vez que se ha completado la traducción, si bien las proteínas interaccionan con otras proteínas citosólicas denominadas chaperonas que intervienen en su plegamiento (v. Plegamiento de las proteínas, más adelante).

Se conocen dos complejos de translocación situados en las membranas externa e interna, denominados TOM (*translocation outer membrane*) y TIM (*translocation inner membrane*), respectivamente. Cada uno de ellos está formado por diversas proteínas. Algunas de ellas actúan como receptores para las nuevas proteínas, y otras como componentes de los poros de las membranas a través de las cuales pasan dichas proteínas. Para ello, deben hacerlo en un estado desplegado, lo cual es posible con la ayuda de varias chaperonas unidas a ATP.

La matriz mitocondrial tiene carga neta negativa gracias al potencial protónico generado a través de la membrana interna durante el transporte electrónico derivado del funcionamiento de la cadena transportadora de electrones asociado a la respiración celular (v. Metabolismo energético y metabolismo intermediario, en el **cap. 1**, Funciones y metabolismo de los nutrientes, **tomo I**). Esta carga negativa puede ayudar a la secuencia líder cargada positivamente para que la proteína alcance la matriz mitocondrial. La presecuencia es eliminada por la peptidasa procesadora de proteínas de la matriz (MPP, *matriz processing peptidase*). Posteriormente, el contacto con otras chaperonas completa el proceso de plegamiento de las proteínas.

Ciertas proteínas se insertan en la membrana externa, proceso facilitado por el complejo TOM. Otras alcanzan el espacio intermembrana, y otras se insertan en la membrana mitocondrial interna. Además, algunas proteínas de la matriz regresan a la membrana interna o al espacio intermembrana, debido a la existencia de dos secuencias señal, una que las conduce a la matriz y otra responsable de la nueva localización. Asimismo, otras proteínas mitocondriales, como el citocromo *c*, que se localiza en la membrana interna, no contienen presecuencias conocidas, y otras contienen presecuencias internas.

Transporte nuclear de proteínas

El transporte de moléculas desde el citosol al núcleo, y viceversa, implica a más de un millón de macromoléculas por minuto. En estas biomoléculas se incluyen proteínas ribosómicas, subunidades de los ribosomas, histonas, factores de transcripción y moléculas de mRNA. El transporte es bidireccional y se produce fundamentalmente a través de los poros nucleares (NPC, *nuclear pore complexes*), unas estructuras

complejas compuestas por más de 100 proteínas. El diámetro de los NPC oscila entre 9 y 28 nm, por lo que a su través pueden pasar biomoléculas tan grandes como de 40 kDa por procesos de difusión. No obstante, también pueden pasar moléculas mayores, no a través de los NPC sino utilizando sistemas de translocación específicos.

Las proteínas importadas por el núcleo tienen una señal de localización nuclear (NLS, *nuclear localization signal*). Dependiendo del tipo de NLS, la proteína interacciona con una familia de proteínas solubles denominadas *importinas*, y el complejo bloquea el NPC a modo de dique. Un ejemplo de NLS es la secuencia $(Pro)_2$-$(Lys)_4$-Ala-Lys-Val muy rica en lisina.

Otra familia de proteínas, denominada Ran, desempeña un papel crucial en la interacción del complejo importina-proteína con el NPC y en la translocación a su través. Las proteínas Ran son estructuras monoméricas ligadas a GTP o GDP con actividad GTPasa. Asimismo, están reguladas por factores de intercambio de nucleótidos de guanina (GEF, *guanine nucleotide exchange factors*) y por proteínas activadoras de guanina (GAP, *guanine-activating proteins*). Las proteínas Ran ligadas a GDP están en el citoplasma, mientras que las ligadas a GTP lo están en el núcleo, por lo que la asimetría entre estos dos compartimentos parece ser importante para el paso de las proteínas al interior del núcleo. Una vez que las proteínas han atravesado los NPC, las importinas se reciclan al citoplasma (**Fig. 8-9**).

Unas proteínas similares a las importinas, denominadas *exportinas*, son las encargadas de enviar proteínas desde el núcleo al citoplasma utilizando también proteínas Ran. En este caso las proteínas llevan unas señales denominadas de exportación nuclear (NES, *nuclear exportation signal*).

Transporte de proteínas a los peroxisomas

Se han identificado al menos dos secuencias encargadas de conducir las proteínas sintetizadas en los polisomas libres a la matriz de los peroxisomas (secuencia diana de la matriz peroxisomal [PTS, *peroxisomal-matrix targeting sequences*]). Tanto las señales PTS1 como las PTS2 interaccionan con proteínas receptoras específicas y, a su vez, con un receptor de la membrana. La señal PTS1 tiene un tripéptido Ser-Lys-Leu localizado en el extremo carboxilo; esta señal se encuentra, por ejemplo, en la catalasa. La señal PTS2 consiste en 26-36 aminoácidos que se eliminan al entrar la proteína en la matriz; varias tiolasas llevan esta señal. Las proteínas de la membrana de los peroxisomas llevan otro tipo de señales y, al contrario que para la importación de las proteínas de la matriz, no se necesita ATP. Varias enfermedades, como el síndrome de Zellweger, la adrenoleucodistrofia neonatal y la enfermedad de Refsum son ocasionadas por fallos en varias proteínas implicadas en la biogénesis de los peroxisomas.

Síntesis y tráfico de proteínas en el retículo endoplásmico

El flujo de ciertas proteínas desde el retículo endoplásmico hasta la membrana plasmática, conocido como flujo mayoritario, ya que no es selectivo, se produce sin la necesidad de

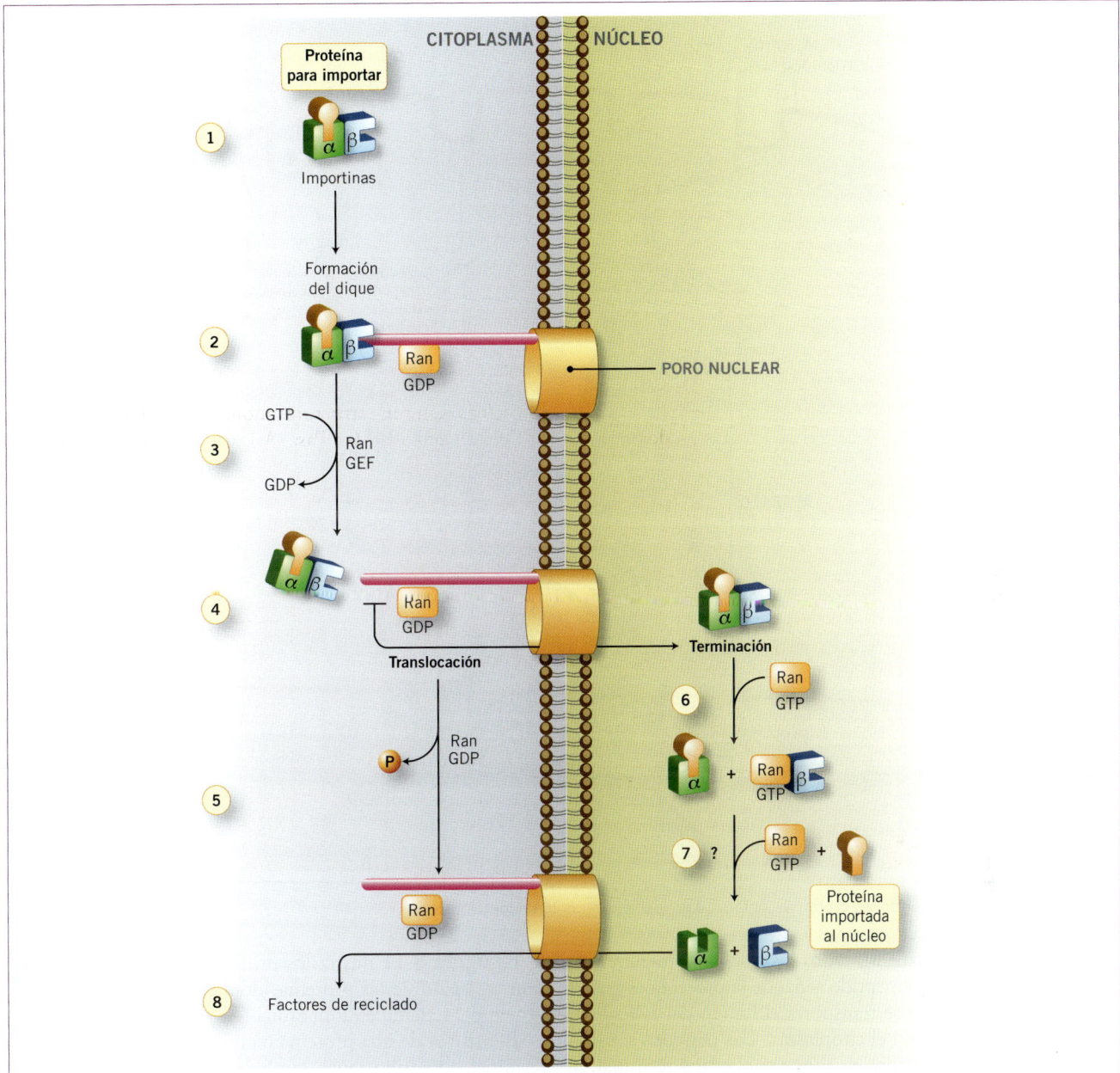

Figura 8-9. Transporte nuclear de proteínas. 1: formación del complejo proteico diana cuando el receptor a es una importina que se une a la señal de localización nuclear (NLS) y al factor que actúa a modo de dique (b); 2: formación del dique en sitios filamentosos que forman protuberancias de los poros nucleares; 3: transferencia al canal de translocación; 4: translocación del complejo proteico diana al poro nuclear; 5: reciclado de Ran GTP a Ran GDP por la Ran GAP; 6: rotura del complejo proteico diana por Ran GTP; 7: disociación del NLS de la importina a y del Ran GTP de b; 8: reciclado de los factores a y b al citoplasma. GEF: factores de intercambio de nucleótidos de guanina; Ran: tipo de proteínas monoméricas ligadas a GTP o GDP con actividad GTPasa.

que existan determinadas secuencias diana, es decir, éste es el flujo que ocurre por defecto. Por otra parte, la inserción de proteínas residentes en el propio retículo endoplásmico y en el aparato de Golgi es dependiente de la existencia de señales específicas (KDEL o secuencias *halt* de detención de la transferencia en el retículo endoplásmico). Del mismo modo, el transporte de muchas enzimas a los lisosomas depende de señales manosa-6-fosfato, y el flujo de entrada a gránulos de secreción también necesita una señal específica. La **figura 8-10** muestra el flujo de proteínas de membrana desde el retículo endoplásmico hasta la superficie celular.

Síntesis de proteínas en polisomas asociados al retículo endoplásmico

Como ya se ha indicado, el retículo endoplásmico es una de las dos ramas implicadas en la síntesis y destino de las proteínas. En esta rama, las proteínas se sintetizan en los polisomas asociados a las membranas del retículo endoplásmico y son translocadas al lumen antes de salir hacia otros destinos.

Las proteínas sintetizadas en los polisomas del retículo endoplásmico rugoso tienen una secuencia denominada *péptido señal* en la zona amino terminal, responsable de la unión

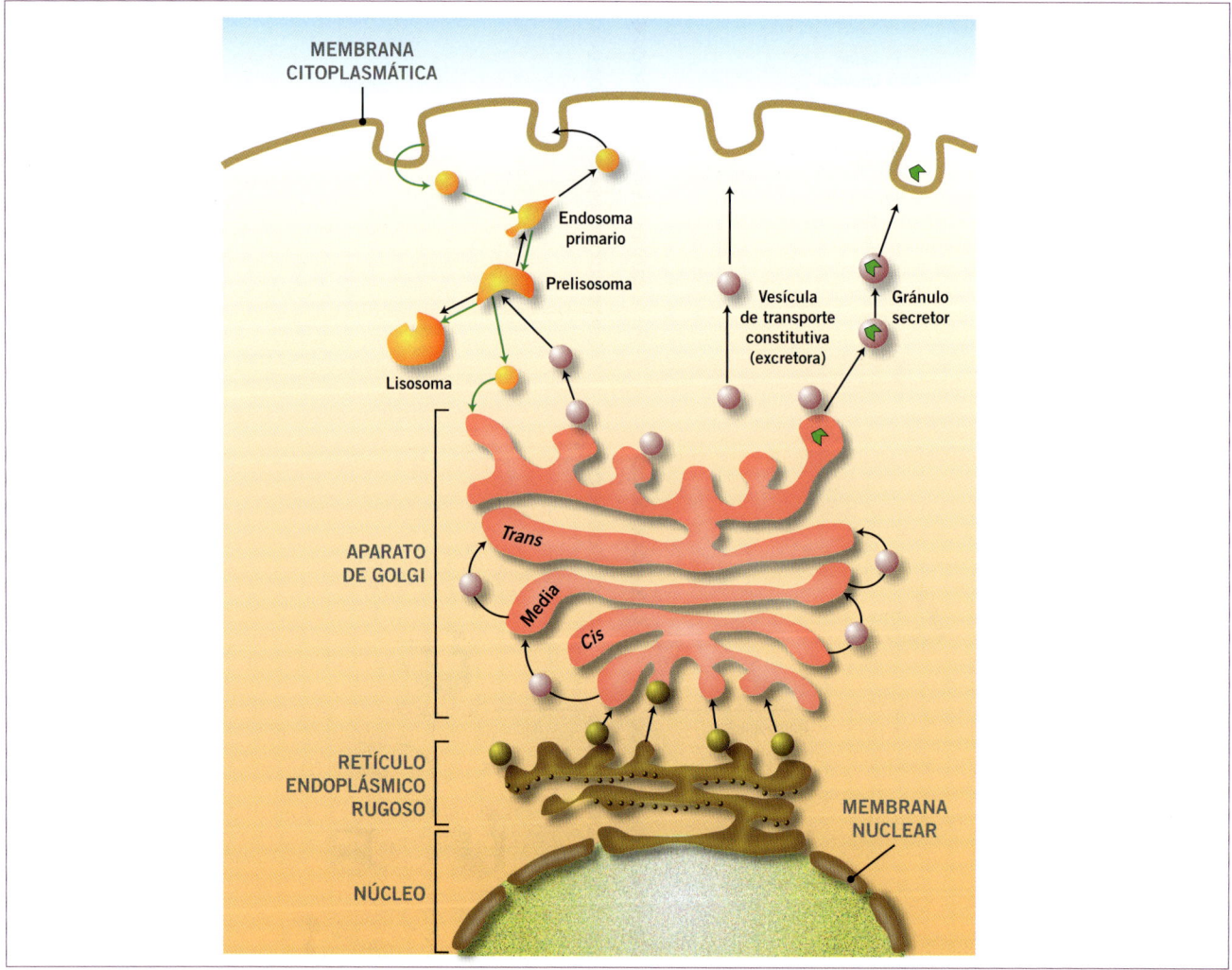

Figura 8-10. Tráfico celular de las proteínas sintetizadas desde el retículo endoplásmico.

al retículo endoplásmico. Así, todos los ribosomas tienen la misma estructura, y es el péptido señal de la proteína el que determina si la proteína se transporta al lumen del retículo endoplásmico o queda en el citoplasma. Los péptidos señal están usualmente localizados en el extremo amino terminal, aunque no siempre; contienen 25-35 aminoácidos, siendo normalmente la metionina el aminoácido que lleva el grupo amino terminal; contienen un grupo central de aminoácidos hidrofóbicos, así como uno o más aminoácidos cargados cerca del extremo amino terminal, y, habitualmente, son hidrolizados en el extremo carboxilo de una alanina por una enzima denominada peptidasa señal (**Tabla 8-5**).

Tabla 8-5. Propiedades de los péptidos señal

- Habitualmente están localizados en el extremo aminoterminal
- Contienen aproximadamente 12-35 aminoácidos
- El aminoácido del extremo aminoterminal es usualmente metionina
- Contiene un grupo central de aminoácidos hidrofóbicos
- Contiene al menos un aminoácido cargado cerca del extremo aminoterminal
- La hidrólisis del péptido señal se lleva a cabo en un carboxilo de una alanina

La **figura 8-11** ilustra los principales aspectos de la síntesis y el paso de las proteínas desde los polisomas hasta el lumen del retículo endoplásmico.

El mRNA de una proteína codifica una secuencia amino terminal o péptido señal, también denominada presecuencia, secuencia líder, secuencia señal y secuencia de inserción transitoria. Esta proteína se inserta en la membrana del retículo endoplásmico al mismo tiempo que el mRNA se está traduciendo en los polisomas. A medida que el péptido señal sale de la subunidad 60S del ribosoma, es reconocido por una partícula de reconocimiento de señales (SRP, *signal recognition particle*) que bloquea la traducción una vez que se han polimerizado alrededor de 70 aminoácidos. Este bloqueo se conoce con el nombre de *parada de la elongación*. La SRP es una partícula ribonucleoproteica formada por un rRNA 7S y siete proteínas. El bloqueo continúa hasta que el complejo SRP-cadena polipeptídica se une al receptor de la SRP (SRP-R o proteína dique: *docking*), una proteína integral de membrana situada en el retículo endoplásmico con dos subunidades, α y β. De esta manera, la SRP guía al péptido señal hasta el SPR-R y previene el plegamiento prematuro y la expulsión de la proteína al citosol. La subunidad α está unida a GDP, de forma que, cuando el complejo

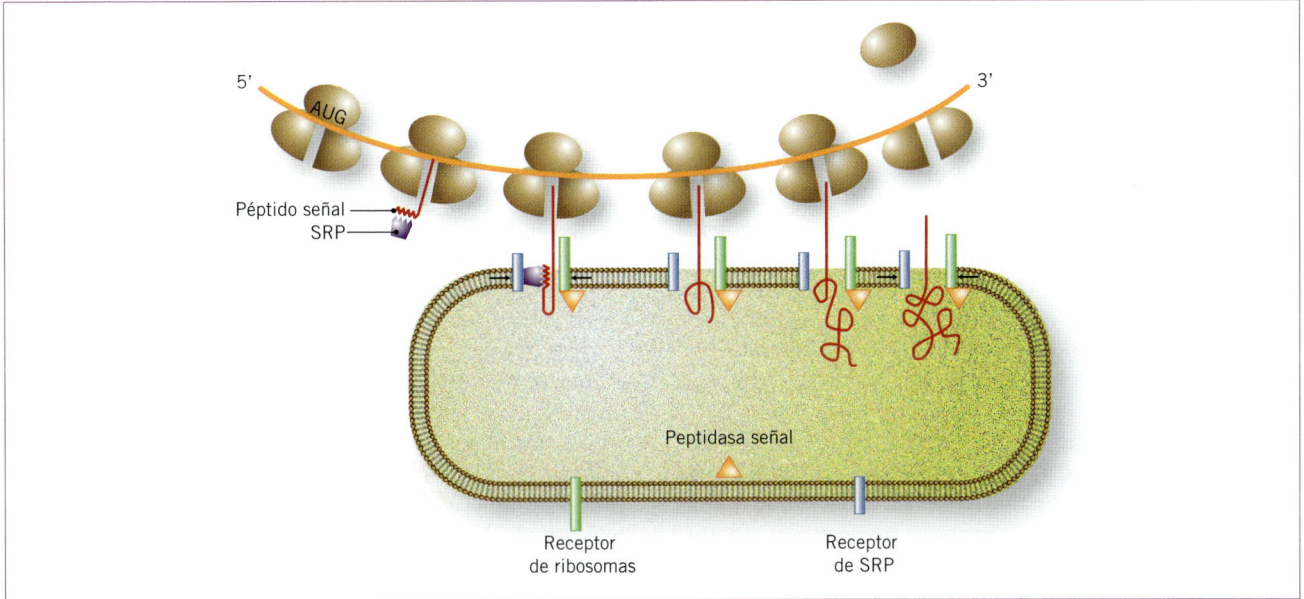

Figura 8-11. Síntesis y transporte de proteínas en el retículo endoplásmico. SRP: partícula de reconocimiento de señales.

SRP-péptido señal interacciona con el receptor, se produce un intercambio de GDP por GTP. El SRP-R con GTP tiene una elevada afinidad por la SRP y libera el péptido señal, que se une a la maquinaria de translocación de proteínas presente en el retículo endoplásmico o *translocón*. La subunidad α hidroliza el GTP hasta GDP y restaura la situación inicial del SRP-R.

El translocón está formado por una serie de proteínas que forman un canal conductor de proteínas en la membrana del retículo endoplásmico por el cual pasan las proteínas que se están sintetizando. El canal se abre únicamente cuando está presente un péptido señal. La inserción del péptido señal al canal de conducción de proteínas se denomina *inserción cotraduccional*.

El proceso de elongación de la porción restante de la proteína probablemente facilita el paso de la proteína naciente a través de la bicapa lipídica, en tanto y en cuanto los ribosomas permanezcan unidos a la membrana del retículo endoplásmico. Es importante que la proteína esté sin plegar antes de que entre en el canal de conducción, ya que, de no ser así, no sería posible el paso a través de él. Los ribosomas permanecen unidos al retículo endoplásmico durante la síntesis de las proteínas que tienen péptidos señal, pero se liberan y disocian en subunidades inmediatamente después de que el proceso finaliza. El péptido señal es hidrolizado por la peptidasa señal, localizada en el lado luminal de la membrana del retículo endoplásmico, y rápidamente es degradado por la acción de proteasas.

En algunas ocasiones, como en el caso del citocromo P-450 –una proteína integral de la membrana del retículo endoplásmico implicada en la eliminación de agentes xenobióticos en el hígado (**cap. 36**, Metabolismo del alcohol y de otros componentes de los alimentos, **tomo I**)–, la proteína no cruza completamente la membrana del retículo endoplásmico y se queda anclada con su péptido señal intacto. La prevención del paso ocurre por la existencia de otra se-

cuencia señal denominada de parada de la transferencia o *halt-transfer*.

Las proteínas de secreción y las proteínas destinadas a la membrana celular y a otros sistemas membranosos distales al retículo endoplásmico atraviesan completamente la membrana de éste y se descargan en su lumen. Posteriormente, a muchas de ellas se añaden cadenas de *N*-glicanos mediante un proceso denominado *glicosilación cotraduccional*. A continuación, las proteínas se acumulan en el aparato de Golgi, donde se producen cambios adicionales en las cadenas de glicanos, antes de la distribución final o la secreción.

Existen numerosas evidencias de que las proteínas que contienen mutaciones en los péptidos señales no se insertan en la membrana ni pasan al lumen del retículo endoplásmico. Por otra parte, también hay numerosas indicaciones de que existe un transporte retrógrado desde el retículo endoplásmico hasta el citoplasma para varias proteínas. Estas proteínas incluyen moléculas que no se pliegan adecuadamente y que se degradan por los proteasomas, como se indica más adelante (v. Degradación de proteínas, más adelante).

Inserción de proteínas en el retículo endoplásmico

Las vías que siguen las proteínas para insertarse en el retículo endoplásmico incluyen: inserción cotraduccional, unión de proteínas sintetizadas en los polisomas libres en el citosol, retención en la membrana interna luminal por secuencias específicas y transporte retrógrado desde el aparato de Golgi.

En la inserción cotraduccional, la existencia de secuencias de parada de la transferencia, como se ha mencionado con anterioridad para el citocromo P-450, explica su incorporación a la membrana del retículo endoplásmico. Un ejemplo de proteína que entra en el retículo endoplásmico espontáneamente, siendo sintetizada por polisomas libres en el citosol, es el citocromo b₅, implicado en la biosíntesis de los ácidos grasos polinsaturados de cadena larga (**cap. 7**, Funciones y metabolismo de los ácidos grasos esenciales y de sus derivados activos, **tomo I**). Otras proteínas tienen una secuencia KDEL (Lys-Asp-Glu-Leu) en su carboxilo terminal que especifica que tales proteínas se deben unir a la membrana interna del retículo endoplásmico; un ejemplo de estas proteínas es la chaperona BiP (v. Plegamiento de las proteínas, más adelante). En realidad, las proteínas que tiene las secuencias KDEL viajan primero al aparato de Golgi, interaccionan con una proteína receptora y luego retornan incluidas en vesículas al retículo endoplásmico, donde se disocian del receptor. Finalmente, otras proteínas que no tiene secuencias KDEL, destinadas a las membranas del retículo endoplásmico, viajan también al aparato de Golgi y retornan mediante transporte vesicular al retículo endoplásmico, donde se insertan.

Al igual que ocurre en las membranas del retículo endoplásmico, donde existen varias vías para la inserción de proteínas, en otras membranas, como las de las mitocondrias y la membrana plasmática, se supone que ocurren circunstancias similares.

N-Glicosilación de proteínas en el retículo endoplásmico y el aparato de Golgi

Las glicoproteínas son proteínas que contienen cadenas de oligosacáridos unidas de forma covalente a los aminoácidos de la cadena polipeptídica. La mayor parte de las proteínas de secreción, incluidas las proteínas plasmáticas, con excepción de la albúmina, son glicoproteínas. Por la naturaleza de la unión entre las cadenas de oligosacárido y la cadena polipeptídica se distinguen tres clases principales de glicoproteínas:

- Contienen un enlace O-glicosídico que implica un hidroxilo de una serina o de una treonina y un azúcar, por ejemplo, N-acetilglucosamina (GlcNAc).
- Contienen un enlace N-glicosídico en el que participan el nitrógeno amídico de una asparagina (Asn) y GlcNAc.
- Contienen un enlace entre el grupo carboxilo terminal de la proteína y un oligosacárido a través de un puente de fosforiletanolamina. El oligosacárido, a su vez, está unido a un fosfolípido de membrana (fosfatidilinositol) por una glucosamina. A esta última clase se las denomina glicoproteínas ancladas o unidas a glicosilfosfatidilinositol.

El número de cadenas de oligosacáridos unidas a una proteína puede variar entre 1 y 30, siendo muy variable el número de residuos de azúcar en cada cadena. Asimismo, muchas proteínas contienen tanto enlaces O-glicosídicos como N-glicosídicos. En la biosíntesis de enlaces O-glicosídicos participan azúcares activados con nucleótidos, como UDP-Glu, UDP-Gal, UDP-GlcNAc, etc., y glicosiltransferasas específicas localizadas en el aparato de Golgi. La biosíntesis de las glicoproteínas con enlaces N-glicosídicos se lleva a cabo en el retículo endoplásmico.

Las mucinas segregadas por numerosos tejidos y órganos como el estómago, el páncreas, el intestino delgado, la tráquea y los bronquios y las glándulas salivales, son proteínas que contienen un elevado número de enlaces O-glicosídicos,

junto a secuencias repetidas de aminoácidos del tipo serina, treonina y prolina.

En la síntesis de las glicoproteínas con enlaces N-glicosídicos participa un compuesto de naturaleza isoprenoide denominado dolicolpirofosfato que lleva asociado un oligosacárido (Dol-P-P-oligosacárido). Esta cadena de oligosacárido tiene generalmente la estructura R-GlcNAc$_2$-Man$_9$-Glc$_3$, siendo R la cadena de Dol-P-P, Man: manosa y Glc: glucosa. La estructura del Dol-P-P-oligosacárido se puede observar en la **figura 8-12**. El oligosacárido de este compuesto se transfiere en bloque a un residuo de Asn durante la síntesis proteica en el retículo endoplásmico. Todos los N-glicanos tienen un núcleo de pentasacárido común. Para formar cadenas ricas en manosa, primero se eliminan los residuos de Glc y algunos de Man en el oligosacárido común aportado por el Dol-P-P, y para formar cadenas oligosacarídicas complejas se eliminan los residuos de Glc y cuatro residuos de Man por glicosidasas presentes en el retículo endoplásmico y en el aparato de Golgi. Posteriormente, se añaden restos de GlcNAc, galactosa (Gal) y ácido N-acetilneuramínico (NeuAc), también denominado ácido siálico. El proceso por el cual las cadenas de N-glicano son parcialmente degradadas y posteriormente remodeladas se conoce con el nombre de procesamiento de los oligosacáridos. En la **figura 8-13** se muestran las estructuras de los principales tipos de N-oligosacáridos con el pentasacárido común a todos ellos, y en la **figura 8-14**, un esquema del procesamiento de oligosacáridos en el retículo endoplásmico y el aparato de Golgi.

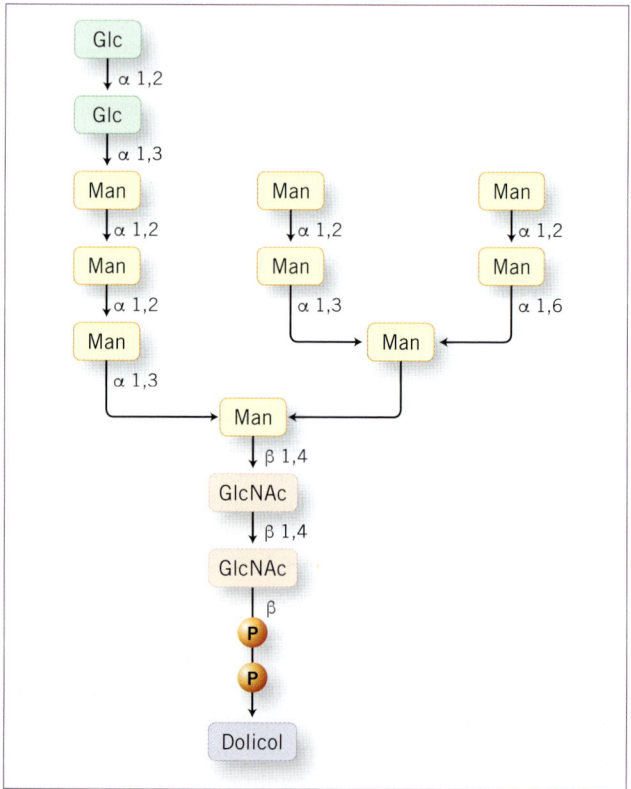

Figura 8-12. Estructura del dolicolpirofosfato-oligosacárido. Glc: glucosa; GlcNAc: N-acetilglucosamina; Man: manosa.

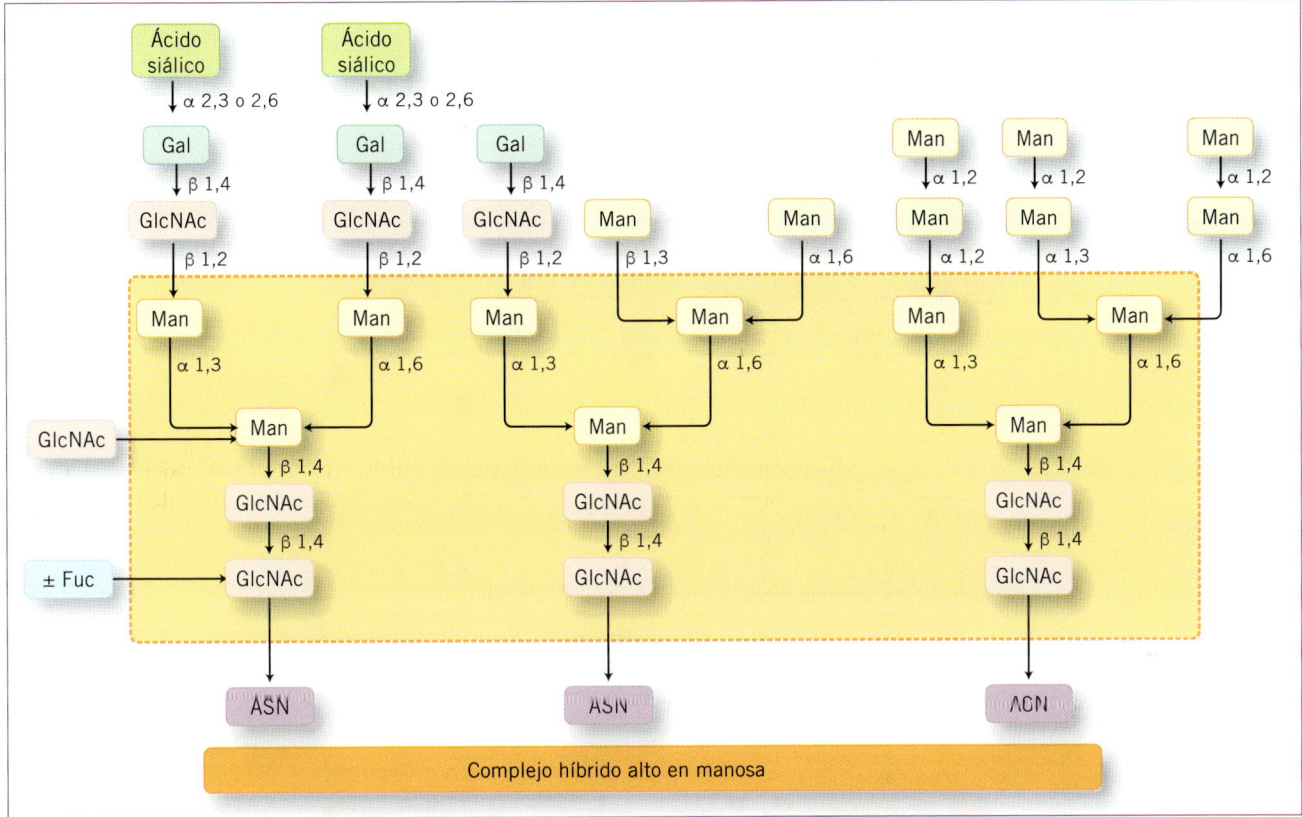

Figura 8-13. Estructura del pentasacárido común de los *N*-glicanos. Fuc: fucosa; Gal: galactosa; Glc: glucosa; GlcNAc: *N*-acetilglucosamina; Man: manosa.

Transporte vesicular de proteínas e inserción de proteínas en las membranas celulares

La mayoría de las proteínas sintetizadas en el retículo endoplásmico que alcanzan el aparato de Golgi y las membranas celulares lo hacen a través de vesículas. El mecanismo preciso de inserción de estas proteínas en las vesículas no se conoce, pero sí se sabe que, al contrario de lo que ocurre en los procesos de endocitosis celular, estas vesículas no están tapizadas de clatrina y se denominan *vesículas de transporte*. Las proteínas que alcanzan el aparato de Golgi tienen secuencias señales específicas, mientras que la mayoría de las proteínas destinadas a la membrana plasmática no parecen tener señales específicas, alcanzando este destino por defecto (**Fig. 8-15**).

El aparato de Golgi desempeña un papel doble en la biogénesis de las membranas. En primer lugar, está implicado en el procesado de las cadenas de oligosacáridos de las proteínas y de otras *N*-glicoproteínas y también contiene enzimas que catalizan la *O*-glicosilación. En segundo lugar, participa en el tránsito de varias proteínas antes de que éstas alcancen su destino definitivo. Todas las partes del Golgi participan en la primera función, mientras que sólo el Golgi *trans*, muy rico en vesículas, lo hace en la segunda.

La formación de vesículas es compleja, y en ella están involucrados el GTP, el ATP, varias proteínas citosólicas y de membrana y otros factores accesorios. El transporte vesicular se produce en ocho etapas, pero básicamente consiste en que cada vesícula de transporte lleva una proteína específica, denominada genéricamente v-SNARE (receptor de proteínas SNAP: proteínas de unión al factor soluble de vesículas sensible a *N*-etilmaleimida [*vesicle-soluble* N-*ethyl maleimide sensitive attachment factor proteins*]), que interacciona con otra proteínas específica complementaria de la membrana, denominada t-SNARE (proteína de membrana complementaria o diana de v-SNARE o *target*-SNARE). El ensamblaje de la cubierta implica al factor de ribosilación de ADP (ARF, *ADP riboxylation factor*) y al GTP, cuyo complejo recluta las proteínas de la cubierta, procedentes del citosol, denominadas *coatómeros*, para formar una yema. Posteriormente, la yema se contrae en un proceso en el que participan acil-CoA y ATP, y se completa la formación de la vesícula. El desamblaje de la cubierta lleva apareadas la disociación del ARF de la cubierta de coatómeros y la hidrólisis de GTP, ocurriendo la fusión, a través de la interacción entre v-SNARE y t-SNARE y la hidrólisis de ATP catalizada por una ATPasa. Además, se requieren otras proteínas y calcio. Finalmente, hay un transporte retrógrado para restablecer el ciclo (**Fig. 8-16**).

PLEGAMIENTO DE LAS PROTEÍNAS

Las cadenas polipeptídicas sintetizadas en los ribosomas no tienen una estructura espacial definida. Sin embargo, la funcionalidad biológica de las proteínas está asociada a una conformación espacial característica, que se basa en el establecimiento de enlaces débiles intramoleculares. Esta conformación espacial está predeterminada por la secuencia de

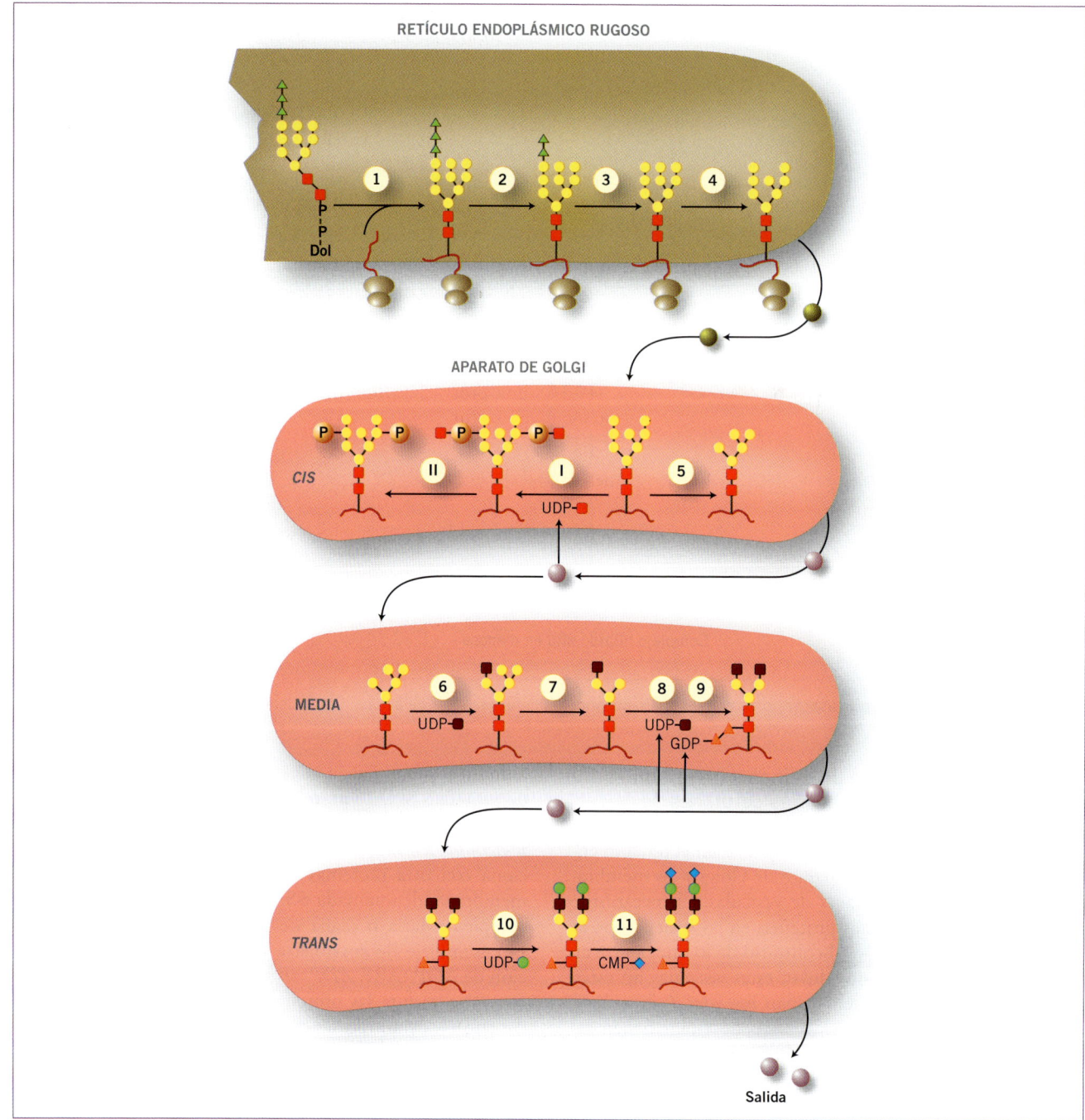

Figura 8-14. Procesamiento de glicoproteínas en el retículo endoplásmico y en el aparto de Golgi. Las reacciones son catalizadas por las siguientes enzimas: 1: oligosacárido-proteína transferasa; 2: α-glicosidasa I; 3: α-glicosidasa II; 4: α-1,2-manosidasa del retículo endoplásmico; I: *N*-actilglucosaminilfosfotransferasa; II: *N*-acetilglucosamina-1-fosfodiéster α-*N*-acetil-glucosaminidasa; 5: α-manosidasa II del aparato de Golgi; 6: *N*-acetilglucosaminiltransferasa I; 7: α-manosidasa II del aparato de Golgi; 8: *N*-acetilglucosaminiltransferasa II; 9: fucosiltransferasa; 10: galactosiltransferasa; 11: sialiltransferasa. CMP: citidinmonofosfato.

los aminoácidos en la cadena polipeptídica y no requiere información adicional, porque en la mayor parte de las ocasiones se trata de la estructura más favorecida energéticamente.

Para adquirir la conformación espacial correcta *(estado nativo)*, las cadenas polipeptídicas desplegadas *(estado desnaturalizado)* tienen que «seleccionar» dicha estructura entre una enorme gama de conformaciones incorrectas. Esta selección se lleva a cabo en menos de un segundo para muchas proteínas y en menos de un milisegundo para algunas. Ello

exige, lógicamente, la existencia de mecanismos que faciliten esta selección. Sin la ayuda de estos mecanismos, las cadenas polipeptídicas tendrían que explorar todas las conformaciones espaciales posibles hasta encontrar la estructura espacial correcta, tarea que podría requerir muchísimos años.

El plegamiento adecuado de las cadenas polipeptídicas para adquirir la conformación espacial correcta se consigue con la ayuda de unas proteínas denominadas chaperonas y de algunas enzimas, como se describirá a continuación. Es im-

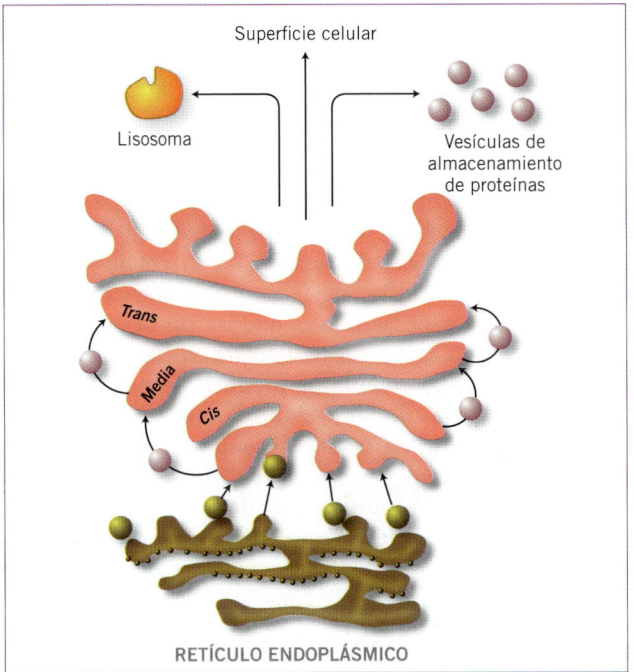

Figura 8-15. Flujo de proteínas desde el retículo endoplásmico hasta la membrana plasmática.

portante resaltar en este momento que dicha conformación está especificada en la secuencia de los aminoácidos y que las proteínas y enzimas auxiliares sólo son una ayuda para facilitar la adquisición de la estructura espacial predeterminada.

Se pueden establecer varias etapas en el plegamiento de las proteínas. Parece claro que, en una primera etapa, se van formando puentes de hidrógeno entre los grupos comprometidos en el enlace peptídico a medida que las cadenas polipeptídicas salen de los ribosomas. Ello da origen a regiones localizadas organizadas de acuerdo con la denominada *estructura secundaria*. Más importante parece la tendencia posterior de las regiones hidrofóbicas a situarse en el interior de la proteína, huyendo del entorno acuoso, mientras que los grupos polares se situarían en el exterior. Se originaría así en algunos casos una estructura intermedia denominada *glóbulo fundido*. En cualquier caso, el plegamiento de las proteínas es un proceso extraordinariamente complejo y no bien conocido todavía. El avance científico en este campo es de suma importancia. Por una parte, la imposibilidad de que una proteína se pliegue adecuadamente implica la pérdida de su funcionalidad. Pero, además, las proteínas incorrectamente plegadas tienden a formar agregados de carácter tóxico relacionados con diversas enfermedades degenerativas.

Proteínas auxiliares

Chaperonas

Con el nombre de chaperonas, chaperonas moleculares o «carabinas» moleculares se designa a unas proteínas acompañantes que facilitan el plegamiento de otras proteínas. Se trata de unas proteínas muy conservadas a lo largo de la evolución. De hecho, se descubrieron en microorganismos

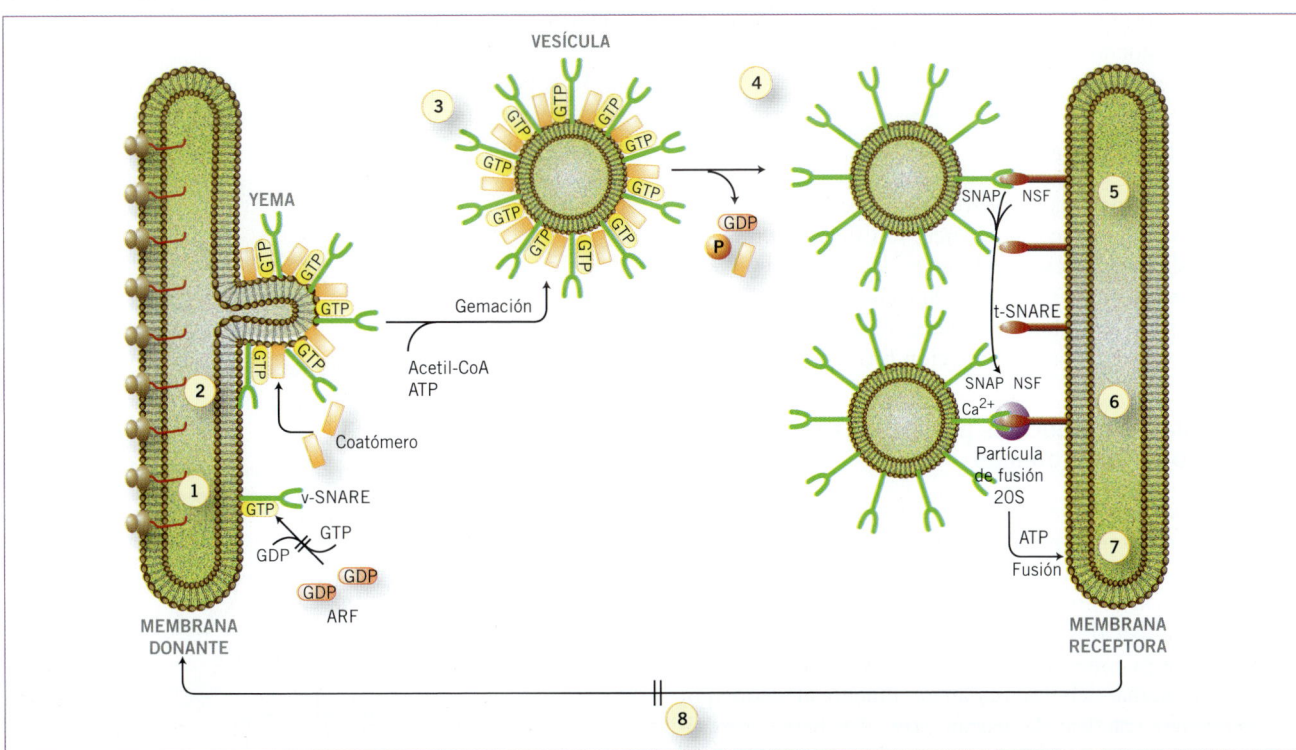

Figura 8-16. Transporte vesicular de proteínas. 1: ensamblaje de la cubierta; 2: reclutamiento de las proteínas de la cubierta; 3: desprendimiento de la yema; 4: desensamblaje de la cubierta; 5: unión a la vesícula; 6: maquinaria de fusión general; 7: hidrólisis del ATP por el factor sensible a *N*-etilmaleimida (NSF); 8: transporte retrógrado de restauración del ciclo. ARF: factor de ribosilación de ADP; SNAP: proteínas de unión al factor soluble de vesículas sensible a *N*-etilmaleimida; t-SNARE: proteína de membrana complementaria o diana de v-SNARE; v-SNARE: receptor de proteínas SNAP.

sometidos a temperaturas altas, por lo que se denominaron proteínas de choque térmico (Hsp, *heat shock proteins*). El calor produce el desplegamiento de las proteínas (desnaturalización), de manera que se necesita volver a plegarlas, como en el caso de su formación ribosómica.

Existen varios tipos de chaperonas que se agrupan según su tamaño molecular, destacando entre ellas la familia de chaperonas Hsp70 y las Hsp60. Las primeras se unen a los grupos hidrofóbicos de las proteínas recién sintetizadas durante cierto tiempo, impidiendo de ese modo que dichos restos hidrofóbicos se unan a otros restos del mismo tipo de otras proteínas, lo que originaría su agregación tóxica. Para ello, estas chaperonas necesitan el aporte energético proporcionado por la hidrólisis del ATP. Las Hsp60, denominadas también chaperoninas, son más complejas. Se agrupan originando una especie de caja o cavidad hidrofílica en la que se puede encerrar el polipéptido desplegado para que su plegamiento se realice en el ambiente adecuado. En algunas ocasiones, ambos tipos de chaperonas pueden colaborar en el plegamiento de determinadas proteínas.

Proteína disulfuro isomerasa

Los puentes disulfuro son enlaces covalentes que se originan por oxidación de los grupos tiólicos de restos de cisteína. Estos enlaces determinan fuertemente la estructura espacial, pero su formación es inespecífica. Por ello se pueden formar puentes disulfuro incorrectos que llevarían a conformaciones no funcionales. La proteína disulfuro isomerasa tiene la capacidad de romper estos enlaces cuando son inadecuados y posibilitar, por lo tanto, la formación de nuevos enlaces correctos que establezcan la conformación nativa.

Peptidilprolina isomerasa

La mayoría de los enlaces peptídicos entre la prolina y el aminoácido anterior en la secuencia son de tipo *trans*. Sin embargo, algunos de estos enlaces en las proteínas maduras deben ser de tipo *cis*. La peptidilprolina isomerasa puede realizar la transformación de dichos enlaces de *trans* a *cis*, permitiendo alcanzar la conformación final correcta.

Enfermedades producidas por el plegamiento incorrecto de las proteínas

Existen varias causas para que una determinada proteína se pliegue de forma incorrecta:

- La existencia de errores genéticos que alteren la secuencia de los aminoácidos de la proteína en cuestión.
- Las modificaciones químicas de algunos aminoácidos de dicha proteína, debidas fundamentalmente al ataque por las especies reactivas de oxígeno (**cap. 13**, Estrés oxidativo y mecanismos de defensa antioxidante, **tomo I**).
- Los errores genéticos que afecten a las chaperonas y enzimas auxiliares, alterando su funcionalidad.
- La disminución en la concentración de chaperonas y enzimas auxiliares debida al envejecimiento.

Como puede verse, el envejecimiento celular afecta al plegamiento de las proteínas de forma importante, ya que en este proceso no sólo disminuye la concentración de chaperonas y enzimas auxiliares sino que también aumenta considerablemente la concentración de especies reactivas de oxígeno (**cap. 20**, Nutrición del adulto mayor, **tomo IV**). Hay que señalar que todos estos mecanismos se producen de manera especialmente notable en el sistema nervioso central (**Fig. 8-17**).

Las proteínas plegadas de manera incorrecta no sólo pierden su funcionalidad biológica sino que, además, pueden resultar tóxicas para las células que las contienen, porque tienden a formar agregados moleculares entre ellas. La asociación entre estas proteínas se produce a través de la formación de puentes de hidrógeno intermoleculares, lo que origina un tipo de estructura denominada *hoja* o *lámina beta*. El proceso comienza por la constitución de agregados oligoméricos o protofibrillas que, de manera gradual, originan polímeros fibrilares (**Fig. 8-18**). Estas fibrillas reciben el nombre de «amiloides» por su parecido a los depósitos de almidón. En la actualidad se conocen más de 20 proteínas que pueden dar origen a ese tipo de depósitos fibrilares y que producen las correspondientes enfermedades, agrupadas bajo el término general de *amiloidosis*. Entre estas enfermedades se encuentran, por ejemplo, la enfermedad de Alzheimer y la enfermedad de Creutzfeldt-Jakob, en las que las fibrillas se localizan en el sistema nervioso, así como otras entidades clínicas diversas en las que las fibrillas se distribuyen de forma sistémica, como el mieloma múltiple o las amiloidosis asociadas a la hemodiálisis.

Vale la pena destacar dos aspectos que son comunes en todas estas alteraciones:

1. A pesar de que las proteínas implicadas son heterogéneas en su estructura, las fibrillas amiloides son indistinguibles morfológicamente entre sí. Ello se debe a que la estruc-

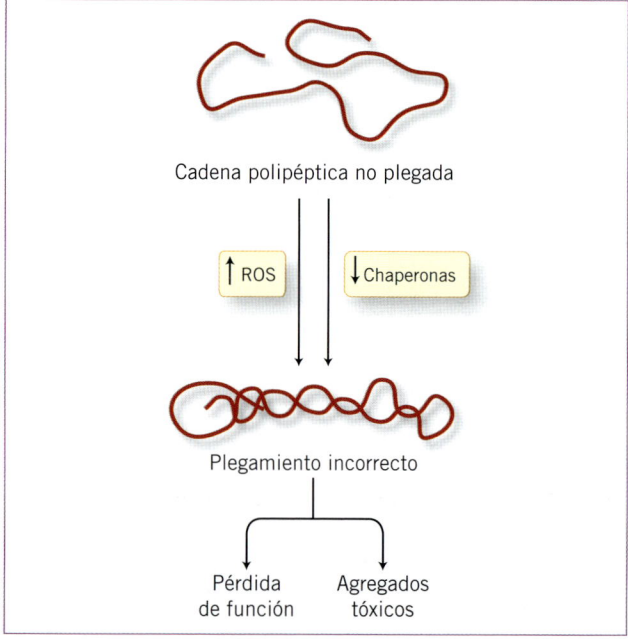

Figura 8-17. Plegamiento incorrecto de proteínas como consecuencia del envejecimiento. ROS: especies reactivas de oxígeno.

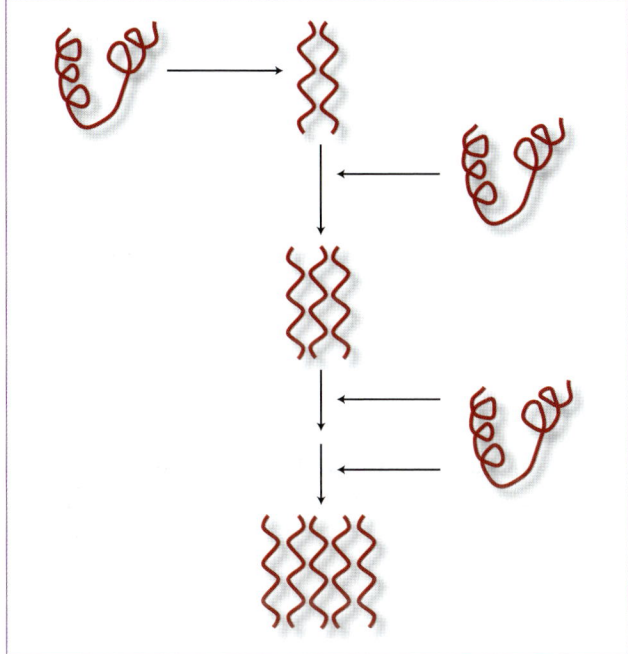

Figura 8-18. Agregación de proteínas plegadas de forma incorrecta para formar fibrillas amiloides.

tura en hoja beta se origina por la formación de puentes de hidrógeno entre los grupos que forman el enlace peptídico y que, naturalmente, son comunes en todos los casos. En cambio, la formación de enlaces entre las cadenas laterales de los aminoácidos, que lógicamente son distintas, no influye en la estructura final.

2. Existe una considerable controversia en relación con el origen de la toxicidad de estos agregados. Aunque hay evidencia de la toxicidad de las fibrillas maduras en algunas de estas enfermedades, datos recientes sugieren que, en algunos casos, entre los que se encuentra la enfermedad de Alzheimer, los oligómeros no fibrilares que preceden a la formación de las fibrillas amiloides pueden ser las especies tóxicas primarias. Ello se debería a que en estos agregados oligoméricos quedan al descubierto determinadas zonas de las proteínas, especialmente las regiones hidrofóbicas, que pueden interaccionar así con diversas estructuras celulares, originando reacciones inflamatorias o la muerte celular programada (apoptosis) (**cap. 4**, Crecimiento, diferenciación, proliferación y muerte celular). Por el contrario, las fibrillas amiloides maduras son más bien inertes desde el punto de vista de su reactividad química.

Por último, es interesante destacar que los depósitos fibrilares pueden ser eliminados. El mecanismo de resorción de las fibrillas no se conoce aún, pero parece que se debería a su fagocitosis. De esta forma se explican los beneficios de la inmunoterapia en la enfermedad de Alzheimer.

MODIFICACIONES POSTRADUCCIONALES DE LAS PROTEÍNAS

Las proteínas celulares son, a menudo, modificadas de forma covalente inmediatamente después de ser sintetizadas. A

este proceso se lo conoce con el nombre de modificaciones postraduccionales de las proteínas y es en la actualidad uno de los aspectos emergentes en biología molecular, ya que esas modificaciones confieren nuevas propiedades a las proteínas, como cambios en su actividad enzimática, localización subcelular, interacción con otras proteínas, estabilidad y capacidad de unión al DNA.

Las proteínas pueden ser modificadas por acetilación, fosforilación, glicosilación, metilación, prenilación, sulfhidración, sumoilación y ubiquitinación, cuyos fundamentos y efectos biológicos se describen brevemente a continuación. La *N*-glicosilación de proteínas se ha tratado anteriormente en este mismo capítulo al estudiar el tráfico intracelular proteico.

La disponibilidad energética y de nutrientes afecta a muchos de estos procesos, por lo que su estudio resulta de interés en el ámbito de la nutrición molecular.

Acetilación

Aunque la fosforilación de las proteínas se descubrió en 1959 y es la modificación postraduccional más estudiada y conocida ya que ocupa un papel fundamental en la regulación del metabolismo, de la señalización celular y de otros muchos procesos celulares (v. más adelante), no mucho más tarde, en 1963 se observó que algunas proteínas podían también ser aceltadas. No obstante, la acetilación fue ignorada durante tres décadas después de su descubrimiento. Sin embargo, en los últimos 20 años la acetilación de proteínas y las enzimas que controlan este proceso han pasado a ocupar un lugar preponderante de la biología molecular debido a su importancia en los mecanismos de regulación celular.

Los hechos clave han sido el descubrimiento de: *a)* las histonas acetiltransferasas (HAT), las histonas desacetilasas (HDAC) y las proteínas de unión a acetil-lisina; *b)* la importancia de la acetilación de las histonas en la epigenética (**cap. 18**, Nutriepigenética), y *c)* la conexión entre la acetilación de proteínas y el metabolismo.

Con excepción de la tubulina, la mayor parte de las proteínas que aparecen acetiladas se localizan en el núcleo y están asociadas a la transcripción del DNA. Se han identificado 3.600 lugares de acetilación en 1.750 proteínas, y la acetilación es particularmente destacada en los complejos macromoleculares implicados en una serie de actividades celulares como el remodelado de la cromatina, el ciclo celular el transporte nuclear y la nucleación de la actina. Además, la mitocondria parece ser un ambiente donde la acetilación es también muy abundante. Las histonas son una de las dianas principales para la acetilación. La acetilación del dominio de la cola de las histonas H2B y H4 inhibe el plegamiento de los nucleosomas y, por lo tanto, impide que se formen las estructuras terciaria y cuaternaria de la cromatina. De esta forma, la descondensación de la cromatina permite el acceso de factores de transcripción y del complejo principal de la transcripción, incluida la RNA polimerasa, con lo que el DNA puede ser transcrito (**Fig. 8-19**).

Los nutrientes y su metabolismo pueden influir en la acetilación proteica a través de cambios en la concentración celular de NAD^+ y de acetilcoenzima A (acetil-CoA).

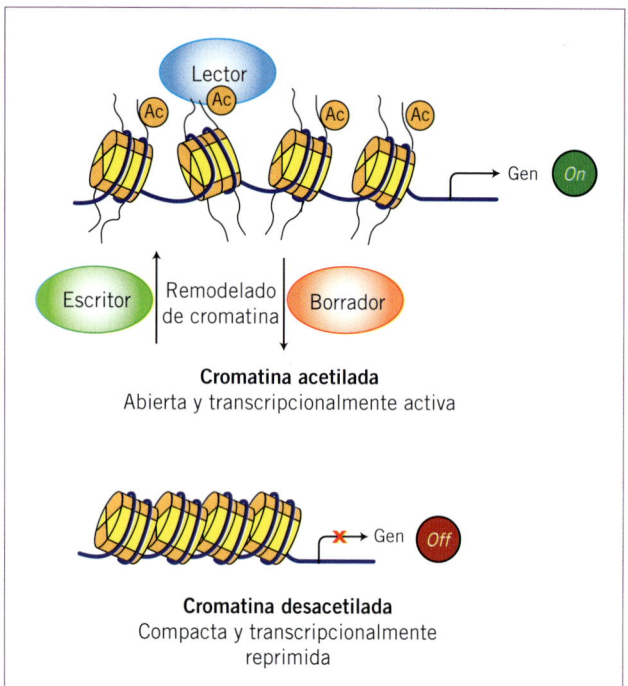

Figura 8-19. Acetilación de histonas, condensación de la cromatina y expresión génica. Ac: grupo acetilo. (Adaptado de Verdin y Ott, 2015).

Por ejemplo, durante el ayuno, la concentración relativa de NAD^+ aumenta y ello conduce a un incremento de la actividad enzimática de las sirtuinas y a la desacetilación de sus dianas. Al contrario de lo que ocurre con las quinasas, implicadas en la fosforilación (v. más adelante), cuya actividad es en gran medida independiente de las concentraciones celulares de ATP, la actividad de las acetiltransferasas varía en función de las concentraciones de acetil-CoA. Cuando existe abundancia de nutrientes, la concentración de acetil-CoA aumenta y ello conduce a una mayor tasa de acetilación de proteínas diana (**Fig. 8-20**).

Fosforilación

La fosforilación de proteínas es una modificación postraduccional en la que un resto de aminoácido es fosforilado por una proteína quinasa añadiendo un grupo fosfato que se une de forma covalente. La fosforilación altera la conformación estructural de la proteína, causando su activación o desactivación o modificación de su función. La reacción inversa, denominada desfosforilación, está catalizada por una proteína fosfatasas. Ambas, proteína quinasa y proteína fosfatasa, actúan de forma independiente y equilibrada para regular las función de numerosas proteínas.

En los organismos eucariotas, los aminoácidos fosforilados más habitualmente son serina, treonina y tirosina, los cuales desempeñan un papel fundamental en los procesos de señalización celular. Sin embargo, otros muchos aminoácidos, como arginina, lisina y cisteína, también pueden ser fosforilados.

La fosforilación desempeña funciones clave en prácticamente todos los aspectos de la vida celular. Las proteínas quinasas regulan numerosas vías de señalización y procesos metabólicos y están involucradas en la transcripción, la progresión del ciclo celular, la diferenciación, el ordenamiento del citoesqueleto y el movimiento celular, la apoptosis, la comunicación intercelular y las funciones neuronales, así como en el sistema inmunitario.

Las proteínas quinasas comparten un dominio catalítico que cataliza la transferencia del grupo fosforilo γ del ATP a un resto de serina, treonina o tirosina en proteínas sustrato. Las quinasas pueden estar en estado activo o inactivo y son reguladas por una serie de mecanismos, que incluyen la propia fosforilación y la regulación por dominios adicionales que pueden ser el objetivo de otras moléculas, unión y regulación por subunidades adicionales y el control de la asociación proteína-proteína.

Existen cientos de proteínas quinasas en los eucariotas, representadas por una de las más grandes familias de genes. La mayoría de las fosforilaciones son llevadas a cabo por una superfamilia de proteínas quinasas que comparten un dominio de quinasa común. Asimismo, la fosforilación de proteínas se ha conservado filogenéticamente para vías fundamentales, como la supervivencia celular y la progresión del ciclo celular, pero los sitios de fosforilación son a menudo flexibles.

Las quinasas dependientes de ciclina (CDK) son serina/treonina quinasas que regulan la progresión del ciclo celular

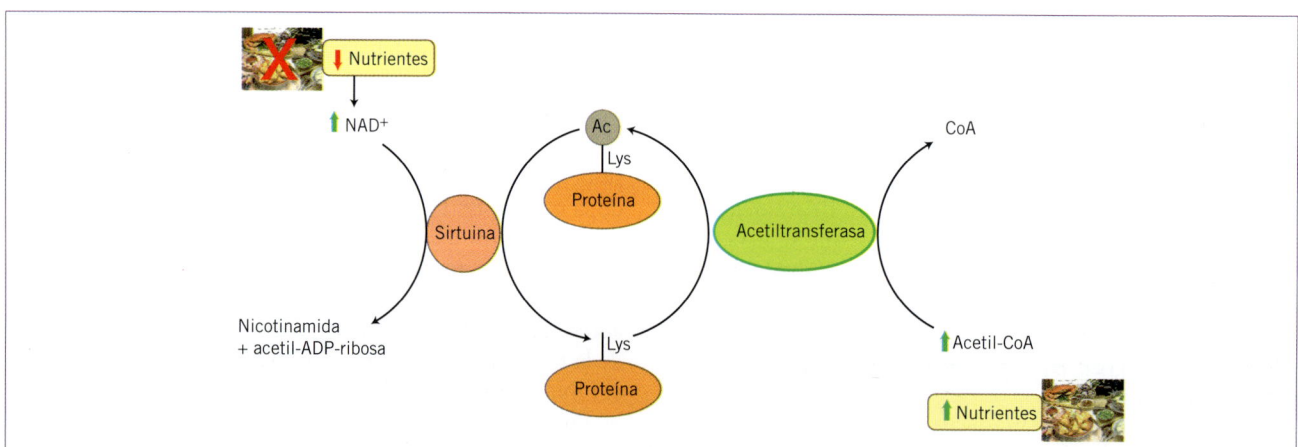

Figura 8-20. Interfase entre la acetilación de proteínas y el metabolismo. Ac: grupo acetilo.

en los eucariotas, siendo catalíticamente activas sólo cuando están unidos a una ciclina. Las células animales contienen al menos nueve CDK que se unen a varias ciclinas con especificidad considerable. Las dianas de las CDK tienen sitios de fosforilación en segmentos de proteínas, usualmente desordenados, que se encuentran en lugares no idénticos, incluso en especies cercanas. Por el contrario, las dianas de las CDK en regiones estructuralmente muy bien definidas están muy conservadas. No obstante, mientras que la actividad de las CDK es crítica para el crecimiento celular y la supervivencia en todos los eucariotas, sólo unos pocos sitios de fosforilación muestran una elevada conservación de sus posiciones precisas. El posicionamiento es probablemente muy importante para los fosfatos que regulan alostéricamente la estructura proteica, pero mucho más flexible para los fosfatos que interaccionan con los dominios de unión de fosfopéptidos que reclutan proteínas reguladoras.

Los receptores de tirosinas quinasas son una familia importante de receptores de la superficie celular implicados en la transducción de señales extracelulares, como hormonas, factores de crecimiento, citoquinas y nutrientes. La unión del ligando a un receptor monomérico con actividad tirosina quinasa estabiliza las interacciones entre dos monómeros para formar un dímero, después de lo cual, los dos receptores unidos fosforilan residuos de tirosina en *trans*. La fosforilación y activación del receptor activa una vía de señalización a través de la actividad enzimática y de las interacciones con proteínas adaptadoras.

Glicosilación

Como se ha mencionado anteriormente, la glicosilación es una modificación postraduccional ubicua en numerosísimas proteínas. Como resultado de la glicosilación las proteínas adquieren una información adicional que les permite ser reconocidas por receptores celulares, ser enviadas a determinados orgánulos o ser degradadas. Las nuevas tecnologías analíticas de elevada precisión en la separación e identificación de estructuras están permitiendo un gran avance en el conocimiento de las estructuras de los glicanos, así como de las glucoproteínas y de sus funciones biológicas.

Metilación

Las cuatro histonas fundamentales –H2A, H2B, H3 y H4– que forman los nucleosomas están sujetas a numerosas modificaciones postraduccionales, entre ellas, acetilación, fosforilación, metilación, sumoilación y ubiquitinación. Estas modificaciones postraduccionales representan el *código de las histonas*, que regula la expresión génica, entre otras funciones.

La metilación de las histonas ocurre, por lo general, en restos de lisina y de arginina. El grupo ε-amino de la lisina puede ser monometilado, dimetilado o trimetilado por metiltransferasas específicas de lisina (KMT) en un proceso dependiente de la *S*-adenosilmetionina (SAM; también conocida como AdoMet). La arginina puede ser monometilada o dimetilada en su cadena lateral por proteína-arginina metiltransferasas (PRMT) utilizando también como donante de metilos a SAM. Aunque la arginina no es capaz de sufrir trimetilaciones, existen dos formas de dimetilación (simétrica y asimétrica) (**cap. 10**, Aminoácidos semiesenciales, funcionales y derivados de interés nutricional, **tomo I**) que puede ocurrir en el grupo del catión guanidino (**Fig. 8-21**).

La metilación de las histonas afecta a las propiedades físicas de la cromatina y, por lo tanto, a la expresión génica. La metilación de las lisinas se asocia con activación o represión génica, dependiendo del lugar donde ocurre. Por ejemplo, genes marcados por la metilación de la histona H3K9 (metilación de la histona 3 en la lisina 9), H3K27 o H4K20 usualmente están reprimidos, mientras que los asociados con la metilación H3K4 y H3K36 por lo general están activados y, en consecuencia, se expresan.

La transducción de señales celulares se lleva a cabo a través de interacciones proteína-proteína mediadas por modificaciones postraduccionales como fosforilación de serina, treonina y serina, como se ha mencionado antes. No obstante, la metilación de restos de lisina y de arginina en proteínas de tipo no histona representa una modificación postraduccional muy importante como regulador de la señalización intracelular en varias vías, como MAPK (proteína quinasa activada por mitógenos, Wnt (proteína Wnt de unión a receptores *frizzled*), BMP (proteínas morfogénicas óseas), Hippo (proteína quinasa Hpo) y Jak-STAT (proteína quinasa de Janus y transductor de señales y activador de la transcripción). El diálogo entre metilación y otras modificaciones postraduccionales, y entre las histonas y la metilación de otras proteínas no histonas, ocurren con frecuencia y afectan a la remodelación de la cromatina, la transcripción, la síntesis de proteínas, la señalización celular y la reparación del DNA.

Prenilación

La modificación de las proteínas de los eucariotas por lípidos isoprenoides se conoce como prenilación. Este proceso contribuye al control de la localización y la actividad de una serie de proteínas con funciones biológicas clave, especialmente en entornos de membranas celulares.

La mayor parte de las proteínas preniladas son del tipo CAAX, en las cuales la prenilación se inicia por unión de un grupo farnesilo (15 carbonos) o de un grupo geranil-geranilo (20 carbonos) a un residuo de cisteína, reacciones catalizadas por la farnesil transferasa (FTasa) o la geranil-geranil transferasa (GGTasa I). La reacción se denomina farnesilación si implica un resto farnesilo y geranil-geranilación si el resto transferido es un geranil-geranilo. Estas enzimas reconocen la «caja» CAAX en el carboxilo terminal de la proteína diana. C es la cisteína que se prenila, A es cualquier aminoácido alifático y la identidad de X determina qué enzima actúa sobre la proteína; así, la FTasa reconoce en X cualquiera de los aminoácidos A, C, M, S o Q, mientras que la GGTasa reconoce en X a los aminoácidos L o E.

La producción de farnesil-pirofosfato (FPP) y de geranil-geranil-pirosfato (GGPP) comparten los primeros pasos de la síntesis de colesterol a través de la vía de la hidroximetil-glutaril-coenzima A (HMG-CoA) reductasa. El FPP puede convertirse en escualeno, el precursor de los esteroles, por

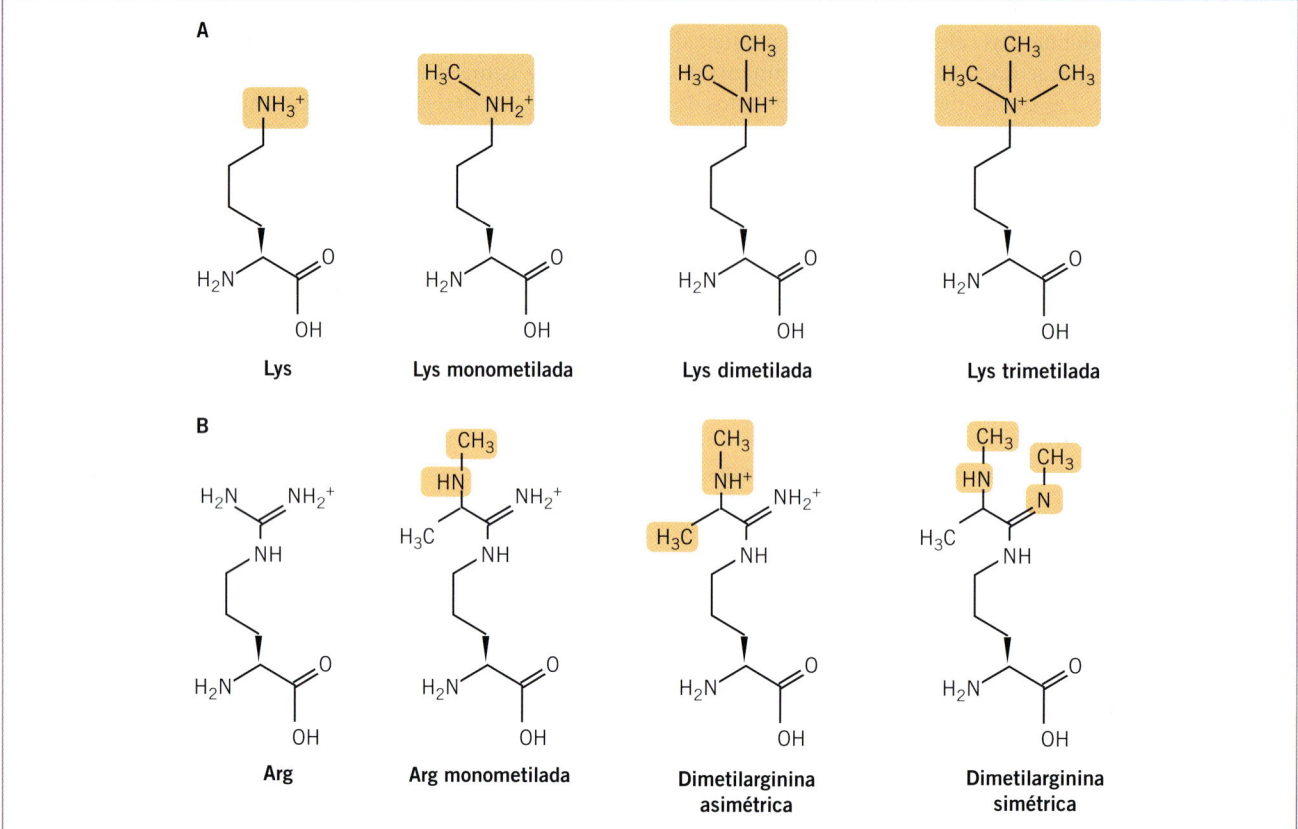

Figura 8-21. Metilación de la lisina (A) y de la arginina (B).

acción de la escualeno sintasa, o en GGPP por la GGPP sintasa (**cap. 6**, Metabolismo lipídico tisular, **tomo I**).

Las proteínas preniladas pueden ser procesadas posteriormente por endopeptidasas RCE-1 *(RAS-converting CAAX endopeptidase 1)*, que eliminan los restos AAX, seguido de la acción de la isoprenilcisteína carboxilmetiltransferasa (ICMT), que añade una «caperuza» de metilo al grupo carboxilo terminal, ahora de la cisteína prenilada. La prenilación hace que las proteínas así modificadas adquieran un carácter hidrófobo en su grupo carboxilo terminal y, como consecuencia, una capacidad elevada de interactuar con las membranas celulares, que tiene una elevada concentración de moléculas de señalización.

La **figura 8-22** esquematiza el metabolismo de los isoprenoides y la prenilación de proteínas CAAX.

Sulfhidración

Durante mucho tiempo se ha sabido que el sulfuro de hidrogeno (H_2S) existía en los animales como un gas nocivo, producido fundamentalmente por las bacterias comensales en el colon, y por lo tanto, sin significación biológica. Sin embargo, estudios recientes han demostrado que el H_2S es una molécula importante en la señalización celular y se produce a partir de cisteína por la acción de enzimas específicas.

El H_2S actúa como un mensajero celular, del mismo modo que lo hacen otros gases, como el óxido nítrico (NO) y el monóxido de carbono (CO), y tiene una función destacada en la vasorrelajación y en la respuesta inflamatoria.

Las proteínas pueden ser modificadas por la acción del H_2S, que actúa sobre grupos de cisteína dando lugar a la formación de persulfuro (–SSH), proceso denominada sulfhidración. Éste parece ser más prevalente que la nitrosilación, mediada por NO, y ha emergido en los últimos años como un proceso fundamental en las modificaciones postraduccionales, que podría llegar a ser tan importante como la fosforilación. Usualmente la sulfhidración aumenta la capacidad catalítica de las proteínas y entre sus funciones biológicas está la regulación de la inflamación y del estrés del retículo endoplásmico.

Sumoilación

Entre las numerosas sustancias implicadas en las modificaciones postraduccionales están las proteínas modificadoras de otras proteínas, como la conocida ubiquitina (v. más adelante) y las proteínas análogas a ubiquitina (UBL, *ubiquitin-like proteins*). La ubiquitina y las UBL comparten un plegamiento β común y una estrategia conservada para su activación y unión a los sustratos.

Las UBL conocidas como modificadoras pequeñas relacionadas con la ubiquitina (SUMO, *small ubiquitin-related modifier*) son capaces de unirse a numerosas proteínas en los eucariotas. La mayoría de los vertebrados poseen al menos tres genes que expresan proteínas SUMO (*SUMO1*, *SUMO2* y *SUMO3*). La unión de las proteínas SUMO a otras proteínas requiere ATP y en el proceso intervienen tres enzimas: *a)* enzima activadora de SUMO, que activa el grupo carboxilo

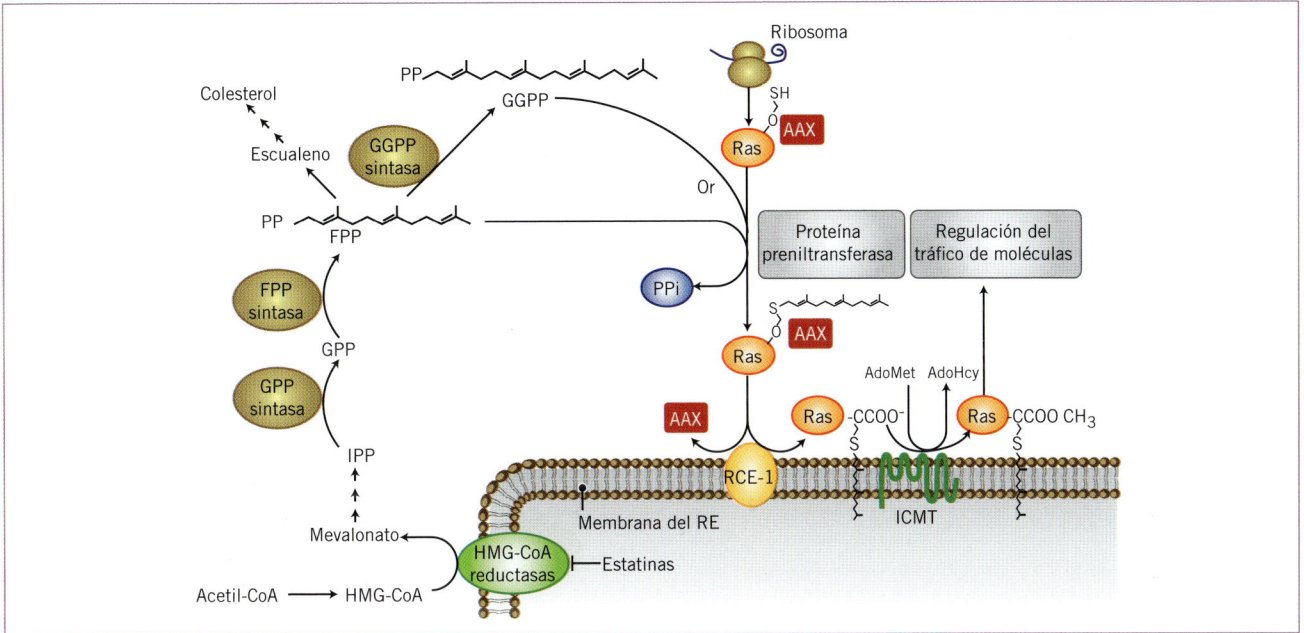

Figura 8-22. Metabolismo de isoprenoides y prenilación de proteínas CAAX. AdoHcy: *S*-adenosil-L-homocisteína; AdoMet: *S*-adenosilmetionina; FPP: farnesil-piroosfato; FTasa: farnesil-transferasa; GGTasa: geranil-geranil-transferasa; GPP: geranil-pirofosfato; GGPP: geranil-geranil-pirofosfato; HMG-CoA: hidroximetilglutaril-coenzima A; ICMT: isoprenilcisteína carboximetiltransferasa; IPP: isopentenil-pirofosfato; PP: pirofosfato; RCE-1: endopeptidasa 1 convertidora de proteínas RAS de tipo CAAX *(RAS-converting CAAX endopeptidase 1)*. (Adaptado de Wang y cols., 2016).

terminal de la proteína SUMO formando un tioéster; *b)* una enzima conjugante de SUMO, y *c)* una o varias SUMO ligasas. Al igual que la ubiquitina, las SUMO se unen a lisina formando enlaces amida isopeptídicos y pueden modificar una simple lisina o múltiples residuos de lisina (multisumoilación) o formar cadenas de SUMO sobre sus sustratos (polisumoilación). La desconjugación de SUMO de proteínas modificadas se lleva a cabo por enzimas conocidas genéricamente como proteasas SUMO. La primera proteasa SUMO descubierta en el ser humano se denominó «sentrina» (SENP-1, *sentrin-specific protease 1)*. De hecho, las proteínas SUMO se conocen genéricamente como sentrinas. Los seres humanos expresan seis proteasas SUMO de la clase SENP (SENP-1 a SENP-3 y SENP-5 a SENP-7), aunque recientemente se han identificado otras tres nuevas proteasas denominadas DESI-1 *(desumoylating isopeptidase 1:* isopeptidasa 1 desumoilizante*)*, DESI-2 y USPL-1 *(ubiquitin-specific protease-like 1:* análoga de la proteasa 1 específica de ubiquitina).

La unión covalente de SUMO a otras proteínas es un proceso muy dinámico y tanto la conjugación como la rotura por hidrólisis están bien reguladas. En particular, las proteasas SUMO están implicadas en el control de mecanismos celulares que comprenden desde la transcripción hasta la división celular y la biogénesis de los ribosomas.

La **figura 8-23** esquematiza el proceso de sumoilación de proteínas.

DEGRADACIÓN DE PROTEÍNAS

La vida media de las proteínas es muy variable, desde algunos minutos (p. ej., la proteína antioncogénica p53) hasta unos cuantos días (actina y miosina musculares) e incluso años (proteínas del cristalino). Es lógico que las proteínas con funciones reguladoras tengan una semivida corta y muy controlada. Entre ellas se encuentran muchas enzimas y, especialmente, las proteínas que regulan el ciclo celular. Como se detalla en el **capítulo 9**, la biosíntesis de las proteínas puede controlarse de una manera muy específica por mecanismos que responden a determinadas señales celulares. Pero la duración de la vida de una proteína no depende sólo del control de su síntesis, sino también del control de su degradación.

Durante mucho tiempo se ha prestado poca atención a este último aspecto. Se pensaba que la degradación de las proteínas no era un proceso muy regulado. De hecho, el principal sistema degradativo bien conocido era la proteólisis por los lisosomas. Estos orgánulos celulares degradan materiales extracelulares. Entre estos materiales cabe destacar a los microorganismos, pero también se incluyen aquí proteínas extracelulares, como inmunoglobulinas, insulina, etc. Una vez que ingresan en el interior celular (por pinocitosis o endocitosis mediada por receptores, según los casos), estas partículas se funden con los lisosomas, produciéndose entonces la degradación hidrolítica de dicho material extracelular. Pero, además de este proceso heterofágico, existe también una autofagia. En este caso, la vacuola digestiva se forma entre el lisosoma y una parte del interior celular (orgánulos estructural y funcionalmente alterados). De esta forma, las proteínas de dichos orgánulos son degradadas junto a los restantes constituyentes moleculares implicados. Durante mucho tiempo se consideró que este proceso era inespecífico, pero en la última década se ha descubierto que la autofagia está muy bien controlada y es un proceso fundamental para la supervivencia de las células en condiciones de escasa disponibilidad de energía y de nutrientes, así como de

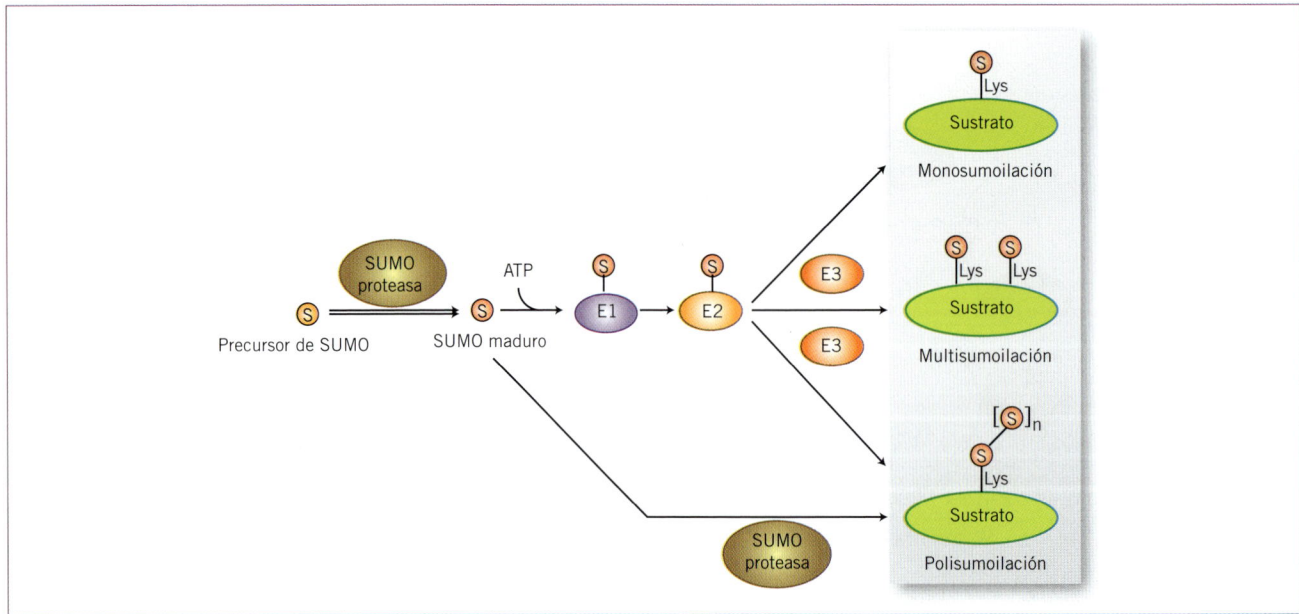

Figura 8-23. Sumoilación de proteínas. E1: enzima de activación de SUMO;E2: enzima conjugante de SUMO; E3: SUMO ligasas; SUMO: proteínas modificadoras pequeñas relacionadas con la ubiquitina *(small ubiquitin-related modifier)*.

estrés como puede ser la hipoxia o la formación excesiva de radicales libres. El proceso de autofagia y sus funciones biológicas se detallan más adelante en este mismo capítulo.

En la actualidad se conocen otros procesos proteolíticos específicos que pueden ayudar a comprender de forma global el mecanismo de control de la semivida de las proteínas. El principal de estos procesos está relacionado con un sistema de degradación denominado *proteasoma*, al que acceden determinadas proteínas tras su marcado por *ubiquitinación*. Cabe señalar que este mecanismo de proteólisis específica se utiliza no sólo para las proteínas funcionales que deben tener regulada su semivida, sino también para las proteínas con plegamiento incorrecto para evitar sus efectos tóxicos (v. Plegamiento de las proteínas, antes).

En resumen, la destrucción de las proteínas en el organismo humano se realiza por cuatro vías:

- Las proteínas exógenas (aportadas por la dieta) son destruidas en el aparato gastrointestinal.
- Las proteínas endógenas, sintetizadas en el organismo y enviadas al exterior celular (proteínas plasmáticas, hormonas, etc.), son destruidas por los lisosomas una vez captadas por endocitosis o pinocitosis.
- Las proteínas endógenas que permanecen en el interior celular son degradadas fundamentalmente por el sistema ubiquitina-proteasoma.
- Las proteínas de orgánulos subcelulares, así como proteínas de vida larga y otras que no se han plegado correctamente, se degradan mediante autofagia y sus componentes son reciclados para nueva síntesis.

Proteasoma

El proteasoma es un complejo de gran tamaño (26S) formado por una gran cantidad de proteínas, muchas de ellas con actividad proteásica. Está compuesto por dos tipos de subunidades. Una de ellas (20S) tiene una estructura de túnel o barril y es la que posee la actividad proteolítica, que se pone de manifiesto cuando las proteínas por degradar la atraviesan. Estas proteínas son reconocidas por el otro tipo de subunidad (subunidad reguladora, 19S) que se dispone en uno o en ambos extremos de la subunidad catalítica (**Fig. 8-24**). La degradación de proteínas por el proteasoma origina la liberación de aminoácidos y péptidos pequeños. En la mayoría de los casos, estos péptidos son hidrolizados rápidamente por proteasas y peptidasas celulares. En su conjunto, los aminoácidos obtenidos pueden utilizarse entonces para la síntesis de nuevos péptidos y proteínas. Este proceso requiere cierto gasto energético, empleado en modificar la estructura espacial de dichas proteínas para que puedan atravesar el canal proteolítico. Ello se consigue porque las subunidades reguladoras tienen también actividad ATPasa. Por otra parte, el reconocimiento de las proteínas por las subunidades reguladoras exige su ubiquitinación previa.

El complejo 20S se compone de 28 subunidades codificadas por 14 genes diferentes, siete subunidades de tipo α y siete de tipo β, que se unen formando una estructura cilíndrica de cuatro anillos superpuestos, cada uno de ellos con siete subunidades. Los dos anillos superior e inferior contienen subunidades de tipo α, cuya función es mantener una puerta o canal a través de la cual las proteínas que van a ser degradadas entran en contacto con el sitio catalítico. Las subunidades β forman los dos anillos centrales. Tres de las subunidades β (β1, β2 y β5) son catalíticamente activas y responsables de las acciones análogas de caspasa, análogas de tripsina y análogas de quimiotripsina, responsables de la hidrólisis proteica, respectivamente.

Durante años se ha considerado que la vía de degradación mediada por el sistema ubiquitina-proteasoma 26S era la ruta fundamental para la degradación proteica. Sin embar-

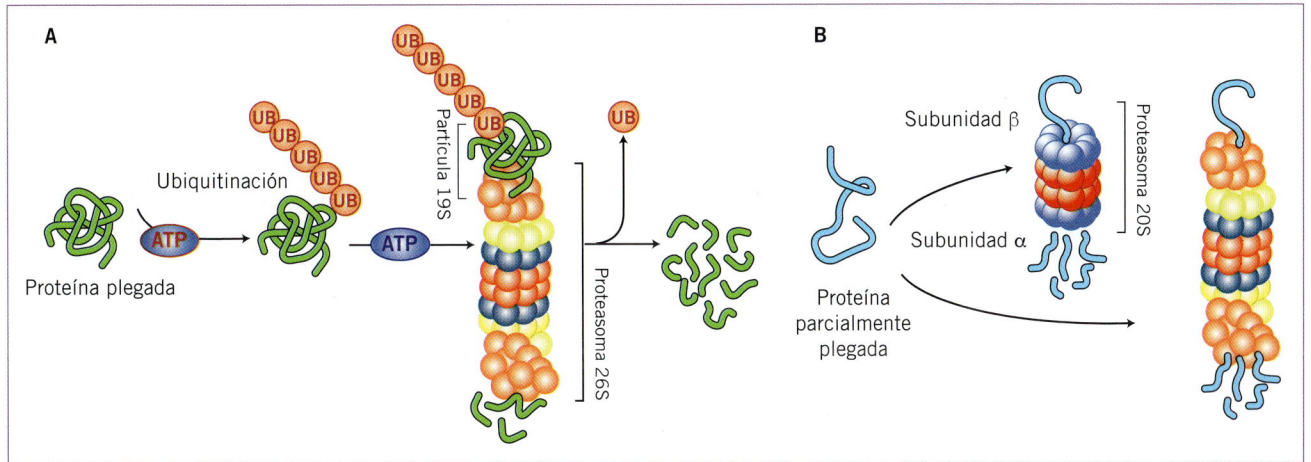

Figura 8-24. Esquema de las vías de degradación proteica dependiente del proteoma 26S, proceso mediado por ATP y proteínas ubiquitinadas (A) y del proteasoma 20 independiente de ATP y de ubiquitina (B). UB: ubiquitina. (Adaptado de Ben-Nissan y Sharon, 2014).

go, en los últimos años se ha descubierto que muchas proteínas pueden ser degradadas directamente por el proteasoma 20S a través de un proceso que no requiere la ubiquitinación ni la presencia de la subunidad reguladora 19S, sino que la proteína tiene que llevar de forma inherente una alteración estructural (**Fig. 8-24**).

Los sustratos del proteasoma 20S están formados por proteínas que han sido plegadas de forma incompleta debido a mutaciones, oxidación o procesos de envejecimiento. Las proteínas nativas contienen amplios segmentos no estructurados de más de 20 aminoácidos, denominados regiones intrínsecamente desordenadas (IDR) o proteínas con secuencias completamente desordenadas (IDP), que también pueden ser degradadas por el proteasoma 20S. Este último grupo de sustratos está dominado por proteínas que desempeñan funciones clave en la progresión del ciclo celular, el control del crecimiento y la oncogénesis. Ésta es la razón por la que los niveles de estas proteínas deben ser controlados de forma muy precisa, ya que las alteraciones en su abundancia pueden conducir a la aparición de varias enfermedades. Algunos hallazgos recientes destacan la importancia de la ruta de degradación del proteasoma 20S independiente de ubiquitina. En primer lugar, la mayoría de los proteasomas en las células de los mamíferos son del tipo 20S, mientras que solo el 20-30 % son del tipo 26S. En segundo lugar, más del 20 % de las proteínas celulares son hidrolizadas por el proteasoma 20S, lo que sugiere la importancia de esta ruta de degradación proteica en el mantenimiento de la viabilidad celular. Además, en condiciones de estrés oxidativo, el proteasoma 20S ha sido identificado como la maquinaria principal de degradación.

Ubiquitinación

La *ubiquitina* es un polipéptido de 76 aminoácidos que debe unirse de forma covalente a las proteínas para que puedan ser reconocidas en el proteasoma. Para ello se necesitan tres tipos de enzimas denominadas E1, E2 y E3 que facilitan la unión de muchos restos de ubiquitina a la proteína que debe ser destruida, con gasto de ATP. Una vez que las proteínas poliubiquitinadas son reconocidas por el proteasoma, los restos de ubiquitina son liberados y pueden volver a utilizarse para el marcado de nuevas proteínas (**Fig. 8-25**).

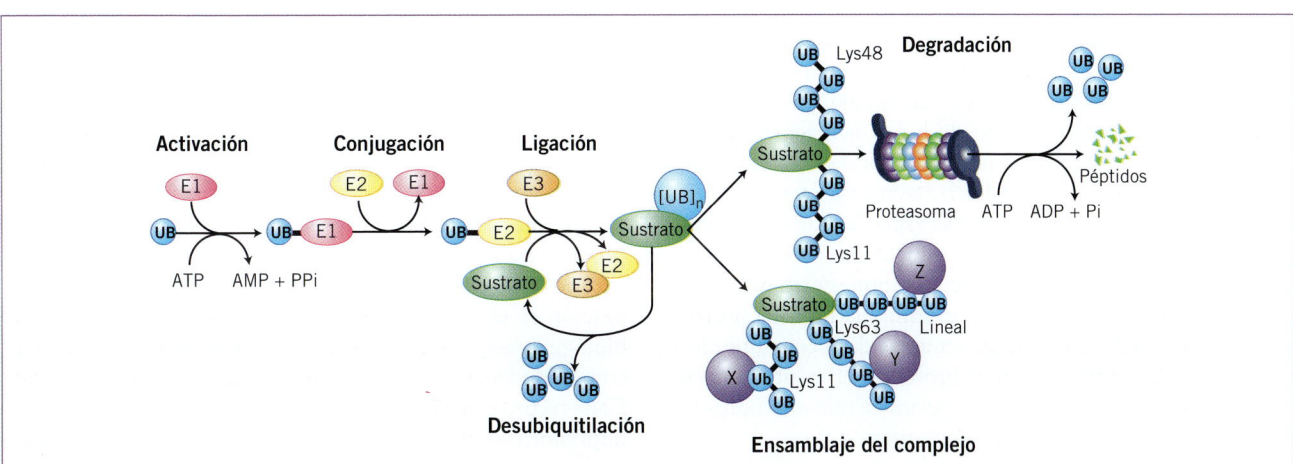

Figura 8-25. Vías de ubiquitinación y degradación de proteínas ubiquitinadas en el sistema ubiquitina-proteasoma. Pi: fosfato inorgánico; PPi: pirofosfato; Ub: ubiquitina; X, Y y Z: proteínas ubiquitinadas. (Adaptado de Vucic y cols., 2011.)

En la reacción de activación, la ubiquitina es trasferida a la enzima E1 en una reacción dependiente de ATP. La ubiquitina activada es transferida a la enzima E2 y se libera AMP. Esta enzima lleva la ubiquitina a la enzima E3, conocida como ubiquitina ligasa, y el complejo E2-E3 lleva a cabo la ubiquitinación de la proteína sustrato, tras lo cual se recuperan las enzimas E2 y E3. La enzima E3 es importante no sólo porque liga de forma covalente la ubiquitina a residuos de lisina de la proteína sustrato, sino también porque media la especificidad de sustrato. Este proceso de ligación de ubiquitina puede repetirse con una lisina de la propia ubiquitina para formar una cadena de poliubiquitina. La ligación de poliubiquitina tiene consecuencias biológicas diversas. Por ejemplo, las cadenas de poliubiquitina unidas a la lisina 11 y a la lisina 48 sirven como etiquetas para que las proteínas sustrato sean reconocidas para la degradación por el proteasoma. Por el contrario, las cadenas lineales unidas por lisina 63 y lisina 11 promueven el ensamblaje de complejos de señalización (v. más adelante).

Significado fisiológico del sistema ubiquitina-proteasoma

Entre los numerosos procesos fisiológicos que utilizan este sistema para su regulación cabe destacar los siguientes:

Ciclo celular. Para iniciar la síntesis del DNA, las células necesitan el concurso de unas enzimas denominadas quinasas dependientes de ciclina (CDK). Estas enzimas se encuentran normalmente inactivadas por unas proteínas específicas (CKI). Para que el ciclo celular pueda ponerse en marcha deben destruirse estas proteínas CKI, lo que se consigue tras su ubiquitinación y degradación proteasómica.

Ayuno. Tanto en el ayuno como en los estados de desnutrición grave, traumatismos, caquexia cancerosa, etc., se produce una intensa degradación de proteínas musculares. Esto permite el funcionamiento de la gluconeogénesis en el hígado a partir de los aminoácidos liberados. De esta forma, la glucosa sintetizada puede ser utilizada por el sistema nervioso central. La degradación de las proteínas musculares se lleva a cabo fundamentalmente en los proteasomas.

Presentación de antígenos. La destrucción proteasómica de proteínas extrañas permite obtener péptidos de 8 o 10 aminoácidos que serán anclados posteriormente a la membrana para su reconocimiento por el sistema inmunitario.

Respuesta inflamatoria. Uno de los principales mecanismos implicados en la respuesta inflamatoria es la activación del factor de transcripción NF-κB (factor nuclear kappa de linfocitos B), que origina la síntesis específica de numerosas proteínas inflamatorias: citoquinas, factores de crecimiento hematopoyético, moléculas de adhesión, entre otras. En condiciones normales, el NF-κB es inhibido por una proteína específica (IκB). Después de ser activada la célula por los mediadores de la inflamación, la proteína IκB es ubiquitinada y destruida por el proteasoma, permi-tiendo así la síntesis de las proteínas inflamatorias ya descritas.

Destrucción de proteínas plegadas incorrectamente. De esta forma se evita que se produzcan los agregados tóxicos descritos previamente (v. Plegamiento de las proteínas, antes).

Regulación del sistema ubiquitina-proteasoma

Como se ha descrito antes, las proteínas que deben ser degradadas en el proteasoma son «etiquetadas» por poliubiquitinación, lo que las hace reconocibles por la subunidad reguladora del sistema proteolítico (**Fig. 8-24**). De las tres enzimas utilizadas en la ubiquitinación, la enzima E3 es, sin duda, la principal responsable del reconocimiento de la proteína que debe ser etiquetada (**Fig. 8-25**). Existen numerosas especies moleculares de estas enzimas E3, lo que explica en principio la posibilidad de identificación de muchas proteínas diferentes para que se degraden. Sin embargo, todavía se sabe muy poco acerca de los mecanismos implicados en este reconocimiento selectivo. En algunos casos, la enzima E3 puede reconocer trozos específicos de la cadena peptídica de la proteína que va a ser degradada. Podría decirse que estas proteínas llevan impresa en su estructura la marca para su destrucción. Éste podría ser el sistema para el reconocimiento de las proteínas mal plegadas, que exhibirían una serie de aminoácidos hidrofóbicos en su superficie. En otros casos se necesita que la proteína por degradar sea modificada, generalmente por fosforilación. También son posibles los mecanismos que implican modificaciones en las propias enzimas E3 y la utilización de proteínas auxiliares para el reconocimiento.

El reconocimiento selectivo de las proteínas que deben ser degradadas puede considerarse un proceso específico de regulación. Existen, además, algunas situaciones en las que la regulación del sistema ubiquitina-proteasoma se realiza de una manera general:

- Desnutrición grave, ayuno o estrés catabólico. En estas circunstancias se produce una intensa degradación proteica muscular. Esto es así porque aumenta la cantidad de las proteínas que forman el sistema degradativo.
- Presentación de antígenos. En este caso no hay una respuesta «de cantidad» como en el caso anterior, sino que hay un cambio «cualitativo». Es decir, se sintetizan componentes del proteasoma que tienen una especificidad distinta para la hidrólisis proteica, formándose lo que podrían denominarse *inmunoproteasomas*. De esta forma se favorece que los péptidos originados tengan mayor afinidad por los complejos de histocompatibilidad de las células presentadoras y por los receptores de las células T citotóxicas.

Localización del sistema ubiquitina-proteasoma

Aunque la localización principal del sistema ubiquitina-proteasoma es el citosol, también se encuentra en otros territorios celulares, siendo especialmente interesante su localización en el retículo endoplásmico (**Fig. 8-26**). Su función biológica parece estar relacionada, sobre todo en este caso, con la destrucción de proteínas plegadas incorrectamente. Cabe recordar que las proteínas sintetizadas en el retículo endoplásmico suelen ser proteínas destinadas a la membrana o a otros orgánulos celulares. La degradación de estas proteínas por estar plegadas incorrectamente formaría parte de lo que podría denominarse control de calidad. Entre las proteínas

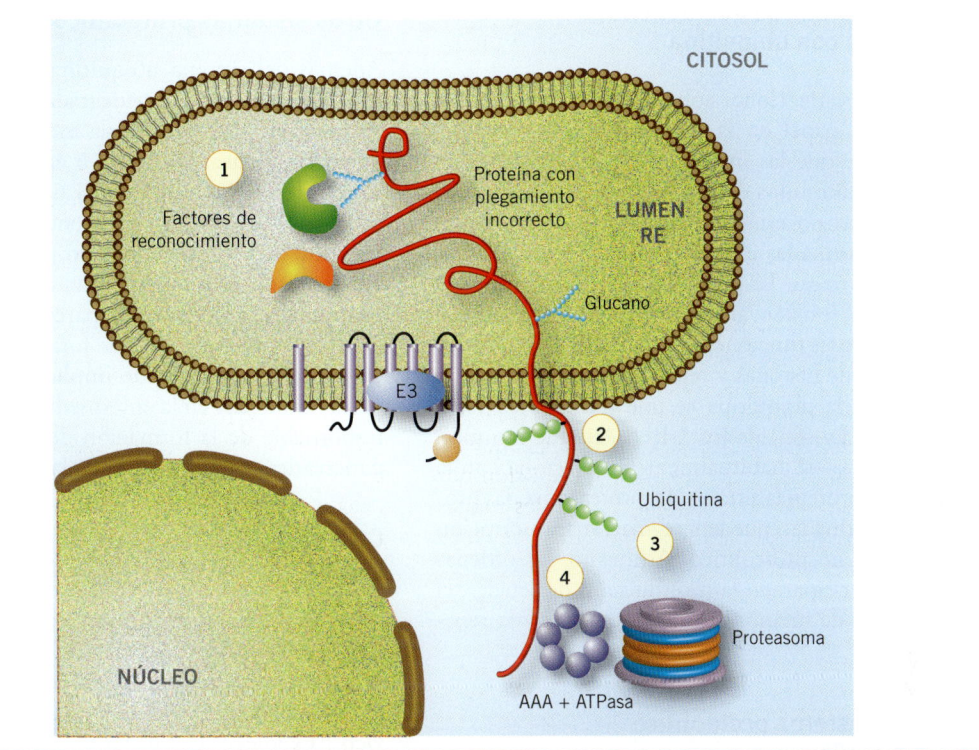

Figura 8-26. Degradación de proteínas en el retículo endoplásmico (RE). 1: reconocimiento de proteínas plegadas incorrectamente; 2: ubiquitinación de proteínas plegadas incorrectamente; 3: poliubiquitinación; 4: degradación de las proteínas ubiquitinadas por el proteasoma. AAA: familia de proteínas con seis miembros conocidos que contienen los dominios D1 y D2 de las ATPasas.

sometidas a este control de calidad se encuentra la hidroximetilglutaril-CoA reductasa (enzima clave en la regulación de la biosíntesis del colesterol), la CFTR (*cystic fibrosis transmembrane conductance regulator*: proteína transmembrana que regula la conductancia y cuya alteración es la causa de la fibrosis quística) y las proteínas que forman el complejo principal de histocompatibilidad de clase I.

Enfermedades relacionadas con el sistema ubiquitina-proteasoma

Existen ya suficientes datos que involucran al mal funcionamiento del sistema ubiquitina-proteasoma en el origen o desarrollo de diversas enfermedades. Entre ellas pueden destacarse las siguientes:

Cáncer. En un apartado anterior se ha hecho ya referencia al papel del sistema ubiquitina-proteasoma en el control del ciclo celular. En este contexto pueden incluirse no sólo las enzimas CDK ya mencionadas, sino también muchos factores de crecimiento, receptores y factores de transcripción (proteínas oncogénicas) y proteínas supresoras (antioncogénicas). Muchas de estas proteínas deben ser degradadas por el sistema proteasómico. Si el mal funcionamiento de este sistema afectara a las proteínas oncogénicas, se produciría entonces el alargamiento de su vida media, facilitando la proliferación neoplásica. Por otra parte, también puede estimularse la proliferación celular excesiva si el sistema funciona de manera anormalmente elevada, ya que entonces podrían destruirse muy rápidamente proteí-

nas supresoras como el p53 o el p27 (**cap. 35**, Nutrición y cáncer, **tomo V**).

Fibrosis quística. Esta enfermedad se produce como consecuencia de la alteración de la proteína CFTR, ya citada, que afecta a la secreción de iones cloruro. A pesar de que existen numerosísimas mutaciones, que alteran de forma muy distinta a esta proteína, la mayoría de las veces se produce una deleción en la fenilalanina en posición 508. Esta alteración hace que la proteína se pliegue incorrectamente en el retículo endoplásmico, por lo que es degradada por el sistema ubiquitina-proteasoma y no puede alcanzar la membrana celular (**cap. 47**, Nutrición en la fibrosis quística, **tomo V**).

Enfermedades neurodegenerativas. Como se ha mencionado antes (v. Plegamiento de las proteínas, antes), las proteínas plegadas incorrectamente tienden a formar agregados tóxicos, siendo el sistema nervioso central el tejido más vulnerable. Datos recientes indican la presencia en estos depósitos proteicos cerebrales de ubiquitina y proteínas procedentes de los complejos proteasómicos. Ello sugiere que la toxicidad de las protofibrillas podría haber afectado al sistema ubiquitina-proteasoma, sistema que, de haber funcionado correctamente, habría impedido la propia formación de las protofibrillas. Otra posibilidad sería un funcionamiento escaso del sistema proteolítico debido a causas genéticas o al envejecimiento. En cualquier caso, la implicación del sistema ubiquitina-proteasoma en la etiopatogenia de las enfermedades neurodegenerativas está todavía por esclarecer (**cap. 51**, Nutrición en las enfermedades neurológicas, **tomo V**).

Otros procesos celulares que dependen de la conjugación con ubiquitina

Las primeras investigaciones sobre la ubiquitinación se dirigieron hacia su papel en la proteólisis. Sin embargo, actualmente se sabe que las interacciones específicas entre la ubiquitina y los dominios de unión a ubiquitina (UBD) de muchas proteínas no están limitadas a la unión de las proteínas poliubiquitinadas al proteasoma. En los últimos años se ha descubierto que las proteínas con dominios UBD monoubiquitinadas (existen al menos 16 clases distintas) desempeñan numerosas funciones de control de la transcripción, modificación de histonas y reparación del DNA (**Fig. 8-27**). Usualmente la ubiquitina se une a un único resto de lisina (Lys-48 o Lys-63) de los UBD. Aunque la unión de ubiquitina a la Lys-48 habitualmente se relaciona con la degradación de las proteínas a través del proteasoma, las proteínas monoubiquitinadas pueden regular la transcripción por un mecanismo no proteolítico. Asimismo, las cadenas unidas a Lys-63 participan en la transducción de señales, el tráfico de proteínas de membrana, la endocitosis y la reparación del DNA.

Regulación del sistema proteolítico del proteasoma 20S

Existen ocho mecanismos diferentes que permiten la activación o la inhibición del sistema proteolítico del proteasoma 20S, incluyendo el desensamblaje del proteasoma 26S, la regulación génica, la diversidad de la composición de subunidades y las asociaciones con moléculas reguladoras, así como las modificaciones postraduccionales y la divergencia en la localización celular (**Fig. 8-28**).

Otros sistemas proteolíticos

Además del sistema ubiquitina-proteasoma parecen existir otros mecanismos para degradar proteínas potencialmente tóxicas. Entre estas proteasas merece destacarse a la conocida como insulinasa, insulisina o enzima degradadora de la insulina (IDE). Se trata de una tiolmetaloendopeptidasa, que actúa a pH neutro y que se encuentra en muchos tejidos y órganos, incluyendo el hígado y el cerebro. Esta enzima degrada no sólo a la insulina sino también a otros polipéptidos hormonales. Pero, además, parece responsable de la degradación de péptidos capaces de formar fibrillas amiloides, como el péptido beta-amiloide implicado en la formación de las placas amiloides en la enfermedad de Alzheimer o el péptido responsable de la formación de la amilina en las células β pancreáticas características de la diabetes de tipo 2.

CONTROL DE CALIDAD DE LA CONFORMACIÓN ESPACIAL DE LAS PROTEÍNAS

Como se ha destacado previamente, la conformación espacial de las proteínas exige un plegamiento correcto de las cadenas polipeptídicas. En caso contrario, no sólo se pierde la funcionalidad biológica sino que se originan agregados tóxicos. Es lógico, por lo tanto, que las células dispongan de mecanismos que aseguren dicha conformación espacial. Este control de calidad se basa en la existencia de chaperonas y enzimas auxiliares que facilitan el plegamiento correcto, así como en el funcionamiento de sistemas proteolíticos que degradan las proteínas incorrectamente plegadas (sistema ubiquitina-proteasoma) (**Fig. 8-29**). Ambos tipos de sistemas utilizan ATP, por lo que en conjunto suponen un considerable gasto energético para la célula.

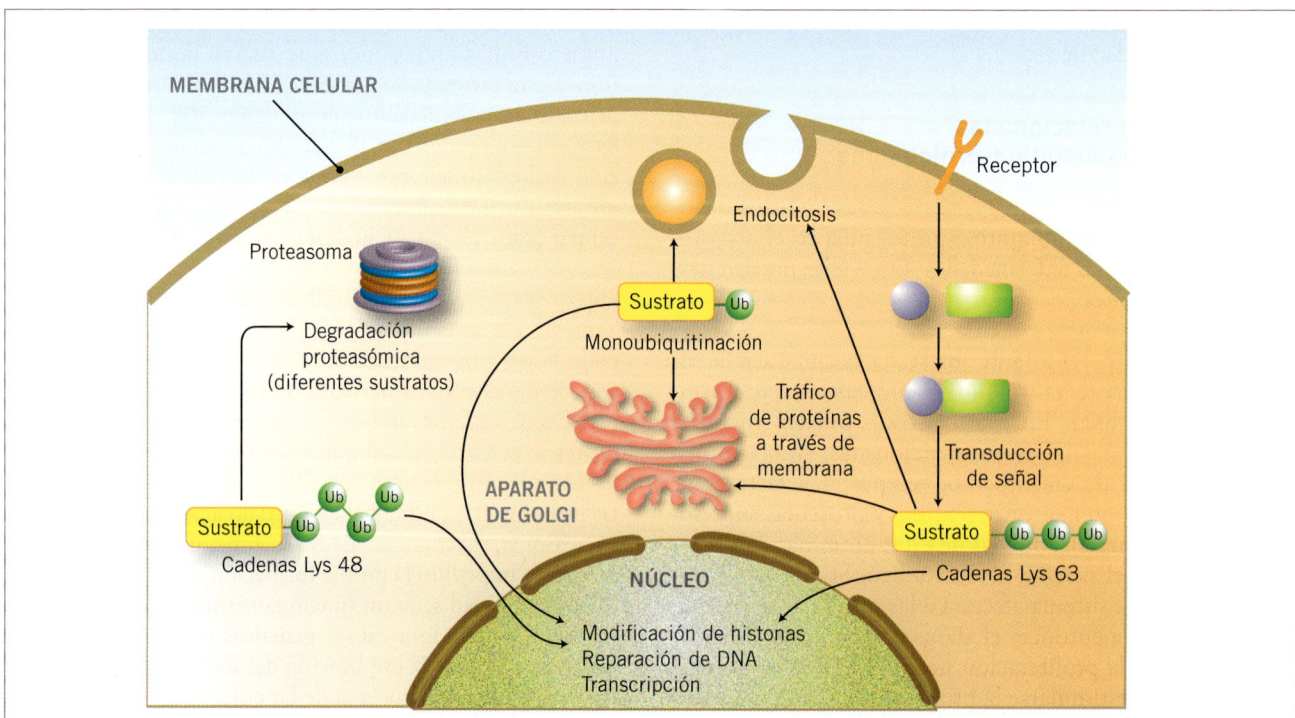

Figura 8-27. Procesos celulares no proteolíticos que dependen de la conjugación con ubiquitina.

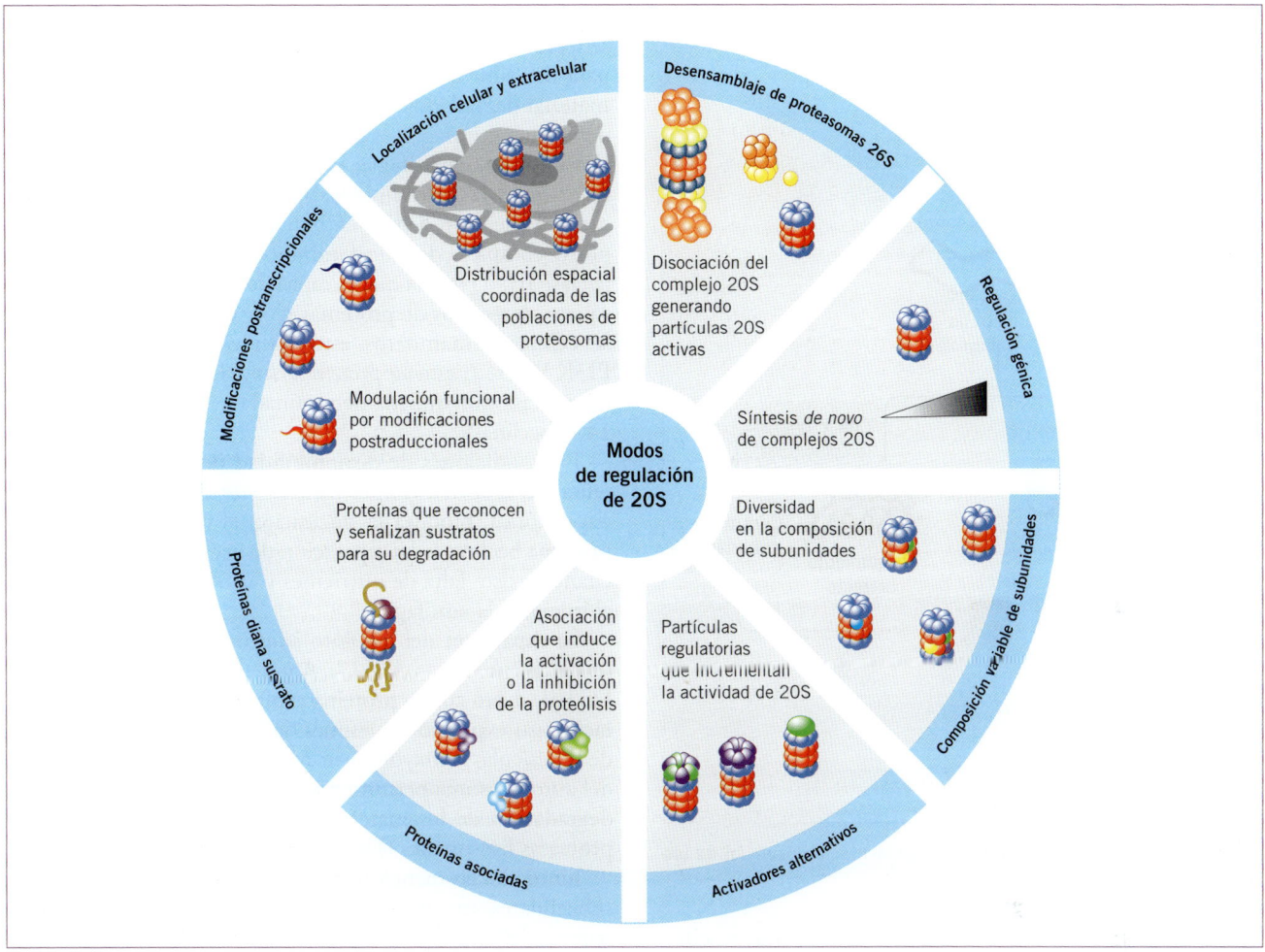

Figura 8-28. Mecanismos que regulan la función del proteasoma 20S. (Adaptado de Ben-Nissan y Sharon, 2014).

Es interesante señalar que el término *control de calidad* se utilizó por primera vez en el contexto al que nos referimos para designar los sistemas operativos en el retículo endoplásmico. En este territorio celular se sintetizan proteínas que deben ser enviadas a la membrana o a otros orgánulos. Para evitar la exportación de proteínas plegadas incorrectamente o proteínas oligoméricas mal ensambladas, el retículo endoplásmico dispone de proteínas especializadas. Estas proteínas tienen capacidad para ayudar al plegamiento correcto de las proteínas o a su ensamblaje adecuado si son oligoméricas. Pero, además, son capaces de retener en el retículo endoplásmico dichas proteínas hasta que se consiga su conformación espacial correcta. Cuando esta conformación no se consigue y el tiempo de retención se prolonga excesivamente, las proteínas son retrotranslocadas al espacio citosólico y degradadas por los proteasomas.

Aunque parece que el sistema proteolítico ligado al retículo endoplásmico se utiliza sobre todo para la degradación de proteínas plegadas incorrectamente, existen datos suficientes para pensar en otro tipo de funciones. Entre estas funciones estaría la degradación de enzimas reguladoras, como es el caso de la hidroximetilglutaril-coenzima A reductasa. Ésta es una enzima clave en la biosíntesis del colesterol, que se encuentra en la membrana del retículo endoplásmico

y es regulada en parte por la velocidad de su degradación realizada por dicho sistema proteolítico.

AUTOFAGIA

La homeostasis celular se alcanza por el equilibrio de la biosíntesis y del recambio de los orgánulos y de sus componentes. En las células eucariotas, el lisosoma es el orgánulo principal para la degradación, que utiliza su amplio sistema de hidrolasas. Ante una respuesta adaptativa desfavorable como la falta de nutrientes, la autofagia es un proceso muy regulado por el que se produce una autodigestión vía lisosomas. Vesículas de doble membrana, denominadas autofagosomas, engullen proteínas de vida larga, orgánulos dañados e incluso microorganismos y los transportan a los lisosomas. Allí, la membrana exterior del autofagosoma se funde con la membrana lisosomal, y la vesícula interior, junto con el material transportado, es degradado. Las macromoléculas resultantes pueden ser recicladas al citosol para reutilizarlas durante el período de ayuno (**Fig. 8-30**).

Existen tres tipos de autofagia. La *macroautofagia* secuestra orgánulos completos o porciones de citoplasma en vacuolas autofágicas, que se fusionan con lisosomas y son degradados posteriormente. En la *microautofagia*, la propia

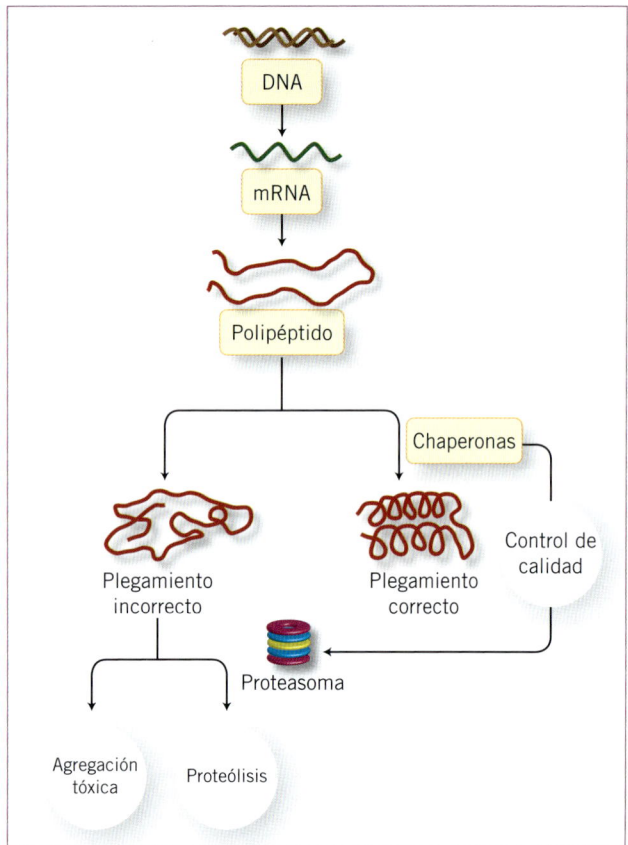

Figura 8-29. Control de calidad de la conformación espacial de las proteínas.

membrana lisosomal rodea y secuestra porciones de cito-plasma para su degradación. En la *autofagia mediada por chaperonas*, proteínas con un pentapéptido específico son dirigidas para su degradación por una proteína emparentada con chaperonas de choque térmico de 70 kDa (hsc70). El complejo sustrato-chaperona es dirigido a un receptor liso-somal denominado LAMP-2A (proteína de membrana tipo 2A asociada a lisosomas), para su translocación al lisosoma y posterior degradación.

Se han propuesto varias fuentes para la membrana de los autofagosomas, incluyendo la mitocondria, el retículo endo-plásmico y el complejo de Golgi. Sin embargo, no está claro el mecanismo por el que son enviadas al fagóforo creciente.

La disfunción de la autofagia contribuye a una variedad de enfermedades, como cáncer, neurodegeneración, enfer-medades cardiovasculares e infección microbiana, porque para la supervivencia y las funciones celulares normales es necesario un secuestro eficiente y un aclaramiento de los propios componentes celulares dañados o de componentes extraños.

Las proteínas de genes relacionados con la autofagia (Atg) funcionan en varios pasos de forma continua, por ejemplo en la inducción, el reconocimiento y el «empaquetado» de los materiales que van a ser degradados, la formación de ve-sículas y la rotura de los materiales, además de regular una parte importante del proceso. El lugar de formación del au-tofagosoma se denomina sitio de ensamblaje del fagóforo (PAS, *phagophore assembly site*), así como también preauto-

fagosoma. Éste es el lugar donde el fagóforo se expande y se reclutan las proteínas Atg. Se utilizan diferentes términos para describir la selectividad de la autofagia en función del material degradado. Así, la degradación de mitocondrias se denomina mitofagia; la de los ribosomas, ribofagia; la de los peroxisomas, peroxifagia; la del retículo endoplásmico, reti-culofagia, y la de los lípidos, lipofagia.

La nucleación de la membrana del fagóforo está mediada por el complejo de la fosfatidilinositol-3-quinasa (PI3K) de la clase III, de forma que es capaz de envolver proteínas cito-sólicas, agregados de proteínas y orgánulos subcelulares. En las células de mamíferos, este complejo está formado por la PI3K Vps34 *(vacuolar protein sorting 34)*, una serina/treoni-na quinasa miristoilada denominada p150, Barkor o mAtg-14, y beclina 1.

En condiciones de disponibilidad de nutrientes, la pro-teína Bcl-2 *(B-cell lymphoma/leukemia-2)*, una proteína an-tiapoptótica, bloquea la nucleación al unirse e inhibir a la proteína beclina 1. La separación de beclina 1 y Bcl-2 ocurre cuando existe falta de nutrientes y es un paso obligado para el inicio de la autofagia.

La expansión del fagóforo se produce por reclutamien-to de las proteínas Atg-12, Atg-5, Atg-16 y el conjugado LC3-II, junto con la proteína transmembrana Atg-9, lo que facilita su expansión. Después de completarse la formación de la vesícula, la mayor parte de las proteínas Atg se disocian del autofagosoma permitiendo la fusión con el lisosoma y la degradación de los materiales engullidos por acción de las proteasas lisosomales (**Fig. 8-30**).

Junto con las mencionadas proteínas Atg, ciertos sistemas subcelulares, incluyendo la vía de secreción de proteínas, el sistema del esqueleto intracelular y la vía endocítica, proveen membranas, facilitan el transporte de los autofagosomas y permiten el aclaramiento de los sustratos autofágicos.

En condiciones normales, el nivel basal de autofagia es muy bajo; por lo tanto, un mecanismo eficiente de induc-ción de la autofagia es crucial para que los organismos pue-dan adaptarse al estrés y otros acontecimientos extracelulares. Así, la autofagia se induce por falta de energía, de nutrientes y de hormonas (**Fig. 8-31**). Hay dos cascadas de señaliza-ción celular bien caracterizadas que regulan la autofagia: la cascada de mTOR (proteína quinasa diana de la rapamicina de mamíferos) y la vía Ras-cAMP dependiente de proteína quinasa A (PKA). La serina/treonina proteína quinasa TOR es un inhibidor potente de la autofagia. Durante el ayuno, en los mamíferos, hay dos proteínas homólogas de la Atg-1 de levadura denominadas ULK-1 (*Unc-51-like kinase 1:* qui-nasa 1 análoga de Unc-51) y ULK-2, y un homólogo de la proteína Atg-17 de levadura, FIP-200 *(focal adhesion kinase family-interacting protein of 200 kDa:* proteína de 200 kDa de interacción con la familia de quinasas de adhesión focal), que forman un complejo con las ULK y la Atg-13 capaz de localizar el fagóforo. Las ULK, Atg-13 y FIP-200 parecen formar un complejo estable con independencia de las con-diciones nutricionales de las células. El mTOR interactúa con este complejo, fosforilando e inactivando a las ULK y a Atg-13 en condiciones de disponibilidad de nutrientes. Por el contrario, en condiciones de ayuno, la inhibición de mTOR conduce a la activación de las ULK que fosforilan a

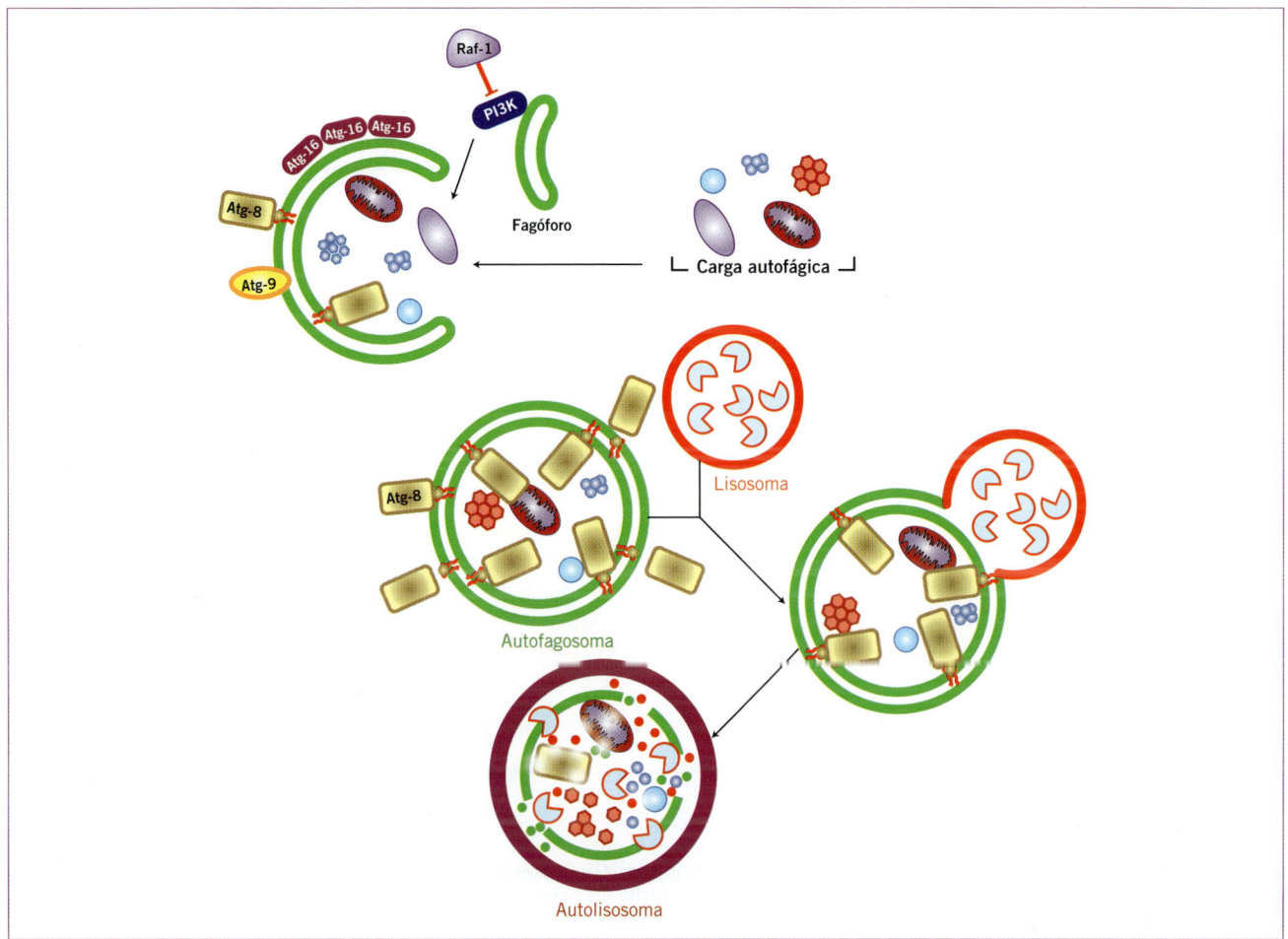

Figura 8-30. Modelo esquemático del proceso de autofagia. PI3K: fosfatidilinositol-3-quinasa. (Adaptado de He y Klionsky, 2009.)

ATg-13 y FIP-200, esenciales para el proceso de autofagia (**Fig. 8-31**).

En la autofagia selectiva, los materiales que van a ser degradados son reconocidos a través de interacciones con receptores específicos. Una función importante es el aclaramiento de los sustratos ubiquitinados o de las proteínas que tienden a formar agregados. Estudios recientes sugieren que este proceso degradativo es selectivo y mediado por la proteína SQSTM-1 (*p62/sequestosome 1:* proteína p62 del secuestosoma 1) o la proteína Ref(2)P, un homólogo de la proteína p62 de *Drosophila*. Esta última se une a proteínas monoubiquitinadas o poliubiquitinadas a través de los dominios asociados a ubiquitina y a la proteína LC3, asociada a los microtúbulos, y las dirige a la maquinaria autofágica para la degradación.

La vía Ras/cAMP dependiente de PKA desempeña un papel importante como sensor de los niveles de glucosa en las células. Cuando se retiran varios factores de crecimiento de los medios de cultivo de las células, a pesar de que existan suficientes nutrientes, se induce la autofagia, por lo que estos factores son indispensables para el mantenimiento de las funciones celulares y la producción de energía. La señalización de Ras permite, a través de la interacción de los factores de crecimiento con sus receptores de tirosina quinasa, iniciar una cascada de efectores intracelulares entre los que

se encuentra la proteína Raf-1/MAPK (proteínas quinasas activadas por mitógenos) y las PI3K de clase I (**Fig. 8-31**).

Durante los períodos de estrés metabólico celular, la activación de la autofagia es esencial para la viabilidad celular. La quinasa activada por AMP (AMPK) se activa por una carga energética reducida (proporción de ATP/AMP baja) a través de la quinasa hepática (LKB-1). La AMPK activa fosforila y activa el complejo TSC-1/TSC-2, que inhibe la actividad de mTOR a través de Rheb. Así, la autofagia, estimulada por la inhibición de mTOR, conduce a la formación de ATP por reciclado de los nutrientes. Además, la AMPK fosforila y activa a la quinasa dependiente de ciclina p27kip1 que conduce a la detención del ciclo celular, que es esencial para prevenir la apoptosis celular e inducir la autofagia para la supervivencia en respuesta al estrés bioenergético que se produce durante la falta de nutrientes o la retirada de factores de crecimiento.

El retículo endoplásmico, como se ha mencionado anteriormente, es el compartimento clave en la célula que facilita el plegamiento de las nuevas proteínas sintetizadas e inicia el movimiento vesicular de membranas y proteínas a varios orgánulos y a la superficie celular. Además, es el principal reservorio de Ca^{2+} intracelular. Un número de estímulos de estrés, como la expresión de proteínas que tienden a agregarse, la falta de glucosa (que da lugar a una glicosilación

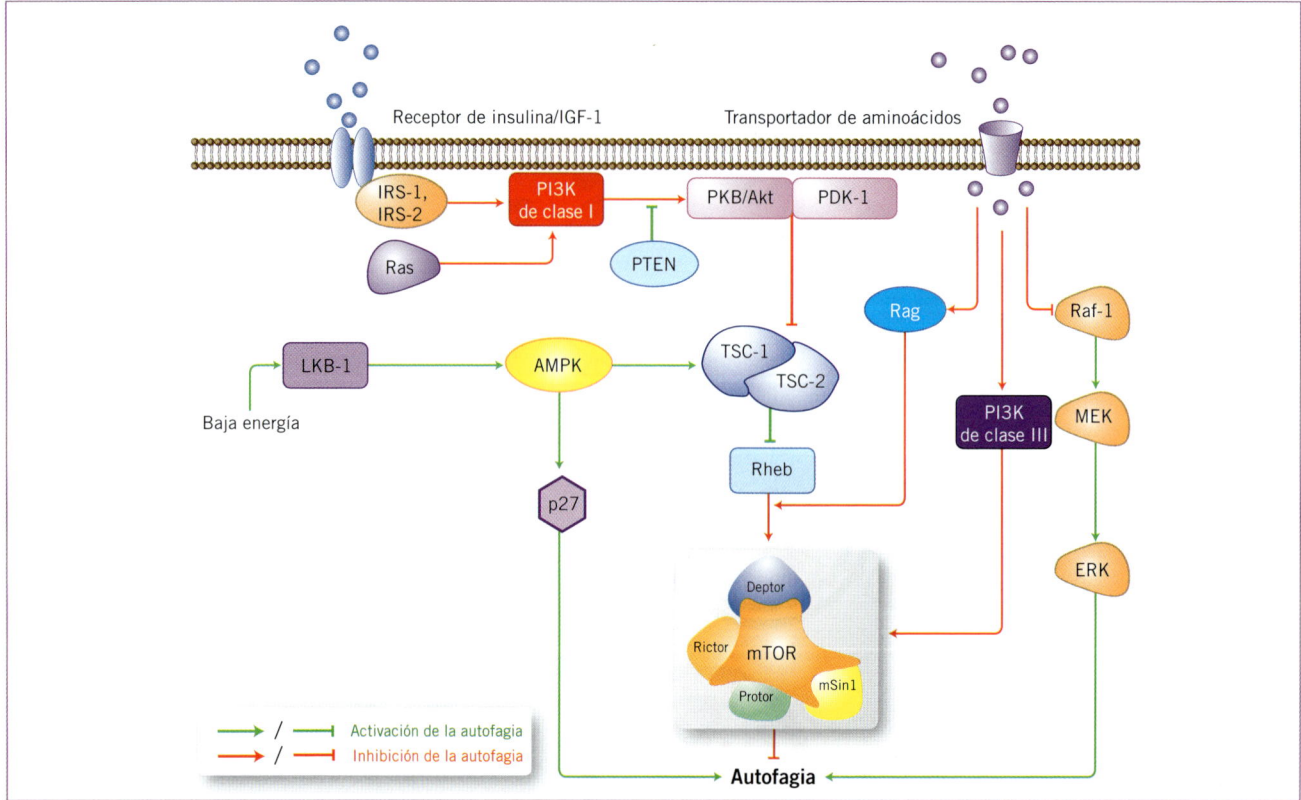

Figura 8-31. Vías reguladoras de la autofagia por energía nutrientes y hormonas. AMPK: proteína quinasa activada por AMP; ERK: quinasa regulada por señal extracelular; IGF-1: factor de crecimiento análogo de la insulina tipo 1; IRS: sustrato del receptor de insulina, LKB-1: quinasa hepática 1; MEK: quinasa de la quinasa activada por mitógenos MAPK; mTOR: proteína quinasa diana de la rapamicina de mamíferos; PI3K: fosfatidilinositol-3-quinasa; PDK-1: proteína quinasa dependiente de fosfoinosítidos; PKB/Akt: proteína quinasa B; PTEN: proteína homóloga a tensina y fosfatasa, TSC: complejo de la esclerosis tuberosa, TSC 1: hamartina, TSC 2: tuberina. (Adaptado de He y Klionsky, 2009).

reducida y a la disminución de la actividad de las chaperonas por falta de energía), la hipoxia y el estrés oxidativo, así como la salida de Ca^{2+} desde el retículo endoplásmico, conducen a la acumulación de proteínas sin plegar. Todos estos estímulos de estrés inducen la autofagia a través de las vías de la proteína quinasa del retículo endoplásmico (PERK, *RNA-dependent protein kinase-like ER kinase*)-factor de elongación de la síntesis proteica 2α (eIF-2α), la vía elemento de respuesta al hierro 1 (IRE-1, *iron response element 1*)-quinasa N terminal de c-Jun (JNK, *c-Jun N terminal kinase*) y la liberación de Ca^{2+}. Estas vías están implicadas en la señalización de proteínas mal plegadas en el retículo endoplásmico y en la transcripción de diferentes genes diana. Una de las dianas del IRE-1 es JNK, la cual es esencial para la conjugación lipídica de LC3, inducida por acumulación citosólica de proteínas mal plegadas debido a la inhibición del proteasoma en fibroblastos embrionarios y en células cancerosas.

La activación del eIF-2α por la PERK conduce a la expresión de ciertos genes implicados en la autofagia como *ATG12*. Además, la falta de aminoácidos y las infecciones víricas activan la fosforilación del eIF-2α por otras dos quinasas de eIF-2α, la quinasa 2 de control general no desrepresora (GCN2) y PKR, lo que conduce a la autofagia.

Además de la repuesta a proteínas mal plegadas (UPR, *unfolded protein response*), el estrés del retículo endoplásmico induce la liberación de Ca^{2+} desde el lumen al citosol. La quinasa β de la quinasa dependiente de calmodulina acti-

vada por calcio (CaMKK-β, *calcium-activated calmodulin-dependent kinase kinase-*β) es activada por el Ca^{2+} y posteriormente se activa la AMPK, que induce la autofagia (**Fig. 8-32**).

Aunque todo lo indicado anteriormente muestra que la autofagia inducida por estrés del retículo endoplásmico cumple el papel de aumentar la supervivencia de las células, ciertos estudios sugieren que algunos factores de estrés pueden causar la muerte por autofagia, un efecto mediado por la proteína quinasa de muerte celular asociada a la serina/treonina quinasa dependiente de calmodulina (DAPK, *calmodulin-regulated serine/threonine kinase death-associated protein kinase*). Cuando esta proteína se activa, fosforila a beclina 1, lo que produce la disociación de Bcl-2 y la inducción de la autofagia. Por consiguiente, es posible que la autofagia tenga un papel doble en la determinación del destino celular, dependiendo de los tipos celulares y de los estímulos.

Bajos niveles de oxígeno (< 1 %) característicos del estrés por hipoxia, comparados con niveles normales (2-9 %), se producen en los embriones en desarrollo, así como en muchas situaciones patológicas, como isquemia cardiovascular, ictus y tumores sólidos. La evidencia científica indica que en condiciones de hipoxia se induce la autofagia (**Fig. 8-33**).

Las vías de señalización responsables parecen ser diferentes dependiendo de los tipos celulares. Por ejemplo, durante la hipoxia se incrementa la mitofagia. Así, parece que existe

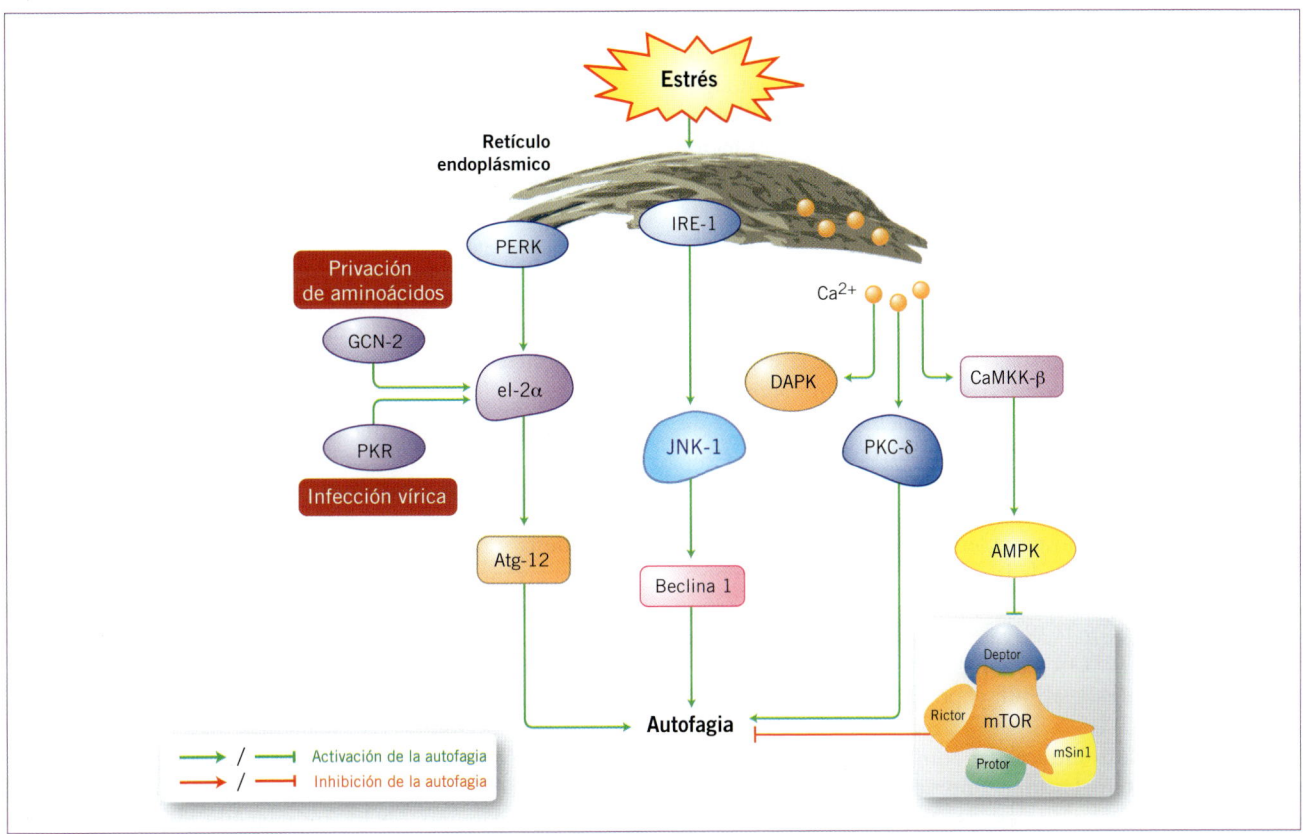

Figura 8-32. Regulación de la autofagia en respuesta al estrés del retículo endoplásmico. AMPK: proteína quinasa activada por AMP; CaMKK-β: quinasa β de la quinasa dependiente de calmodulina activada por calcio; DAPK: proteína quinasa de muerte celular asociada a la serina/treonina quinasa dependiente de calmodulina; eIF-2α: factor de iniciación de la síntesis proteica 2α; GCN2: quinasa 2 de control general no desrepresora; IRE-1: elemento de respuesta al hierro 1; JNK-1: *c-Jun N-terminal quinase 1*; mTOR: proteína quinasa diana de la rapamicina de mamíferos; PERK: proteína quinasa del retículo endoplásmico; PKC: proteína quinasa C; PKR: proteína quinasa R. (Adaptado de He y Klionsky, 2009).

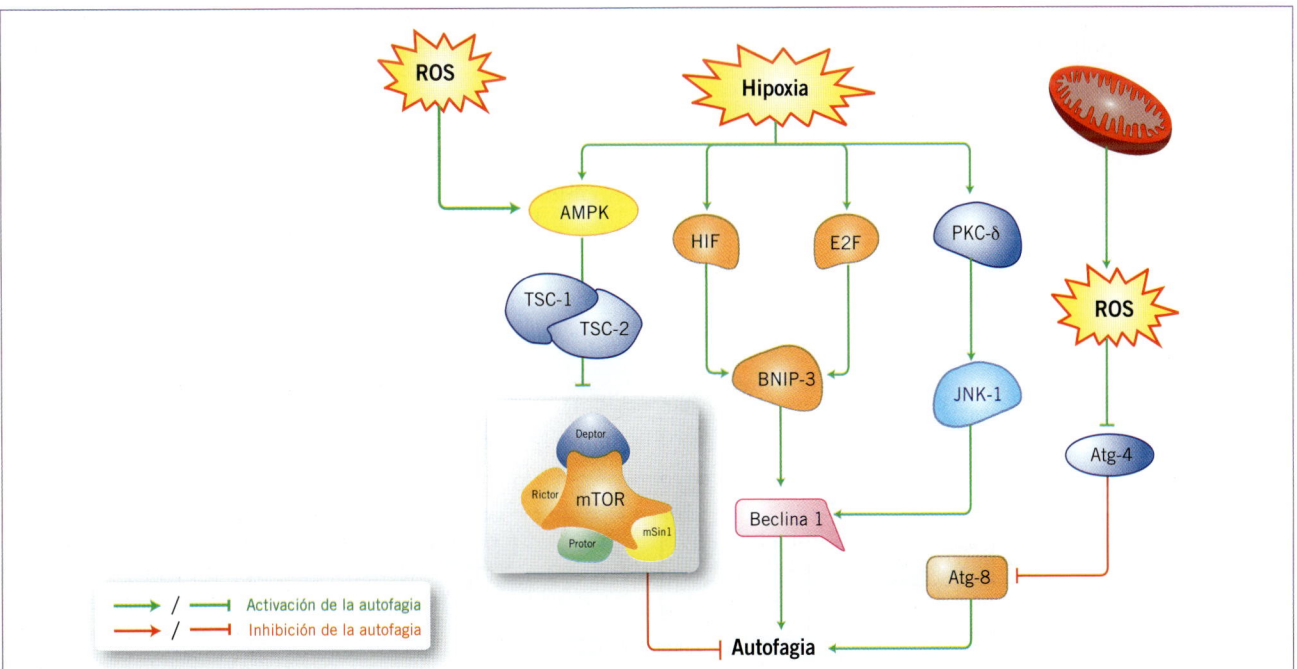

Figura 8-33. Inducción de la autofagia por hipoxia y estrés oxidativo. AMPK: proteína quinasa activada por AMP; BNIP-3: *Bcl-2 adenovirus E1a nineteen kDa interacting protein 3*; E2F: factor de transcripción E2; HIF: factor inducible por hipoxia; JNK-1: *c-Jun N-terminal quinase 1*; mTOR: proteína quinasa diana de la rapamicina de mamíferos; PKC: proteína quinasa C; ROS: especies reactivas de oxígeno. TSC: complejo de la esclerosis tuberosa; TSC-1: hamartina; TSC-2: tuberina. (Adaptado de He y Klionsky, 2009).

una respuesta adaptativa de las mitocondrias para reducir los niveles de especies reactivas de oxígeno (ROS) con objeto de proteger la integridad celular. Sin embargo, en algunas líneas celulares de glioma y cáncer de mama, la hipoxia prolongada causa la muerte celular por autofagia. El factor inducible por hipoxia (HIF-1) es el principal responsable de la autofagia mediada por la hipoxia; se trata de un factor de transcripción que modula la expresión de numerosos genes que promueven la eritropoyesis y la angiogénesis y disminuyen la biogénesis mitocondrial y la respiración, contrarrestando los efectos deletéreos ocasionados por la deficiencia de oxígeno. Durante la hipoxia, el HIF-1 induce la expresión de un factor conocido como BNIP-3 (*Bcl-2 adenovirus E1a nineteen kDa interacting protein 3:* proteína 3 de 19 kDa de la familia Bcl-2 de interacción con el adenovirus E1a). Éste, junto con JNK-1 y DAPk, inducen la autofagia al romper la interacción de Bcl-2 y beclina 1, con lo que se activa esta última proteína. No obstante, en algunas células, como las tumorales, la regulación de la autofagia parece ser independiente de HIF-1, y en su lugar actúan las cascadas de señalización de AMPK-mTOR y de PKC-δ-JNK-1. Además, la hipoxia inhibe a mTOR y bloquea el factor 4F de iniciación de la síntesis proteica, eIF-4F y, por lo tanto, la traducción del mRNA.

Un tipo de estrés intracelular común es el derivado de la formación de ROS. La mitocondria es la principal fuente de ROS, las cuales, a su vez, dañan a estos orgánulos. El enlace entre ROS y autofagia parece ser la cisteína proteasa Atg-4, que rompe el complejo Atg-8/LC3 de la membrana externa del autofagosoma, antes o inmediatamente después de la fusión del autofagosoma con el lisosoma. La oxidación de cisteínas inhibe a la proteasa Atg-4 y promueve la lipidación de Atg-8/LC3, un paso fundamental para la autofagia. Además de la Atg-4, se ha descubierto recientemente que la poli-ADP-ribosa polimerasa 1 (PARP-1) es también capaz

de estimular la autofagia a través de la vía LKB-1-AMPK y parece probable que sea el daño al DNA el que induzca la activación de la PARP-1 y la autofagia.

Finalmente, la autofagia tiene un papel importante en la eliminación de agentes patógenos invasores, un proceso que parece independiente de la vía de mTOR. Las proteínas adaptadoras de la respuesta mediada por receptores análogos de Toll (TLR), MyD88 y TRIF disocian a beclina 1 de su inhibidor Bcl-2 e inducen la autofagia, aunque algunos virus, como el del herpes simple (VHS-1), bloquean la autofagia por unión de algunas de sus proteínas de superficie a beclina 1, que queda secuestrado (**Fig. 8-34**).

RECAMBIO PROTEICO

Dinámica de las proteínas

La síntesis y degradación continua de las proteínas corporales ocurre en todos los seres vivos. A este proceso se lo denomina recambio o *turnover* proteico. En los seres humanos se recambia diariamente el 1-2 % de las proteínas corporales, en particular la proteína muscular. En todos los tejidos donde existe un crecimiento rápido o una reordenación o remodelado de las estructuras, hay una elevada tasa de degradación proteica; esto es lo que ocurre, por ejemplo, en el útero durante el embarazo o en el músculo esquelético durante el ayuno. De los aminoácidos liberados, el 75 % es reutilizado, y el resto contribuye a la formación de urea. Como el exceso de aminoácidos provenientes de la dieta o de la degradación de otras proteínas endógenas no se almacena, los aminoácidos que no se incorporan a las nuevas proteínas son degradados rápidamente.

Un adulto humano degrada diariamente alrededor de 300 g de proteína. Sin embargo, la ingesta proteica es de sólo unos 100 g, lo que significa que aproximadamente 400 g

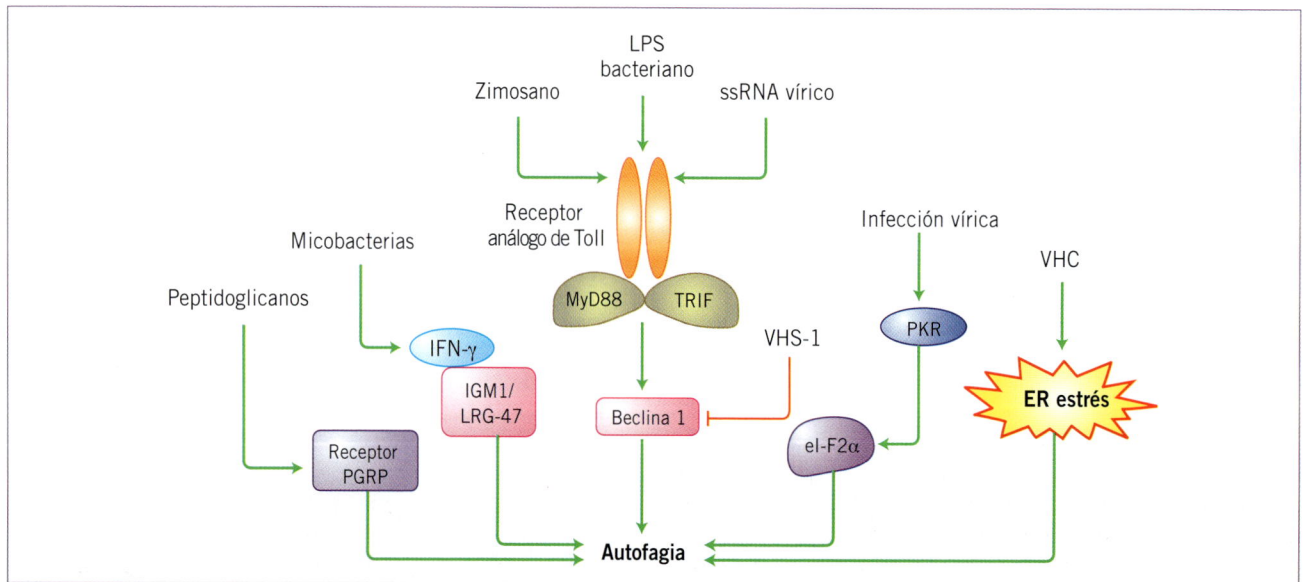

Figura 8-34. Mecanismos de regulación de la autofagia por invasión de microorganismos. eIF-2α: factor de iniciación de la síntesis proteica 2α; VHS-1: virus del herpes simple tipo 1; IFN-γ: interferón gamma; IGM1/LRG-47: GTPasa de 47 kDa inducible por IgM₁; MyD88 y TRIF: proteínas adaptadoras de los receptores análogos de Toll; PGRP: proteína de reconocimiento de petidoglicano; PKR: proteína quinasa R; ssRNA: RNA de cadena sencilla; VHC: virus de la hepatitis C; VHS-1: virus del herpes simple 1. (Adaptado de He y Klionsky, 2009).

de proteína son hidrolizados hasta los aminoácidos correspondientes y 300 g son reutilizados para la biosíntesis de nuevas proteínas; los restantes aminoácidos son oxidados o, en parte, convertidos hasta otros productos de naturaleza no proteica, como nucleótidos púricos y pririmidínicos, neurotransmisores como serotonina y tiramina y hormonas de naturaleza no peptídica (catecolaminas y hormonas tiroideas). No obstante, como la cantidad de aminoácidos consumida en estas últimas vías metabólicas es relativamente pequeña, a menudo se pasan por alto en la evaluación del recambio proteico y del balance nitrogenado corporal.

La **figura 8-35** representa un modelo simple del recambio proteico corporal, haciendo hincapié en el intercambio de aminoácidos con las proteínas corporales a través de los procesos de síntesis y de degradación proteica, y también la entrada y salida de aminoácidos por la dieta y la oxidación. Los aminoácidos se incorporan al *pool* corporal a partir de la digestión de las proteínas de la dieta (I) y de la degradación de la proteína corporal (D). La eliminación de los aminoácidos del *pool* ocurre por la síntesis de proteína (S) o a través de la excreción (E), vía oxidación con la excreción concomitante de CO_2 y nitrógeno en forma principalmente de urea y amonio. En este esquema simplificado, todas las proteínas circulantes y titulares se consideran de forma conjunta y, asimismo, el *pool* de aminoácidos libres se considera único, más que como compartimentos individualizados por células, tejidos, sangre, etc. Este modelo simple ha sido muy útil en el campo de la nutrición para desarrollar métodos de medida del intercambio de aminoácidos entre el *pool* de proteínas y el de aminoácidos a nivel corporal.

Si la cantidad de aminoácidos libres en el *pool* es constante, la suma de los procesos que retiran aminoácidos (síntesis y oxidación proteica) debe ser igual a la suma de los procesos por los que los aminoácidos entran en el *pool* libre (degradación proteica e ingesta dietética de aminoácidos).

$$S + E = D + I = Q$$

Q, la suma de las proporciones de entrada o salida de los aminoácidos del *pool*, se denomina proporción o tasa de flujo, o también proporción de aparición (R_a) o de desaparición (R_d). En un adulto humano en situación de equilibrio nitrogenado, la ingesta de nitrógeno es igual a la excreción, y la síntesis proteica igual a su degradación. En un individuo con balance nitrogenado positivo hay síntesis neta de proteínas (S > D), mientras que hay pérdida o degradación neta de proteínas cuando existe un balance nitrogenado negativo (S < D).

La pérdida de proteína corporal puede ocurrir por un descenso en la síntesis sin cambio en la degradación, por un incremento en la degradación sin cambio en la síntesis proteica o por un aumento o un descenso tanto de la síntesis como de la degradación en los que la degradación excede a la síntesis. Por ejemplo, en los niños con desnutrición proteicoenergética e infección se pierden proteínas corporales, pero tanto la síntesis como la degradación están disminuidas. Asimismo, se puede alcanzar un balance nitrogenado positivo por un aumento en la síntesis de proteínas, por una disminución de la degradación o por una síntesis que excede a la degradación. Por ejemplo, en los niños que se recuperan

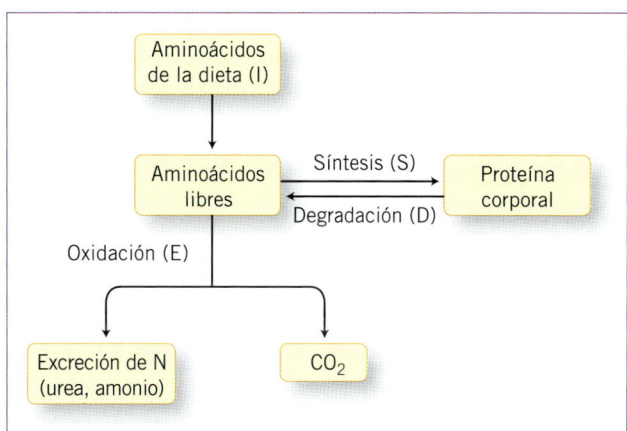

Figura 8-35. Modelo simple de recambio proteico corporal.

de un proceso de desnutrición, tanto la síntesis como la degradación proteica están aumentadas, pero el aumento de la síntesis es mayor que el de la degradación.

La estimación del balance nitrogenado corporal, a través de la medida del nitrógeno ingerido y del excretado, indica el cambio de proteína neta corporal, mientras que las medidas de la síntesis proteica y de la degradación dan información del mecanismo por el que ocurren los cambios.

Métodos de medida del recambio proteico

Los métodos utilizados para la medida de la síntesis y la degradación proteicas y de la oxidación de aminoácidos se basan en técnicas de incorporación de trazadores isotópicos. Los aminoácidos marcados con isótopos radiactivos (^{14}C, ^{3}H) se han empleado en experimentación animal, mientras que en los seres humanos se usan únicamente isótopos estables (^{15}N, ^{13}C, ^{2}H). La medida en los tejidos o fluidos biológicos del isótopo se lleva a cabo mediante espectrofotometría de masas.

Para medir el recambio proteico corporal se ingiere o infunde una solución que contiene el aminoácido marcado y posteriormente se mide la desaparición de la marca del *pool* de aminoácidos en un tejido o fluido concreto. También se puede medir la aparición del aminoácido marcado en una proteína concreta. Así, la proporción de síntesis y oxidación de un aminoácido marcado con ^{13}C puede medirse por la aparición de la marca en sangre y la cantidad de $^{13}CO_2$ espirado. Si el aminoácido tiene el N marcado se puede hacer un seguimiento del amonio y de la urea marcados.

La determinación del recambio proteico puede llevarse a cabo también mediante la medición de las diferencias arteriovenosas de un aminoácido marcado que es extraído por un tejido. Asimismo, la determinación de la tasa de síntesis proteica en órganos individuales o tejidos se basa en la cantidad de aminoácido marcado que aparece en la proteína de un tejido específico en un tiempo concreto. El recambio específico de una proteína determinada puede medirse asimismo utilizando técnicas similares. Por otra parte, la degradación proteica también puede medirse, aunque habitualmente es más difícil porque la desaparición de un aminoácido marcado de un tejido o de un fluido biológico puede llevar aparejada la incorporación de ese mismo aminoácido a otro tejido. En algunos tejidos, como el músculo, el hecho de que en la degradación aparezcan algunos derivados de aminoácidos como la 3-metilhistidina, cuya formación es postraduccional y no se metaboliza, siendo excretado cuantitativamente por orina, permite utilizarlo como biomarcador de la degradación proteica muscular.

Recambio proteico y adaptación

Las proporciones de síntesis y degradación proteicas varían dependiendo de las condiciones ambientales intracelulares y extracelulares, que incluyen la biodisponibilidad de nutrientes, así como la interacción con hormonas, citoquinas, factores de crecimiento y otras biomoléculas. El recambio proteico es un sistema muy ineficiente desde el punto de vista energético. Sin embargo, la síntesis y la degradación continuas de las proteínas permiten a los organismos adaptarse a cambios en el ambiente interno, remodelar sus tejidos durante el crecimiento y reparar los órganos dañados, y eliminar proteínas plegadas inadecuadamente, dañadas o mutadas. Alrededor del 30 % de las proteínas que se sintetizan son defectuosas, por lo que el recambio proteico es necesario para mantener una funcionalidad adecuada.

Como se ha mencionado anteriormente, se necesita mucha energía para la biosíntesis proteica (v. Etapas de la síntesis de proteínas, antes). Las estimaciones del gasto energético debido al recambio proteico son del 15 % del gasto energético basal. Sin embargo, dicho proceso confiere al organismo ventajas sustanciales. Así, las proteínas reguladoras que tienen un recambio muy rápido, desde algunos minutos, por ejemplo la ornitina descarboxilasa implicada en la síntesis de poliaminas, a varias horas, por ejemplo la hidroximetilglutaril-CoA reductasa, enzima reguladora clave en la biosíntesis del colesterol, les permite una adaptación rápida en repuesta a las condiciones celulares en un momento determinado.

En los tejidos, las elevadas tasas de recambio proteico les permiten adaptarse a los cambios ambientales. Así, el esófago, el estómago y el intestino delgado tienen un recambio proteico elevado como consecuencia de su actividad secretora y del rápido desplazamiento y muerte de las células de la mucosa del aparato gastrointestinal. El hígado tiene también una tasa de recambio relativamente elevada que facilita su adaptación a cambios como las alteraciones en la ingesta de nutrientes. Por el contrario, la síntesis proteica en el tejido muscular cardíaco y esquelético es relativamente baja,

en comparación con los tejidos antes mencionados (**Tabla 8-6**). El recambio proteico más elevado ocurre en la vida fetal y desciende progresivamente desde el recién nacido hasta el adulto. Esto se debe no sólo a la mayor síntesis derivada del crecimiento sino también a la remodelación tisular continuada, mucho mayor en las primeras etapas de la vida. Así, en un niño prematuro, la síntesis proteica es dos veces mayor que en un niño en edad preescolar y tres a cuatro veces mayor que en un adulto.

Por otra parte, en respuesta a diferentes situaciones fisiológicas, como el embarazo, la lactancia, la adolescencia, la vejez o el ejercicio, y patológicas, como traumatismos o infecciones, las proporciones de síntesis y degradación tisulares varían, lo que implica que los requerimientos nutricionales de proteínas también lo hacen. Las proporciones de recambio proteico mayores ocurren en los individuos con traumatismos graves; en éstos se observa una elevada degradación muscular, asociada a una síntesis exacerbada de proteínas de fase aguda, sintetizadas por el hígado.

Regulación del recambio proteico

Además de las condiciones fisiopatológicas, la biodisponibilidad de aminoácidos, especialmente de los esenciales, es un factor clave en la regulación de la síntesis proteica. Los mecanismos moleculares por los cuales los aminoácidos regulan la expresión génica se consideran con detalle en el **capítulo 12** (Regulación de la expresión génica mediada por compuestos nitrogenados).

Los aminoácidos actúan a través de varias vías de señalización que modulan la expresión génica a nivel de la fase de iniciación de la traducción. La proteína quinasa del factor eIF-2, la GCN2 y la mTOR son las principales enzimas reguladoras de la traducción descubiertas hasta ahora. La fosforilación de la subunidad α del factor eIF-2 por la quinasa de eIF-2 supone un mecanismo fundamental para inhibir la síntesis proteica. Asimismo, la GCN2, que es una quinasa que también fosforila a dicha subunidad, se activa en respuesta a la ausencia de aminoácidos en la dieta, limitación de purinas disponibles por la célula o daño al DNA.

La disponibilidad de aminoácidos, especialmente de leucina, regula la actividad de otros factores, como el eIF-2B y el ensamblaje del eIF-4F, así como la fosforilación de la proteína S6 de los ribosomas a través de la vía de señalización, compartida con la insulina y la glucosa, mediada por mTOR. Todo ello determina la activación o inhibición de

Tabla 8-6. Recambio proteico tisular en el adulto humano					
Tejido/órgano	Contenido proteico corporal total (g)	Peso corporal (%)	Síntesis proteica (g/día)	Síntesis proteica (% peso corporal)	Recambio (% día)
Estómago	26^d	0,25	11	3,6	43
Intestino delgado	105	1	42	14	40
Hígado	263	2,5	53	18	20
Colon	63	0,6	6	2	9
Músculo cardíaco	53	0,5	3	1	5,2
Músculo esquelético	4.200	40	84	18	2

Modificado de Ingenbleek y Young. Clin Chem Lab Med 2002; 40: 1281-1291.

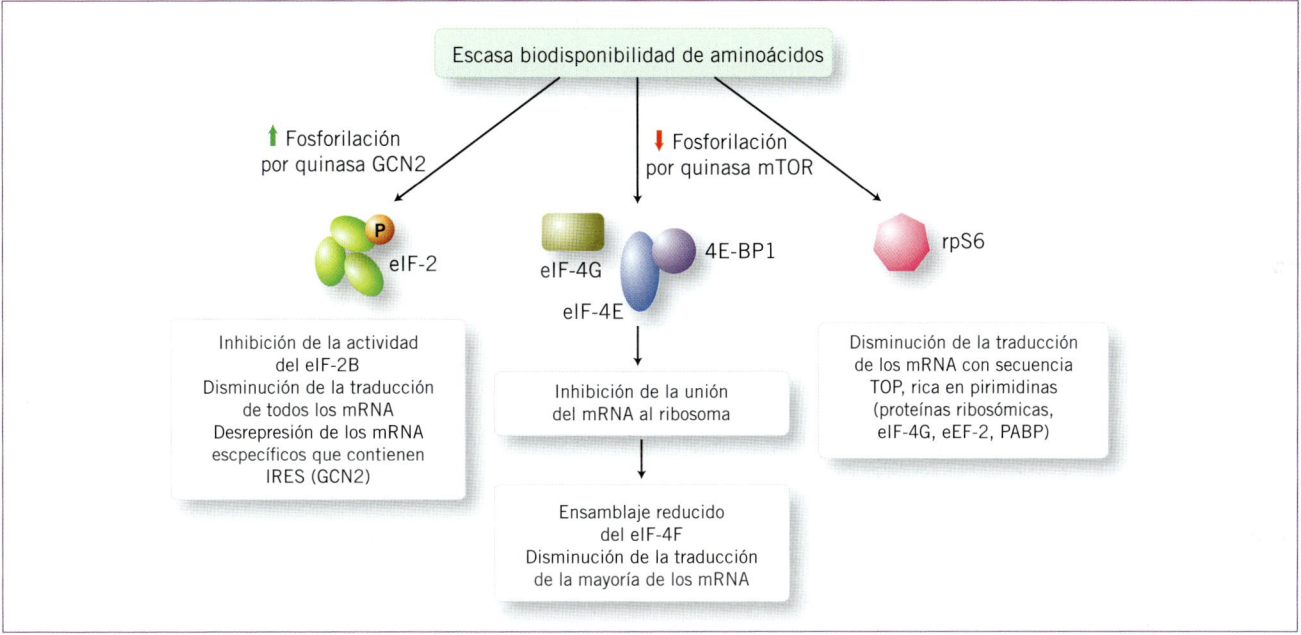

Figura 8-36. Efectos de la biodisponibilidad de aminoácidos sobre la síntesis proteica. eEF: factor de elongación de la cadena polipeptídica; eIF: factor proteico de iniciación; GCN2: quinasa 2 de control general no desrepresora; IRES: sitios de entrada ribosómica interna; mTOR: proteína quinasa diana de la rapamicina de mamíferos; PABP: proteína de unión a poliadenilato.

la síntesis proteica. Sin embargo, no todas las proteínas se afectan por igual; en particular, las proteínas codificadas por mRNA que contienen motivos constituidos por oligo-pirimidinas en el extremo 5' (TOP) son las reguladas mayoritariamente. Estos mRNA codifican proteínas implicadas en la traducción, como los factores eIF-1 e eIF-2. Así, la privación de aminoácidos no sólo reprime directamente la traducción global de los mRNA, sino que da lugar a una menor capacidad para la síntesis proteica.

La **figura 8-36** esquematiza los efectos de la disponibilidad de aminoácidos en la regulación de la síntesis de proteínas.

Debido a la complejidad en la nomenclatura de muchas biomoléculas y complejos proteicos que participan en la traducción y en el tráfico intracelular de proteínas, así como en el plegamiento y en la degradación proteicas, en la **tabla 8-7** se muestra un listado de todas las moléculas o complejos moleculares importantes que se nombran con siglas cuyo significado es menos intuitivo.

Tabla 8-7. Abreviaturas y nomenclatura de diferentes biomoléculas y complejos proteicos mencionados en este capítulo

Siglas	Significado	Siglas	Significado
ARF	Factor de ribosilación de ADP	NSF	Factor sensible a N-etilmaleimida
CFRT	Transportador regulador de la conductancia en la fibrosis quística	PKR	Proteína quinasa R
eEF	Factor de elongación de los eucariotas	PTS	Secuencias diana de la matriz peroxisomal
eIF	Factor de iniciación de la traducción	RF	Factor de liberación de la cadena polipeptídica
Dol-P-P	Dolicolpirofosfato	rRNA	RNA ribosómico
GAP	Proteínas asociadas a GTP activadoras de las Ran	SNAP	Proteínas de unión al factor soluble de vesículas sensible a N-etilmaleimida
GCN2	Quinasa 2 de control general no desrepresora	SRP	Partícula de reconocimiento de señales
GEF	Factores de intercambio de nucleótidos de la guanina	SRP-R	Receptor de SRP
Met-tRNA	Metionil-tRNA de unión al codón de iniciación	TIM	Complejo de translocación de la membrana interna mitocondrial
MPP	Peptidasa procesadora de proteínas de la matriz mitocondrial	TOM	Complejo de translocación de la membrana externa mitocondrial
mRNA	RNA mensajero	TOP	Motivo de oligopirimidina en el extremo 5' de los mRNA
NES	Señal de exportación nuclear	tRNA	RNA de transferencia
NF-κB	Factor nuclear kappa de linfocitos B	t-SNARE	Proteína de membrana complementaria o diana de SNARE
NLS	Señal de localización nuclear	v-SNARE	Receptor de proteínas SNAP
NPC	Complejo proteico de los poros nucleares	UBD	Dominio de unión a ubiquitina

BIBLIOGRAFÍA

Berg JM, Tymoczko JL, Gatto GJ Jr, Stryer L. Biochemistry, 8ª ed. New York: WH Freeman, 2015.
Texto clásico de bioquímica, especialmente destacable por la clari-dad expositiva y la amenidad de su lectura.

Biggar KK, Li SSC. Non-histone protein methylation as a regula-tor of cellular signaling and function. Nature Mol Cell Biol 2015; 16: 5-17.
Revisión de la metilación de las proteínas no histonas en residuos de arginina y lisina y su importancia en la señalización celular.

Bilbrough T, Piemontese E, Seitz O. Dissecting the role of protein phosphorylation: a chemical biology toolbox. Chem Soc Rev 2022; 5: 5691-730.
Revisión detallada sobre los mecanismos de fosforilación y defosfo-rilación de proteínas.

Cao W, Li J, Yang K, Cao D. An overview of autophagy: mecha-nism, regulation and research progress. Bull Cancer 2021; 108: 304-22.
Revisión detallada sobre el proceso de autofagia y sus mecanismos de regulación.

Chang YC, Oram MK, Bielinsky AK. SUMO-targeted ubiquitin ligases and their functions in maintaining genome stability. Int J Mol Sci 2021; 22: 5391.
Revisión sobre los procesos de sumoilación y desumoilación de proteínas y su importancia en numerosos procesos biológicos que comprenden desde el control de la división celular hasta la síntesis de los ribosomas.

Cockram PE, Kist M, Prakash S, Chen SH, Wertz IE, Vucic D. Ubiquitination in the regulation of inflammatory cell death and cancer. Cell Death Differ 2021; 28: 591-605.
Revisión detallada sobre el papel de la ubiquitinación en la degra-dación de proteínas y en la apoptosis celular.

Eichler J. Protein glycosylation. Curr Biol 2019; 29: R229-R231.
Revisión del proceso de glicosilación en los vertebrados y sus fun-ciones.

Greenberg MVC, Bourc'his D. The diverse roles of DNA methyla-tion in mammalian development and disease. Nat Rev Mol Cell Biol 2019; 20: 590-607.
Revisión sobre las funciones de la metilación del DNA y su impor-tancia en la regulación de la expresión génica, tanto en el estado de salud como en la enfermed.

Jung D, Bachmann HS. Regulation of protein prenylation. Bio-med Pharmacother 2023; 164: 114915.
Excelente revisión sobre las modificaciones postraduccionales me-diadas por lípidos, especialmente la prenilación.

Kumar-Deshmukh F, Yaffe D, Olshina MA, Ben-Nissan G, Sharon M. The Contribution of the 20S proteasome to proteostasis. Biomolecules 2019; 9: 190.
Revisión detallada sobre la degradación de proteínas dependiente de ATP, mediada por el proteoma 26S, e independiente de ATP, mediada por el proteasoma 20S.

McNurlan MA. New perspectives in the control of body protein metabolism. Br J Nutr 2012; 108: S94-104.
Revisión sobre los mecanismos de regulación durante el proceso de traducción.

Nelson DL, Cox MM. **Lehninger: principles of biochemistry, 8ª Edición. Nueva York: MacMillan International, 2021.**
Libro fundamental de bioquímica general en el que se describen detalladamente la biosíntesis proteica y el metabolismo de las proteínas de secreción.

Paul BD, Snyder SH. **H2S signaling through protein sulfhydration and beyond. Nature Mol Cell Biol 2012; 13: 499-507.**
Revisión sobre el papel de las modificaciones postraduccionales promovidas por el sulfuro de hidrógeno y su función en la regulación de la tensión vascular, el estrés del retículo endoplásmico y la inflamación.

Rape M. **Ubiquitylation at the crossroads of development and disease. Nat Rev Mol Cell Biol 2018; 19: 59-70.**
Revisión actualizada del sistema de control de calidad de las proteínas sintetizadas en el retículo endoplásmico y de su importancia en varias patologías.

Roche HM, MacDonald I, Schols ANWJ, Lanham-New SA. **Nutrition & Metabolism, 3ª ed. London: Wiley Blackwell Publishing, 2024.**
Libro muy actualizado que enfoca la nutrición y el metabolismo desde un punto de vista integrado; está especialmente diseñado para el aprendizaje de la nutrición.

Rodwell VW, Bender DA, Botham KM, Kennelly PJ, Weil PA, eds. **Harper's illustrated biochemistry, 30ª ed. New York: McGraw Hill Medical, 2022.**
En dos capítulos sucesivos de este excelente libro se detallan la síntesis de proteínas y el código genético, así como la biosíntesis de las proteínas de secreción y de orgánulos celulares específicos.

Shackelford RE, Mohammad IZ, Meram AT, Kim D, Alotaibi F, Patel S y cols. **Molecular functions of hydrogen sulfide in cancer. Pathophysiology 2021; 28: 437-56.**
Excelente revisión del papel del sulfuro de hidrógeno en el cáncer.

Stipanuk MH, Caudill MA. **Biochemical, physiological, molecular aspects of human nutrition, 4ª ed. Philadelphia: Saunders and Elsevier, 2018.**
Tratado de numerosos autores que estudia con detalle la estructura y las propiedades de los nutrientes, así como su digestión, absorción y metabolismo, y algunos aspectos concretos de las relaciones entre dieta y enfermedad. El capítulo dedicado a la dinámica de las proteínas tiene un enfoque nutricional excelente.

Verdin E, Ott M. **50 years of protein acetylation: from gene regulation to epigenetics, metabolism and beyond. Nature Mol Cell Biol 2015; 16: 519-32.**
Revisión sobre los efectos biológicos de la acetilación de proteínas, tanto histonas como no histonas, incluyendo el efecto de la disponibilidad de nutrientes.

 (?) AUTOEVALUACIÓN

Regulación de la expresión génica en organismos eucariotas

L. Fontana Gallego, A. I. Álvarez Mercado y M. J. Sáez Lara

OBJETIVOS

- Conocer que en los organismos eucariotas todos los procesos que forman la ruta de expresión génica están sujetos a regulación, y que de todos ellos el principal punto de control es la transcripción.
- Comprender que en los eucariotas la transcripción se controla mediante la intervención de secuencias de DNA y proteínas, ambas de tipo regulador.
- Conocer los distintos tipos de secuencias reguladoras del DNA.
- Entender por qué el papel de los factores de transcripción es crucial para la regulación del proceso de transcripción.
- Saber qué tipos de factores de transcripción existen, cómo actúan y cuál es su estructura general.
- Distinguir que existen genes que se expresan siempre y genes que se expresan sólo en momentos determinados, y comprender que ello depende del tipo de secuencias reguladoras de DNA que poseen.
- Saber que los factores de transcripción eucariotas suelen ser activadores, pero que también existen represores.
- Conocer otros niveles de regulación de la expresión génica distintos de la transcripción.
- Identificar la existencia de distintas modalidades de RNA no codificantes capaces de regular la expresión génica.
- Conocer CRISPR/Cas, considerado el sistema inmunitario de los procariotas, cuya tecnología permite editar el genoma de células y seres vivos.

CONTENIDO

- Introducción
- Organización génica en organismos eucariotas
- Elementos que forman un promotor
- Tipos de factores de transcripción
- Estructura de los factores de transcripción
- Cofactores
- Mecanismos de acción de los factores de transcripción activadores
- Mecanismos de acción de los factores de transcripción represores

- Regulación de la transcripción de genes de clase II con otras modalidades de promotores
- Regulación de la transcripción de los genes de clases I y III
- Otros puntos de regulación de la expresión génica
- RNA de interferencia
- CRISPR/Cas
- RNA largos no codificantes y RNA circulares

INTRODUCCIÓN

En los organismos eucariotas, la concentración de una proteína celular está determinada por el equilibrio de una serie procesos, que se resumen en la **figura 9-1**:

- La transcripción, es decir, la síntesis de una molécula de RNA mensajero (mRNA) inmaduro, también denominado transcrito primario, a partir de un gen.

- El procesamiento del transcrito primario, es decir, la introducción de una serie de modificaciones postranscripcionales (introducción de una caperuza de guanina en el extremo 5' y de una cola de poliadeninas en el extremo 3' y eliminación de los intrones), de modo que se obtiene un mRNA maduro.
- La degradación del mRNA.
- La traducción o síntesis de una proteína inmadura a partir del mRNA.

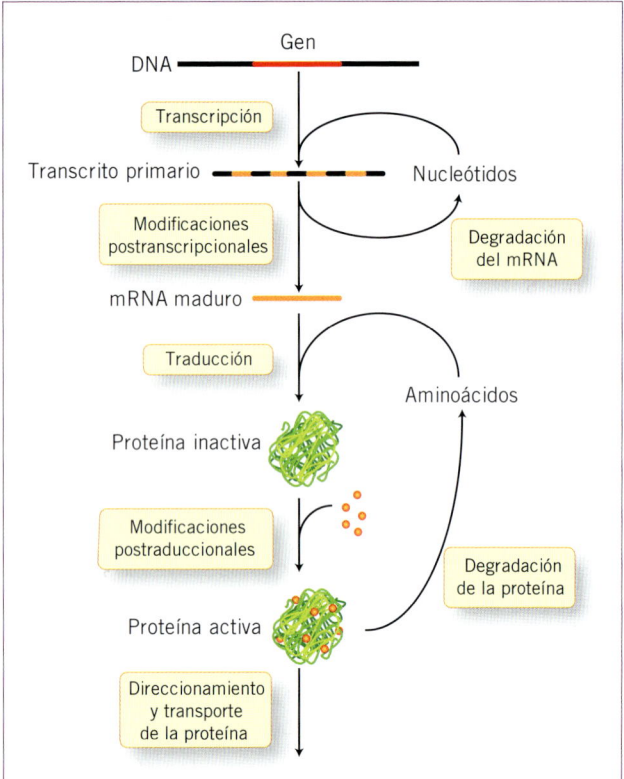

Figura 9-1. Procesos que forman la ruta de la expresión génica en organismos eucariotas. mRNA: RNA mensajero.

- La maduración de la proteína mediante la introducción de modificaciones postraduccionales (como hidroxilaciones, glicosilaciones, acilaciones, fosforilaciones, introducción de puentes disulfuro, etc.).
- La degradación de la proteína.
- Y, en último lugar, el direccionamiento y transporte de la proteína hasta su destino final.

Todos los procesos mencionados se encuentran sometidos a control o regulación en la célula. Sin embargo, al igual que en cualquier ruta metabólica, y en definitiva ésta es la ruta de la expresión de los genes, el principal punto de control se ejerce al principio de la vía. Es decir, el principal punto de regulación recae en el proceso de transcripción y, más específicamente, en la fase de inicio de la transcripción.

Este capítulo tiene como objetivo general el estudio de los mecanismos de control de la expresión génica en los organismos eucariotas. Se dedica una atención especial a la regulación de la fase de inicio de la transcripción por ser el punto de control más importante. Como se verá, en el control del inicio de la transcripción intervienen regiones del DNA reguladoras a las que se une la maquinaria transcripcional. Esta maquinaria está formada por la RNA polimerasa, la enzima encargada de sintetizar el RNA, y unas proteínas reguladoras denominadas factores de transcripción. Estos factores son esenciales porque ayudan a la RNA polimerasa a encontrar el sitio de inicio de la transcripción. Dependiendo del tipo de factores de transcripción que se unan, se producirá la activación o represión del gen, si bien lo más usual en eucariotas son las activaciones.

El capítulo describe cómo se organizan los genes eucariotas, haciendo especial hincapié en los genes de clase II por ser los más abundantes y los que codifican polipéptidos. Se estudian, asimismo, las secuencias de DNA que intervienen en la regulación de la transcripción de estos genes. Sigue la descripción de unas proteínas esenciales en la regulación génica eucariota, los factores de transcripción, clasificándose de acuerdo con las secuencias reguladoras a las que se unen. A continuación, se estudian la estructura y los mecanismos de acción de los factores de transcripción y, más adelante, se trata de forma breve la regulación de la transcripción de los genes de clases I y III. Por último, se dedica también atención a otros puntos de regulación de la expresión génica distintos de la transcripción.

ORGANIZACIÓN GÉNICA EN ORGANISMOS EUCARIOTAS

Para conocer cómo se lleva a cabo la regulación de la transcripción en eucariotas, conviene recordar cómo se organizan sus genes. Se distinguen tres tipos de genes en los organismos eucariotas: de clases I, II y III, según su transcripción dé lugar, fundamentalmente, a RNA ribosómico (rRNA), RNA mensajero (mRNA) o RNA de transferencia (tRNA), respectivamente. Este capítulo se centra en la regulación de la expresión de los genes de clase II, que son los más abundantes.

En todo gen de clase II se distinguen dos partes diferenciadas (**Fig. 9-2**). La *parte estructural* es codificante, tiene mensaje genético y es la que dará lugar al mRNA. En sentido ascendente a la parte estructural, es decir, dirección al extremo 5', se sitúa la parte reguladora o *promotor*. Esta última no es codificante, es decir, no contiene mensaje genético, pero es la región del gen encargada de regular el inicio de la transcripción de aquél. Los promotores de los genes reciben también la denominación de factores que actúan en *cis* (o, simplemente, factores *cis*), para dar a entender que se encuentran situados en la misma molécula de DNA cuya transcripción controlan.

La RNA polimerasa II eucariota (RNA Pol II), enzima que se encarga de la transcripción de esta clase de genes, no es capaz de reconocer el sitio de inicio de la transcripción (el primer nucleótido que hay que transcribir, que se representa como +1), si previamente no se han unido al promotor unas proteínas auxiliares que reciben la denominación genérica de *factores de transcripción*. A cada promotor se une un número variable de factores de transcripción. Éstos pueden definirse como todas aquellas proteínas necesarias para el inicio de la transcripción y que no forman parte de la RNA polimerasa. El papel que estos factores tienen en la regulación de la

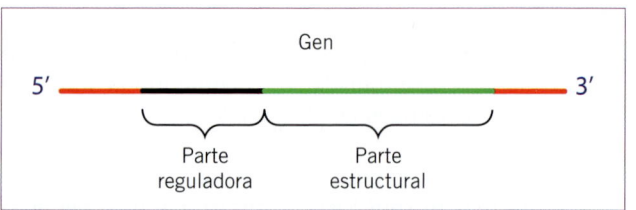

Figura 9-2. Organización de los genes eucariotas de clase II.

transcripción es crucial, pues sobre ellos recae la responsabilidad de que la RNA Pol II reconozca al promotor. Los factores de transcripción se denominan también factores que actúan en *trans* (o, simplemente, factores *trans*), para dar a entender que, como proteínas que son, proceden a su vez de la expresión de otros genes, de otras moléculas de DNA, las cuales se encuentran situadas en posiciones distintas del gen cuya transcripción regulan.

ELEMENTOS QUE FORMAN UN PROMOTOR

Un promotor de clase II puede estar formado hasta por tres tipos distintos de elementos o regiones reguladoras: basal, proximal y distal.

La función del *elemento basal* (**Fig. 9-3**) es la de definir el punto de inicio de la transcripción, es decir, el nucleótido +1. Este elemento está constituido por unas secuencias que son esenciales para que comience la transcripción, entre las cuales las más frecuentes son la secuencia iniciadora (Inr) y la caja TATA. Inr se sitúa entre las posiciones –3 a +5 del gen, su secuencia consenso es NYYANT/A YY (donde N es cualquier nucleótido e Y un nucleótido de pirimidina), e incluye el punto de inicio de la transcripción (+1), el cual, en la mayoría de los casos, es un nucleótido de adenina. En sentido ascendente a Inr se sitúa la caja TATA o caja de Hogness. Ésta se denomina así porque su secuencia consenso es TATANAA (donde N es cualquier nucleótido), y suele situarse en torno a las posiciones –15 a –25 del gen.

En la mayoría de los casos, la presencia únicamente del elemento basal no es suficiente para que dé comienzo la transcripción génica. Es necesaria, además, la presencia de un *elemento proximal* (**Fig. 9-4**). Éste se sitúa en sentido as-

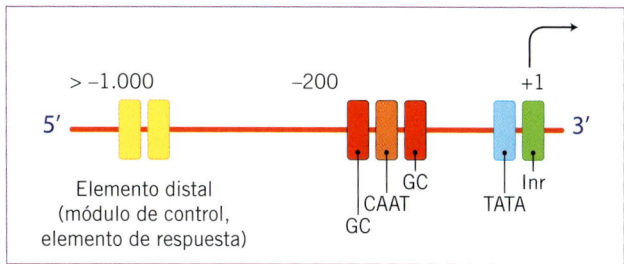

Figura 9-5. Elemento distal del promotor. Inr: secuencia iniciadora.

cendente al elemento basal y se denomina proximal porque se encuentra cerca del elemento basal. Suele extenderse entre las posiciones –30 a –200 del gen. Su función es la de definir la frecuencia con la que va a iniciarse el proceso de transcripción, y también está constituido por secuencias típicas. Las más frecuentes son las secuencias CAAT y las secuencias GC. Éstas últimas se caracterizan porque en ellas abundan los nucleótidos de guanina y citosina. Además, suelen encontrarse en copias múltiples y a ambos lados de la secuencia CAAT e, incluso, en cualquier orientación.

Algunos genes están sometidos a una regulación más compleja que recae sobre los *elementos distales* (**Fig. 9-5**). Estos elementos reciben otras denominaciones, como la de elementos de respuesta. El término distal indica que se sitúan en posiciones muy alejadas del punto de inicio de la transcripción, incluso a miles de pares de bases. Otras de sus características es que pueden encontrarse en sentido ascendente o descendente de dicho punto, así como en cualquier orientación. Se distinguen tres modalidades:

- Los *potenciadores* (también denominados intensificadores, activadores, estimuladores o amplificadores). Se trata de secuencias de DNA que aumentan la velocidad de inicio de la transcripción.
- Los *silenciadores* (o inhibidores). Son secuencias de DNA que disminuyen la velocidad de inicio de la transcripción.
- Los *aisladores* son secuencias reguladoras que pueden bloquear la actividad de potenciadores y silenciadores cuando se insertan entre estos elementos reguladores y un promotor, es decir, bloquear la comunicación del potenciador o silenciador con el promotor, o bien pueden actuar como barrera impidiendo la propagación de la cromatina condensada (represiva) cercana y, por lo tanto, proteger la expresión de genes.

El concepto de promotor es flexible. La visión más moderna considera promotor al conjunto de todas las secuencias reguladoras de un gen (basales, proximales y distales). No obstante, en muchos textos y publicaciones se considera promotor sólo a aquellas secuencias reguladoras que se encuentran cercanas (basal y proximal) al sitio de inicio de la transcripción, aunque en la regulación del gen intervengan otras secuencias más alejadas, como los potenciadores.

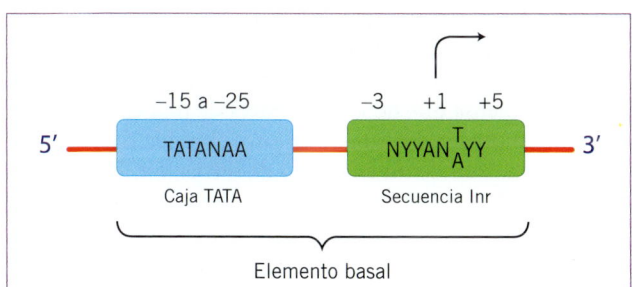

Figura 9-3. Elemento basal del promotor. N es cualquier nucleótido. Y es cualquier nucleótido pirimidínico. Inr: secuencia iniciadora.

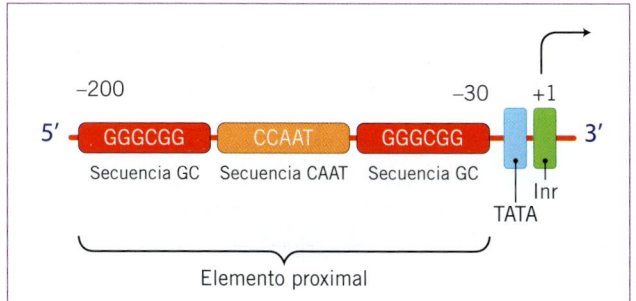

Figura 9-4. Elemento proximal del promotor. Inr: secuencia iniciadora.

TIPOS DE FACTORES DE TRANSCRIPCIÓN

Los factores de transcripción (TF) se pueden clasificar de diversas maneras. Una primera posibilidad es la de dividirlos en activadores y represores según el efecto que tengan sobre la transcripción génica. Hay que destacar que en organismos eucariotas se funciona fundamentalmente mediante la activación de genes. Por lo tanto, la mayoría de los TF son activadores. Sin embargo, cada vez se descubren más TF represores. Según el tipo de elemento en el promotor al que se unen, los TF se pueden clasificar en:

- Basales o generales.
- Proximales o en sentido ascendente (en dirección a 5').
- Distales o inducibles.

Factores de transcripción basales y proximales

Los TF basales o generales son los que se unen al elemento basal del promotor. Por ello, actúan de mediadores para que se una la RNA Pol II y activan a la enzima para que comience a sintetizar el RNA. En definitiva, promueven la formación de un complejo multimolecular formado por el elemento basal del promotor, la RNA Pol II y ellos mismos. Son proteínas muy conservadas a lo largo de la evolución y la mayoría suele estar formada por distintas subunidades proteicas. Reciben un nombre según las siglas TF (del inglés *transcription factor*), un número romano (I, II y III, según la clase de genes de que se trate) y una letra.

Hoy en día se aceptan dos modelos distintos para tratar de explicar cómo estos TF generales se unen al elemento basal. El primer modelo es el denominado ordenado, secuencial o escalonado. Recibe este nombre porque, como se ha demostrado *in vitro*, los TF generales se unen siguiendo un orden muy específico, que sería el siguiente (**Fig. 9-6**):

1. El primer factor que se une es TF-IID, el cual está formado por dos tipos diferentes de subunidades: la proteína de unión a la caja TATA (TBP, *TATA binding protein*), y los factores asociados a TBP (TAF, *TBP-transcription associated factors*). Una vez formado por asociación entre los TBP y los TAF, el TF-IID se une a la secuencia TATA del DNA en el surco menor. En realidad, se trata del único factor que posee especificidad por una secuencia de DNA.

2. A continuación, se unen TF-IIA y TF-IIB, en ese orden.

3. Seguidamente, otro factor denominado TF-IIF se une a la RNA Pol II, y el complejo formado se une al elemento basal, donde ya están situados TF-IID, TF-IIA y TF-IIB.

4. Por último, sigue la unión de los factores TF-IIE, TF-IIJ y TF-IIH. Este último factor destaca porque posee diversas actividades enzimáticas (quinasa, helicasa y reparadora del DNA). Tras su unión, TF-IIH utiliza su actividad quinasa y fosforila a la RNA Pol II. Ello desencadena un fenómeno conocido como vaciado del promotor, que consiste en que varios de los TF generales anteriormente mencionados se desunen. Este fenómeno, además, marca la transición entre las fases de inicio y elongación de la transcripción.

El segundo modelo aceptado es el de la holoenzima. De acuerdo con este modelo, algunos de los TF generales mencionados (TF-IIF, TF-IIB, TF-IIE y TF-IIH) se irían uniendo a la RNA Pol II de forma que se constituiría una holoen-

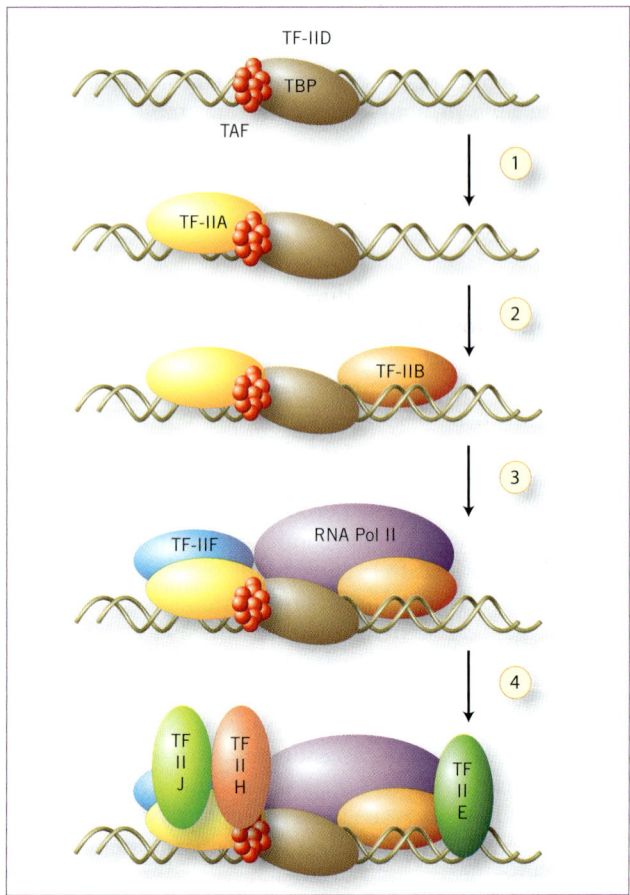

Figura 9-6. Ensamblado de los factores de transcripción (TF) generales según el modelo ordenado o escalonado. TBP: proteína de unión a la caja TATA; TAF: factores asociados a TBP; RNA Pol II: RNA polimerasa II. (V. explicación de los números en el texto).

zima (**Fig. 9-7**), la cual, a su vez, se uniría al elemento basal, al que previamente ya se habría unido TF-IID.

En realidad, no se sabe cómo ocurre el proceso *in vivo*, aunque se piensa que debe ser a través de una combinación de ambos modelos. En cualquier caso, el resultado es el mismo: la formación de un complejo de iniciación (**Fig. 9-6**).

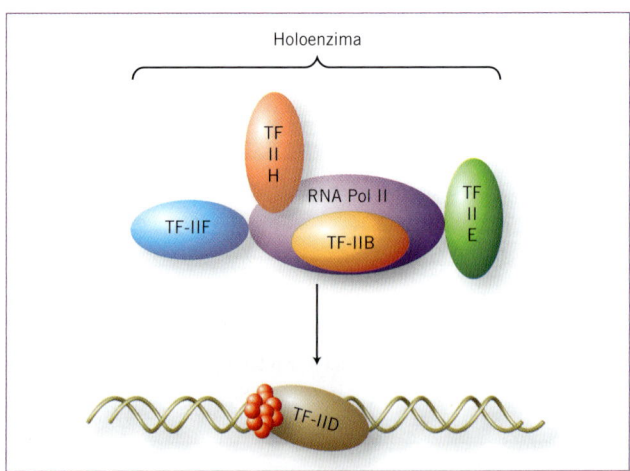

Figura 9-7. Ensamblado de los factores de transcripción generales según el modelo de la holoenzima. TF: factor de transcripción; RNA Pol II: RNA polimerasa II.

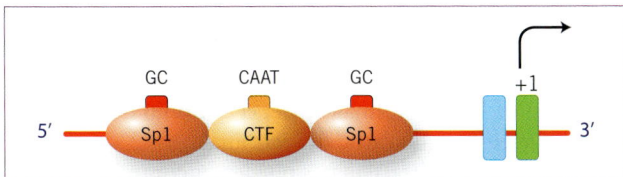

Figura 9-8. Factores de transcripción proximales o en sentido ascendente. Se muestran algunos de ellos, como Sp1 y CTF.

Los TF proximales o en dirección a 5' son los que se unen al elemento proximal del promotor, de forma que aumentan la eficiencia de formación del complejo de inicio. Como ejemplos pueden citarse los factores CTF y Sp-1, que se unen a las secuencias CAAT y GC, respectivamente (**Fig. 9-8**).

Los promotores que sólo contienen elementos reconocidos por factores de transcripción basales y proximales controlan los denominados *genes constitutivos, caseros* o *domésticos*. Estos genes son los que se expresan de forma constante a lo largo del ciclo celular y, además, en todas las células del organismo. Se trata de genes cuyos productos son indispensables para la célula.

Factores de transcripción distales

Los TF distales o inducibles son los que se unen a los elementos distales del promotor. Cabe preguntarse cómo es posible que estos TF regulen la transcripción génica uniéndose al promotor en zonas tan alejadas del punto de inicio. La explicación radica en la flexibilidad de la molécula de DNA, la cual puede plegarse de la forma esquematizada en la **figura 9-9**, de modo que se permite el acercamiento e interacción de los tres tipos de TF entre sí y con la propia RNA Pol II.

Los TF inducibles se sintetizan o activan en momentos determinados de la vida de la célula y en tejidos específicos. Debido a ello, la expresión de los genes cuya transcripción controlan está regulada en tiempo y espacio. A estos genes se los denomina *inducibles, regulables* o *de expresión diferencial*. Son genes que se expresan muy activamente en unas ocasiones y no se expresan en absoluto en otras. Por consiguiente, a diferencia de los TF generales y proximales, los TF inducibles no son sintetizados por todos los tipos celulares del organismo ni de forma constante a lo largo del ciclo celular.

Estos TF son producidos en respuesta a las señales que le llegan a la célula (hormonas, fármacos y nutrientes, entre otros) y son los responsables de la especificidad de tejido, esto es, de que una célula nerviosa sea diferente de una célula hepática aun teniendo ambas el mismo genoma.

La actividad de los TF inducibles puede regularse de diversas maneras:

1. Un TF es específico de tejido porque únicamente es producido por un tipo particular de célula. Es lo que ocurre con las proteínas homeodominio, que se encargan de controlar el desarrollo de los organismos.

2. Un TF presente en la célula en forma inactiva puede activarse mediante la introducción de alguna modificación covalente, como una fosforilación. La modificación puede volverlo activo porque hace que el factor cambie de conformación de modo que entonces sí puede translocar al núcleo celular y unirse a su secuencia en el DNA. Como ejemplo de este tipo de activación por fosforilación se puede citar la proteína de unión al elemento de respuesta al cAMP (CREB, *cAMP response element binding protein*). Otras modificaciones covalentes son la acetilación, metilación, desfosforilación, etcétera.

3. Un TF dimérico puede tener parejas (subunidades) alternativas. Una subunidad puede volverlo inactivo, mientras que la síntesis de la subunidad activa puede desplazar a la inactiva. Un ejemplo lo constituyen las proteínas MyoD/Id.

4. Un TF puede ser sintetizado como precursor inactivo que se encuentra anclado a alguna de las membranas de la célula, como el retículo endoplásmico o la membrana nuclear. La escisión proteolítica liberaría la forma activa que, a continuación, se podría desplazar al núcleo celular. Como ejemplo cabe citar a la proteína de unión a elementos de respuesta regulados por esteroles (SREBP, *sterol response element binding protein*). La forma inactiva de este factor se encuentra embebida en el retículo endoplásmico gracias a dos segmentos transmembrana que se encuentran separados entre sí por un

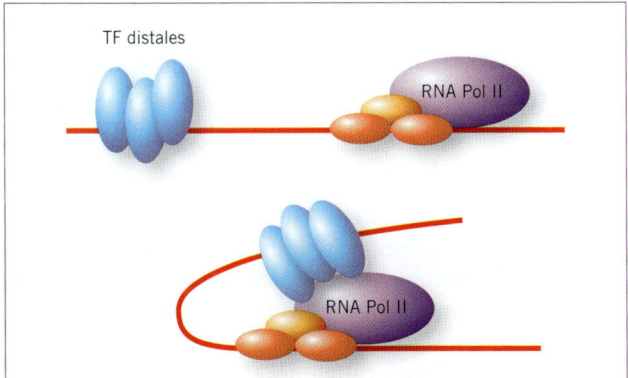

Figura 9-9. Factores de transcripción (TF) distales. La interacción entre todos los TF y la RNA Pol II se produce gracias a la flexibilidad del DNA. RNA Pol II: RNA polimerasa II.

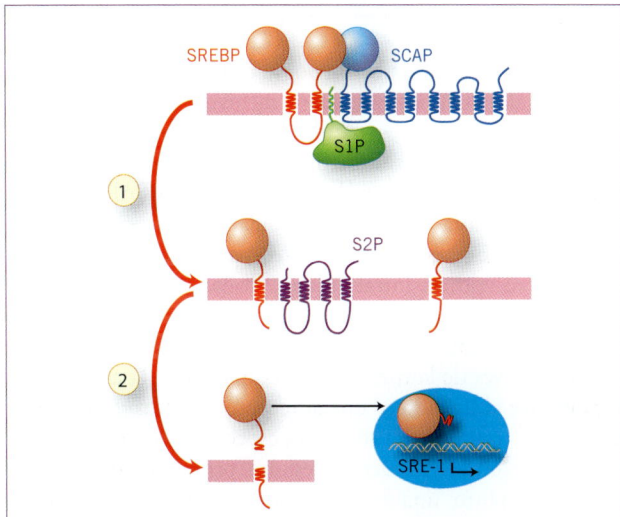

Figura 9-10. Estructura y activación de la proteína de unión al elemento de respuesta a esteroles (SREBP). SCAP: proteína activadora del corte de SREBP; S1P: proteasa de sitio 1; S2P: proteasa de sitio 2; SRE-1: elemento de respuesta a esteroles.

bucle o lazo corto (**Fig. 9-10**). Los extremos amino y carboxilo terminales se sitúan en el citosol, mientras que el bucle está en el lumen del retículo endoplásmico.

El extremo amino terminal contiene un dominio de unión al DNA (se trata de una hélice-lazo-hélice-cremallera de leucina), un dominio transactivador, un dominio para la dimerización (v. Estructura de los factores de transcripción, más adelante) y señales para la localización nuclear. El extremo carboxilo terminal es también importante pues permite interaccionar con proteínas que van a intervenir en la activación del factor. En el retículo endoplásmico, el extremo carboxilo de SREBP se encuentra interaccionando con el extremo carboxilo de otra proteína denominada proteína activadora del corte de SREBP (SCAP, *SREBP cutting activating protein*). El extremo amino terminal de SCAP forma ocho segmentos transmembrana y actúa como un sensor de la concentración de esteroles. Así, cuando la concentración intracelular de colesterol disminuya, ello será detectado por SCAP y se producirá la translocación de todo el complejo (SREBP-SCAP) al aparato de Golgi.

Allí interviene una serina proteasa denominada proteasa de sitio 1 (S1P, *site 1 protein*), que cortará el lazo intraluminal de SREBP, de modo que este último quedará escindido en dos mitades, las cuales seguirán ancladas al aparato de Golgi. Después del primer corte actúa una metaloproteasa denominada proteasa de sitio 2 (S2P, *site 2 protein*), que corta dentro del segmento transmembrana de la mitad amino terminal de SREBP. Este segundo corte no tiene lugar si no se produce el primero. El resultado final es la activación del factor de transcripción. La señal de localización nuclear queda expuesta y guía a la forma activa de SREBP al núcleo, donde la hélice-lazo-hélice-cremallera de leucina se unirá al elemento de respuesta a esteroles.

Entre los genes cuya transcripción es activada por SREBP pueden citarse genes que participan en la biosíntesis de colesterol (HMG-CoA sintasa y HMG-CoA reductasa), la captación de lipoproteínas de baja densidad (receptor de LDL), la síntesis de ácidos grasos (ácido graso sintasa y ácido graso desaturasa) y la síntesis de triacilgliceroles y el metabolismo de la glucosa.

5. Un TF puede activarse por la unión de un ligando. En esta modalidad de activación se incluyen los denominados receptores intracelulares (receptores de hormonas esteroideas, hormonas tiroideas, ácido retinoico, calcitriol y receptores activados por proliferadores de peroxisomas o PPAR) (**cap. 1**, Introducción a la nutrición molecular). Estos receptores están relacionados estructuralmente y constituyen la superfamilia de receptores intracelulares. Todas las moléculas que constituyen los ligandos de estos receptores se caracterizan por ser hidrofóbicas, de manera que pueden difundir directamente a través de la membrana plasmática de la célula. Una vez dentro, el ligando se une al receptor, el cual se activará y regulará la transcripción de genes específicos.

Los receptores intracelulares son proteínas que presentan, por lo tanto, una dualidad: por un lado, son receptores, puesto que unen ligandos; por otro, son factores de transcripción inducibles. En la estructura de los receptores intracelulares se distinguen varios dominios (**cap. 3**, Señalización celular). En el extremo amino terminal se localiza el dominio transactivador (v. más adelante). A continuación, siguen el dominio de unión al DNA, que suele formar dos dedos de cinc (v. Motivo dedos de cinc, más adelante), una región que actúa de bisagra y, finalmente, el dominio de unión del ligando en el extremo carboxilo terminal.

Los receptores intracelulares pueden encontrarse en el citoplasma o en el núcleo de la célula. En el caso de los receptores que se localizan en el citoplasma (como el receptor del cortisol), la unión del ligando a su dominio correspondiente produce un cambio conformacional gracias a la región bisagra. Ese cambio de conformación le permite translocar al núcleo y unirse a su elemento de respuesta, puesto que los dominios de localización nuclear y de unión al DNA quedan ahora expuestos.

Los receptores nucleares (como el de retinoides), en cambio, ya se encuentran en ese compartimento celular, unidos al DNA. Sin embargo, la transcripción no se activa porque el receptor tiene unidos correpresores (v. Cofactores, más adelante). La activación ocurrirá cuando el ligando se una, pues ello producirá el cambio conformacional mencionado, el cual hará que se recluten coactivadores (v. Cofactores, más adelante).

6. Un TF puede ser inactivo porque esté unido a una subunidad inhibidora que enmascara su dominio de localización nuclear, de modo que el factor queda secuestrado en algún compartimento celular. La degradación de la subunidad inhibidora debido a algún estímulo dejaría expuesto el dominio de localización nuclear. Como ejemplo, puede citarse el factor nuclear kappa de linfocitos B (NF-κB). El NF-κB es un factor de transcripción que actúa como un sensor del estado redox de la célula. El prototipo de NF-κB es un heterodímero formado por las subunidades p65 y p50, al que se une una subunidad inhibidora que se denomina IκB. La subunidad inhibidora enmascara el dominio de localización nuclear, de modo que el factor permanece retenido en el citoplasma celular. Existen otras variantes de NF-κB, todas formadas por proteínas de la familia Rel, que se caracterizan por poseer dominios para la dimerización, dominios para la interacción con subunidades inhibidoras y señales de localización nuclear.

La activación de NF-κB corre a cargo de una proteína quinasa que fosforila a IκB. Esta fosforilación constituye una señal para que IκB sea marcada con ubiquitina y degradada por el proteasoma (**cap. 8**, Síntesis, degradación y recambio de las proteínas). La degradación de IκB, en definitiva, deja expuesta la señal de localización nuclear de forma que el factor entonces activo transloca al núcleo y se une al DNA.

El proceso de activación de NF-κB que se ha descrito puede ser desencadenado por numerosos estímulos, como luz ultravioleta, radiación ionizante, microorganismos, citoquinas (interleuquinas, factor de necrosis tumoral alfa [TNF-α]), factores de crecimiento y especies reactivas de oxígeno. Entre los genes diana de NF-κB pueden mencionarse los que codifican citoquinas (como el propio TNF-α y algunas interleuquinas), moléculas de adhesión, proteínas de fase aguda, proteínas relacionadas con el ciclo celular y el de la propia subunidad inhibidora IκB.

ESTRUCTURA DE LOS FACTORES DE TRANSCRIPCIÓN

En la molécula de un TF pueden distinguirse hasta tres dominios diferentes:

- Dominio de unión al DNA: es el que permite al TF interaccionar con el promotor.
- Dominio transactivador: es el responsable de la activación de la transcripción.
- Dominio de dimerización: la gran mayoría de los TF necesitan formar dímeros (homodímeros o heterodímeros) para llevar a cabo su actividad.

No necesariamente el TF posee los tres tipos de dominio. Así, existen algunos que sólo tienen dominio de unión al DNA, y otros sólo dominio transactivador.

Dominio de unión al DNA

Este dominio permite al TF interaccionar con el promotor porque es capaz de reconocer secuencias cortas de DNA. Sólo supone una pequeña parte de la totalidad de la proteína. La unión al DNA se produce fundamentalmente mediante puentes de hidrógeno e interacciones de tipo hidrofóbico.

Como podrá comprobarse a continuación, lo más frecuente es que el dominio de unión al DNA interaccione con el surco mayor de la doble hélice, aunque no siempre

es así (la proteína TBP mencionada antes y otros factores se unen al surco menor). Hay una explicación para ello. Los TF actúan reconociendo secuencias cortas de pares de bases. Originalmente, se pensó que los TF accedían directamente a los puentes de hidrógeno que mantienen los pares de bases en el interior de la doble hélice. Hoy, en cambio, se sabe que el exterior de la doble hélice constituye una información que va a ser reconocida o leída por estas proteínas reguladoras sin necesidad de abrir la doble hélice (**Fig. 9-11**). El borde de cada par de bases (GC, CG, TA o AT) queda expuesto en la superficie de la doble hélice. Cada par expone, tanto en el surco mayor como en el menor, un patrón diferente de grupos hidrofóbicos, donantes de hidrógeno y aceptores de hidrógeno, el cual será reconocido por el TF. Como puede apreciarse en la **figura 9-12**, es el surco mayor el que ofrece cuatro patrones de grupos distintos, específicos para cada uno de los cuatro pares de bases posibles. El surco menor, en cambio, sólo ofrece dos patrones de grupos.

Cuando se compara la estructura de numerosos TF distintos, se observa que sus dominios de unión al DNA pueden incluirse, en el 80 % de los casos, en una de las categorías que se indican más adelante. Dado que estos dominios se repiten en los distintos TF, se prefiere hablar de motivos estructurales de unión al DNA. Los principales motivos son los siguientes:

- Hélice-giro-hélice.
- Homeodominio.
- Hélice-lazo-hélice.

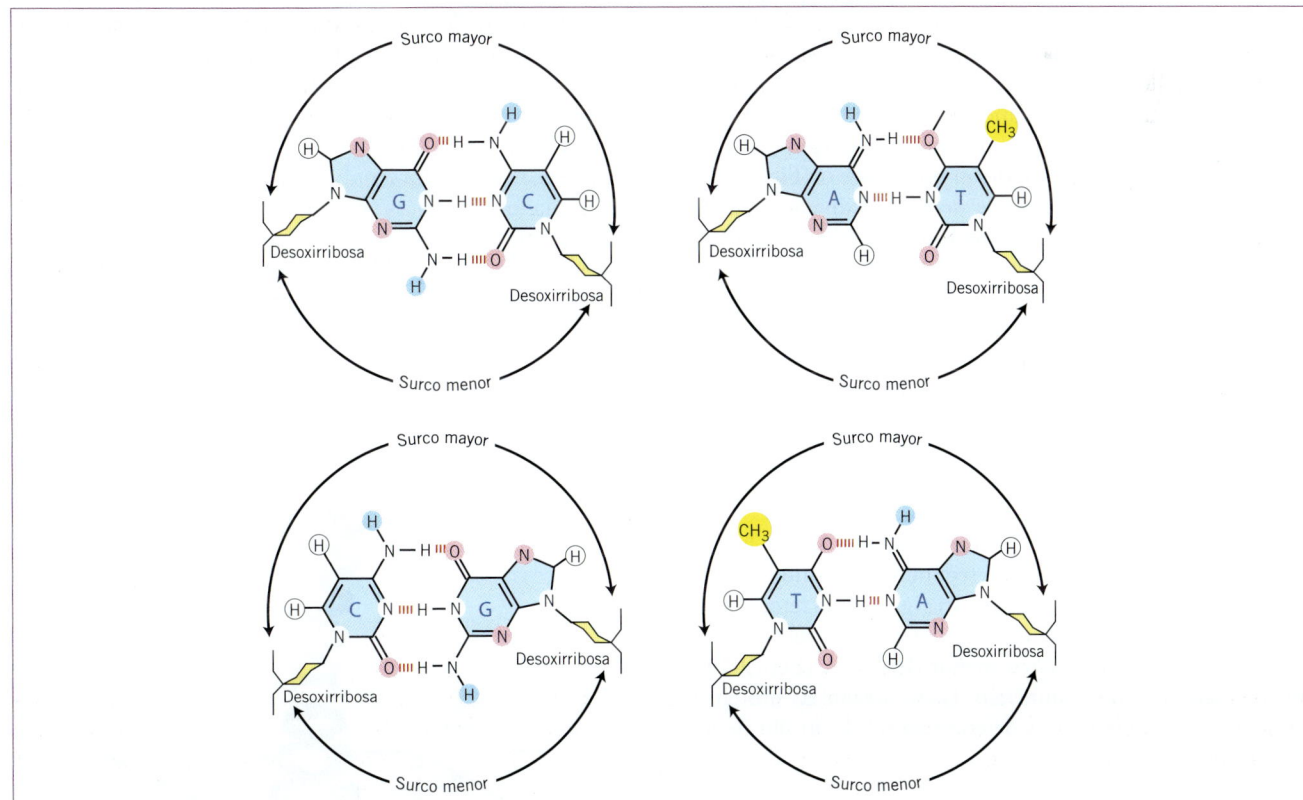

Figura 9-11. Los distintos pares de bases del DNA pueden ser reconocidos desde los bordes sin necesidad de abrir la doble hélice. Se muestran las cuatro posibles configuraciones de los pares de bases, con los grupos donantes de H en azul y los grupos aceptores de H en rosa. Los grupos metilo, capaces de formar interacciones hidrofóbicas, se representan en amarillo. Los átomos de hidrógeno unidos a los átomos de carbono no pueden formar puentes de H y se representan en blanco.

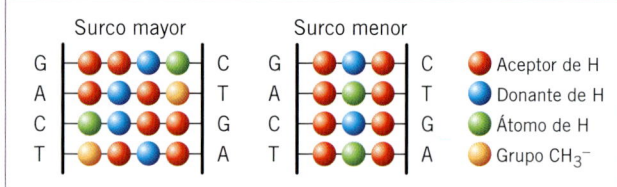

Figura 9-12. El borde de cada par de bases, visto desde los surcos mayor y menor, exhibe un patrón distinto de donantes de H, aceptores de H y grupos metilo. Desde el surco mayor, cada una de las configuraciones de los cuatro pares de bases exhibe un patrón único. En cambio, desde el surco menor, los patrones son similares para los pares G-C y C-G, así como para A-T y T-A.

- Cremallera de leucina.
- Dedos de cinc.

De la descripción detallada de estos motivos que se hace a continuación, podría deducirse que sólo las hélices α son capaces de interaccionar con el DNA. Esto no es así. Es cierto que el diámetro de la hélice α encaja perfectamente en la anchura del surco mayor del DNA, de modo que ambos forman la «pareja perfecta». Sin embargo, también existen factores cuyos dominios de unión al DNA contienen láminas β, y que también éstas se pueden unir al promotor.

Motivo hélice-giro-hélice

En el motivo hélice-giro-hélice (HTH), también denominado hélice-vuelta-hélice, la proteína comienza adoptando una estructura secundaria de hélice α que interacciona directamente con las bases nitrogenadas y encaja en el surco mayor del DNA (recibe el nombre de *hélice de reconocimiento*). El motivo continúa con un fragmento corto de aminoácidos sin estructura secundaria definida, que constituye el giro o vuelta. Y, por último, el motivo acaba con otra hélice α (**Fig. 9-13**). La segunda hélice estabiliza a la de reconocimiento, puesto que ambas establecen entre sí interacciones hidrofóbicas, de manera que quedan separadas por cierto ángulo.

Este motivo es siempre dimérico, es decir, las proteínas que lo adoptan se asocian con otra proteína que también forma una HTH. Las hélices de reconocimiento de cada monómero encajan en dos surcos mayores consecutivos. Un factor que presenta este motivo es TF-IIB.

Motivo homeodominio

Es muy parecido al motivo anterior. Consiste en una hélice-giro-hélice que continúa con un segundo fragmento corto de aminoácidos sin estructura secundaria (giro), una tercera hélice α externa al DNA y, por último, un tercer giro que es capaz de interaccionar con el surco menor del DNA (**Fig. 9-14**). Es también un motivo dimérico. Lo presentan las proteínas homeodominio, encargadas de controlar el desarrollo de los organismos.

Motivo cremallera de leucina

En el motivo cremallera de leucina (bZIP), la proteína adopta una estructura secundaria de hélice α en la que pueden

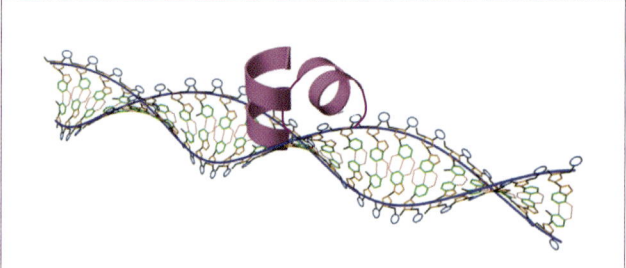

Figura 9-13. Estructura del motivo hélice-giro-hélice.

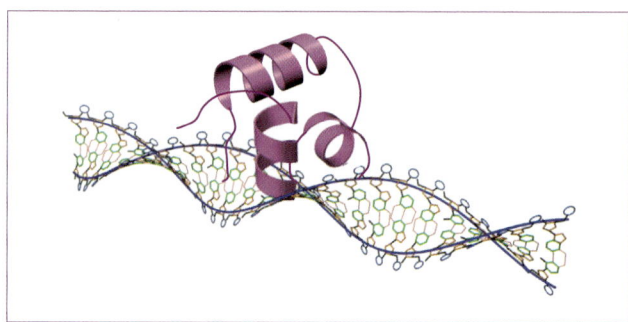

Figura 9-14. Estructura del motivo homeodominio.

distinguirse dos partes (**Fig. 9-15**). La parte superior es rica en el aminoácido leucina (Leu). De hecho, cuando se analiza la estructura primaria de estas proteínas se comprueba que poseen una Leu cada siete residuos. Esto hace que, al adoptar la estructura de hélice α, quede una Leu situada cada dos vueltas de hélice. La parte inferior de la hélice, en cambio, es rica en aminoácidos básicos, esto es, en aquellos cuya cadena lateral está cargada positivamente a pH fisiológico (lisina, histidina y arginina).

Este motivo es también dimérico. Así, una proteína como la descrita interacciona con otra semejante, es decir, con otra hélice α que posee una parte rica en Leu, y otra rica en aminoácidos básicos. En realidad, la parte superior de la hélice constituye el dominio para la dimerización, la cual se establece gracias a las interacciones de tipo hidrofóbico entre las Leu de las dos hélices vecinas. Inicialmente, se pensó que las Leu se disponían de forma interdigitada, recordando a los dientes de una cremallera, de ahí el nombre del motivo.

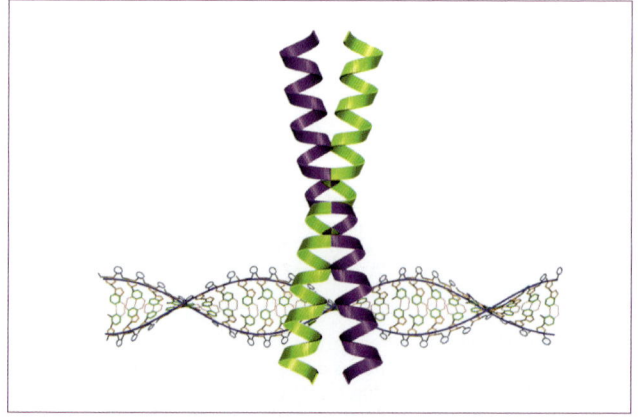

Figura 9-15. Estructura del motivo cremallera de leucina.

Hoy en día se sabe que esto no es así, sino que las Leu de las hélices vecinas se disponen enfrentadas.

El verdadero dominio de unión al DNA está constituido por las partes de las hélices ricas en aminoácidos básicos (hélices de reconocimiento), dado que la abundancia de cargas positivas permite establecer atracciones electrostáticas con los grupos fosfato del DNA. La estructura recuerda a una «Y» invertida cuyos brazos se unen al DNA. Lo presentan factores como AP-1, CREB y C/EBP.

Motivo hélice-lazo-hélice

El motivo hélice-lazo-hélice (HLH), también denominado hélice-bucle-hélice, consiste en una hélice α rica en aminoácidos de tipo hidrofóbico (no sólo Leu), que se encuentra separada de una hélice de reconocimiento por un fragmento corto de aminoácidos sin estructura secundaria definida y que constituye el lazo o bucle (**Fig. 9-16**). Este lazo es más largo que el giro del motivo HTH. Una proteína como la descrita interacciona con otra semejante de manera que se forma un dímero. La dimerización se establece entre las hélices ricas en aminoácidos hidrofóbicos. El dominio de unión al DNA está formado por las dos hélices de reconocimiento. Lo presentan los TF miogénicos, como MyoD.

Motivo hélice-lazo-hélice-cremallera de leucina

La estructura del motivo hélice-lazo-hélice-cremallera de leucina (bHLH-ZIP) es semejante a la de las HLH descritas antes (**Fig. 9-16**), con la diferencia de que el dominio que permite la dimerización forma una cremallera de leucina. Se trata, por lo tanto, de una estructura mixta o intermedia entre las HLH y las cremalleras de leucina. Lo presentan factores como SREBP y Mad/Max.

Motivo dedo de cinc

Este motivo consiste en una estructura alargada que recuerda a un dedo (**Fig. 9-17**). Pueden distinguirse dos mitades

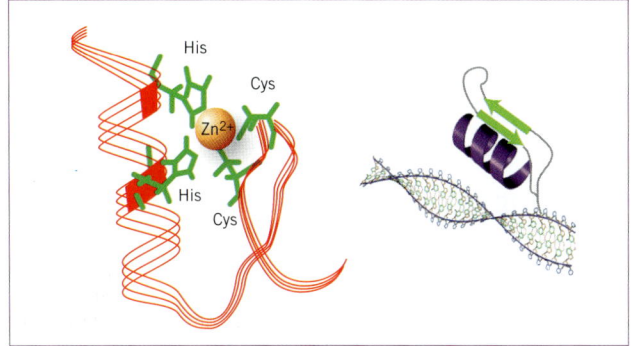

Figura 9-17. Estructura del motivo dedo de cinc.

en el dedo: la mitad izquierda adopta una estructura secundaria de hélice α, mientras que la mitad derecha adopta la estructura secundaria de dos hebras β de orientación antiparalela. Dos aminoácidos de la mitad izquierda del dedo (dos histidinas) y otros dos de la mitad derecha (dos cisteínas) se unen mediante enlaces de coordinación a un átomo de cinc.

Existen diversas variantes de dedos de cinc. Así, en otros casos, el átomo de cinc está unido a cuatro residuos de cisteína. En cualquier caso, lo usual es que un factor de transcripción que adopta este motivo no forme un único dedo; lo más frecuente es que forme dos o más. Lo presentan los receptores intracelulares, como el receptor de glucocorticoides y PPAR, por ejemplo.

Dominio transactivador

Son dominios capaces de activar la transcripción a través de las interacciones que establecen con la RNA Pol II y los TF basales. Se han definido diversos dominios transactivadores que se describen a continuación.

Dominios acídicos. Son los más frecuentes. Lo poseen, por ejemplo, el receptor de glucocorticoides, SREBP y numerosos TF de levaduras. Como su nombre indica, se caracterizan por contener una elevada proporción de aminoácidos ácidos. La comparación de la estructura primaria del dominio acídico de numerosos TF ha permitido conocer que no presentan homología entre sí. Es decir, lo importante no es la posición que los aminoácidos ácidos ocupan en el dominio, sino, simplemente, que exista tal abundancia de este tipo de aminoácidos. Parece ser, además, que para el efecto transactivador también es importante la presencia de aminoácidos hidrofóbicos en determinadas posiciones. Estos dominios son capaces de activar la transcripción tanto si el TF se une al DNA cerca como si se une lejos del punto de inicio, esto es, tienen efecto a distancia.

Dominios ricos en glutamina. Se caracterizan porque presentan una elevada proporción (25 %) de este aminoácido y pocos aminoácidos ácidos. Lo poseen TF como Sp-1 y Oct-1. Al igual que en los dominios acídicos, lo importante para el efecto transactivador es la abundancia de glutaminas y no las posiciones que éstas ocupan en el dominio. A diferencia de los anteriores, en cambio, sólo tiene efecto transactivador si el TF se une cerca del punto de inicio.

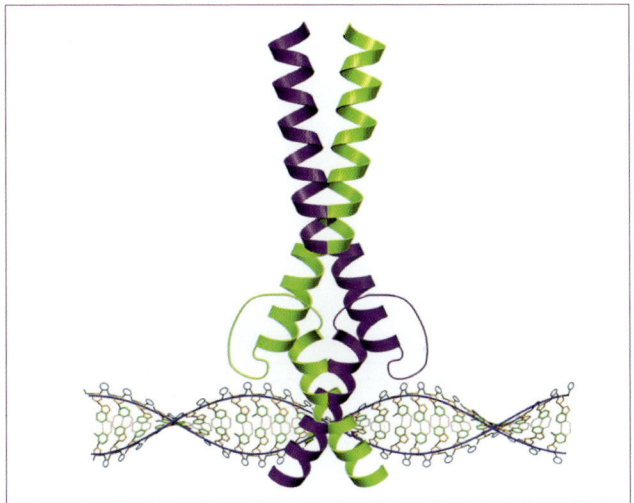

Figura 9-16. Estructura del motivo hélice-lazo-hélice.

Dominios ricos en prolina. Presentan una elevada proporción de prolina. Están presentes en TF como Jun, Oct-2 y CTF/NF-1. Pueden activar la transcripción génica, si el TF que lo posee se une tanto cerca como lejos del punto de inicio, aunque en este último caso el efecto es débil.

COFACTORES

Un tipo de TF que no se ha mencionado hasta ahora son los cofactores. Pueden definirse como TF que carecen de dominio de unión al DNA y que, por lo tanto, para ejercer su actividad necesitan unirse a un TF que sí posea tal dominio. Los cofactores se clasifican en coactivadores y correpresores de acuerdo con el tipo de TF al que se unen.

En definitiva, los TF son capaces de regular la transcripción génica no sólo mediante el establecimiento de interacciones con el DNA (proteína-DNA), sino también con otras proteínas (proteína-proteína).

MECANISMOS DE ACCIÓN DE LOS FACTORES DE TRANSCRIPCIÓN ACTIVADORES

Existen varios mecanismos posibles mediante los cuales un TF puede activar la transcripción génica. Una primera posibilidad es a través de un mecanismo directo, es decir, que el TF posea alguno de los tres dominios transactivadores descritos antes. También existen mecanismos indirectos, que consisten en que el TF produce un remodelado de la cromatina.

Para comprender este remodelado, hay que recordar que el DNA eucariota se encuentra empaquetado formando los *nucleosomas* (**Fig. 9-18**). Un nucleosoma está formado por DNA y unas proteínas denominadas histonas. Estas proteínas se caracterizan por ser ricas en aminoácidos básicos, es decir, aquellos cuya cadena lateral tiene carga positiva a pH fisiológico (lisina y arginina, sobre todo). El DNA se enrolla alrededor de un octámero formado, a su vez, por la asociación de dos subunidades de histona H2A, dos de histona H2B, dos de H3 y dos de H4. El DNA da, aproximadamente, dos vueltas alrededor de este octámero, formando lo que se denomina la *partícula núcleo*. En la formación del nucleosoma también interviene la histona H1, la cual se coloca en la parte externa de la partícula núcleo y es abrazada por las hebras entrante y saliente del DNA. La asociación del DNA con las histonas tiene lugar gracias a las interacciones electrostáticas que se establecen entre las cargas positivas de los aminoácidos básicos de las histonas y las cargas negativas de los grupos fosfato del DNA.

El remodelado de la cromatina puede ocurrir por dos mecanismos diferentes: *a)* mediante la introducción de modificaciones covalentes en las histonas de los nucleosomas y *b)* por gasto de energía (ATP).

Remodelado de la cromatina por modificación covalente

Algunos TF remodelan la cromatina porque poseen actividad histona acetiltransferasa. Esta actividad enzimática introduce un grupo acetilo en el grupo ε-amino de la cadena lateral de las lisinas de los nucleosomas (**Fig. 9-19**). La introducción del acetilo hace que se pierda la carga positiva que existía en la cadena lateral de la lisina, de modo que dejan de establecerse interacciones electrostáticas con el DNA. El resultado final es la desorganización del nucleosoma, fenómeno que está relacionado con la activación génica. Ello se debe a que, en definitiva, se pasa de una forma muy compacta o condensada de la cromatina (*heterocromatina*) a otra forma más relajada o abierta (*eucromatina*) (**Fig. 9-20**). Esto es lo que se conoce como control pretranscripcional de la expresión génica.

La heterocromatina está relacionada con la represión génica, dado que, al estar muy empaquetada, impide el acceso y unión de los TF a sus secuencias específicas en el DNA. La eucromatina, en cambio, se relaciona con la activación génica, pues, al ser más abierta, se permite el acceso de los TF a sus sitios de unión.

Algunos TF con actividad histona acetiltransferasa (HAT) son los cofactores CBP y p300 (v. Cofactores, antes), y algunos de los factores asociados a la proteína TBP (TAF) mencionados (v. Factores de transcripción basales y proximales, antes). Es interesante destacar que los TF con actividad HAT no sólo pueden acetilar histonas, sino también otros TF, lo

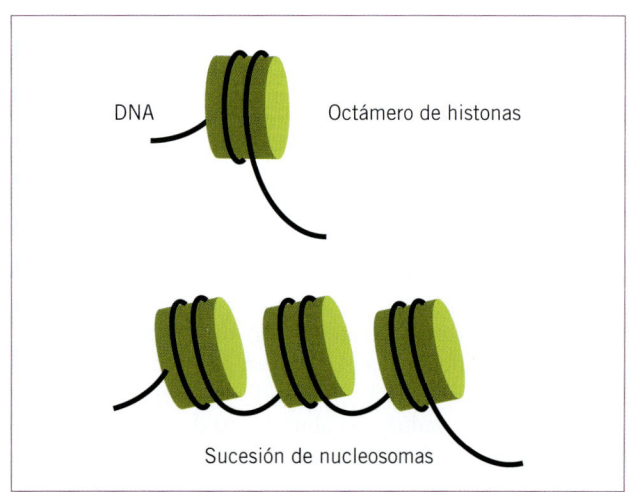

Figura 9-18. Estructura de un nucleosoma.

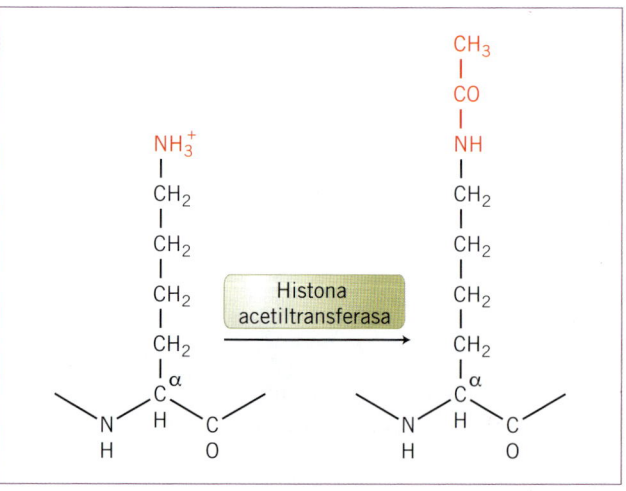

Figura 9-19. Acetilación del grupo ε-amino de la lisina.

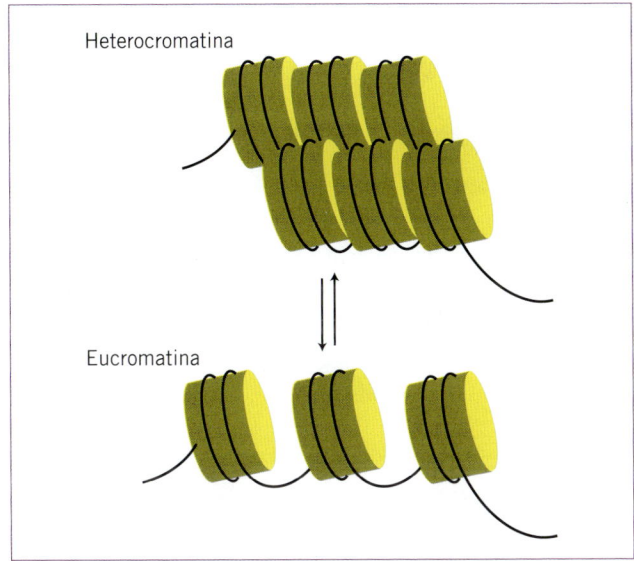

Figura 9-20. Transformación de la heterocromatina en eucromatina.

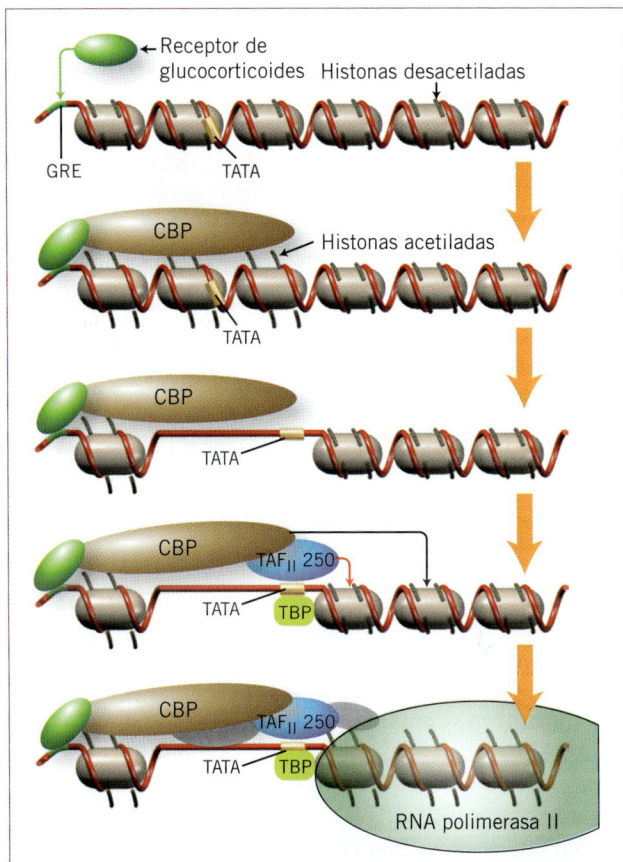

Figura 9-21. Secuencia de fenómenos mediante los cuales la transcripción de un gen pasa de estar reprimida a activada. GRE: elemento de respuesta a glucocorticoides; TATA: caja TATA; CBP: coactivador; TBP: proteína de unión a la caja TATA; TAF$_{II}$ 250: factor asociado a TBP.

cual suele volver activos a estos últimos (v. Factores de transcripción distales, antes).

Una posible secuencia de acontecimientos que explicaría cómo pasa un gen en estado reprimido a activado se resume en la **figura 9-21**. Los TF inducibles, como el receptor de glucocorticoides (GR) representado en la figura, pueden unirse a sus elementos de respuesta (elemento de respuesta a glucocorticoides o GRE, en este caso), aunque el DNA esté empaquetado en forma de nucleosomas. Una vez unidos al DNA, los TF inducibles reclutan coactivadores. GR recluta, entre otros, al coactivador CBP *(CREB binding protein)*. Este coactivador posee actividad histona acetiltransferasa, de forma que se desorganizan los nucleosomas en una zona localizada. El resultado es que las secuencias de unión de TF generales que antes estaban ocultas quedan entonces accesibles (la caja TATA, en la **Fig. 9-21**). Ello permite la unión del TF general, en este caso TF-IID (v. Factores de transcripción basales y proximales, antes). Algunos de los TAF que forman parte de este factor general también tienen actividad histona acetiltransferasa, con lo que el proceso de desorganización de la cromatina continúa en sentido descendente. En definitiva, se permite que la RNA Pol II encuentre el sitio de inicio de la transcripción.

La acetilación no es la única modificación covalente que pueden sufrir las histonas. Hasta la fecha se sabe que las lisinas, además de acetilarse, también pueden metilarse y ser marcadas con ubiquitina u otras proteínas de estructura muy parecida (como la proteína SUMO, *small ubiquitin-related modifier*); las argininas pueden metilarse; las serinas y treoninas, fosforilarse, y los glutamatos, ADP-ribosilarse. Todas estas modificaciones, en realidad, se han descrito tanto en genes cuya transcripción está reprimida como activada, de modo que se piensa que debe existir un «código de histonas», el cual aumentaría y complicaría las posibilidades del código genético (las cuatro letras o bases del DNA). Este código sería leído por la maquinaria transcripcional y, así, el gen sería activado o silenciado. En definitiva, ello implica que el proceso de regulación de la

transcripción es bastante más complejo de lo que se conoce en la actualidad.

Además, estas modificaciones covalentes crean una superficie donde se unen otras proteínas reguladoras, las cuales pueden reclutar, a su vez, a otras y formar complejos multiproteicos. Así, se han descrito proteínas que poseen un bromodominio, el cual se une a lisinas acetiladas. Otras proteínas poseen un cromodominio, el cual se une a lisinas metiladas.

Remodelado de la cromatina por hidrólisis de ATP

Este remodelado de la cromatina lo llevan a cabo complejos multiproteicos que poseen actividad ATPasa. En la actualidad, se piensa que la energía de hidrólisis del ATP se invierte en producir bien un deslizamiento lateral del octámero de histonas, bien un cambio en la conformación del octámero (**Fig. 9-22**). En cualquiera de los dos casos se alcanza el mismo resultado y es que las secuencias reconocidas por los TF quedan accesibles a estos últimos.

MECANISMOS DE ACCIÓN DE LOS FACTORES DE TRANSCRIPCIÓN REPRESORES

Los represores pueden actuar también a través de mecanismos directos e indirectos. El mecanismo directo consiste en que el represor posea algún dominio semejante al transac-

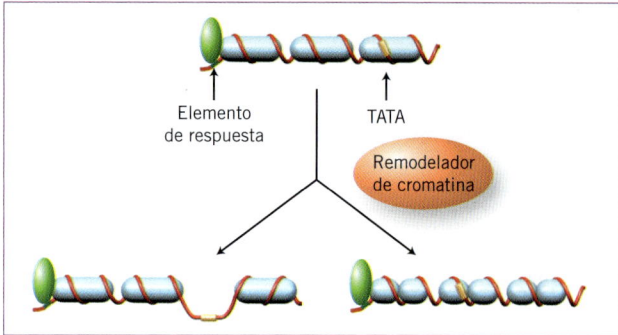

Figura 9-22. Remodelado de la cromatina mediante hidrólisis de ATP. TATA: caja TATA.

tivador de los TF activadores pero con efecto opuesto, es decir, un dominio transrepresor.

Existe, además, una gama variada de mecanismos indirectos, que se describen a continuación.

Competencia por el sitio de unión en el DNA (Fig. 9-23). Un TF represor y un TF activador pueden tener un sitio común de unión en el DNA, de forma que entre ambos se establece una competencia para unirse al sitio. Si en esa competencia gana el represor, el activador no podrá ejercer su actividad.

Secuestro del activador (Fig. 9-24). Algunos TF represores pueden interaccionar con factores activadores impidiendo la unión –y, por lo tanto, el efecto– de estos últimos a sus secuencias específicas en el DNA.

Bloqueo del dominio transactivador (Fig. 9-25). Algunos TF represores pueden interaccionar con un TF activador de forma que enmascaran el dominio transactivador de este último.

Degradación proteolítica (Fig. 9-26). Otros TF represores se unen a TF activadores de forma que éstos quedan marcados para su degradación proteolítica. Aquí, pueden distinguirse

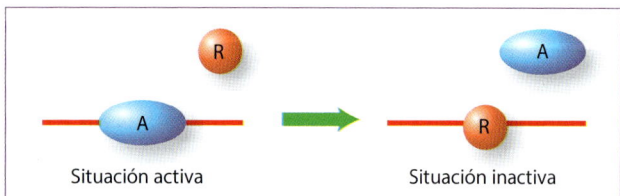

Figura 9-23. Mecanismo de acción de los factores de transcripción (TF) inhibidores: competencia por el sitio de unión del activador. A: TF activador; R: TF represor.

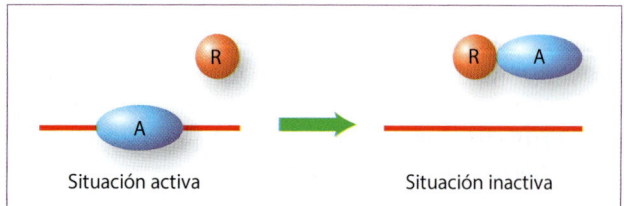

Figura 9-24. Mecanismo de acción de los factores de transcripción (TF) inhibidores: secuestro del activador. A: TF activador; R: TF represor.

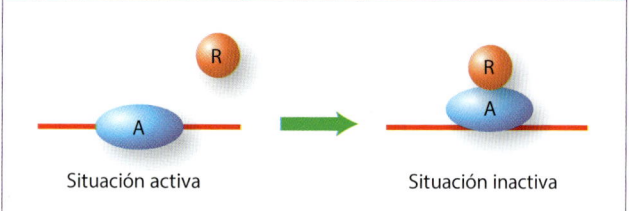

Figura 9-25. Mecanismo de acción de los factores de transcripción (TF) inhibidores: bloqueo del activador. A: TF activador; R: TF represor.

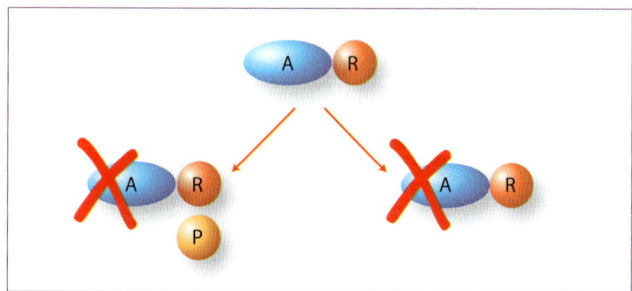

Figura 9-26. Mecanismo de acción de los factores de transcripción (TF) inhibidores: degradación proteolítica. A: TF activador; R: TF represor; P: proteasa.

dos modalidades: que la unión del represor marque al activador para ser degradado por proteasas o que el propio represor sea el que posea la actividad proteasa.

Remodelado de la cromatina. También los TF represores pueden remodelar la cromatina, en este caso con un efecto contrario al descrito para los activadores. Estos TF represores son proteínas con actividad histona desacetilasa, la cual elimina el grupo acetilo que introdujo un TF activador con actividad histona acetiltransferasa. La eliminación del acetilo tiene como consecuencia que se recupere la carga positiva en la cadena lateral de las lisinas de los nucleosomas y, en definitiva, que se recuperen interacciones electrostáticas entre el DNA y el octámero de histonas. Por consiguiente, se pasaría de la forma abierta de la cromatina relacionada con la activación génica (eucromatina) a la forma compacta de la cromatina relacionada con la represión génica (heterocromatina) (**Fig. 9-20**).

REGULACIÓN DE LA TRANSCRIPCIÓN DE GENES DE CLASE II CON OTRAS MODALIDADES DE PROMOTORES

No todos los genes de clase II tienen elementos basales constituidos por la caja TATA y la secuencia iniciadora (TATA+ Inr+), sino que existen todas las gamas: TATA+ Inr–; TATA– Inr+, y TATA– Inr–.

En la transcripción de los genes con elemento basal TATA– Inr+ intervienen unos TF denominados genéricamente IBP (proteínas de unión a la secuencia Inr). Por lo demás, el proceso es similar al descrito para los genes TATA+ Inr+. (En la transcripción de los genes TATA+ Inr+ también participan las IBP.)

Se desconoce cómo se lleva a cabo el inicio de la transcripción en los genes TATA– Inr–.

REGULACIÓN DE LA TRANSCRIPCIÓN DE LOS GENES DE CLASES I Y III

La gama de genes –y, por consiguiente, de promotores– de clases I y III es mucho menor que la de genes de clase II. Los promotores de clase I, al igual que los de clase II, se sitúan en sentido ascendente respecto del punto de inicio de la transcripción. En cambio, los promotores de clase III se localizan en sentido descendente (hacia el extremo 3') del punto de inicio, esto es, dentro de la parte estructural; se denominan regiones internas de control.

El proceso de regulación de estos genes es, en esencia, similar al de los de clase II. La principal diferencia estriba en que los factores de transcripción que participan son distintos. Otra diferencia es que los promotores de clases I y III se caracterizan porque no contienen caja TATA. Aun así, la proteína TBP participa en la formación del complejo de inicio en estas clases de genes. En este caso, TBP no se une al DNA, sino a otros factores.

OTROS PUNTOS DE REGULACIÓN DE LA EXPRESIÓN GÉNICA

Como se mencionó en la introducción del capítulo, la síntesis de una proteína no sólo depende de la transcripción del gen que la codifica, sino también de las diversas formas en que el transcrito primario madure. A partir de un mRNA inmaduro se pueden sintetizar distintas proteínas, dependiendo del modo en que aquél sea procesado.

A continuación, se detallan ejemplos de regulación postranscripcional, pretraduccional, traduccional, postraduccional y de la degradación de proteínas.

Control postranscripcional de la expresión génica

Eliminación diferencial de intrones

Como se mencionó con anterioridad, los genes de clase II son aquellos que se transcriben en un mRNA. El resultado de la transcripción es un mRNA inmaduro, también denominado pre-mRNA o transcrito primario, el cual se localiza en el núcleo de la célula. Para que pueda tener lugar el proceso de síntesis proteica a partir del mRNA (traducción), éste deberá viajar al citoplasma y esto no ocurrirá hasta que el transcrito primario madure.

La maduración del transcrito primario consiste en la adición de una caperuza de guanina a su extremo 5', la adición de una cola de poliadeninas a su extremo 3', así como en la eliminación de los intrones (secuencias que no codifican aminoácidos, o sea, sin mensaje genético). Tras ser eliminados los intrones, los exones (secuencias codificantes) deben ser reconectados entre sí. A este proceso de corte de los intrones y posterior empalme de los exones se lo denomina *ayuste* (*splicing* en inglés), y a la maquinaria encargada de llevarlo a cabo, *ayustosoma* o *espliceosoma*.

Además del ayuste descrito, existe una variante denominada *ayuste alternativo*. Consiste en que algunos exones del transcrito primario son considerados intrones y, como tales,

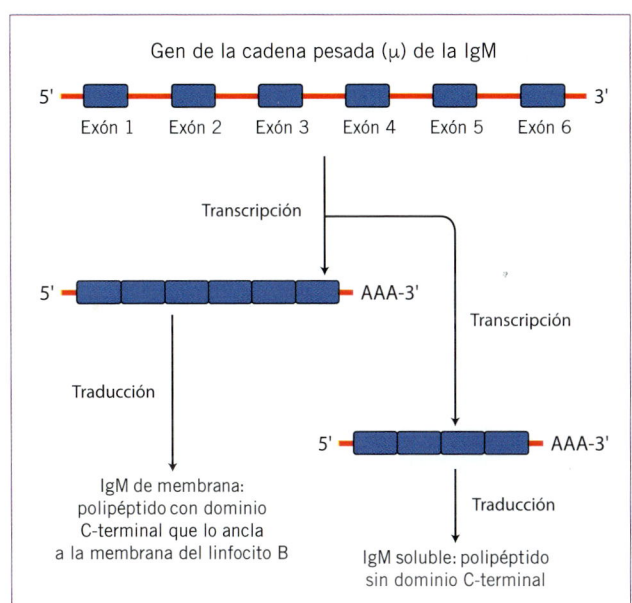

Figura 9-27. Ayuste alternativo del gen que codifica las cadenas pesadas μ de la inmunoglobulina M (IgM).

eliminados. Ello se debe a que el reconocimiento de los límites del exón puede producirse diferencialmente por parte del espliceosoma. El resultado es que se pueden formar varios mRNA maduros a partir del mismo transcrito primario y, consecuentemente, varias proteínas.

Como ejemplo se puede citar la síntesis de las inmunoglobulinas M (IgM) (**Fig. 9-27**). Los linfocitos B producen dos variantes de IgM: las que quedan ancladas a la membrana plasmática del linfocito B, y las que la célula secreta a la sangre. La razón de que existan estas dos variantes se debe a un fenómeno de ayuste alternativo. Así, el gen que codifica las cadenas pesadas μ de las IgM contiene seis exones. Si los seis exones son considerados como tales, sólo se eliminarán los intrones. Esto originará una variante larga del mRNA maduro, el cual dará lugar a una cadena μ larga que contiene un dominio que ancla a la IgM a la membrana del linfocito B. Pero, si los exones 5 y 6 son eliminados como intrones, se origina una variante corta del mRNA. Éste dará lugar a una cadena μ también más corta, que carece del dominio de anclaje a la membrana plasmática y, por lo tanto, la IgM es secretada.

Elección del sitio de poliadenilación

Un gen puede contener distintas señales de poliadenilación, de modo que se pueden originar a partir de él varios mRNA diferentes. En la **figura 9-28** se esquematiza la síntesis de la calcitonina y del neuropéptido relacionado con el gen de la calcitonina (CGRP, *calcitonin gene related peptide*). Según la señal de poliadenilación que se elija se obtendrán dos variantes de la proteína. En el tiroides se elige la primera señal, mientras que en el cerebro se elige la segunda. Ello da lugar a la síntesis, respectivamente, de las variantes corta y larga del mRNA maduro. En el tiroides se sintetizará la calcitonina, encargada de inhibir la movilización de calcio de los huesos. En cambio, en el cerebro se producirá CGRP, que está implicado en la percepción del gusto.

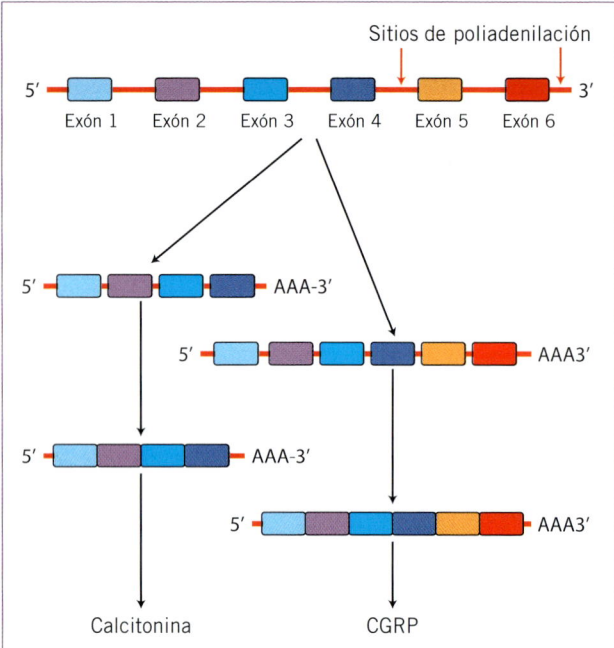

Figura 9-28. Elección del sitio de poliadenilación del gen de la calcitonina/CGRP de rata. CGRP: neuropéptido relacionado con el gen de la calcitonina.

Edición del mRNA

Algunos mRNA difieren de las secuencias de su DNA molde por haber sufrido modificaciones postranscripcionales, como sustituciones, adiciones, deleciones e inversiones de bases. A estas modificaciones se las conoce con el término de edición del mRNA.

Como ejemplo puede mencionarse la síntesis de las apoproteínas B-48 y B-100. Ambas apoproteínas proceden del mismo gen, pero la primera se expresa en el intestino delgado y forma parte de los quilomicrones, mientras que la segunda se expresa en el hígado y forma parte de las lipoproteínas de muy baja densidad (VLDL). Esto se debe a un fenómeno de edición del mRNA (**Fig. 9-29**). En el hígado se sintetiza una variante larga del mRNA, la cual se traduce

a una proteína con un peso molecular de 100 kDa, la apo B-100. En el intestino delgado tiene lugar el fenómeno de edición: la citosina de un codón CAA del mRNA es desaminada a uracilo, lo que origina un codón UAA de parada de la traducción. En definitiva, en este último caso, se forma otra proteína, la apo B-48, con un peso molecular de aproximadamente la mitad del de la apo B-100.

Control pretraduccional de la expresión génica: estabilidad del mRNA

El mRNA posee una vida media que puede oscilar de minutos a días. En general, aquellas proteínas con funciones reguladoras son inestables, sus mRNA tienen una vida media corta (30 minutos). La estabilidad del mRNA depende, entre otros factores, de la caperuza de guanina en su extremo 5' y de la cola de poliadeninas de su extremo 3', pues ambas protegen de la acción de nucleasas. Un ejemplo bien conocido de este tipo de control es el del receptor de la transferrina. El hierro es un elemento que viaja por la sangre unido a la proteína transferrina. En la membrana plasmática de las células existe un receptor que reconoce a esta proteína y que, por lo tanto, se encarga de la entrada de hierro. La expresión del receptor de transferrina varía de acuerdo con las necesidades de hierro que tengan las células: aumenta cuando escasea el hierro y disminuye cuando abunda. La región 3' no traducible del mRNA que codifica el receptor de transferrina forma cinco estructuras a manera de horquillas que constituyen un elemento de respuesta al hierro (IRE) (**Fig. 9-30**). A este IRE se une una proteína IRE-BP *(IRE binding protein)* que posee dos grupos sulfhidrilo (–SH). En una situación en la que escasee el hierro, la proteína IRE-BP podrá unirse a la región 3' no traducible del mRNA, protegiéndolo de la acción de endonucleasas. Esto hace que la vida media –y, por lo tanto, la concentración– del mRNA aumente. En definitiva, se expresa más receptor, se capta más transferrina y la célula se asegura de captar el poco hierro disponible. En la situación contraria, abundancia de hierro, los grupos –SH de IRE-BP se oxidan para formar un puente disulfuro. En estas condiciones, IRE-BP no puede unirse al IRE y el mRNA es degradado (**Fig. 9-30**) (**cap. 14**, Regulación de la expresión génica mediada por minerales).

Control traduccional de la expresión génica: control por bloqueo

La alta tasa de transcripción de un gen o la elevada estabilidad del mRNA no aseguran que la proteína codificada vaya a sintetizarse en grandes cantidades. La velocidad con que se inicia la traducción en eucariotas se modula por diferentes moléculas reguladoras que pueden actuar por interacción con los mRNA, con los ribosomas o modificando a los factores de iniciación. Un ejemplo de control de la traducción en eucariotas es el de la síntesis de ferritina.

El hierro se almacena en la célula unido a la proteína ferritina. Las concentraciones intracelulares de hierro y ferritina están muy relacionadas. La región 5' no traducible del mRNA de la ferritina contiene un IRE, en este caso formado por una sola horquilla (**Fig. 9-31**). En una situación de au-

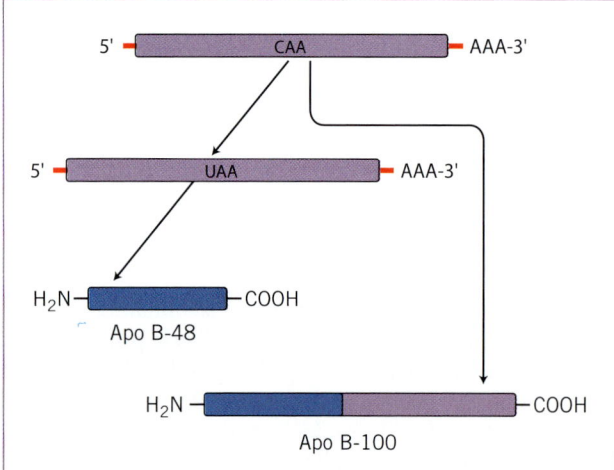

Figura 9-29. Síntesis de las apoproteínas B-48 y B-100 mediante la edición de su RNA mensajero.

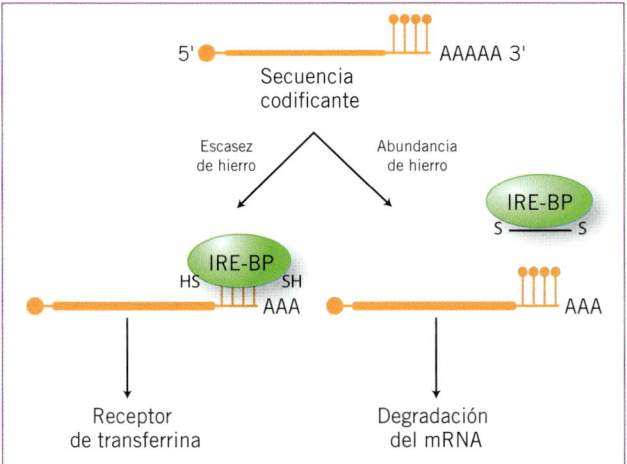

Figura 9-30. Estructura del RNA mensajero (mRNA) del receptor de transferrina. La síntesis del receptor de transferrina varía según la disponibilidad de hierro en el organismo. IRE-BP: proteína de unión al elemento de respuesta al hierro.

sencia de hierro, al IRE se une la proteína IRE-BP, lo cual bloquea al mRNA de forma que no puede ser traducido; en consecuencia, no habrá síntesis de ferritina. En la situación contraria de abundancia de hierro, los grupos –SH de IRE-BP están en forma de puente disulfuro, de modo que no se podrá unir al IRE y el mRNA sí será traducido; habrá síntesis de ferritina.

En este apartado también se incluye la regulación de la traducción por fenómenos de fosforilación-desfosforilación de factores de iniciación. Dos ejemplos de esta modalidad son el control ejercido por el grupo hemo sobre la síntesis de las subunidades de la hemoglobina y la acción antivírica de los interferones.

Control postraduccional

La conformación activa y la localización celular de una proteína se deben a las modificaciones que ésta sufre después de haber sido sintetizada. Existen proteasas específicas de tejido que actúan sobre una única proteína precursora cortando enlaces en diferentes sitios de forma que se obtienen varios polipéptidos con distintas actividades biológicas.

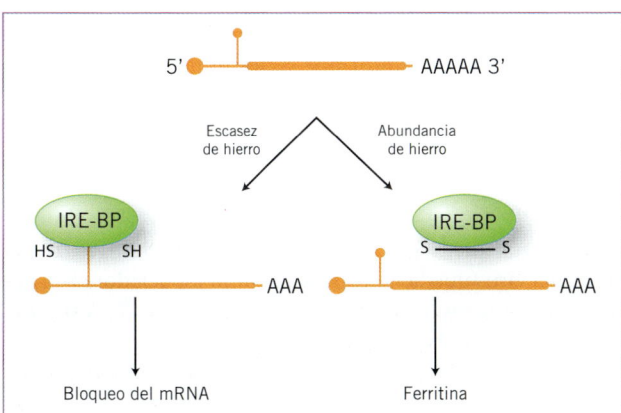

Figura 9-31. Estructura del RNA mensajero (mRNA) de ferritina. La síntesis de ferritina varía según la disponibilidad de hierro en la célula. IRE-BP: proteína de unión al elemento de respuesta al hierro.

Control de la degradación de proteínas

Al igual que los mRNA, las proteínas tienen una vida media. La proteólisis o degradación de las proteínas celulares puede ocurrir en los lisosomas (orgánulos que contienen proteasas inespecíficas denominadas catepsinas) y en el proteasoma 26S (un complejo de proteasas dependientes de la hidrólisis de ATP). Ambas modalidades de proteólisis están reguladas. De manera general, la proteólisis aumenta en situaciones como el envejecimiento, el ayuno, el ejercicio, la malnutrición, la acidosis, el estrés y la regresión uterina que sigue al parto.

RNA DE INTERFERENCIA

El término RNA de interferencia (iRNA) se acuñó en 1993, cuando se descubrió que pequeñas moléculas de RNA (entre 20-30 nucleótidos) eran capaces de silenciar secuencias complementarias de mRNA.

Aunque la molécula de RNA eucariota es de cadena simple, puede plegarse formando una estructura en horquilla cuando está formado por dos mitades autocomplementarias, dando lugar a una molécula de doble cadena (dsRNA, *double-stranded RNA*). Los iRNA son generados a partir de estos precursores dsRNA. El proceso básico de interferencia se lleva a cabo en varios pasos (**Fig. 9-32**):

- En primer lugar, el precursor dsRNA es cortado en pequeños dsRNA por una ribonucleasa denominada *dicer* (literalmente, *troceador*).
- A continuación, las dos hebras de los pequeños RNA de doble cadena son separadas y una de ellas, la hebra guía, se incorpora a un complejo denominado RISC (*RNA-*

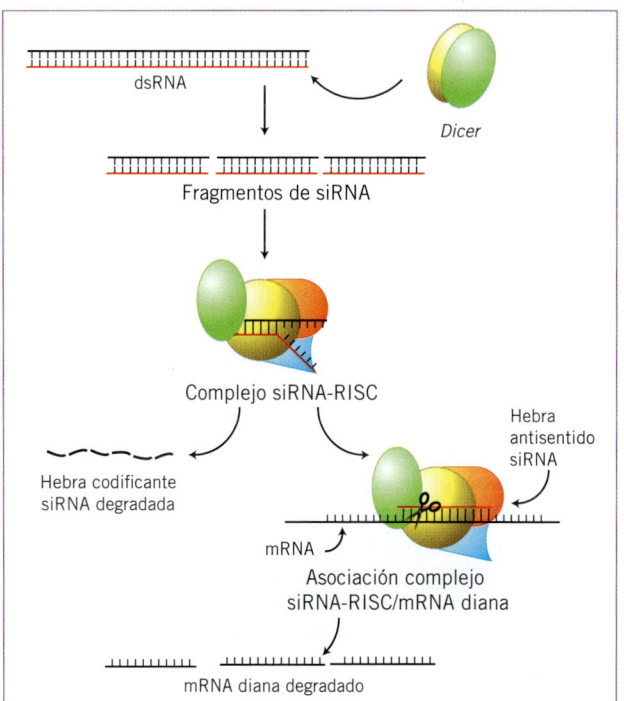

Figura 9-32. Biogénesis de los RNA pequeños y silenciamiento del RNA. dsRNA: RNA de doble cadena; RISC: complejo de silenciamiento inducido por RNA; siRNA: RNA cortos de interferencia.

induced silencing complex: complejo de silenciamiento inducido por RNA).

- RISC busca por todo el transcriptoma secuencias diana, es decir, secuencias de RNA complementarias a la hebra guía.
- Cuando se encuentra alguna secuencia diana, la hebra guía dirige a una endonucleasa de RISC (denominada *slicer*; literalmente, *laminador*) a trocearla.

Si bien en diferentes organismos la ruta de los iRNA comprende proteínas y mecanismos diversos, todos ellos operan siguiendo estrategias similares. Así, participan dos componentes principales: RNA pequeños, que determinan la especificidad de la respuesta, y unas proteínas denominadas *Argonauta*, las cuales forman parte de RISC y son las que llevan a cabo la represión. Dependiendo de la naturaleza de Argonauta y del grado de complementariedad entre el RNA pequeño y la secuencia diana en el mRNA, la asociación de RISC con la diana puede tener resultados distintos: controlar la síntesis proteica y la estabilidad del mRNA, mantener la integridad del genoma o producir un juego específico de RNA pequeños.

Existen diversos tipos de iRNA:

- siRNA (*small interfering RNA*, es decir, RNA pequeños de interferencia). Están formados por 21-25 nucleótidos. Se han descrito en plantas y animales. Se generan como se ha indicado en la **figura 9-32**, pero a partir de precursores dsRNA exógenos que pueden haber entrado en la célula por infección vírica o por transfección celular.
- miRNA (micro-RNA). Están formados por 21-25 nucleótidos. Se han descrito en plantas, animales, hongos y organismos ciliados. Se generan como se ha indicado en la **figura 9-32** a partir de dsRNA codificados en el propio genoma; es decir, su origen es endógeno. Se piensa que estos miRNA intervienen, al igual que los factores de transcripción, en la regulación de multitud de funciones celulares, desde las constitutivas hasta las que se llevan a cabo en momentos y tejidos específicos.
- piRNA (*PIWI-interacting RNA*, es decir, RNA que interaccionan con PIWI, una subfamilia de proteínas Argonauta). Formados por 24-31 nucleótidos, se han descrito en animales. Se generan a partir de precursores RNA de cadena simple (ssRNA, *single-stranded RNA*) y sin intervención de *dicer*. Las proteínas PIWI son indispensables para el desarrollo de la línea germinal en todos los animales.
- Más recientemente se han descrito dos nuevas clases de RNA pequeños en animales, ambos con 17-18 nucleótidos: tiRNA, que participan en la iniciación de la transcripción, y spliRNA, que intervienen en el proceso de ayuste o *splicing*. El origen y la función exacta de estos RNA no están del todo claros; parece que actúan en la posición de los nucleosomas y en otros niveles de organización de la cromatina.

En realidad, el de los RNA pequeños reguladores es un campo que no para de crecer, de modo que ya se están investigando nuevos candidatos que podrían tener un papel en el silenciamiento génico, como los PASR (*promoter-associated short RNA*: RNA cortos asociados a promotores), los TSSa-RNA (*transcription start site-associated RNA*: RNA asociados al sitio de inicio de la transcripción) y los PROMPTS (*promoter upstream transcripts*: transcritos de promotor en sentido ascendente).

Los iRNA pueden regular la expresión génica en distintos puntos. En primer lugar, dado que pueden interaccionar con factores de transcripción, RNA polimerasa y el propio DNA, son capaces de modular el proceso de transcripción. Asimismo, pueden modular tanto la traducción como la degradación del mRNA.

CRISPR/Cas

El sistema CRISPR/Cas se considera el avance biomédico más importante en lo que llevamos de siglo. En investigación ha supuesto una verdadera revolución como herramienta para editar el genoma. En medicina se están dando los primeros pasos, pero son muy alentadores y abren la puerta a cambiar radicalmente el tratamiento de un gran número de enfermedades. Aunque es un sistema que no está presente en eucariotas, tema de este capítulo, se ha decidido incluirlo por servir de ejemplo de RNA de interferencia, así como por la repercusión tan importante que tiene y que se describe más adelante.

CRISPR es el acrónimo de *clustered regularly interspaced short palindromic repeats*, es decir, repeticiones palindrómicas cortas agrupadas y regularmente interespaciadas. El sistema CRISPR/Cas es un mecanismo de defensa adaptativa del que disponen los procariotas (las arqueas y las bacterias). Les sirve para reconocer y degradar material genético extraño como el procedente de los bacteriófagos o plásmidos.

CRISPR/Cas tiene dos componentes (**Fig. 9-33**). En el material genético de los procariotas existen secuencias cortas (entre 21 y 47 pares de bases), idénticas y palindrómicas (las dos hebras del DNA son iguales si se leen en el mismo sentido), que se encuentran repetidas un número de veces y separadas por otras secuencias cortas a modo de espaciadores. Las secuencias espaciadoras tienen un tamaño constante, pero su secuencia de DNA es hipervariable y derivan del DNA de bacteriófagos y plásmidos con los que el procariota tuvo contacto previo. Todas esta secuencias constituyen el *locus CRISPR*, se transcribe como un único mRNA y está regulado por un promotor que recibe el nombre de secuencia líder. En sentido ascendente de CRISPR se localizan los genes *Cas* (del inglés *CRISPR-associated sequences*), que codifican las endonucleasas del mismo nombre y cuya función es cortar el DNA extraño.

CRISPR/Cas se activa cuando el procariota se infecta por un virus que le inyecta su DNA, por ejemplo. Parte del DNA del virus queda incorporado como espaciador en el genoma del procariota entre las secuencias *CRISPR*. Posteriormente, se transcribe el *locus CRISPR* y se produce un RNA de interferencia (pre-crRNA) que contiene esa secuencia espaciadora nueva. El pre-crRNA se corta en sitios específicos de cada repetición dando lugar a pequeños RNA maduros, los crRNA (por CRISPR RNA), cada uno de los cuales contiene una secuencia espaciadora entera, más dos pequeños

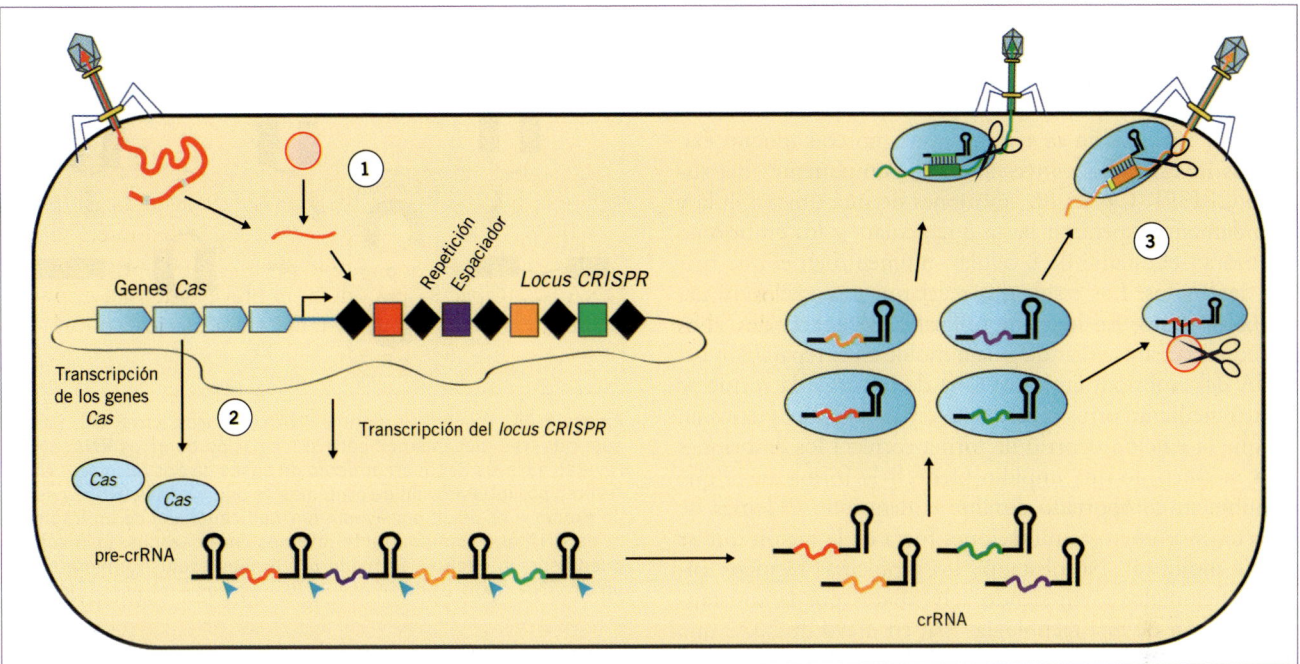

Figura 9-33. Representación esquemática del sistema inmunitario bacteriano CRISPR/Cas. CRISPR actúa junto con el complejo de proteínas endonucleasas Cas proporcionando especificidad en la respuesta inmunitaria. El sistema CRISPR/Cas reconoce y corta el DNA invasor y procede a su silenciamiento e inactivación. Este proceso consta de tres etapas: adquisición, expresión e interferencia. 1) Parte del DNA del virus (o de un plásmido) se incorpora como espaciador en el genoma de la bacteria entre las secuencias *CRISPR*. 2) El *locus CRISPR* se transcribe completo como un único RNA y es cortado en sitios específicos dando lugar a pequeños RNA maduros (crRNA). Cada crRNA contiene un segmento espaciador entero más dos pequeños trozos de las regiones adyacentes. 3) El crRNA reconoce y guía a las proteínas Cas hacia una secuencia de DNA complementaria (de un nuevo virus similar al anterior que infecte a la bacteria) que a continuación es degradado. □: espaciador; ◇: repetición.

trozos de las regiones repetidas adyacentes. El corte preciso lo lleva a cabo el complejo de nucleasas Cas. Además, las Cas se asocian a los crRNA. En caso de que un virus similar al original vuelva a infectar, el espaciador del crRNA encontrará su secuencia complementaria en el genoma del nuevo virus, y la Cas que lleva asociada lo degradará.

Por lo que se refiere a la repercusión antes mencionada, la investigadora francesa Emmanuelle Charpentier y la estadounidense Jennifer A. Doudna fueron galardonadas en 2020 con el Premio Nobel de Química precisamente por el desarrollo de la tecnología CRISPR/Cas9 como herramienta para editar el genoma. Se abre la posibilidad de utilizar esta tecnología como terapia génica en seres humanos para reparar un gen defectuoso. Para conseguirlo, hay que hacer llegar a la célula cuyo genoma se desea manipular un complejo formado por la proteína Cas, el fragmento de DNA que se quiere insertar (de hebra sencilla, debe ser homóloga a la secuencia que se desea reemplazar y contener la secuencia correcta del gen) y un RNA con la secuencia complementaria al sitio donde se pretende que el DNA se integre (**Fig. 9-34**). Este último es el equivalente al crRNA y actúa de guía para la proteína Cas, que localizará el sitio correcto en el genoma de la célula, lo cortará y lo eliminará. En muchas de las células, el hueco será rellenado con DNA por los sistemas de reparación celulares, pero en algunas se rellenará con el DNA suministrado en el complejo por un fenómeno de recombinación homóloga.

La tecnología ya se ha probado en ratones afectados de tirosinemia tipo I, enfermedad debida a la mutación en el gen de la fumarilacetoacetato hidrolasa de los hepatocitos. Aunque sólo 1 de cada 250 hepatocitos incorporó el fragmento de DNA con la versión correcta del gen, las células sanas fueron reemplazando a las que portaban la mutación,

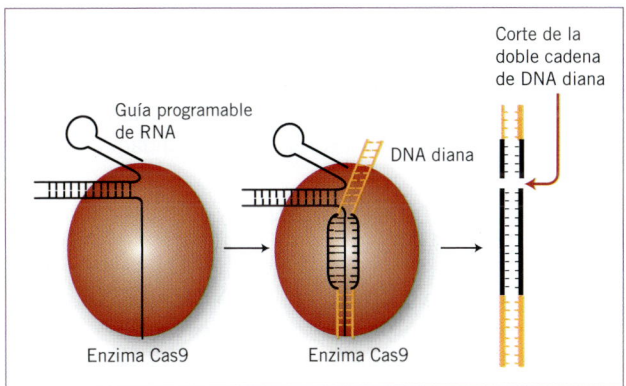

Figura 9-34. Funcionamiento del sistema CRIPR/Cas9 para la edición del DNA en eucariotas. Ante una nueva exposición a un virus, la bacteria produce un fragmento de RNA (hebra guía) que coincide con la secuencia de DNA del virus invasor. Para generar la hebra guía, la bacteria utiliza su archivo de espaciadores generado a partir de todas sus exposiciones previas a virus. La hebra guía se une a la endonucleasa Cas9 y el complejo formado busca la secuencia en el genoma del virus. Cuando la encuentra, la hebra guía se aparea al DNA vírico y Cas9 lo corta, impidiendo la replicación del virus. Los biólogos moleculares pueden diseñar la hebra guía para dirigir a Cas9 a sitios específicos que desean cortar en el genoma de las células eucariotas. Tras el corte, se ponen en marcha mecanismos de reparación del DNA para rellenar la zona eliminada por Cas9, pudiendo dar lugar a cambios en la secuencia génica.

de modo que en 30 días los ratones podían sobrevivir sin tratamiento.

A mediados de 2015 se describió la edición del gen de la β-globina en embriones humanos no viables (descartados para fertilización *in vitro*), si bien no con mucho éxito. Los investigadores inyectaron los componentes del sistema CRISPR/Cas en 86 embriones de una única célula y seguidamente esperaron hasta que actuara y los embriones alcanzaran el estadio de 8 células, momento en el que fueron analizados. Los resultados revelaron una tasa muy pequeña de éxito. En lugar de utilizar la secuencia de DNA introducida para actuar de guía o molde en la reparación del DNA del embrión, en la mayoría de los casos la rotura se reparó mediante otros mecanismos, y en los pocos casos en los que la edición ocurrió de forma correcta los embriones eran mosaico, lo que impidió predecir la forma en la que se hubieran comportado durante el desarrollo. Además, se detectaron numerosas mutaciones fuera de la región que se quería modificar. No obstante, los problemas técnicos antes mencionados están siendo solventados por la constante evolución de esta tecnología. Así, en mayo de 2022 una niña británica afectada de un tipo de leucemia muy agresiva (leucemia linfoblástica aguda de células T) y, en principio, incurable fue tratada con éxito mediante un trasplante de linfocitos T modificados en tres genes distintos gracias a las herramientas CRISPR, pero no las tradicionales, sino una de las variantes aparecidas posteriormente: los editores de bases. Esta variante tecnológica no se usa para editar genes sino para inactivarlos mediante la introducción de codones de parada del proceso de traducción (codones Stop) y así interrumpir la síntesis proteica por parte de los ribosomas, por lo que se obtiene una proteína truncada que, por lo tanto, no es funcional.

Dado que los editores de bases funcionan sin cortar las dos cadenas del DNA, son muy seguros. Así, los problemas de inactivación de genes parecidos (al que se desea editar) y la diversidad de variantes genéticas que pueden generarse (mosaicismo) desaparecen o se reducen mucho, de manera que las grandes esperanzas que se tenían en esta tecnología para dar el salto a la clínica se han hecho realidad.

RNA LARGOS NO CODIFICANTES Y RNA CIRCULARES

Los RNA largos no codificantes (lncRNA) son RNA no codificantes de más de 200 nucleótidos. Los lncRNA interactúan principalmente con los mRNA, el DNA, las proteínas y los miRNA y, en consecuencia, regulan la expresión génica a nivel epigenético, transcripcional, postranscripcional, traslacional y postraduccional de diversas maneras. Desempeñan importantes funciones en procesos biológicos como la remodelación de la cromatina, la activación transcripcional, la interferencia transcripcional, el procesamiento del RNA y la traducción del mRNA. Los lncRNA tienen importantes funciones en el crecimiento y el desarrollo de las plantas, en las respuestas al estrés biótico y abiótico y en la regulación de la diferenciación celular, el ciclo celular y la aparición de muchas enfermedades en seres humanos y animales. Los RNA circulares (circRNA) pertenecen a la familia de los

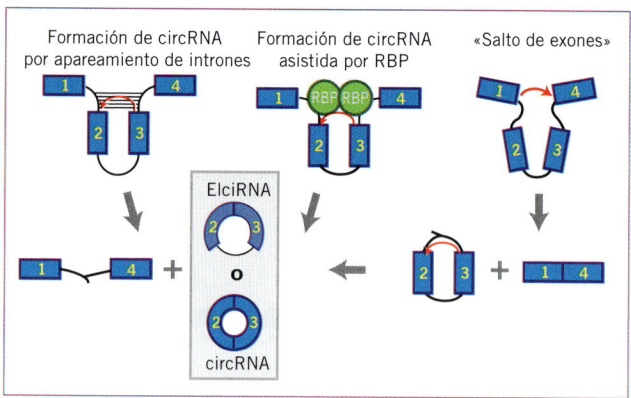

Figura 9-35. Biogénesis de los RNA circulares (circRNA). Se han sugerido tres mecanismos para la formación de estos RNA: ayuste reverso a través del apareamiento de bases de dos intrones; ayuste reverso por intervención de proteínas de unión a RNA (RBP) y «salto de exones», es decir, por ayuste normal (canónico) de un fragmento de RNA que contiene tanto intrones como exones. El resultado puede ser un circRNA formado por exones exclusivamente o bien un circRNA mixto, es decir, que incluye exones e intrones (ElciRNA).

lncRNA, con la salvedad de que sus extremos 5' y 3' están unidos de forma covalente. Aunque inicialmente se pensó que eran subproductos de un proceso anormal de ayuste, se ha comprobado que intervienen en la regulación de la expresión génica.

Se han sugerido varios mecanismos por los que se lleva a cabo la biogénesis de los circRNA (**Fig. 9-35**). Una primera posibilidad es mediante el proceso de *ayuste reverso*, en el que se conectan el extremo 5' de un exón con el 3' de otro exón, cuando lo usual es la unión del extremo 3' de un exón con el extremo 5' del siguiente (ayuste canónico). Este ayuste reverso ocurre porque parte del mRNA precursor se pliega formando un bucle, bien debido al apareamiento de secuencias complementarias entre los intrones que flanquean a los exones que se van a circularizar (biogénesis por factores que actúan en *cis*), bien por la intervención de unas proteínas auxiliares, las denominadas proteínas de unión a RNA (RBP) (biogénesis por factores que actúan en *trans*). Un tercer mecanismo es el «salto de exones», por el que dos exones se conectan entre sí por un ayuste canónico, pero el fragmento

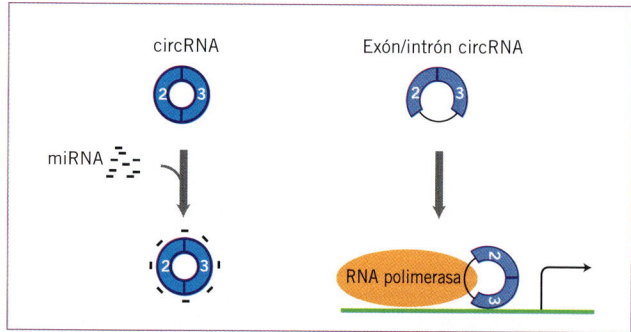

Figura 9-36. Mecanismos mediante los que los RNA circulares (circRNA) regulan la expresión génica. Entre los varios mecanismos sugeridos se muestran dos: el circRNA actuaría como una esponja de miRNA, de forma que estos últimos no ejercerían su efecto de silenciamiento génico, y mecanismo análogo al de los factores de transcripción, es decir, mediante interacción del circRNA con la maquinaria de transcripción como la RNA polimerasa.

de RNA que se elimina en forma de lazo no sólo contiene intrones sino también exones.

Los mecanismos de regulación de la expresión génica por parte de estos circRNA son también diversos y actúan a distintos niveles, transcripcional y postranscripcional (**Fig. 9-36**). Por ejemplo, los circRNA pueden contener secuencias complementarias a las de miRNA, de manera que estos últimos no ejercerían su acción de silenciamiento génico, es decir, los circRNA actuarían por un mecanismo de interferencia como «esponjas» de miRNA. Otra posibilidad es que los circRNA actúen como se ha descrito para los factores de transcripción, es decir, que interaccionen con la RNA polimerasa y otros factores influyendo en el proceso de transcripción.

PUNTOS CLAVE

- En los organismos eucariotas, todos los procesos que componen la ruta de expresión génica (síntesis, maduración y degradación del mRNA; síntesis, maduración, degradación, direccionamiento y transporte de la proteína) se encuentran sujetos a regulación. De todos estos procesos, el principal punto de control es la transcripción.

- La transcripción en eucariotas se controla mediante la intervención de secuencias de DNA y proteínas, ambas reguladoras. El conjunto de todas las secuencias reguladoras de un gen (basales, proximales y distales) se denomina promotor. Éste constituye la parte no codificante del gen y se encarga de regular el inicio de la transcripción. En eucariotas, la RNA polimerasa II no es capaz de reconocer el sitio de inicio de la transcripción a menos que, previamente, se hayan unido al promotor unas proteínas que reciben el nombre de factores de transcripción (TF), y que pueden definirse como todas las proteínas necesarias para el inicio de la transcripción, pero que no forman parte de la RNA polimerasa II. El número y el tipo de TF que se unen a cada promotor varían.

- Los TF se clasifican en generales, proximales y distales, según el tipo de secuencia reguladora a la que se unen en el promotor. Aquellos genes cuya transcripción está controlada únicamente por factores generales y proximales se denominan constitutivos; son los genes que se expresan en todas las células de un organismo y, asimismo, de forma constante a lo largo de toda la vida de la célula. Se trata de genes cuyos productos son indispensables para la célula.

- Los factores distales controlan la transcripción de los genes inducibles, esto es, genes que se expresan muy activamente en unas ocasiones y no se expresan en absoluto en otras. Ello se debe a que estos factores no son sintetizados por todos los tipos celulares del organismo ni de forma constante a lo largo del ciclo celular, sino que son producidos o activados en respuesta a las señales que le llegan a la célula (hormonas, fármacos y nutrientes, entre otros). En definitiva, los factores distales son los responsables de la especificidad de tejido.

- En general, los TF suelen poseer diversos dominios. Es frecuente que posean un dominio que les permite formar dímeros, otro que les permite unirse al DNA, y otro que les permite activar la transcripción génica. El dominio de unión al DNA, en la mayoría de los casos, es una hélice-giro-hélice, un homeodominio, una hélice-bucle-hélice, una cremallera de leucina o dedos de cinc. El dominio transactivador puede ser acídico, rico en prolina o rico en glutamina.

- Los TF pueden clasificarse en activadores o represores, según aumenten o disminuyan la velocidad de inicio del proceso. En los eucariotas, son más frecuente los activadores, si bien cada vez se descubren más represores. Tanto unos como otros pueden ejercer su actividad a través de una gama muy variada de mecanismos directos e indirectos.

- La expresión génica también puede ser modulada por moléculas de RNA. Existen diversas modalidades de RNA pequeños reguladores, pero todos actúan por un mecanismo de interferencia, es decir, son capaces de silenciar secuencias complementarias en el mRNA. Otro tipo de RNA reguladores son los RNA circulares y los RNA largos no codificantes.

BIBLIOGRAFÍA

Aguilera CM, Anguita-Ruiz A, Gil A. Nutriepigenetics. En: Caballero B, ed. Encyclopedia of human nutrition, 4ª ed. New York: Academic Press, 2023; vol. 2; p. 176-87.
Capítulo de libro que repasa las modificaciones epigenéticas, su impacto en la expresión génica, la relación entre enfermedades metabólicas y la nutriepigenética, la transmisión hereditaria de las marcas epigenéticas y los mecanismos de modificación de la cromatina por los nutrientes y los patrones dietéticos.

Alberts B, Heald R, Johnson A, Morgan D, Raff M, Roberts K, Walter P. Molecular biology of the cell, 7ª ed. New York: WW Norton, 2022.
Uno de los libros de texto mejores y más completos sobre biología celular, bioquímica y biología molecular.

Bridges MC, Daulagala AC, Kourtidis A. LNCcation: lncRNA localization and function. J Cell Biol 2021; 220: e202009045.
Revisión de los conocimientos actuales sobre la localización subcelular de los lncRNA, el papel de sus isoformas y las implicaciones de su localización en su función y en el comportamiento celular.

de Mendoza A, Sebé-Pedrós A. Origin and evolution of eukaryotic transcription factors. Curr Opin Genet Dev 2019; 58-9: 25-32.
Esta revisión analiza la aparición y la diversificación de las clases de factores de transcripción eucariotas (TF), así como los modos de adquisición de los TF y la evidencia de su funcionalidad conservada en los eucariotas.

Ferrie JJ, Karr JP, Tjian R, Darzacq X. "Structure"-function relationships in eukaryotic transcription factors: the role of intrinsically disordered regions in gene regulation. Mol Cell 2022; 82: 3970-84.
Revisión dedicada al estudio de las regiones intrínsecamente desordenadas presentes en los factores de transcripción eucariotas, las cuales permiten una regulación compleja al facilitar interacciones de unión no estructuradas y al integrar diversos procesos químicos.

Herráez A. Texto ilustrado de biología molecular e ingeniería genética. Conceptos, técnicas y aplicaciones en ciencias de la salud, 2ª ed. Madrid: Elsevier España, 2012.
Magnífico libro de texto de biología molecular en español. Son muy útiles los capítulos 17 (Transcripción), 18 (Control de la expresión génica: pretranscripcional y transcripcional), 19 (Maduración del RNA o procesamiento postranscripcional), 21 (Síntesis de proteínas: traducción) y 22 (Modificaciones postraduccionales).

Knott GJ, Doudna JA. CRISPR-Cas guides the future of genetic engineering. Science 2018; 361: 866-9.

En esta revisión se analiza la rápida evolución de las aplicaciones de CRISPR-Cas, desde la edición de genes hasta la regulación transcripcional, la obtención de imágenes y el diagnóstico. El creciente panorama de aplicaciones sitúa a las herramientas CRISPR-Cas en la vanguardia de la manipulación de los ácidos nucleicos.

Krebs JE, Goldstein ES, Kilpatrick ST. Lewin's genes XII, 12ª ed. Burlington: Jones and Barlett Learning, 2018.
Uno de los mejores libros de biología molecular, que va ya por la 12ª edición. Son especialmente útiles los capítulos 18 *(Eukaryotic transcription)*, 26 *(Eukaryotic transcription regulation)*, 27 *(Epigenetics I)*, 28 *(Epigenetics II)*, 29 *(Noncoding RNA)* y 30 *(Regulatory RNA)*.

Latchman DS. Eukaryotic transcription factors, 5ª ed. London: Academic Press, 2007.
Libro muy completo dedicado específicamente a los factores de transcripción eucariotas.

Li X, Yang L, Chen L-L. The biogenesis, functions, and challenges of circular RNA. Mol Cell 2018; 71: 428-42.
Revisión muy completa sobre distintos aspectos de los RNA circulares.

Lodish H, Berk A, Kaiser CA, Krieger M, Bretscher A, Ploegh H y cols. Molecular cell biology, 9ª ed. New York: WH Freeman, 2021.
Libro de texto sobre biología celular muy completo.

Montoliu LL. Editando genes: recorta, pega y colorea, 3ª ed. Pamplona: Next Door Publishers, 2021.
La tecnología CRISPR/Cas, sus posibilidades y limitaciones explicadas de forma divulgativa.

Morris KV, Mattick JS. The rise of regulatory RNA. Nat Rev Genet 2014; 15: 423-37.
Revisión sobre el papel de los RNA que participan en la organización del genoma y en la expresión génica desde una perspectiva histórica.

Staby L, O'Shea C, Willemoës M, Theisen F, Kragelund BB, Skriver K. Eukaryotic transcription factors: paradigms of protein intrinsic disorder. Biochem J 2017; 474: 2509-32.
Esta revisión se centra en los aspectos moleculares de los factores de transcripción.

Zhang B. CRISPR/Cas gene therapy. J Cell Physiol 2021; 236: 2459-81.
Esta revisión describe las estrategias de la terapia génica basada en CRISPR/Cas9, su uso para crear modelos animales de trastornos genéticos humanos y su gran potencial.

Zhang X, Wang W, Zhu W, Dong J, Cheng Y, Yin Z, Shen F. Mechanisms and functions of long non-coding RNAs at multiple regulatory levels. Int J Mol Sci 2019; 20: 5573.
Revisión de las funciones y los mecanismos de los lncRNA en plantas, seres humanos y animales a diferentes niveles de regulación.

Zhou WY, Cai ZR, Liu J, Wang DS, Ju HQ, Xu RH. Circular RNA: metabolism, functions and interactions with proteins. Mol Cancer 2020; 19: 172.
Artículo que revisa la biogénesis, regulación, localización, degradación, funciones e interacción con proteínas de los RNA circulares.

AUTOEVALUACIÓN

Regulación de la expresión génica mediada por hidratos de carbono

10

M. D. Girón González, J. D. Vílchez Rienda y R. Salto González

OBJETIVOS

- Estudiar la función de la glucosa como regulador de la expresión de genes glucolíticos y lipogénicos.
- Identificar a ChREBP como el factor de transcripción responsable de los efectos de la glucosa sobre la expresión génica.
- Describir las isoformas de ChREBP y las modificaciones postraduccionales responsables de la regulación de su actividad transcripcional.
- Describir las funciones fisiológicas de ChREBP en distintos tejidos.
- Estudiar otros factores de transcripción que intervienen en la función de ChREBP en distintos tejidos.
- Conocer el papel que desempeña la glucoquinasa en el inicio de la transducción de señales mediada por glucosa.
- Descifrar el mecanismo molecular por el que una dieta alta en hidratos de carbono conduce a una síntesis incrementada de lípidos.
- Conocer qué otros genes presentan su expresión modificada por hiperglucemia sostenida.

CONTENIDO

- Introducción
- Elemento de respuesta a los hidratos de carbono ChREBP y factor de transcripción MlX
- Regulación de la actividad de ChREBP

- Efectos específicos de los hidratos de carbono sobre la expresión génica en función del tejido
- Otros aspectos relacionados con la regulación de la expresión génica mediada por hidratos de carbono

INTRODUCCIÓN

Los nutrientes de la dieta producen varios efectos sobre el organismo: en primer lugar constituyen un aporte de energía y de sillares para la formación de las estructuras propias del organismo. Pero, además, desempeñan una segunda función relevante, mediante la cual son capaces de adaptar el metabolismo del individuo a su tipo, cantidad y frecuencia de ingesta. Hay que considerar que los seres humanos se han adaptado a un aporte discontinuo o irregular de nutrientes, con períodos más o menos prolongados de ayuno, y que han evolucionado para ajustar la capacidad de almacenamiento de nutrientes y la velocidad con que se utilizan al tipo y la frecuencia de la alimentación. Estos mecanismos de adaptación se producen a corto plazo, a través de una regulación hormonal, mediante señales de transducción intracelulares, y a largo plazo, mediante una remodelación del metabolismo intermediario del organismo. Este último tipo de regulación a largo plazo se basa fundamentalmente en una regulación de la expresión de genes clave (enzimas, genes reguladores y factores de transcripción) por los propios nutrientes de la dieta.

Los hidratos de carbono de la dieta, fundamentalmente el aporte de glucosa, constituyen uno de los principales nutrientes que inducen adaptaciones a corto y largo plazo en el metabolismo. La glucosa no sólo constituye una fuente energética primaria para todos los organismos, sino que además, se ha demostrado que controla la expresión de genes implicados en el metabolismo energético a nivel transcripcional (**cap. 7**, Bases moleculares de la expresión génica). Esta adaptación es mediada por la proteína de unión a elementos de respuesta regulados por hidratos de carbono (ChREBP, *carbohydrate response element binding protein*), un factor de transcripción perteneciente a la familia Mondo de bHLH/LZ *(basic helix-loop-helix leucine zipper proteins)* (**cap. 9**, Regulación de la expresión génica en organismos eucariotas). Este capítulo se inicia con una breve descripción de los mecanismos moleculares por los que la glucosa es capaz de activar la transcripción de genes, fundamentalmente glucolíticos y lipogénicos, en los cuales la ChREBP participa como regulador central. Además, la ChREBP desempeña una función más amplia y no menos crucial en otros procesos que abarcan desde la glucolipotoxicidad a la apoptosis y/o la proliferación de algunos tipos de células que serán abordados más adelante. Se describen algunos aspectos relacionados con la activación de la ChREBP en respuesta a altas concentraciones de glucosa y los efectos derivados de su activación o su inhibición en distintos tejidos. A la vez, se hace mención de ciertos aspectos como la relación entre la ChREBP y la sensibilidad a la insulina que requieren un estudio en profundidad para discernir su mecanismo de acción.

También en este capítulo se ha abordado el papel que la glucosa desempeña en la expresión de genes relacionados con la síntesis o secreción de la insulina, así como los genes que se regulan en las complicaciones de la hiperglucemia a largo plazo. En resumen, en este capítulo se describen los conocimientos de que se dispone en la actualidad sobre el papel de los hidratos de carbono en la regulación de la expresión génica, aun considerando que sigue siendo mucho lo que queda por descubrir.

ELEMENTO DE RESPUESTA A LOS HIDRATOS DE CARBONO ChREBP Y FACTOR DE TRANSCRIPCIÓN MLX

La glucosa no es sólo el principal sustrato metabólico utilizado como combustible energético por todas las células del organismo y de crucial importancia para el cerebro. Debido a su papel como combustible y a su función como fuente de energía no sustituible en el cerebro, la concentración de glucosa en sangre debe ser constantemente controlada, de modo que el organismo ha desarrollado mecanismos para mantener la glucemia dentro de unos márgenes muy estrechos.

Con objeto de controlar el metabolismo, el crecimiento y la diferenciación, las células poseen rutas o vías de señalización dependientes de glucosa conservadas a través de la evolución. Estas rutas, que responden a los cambios en las concentraciones circulantes de glucosa, aseguran una eficiente adaptación a los posibles cambios en su disponibilidad, en el caso de los organismos unicelulares, y permiten un mantenimiento de la homeostasis de los almacenes de glucosa internos en los organismos pluricelulares. Para llevar a cabo esta función señalizadora en respuesta a la concentración de glucosa, los seres vivos han desarrollado elaborados mecanismos moleculares de detección de los niveles circulantes de hidratos de carbono y de desencadenamiento de respuestas adaptativas a tales niveles.

Existen numerosos indicios que demuestran una función directa y clave de la glucosa en la regulación de la expresión génica en el tejido adiposo y en el hígado, pero también en las células β pancreáticas. En estos tejidos, la glucosa estimula la transcripción de diferentes genes que codifican para enzimas glucolíticas y lipogénicas: piruvato

quinasa hepática (L-PK), acil-CoA carboxilasa (ACC), ácido graso sintasa (FAS) y estearoil-CoA desaturasa (SCD-1). Para que la glucosa ejerza su efecto sobre la expresión de dichas enzimas, debe ser previamente metabolizada. Así, en el hígado, el metabolismo de la glucosa por la glucoquinasa (GK), primera enzima de la glucólisis, es necesario para que se inicie la transducción de señales mediada por glucosa.

El análisis de los promotores de los genes cuya transcripción se ve incrementada en respuesta a la glucosa permitió identificar un elemento de respuesta a los hidratos de carbono (ChoRE) en sus promotores y un factor de transcripción denominado proteína de unión a ChoRE (ChREBP) que es capaz de reconocerlo. ChoRE presenta una secuencia consenso conservada que se caracteriza por un elemento en tándem E *box* separado por 5 nucleótidos (5'-CACGTGnnnnn-CACGTG-3'). Spot 14 (*S14*) fue uno de los primeros genes en los que se detectó un elemento ChoRE en su promotor. Se expresa en la glándula mamaria y es el responsable de la síntesis de lípidos durante la lactación en respuesta a hidratos de carbono.

ChREBP actúa como un regulador clave de la glucólisis y la lipogénesis en la transcripción. MondoA, paráloga con ChREBP, funciona como un sensor en las células de glucosa y glutamina, principalmente en el músculo esquelético. ChREBP se une directamente a la secuencia consenso ChoRE presente en la región promotora de los genes diana (**Tabla 10-1**).

Son varias las características que hacen a ChREBP compatible con el papel clave de factor de transcripción regulado por glucosa:

- Su expresión es más abundante en el hígado y el tejido adiposo blanco y marrón, en los que la lipogénesis es muy activa, así como en el intestino delgado, el riñón y en los islotes pancreáticos, mientras que en el músculo esquelético es baja.
- Su expresión en el hígado es inducida en respuesta a una dieta rica en hidratos de carbono, pero no en respuesta al ayuno o a dietas ricas en ácidos grasos poliinsaturados.
- El silenciamiento del gen previene la inducción dependiente de glucosa de los genes *LPK*, *ACC* y *FAS* en los adipocitos.

Después de la identificación de ChREBP se descubrió una segunda proteína que interacciona con ChREBP formando un heterodímero, Mlx (*Max-like protein X*). Así, dos ChREBP-Mlx heterodímeros se unen a las dos cajas E del ChoRE para proporcionar un complejo transcripcional regulado por glucosa. Mlx es esencial como pareja de ChREBP en la regulación de los genes de enzimas lipogénicas en el hígado, ya que el uso de formas dominantes negativas de Mlx en hepatocitos, que son incapaces de unir DNA pero sí de mantener su interacción con ChREBP, anula o disminuye la transcripción dependiente de glucosa. MondoA también forma heterodímeros con Mlx. La señalización de glucosa dependiente de la interacción Mondo-Mlx se conserva, desde el punto de vista evolutivo, entre gusanos, *Drosophila* y vertebrados.

Tabla 10-1. Genes regulados por ChREBP

Ruta	Gen (símbolo del gen)	Activación/represión por glucosa
Glucólisis	Piruvato quinasa hepática (*Pklr*)	Activación
	Fructoquinasa (*Fk*)	Activación
	GLUT-2 (*Glut2*)	Activación
	GLUT-4 (*Glut4*)	Activación
Gluconeogénesis	Subunidad catalítica glucosa-6 fosfatasa (*G6pc*)	Activación
	Fosfoenolpiruvato carboxiquinasa (*Pepck*)	Represión
Lipogénesis	Ácido graso sintasa (*Fasn*)	Activación
	Acetil-CoA carboxilasa 1 (*Acc1*)	Activación
	Estearoil-CoA desaturasa 1 (*Scd1*)	Activación
	ELOVL Elongasa 6 de ácidos grasos (*Elovl6*)	Activación
	Enzima málica (*Me*)	Activación
	Adiponutrin/patatin-like phospholipase domain-containing protein 3 (*Pnpla3*)	Activación
Transcripción	Factor análogo a la proteína krüppel-10 (*Klf10, Krüppel like factor-10*)	Activación
	Proteína 1 expresada diferencialmente en condrocitos (*Dec1, differentially expressed in chondrocytes*)	Activación
	Proteína pancreática/duodenal de homeodominio 1 (*Pdx 1, pancreatic and duodenal homeobox 1*)	Represión
	Receptor activado por proliferadores de peroxisomas α (*Ppara, peroxisome proliferator activated receptor α*)	Represión
	Factor 1b inducible por hipoxia (*Hif1b, hypoxia inducible factor 1*)	Represión
	Sirtuina 1 (*Sirt1*)	Activación
		Represión
Hormonas y receptores	Insulina 1 (*Ins1*)	Represión
	Insulina 2 (*Ins2*)	Represión
	Receptor de glucagón (*Gcgr*)	Activación
	Regulador 16 de la señalización de proteínas G (*Rsg16*)	Activación
Señales redox	Proteína de interacción con tiorredoxina (*Txnip, thioredoxin interacting protein*)	Activación

Estructura de ChREBP-α

Originalmente, el ChREBP se identificó como un factor de transcripción sensor de glucosa, estableciéndose su estructura. Posteriormente, en 2012, fue identificada una segunda proteína ChREBP originada por un segundo promotor localizado en el gen *ChREBP*. Esta nueva isoforma ha pasado a denominarse ChREBP-β, mientras que la isoforma original se ha llamado ChREBP-α. Debido a que el descubrimiento de ChREBP-β es relativamente reciente, cuando en la bibliografía se hace referencia a ChREBP, por lo general suele tratarse de ChREBP-α. Por lo tanto, cuando en este capítulo se mencione ChREBP genéricamente se estará haciendo referencia a ChREBP-α.

ChREBP-α es un miembro de la familia Mondo de los factores de transcripción. Esta familia, de la que al menos se han caracterizado en detalle dos miembros que son MondoA (que se expresa fundamentalmente en músculo esquelético) y ChREBP-α (que se expresa sobre todo en el hígado y el tejido adiposo), se caracteriza por presentar un motivo estructural bHLH/LZ *(basic helix-loop-helix leucine zipper protein)* y por regularse a nivel de síntesis y recambio proteico, así como por su translocación al núcleo. Los miembros de esta familia pueden interaccionar con otros factores de transcripción, como Myc, y eso hace que tengan relevancia en fenómenos de proliferación celular y cáncer (de hecho, se les supone en parte desencadenantes de los cambios metabólicos que dan lugar al efecto Warburg en las células tumorales).

La estructura de ChREBP-α está muy conservada entre las especies. Tiene 864 aminoácidos, con un peso molecular de 94,6 kDa, y una serie de dominios clave en su estructura (**Fig. 10-1, A**): una señal de localización nuclear (NLS) próxima al extremo N-terminal, una región rica en restos de prolina, un dominio bHLH/LZ y otro de leucina *zip-like* (a modo de cremallera, *leucine zipper-like*).

En el extremo amino terminal de ChREBP-α se localiza una región muy conservada en toda la familia que se denomina MCR I-V (regiones conservadas en Mondo). Dentro de esta zona conservada (**Fig. 10-1, A**) se localiza el denominado módulo sensible a glucosa (GSM, *glucose-sensing module*), formado a su vez por dos dominios: un dominio inhibidor cuando los niveles de glucosa son bajos (LID, *low-glucose inhibitory domain*, restos 37-192) y un elemento conservado de respuesta a glucosa (GRACE, *glucose-response activation conserved element*, restos 197-298). Es importante también señalar que en esta región amino terminal conservada también se localiza una secuencia de localización nuclear (NLS) que destina la proteína al núcleo de la célula y dos secuencias de exportación nuclear (NES) con la función contraria de exportar la proteína desde el núcleo al citosol. Adicionalmente en esta región, y coincidiendo con la zona MCR III, se localiza un motivo de unión con la proteína 14-3-3 que se comentará más adelante; no obstante, cabe decir al respecto que también es capaz de intervenir en el transporte al núcleo de ChREBP.

El hecho de descubrir que estas secuencias controlan los movimientos de entrada y salida de ChREBP-α en el núcleo

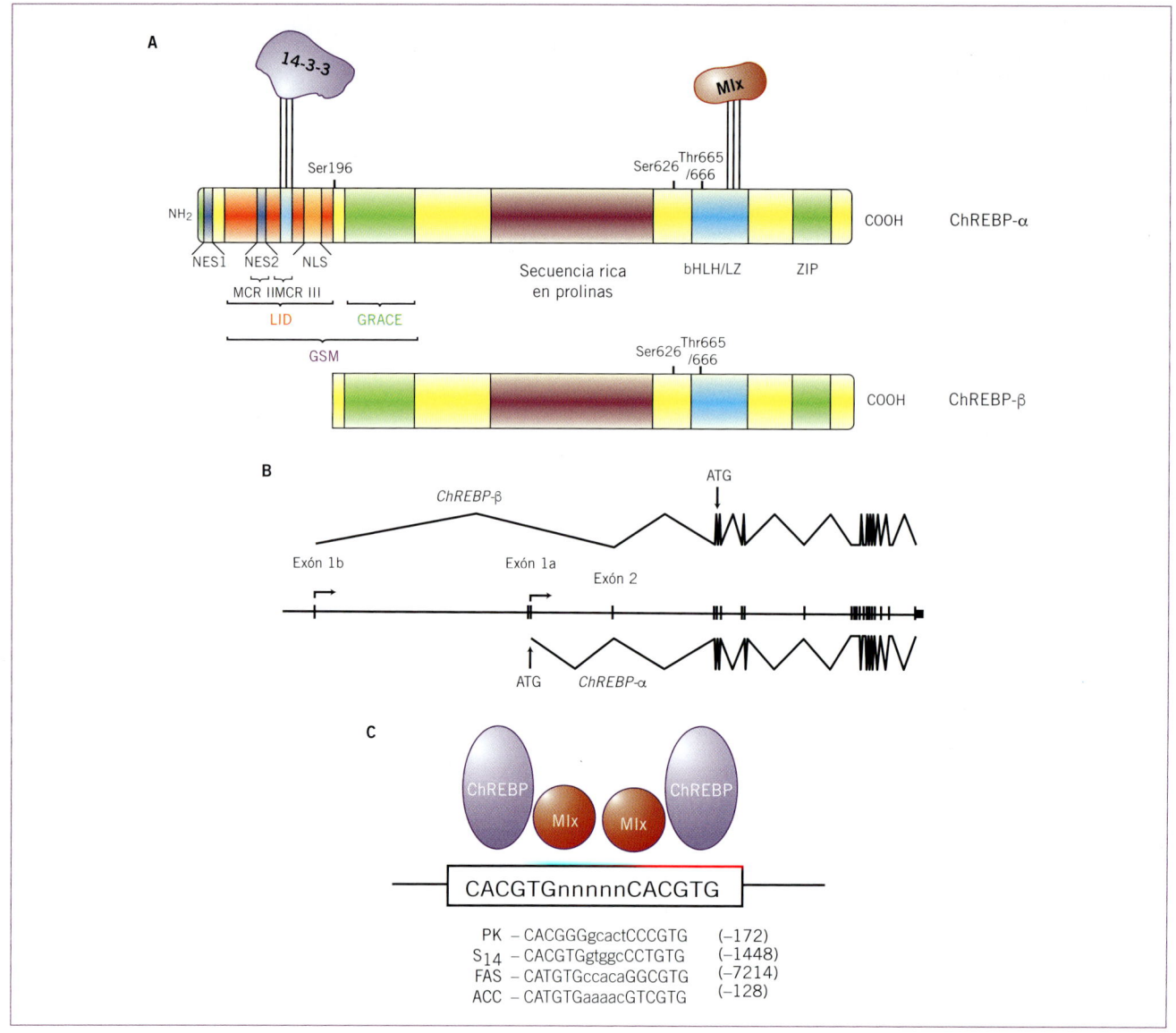

Figura 10-1. Estructura y organización génica de ChREBP. A) Isoformas de ChREBP. ChREBP-α tiene 864 aminoácidos y contiene varios dominios, incluyendo una señal de localización nuclear (NLS), dos señales de exportación al núcleo (NES1 y NES2) cerca del extremo N-terminal, dominios ricos en prolina, un dominio bHLH/LZ, y un dominio en cremallera *(leucine-zipper-like)*. ChREBP presenta al menos tres sitios diana de fosforilación por PKA (Ser196, Ser626 y Thr666/665). Mlx, con el que ChREBP forma un heterodímero, interacciona con el dominio bHLH/LZ de ChREBP, mientras que la proteína 14-3-3 interacciona con el dominio amino terminal. El análisis de la estructura/función identifica un módulo sensible a glucosa (GSM), conservado a través de la evolución en las proteínas Mondo, que contiene un dominio LID y otro GRACE. MCR: regiones conservadas en Mondo. B) Organización génica de ChREBP. La traducción de ChREBP-α se inicia desde el sitio de inicio en el exón 1 y produce la proteína completa, mientras que el inicio de la traducción desde el siguiente sitio de inicio, situado en el exón 4, da lugar a una proteína más corta de 687 aminoácidos (ChREBP-β), que carece de los primeros 177 aminoácidos. C) Secuencia ChoRE en promotores eucariotas. El elemento ChoRE está formado por dos secuencias o cajas E separadas por cinco bases a las que se une el complejo ChREBP-Mlx formando un tetrámero. Se indican las posiciones del elemento ChoRE en los promotores de la piruvato quinasa (PK), proteína SPOT 14 (S14), ácido graso sintasa (FAS) y acetil-CoA carboxilasa (ACC).

llevó a pensar que el principal mecanismo de regulación del factor sería su translocación al núcleo. Así, se ha identificado que la fosforilación de una serina 196 próxima al dominio NLS bloquearía su transporte al núcleo. Conjuntamente, la serina 626 y treonina 666, cerca del dominio de unión a DNA serían fosforiladas por la proteína quinasa A en condiciones de baja glucosa imposibilitando la unión del factor de transcripción a su secuencia diana. Además, se ha descubierto una proteína fosfatasa 2A estimulada por xilulosa-5-fosfato que, activada en presencia de concentraciones altas de gluco-

sa, desfosforila estos restos y favorece la localización nuclear. No obstante, experimentos recientes han demonstrado que aunque la translocación al núcleo mediada por la desfosforilación de ChERBP-α es necesaria para que se active la transcripción, es imprescindible un segundo paso de activación del factor de transcripción para que pueda ejercer su efecto biológico.

El mecanismo molecular de translocación de ChREBP-α es complejo, ya que presenta varios motivos que actúan coordinadamente para determinar su localización subcelular. Así, como se ha indicado, contiene una señal de localización nuclear (NLS) en MCR IV y dos señales de exportación al núcleo (NES1 y NES2) unidos por un factor de exportación nuclear, Crm1. A su vez, MCR III está constitutivamente unido a la proteína 14-3-3, que contribuye a que ChREBP-α se localice en el citosol. La mutación de NES1 provoca la disminución en la unión de ChREBP-α a 14-3-3 y Crm1. Por otro lado, deleciones o mutaciones en los dominios clave de ChREBP-α como MCR II (contiene NES1) o MCR III (presenta el sitio de unión a 14-3-3) dan lugar a un aumento en la localización nuclear de ChREBP-α a la vez que mantienen su capacidad de unirse al DNA.

No obstante, además de la regulación por fosforilación del tráfico nuclear del factor, existen otros mecanismos relevantes de la regulación, ya que en mutantes de ChREBP-α en los que se han eliminado estos sitios de fosforilación, todavía es necesaria la presencia de glucosa para la activación del factor. Por el contrario, la deleción de la región MCR I-V en ChREBP-α genera una proteína truncada que activa la transcripción de manera constitutiva e independiente de la acción de la glucosa. Esto ha llevado a establecer en este dominio el GSM, como el principal regulador de la actividad transcripcional de este factor.

El GSM actúa como un represor de la transcripción ya sea por mediar la unión a otra proteína represora o por bloquearse a sí mismo en una conformación inactiva mediante interacciones intramoleculares. Esta conformación bloqueada o la unión a represores sólo se libera en presencia de concentraciones altas de glucosa para permitir la transcripción. Una parte del módulo sensor de glucosa, denominado GRACE y que corresponde a MCR V, actúa como un activador de la transcripción. En ausencia de glucosa o ante concentraciones bajas de ésta, la otra porción del módulo sensor, LID, interacciona con GRACE y bloquea su actividad (**Fig. 10-2**). Una elevación en la concentración de glucosa hace que se

produzca un cambio conformacional en LID, quizá por la unión directa de uno de los metabolitos de la glucosa a éste (aspecto que será tratado más adelante), de modo que, por una parte, GRACE queda liberada para facilitar la transcripción y, por otra, es posible que LID se una a correguladores transcripcionales positivos.

Si la represión de LID sobre GRACE es liberada en presencia de concentraciones de glucosa altas y, además, el estado de fosforilación de los restos indicados anteriormente es el adecuado, el factor de transcripción es translocado al núcleo en un estado competente para mediar la transcripción.

La expresión del propio factor transcripcional ChREBP-α está controlada por un promotor que presenta elementos reguladores que responden a la insulina, al receptor LRX y a la hormona tiroidea, siendo importante señalar que no se regula por la glucosa al carecer en su secuencia de un ChoRE.

Estructura de ChREBP-β

Como se ha indicado anteriormente, existen dos isoformas: ChREBP-α, la descrita hasta el momento, y ChREBP-β, que se expone a continuación. ChREBP-β ha sido identificada en el tejido adiposo; se trata de una isoforma que mantiene la secuencia reguladora positiva GRACE pero que carece de la porción represora de la translocación al núcleo y, por lo tanto, tiene una localización nuclear (**Fig. 10-1, B**). En el gen *ChREBP* existe un promotor, ya descrito y que denominaremos canónico, en sentido ascendente del exón 1a. A 17 kb antes de este promotor se localiza una segunda región promotora alternativa, y próxima a ella, un exón 1b. El exón 1b carece en su secuencia de un sitio de inicio de la traducción, mientras que el exón 1a sí contiene una secuencia ATG de inicio de la traducción. Desde el promotor canónico de *ChREBP* se produce una transcripción que genera un mRNA que incluye los exones 1a, 2-15 y, por consiguiente, la traducción se inicia en el exón 1a y genera

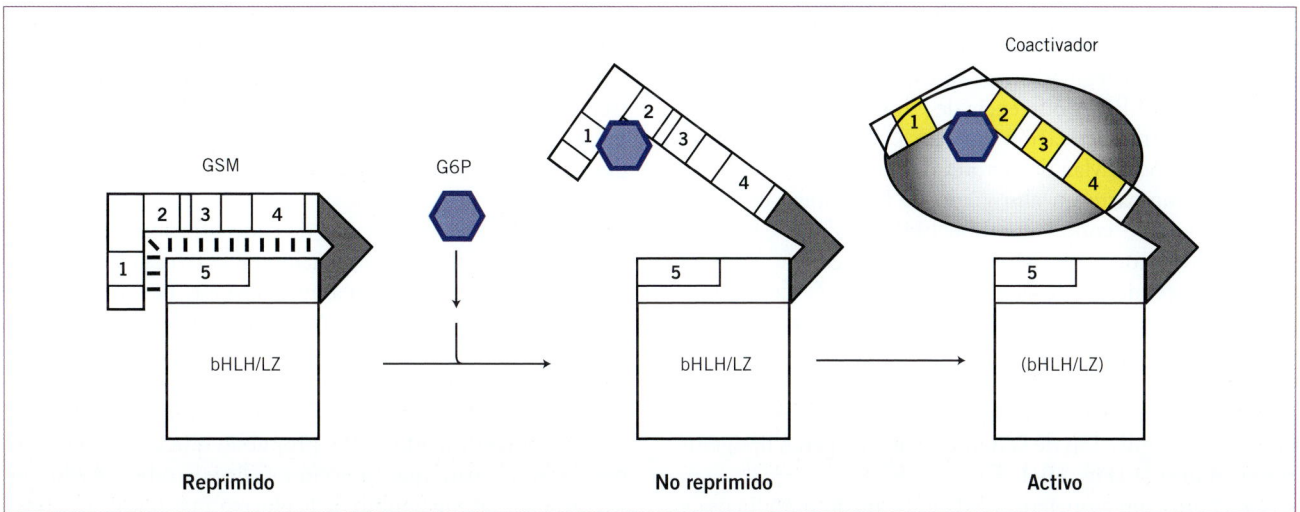

Figura 10-2. Mecanismos de regulación de ChREBP. Activación del módulo sensible a glucosa (GSM) en el ChREBP por los metabolitos de glucosa. En ausencia de metabolitos de la glucosa ChREBP se encuentra en un estado reprimido, ya que se establecen interacciones intramoleculares entre los dominios Mondo I a V del extremo amino terminal, lo que bloquea la unión del dominio bHLH/LZ a la secuencia diana en el DNA. Probablemente, en condiciones en las que la concentración de metabolitos de glucosa se incrementa, la glucosa-6-fosfato (G6P), o alternativamente la fructosa 2,6-bisfosfato, se unan a los dominios Mondo e induzcan un cambio conformacional denominado no reprimido. En estas condiciones, a los dominios Mondo I a IV pueden unirse proteínas coactivadoras para posibilitar una conformación activa de *ChREBP*.

la proteína de mayor tamaño ChREBP-α (864 aminoácidos). En el segundo caso, a partir del promotor alternativo y mediante un *splicing alternativo* que elimina el exón 1a, se produce la unión de los exones 1b, 2-15. Como ya se ha mencionado, el exón 1b carece de una secuencia de inicio de la traducción, por lo que la proteína se traduce desde la siguiente disponible, localizada en el exón 4. Esto origina ChREBP-β, que es más pequeña (687 aminoácidos).

Al carecer de los 177 primeros aminoácidos donde residen gran parte de los mecanismos de regulación de la actividad de la ChREBP, como la secuencia LID, ChREBP-β se localiza exclusivamente en el núcleo y activa la transcripción de genes independientemente de los cambios en la concentración de glucosa. Aunque esta versión más corta de ChREBP puede ser más inestable, porque carece del dominio N-terminal que interacciona con la proteína 14-3-3 (implicada en el secuestro de proteínas en el citosol), es importante indicar que ChREBP-β está presente, en condiciones fisiológicas, en los hepatocitos, las células adiposas y las pancreáticas. En el tejido adiposo, ChREBP-β, aunque menos abundante que ChREBP-α, es un activador transcripcional mucho más potente que esta última (del orden de 20 veces).

El promotor alternativo desde donde se transcribe ChREBP-β presenta en su secuencia un elemento ChoRE que está ausente en el promotor canónico desde el que se expresa ChREBP-α. Esto permite un mecanismo de regulación de ChREBP-β en dos etapas. Es en aquellas condiciones en las que se aumenta la transcripción de ChREBP-α, y en presencia de concentraciones altas de glucosa, cuando se produce la expresión de ChREBP-β. Esto hace que en el hígado se produzca una menor variación de la expresión de ChREBP-β en los ciclos de ayuno y realimentación.

Mlx *(Max-like factor X)*

Tras el descubrimiento de ChREBP y usando un sistema de dos híbridos en levaduras, se identificó el Mlx *(Max-like factor X)*, una proteína de la familia bHLHZiP que interacciona con el dominio bHLHZiP de ChREBP y que es necesaria para la regulación de la expresión génica dependiente de ChREBP. A diferencia de ChREBP, Mlx carece de capacidad de transactivación intrínseca. Mlx es un miembro de la familia Myc/Max de factores de transcripción bHLH/LZiP que comparte un alto grado de homología en la secuencia, no sólo con el dominio bHLH/LZ de ChREBP, sino también con una segunda región inmediatamente en sentido descendente de la región bHLH/LZ, denominada región homóloga con Mlx *(Mlx homology region)*. Dos ChREBP-Mlx heterodímeros se unen a las dos cajas E del ChoRE en los genes regulados por glucosa. La formación de estos heterodímeros es imprescindible para su unión a ChoRE y la regulación de la transcripción de genes lipogénicos en el hígado (**Fig. 10-1, C**).

En el músculo esquelético, Mlx es regulado por glucosa y permite establecer un nexo de unión entre las concentraciones de glucosa y la diferenciación del músculo, posibilitando la fusión de los mioblastos a miotúbulos. La activación en estas circunstancias de Mlx induce la expresión de mioquinas y del factor de crecimiento análogo de la insulina de tipo 2 (IGF-2), el cual, a su vez, incrementa la señalización de la proteína quinasa B (Akt) muscular.

REGULACIÓN DE LA ACTIVIDAD DE ChREBP

Ya se ha indicado el papel relevante de la glucosa en la activación de ChREBP. No obstante, debe considerarse que este factor de transcripción desempeña una función fundamental en la regulación del metabolismo intermediario a largo plazo y que el control de su actividad no sólo afectará el metabolismo glucídico, sino también el metabolismo lipídico y el metabolismo energético. Es por ello que ChREBP tiene diferentes formas de modular su actividad además de la regulación por glucosa. Estos modos de regulación van a influir en su capacidad de translocarse desde el citosol al núcleo y en la capacidad de unión a su secuencia diana.

Por lo tanto, en este capítulo se abordará sobre todo el estudio detallado de la implicación de la glucosa, o más concretamente de sus metabolitos, en la regulación de la actividad de ChREBP. Fundamentalmente se va a indicar el efecto que éstos provocan en la modulación de su capacidad de unión al DNA.

Además, dentro de la regulación de ChREBP son relevantes las modificaciones postraduccionales. Estas modificaciones dan lugar a una modulación covalente del factor de transcripción que no se limita al mecanismo clásico de fosforilación-desfosforilación, sino que incluye otras modificaciones postraduccionales importantes para su modulación.

Regulación directa de la actividad de ChREBP por glucosa y sus metabolitos

Como se ha indicado en apartados anteriores, el dominio amino terminal de la proteína ChREBP presenta varios motivos estructurales superpuestos. Entre todos ellos, destacan los denominados GRACE y LID. Mientras que GRACE tiene un efecto promotor de la transcripción, en ausencia de glucosa o alguno de sus metabolitos, LID interacciona con GRACE y bloquea su actividad. Esta interacción de LID con el dominio GRACE se extiende a otras regiones del extremo amino terminal, MCR I a MCR IV, regiones en las que también se sitúan señales que controlan el tráfico al núcleo del factor de transcripción y que, por lo tanto, quedan enmascaradas (**Fig. 10-2**).

Es sabido que en presencia de concentraciones de glucosa elevadas, se produce la eliminación de la represión que mantiene LID sobre el extremo amino terminal de ChREBP, por lo que los dominios de importación al núcleo quedan expuestos y el dominio GRACE puede unirse a la secuencia diana, el elemento ChoRE. No obstante, el mecanismo por el que la glucosa puede inducir este cambio conformacional no ha podido ser confirmado. Se ha propuesto que la glucosa ha de metabolizarse para que su acción se lleve a cabo, por lo que se considera un metabolito de la glucosa más que ella *per se* el que es capaz de actuar como ligando uniéndose a ChREBP.

En la actualidad se considera que probablemente sea la glucosa-6-fosfato (G6P) el metabolito responsable de este efecto. De hecho, la G6P también es el activador alostérico de MondoA, que es el análogo de la proteína ChREBP en el músculo. Las pruebas que apoyan esta afirmación son, en primer lugar, que en el hígado, la glucoquinasa, la enzima responsable de la síntesis de G6P, es esencial para la regulación de la actividad de ChREBP por glucosa, y, en segundo lugar, se ha demostrado que la actividad transcripcional dependiente de ChREBP sigue una cinética sigmoidal en respuesta a las variaciones de concentración de G6P, lo cual postula a este metabolito como un regulador alostérico de ChREBP. Modelos estructurales de los miembros de la familia Mondo, MondoA y ChREBP, describen un posible bolsillo de unión al dominio MCR V, que desbloquearía el dominio LID y le permitiría pivotar para exponer los otros dominios presentes en el extremo amino terminal (**Fig. 10-2**). Aunque se requieren trabajos que lo confirmen, parece ampliamente aceptado el papel de la G6P en la regulación por glucosa de la actividad de ChREBP. Un metabolito alternativo que también ha sido propuesto como activador del ChREBP es la fructosa 2,6-bisfosfato, que es el principal regulador alostérico de la vía glucolítica y cuyos niveles están altamente regulados.

La respuesta a la unión de G6P no sólo permite que GRACE se una a la secuencia diana, sino que también expone dominios que controlan el tráfico intracelular y a la vez permite que otras proteínas se unan a dominios que modulan la actividad transcripcional, como es el caso de las proteínas 14-3-3 y CBP/p300. Como la unión de estas proteínas a ChREBP está además controlada por modificaciones covalentes, se describirán más adelante.

Modificaciones postraduccionales que modulan la función de ChREBP

Además del desenmascaramiento que induce la unión de metabolitos de la glucosa a ChREBP, existe un amplio número de datos que indican que este factor se regula por modulación covalente, fundamentalmente fosforilación-desfosforilación. No obstante, ésta no es la única forma de regular su actividad, como se indica a continuación. Acetilación y *O*-glucosa-*N*-acilación también influyen en el control de su actividad. Estas modificaciones se producen en el núcleo, en dominios del factor que quedan expuestos una vez que la G6P induce el cambio conformacional en el sensor de glucosa, por lo que realmente son reflejo de una regulación integral y coordinada del factor de transcripción.

Regulación del estado de fosforilación de ChREBP en respuesta a la glucosa

La actividad de ChREBP se regula por fosforilación/desfosforilación. Así, cuando la disponibilidad de glucosa es baja, ChREBP, fosforilado e inactivo, se localiza principalmente en el citosol. Cuando el nivel de glucosa aumenta, la concentración de un derivado de la glucosa, xilulosa-5-fosfato (X5P), aumenta y activa a su vez una proteína fosfatasa 2A (PP-2A) que desfosforila ChREBP. En la forma desfosforilada, puede translocarse al núcleo, donde se une al elemento de respuesta a hidratos de carbono en los promotores de sus genes diana.

Se han identificado distintos sitios clave de fosforilación en la proteína. Así, en el ayuno, cuando los niveles circulan-tes de glucosa son bajos y los de ácidos grasos o glucagón en plasma son altos, se produce la fosforilación de Ser196 en la región N-terminal y de Ser626 y Thr666 en el dominio de unión a DNA por la PKA y de Ser568 por la proteína quinasa activada por AMP (AMPK). Estas fosforilaciones secuestran a la proteína en el citosol y permiten su asociación a la proteína 14-3-3, con lo que ChREBP permanece inactivo. La inhibición de la actividad de ChREBP por un exceso intracelular de ácidos grasos al prevenir su exportación al núcleo parece estar relacionada con una activación de AMPK.

La región N-terminal de ChREBP (residuos 1-251) regula su localización subcelular a través de la interacción con 14-3-3. La familia de proteínas 14-3-3 (que toman el nombre del patrón de elución que presentan en una cromatografía) está formada por un conjunto de miembros que actúan como reguladores de la señalización intracelular. Existen numerosas isoformas específicas de cada tejido y, en general, se les puede asignar dos tipos de funciones: regular la progresión del ciclo celular y la apoptosis y controlar el tráfico intracelular de proteínas. La interacción de 14-3-3 con ChREBP corresponde a esta última función.

La resolución de la estructura cristalográfica del complejo 14-3-3/ChREBP muestra que 14-3-3 se une de forma estable a la región N-terminal de ChREBP (residuos 81-196), en concreto a la hélice α_2, y que la fosforilación en Ser196 y Ser140 facilita la unión. Además, la fosforilación en estos sitios de ChREBP es esencial para su interacción con la proteína de mantenimiento cromosómico 1 (CRM1, *chromosomal region maintenance 1*, también denominada exportina 1 o XPO-1), una proteína que media la exportación desde el núcleo hasta el citosol de proteínas, RNA ribosómico (rRNA), RNA nucleares pequeños (snRNA) y RNA mensajero (mRNA). Por el contrario, la translocación al núcleo requiere que estos restos de ChREBP se encuentren desfosforilados para interaccionar con la importina α.

Es interesante destacar que 14-3-3 parece competir con la importina α para unirse a ChREBP y que estas interacciones están reguladas por el estado de fosforilación de ChREBP. Y, más importante aun: en este equilibrio de unión entre las proteínas 14-3-3 y la importina α para unirse a ChREBP se ha descubierto que existen una serie de efectores alostéricos como el AMP (que aquí no actúa como un activador de la AMPK, sino directamente como un efector alostérico de ChREBP) que se une directamente a la hélice α_2. Esto explica que en la cetosis, durante la cual hay elevadas concentraciones de AMP, se inhiba la lipogénesis bloqueando ChREBP en el citosol.

Las concentraciones elevadas de glucosa dan lugar a un aumento en las concentraciones de X5P, a través de la ruta de las pentosas-fosfato, que promueve la activación de PP-2A y la desfosforilación de ChREBP en Ser196. ChREBP desfosforilado en Ser196 puede entrar en el núcleo, donde otros residuos fosforilados como Ser626 y Thr666 son desfosforilados por una PP-2A nuclear (también activada por X5P), lo que posibilita su unión a su secuencia diana en los promotores.

Una vez que ChREBP se encuentra en el núcleo en un estado fosforilado competente para unirse a su secuencia diana, se une a Mlx para formar un heterodímero. La interacción cooperativa entre estos dos factores de transcripción es obligatoria para su interacción con la secuencia consenso de ChoRE y para mediar la activación transcripcional.

O-Glucosa-N-acilación de ChREBP

Tanto las modificaciones postraduccionales de ChREBP por O-glucosa-N-acilación como por acetilación aumentan la actividad transcripcional de ChREBP y su unión a los motivos ChoRE presentes en genes diana glucolíticos (*L-PK*) y lipogénicos (*ACC, FAS, SCD1* y *Elovl6*).

En general, la O-glucosa-N-acilación de proteínas se lleva a cabo en restos de serina y treonina y se produce en el citoplasma, el núcleo y la mitocondria. El sustrato, UDP-N-acetilglucosamina (UDP-GlcNAc) se genera a partir de O-β-N-acetilglucosamina, que es el producto final de la ruta de síntesis de hexosaminas. La adición e hidrólisis de UDP-GlcNAc está catalizada por dos enzimas: O-glucosa-N-acetiltransferasa (OGT), que transfiere N-acetilglucosamina a las proteínas diana, y O-glucosa-N-acetilasa (OGA), que cataliza su hidrólisis, por lo que se trata de un mecanismo de regulación de la actividad por modulación covalente reversible.

La O-glucosa-N-acilación de ChREBP aumenta su actividad transcripcional al incrementar su capacidad de unión a sus secuencias diana y, al mismo tiempo, afecta la estabilidad y/o la degradación de la proteína. Se considera que la O-glucosa-N-acilación actúa como un sensor de nutrientes que une la glucosa y la ruta de biosíntesis de hexosaminas con la regulación de factores de transcripción implicados en la homeostasis energética (**Fig. 10-3**). En condiciones de hiperglucemia (p. ej., en el hígado de ratones ob/ob o db/db), los niveles de acetilación (que se tratarán en el siguiente apartado) como de O-glucosa-N-acilación de ChREBP aumentan significativamente, contribuyendo a un incremento en la actividad de ChREBP y una acumulación de grasa.

Es interesante destacar que la disminución en el porcentaje de N-acilglucosaminación de ChREBP por aumento en la expresión de una proteína-O-glicósido hidrolasa (O-GlcNAcasa) —enzima que libera e hidroliza el monosacárido— previene el desarrollo de esteatosis hepática en modelos animales de obesidad. En paralelo, el factor de transcripción 1 de la familia O de proteínas de unión a DNA con un motivo de horquilla (FoxO1, *forkhead box protein O1*), que participa en la regulación de la gluconeogénesis y la glucogenólisis en respuesta a la insulina y que es clave en el bloqueo de la diferenciación temprana de preadipocitos a adipocitos, inhibe la O-glucosa-N-acilación de ChREBP mediada por la glucosa y la O-GlcNAc transferasa, lo que conduce a una disminución en el reclutamiento de ChREBP al promotor de su gen diana, *L-PK* (**Fig. 10-4**).

Regulación por acetilación de ChREBP

La acetilación es otra modificación postraduccional que refleja la disponibilidad de glucosa. Así, esta modificación conlleva la transferencia enzimática de grupos acetilo procedentes del acetil-CoA a lisinas de las proteínas diana, y se encuentra catalizada por lisina acetiltransferasas. Cuando la concentración de glucosa es alta, ChREBP se modifica por acetilación. Esta acetilación no altera el tráfico intracelular de ChREBP, pero sí aumenta su actividad transcripcional al favorecer su reclutamiento hacia sus sitios de unión en el DNA.

La acetilación mediada por glucosa de ChREBP en Lys672, un resto localizado en el dominio bHLH/LZ, es realizada por la proteína p300. p300 es una proteína coactivadora transcripcional formada por cinco dominios entre los que destacan los dominios de interacción con receptores nucleares y un dominio con actividad acetiltransferasa (HAT). La actividad HAT asociada a p300 es la responsable de la acetilación de ChREBP y el incremento de su capacidad de unión al elemento ChoRE. Así, la mutación en Lys672, el sitio de acetilación de ChREBP, disminuye la unión a ChoRE en hepatocitos. La quinasa inducible por sal (SIK2), que se activa en condiciones de malnutrición, regula negativamente la acetilación de ChREBP por p300. En ratones ob/ob, SIK2 está inhibida, por lo que la unión de ChREBP a ChoRE se ve aumentada al estar el factor de transcripción hiperacetilado por p300. Por ello, la inhibición de la activación de p300/HAT podría considerarse como una diana terapéutica en la esteatosis hepática.

Control coordinado de la regulación de ChREBP

ChREBP es la proteína central de una compleja red que regula las adaptaciones metabólicas debidas al aporte de hidratos de carbono. Además de los mecanismos intrínsecos de regulación de ChREBP, como su transactivación por metabolitos de la glucosa, su translocación al núcleo y su modulación covalente, se debe considerar que ChREBP está regulada por la propia red de señalización de la que forma parte. Un ejemplo de esta señalización se pone de manifiesto si se considera, por ejemplo, que la insulina aumenta la síntesis de ChREBP-α, que a su vez se va a unir al promotor específico de ChREBP-β, y que el incremento de la transcripción de este último es responsable de muchos de los efectos de los hidratos de carbono sobre el tejido adiposo. En los siguientes apartados se aborda la función primordial de ChREBP en esta red reguladora y cómo se lleva a cabo su modulación.

Isoformas de ChREBP-α y ChREBP-β

Un avance en la regulación de ChREBP se produjo cuando se identificó una nueva variante de ChREBP denominada ChREBP-β. Esta variante surge de un promotor alternativo situado en el exón 1b del gen de *ChREBP*.

En el promotor proximal de *ChREBP* desde el que se transcribe ChREBP-α (**Fig. 10-1, C**) aunque no existen elementos ChoRE, sí que existe la capacidad de regularse por glucosa, insulina, ácidos grasos poliinsaturados, lipopolisacáridos, aminoácidos ramificados, productos avanzados de glicación (AGE, ácidos grasos esenciales) y anoxia. Aunque en este promotor se han localizado elementos de respuesta al receptor β de hormonas tiroideas (TR-β) y al receptor hepático X (LXR), éstos no son capaces de mediar una respuesta directa a la glucosa. Recientemente se ha descubierto que la capacidad de modulación de la transcripción desde este promotor proximal por la glucosa recae en el factor nuclear 4 de los hepatocitos (HNF-4α, *hepatocyte nuclear factor 4 alpha*).

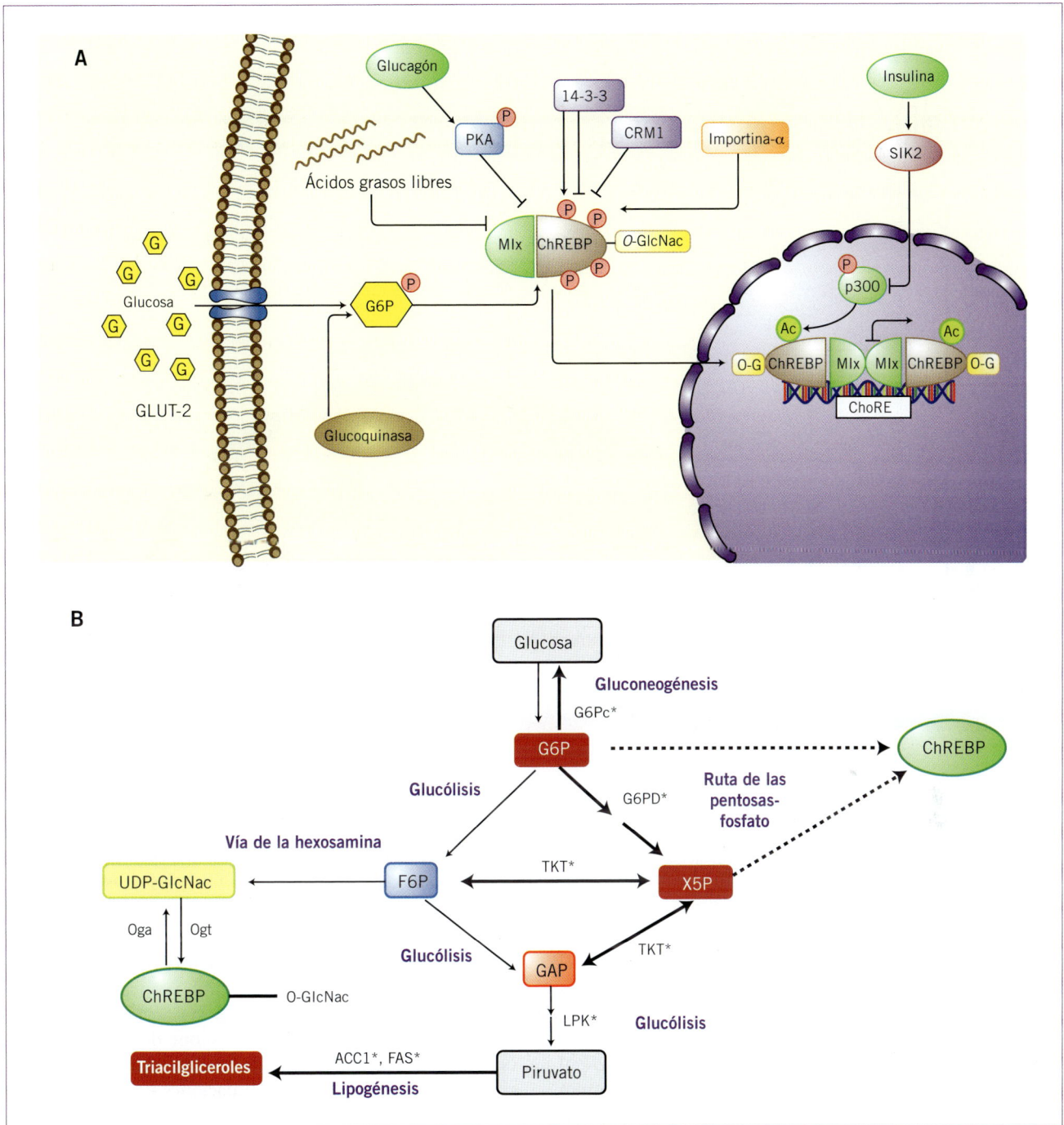

Figura 10-3. Regulación de la actividad transcripcional de ChREBP. A) Integración de la señalización intracelular que modula la actividad de ChREBP. En presencia de concentraciones elevadas de glucosa-6-fosfato (G6P) el complejo ChREBP/Mlx se activa y transloca al núcleo, mientras que concentraciones elevadas de ácidos grasos libres bloquean la activación. La proteína quinasa A (PKA) fosforila ChREBP en la serina 196 en respuesta al glucagón. La importación al núcleo de ChREBP se encuentra facilitada por su interacción con la importina α, mientras que la exportación desde el núcleo esta mediada por la interacción con el factor de exportación CRM1, por lo que la interacción de este factor retiene a ChREBP en el citosol y bloquea su actividad transcripcional. Su interacción con la proteína 14-3-3 facilita la retención en el citosol de ChREBP, siendo a la vez necesaria para que ChREBP responda a la variación en las concentraciones de glucosa. La O-glucosa N-acilación (O-GlcNac) incrementa la actividad transcripcional, mientras que la unión al elemento ChoRE se incrementa por la acetilación mediada por el complejo p300. Este complejo, a su vez, es regulado por la proteína quinasa inducible por sal (SIK2), que es regulada por los niveles de insulina. B) Metabolitos que regulan la transactivación de ChREBP. La G6P, sus metabolitos como la fructosa 2,6-bisfosfato, fructosa-6-fosfato (F6P) y el gliceraldehído-3-fosfato (GAP), y la xilulosa-5-fosfato (X5P) son los principales metabolitos que se han propuesto para regular la actividad transcripcional de ChREBP. La concentración de estos metabolitos está regulada por enzimas que, a su vez, son inducidas por ChREBP (indicadas con *) como la subunidad catalítica de la glucosa-6 fosfatasa (G6Pc), la glucosa-6-fosfato deshidrogenasa (G6PD), la transcetolasa (TKT) y la piruvato quinasa hepática (LPK) así como enzimas lipogénicas como la acetil-CoA carboxilasa (ACC1) y la ácido graso sintasa (FAS). Además, la O-glucosa-N-acilación a partir de acetilglucosamina en su forma activada por unión a la uridina di fosfato (UDP-GlcNac) constituye otro mecanismo de regulación de la actividad, dependiente de las enzimas O-glucosa-N-acetiltransferasa (OGT) y O-glucosa-N-acetilasa (OGA).

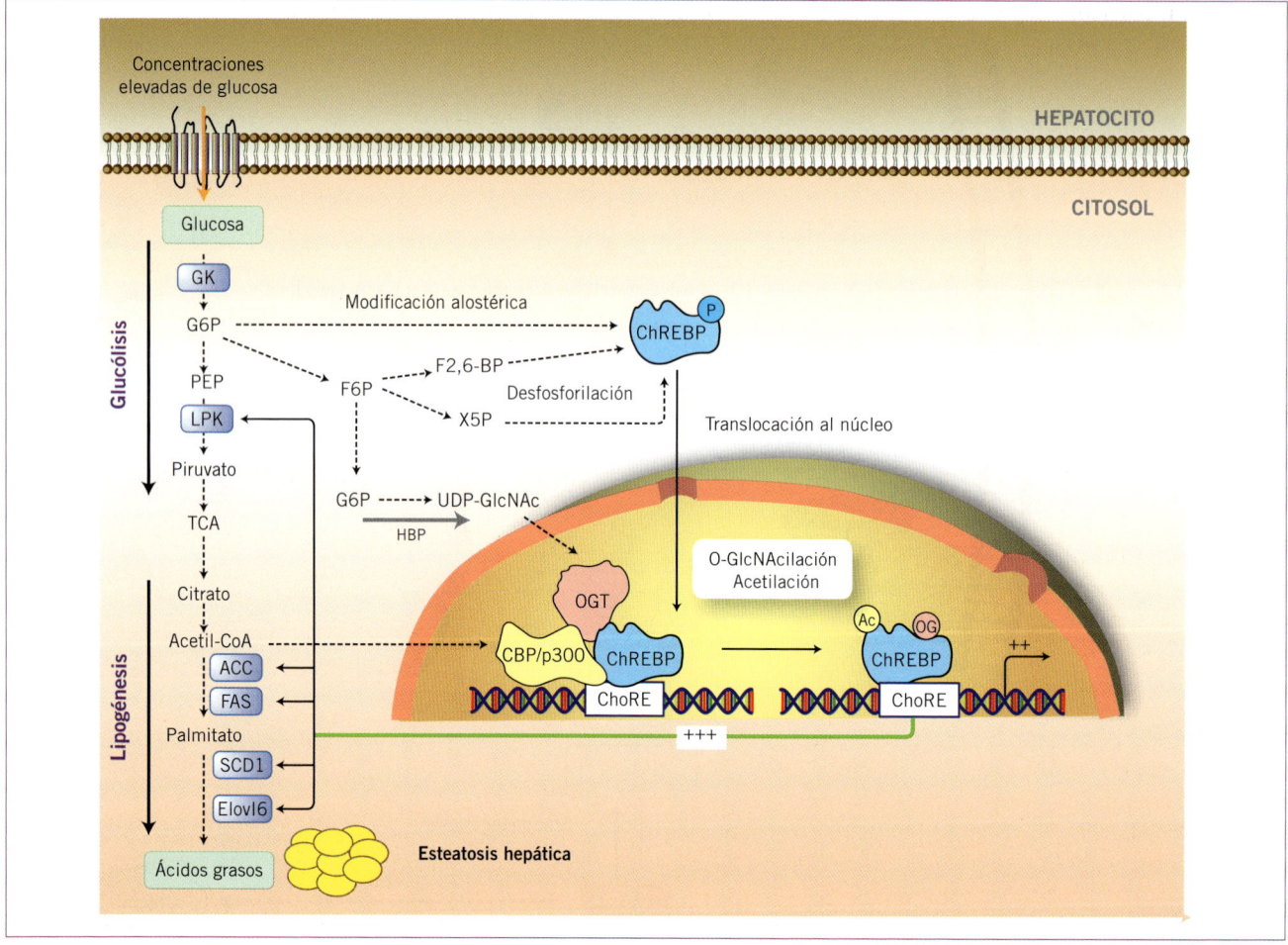

Figura 10-4. Regulación por glucosa del metabolismo glucídico y lipídico en el hígado. Las modificaciones postraduccionales de acetilación y *O*-glucosa-*N*-acilación activan ChREBP como respuesta a la glucosa en las células hepáticas. ACC: acetil-CoA carboxilasa; CBP/p300: coactivadores de ChREBP; ChoRE: elemento de respuesta a hidratos de carbono; ChREBP: proteína de unión al elemento de respuesta a hidratos de carbono; Elovl6: elongasa de ácidos grasos; FAS: ácido graso sintasa; F2,6-BP: fructosa 2,6-bisfosfato; G6P: glucosa-6-fosfato; GK: glucoquinasa; HBP: ruta de síntesis de hexosaminas; LPK: piruvato quinasa hepática; OGT: *O*-glucosa-*N*-acetiltransferasa; PEP: fosfoenol piruvato; SCD1: estearoil-CoA desaturasa; X5P: xilulosa-5-fosfato.

Se trata de un receptor nuclear abundante en el hígado y el intestino que interviene en la regulación de la transcripción de genes involucrados en el metabolismo de la glucosa, los ácidos grasos, el colesterol y los fármacos en el hígado.

HNF-4α actúa en el promotor proximal de *ChREBP* al unirse a una caja E en el intrón 12 común a las isoformas α y β de ChREBP, así como al promotor distal que controla la expresión de ChREBP-β. La consecuencia es que, a través de HNF-4α, la glucosa es capaz de incrementar los niveles de mRNA de las dos isoformas de ChREBP, lo que explica su capacidad de respuesta a los niveles circulantes de glucosa.

En el caso de la isoforma ChREBP-β, constitutivamente activa, el incremento de su cantidad en respuesta a elevadas concentraciones de glucosa es mayor, ya que en este caso la regulación se basa en un sistema de amplificación de la señal, puesto que en el promotor distal del que depende la expresión de ChREBP-β se localiza un elemento ChoRE al que se une la isoforma α que a su vez como ya se ha indicado, está regulada por la glucosa. Finalmente, ha de considerarse que aunque la expresión de mRNA para ChREBP-β

es menor que la de ChREBP-α, ChREBP-β es un transactivador mucho más potente, sean las concentraciones de glucosa tanto altas como bajas, por lo que con la existencia de estas dos isoformas la célula dispone de un mecanismo de respuesta a las variaciones de las concentraciones de glucosa en un amplio rango de situaciones fisiopatológicas y nutricionales.

Metabolitos que afectan la transactivación de ChREBP

Aunque ChREBP responde a los niveles circulantes de glucosa, desde un principio se estableció que era necesaria la metabolización de esta última para que se produjera la regulación. En la mayoría de los tejidos, la glucosa entra por difusión mediada por unos transportadores específicos denominados GLUT y, una vez en el interior de la célula, debe metabolizarse para poder ejercer su actividad reguladora de la transcripción. Puesto que en el hígado la primera etapa del metabolismo de la glucosa produce glucosa-6-fosfato (G6P), ésta fue inicialmente propuesta como la molécula responsable de los efectos de señalización mediados por glucosa, particularmente en genes relacionados con la lipogénesis. La G6P ocupa una de las encrucijadas del metabolismo glucídico, ya que en ella convergen diversas rutas metabólicas como la glucólisis, la síntesis de glucógeno, la ruta de las pentosas-fosfato y la biosíntesis de hexosaminas. Por ello, es posible que no sólo la G6P pueda mediar la acción transcripcional de la glucosa en estas rutas, sino también varios intermediarios. Los productos de la glucólisis quedarían excluidos, puesto que tanto el piruvato como el lactato son incapaces de activar la expresión de las enzimas lipogénicas.

De hecho, como se ha indicado anteriormente, la G6P sería otro candidato a la regulación de la actividad de ChREBP al unirse a un bolsillo de la proteína, de forma similar a su unión a la glucógeno sintasa. En esta línea, un atractivo dominio de unión de la G6P podría encontrarse en el GSM, que contiene LID y GRACE. En este sentido, la unión de G6P a ChREBP ocasionaría un cambio conformacional alostérico que formaría un complejo abierto activo en el que la represión de GRACE por LID estaría disminuida. Así, se facilitaría la interacción con las proteínas transcripcionales con las que forma complejos (Mlx) y/o con coactivadores como CBP/p300.

Entre los metabolitos propuestos destaca la X5P, un intermediario de la ruta de las pentosas-fosfato que podría considerarse la molécula transductora, ya que se ha descrito que el tratamiento con xilitol, el precursor de X5P, activa la proteína fosfatasa 2A (PP-2A), implicada en la regulación de la actividad de varios factores de transcripción. Como ya se ha señalado en apartados anteriores, la PP-2A regula la translocación al núcleo de ChREBP y su unión a ChoRE mediante la desfosforilación de residuos clave. Sin embargo, el papel de la X5P en la regulación de ChREBP es objeto de debate. Por ejemplo, la ruta de las pentosas-fosfato no es muy activa en las células β pancreáticas, pero ChREBP se expresa y es muy activo en estas células. La G6P es suficiente para incrementar la actividad transcripcional de ChREBP en células β pancreáticas INS1 832/13 sin activación de la ruta de las pentosas-fosfato.

La ruta de biosíntesis de hexosaminas también podría estar implicada. El tratamiento con glucosamina o la sobreexpresión de glutamina/fructosa-6-fosfato amidotransferasa mimetiza los efectos de la glucosa sobre los genes diana. El mecanismo podría implicar una *O*-glicosilación o *N*-glicosilación de factores de transcripción como c-Myc o Sp1, regulando consecuentemente la estabilidad y el potencial de transactivación de estas proteínas.

Además, otro metabolito de la glucosa, la fructosa-2,6-bisfosfato (F-2,6-BP) interviene en la activación de ChREBP en respuesta a la glucosa en células hepáticas. F-2,6-BP se sintetiza a partir de fructosa-6-fosfato por una enzima bifuncional (6-fosfofructo-2-quinasa-fructosa-2,6-bisfosfatasa, PF2K/F2,6BPasa), que presenta distintos sitios catalíticos para sus actividades quinasa y fosfatasa. La formación de F2,6-BP se estimula por mecanismos alostéricos en los que están implicadas hexosas-6-fosfato. La reducción de forma selectiva de este metabolito inhibe el reclutamiento de ChREBP a los promotores de sus genes diana. Estos estudios demostrarían un papel de la enzima bifuncional como sensor de fosfometabolitos (incluida la G6P) y de su producto, F2,6-BP, como el sustrato y la señal metabólica que regularía la expresión de genes mediada por ChREBP. Sin embargo, no deberían excluirse otros metabolitos que pudieran actuar coordinadamente.

Por lo tanto, aunque está claramente comprobada la implicación de G6P mediante regulación alostérica y de X5P mediante modulación covalente por fosforilación-desfosforilación, otros metabolitos, como es el caso de la F2,6-BP y las hexosaminas, están involucrados, aunque las bases moleculares de la acción de estas moléculas no está completamente elucidada.

Puesto que los dos principales metabolitos de la glucosa que regulan ChREBP son G6P y X5P, puede considerarse que las enzimas responsables de la síntesis de estos últimos forman parte de la red compleja de regulación de la transcripción en respuesta a hidratos de carbono.

La subunidad catalítica de la glucosa-6 fosfatasa (G6Pc) convierte la G6P en glucosa en el hígado o el riñón, pero no se expresa en las células β pancreáticas o en el tejido adiposo. Esta enzima es responsable, junto con la glucoquinasa, del control de los niveles de G6P. En el promotor de la G6Pc existe un elemento ChoRE que regula su expresión (la regulación de la actividad de esta enzima se lleva a cabo fundamentalmente a nivel de su síntesis) por lo que la regulación de ChREBP por G6P y la G6Pc forman un ciclo de realimentación negativa.

La X5P es sintetizada por la enzima transcetolasa (TKT) a partir de dos intermediarios glucolíticos, gliceraldehído-3-fosfato y fructosa-6-fosfato. La X5P activa a la fosfatasa PP-2A, la cual a su vez activa a ChREBP al desfosforilarlo. De nuevo, el gen *Tkt* está incluido entre los genes activados por glucosa. Su transcripción está inducida por glucosa de forma dosis-dependiente y en respuesta a la sobreexpresión de ChREBP. Puesto que X5P es un activador de ChREBP, podría establecerse un nuevo ciclo de realimentación, en este caso positivo, entre ChREBP, TKT y X5P.

Interacción de ChREBP con otros factores de transcripción

La regulación de la expresión génica reside en gran medida en la regulación del inicio de la transcripción. En células eucariotas, los niveles basales de transcripción se encuentran modificados en función de qué factores de transcripción se estén uniendo a las secuencias potenciadoras o silenciadoras localizadas en las regiones proximales y distales de cada promotor. El mecanismo de regulación es combinatorio, ya que el efecto global en cada caso dependerá de la unión de elementos reguladores en el promotor y de qué factores positivos o negativos estén unidos a éstos. Con frecuencia, ChREBP se asocia a otros factores de transcripción en los promotores que regula y, por lo tanto, estos factores controlan en parte su actividad.

El principal factor de transcripción que actúa de forma sinérgica con ChREBP es la proteína de unión a elementos de respuesta a los esteroles (SREBP-1c, *sterol regulatory element-binding protein-1c*). Aunque SREBP se describió por primera vez como un factor de transcripción implicado en el control de la expresión de genes relacionados con la biosíntesis de colesterol, posteriormente se comprobó que la isoforma SREBP-1c participaba en la activación mediada por insulina de genes lipogénicos y de la GK hepática. El promotor de esta última enzima contiene dos elementos de respuesta a esteroles (SER, *sterol regulatory elements*) a los cuales se puede unir SREBP-1c para su activación. A su vez, la GK sintetiza G6P que, como ya se ha indicado, es uno de los metabolitos capaces de activar ChREBP. Por otra parte, los promotores de diversos genes que codifican para enzimas lipogénicas presentan lugares de unión tanto para SREBP-1c como para ChREBP, de manera que se alcanzan los mayores niveles de expresión de dichas enzimas cuando ambos factores de transcripción se unen a sus respectivos sitios de unión en los promotores. De este modo, se regula de una forma sinérgica la lipogénesis en respuesta a hidratos de carbono y lípidos (la regulación de la expresión génica por lípidos se aborda en el **capítulo 11** (Regulación de la expresión génica mediada por lípidos), donde se estudian en detalle el factor de transcripción SREBP-1c y su regulación).

Otro nexo de unión entre la regulación por hidratos de carbono y lípidos de la expresión génica es la familia de factores de transcripción estimuladores de unión secuencia arriba (USF, *upstream stimulatory factors*). Estos factores pertenecen a la familia bHLH-LZ y se unen a cajas E de los promotores de los genes diana para activar su transcripción. Los USF se unen a la región proximal promotora del gen que codifica para la FAS y otros genes lipogénicos y son cruciales para el reclutamiento de SREBP-1c y su unión al SRE para la activación sinérgica de genes lipogénicos durante la alimentación o el tratamiento con insulina. La actividad coordinada con ChREBP en la lipogénesis se ha demostrado usando modelos animales *knockout* en USF que muestran una disminución en la transcripción de genes lipogénicos en respuesta a una dieta rica en hidratos de carbono.

Otro elemento que suma sus efectos a los de ChREBP es HNF-4α. Ya se ha indicado en apartados anteriores que el promotor que regula la expresión de ChREBP-α presenta un sitio de unión para este receptor nuclear, que controla su expresión en respuesta a la variación de las concentraciones de glucosa. Además, HNF-4α tiene la capacidad de unirse a los promotores de la *FAS* y *L-PK*, donde actúa de manera sinérgica con ChREBP. Esta sinergia es potenciada por concentraciones elevadas de glucosa y además es imprescindible para alcanzar los niveles máximos de expresión de las enzimas.

Por el contrario, el factor de transcripción del receptor nuclear farnesoide (FXR, *farnesoid X receptor*) tiene el papel opuesto. FXR se activa al unirse a los ácidos biliares y participa fundamentalmente en el mantenimiento de la homeostasis del colesterol regulando la expresión de enzimas clave implicadas en la síntesis de los ácidos biliares. La activación de FXR favorece la disociación del complejo que se forma cuando ChREBP y HNF-4α se encuentran interaccionando con sus sitios de unión en el promotor, y además actúa favoreciendo el reclutamiento de represores transcripcionales que impiden la expresión mediada por ChREBP.

Las isoformas α y β del receptor hepático X (LXR, *liver X receptor*) son factores de transcripción pertenecientes a la familia de los receptores nucleares que llevan a cabo su función formando heterodímeros con el receptor retinoico X (RXR, *retinoic X receptor*). LXR-α se expresa fundamentalmente en el hígado, el tejido adiposo y los macrófagos, mientras que LXR-β se expresa en numerosos tejidos. Al igual que en el caso del FXR, los LXR tienen un papel crucial en la regulación del metabolismo del colesterol a nivel de su síntesis, la conversión en ácidos biliares y la secreción en la bilis para su excreción, así como en el metabolismo lipídico, principalmente por su papel regulador sobre la expresión de SREBP-1c, cuyo promotor presenta dos elementos de respuesta a LXR (LXRE). ChREBP también presenta dos LXRE en su promotor, de manera que los niveles de transcripción del gen aumentan considerablemente cuando los LXR se unen a dichos LXRE con los efectos positivos comentados previamente sobre la lipogénesis hepática.

Otros factores de transcripción con los que interacciona ChREBP son Bhlbh2/Dec1 (*basic helix-loop-helix domain containing, class B, 2/differentially expressed in chondrocytes 1*) y KLF-10 (factor 10 Krüppel-*like*). Bhlbh2/Dec1 es un factor de transcripción que participa en la regulación del ritmo circadiano en mamíferos. El mRNA que codifica Bhlbh2 está aumentado en los músculos de personas diabéticas o con resistencia a la insulina, por lo que el factor Bhlbh2 se ha relacionado con el desarrollo del síndrome metabólico, aunque no se conoce el mecanismo exacto por el que lo induce. Se ha investigado la relación entre Bhlbh2 y ChREBP al estar implicado este último en la regulación de la lipogénesis. La expresión de Bhlbh2/Dec1 está regulada por ChREBP, ya que el promotor de *Bhlbh2* presenta una secuencia ChoRE. A su vez, la sobreexpresión de Bhlbh2 inhibe la inducción mediada por glucosa y ChREBP de la transcripción de *FAS* y *L-PK* al unirse y bloquear la secuencia ChoRE de éstos. Además, Bhlbh2 suprime la transactivación de SREBP1 y RXR. En conclusión, podría considerarse que Bhlbh2 es un regulador negativo de la transcripción mediada por ChREBP en el metabolismo de glúcidos y lípidos.

Los KLF son factores de transcripción con una estructura en dedo de cinc que regulan la proliferación, diferenciación, desarrollo y muerte celular programada. *KLF-10* suprime la expresión de genes lipogénicos, mientras que la deficiencia del gen *Klf10* provoca cambios en la glucemia y trigliceridemia. ChREBP regula directamente la expresión del mRNA de *Klf10* al unirse a un elemento ChoRE localizado −125 a −108 pb en su promotor. A su vez, la sobreexpresión de KLF-10 inhibe parcialmente la inducción dependiente de glucosa de ChREBP sobre sus genes diana. De nuevo, ChREBP y KLF-10 estarían implicados en la regulación de la lipogénesis y del síndrome metabólico mediante un ciclo de retroalimentación negativa.

Finalmente es conveniente aclarar que, en el caso de ChREBP, hasta ahora no se ha identificado ningún micro-RNA (miRNA) que actúe como un regulador negativo de su expresión. No obstante, sí es conocido que existe una batería de miRNA que controlan factores asociados a ChREBP en la regulación de la transcripción y que sí se encuentran regulados por miRNA. Como, por ejemplo, se conocen miRNA (miR-33) que regulan la expresión de SREBP-1c. Además, destaca el receptor LXR-α, que se encuentra regulado negativamente por miR-613, miR-1 y miR-206. La regulación negativa ejercida por los miRNA sobre LXR-α se traduce en una disminución de la expresión de *SREBP-1c*, *FAS*, *ACC* y el propio factor *ChREBP*. Otra familia clave de reguladores transcripcionales controlados por miRNA y que modulan la señalización a través de ChREBP y la sensibilidad a la insulina es la familia FoxO. En el caso de la señalización mediada por insulina, los miRNA también desempeñan un papel relevante, y es ampliamente conocido que el sustrato 2 del receptor de insulina (IRS-2) es la diana de la acción de miR-33, y los incrementos en los niveles en este miR-33 conducen vía señalización de la ruta de insulina, ChREBP y SREBP-1c a la hepatoesteatosis.

EFECTOS ESPECÍFICOS DE LOS HIDRATOS DE CARBONO SOBRE LA EXPRESIÓN GÉNICA EN FUNCIÓN DEL TEJIDO

En este capítulo se han abordado hasta ahora los mecanismos moleculares que subyacen a la regulación de la expresión génica mediada por la glucosa. En todos los casos, estos mecanismos son comunes en los distintos tejidos e implican a ChREBP y a su elemento de unión ChoRE en los promotores de los genes diana. En este apartado, los genes que van a responder a esta regulación van a ser diferentes en cada tejido y confieren una regulación del metabolismo única. Los tejidos donde la regulación de la expresión génica mediada por la glucosa es más relevante son el intestino, el hígado, el tejido adiposo y el páncreas; a continuación se abordarán las características diferenciales de cada uno de ellos. En algunos casos, como es el del intestino, también se tratará la regulación de la expresión génica mediada por hidratos de carbono diferentes de la glucosa.

Digestión/absorción de hidratos de carbono en el intestino delgado

En el intestino delgado, la expresión de los genes asociados a la digestión y la absorción de nutrientes están restringidas a los enterocitos. Éstos proceden de células indiferenciadas de la cripta que, durante su migración hacia el exterior de las vellosidades intestinales, presentan un incremento súbito en la expresión de genes relacionados con la digestión y la absorción como son los de las enzimas digestivas sacarasa-isomaltasa (SI) y lactasa-floricina hidrolasa (LPH) y transportadores como el cotransportador de glucosa acoplado al sodio (SGLT-1), el transportador de glucosa GLUT-2 y el transportador de fructosa GLUT-5.

En general, una dieta rica en hidratos de carbono incrementará la expresión de las disacaridasas y los transportadores que intervengan en su metabolismo, con lo que a largo plazo se da una mejor utilización del aporte de estos nutrientes de la dieta. Este incremento de la expresión de disacaridasas y transportadores se produce fundamentalmente a nivel de su transcripción, aunque, como se indica a continuación, también en algunos casos se produce una regulación postranscripcional.

La actividad enzimática de las disacaridasas, sacarasa y lactasa en el intestino delgado aumenta en respuesta a los hidratos de carbono de la dieta debido a una mayor síntesis de sus respectivos mRNA. Este incremento depende de la región de la microvellosidad que sea objeto de estudio. Así, se aprecia un incremento en los transcritos de sacarasa en los enterocitos más próximos a las criptas, mientras que en el caso de la lactasa, la mayor inducción de la expresión de su mRNA se produce en el extremo apical de las microvellosidades. El principal disacárido implicado en la regulación es la sacarosa, mientras que dentro de los monosacáridos, la fructosa es especialmente relevante.

Los promotores de la lactasa y la sacarasa contienen elementos de unión para factores de transcripción, los CE-LPH1 y SIF1, que presentan una secuencia consenso común, TTTTAT/C. A estos elementos se une Cdx-2, un factor de transcripción implicado en la regulación transcripcional de genes del epitelio intestinal, de una gran importancia en una amplia variedad de fenómenos desde la diferenciación celular temprana hasta el mantenimiento del revestimiento del epitelio intestinal. Cdx-2 se sobreexpresa por una dieta rica en hidratos de carbono. La máxima inducción de la expresión en genes como el de la sacarasa es debida a Cdx-2 en forma de homodímero, si bien los monómeros logran una activación parcial. El equilibrio entre monómeros y dímeros se desplaza a favor de estos últimos en presencia de concentraciones elevadas de fructosa. Por otra parte, se sabe que Cdx-2 también está sometido a modificaciones postraduccionales que dan lugar a cambios en su actividad, de manera que cuando se encuentra fosforilado (por mediación de la proteína quinasa A) se limita la formación de los dímeros, mientras que en su estado desfosforilado (por la actuación de la proteína fosfatasa 1) se encuentra mayoritariamente en forma de homodímeros.

La glucosa y la fructosa generadas por la acción de disacaridasas son transferidas a través del borde en cepillo de la membrana de los enterocitos por la actuación de una serie de transportadores SGLT-1 y GLUT-5, respectivamente. Por su parte, GLUT-2, que se expresa en la membrana basolateral de los enterocitos, se encarga de transportar la glucosa y la fructosa (además de la galactosa) desde el interior de la célula hasta el torrente sanguíneo.

El SGLT-1 se encuentra en la membrana apical de los enterocitos y se encarga del transporte de la glucosa junto con el sodio, en contra de gradiente, desde la luz del intestino hasta el interior de las células. La ausencia de un SGLT-1 funcional en el borde en cepillo intestinal da lugar a malabsorción de glucosa y galactosa, lo cual da una idea de la importancia de este transportador en el proceso de absorción. Los cambios en los hidratos de carbono de la dieta inducen a su vez cambios en el transporte de la glucosa que están altamente correlacionados con la cantidad de proteína SGLT-1, pero no tanto con sus niveles de mRNA, por lo que cabría pensar que la regulación de la expresión de SGLT-1 estaría modulada principalmente a un nivel traduccional o postraduccional. No obstante, en el promotor del gen existen sitios putativos de unión para HNF-1 y MLTF/USF que tienen un papel análogo al sitio ChoRE de L-PK.

Por otra parte, el GLUT-5 facilita la absorción de fructosa en el intestino delgado. En presencia de fructosa, la regulación de este transportador es rápida, y los incrementos que se observan en el transporte son paralelos a un incremento en el mRNA y a la cantidad de proteína. Por el contrario, otros azúcares, análogos de azúcares y metabolitos no alteran los índices de transcripción del gen. El incremento en los niveles de mRNA de GLUT-5 está precedido de un aumento significativo de la expresión de los genes de *c-fos* y *c-jun*, por lo que cabría pensar que ambos están implicados en la activación de la transcripción de GLUT-5, aunque el aumento de estos factores de transcripción también se produce en respuesta a la ingesta de glucosa, manitol y azúcares no metabolizables, y el incremento en los niveles de mRNA de *c-fos* y *c-jun* se produce a lo largo de toda la vellosidad intestinal, mientras que para GLUT-5 sólo ocurre en la región apical. Por ello, en la actualidad sigue siendo dudosa la relevancia de c-fos y c-jun en la sobreexpresión de GLUT-5 en respuesta a una dieta rica en fructosa. Por el contrario, sí esta demostrada la presencia de un elemento de respuesta a cAMP en el promotor de GLUT-5, de forma que el transporte de fructosa, la transcripción del gen y la síntesis del transportador son dependientes de los niveles de cAMP.

Respecto a la regulación de la expresión de GLUT-2 en el intestino delgado, se ha descrito que tanto la sacarosa como la fructosa aumentan su expresión y tras 30 días de una dieta rica en fructosa, GLUT-2 se localiza de forma permanente en la membrana apical.

Regulación de la lipogénesis por hidratos de carbono en el hígado

El hígado es el principal órgano responsable de la lipogénesis *de novo* en respuesta a una alta ingesta de hidratos de carbono. La expresión de las enzimas que participan en la síntesis de triacilgliceroles en el hígado es un proceso que se encuentra muy bien coordinado, ya que un conjunto de factores de transcripción activados tanto por estímulos hormonales como nutricionales participan en la inducción/represión de genes implicados en este proceso. Una desregulación de la lipogénesis motiva el almacenamiento de los triacilgliceroles en el hígado, esteatosis, y otras enfermedades, como el síndrome metabólico.

El efecto de los hidratos de carbono sobre la expresión génica en el hígado se produce en diversos puntos de control que abarcan desde transportadores de membrana hasta enzimas clave del metabolismo intermediario. Así, uno de los primeros puntos de control está constituido por el transportador GLUT-2.

GLUT-2 es el principal transportador de glucosa en el hígado. Su función consiste en introducir glucosa durante el estado postabsortivo y liberarla a la sangre en el ayuno. GLUT-2 puede ser considerado un sensor de glucosa temprano, ya que parte de la glucosa generada a partir de G6P en el retículo endoplásmico por la glucosa-6 fosfatasa se equilibrará con la glucosa extracelular a través de GLUT-2. Las alteraciones de este equilibrio provocan un aumento tanto de glucosa como de G6P en el citoplasma, que incrementará la actividad transcripcional de ChREBP en el núcleo y, por lo tanto, causará la inducción del gen que codifica para L-PK y genes lipogénicos.

La inactivación de GLUT-2 en el hígado no tiene un impacto inmediato en la homeostasis glucídica en el organismo, ya que como mecanismo compensatorio se incrementa la secreción de insulina y la captación de glucosa por los tejidos periféricos, aunque a largo plazo conduce a una intolerancia a la glucosa por un agotamiento de la secreción de insulina del páncreas.

El segundo punto de control está constituido por el eje GK-ChREBP, que debe considerarse el sistema central de respuesta a la glucosa en el hígado. La regulación de la expresión y la actividad de GK resultan de vital importancia en la sensibilidad del hígado a la glucosa, puesto que constituye el primer punto regulador de la glucólisis y es la enzima que cataliza la conversión de glucosa en G6P, metabolito involucrado en la activación de ChREBP.

La insulina induce la expresión de GK y, aunque las bases moleculares de esta inducción no se conocen en su totalidad, se han descrito varios factores de transcripción, como el factor nuclear 4 de los hepatocitos (HNF-4, *hepatocyte nuclear factor 4*), el factor inducible de la hipoxia 1 (HIF-1, *hypoxia-inducible factor 1*), la proteína de unión a elementos de respuesta a los esteroles 1c (SREBP-1c, *sterol regulatory binding protein-1c*), el receptor hepático X (LXR, *liver X receptor*), el receptor activado por proliferadores de los peroxisomas gamma (PPAR-γ, *peroxisome proliferator activated receptor gamma*), el factor 6 Krüppel-*like* (KLF-6), el factor de transcripción E3 (TCF-E3, *transcription factor E3*) y el receptor nuclear homólogo hepático 1 (LRH-1, *nuclear receptor liver receptor homolog 1*), que controlan la transcripción hepática de la GK.

LRH-1 fue identificado inicialmente como un modulador transcripcional en la homeostasis del colesterol y de las sales biliares, y en la actualidad se considera un coordinador del metabolismo de la glucosa y de los ácidos grasos en el hígado. LRH-1 favorece la expresión basal de GK con independencia de las concentraciones de glucosa, lo que lo sitúa en sentido ascendente del sistema central de señalización de la glucosa en el hígado. Su deficiencia altera la respuesta del hígado a la alimentación al retrasar la síntesis de glucógeno y disminuir la expresión y actividad de ChREBP, lo que conduce a una disminución en la glucólisis y síntesis de ácidos grasos. Por lo tanto, en la deficiencia de LRH-1 se produce un menor consumo de glucosa por el hígado e hiperglucemia, lo que estimula la secreción de insulina por las células β pancreáticas con objeto de aumentar la entrada de glucosa en los tejidos.

Las enzimas que participan en la lipogénesis *de novo* se regulan de una forma rápida a través de mecanismos alostéricos y de fosforilación/desfosforilación y, a largo plazo, a nivel de su transcripción de forma coordinada y en la que participan diferentes factores de transcripción en respuesta a hormonas (insulina) o nutrientes (glucosa). En presencia de insulina, necesaria para activar el metabolismo de la glucosa en los hepatocitos, altas concentraciones de glucosa inducen la expresión de genes que codifican para transportadores de glucosa, enzimas glucolíticas y lipogénicas, como L-PK, ACC y FAS, y disminuyen la de genes gluconeogénicos, como el gen de la fosfoenolpiruvato carboxiquinasa. Estos efectos en el hígado se encuentran mediados de una manera coordinada por SREBP-1c y ChREBP, como se ha señalado en apartados anteriores. Asimismo, otros factores de transcripción como USF y LXR también se han implicado en la regulación coordinada de la lipogénesis. Un estudio con ratones *knockout* en *ChREBP* ha permitido asignar a ChREBP al menos el 50 % de peso en la regulación de la lipogénesis *de novo* hepática.

Aunque la sobreexpresión en ratones transgénicos de ChREBP produce esteatosis hepática, una moderada activación de esta proteína puede tener efectos beneficiosos al cambiar el perfil lipídico hepático. La expresión de SCD-1, enzima que cataliza la conversión de los ácidos grasos saturados en ácidos monoinsaturados, está regulada por ChREBP. Un aumento de las concentraciones de ácidos grasos monoinsaturados incrementa la fosforilación de Akt dependiente de insulina y, por lo tanto, la sensibilidad a ésta.

Se dispone de una amplia evidencia experimental en el hígado entre lipogénesis y resistencia a la acción de la insulina. Así, las alteraciones en el metabolismo lipídico hepático provocan obesidad, acumulación de triacilgliceroles en el hígado, hepatoesteatosis y resistencia a la insulina.

La hepatoesteatosis producida como consecuencia de una lipogénesis excesiva puede deberse a defectos en algún componente de la ruta de señalización dependiente de insulina. Así, la deleción en el hígado de fosfatidilinositol-3,4,5-trisfosfato-3-fosfatasa (también denominada con frecuencia PTEN, *phosphatase and tensin homolog*), un regulador negativo de la señalización dependiente de insulina, induce el desarrollo de hígado graso debido a la activación de FAS, y en condiciones de sobrenutrición, ratones deficientes en PTEN presentan un aumento en la lipogénesis hepática, desarrollo de hepatoesteatosis e hipertrigliceridemia.

La obesidad y la diabetes mellitus de tipo 2 se caracterizan por un estado de resistencia a la acción de la insulina, acompañado de hiperinsulinemia y un aumento de la síntesis lipídica hepática. En el hígado se produce resistencia a la acción de la insulina sobre la síntesis de glucosa pero no sobre la regulación de la síntesis de lípidos, lo que se conoce como resistencia selectiva a la insulina. Esta resistencia selectiva se debe a varias causas, entre las cuales la proteína quinasa diana de la rapamicina de mamíferos (mTOR, *mechanistic target of rapamycin*) desempeña una función relevante.

El complejo 1 de mTOR (mTORC-1), un componente de la ruta de mTOR, promueve la transcripción de genes lipogénicos. Se ha propuesto que mTORC-1 media en la inducción de *Srebp1c* a pesar de la alteración de la señalización en el estado de resistencia a la insulina, ya que se activa de manera independiente de Akt. Además, en la resistencia a la acción de la insulina, FoxO1, el factor de transcripción esencial en la activación de genes gluconeogénicos, no es fosforilado por Akt y por consiguiente, activa la transcripción de genes gluconeogénicos de manera concomitante. Por el contrario, la inhibición de mTORC-1 bloquea la activación mediada por la insulina de *Srebp1c* y otros genes lipogénicos, pero no tiene ningún efecto sobre la transcripción de genes gluconeogénicos. Además, existe una activación de los genes lipogénicos por mecanismos independientes de la insulina. Así, la ruta de mTOR está regulada por nutrientes. Por ejemplo, se ha observado una represión en la señalización dependiente de mTOR a través de la proteína reguladora asociada a mTOR (Raptor, *regulatory associated protein of mTOR*)) cuando hay una deficiencia de aminoácidos o un estado energético bajo. En este último caso, AMPK puede fosforilar Raptor o las proteínas 1 y 2 del complejo de la esclerosis tuberosa (TSC-1/TSC-2, *tuberous sclerosis complex 1 and 2*), inactivando mTOR. Por lo tanto, la ruta de mTOR proporciona un mecanismo en el que se produce una lipogénesis persistente incluso cuando hay resistencia a la insulina.

En una situación de resistencia a la insulina, existe una situación de hiperglucemia, y las altas concentraciones de glucosa pueden inducir genes glucolíticos y lipogénicos a través de la activación de ChREBP. La expresión de ChREBP está relacionada positivamente con la hepatoesteatosis. Por ello, la expresión de genes lipogénicos dependiente de ChREBP cuando la señalización mediada por insulina está inhibida puede, en parte, explicar la activa lipogénesis que tiene lugar durante la resistencia a insulina.

Un escaso control de la diabetes hace que el hígado se encuentre frecuentemente expuesto a episodios hiperglucémicos. En la diabetes mellitus de tipo 2 la GK está constitutivamente activa, lo que conduce a una activación continuada de los sensores de glucosa en el hígado. Por ejemplo, la ruta de biosíntesis de hexosaminas representa menos de un 5 % del flujo hepático de glucosa en condiciones normales, pero su actividad se incrementa marcadamente por la hiperglucemia continuada.

La esteatosis diabética se asocia a la hiperacetilación y a la *O*-glucosa-*N*-acilación de ChREBP que conducen a su activación. La diabetes de tipo 2 se asocia también a la *O*-glucosa-*N*-acilación del correregulador gluconeogénico CRTC2, ya que la hidrólisis de *N*-acetilglucosamina normaliza la glucemia en ratones diabéticos. La acetilación y *O*-glucosa-*N*-acilación de otros reguladores de la gluconeogénesis como FoxO1 o la proteína 1α coactivadora del receptor activado por el proliferador de peroxisomas (PGC-1α, *peroxisome proliferator-activated receptor gamma coactivator 1-α*) contribuyen directamente a la hiperglucemia.

Finalmente, debe considerarse que, hasta cierto umbral, el almacenamiento de triacilgliceroles en el hígado sirve como un sistema de reserva para proteger al hígado de una disfunción metabólica. Así, en condiciones de sobrecarga lipídica en la dieta, la lipogénesis inducida por ChREBP contribuiría a un estado benigno desde el punto de vista metabólico al promover la síntesis de ácidos grasos monoinsaturados por activación de SCD-1.

Los sensores de glucosa también pueden desregularse por mutaciones heredadas que conlleven la pérdida de función de enzimas que regulan el metabolismo glucídico en el hígado. Un ejemplo de error innato del metabolismo es la enfermedad por almacenamiento del glucógeno tipo 1 ocasionada por la pérdida de la actividad de la G6Pc o del transportador de G6P. Las consecuencias metabólicas son hipoglucemia y acumulación de G6P en el hígado, excesivo almacenamiento de glucógeno y de lípidos en este órgano, así como una hiperlipidemia. Esta enfermedad se ha asociado a un aumento mediado por ChREBP de la síntesis *de novo* de ácidos grasos.

Función fisiológica de ChREBP en el tejido adiposo

Los dos principales tejidos en los que se produce la lipogénesis en el ser humano son el hígado y el tejido adiposo. Por lo tanto, y como ya se ha explicado en el caso del hígado, el efecto estimulador de los hidratos de carbono sobre la lipogénesis mediado por ChREBP es especialmente relevante en ellos.

Tanto ChREBP-β como ChREBP-α se expresan en abundancia en el tejido adiposo blanco y marrón, expresión que se halla aumentada durante la diferenciación de preadipocitos a adipocitos en modelos experimentales y en seres humanos. En el tejido adiposo, el principal regulador de la expresión de ChREBP es la insulina, de manera que hay una relación directa entre la acción de la insulina en la diferenciación de preadipocitos y el incremento de la expresión de ChREBP. De hecho, la disminución en la expresión en tejido adiposo de ChREBP en los casos de obesidad y diabetes se correlaciona directamente con el grado de resistencia a la acción de la insulina en tejidos periféricos y puede ser considerado un buen marcador de procesos patológicos asociados a la resistencia a insulina.

El mecanismo por el cual la insulina es el principal regulador de los niveles de expresión de ChREBP en el tejido adiposo está mediado por el transportador de glucosa dependiente de la insulina GLUT-4. Así, la entrada de glucosa a través del transportador GLUT-4, una vez que ha sido translocado a la membrana plasmática por la acción de la insulina, actúa como el elemento clave de la inducción de la expresión de ChREBP al aumentar las concentraciones intracelulares de glucosa en el adipocito. Este efecto es más pronunciado en el tejido adiposo que en el hígado, ya que en aquél la principal isoforma de ChREBP es ChREBP-β que, como ya se ha indicado en apartados anteriores, es transcrito desde un promotor propio dependiente de ChREBP-α. Este sistema de regulación de la expresión mediante un promotor cuyo producto transcripcional controla la expresión del segundo promotor constituye un sistema de amplificación de señal que aumenta la sensibilidad a las variaciones de las concentraciones de glucosa en el adipocito y, en definitiva, a la señalización por insulina. Esta amplificación es aun mayor si se considera que ChREBP-β es aproximadamente 20 veces más activo que ChREBP-α. En cuanto a la regulación, debe indicarse que, de una manera recíproca, la activación de ChREBP aumenta la expresión de GLUT-4 y, por lo tanto, la sensibilidad a la insulina y la captación de glucosa por los tejidos periféricos.

El principal efecto de la activación de ChREBP en el tejido adiposo es el aumento de la lipogénesis *de novo*. Este incremento tiene un claro efecto beneficioso, al aumentar la sensibilidad a la insulina. En individuos con obesidad, la síntesis *de novo* de ácidos grasos a partir de precursores no lipídicos está disminuida en el tejido adiposo blanco, mientras que la restauración selectiva de la lipogénesis en este tejido revierte la resistencia a insulina asociada a la obesidad. En estos pacientes, la disminución de la señalización a través de ChREBP disminuye el transporte y metabolismo de la glucosa en los adipocitos y altera la liberación de ácidos grasos, citoquinas o adipoquinas por el tejido adiposo que actúan como inductores potenciales de resistencia sistémica a la insulina. Por el contrario, lipoquinas como el palmitoleato, que son consideradas beneficiosas, son secretadas por el tejido adiposo tras la activación de la lipogénesis por ChREBP y pueden mejorar la sensibilidad a la insulina del organismo.

Cabe señalar que mientras que un incremento en la lipogénesis *de novo* en el tejido adiposo tiene efectos positivos sensibilizadores a la acción de la insulina, en el tejido hepático la situación es la opuesta y la inducción mediada por ChREBP de la lipogénesis hepática se asocia a un aumento de la resistencia a la insulina y a esteatosis hepática. Es por ello que el uso de ChREBP como una diana molecular en la prevención de la resistencia a la insulina debe ser tomada con precaución, ya que la estimulación de la actividad transcripcional mediada por ChREBP es sólo beneficiosa en el tejido adiposo. Así pues, en la actualidad recibe especial atención ChREBP-β, que se expresa mayoritariamente en el tejido adiposo, o los reguladores de la actividad mTORC-2, que regulan la expresión de genes lipogénicos en el tejido adiposo marrón y blanco a través del control sobre la expresión de ChREBP-β por modulación de la entrada de glucosa sin alterar la señalización dependiente de Akt (**Fig. 10-5**).

Regulación de la síntesis de insulina en las células β pancreáticas

La homeostasis de la glucosa se mantiene en el organismo por la acción de las células α y β del páncreas mediante la liberación regulada de glucagón e insulina, respectivamente. Unas concentraciones elevadas de glucosa provocan una secreción aguda por parte de las células β del páncreas, y paralelamente, inducen la síntesis de insulina en éstas. Dicha síntesis en respuesta a la glucosa se regula mediante la transcripción y también aumentando la estabilidad y traducción del mRNA de la insulina. Además del gen de la insulina, se han descrito otros genes regulados por glucosa en las células β, como los que codifican para la acetil-coA carboxilasa, la piruvato quinasa y el transportador GLUT-2.

En las células β pancreáticas adultas, al igual que ocurre en el hígado, la actividad de ChREBP está regulada por su localización intracelular. Ésta puede ser nuclear o citoplasmática. El proceso de translocación desde el citoplasma hasta el núcleo está condicionado por una proteína dependiente de calcio denominada *sorcin*. Con bajas concentraciones de glucosa, ChREBP es secuestrada en el citoplasma por *sorcin*, mientras que con altas concentraciones de glucosa, se produce la separación del complejo permitiendo la translocación de ChREBP hasta el núcleo y la consiguiente transcripción de sus genes diana como el gen de la piruvato quinasa.

Los dos nutrientes más importantes en mamíferos, glucosa y ácidos grasos, afectan la expresión del gen de la insulina en condiciones fisiológicas y patológicas. A continuación se describirán los elementos de control y los factores de transactivación relacionados con la regulación metabólica de la transcripción del gen de la insulina. Posteriormente, se estudiará la regulación de la expresión del gen por la glucosa.

La glucosa es el principal nutriente implicado en la regulación de la función de las células β pancreáticas y regula de

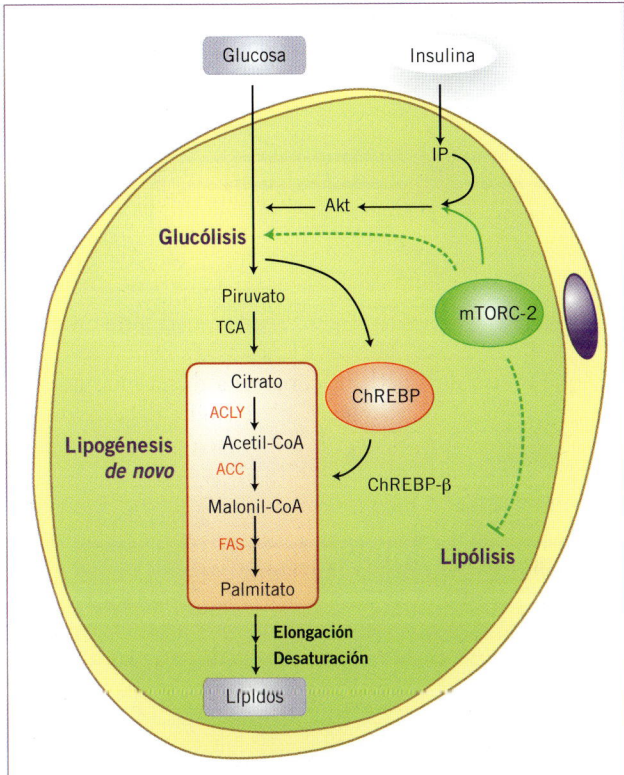

Figura 10-5. Regulación por glucosa del metabolismo glucídico y lipídico en el tejido adiposo. Modelo de la regulación mediada por ChREBP y mTORC-2 en el tejido adiposo. mTORC-2 es responsable de favorecer la fosforilación de la proteína quinasa B (Akt) de manera concomitante a la promovida por la insulina a través de su receptor (IR). Akt estimula la translocación de GLUT-4 a la membrana plasmática e incrementa la entrada de glucosa en el adipocito. Las concentraciones elevadas de glucosa activan ChREBP, y éste activa la isoforma específica de tejido adiposo ChREBP-β. Este último, a su vez, activa la transcripción de enzimas lipogénicas, como citrato liasa (ACLY), acetil-CoA carboxilasas (ACC) y ácido graso sintasa (FAS) lo que favorece la lipogénesis *de novo*. Al mismo tiempo, mTORC-2 inhibe la lipólisis. En conjunto, la acción coordinada de ChREBP-β y mTORC-2 mejora la sensibilidad a la insulina en el tejido adiposo.

una forma coordinada la expresión del gen de la insulina, la biosíntesis de insulina y su secreción. Además, la glucosa controla todos los pasos en la expresión del gen, incluyendo la transcripción, el *splicing* del pre-mRNA y la estabilidad del mRNA. La expresión del gen de insulina se restringe esencialmente a las células β pancreáticas en mamíferos adultos. El promotor presenta una región muy conservada 340 pb anterior al punto de inicio y de la que depende tanto la expresión tejido-específica como su regulación metabólica. Una variedad de factores de transcripción se unen a esta región formando una red transcripcional que asegura una regulación precisa del gen. Las cajas A3, C1 y E1 constituyen los elementos en *cis* principalmente implicados en la activación transcripcional. La glucosa participa en la expresión del gen de la insulina a través de tres factores de transcripción: proteína pancreática/duodenal de homeodominio 1 (Pdx-1, *pancreatic and duodenal homeobox 1*), el factor de diferenciación neurogénico 1 (neuro-D1, *neurogenic differentiation 1*) y el factor oncogénico homólogo musculoaponeurótico A (MafA, *mammalian homologue of avian MagfA/L-Maf*), que

actúan activando la expresión del gen de la insulina de forma coordinada y sinérgica en respuesta al aumento en las concentraciones de glucosa en un proceso que incluye el reclutamiento de factores de transcripción por los elementos reguladores, modificaciones de las histonas e iniciación de la transcripción (**Fig. 10-6, A**).

Pdx-1 es un factor de transcripción que posee un dominio de transactivación en el extremo N-terminal, se une a la caja A3 del gen y su función es la de interaccionar con proteínas de la familia bHLH *(basic helixloop-helix)* que se unen a la caja E1. La cooperación entre Pdx-1 y proteínas bHLH también implica interacciones con otras proteínas de unión al DNA y coactivadores que constituyen una red formada por interacciones entre proteínas y por proteínas con el DNA. Pdx-1 también posee un homeodominio por el que se une a DNA. La glucosa promueve la unión de Pdx-1 a la caja A3 y activa la transcripción dependiente de Pdx-1 y la potencia de transactivación del propio gen.

Cuando las concentraciones de glucosa son bajas o normales, Pdx-1 se localiza en la periferia nuclear y se encuentra asociado a histonas desacetilasas, HDAC-1 y HDAC-2, que actúan como correpresores, por lo que la secreción de insulina es baja. El aumento de la glucemia interrumpe la unión de Pdx-1 con HDAC y promueve el reclutamiento y la interacción con coactivadores como la histona acetiltransferasa HAT p300 y las histonas metiltransferasas Set7/9 y la inducción en la transcripción a través de la modificación de la cromatina por hiperacetilación de la histona H4 y metilación de ésta y otras histonas (**Fig. 10-6, B**). Este cambio en presencia de concentraciones elevadas de glucosa requiere cambios en la localización y el estado de la fosforilación de Pdx-1. Se ha descrito que la glucosa promueve la translocación y modificación de una forma citoplasmática inactiva de 31 kDa a la forma activa de 46 kDa y localización nuclear. Aunque esta transformación requiere fosforilación, el gran aumento en la masa molecular aparente sugiere que Pdx-1 experimenta múltiples modificaciones postraduccionales posiblemente por unión de *N*-acetilglucosamina o sumoilación. Las quinasas implicadas en la fosforilación en restos de Ser61, Ser66 y Thr152 incluyen proteínas quinasas de la vía activada por mitógenos (MAPK, *mitogen activated protein kinases*) como p38, fosfatidilinositol-3-quinasa y quinasas reguladas por señal extracelular (ERK-1 y ERK-2).

El factor neuro-D1, que pertenece a la familia de los factores de transcripción bHLH, forma un heterodímero con la proteína E47. Neuro-D1 se une a la secuencia E1 en el promotor del gen de insulina. Al igual que Pdx-1, con concentraciones de glucosa bajas o normales se localiza en el citosol, mientras que la hiperglucemia induce su translocación al núcleo tras fosforilarse (ERK-1 y ERK-2) y glucosilarse (*N*-acetilglucosamina). E47 también es fosforilada, y dentro del núcleo es necesaria la acetilación por el coactivador p300 para la unión a la caja E (**Fig. 10-6, D**).

El factor de transcripción MafA se une al elemento C1 del promotor del gen de la insulina en respuesta a concentraciones elevadas de glucosa. La inducción mediada por la glucosa de MafA se ha relacionado con la estimulación de la ruta de hexosaminas y de la *O*-glicosilación (**Fig. 10-6, C**).

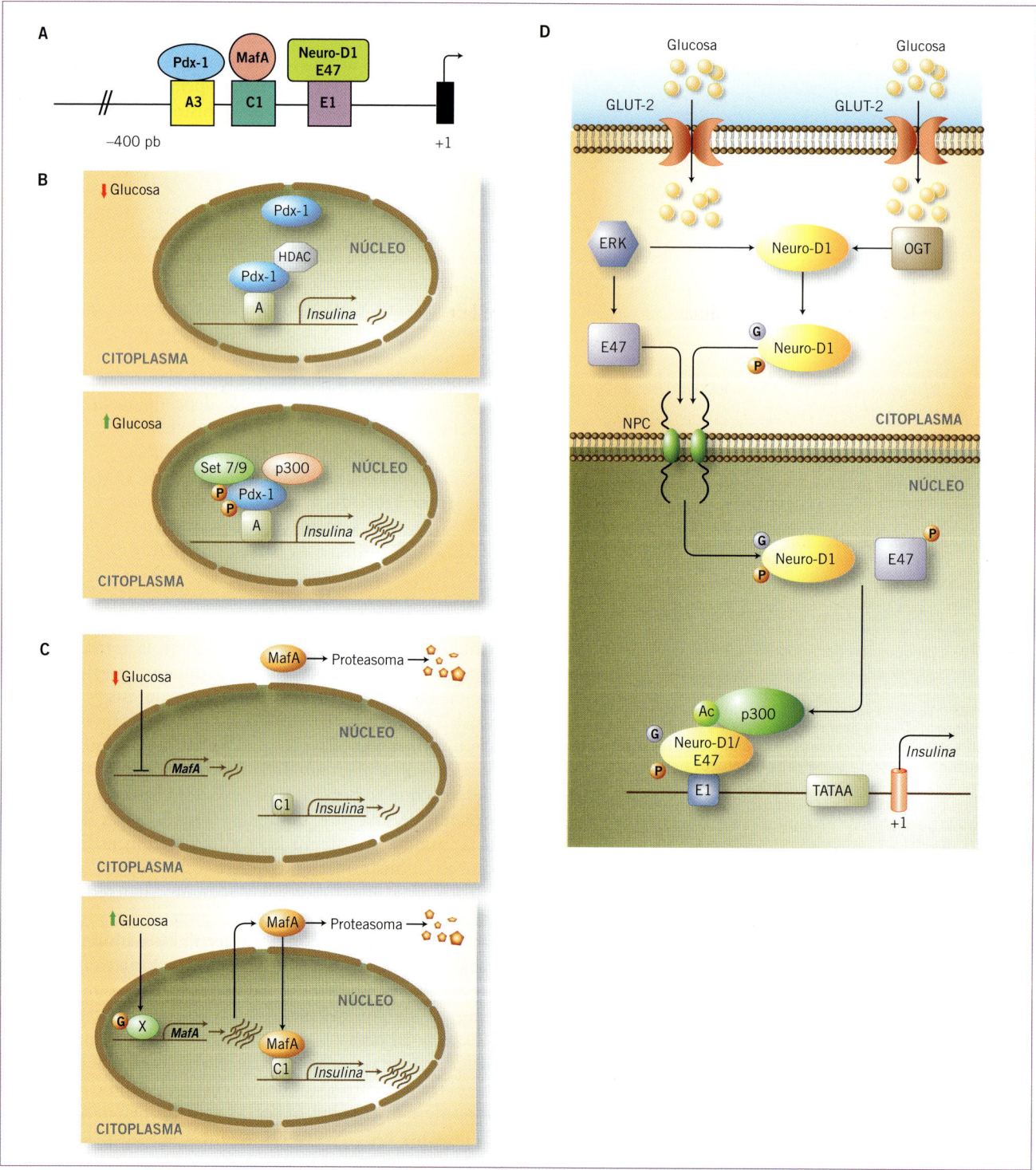

Figura 10-6. Regulación de la expresión del gen de la insulina mediada por los niveles de glucosa y los factores de transcripción Pdx-1, MafA y neuro-D1. A) Estructura del promotor del gen de la insulina. *Pdx-1: pancreatic/duodenal homeobox-1; neuro-D1: neurogenic differentiation 1; MafA: mammalian homologue of avian MagfA/L-Maf.* B) Modulación de la expresión del gen de la insulina mediada por las concentraciones de glucosa y el factor de transcripción Pdx-1. HDAC: histonas desacetilasas; Set: histonas metiltransferasas. C) Modulación de la expresión del gen de la insulina mediada por las concentraciones de glucosa y el factor de transcripción MafA. D) Modulación de la expresión del gen de la insulina mediada por las concentraciones de glucosa y los factores de transcripción neuro-D1 y E47. ERK: quinasa regulada por señales extracelulares; NPC: canal del poro nuclear; OGT: *O*-glucosa-*N*-acetiltransferasa.

Además de estos factores, el aumento en la expresión del gen del factor de transcripción de respuesta temprana *(Egr-1, early growth response protein 1)* en respuesta a la glucosa se ha relacionado con la regulación de *Pdx-1*, de modo que vin-cula el efecto de la glucosa a la secreción de insulina. Egr-1 es también responsable de la regulación dependiente de glu-cosa de la expresión del inhibidor 1 del activador de plasmi-nógeno en células del glomérulo. Debido a la alta homología de Egr-1con los factores de transcripción que controlan la expresión de genes regulados por glucosa en levaduras, Egr-1 podría ser el responsable de mediar las respuestas adaptativas de las células β en respuesta a la estimulación mediante glucosa.

Por último, cabe añadir que la glucosa, además de regular la transcripción del gen de la insulina, estabiliza de forma pronunciada el mRNA de la preproinsulina. Dos elementos que se localizan en la posición 39 de la región no traducida de la molécula de mRNA parecen ser los mediadores de este efecto: una secuencia conservada UUGAA y una secuencia rica en pirimidinas. La estabilización implica la unión de una proteína a la secuencia rica en piridinas.

OTROS ASPECTOS RELACIONADOS CON LA REGULACIÓN DE LA EXPRESIÓN GÉNICA MEDIADA POR HIDRATOS DE CARBONO

Regulación de la expresión génica en respuesta a la hiperglucemia sostenida y al síndrome diabético

Los pacientes con diabetes mellitus de tipos 1 y 2 suelen presentar alteraciones en el control de la glucemia en forma de episodios hiperglucémicos, que se asocian a un mayor riesgo de complicaciones macrovasculares, como por ejemplo la aterosclerosis, y alteraciones microvasculares específicas, que incluyen la retinopatía, la nefropatía y la neuropatía.

Es conocido que la hiperglucemia provoca lesiones en los tejidos a través de los siguientes mecanismos: el aumento en el flujo de glucosa y otros azúcares a través de las rutas de polioles y hexosaminas, el aumento en la producción de productos avanzados de glicación (AGE) y una mayor expresión de su receptor (RAGE), y la activación de las isoformas de la proteína quinasa C. La generación de radicales libres de oxígeno puede considerarse el nexo que agrupa todos estos mecanismos. La enzima aldosa reductasa reduce aldehídos tóxicos en la célula a alcoholes inactivos o inocuos usando NADPH por su poder reductor. Cuando la concentración de glucosa en la célula es muy elevada, la enzima reduce la glucosa a sorbitol, que posteriormente será oxidado a fructosa por la sorbitol deshidrogenasa. La aldosa reductasa se encuentra en tejidos como los nervios, la retina, el cristalino, los glomérulos y las células vasculares. En la mayoría de estos tejidos, la entrada de glucosa está mediada por transportadores independientes de la insulina, GLUT, por lo que las concentraciones intracelulares de glucosa aumentan en paralelo con la hiperglucemia. El mecanismo por el cual el incremento del flujo de glucosa hacia la ruta del poliol daña los tejidos implicados está relacionado con un aumento en el estrés oxidativo debido al consumo de NADPH. Puesto que el NADPH es necesario para regenerar el glutatión reducido, y éste neutraliza radicales libres de oxígeno, una disminución de aquél daría lugar a un aumento en la susceptibilidad intracelular al estrés oxidativo. La expresión de aldosa reductasa está activada en respuesta a la hiperglucemia, por lo que su inhibición podría constituir una diana terapéutica puesto que se restaurarían los niveles de glutatión reducido y disminuiría el estrés oxidativo en los tejidos afectados.

En la diabetes, los AGE se encuentran en grandes concentraciones en la matriz extracelular. Además, los AGE pueden formarse en el interior de las células y producir daños a través de tres mecanismos: las proteínas intracelulares modificadas por AGE presentan una función alterada; los componentes de la matriz extracelular modificados por AGE interaccionan de forma anormal con otros componentes de la matriz y con receptores de la matriz (integrinas) que se expresan en la superficie de las células, y, finalmente, las proteínas plasmáticas modificadas por los precursores de los AGE se unen a RAGE en macrófagos, células vasculares endoteliales y del músculo liso vascular. Esta unión induce la producción de especies reactivas de oxígeno que a su vez activan distintas rutas de señalización, como la mediada por quinasas como Jak/Stat, MAPK y NF-κB, implicadas en los cambios en la expresión de los genes relacionados con la proliferación, la inflamación, la diferenciación y la motilidad.

A modo de ejemplo, se describirá cómo altas concentraciones de glucosa circulantes determinan cambios en la expresión de genes que conllevan la activación de NF-κB. La hiperglucemia incrementa la modificación por metilglioxal del correpresor mSin3A. Esta modificación de mSin3A da lugar a un aumento en la O-glucosa-N-acilación de Sp3, que disminuye su unión a la caja GC, sensible a la glucosa, en el promotor de la angiopoyetina (Ang-2) resultando en un aumento en la expresión de Ang-2. La expresión incrementada de Ang-2 en las células endoteliales renales induce, a su vez, la expresión de la molécula de adhesión celular vascular 1 (VCAM-1, *vascular cell adhesion molecule*) y aumenta la sensibilidad de las células a los efectos proinflamatorios de NF-κB. A su vez, el metilglioxal modifica covalentemente el proteasoma 20S, disminuye su actividad en los riñones de los individuos diabéticos y reduce el receptor de poliubiquitina 19S-S5a, lo que constituye un nuevo nexo de unión entre la hiperglucemia y las alteraciones en la función celular.

La hiperglucemia también produce una disminución en la transactivación del factor de transcripción, el factor inducible de la hipoxia 1α (HIF-1α), que media en la producción de quimioquinas estimuladas por la hipoxia, del factor de crecimiento del endotelio vascular (VEGF), al igual que en la expresión de receptores para quimioquinas y de la óxido nítrico sintasa endotelial en células precursoras de médula ósea. La disminución en la actividad de HIF-1α se produce por la incapacidad para unirse al coactivador p300. La hiperglucemia induce la modificación covalente de p300 por metilglioxal y es la responsable de esta menor interacción.

El RAGE puede interaccionar con los AGE y, además, con otras proteínas proinflamatorias que también aumentan su concentración debido a la hiperglucemia, como son los miembros de la familia de S100 calgranulinas y proteínas de alta movilidad del grupo de caja 1 (HMGB1, *high-mobility group box 1*). La expresión de RAGE, S100A8, S100A12 y HMGB1 está aumentada debido a las altas concentraciones de glucosa, tanto en cultivos celulares como en animales diabéticos. Esta sobreexpresión mediada por la hiperglucemia es debida a la producción de radicales libres de oxígeno, que aumentan la unión de NF-κB y AP-1 a los promotores del RAGE y de sus ligandos, respectivamente.

En experimentos *in vitro* se ha observado que los AGE promueven la proliferación de células de cáncer de colon y hepático a través de un aumento en la expresión y activación de ChREBP. La represión del receptor de AGE o de ChREBP disminuye o bloquea el aumento la proliferación celular. Por lo tanto, la señalización mediada por AGE-RAGE aumenta la proliferación de células cancerosas *in vitro* a través de un aumento de la expresión de ChREBP, hecho que sugiere que el eje AGE-RAGE-ChREBP desempeña un papel crucial en la proliferación de células cancerosas. Estos resultados proporcionan información sobre el mecanismo por el cual las alteraciones metabólicas asociadas a la diabetes pueden contribuir a la proliferación de células cancerosas y, asimismo, aportarían información adicional para el tratamiento de ciertos tipos de cáncer en pacientes diabéticos.

Las proteínas quinasas C (PKC) son una familia de, al menos, 11 isoformas ampliamente distribuidas en los tejidos de mamíferos. La PKC fosforila varias proteínas diana, actividad que es dependiente de iones calcio, fosfatidilserina y diacilglicerol. Una activación persistente de distintas isoformas de PKC opera una tercera ruta que interviene en las lesiones de los tejidos producidas por el aumento de radicales libres como consecuencia de la diabetes. Esta activación puede deberse a un aumento en la síntesis *de novo* de diacilglicerol a partir de la glucosa y/o de la interacción entre los AGE y sus receptores. La proteína fosfatasa de tirosina con dos dominios SH2 (SHP-1, *Src homology-2 domain-containing phosphatase-1*) aumenta su expresión como respuesta a la activación de PKC produciendo la desfosforilación del receptor del factor de crecimiento derivado de las plaquetas (PDGF) y una reducción de la señalización desde este receptor, que provocando la apoptosis celular. También se ha demostrado que la mayor actividad de las PKC influye en una menor producción de óxido nítrico por las células musculares lisas y endoteliales debido a una disminución en la expresión de la óxido nítrico sintasa endotelial (eNOS). Asimismo, y asociada a esta activación, se ha descrito un aumento en la expresión de VEGF en las células musculares lisas, alteraciones en el flujo sanguíneo y permeabilidad. La acumulación en las proteínas de la matriz microvascular en ratas diabéticas se ha asociado a una expresión aumentada del factor de crecimiento transformante alfa 1 (TGF-α1), de fibronectina y de colágeno tipo IV, contribuyendo también a la inhibición de la síntesis de óxido nítrico. Otras proteínas que aumentan su expresión en respuesta a la activación de PKC debido a la hiperglucemia son el inhibidor fibrinolítico del activador del plasminógeno 1 (PAI-1) y el NF-κB.

El aumento de la oxidación de los ácidos grasos por resistencia a la insulina y elevadas concentraciones de glucosa circulante parece que contribuyen a la patogenia de las complicaciones diabéticas al aumentar el flujo de fructosa-6-fosfato en la ruta de las hexosaminas. La fructosa-6-fosfato es redirigida desde la glucólisis para proporcionar sustratos a la enzima limitante de esta ruta, la glutamina/fructosa-6-fosfato amidotransferasa, que la convierte en glucosamina-6-fosfato que será activada como UDP-*N*-acetilglucosamina. Transferasas de *O*-GlcNAc usan esta modificación postraduccional para unirse de forma específica a restos de serina y treonina de las proteínas citoplasmáticas y nucleares. El mecanismo por el que el aumento en el flujo de la ruta de las hexosaminas induce la expresión de genes como *TGF-α*, *TGF-β* y *PAI-1* no se conoce totalmente, pero sí se ha relacionado la hiperglucemia con una *O*-glucosa-*N*-acilación cuatro veces mayor al factor de transcripción Sp1, que participa en la activación del promotor de PAI-1 en células vasculares de músculo liso y del de TGF-β1 y PAI-1 en células del endotelio arterial. Por último, y al ser de relevancia en las alteraciones de la vasculatura en pacientes diabéticos, hay que destacar la inhibición de la eNOS por *O*-glucosa-*N*-acilación en el residuo en el que Akt fosforila y activa la proteína.

Por todo lo anteriormente descrito, los genes que codifican para las proteínas de la matriz extracelular (fibronectina, colágeno, laminina y metaloproteinasas) y para las proteínas implicadas en la angiogénesis (PDGF y VEGF) se ven afectados por las concentraciones elevadas de glucosa. Además, con gran probabilidad como consecuencia del estrés oxidativo producido por las altas concentraciones de glucosa, se observa un aumento en la expresión de enzimas antioxidantes como la Cu/Zn-superóxido dismutasa, Mn-superóxido dismutasa, catalasa y glutatión peroxidasa, y también de metalotioneínas, lo que conferiría una protección adicional frente al estrés oxidativo. Moléculas antioxidantes, como el probucol o la vitamina E, pueden prevenir estos cambios en la expresión de los genes, con lo que el papel del estrés oxidativo estaría relacionado con la respuesta transcripcional a la hiperglucemia.

La hiperglucemia mantenida también afecta la función de las células β pancreáticas a través de un mecanismo en el que participa la activación de ChREBP, que induciría la transcripción de genes glucolíticos (*L-PK*) y lipogénicos (*ACC* y *FAS*) y la expresión aumentada de *TxNIP* (*thioredoxin-interacting protein*), que daría lugar a un aumento del estrés oxidativo y la apoptosis. Como se describe a continuación, la hiperglucemia produce glucotoxicidad en las células β pancreáticas que lleva aparejada una disminución de la expresión de la insulina. Si bien en condiciones fisiológicas un incremento del metabolismo de la glucosa estimula la liberación de insulina, un aumento continuado de la glucemia provoca una sobreestimulación de las células β, que da lugar a un agotamiento de los depósitos de insulina y a una disminución de la masa de células β funcionales. La hiperglucemia crónica, además, contribuye a un deterioro de la función de las células β al producir una disminución en la expresión de los genes que codifican para proteínas implicadas en la exocitosis de la insulina. Este efecto está ligado a la activación en las células β de un represor inducible por cAMP (ICER), un miembro de la familia de elementos moduladores en respuesta al cAMP con estructura en cremallera de leucina.

ChREBP desempeña una función relevante en el desarrollo de la glucotoxicidad en las células β pancreáticas como respuesta a una hiperglucemia continuada, fundamentalmente por el efecto que tiene sobre la expresión de TxNIP. Esta proteína, que es un potente mediador de la apoptosis de células β inducida por hiperglucemia, de la inflamación y del estrés oxidativo, presenta dos motivos ChoRE en su promotor. La glucosa induce la unión dependiente de la dosis de ChREBP al promotor de TxNIP y activa la expresión del gen, lo que se traduce en un aumento de la apoptosis, a través de la activación de la vía de las caspasas 3/7. Además, se produce un incremento del estrés oxidativo.

Por otro lado, ChREBP también puede actuar como represor de diversos genes involucrados en la viabilidad de las células β pancreáticas. Éste es el caso de PPAR-α, un factor de transcripción activado por lípidos e implicado en el metabolismo de ácidos grasos. ChREBP se une al promotor distal del gen de PPAR-α reprimiendo su expresión. De este modo, en condiciones de hiperglucemia crónica, ChREBP activa la expresión de genes lipogénicos y reprime la expresión de PPAR-α, que se traduce en una disminución de la oxidación de ácidos grasos. La conjunción de ambos procesos sería responsable de la acumulación de lípidos en las células β pancreáticas y la consecuente pérdida de función.

Además, ChREBP regula la expresión del gen de la insulina mediante la represión de la transcripción de Pdx-1 y HIF-1β. Ambos son factores de transcripción cuya acción favorece la síntesis y liberación de insulina. Así pues, el efecto represor de ChREBP sobre su expresión se traduce finalmente en una disminución de la secreción de insulina.

En resumen, en el páncreas, ChREBP activa los genes responsables de los siguientes procesos: la acumulación de lípidos, el incremento del estrés oxidativo, la reducción de la síntesis y la liberación de insulina y de los potenciadores de la actividad de las caspasas y el desarrollo de apoptosis. Todos estos procesos desencadenan glucotoxicidad.

A diferencia de las células endoteliales y de las células β, se desconoce la respuesta a la hiperglucemia en los tejidos sensibles a la insulina, como el tejido adiposo y el músculo esquelético, aunque esté descrito que la hiperglucemia crónica produce resistencia a la insulina. En el tejido adiposo, la hiperglucemia induce expresión de proteínas mitocondriales y marcadores de inflamación, pudiendo ésta prevenirse si se disminuyen los niveles de especies reactivas de oxígeno.

Los efectos de una hiperglucemia aguda con niveles mantenidos de insulina, en el músculo y el tejido adiposo en seres humanos dieron lugar al cambio de expresión de 316 genes en el músculo esquelético y 336 en el tejido adiposo, la mayoría por represión. Casi todas las rutas biológicas estaban afectadas, lo que sugiere un efecto generalizado de la hiperglucemia. La inducción de genes de la familia de la metalotioneínas indica que la hiperglucemia induce estrés oxidativo.

Función de ChREBP en la proliferación celular

El equilibrio entre la proliferación y la diferenciación constituye un dogma fundamental en el desarrollo y la homeostasis de los tejidos y desempeña un papel importante en enfermedades como el cáncer. ChREBP puede considerarse un potencial mediador de la proliferación promovida por glucosa

en células normales y cancerosas y, de hecho, se ha descrito una correlación entre los niveles de proteína ChREBP y la velocidad de proliferación celular en respuesta a mitógenos en distintos tipos celulares, como células hematopoyéticas y células β pancreáticas.

Además de estar implicado en la proliferación celular, ChREBP parece ser crucial en el metabolismo de las células cancerosas. Durante el proceso de transformación de las células de un estado normal a cancerígeno, se lleva a cabo un proceso de «reprogramación» de algunas rutas metabólicas, como son el incremento en la captación de glucosa, la glucólisis, la vía de las pentosas-fosfato y la lipogénesis *de novo*. ChREBP, como ya se ha mencionado, activa diversos genes relacionados con dichas rutas metabólicas; pues bien, sería factible que los metabolitos derivados de esta activación fueran utilizados como precursores y componentes bioenergéticos para la lipogénesis *de novo* y la síntesis de nucleótidos y, de este modo, favorecer el crecimiento de las células cancerígenas. De hecho, el silenciamiento *in vitro* de ChREBP da lugar, en última instancia, a una disminución en la velocidad de proliferación y del potencial tumorigénico.

Por otro lado, el incremento en la captación de glucosa por parte de las células cancerosas acaba induciendo una mayor síntesis de hexosaminas. Este hecho está asociado a un aumento en la actividad de la OGT y, por lo tanto, a unos mayores niveles de *O*-glucosa-*N*-acilación. Cuando dicha modificación postraduccional se produce sobre ChREBP, SREBP-1c y LXR, estos factores de transcripción se activan y pueden unirse al promotor de FAS para inducir su expresión. Adicionalmente, la *O*-glucosa-*N*-acilación de FXR causa su inactivación. Cabe recordar que FXR es un represor de la transcripción de ChREBP; por lo tanto, la *O*-glucosa-*N*-acilación de FXR dará lugar, en última instancia, a la activación de la expresión del gen que codifica para ChREBP. En resumen, la mayor captación de glucosa por parte de la célula acaba produciendo la activación/represión de diversos factores de transcripción que, en conjunto, promoverán la expresión del gen de FAS.

En lo referente a tumores hepáticos, aunque se ha propuesto que la esteatosis puede ser la desencadenante de tumorigénesis, ésta parece estar más relacionada con las alteraciones metabólicas. Como ya se ha indicado, los tumores requieren adaptaciones metabólicas específicas para soportar las demandas bioenergéticas y biosintéticas durante la fase de proliferación acelerada. Aunque no se conocen exactamente los mecanismos de la adaptación metabólica que confiere a los hepatocitos el estado de preneoplásico, ChREBP parece desempeñar un papel relevante en este proceso al mediar el cambio hacia metabolismo prooncogénico en células en proliferación e interaccionar con el factor prooncogénico c-Myc, que es crucial para la sensibilidad dependiente de la glucosa de ChREBP.

PUNTOS CLAVE

- Además de su función como combustibles e intermediarios metabólicos, los hidratos de carbono tienen un papel directo y crucial en la regulación de la expresión de genes clave del metabolismo intermediario en el tejido adiposo y el hígado, así como en genes implicados en la respuesta a los niveles circulantes de glucosa en la célula β pancreática. En estos

→

tejidos, la glucosa estimula la transcripción de genes que codifican para enzimas glucolíticas y lipogénicas: piruvato quinasa (L-PK), acetil-CoA carboxilasa (ACC), ácido graso sintasa (FAS) y estearoil-CoA desaturasa (SCD-1). En las células β, la glucosa participa en la regulación coordinada de la expresión del gen de la insulina, en la biosíntesis y la secreción de la insulina.

- La glucosa *per se* no es la molécula que regula la expresión génica, sino que, para que ejercer su acción, debe ser metabolizada. Así, por ejemplo, en el hígado la actividad glucoquinasa (GK), primera enzima de la glucólisis, es necesaria para la transducción de señales mediada por la glucosa. El análisis de los promotores de los genes cuya transcripción se ve incrementada como respuesta a la glucosa, como los que codifican *L-PK*, *ACC* y *FAS*, permitió identificar en ellos un elemento de respuesta a los hidratos de carbono (ChoRE). A este elemento se une un factor de transcripción denominado proteína de unión a ChoRE (ChREBP), el elemento clave como mediador de la sensibilidad a la glucosa en distintos tipos celulares. Este factor de transcripción presenta dos isoformas, ChREBP-α y ChREBP-β. Mientras que la actividad de ChREBP-α es regulada por las concentraciones de glucosa, ChREBP-β es constitutivamente activo. La expresión del propio factor transcripcional ChREBP-α está controlada por un promotor que presenta elementos reguladores que responden a la insulina, al receptor LRX y a la hormona tiroidea, por lo que es importante señalar que no es regulado por la glucosa al carecer en su secuencia de un elemento ChoRE. Por el contrario, el principal regulador de la transcripción de la isoforma ChREBP-β es el propio ChREBP-α, lo que constituye un mecanismo de amplificación de la respuesta a la glucosa fundamentalmente en el tejido adiposo.

- ChREBP es la proteína central de una compleja red que regula las adaptaciones metabólicas como respuesta a los hidratos de carbono. Además de los mecanismos intrínsecos de regulación de ChREBP, como la transactivación de ChREBP por metabolitos de glucosa, la translocación al núcleo y su modulación covalente, incluyendo fosforilación, acetilación y *O*-glucosa-*N*-acilación, debe tenerse en cuenta que ChREBP está regulado por la propia red de señalización de la que forma parte y en la que participan otros factores de transcripción concurrentes en los promotores dependientes de ChREBP, y que, por lo tanto, modulan su actividad de forma combinatoria.

- Se ha relacionado la actividad de ChREBP con la sensibilidad a la insulina. Así, mientras que un incremento en la lipogénesis *de novo* en el tejido adiposo tiene efectos positivos sensibilizadores a la acción de la insulina, en el tejido hepático la situación es la opuesta, y la inducción mediada por ChREPB de la lipogénesis hepática se asocia a un aumento de la resistencia a la insulina y a esteatosis hepática. Por ello, el descubrimiento de una isoforma de ChREBP, ChREBP-β, que se expresa mayoritariamente en el tejido adiposo, o de reguladores de la actividad como mTORC-2, que regulan la expresión de genes lipogénicos en el tejido adiposo marrón y blanco a través del control sobre la expresión de ChREBP-β por modulación de la entrada de glucosa sin alterar la señalización dependiente de Akt, determina que se consideren dianas interesantes en pacientes diabéticos de tipo 2 que cursan con resistencia a la insulina y obesidad.

- Para finalizar este capítulo se han analizado los mecanismos que desencadenan los efectos adversos que la hiperglucemia continuada produce en el organismo, que abarcan desde el desarrollo de alteraciones microvasculares y macrovasculares en diferentes tejidos, hasta una pérdida de la funcionalidad de las células β, conocida como glucotoxicidad.

BIBLIOGRAFÍA

AGIUS L, CHACHRA SS, FORD BE. The protective role of the carbohydrate response element binding protein in the liver: the metabolite perspective. Front Endocrinol 2020; 11: 594041.
Artículo de revisión en el que se proponen reguladores alostéricos alternativos para ChREBP, con especial atención a la fructosa 2,6-bisfosfato.

BENHAMED F, FILHOULAUD G, CARON S, LEFEBVRE P, STAELS B, POSTIC C. O-GlcNAcylation Links ChREBP and FXR to Glucose-Sensing. Front Endocrinol 2015; 5: 230.
Revisión que describe la modulación de ChREBP por O-GlcNAcilación como un mecanismo para aumentar su afinidad al DNA y su actividad.

CHEN H, WU L, LI Y, MENG J, LIN N, YANG D Y COLS. Advanced glycation end products increase carbohydrate responsive element binding protein expression and promote cancer cell proliferation. Mol Cell Endocrinol 2014; 395: 69-78.
Artículo que indica que la ruta AGE-RAGE-ChREBP desempeña un papel crucial en la proliferación de células cancerosas. Aporta información sobre qué dianas terapéuticas serían las adecuadas para el tratamiento de ciertos tipos de cáncer en pacientes diabéticos.

EISSING L, SCHERER T, TODTER K, KNIPPSCHILD U, GREVE JW, BUURMAN WA Y COLS. De novo lipogenesis in human fat and liver is linked to ChREBP-β and metabolic health. Nature Commun 2013; 4: 1528.
Artículo en el que se compara la lipogénesis *de novo* en hígado y tejido adiposo y se dilucidan los mecanismos de las diferencias en sensibilidad a la insulina y homeostasis glucídica del organismo en función del tejido en el que se produce la síntesis de lípidos.

FILHOULAUD G, GUILMEAU S, DENTIN R, GIRARD J, POSTIC C. Novel insights into ChREBP regulation and function. Trends Endocrinol Metab 2013; 24: 257-68.
Revisión reciente en la que se describe a ChREBP como factor de transcripción clave en la regulación de la expresión génica mediada por hidratos de carbono. Asimismo, se detalla la estructura, las modificaciones postraduccionales y la función de ChREBP en la regulación del metabolismo glucídico y lipídico y las consecuencias de su expresión en diferentes tejidos como hígado, tejido adiposo y páncreas.

FU Z, GILBERT ER, LIU D. Regulation of insulin synthesis and secretion and pancreatic beta-cell dysfunction in diabetes. Curr Diabetes Rev 2013; 9: 25-53.
Revisión sobre el papel de la glucosa en la regulación de la actividad de los factores de transcripción que participan en la expresión y estabilidad del gen de la insulina. Se describen, asimismo, los efectos de una hiperglucemia mantenida en la funcionalidad de las células β pancreáticas.

GIACCO F, BROWNLEE M. Oxidative stress and diabetic complications. Circ Res 2010; 107: 1058-70.
Revisión sobre las alteraciones producidas como consecuencia de una hiperglucemia mantenida y la expresión de distintos genes que contribuyen a las complicaciones a largo plazo de la diabetes.

HERMAN MA, PERONI OD, VILLORIA J, SCHÖN MR, ABUMRAD NA, BLÜHER M Y COLS. A novel ChREBP isoform in adipose tissue regulates systemic glucose metabolism. Nature 2012; 484: 333-8.
Artículo en el que se identifica a ChREBP-β como una nueva isoforma de ChREBP en el tejido adiposo y se describe su función y participación en la regulación de la homeostasis glucídica y su relación con la sensibilidad a la insulina.

Katz LS, Baumel-Alterzon S, Scott DK, Herman MA. **Adaptive and maladaptive roles for ChREBP in the liver and pancreatic islets. J Biol Chem 2021; 296: 100623.**
Revisión actualizada de ChREBP y su relevancia fisiopatológica en tejidos extrahepáticos.

Oosterveer MH, Schoonjans K. **Hepatic glucose sensing and integrative pathways in the liver. Cell Mol Life Sci 2014; 71: 1453-67.**
Revisión sobre las enzimas y los factores de transcripción en el hígado que son cruciales para el mantenimiento de la homeostasis energética y la glucemia sistémica. Se describen, asimismo, las modificaciones postraduccionales en dichas proteínas que contribuyen a la sensibilidad a la glucosa.

Ortega-Prieto P, Postic C. **Carbohydrate sensing through the transcription factor ChREBP. Front Genet 2019; 10: 472.**
Revisión actualizada sobre ChREBP, en la que se presta especial atención a los mecanismos de regulación por modificación postraduccional de la proteína.

Poitout V, Hagman D, Stein R, Artner I, Robertson RP, Harmon JS. **Regulation of the insulin gene by glucose and fatty acids. J Nutr 2006; 136: 873-6.**
Revisión en la que se describe el gen de la insulina y los factores de transcripción, PDX-1, MafA y neuro D que participan en su expresión. También se describe con detalle el papel de la glucosa como regulador fisiológico de la expresión del gen de la insulina.

Poupeau A, Postic C. **Cross-regulation of hepatic glucose metabolism via ChREBP and nuclear receptors. Biochim Biophys Acta 2011; 1812: 995-1006.**
Revisión sobre la estructura, función y regulación de ChREBP y sus interacciones con los receptores nucleares para controlar el metabolismo de la glucosa en el hígado

Ritze Y, Bardos G, D'Haese JG, Ernst B, Thurnheer M, Schultes B y cols. **Effect of high sugar intake on glucose transporter and weight regulating hormones in mice and humans. Plos One 2014; 9: e101702.**
Artículo que describe la regulación de la expresión de los genes de transportadores de glucosa intestinales mediante hidratos de carbono.

Rutter GA, Pullen TJ, Hodson DJ, Martinez-Sanchez A. **Pancreatic β-cell identity, glucose sensing and the control of insulin secretion. Biochem J 2015; 466: 203-18.**
Revisión sobre la sensibilidad a la glucosa de las células pancreáticas y la implicación de la diabetes en la secreción de insulina por estas células. Se describen nuevas aproximaciones para el tratamiento de pacientes diabéticos.

Tanaka T, Kishi K, Igawa M, Takase S, Goda T. **Dietary carbohydrates enhance lactase/phlorizin hydrolase gene expression at a transcription level in rat jejunum. Biochem J 1998; 331: 225-30.**
Artículo clásico en el que se describe la regulación de la expresión de los genes de las disacaridasas intestinales mediante hidratos de carbono.

Tang Y, Wallace M, Sanchez-Gurmaches J, Hsiao WY, Li H, Lee PL y cols. **Adipose tissue mTORC2 regulates ChREBP-driven de novo lipogenesis and hepatic glucose metabolism. Nat Commun 2016; 7: 11365.**
Artículo en el que se describe cómo la lipogénesis *de novo* en el tejido adiposo influye de forma positiva en la sensibilidad a la insulina y predice la resistencia a la insulina. Se identifica a mTORC-2 como parte de un mecanismo extrahepático que responde a nutrientes para controlar la homeostasis de la glucosa.

Wang Y, Viscarra J, Kim S-J, Sul HS. **Transcriptional regulation of hepatic lipogenesis. Nature Rev Mol Cell Biol 2015; 16: 678-89.**
Revisión sobre todos los factores de transcripción que participan en la regulación de la expresión de genes lipogénicos mediada por hidratos de carbono.

Regulación de la expresión génica mediada por lípidos

11

C. M. Aguilera García y F. J. Ruiz Ojeda

OBJETIVOS

- Explicar los fundamentos de la modulación de la expresión génica mediada por lípidos de la dieta.
- Identificar los factores de transcripción y los mecanismos de acción por los cuales responden a los lípidos de la dieta.
- Describir las características, los tipos y la activación de los PPAR, así como su función como reguladores de la expresión génica.
- Explicar el proceso de activación de las SREBP así como regulación y su función como moduladores de la expresión génica.
- Indicar la función y el modo de acción de los LXR como sensores de esteroles implicados en la regulación del metabolismo lipídico.
- Describir el papel de HNF-4α en el mantenimiento de la homeostasis lipídica mediante su unión a ácidos grasos.
- Analizar el papel del NF-κB y de los TLR como mediadores involucrados en la inflamación y su activación y regulación mediante los lípidos de la dieta.
- Describir la función del factor de transcripción Nrf2 y su función en la regulación de la expresión génica mediada por productos de oxidación lipídica.

CONTENIDO

INTRODUCCIÓN

Los lípidos de la dieta son macronutrientes indispensables para el crecimiento y el desarrollo de los mamíferos. Además de su función energética y de su papel en la composición de las membranas, la grasa dietética produce efectos profundos sobre la expresión génica, que dan lugar a cambios en el metabolismo, el crecimiento y la diferenciación celular.

Los efectos de la grasa dietética sobre la expresión génica reflejan una respuesta adaptativa a cambios en la cantidad y el tipo de grasa ingerida. En bacterias y levaduras se conocen varios sistemas génicos cuya expresión se regula por los ácidos grasos para adaptarse al medio externo. Sin embargo, en los mamíferos el control de la expresión génica mediada por los ácidos grasos presenta varias interfases con vías de regulación endocrinas, paracrinas y autocrinas descritas en los **capítulos 2** (Comunicación intercelular: hormonas, citoquinas y factores de crecimiento) y **3** (Señalización intracelular).

En las células de los mamíferos, las moléculas de señalización son los ácidos grasos libres (AGL) y los derivados oxidados de los ácidos grasos poliinsaturados (AGPI), que son transportados dentro y fuera de la célula con ayuda de una proteína de membrana, el transportador de ácidos grasos (FAT). En el citoplasma, los AGL son recogidos por una proteína de unión a ácidos grasos (FABP) específica y tienen varios destinos metabólicos (**Fig. 11-1**).

Los AGL unidos a FABP, acil-CoA o algunos metabolitos de los ácidos grasos, como los eicosanoides, pueden:

- Inducir una cascada de sucesos que desencadenará una modificación covalente de un factor de transcripción, como la fosforilación, alterando la capacidad de transactivación.

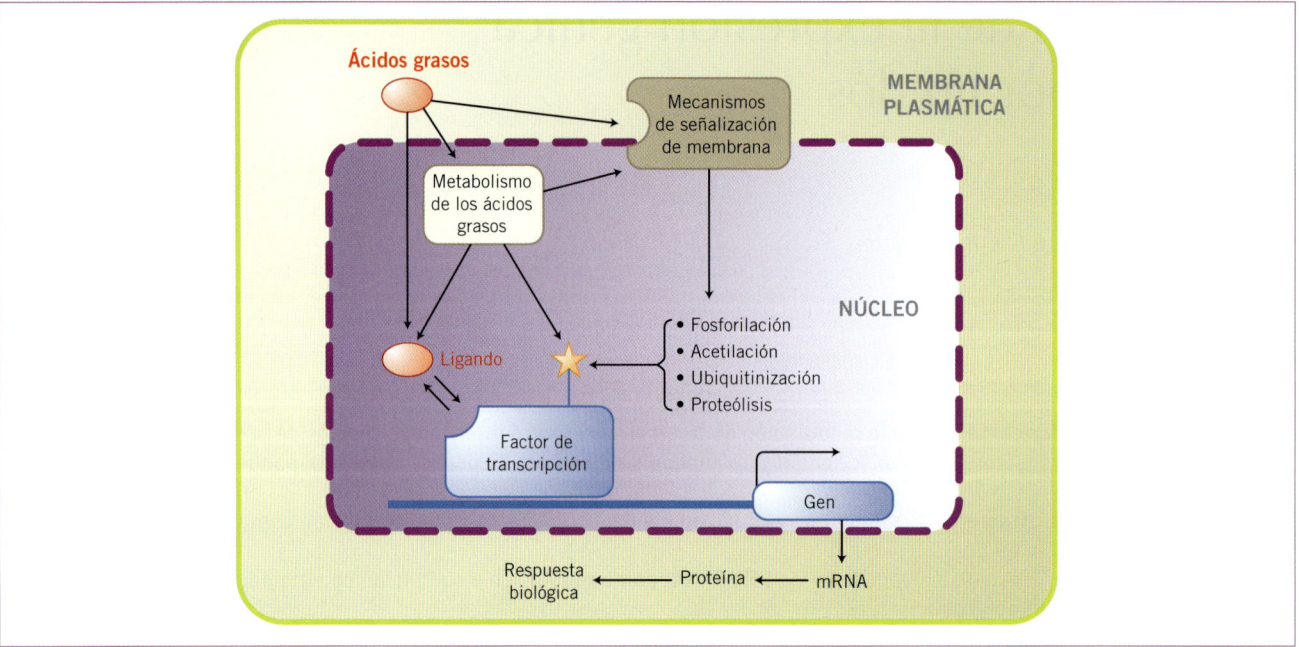

Figura 11-1. Mecanismos generales de regulación de la expresión génica por lípidos. Los ácidos grasos o algunos de sus metabolitos, como los eicosanoides, pueden inducir una cascada de sucesos que producen una modificación covalente de un factor de transcripción, o pueden unirse directamente y activar un factor de transcripción, o influir sobre la tasa de expresión de un factor de transcripción. También pueden modificar la estabilidad del mRNA tanto de factores de transcripción como de otros genes diana.

- Unirse directamente y activar un factor de transcripción.
- Influir sobre la tasa de expresión de un factor de transcripción.
- Modificar la estabilidad del RNA mensajero (mRNA), tanto de factores de transcripción como de otros genes diana.

En los mamíferos se han identificado factores de transcripción específicos que responden a los lípidos de la dieta. Éstos incluyen al menos a siete grandes familias de factores: receptores activados por proliferadores de los peroxisomas (PPAR, *peroxisome proliferator-activated receptors*), PPAR-α, PPAR-β, PPAR-δ y PPAR-γ, tres variantes de las proteínas de unión a elementos de respuesta a los esteroles (SREBP, *sterol regulatory element-binding proteins*), denominadas SREBP-1a, SREBP-1c y SREBP-2, el factor nuclear 4 de los hepatocitos (HNF-4, *hepatocyte nuclear factor* 4), los receptores hepáticos X (LXR, *liver X receptor*) LXR-α y LXR-β, la proteína de unión a elementos de respuesta regulados por hidratos de carbono (ChREBP, *carbohydrate-responsive element-binding protein*), el factor nuclear kappa de linfocitos B (NF-κB, *nuclear factor kappa-light-chain-enhancer of activated B cells*) y los receptores análogos de *Toll* (TLR, *Toll-like receptors*). Además de los anteriores, los factores de transcripción CREBH (la proteína H de unión a elementos sensibles al cAMP, codificada por el gen *CREB3L3*), PPAR-α y FOXO1 (del inglés, *forkhead box protein O1*) se han descrito como mediadores hepáticos críticos en la alteración metabólica inducida por la dieta.

Los efectos de los ácidos grasos están mediados, bien directamente por su unión específica a varios receptores nucleares (PPAR, LXR, HNF-4α) lo que produce cambios en la activación *trans* de esos factores de transcripción, bien indirectamente por cambios en la abundancia de factores reguladores de la transcripción (SREBP-1c, ChREBP, etc.). Por otra parte, los factores de transcripción sensibles a los ácidos grasos se unen a una secuencia de reconocimiento o elemento de respuesta a los ácidos grasos en el promotor de una región de un gen diana, como monómeros, homodímeros o heterodímeros con otros factores de transcripción, por ejemplo, los receptores del retinol (RXR, *retinoid X receptor*). En la **tabla 11-1** se muestran los ligandos y las funciones de los factores de transcripción principales activados por los lípidos. Asimismo, en la **figura 11-2** se citan los principales efectos sobre la expresión génica de los AGPI y se indican los factores de transcripción implicados.

La respuesta fisiológica a los ácidos grasos desde el punto de vista celular depende de la cantidad y de la estructura química de la grasa ingerida, del metabolismo de los ácidos grasos específico de tipos celulares concretos (vías oxidativas, cinética y reacciones competitivas), de la abundancia celular de los receptores de membrana y nucleares, y de la implicación de los factores específicos de transcripción. Los mecanismos de regulación de la expresión génica mediada por los ácidos grasos están implicados en el control del metabolismo de los hidratos de carbono y de los lípidos, en el crecimiento y la diferenciación celular, y en la producción de citoquinas, moléculas de adhesión, y eicosanoides y docosanoides que regulan numerosos procesos fisiológicos y fisiopatológicos, incluidos la respuesta inmunitaria y la inflamación.

MODULACIÓN DE LA EXPRESIÓN GÉNICA MEDIADA POR FACTORES DE TRANSCRIPCIÓN

Los efectos de los ácidos grasos de la dieta, muy especialmente de los AGPI, sobre el genoma humano proveen nuevas vías de

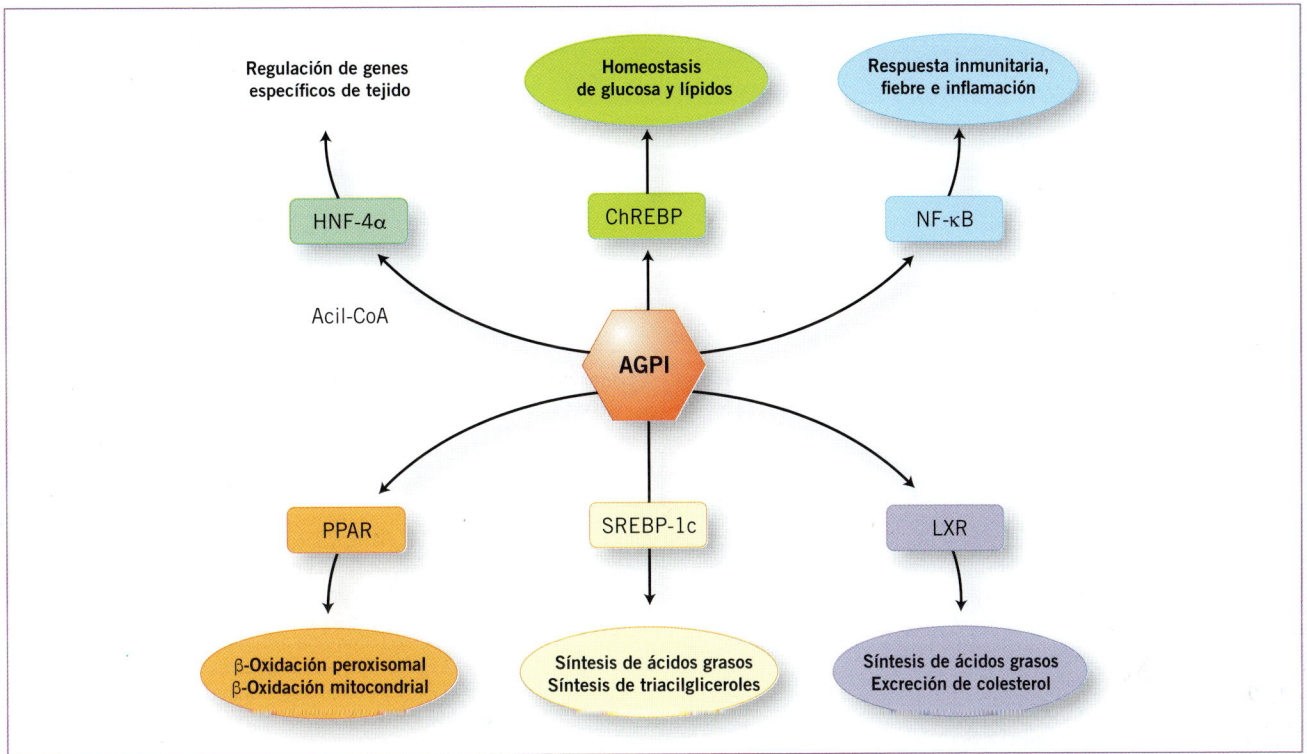

Figura 11-2. Influencia de los ácidos grasos poliinsaturados (AGPI) sobre la expresión génica según los factores de transcripción implicados. ChREBP: proteína de unión al elemento de respuesta a hidratos de carbono (ChRE); HNF-4α: factor nuclear 4α de los hepatocitos; LXR: receptor hepático X; NF-κB: factor nuclear κ de los linfocitos B; PPAR: receptor activado por proliferadores de los peroxisomas; SREBP-1c: proteína 1c de unión a elementos de respuesta regulados por esteroles.

abordaje para determinar cómo los lípidos dietéticos influyen en la salud y la enfermedad. A continuación se describe la regulación de la expresión génica mediada por lípidos, agrupada en función de los tipos de receptores afectados.

Receptores activados por proliferadores de los peroxisomas

Características, tipos y localización tisular

Los PPAR pertenecen a la superfamilia de receptores nucleares de las hormonas esteroides y fueron los primeros receptores nucleares en identificarse como posibles mediadores de la regulación de la expresión génica por los ácidos grasos. Aunque sus siglas corresponden a su efecto proliferativo sobre los peroxisomas, sus acciones son mucho más amplias y afectan a numerosos procesos celulares. Se han identificado tres isoformas de PPAR (α, β/δ y γ), las cuales son codificadas por tres genes diferentes. Además, existen tres variantes transcripcionales derivadas del gen PPAR-γ, denominadas γ1, γ2 y γ3. Los PPAR muestran una distribución tisular amplia, aunque el patrón de expresión cuantitativo es característico de cada isoforma.

El PPAR-α se expresa en los hepatocitos, los cardiomiocitos, el músculo esquelético, la corteza renal, los astrocitos, los oligodendrocitos y en las células de la microglia. Además, el PPAR-α se encuentra muy expresado en el tejido adiposo pardo. Se ha propuesto que la activación del PPAR-α está relacionada con las respuestas de adaptación metabólica del

individuo, especialmente en el ayuno, ya que su activación facilita la obtención de energía al modular la expresión de genes que tienen relación con la oxidación de los ácidos grasos. También participa en el metabolismo de glúcidos y aminoácidos y es activado por ligandos como los AGPI y fármacos utilizados en las dislipidemias. El PPAR-β, también identificado como PPAR-δ, desempeña una función fundamental en el metabolismo de los lípidos y del colesterol. El PPAR-β presenta polimorfismos relacionados con diferentes etnias y se encuentra especialmente en las células de la musculatura estriada y en los islotes de Langerhans del páncreas. También está presente en el sistema nervioso (neuronas, astrocitos y microglia).

El PPAR-γ es el más ubicuo de los receptores nucleares de esta familia: se expresa principalmente en el tejido adiposo, y es un regulador de la diferenciación del adipocito, del almacenamiento energético y de la disipación de energía, tanto en el tejido adiposo blanco como en el pardo. Además, el PPAR-γ se expresa en las células intestinales, los monocitos y macrófagos, las placas de Peyer del intestino, la placenta, las neuronas corticales del encéfalo, los astrocitos, los oligodendrocitos y en la microglia.

La expresión de los PPAR en el tejido nervioso es diferente según el estadio de desarrollo de este tejido. En las primeras etapas embrionarias, los niveles de PPAR-α y PPAR-β son elevados. Sin embargo, a medida que las neuronas se van diferenciando y especializando, aumenta gradualmente la expresión del PPAR-γ. Igualmente ocurre en la diferenciación de otras células como es el caso de los preadipocitos

Tabla 11-1. Ligandos y funciones de los principales factores de transcripción activados por lípidos

Factor de transcripción	Ligando	Modo de activación	Genes implicados y sus funciones
PPAR-α	• AGPI n-3 • AGPI n-6 • AGS • Eicosanoides • Ácidos grasos oxidados • 8-HETE • Clofibrato • Bezafibrato • Fenofibrato • Resveratrol • Genisteína • Ácido piriníxico • Carotenoides • Ácido 9-oxo-10(E),12 (E)-octadecadienoico	• Interacción directa con lípidos • Heterodimerización con RXR	• *APOA1, APOA2, APOA5, APOC3* (transporte de lipoproteínas) • *FABP* (transporte intracelular de ácidos grasos) • *CPT-1* y *CPT-2* (entrada de los ácidos grasos en la mitocondria) • Acil-CoA oxidasa (β-oxidación peroxisomal) • Acil-CoA deshidrogenasa (β-oxidación mitocondrial)
PPAR-γ	• AGPI n-3 • AGPI n-6 • AGM • Eicosanoides • TZD • 15-HETE • 9-HODE • 13-HODE • 15-desoxi-Δ12,14-prostaglandina J$_2$	• Interacción directa con lípidos • Heterodimerización con RXR	• *FABP, FATP, CD36* (transporte de ácidos grasos) • *LPL* (hidrólisis de lipoproteínas) • *ACS* (acil-CoA sintetasa) (lipogénesis) • *UCP* (termogénesis) • *TNF-α* (citoquina proinflamatoria) • *Leptina* (regulador de la saciedad) • *CPT-1* y *CS* (citrato sintasa) (oxidación de ácidos grasos)
PPAR-β/δ	• AGPI n-3 • AGPI n-6 • Eicosanoides • Bezafibrato • 8-HETE	• Interacción directa con lípidos • Heterodimerización con RXR	• *FABP* (transporte intracelular de ácidos grasos) • *COX* (ciclooxigenasa) (síntesis de prostaglandinas y otros eicosanoides)
SREBP-1a	• Esteroles • LXR activados	• Procesamiento ante un bajo contenido de colesterol intracelular detectado por SCAP • Activación transcripcional por heterodimerización de LXR y RXR • Inhibición por mayor degradación de su mRNA	• Genes implicados en la síntesis de colesterol, ácidos grasos y triacilgliceroles
SREBP-1c	• Agonistas: – Oxiesteroles – LXR activados – Glucagón e insulina • Antagonistas: AGPI	• Procesamiento ante un bajo contenido de colesterol intracelular detectado por SCAP • Activación transcripcional por heterodimerización de LXR y RXR • Interacción con HNF-4α • Inhibición por AGPI por retención de SREBP-1c en la membrana del retículo endoplásmico	• Genes necesarios para la síntesis de ácidos grasos hepática y NADPH y para la utilización de la glucosa (GK) • ATP-citrato liasa o enzima málica, *ACC, FAS, SCD-1*, desaturasas Δ6 y Δ5, elongasa de ácidos grasos de cadena larga y *GPAT* • Formación de VLDL
SREBP-2	• Esteroles • Glucagón e insulina • LXR activados	• Procesamiento ante un bajo contenido de colesterol intracelular detectado por SCAP • Activación transcripcional por heterodimerización de LXR y RXR • Interacción con HNF-4α con comportamiento opuesto	• Genes implicados en la síntesis de colesterol y de NADPH • HMG-CoA sintasa, HMG-CoA reductasa, *FPP* sintasa, escualeno sintasa y *LDLR*
CREB3	• Metabolitos de dieta rica en grasa y dieta cetogénica	• Escisión proteolítica	• PCK1, G6PC (gluconeogénesis) • PPARA, CPT1A (oxidación de ácidos grasos) • Fgf21 (hormona metabólica)
LXR	• Agonistas: – Oxiesteroles y otros derivados del colesterol – Glucosa e insulina	• Heterodimerización con RXR e interacción directa con sus ligandos (oxiesteroles, glucosa y AGPI) • Inhibición de lipogénesis mediada por SREBP-1c por unión de AGPI	• *CYP7A* (metabolismo de ácidos biliares) • *CETP* (intercambio de colesterol) • *SREBP-1c, LPL, FAS, SCD-1, ACC* y *PLTP* (lipogénesis) • Transportadores *ABC-A1, ABC-G1, ABC-G5, ABC-G8* (transporte del colesterol)

Continúa

Tabla 11-1. Ligandos y funciones de los principales factores de transcripción activados por lípidos *(cont.)*

Factor de transcripción	Ligando	Modo de activación	Genes implicados y sus funciones
LXR *(cont.)*	• Antagonistas: AGPI n-3 y n-6	• Inhibición por PPAR activados por AGPI	• *IDOL* (inhibición de la vía LDLR) • *APOC1, APOC2, APOC4 y APOE* (transporte y catabolismo lipídico) • *LeXis* (RNA de cadena larga no codificante) (inhibición de síntesis de colesterol endógeno) • *GLUT-4* (captación de glucosa en tejido adiposo)
HNF-4α	• Agonistas: AGCL (14-18) • Antagonistas: –Ácido esteárico –AGPI n-3 y n-6 –Heterodímeros PPAR/RXR	• Interacción directa con lípidos activados (acil-CoA) • Homodimerización	• *APOA1, APOA2, APOB, APOC2, APOC3 y APOC4* (transporte de lipoproteínas) • *L-PK, G6P, PEPCK* (metabolismo de hidratos de carbono) • Transferrina (metabolismo del hierro) • Acil-CoA deshidrogenasa y tioesterasa (oxidación mitocondrial de ácidos grasos) • *CYP3A1, CYP3A4, CYP3A6* (metabolismo de xenobióticos) • Lipina 1 (catabolismo de ácidos grasos)
NF-κB	• Indirectos • Agonistas: TNF-α, IL-1, IL-6, IFN-γ, MCP-1, IL-18, MMP2, MMP8, MMP9 • Factores de crecimiento • Bacterianas y virus • Estrés oxidativo • Fármacos • Malondialdehído • 4-Hidroxi-2-nonenal • Acroleína • TLR • Antagonistas: AGPI	• Fosforilación y degradación proteolítica de IκB y translocación nuclear	• Citoquinas proinflamatorias, *COX-2* • Genes proinflamatorios: *TNF-α, IL-1, IL-6, MCP-1, IL1-β*
TLR	• Agonistas: lipopolisacáridos, lipopéptidos, peptidoglicanos, RNA, flagelina y motivos CpG bacterianos • AGS • LDL-oxidada y fosfolípidos oxidados • Antagonistas: AGPI	• Activación de la vía de los TLR por interacción con dominios TIR (*Toll*/receptor de la IL-1)	• *NF-κB* • *COX-2* e *iNOS* • Genes proinflamatorios: *TNF-α, IL-1, IL-6, MCP-1, IL1-β*
Nfr2	• Agonistas: productos de oxidación de ácidos grasos	• Factor de transcripción de genes de defensa antioxidante • Regulado por Keap1 y β-TrCP, que inducen la degradación de Nrf2 por ubiquitinación y reconocimiento del proteasoma	• Genes del metabolismo lipídico: *FABP1, ACLY, FASN, SCD1, SREGF1, HMGCS1, PPARA* • Genes del sistema de defensa antioxidante: *GPX2, PRDX1, SRXN1, TXN1*

ABC: transportadores de colesterol tipo «cassettes» de unión a ATP; ACC: acetil-CoA carboxilasa; AGCC: ácidos grasos de cadena corta; AGM: ácidos grasos monoinsaturados; AGPI: ácidos grasos poliinsaturados; AGS: ácidos grasos saturados; APO: apoproteína β-TrCP: proteína con repeticiones de β-transducina; CETP: proteína de transferencia de ésteres de colesterol; COX-2: ciclooxigenasa 2; CPT-1: carnitina-palmitoil transferasa 1; EM: enzima málica; FABP: proteína de unión a ácidos grasos; FAS: ácido graso sintasa; FATP: proteína transportadora de ácidos grasos; FPP sintasa: farnesil-pirofosfato sintasa; G6P: glucosa-6-fosfato; G6PC: subunidad catalítica de la glucosa-6-fosfatasa; GK: glucoquinasa; GPAT: glicerol-3-fosfato aciltransferasa; CpG: dinucleótidos citosina-fosfato-guanina; HETE: hidroperóxido del ácido eicosatetraenoico; HMGCS1: HMG-CoA sintasa o 3-hidroxi-3-metilglutaril coenzima A sintasa; HMG-CoA reductasa: 3-hidroxi-3-metilglutaril coenzima A reductasa; HNF: factor nuclear de los hepatocitos; HODE: ácido hidroxioctadecadienoico; Keap1: proteína análoga de Kelch asociada a ECH (Keap)1; IκB: inhibidor del NF-κB; IL: interleuquina; LDLR: receptor de lipoproteínas de baja densidad; LXR: receptor hepático X; NADPH: nicotinamida adenindinucleótido-fosfato reducido; NF-κB: factor nuclear kappa de leucocitos B; Nrf2: factor nuclear 2 relacionado con el factor eritroide 2; LPL: lipoproteína lipasa; PCK1: fosfoenolpiruvato carboxiquinasa 1; PPAR: receptor activado por proliferadores de los peroxisomas; PYGL: glucógeno fosforilasa hepática; RXR: receptores de retinoides; SCD-1: estearoil-coenzima A desaturasa 1 o Δ9-desaturasa; SREBP: proteína de unión a elementos de respuesta regulados por esteroles; TLR: receptores análogos de *Toll*; TNF-α: factor de necrosis tumoral α; TZD: tiazolidinedionas; UCP: proteína desacoplante de la fosforilación oxidativa.

a adipocitos. Debido a que el gen *PPAR-γ* tiene promotores separados, da lugar a tres mRNA diferentes: PPAR-γ1, PPAR-γ2 y PPAR-γ3. Las proteínas producidas a partir del mRNA de PPAR-γ1 y PPAR-γ3 son idénticas, mientras que el producto de PPAR-γ2 contiene una región adicional de 30 aminoácidos, en el extremo amino terminal.

Estructura, función y ligandos de los PPAR

Los PPAR tienen una estructura similar a otros factores de transcripción de la superfamilia de receptores de esteroides y hormonas tiroideas y son activados por los conocidos agentes de proliferación de los peroxisomas, como clofibrato, nafenopina, tiazolidinedionas (TZD) y algunos esteroides como la deshidroepiandrosterona. Los ácidos grasos, sintetizados por vía endógena o procedentes de la dieta, pueden actuar, directa o indirectamente, como reguladores de la homeostasis lipídica mediante su interacción con receptores de membrana nucleares. Además, los eicosanoides pueden interaccionar con dichos receptores.

Los elementos *cis* de respuesta a PPAR son motivos de repetición directa (DR-1) con extremos 5' con una secuencia consenso 5'-AGGNCAAAGGTCA-3'. Estos factores de transcripción poseen tres dominios: a) el extremo amino terminal, que contiene un dominio de activación funcional de la transcripción (AF-1), el cual es independiente del ligando; b) un dominio de unión al DNA (DBD) con «dedos de cinc» como motivo estructural y, por último, c) en la región carboxilo terminal existe un dominio de unión a ligandos (LBD, *ligand binding domain*) y una región de activación funcional de la transcripción (AF-2), dependiente del ligando (**Fig. 11-3**). Los PPAR interaccionan con el coactivador 1 de los receptores de esteroides (SRC-1), con la proteína fijadora de PPAR (PPB) y con otros factores que desempeñan una función de coactivadores, como el coactivador del receptor gamma activado por proliferadores de peroxisomas, PPAR-γ (PGC) y el complejo de la histona acetilasa (HAT), o de correpresores de la transcripción, como el complejo de la histona desacetilasa (HDAC). Los PPAR requieren un factor RXR (receptor de retinoides) como «socio» heterodimérico para unirse al DNA. El CD36 tiene una función fundamental en la absorción de ácidos grasos de cadena larga, como los AGPI, y desempeña un papel esencial en la transducción de señales. Cuando los ligandos se unen a PPAR, se produce un cambio conformacional en los RXR y se desencadena una activación del complejo transcripcional y la activación a la RNA polimerasa II. Finalmente, la RNA polimerasa II da lugar a la transcripción de genes diana específicos como son *CYP3A4, HMGCS2, SREBP1-c, APOA1, APOA2, APOA5, CPT-1 y FGF21* (**Fig. 11-4**) (**cap. 9**, Regulación de la expresión génica en organismos eucariotas).

Regulación de la expresión génica mediada por PPAR-α

Se conocen numerosas moléculas naturales o sintéticas como ligandos, con mayor o menor especificidad, de los diferentes PPAR-α. En general, los AGPI de las series n-3 y n-6 activan a las tres isoformas de PPAR; sin embargo, su afinidad por cada subtipo es diferente. Aunque los ácidos grasos n-3, entre ellos el ácido α-linolénico (18:3 n-3) y el ácido docosahexaenoico (DHA) (22:6 n-3), son más potentes que los ácidos grasos n-6, entre ellos el ácido linoleico (18:2 n-6) y el ácido araquidónico (20:4 n-6), como activadores *in vivo* de PPAR-α, ninguno de estos AGPI es particularmente un fuerte activador de este factor de transcripción. Sin embargo, los metabolitos de los AGPI, como eicosanoides o ácidos grasos oxidados, tienen mayor afinidad por PPAR-α que sus precursores y son activadores transcripcionales más potentes. Los ácidos grasos araquidónico, linoleico y linolénico, el 8-hidroperóxido del ácido eicosatetraenoico (8-HETE), el leucotrieno B_4 y el clofibrato producen una fuerte estimulación del PPAR-α. Por otro lado, los ácidos grasos saturados (AGS) como el ácido palmítico (16:0) y el ácido esteárico (18:0) son capaces también de unirse a los PPAR-α, pero su unión es más débil que la de los AGPI. Sin embargo, los polifenoles como el resveratrol (presente en altas cantidades en uvas, cacahuetes y bayas) (**cap. 17.** Compuestos bioactivos de los alimentos, **tomo 3**) y algunos análogos activan el PPAR-α, lo que supone una protección frente al ictus cerebral. Estudios *in vitro* en células HepG2 (células procedentes de cáncer hepático) tratadas con genisteína, un polifenol que es una isoflavona, han demostrado que induce la expresión de PPAR-α y mejora la expresión de genes que participan en el catabolismo de los ácidos grasos. El PPAR-α responde también a ligandos sintéticos, como el bezafibrato, fenofibrato y clofibrato, y a Wy14643, que es el ácido piriníxico, que induce una sobreexpresión y/o inhibición de genes relacionados con el metabolismo lipídico, a través de PPAR-α (**Tabla 11-1**). Se ha observado que la activación de PPAR-α por los ligandos Wy14643 y 16:0/18:1-GPC aumenta la expresión de proteínas del citocromo P-450 3A4 en los hepatocitos humanos, especialmente las enzimas 1A1, 1A2, 2B6, 2C8 y 7A1. Otros ligandos de PPAR-α procedentes de la dieta con actividad hipolipemiante son los carotenoides, la astaxantina y el ácido 9-oxo-10(E),12 (E)-octadecadienoico. Por otro lado, una gran cantidad de metabolitos de los AGPI han sido identificados como activadores de los PPAR-α, como es el caso de los ácidos 9 y 13-hidroxilinoleico y varios derivados monohidroxilados del ácido araquidónico, el ácido eicosapentaenoico (EPA) y el DHA. Además de los deri-

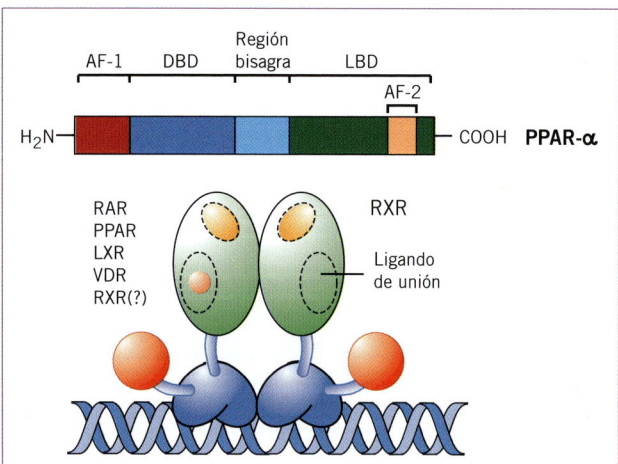

Figura 11-3. Dominios proteicos de los receptores activados por proliferadores de los peroxisomas (PPAR). En el extremo amino terminal hay un dominio de activación funcional de la transcripción (AF-1), independiente del ligando; un dominio de unión al DNA (DBD) con «dedos de cinc» como motivo estructural, y, en la región carboxilo terminal, existe un dominio de unión a ligandos (LBD) y una región de activación funcional de la transcripción (AF-2), dependiente del ligando. LXR: receptor hepático X; RAR: receptor de ácido retinoico; RXR: receptor de retinoides; VR: receptor nuclear de vitamina D.

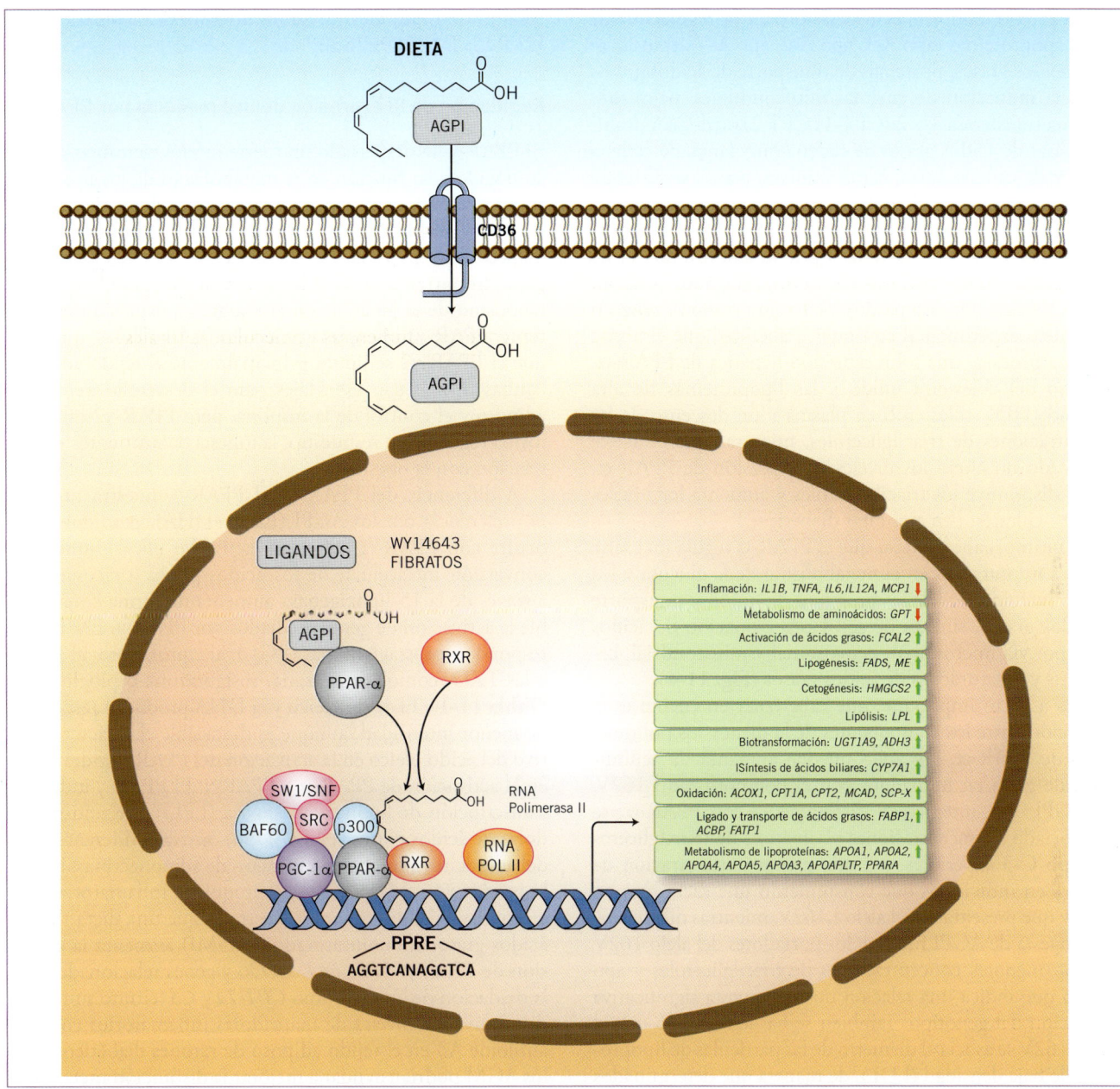

Figura 11-4. Mecanismo de acción de los ácidos grasos poliinsaturados (AGPI) sobre el receptor activado por proliferadores de los peroxisomas α (PPAR-α) y sus efectos sobre la expresión génica. PPAR-α puede ser activado por varios ligandos, como los AGPI, los fibratos y el ácido piriníxico (WY14643), que modulan la transcripción de ciertos genes. El receptor X retinoide (RXR) es capaz de interaccionar con los PPAR, lo que origina una transcripción basal con la RNA polimerasa II (RNA POL II), alterando la expresión de ciertos genes. *ACOX1*: acil-coenzima A oxidasa 1 peroxisomal; *ADH3*: alcohol deshidrogenasa 3; *APO*: apolipoproteína; BAF60: gen de Brahma 1/factor 60 asociado a la subunidad Brahma del complejo SWI/SNF (complejo remodelador de la cromatina); CD36: grupo/cluster de diferenciación 36; *CYP7A1*: colesterol 7α-hidrolasa; *FABP1*: proteína de unión de ácidos grasos 1; *FADS*: desaturasa de ácidos grasos 1; *FATP1*: proteína transportadora de ácidos grasos 1; *GPT*: transaminasa glutámico-pirúvica; *HMGCAS2*: hidroximetilglutaril-CoA sintasa; *IL1B*: interleuquina 1 beta; *IL6*: interleuquina 6; *IL12A*: interleuquina 2A; *LPL*: lipoproteína lipasa; *MCAD*: acilcoenzima A deshidrogenasa de cadena media; *MCP1*: proteína quimiotáctica de monocitos 1; *ME*: enzima málica; p300: acetiltransferasa de histona p300; PGC-1α: proteína 1α coactivadora de PPAR; PPARA: receptor activado por proliferador de los peroxisomas alfa; PPRE: elemento de respuesta a PPAR; RXR: receptor de retinoides; *SCP-X*: proteína transportadora de esterol; SRC: coactivador del receptor de esteroides; *TNFA*: factor de necrosis tumoral alfa; *UGT1A9*: glucuroniltransferasa.

vados de los AGPI con función ceto, como son los ácidos ceto-eicosatetraenoico y ceto-octadecadienoico.

Otros derivados más potentes activadores de PPAR son los derivados del araquidónico, la prostaglandina D_2 (PGD_2) y prostaglandina J_2 (PGJ_2) y su derivado 15-desoxi-δ-12,14-PGJ_2. Por otra parte, se ve afectada la expresión de genes asociados a los procesos de biotransformación e inflamación.

En particular, los PPAR (PPAR-α y PPAR-γ) son los mediadores del aumento de la expresión génica de la desaturación y la elongación de ácidos grasos, así como de la β-oxidación peroxisómica, mediada por AGPI de las series n-6 y n-3. De hecho, se ha demostrado que dietas con un cociente bajo de n-6/n-3 mejoran la memoria espacial y producen una sobreexpresión de genes PPAR-α y PPAR-γ en ratas.

El PPAR-α también es necesario para la regulación de ciertas apoproteínas (apo A-1, apo A-2, apo A-5), translocasas de ácidos grasos, proteínas de transporte de ácidos grasos y para la inducción de enzimas mitocondriales: palmitoilcarnitina transferasa 1 y 2 (CPT-1, CPT-2), acil-CoA deshidrogenasas de ácidos grasos de cadena muy larga, de cadena media y de cadena corta, cetoacitiolasa, acil-Coa sintetasa de ácidos grasos de cadena larga y enzima málica. La activación de PPAR-α estimula la oxidación de los ácidos grasos en tejidos que se caracterizan por su alta utilización de ácidos grasos como sustratos energéticos (hígado, corazón, riñones y tejido adiposo pardo). Se ha observado *in vivo*, en un modelo experimental con ratas diabéticas, que el aceite de linaza produce una sobreexpresión hepática de PPAR-α, aumento del colesterol unido a las lipoproteínas de alta densidad (HDL-colesterol) en plasma y un descenso de las concentraciones de triacilgliceroles, mientras que el aceite de pescado no altera los niveles de expresión de PPAR-α, pero sí disminuye los triacilgliceroles y aumenta los niveles de HDL-colesterol en esas ratas diabéticas.

Por último, cabe destacar que el PPAR-α regula una serie de genes importantes en el metabolismo de la glucosa y los lípidos, incluidos los de las proteínas de unión y transporte de ácidos grasos, síntesis de acil-CoA, oxidación de ácidos grasos por vía microsomal, peroxisomal y mitocondrial, cetogénesis y desaturación de ácidos grasos (**Fig. 11-4**).

Otro aspecto importante que cabe tener en cuenta es la interacción entre los componentes de la dieta y los polimorfismos de PPAR-α. Los AGS pueden aumentar la acumulación de grasa en individuos con el polimorfismo L162V. Los AGPI, que interactúan directamente con PPAR-α, se han asociado a concentraciones plasmáticas de triacilgliceroles y apo C-3 superiores, y a una menor concentración de apo A-1 en individuos que consumieron una dieta baja en AGPI y que presentaban el alelo L162V, mientras que, cuando la ingesta de AGPI fue alta, los portadores del alelo 162V tuvieron menores concentraciones de triacilgliceroles y apo C-3, lo que indica una relación dosis-respuesta significativa en función del genotipo. También se ha demostrado que el alelo L162V se asocia al diámetro de las partículas de lipoproteínas de baja densidad (LDL), de manera que determinados individuos portadores del alelo L162V y que consumen más AGS presentan mayor diámetro de LDL en plasma. Otros investigadores han demostrado que la ingesta de AGPI en la dieta se asocia a una menor concentración de HDL en suero en mujeres que portan el alelo 227A de PPAR-α.

Se han observado efectos de variantes genéticas de PPAR-α entre la ingesta de AGPI y los lípidos en sangre entre diferentes grupos étnicos. Las diferencias en las frecuencias alélicas de PPAR-α entre diferentes poblaciones y la variación de las estructuras genéticas del *locus* PPAR-α en diversos grupos étnicos pueden influir en las interacciones dieta-genotipo. Por ejemplo, existe una interacción significativa entre el PPAR-α 3'UTR G>A (rs6008259) y la ingesta de ácidos grasos n-6 y con las concentraciones séricas de colesterol total en individuos blancos frente a individuos afroamericanos. Además, las interacciones entre el genotipo y la ingesta de ácidos grasos n-3 de cadena larga (EPA y DHA) no afectan las concentraciones de colesterol total ni de LDL, en individuos afroamericanos para el 39-UTR C>T (rs3892755).

Regulación de la expresión génica mediada por PPAR-γ

El PPAR-γ ha despertado un fuerte interés científico y clínico debido a su función en el metabolismo de los macronutrientes, como es el caso de los sensibilizadores de insulina sintéticos, las TZD que se utilizan en el tratamiento de la diabetes tipo 2. Todas las isoformas del PPAR-γ tienen un papel importante en la diferenciación de adipocitos y metabolismo de la glucosa; sin embargo, su expresión es diferente. PPAR-γ1 se expresa en casi todas las células, mientras que el PPAR-γ2 se limita principalmente al tejido adiposo. Ambas formas son esenciales para el desarrollo del tejido adiposo y el control de la insulina, pero PPAR-γ2 es la isoforma regulada en respuesta a la ingesta de nutrientes y tiene relación con la obesidad.

A diferencia del PPAR-α, el PPAR-γ muestra una clara preferencia por los AGPI (EPA y DHA), pero, tal como ocurre con PPAR-α, no es un activador eficaz, aunque la conversión intracelular de los ácidos grasos a eicosanoides a través de la 15-lipoxigenasa aumenta de forma considerable la activación de genes mediados por PPAR-γ. El PPAR-γ responde a prostaglandinas (PGJ₂), al ciprofibrato, al EPA y a las TZD, como troglitazona, rosiglitazona o pioglitazona (**Tabla 11-1**). El ácido oleico y el DHA producen respuestas de menor intensidad, aunque es destacable el carácter selectivo del ácido oleico en la activación del PPAR-α y del DHA en la activación de PPAR-α y PPAR-γ. El PPAR-γ induce la transcripción de lipoproteína lipasa (LPL) y de transportadores de ácidos grasos (FAT/CD36), activa la diferenciación del adipocito, aumenta la expresión de adiponectina e inhibe la producción de leptina y de citoquinas inflamatorias. Algunos investigadores han demostrado que una dieta rica en ácidos grasos monoinsaturados (AGMI) aumenta la expresión de *PPAR-γ, LPL, FAT, CD36* y genes relacionados con la oxidación de lípidos como *CPT-1a* y *CS* (citrato sintasa) y, disminuye los niveles de marcadores inflamatorios como el amiloide A3 en el tejido adiposo de ratones diabéticos. Así, los AGM podrían ayudar a mejorar la disfunción metabólica del tejido adiposo.

En cuanto a la diferenciación de las células precursoras de los adipocitos, el PPAR-γ regula la diferenciación y permanece abundantemente expresado en los adipocitos diferenciados. Cuando el PPAR-γ es activado, induce una gran variedad de genes involucrados en el metabolismo lipídico y glucídico. Además, PPAR-γ regula genes involucrados en la sensibilidad a la insulina, como es el caso de la adiponectina. Los AGPI, especialmente los n-3, son eficientes a la hora de inducir la expresión y secreción de adiponectina, debido a la capacidad de activar, directa o indirectamente, los PPAR-γ (**Fig. 11-5**). En los últimos años se ha puesto de manifiesto el papel regulador de PPAR-γ en el intestino a través de su modulación por los metabolitos de la microbiota. Los ácidos grasos de cadena corta producidos por la microbiota intestinal protegen frente a la obesidad y aumentan la sensibilidad a la insulina mediante la regulación a la baja de la expresión de PPAR-γ en el tejido adiposo y el hígado, favoreciendo así

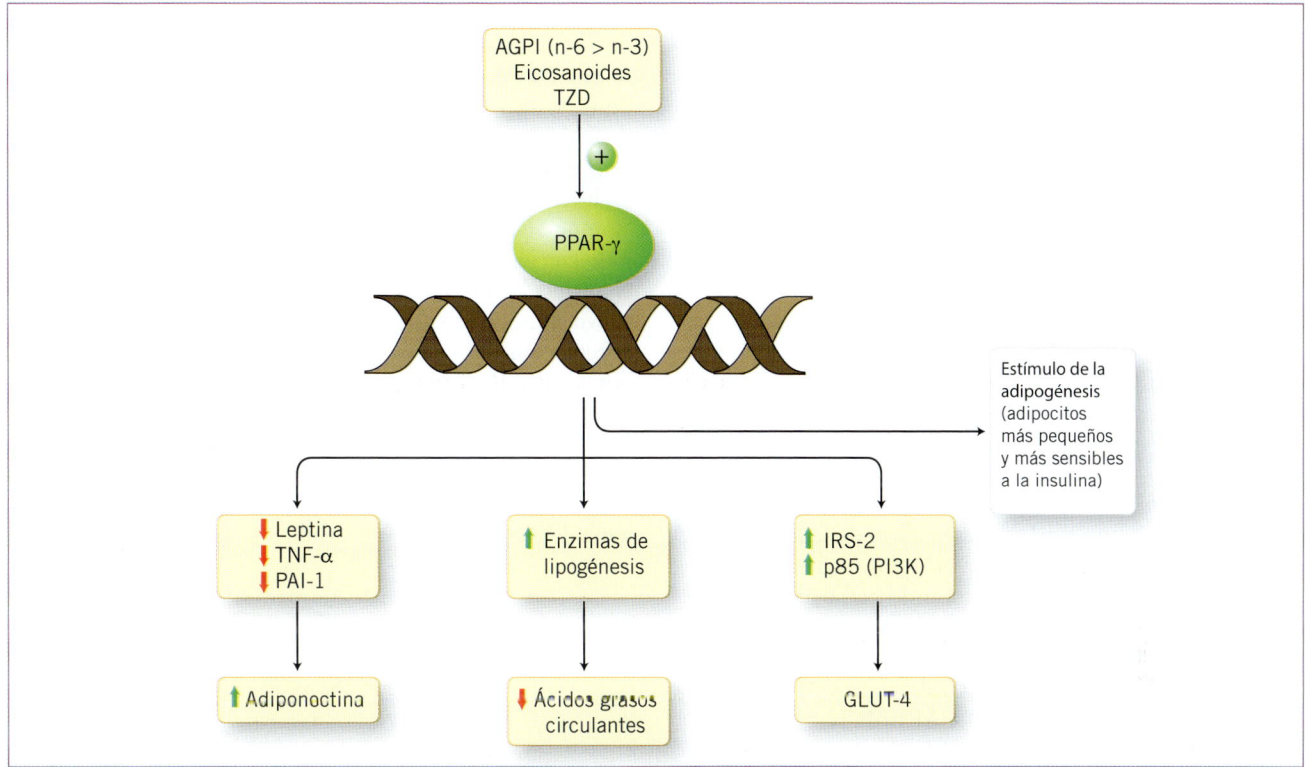

Figura 11-5. Efecto de los ácidos grasos poliinsaturados (AGPI), los eicosanoides y otros ligandos sintéticos sobre la expresión de algunos genes importantes en la regulación del metabolismo lipídico y sobre la adipogénesis mediada por el receptor activado por proliferadores de los peroxisomas gamma (PPAR-γ). GLUT-4: transportador 4 de glucosa; IRS-2: sustrato 2 del receptor de la insulina; PAI-1: inhibidor del activador del plasminógeno; PI3K: fosfatidilinositol-3-quinasa; TNF-α: factor de necrosis tumoral alfa; TZD: tiazolidinedionas.

el metabolismo oxidativo y reduciendo la esteatosis hepática y la lipogénesis. Por otro lado, el butirato regula el metabolismo mediante la activación del PPAR-γ de los colonocitos y, por consiguiente, disminuye la síntesis de óxido nítrico sintasa inducible, preserva la hipoxia epitelial, previene la disbiosis y mejora las defensas en ratones alimentados con una dieta rica en grasas.

Regulación de la expresión génica mediada por PPAR-β

El PPAR-β participa en la oxidación de los ácidos grasos, mayormente en el músculo cardíaco y esquelético pero, también regula los niveles de glucosa y colesterol en sangre; de manera que la sobreexpresión de PPAR-β previene el desarrollo de obesidad y reduce la acumulación lipídica en las células cardíacas, incluso en individuos alimentados con una dieta rica en grasa. Éste receptor responde activamente al bezafibrato, al ácido araquidónico y al 8-HETE (**Tabla 11-1**). La sobreexpresión de PPAR-β en el músculo esquelético promueve la oxidación de ácidos grasos y aumenta la biogénesis mitocondrial protegiendo a PGC-1α de la degradación e induciendo la expresión del factor respiratorio nuclear 1 (NRF-1). En cooperación con AMPK, la sobreexpresión de PPAR-β *in vivo* en músculo esquelético de roedor e *in vitro* en células musculares C2C12 aumenta la expresión del transportador de glucosa tipo 4 (GLUT-4) durante el entrenamiento con ejercicio a través de NRF-1 y MEF-2A. El tratamiento con agonistas PPAR-β también disminuye la inflamación del tejido adiposo visceral y del músculo es-

quelético al aumentar el número de células T reguladoras antiinflamatorias en los ganglios linfáticos de ratones obesos inducidos por dieta.

El PPAR-β está relacionado con ciertos tipos de cánceres (colon, mama y próstata). De hecho, el ácido araquidónico da lugar, a través de la ciclooxigenasa 2 (COX-2), a una producción excesiva de PGE2, que es un activador del cáncer de colon. En las células tumorales, los PPAR-α y PPAR-γ tienen efectos antiproliferativos, mientras que PPAR-β promueve los procesos neoplásicos. Los ácidos grasos influyen sobre el desarrollo de diferentes cánceres, y producen efectos positivos o negativos según los tejidos y la variabilidad genética de los pacientes:

- Mama: los AGPI n-3 tienen un efecto protector.
- Colon: los PPAR-γ tienen un efecto supresor.
- Próstata: la activación de PPAR-γ por 15-hidróxido del ácido eicosatetraenoico (15-HETE) produce la inhibición del crecimiento del tumor.

Por último, cabe destacar que los PPAR también pueden controlar la expresión de los genes implicados en la maduración proteolítica de factores de trascripción, como los SREBP (v. a continuación), y suprimir la expresión de enzimas lipogénicas hepáticas. Asimismo, existen genes diana comunes para los PPAR y los SREBP, lo que indica una comunicación entre ambos mecanismos de señalización. Puesto que los PPAR sólo reconocen a los AGL, las enzimas acil-CoA tioesterasas, que transforman acil-CoA en ácido graso libre y

CoA, son muy importantes en la regulación de su actividad. Aunque los PPAR inducen muchos genes, también reprimen la expresión de otros, como los de la glutamato-piruvato transaminasa, la transferrina, S14 y la piruvato quinasa hepática (L-PK).

Proteínas de unión a elementos de respuesta a esteroles

Estructura y localización tisular

La homeostasis lipídica en los mamíferos está regulada por una familia de factores de transcripción anclados a membrana conocidos como SREBP, que se sintetizan como precursores inactivos unidos al retículo endoplásmico. Cada SREBP cuenta con aproximadamente 1.150 aminoácidos organizados en tres dominios: un dominio amino terminal que contiene una región de cremallera de leucina básica hélice-bucle-hélice de unión al DNA; dos segmentos transmembrana hidrofóbicos, y un dominio carboxilo terminal de aproximadamente 590 aminoácidos que lleva a cabo la actividad reguladora en sí.

El genoma de los mamíferos codifica tres isoformas de SREBP, denominadas SREBP-1a, SREBP-1c y SREBP-2, las dos primeras por el gen *SREBP1* y la tercera por el gen *SREBP2*. La mayor parte de los órganos, especialmente el hígado y el tejido adiposo, expresan predominantemente las isoformas SREBP-1c y SREBP-2. Mediante estudios *in vivo* se ha demostrado que SREBP-1c desempeña un papel importante en la regulación de los genes lipogénicos, mientras que SREBP-2 está involucrada activamente en la transcripción de enzimas colesterogénicas. Por otro lado, SREBP-1a posee una acción más amplia, pues es un potente activador de todos los genes que responden a SREBP, incluyendo a aquellos que median la síntesis de colesterol, ácidos grasos y triacilgliceroles en la mayor parte de los tejidos.

Procesamiento y activación de los SREBP

Las proteínas SREBP son sintetizadas como precursores (125 kDa) anclados al retículo endoplásmico, y tienen que ser procesadas para poder actuar como factores de transcripción. En el procesamiento de SREBP intervienen al menos tres proteínas; una de ellas es la proteína activadora del corte de SREBP (SCAP, SREBP-*cleavage activating protein*) y las otras dos son las proteasas del sitio 1 (SIP1, *site-1 protease*) y del sitio 2 (SIP2, *site-2 protease*). En primer lugar, la SREBP se debe unir con la proteína SCAP, que actúa como escolta de SREBP y como sensor de esteroles. Cuando en las células comienza a descender el colesterol, la proteína SCAP escolta a SREBP desde el retículo endoplásmico hasta el aparato de Golgi, donde residen las dos proteasas. Una vez en el aparato de Golgi, la proteína S1P ancla a SREBP a la membrana, SREBP se separa de SCAP y, por la acción de dos procesos proteolíticos sucesivos, SREBP se divide en dos y se produce la activación transcripcional del dominio amino terminal de unos 65 kDa, denominado nSREBP (SREBP nuclear), que se libera y es transportado al núcleo por la importina β. Una vez en el núcleo, nSREBP activa

la transcripción de los genes diana uniéndose al elemento de respuesta a esteroles (SRE, *sterol response element*) que se encuentra en las regiones promotoras o potenciadoras de varios genes o de sus secuencias relacionadas, incluyendo las secuencias análogas de SRE (SRE-*like*) y las cajas E (**Fig. 11-6**).

El colesterol y los oxiesteroles regulan esta vía de activación de SREBP mediante retroinhibición. Cuando el contenido en colesterol de la célula aumenta éste se une a SCAP en el bucle 1 localizado en el lumen del retículo endoplásmico y provoca un cambio en su conformación. Este cambio causa la retención del complejo SCAP/SREBP en el retículo endoplásmico de forma que no puede incorporarse al aparato de Golgi, cesando de este modo la transcripción de los genes diana. Los esteroles actúan además a un segundo nivel para regular la abundancia nuclear de SREBP-2. Cuando su concentración es baja, la ubiquitina ligasa gp78 se une a la proteína del gen inducido por insulina (Insig-1, *insulin-induced*

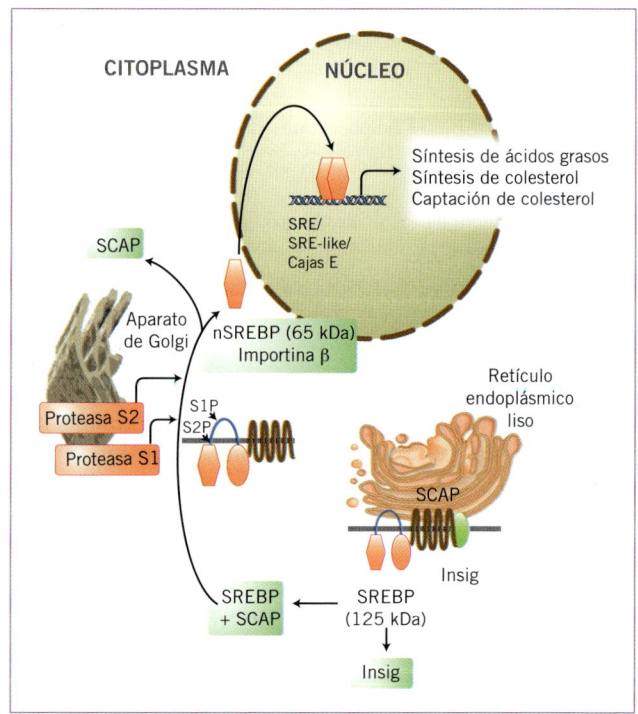

Figura 11-6. Procesamiento y activación de las proteínas de unión a elementos de respuesta a los esteroles (SREBP). Las proteínas SREBP sintetizadas y ancladas al retículo endoplásmico tienen que ser procesadas para poder actuar como factores de transcripción. En el procesamiento de SREBP intervienen al menos tres proteínas; una de ellas es la proteína activadora del corte de SREBP (SCAP, *SREBP-cleavage activating protein*) y las otras dos son las proteasas denominadas proteasa del sitio 1 (S1P) y proteasa del sitio 2 (S2P). Una vez que la SREBP ha sido sintetizada, es introducida en las membranas del retículo endoplásmico, donde se une con la proteína SCap. La proteína SCAP actúa como escolta de SREBP y como sensor de esteroles. Cuando en las células comienza a descender el colesterol, la proteína SCAP escolta a SREBP desde el retículo endoplásmico hasta el aparato de Golgi, donde residen las dos proteasas. En el aparato de Golgi, la proteína S1P ancla a SREBP a la membrana, SREBP se separa de SCAP y, por la acción de dos procesos proteolíticos sucesivos, SREBP se divide en dos y se produce la activación transcripcional del dominio amino terminal, denominado nSREBP (SREBP nuclear), que se libera y se transloca al núcleo, donde activa la transcripción de los genes diana y se une al elemento de respuesta a esteroles (SRE). Insig: proteína del gen inducido por insulina.

gene 1 protein) y promueve su degradación proteosómica, de forma que el procesamiento proteolítico de SREBP continúa. En el caso contrario, cuando los niveles de esteroles son altos, Insig-1 se libera y evita el procesamiento de SREBP a su forma nuclear, anclando el complejo a la membrana del retículo endoplásmico.

Expresión génica regulada por los factores SREBP

Los SREBP activan directamente la expresión de más de 30 genes implicados en la síntesis y la absorción de colesterol, ácidos grasos, triacilgliceroles, y fosfolípidos, así como el cofactor nicotinamida adenindinucleótido-fosfato reducido (NADHP) requerido para la biosíntesis de numerosas moléculas (**Tabla 11-1**).

Cuando se expresan en cantidades superiores a los niveles fisiológicos, cada una de las SREBP puede activar varios genes cuyas enzimas son utilizadas en las vías de síntesis de colesterol y ácidos grasos. Sin embargo, cuando los niveles de expresión son normales, SREBP-1c favorece la biosíntesis de ácidos grasos, y SREBP-2 favorece la colesterogénesis.

Entre los genes cuya expresión responde a SREBP-2, se encuentran genes clave de la biosíntesis del colesterol, como los genes de 3-hidroxi-3-metilglutaril coenzima A sintasa (HMG-CoA sintasa), 3-hidroxi-3-metilglutaril coenzima A reductasa (HMG-CoA reductasa), farnesil-pirofosfato sintasa (FPP sintasa) y escualeno sintasa, así como genes que participan en la captación de LDL (receptor LDL). En cuanto a los genes que responden a SREBP-1c se incluyen aquellos como el de la ATP-citrato liasa o enzima málica (que produce acetil-CoA), la acetil-CoA carboxilasa (ACC), la sintasa de ácidos grasos (FAS), la estearoil-coenzima A desaturasa 1 (SCD-1 o Δ9-desaturasa), Δ6-desaturasa y Δ5-desaturasa, y elongasa de ácidos grasos de cadena larga. Otro gen diana de SREBP-1c es el de la glicerol-3-fosfato aciltransferasa (GPAT), que codifica para la primera enzima común entre la síntesis de triacilgliceroles y fosfolípidos. Finalmente, SREBP-2 y SREBP-1c activan tres genes necesarios para la generación de NADPH, que es consumido en múltiples pasos de las vías de biosíntesis de lípidos.

La acción de los SREBP destaca en el hígado, como órgano central del metabolismo lipídico. Para estudiar la función de las SREBP individualmente en el hígado, se han utilizado ratones transgénicos que sobreexpresan versiones truncadas de SREBP. Estas SREBP entran en el núcleo directamente, saltándose el paso de regulación mediado por esteroles. La sobreexpresión de nSREBP-1c en el hígado de ratones transgénicos produce un hígado enriquecido en triacilgliceroles sin aumentar la cantidad de colesterol. La sobreexpresión de SREBP-2 en el hígado aumenta la cantidad de enzimas necesarias para la biosíntesis de colesterol. Mientras que la síntesis de colesterol depende sobre todo de las SREBP, la síntesis de ácidos grasos sólo depende parcialmente de estas proteínas. No obstante, SREBP-1c es una diana controlada por ácidos grasos en el hígado y el factor que mejor responde a la acción inhibidora de los AGPI sobre la biosíntesis hepática de triacilgliceroles.

La SREBP-1c es un factor de transcripción que desempeña un papel importante en el control de la síntesis de los ácidos grasos, la formación de las lipoproteínas de muy baja densidad (VLDL) y en la gluconeogénesis. Dado que el hígado cumple una importante función en el metabolismo lipídico de todo el organismo, tal regulación afecta a toda la composición lipídica corporal y puede contribuir al inicio y a la progresión de varias enfermedades crónicas, como la aterosclerosis, la diabetes y la obesidad.

Regulación de la síntesis y activación de SREBP

La síntesis de la proteína SREBP puede ser regulada a dos niveles, transcripcional y postraduccional (**Fig. 11-7**). La regulación postraduccional discurre a través de la supresión del procesamiento de SREBP mediada por esteroles, anteriormente descrita, lo que da lugar a la supresión del movimiento del complejo SCAP/SREBP desde el retículo endoplásmico hasta el Golgi, evitando la generación de nSREBP. Ésta es la base molecular para la supresión por parte del colesterol de la cantidad de SREBP-2 nuclear y para la supresión de la síntesis de colesterol endógeno. La regulación transcripcional de SREBP es más compleja. Aunque SREBP-1c y SREBP-2 son estructuralmente similares, su regulación en el hígado mediada por nutrientes, hormonas y durante el desarrollo posnatal es diferente. Hay tres factores que regulan selectivamente a SREBP-1c: los LXR activados del hígado (v. más adelante; **fig. 11-8**), el glucagón y la insulina, los cuales, al igual que los oxiesteroles (agonistas de

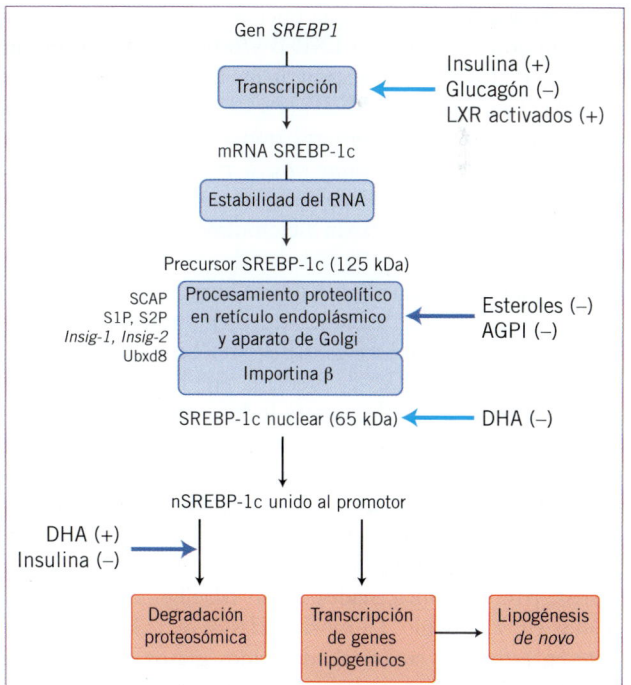

Figura 11-7. Niveles de regulación de la síntesis y activación de SREBP-1c. La insulina y los receptores hepáticos X (LXR) inducen la síntesis y activación de SREBP-1c nuclear, mientras que el glucagón y los ácidos grasos poliinsaturados (AGPI) la inhiben. Además, existen varias enzimas que afectan al procesamiento de SREBP, como el gen inducible por insulina 1 o 2 (*insig-1* e *insig-2*), la proteína coactivadora de SREBP (SCAP), la proteasa del sitio 1 (S1P), la proteasa del sitio 2 (S2P) y la proteína reguladora de la ubiquitina X d8 (Ubxd8). DHA: ácido docosahexaenoico; +: inducción; −: inhibición. (Modificado de Jump, 2013).

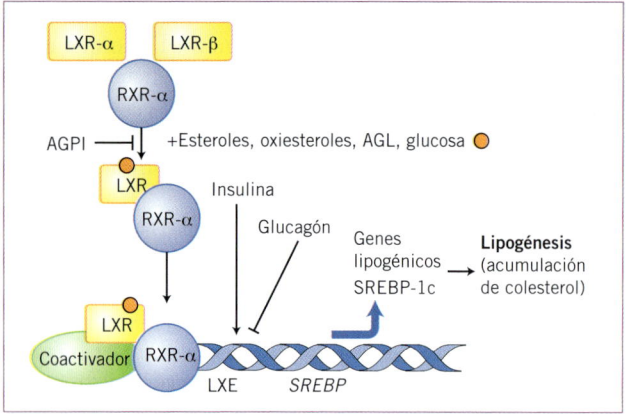

Figura 11-8. Regulación transcripcional de SREBP y lipogénesis mediada por receptores hepáticos X (LXR). Hay tres factores que regulan selectivamente la SREBP-1c: los LXR activados en el hígado, el glucagón y la insulina. Los LXR activados por esteroles, oxiesteroles, ácidos grasos libre (AGL) o glucosa inducen la transcripción del gen *SREBP-1* tras unirse al elemento de respuesta a LXR (LXRE) en un heterodímero con el X de retinoides α0 (RXR-α) y otras proteínas coactivadoras. Esto eleva la síntesis de SREBP-1c e induce la lipogénesis por esta vía y a través de la transcripción de otros genes lipogénicos. De forma opuesta, los ácidos grasos poliinsaturados (AGPI) antagonizan la unión de los oxiesteroles al LXR, provocando una disminución en la lipogénesis.

LXR), inducen la transcripción del gen *SREBP-1* elevando SREBP-1c y promoviendo la lipogénesis. De hecho, en el promotor del gen *SREBP1* se encuentran dos elementos de respuesta a LXR (LXRE) que pueden ser activados por sobreexpresión de LXR-α o LXR-β y/o por la adición de un agonista de LXR. La activación de los LXR se confirma si se observa el aumento de SREBP-1c y de los niveles de mRNA del transportador de colesterol tipo «cassette» de unión a ATP (ABC-A1, *ATP-binding cassette transporter A1*), ambos conocidos como genes diana de LXR.

LXR-α y LXR-β forman heterodímeros con el RXR y son activados por una gran variedad de esteroles, incluyendo los oxiesteroles intermediarios que se forman durante la biosíntesis de colesterol. Parece ser que LXR aumenta la síntesis de ácidos grasos e induce a SREBP-1c. La activación de la transcripción de *SREBP-1c* mediada por LXR proporciona un mecanismo a las células para inducir la síntesis de oleato ante un exceso de esteroles. El oleato es el ácido graso preferido para la síntesis de ésteres de colesterol, y es necesario tanto para el transporte como para la acumulación de colesterol. El hígado es el responsable en el organismo de la conversión del exceso de hidratos de carbono en ácidos grasos, para ser almacenados como triacilgliceroles o quemados en el músculo. La función clásica de la insulina consiste en estimular la síntesis de ácidos grasos en el hígado durante los períodos en los que hay un exceso de hidratos de carbono. Hay múltiples evidencias que demuestran que la acción de la insulina como estimulante de la síntesis de ácidos grasos está mediada por un incremento de SREBP-1c. También hay que tener en cuenta que la insulina y el glucagón ejercen un control postraduccional de la síntesis de ácidos grasos a través de cambios en la fosforilación y en la activación de la acetil-CoA carboxilasa. Por lo tanto, la insulina regula a SREBP-1c a nivel tanto transcripcional

como postraduccional. El SREBP-1c contribuye también a la síntesis y a la regulación del metabolismo de la glucosa. Cuando se expresa en hepatocitos, nSREBP-1c induce la expresión de glucoquinasa, una enzima clave en la utilización de la glucosa. Esto, además, suprime la actividad de la fosfoenolpiruvato carboxiquinasa, una enzima clave en la gluconeogénesis (**Figs. 11-7** y **11-8**).

Inhibidores de los factores SREBP por ácidos grasos poliinsaturados

Los AGPI suprimen la lipogénesis contrarrestando la activación de SREBP-1 a través de dos etapas reguladoras: *a)* el procesamiento proteolítico y *b)* la abundancia de mRNA (**Figs. 11-7** y **11-8**). Este efecto sobre SREBP-1 es único para los AGPI, ya que la ingestión de ácidos grasos saturados o monoinsaturados no tienen efecto sobre el contenido nuclear de SREBP-1 o sobre la expresión de genes lipogénicos. La inhibición de la activación de SREBP-1 por AGPI se debe a que inhiben a Ubxd8, una proteína de membrana presente en el retículo endoplásmico que facilita la degradación de Insig-1, que normalmente se encuentra secuestrando el complejo SREBP-SCAP y, por lo tanto, previniendo su activación. Además, también se ha observado que el DHA, específicamente, favorece la degradación de nSREBP-1 a través de un mecanismo dependiente del proteasoma 26S y de la quinasa regulada por señales extracelulares. En cuanto a la inhibición en la expresión de SREBP-1, parece deberse a una mayor degradación de su mRNA, así como a un antagonismo frente al inductor de la transcripción de SREBP-1, LXR-α. No obstante, este último mecanismo ha sido objeto de debate, y la reducción en los niveles de mRNA de SREBP-1 se atribuye principalmente a la autorregulación de su síntesis, que estaría reducida debido al menor procesamiento y maduración de SREBP-1. Hay estudios que demuestran que los SREBP pueden interaccionar con otros receptores nucleares, como HNF-4, de modo que ambos se comportan de forma opuesta. De hecho, se ha observado que SREBP-2 actúa sobre el promotor P1 de HNF-4α reduciendo su expresión, además de que los niveles de ambos en el hígado de ratones diabéticos se correlacionan de forma inversa. Dado que HNF-4α controla gran cantidad de genes en el hígado, su interacción con SREBP desempeña un papel importante en el mantenimiento de la homeostasis lipídica.

Proteína 3 de unión a elementos sensibles al cAMP (CREB3)

La familia de factores de transcripción CREB3 se localiza en el retículo endoplásmico e incluye cinco miembros actualmente reconocidos: CREB3, CREB3L1, CREB3L2, CREB3L3 y CREB3L4. Los miembros de CREB3 son los más estudiados en relación con los trastornos metabólicos y están muy conservados en una amplia variedad de especies. Los factores de transcripción CREB3 reconocen elementos reguladores en *cis* en el DNA llamados elemento de respuesta al cAMP (CRE) y B-Box (**Fig. 11-9**). Los CREB3 de mamíferos son proteínas transmembrana de tipo II que

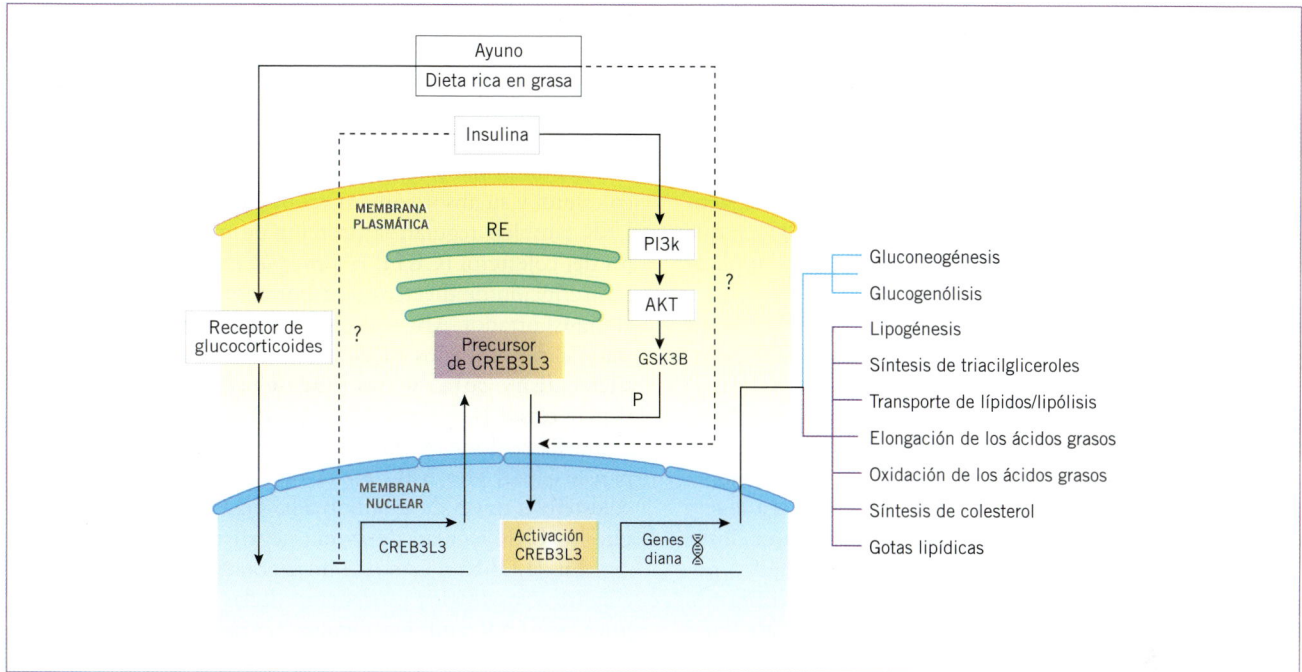

Figura 11-9. Visión general de la regulación y activación de CREB3L3. La transcripción de CREB3L3 es regulada por el ayuno a través del receptor de glucocorticoides. El ayuno o una dieta rica en grasa también modulan la activación de CREB3L3. La insulina induce la fosforilación del precursor de CREB3L3 e impide su escisión mediante la activación de la vía PI3K. En respuesta a múltiples señales metabólicas, CREB3L3 activa genes diana implicados en el metabolismo de la glucosa y los lípidos. (Adaptado de Yang y cols. J Nutr Biochem 2021; 95: 108633).

están ancladas en la membrana del retículo endoplásmico. La activación de dichos factores de transcripción CREB3 requiere escisión proteolítica, que proporciona otro nivel de regulación además de la transcripción. Debido a las diferencias de distribución tisular entre los miembros de CREB3, CREB3L3 puede ser el más relevante en relación con el metabolismo, aunque CREB3L2 también puede tener funciones en el metabolismo de los lípidos que merecen una mayor investigación debido a la expresión relativamente alta en el tejido adiposo subcutáneo. Históricamente se consideró que CREB3L3, también conocido como CREBH, se expresaba de una manera específica en el hígado, pero estudios recientes han descubierto la expresión de *Creb3l3* en el intestino delgado de ratón, otro órgano crítico relacionado con la absorción y/o el metabolismo del colesterol. En los seres humanos, *CREB3L3* se expresa principalmente en el hígado, seguido del intestino delgado con un nivel de transcripción aproximadamente 6 veces menor en promedio que en el hígado. La regulación de CREB3L3 por señales metabólicas demuestra su implicación en el síndrome metabólico, de manera que la ingesta de lípidos y los azúcares son los principales reguladores de CREB3L3.

Se ha demostrado que el tratamiento a largo plazo con una dieta rica en grasa bien caracterizada, incluidas las dietas aterogénicas, la dieta occidental y la dieta cetogénica, induce la expresión y activación de CREB3L3 en modelos de ratón. Además, en experimentos de ayuno, la inanición también induce la activación de CREB3L3. Curiosamente, en un experimento se volvió a alimentar a los ratones en ayunas con comida, con alto contenido en sacarosa o en grasa, y se encontró que el grupo alto en grasas presentó la menor inhibición de la expresión y activación de *Creb3l3* inducida por el ayuno. Además, se constató que los ácidos grasos no esterificados en plasma se correlacionaron con esta tendencia.

Los mecanismos moleculares que vinculan la dieta rica en grasa o el ayuno con la inducción de la expresión del mRNA de *CREB3L3* no se conocen aún. La activación del receptor de glucocorticoides antagoniza la inhibición de la expresión de *CREB3L3* por la vía de la insulina-PI3K, lo que puede contribuir parcialmente a la expresión de *CREB3L3* inducida por la dieta. PPAR-α también puede regular la expresión génica de *Creb3l3*, y se consideró como el principal regulador de la transcripción de CREB3L3 en respuesta a la concentración de ácidos grasos. Sin embargo, un estudio reciente mostró que la expresión elevada de CREB3L3 por el ácido oleico es independiente de PPAR-α. Como factor de transcripción, CREB3L3 funciona principalmente a través de la transcripción de genes diana. En respuesta a los cambios metabólicos inducidos por la dieta, CREB3L3 activado transcribe genes diana implicados en el metabolismo de la glucosa y los lípidos en los hepatocitos. Se ha observado que CREB3L3 promueve la expresión de la fosfoenolpiruvato carboxiquinasa 1 y la subunidad catalítica de glucosa-6-fosfatasa, genes que regulan la gluconeogénesis y la glucógeno fosforilasa hepática. CREB3L3 ajusta el equilibrio de glucosa en todo el organismo, ya que la sobreexpresión adenoviral de CREB3L3 eleva la glucosa en sangre y reduce el glucógeno hepático. Por otro lado, CREB3L3 genera una amplia gama de efectos sobre el metabolismo de los lípidos: reguladores lipogénicos, síntesis de triacilgliceroles, lipólisis y/o transporte de lípidos, elongación y oxidación de ácidos grasos o síntesis de colesterol. Se ha observado que la expresión de estos genes se redujo en ratones *knockout* para *Creb3l3*, y las diferencias en la expresión se alteraron bajo tratamiento tanto con dieta estándar como alta en grasa. Además, CREB3L3 contribuye a la expresión de FSP27β (proteína específica de grasa 27), una isoforma hepática de CIDEC que funciona en el crecimiento de gotas de lípidos. En definitiva, el factor de transcripción metabólica CREB3L3 vincula señales metabólicas de las vías ascendentes con los efectores metabólicos descendentes. Las señales de estrés metabólico regulan la transcripción, la activación y la modificación postraduccional de CREB3L3, que estimula la transcripción de genes diana posteriores implicados en el metabolismo de la glucosa y los lípidos.

Los polimorfismos de un solo nucleótido (SNP) pueden afectar a la expresión y la función de un gen. Por lo tanto, los SNP en *CREB3L3* predeterminan genéticamente la actividad de CREB3L3, que modula en consecuencia la predisposición individual al síndrome metabólico. En un metaanálisis de los datos de estudio de asociación del genoma completo (GWAS), un SNP intrónico rs2240702 en el gen *CREB3L3* se asoció significativamente con la relación cintura-cadera en adultos, lo que sugiere un vínculo genético potencial de este gen a la obesidad. Además, se han identificado múltiples mutaciones no sinónimas en los exones *CREB3L3* que están asociadas con la hipertrigliceridemia humana.

Receptores hepáticos X

Los LXR son factores de transcripción que pertenecen a una familia de receptores nucleares conocida como receptor esteroideo-tiroideo. Actúan como sensores del colesterol y su importancia es crucial en el control de la homeostasis de los hidratos de carbono y de los lípidos en los mamíferos. Se han identificado dos isoformas: LXR-α (también conocido como NR1H3) y LXR-β (NR1H2). El LXR-α se encuentra principalmente en tejidos con alta actividad metabólica como son el hígado, el tejido adiposo, los macrófagos, el riñón, el intestino, el pulmón y la glándula suprarrenal, mientras que el LXR-β se expresa en todos los tejidos. Los LXR son activados por la unión de ligandos endógenos como los oxiesteroles y otros derivados del metabolismo del colesterol –24(S)-hidroxicolesterol, 22(R)-hidroxicolesterol, 24(S)-25-epoxicolesterol y 27-hidroxicolesterol–, por AGL e incluso por glucosa.

Al igual que otros receptores nucleares, los LXR tiene un dominio de unión a DNA en dedo de cinc y un dominio de unión al ligando específico para pequeñas moléculas lipofílicas. La unión del ligando produce un cambio conformacional que provoca la interacción con proteínas coactivadoras o la liberación de proteínas correpresoras, facilitando la expresión de los genes diana (**Fig. 11-10**). Los LXR funcionan por heterodimerización con el receptor X de retinoides α (RXR-α) y por unión a un elemento de respuesta a LXR (LXRE) formado por dos motivos de repetición directa (AGGTCA) separados por 4 nucleótidos (DR-4), presente en la región promotora de los genes diana, regulando así diversos procesos como la síntesis de ácidos biliares y la lipogénesis. Al complejo LXR/RXR también se lo conoce como heterodímero permisivo, ya que puede ser activado por ligandos de LXR o de RXR.

Los LXR actúan como un sensor que responde a elevadas concentraciones de esteroles y transactivan una serie de genes involucrados en el transporte reverso del colesterol y en su metabolismo, así como en la lipogénesis. La activación de los LXR previene la toxicidad celular por colesterol, aumenta la expresión de genes que estimulan la síntesis de ácido biliar (colesterol-7α-hidroxilasa, citocromo P-450 CYP7A), la excreción intestinal y biliar de colesterol e inhibe la síntesis de colesterol y su absorción a nivel intestinal (**Fig. 11-10**). Los LXR también regulan la proteína de transferencia de ésteres del colesterol (CETP, *cholesterylester transfer protein*) y la transcripción de diversos transportadores de esteroles como el transportador ABC-A1, lo cual logra reducir de forma muy significativa los niveles de colesterol celular (**caps. 5**, Metabolismo de las lipoproteínas, y **6**, Metabolismo lipídico tisular, **tomo I**). Junto a ABC-A1, los LXR también regulan el transportador ABC-G1, un transportador intracelular que parece actuar con ABC-A1 favoreciendo la eliminación de colesterol a través de su unión a las HDL. Se ha demostrado que los LXR regulan de forma negativa la vía del receptor de LDL (LDLR) y evitan la incorporación de colesterol circulante a los tejidos procedente de las LDL. En la misma línea, los LXR también regulan la transcripción de IDOL (degradador inducible de LDLR), una ubiquitina ligasa E3 que degrada los receptores LDL. Así, queda clara la función de los LXR en la preservación de la homeostasis lipídica cuando los niveles de esteroles aumentan. Entre el grupo de genes que responden a los LXR también se encuentran los genes que expresan las apoproteínas apo C-I, apo C-II y apo C-IV reguladoras del transporte y el catabolismo lipídico. Además, estas apoproteínas actúan como aceptores en el flujo de colesterol mediado por ABC-A1, lo que justifica su regulación conjunta por parte de los LXR. La activación de los LXR también induce la expresión de los transportadores ABC-G5 y ABC-G8, que participan en forma de heterodímero en la excreción intestinal de colesterol a través de los enterocitos. Se ha comprobado que los LXR (α y β) también inhiben la síntesis de colesterol endógeno, en este caso de forma independiente de las SREBP, mediante la inducción de la expresión de un RNA de cadena larga no codificante denominado *LeXis*.

Por otro lado, los LXR regulan la expresión de genes lipogénicos como *LPL*, *FAS*, *ACC* y *SCD-1*, además de regular la transcripción de *PLTP* y de las apolipoproteínas apo C y apo E en macrófagos tisulares. Además, los LXR estimulan la lipogénesis mediante la inducción de la expresión del factor SREBP-1c por unión al LXRE presente en su promotor tal como se explicó en el apartado anterior. Dado que el exceso de colesterol resulta tóxico, unas concentraciones elevadas de éste favorecen la síntesis de ácidos grasos, que servirán como sustratos para la esterificación de colesterol, ya que en su forma esterificada, el colesterol es menos tóxico. No obstante, este efecto de los LXR supone un obstáculo en el uso de agonistas terapéuticos de los LXR-α, ya que puede provocar hipertrigliceridemia. Los LXR-β no presentan este problema, pero no se han encontrado agonistas adecuados hasta el momento.

En cuanto a la activación por glucosa o insulina de los LXR, se desconoce si el mecanismo es directo o indirecto. No obstante, las homeostasis lipídica y glucídica están íntimamente relacionadas y se ha observado que los ratones

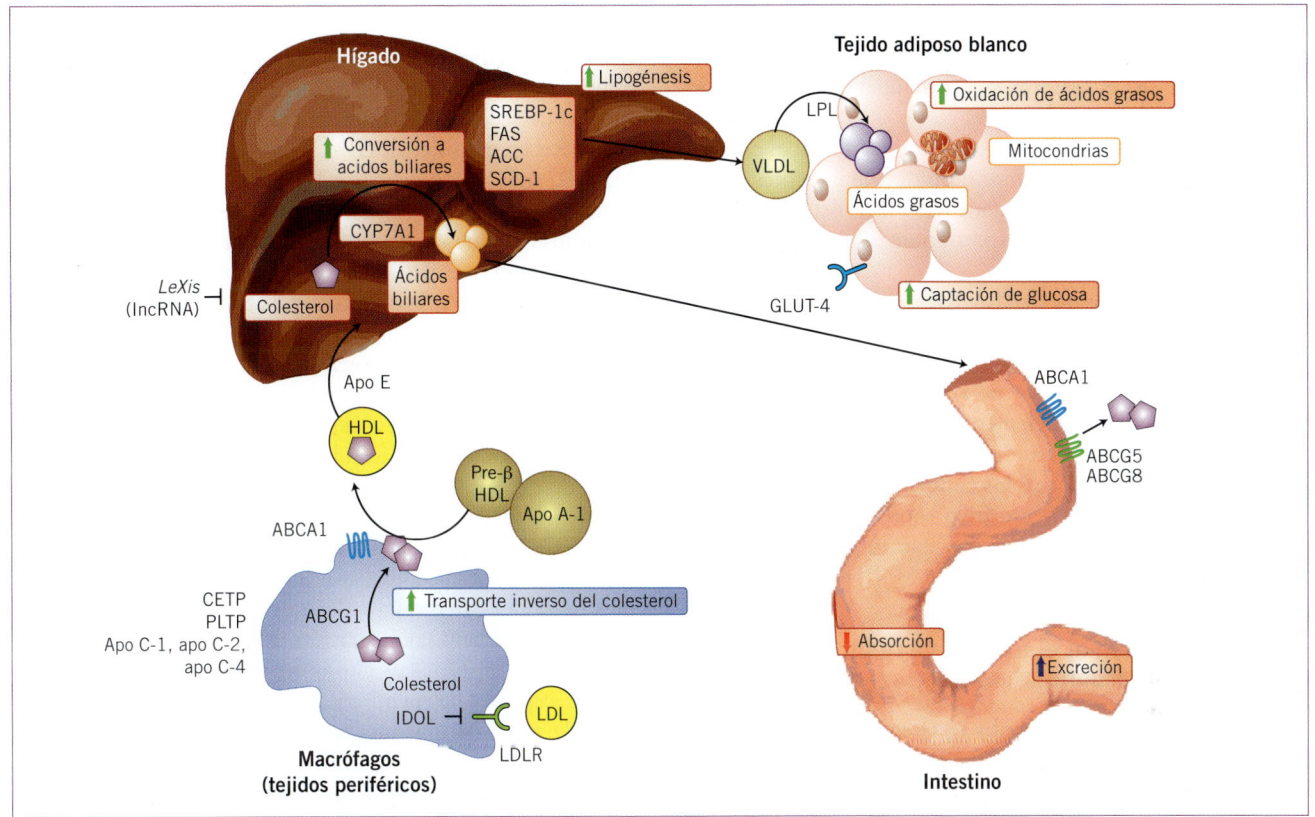

Figura 11-10. Efectos de los receptores hepáticos X (LXR) en múltiples vías metabólicas y tejidos. En células y tejidos periféricos como los macrófagos, los LXR inducen la expresión del degradador inducible del receptor de lipoproteínas de baja densidad (LDLR) (IDOL, *inducible degrader of the LDL receptor*), que promueve la degradación proteosómica de las LDL. Además, LXR regula la síntesis de las proteína de transferencia de ésteres del colesterol (CETP) y de fosfolípidos (PLTP), del transportador dependiente de la unión de ATP A1 (ABC-A1) y G1 (ABC-G1), y de las apoproteínas apo C-I, apo C-II, apo C-IV y apo E. Esto promueve el eflujo de colesterol y su transferencia a lipoproteínas de alta densidad (HDL). En el hígado, los LXR promueven la conversión del colesterol en ácidos biliares mediante la inducción de la hidroxilasa del colesterol 7α (CYP7A1). La síntesis endógena de colesterol es inhibida por el RNA de cadena larga no codificante (lncRNA) *LeXis*. Además, los LXR promueven la síntesis de ácidos grasos induciendo a la proteína de unión a elementos de respuesta a esteroles (SREBP-1c) y sus dianas sintasa de ácidos grasos (FAS), acetil-CoA carboxilasa (ACC) y esteroil-CoA desaturasa 1 (SCD-1). Asimismo, promueve la síntesis de lipoproteína lipasa (LPL), que libera los ácidos grasos de las lipoproteínas de muy baja densidad (VLDL) en los tejidos para su utilización como fuente de energía. En el tejido adiposo, LXR regula la expresión del transportador de glucosa tipo 4 (GLUT-4) que promueve el transporte de glucosa hacia la célula. Finalmente, en el intestino, los LXR inhiben la absorción y favorecen la excreción de colesterol intestinal a través de la expresión de los transportadores ABCG5 y ABCG8, además de ABCA1. (Modificado de Calkin, 2013).

sin LXR poseen mejor tolerancia a la glucosa. Además, la activación de los LXR estimula la expresión de GLUT-4 en tejido adiposo (**Fig. 11-10**).

En el caso de los AGPI, éstos antagonizan la unión de los oxiesteroles al LXR-α, lo que disminuye la transcripción del gen de SREBP-1c y provoca que la lipogénesis disminuya. Otros mecanismos propuestos sugieren que los AGPI se unen a los LXR o que los AGPI activan los PPAR (α y γ) y éstos se unen directamente a los LXR y así antagonizan los efectos de los LXR en la promoción de la síntesis y el almacenamiento de lípidos. Paralelamente, también se ha propuesto que la inhibición de SREBP-1c por los AGPI es independiente de los LXR.

Factor nuclear 4α de los hepatocitos

El factor nuclear 4α de los hepatocitos (HNF-4α) es un factor de transcripción miembro de una familia de factores nucleares hepáticos que incluye seis isoformas diferentes. Al igual que otros receptores nucleares, el HNF-4α posee un dominio de unión al DNA, altamente conservado, y un dominio variable de unión a ligandos. Se une como homo-

dímero a motivos de repetición directa separados por un nucleótido (DR1) y es esencial para el mantenimiento de la homeostasis de los triacilgliceroles y el colesterol en hígado. No obstante, la expresión de este factor en hígado, riñón, intestino y páncreas, uniéndose a aproximadamente el 12 % de los genes expresados en el hígado e islotes pancreáticos, sugiere que su papel fisiológico principal es la expresión de genes específicos de tejido, a pesar de su participación en la regulación de las vías metabólicas.

El análisis estructural del dominio variable del HNF-4α ha revelado que los ácidos grasos largos (C14-C18) se unen fuertemente a un bolsillo hidrofóbico y permanecen unidos en condiciones no desnaturalizantes. De hecho, se ha observado que el ácido linoleico (18:2 n-6) suele estar unido de forma permanente a HNF-4α, aunque su unión puede ser reversible. El HNF-4α regula la expresión de genes hepáticos como los de las apolipoproteínas (apo A-I, apo A-II, apo A-IV, apo B, apo C-II, apo C-III y apo C-IV), enzimas que participan en el metabolismo de los hidratos de carbono (L-PK, glucosa-6-fosfatasa, fosfoenolpiruvato carboxiquinasa (PEPCK), del hierro (transferrina) y enzimas responsables del metabolismo de xenobióticos y síntesis de ácidos biliares

(CYP7A1, CYP3A4 y CYP2D6). Uno de los genes inducidos por HNF-4α es la lipina 1, que requiere la cooperación de PGC-1α y que actúa a su vez como otro coactivador de HNF-4α para la expresión de genes implicados en el catabolismo de ácidos grasos y como inhibidor de la expresión de las apoproteínas A4 y C3 regulada por HNF-4α. Además, el HNF-4α también regula la expresión de la enzima acil-CoA tioesterasa (ACOT1).

Los heterodímeros de PPAR y RXR compiten con HNF-4α por unirse a los elementos DR-1 de los promotores de la apo C-III y de la transferrina. En este sentido, la unión del palmitoil-CoA a HNF-4α, y no a PPAR ni a XRX, estimula la unión de HNF-4α al elemento DR-1 del gen de la apo C-III. Y, al contratrio, el estearoil-CoA inhibe dicha unión. Estos hechos coinciden con los conocidos efectos dietéticos de los ácidos palmítico y esteárico sobre los perfiles de las apoproteínas plasmáticas. Por otra parte, los AGPI como α-linolénico, EPA y DHA inhiben al HNF-4α.

Proteína de unión al elemento de respuesta a hidratos de carbono

Como se describe en el **capítulo 10** (Regulación de la expresión génica mediada por hidratos de carbono), el ChREBP es un factor de transcripción que se expresa en tejidos que contribuyen en gran proporción a la homeostasis de la glucosa. Asimismo, este factor es importante en la homeostasis de los lípidos en varios órganos y tejidos como el hígado, el músculo esquelético, el tejido adiposo blanco y el cerebro. El ChREBP está implicado en la regulación recíproca de genes lipogénicos y glucogénicos por AGPI y glucosa. Los AGPI, a diferencia de la glucosa, inhiben la glucólisis y la lipogénesis, a través de la inhibición de genes involucrados en la utilización de glucosa y la síntesis de lípidos, como *L-PK*, *FAS* y *ACC*.

Algunos autores han propuesto que el efecto supresor de los AGPI sobre genes glucolíticos y lipogénicos es causado principalmente por la alteración de la actividad de ChREBP. Sin embargo, no es descartable el papel de SREBP-1c, especialmente sobre el gen de *FAS*. Se especula que el efecto supresor de los AGPI para estos genes podría ser mediado en parte, a través de la disminución de la expresión génica de ChREBP y/o a través de un defecto en la translocación nuclear. Esto se basa en estudios *in vivo* que demuestran que los AGPI (linoleato, EPA y DHA) disminuyen la actividad de ChREBP y aumentan el deterioro de su mRNA y alteran la proteína que permite el desplazamiento de ChREBP desde el citoplasma al núcleo. Por otro lado, hay estudios que indican que la sobreexpresión de una isoforma nuclear de ChREBP en líneas celulares hepáticas revierte totalmente la inhibición de los AGPI sobre el gen *L-PK* y reduce significativamente la inhibición del gen *FAS*.

Factor nuclear kappa de los linfocitos B

El factor nuclear kappa de linfocitos B (NF-κB) forma parte de una familia de factores de transcripción que participan en la respuesta inmunitaria, la apoptosis y la inflamación. El NF-κB es un nombre colectivo para designar factores de transcripción diméricos, compuesto de varios miembros de la familia Rel de proteínas de unión a DNA que reconocen un motivo de secuencia común. Se han identificado cinco proteínas Rel en mamíferos, NF-κB1 (p50 y su precursor p105), NF-κB2 (p52 y su precursor p100), c-Rel, RelA (p65) y RelB.

El NF-κB se encuentra esencialmente en el citoplasma de todos los tipos de células en forma inactiva, y su localización subcelular es controlada por una familia de proteínas inhibidoras, IκB, (IκB-α, IκB-β, IκB-γ, IκB-ε, IκB-ζ, Bcl-3, p105 y p100), las cuales se unen a NF-κB y bloquean la señal de localización nuclear y, a su vez, frenan la entrada de NF-κB al núcleo y, de este modo, impiden la activación de la transcripción de diversos genes. La exposición de las células a una variedad de estímulos extracelulares lleva a una rápida fosforilación, ubiquitinización y degradación proteolítica de IκB, lo cual libera a NF-κB para su translocación al núcleo. El NF-κB puede ser activado a través de dos vías de señalización: la vía canónica o clásica, que conlleva la translocación del p50/p65 hasta el núcleo, y la vía no canónica o alternativa, que está implicada en la degradación del p100 (localización nuclear del RelB/p52). Las citoquinas proinflamatorias actúan sobre receptores de membrana que activan una quinasa que fosforila a IκB-α y promueven la disociación del heterodímero. El IκB-α fosforilado sufre un proceso de ubiquitinización para, posteriormente, ser degradado por el proteasoma (**cap. 8**, Síntesis, degradación y recambio de las proteínas), con lo cual el NF-κB libre se activa y puede migrar al núcleo, donde se unirá a los elementos de respuesta de los promotores de una amplia gama de genes y comenzará su transcripción. Este factor de transcripción puede ser activado por gran cantidad de productos extracelulares, incluidos el factor de necrosis tumoral alfa (TNF-α), las interleuquinas (IL) 1, 6 y 18, el interferón gamma (IFN-γ), la proteína quimiotáctica de los monocitos 1 (MCP-1), las metaloproteinasas de matriz (MMP) 2, 8 y 9, factores de crecimiento, infecciones bacterianas y víricas, productos de levadura que interactúan con TLR, estrés oxidativo y una variedad de fármacos. Una vez activado el NF-κB, ya sea a través de una vía canónica o no canónica, entra al núcleo donde y se une a la secuencia de unión del DNA y transcribe, además de genes inflamatorios, varios genes implicados en la apoptosis, el crecimiento celular, la supervivencia, la diferenciación, las metaloproteasas de la matriz extracelular, las moléculas de adhesión y la respuesta inmunitaria regulada por NF-κB, que se asocia a una serie de enfermedades de tipo autoinmune, inflamatorias y cáncer.

La translocación de NF-κB al núcleo está regulada tanto positiva como negativamente por varios AGPI. Mientras que el ácido araquidónico estimula la translocación de NF-κB y así tiene un efecto positivo sobre la transcripción de genes diana, el EPA inhibe la translocación de NF-κB, lo que produce una baja transcripción de genes diana. Los ácidos grasos n-3 en general disminuyen la transcripción de genes diana de NF-κB, como TNF-α, por disminución de la fosforilación de IκB-α. El mecanismo es mediado, en parte, por la inactivación de la señal de transducción de NF-κB, secundaria a la inhibición de la fosforilación de IκB-α. Así, el tratamiento de macrófagos murinos con ácidos grasos n-3 disminuye significativamente la fosforilación de IκB-α y reduce consecuentemente la capacidad de unión de NF-κB a la secuencia de consenso específica del TNF-α. De este modo, la cascada de señales de transducción de NF-κB es inhibida y la reducción de su actividad provoca la concomitante disminución de la transcripción del mRNA de TNF-α. Otro de los genes implicados es el de la ciclooxigenasa 2 (COX-2), que disminuye su actividad por la presencia de ácidos grasos n-3. Por otro lado, se ha observado que los electrófilos derivados de los ácidos grasos n-3, que son una clase de derivados oxidados de éstos ácidos grasos que pueden generarse por las especies reactivas de oxígeno (ROS, *reactive oxigen species*) y las especies reactivas de nitrógeno (RNS, *reactive nitrogen species*) sobre los lípidos celulares a través de vías enzimáticas y no enzimáticas, pueden activar el NF-κB, mediante unión covalente en la posición Cys-38 de p65 y Cys-62 de p50, dentro de su unión al dominio de DNA. Los derivados electrofílicos DHA y DPA, el 17-oxo-DHA y el 17-oxo-DPA también pueden suprimir la actividad de unión al DNA de p65 del NF-kB, aunque aún no se ha establecido el mecanismo de acción exacto. Además, la inhibición de la quinasa IKK por alquilación de Cys-179, situada en el bucle de activación del IKKβ, constituye un mecanismo alternativo a través del cual los electrófilos suprimen la ruta del NF-κB.

Algunos aldehídos derivados de la peroxidación lipídica (ADL) como el malondialdehído (MDA), el 4-hidroxi-2-nonenal (HNE) o la acroleína, son capaces de regular varias vías de señalización que activan el NF-κB, y regular así las vías de señalización iniciadas por las citoquinas, las quimioquinas y los factores de crecimiento.

El NF-κB desempeña una función muy importante en el metabolismo del colesterol y, por lo tanto, en la aterosclerosis; siendo considerado el NF-κB como un factor proaterogénico, porque está implicado en múltiples procesos patológicos durante la aterogénesis, incluyendo formación de células espumosas, la inflamación vascular, la proliferación de músculo liso en las células vasculares, en la calcificación arterial, y en la progresión de la placa. Se ha demostrado que el complejo LDL-oxidada/β2-glucoproteína/anti-β2-glucoproteína I (β2GPI/anti-β2GPI/LDL-ox) puede promover la conversión de los macrófagos en células espumosas a través de la vía TLR-4/NF-κB. En este proceso interviene también la proteína activada por mitógenos quinasa fosfatasa 5 (MKP5), que es un miembro de la familia de la fosfatasa de especificidad dual, y permite bloquear la captación de LDL-ox y la formación de células espumosas para evitar la activación de NF-κB inducida por LDL-ox. Por lo tanto, la inhibición de la señalización de NF-κB protege frente a la aterosclerosis.

Receptores análogos de *Toll*

Los TLR son receptores transmembrana que tienen repeticiones de motivos ricos en leucina (LRR) y un dominio citoplasmático *Toll*/IL-1R (TIR). En el ser humano se han identificado 11 TLR, mientras que en el ratón se han podido identificar 13.

Los TLR desempeñan un papel crucial en la detección de agentes patógenos invasores y en la inducción de la respuesta inmunitaria innata con el fin de activar los mecanismos de defensa; así como en el desarrollo de la tolerancia inmunitaria a los antígenos mediante la expresión de proteínas proinflamatorias (**cap. 29**, Sistema inmunitario: inmunidad innata y adaptativa, **tomo 1**). La mayor parte de los TLR son de superficie celular, excepto los TLR 3, 7, 8 y 9 que se localizan fundamentalmente en los endosomas. Los TLR reconocen patrones moleculares conservados en los microorganismos invasores (PAMP, *molecular patterns associated with pathogens*), entre cuyas estructuras se encuentran lípidos, hidratos de carbono, proteínas, ácidos nucleicos, productos avanzados de glicosilación y productos de degradación de la matriz extracelular. Cada TLR reconoce diferentes PAMP. Entre sus agonistas más representativos se encuentran lipopolisacáridos (LPS) de las paredes celulares de bacterias gramnegativas que son el principal PAMP y ligando natural de TLR-4. Además, los TLR-4 son activados por patrones moleculares asociados de peligro endógeno (DAMP, *danger-associated molecular patterns*) como consecuencia de una lesión e inflamación, como es el caso de la LDL oxidada y los fosfolípidos oxidados. Esta inflamación puede reclutar neutrófilos y macrófagos que favorecen la producción de citoquinas proinflamatorias y quimioquinas, principalmente el TNF-α y la IL-1. Los TLR-1 reconocen lipopéptidos y productos de los grampositivos; TLR-2 y TLR-6 tienen como principales ligandos lipopéptidos bacterianos y peptidoglicanos; RNA para TLR-3 y TLR-7, flagelina para TLR-5; ssRNA y mRNA para TLR-8; motivos ricos en CpG para TLR-9, y se ha visto que FSL-1, LPS y flagelina son ligandos para TLR-10.

La activación de los TLR y la consecuente inflamación y respuesta inmunitaria son moduladas de forma distinta por distintos tipos de lípidos *in vivo*, incluidos los ácidos grasos y el colesterol, lo que sugiere que el riesgo de desarrollar una enfermedad inflamatoria crónica y las defensas presentadas frente a la infección pueden ser modificadas por la grasa consumida en la dieta. Determinados tipos de agonistas de los TLR como los lipopéptidos (agonistas de TLR-2) contienen ácidos grasos saturados como el ácido láurico, el palmítico o el mirístico. Una vez que los TLR han sido estimulados con agonistas, reclutan moléculas adaptadoras para activar las vías de señalización. MyD88 es la molécula adaptadora más utilizada por los TLR. Ésta interacciona directamente con el dominio TIR (*Toll*/IL-1R) de los TLR. MyD88 recluta al receptor de IL-1 asociado a quinasa 4 (IRAK-4) e induce la fosforilación de IRAK-4. La fosforilación de IRAK-4 induce la fosforilación y la activación de IRAK-1. IRAK-1 se asocia al receptor del TNF, asociado a su vez al factor 6 (TRAF-6), el cual recluta a la proteína 1 de unión a TAK-1 (TAB-1, *TAK-1 binding protein-1*) y a TAB-2, que induce la activación de la quinasa 1 activada por el factor de crecimiento transformante β (TAK-1). TAK-1 activa el complejo quinasa de IκB-α/β/γ (IKK-α/β/γ) e induce la activación del factor de transcripción NF-κB. Así, la activación del complejo NF-κB da lugar a la síntesis de citoquinas proinflamatorias como IL-6, TNF-α, MCP-1, IL1-β, etc. Por otro lado, cuando los TLR son estimulados por ligandos pueden, también, actuar mediante una vía no dependiente de MyD88. Ésta vía recluta y activa proteínas como TRIF (*TIR domain-containing adapter inducing IFN-β*, adaptador que contiene un dominio *Toll*/IL-1R e induce interferón β), a lo que sigue una activación del interferón regulador del factor 3 y un aumento de IFN-1β e IFN-γ. TAK-1 también activa las quinasas p38 y JNK (quinasa N-terminal de c-Jun). Como resultado, se expresan los genes diana inflamatorios, incluyendo los de COX-2 y las citoquinas. La expresión de genes inflamatorios como COX-2 u óxido nítrico sintasa inducible (iNOS), inducida por ácidos grasos saturados, es bloqueada en mutantes dominantes negativos de TLR-4, TLR-2 o TLR-6.

Los datos acerca de los AGS indican que éstos activan dímeros de TLR-2 y TLR-4, para los cuales los ligandos afines requieren ácidos grasos acilados en sus moléculas. Los AGS inducen la activación de las vías de señalización de los TLR dependientes de MyD88 y TRIF. Un mutante dominante negativo de MyCD88 inhibe la activación de NF-κB inducida por ácidos grasos en macrófagos. Además, la activación de NF-κB inducida por ácidos grasos puede ser inhibida por un mutante dominante negativo de componentes de señalización dependientes de MyCD88, como proteína adaptadora que contiene un dominio TIR (TIRAP), IRAK-1, TRAF-6 e IKK-β.

Los AGS causan la modificación de la microbiota intestinal con una producción de LPS después de una ingesta alta en grasa, uniéndose éste al TLR-4 de forma natural. Además, se ha descrito que la endotoxemia metabólica produce un estrés oxidativo de manera que la producción de lípidos aterogénicos, LDL-ox y fosfolípidos oxidados, desencadenan una respuesta inflamatoria a través de CD36-TLR-4-TLR-6. Por otro lado, el alto consumo de AGS aumenta la lipidemia, los niveles de LDL en plasma y la formación de LDL-ox a través de modificaciones oxidativas de las LDL. El aumento de LDL está implicado en la activación de la vía inflamatoria CD14-TLR-4-MD2. Estas moléculas pueden inducir una respuesta inflamatoria a través de TLR-4 dependientes y no dependientes de MyD88 que, a su vez, promueve la expresión de factores de transcripción proinflamatorios como NF-κB, cuya función en la inducción de mediadores inflamatorios es crucial. Los AGS como el LPS comparten, por lo tanto, la misma vía de señalización para TLR-4, y promueven de este modo la expresión de factores de transcripción proinflamatorios, como el NF-κB y la COX-2. La actividad del gen *COX-2* no se ve afectada por la pérdida de la secuencia PPRE en la región promotora de COX-2 (**Fig. 11-11**).

Por otro lado, la ruta de la PI3K/Akt es una de las activadas por los AGS. Un mutante negativo dominante en Akt inhibe la activación de NF-κB indicada por AGS en células transfectadas con TLR-2/TLR-6 o TLR/MD2. La activación de NF-κB inducida por AGS y la expresión de COX-2 se pueden inhibir mediante un inhibidor de la PI3K y en mutantes dominante negativo de PI3K o Akt en macrófagos. Así, los AGS inducen una rápida y transitoria fosforilación de Akt.

En un estudio experimental llevado a cabo en ratas con una obesidad inducida mediante dieta rica en grasa saturada, y otras ratas alimentadas con una dieta isocalórica alta en AGPI (n-3/n-6), éstas mostraron un menor peso corporal, una reducción de la grasa visceral, menos resistencia a la insulina y una disminución de la expresión de TLR-4 en el músculo en comparación con las ratas alimentadas con grasa saturada y, por lo tanto, menor inflamación. En otro estudio realizado en cerdos destetados tratados con LPS, se produjo una disminución de la lesión intestinal por la administración de suplementos de aceite de pescado y una reducción de los niveles de mRNA intestinal de TLR-4, así como su señalización. Esto demuestra que los AGPI son capaces de reducir, a través de los TLR, el estado proinflamatorio. Por otro lado se ha demostrado que determinados micro-RNA (miRNA) pueden ser reguladores de la vía TLR, como es el caso del miRNA-146b. Algunos investigadores han estudiado la función del miRNA-146b en la vía de señalización de TLR-4 tanto en una situación de esteatohepatitis inducida con una dieta rica en grasa en ratones y, demostraron que inhibe IRAK-1 y TRAF-6 y, como consecuencia de ello, la inflamación. Además, observaron en ensayos *in vitro* que el ácido oleico, junto con el miRNA16b, es capaz de inhibir el IRAK-1 y TRAF-6 en células HepG2 (células de cáncer de hígado humano).

En cuanto al colesterol, se ha descrito que el aumento de las concentraciones de LDL-colesterol puede provocar la entrada y retención en la pared arterial, donde se oxidan y actúan como un ligando para los receptores de reconocimiento, como son los macrófagos y TLR. Ese aumento de la actividad de TLR induce la síntesis de citoquinas y quimioquinas, lo que desencadena un proceso inflamatorio que, cuando se combina con la absorción o formación intracelular de colesterol, pueden conducir a dominios NACHT, LRR y PYD que contienen la proteína 3 (NLPR3, *NACHT, LRR and PYD domains-containing protein 3*) y activar el inflamasoma.

Por otra parte, se ha demostrado que las formas derivadas de la LDL son los ligandos más importantes de los TLR. En definitiva, el enriquecimiento de la membrana plasmática de colesterol conlleva a la formación de TLR-4-MD2 y TLR-4-CD14, que mejora la respuesta a ligandos de TLR-4 como LPS. Por el contrario, ABCA1 (*ATP-binding cassette transporter*) y ABCG1 (*ATP-binding cassette, sub-family G*) promueven el flujo de salida de colesterol de los macrófagos e inhiben las respuestas inflamatorias de los macrófagos a través de TLR-2, TLR-3 y TLR-4. Esto podría disminuir la acumulación de colesterol en el plasma y en el sistema endosómico.

Factor nuclear 2 relacionado con el factor eritroide 2

En la homeostasis celular existe un equilibrio entre especies oxidantes y antioxidantes; el estado de estrés oxidante implica un incremento en las especies oxidantes, una disminución en las antioxidantes o una combinación de las dos anteriores. El factor nuclear 2 relacionado con el factor eritroide 2 (Nrf2, *nuclear factor E2-related factor 2*) es un factor de transcripción que regula algunos componentes del sistema antioxidante endógeno y se considera el gen maestro en la regulación de la respuesta antioxidante celular. Se ha descrito que los antioxidantes indirectos exógenos actúan a través de la inducción y la localización nuclear de Nrf2.

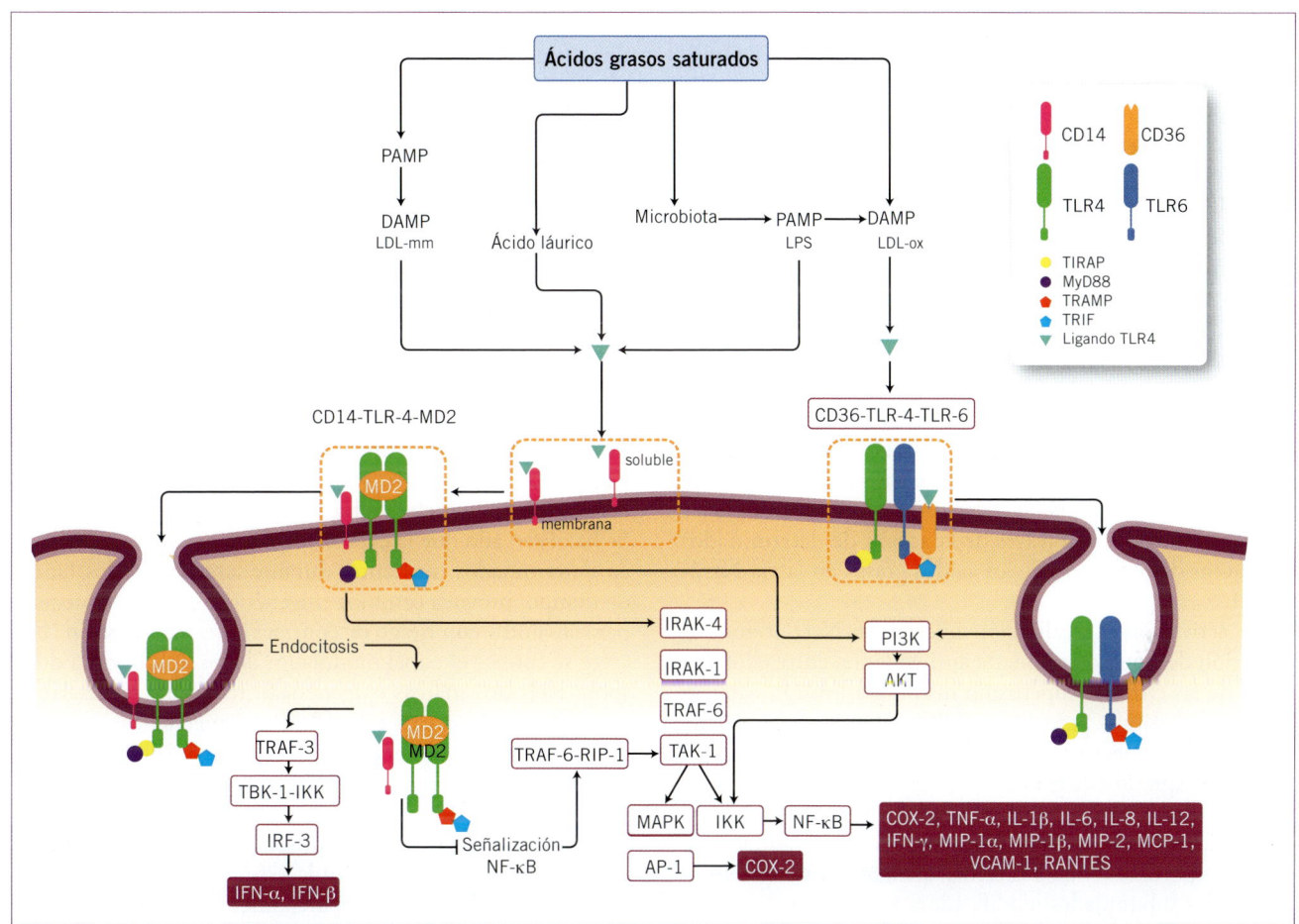

Figura 11-11. Activación de mediadores proinflamatorios por ácidos grasos saturados (AGS) a través de receptores análogos de *Toll*-4 (TLR-4). Los AGS actúan como agonistas no microbianos de TLR-4 y promueven respuestas inflamatorias por diversas vías: *a)* de forma similar al lipopolisacárido (LPS), los AGS pueden ser reconocidos por un complejo CD14-TLR-4-MD2 y desencadenar una respuesta inflamatoria; *b)* modificación de la microbiota intestinal debido a una sobreproducción de LPS tras una ingesta alta en ácidos grasos saturados; *c)* la endotoxemia metabólica conlleva un estrés oxidativo y, por lo tanto, una producción de lipoproteínas de baja densidad oxidadas (LDL-ox) y fosfolípidos oxidados que activan una respuesta inflamatoria a través de CD36-TLR-4-TLR-6; *d)* los AGS aumentan la lipidemia y la formación de LDL-ox. Éstas se encuentran involucradas en la activación de la vía de señalización CD14-TLR-4-MD2. Todas estas moléculas pueden inducir una respuesta inflamatoria a través de TLR-4, tanto dependiente como no dependiente de MyD88 que conlleva a la expresión de factores de inflamación. Akt: proteína quinasa B; COX-2: ciclooxigenasa-2; DAMP: patrones moleculares asociados de peligro endógeno; IFN: interferón; IKK: IkB quinasa; IL: interleuquina; IRAK: receptor de IL-1 asociado a quinasa; IRF: factor regulador de interferón 1; LDL: lipoproteína de baja densidad; MAPK: proteína quinasa activada por mitógeno; MCP: proteína quimiotáctica de monocitos; MD2: proteína asociada a receptor tipo *Toll*, antígeno de linfocitos 96; MIP: proteína inflamatoria de macrófagos; MyD88: proteína de respuesta de diferenciación primaria mieloide 88; NF-κB: factor nuclear κ de los linfocitos B; PAMP: patrones moleculares asociados a patógenos; RANTES: CCL5, C-C quimiocina receptora de tipo 5; RIP: proteína quinasa serina/treonina quinasa 2 de interacción con receptor; TAK: quinasa 1 activada por el factor de crecimiento transformante; TBK: quinasa serina/treonina de unión a TANK; TIRAP: proteína adaptadora del receptor tipo *Toll*; TNF-α: factor de necrosis tumoral α; TRAMP: receptor de mediador de apoptosis; TRIF: dominio inductor del interferón B.

El Nrf2 es un factor de transcripción que se activa en respuesta a cambios en el estado redox celular. El Nrf2 se sintetiza de manera constitutiva en la célula, no obstante, su actividad se encuentra estrictamente regulada, principalmente por la proteína análoga de Kelch asociada a ECH (Keap1) y por la proteína con repeticiones de β-transducina (β-TrCP). Keap1 y β-TrCP inducen la degradación de Nrf2 por la vía de ubiquitinación y reconocimiento del proteasoma. En esta vía, un complejo de proteasas desdobla y degrada selectivamente las proteínas diana; la proteína modificadora ubiquitina (UBQ) favorece esta selectividad, la cual se une a las proteínas, permitiendo así que el proteasoma las reconozca. El proceso de ubiquitinación requiere de la participación de las enzimas E1, E2 y E3. El proceso comienza cuando la

UBQ se activa y transfiere a la enzima E1, el complejo E1-UBQ interacciona con la enzima E2 para que E1 transfiera y ligue a la UBQ con E2. El complejo E2-UBQ interacciona con el complejo E3-proteína diana para ligar a la UBQ con la proteína diana. Keap1 es una proteína adaptadora que favorece la unión de Nrf2 con la enzima E3 mediante la unión a la proteína Cullin-3 (Cul3), mientras que β-TrCP es un adaptador que une al Nrf2 con la enzima E3 mediante la interacción de la proteína Cul1; de esta manera, la unión de Nrf2 con Keap1 y β-TrCP disminuye la expresión y actividad de Nrf2.

Keap1 se considera un sensor del estrés oxidante, ya que las moléculas oxidantes inducen cambios conformacionales en Keap1, lo que permite su disociación de Nrf2; esto favorece la localización nuclear de este último y la transcripción de genes de respuesta antioxidante, mientras que β-TrCP responde a factores de crecimiento. Sin embargo, las moléculas antioxidantes, además de inducir cambios en Keap1, también modifican otras moléculas sensibles a cambios en el estado redox celular como la fosfatasa homóloga de tensina (PTEN). Los cambios conformacionales de PTEN llevan a la inhibición de la quinasa de la glucógeno sintasa 3 (GSK-3), la cual fosforila a Nrf2 para crear un motivo de reconocimiento a β-TrCP. De esta manera, en condiciones de estrés, se activa el Nrf2.

Estudios de investigación han demostrado cómo los productos de oxidación del ácido linoleico, del EPA y del DHA pueden reaccionar con Keap1, mientras que los ácidos grasos originales sin oxidar no pueden unirse. De esta manera, hoy en día se reconoce el efecto de los AGPI de la dieta sobre la expresión de genes relacionados con el sistema de defensa antioxidante a través de la acción de determinados productos de oxidación de los ácidos grasos en la vía Nrf2-Keap1.

La activación y localización nuclear de Nrf2 induce la expresión de genes de respuesta antioxidante, entre ellos, los genes de las enzimas superóxido dismutasa (SOD), catalasa (CAT) y glutatión peroxidasa (GPX), que se encargan de eliminar a las especies reactivas del oxígeno. Asimismo, Nrf2 induce la expresión de genes relacionados con la homeostasis del glutatión (GSH), ya que induce la expresión de la subunidad xCT del sistema transportador de cisteína/glutamato, el cual importa cisteínas a la célula; además, induce la expresión de las subunidades modificadora y catalítica de la glutamato-cisteína ligasa (GCLM y GCLC, respectivamente), las cuales participan en la síntesis de GSH. Además, Nrf2 induce la expresión de enzimas generadoras de NADPH, cofactor de las enzimas antioxidantes aldo-ceto reductasa (AKR), NADPH/quinona oxidorreductasa (NQO) 1, tiorredoxina reductasa (TR) 1 y glutatión reductasa (GR). Las enzimas generadoras de NADPH cuya expresión se induce por Nrf2 son la glucosa-6-fosfato deshidrogenasa (G6PD), 6-fosfogluconato deshidrogenasa (PGD), isocitrato deshidrogenasa (ID) 1 y enzima málica (ME) 1. De esta manera, Nrf2 desempeña un papel preponderante en la respuesta antioxidante celular.

Por último, cabe destacar que la acción de Nrf2 también aumenta la expresión de genes necesarios para la oxidación de los ácidos grasos, mientras que inhibe la expresión de aquellos responsables de la síntesis de ácidos grasos. Según esto, se ha demostrado el desarrollo de esteatosis hepática en ratones Nrf2$^{-/-}$, lo que pone de manifiesto el importante papel que desempeña este factor de transcripción en el metabolismo lipídico. Sin embargo, no está claro su efecto sobre la expresión de *PPAR-γ*, cuya acción se ha explicado en apartados anteriores; algunos autores defienden la inhibición de la expresión de PPAR-γ por acción de Nrf2, mientras que otros observan que, tras un ayuno prolongado, Nrf2 puede ser un factor de transcripción de *PPAR-γ*, en este caso como posible consecuencia de la producción de especies reactivas de oxígeno resultantes de una mayor β-oxidación de los ácidos grasos, lo que aumentaría la estabilidad del propio Nrf2. Por consiguiente, aunque se admite que Nrf2 ejerce una importante función en el control del metabolismo lipídico, se requieren más estudios para clarificar los mecanismos.

MODULACIÓN DE LA EXPRESIÓN GÉNICA MEDIADA POR MECANISMOS EPIGENÉTICOS

La epigenética se puede definir como la herencia de la actividad del DNA que no depende de la secuencia *per se*, sino de las modificaciones químicas del DNA y de las proteínas reguladoras adyacentes. Las marcas epigenéticas más conocidas son la adición de un grupo metilo al DNA en la citosina del dinucleótido CpG y la modificación de las proteínas denominadas histonas, aunque actualmente se conocen muchos más tipos de modificaciones epigenéticas. Los cambios epigenéticos presentan una gran plasticidad y responden a las señales ambientales, especialmente a la dieta. Se ha observado que la exposición a dietas ricas o deficientes en determinados nutrientes durante largos períodos (años) de tiempo, provoca cambios epigenéticos con consecuencias para la salud y con riesgo de contraer enfermedades. En concreto se conoce el papel modulador de los lípidos de la dieta sobre estas dos marcas epigenéticas, tema que se desarrolla más adelante en el **capítulo 18** (Nutriepigenética).

Otra marca epigenética, hoy en día reconocida, es la mediada por acción de los RNA no codificantes, como los miRNA, RNA de interferencia, los RNA no codificantes de cadena larga, los RNA antisentido, entre otros. Estos RNA no codificantes regulan la expresión génica postranscripcional mediante su emparejamiento con la región no traducible 3' del mRNA (3'UTR). Por ejemplo, el miR-33 y el miR-122 controlan el metabolismo de los triacilgliceroles y la biosíntesis del colesterol en el hígado de ratón, e indican que su desregulación está asociada directamente al desarrollo de enfermedades metabólicas, como la obesidad y el síndrome metabólico. También es conocida la implicación de los RNA no codificantes de cadena larga (lncRNA) en la plasticidad del tejido adiposo y en la regulación de la adipogénesis.

En los últimos años se han descrito numerosos efectos de los lípidos de la dieta sobre los RNA no codificantes. Así por ejemplo, se ha podido demostrar el primer caso de una variante genética que genera un lugar de unión para un miRNA que influye en los rasgos relacionados con la obesidad mediante una interacción gen-dieta modulada por AGPI tipo n-3. Se ha demostrado una interacción significativa entre el polimorfismo rs8887 para el alelo menor A del gen de la perilipina 4 *(PLIN4)*, la ingestión de AGPI tipo n-3 y las medidas antropométricas. La PLIN4 es una proteína de la familia PAT con gran afinidad para las gotas de almacenamiento de lípidos, las cuales influyen en el riesgo de desarrollar enfermedades metabólicas. Además, los autores demostraron que, desde el punto de vista estructural, la presencia del alelo A en la región 3'UTR del gen *PLIN4* creaba un elemento de reconocimiento (MRE) para el miR-522, no siendo así en el caso del alelo G. Los datos proporcionados por este estudio muestran que una elevada ingesta de AGPI n-3 para los portadores del alelo A podría provocar una disminución antropométrica con respecto a los no portadores, específicamente comparados con los homocigotos para el alelo G, ya que en ellos no se daría interacción entre el miRNA y la región 3'UTR del gen *PLIN4*. En otro trabajo se ha podido contrarrestar los efectos dislipidémicos de dos miRNA al suplementar la dieta de ratas obesas de cafetería con proantocianidinas y DHA. Los autores comprobaron que la dieta de cafetería incrementaba los niveles de miR-122 y miR-33a hepáticos. En cambio, en las ratas suplementadas con DHA, los niveles de ambos miRNA revertieron, con aún mayor reducción en aquellas suplementadas con ambos compuestos (proantocianidinas y DHA). Respecto al perfil lipídico, el tratamiento crónico con proantocianidinas normalizó las concentraciones plasmáticas de triacilgliceroles y LDL, además de reducir el nivel total de lípidos y de triacilgliceroles en el hígado. Por el contrario, las ratas obesas suplementadas con DHA normalizaron las concentraciones plasmáticas de colesterol total y LDL-colesterol, sin que se viera afectado el contenido lipídico en el hígado. Estos dos estudios son un claro ejemplo para seguir por parte de futuras investigaciones y así conseguir elucidar nuevos mecanismos de acción de la grasa mediados a través de la acción de RNA no codificantes.

PUNTOS CLAVE

- Los lípidos de la dieta son macronutrientes indispensables para el crecimiento y el desarrollo de los mamíferos. Además de su función energética y de su función en la composición de las membranas, los ácidos grasos, tanto saturados como poliinsaturados, el colesterol y otros esteroles, así como varios eicosanoides o derivados oxidados de estos últimos, modulan la expresión de numerosos genes involucrados en la oxidación de los propios ácidos grasos en el hígado, el músculo y el tejido adiposo, la síntesis de colesterol y de ácidos biliares, la proliferación y la diferenciación de los adipocitos, la respuesta inmunitaria, la defensa antioxidante y la angiogénesis.

- En las células de los mamíferos, estos lípidos pueden: *a)* inducir una cascada de sucesos que provocan una modificación covalente de un factor de transcripción, alterando la capacidad de transactivación; *b)* unirse directamente y activar un factor de transcripción; *c)* influir sobre la tasa de transcripción de un factor de transcripción y sobre su síntesis, y *d)* modificar la estabilidad del mRNA, tanto de factores de transcripción como de otros genes diana. Se han identificado al menos siete grandes familias de factores de transcripción específicos en los mamíferos, que responden a los lípidos de la dieta: receptores activados por proliferadores de peroxisomas (PPAR), PPAR-α, PPAR-β, PPAR-δ y PPAR-γ, tres variantes de las proteínas de unión al elemento de respuesta a los esteroles (SREBP), denominadas SREBP-1a, SREBP-1c y SREBP-2, el factor nuclear 4 de los hepatocitos (HNF-4), los receptores hepáticos X (LXR) LXR-α y LXR-β, la proteína de unión al elemento de respuesta a hidratos de carbono (ChREBP), el factor nuclear kappa de linfocitos B (NF-κB), los receptores análogos de *Toll* (TLR, *Toll-like receptors*) y el factor nuclear 2 relacionado al factor eritroide 2 (Nrf2).

- Los efectos de los ácidos grasos están mediados, bien directamente por su unión específica a varios receptores nucleares (PPAR, LXR, HNF-4α) y producen cambios en la activación *trans* de esos factores de transcripción, o bien indirectamente por cambios en la abundancia o estabilidad de factores reguladores de la transcripción (SREBP-1c, ChREBP, Nrf2 etc.). Por otra parte, los factores de transcripción sensibles a ácidos grasos se unen a una secuencia de reconocimiento o elemento de respuesta a ácidos grasos en el promotor de una región de un gen diana, como monómeros, como homodímeros o como heterodímeros, con otros factores de transcripción, por ejemplo, los receptores del retinol (RXR).

BIBLIOGRAFÍA

BOUGARNE N, WEYERS B, DESMET SJ, DECKERS J, RAY DW, STAELS B, DE BOSSCHER K. Molecular actions of PPARα in lipid metabolism and inflammation. Endocr Rev 2018; 39: 760-802.
Revisión bibliográfica sobre el mecanismo de acción de los receptores activados por proliferadores de los peroxisomas alfa (PPAR-α) y su interés clínico como diana terapéutica en diversos trastornos metabólicos.

CALKIN AC, TONTONOZ P. Transcriptional integration of metabolism by the nuclear sterol-activated receptors LXR and FXR. Nat Rev Mol Cell Biol 2012; 13: 213-24.
Revisión en la que se recoge la evidencia en cuanto a la función de LXR y FXR en la regulación del metabolismo del colesterol, ácidos grasos y glucosa.

GEORGIADI A, KERSTEN S. Mechanisms of gene regulation by fatty acids. Adv Nutr 2012; 3: 127-34.
Revisión que recoge el papel de los ácidos grasos como reguladores de la transcripción génica a través de los factores de transcripción PPAR, SREBP, receptores nucleares, Nrf2, TLR-4 y receptores acoplados a proteínas G.

GRYGIEL-GÓRNIAK B. Peroxisome proliferator-activated receptors and their ligands: nutritional and clinical implications–a review. Nutr J 2014; 13: 17.
Revisión sobre los principales ligandos naturales del los PPAR como son los ácidos grasos esenciales, los eicosanoides, ácido fitá-

nico y palmitoiletanolamida. Además, se describen los principales ligandos sintéticos que se utilizan ampliamente en el tratamiento de las dislipidemias o en la diabetes mellitus.

JALIL A, BOURGEOIS T, MÉNÉGAUT L, LAGROST L, THOMAS C, MASSON D. Revisiting the role of LXRs in PUFA metabolism and phospholipid homeostasis. Int J Mol Sci 2019; 20: 3787.
Revisión en la que se recoge una actualización de la evidencia en cuanto a la función de LXR en la regulación del metabolismo de los ácidos grasos poliinsaturados y la homeostasis de los fosfolípidos.

JIALAL I, KAUR H, DEVARAJ S. Toll-like receptor status in obesity and metabolic syndrome: a translational perspective. J Clin Endocrinol Metab 2014; 99: 39-48.
Revisión de la evidencia científica sobre la función de TLR en la inflamación, tanto en la obesidad como en el síndrome metabólico, y en enfermedades asociadas como diabetes y cardiovasculares.

MONTAIGNE D, BUTRUILLE L, STAELS B. PPAR control of metabolism and cardiovascular functions. Nat Rev Cardiol 2021; 18: 809-23.
Revisión sobre el control metabólico de los PPAR y sus principales ligandos naturales. Además, se describen los principales sintéticos que se utilizan ampliamente en el tratamiento de la enfermedad cardiovascular y metabólica.

NAKAGAWA Y, SHIMANO H. CREBH regulates systemic glucose and lipid metabolism. Int J Mol Sci 2018; 19: 1396.
Revisión muy completa sobre el papel de CREBH o CREB3L3 en el control metabólico de la glucosa y los lípidos. Además, incluye

su interacción con otros factores de transcripción como el LXR y el PPAR-α.

Rocha DM, Caldas AP, Oliveira LL, Bressan J, Hermsdorff HH. **Saturated fatty acids trigger TLR4-mediated inflammatory response. Atherosclerosis 2016; 244: 211-5.**
Revisión que describe el papel de los ácidos grasos saturados como agonistas de los receptores análogos de *Toll* 4 (TLR-4) y su efecto en la inflamación. Además, los posibles mecanismos de acción por los cuáles los ácidos grasos saturados podrían modular la respuesta inflamatoria mediante TLR-4 están ampliamente desarrollados.

Rottiers V, Näär AM. **MicroRNAs in metabolism and metabolic disorders. Nat Rev Mol Cell Biol 2012; 13: 239-50.**
Artículo de revisión bibliográfica con figuras muy didácticas que explica perfectamente bien el papel de algunos miRNA sobre los propios factores de transcripción, así como en el metabolismo en general, y en especial sobre el metabolismo lipídico.

Sallam T, Jones MC, Gilliland T, Zhang L, Wu X, Eskin A y cols. **Feedback modulation of cholesterol metabolism by the lipid-responsive non-coding RNA LeXis. Nature 2016; 534: 124-8.**
Manuscrito que describe la función del RNA de cadena larga no codificante LeXis sobre la regulación del metabolismo del colesterol a través de LXR.

Tebay LE, Robertson H, Durant ST, Vitale SR, Penning TM, Dinkova-Kostova AT, Hayes JD. **Mechanisms of activation of the transcription factor Nrf2 by redox stressors, nutrient cues, and energy status and the pathways through which it attenuates degenerative disease. Free Radic Biol Med 2015; 88: 108-46.**
Revisión exhaustiva sobre los mecanismos de acción del Nrf2 y su función en el sistema de defensa antioxidante, así como los genes sobre los que actúa modificando la expresión.

Wang B, Tontonoz P. **Liver X receptors in lipid signalling and membrane homeostasis. Nat Rev Endocrinol 2018; 14: 452-63.**
Revisión del papel de LXR en el metabolismo lipídico.

Xu X, So JS, Park JG, Lee AH. **Transcriptional control of hepatic lipid metabolism by SREBP and ChREBP. Semin Liver Dis 2013; 33: 301-11.**
Excelente revisión que describe los mecanismos moleculares de la regulación transcripcional mediada por SREBP relativa a la lipogénesis en hígado.

Yang Z, Roth K, Agarwal M, Liu W, Petriello MC. **The transcription factors CREBH, PPARα, and FOXO1 as critical hepatic mediators of diet-induced metabolic dysregulation. J Nutr Biochem 2021; 95: 108633.**
Revisión reciente en la que se describen la activación, la regulación y el impacto de los factores de transcripción CREBH, PPAR-α, and FOXO1 en el contexto de la homeostasis metabólica.

Yu XH, Zheng XL, Tang CK. **Nuclear factor-κB activation as a pathological mechanism of lipid metabolism and atherosclerosis. Adv Clin Chem 2015; 70: 1-30.**
Revisión que describe uno de los reguladores más importantes en la inflamación: el factor de transcripción nuclear NF-κB, que es activado por diferentes estímulos. Se describen los procesos de activación e inhibición de la señalización de NF-κB en el proceso de aterosclerosis, así como su papel en el metabolismo lipídico.

Zeng F, Zheng J, Shen L, Herrera-Balandrano DD, Huang W, Sui Z. **Physiological mechanisms of TLR4 in glucolipid metabolism regulation: potential use in metabolic syndrome prevention. Nutr Metab Cardiovasc Dis 2023; 33: 38-46.**
Revisión sobre los mecanismos fisiológicos de TLR4 en la regulación del metabolismo lipídico y de la glucosa.

Regulación de la expresión génica mediada por compuestos nitrogenados

12

C. Gómez Llorente y Á. Gil Hernández

OBJETIVOS

- Explicar los fundamentos de la modulación de la expresión génica mediada por los compuestos nitrogenados de la dieta.
- Identificar los principales genes cuya expresión es modulada por los aminoácidos.
- Conocer los mecanismos transcripcionales por los que los aminoácidos regulan la expresión génica.
- Comprender las vías de señalización y los mecanismos implicados en la modulación de la expresión génica por los aminoácidos.
- Entender las bases moleculares por las que los diferentes aminoácidos regulan la expresión génica.
- Conocer las principales vías de modulación de la expresión génica mediada por aminoácidos.
- Identificar las principales acciones reguladoras de la expresión génica de otros compuestos nitrogenados de la dieta, en particular poliaminas y nucleótidos.

CONTENIDO

- Introducción
- Control de la expresión génica mediada por aminoácidos
- Control de la expresión génica y efectos metabólicos mediados por leucina
- Control de la expresión génica y efectos metabólicos mediados por glutamina
- Control de la expresión génica y efectos metabólicos mediados por metionina
- Regulación de la expresión génica mediada por compuestos nitrogenados no proteicos

INTRODUCCIÓN

Los aminoácidos son los pilares sobre los que se construyen las proteínas y los sustratos esenciales para la síntesis de compuestos de bajo peso molecular, como glutatión y otros péptidos activos, óxido nítrico (NO) y poliaminas, que tienen una gran importancia biológica. Pero, además, en los mamíferos los aminoácidos son capaces de regular la expresión génica a través del control del inicio de la traducción y de modificaciones postraduccionales, y a través de la modulación de la cromatina mediante procesos epigenéticos. Aunque los mecanismos de control de la expresión génica mediada por la disponibilidad de los aminoácidos han sido ampliamente estudiados en bacterias y en eucariotas inferiores, como las levaduras, en los mamíferos y, en particular, en el hombre, sólo en la última década se ha empezado a tener conocimientos de cómo la disponibilidad celular de los aminoácidos regula la expresión génica y los acontecimientos metabólicos asociados.

En las bacterias y las levaduras, la depleción de un solo aminoácido en el medio de cultivo conduce al aumento de la transcripción de genes que codifican para las enzimas de la correspondiente vía biosintética. En las levaduras, además del control específico de genes involucrados en la síntesis de aminoácidos, existe un mecanismo de control general del metabolismo nitrogenado (GCN, *general control process of nitrogen*) que implica a más de 30 genes en nueve vías biosintéticas diferentes.

En los mamíferos, algunos experimentos *in vitro* han demostrado que, en determinadas condiciones, como la privación de aminoácidos, la expresión de genes concretos cambia por activación de factores de transcripción específicos que interaccionan con secuencias reguladoras concretas. En los últimos años se han obtenido numerosas evidencias de cómo los aminoácidos, regulan los procesos de la transcripción y del inicio de la traducción, respectivamente, en los seres superiores, incluido el hombre.

El presente capítulo trata de resumir los principales mecanismos a través de los cuales los aminoácidos son capaces de regular la expresión génica, principalmente en los mamíferos. Para ello, en primer lugar se describen de forma general los mecanismos y los factores de transcripción implicados, para luego particularizar los efectos de los principales aminoácidos, como glutamina, leucina y metionina. Igualmente, se describen los mecanismos de regulación de la expresión por otros compuestos nitrogenados, como las poliaminas y los nucleótidos.

CONTROL DE LA EXPRESIÓN GÉNICA MEDIADA POR AMINOÁCIDOS

Generalidades

Los mamíferos han desarrollado un amplio rango de mecanismos adaptivos para detectar y responder ante las fluctuaciones de los nutrientes. La privación de aminoácidos activa la respuesta a aminoácidos, que comprende múltiples rutas de transducción de señales. Dicha activación regula la expresión de genes tanto a nivel de la estructura de la cromatina como del inicio de la transcripción. La heterogeneidad de los factores implicados sugiere la existencia de múltiples respuestas a aminoácidos que dependen del aminoácido concreto, del tipo celular considerado y de la configuración del gen promotor. La **figura 12-1** resume algunos de los diferentes genes cuya transcripción está regulada por aminoácidos, con los factores de transcripción implicados y sus correspondientes efectos fisiológicos. La complejidad de la regulación de la expresión génica mediada por aminoácidos aumenta por el hecho de que muchos de los genes diana codifican factores de transcripción que, a su vez, actúan dirigiendo la transcripción de varios genes subordinados. Estudios con los genes de la asparagina sintasa (ASNS) y de las

proteínas homólogas de C/EBP (CHOP, *C/EBP homologous protein*) que codifica una proteína nuclear relacionada con la familia de los factores de transcripción C/EBP –proteínas de unión a intensificadores CCAAT (*CCAAT/enhancer binding protein*)– la cual forma dímeros con otros miembros de su familia y que está involucrada en la apoptosis celular, han permitido la caracterización de las secuencias específicas de respuesta a aminoácidos en sus promotores, denominados elementos de respuesta a aminoácidos (AARE) y elementos de respuesta sensibles a nutrientes (NSRE), especialmente glucosa. Aunque se ha realizado un progreso considerable en la comprensión de los mecanismos de control de la expresión génica dependientes de aminoácidos, aún quedan numerosas cuestionas por resolver.

Generalmente, un estado de desnutrición o una pobre asimilación de aminoácidos se asocian con un amplio rango de enfermedades, en las que la modulación de la expresión génica se ha reconocido como un componente. Por ejemplo, en individuos con una deficiencia proteica se ha descrito una disminución de la expresión del factor de crecimiento análogo de la insulina tipo 1 (IGF-1), que, junto con otros genes, puede contribuir a la morbilidad en adultos y disminuir el crecimiento en niños desnutridos. En adultos sanos, el consumo de una dieta baja en proteínas disminuye la expresión de IGF-1 y aumenta la expresión de la proteína 1 de unión al IGF (IGFBP1). Una dieta deficiente en proteínas, no sólo tiene efectos inmediatos en la expresión de determinados genes, sino que también tiene efectos a largo plazo a través de mecanismos epigenéticos. De hecho, una restricción proteica o de aminoácidos durante el desarrollo fetal (útero) causa cambios de metilación del DNA hepático fetal y cam-

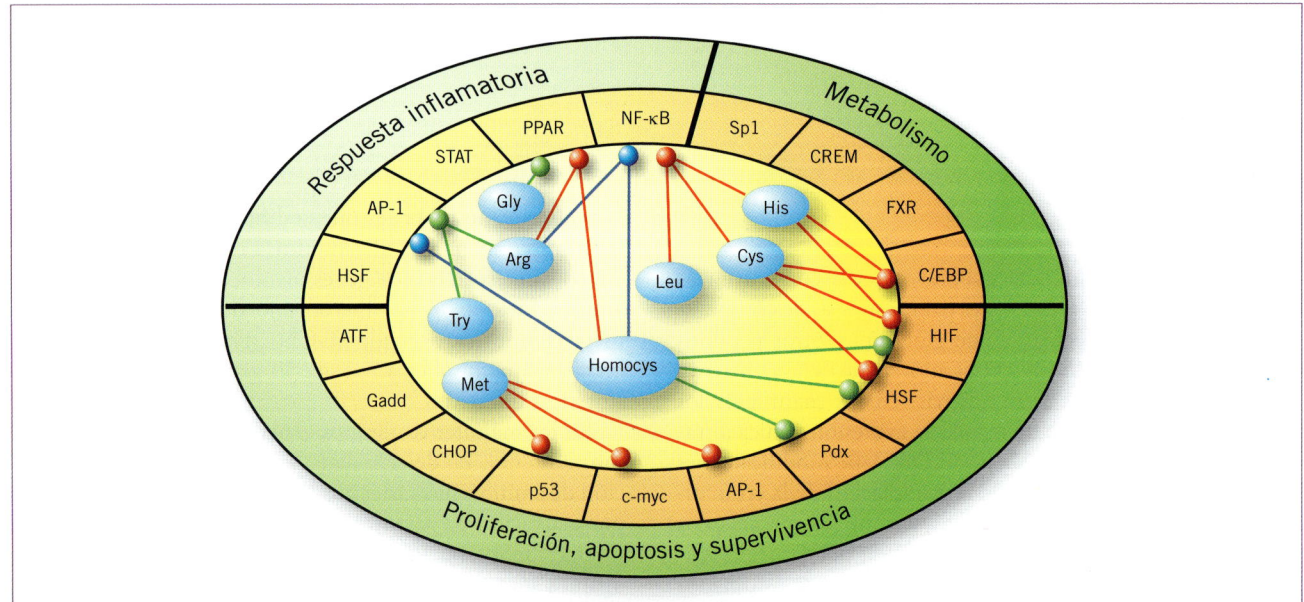

Figura 12-1. Factores de transcripción regulados por aminoácidos (glutamina no incluida). En el centro del óvalo están representados los aminoácidos, en la parte periférica central los factores de transcripción involucrados y en la parte periférica más externa los procesos fisiológicos y fisiopatológicos. AP-1: proteína activadora 1; ATF: factor activador de la transcripción; C/EBP: proteína de unión a regiones CCAAT; CHOP: proteína de unión homóloga de C/EBP; *c-myc*: oncogén *myc*; CREM: modulador del elemento de respuesta a cAMP; FXR: receptor farnesoide X; HIF: factor de transcripción inducible por hipoxia; HSF: factor de transcripción de proteínas de choque térmico; Gadd: factor inducible por daño del DNA y de la parada celular; NF-κB: factor nuclear kappa de los linfocitos B; Pdx-1: proteína homeobox pancreática y duodenal; PPAR: receptor activado por proliferadores de los peroxisomas; p53: proteína de 53 kDa; Sp1: factor de transcripción *trans* Sp1; STAT: transductores de señales y activadores de la transcripción.

bios en la regulación génica, que posiblemente conduzcan al desarrollo de síndrome metabólico durante la edad adulta (**cap. 24**, Bases moleculares de la programación metabólica fetal). Además, en ratas alimentadas con gluten de trigo, que es deficiente en lisina y treonina, se produce una inducción de genes involucrados en la biosíntesis del colesterol. Del mismo modo, en estudios realizados en animales a los que se les dio una dieta carente en metionina o en leucina, se produjo una rápida pérdida de peso, adiposidad y deterioro de la salud. Estos resultados indican que los aminoácidos son capaces de regular diferentes rutas metabólicas. En diversos tipos celulares, incluidas las fibras musculares y las células mamarias, se han descrito, al menos, dos moléculas capaces de dar respuesta a las variaciones de concentración de aminoácidos:

- La quinasa 2 de control general no desrepresora (GCN-2), que regula el inicio de la transcripción en las células en ausencia o privadas de aminoácidos, al detectar los RNA de transferencia (tRNA) no cargados.
- La proteína quinasa diana de la rapamicina de mamíferos (mTOR, *mammalian target of rapamycin*), que funciona para confirmar la existencia de un nivel adecuado de aminoácidos para mantener la síntesis proteica y el crecimiento celular (v. más adelante) (**Fig. 12-2**).

Las quinasas GCN-2 y mTOR se encuentran altamente conservadas y cumplen un papel principal en el control de la transcripción y la traducción. A continuación, se describen los principales factores de transcripción y genes cuya expresión es modificada por los aminoácidos. En la **tabla 12-1** puede observarse la diversidad de mecanismos por los que los aminoácidos modulan la expresión génica, existiendo efectos estimuladores e inhibidores. Además de GCN-2 y del complejo mTORC-1, se ha descrito que tanto la concentración de aminoácidos como de péptidos puede estar determinada por transportadores o receptores específicos localizados en las membranas celulares. En este sentido, el receptor que determina la concentración de calcio (CaSR) y contribuye a la liberación del péptido análogo del glucagón tipo 1 (GLP-1) por las células enteroendocrinas L tiene un papel importante en la determinación de la concentración de aminoácidos, principalmente aromáticos, aunque también detecta los cambios en la concentración de aminoácidos alifáticos y polares, como alanina. Del mismo modo, el receptor acoplado a proteínas G 142 (GPR142) y el receptor de la familia C subtipo 6A (GPRC6A) son capaces de detectar las concentraciones de aminoácidos, en especial triptófano, en el caso de GPR142, y arginina y lisina, en el caso de GPRC6A. También se ha descrito que el receptor umami, expresado por las células gástricas A y las células I en el intestino delgado, es activado por glutamato. Sin embargo, las funciones de estos sensores de aminoácidos necesitan más investigación para conocer en profundidad su importancia y sus mecanismos de acción. Es interesante destacar que dos aminoácidos, homocisteína y arginina, pueden inhibir o estimular la expresión del factor de transcripción nuclear de los linfocitos B (NF-κB), en función de las condiciones fisiológicas y de los tipos celulares estudiados.

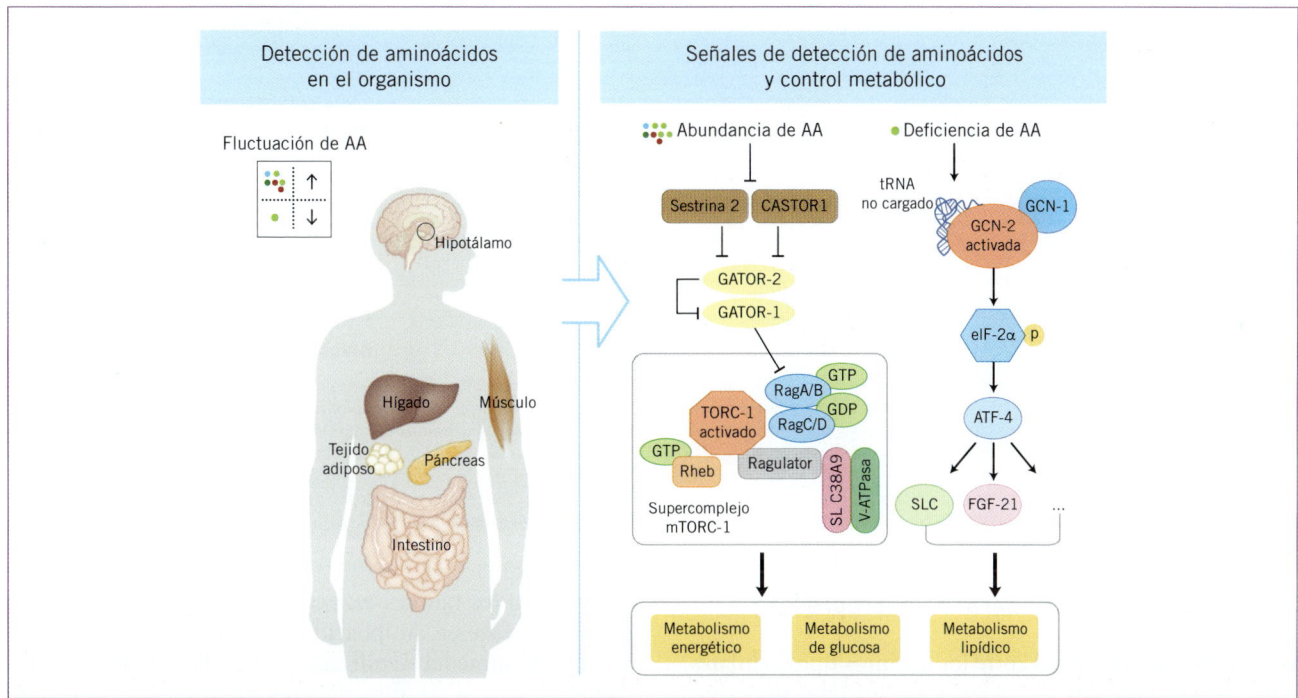

Figura 12-2. Transducción de señales en respuesta a la fluctuación de la concentración intracelular de aminoácidos (AA). Las rutas activadas por abundancia de aminoácidos, determinada por Sestrina 2 y Castor1, conducen a la activación del complejo mTORC-1 y dan lugar a modificaciones en el metabolismo glucídico, lipídico y proteico. Las rutas activas por escasez de aminoácidos, a través de la quinasa 2 de control general no desrepresora (GCN-2)-factor de iniciación de la traducción 2 de eucariotas alfa (eIF-2α)-factor activador de la transcripción 4 (ATF-4), alteran también el metabolismo energético, glucídico, lipídico y proteico celular. FGF-21: factor de crecimiento de fibroblastos 21; SLC: proteínas transportadoras de solutos (Modificado de Hu y Guo, Endocr Re, 2021; 42: 56-76).

Tabla 12-1. Factores de transcripción implicados en la acción de los aminoácidos sobre la expresión génica

Manipulación de aminoácidos	Factores implicados	Modelo experimental
Efecto inhibidor		
Privación de aminoácidos	+Estabilización mRNA c-myc	Hepatocitos de rata cultivados
Restricción de proteína dietética	+Unión de HNF-3, HNF-1, C/EBP y Sp1 y del mRNA de HNF-1	Hígado de rata *in vivo*
Privación de Leu + Ile + Cys + Trp	+mRNA y proteína de CHOP	Fibroblastos de ratón
Dieta exenta de proteína	+mRNA de HNF, bbld2 y FoxO4	Hígado de rata *in vivo*
Privación de metionina	+mRNA de c-jun, c-myc y jun-B	Células CHO
Adición de metionina	−mRNA y proteína de p53	Células humanas de cáncer de mama
Adición de homocisteína	−Unión de NF-kB −Unión de AP-1 −mRNA y proteína de PPAR-α y PPAR-γ	HUVEC estimuladas por TNF Células NIH/3T3 Monocitos humanos
Privación de leucina	+Unión de NF-κB	Fibroblastos de embrión de ratón
Privación de histidina	+ Estabilización del mRNA de ATF-3	Células HepG2
Adición de histidina	−Activación de NF-κB	Células Caco-2 con TNF
Privación de arginina	+Unión de NF-κB	Queratinocitos de ratón
Adición de arginina	−Unión de PPAR-γ	Yeyuno de rata postisquémico
Adición de Leu o Ile o Val	−mRNA de SREBP-2	Línea celular intestinal humana
Privación de cisteína	+mRNA de ATF-3, C/EBP-β, C/EBP-γ, FoxO3A y Gadd45	Células de hepatoma humano
Efecto estimulador		
Restricción de proteína dietética	−Unión de HNF-4 y NF-1	Hígado de rata *in vivo*
Adición de mezcla de aminoácidos	+STAT-3 fosforilado	Corazón perfundido de rata
Adición de triptófano	+Unión de AP-1	Fibroblastos humanos
Adición de homocisteína	+mRNA de CHOP, Gadd45, AF-4, Id-1, SREBP e YY1A + mRNA de c-Fos +Proteína de ATF-4 +mRNA de ATF-4 +Unión de NF-κB +Quinasas de IκB activadas +Unión de NF-κB +Unión de CREB +Unión de AP-1	HUVEC Macrófagos murinos Línea celular de retina humana HUVEC Células musculares aórticas de rata Células humanas VSMC Células de rata VSMC HUVEC Células mesangiales de riñón de rata Células endoteliales humanas Células HepG2 Hepatocitos de rata
Adición de arginina	+Unión de AP-1 (c-jun) +Proteína de NF-κB	Yeyuno de rata *in vivo* Páncreas de rata diabética
Adición de glicina	+mRNA de PPAR-γ	Adipocitos de ratón

AF-4: factor de transcripción AF-4; AP-1: proteína activadora 1; ATF: factor activador de la transcripción; C/EBP: proteína de unión a regiones CCAAT; CHOP: proteína homóloga de CEBP; c-jun: factor de transcripción de unión al oncogén Jun; c-myc: oncogén myc; CREB: proteína de unión a CRE (elemento de respuesta a AMP cíclico); FoxO4: factor de transcripción *Forkhead*; Gadd: factor inducible por daño del DNA y de la parada celular; HNF: factor nuclear de los hepatocitos; HUVEC: células humanas de cordón umbilical; Id1: inhibidor de unión al DNA 1; Id2: inhibidor de unión al DNA 2; IkB: inhibidor del NF-kB; NF-kB: factor nuclear kappa de los linfocitos B; NF-1: neurofibromatosis 1; PPAR: receptor activado por proliferadores de los peroxisomas; p53: proteína de 53 kDa; Sp1: factor de transcripción trans Sp1; SREBP: proteína de unión a elementos de respuesta regulados por esteroles; STAT: transductor de señales y activador de la transcripción; TNF: factor de necrosis tumoral; VSMC: células musculares lisas de los vasos; YY1: factor de transcripción YY1.

Quinasa 2 de control general no desrepresora

Si bien existen diferencias entre los distintos tipos celulares, la ruta dirigida por GCN-2 parece estar ubicuamente expresada y regulada en todos los tejidos. Es una enzima que se ha conservado desde las levaduras hasta el hombre. Se han obtenido ratones homocigóticos con el gen *Gcn2* alterado, los cuales son viables, fértiles y no presentan anormalidades fenotípicas en condiciones estándar de crecimiento. Sin embargo, si los ratones *knockout* son alimentados con una dieta deficiente en aminoácidos, las mortalidades prenatal y neonatal aumenta significativamente. Por lo tanto, los resultados de estos estudios sugieren un importante papel de la GCN-2 *in vivo* sobre la adaptación de los organismos a la privación de aminoácidos. En los mamíferos, GCN-2 se expresa en casi todos los tejidos, siendo predominante en el cerebro, el hígado y el músculo esquelético. La GCN-2 tiene la capacidad de detectar los niveles de cada uno de los aminoácidos, se activa en respuesta al ayuno proteico, a la limitación celular de purinas o por el daño al DNA. La escasez de aminoácidos activa esta quinasa a través de un mecanismo en el que interviene la acumulación de tRNA no cargados. La unión de GCN-2 a los tRNA no cargados induce un cambio conformacional que activa a la quinasa, que fosforila el factor de iniciación de la traducción 2 de eucariotas alfa (eIF-2α) en la serina 51, lo que conduce a una disminución global de la síntesis proteica (**Fig. 12-3**).

La fosforilación del eIF-2α supone un mecanismo fundamental en el control transduccional de la expresión génica. Este factor es el responsable del reclutamiento del formil-metionina-tRNA y de su posicionamiento correcto sobre el codón de iniciación AUG. El proceso de fosforilación del eIF-2α está mediado por, al menos, cuatro proteínas quinasas diferentes (entre las que se encuentra GCN-2), todas ellas activadas por situaciones de estrés celular. Actuando solas o en combinación, dan lugar a la hiperfosforilación de dicho factor en respuesta a una serie de situaciones, como niveles bajos de glucosa, aminoácidos, presencia de metales pesados, formación de radicales libres de oxígeno (ROS), hipoxia o condiciones hiperosmóticas. La hiperfosforilación del eIF 2α conduce a la supresión de la síntesis de proteínas a través de un mecanismo por el cual se inhibe la unión de met-RNAᶦ a la subunidad 40S del ribosoma. Como se describió en el **capítulo 8** (Síntesis, degradación y recambio de las proteínas), el met-RNAᶦ se une a la subunidad 40S en forma de un complejo ternario con eIF-2 y guanosintrifosfato (GTP). Después de cada ciclo de iniciación, el eIF-2α se libera como un complejo binario unido a guanosindifosfato (GDP), siendo intercambiado por GTP para poder funcionar en otra ronda de

iniciación de la traducción. Esta reacción de intercambio de nucleótidos de guanina está catalizada por otro factor de iniciación, el eIF-2β. Cuando el eIF-2α es fosforilado, se forma un complejo con el eIF-2β que impide la unión de met-RNAᶦ al ribosoma y, de esta manera, se inhibe la síntesis proteica.

Un modo alternativo de control de la expresión génica de la traducción mediada por la fosforilación del eIF-2α se lleva a cabo a través del reclutamiento del complejo de iniciación de la traducción por un codón de iniciación AUG situado en el interior del gen, más o menos cercano al extremo 3' del mRNA, denominado sitio interno de entrada del ribosoma (IRES, *internal rbosome entry site*). Aunque la existencia de IRES no es abundante en los genes de los seres superiores, sino en los virus, lo que permite que con un solo RNA se sinteticen varias proteínas, están presentes en algunos genes humanos, como el factor de crecimiento del endotelio vascular, el factor inducible por hipoxia 1a, la proteína quinasa C delta (PKC-δ), el factor básico de crecimiento de los fibroblastos, c-myc, el inhibidor de la apoptosis ligado al cromosoma X y la ornitina descarboxilasa. Parece que la fosforilación del eIF-2α es necesaria para la activación de la iniciación de la traducción mediada por IRES.

Paradójicamente, aunque la fosforilación del eIF-2α lleva a la inhibición global de la síntesis proteica, este hecho conduce a un aumento de la traducción de mRNA específicos, entre los que destaca ATF-4. Por lo tanto, la síntesis de la proteína ATF-4 se encuentra aumentada selectivamente en respuesta a una deficiencia de aminoácidos (**Fig. 12-3**). Existen numerosos genes controlados por eIF-2α-ATF-4, por lo que es probable que se afecten múltiples procesos simultáneamente en respuesta a la privación de aminoácidos.

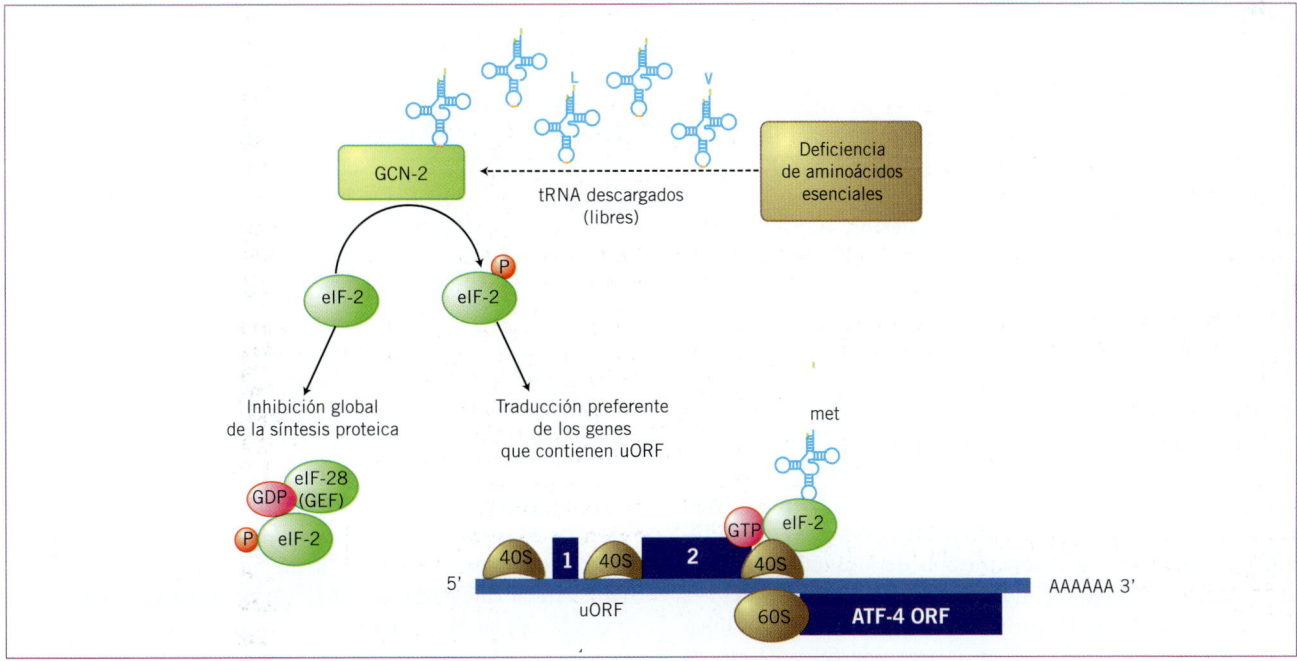

Figura 12-3. Mecanismo de acción de la quinasa 2 de control general no desrepresora (GCN-2) ante una deficiencia de aminoácidos esenciales. La fosforilación del factor 2α de iniciación de la traducción de eucariotas (eIF-2α) por la GCN-2 da lugar a una respuesta coordinada que limita la transcripción ribosómica de la mayoría de los RNA mensajeros, mientras que activa la transcripción de genes específicos que contienen marcos de lectura abierta en sentido ascendente del gen (uORF), como el factor activador de la transcripción 4 (ATF-4). GEF: factor de intercambio de nucleótidos de guanosina.

Factor de transcripción ATF-4

El ATF-4 es un factor de transcripción que modula la expresión génica por su unión a los elementos de respuesta CARE (ATF-CCAAT *enhacer-binding protein*-C/EBP), así denominados porque la mitad corresponde a elementos de respuesta C/EBP, los cuales son bastantes variables (5'TGAT-GXAAX-3'), y la otra mitad a la familia ATF, estando éstos altamente conservados, en concordancia con su papel crítico como factores de transcripción. Dichos elementos CARE, en una situación de privación de aminoácidos, se denominan elementos de respuesta a aminoácidos (AARE). Los productos de los genes que contienen estos elementos de respuesta modulan un amplio espectro de fenómenos celulares, entre ellos transportadores de aminoácidos y reguladores metabólicos, sistema de defensa antioxidante y control del ciclo celular. En determinadas condiciones, ATF-4 puede inducir la apoptosis celular.

La activación de la respuesta a aminoácidos aumenta la transcripción del gen *ATF4*; sin embargo, el principal control se ejerce a través de la traducción de mRNA preexistentes. El mRNA del gen *ATF4* contiene dos grupos o «clusters» de marcos de lectura abierta en sentido ascendente (en dirección a 5') respecto al gen (uORF, *upstream open reading frames*) uORF-1 y uORF-2, localizados en el extremo 5' de la secuencia codificante. Ambos son traducidos en condiciones normales, de no estrés, en las que la traducción comienza en el uORF-1 y se reinicia en el uORF2, que solapa con la secuencia codificante ATF-4, de forma que se sintetiza poco o nada ATF-4. Durante una privación de aminoácidos, como consecuencia de la fosforilación del eIF-2α, el complejo ribosómico se salta el uORF-2. De esta forma, la síntesis proteica de ATF-4 se incrementa selectivamente tras la fosforilación del factor eIF-2α, por efecto de distintos estímulos.

Algunos de los genes activados por ATF-4 son a su vez factores de transcripción que regulan la expresión de genes inducidos por estrés, amplificando la señal original. Entre los genes que son activados por ATF-4 destacan los de los factores de transcripción ATF-3, C/EBP-β y CHOP, y el gen *ASNS*. Se ha descrito también que GCN-2 inhibe el complejo mTORC-1 a través de la inducción transcripcional de sestrina (v. más adelante) en una situación de privación prolongada de aminoácidos. Sin embargo, GCN-2 también puede inhibir el complejo mTORC-1 a través de un mecanismo independiente de ATF-4, especialmente en situación de privación de leucina o arginina.

Algunos genes regulados por ATF-4 requieren el aumento transcripcional de ATF-2, que codifica una histona acetiltransferasa. El ATF-2 es un factor de transcripción que posee un dominio de cremallera de leucina que le permite formar heterodímeros con otras proteínas del tipo cremallera b (b-ZIP). En respuesta a una supresión de aminoácidos, y en particular de leucina, se induce la fosforilación del ATF-2 en células humanas. La privación de aminoácidos da lugar a la fosforilación de ATF-2 en la treonina 69 y 71 por la quinasa c-Jun N terminal (JNK, *c-Jun N terminal kinase*), que conduce al reclutamiento de ATF-2 fosforilado por las secuencias CARE de genes específicos. De hecho, en células HeLa, la privación de leucina conduce a un aumento de ATF-2 fosforilado, mientras que no se detectan cambios en los niveles totales de ATF-2.

Se ha propuesto un mecanismo de autolimitación para ATF-4, en el cual la privación prolongada de aminoácidos conduce a la supresión de la activación de ATF-4 mediada a través de los genes *ATF3*, *C/EBPβ* y *CHOP*, los cuales estarían actuando como reguladores negativos de ATF-4 durante la respuesta a aminoácidos.

Factor de transcripción ATF-3

El factor de transcripción ATF-3 es inducido rápidamente en respuesta a diversas señales de estrés, así como también en respuesta a aminoácidos. ATF-4 es capaz de inducir la transcripción de ATF-3, por unión a los elementos CARE presentes en su promotor. Se han descrito ayustes alternativos del gen *ATF3*, existiendo diversas isoformas, en las que la disponibilidad de aminoácidos regula la selección de exones. La proteína ATF-3 completa es una antagonista de la acción de ATF-4, mientras que la isoforma truncada en el dominio de cremallera de leucina ATF-3ΔZIP-3, favorece la activación de ATF-4.

Recientemente se ha descrito que ATF-4 puede unirse también a secuencias ATF/CRE (*cyclic AMP response elements*: elementos de respuesta a cAMP) (TGACGTCA) dentro del promotor del gen *ATF3* y que la unión tanto a estas secuencias como a las CARE son necesarias para que se induzca al máximo la expresión de *ATF3*.

Factor de crecimiento de los fibroblastos 21

La activación de ATF-4 por GCN-2 conduce a la inducción del factor de crecimiento de los fibroblastos 21 (FGF-21), también conocido como hormona de prolongevidad. Este factor es producido por numerosos órganos, siendo secretado principalmente por el hígado, el corazón, el músculo esquelético y el tejido adiposo marrón. El ATF-4 induce la síntesis de FGF-21 hepático, implicado en numerosas vías metabólicas clave que se encuentran alteradas en situación de estrés nutricional. De hecho, el FGF-21 es un potente regulador de la respuesta a la restricción proteica, al igual que frente a la restricción de aminoácidos específicos, al aumentar la sensibilidad a la insulina y el gasto energético. Se ha descrito que el FGF-21 estimula la captación de glucosa independientemente de la insulina en células humanas y facilita los cambios adaptativos en la alimentación a través de la señalización al cerebro. Asimismo, 4-6 semanas de restricción proteica aumentan los niveles circulantes de este factor de crecimiento en seres humanos. Mientras que la respuesta a la restricción proteica aguda parece depender de la activación de FGF-21 a través del eje GCN-2-ATF-4, la restricción proteica crónica actúa a un nivel superior a GCN-2 para activar directamente a ATF-4, estimulando así FGF-21 a través de vías alternativas.

Factor de transcripción C/EBP-β

Como se ha mencionado, la expresión de C/EBP-β está incrementada por ATF-4, puede formar heterodímeros uniéndose a los elementos CARE y, sólo o junto a ATF-3, puede actuar reprimiendo la señal de ATF-4. Se ha observado un aumento tanto en los niveles de mRNA de C/EBP-β como en la actividad funcional en animales que se alimentan con una dieta baja en proteínas. Con respecto al gen *ASNS*, tanto los estudios *in vivo* como *in vitro* han puesto de manifiesto el aumento de la unión de C/EBP-β a sus elementos CARE tras la privación de aminoácidos, aunque no se han descrito las consecuencias funcionales.

El mRNA de C/EBP-β contiene tres residuos de metionina que son usados como puntos de inicio de la traducción, lo que da lugar a tres isoformas, las cuales parecen actuar como represores de la inducción de la respuesta a aminoácidos.

Factor de transcripción CHOP

El factor de transcripción CHOP, también conocido como GADD153 *(growth arrest and DNA damage protein 153:* proteína 153 del daño al DNA y de detención del crecimiento), es activado por un gran número de estímulos. La deleción del gen *CHOP* ha puesto de manifiesto la asociación entre su expresión y la inducción de apoptosis por estrés celular. Una privación de aminoácidos aumenta su expresión tanto a nivel transcripcional como por mecanismos postranscripcionales. Se ha descrito la presencia de elementos de respuesta CARE (5'-TGATGCAAT-3') en el promotor. La inducción de la expresión del gen *CHOP* en una situación de privación de aminoácidos requiere la fosforilación de ATF-2 y un aumento de la expresión de ATF-4. En este sentido, la activación de la respuesta a aminoácidos conduce a un aumento del reclutamiento de la ATF-2 fosforilada a los elementos CARE del gen *CHOP* y a una acetilación de las histonas H2B y H4 a través del factor asociado p300/CBP que tiene actividad intrínseca histona acetiltransferasa.

Una cuestión interesante es que CHOP coopera con ATF-4 para activar el gen *TRB3*, que funciona como un regulador del ciclo celular, mientras que es capaz de inhibir la transcripción de otros genes dependientes de ATF-4 como *ASNS*.

Gen de la asparagina sintasa

La gran mayoría de las células de los mamíferos expresa la enzima asparagina sintasa (ASNS), responsable de la síntesis de asparagina (Asn) a partir de la glutamina y aspartato. Los niveles de expresión en los distintos tejidos varían considerablemente (de ellos, el principal el páncreas). Los niveles de de mRNA y de ASNS, así como de tRNA-Asn, descienden cuando las células Hela y de hepatoma HepG2 en cultivo se transfieren a un medio exento de asparagina, así como de histidina. La glutamina y otros aminoácidos, en menor medida, revierten la represión del gen. En condiciones de ayuno, la magnitud del incremento en el mRNA de la ASNS es mucho mayor que el de proteína, lo que sugiere la existencia de un control postransduccional de esta enzima.

Tras los primeros estudios que pusieron de manifiesto la regulación de la expresión del gen ASNS mediada por la disponibilidad de aminoácidos, se identificó la secuencia NSRE1 situada entre los nucleótidos –68 y –60 del pro-

motor (5'-TGATGAAAC-3') y una segunda secuencia, denominada NSRE2, entre los nucleótidos –48 y –43. La secuencia NSRE1 es actualmente denominada elemento de respuesta CARE, siendo por lo tanto reconocida por los factores de transcripción de las familias C/EBP y ATF. Cabe destacar que estas secuencias son activadas tanto por aminoácidos como otras señales de estrés celular. Además, para la actividad del gen *ASNS* se requieren varias secuencias de cajas GC accesorias, localizadas en sentido ascendente de la secuencia CARE.

Otros genes

El transportador 2 de aminoácidos neutros (SNAT2), que contribuye a la homeostasis de nitrógeno, es inducido también en una situación de privación de aminoácidos. En el primer intrón del gen se localiza la secuencia CARE, que se encuentra aproximadamente 700 pb en sentido descendente (en dirección a 3') del punto de inicio de la transcripción. Una limitación en aminoácidos conduce a la unión de ATF-4 a sus elementos de respuesta CARE, induciendo su expresión. Por otro lado, la expresión del transportador de aminoácidos catiónicos (CAT 1) aumenta durante la limitación de aminoácidos, por mecanismos tanto transcripcionales como postranscripcionales. El gen *CAT1* contiene secuencias CARE en el primer exón, pero además contiene secuencias IRES que promueven la traducción durante la limitación de aminoácidos.

Otros mecanismos de respuesta a la limitación de aminoácidos

Se ha descrito que la privación de la mayoría de los aminoácidos en las células da lugar a una activación de p53 y a una inducción de TXNIP *(thioredoxin interacting protein:* proteína que interacciona con tiorredoxina); por lo tanto, pueden ser consideradas como ramas alternativas a la respuesta a la privación de aminoácidos. Así, por ejemplo, la privación de serina puede activar p53 e inducir la reprogramación metabólica. La activación de p53 parece ser una característica general en la respuesta a la privación de la mayoría de los aminoácidos. Un posible mecanismo por el cual la respuesta a aminoácidos podría activar p53 es a través de la respuesta de estrés ribosómico. Debido a un exceso de tRNA no cargados, se produce un desequilibrio de la biogénesis de ribosomas, y la liberación de proteínas ribosómicas hace que se unan e inhiban a la proteína oncogénica MDM2, lo que facilita la activación de p53 y la progresión del ciclo celular. Por la tanto, la activación de p53 junto con la inhibición de mTOR pueden contribuir a la detección de la proliferación celular como un mecanismo de preservación energética durante la privación de aminoácidos.

Además de los factores descritos, secuencias específicas CARE, AARE y NSRE, otros genes y factores de transcripción y sus correspondientes elementos *cis* son modulados por los aminoácidos. Así, los factores de transcripción USF-1 y USF-2 *(upstream stimulatory factor 1 y 2)* aumentan su afinidad por la caja E del promotor del gen *IGFBP1* en el hígado de ratas alimentadas con una dieta exenta de proteínas.

En concordancia con esta observación, en células HepG2 la privación de aminoácidos induce la expresión de *IGFBP1* y esta inducción de la transcripción es independiente de GCN-2 y ATF-4.

Por otra parte, el estudio por micro-*arrays* de diversas líneas celulares tumorales del sistema nervioso central ha puesto de manifiesto que tras una privación de metionina se produce una sobreexpresión del factor de transcripción NF-κB, el cual regula una gran cantidad de procesos inmunitarios, apoptóticos, de respuesta al estrés y de diferenciación.

Quinasa diana de la rapamicina de mamíferos (mTOR)

Las células utilizan el control de la traducción para modular la expresión de genes a través de su ciclo vital en todos los tejidos, y su desregulación puede contribuir a numerosas enfermedades, incluido el cáncer. Como cualquier proceso biosintético, la traducción consume cantidades sustanciales de energía y de aminoácidos. Cuando cualquiera de ellos está limitado, se necesita inhibir la síntesis proteica. Por esta razón, los mamíferos han desarrollado mecanismos de control de la traducción, la mayor parte de los cuales son sensibles a la disponibilidad de los nutrientes, la energía celular, las situaciones de estrés, las hormonas y los factores de crecimiento.

El paso limitante de la síntesis proteica es la iniciación de la traducción, durante la cual la unidad pequeña de los ribosomas es reclutada al extremo 5' del mRNA para «escanear» el codón de iniciación. Por lo tanto, los mecanismos de control a menudo se relacionan con el control de los factores de iniciación de este proceso. Uno de los mecanismos de control del inicio de la traducción requiere el ensamblaje del factor de iniciación de la traducción 4F (eIF-4F) con la caperuza del mRNA. El eIF-4F está formado por tres factores (eIF-4E, eIF-4G y eIF-4A) y para su ensamblaje el eIF-4E se une a la caperuza en 5', reclutando el eIF-4G y eIF-4A. La proteína de unión al factor eIF-4E (4EBP-1) ejerce una acción inhibidora de la unión de eIF-4G al eIF-4E, y la fosforilación de 4EBP-1 permite el reclutamiento de eIF-4G y eIF-4A y, con ello, el inicio de la síntesis proteica.

Una vía clave de regulación de la traducción que integra y responde a causas ambientales, como la disponibilidad de aminoácidos y de energía y a la presencia de insulina, es la vía denominada diana de la rapamicina (TOR, *target of rapamycin*), a través de la fosforilación y la inhibición de la proteína 4E-BP1, junto con la activación de la quinasa S6 de ribosomas (S6K), que se describen más adelante. Sin embargo, esta vía controla otras importantes funciones metabólicas y celulares, como por ejemplo la autofagia. La **figura 12-4** resume los agentes estimuladores de la actividad de la S6K-1 y sus efectos fisiológicos en varios tejidos.

Las TOR son una familia de quinasas, presentes tanto en invertebrados como en mamíferos (mTOR). El mTOR pertenece a la familia de quinasas relacionadas con la fosfatidilinositol-3-quinasa (PI3K), denominada fosfatidilinositol-3-quinasa quinasa (PI3KK). mTOR es una quinasa maestra que coordina la respuesta metabólica celular a diferentes señales, incluyendo nutrientes (p. ej., aminoácidos, glucosa, lípidos, colesterol), energía celular, factores de crecimiento (p. ej., IGF) y oxígeno. A su vez, dependiendo de la señal, mTOR controla el crecimiento y el metabolismo celular. En los mamíferos, mTOR existe en dos complejos: el complejo mTOR-1 sensible a la rapamicina (mTORC-1) y el

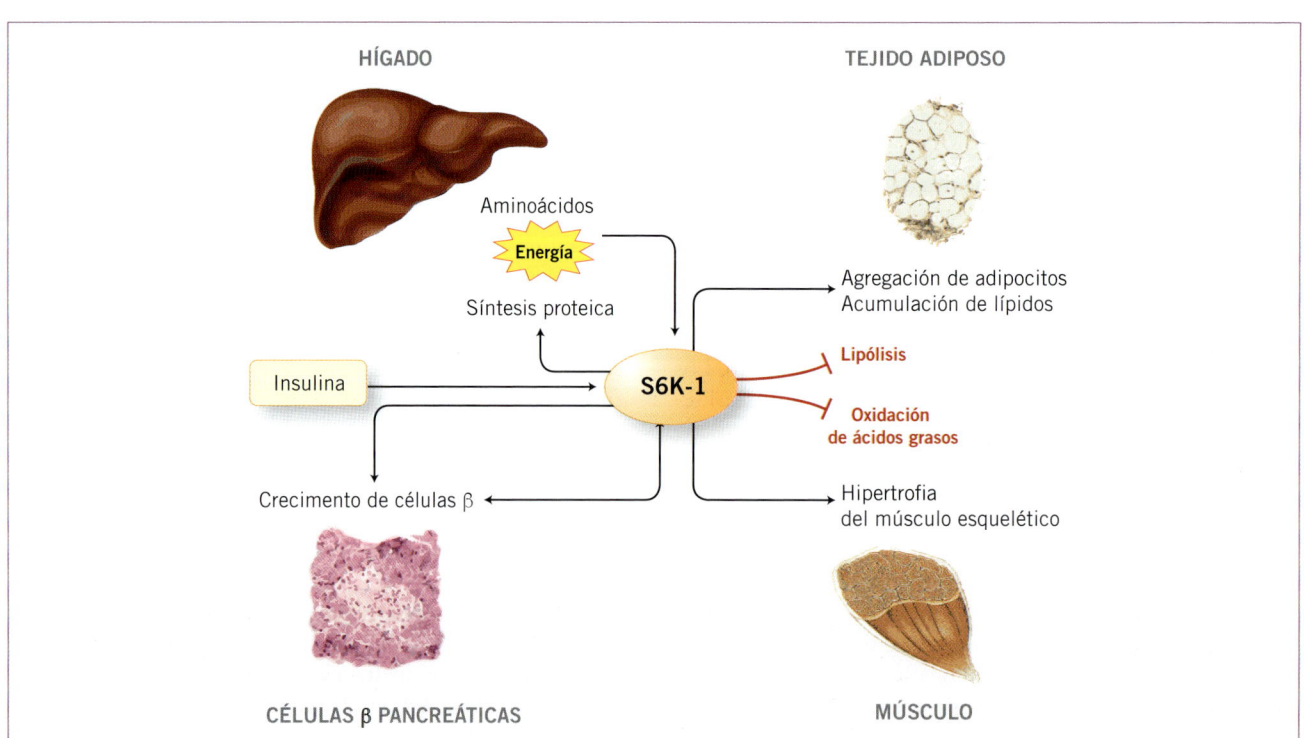

Figura 12-4. Inductores de la actividad de la quinasa de la proteína S6 de los ribosomas (S6K-1) y efectos biológicos sobre varios órganos y tejidos.

complejo mTOR-2 insensible a la rapamicina (mTORC-2). La mTORC-1 promueve el crecimiento celular a través de la biosíntesis de proteínas, el ciclo celular y el metabolismo celular, y la inhibición de la autofagia en respuesta a determinados nutrientes y factores de crecimiento, mientras que mTORC-2 controla la proliferación, la supervivencia y la remodelación del citoesqueleto. El complejo mTORC-1 contiene tres componentes principales: la propia mTOR, la proteína reguladora asociada a mTOR, denominada Raptor *(regulatory associated protein of mTOR)*, la proteína mLST8/GβL *(mammalian LST8/G-protein β-subunit-like protein)*; además de estas proteínas, en el complejo mTORC-1 también se encuentran las proteínas Deptor, PRAS40 *(proline-rich Akt substrate 40 kDa:* sustrato Akt 40 kDa rico en prolina) y un miembro de la familia de proteínas de unión a FK506, denominado FKBP38. La proteína Raptor tiene un papel fundamental en el reclutamiento del sustrato de mTORC-1, integrando varias señales de modulación de mTOR y estabilizándolo. mTORC-1 es activado por la pequeña GTPasa Ras homóloga enriquecida en cerebro (Rheb)

e inhibida por PRAS40. El complejo mTORC-1 regula la síntesis proteica y el crecimiento celular por fosforilación de 4E-BP1 y a través de la proteína S6K1 (**Fig. 12-5**).

Como se ha indicado anteriormente, la iniciación de la traducción está mediada por un complejo de factores de iniciación denominados eIF-4F, integrados por: una helicasa de RNA (eIF-4A); una proteína que se une a la caperuza m⁷GTP del extremo 5' del mRNA (eIF-4E), y una proteína que sirve de andamio (eIF-4G) para la unión con eIF-4A, eIF-3 y la proteína de unión a la cola de poli-A (PABP, *poli A binding protein*). La unión del eIF-4G al eIF-3 tiene especial importancia, porque es a través de esta interacción que se produce la unión del mRNA a la subunidad 40S del ribosoma. El ensamblaje del complejo eIF-4F está regulado, en parte, por la asociación del eIF-4E con las denominadas proteínas de unión al eIF-4E (4E-BP), de las cuales la 4E-BP1 es el prototipo. El sitio de unión de las 4E-BP con el eIF-4E se solapa con el de eIF-4G, de manera que individualmente se pueden unir al eIF-4E, pero no ambos al mismo tiempo. Así, la unión del eIF-4E a la proteína 4E-BP impide la unión

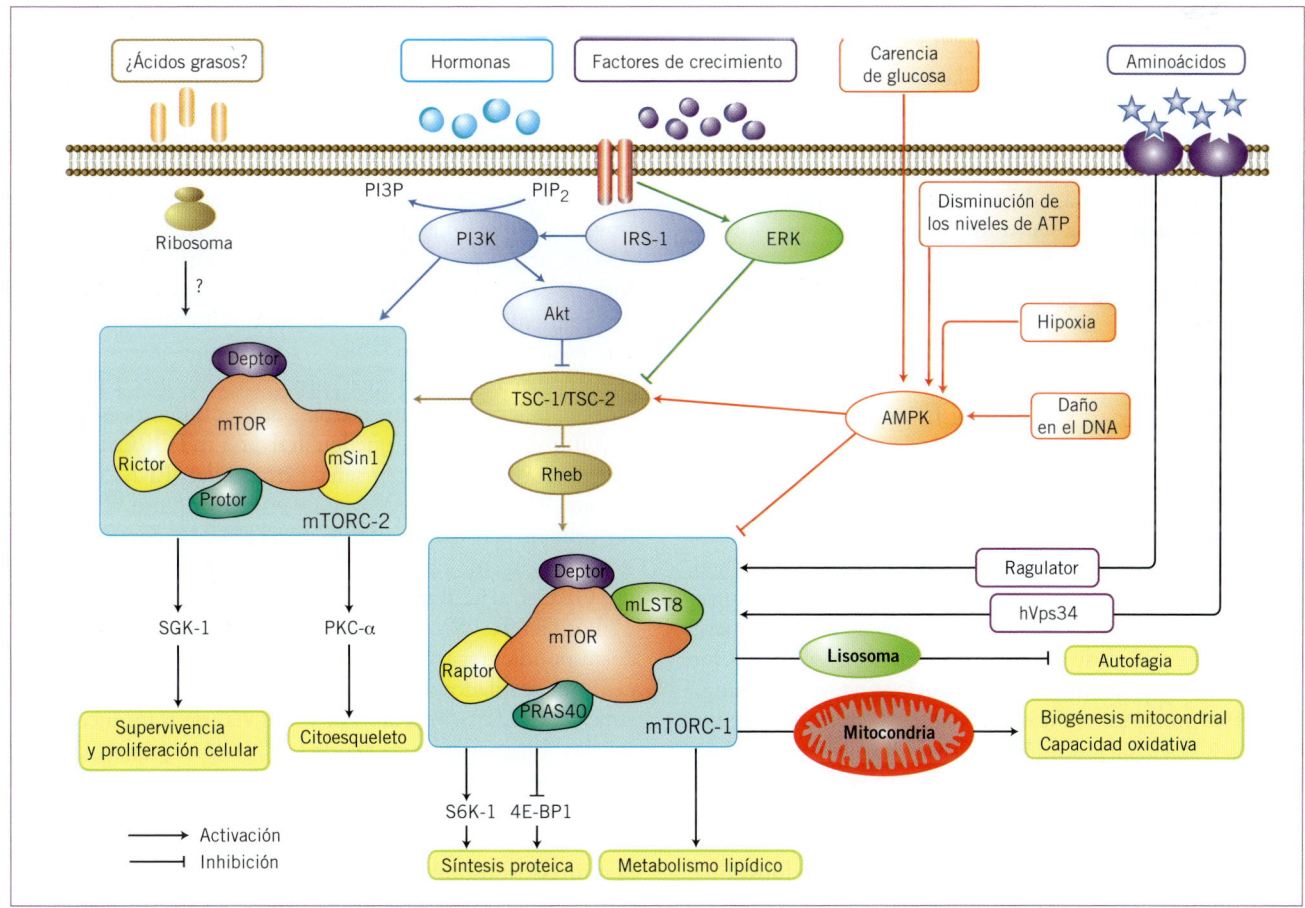

Figura 12-5. Mecanismos de activación del complejo 1 de la proteína quinasa dependiente de la rapamicina en mamífero (mTOR), mTORC-1, por aminoácidos y otras señales. El mTORC-1 puede ser activado por hormonas, factores de crecimiento y nutrientes. 4E-BP1: proteína de unión al factor eIF-4E; Akt: proteína quinasa; AMPK: proteína quinasa activada por AMP (adenosinmonofosfato); Deptor: proteína que interactúa con mTOR que contiene dominio DEP (DEP *domain containing mTOR interacting protein*); ERK: quinasa regulada por señal extracelula; hVps34: proteína humana vacuolar tipo 34 (*human vacuolar protein sorting*-34); IRS-1: sustrato 1 del receptor de la insulina; mSin1: *mammalian stress-activated MAP quinase-interacting protein 1*; mTORC-2: complejo 2 de la proteína quinasa dependiente de la rapamicina en mamíferos; PI3K: fosfatidilinositol 3-quinasa; PI3P: fosfatidilinositol-3-fosfato; PIP₂: fosfatidilinositol-bisfosfato; PKC-α: proteína quinasa C α; PRAS40: sustrato Akt 40 kDa rico en prolina (*proline-rich Akt substrate* 40 kDa); Protor: proteína observada con Rictor; Raptor: proteína reguladora asociada a mTOR; Rheb: proteína G pequeña unida a GTP; Rictor: compañero de mTOR independiente de rapamicina; S6K: quinasa S6 de los ribosomas; SGK-1: proteína quinasa inducida por glucocorticoides; TSC: complejo de la esclerosis tuberosa; TSC-1: hamartina; TSC-2: tuberina.

del mRNA al ribosoma, hecho que ocurre únicamente cuando la 4E-BP está hipofosforilada. La hiperfosforilación de la 4E-BP ocurre en las células en cultivo en presencia de aminoácidos en el medio, en particular del aminoácido esencial leucina, respuesta que es bloqueada por el antibiótico e inmunosupresor rapamicina. Es decir, la presencia de aminoácidos activa la vía mTOR, fosforila 4E-BP1 y permite el ensamblaje del complejo eIF-4F y, por lo tanto, el inicio de la traducción. Asimismo, mTORC-1 fosforila en varios lugares a eIF-4G, permitiendo su función de andamio para la formación de eIF-4F.

Otra diana importante de mTORC-1 son las S6K, especialmente la S6K-1, que coordinan la biogénesis de los ribosomas. La S6K-1 fosforila, entre otras proteínas, a la proteína ribosómica S6 (RPS6), el eIF-4B, la quinasa del factor de elongación 2 de la traducción (eEF2K) y la proteína supresora de tumores PDCD-4 *(programmed cell death 4)*. La fosforilación del eIF-4B se relaciona con su función de promover la traducción de mRNA con regiones 5' largas y estructuradas. Actualmente se sabe que tanto el complejo mTORC-1 como la S6K-1 se asocian al complejo de iniciación de la traducción eIF-3. Así, inmediatamente después de su activación, el complejo mTORC-1 es reclutado por el complejo eIF-3, produciéndose la fosforilación de S6K-1, que de esta manera se activa, así como del factor 4E-BP, que se separa del eIF-4E. Por otra parte, el reclutamiento de S6K-1 activa por nuevos mRNA sintetizados es posible por la proteína de andamiaje denominada SKAR, que a su vez, para ser activa, necesita ser fosforilada por la propia S6K-1.

Mecanismos de activación de mTORC-1 por TSC-Rheb

El complejo mTORC-1 es activado, como se ha indicado anteriormente, directa o indirectamente, por diversos estímulos que incluyen, entre otros, factores de crecimiento, hormonas, ATP, estrés celular y nutrientes, principalmente aminoácidos y glucosa (**Fig. 12-5**). La integración de los efectos de los nutrientes y señales de factores de crecimiento se consigue a través de las guanosintrifosfatasas (GTPasas) pequeñas relacionadas con Ras (Rag) y la GTPasa Rheb, respectivamente. Las GTPasas Rag promueven la localización de mTORC-1 en la superficie lisosomal en respuesta a la disponibilidad de aminoácidos tanto citosólicos como lisosomales (especialmente arginina, leucina y metionina), y diversas proteínas están implicadas en la detección de nutrientes y la activación de las GTPasas Rag, incluidas la denominada Ragulator, las GATOR-1 y GATOR-2 (actividad de brecha hacia las Rags 1 y 2 *[gap activity toward Rags 1 and 2]*), el regulador de TOR que contiene KPTN, ITFG2, C12orf66 y SZT2, la proteína que interactúa con foliculina, la sestrina 2, el sensor celular de arginina para mTORC-1, el transportador 38 de solutos, el miembro 9 de la familia A y el sensor de *S*-adenosilmetionina para mTORC-1. En el lisosoma, la GTPasa Rheb activa la actividad mTOR quinasa en respuesta a la insulina y a los niveles de la inactivación del complejo de esclerosis tuberosa (TSC), como se detalla a continuación.

La actividad quinasa de mTORC-1 es estimulada por la proteína GTPasa Rheb, que activa a mTORC-1 cuando está unida a GTP. A su vez, Rheb es regulada por un heterodímero que está compuesto de los factores complejo de la esclerosis tuberosa TSC-1 y TSC-2, también conocidos como hamartina y tuberina, respectivamente. El TSC-2 tiene actividad GTPasa frente a Rheb, convirtiéndolo en su forma inactiva unida a GDP. Cuando el complejo TSC-1/TSC-2 está fosforilado, se inhibe la actividad GTPasa de TSC-2, conduciendo a la activación de Rheb y, por consiguiente de mTORC-1 (**Fig. 12-5**). El reclutamiento del complejo en el lisosoma es necesario para la activación de mTORC-1 porque únicamente en este orgánulo se produce la unión alostérica a la forma activa de Rheb (Rheb-GTP).

La insulina y factores de crecimiento como IGF-1 activan mTORC-1 a través de la ruta de la PI3K/Akt (v. más adelante), a través de Rheb. Se ha descrito que cuando la ruta PI3K-mTORC-1 está estimulada, se produce la disociación de PRAS40 (subunidad inhibitoria de mTORC-1) del complejo, lo que requiere la fosforilación simultánea de PRAS40 en la treonina 246 por la Akt y la fosforilación en las serinas 183 y 221 por el propio mTORC-1. No obstante, en determinadas circunstancias, el complejo mTORC-1 puede ser activado por Rheb sin requerir la fosforilación de PRAS40 o su disociación del complejo. La capacidad de la insulina para activar al complejo mTORC-1 está inhibida cuando se produce una reducción de los niveles celulares de ATP, bien porque hay una reducción de la disponibilidad de glucosa, bien por inhibición de la respiración mitocondrial. La hipoxia, el daño en el DNA y bajos niveles de ATP actúan a través de la proteína quinasa activada por AMP (AMPK). La AMPK activa puede fosforilar directamente a TSC-2 e inhibir la señal Rheb-mTORC-1; asimismo, puede fosforilar directamente a Raptor. Es interesante destacar que S6K-1, que es activada por mTORC-1, regula negativamente a la AMPK, un fenómeno que parece ser relevante para la acción de la leptina. Otros factores de crecimiento, hormonas y quimosinas también pueden activar a mTORC-1 a través de quinasas reguladas por señal extracelular (ERK). Además, la ruta Wnt (Wingless), que es crítica durante el desarrollo celular, activa igualmente a mTORC-1 por inhibición de la glucógeno sintasa quinasa 3 (GSK-3), que inhibiría mTORC-1 al activar TSC-2 (**Fig. 12-5**).

Los factores de crecimiento, como la insulina, activan los correspondientes receptores de tipo tirosina quinasa y los receptores acoplados a proteínas G que, a su vez, activan varias rutas y éstas, a su vez, activan varias vías de transducción de señales. En particular, la vía de la PI3K/Akt y la vía de Ras-ERK estimulan la vía mTORC-1 al inhibir el complejo TSC-1/TSC-2. La inhibición de TSC-1/TSC-2 está mediada por la fosforilación de varias quinasas, entre ellas, Akt, ERK y la quinasa ribosómica de S6 (RSK). Además, la quinasa Akt puede activar al complejo mTORC-1 por fosforilación y disociación de PRAS40. La PI3K/Akt fosforila a TSC-2 en los restos de serina 939 y 981 y treonina 1462. La fosforilación permite la creación de un sitio de anclaje para otra proteína denominada 14-3-3, lo que ocasiona su desacoplamiento de TSC-1 y Rheb. Existen dianas adicionales de la PI3K para la regulación de la actividad de mTORC-1, como es el caso ya citado de PRAS40. Es importante señalar que el complejo mTORC-1 activado ejerce un efecto de retroinhibición *(feed-*

back) que inhibe la vía de señalización de la insulina mediada por PI3K/Akt a través de la inhibición del sustrato del receptor de insulina (IRS-1). Así, es conocido que la S6K-1 fosforila e inhibe el IRS-1. Este ciclo parece tener efectos importantes en la resistencia insulínica asociada a la diabetes y al cáncer. En el caso de la diabetes, el exceso de glucosa y, en general, en situaciones de sobrecarga de nutrientes, incluidos aminoácidos, se traduce en una actividad muy elevada de mTOR y, como consecuencia, de S6K-1, por lo que se produce una inhibición de la expresión de IRS-1, así como la hiperfosforilación del IRS-1 que conduce a su inhibición y, por consiguiente, a la aparición de resistencia insulínica. Además, la hiperfosforilación de la proteína 14-3-3 mediada por mTOR hace que el IRS-1 sea degradado rápidamente por el sistema ubiquitina proteasoma (**Fig. 12-6**). El complejo mTORC-1, junto con mTORC-2, en respuesta a la glucosa, regula múltiples procesos, entre ellos el metabolismo lipídico y de nucleótidos (**Fig. 12-7**). Se ha descrito que mTORC-1 es capaz de detectar la concentración de glucosa a través de la dihidroxiacetona fosfato (DHAP), un intermediario de la vía de la glucólisis.

Asimismo, se ha descubierto que la glucosa puede activar mTORC-1 por un mecanismo independiente de AMPK, y la sestrina 3 responde a la glucosa induciendo la activación de mTORC-1, en el músculo esquelético. Además, se ha propuesto que la leucina y la glucosa controlan de forma diferente la orientación metabólica a través de la señalización mTOR en el músculo esquelético. Destaca el papel de las sestrinas en estas señales; las sestrinas 1 y 2 están implicadas en la señalización de la leucina, y la sestrina 3, que interacciona con GATOR-2, en la de la glucosa. La sestrina 3, a su vez, interacciona con la hexoquinasa 2, la isoenzima muscular, regulando mTOR a la baja en respuesta a la privación de glucosa.

Los aminoácidos son necesarios para la activación del complejo mTORC-1; de hecho, otros estímulos no son capaces de activar el complejo mTORC-1 cuando no hay suficientes aminoácidos. En concreto, leucina (el principal aminoácidos modulador del complejo mTORC-1), glutamina y arginina se han identificado como mediadores de la ruta de señalización de mTORC-1.

Mecanismos de activación de mTORC-1 por las proteínas Rag GTPasas

El primer paso en la activación del complejo mTORC-1 es su translocación al lisosoma, ayudado por las proteínas Rag.

Se han identificado varios posibles sensores citosólicos de aminoácidos asociados con la activación del complejo mTORC-1: leucina-tRNA sintetasa (LRS) y sestrina 2 para la leucina, CASTOR1 para la arginina y el transportador SLC38A9 (*solute carrier 38A9*) como un detector de la concentración de arginina en el lisosoma. Otras moléculas descritas son multiquinasa inositol polifosfato (IPMK), glutamato deshidrogenasa (GDH), proteína A similar a Ras (RalA) y receptores 1 y 2 de aminoácidos no ramificados (UBR-1, UBR-2).

LRS es el sensor intracelular de la concentración de leucina, responsable de la activación del complejo mTORC-1

de una manera dependiente de la concentración de leucina. IPMK fue descubierto originalmente en levaduras, pero existe en células mamarias, donde presenta actividad quinasa inositol-fosfato y actividad quinasa de lípidos. Un agotamiento de IPMK inhibe la estimulación mediada por aminoácidos del complejo mTORC-1 y reduce la interacción mTOR-Raptor. Por lo tanto, IPMK actúa como un cofactor de mTOR y se ha propuesto que actúa de manera no catalítica para estabilizar selectivamente la interacción entre mTOR y Raptor y, en consecuencia, mediar en la inducción de la vía mTOR por los aminoácidos.

La leucina es un activador alostérico de GDH, mientras que el GTP actúa como un mediador negativo. La leucina se asocia directamente con GDH activándola, lo que conduce a la desaminación del glutamato y a la formación de α-cetoglutarato. Además, el flujo de glutamina favorece la captación de leucina, la cual modula mTORC-1. Por lo tanto, la leucina y la glutamina cooperan en activar la glutaminólisis y al complejo mTORC-1; en otras palabras, la glutaminólisis es una forma de determinar los niveles de leucina y de glutamina.

RalA puede ser regulado por los aminoácidos activando el complejo mTORC-1. Se ha descrito que RalA se sitúa como un elemento en sentido descendente de Rheb. Finalmente, UBR-1 y UBR-2 pueden ser dianas celulares de la leucina, funcionan como proteínas de unión a leucina y como mediadores negativos de mTORC-1. Una sobreexpresión de UBR-1 y UBR-2 da lugar a una reducción de la fosforilación de S6K-1 y, por lo tanto, a una inhibición de la ruta de mTOR. Una vez estimulado por aminoácidos, mTORC-1 es transportado al lisosoma, donde se asocia con el complejo Ragulator-Rag, descrito más adelante. Por lo tanto, los transportadores de aminoácidos, como v-ATPasa (bomba vacuolar de protones) y SLC36A1, pueden actuar también como sensores intracelulares de aminoácidos.

En los primeros estudios se sugirió que los aminoácidos, especialmente la leucina, activaban mTORC-1 por inhibición de TSC-1/TSC-2 o estimulación de Rheb. Sin embargo, en células mutadas sin actividad TSC-1 o TSC-2, la hiperactividad de mTOR permanece sensible a la privación de aminoácidos. Estudios más recientes han propuesto que las proteínas Rag, una familia de cuatro pequeñas GTPasas que interaccionan con mTORC-1, serían las responsables de su activación en el lisosoma. Las proteínas Rag (Rag A, Rag B, Rag C y Rag D) forman heterodímeros, donde Rag A/B^{GTP} y Rag C/D^{GDP} constituyen la forma activa que se asocia con mTORC-1; por lo tanto, Rag A/B^{GDP} y Rag C/D^{GTP} constituyen la forma no activa, incapaz de unirse a mTORC-1. Además, los niveles de aminoácidos regulan a la proteína Rag B^{GTP}, ya que en una situación de privación de aminoácidos se han encontrado niveles reducidos de dicha proteína. No obstante, la heterodimerización de las proteínas Rag no depende de los niveles de aminoácidos, mientras que el estado del nucleótido (GTP o GDP) sí es determinado por el nivel de aminoácidos.

En respuesta a los aminoácidos, mTORC-1 es atraído al lisosoma por las proteínas Rag activas. Las proteínas Rag se unen a la superficie del lisosoma a través de la interacción con Ragulator, un complejo multiproteico. El control del estado de carga de nucleótidos de las proteínas Rag es el me-

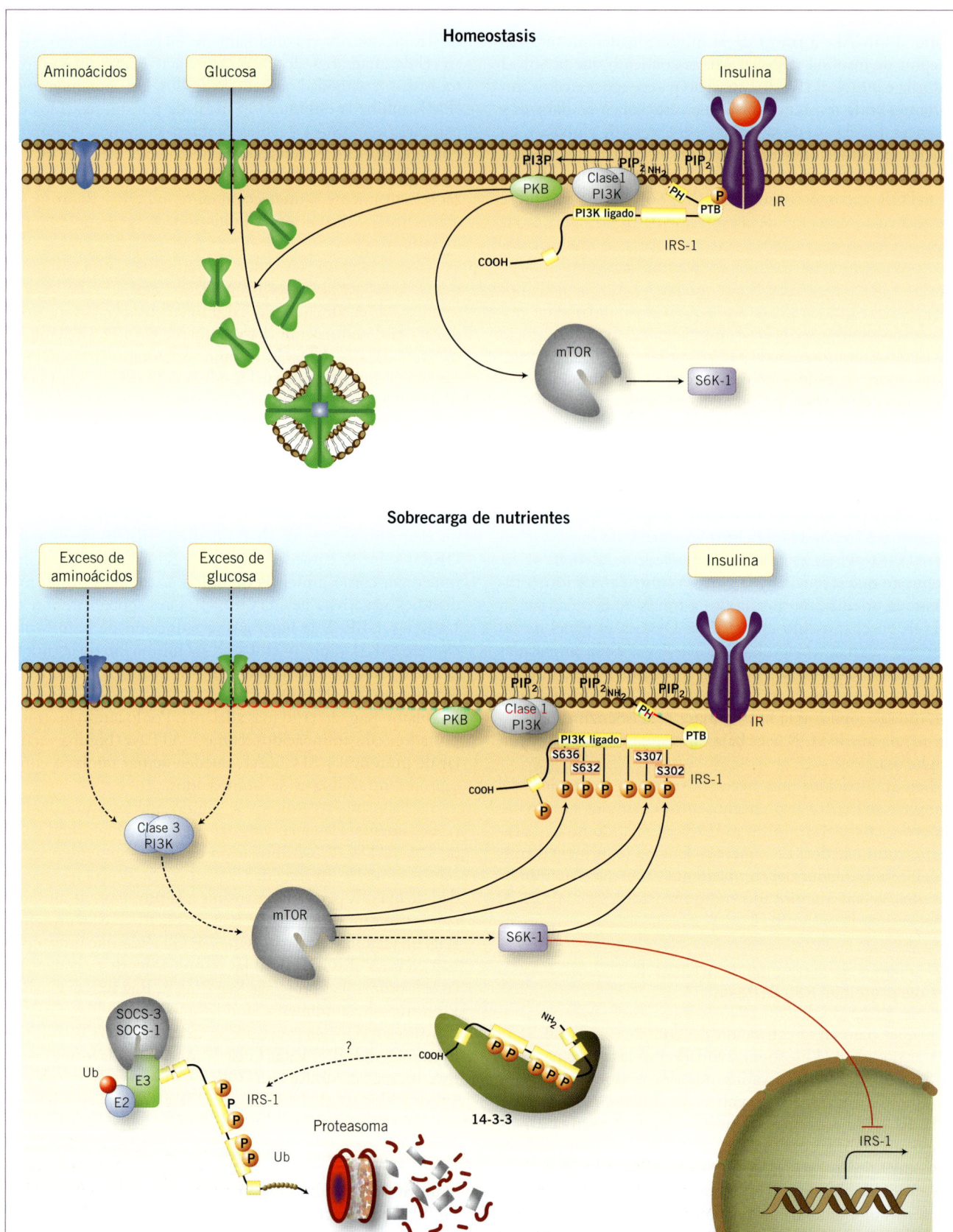

Figura 12-6. Efecto del exceso de nutrientes sobre la vía de mTOR (proteína quinasa diana de la rapamicina de mamíferos). E2 y E3: componentes E2 y E3 del sistema ubiquitina-proteasoma; GLUT-4: transportador 4 de la glucosa; IR: receptor de la insulina; IRS-1: sustrato 1 del receptor de insulina; PH y PTB: dominios del sustrato 1 del receptor de insulina (IRS-1); PI3K: fosfatidilinositol-3-quinasa; PI3P: fosfatidilinositol-3-fosfato; PIP$_2$: fosfatidilinositol-bisfosfato; PKB: proteína quinasa B; S6K: quinasas S6 de los ribosomas; SOCS: supresor de la señalización por citoquinas; Ub: ubiquitina.

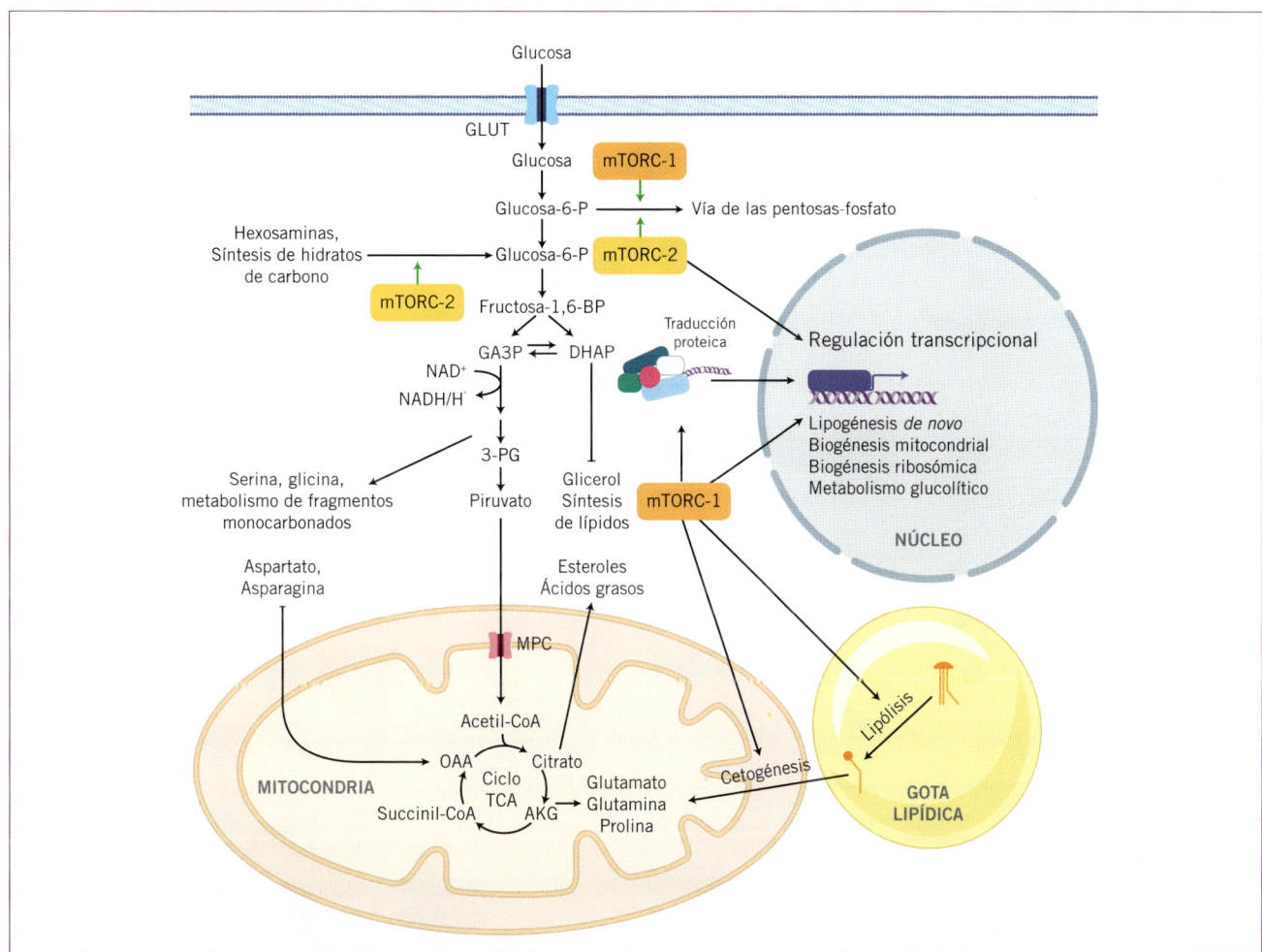

Figura 12-7. Control del metabolismo celular por mTORC-1 y mTORC-2. El complejo mTORC-1 regula procesos necesarios para la proliferación celular, incluida la ruta de las pentosas-fosfato, la traducción proteica, la lipólisis, la lipogénesis y la biogénesis mitocondrial. 3-PG: 3-fosfoglicerato; AKG: α-cetoglutarato; DHAP: dihidroxiacetona-fosfato; GA3P: gliceraldehído-3-fosfato; OAA: oxalacetato; TCA: ciclo del ácido tricarboxílico. (Modificado de Simcox J y Lamming DW. The central moTOR of metabolism. Dev Cell 2022; 57: 691-706).

canismo crítico por el que los aminoácidos y otros varios estímulos controlan la actividad de mTORC-1. El complejo Ragulator, además de servir como plataforma para la actividad de mTORC-1, funciona como un factor de intercambio de nucleótidos de guanina. Los aminoácidos controlan Ragulator, en parte, a través de la v-ATPasa lisosomal que interacciona con este complejo de manera sensible tanto a la disponibilidad de aminoácidos como a la actividad de hidrólisis del ATP. SLC3A89, sensor de concentración de los aminoácidos de asparagina, arginina, glutamina, histidina y lisina, interacciona tanto con Ragulator como con v-ATPasa.

La activación de las proteínas Rag es también controlada por los complejos GATOR-1 (activador de mTORC-1) y GATOR-2, siendo este último el responsable de controlar negativamente a GATOR-1. El complejo GATOR-2 es inhibido en presencia de leucina y de arginina, a través de Sestrina 2 y del complejo CASTOR, respectivamente (**Fig. 12-8, A**). La leucina es capaz de unirse a Sestrina 2 y disminuir el efecto inhibitorio de Sestrina 2 sobre GATOR-2, permitiendo que GATOR-1 active las proteínas Rag. Del mismo modo, la arginina, a través de su interacción con el complejo CASTOR, es capaz de activar el complejo GATOR-1 y, por

consiguiente, el complejo mTORC-1. Por otra parte, la proteína SAMTOR se ha descrito como un regulador negativo de mTORC-1, a través de la unión a GATOR-1. La S-adenosilmetionina (SAM), una medida indirecta de la concentración de metionina, se une a la proteína SAMTOR, impidiendo que ejerza el control negativo de mTORC-1 y, por lo tanto, permitiendo su activación. Es interesante destacar que mTORC-1 estimula la síntesis de SAM, promoviendo la disociación de SAMTOR-GATOR-1.

En resumen, cuando los niveles de aminoácidos son bajos, el complejo v-ATPasa-Ragulator-Rag GTPasa se encuentra en su conformación inactiva y no puede asociarse con el complejo mTORC-1. Cuando la concentración de aminoácidos es suficiente, éstos promueven la activación de Rag A/B por unión a GTP, y entonces es cuando el complejo v-ATPasa-Ragulator-Rag recluta mTORC-1 a la membrana del lisosoma, donde se localiza la proteína Rheb (**Fig. 12-8, A**), que puede activar a mTORC-1. Del mismo modo, es bien conocida la capacidad de regulación de la actividad de mTORC-1 por la concentración intracelular de Ca^{2+}, aunque los mecanismos exactos no se conocen completamente. Un aumento de aminoácidos intracelulares ocasiona un in-

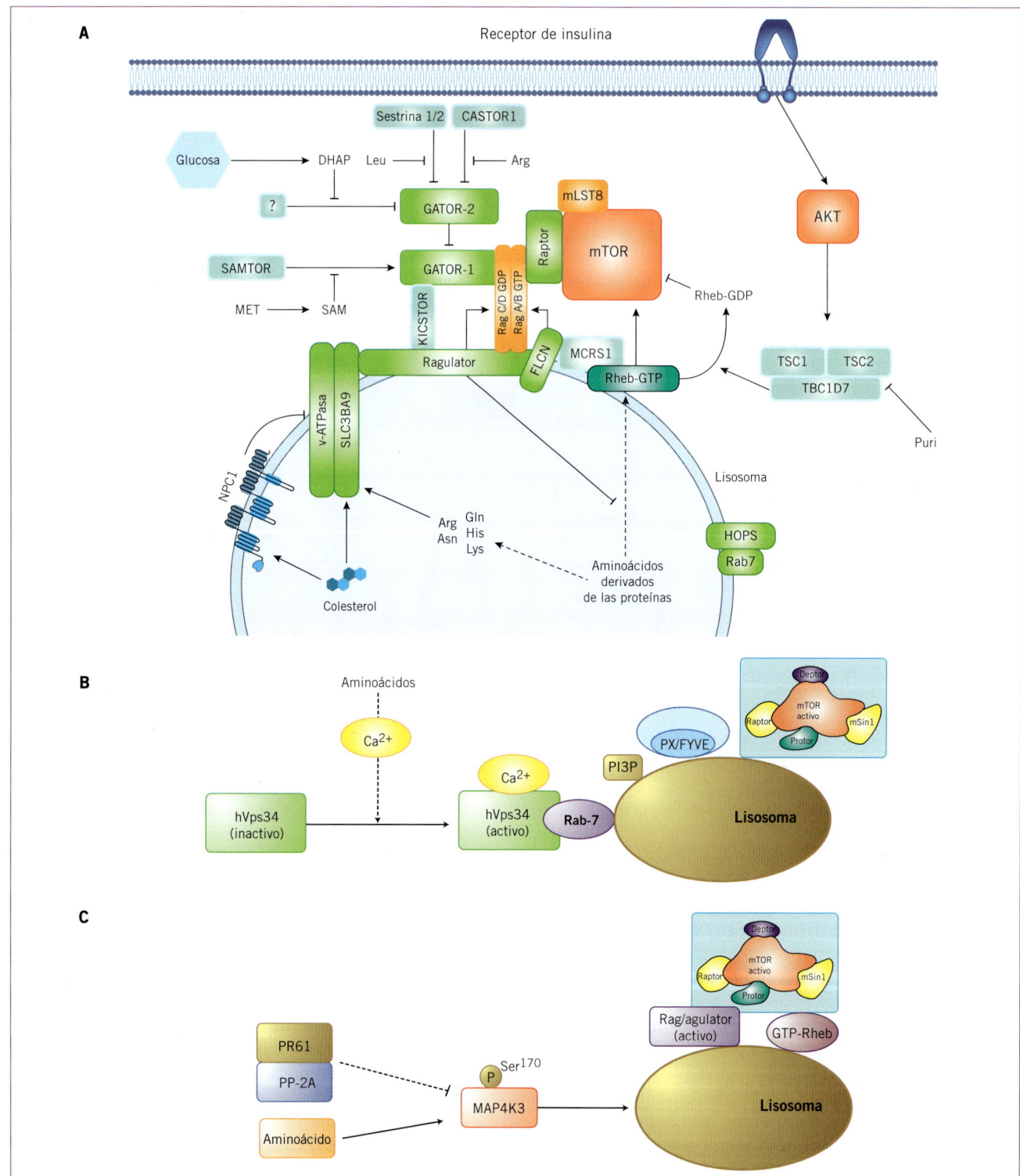

Figura 12-8. Mecanismos de activación del complejo 1 de la proteína quinasa dependiente de la rapamicina en mamíferos (mTOR), mTORC-1, por aminoácidos. A) Regulación de la actividad de mTORC-1 por aminoácidos y factores de crecimiento. mTORC-1 es activado por Rheb-GTP en el lisosoma. El reclutamiento de mTORC-1 por el lisosoma es mediado por las proteínas Rag-GTPasas, cuyo estado de unión a GTP/GDP está regulado por Ragulator y GATOR-1, entre otras proteínas. Cuando la concentración de metionina, leucina y/o arginina es baja, los sensores específicos de metionina (SAMTOR), leucina (sestrina 2) y arginina (GATOR-2) inhiben la actividad de GATOR-1. Los niveles de glucosa, a través de la dihidroxiacetona-fosfato (DHAP), también controlan la actividad de GATOR-2. SAMTOR es una proteína que determina los niveles de metionina. Arg: arginina; Leu: leucina; MET: metionina; mTOR: proteína quinasa dependiente de la rapamicina en mamífero; Raptor: proteína reguladora asociada a mTOR; Rheb: proteína G pequeña unida a GTP; SAM: S-adenosilmetionina; SLC3BA9: transportador de aminoácidos; v-ATPasa: bomba vacuolar de protones. B) Mecanismo mediado por hVps34 (proteína humana vacuolar tipo 3). Rab-7: proteína GTPasa 7 del endosoma tardío; PI3P: fosfatidilinositol-3-fosfato; PX/FYVE: proteínas con dominios PX o FYVE. C) Mecanismo mediado por MAP4K3 (proteína quinasa de la familia de las proteínas activadas por mitógenos); PP-2A: proteína fosfatasa 2A; PR61: proteína PR61; Rag/Ragulator: complejo proteínas Rag-Ragulator; Rheb: proteína G pequeña unida a GTP.

cremento de los niveles de Ca^{2+} que, a su vez, da lugar a la unión de la calmodulina (CaM) a la proteína hVps34, lo que aumenta la producción de fosfoinositol-3-fosfato (PI3P) desde el inositol. Aunque se ha identificado hVps34 como un potencial mediador en la señalización del Ca^{2+} en respuesta a aminoácidos, la implicación de Ca^{2+}/CaM en la actividad de hVps34 no está totalmente esclarecida (**Fig. 12-8, B**).

Existen otras moléculas involucradas en la activación de mTORC-1 por aminoácidos, como por ejemplo la proteína quinasa MAP4K3, proteína 62 (p62) o GPR137B. Se ha demostrado que la actividad de la MAP4K3 es regulada por aminoácidos, pero no por insulina. Sin embargo, aunque se ha sugerido que MAP4K3 actúa en sentido ascendente de las Rag-GTPasas, el mecanismo por el que contribuye a la activación del complejo mTORC-1 no se conoce por completo (**Fig. 12-8, C**). La proteína p62, también conocida como sequestosoma, interacciona con Raptor y Rag-GTPasas de manera dependiente de la concentración de aminoácidos. Además, p62 se localiza en el lisosoma y facilita la translocación al lisosoma de mTORC-1 a través de su unión con Raptor y Rag-GTPasas. Es interesante destacar que p62 recluta el factor 6 asociado al receptor de necrosis tumoral (TRAF-6) hacia mTORC-1 en respuesta a aminoácidos. TRAF-6 es necesario para la translocación y activación de mTORC-1 al catalizar la poliubiquinación asociada a la lisina 63 de mTOR. Además, p62 puede ser fosforilada, lo que promueve su asociación con TRAF-6 y conduce a la activación de mTORC-1 en respuesta a aminoácidos. GPR137B es un regulador positivo de la actividad de mTORC-1 por unión a las Rag-GTPasas. De hecho, el aumento de la expresión del gen *GPR137B* induce la localización en el lisosoma de RagA y mTORC-1; sin embargo, la inactivación de *GPR137B* impide la interacción RagA-mTORC-1 y la consiguiente activación de mTORC-1. Resulta destacable que la proteína GPR137B también regula la disociación de Rag-GTPasas del lisosoma, acelerando la proporción de intercambio en respuesta a los aminoácidos. Por lo tanto, la presencia de aminoácidos o de GPR137B puede influir en el intercambio de Rag-GTPasas en el lisosoma, dando lugar a un posible mecanismo de regulación de mTORC-1.

En resumen, existen evidencias que indican que Rag-GTPasas, Rheb, hVps34 y MAP4K3 son moléculas clave en la activación de mTORC-1 por aminoácidos y que los lisosomas son la plataforma donde se produce esta activación. Por último, es importante destacar que recientemente se ha descrito que la activación de GCN-2 puede conducir a una supresión de mTORC-1, a través de la proteína sestrina 2. Así, la inducción de sestrina 2 por GCN-2 constituye un mecanismo a través del cual la actividad de mTORC-1 es suspendida en una situación a largo plazo de privación de aminoácidos. Igualmente, se ha descrito que la glutamina promueve la translocación del complejo mTORC-1 al lisosoma en células *knockout* para Rag A y Rag B, y que requiere la presencia de v-ATPasa pero no de Ragulator. Además, se ha identificado el factor 1-GTPasa adenosina ribosilación para la activación de mTORC-1 por la glutamina. Esto sugiere que el complejo mTORC-1 puede ser regulado de forma diferente por aminoácidos específicos.

CONTROL DE LA EXPRESIÓN GÉNICA Y EFECTOS METABÓLICOS MEDIADOS POR LEUCINA

Numerosos estudios parecen indicar que una ingesta baja de proteínas a lo largo de la vida se relaciona con una mejor salud metabólica e incluso con una mayor longevidad, mientras que una ingesta elevada de proteínas se asocia con resultados metabólicos negativos. En un estudio retrospectivo en individuos de 50 a 65 años se encontró que una dieta baja en proteínas se asociaba con una reducción del IGF-1, el cáncer y la mortalidad, mientras que la ingesta elevada de proteínas se asociaba con un aumento de diabetes en todas las edades por encima de 50 años. Del mismo modo, en un ensayo controlado aleatorizado se constató que la restricción proteica a corto plazo puede reducir significativamente la masa grasa y mejorar los niveles de glucosa en sangre. Entre los posibles mecanismos que median los efectos beneficiosos de una restricción proteica se encuentra la activación de GCN-2 y de FGF-21. La suplementación con determinados aminoácidos esenciales también se ha considerado una intervención en la reducción del peso corporal y, además, generalmente es segura en las dosis adecuadas y con las indicaciones correctas. Así, la suplementación con lisina, histidina y fenilalanina inhibe la ingesta. El exceso de leucina parece no afectar la ingesta, pero sí aumenta el gasto energético. La suplementación con leucina, isoleucina, histidina o treonina induce la sobreexpresión de la proteína desacoplante 1 (UCP-1) en el tejido adiposo marrón e induce el *browing* en el tejido adiposo blanco. Además, la leucina y la treonina aumentan la expresión de proteínas relacionadas con la lipólisis, como la lipasa sensible a hormonas (HSL) y la triacilglicerol lipasa de adipocitos (ATGL). A pesar de que se han descrito efectos positivos de la suplementación con aminoácidos, no se pueden descartar los efectos negativos para dosis elevadas o para un período largo de suplementación.

De especial interés son los aminoácidos de cadena ramificada, leucina, isoleucina y valina, ya que se encuentran elevados en la sangre de individuos con obesidad, hallazgo que se correlaciona positivamente con el índice de masa corporal (IMC) tanto en niños como en adolescentes. Estos aminoácidos representan el 15-25 % de la ingesta total de proteína. Niveles circulantes de estos aminoácidos son un predictor positivo de diabetes en individuos normoglucémicos. Los estudios realizados tanto en roedores como en seres humanos sugieren que los niveles circulantes de estos aminoácidos dependen de la ingesta proteica. Sin embargo, estudios transcriptómicos y metabolómicos han descrito una sobreexpresión de genes que codifican para la síntesis de estos aminoácidos en las bacterias intestinales de los individuos con obesidad respecto de los normopeso. Por el contrario, una privación aguda de leucina, isoleucina o valina mejora la sensibilidad a la insulina en ratones. Aunque existe evidencia que indica que los aminoácidos de cadena ramificada tienen un efecto metabólico negativo global, diversos estudios han constatado efectos positivos de su suplementación, especialmente en ancianos. De hecho, se ha estudiado el posible efecto de suplementos en el tratamiento de la sarcopenia, al igual que para atletas. En este sentido, en ratas ejercitadas, se ha observado que una suplementación aguda de leucina da lugar a una mayor estimulación de la síntesis proteica en el músculo esquelético. Las diferencias observadas en los diversos estudios pueden deberse a las distintas necesidades de los aminoácidos de cadena ramificada en situaciones catabólicas, como puede ser un traumatismo, y en situaciones anabólicas, como es el caso de la obesidad, así como a las necesidades nutricionales cambiantes con la edad. En general, los estudios sugieren que el consumo de aminoácidos de cadena ramificada de la dieta o la suplementación con ellos es negativo en individuos con obesidad que llevan una dieta poco saludable. Sin embargo, una mayor ingesta proteica y de aminoácidos de cadena ramificada en los ancianos se relaciona con una mayor síntesis proteica y una mejora de la sarcopenia asociada a la edad.

Por su importancia, a continuación se describen los principales efectos metabólicos de la leucina y de la metionina.

Efectos metabólicos de la leucina

Se sabe que numerosos tejidos responden al tratamiento con leucina; así, por ejemplo, su administración oral incrementa la síntesis proteica en el tejido adiposo blanco, músculo esquelético, hígado, corazón, riñón y páncreas. En todos estos tejidos, exceptuando el riñón, la leucina incrementa la síntesis a través de mTOR. Se ha de destacar que se han realizado estudios sobre el efecto de la suplementación con leucina en distintas situaciones, como lesiones musculares, obesidad y diabetes mellitus y en la caquexia ligada al envejecimiento.

El metabolismo de la leucina depende en primer lugar de su transaminación, catalizada por la transaminasa de aminoácidos de cadena ramificada (BCTA). Existen dos isoformas de esta enzima codificadas por diferentes genes. La isoforma citosólica se expresa fundamentalmente en el cerebro, mientras que la isoforma mitocondrial es expresada en múltiples tejidos. Sin embargo, ninguna de las dos isoformas se expresa en el hígado o el intestino, lo que hace que los niveles sistémicos de los aminoácidos de cadena ramificada se eleven significativamente tras las comidas. Existen suficientes evidencias científicas que describen la importancia de la leucina en el tejido adiposo y el músculo esquelético. A través de mTORC-1, es capaz de estimular la biogénesis mitocondrial y la oxidación de los ácidos grasos. Igualmente, es capaz de regular la síntesis proteica en el músculo esquelético y el metabolismo lipídico en el adipocito para generar un aumento del flujo de lípidos hacia el músculo esquelético y, de esta forma, suministrar sustrato energético para mantener la síntesis proteica. La **figura 12-9** resume los efectos metabólicos de la leucina en diversos tejidos.

Leucina, peso corporal y adiposidad

Se ha propuesto que los aminoácidos ramificados pueden ser responsables de algunos de los efectos beneficiosos sobre el peso corporal y la adiposidad observados con las dietas altas en proteínas. Diversos estudios han descrito que la infusión de leucina reduce la ingesta energética en roedores. Sin embargo, existe cierta controversia sobre la capacidad de

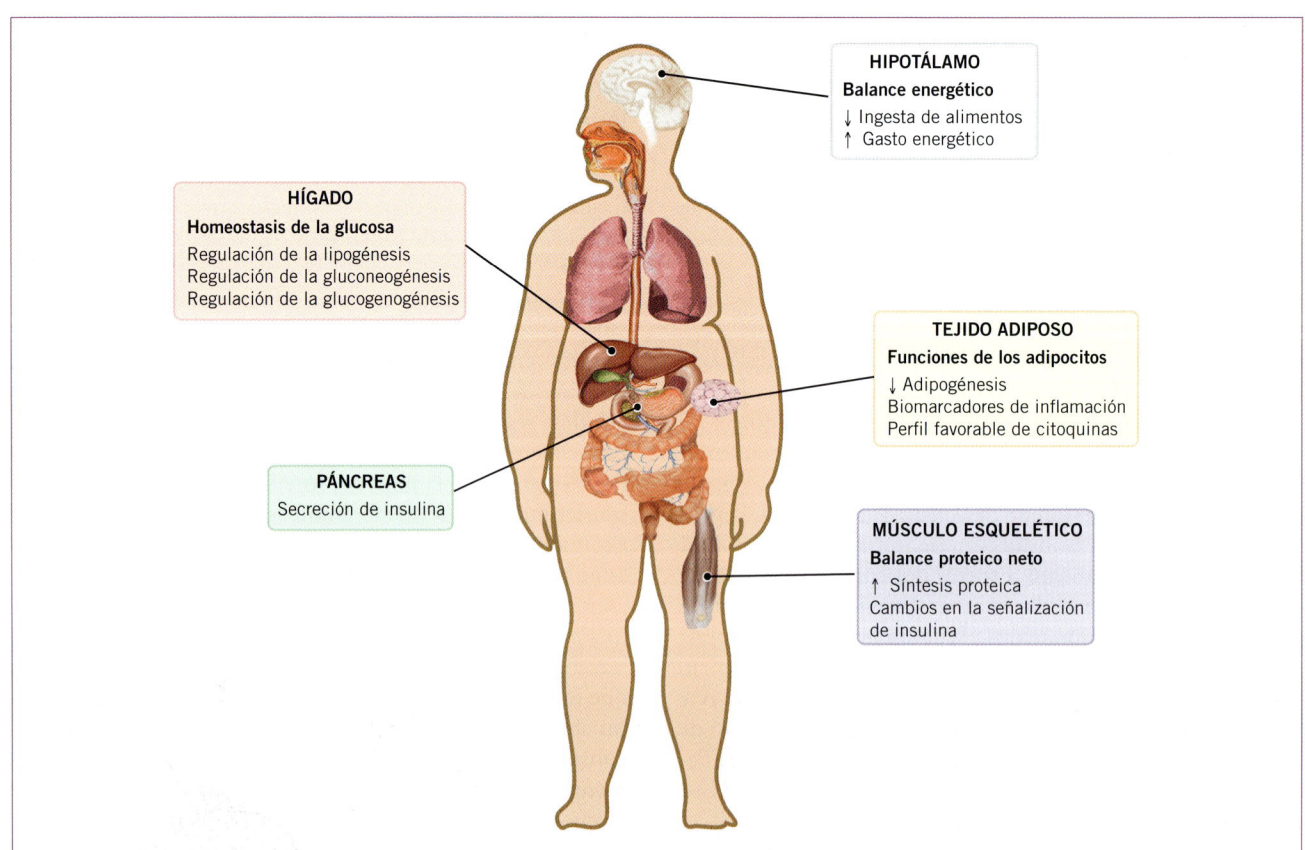

Figura 12-9. Principales efectos metabólicos de la leucina.

este aminoácido de modular la ingesta. A pesar de esto, hay estudios que han observado una disminución de la adiposidad, y que la leucina previene la obesidad inducida por la dieta o por la edad. Posiblemente este efecto es mediado por un aumento del gasto energético. Así, por ejemplo, la suplementación con leucina incrementa el gasto energético en ratones alimentados con una dieta alta en grasa y en ratones genéticamente obesos. Los efectos que ejerce sobre la regulación del balance energético pueden estar causados por un aumento de la síntesis proteica, aunque esto no parece producir un aumento de la proteína corporal, ya que los procesos de síntesis y de degradación proteica están coordinados.

Paradójicamente, algunos estudios no han encontrado efectos de la suplementación con leucina sobre la adiposidad o sobre la predisposición a acumular grasa corporal, en animales que ya eran obesos. Una posible explicación es que la activación de mTORC-1 puede promover la acumulación de grasa en los adipocitos por supresión de la lipólisis y estimulación de la lipogénesis *de novo*. Animales en los que se inhibió el complejo mTORC-1 presentaron menos tejido adiposo, lo que sugiere que la acumulación de grasa podría depender de la actividad de este complejo. Los efectos sobre la reducción del peso por suplementación de leucina podrían, por lo tanto, contrarrestar su acción directa sobre los adipocitos por estimulación del proceso adipogénico.

Un hallazgo interesante es que el aumento de los niveles de leucina después de una comida es, en parte, responsable del aumento posprandial de los niveles plasmáticos de leptina, una hormona secretada por el adipocito involucrada en la ingesta y el balance energético, así como en el metabolismo glucídico, cuya síntesis es sensible a la rapamicina. El hecho de que la suplementación con leucina puede incrementar la secreción de leptina lleva a pensar que su uso sería beneficioso para la pérdida de peso, y en especial, en el tratamiento de la obesidad. Sin embargo, los individuos obesos suelen presentar hiperleptinemia y resistencia a la leptina. Además, los individuos obesos presentan altos niveles circulantes de aminoácidos ramificados, por lo que la suplementación con leucina no tenga, posiblemente, efectos beneficiosos en el tratamiento de la obesidad.

Leucina y metabolismo glucídico

El efecto que la suplementación con leucina ejerce sobre el metabolismo glucídico proviene de estudios con animales en los que se ha observado una mejora de la tolerancia a la glucosa. Así, por ejemplo, la suplementación con leucina previene la hiperglucemia y la resistencia a la insulina en ratones alimentados con una dieta alta en grasas. Estos efectos se pueden explicar, en parte, por una reducción de la masa grasa; sin embargo, se han observado mejoras en el control de la glucemia independientes del cambio en la composición corporal. Por consiguiente, parece que la suplementación con leucina podría mejorar la homeostasis glucídica y prevenir, en parte, la resistencia a la insulina inducida por la dieta. Los mecanismos a través de los cuales se ejerce este efecto no se conocen completamente. Se sabe que la leucina tiene propiedades insulinotrópicas. La insulina es secretada por las células β del páncreas; en relación con esto se ha observado

que la leucina estimula la síntesis proteica en las células acinares y β, a través de la ruta de señalización mTOR. Por lo tanto, cabría pensar que el aumento de secreción de insulina en individuos suplementados con leucina podría mejorar los niveles posprandiales de glucosa; sin embargo, se han de tener ciertas precauciones. La suplementación con leucina en ratas embarazadas produce una disminución en la formación de las células β en la progenie, que podría aumentar el riesgo de desarrollar diabetes mellitus de tipo 2. Además, se ha observado que la suplementación favorece el crecimiento tumoral, en un modelo murino de cáncer pancreático.

Diversos estudios en animales han descrito una mejora de la sensibilidad a la insulina por el tratamiento con leucina. Igualmente, se han observado efectos sobre los niveles hepáticos de expresión de la glucosa-6-fosfato en ratones alimentados con una dieta alta en grasa, lo que sugiere que la leucina podría tener efectos sobre la gluconeogénesis. Del mismo modo, en ratones con obesidad inducida por la dieta, la suplementación con leucina aumenta los niveles hepáticos de expresión de sirtuina 1 (SIRT-1) y previene la disfunción mitocondrial. Igualmente, se ha observado una mejora de la esteatosis hepática y del metabolismo lipídico en animales suplementados con leucina.

La leucina también afecta al metabolismo glucídico y la síntesis de glucógeno en el músculo esquelético. Clásicamente, los estudios habían encontrado que las concentraciones fisiológicas de los aminoácidos de cadena ramificada inhibían la ruta de señalización de la insulina en sus primeras etapas y que la infusión de aminoácidos causaba resistencia a la insulina en el músculo esquelético. Recientemente se ha puesto de manifiesto que individuos obesos y delgados difieren en el metabolismo de los aminoácidos de cadena ramificada y que éstos contribuyen al desarrollo de la resistencia a la insulina en individuos obesos (**Fig. 12-9**).

Otro factor que contribuye al desarrollo de resistencia a la insulina es una sobreactivación de la ruta mTOR/S6K-1. La ausencia de S6K-1 protege frente a la obesidad causada por la dieta y la edad y favorece la sensibilidad a la insulina. Igualmente, la hiperinsulinemia conduce al desarrollo de resistencia a la insulina en el hígado y en el músculo esquelético a través de un mecanismo sensible a la rapamicina. Esto sugiere que una activación excesiva de mTOR/S6K-1 por aminoácidos o por la insulina conduce al desarrollo de resistencia a la insulina. El mecanismo propuesto para explicar este efecto es un aumento de la fosforilación en los residuos de serina del sustrato 1 del receptor de la insulina (IRS-1) mediado por S6K-1, como se ha señalado antes (**Fig. 12-6**). En este sentido, en animales alimentados con una dieta alta en grasa o en modelos genéticos de obesidad y diabetes se ha observado un aumento de la actividad de S6K-1 y de la fosforilación de IRS-1.

Por otra parte, la leucina tiene también efectos sobre el tejido adiposo, produciendo cambios en el patrón de secreción de adipoquinas hacia un perfil más favorable. En ratas obesas, la suplementación con leucina incrementa los niveles de adiponectina. Asimismo, se produce una reducción de los niveles de marcadores inflamatorios en el tejido adiposo blanco. Esto sugiere que los efectos sobre el control de la glucosa pueden ser secundarios a un perfil inflamatorio y de secreción de citoquinas más favorable en el tejido adiposo. Además, el aumento de la masa grasa debido a la suplementación con leucina podría incrementar la captación de glucosa por los adipocitos, lo cual ayudaría a reducir los niveles plasmáticos de glucosa en modelos animales de obesidad (**Fig. 12-9**).

Finalmente, existe poca información sobre los efectos de la suplementación con leucina sobre la microbiota intestinal y la secreción de hormonas intestinales. Cambios en la microbiota intestinal (**cap. 21**, Microbioma humano) o en las hormonas, podrían producir importantes efectos sobre la regulación de la glucemia. En este sentido, se ha observado que la leucina estimula la expresión génica y la secreción del GLP-1, el cual mejora la tolerancia a la glucosa.

Leucina y metabolismo lipídico

Estudios recientes indican que modificar la composición de los aminoácidos de la dieta tiene importantes efectos en el metabolismo lipídico. Una privación de leucina afecta a genes del metabolismo lipídico, tanto en el hígado como el tejido adiposo blanco. Se sabe que dietas bajas en proteínas inducen una acumulación de triacilgliceroles hepáticos, tanto en roe-

dores como en seres humanos. Así, por ejemplo, en ratones alimentados con una dieta alta en grasas, suplementados con leucina, se produce una mejora de la esteatosis hepática y de la resistencia a la insulina. En el hígado, tras 7 días de privación de leucina se produce una disminución de genes asociadas con la síntesis de triacilgliceroles y de ácidos grasos, pero no de genes asociados con su transporte y oxidación. En el tejido adiposo blanco, la privación de leucina aumenta la expresión de genes involucrados en la oxidación de los ácidos grasos y en la termogénesis y, simultáneamente, se produce una disminución de los genes lipogénicos (**Fig. 12-10**). En ratones sin receptores β-adrenérgicos, la capacidad de la dieta para aumentar la proteína desacoplante 1, activar la termogénesis, aumentar el gasto energético y reducir la adiposidad está comprometida, lo que sugiere que el sistema nervioso simpático es un mediador necesario de los efectos de la privación de leucina en el depósito de la grasa.

Los mecanismos responsables no se conocen completamente. La inhibición de genes lipogénicos, por la privación de leucina, en el hígado y en el tejido adiposo blanco es mediada, en parte, por una disminución de la proteína 1c de unión a los elementos de respuesta a los esteroles (SREBP-1c). Por efecto de la dieta se produce una disminución de

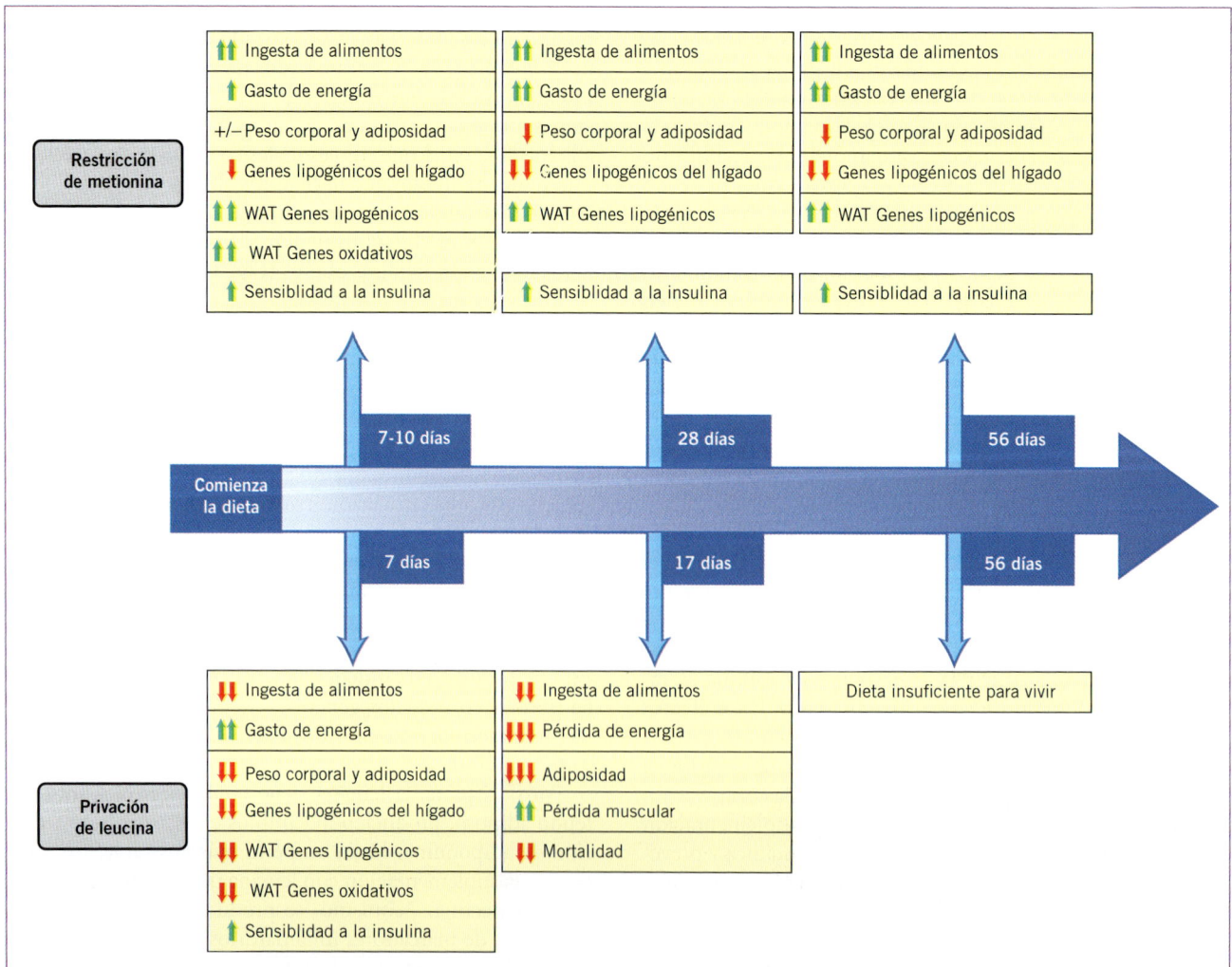

Figura 12-10. Efectos de una dieta con restricción de metionina y privación de leucina. WAT: tejido adiposo blanco (*white adipose tissue*).

la proteína SREBP-1c hepática y de los genes lipogénicos asociados (p. ej., ácido graso sintasa, acil-CoA carboxilasa 1, ATP citrato liasa) en ratones en los que se ha eliminado GCN-2; sin embargo, la disminución de los triacilgliceroles séricos no se encuentra alterada. En estos ratones, los triacilgliceroles hepáticos están aumentados con respecto a los ratones salvajes. De hecho, se ha demostrado que GCN-2 es necesaria para mantener la homeostasis lipídica en el hígado en situación de privación de aminoácidos, lo que sugiere que GCN-2 es una posible diana terapéutica para reducir la síntesis lipídica y prevenir la obesidad y el desarrollo de hígado graso. Sin embargo, en ratones *knockout* para *Gcn2* se ha observado un aumento de la expresión de genes lipogénicos y una disminución de genes relacionados con el transporte y la síntesis de ácidos grasos. Posiblemente, los efectos que ejerce la privación de leucina son mediados por mecanismos dependientes e independientes de GCN-2 (**Fig. 12-11**).

La autofagia, un proceso esencial para mantener la homeostasis celular, es inducida durante la limitación de aminoácidos; sin embargo, la leucina es un eficiente inhibidor de aquélla. Se ha descrito que la autofagia es necesaria para la rotura del exceso de triacilgliceroles en las gotas lipídicas, y que su inhibición da como resultado la acumulación de tria-

cilgliceroles hepáticos, y viceversa, lo que podría indicar que este proceso tiene un papel crítico en el metabolismo lipídico. Se ha sugerido que la respuesta del retículo endoplásmico al estrés y la activación de la autofagia son importantes en la acumulación de triacilgliceroles hepáticos en ratones con una dieta baja en proteínas, mientras que la suplementación con leucina es capaz de suprimir estos dos sistemas de degradación proteica.

Efectos de la leucina en el músculo y el adipocito

Existe un gran número de reguladores positivos de la síntesis de proteína muscular, como, por ejemplo, el IGF-1, la insulina, la glucosa, la hormona del crecimiento y los aminoácidos. En los seres humanos, la concentración plasmática de leucina se correlaciona con cambios en la síntesis de proteína muscular. Existen estudios que muestran cómo la ingestión de una comida rica en leucina estimula la síntesis posprandial de proteína muscular. De hecho, se ha observado un 110 % de aumento de la síntesis proteica tras una dosis oral. Aunque los efectos anabólicos de la leucina han sido bien documentados, el mecanismo exacto por el cual ejerce este efecto no está completamente claro. Los mecanismos que se

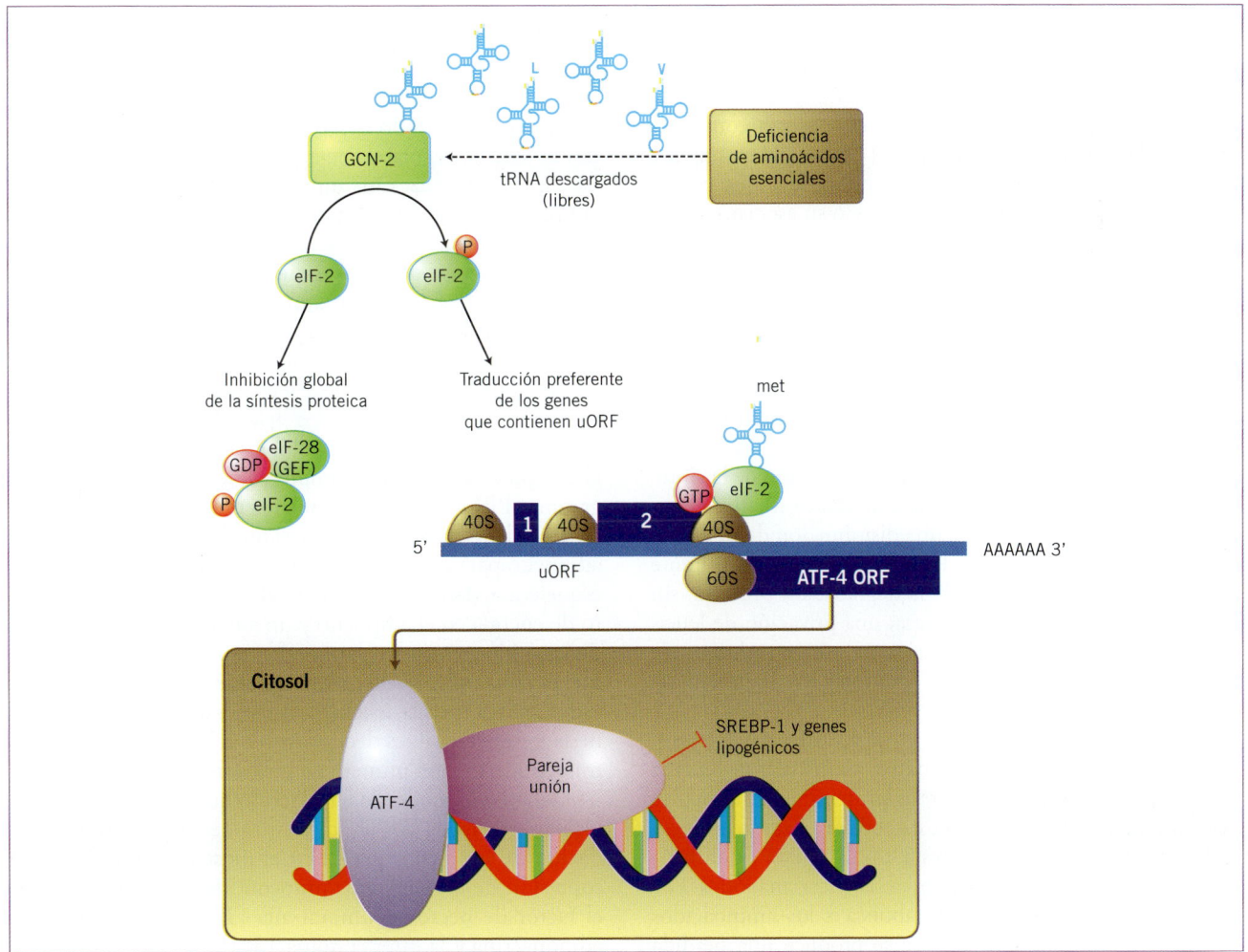

Figura 12-11. Mecanismo de inhibición de genes lipogénicos por deficiencia de leucina. SREBP-1: proteína 1 de unión a elementos reguladores de esteroles *(sterol regulatory element-binding protein 1)*. (V. las restantes abreviaturas en la **fig. 12-3.**)

han propuesto son: *a)* un aumento de la disponibilidad de sustrato, *b)* un aumento de la secreción de hormonas anabólicas, *c)* una modulación directa de los procesos anabólicos en el músculo esquelético y *d)* un posible efecto secundario de metabolitos como el β-hidroxi-β-metilbutirato.

Como se ha descrito anteriormente, elevados niveles de leucina tienen un efecto estimulador sobre la liberación de insulina por el páncreas. La insulina promueve la captación de aminoácidos por el músculo durante el período postprandial y evita su liberación por el músculo esquelético durante los períodos postabsortivos. Tras las comidas, el efecto de la insulina sobre la captación de aminoácidos activa la respuesta anabólica, favoreciendo la síntesis proteica. Además, la capacidad de la leucina para promover la síntesis proteica se ve atenuada cuando la liberación de la insulina está inhibida. Por lo tanto, se había pensado que el efecto anabólico de la insulina podría resultar de cambios en los niveles circulantes de leucina o de insulina, o de una combinación de ambos. En este sentido, en ratas a las que se indujo diabetes, la administración oral de leucina no mostró un efecto sobre la ruta mTOR, a través de S6K-1 o 4E-BP1, pero produjo una estimulación de la síntesis proteica. Sin embargo, la administración de leucina junto con la infusión de insulina sí fue suficiente para favorecer la ruta de señalización de mTOR de S6K-1 y 4E-BP1. Estos resultados indican que la leucina es capaz de estimular la síntesis proteica en el músculo esquelético tanto por vía dependiente de la insulina, como por mecanismos independientes de ella. El mecanismo dependiente de la insulina se asocia con la activación de mTOR, mientras que el efecto independiente de la insulina está mediado por un mecanismo que podría involucrar la fosforilación de eIF-4G y/o su asociación con eIF-4E. Cabe destacar que la insulina ejerce muy poco o nulo efecto sobre mTORC-1 en ausencia de aminoácidos. Como se ha indicado con anterioridad, la leucina es capaz de activar al complejo mTORC-1 a través de un mecanismo independiente de PI3K. Por lo tanto, la leucina puede afectar la síntesis proteica muscular sin necesidad de que exista un aumento de la concentración de insulina, pero requiere una mínima cantidad de ésta.

El impacto de la leucina sobre la estimulación de la síntesis proteica es, posiblemente, una combinación entre el aumento de la síntesis proteica y una disminución de su degradación. En individuos sanos, la infusión de leucina durante 7 horas reduce en un 35-40 % la degradación proteica, sin afectar la síntesis. De igual manera, una privación de leucina aumenta la degradación proteica en cultivos celulares de músculo esquelético, al inducir la autofagia y la proteólisis dependiente de los lisosomas.

Si bien está demostrado que en individuos sanos el aumento de la concentración plasmática y muscular de leucina potencialmente estimula la síntesis proteica, esto no ocurre necesariamente en condiciones catabólicas. Una reducción de la síntesis proteica en respuesta a una ingesta de alimentos es lo que se ha denominado «resistencia anabólica». Se ha observado una resistencia anabólica a los aminoácidos en muchas situaciones en las que se produce una pérdida de masa muscular, como durante una inmovilización o con la edad. Aunque el mecanismo exacto no se conoce, la so-

breproducción de citoquinas proinflamatorias y la producción de especies reactivas de oxígeno (ROS), asociada con la condición de pérdida de masa muscular, podrían tener un papel central. Aunque la inflamación y las ROS inhiben la actividad del complejo mTORC-1, parece que la inhibición del complejo es específica para la leucina, ya que en modelos animales de pérdida de masa muscular se ha observado que la leucina inhibe la síntesis proteica, mientras que los efectos estimulantes de IGF-1 no se alteran. Además, en condiciones catabólicas, como durante el ayuno o la diabetes no controlada, se ha constatado un aumento de la concentración de leucina tanto en músculo como en el plasma. Al contrario que en individuos sanos, este aumento de leucina no tiene efecto sobre la síntesis proteica. La resistencia anabólica a los aminoácidos se considera una de las principales causas de pérdida de masa muscular.

Un aspecto de reciente interés es el efecto de los aminoácidos de cadena ramificada, en especial de la leucina, sobre la expresión de miRNA específicos de músculo esquelético, denominados «miomirs». En voluntarios sanos se ha descrito que, tras el consumo de una bebida que contiene 10 g de aminoácidos esenciales, se produce un aumento de los niveles plasmáticos de insulina, isoleucina, leucina y valina, pero además se observa una disminución de la expresión de *miR-1*, *miR-23a*, *miR-208b* y *miR-499* en biopsias de músculo esquelético. Estos datos parecen indicar que existe un efecto de la suplementación con aminoácidos sobre el perfil de expresión de los miRNA.

Además de todo lo descrito, y como ya se ha mencionado, la leucina regula el metabolismo lipídico del adipocito para que se produzca un aumento del flujo de ácidos grasos al músculo esquelético y, por lo tanto, se provea de sustrato energético para soportar la síntesis proteica. De hecho, la pérdida de grasa corporal inducida por la suplementación con leucina se asocia a un aumento de la síntesis proteica. Se ha sugerido que ciertas citoquinas derivadas de los adipocitos son capaces de regular el metabolismo energético en las células musculares. La leucina incrementa significativamente la oxidación de los ácidos grasos en los miotubos C2C12, mientras que inhibe la ácido graso sintasa y el receptor activado por proliferadores de los peroxisomas gamma (PPAR-γ) en los adipocitos murinos 3T3-L1. Por lo tanto, la leucina puede regular el metabolismo lipídico en el adipocito para promover el flujo de lípidos hacia el músculo esquelético, dando lugar a una reducción de almacenamiento de energía en el adipocito y un aumento de la utilización de los ácidos grasos en el músculo. Asimismo, se ha sugerido que el metabolismo energético en el músculo y el adipocito está regulado por la leucina, en parte, a través de la biogénesis mitocondrial, es decir, a través del aumento de la masa mitocondrial o del número de mitocondrias.

Del mismo modo, se ha sugerido que determinadas moléculas secretadas por el adipocito pueden afectar a la oxidación de los ácidos grasos en el músculo esquelético por supresión de la biogénesis mitocondrial. Citoquinas como el factor de necrosis tumoral alfa (TNF-α), la leptina, la adiponectina y la interleuquina 15 (IL-15) tienen un papel importante en la comunicación entre el tejido adiposo y el músculo esquelético. El TNF-α secretado por los adipocitos inhibe la biogénesis mitocondrial, tanto en tejido adiposo como en el muscular. Por el contrario, la adiponectina y la leptina aumentan la oxidación de los ácidos grasos y disminuyen el contenido lipídico muscular. Los efectos de la leptina y la adiponectina en la oxidación de ácidos grasos parecen estar regulados, en parte, a través de la activación de la AMPK y, consecuentemente, de la acil-CoA carboxilesterasa.

CONTROL DE LA EXPRESIÓN GÉNICA Y EFECTOS METABÓLICOS MEDIADOS POR GLUTAMINA

La glutamina es el aminoácido más abundante en el plasma y el músculo esquelético. Tiene un papel fundamental en el organismo, especialmente en el transporte de carbono, nitrógeno y energía entre los órganos. En determinados tejidos, como el músculo esquelético, actúa como una señal anabólica promoviendo la síntesis proteica, mientras que en el intestino, es la principal fuente de energía para la rápida división celular de células como las de la mucosa intestinal. En el hígado es el sustrato para la ureogénesis, y en el riñón es catabolizado, mientras que el cerebro se encarga de eliminar el nitrógeno y participa en ciclo glutamina/glutamato. Además, la glutamina es el principal dador del grupo nitrógeno para la síntesis de compuestos nitrogenados, y a partir de ella se genera el glutatión, un péptido antioxidante. Recientemente, la glutamina y su metabolismo se han identificado como una posible diana para el tratamiento del cáncer. Teniendo en cuenta sus funciones, la glutamina se considera un aminoácido vital, aunque en condiciones normales se encuentra en cantidades abundantes y, además, las células son capaces de sintetizarla.

Se ha demostrado que la adición de glutamina a fórmulas de uso enteral y parenteral aumenta las concentraciones de glutamina en sangre, mejora el balance nitrogenado y la proliferación celular y modula positivamente las respuestas inmunitarias del intestino y sistémica, la incidencia de infecciones y la duración de las estancias hospitalarias (**cap. 10**, Aminoácidos semiesenciales, funcionales y derivados de interés nutricional, **tomo I**, y **cap. 22**, Nutrición e inmunidad, **tomo IV**). Hay que señalar que el glutamato, además de sus acciones metabólicas, es un neurotransmisor excitador que actúa en el sistema nervioso central a través de la interacción con receptores específicos, regulando la transcripción de numerosos genes, cuya importancia y extensión van más allá de los objetivos del presente capítulo. En este contexto, basta mencionar que se han identificado los elementos de respuesta al glutamato que responden a la proteína activadora 1 (AP-1) en la región 5' de los promotores cercanos a algunos genes que se expresan en las neuronas y en las células gliales, como el gen *Glast* (transportador glial de glutamato de alta afinidad) del cerebelo de ratón. No obstante, cabe destacar que el glutamato puede también ejercer la regulación transcripcional por su formación a partir de glutamina, especialmente en las células intestinales.

Una vez que la glutamina entra en la célula, es metabolizada a α-cetoglutarato, un intermediario del ciclo de los ácidos tricarboxílicos, constituyendo por lo tanto una reacción anaplerótica. Esto es producido principalmente por el proceso de glutaminólisis, en la que se producen dos desaminaciones. En primer lugar, la glutamina se convierte en glutamato y amonio, proceso catalizado por la glutaminasa. Este glutamato puede convertirse nuevamente en α-cetoglutarato por acción de la GDH en la mitocondria o por una reacción de desaminación, tanto en el citosol como en la mitocondria. Asimismo, el glutamato puede volver a generar glutamina por acción de la glutamina sintasa. Debido a la inestabilidad de la glutamina en solución acuosa y a la producción de productos tóxicos, actualmente en las fórmulas parenterales se está utilizando su metabolito α-cetoglutarato.

La acción de la glutamina sobre la expresión génica y los factores de transcripción permite clasificar los efectos específicos en: *a)* funciones metabólicas; *b)* proliferación, diferenciación y supervivencia celular, y *c)* respuesta inflamatoria.

Acciones metabólicas

En paralelo a su papel como sustrato metabólico, la glutamina estimula una serie de vías, como la síntesis hepática de lípidos, la síntesis de glucógeno, la gluconeogénesis hepática y renal y la síntesis de proteína muscular (**cap. 11**, Metabolismo de los nucleótidos, **tomo I**). La glutamina es un potente precursor gluconeogénico. Además, modula, directa o indirectamente, la expresión de algunos genes que codifican enzimas implicadas en el metabolismo de los aminoácidos en el hígado y en el intestino. Por ejemplo, en el hígado de rata la glutamina estimula la expresión del gen de la fosfoenolpiruvato carboxiquinasa (PEPCK; gen *PEPCK*), de la glutamina sintasa (gen *GS*) y de la argininosuccinato sintetasa (gen *ASS*). La glutamina podría regular su propia síntesis por interacción a nivel transcripcional y postranscripcional con la región 3' no traducible (3'-UTR) del gen de la glutamina sintasa, pero los factores implicados no han sido aún identificados. La **figura 12-12** muestra un resumen de los genes metabólicos regulados por glutamina en varios tipos celulares de hígado, intestino y corazón. Así, un estudio en células de hepatoma ha demostrado que la glutamina estimula la transcripción del gen de la gliceraldehído-3-fosfato deshidrogenasa, efecto mediado por un elemento de respuesta situado en el promotor (−126/−118) que puede unirse a proteínas C/EBP. En otro estudio llevado a cabo en cardiomiocitos de rata cultivados, se ha observado que la glutamina estimula la expresión del gen de la palmitoil-carnitina transferasa 1 (CPT-1) y de adenilsuccinato sintetasa isoenzima 1 (ADSS-1), que codifican para las enzimas correspondientes involucradas en el metabolismo de los ácidos grasos y de los nucleótidos de la adenina. La inducción de estas enzimas está mediada por la vía de la proteína quinasa A y, parcialmente, por la vía mTOR. A continuación, se fosforila una proteína, denominada modificador del elemento de respuesta a cAMP, que se une al elemento de respuesta en la región promotora del ADSS-1. Otro estudio ha demostrado que la adición de glutamina aumenta la expresión del gen de la argininosuccinato sintetasa 1 (ASS-1) en los enterocitos humanos, un efecto mediado por la *O*-glicosilación del factor

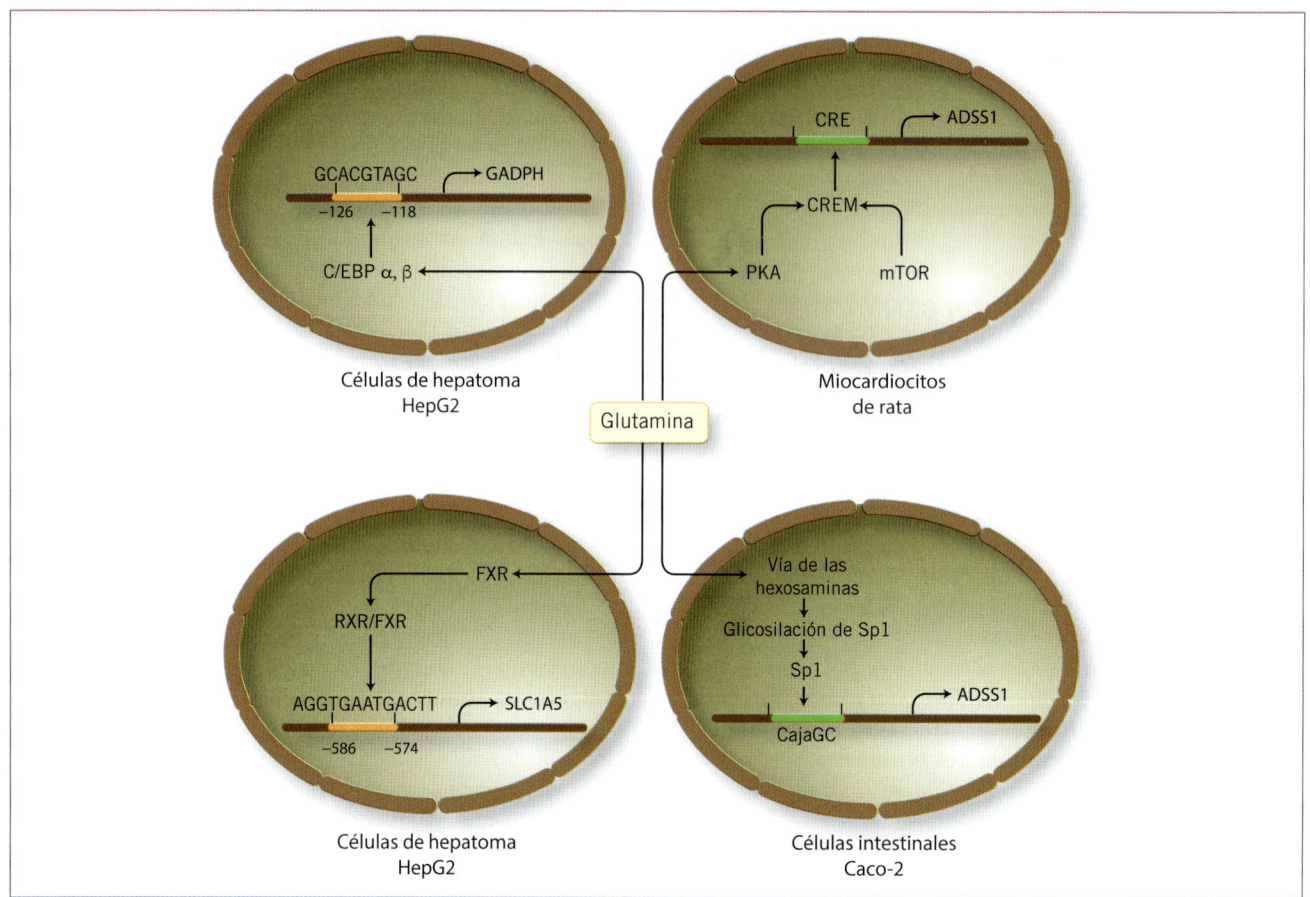

Figura 12-12. Influencia de la glutamina sobre la transcripción de genes implicados en el metabolismo. *ADSS1*: adenilsuccinato sintetasa isoenzima 1; C/EBP: proteína de unión a regiones CCAAT; CRE: elemento de respuesta a cAMP; CREM: modulador del elmentos de respuesta a cAMP; FXR: receptor farnesoide X; *GADPH*: gliceraldehído-3-fosfato deshidrogenasa; mTOR: proteína quinasa diana de la rapamicina de mamíferos; PKA: proteína quinasa dependiente de cAMP; RXR: receptor de retinol; *SLC1A5*: transportador de aminoácidos neutros; Sp1: factor de transcripción *trans* Sp1.

de transcripción Sp1 y su unión a cajas GC del promotor del gen. Por otra parte, se ha descrito que la producción de glutamato a partir de glutamina revierte el efecto estimulante de la IL-1β sobre la expresión del gen *ASS* a través de un descenso en la cantidad nuclear del factor de transcripción NF-κB. Esto indica que la glutamina puede regular la expresión de un mismo gen por diferentes vías, en función del tipo celular y de las condiciones fisiopatológicas. El Sp1 activado activa también la expresión del gen *ClC2*, que expresa un canal de cloro. Además, el bloqueo del metabolismo de la glutamina en células tumorales de Ehrlich determina un aumento de la fosforilación del Sp1. Finalmente, la glutamina activa el receptor farnesoide X (FXR) que se dimeriza con el receptor activado por retinoides (RXR), favoreciendo su unión a la secuencia de respuesta del gen *SLC1A5* (*solute carrier family 1 [neutral amino acid transporter], member 5*) que codifica para un transportador de glutamina y otros aminoácidos.

Efectos sobre la proliferación, la diferenciación y la supervivencia celular

La glutamina puede contribuir a los efectos tróficos celulares a través de las síntesis de proteínas y de nucleótidos,

de un descenso de la proteólisis y de la acción moduladora sobre ciertos factores de crecimiento, como el factor de crecimiento epidérmico (EGF) y la hormona del crecimiento, y de la inhibición de la apoptosis. Algunas de estas acciones están mediadas, al menos parcialmente, por la síntesis y activación de factores de transcripción específicos en varios tipos de células. Por ejemplo, en una línea celular de yeyuno de cerdo, la adición de glutamina va seguida de la estimulación de la expresión del gen *c-jun*, que codifica para un factor de transcripción, y del aumento de los niveles de ornitina descarboxilasa, lo que conduce a la síntesis de poliaminas. Se ha observado que esto mismo ocurre en otras líneas celulares de intestino de rata y cerdo en los que la expresión de los genes *c-myc* y *c-jun*, ambos implicados en la proliferación y la diferenciación celulares, aumenta en presencia de glutamina.

El mecanismo por el que c-*myc* regula la captación de glutamina y la glutaminólisis se debe parcialmente al aumento de la expresión transcripcional de genes de transportadores de la glutamina y de lactato deshidrogenasa. De hecho, algunos estudios han demostrado que bloqueando el metabolismo de la glutamina, a nivel de la glutaminasa, podrían suprimirse el crecimiento celular tumoral y la transformación.

La activación del complejo mTORC-1 promueve la conversión de la glutamina en α-cetoglutarato vía GDH. Además, la activación del complejo mTORC-1 promueve la captación de glutamina. Del mismo modo, se ha demostrado que el complejo mTORC-1 regula positivamente a la enzima glutaminasa, a través de la regulación de c-myc dependiente de S6K-1. Estos datos indican que la inhibición farmacológica de la glutaminasa es una posible diana terapéutica en el tratamiento del cáncer pancreático que expresan bajos niveles de fosfatasa homóloga de tensina (PTEN).

En relación con las vías de señalización implicadas en el efecto proliferativo de la glutamina en los enterocitos, este aminoácido activa dos clases de quinasas activadas por mitógenos (MAPK, *mitogen activated protein kinase*): las quinasas reguladas por señal extracelular (ERK, *extracellular regulated kinase*) y la quinasa c-Jun N terminal (JNK, *c-Jun N terminal kinase*). A través de la señalización dependiente de ERK, la glutamina estimula la MEK-1, un tipo de MAPK, que, a su vez, activa a ERK-1 y a ERK-2, conduciendo a la fosforilación del factor de transcripción Elk-1 (un miembro de la familia de oncogenes *ETS*), implicado en la diferenciación celular. A través de la vía JNK, la expresión aumentada de *c-jun* por la glutamina conduce a la activación subsiguiente de AP-1, proteína activadora implicada en la proliferación celular.

En paralelo, la glutamina puede también estimular la diferenciación celular, como se ha puesto de manifiesto en células pancreáticas, en las que contribuye al aumento de la expresión del gen *Pdx1 (pancreatic and duodenal homeo-box 1)*, esencial para la diferenciación y la función de las células β pancreáticas.

La glutamina ejerce acciones inhibidoras sobre algunos genes que codifican factores implicados en la degradación proteica y en la apoptosis. Por lo tanto, su efecto inhibidor sobre la actividad de algunas caspasas protege al DNA, aunque los mecanismos detallados no son totalmente conocidos. Así, se ha demostrado un efecto inhibidor de la transcripción de algunos factores involucrados en el cese del crecimiento, como el gen *CHOP*, en las células renales epiteliales de cerdo. Por el contrario, se ha descrito en células de ovario de hámster y de hepatoma humano que la depleción de glutamina induce un aumento de los niveles de mRNA de *CHOP* y *GADD34*, favoreciendo la muerte de células cancerosas. Esto mismo se ha observado en células de cáncer de mama humanas. Se ha demostrado un efecto antiapoptótico de la glutamina utilizando líneas celulares de hibridomas murinos a través de un control negativo del gen *CHOP*, pero, por otra parte, se ha constatado que la depleción de glutamina da lugar a un descenso en la expresión del supresor de tumores p53 y a una estimulación paralela del receptor FAS (receptor de TNF-α); es decir, en este último caso la presencia de glutamina ejercería un efecto proapoptótico. Por otra parte, en células tumorales HeLa la glutamina ejerce un efecto antiapoptótico, aumentando la desestabilización del ATF-5, implicado en la diferenciación celular y la apoptosis. Sin embargo, en células de cáncer de mama humanas se ha observado que la glutamina ejerce un efecto proapoptótico, mediado por un aumento en la concentración de glutatión. Estos resultados contradictorios muestran, una vez más, la complejidad de la regulación ejercida por la glutamina sobre la expresión génica, que parece dependiente de los tipos celulares y de las circunstancias fisiopatológicas concretas.

Efectos sobre la respuesta inflamatoria

Es bien conocido que la glutamina ejerce efectos inmunorreguladores. La glutamina es capaz de reducir la producción de las citoquinas proinflamatorias IL-6 e IL-8 y favorecer la producción de las citoquinas antiinflamatorias IL-10 en el intestino humano. En particular, los efectos antiinflamatorios de la glutamina se han estudiado tanto *in vitro* como *in vivo*, demostrándose que la glutamina modula la acción de varios factores de transcripción, especialmente del NF-κB. Así, la depleción de glutamina en líneas celulares de cáncer de mama humano conduce a una activación del NF-κB y la consiguiente expresión de IL-8. La acción de la glutamina parece estar mediada a través de la proteína inhibidora kappa B (IκB), ya que la depleción de glutamina en células Caco-2 disminuye los niveles de este inhibidor y, por lo tanto, conduce a un aumento del NF-κB dentro del núcleo; este efecto parece mediado por una menor ubiquitinación del IκB. Asimismo, la administración de glutamina a ratas con colitis ulcerosa no sólo previene el descenso de IκB, sino también el aumento de IκB quinasas, reduciendo la producción de mediadores de la inflamación. Este mismo tipo de resultados se ha observado en el intestino de ratas con daño cerebral y en ratas y ratones con sepsis. En esta última situación patológica, la glutamina inhibe la degradación de la subunidad α del IκB, lo que conlleva una menor producción de TNF-α y de IL-6, y se inhibe la fosforilación de la p38MAK y de la ERK, interfiriendo la señalización del NF-κB. Por otra parte, el aumento de glutatión y de *N*-acetilglucosamina mediado por la glutamina puede contribuir a la disminución de la actividad del NF-κB. Asimismo, la glutamina inhibe la actividad de AP-1 en células intestinales, lo que se traduce en una mayor actividad del PPAR-γ, el que, a su vez, inhibe la translocación del citoplasma al núcleo del NF-κB, así como en un descenso de las formas fosforiladas de los transductores de señales y activadores de la transcripción (STAT, *signal transducer and activator of transcription*) STAT-1 y STAT-5. Finalmente, la actividad antiinflamatoria de la glutamina también se ha relacionado con su capacidad de inducir la expresión de proteínas de choque térmico (Hsp, *heat schock proteins*).

CONTROL DE LA EXPRESIÓN GÉNICA Y EFECTOS METABÓLICOS MEDIADOS POR METIONINA

La metionina participa en múltiples rutas metabólicas y es, además, donadora de grupos para la metilación proteica, lo que da lugar a cambios epigenéticos cuando las proteínas metiladas son las histonas (**cap. 9**, Metabolismo de los aminoácidos, **tomo I**, y **cap. 18**, Nutriepigenética, **tomo II**). Existen evidencias de que una restricción de metionina conduce a un aumento de la longevidad y a una reducción de la masa grasa y del peso corporal mientras que favorece la hiperfagia. La restricción por períodos cortos (4-12 semanas) o largos (80 semanas) del 80 % de la ingesta de metionina produce estos efectos en ratas, pero no se han evaluado estos efectos en los seres humanos. Además de este efecto, la restricción en la ingesta de metionina provoca cambios en el balance energético, en la sensibilidad a la insulina y en el metabolismo lipídico (**Fig. 12-10**). Los efectos metabólicos de la restricción de metionina se acompañan de una respuesta transcripcional en el hígado y el tejido adiposo, que reduce los lípidos circulantes y modifican la función endocrina del tejido adiposo.

Por otro lado, una ingesta excesiva de metionina es tóxica, ya que conduce a daños en algunos órganos vitales y aumenta el estrés oxidativo tisular. Una suplementación crónica y excesiva aumenta los hidroperóxidos y el colesterol ligado a las lipoproteínas de baja densidad (LDL-colesterol), induce daño vascular y, en el riñón con hipertrofia tubular, aumenta la acumulación de hierro y la peroxidación de las LDL y conduce a disfunción hepática. Algunos de los efectos dañinos se han atribuido a sus metabolitos más que a la metionina misma, aunque en otros casos se ha sugerido un efecto tóxico directo de la metionina.

Se ha demostrado que una restricción del 80 % de metionina aumenta la longevidad en ratas F344, de una forma similar a como lo hace una restricción proteica. Esto ocurre incluso cuando la restricción se realiza en ratones C6BF1 de 12 meses. Un hecho interesante es que, en ratas, una restricción proteica provoca cambios en el metabolismo de la metionina y de la serina y aumenta la oxidación de ácidos grasos.

Además de extender la vida, la restricción en la ingesta de metionina produce una disminución de marcadores asociados con el envejecimiento y de la incidencia de enfermedad degenerativa asociada con la edad. Los efectos beneficiosos observados en ratones incluyen una disminución de la glucosa sérica, la insulina, el IGF-1, el colesterol y los triacilgliceroles y la leptina. Asimismo, protege frente a los cambios inmunitarios relacionados con la edad, ralentiza el desarrollo de cataratas y mejora la función colónica de barrera. La restricción en la ingesta de metionina puede ser también una estrategia importante para inhibir el crecimiento tumoral, particularmente en el cáncer que presenta dependencia de la metionina, como puede ser el cáncer de mama.

Asimismo, la restricción en la ingesta de metionina produce una disminución de la grasa visceral en un 70 %, lo que se asocia con una mejora en la sensibilidad a la insulina. Pero además, provoca una disminución de la leptina y un aumento de la adiponectina. Estos efectos parece que están mediados por una respuesta específica de tejido que favorece un aumento de la función y la biogénesis mitocondrial, de la oxidación de ácidos grasos y del gasto total energético. En este sentido, un estudio metabolómico y genómico halló que la restricción en la ingesta de metionina produce cambios en la expresión de un gran número de genes y proteínas; los autores de dicho estudio concluyeron que dicha restricción aumenta el metabolismo lipídico en al tejido adiposo y muscular mientras que disminuye la síntesis lipídica en el hígado.

La sobreexpresión de las enzimas ácido graso sintasa y esterol-CoA desaturasa 1 en el tejido adiposo blanco es com-

plementada con una disminución de los genes lipogénicos hepáticos, comprometiendo, potencialmente, la capacidad hepática de síntesis y de exportación de triacilgliceroles. Esta hipótesis se sustenta en estudios preclínicos y en pacientes con síndrome metabólico, en los que la restricción en la ingesta de metionina durante 16 semanas provocó una reducción significativa del contenido lipídico hepático.

Existen diferencias importantes entre la respuesta, a corto plazo, a una privación de leucina con respecto a la restricción en la ingesta de metionina, como se muestra en la **figura 12-10**. Una similitud entre ambas privaciones es el aumento de la estimulación del sistema nervioso simpático del tejido adiposo, que induce los programas termogénicos y oxidativos, aumentando el gasto energético. La restricción en la ingesta de metionina produce un aumento significativo y persistente de genes lipogénicos en los depósitos del tejido adiposo blanco, lo que sugiere retención de la capacidad de producir lipogénesis *de novo* en el estado alimentado para compensar la pérdida de potencial lipogénico en el hígado. Por el contrario, la restricción de metionina reduce la lipogénesis *de novo* hepática, consistente con una remodelación del metabolismo lipídico entre el hígado y el tejido adiposo. De hecho, se ha descrito que la expresión de SREBP-1 y SREBP-2, así como del gen de la proteína de unión a elementos de respuesta a hidratos de carbono (MLXIPL), también conocida como ChREBP *(carbohydrate response element binding protein)*, está disminuida en una dieta con restricción de la metionina, que funciona como una red para reducir la expresión de genes relacionados con el metabolismo hepático. Por otra parte, PPAR-α y/o PPAR-β también son reclutados por la red que regula la respuesta lipogénica y oxidativa en el tejido adiposo.

El principal mecanismo involucrado en la regulación de la expresión génica, en respuesta a una limitación de aminoácidos, es la ruta GCN-2. Sin embargo, parece que no es la única ruta, como se ha descrito antes. Recientemente se ha observado que la ausencia de GCN-2 no tiene efecto sobre la capacidad de la restricción de metionina en reducir la acumulación de grasa y aumentar el gasto energético ni sobre la liberación hepática del FGF-21, el cual aumenta la adiponectina, regula el gasto energético y favorece la actividad de la insulina. Esto sugiere que la respuesta fisiológica a una privación de metionina es regulada por una ruta no canónica dependiente del glutatión e independiente de GCN-2.

Aunque se han descrito muchos mecanismos por los cuales una dieta pobre en metionina regula el metabolismo lipídico, ninguno de ellos es independiente del otro, pudiendo algunos actuar en combinación. La dieta con restricción de metionina ha surgido como un método prometedor para muchas clases de enfermedades, especialmente aquellas relacionadas con el síndrome metabólico.

Como se ha descrito en el **capítulo 9** (Regulación de la expresión génica en organismos eucariotas), la expresión génica depende, entre otros aspectos, de factores epigenéticos. Así, modificaciones en la arquitectura de la cromatina tienen un efecto en la expresión génica. Entre estas modificaciones se encuentra, por ejemplo, la metilación de las histonas, regulada por la histona metiltransferasa y la desmetilasa. La metilación del DNA es una de las modificaciones epigenéticas que depende de enzimas que usan como cofactores micronutrientes como folato y colina. A través de una reacción que requiere ATP, la metionina es convertida en S-adenosilmetionina (SAM), que es el principal grupo donador de metilos. Las DNA metiltransferasas transfieren grupos metilos desde SAM al carbono 5 de las bases de citosina (5-metilcitosina), es decir, que metilan la molécula de DNA. Una vez cedido el grupo, la SAM se reduce dando lugar a la S-adenisilhomocisteína (SAH), que es catalizada para generar adenosina y homocisteína, la cual puede ser nuevamente metilada para generar metionina. Por lo tanto, la metionina tiene un papel importante en los procesos de metilación; sin embargo, existen pocos estudios que evalúen el impacto de la metionina de la dieta sobre la metilación del DNA.

Se sabe que ratas que reciben una dieta pobre en metionina presentan niveles de SAM y de metionina disminuidos, mientras que los niveles de SAH están aumentados. Además, una dieta con restricción de metionina también causa un menor grado de metilación del DNA genómico. Recientemente se ha descrito que la metilación del DNA, al igual que la del RNA, tiene un papel crítico en la regulación de la oxidación de los ácidos grasos, la lipólisis y la adipogénesis. Dado que el ciclo de la metionina sirve como una fuente de grupos metilos, la metilación del DNA y del RNA puede tener un papel importante en los efectos de una dieta con restricción de metionina en el metabolismo lipídico. Además, con estas dietas se han observado alteraciones en la metilación de las histonas, así como en los genes asociados al cáncer.

REGULACIÓN DE LA EXPRESIÓN GÉNICA MEDIADA POR COMPUESTOS NITROGENADOS NO PROTEICOS

Poliaminas

Las poliaminas son derivados de la ornitina y de la metionina implicadas en la multiplicación y el crecimiento celulares, así como en la apoptosis. Son importantes en la reparación tisular, por ejemplo, en la reparación del intestino dañado, y en el mantenimiento y desarrollo del sistema inmunitario. Las poliaminas más importantes son las espermidina y la espermina, aunque su precursor la putrescina, que sólo tiene un grupo amino, también es considerada como tal. Presentan múltiples cargas positivas, lo que hace que se unan con facilidad a polianiones, como la molécula de DNA y de RNA, estabilizando y contribuyendo a su empaquetamiento. El contenido celular de poliaminas está regulado por su biosíntesis, degradación captación y excreción. Durante la respuesta celular a un estímulo proliferativo, las poliaminas se encuentran incrementadas; por lo tanto, el contenido celular de poliaminas aumenta en paralelo con la proporción en la proliferación celular.

Los alimentos tienen un contenido variable de poliaminas, que es proporcional a su densidad celular. La mayor parte de las poliaminas de la dieta son absorbidas por transportadores catiónicos no específicos que también transportan aminoácidos, y alrededor del 80 % son metabolizadas en el intestino, alcanzando la circulación sistémica una pequeña parte. A partir del plasma sanguíneo son captadas por diferentes tejidos, si bien, se supone, que por su importancia, la mayoría de las poliaminas son sintetizadas a partir de algunos aminoácidos, como la arginina, en el interior de las células. La expresión de la enzima ornitina descarboxilasa (ODA), clave en la síntesis de poliaminas, está controlada por las propias poliaminas a través de un mecanismo de cambio de marco de lectura transitorio, es decir, el transcrito de la ODA muestra dos secuencias denominadas ORF-1 y ORF-2. Estos ORF se solapan parcialmente y, para corregir el solapamiento, las poliaminas crean un cambio en el marco de lectura del mensajero con la ayuda de los ribosomas.

Uno de los alimentos que contiene poliaminas es la leche materna; las poliaminas son importantes en el desarrollo del sistema inmunitario del neonato, dado que protegen frente a infecciones, promueven la tolerancia oral y controlan la respuesta inflamatoria. Se ha observado que la administración de poliaminas en una fórmula infantil comercial a ratones BALB/cOlaHsd produce una modificación de la expresión de los genes *Cd1d1*, *Cd40*, *Hdac5*, *Hdac7*, *Clcf1* y *Tlr4* con respecto a los controles. Sin embargo, en general, la expresión de genes asociados con el sistema inmunitario es similar en el grupo que recibe la suplementación con poliaminas y en el grupo que recibe una alimentación normal.

Como se ha descrito anteriormente, las poliaminas son importantes en la expresión génica por su capacidad de unirse a los ácidos nucleicos y de remodelar la estructura de la cromatina. Los cambios estructurales mediados por las poliaminas modulan también la proporción de transcripción. Los genes cuya expresión aumenta en presencia de poliaminas, en muchos casos por aumento de sus factores de transcripción, es lo que se ha denominado *modulón de poliaminas*. La transcripción de muchos genes, incluyendo *c-Jun* y *c-Myc*, está regulada por poliaminas. Asimismo, algunas poliaminas son responsables de la regulación de la síntesis de las proteínas S-adenosilmetionina descarboxilasas (AdoMetDC), AZ, y SSAT a través de la regulación de la traducción de varias secciones de mRNA. Además, varios estudios han mostrado el efecto de las poliaminas en las vías de señalización celular al afectar el estado y los niveles de varias proteínas reguladoras, como CDK-4, GSK-3β, p53, p27Kip, p21Cip1, Src, EGFR, Mdm2, Akt/proteína quinasa B e importina α1.

En células de carcinoma mamario F3A, las poliaminas aumentan la transcripción de *CCT2*, *HNRP1* y *PGAM1*. Además, pueden participar en la elongación de los mRNA con codones de parada dentro de la secuencia codificante. Por otra parte, la importancia de las poliaminas en la proliferación celular ha sido reconocida durante décadas.

El envejecimiento es un proceso multifactorial, probablemente causado por una interacción de múltiples factores. Las poliaminas, en particular la espermidina, han surgido como posibles candidatos contra el envejecimiento. Desde hace tiempo se sabe que con la edad los niveles de poliaminas disminuyen. De hecho, los niveles de espermidina en individuos entre 60 y 80 años son menores que los de aquellos de 50, pero a los 90 años los niveles son similares a los de los individuos con 50 años. Estos resultados sugieren que el mantenimiento de los niveles de espermidina puede contribuir a la longevidad. Los niveles de poliaminas pueden incrementarse mediante una suplementación en la dieta. Ejemplos de alimentos y bebidas con un alto contenido de poliaminas son el pimiento verde, los granos de soja, los champiñones, las naranjas y el té verde. Los mecanismos de acción de la espermidina, en particular, y de las poliaminas, en general, no se conocen completamente.

El principal mecanismo de acción de la espermidina en el envejecimiento es a través del proceso de autofagia. La espermidina rápidamente induce este proceso, en levadura, gusanos, moscas y en las células hepáticas de ratones. En el momento que hay una deficiencia en el proceso de la autofagia, la espermidina no tiene efecto sobre la esperanza de vida. La influencia de la espermidina sobre la autofagia parece ser independiente de la vía canónica de mTOR, ya que no es capaz de modificar el estado de fosforilación de mTOR o de su sustrato. Sin embargo, es capaz de modificar el patrón de acetilación de muchas proteínas, muchas de ellas pertenecientes al proceso autofágico. En concreto, es el detonante de la desacetilación en el citosol y de la acetilación en el núcleo. Igualmente, se ha descrito que la espermidina puede modificar, durante un corto período de tiempo, la autofagia sin afectar la transcripción de nuevas proteínas, y que el proceso de autofagia, por acción de la espermidina, puede estar regulado por la acetilación y/o desacetilación citoplasmáticas.

El envejecimiento se caracteriza por un aumento de la inflamación crónica. En este sentido, los niveles de poliaminas aumentan generalmente con la inflamación, pero si sus efectos son más proinflamatorios o más antiinflamatorios es un tema de debate. Las poliaminas desencadenan la producción de citoquinas antiinflamatorias mientras disminuyen la producción de citoquinas proinflamatorias, pero, al mismo tiempo, el metabolismo de las poliaminas genera productos citotóxicos, como, por ejemplo, el peróxido de hidrógeno, que pueden ser responsables ellos mismos de la inflamación. Estudios recientes, sin embargo, parecen indicar que las poliaminas tienen un efecto antiinflamatorio. El tratamiento de las células microgliales, en presencia del lipopolisacárido (LPS), con espermidina disminuye la producción de mediadores y de citoquinas proinflamatorias, pero además disminuye el óxido nítrico y la producción de prostaglandina E2, al igual que los niveles de mRNA de citoquinas proinflamatorias (Il-6, TNF-α) de una manera dependiente de dosis. Parece que este efecto antiinflamatorio es debido a la supresión de la translocación al núcleo de la subunidad p65 del factor de transcripción NF-κB.

El metabolismo lipídico es también importante en la esperanza de vida. En el interior de la célula, el nivel de lípidos es regulado por la diferenciación de los preadipocitos en adipocitos maduros. Una inhibición irreversible de la síntesis de poliaminas bloquea el proceso de adipogénesis en las células 3T3-L1 de ratón. Esta inhibición bloquea la expresión de factores de transcripción clave en la diferenciación de los preadipocitos. La suplementación con espermidina y con algunos de sus análogos rescatan la expresión de estos genes,

permitiendo la diferenciación de los preadipocitos. Asimismo, en este modelo celular, la inhibición de la espermidina y de la espermina sintasa disminuye y aumenta, respectivamente, los niveles de acumulación de triacilgliceroles. Estas inhibiciones tienen un efecto contrario en el proceso de maduración del adipocito.

Con respecto al crecimiento y la muerte celular, la inhibición química de la síntesis de poliaminas conduce a la detección del ciclo celular, principalmente en la fase G_0/G_1. Esta detección se produce por el bloqueo del inicio de la traducción y la elongación. El inicio de la traducción es bloqueado por un aumento de la fosforilación de los factores de iniciación eIF-2α y 4E-BP. La elongación es inhibida debido a la ausencia de hiposina, un aminoácido peculiar que es sintetizado exclusivamente a partir de la espermidina y que es esencial en la activación del factor de iniciación eucariota eIF-5A.

Las poliaminas también regulan la muerte celular a través de los procesos de apoptosis y necrosis. Se ha descrito que pueden tanto inducir la apoptosis como prevenirla. Las poliaminas aumentan la acumulación de Ca^{2+} en la mitocondria, desencadenando la apoptosis. Además, el catabolismo de las poliaminas produce sustancias tóxicas, como el peróxido de hidrógeno, el cual puede desencadenar el desacoplamiento y la liberación del citocromo c. Con respecto a la necrosis, se ha sugerido que el efecto de las poliaminas sobre la regulación de la necrosis puede llevarse a cabo a través de catepsina D (Cat-D). La sobreexpresión del ortólogo de levadura de Cat-D (PEP4) aumenta la esperanza de vida por reducción de la necrosis. Este efecto parece depender de la síntesis de putrescina y espermidina, pero no de la síntesis de espermina. Además, la sobreexpresión de *PEP4* previene la disminución de los niveles de putrescina y de espermidina asociados con la edad.

En resumen, las poliaminas ejercen su efecto mediante la inhibición de diversas rutas de señalación. Así, por ejemplo, la espermidina desencadena una hipoacetilación que, posiblemente, conduce a cambios en la expresión génica. Además, en células de carcinoma humano de colon (HCT116) el tratamiento con espermidina modifica el estado de fosforilación de muchas quinasas y la activación de diversas fosfatasas. Los mecanismos descritos incluyen una inducción de la autofagia, lo que conduce a una modulación del perfil lipídico. Asimismo, la espermidina regula directamente el crecimiento celular a través de su acción sobre factores de iniciación y de traducción, al igual que a través del metabolismo lipídico, durante la adipogénesis. Por último, las poliaminas pueden reducir la inflamación por su acción sobre la expresión de citoquinas proinflamatorias y antiinflamatorias, a través del metabolismo lipídico y del proceso de autofagia.

Nucleótidos

Los nucleótidos de la dieta desempeñan funciones fundamentales en el crecimiento y el desarrollo de algunos tejidos con una tasa elevada de recambio, como el intestino y el sistema inmunitario. Así, numerosas evidencias indican que los nucleótidos exógenos modulan la proliferación y la diferenciación celulares. Por ejemplo, los nucleótidos de la dieta afectan positivamente el crecimiento, el desarrollo y la reparación del intestino delgado de animales durante el destete, y la administración de una dieta deficiente en nucleótidos a ratas jóvenes disminuye los contenidos de DNA y de proteína y la actividad de disacaridasas en el intestino delgado. Asimismo, la presencia de nucleósidos aumenta la actividad de las disacaridasas intestinales y la fosfatasa alcalina en líneas celulares embrionarias de intestino. Además, en ratas recién destetadas con diarrea crónica provocada por ingesta de lactosa, la suplementación de la dieta con nucleótidos aumenta el contenido de DNA y la actividad de las disacaridasas.

Por otra parte, los nucleótidos de la dieta influyen sobre la maduración, la activación y la proliferación de los linfocitos, estimulan la función fagocítica de los macrófagos, modulan la respuesta de hipersensibilidad retardada, las respuestas a injertos y tumores, la producción de inmunoglobulinas y la respuesta a la infección. En la década de 1980 se describió que los nucleótidos de la dieta aumentaban la expresión del gen *HGPRT* en el intestino delgado, cuya proteína, denominada hipoxantina guanina fosforribosiltransferasa, cataliza la recuperación de bases púricas. Los niveles de mRNA de la hipoxantina-guanina fosforibosiltransferasa (HGPRT) aumentan también en células embrionarias de rata IEC-18 en presencia de nucleósidos, y se ha podido identificar una región de 35 pb en el gen promotor de HGPRT responsable de la respuesta a nucleótidos, aunque se desconoce el factor de transcripción implicado.

Utilizando experimentos *in vivo* con dietas semipurificadas exentas o suplementadas con nucleótidos, recientemente se ha observado que la expresión de los genes de los transportadores activos CNT-1 (que transporta preferentemente pirimidinas) y CNT-2 (que transporta preferentemente purinas) es regulada por el contenido nucleotídico de la dieta. En el caso del transportador CNT-2, los niveles de mRNA y de proteína disminuyen tanto en el intestino como en el hígado cuando los animales se alimentan con una dieta exenta de nucleótidos. La expresión del transportador CNT-2 está ligada al ciclo celular, y en condiciones de regeneración tisular, como en la hepatectomía parcial, se expresa de forma abundante en los hepatocitos. Para el transportador CNT-1 se han encontrado niveles adicionales de regulación. Así, mientras que en el hígado el CNT-1 se regula de igual manera que el CNT-2, en el intestino se constata una reducción del mRNA con cantidades elevadas de proteína. Estos hallazgos sugieren que en el intestino existe una regulación postranscripcional para el CNT-1 y que el comportamiento diferente con respecto al hígado puede ser una consecuencia de la mayor capacidad biosintética de nucleótidos de este último órgano y la escasa capacidad de síntesis *de novo* del intestino. De esta forma, la regulación negativa en el hígado ocurre cuando no existen nucleótidos disponibles en la dieta, en tanto que determina una mayor captación en el intestino con objeto de compensar la baja capacidad de síntesis.

La regulación de la expresión de los transportadores de nucleósidos por la dieta es relevante en nutrición clínica, ya que numerosos fármacos utilizados en la terapia antivírica y anticancerosa son derivados nucleotídicos que utilizan estos transportadores. En cultivos de intestino fetal humano, la adición de AMP al medio de cultivo suprime la proliferación de las células de las criptas, aumenta la diferenciación y hay una inducción de la apoptosis paralela a una mayor expresión del gen *Bax* y una menor expresión del gen *bcl-2*. Por otra parte, estudios recientes han puesto de manifiesto que la presencia de nucleósidos en el medio de cultivo de células embrionarias de intestino de rata IEC-6 disminuye la expresión del gen *RHO E*; este gen codifica una GTPasa cuya expresión es elevada en células intestinales poco diferenciadas. Estos hallazgos indican que los nucleótidos de la dieta pueden contribuir al control del recambio celular intestinal, dirigiendo la diferenciación de los enterocitos a través de la modulación de la expresión génica.

Por otra parte, se ha demostrado que la presencia de nucleósidos en el medio de cultivo de células intestinales Caco-2 afecta la expresión y la actividad de varios factores de transcripción implicados en el crecimiento celular, la diferenciación y la apoptosis, así como en la respuesta inmunitaria y la inflamación. La adición de nucleósidos aumenta la expresión y la actividad del factor de transcripción general intensificador de la actividad de la proteína 2α (TFAP-2α), la proteína de desplazamiento sobre la secuencia CCAAT (CUX-1), el homólogo 1 del oncogén de la eritroblastosis aviar (ETS-1) y el factor SMAD-2, un miembro de la familia de factores que median la acción del factor de crecimiento transformante beta (TGF-β). Por el contrario, la presencia de nucleósidos disminuye la expresión y actividad de USF-1 o Pdx-1, de la proteína de unión al elemento de respuesta a cAMP (CREB, *cAMP responsive element binding protein*), del receptor 3 de glucocorticoides (NR3C1), del factor nuclear eritroide 2 (NFE-2), NF-κB y el antioncogén p53. Estos resultados indican que los nucleósidos pueden desempeñar un potencial papel antiinflamatorio, que debe ser probado en ensayos experimentales apropiados. Por otra parte, los nucleótidos de la dieta influyen sobre el patrón de expresión de marcadores antigénicos de superficie y de citoquinas de las células linfoides intestinales, tanto de la lámina propia como de los linfocitos intraepiteliales y de las placas de Peyer. Este hecho es probablemente el responsable de la mayor producción de inmunoglobulinas observada en los recién nacidos alimentados con fórmulas lácteas suplementadas con nucleótidos. Se desconoce el mecanismo molecular por el que los nucleótidos afectan el patrón de secreción de citoquinas en los linfocitos intestinales y en las células B-1 peritoneales, pero se piensa que la utilización activa de los nucleótidos exógenos por la vía de recuperación altera el *pool* intracelular de nucleótidos, lo que determina cambios en la expresión génica.

Los nucleótidos de la dieta también afectan el control de crecimiento y funcionamiento del hígado. Este órgano puede mantener el *pool* de nucleótidos mediante síntesis *de novo* cuando no existe una provisión exógena de nucleótidos, pero en condiciones normales la síntesis por la vía de recuperación es muy activa. Así, la privación de nucleótidos en la dieta conduce a una menor síntesis proteica a través del descenso en el RNA y en el número de ribosomas, aunque se desconoce si los nucleótidos y, particularmente, la carga energética regulan la expresión de genes ribosómicos como ocurre en los organismos procariotas. Al igual que en el intestino, se han descrito efectos reparadores y preventivos de los nucleótidos en modelos de daño hepático. Los nucleótidos de la dieta aumentan el porcentaje de hepatocitos binucleados y disminuyen la esteatosis y la fibrosis en modelos animales de cirrosis hepática. El efecto antifibrogénico se debe a una inhibición de la expresión del inhibidor tisular de metaloproteasas (TIMP-1), aunque se desconocen los mecanismos moleculares implicados en este proceso. Al menos *in vitro*, los nucleósidos exógenos modulan la expresión de genes de la matriz extracelular en células estelares hepáticas, así como de albúmina.

La adenosina, la guanosina y sus nucleótidos monofosfato, difosfato y trifosfato estimulan la proliferación de astrocitos de pollo y de líneas celulares humanas de astrocitoma. Los efectos están mediados a través de receptores purinérgicos P2Y y pueden ser abolidos mediante antagonistas de estos receptores. Asimismo, la guanosina, el GTP y el ATP estimulan el crecimiento de neuritas y estimulan la liberación de factor de crecimiento neural (NGF) en un proceso mediado por receptores P1 o, en el caso del ATP, por P2X. Además, los nucleótidos extracelulares UTP y UDP interaccionan con receptores del tipo P2Y en el endotelio vascular y generan una cascada de señales que da lugar a una vasodilatación y a la menor proliferación de las células del músculo liso de los vasos, un proceso que parece estar mediado por la presencia de varios factores de transcripción.

La **figura 12-13** esquematiza los principales genes regulados por los nucleótidos de la dieta y los mecanismos implicados.

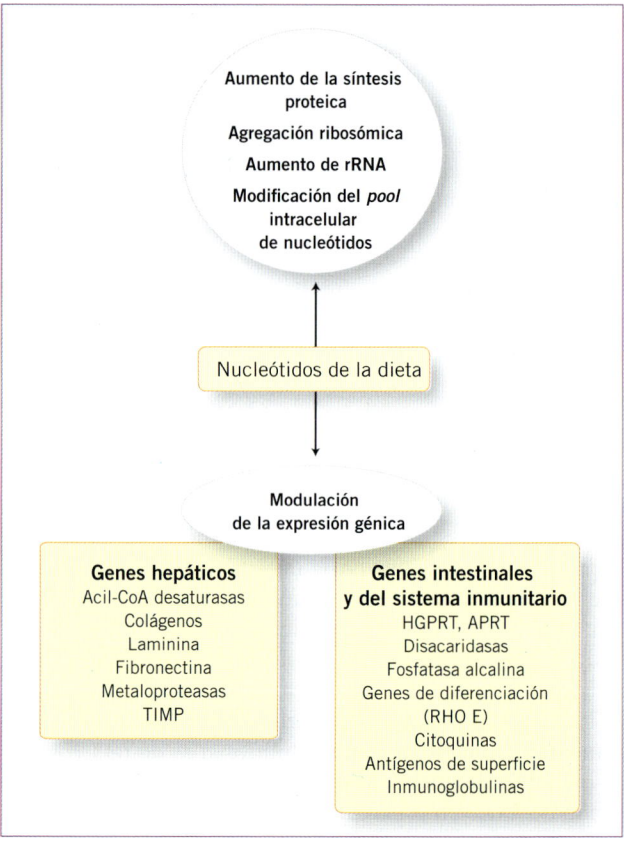

Figura 12-13. Modulación de la expresión génica mediada por nucleótidos de la dieta. APRT: adenosina fosforribosiltransferasa; HGPRT: hipoxantina-guanina fosforribosiltransferasa; TIMP: inhibidores de las metaloproteasas.

 PUNTOS CLAVE

- Numerosos componentes de los alimentos, incluida la mayoría de los nutrientes y de otros compuestos no nutrientes de distinta naturaleza, pueden regular diversos aspectos de la fisiología individual por interacción directa o indirecta con el genoma. En este sentido, los aminoácidos regulan la expresión génica a través de múltiples mecanismos, que comprenden tanto la modulación de la transcripción como la traducción y mecanismos epigenéticos.

- Se han descrito tres moléculas capaces de determinar la disponibilidad de aminoácidos, la quinasa 2 de control general no desrepresora (GCN2), que regula el inicio de la transcripción en las células en ausencia o privadas de aminoácidos; la activación de c-jun por la quinasa Jun, ruta importante en enfermedades como el cáncer y en el desarrollo de diabetes, y la quinasa diana de la rapamicina de mamíferos (mTOR), que es capaz de determinar la existencia de un nivel adecuado de aminoácidos y, entre otros mecanismos, activa la síntesis proteica. El aminoácido leucina se ha identificado como el principal modulador del complejo mTORC-1.

- Los efectos metabólicos de la leucina sobre el metabolismo glucídico y lipídico y sobre el peso y la adiposidad son mediados, en parte, a través del complejo mTORC-1. Recientemente se ha descrito el efecto de la leucina sobre la expresión de miRNA específicos de músculo esquelético.

- La glutamina es el aminoácido más abundante en el plasma y el músculo esquelético. Tiene efectos en el metabolismo, así como en la inflamación y en la proliferación, diferenciación y supervivencia celulares. Estos efectos parecen estar mediados por la capacidad de la glutamina de alterar la actividad transcripcional.

- Algunos compuestos del nitrógeno no proteico de la dieta, como poliaminas y nucleótidos, modulan la expresión génica. En particular, las poliaminas ejercen sus acciones fundamentalmente a través de la hipoacetilación y modificación de los procesos de fosforilación de proteínas. Los nucleótidos aumentan la expresión de algunos de sus trasportadores en el intestino y reprimen la de determinados genes implicados en la inflamación.

BIBLIOGRAFÍA

ANTHONY TG, MORRISON CD, GETTYS TW. **Remodeling of lipid metabolism by dietary restriction of essential amino acids.** Diabetes 2013; 62: 2635-44.

Revisión en la que se describen los principales efectos de una dieta privada de leucina y de metionina, con hincapié en los mecanismos implicados.

AZZOUT-MARNICHE D. **New insight into the understanding of muscle glycolysis: sestrins, key pivotal proteins integrating glucose**

and leucine to control mTOR activation. **J Nutr 2023; 153: 915-6.**
Excelente editorial sobre los efectos de la glucosa y la leucina en la activación de la quinasa mTOR.

Brasse-Lagnel C, Lavoiine A, Husson A. **Control of mammalian gene expression by amino acids, especially glutamine. FEBS J 2009; 276: 1826-44.**
Revisión sobre el control de la expresión génica mediada por aminoácidos, con especial interés por el efecto de la glutamina.

Duan Y, Li F, Liu H, Li Y, Liu Y, Kong X y cols. **Nutritional and regulatory roles of leucine on muscle growth and fat reduction. Front Biosci 2015, 20: 796-813.**
Revisión en la que se incluyen los principales efectos metabólicos y mecanismos de acción de la leucina en el crecimiento muscular y la reducción de grasa.

Ham DJ, Caldow MK, Lynch GS, Koopman R. **Leucine as treatment for muscle wasting: a critical review. Clin Nutr 2014; 33: 937-45.**
Revisión profunda del efecto de la leucina sobre la pérdida de masa muscular.

Kilberg MS, Balasubramanian M, Fu L, Shan J. **The transcription factor network associated with the amino acid response in mammalian cells. Ad Nutr 2012; 3: 295-306.**
Excelente revisión de los principales factores de transcripción involucrados en la respuesta a los aminoácidos en células de mamíferos.

Kim J, Guan KL. **mTOR as a central hub of nutrient signalling and cell growth. Nat Cell Biol 2019; 21: 63-71.**
Revisión detallada de la regulación de la quinasa mTOR por nutrientes.

Liu GY, Sabatini DM. **mTOR at the nexus of nutrition, growth, ageing and disease. Nat Rev Mol Cell Biol 2020; 21: 183-203.**
Excelente revisión sobre los efectos de la activación de mTOR por nutrientes y otros factores en la salud y la enfermedad.

Orozco JM, Krawczyk PA, Scaria SM, Cangelosi AL, Chan SH, Kunchok T y cols. **Dihydroxyacetone phosphate signals glucose availability to mTORC1. Nat Metab 2020; 2: 893-901.**
Artículo que demuestra la implicación de la dihidroxiacetona-fosfato en la regulación de la activación de mTOR por glucosa.

Ortega A, Gil A, Sánchez-Pozo A. **Exogenous nucleosides modulate expression and activity of transcription factors in Caco 2 cells. J Nutr Biochem 2011; 22: 595-604.**
Artículo en el que documenta la modulación de la expresión de genes relacionados con la inflamación en células humanas Caco-2 por nucleósidos exógenos.

Pedroso JAB, Zampieri TH, Donato J. **Reviewing the effects of L-Leucine supplementation in the regulation of food intake, energy balance and glucose homeostasis. Nutrients 2015, 7: 3914-37.**
Excelente revisión de los principales efectos que ejerce la leucina sobre el metabolismo glucídico y el balance energético.

Roberson PA, Kincheloe GN, Welles JE, Xu D, Sam-Clarke M, MacLean PS y cols. **Glucose-induced activation of mTORC1 is associated with hexokinase2 binding to sestrins in HEK293T cells. J Nutr 2023; 153: 988-98.**
Artículo que demuestra la implicación de la hexoquinasa muscular en la regulación de la activación de mTOR por glucosa.

Sagar NA, Tarafdar S, Agarwal S, Tarafdar A, Sharma S. **Polyamines: functions, metabolism, and role in human disease management. Med Sci (Basel) 2021; 9: 44.**
Excelente revisión sobre el papel de las poliaminas en la salud y la enfermedad con indicación de los efectos sobre la expresión génica.

Sanchez-Roman I, Barja G. **Regulation of longevity and oxidative stress by nutritional interventions: role of methionine restriction. Exp Gerontol 2013; 48: 1030-42.**
Excelente revisión sobre los principales efectos de la restricción dietética de metionina y sus mecanismos sobre la longevidad y el estrés oxidativo.

Valdés R, Ortega MA, Casado FJ, Felipe A, Gil A, Sánchez-Pozo A, Pastor Anglada MP. **Nutritional regulation of nucleoside transporter expression in rat small intestine. Gastroenterology 2000; 119; 1623-30.**
Artículo en el que se documenta cómo los nucleósidos exógenos modulan la expresión de sus propios transportadores en el intestino.

AUTOEVALUACIÓN

Regulación de la expresión génica mediada por vitaminas

13

O. Martínez Augustin, L. Fontana Gallego y F. Sánchez de Medina López-Huertas

---

OBJETIVOS

- Identificar las vitaminas con mecanismos transcripcionales.
- Conocer la estructura general de los factores nucleares y su mecanismo de activación.
- Identificar las formas de vitamina A que regulan la transcripción y conocer su metabolismo.
- Diferenciar los receptores nucleares de la vitamina A y reconocer sus características específicas.
- Conocer el receptor de la vitamina D y su funcionamiento como heterodímero.
- Familiarizarse con los polimorfismos identificados en el receptor de vitamina D y sus posibles implicaciones clínicas.
- Reconocer el papel fisiológico de los receptores de membrana de las vitaminas A y D, así como las lagunas de conocimiento existentes al respecto en la actualidad.

CONTENIDO

INTRODUCCIÓN

Los distintos compuestos naturales que reciben la denominación de vitamina se definen por su carácter esencial y por ser micronutrientes, por lo que no es de extrañar que sus funciones bioquímicas y nutricionales sean muy diferentes. De todas ellas, las vitaminas A y D son las que presentan un mecanismo claramente transcripcional, además de compartir el hecho de ser, a la vez, vitaminas y hormonas/prohormonas (**caps. 17**, Vitamina A, y **18**, Vitamina D, **tomo I**). En este capítulo se examinarán con detalle los mecanismos de acción transcripcionales de ambas vitaminas, y se ofrecerá información sobre posibles acciones transcripcionales de la vitamina C.

Las formas activas de las vitaminas A y D son moléculas liposolubles, capaces de difundir a través de la membrana celular. Aunque en ambas se ha descrito la existencia de un receptor de membrana, sus acciones parecen estar mediadas fundamentalmente por factores de transcripción de la familia de los receptores nucleares, los cuales se localizan en el interior de la célula, en el citoplasma o en el propio núcleo, y responden a ligandos típicamente liposolubles (lo que permite su acceso) mediante la modulación de la transcripción génica. Sus funciones son importantes para el desarrollo, la diferenciación, la reproducción y el metabolismo. La familia de receptores nucleares puede dividirse en cuatro clases:

- La clase 1, o familia de receptores de esteroides, incluye los receptores de progesterona, los estrógenos, los glucocorticoides, los andrógenos y los mineralocorticoides.
- La clase 2 está constituida por los receptores que forman heterodímeros con el receptor de retinoides X (RXR), cuyo ligando es el ácido 9-cis-retinoico, como el receptor nuclear de vitamina D (VDR), el receptor del ácido retinoico (RAR) y el receptor activado por proliferadores de peroxisomas (PPAR).
- Las clases 3 y 4 están constituidas por los receptores huérfanos homodiméricos y monoméricos, respectivamente, los cuales carecen de ligandos endógenos conocidos.

En general, las proteínas pertenecientes a la superfamilia de receptores nucleares son polipéptidos de cadena simple con 6 regiones (**Fig. 13-1**): región A/B o dominio variable amino terminal; región C o dominio altamente conservado de unión al DNA; región D o región bisagra; región E o domino de unión al ligando, y región F o dominio carboxilo

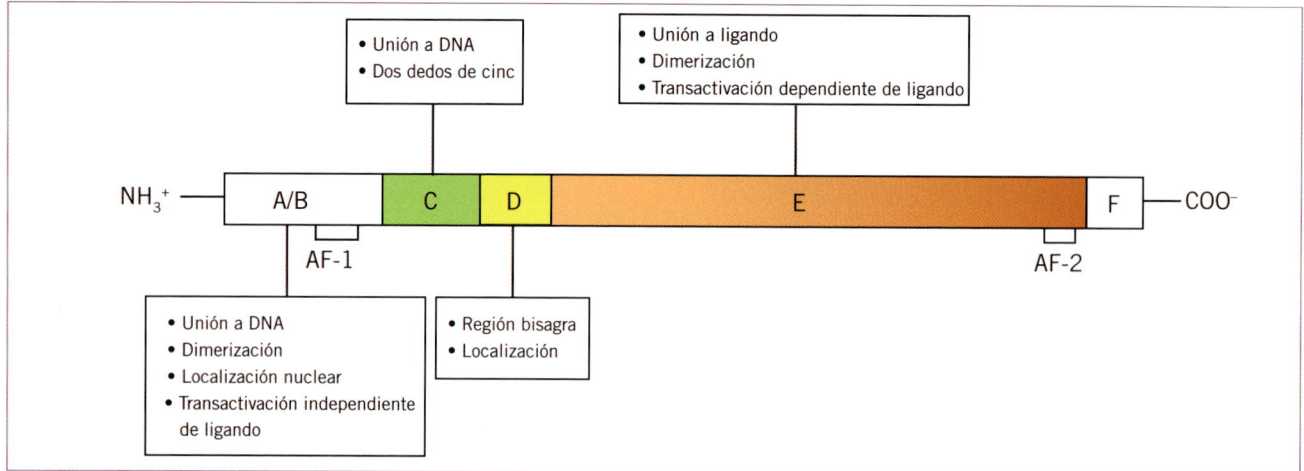

Figura 13-1. Representación esquemática de la estructura general de los receptores nucleares. Un receptor nuclear típico está compuesto por varias regiones o dominios funcionales. La región amino terminal (A/B) contiene un dominio de transactivación (AF-1) independiente de ligando. La región de unión a DNA (C) contiene dos dedos de cinc y reconoce secuencias específicas de DNA. La región bisagra (D) conecta el dominio de unión a DNA con las regiones E y F, y la región E, el dominio de unión a ligando, la superficie de dimerización y un dominio de transactivación dependiente de ligando (AF-2).

terminal. La región A/B es la más variable, tanto en tamaño como en secuencia, y en muchos casos contiene un domino de transactivación AF-1 (función de activación 1), cuya función es la de contribuir a la activación constitutiva de genes, independiente de la presencia de ligando. El dominio de unión a DNA (región C) contiene dos dedos de cinc que se unen a secuencias específicas de DNA denominadas elementos de respuesta a hormonas. La región bisagra (región D) es relevante para la regulación del tráfico intracelular y la distribución subcelular del receptor, además de constituir un elemento estructural importante, al unir los dos dominios funcionales principales. Tanto el domino de unión a DNA (región C) como el de unión a ligando contribuyen a la dimerización del receptor (región E). El dominio de unión a ligando está compuesto por 12 hélices α conservadas y un giro β, que forman una especie de bocadillo de tres capas, y además de contribuir a la dimerización se une a proteínas coactivadoras y correpresoras (factores de transcripción que no se unen a DNA), ya que contiene una dominio de transactivación AF-2 que es estrictamente dependiente de la presencia del ligando.

MECANISMO DE ACCIÓN DE LA VITAMINA A

Formas de vitamina A

La denominación de *vitamina A* abarca todo compuesto que puede ejercer las funciones del retinol, incluido el retinal, ésteres de retinilo, el ácido retinoico y formas oxidadas de retinol y retinal. El retinol constituye la forma primordial de vitamina A; no obstante, la señalización a través de receptores de vitamina A depende de su metabolización a ácido retinoico, que es la forma que reconocen los receptores nucleares, bien como ácido *trans*-retinoico o como en su forma de ácido 9-*cis*-retinoico (v. Receptores RAR y RXR, más adelante). Además, un aspecto importante del ácido retinoico es que, por sus características físico-químicas, y a diferencia del retinol y el retinal, es una molécula capaz de

atravesar membranas lipídicas, pero también de permanecer en solución, por lo que es susceptible de generar gradientes de concentración. De hecho, el modo de regulación del ácido retinoico es fundamentalmente paracrino, modulando el funcionamiento de células vecinas a aquéllas que lo liberan. Como excepción, en la espermatogénesis el ácido retinoico puede funcionar de manera autocrina.

En el proceso de conversión del retinol (vitamina A) a ácido retinoico, el retinol es oxidado a retinal de forma reversible por alcohol deshidrogenasas de cadena media (ADH-1, ADH-3 o ADH-4) y por retinol deshidrogenasas (RDH), que son miembros de la familia de las deshidrogenasas/reductasas de cadena corta (**Fig. 13-2**). A su vez, el retinal es oxidado a ácido retinoico irreversiblemente por las retinaldehído deshidrogenasas (RALDH), en lo que constituye la etapa limitante de la síntesis de este compuesto. Existen tres isoformas de RALDH. Durante el desarrollo embrionario, RALDH2 es expresada intensamente por las regiones que precisan sintetizar grandes cantidades de ácido retinoico, y se genera un gradiente espacial que se considera de gran importancia para el desarrollo correcto. Existen dos proteínas transportadoras intracelulares de vitamina A: la proteína celular de unión al retinol (CRBP-I y CRBP-II) y la proteína celular fijadora de ácido retinoico (CRABP, tipos I y II). Se trata de lanzaderas de sus respectivos ligandos (**Fig. 13-2**). En el caso del ácido retinoico, las CRABP pueden dirigir el ácido retinoico hacia el núcleo, donde se une a sus receptores y regula la transcripción génica; hacia la regulación de vías de señalización independientes de la activación directa de la transcripción, y potencialmente hacia su catabolismo por miembros de la familia de citocromo P-450. La deleción de estos genes no tiene consecuencias apreciables en ratones.

Los niveles de ácido retinoico se regulan tanto por síntesis como por degradación. Esta última la llevan a cabo las enzimas asociadas al citocromo P-450 de la familia CYP26, que comprende tres variantes: CYP26A1, CYP26B1 y CYP26C1, y que catalizan la oxidación del ácido retinoico a productos

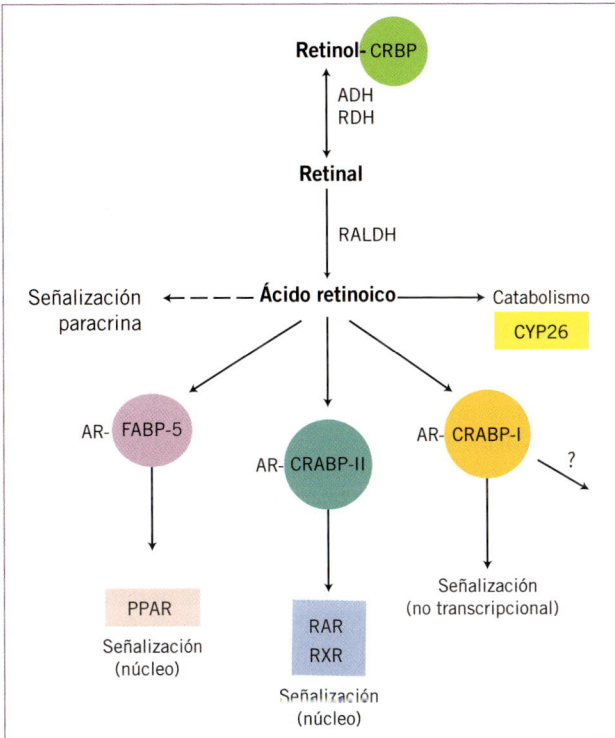

Figura 13-2. Síntesis y destinos del ácido retinoico. El retinol es oxidado a retinal por alcohol deshidrogenasas (ADH) y por retinol deshidrogenasas (RDH). Éste es oxidado a su vez a ácido retinoico por retinaldehído deshidrogenasas (RALDH). El ácido retinoico puede ser liberado por la célula y actuar de modo paracrino sobre otras células. En la célula, el ácido retinoico puede unirse a distintas proteínas, lo que determinará su destino. Puede unirse a la proteína celular fijadora del retinol tipo II (CRBP-II) y ser transportado al núcleo, donde se une a sus receptores RAR (receptores de ácido retinoico) y RXR (receptores de retinoides). Alternativamente, puede unirse a la proteína de unión de ácidos grasos-5 (FABP-5) y ser transportada al núcleo, donde actuaría de ligando de los receptores activados por proliferadores de los peroxisomas (PPARβ/δ). Estudios recientes indican que el AR podría unirse a la proteína celular fijadora del retinol tipo I (CRBP-I) y regular vías de señalización independientes de la activación directa de la transcripción génica. Por último, el ácido retinoico es catabolizado por enzimas asociadas al citocromo P-450 de la familia CYP26.

células. La vitamina A se almacena en forma de ésteres de transretinilo.

Receptores RAR y RXR

Las acciones biológicas de la vitamina A, con excepción de las relacionadas con la visión por parte del 11-*cis*-retinal, dependen fundamentalmente de la interacción con receptores nucleares específicos. La vía de señalización por ácido retinoico está presente en múltiples escalones de la evolución, y se ha identificado en animales como moluscos y anélidos, por ejemplo. Existen fundamentalmente dos tipos de receptores nucleares implicados en la regulación de la expresión génica por ácido retinoico, denominados RAR (receptor de ácido retinoico) y RXR (receptor X de retinoides). En ambos casos existen tres isoformas distintas (α, β y γ). Así pues, hay seis receptores principales de retinoides. Aunque el RAR puede operar de forma independiente, la actividad transcripcional de alta afinidad requiere la formación de heterodímeros de una unidad del tipo RAR con otra del tipo RXR. Es importante considerar, además, que cada uno de los seis genes puede dar lugar a isoformas distintas. Se considera que pueden formarse más de 30 heterodímeros diferentes.

Las tres isoformas del RAR están codificadas por genes diferentes, localizados en cromosomas distintos, y presentan variantes menores por mecanismos de corte y empalme alternativo o por uso de promotores diferentes, que dan lugar a las distintas isoformas. Los nombres oficiales son: NR1B1, NR1B2 y NR1B3, respectivamente (**Tabla 13-1**). Todos los isotipos del RAR son activados por el ácido *trans*-retinoico (también llamado tretinoína cuando se usa como fármaco). También el ácido 9-*cis*-retinoico es ligando de RAR. Además, existen retinoides selectivos, como el adapaleno, que activa sólo las formas β y γ del RAR y se utiliza en el tratamiento del acné.

Los RXR constituyen una familia diferente de los RAR, ya que sus miembros presentan un grado de homología inferior a la de los distintos RAR entre sí. Además, se ha observado que los RXR se unen a ácido 9-*cis*-retinoico, pero no al *trans*-retinoico. Aunque este hecho sugiere que el ácido 9-*cis*-retinoico es el ligando endógeno de RXR, los niveles de este compuesto *in vivo* suelen ser despreciables, con la única excepción, hasta el momento, del páncreas, donde ha sido detectado recientemente. Por lo tanto, la relevancia de esta unión no está clara. De hecho, la denominación del RXR obedece en gran medida a la ausencia de un ligando endógeno claramente identificado. Se han propuesto otros

inactivos. Otras muchas enzimas del sistema son capaces de degradarlo, pero su relevancia *in vivo* no se ha establecido. La fuente celular principal de vitamina A es el retinol unido a proteína fijadora de retinol (RBP) en plasma. La captación de retinol está mediada por la proteína STRA6. El ácido retinoico también se encuentra en el suero en concentraciones bajas unido a albúmina, de donde puede ser captado por las

Tabla 13-1. Receptores de vitamina A: nomenclatura y ligandos principales y alternativos de los receptores de vitamina A

	Receptores de ácido retinoico			Receptores X de retinoides		
Nombre común	RAR-α	RAR-β	RAR-γ	RXR-α	RXR-β	RXR-γ
Nombre oficial	NR1B1	NR1B2	NR1B3	NR2B1	NR2B2	NR2B3
Ligando principal	Ácido retinoico Tazaroteno			– –		
Otros ligandos	Ácido 9-*cis*-retinoico			Ácido 9-*cis*-retinoico Bexaroteno Ácido docosahexaenoico		

candidatos en este sentido, como el ácido docosahexaenoico o diversos metabolitos de retinoides, como los dihidrorretinoides o el todo-*trans*-retinaldehído, aunque su afinidad por RXR es, en general, considerablemente menor. Los nombres oficiales de los tres isotipos son: NR2B1 (RXR-α), NR2B2 (RXR-β) y NR2B3 (RXR-γ). En el ser humano, los RXR se expresan en todos los tejidos. Así, la expresión de RXR-β es ubicua, mientras que RXR-α se expresa principalmente en el hígado, el pulmón, el músculo, el intestino, la epidermis y el riñón, y es, además, el principal subtipo en la piel. Finalmente, el RXR-γ se encuentra en el cerebro y en el músculo cardíaco y esquelético. Al igual que en los RAR, existen variantes menores de cada uno de los tres isotipos. Los RXR actúan como factores cooperadores obligados no sólo de los RAR, sino también de otros factores de transcripción, como los PPAR-α, el TR o el propio VDR, entre otros. Además, los RXR pueden formar homodímeros (e incluso homotetrámeros, transcripcionalmente inactivos, que podrían constituir una forma de almacenamiento intracelular), aunque su relevancia funcional es poco clara. Así, se ha observado que el ácido 9-*cis*-retinoico induce la formación de homodímeros, los cuales se unen al DNA y presumiblemente tienen actividad transcripcional. A pesar de la evidencia disponible sobre la formación de homodímeros de RXR y su activación por ligandos, se considera actualmente que los dímeros RAR/RXR están regulados principal, o incluso exclusivamente, por la activación de RAR, más que por la modulación de RXR.

Los estudios de deleción génica llevados a cabo en ratones indican que las funciones de los receptores RAR/RXR son esenciales, y reproducen en gran medida el fenotipo de deficiencia grave de vitamina A en animales en desarrollo. La similitud total del fenotipo de deficiencia de vitamina A requiere la deleción de más de una isoforma, lo que indica cierto grado de redundancia en las acciones transcripcionales. Por su parte, la deleción génica de RXR tiene consecuencias muy diferentes, lo que se justifica por el papel que desempeñan estos receptores en numerosas vías de señalización, a través de su asociación con diversos factores nucleares. Así, los ratones que carecen de RXR-α no son viables, mientras que los que están desprovistos de la expresión de RXR-β o RXR-γ presentan problemas menores en el desarrollo, así como alteraciones metabólicas y fisiológicas. Por ejemplo, la deleción de RXR-γ en ratones alimentados con dietas ricas en grasa aumenta su tasa metabólica a la vez que reduce la ingesta y disminuye la ganancia de peso. La deleción de RXR-α en tejidos específicos permite la generación de ratones viables, aunque presentan alteraciones metabólicas (en el hígado y el tejido adiposo) e inmunitarias (en células mieloides).

Algunas mutaciones somáticas (producidas a lo largo de la vida del individuo, no heredadas de los padres) en el gen *RARA*, que codifica RAR-α, producen leucemia promielocítica aguda mediante la generación de una proteína de fusión entre RAR-α y la proteína PML (llamada así precisamente por la enfermedad asociada, leucemia promielocítica, en inglés *promyelocytic leukemia*). Mutaciones heterocigotas en *RARB* (RAR-β) producen alteraciones oculares (microftalmía), que se han asociado también a mutaciones en un gen relacionado con la captación de ácido retinoico, el STRA6 (del inglés *stimulated by retinoic acid 6*).

Se ha desarrollado una serie de compuestos que actúan como agonistas selectivos de RXR (es decir, no se unen a RAR), que han recibido el imaginativo nombre de *rexinoides*, como el bexaroteno. Los rexinoides tienen interés farmacológico como agentes proapoptóticos en el cáncer, como el mismo bexaroteno. Además de sus aplicaciones en el cáncer, se está estudiando su uso en el tratamiento de la diabetes y la obesidad, la aterosclerosis y otras enfermedades cardiovasculares e inflamatorias.

Acciones transcripcionales de RAR/RXR

Los receptores de retinoides reconocen secuencias diana en el DNA denominadas elementos de respuesta a ácido retinoico (RARE). El reconocimiento requiere, por supuesto, del concurso de cofactores adicionales, y precisa la apertura de la cromatina. Los RARE tienen cierta variedad en su secuencia, pero por lo general incluyen repeticiones directas (DR) del hexámero AGGTCA, que pueden, en general, estar separadas por entre 1 y 5 nucleótidos (denominadas DR1 a DR5); los dímeros RAR/RXR reconocen preferentemente las secuencias DR2 y DR5, mientras que los homodímeros de RXR se unen a DR1. Sin embargo, no se trata de una regla fija, ya que existen otras variante a las que se pueden unir los RAR/RXR con alta afinidad, incluidos elementos invertidos. En los RARE más estudiados, DR5 y DR2, el sitio 5' se une a RXR y el 3' a RAR.

Como los restantes receptores nucleares, los RAR presentan una estructura modular con seis regiones conservadas (A a F), mientras que los factores RXR carecen de la región F.

La unión de RAR al ácido retinoico promueve su asociación con factores coactivadores, que se intercambian con los correpresores a los que se une en condiciones basales, y ello constituye el primer paso de la activación transcripcional. La regulación de la transcripción génica depende de la cooperación con una serie de factores, como histonas acetiltransferasas y desacetiltransferasas, metiltransferasas, etc. En el mecanismo molecular de acción del ácido retinoico es importante considerar que puede tanto inducir como inhibir la expresión de genes, y que el dúplex no unido a ligando puede unirse a DNA. En genes activados por ácido retinoico, en estado basal, es decir, en ausencia de ácido retinoico, el dímero RAR/RXR actúa como un represor de la expresión de genes diana. Así, en genes activados por ácido retinoico, la ausencia de éste permite la unión al dúplex RAR/RXR de correpresores de la familia NCOR (*nuclear receptor co-represor*: correpresor de receptor nuclear). Esto permite, a su vez, el reclutamiento de factores represores como el complejo represor polycomb 2 (PRC2, *polycomb repressive complex 2*) y la histona desacetilasa (HDAC). Por el contrario, la presencia del ligando (ácido retinoico) permite la unión de activadores de la familia NCOA (*nuclear receptor co-activator*: coactivador de receptor nuclear), con el consiguiente reclutamiento de factores activadores, como el tithorax o las histonas acetilasa/acetiltransferasa (HAT). En genes reprimidos por el ácido retinoico, su presencia permite el reclutamiento de PRC2 por RAR y de HDAC (**Fig. 13-3**). En este caso, la identidad de los posibles correpresores es desconocida.

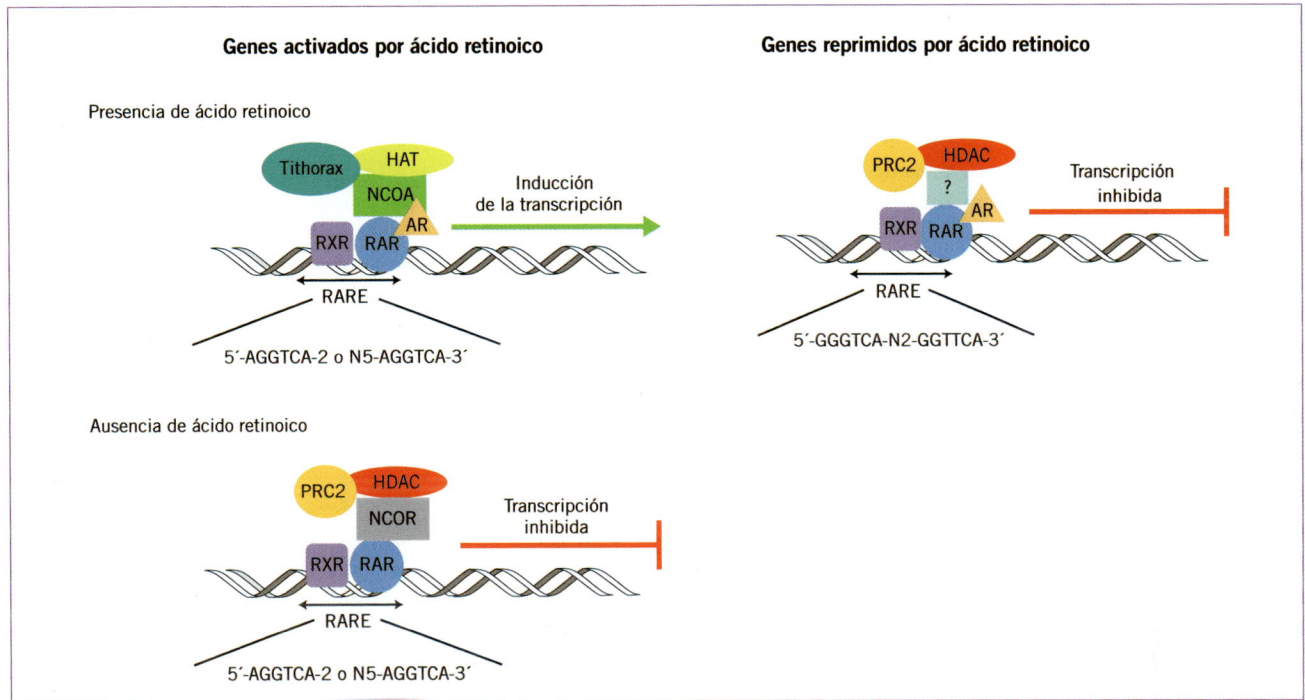

Figura 13-3. Mecanismo de señalización del ácido retinoico (AR). El AR se une a su receptor en el heterodímero RXR-RAR unido a elementos de respuesta al ácido retinoico (RARE) y, como resultado, regula la transcripción de genes. La unión del AR al heterodímero en el promotor de genes activados permite la unión de activadores de la familia NCOA (coactivador de receptor nuclear), con el consiguiente reclutamiento de factores activadores, como el tithorax o la histona acetilasa (HAT). En ausencia de AR, el dímero RAR/RXR actúa como un represor de la expresión de genes diana, permitiendo la unión de correpresores de la familia NCOR (correpresor de receptor nuclear) y, como consecuencia, el reclutamiento de factores represores como el PRC2 (complejo represor polycomb 2) y la histona desacetilasa (HDAC). Por último, en genes reprimidos por AR, su unión al complejo RAR-RXR permite el reclutamiento de PRC2 por RAR y de HDAC. Se desconoce la identidad de los posibles correpresores que participan en la inhibición de la expresión génica por AR.

Otros receptores de vitamina A y modulados por vitamina A

Aunque las acciones del retinol/ácido retinoico están mediadas fundamentalmente por RAR, se han descrito mecanismos adicionales no relacionados. De hecho, se ha demostrado que el ácido retinoico es un ligando con alta afinidad por PPAR (concretamente, activa PPAR-β/δ, pero no PPAR-α), y que la unión de ácido retinoico a PPAR activa al receptor y promueve la transcripción de algunos genes. La afinidad del ácido retinoico por PPAR-β/δ es aproximadamente un orden de magnitud inferior a la de los RAR. Mientras que el transporte al núcleo del ácido retinoico por la CRABP-II activa RAR, se ha relacionado la activación de PPAR-β/δ con el transporte al núcleo de ácido retinoico mediante la proteína de unión de ácidos grasos 5 (FABP-5). Este hecho tiene consecuencias en la regulación metabólica, ya que, como resultado de la activación de estos PPAR, se induce la expresión de genes que afectan la homeostasis de lípidos y glucosa; en concreto, induce la expresión del gen de señalización de insulina *PDK1* y mejora la acción de ésta. Es posible que otros retinoides tengan funciones adicionales a este nivel. Así, se ha descrito que el retinal puede actuar como inhibidor de PPAR en tejido adiposo, reduciendo la adipogénesis y mejorando la sensibilidad a la insulina. Se ha descrito también la unión de retinoides a receptores nucleares huérfanos (ROR-β y ROR-γ), aunque se desconoce si este hecho es relevante *in vivo*.

Otros factores de transcripción que pueden funcionar como mediadores de la respuesta al ácido retinoico son el factor nuclear 4 alfa de los hepatocitos (HNF-4α, *hepatocyte nuclear factor*) y el factor de transcripción en sentido ascendente (en dirección 5') del promotor de ovoalbúmina de pollo II (COUP-TF-II, *chicken ovalbumin upstream promoter-transcription factor*). El HNF-4α es un factor de transcripción que, al igual que RXR y RAR, pertenece a la superfamilia de receptores nucleares. Muestra importantes funciones en el desarrollo embrionario y en la fisiología adulta. La deleción del gen *Nr2a1*, que codifica el HNF-4α en el ratón, induce la acumulación hepática de lípidos y provoca la reducción de la concentración de colesterol y triacilgliceroles en el suero, mientras que incrementa la de ácidos biliares. Por otra parte, mutaciones heterocigotas en el gen se han asociado con la diabetes del tipo MODY I (*maturity-onset of the young type I:* diabetes del adulto de inicio juvenil*). Este tipo de diabetes es el resultado de un trastorno genético autosómico dominante que se caracteriza por la aparición temprana de diabetes de tipo 2. Concretamente, el tipo MODY I se asocia con mutaciones en HNF-4α. Los individuos que padecen esta enfermedad presentan valores normales de glucemia en la infancia, pero experimentan un deterioro progresivo de la tolerancia a la glucosa y una alteración de la respuesta al glucagón y al pirofosfato, ya que se afectan también las células α. Se ha observado relación entre el ácido retinoico y el HNF-4. De hecho, por ejemplo, primero inhibe la expresión del gen de la α-fetoproteína mediante la inhibición de la expresión de HNF-4 y HNF-1 en células Hep2B (hepatocitos). No obstante, no se ha observado ningún RARE en el promotor de HNF-4, por lo que no se conoce el mecanismo de acción. Por otra parte, se ha identificado al COUP-TF-II como receptor de baja afinidad de ácido retinoico. Es más, se ha descrito que el ácido retinoico promueve el reclutamiento de coactivadores por COUP-TF-II e induce su actividad.

Acciones no transcripcionales de RAR

Se han identificado RAR en las balsas lipídicas de la membrana plasmática que parecen estar implicados en la activación de quinasas, lo que da lugar a la fosforilación de diversas proteínas, incluidos los propios RAR, pero también RXR y diversos cofactores. Esta última acción se realiza mediante la translocación al núcleo de las quinasas implicadas. Se cree que este proceso modula la captación de cofactores, pero también puede estar relacionado con la degradación de los RAR por el proteasoma, acoplando su activación con la degradación y, por lo tanto, su inactivación. Las quinasas se han implicado asimismo en el proceso de descondensación de la cromatina, necesario para la acción transcripcional de RAR/RXR, haciendo los RARE accesibles. Se trata, en todo caso, de un mecanismo de acción rápido (en minutos), en contraste con el mecanismo transcripcional (en horas). Aunque se desconocen los detalles de las vías implicadas, se ha descrito la activación de la vía p38 MAPK (proteínas quinasas activadas por mitógenos) y ERK (quinasas reguladas por señales extracelulares), aparentemente de forma secundaria a la estimulación de la GTPasa Rho, fosfatidilinositol-3-quinasa (PI3K) y proteína quinasa B (Akt). Una de las vías mejor caracterizadas implica a la quinasa MSK1 *(mitogen and stress activated kinase 1)*, la cual fosforila a RAR en el dominio de unión al ligando inicialmente, y este hecho propicia, mediante un cambio conformacional, la fosforilación de un segundo residuo de serina en el dominio N-terminal, localizado en una región rica en restos de prolina, lo que la hace susceptible a la interacción con los dominios SH3 o WW.

Otro de los mecanismos rápidos de transducción de señal descritos para el ácido retinol-RBP retinoico es la activación de la proteína de unión a elementos de respuesta a cAMP (CREB) por fosforilación, pero en este caso RAR no parece estar implicado, y además, sorprendentemente, parece ser un efecto compartido por el retinol. Algunos estudios recientes sugieren que el retinol-RBP puede modular vías de señalización intracelular por el STRA6. Otros autores han propuesto que RAR-α puede actuar como proteína de unión a RNA en el citoplasma, modulando la síntesis de proteínas.

Mecanismos epigenéticos

El ácido retinoico tiene también efectos biológicos de carácter epigenético. Uno de los mejor caracterizados es el relacionado con cambios en las histonas, concretamente la metilación (lisina metiltransferasas/lisina desmetilasas) y la acetilación. También es importante la regulación de la metilación del DNA, y se ha descrito la implicación de RAR-α

en el mantenimiento de promotores de genes en un estado hipometilado, mediante procesos de desmetilación activa.

MECANISMO DE ACCIÓN DE LA VITAMINA D

Receptores de vitamina D

La vitamina D en su forma activa (calcitriol) ejerce sus efectos a través de la unión a receptores específicos. El receptor correspondiente es el VDR, que pertenece a la familia de receptores nucleares y media acciones predominantemente genómicas. Se han descrito también efectos no genómicos, que corresponderían principalmente a receptores de membrana. La biosíntesis y la degradación de calcitriol están estrechamente reguladas, y se explican en el **capítulo 18**.

Receptor nuclear

El VDR pertenece, como los RAR y RXR, a la superfamilia de factores de transcripción activados por ligandos, con los que comparte mecanismo de acción y estructura fundamentales. Como en el caso de los RAR, la forma transcripcionalmente activa de VDR es un heterodímero con el RXR, ya descrito. La dimerización es necesaria para el reconocimiento de alta afinidad de los elementos de respuesta a vitamina D (VDRE, *vitamin D-responsive elements*), constituidos por dos repeticiones directas imperfectas de una secuencia de hexanucleótidos separadas por tres nucleótidos (5'-GGGT-CA-NNN-GGTTCA-3').

El gen *VDR* está localizado en el cromosoma 12 en la especie humana y consta de 427 aminoácidos. Su función se modula intracelularmente por fosforilación/desfosforilación de serinas. En este sentido se parece a los receptores nucleares de glucocorticoides, estrógenos, hormona tiroidea y ácido retinoico, que también son regulados de esta manera. Existen varios sitios de fosforilación regulados de forma independiente, lo que refleja la capacidad de modulación por hormonas y factores de crecimiento y por el estado celular de crecimiento y diferenciación.

El dímero VDR-RXR puede establecer asociaciones con varios moduladores, como los coactivadores de los receptores de esteroides (SRC, *steroid receptor activators*) 1, 2 y 3, la proteína de unión al elemento de respuesta a cAMP/proteína de unión a E1A (CBP/p300, *cAMP-response element binding protein/E1A binding protein p300*), YY1, proteínas de unión a intensificadores CCAAT (C/EBP), etc. El resultado es la modulación de la transcripción de múltiples genes, que en algunos casos están situados en posiciones distales al sitio de unión. Existen también indicios de actividad reguladora de VDR en ausencia de vitamina D en algunos casos.

Polimorfismos y alteraciones genéticas del *VDR*

Las mutaciones en el *VDR* que afectan a su funcionalidad causan raquitismo resistente a la vitamina D, una enfermedad autosómica recesiva poco frecuente, también conocida como raquitismo de tipo II dependiente de vitamina D. Las mutaciones descritas modifican aspectos como la unión del receptor a su ligando, la localización nuclear del complejo hormona-receptor, la unión del receptor a su secuencia diana, o la unión del receptor a un coactivador.

Por otra parte, existen múltiples polimorfismos en el *VDR* (más de 900), algunos de los cuales parecen ser clínicamente relevantes. Los polimorfismos del gen *VDR* afectan potencialmente no sólo a los efectos de la vitamina D a distintos niveles (homeostasis del hueso, modulación inmunológica, etc.), sino también indirectamente a los propios niveles de vitamina D, puesto que el VDR tiene un papel regulador crucial en este sentido, a través de la modificación de la expresión de CYP24A1, CYP24A1, TRPV6, etc. Entre las diversas variantes polimórficas del VDR destacan los polimorfismos de un solo nucleótido, denominados TaqI [rs731236], BsmI [rs1544410], ApaI [rs7975232], FokI [rs10735810] y Cdx2 [rs11568820].

FokI se ha localizado en el sitio de inicio de la traducción del gen. En este caso, la presencia de una sustitución (T por C) en el exón 2 elimina el sitio de inicio de la traducción (el primer ATG), por lo que se utiliza el segundo, situado a 9 pares de bases. Así, aparecen dos proteínas distintas de VDR que difieren en tres aminoácidos, y que se conocen como M1 y M4, según contengan 427 o 424 aminoácidos, respectivamente. Se ha demostrado que la isoforma M4 se traduce más activamente que la M1, probablemente porque el mRNA interaccione mejor con la proteína TF-IIB del complejo basal de inicio de la traducción (**Fig. 13-4**).

TaqI, BsmI y ApaI son polimorfismos situados en el extremo 3' del gen; TaqI en el exón 9, y los otros dos en el intrón anterior. No modifican la secuencia de la proteína, pero sí la estabilidad del mRNA. También se han descrito variantes en el extremo 3', concretamente en la región poli-A situada aproximadamente 1 kb en sentido ascendente de la señal de poliadenilación, y que afectan a la longitud de la secuencia. Existen dos formas predominantes: largas (L) y cortas (S). Algunas de estas variantes polimórficas están asociadas entre sí, dando lugar a haplotipos diferenciados.

Se han realizado múltiples estudios sobre la asociación de estos polimorfismos con diversas enfermedades, con resultados variables. Por ejemplo, TaqI y FokI se han asociado con alteraciones en las concentraciones de vitamina D y con el riesgo de osteoporosis, así como con la propia respuesta a la suplementación. No obstante, son necesarios estudios adicionales para validar estas observaciones (**Fig. 13-4**).

El polimorfismo Cdx2 se localiza entre dos exones que codifican parte de la región 5' no traducida del gen, con sustitución de G por A en el elemento de unión del factor de transcripción homónimo, lo que da lugar a cambios en la velocidad de transcripción. Dado que CDX2 es un factor de expresión intestinal, cabría esperar consecuencias en la absorción de calcio, y efectivamente, la variante A se asocia con una mayor actividad transcripcional e incremento en la expresión de proteínas implicadas en este proceso. Desde el punto de vista clínico, este hecho se ha traducido en aumento de la densidad de masa ósea y/o disminución del riesgo de fracturas, aunque ambos hechos no están necesariamente vinculados entre sí (**Fig. 13-4**).

Receptor de membrana

La idea de que algunas de las acciones del calcitriol debían estar mediadas por un receptor de membrana fue propuesta por primera vez en 1984. Efectivamente, el calcitriol muestra efectos a muy corto plazo (en segundos o minutos), lo que es incompatible con el modo de actuación de los receptores nucleares. Ejemplos de estos efectos son la activación

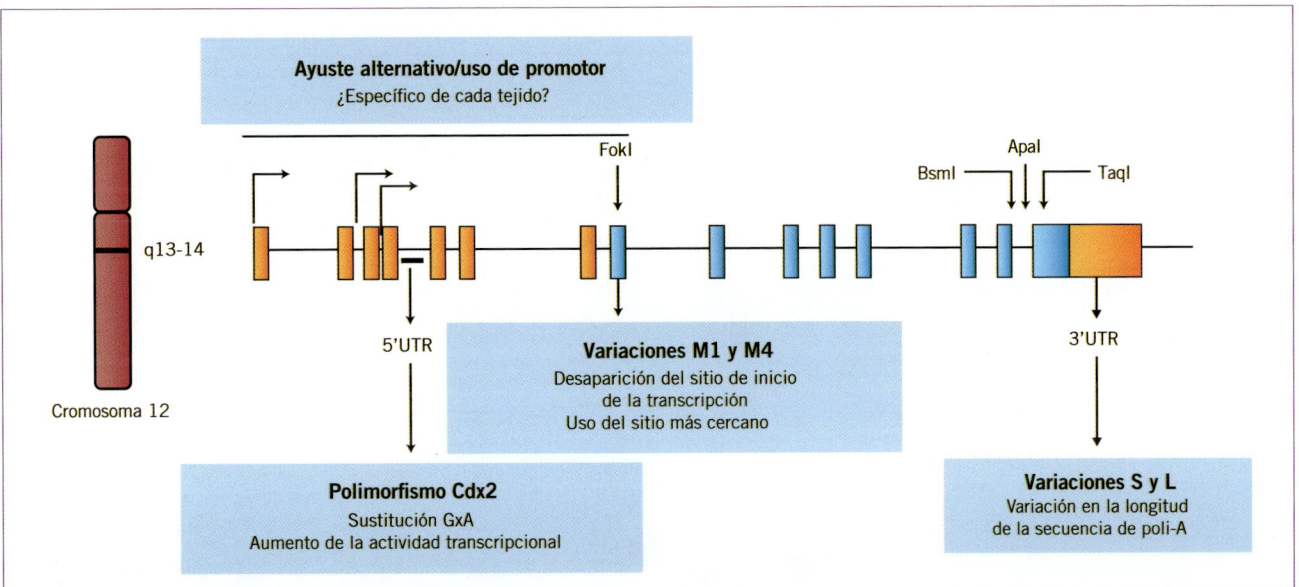

Figura 13-4. Algunos polimorfismos funcionales del gen del receptor de vitamina D. En la región 5'UTR, en el polimorfismo Cdx2 se sustituye G por A. La variante A se asocia con una mayor actividad transcripcional e incremento en la expresión de proteínas implicadas en este proceso. El polimorfismo FokI da lugar a dos proteínas distintas del receptor nuclear de vitamina D (VDR), M1 y M4, que difieren en tres aminoácidos. M4 se traduce más activamente que M1. Los polimorfismos TaqI, BsmI y ApaI no modifican la secuencia de la proteína, pero sí la estabilidad del mRNA. En la región 3'UTR existen dos variantes que dan lugar a las formas que varían en la secuencia de poli-A: largas (L) y cortas (S). En naranja se indican los exones de las regiones no traducidas, y en azul los del marco abierto de lectura.

de canales de calcio y la estimulación de su transporte transcelular, cambios en el crecimiento de condrocitos, o la señalización por segundos mensajeros intracelulares, como proteína quinasa C (PKC) o cAMP. Este tipo de transducción de señal rápida se ha descrito para otros agonistas de receptores nucleares, como los estrógenos o los glucocorticoides, y el ácido retinoico, lo que apoya la tesis de los receptores funcionales de membrana (**Fig. 13-5**). Aunque la búsqueda no dio resultados durante años, actualmente se dispone de datos que avalan la existencia de dos tipos de receptores.

El primero es el propio VDR, identificado en las caveolas de la membrana plasmática en distintos tipos celulares, incluidos enterocitos, osteoblastos y otros. Esta localización es coherente con funciones de transducción de señal. En células de músculo de pollo se ha observado que la activación del receptor está asociada con la de la tirosina quinasa Src, que presumiblemente se une a VDR a partir de la fosforilación de éste. De hecho, en queratinocitos humanos se ha constatado la formación de complejos de proteína adaptadora fosforilada por Src (VDR-Shc)-Grb2-mSos en respuesta al calcitriol, lo que es coherente con un mecanismo de activación estándar de ERK y de la PI3K. La interacción VDR-Src se atribuye a la asociación de dominios SH2 de Src con regiones fosforiladas en residuos de tirosina del VDR. Otra posibilidad es la asociación mediante una proteína intermediaria, el modulador de la actividad no genómica del receptor de estrógenos (MNAR, *modulator of nongenomic action of estrogen receptor*), que se une al receptor estrogénico α en la secuencia LXXLL, que presenta también el VDR. No se descartan otras vías, por ejemplo mediante la interacción con proteínas G.

El segundo receptor fue identificado originalmente en la membrana basolateral de enterocitos de pollo y se denominó proteína asociada a membrana de respuesta rápida a esteroides (MARRS). Ha resultado ser idéntica a la proteína del retículo endoplásmico 57 (ERP-57; también conocida como ERP-60 o como GRP-58 [proteína respondedora a la glucosa 58]), y está codificada por el gen *PDIA3 (protein disulfide isomerase family A member 3)*. Se trata de una proteína de la familia de las tiorredoxinas implicada en el plegamiento de proteínas, y está presente en distintas localizaciones subcelulares. Se cree que su asociación con la membrana plasmática tiene lugar por medio de una miristoilación. Cuando se une a calcitriol, MARRS transloca al núcleo celular, además de activar vías de transducción de señal, como PKC o fosfolipasa C (PLC). Aunque se desconocen muchos detalles del mecanismo, se ha implicado a las proteínas Gq, PLC-β1 y PLC-β3 como pasos intermedios en la activación de PKC en condrocitos.

Con independencia del receptor de membrana implicado, las consecuencias funcionales de su activación no se han aclarado. Un aspecto que dificulta extraordinariamente la investigación en este sentido es el hecho de que la existencia de las respuestas rápidas a calcitriol depende de que exista un estado adecuado de vitamina D (es decir, las respuestas se inhiben en caso de hipovitaminosis D). Por lo tanto, es probable que ambas vías de transducción de señal se influyan mutuamente *in vivo*.

OTRAS VITAMINAS CON POSIBLES ACCIONES TRANSCRIPCIONALES

La vitamina E puede ejercer efectos sobre la expresión génica actuando tanto directa como indirectamente sobre factores de transcripción. En la mayoría de los casos, su efecto es indirecto, como resultado de la modulación de enzimas implicadas en la regulación de la actividad de factores de transcripción. Se ha descrito que esta vitamina inhibe la activación por distintos estímulos, como el factor de necrosis tumoral (TNF), el lipopolisacárido (LPS) o interferón/ácido forbolmirístico (IFN/PMA), del factor nuclear kappa de linfocitos B (NF-κB) y la activación del transductor de señales y activador de la transcripción 3 (STAT-3). Ambos factores de transcripción median la expresión de genes relacionados

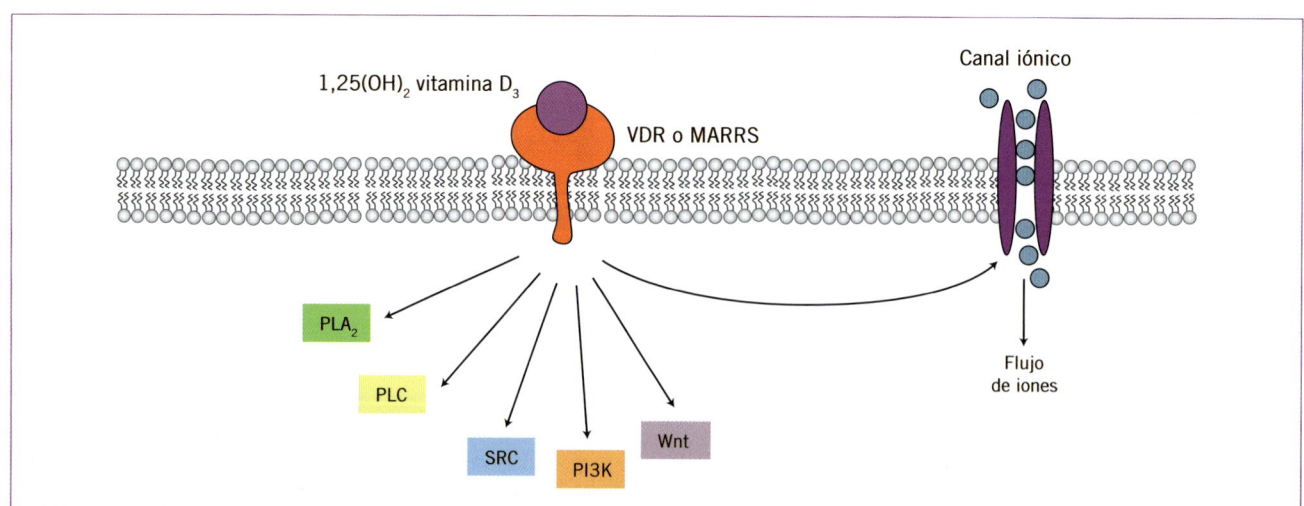

Figura 13-5. Efectos no transcripcionales del calcitriol. El calcitriol se une en la superficie de la membrana al receptor nuclear de vitamina D (VDR) o a la proteína asociada a membrana de respuesta rápida a esteroides (MARRS) y activa distintas vías de señalización. Se han descrito distintos sistemas de transducción, en función del tipo de célula y receptor; se recogen aquí algunos de ellos. Uno de los efectos mejor caracterizados es la activación de corrientes iónicas, particularmente de calcio. PI3K: fosfatidilinositol-3-quinasa; PLA₂: fosfolipasa A₂; PLC: fosfolipasa C; SRC: coactivadores de los receptores de esteroides; Wnt: Wingless.

con la inmunidad, la proliferación y la diferenciación celulares. También se ha demostrado que la vitamina E induce la activación del factor nuclear 2 relacionado con el factor eritroide 2 (Nrf2). Inactivo, este factor de transcripción se encuentra unido a Keap1 (proteína asociada a ECH similar a kelch 1; *kelch like ECH associated protein 1*). Cuando es activado, en condiciones de estrés, por electrófilos o especies reactivas del oxígeno, se produce la disociación del factor de transcripción y se da lugar a la translocación al núcleo y a la síntesis de enzimas que protegen frente al estrés.

En los estudios sobre la actividad de la vitamina E sobre factores de transcripción se han utilizado tanto mezclas de esta vitamina como componentes concretos (tocotrienoles o tocoferoles), y se ha demostrado que sus efectos dependen de compuestos específicos. Así, por ejemplo, los tocotrienoles suelen ser más eficaces que los tocoferoles en la inhibición de NF-κB y STAT-3. Por otra parte, también se han observado diferencias entre distintos tocoferoles, siendo el α-tocoferol el más eficaz en la inhibición de NF-κB en células Caco-2 estimuladas con IFN/PMA, mientras que el γ-tocoferol es menos eficaz, y el δ-tocoferol es inactivo.

Además de activar vías de transducción de señal implicadas en la activación de factores de transcripción, la vitamina E puede regular la expresión génica induciendo la expresión de PPAR-γ o inhibiendo la del factor inducible de la hipoxia (HIF-1α). También puede inducir la degradación de este último.

En cuanto al efecto directo de la vitamina E sobre factores de transcripción, se cree que esta vitamina, y en concreto los tocoferoles, podrían unirse directamente al receptor de estrógenos β (ER-β, *estrogen receptor β*) y al receptor X de pregnano (PXR, *pregnane X receptor*) e incrementar su actividad. Este último induce la expresión de enzimas del metabolismo de la vitamina E. Recientemente se ha descrito que la vitamina K también es ligando del PXR (en seres humanos SXR, *steroid and xenobiotic receptor*). Tradicionalmente se ha considerado que la vitamina K está implicada en la coagulación mediante el mantenimiento de la actividad de factores de coagulación hepáticos. En los últimos años se ha observado que también ejerce acciones extrahepáticas, habiéndose demostrado que su deficiencia se asocia con osteoporosis, artrosis, demencia y aterosclerosis, y que la ingesta está inversamente correlacionada con la incidencia de fractura de cadera. Por ello, se cree que la vitamina K ejerce acciones protectoras sobre el hueso. Mediante ratones deficientes en PXR se ha demostrado que las acciones óseas de esta vitamina están mediadas, al menos parcialmente, por PXR. La potencia de las distintas formas de vitamina K puede no ser equivalente a este nivel. Tanto el receptor de estrógenos como el RXR pertenecen a la familia de receptores nucleares, cuyo mecanismo de activación es, por lo tanto, similar al del VDR y el RAR.

Hasta ahora, en este capítulo se han analizado los efectos de las vitaminas liposolubles sobre la expresión génica, pero, aunque mucho más modestos, también se han descrito algunos efectos de vitaminas hidrosolubles sobre la regulación de la expresión génica. La vitamina C tiene efectos sobre la transcripción génica. Así, se ha observado que estabiliza el mRNA del colágeno y, por el contrario, desestabiliza el de la elastina. La vitamina C puede favorecer la diferenciación de condrocitos, miocardiocitos y osteoblastos mediante mecanismos relacionados en parte con el aumento de la síntesis de colágeno. Por un mecanismo que implica la inhibición de la hidroxilación del colágeno, esta vitamina aumenta la expresión de osteocalcina en osteoblastos. Se ha constatado una acción represora sobre genes implicados en la iniciación de la traducción y en genes de la familia de las tRNA sintetasas. Asimismo, la vitamina C es un inductor del gen *RKIP* (proteína inhibidora de la Raf quinasa) y de la anexina A5 (ANXA5).

La regulación es, al menos en parte, de carácter epigenético. Por una parte, la vitamina C modula la actividad de las proteínas TET *(ten-eleven translocation proteins)*, las cuales catalizan la desmetilación del DNA en los restos de 5'-metilcitosina, bien actuando como cofactor, bien por su efecto reductor del hierro III a hierro II, que es necesario para la actividad enzimática. Por otra parte, la vitamina C potencia la actividad de las desmetilasas de histonas JHDM 1A y 1B e induce la desmetilasa JARID 1A. Se han descrito también mecanismos epigenéticos en el caso de la biotina (vitamina B7), que implican la unión a la cromatina de la enzima holocarboxilasa sintetasa, que cataliza la unión covalente de la biotina a las enzimas con las que actúa de cofactor. La holocarboxilasa sintetasa interacciona con la DNA metiltransferasa 1 y la proteína 2 con dominio de unión a metil-CpG (MBD2), lo que propicia la biotinilación de histonas proximales y la captación de la histona H3 metiltransferasa, que inhibe la transcripción génica por metilación de las histonas. Un segundo mecanismo descrito es la interacción de la holocarboxilasa sintetasa con la proteína correpresora de receptor nuclear, a través de la cual se produce la unión de histonas desacetilasas y, por lo tanto, una menor acetilación de las histonas, lo que asimismo da lugar a represión de la expresión génica. Por último, es interesante indicar, que las vitaminas B_6 y B_{12} tienen papeles importantes en la síntesis de *S*-adenosilmetionina, que es el principal donante de grupos metilos. Es bien sabido que la metilación de promotores por metilasas inhibe la expresión de genes, siendo éste un mecanismo epigenético de regulación de la expresión génica. Se ha descrito que la deficiencia en vitaminas B_6 y B_{12} induce hipometilación del DNA, y algunos estudios han correlacionado inversamente las concentraciones de estas vitaminas y la metilación del DNA.

PUNTOS CLAVE

- Las vitaminas A y D presentan un mecanismo claramente transcripcional y comparten el ser a la vez vitaminas y hormonas/prohormonas. Sus acciones biológicas implican predominantemente la interacción con receptores nucleares específicos, posibilitada por su estructura lipofílica, que permite el acceso a través de las membranas plasmáticas. Los receptores nucleares se localizan en el interior de la célula, en el citoplasma o en el propio núcleo, y responden a ligandos típicamente

⟶

liposolubles, mediante la modulación de la transcripción génica. La clase 2 de estos receptores incluye el receptor de hormonas tiroideas (TR), el de vitamina D (VDR), los del ácido retinoico (RAR y RXR) y el receptor activado por proliferadores de los peroxisomas (PPAR). Estos receptores generalmente funcionan como heterodímeros, en los que el receptor X de retinoide se asocia al VDR, RE, RAR o PPAR. En general, las proteínas pertenecientes a la superfamilia de receptores nucleares son polipéptidos de cadena simple con tres dominios principales: uno variable amino terminal, uno altamente conservado de unión al DNA, y uno carboxilo terminal de unión al ligando. Entre el dominio de unión a DNA y el de unión al ligando se encuentra una región bisagra. La modulación de la actividad transcripcional de estos receptores depende críticamente de la interacción con diversos cofactores.

- La forma activa de la vitamina A (excepto en lo tocante a la función visual) es el ácido retinoico (*trans*-retinoico), que actúa como ligando activador de los RAR, de los cuales existen tres tipos (α, β y γ) con distintas variantes en cada caso. La forma activa de los receptores RAR es como heterodímero, formando pareja con receptores RXR, que a su vez consta igualmente de tres tipos (α, β y γ) con diversas variantes, lo que da lugar a múltiples combinaciones posibles. Se han identificado varios ligandos posibles de receptores RXR, incluido el ácido 9-*cis*-retinoico, pero no está claro cuál es relevante *in vivo*, ni, de hecho, si es necesaria su presencia. Se han identificado otros receptores potencialmente relevantes de vitamina A, entre los que destaca el PPAR-β/δ. Además, los RAR parecen estar implicados en mecanismos de modulación no transcripcionales.

- La forma activa de la vitamina D es el calcitriol, que actúa como ligando activador del VDR. A diferencia de la vitamina A, existe una única forma de VDR, aunque se han identificado múltiples variantes polimórficas, algunas de las cuales pueden ser clínicamente relevantes. La forma biológicamente activa del VDR es en heterodímero, formando pareja con RXR. Al igual que en el caso de la vitamina A, existen mecanismos de modulación no transduccionales, que dependen de dos tipos de receptores: el propio VDR, situado en las caveolas de la membrana plasmática, y uno independiente, denominado MARRS (proteína asociada a membrana de respuesta rápida a esteroides). Este tipo de mecanismos obtiene respuestas más rápidas que las clásicas acciones transcripcionales, pero su significado biológico no está claro en la actualidad.

- Por último, se han descrito diversas acciones transcripcionales de la vitamina C, de la biotina y de las vitaminas B_6 y B_{12}, de carácter epigenético.

BIBLIOGRAFÍA

AL TANOURY Z, PISKUNOV A, ROCHETTE-EGLY C. **Vitamin A and retinoid signaling: genomic and nongenomic effects. J Lipid Res 2013; 54: 1761-75.**
Revisión actualizada de los mecanismos de señalización de la vitamina A, incluyendo información sobre polimorfismos.

ASSON-BATRES MA, ROCHETTE-EGLY C. **The Biochemistry of retinoic acid receptors i: structure, activation, and function at the molecular level. Springer, 2014 (eBook).**
Libro centrado en los receptores RAR y RXR, que proporciona abundante información sobre sus mecanismos de acción, incluidos los posibles ligandos, diversos tipos de acciones, etc. Incluye un capítulo dedicado a la historia del descubrimiento de estos receptores.

CHRISTAKOS S, DHAWAN P, VERSTUYF A, VERLINDEN L, CARMELIET G. **Vitamin D: metabolism, molecular mechanism of action, and pleiotropic effects. Physiol Rev 2016; 96: 365-408.**
Revisión de los mecanismos de transducción de señal de la vitamina D, tanto de carácter genómico como no genómico. Incluye información sobre polimorfismos.

CONAWAY HH, HENNING P, LERNER UH. **Vitamin A metabolism, action, and role in skeletal homeostasis. Endocrine Rev 2013; 34: 766-97.**
Revisiones de las acciones genómicas y no genómicas de la vitamina A.

DONATI S, PALMINI G, AURILIA C, FALSETTI I, MIGLIETTA F, IANTOMASI T, BRAND ML. **Rapid nontranscriptional effects of calcifediol and calcitriol. Nutrients 2022; 14: 1291.**
Revisión sobre las acciones no transcripcionales de la vitamina D.

HIROTA Y, SUHARA Y. **New aspects of vitamin K research with synthetic ligands: transcriptional activity via SXR and neural differentiation activity. Int J Mol Sci 2019; 20: 3006.**
Estudio que recoge las acciones transcripcionales de la vitamina K, con detalles sobre los requerimientos estructurales.

KIM HK, HAN SN. **Vitamin E: regulatory role on gene and protein expression and metabolomics profiles. IUBMB Life 2019; 71: 442-55.**
Revisión sobre la modulación de la expresión génica por la vitamina E.

RYAN JW, ANDERSON PH, MORRIS HA. **Pleiotropic activities of vitamin D receptors – adequate activation for multiple health outcomes. Clin Biochem Rev 2015; 36: 53-61.**
Revisión breve de los mecanismos de transducción de señal de la vitamina D.

UITTERLINDEN AG, FANG Y, VAN MEURS JBJ, POLS HAP, VAN LEEUWEN JPTM. **Genetics and biology of vitamin D receptor polymorphisms. Gene 2004; 338: 143-56.**
Revisión sobre polimorfismos en el gen VDR.

USATEGUI-MARTÍN R, DE LUIS-ROMÁN DA, FERNÁNDEZ-GÓMEZ JM, RUIZ-MAMBRILLA M, PÉREZ-CASTRILLÓN JL. **Vitamin D receptor (VDR) gene polymorphisms modify the response to vitamin D supplementation: a systematic review and meta-analysis. Nutrients 2022; 14: 360.**
Revisión sobre la asociación de los polimorfismos del receptor de vitamina D y la respuesta a la suplementación.

WAN LY, ZHANG YQ, CHEN MD, LIU CB, WU JF. **Relationship of structure and function of DNA-binding domain in vitamin D receptor. Molecules 2015; 20: 12389-99.**
Revisión de las acciones clásicas y no clásicas de la vitamina D y de su mecanismo de acción, así como de su regulación.

YADAV U, KUMAR P, RAI V. **Vitamin D receptor (VDR) gene FokI, BsmI, ApaI, and TaqI polymorphisms and osteoporosis risk: a meta-analysis. Egypt J Med Hum Genet 2020; 21: 15.**
Revisión sobre la asociación de los polimorfismos del receptor de vitamina D y la osteoporosis.

 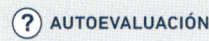 AUTOEVALUACIÓN

Regulación de la expresión génica mediada por minerales

14

M. Arredondo Olguín, M. González Canales y M. Latorre Mora

OBJETIVOS

- Identificar los mecanismos homeostáticos a través de los que los oligoelementos afectan a la regulación génica.
- Conocer las bases bioquímicas y moleculares de algunos oligoelementos involucrados en la regulación génica: hierro, cobre, cinc, cadmio, selenio y níquel.
- Describir la nutrigenómica transcripcional de oligoelementos.
- dentificar la importancia de la nutrigenética para el reconocimiento de enfermedades asociadas con oligoelementos, considerando la variabilidad génica.
- Describir las herramientas de que se dispone en la actualidad para el estudio de la nutrigenómica y la nutrigenética de oligoelementos.

CONTENIDO

- Introducción
- Aspectos generales
- Regulación de la expresión génica mediada por hierro
- Regulación de la expresión génica mediada por cobre y cinc
- Regulación de la expresión génica mediada por cadmio, selenio y níquel
- Herramientas para el estudio de la nutrigenómica y la nutrigenética mediadas por metales
- Nutrigenética y enfermedades asociadas con oligoelementos
- Mecanismos epigenéticos de regulación transcripcional activados por oligoelementos

INTRODUCCIÓN

La transcripción de un gen determinado, en estado activo, depende de varias etapas y está controlada en el proceso de iniciación, que en la mayoría de los genes es el punto de control más importante, a través de la interacción de la enzima RNA polimerasa con su promotor (**caps. 7**, Bases moleculares de la expresión génica, y **9**, Regulación de la expresión génica en organismos eucariotas). La regulación de la transcripción de un gen específico es la base de la diferenciación en los eucariotas. En este capítulo se ofrece información detallada de cómo los oligoelementos intervienen en la regulación génica y los principales procesos afectados. Aunque en esta obra sobre nutrición esencialmente dirigida a la especie humana no es habitual describir aspectos relacionados con microorganismos, se comentarán brevemente algunos genes de bacterias y levaduras que modulan su expresión frente a metales, por cuanto su estudio es de utilidad para comprender los efectos de éstos en los eucariotas y, en particular, en el ser humano.

ASPECTOS GENERALES

La regulación transcripcional de la expresión de genes puede ser *cis* o *trans*. Un elemento regulador en *cis* es una secuencia contigua a un gen que tiene un efecto regulador sobre la tasa de transcripción de ese gen. En los eucariotas, las secuencias necesarias para la regulación de la transcripción se dirigen mucho más en dirección 5' que en la región promotora misma, a veces varias decenas de kilobases antes del sitio de iniciación. En esta región se encuentran los elementos sobre los cuales se fijan los factores de transcripción, como las cajas CAAT y GC. Una característica de estas secuencias o elementos es el hecho de que a menudo son casi simétricas, y las proteínas que se fijan a ellas suelen ser homodímeros o heterodímeros. Entonces, un grupo de genes puede estar bajo un control común, esto es, comparten un promotor que es reconocido por un factor de transcripción regulador. Un elemento que hace que un gen responda a un factor concreto se conoce como «elemento de respuesta», como HSE (elemento de respuesta al estrés térmico), GRE (elemento de respuesta a glucocorticoides) y MRE (elemento de respuesta a metales), entre otros. Los elementos de respuesta contienen secuencias consenso cortas, y las copias de los elementos respuesta que se encuentran en diferentes genes están estrechamente relacionadas, pero no son necesariamente idénticas. En los promotores, los elementos no están presentes a distancias fijas del punto de inicio, pero generalmente se encuentran a menos de 200 pares de bases (pb) antes de él. La presencia de un solo elemento es casi siempre suficiente para conferir una respuesta reguladora, a pesar de que pueden existir múltiples copias. Los elementos de respuesta pueden localizarse en los promotores o en las regiones intensificadoras reconocidas por los potenciadores.

Se asume que todos los elementos de respuesta funcionan gracias al mismo principio general: un gen está regulado por una secuencia en el promotor o en una región intensificadora que será reconocida por una proteína específica. La proteína funciona como un factor de transcripción necesario para que la RNA polimerasa inicie el proceso. La proteína activa está disponible solamente en condiciones en las cuales se expresa el gen, y su ausencia significa que el promotor no está activado para ese circuito específico.

El gen de la metalotioneína, proteína rica en el aminoácido cisteína (20 de cada 60 aminoácidos, que le confiere capacidad de quelar metales), es un buen ejemplo de cómo un solo gen puede ser regulado por diferentes elementos reguladores. Esta proteína protege a la célula contra las concentraciones excesivas de metales pesados, uniéndose al metal y sacándolo de la célula. El gen se expresa a nivel basal, pero se induce a mayores niveles de expresión mediante niveles aumentados de iones de metales pesados o mediante glucocorticoides. La región de control combina diferentes tipos de elementos reguladores, como: GRE (–250 pb), BLE (–200 y –120 pb), MRE (–150, –70 y –45 pb, aproximadamente), TRE (–105 pb), GC (–62 pb) y TATA (–20 pb).

La presencia de estos múltiples elementos de respuesta ha sugerido el siguiente principio: «Cuando un promotor está regulado en más de una forma, cada evento regulador depende de la unión de su propia proteína con una secuencia determinada». Así, los amplificadores, potenciadores o activadores de la expresión génica (conocidos como *enhancers* en inglés) son secuencias que actúan a distancia del gen, y sus características principales se pueden resumir de la siguiente manera:

- Actúan a grandes distancias del gen que activan (hasta a 50.000 pb de distancia).
- Actúan en ambos sentidos: normal u opuesto.
- Suelen estar situados antes del promotor, pero pueden estar después de él.
- Se encuentran en las regiones 5' o 3' del gen y pueden encontrarse incluso dentro de un intrón.
- Activan la transcripción a partir de un promotor al cual se unen, y comienzan la síntesis en el sitio de iniciación normal.
- Se asocian con muchos genes de clase II y algunos de clase I.
- Pueden afectar a la transcripción de cualquier gen situado en las proximidades.

- Son específicos de tejido o de especie.
- Pueden actuar modificando la estructura espacial del DNA o su velocidad de torsión.
- Pueden ser reconocidos por una o por varias proteínas reguladoras.

La mayoría de las secuencias reguladoras no pueden, por sí solas, modificar la velocidad de transcripción. Las responsables de la modificación de la velocidad son las proteínas que obran recíprocamente con ellas. Este tipo de regulación se denomina «regulación en *trans*». Una de las primeras proteínas de este tipo que se caracterizó y clonó fue la SP1, o proteína específica 1, un factor de transcripción implicado en numerosos procesos celulares, como el crecimiento, la diferenciación, la apoptosis, la respuesta a la lesión al DNA y la remodelación de la cromatina, que reconoce las cajas GC. Posteriormente se descubrieron numerosas proteínas de regulación en *trans*, como son los factores inducibles que se une a los elementos de respuesta. Las proteínas reguladoras que se fijan al DNA son capaces de hacerlo tanto a las secuencias reguladoras como a los elementos anteriores. Pueden interaccionar recíprocamente entre ellas antes de fijarse al DNA, o actuar de forma independiente. Una misma proteína puede fijarse a un potenciador y a un elemento, o pueden hacerlo proteínas diferentes. Algunas proteínas reguladoras activan la transcripción y otras la inhiben. Las proteínas fijadas en los potenciadores cooperan con las fijadas en los elementos para controlar la transcripción. Su efecto global será el resultado de sus efectos activadores e inhibidores. Las proteínas reguladoras específicas de célula están presentes en muy pequeñas cantidades en una célula.

El estudio de las proteínas reguladoras ha permitido poner de manifiesto características comunes. Cada una de ellas contiene al menos dos dominios:

- Un dominio de unión al DNA, que permite a la proteína reconocer sus genes diana.
- Un dominio de acción sobre la transcripción, que provocará los efectos positivos o negativos de la proteína sobre la transcripción.

Se ha demostrado que ambos tipos de dominio son intercambiables entre los diferentes factores de transcripción. Así, una proteína constituida por un dominio de activación de la transcripción proveniente de un factor de transcripción de mamífero acoplado a un dominio de unión al DNA proveniente de una levadura será perfectamente funcional y activará todos los genes que posean la secuencia diana del dominio de unión al DNA. Existen otros dominios que confieren determinadas propiedades y que son también intercambiables, y entre ellos se encuentran los sitios de unión para hormonas y para metales.

Entre los dominios de fijación al DNA destacan los que se describen a continuación.

Motivo hélice-giro-hélice. Se identificó como el dominio de unión al DNA de los represores de fagos. Una hélice α yace en el gran surco del DNA y la otra, en ángulo a través del DNA. También se encuentra presente en genes que codifican factores de transcripción de mamíferos. Las proteínas reguladoras Oct-1 y Oct-2, cuya secuencia de fijación es un octámero, son ejemplo de esta estructura.

Motivo dedos de cinc. Dos tipos de proteínas de unión al DNA muestran este tipo de estructura: las clásicas proteínas «dedos de cinc» y los receptores de esteroides. El motivo recibe su nombre del asa de aminoácidos que sale del sitio de unión del cinc y que se describe como el dedo Cys2/His2. El cinc se encuentra sujeto en una estructura tetraédrica formada por los residuos Cys e His conservados. El propio dedo contiene alrededor de 23 aminoácidos, y el conector entre los dedos está formado casi siempre por 7-8 aminoácidos. Los dedos de cinc representan un motivo común en las proteínas de unión al DNA. Generalmente, los dedos están organizados como series sencillas de repeticiones en tándem. El tramo de dedos va desde 9 repeticiones que ocupan casi la proteína completa (como en el caso del factor de transcripción IIIA [TF-IIIA]) hasta un solo dominio pequeño con 2 dedos (como en el regulador ADR1 de *Drosophila*). El factor general de transcripción SP1 tiene un dominio de unión al DNA que tiene 3 dedos de cinc. Los receptores de esteroides (y otras proteínas) tienen otro tipo de dedos, que se conocen como dedos Cys2/Cys2 y son diferentes de los dedos Cys2/His2. Las proteínas con dedos Cys2/Cys2 tienen a menudo dedos no repetitivos, al contrario de la repetición en tándem del tipo Cys2/Cys2. Los sitios de unión en el DNA son cortos y palindrómicos.

Motivo cremallera *(zipper)* de leucina. La cremallera de leucina es un tramo de aminoácidos ricos en residuos de leucina que proporciona un motivo de dimerización. La formación de dímeros emergió como principio común en la acción de las proteínas que reconocen secuencias específicas del DNA, y en el caso de la cremallera de leucina, su relación con la unión al DNA está particularmente clara, porque se puede ver como los dímeros se yuxtaponen a las regiones de unión al DNA en cada subunidad. La cremallera de leucina forma una hélice anfipática en la cual las leucinas de esa cremallera en una proteína pueden sobresalir de la α-hélice e interactuar con las de la cremallera de otra proteína paralela para formar una espiral enrollada. Las dos hélices de la derecha se enrollan una alrededor de la otra, con 3,5 residuos por vuelta, de manera que el patrón se repite íntegramente cada 7 residuos.

Motivo hélice-asa-hélice. Dos características comunes de las proteínas de unión al DNA son: la presencia de regiones helicoidales que se unen al DNA y la posibilidad que tiene la proteína de dimerizar. Ambas están representadas en el grupo de proteínas hélice-asa-hélice que comparte un tipo común de motivo en su secuencia: un tramo de 40-50 aminoácidos que contiene dos α-hélices anfipáticas separadas por una región de unión, el asa, de longitud variable. Las proteínas de este grupo forman homodímeros y heterodímeros mediante interacciones entre los residuos hidrofóbicos en las caras correspondientes de las dos hélices. Las regiones helicoidales tienen 15-16 aminoácidos de largo, y cada una contiene varios residuos conservados. El asa permite la libertad de las dos regiones helicoidales para que interactúen independien-

temente la una de la otra. Ejemplos de factores que interactúan con el DNA gracias a este tipo de dominio básico son las proteínas E1 y E47, que se unen a un potenciador del gen de la inmunoglobulina; los factores de transcripción implicados en la miogénesis (Myo D, miogenina y Myf-5); las proteínas Myc, y un grupo de productos génicos que especifican el desarrollo del sistema nervioso de *Drosophila melanogaster*.

En condiciones específicas, la célula debe poder responder de manera inmediata frente a un estímulo. Si es necesaria la activación de genes, el factor de transcripción debe estar disponible todo el tiempo y, para ello, es indispensable que ya esté presente en la célula en forma inactiva. Entre los procesos responsables de dicha activación se encuentra la fosforilación (hormonas esteroideas) y la unión a ligando.

REGULACIÓN DE LA EXPRESIÓN GÉNICA MEDIADA POR HIERRO

Regulación de la expresión génica por hierro en bacterias

Los metales de transición son esenciales en los sistemas biológicos. Procesos como las vías metabólicas y la síntesis de DNA, de RNA y de proteínas dependen de la disponibilidad del cofactor metálico apropiado. Todas las células tienen productos génicos designados que transportan el metal para mantener la función celular; sin embargo, algunos metales producen elementos tóxicos para la célula, como son las especies reactivas al oxígeno (p. ej., el hierro y el cobre a través de la reacción de Fenton). Por lo tanto, la célula debe regular finamente la concentración intracelular de los metales para prevenir la lesión celular.

Las bacterias son sensibles a su entorno y, por ello, capaces de alterar la expresión de genes que promueven su supervivencia. Esto es llevado a cabo por factores de transcripción que regulan la expresión de genes beneficiosos y deletéreos. Para captar hierro, en un ambiente limitante de hierro, las bacterias y los hongos sintetizan y secretan compuestos de bajo peso molecular denominados sideróforos, los cuales tienen alta afinidad para unir hierro férrico (Fe^{3+}). La mayoría de los sideróforos son sintetizados por un mecanismo de síntesis peptídica no ribosómica. La etapa final de la síntesis del sideróforo es ejecutada por la acción de las proteínas Ent (codificadas por los genes *entD*, *entF* y *entCEBA*). Otro ejemplo de esta vía es el sideróforo aerobactina. El control transcripcional de ambos sideróforos es regulado por la concentración de hierro ferroso (Fe^{2+}). Por ejemplo, en *Escherichia coli*, cuando los niveles de Fe^{2+} son bajos, se induce la producción de sideróforos.

El hierro unido al sideróforo es transportado en la célula para satisfacer los requerimientos de este metal. Dado que, además, el Fe^{2+} regula transcripcionalmente la expresión de productos génicos que promueven la entrada de hierro, se ha propuesto como un correpresor de la unión DNA-proteínas. Esta hipótesis fue probada con el aislamiento de un mutante de *Salmonella typhimurium*, que constitutivamente expresa proteínas que captan hierro, y a través de una mutación en

Tabla 14-1. Genes regulados por el sistema Fur en bacterias

	Genes	Actividad
Genes reprimidos por la unión de hierro a Fur	fecA1	Transporte de hierro
	fecA2	
	frpB1	
	feoB	
	exbB2	Sistema de transducción de señales dependiente de TonB
	fur	Homeostasis del hierro
	nikR	Homeostasis del níquel
	amiE	Amidasa alifática
	hpn2	Almacenamiento de níquel
	pdxAJ	Biosíntesis de vitamina B₆
	ribBA	Biosíntesis de riboflavina
	putA	Metabolismo de la prolina
	ggt	Síntesis y degradación del glutatión
	ruvC	Recombinación y reparación
Genes activados por la unión de hierro a Fur	cagA	Citotoxicidad
	oorDABC	Metabolismo
	nifS	Biosíntesis de la unión hierro-azufre
Genes reprimidos por apo-Fur	pfr	Almacenamiento de hierro
	sodB	Defensa contra el estrés oxidativo
	srB	Biosíntesis de aminoácidos
	hydABCDE	Hidrogenasa
	cheV2	Quimiotaxis
	cytocrome c553	Transporte de electrones
Genes activados por apo-Fur	fur	Homeostasis del hierro

el regulador de la captación de Fe^{3+} (Fur), codificado por el gen *fur* en *E. coli*. Así, Fur esencialmente regula la transcripción de genes involucrados en la captación y el almacenado de hierro en respuesta a los cambios de disponibilidad de éste; sin embargo, también regula la expresión de genes en respuesta a un pH bajo, el estrés oxidativo, el metabolismo del nitrógeno y las concentraciones de sales. Por lo tanto, esta proteína que detecta («sensa») el hierro es, en realidad, un regulador global de la expresión génica en *Helicobacter pylori*, que contribuye significativamente a la plasticidad celular que es característica de esta bacteria.

Entre los genes regulados por el sistema Fur en bacterias se encuentran: genes reprimidos por la unión de hierro a Fur, genes activados por la unión de hierro a Fur, genes reprimidos por apo-Fur y genes activados por apo-Fur (**Tabla 14-1**).

Regulación de la expresión génica por hierro en el hombre

La concentración intracelular de hierro modula la expresión de la mayoría de las proteínas relacionadas con el metabo-

lismo del hierro, entre las que se encuentra el receptor para transferrina (TfR), el transportador de salida ferroportina, la proteína almacenadora de hierro ferritina y el transportador de entrada de hierro DMT-1 (**cap. 22**, Hierro, **tomo I**), a través del sistema proteínas reguladoras del hierro/elementos de respuesta al hierro (IRP/IRE).

Existen dos proteínas reguladoras de hierro: IRP1 e IRP2. Ambas son proteínas citosólicas que se unen a estructuras de mRNA en forma de horquilla, los IRE, que se ubican en las regiones 5' (del mRNA de la ferritina y la ferroportina) o en la región 3' (del mRNA del TfR y el DMT-1) no traducidas del mRNA (5' o 3' UTR) que lo codifica.

La proteín IRP1 (de 98 kDa) presenta una actividad de unión a los IRE que es regulada inversamente por la concentración intracelular de hierro, es decir: a menor concentración intracelular de hierro, la actividad de unión a IRE es mayor. La proteína IRP2 (de 105 kDa) presenta una actividad de unión de carácter constitutivo, esto es, siempre está presente y no depende de la concentración intracelular de hierro; sin embargo, cuando aumenta el contenido intracelular de hierro, esta proteína es degradada por un proceso de ubiquitinación (**cap. 8**, Síntesis, degradación y recambio de las proteínas).

Los IRE y las IRP actúan en conjunto para monitorizar, detectar y responder a los cambios en la cantidad de hierro quelable en el ambiente citoplasmático. Este compartimento intracelular de hierro se denomina depósito de hierro lábil (LIP, *labile iron pool*), un compartimento de hierro intercambiable y disponible. En su estructura, las IRP contienen un núcleo en forma de cubo, entre el dominio 1 y los dominios 2-4, que les permite detectar el contenido intracelular de hierro. Cuando el contenido del LIP es bajo, el núcleo se encuentra en un estado conformacional 3Fe-4S (3 hierros-4 azufres), que se conoce como estado abierto (**Fig. 14-1**).

En estas condiciones, las proteínas se pueden unir a los IRE de los mRNA y regular su expresión. Cuando las IRP se unen al extremo 5' no codificante del mRNA se inhibe la traducción, ya que se bloquea la entrada de la subunidad mayor del complejo traduccional. Cuando se unen al extremo 3' no codificante se estabiliza al mRNA, dado que se impide la acción de las RNAsa. Por lo tanto, cuando el contenido de hierro en el LIP es bajo, las IRP se unen a los IRE e impiden la traducción de la ferritina y de la ferroportina, lo que comporta una disminución del almacenamiento y menor salida de hierro desde el medio intracelular, respectivamente, y se produce, además, la estabilización de los mensajeros de TfR y DMT-1, lo que comporta el aumento de la captación de hierro. Cuando el hierro intracelular aumenta, el núcleo de las IRP cambia de estado conformacional a 4Fe-4S *(estado cerrado)*, y pierde su capacidad de unirse a los mRNA (**Fig. 14-1**). En esta condición, las IRP presentan actividad enzimática de tipo aconitasa citosólica. Al separarse las IRP de los IRE se induce, por un lado, la traducción de los mensajeros de ferritina y de ferroportina y, por otro, la desestabilización de los mensajeros del TfR y de DMT-1, lo que resulta finalmente en un aumento del almacenamiento y una disminución de la captación de hierro (**Fig. 14-2**).

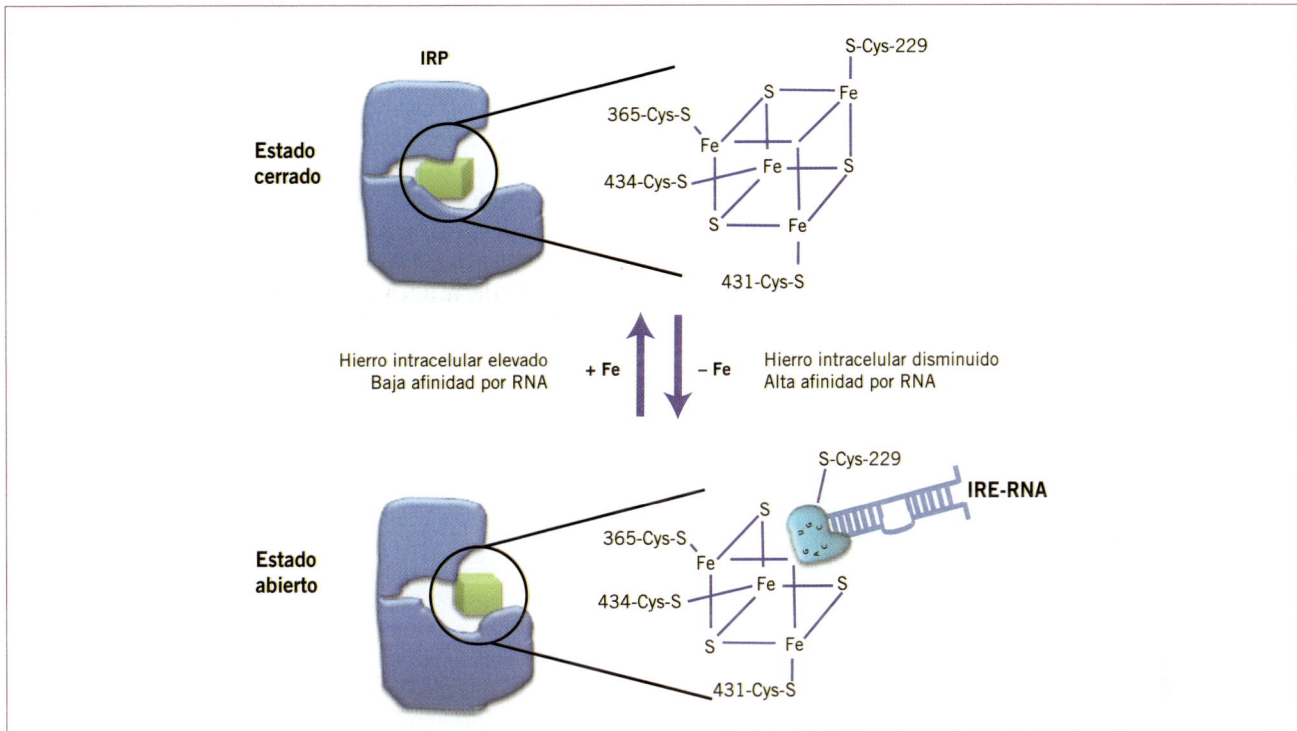

Figura 14-1. Interacción entre las proteínas reguladoras del hierro (IRP) y los elementos de respuesta al hierro (IRE). Las IRP presentan un núcleo conformado por Fe-S. Cuando el contenido en hierro intracelular es alto, este núcleo se encuentra cerrado (4Fe-4S) y no existe interacción con los IRE. Cuando el contenido en hierro intracelular es bajo, el núcleo se encuentra abierto (3Fe-4S), lo que permite la entrada del IRE y que desarrolle su capacidad reguladora postranscripcional de los mRNA que codifican proteínas relacionadas con el metabolismo del hierro.

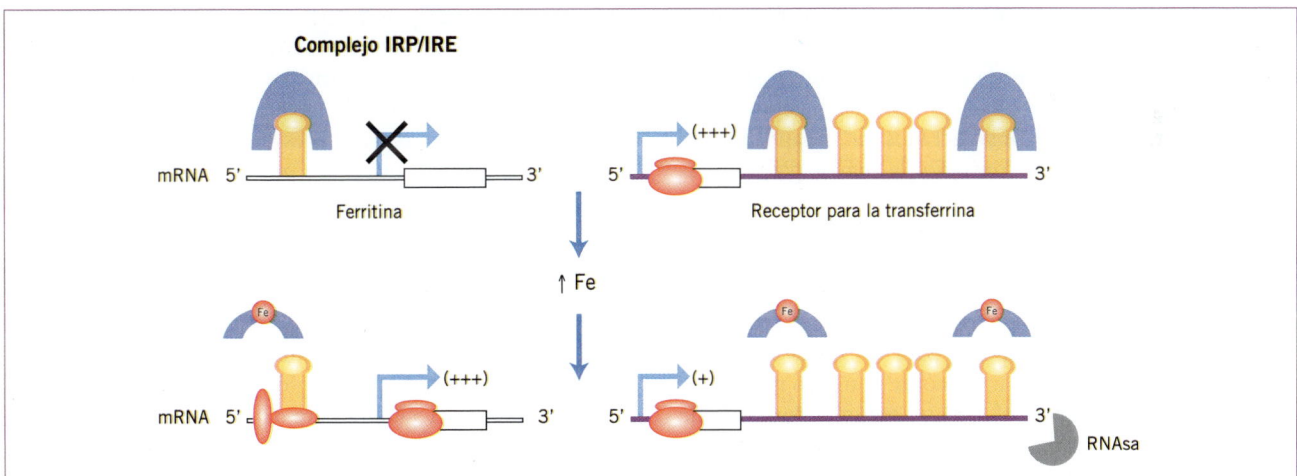

Figura 14-2. Regulación postranscripcional mediada por la interacción proteínas reguladoras del hierro/elementos de respuesta al hierro (IRP/IRE). Cuando la concentración de hierro intracelular es baja, se produce la interacción entre las IRP y los IRE localizados en los extremos 5' (ferritina) y 3' (receptor para transferrina) no traducidos. El resultado es la inhibición de la traducción de la ferritina (almacenamiento disminuido) y la estabilización del mRNA del receptor para la transferrina, lo que permite la traducción de éste. Con el aumento de los niveles de hierro intracelular, la IRP cambia de estado conformacional, se libera de los IRE, se produce la traducción de la ferritina (aumenta el almacenamiento) y disminuye la estabilidad del mRNA del receptor para la transferrina, por lo que disminuye su traducción y, por lo tanto, la captación del metal.

REGULACIÓN DE LA EXPRESIÓN GÉNICA MEDIADA POR COBRE Y CINC

El cobre (Cu) y el cinc (Zn) son elementos que requieren en cantidades mínimas (trazas) para la vida todas las especies hasta ahora estudiadas (**cap. 23**, Cobre y cinc, **tomo I**). Sin embargo, las propiedades químicas que hacen de ambos elementos biológicamente útiles son también responsables de su potencial toxicidad (específicamente para el cobre), por lo que debe existir un balance entre su captación, utilización, acumulación y eliminación. Este balance viene dado por mecanismos de entrada, salida y almacenamiento que permiten regular el contenido intracelular de ambos. En general, las proteínas que participan en la homeostasis celular del cobre y el cinc poseen un alto grado de similitud funcional y/o estructural entre organismos filogenéticamente distantes, lo que ha permitido abordar el estudio de los mecanismos implicados en la regulación de los niveles intracelulares de estos metales utilizando una amplia gama de modelos biológicos, desde bacterias a mamíferos, e incluidas plantas y levaduras. Se describe aquí la forma en que los procesos de transporte y almacenamiento pueden ser regulados por cambios (aumento o disminución) del nivel de expresión de los genes que codifican las proteínas que llevan a cabo estas funciones, y cómo estos cambios se relacionan con la disponibilidad de cobre y cinc. Desde el punto de vista de la nutrigenómica, se ofrecen ejemplos en los cuales ambos pueden actuar como señales que inducen cambios de expresión génica en el organismo.

Regulación de la transcripción mediada por cobre y cinc en bacterias

Las bacterias, al igual que las células del cuerpo humano, requieren mantener una concentración adecuada de cobre intracelular, metal necesario por su capacidad de facilitar la transferencia de electrones durante la actividad de enzimas como la superóxido dismutasa, la tirosinasa, la polifenol oxidasa, la aminooxidasa, la citocromo (quinol) oxidasa, la multicobre oxidasa (CueO), la citocromo oxidasa de tipo caa3, la cobre-lacasa y la nitrato reductasa, entre otras. Sin embargo, al igual que en eucariotas, el cobre en altas concentraciones es un elemento tóxico, por lo que las bacterias cuentan con diversos mecanismos fisiológicos para controlar su nivel intracelular. Esta regulación afecta principalmente a la actividad transcripcional de la bacteria y se produce en respuesta a un amplio rango de concentraciones de cobre extracelular.

Se han descrito diferentes sistemas bacterianos encargados de regular la expresión de genes en respuesta al cobre (**Tabla 14-2**). Hasta el momento, no existen registros de componentes moleculares involucrados en la captación de cobre en bacterias; por el contrario, la mayor parte de las proteínas involucradas en la homeostasis están vinculadas con el eflujo y la destoxificación del metal. El primero corresponde al sistema de dos componentes de *E. coli*, compuesto por un sensor, sensible a cambios en las concentraciones de cobre que activa al regulador CusRS, el cual actúa como un factor de transcripción para los genes *cusCFBA*, que codifican proteínas que unen cobre (CusF) o que eliminan el exceso del metal (CusCBA). El segundo corresponde al factor de transcripción CueR, un miembro de la familia MerR que en *E. coli* regula la expresión del gen *copA*, que codifica una ATPasa de eflujo de cobre y del gen *cueO*, una oxidasa multi-Cu que protege el periplasma del cobre libre.

Estudios que exploran a escala global la respuesta transcripcional a cobre en *E. coli* indican que los genes que responden al cobre se encuentran organizados dentro de una red jerárquica de regulación formada por al menos cuatro regulones (*CueR*, *CusR*, *CpxR* y *YedW*), los cuales responden a diferentes concentraciones de cobre. A continuación se comenta con mayor detalle el sistema bacteriano de regulación transcripcional activado por cobre compuesto por el operón cop; este sistema constituye uno de los modelos del metabolismo de cobre mejor caracterizados en bacterias.

El operón *cop* de *Enterococcus hirae* está compuesto por los genes *copA*, *copB*, *copZ* y *copY*, que codifican las ATPasa de tipo P de salida de cobre (CopA y CopB), una proteína chaperona de cobre (CopZ) y un represor transcripcional (CopY), cuya expresión se activa con concentraciones de 10 μmol de cobre. Las evidencias indican que la afinidad de CopA por CopZ aumenta de manera dependiente de la concentración de cobre, lo que facilita la entrega del catión desde la chaperona CopZ-Cu hacia la ATPasa CopA. El complejo CopZ-Cu, a su vez, transfiere el metal a CopY-Zn, desplazando al átomo de cinc que se encuentra unido normalmente a este represor transcripcional. El intercambio de cinc por cobre permite que el complejo CopY-Cu se libere de su unión al DNA en la región promotora del operón cop, y se inicie la transcripción de los genes del operón. El proceso finaliza cuando se elimina el exceso de cobre intracelular. De este modo, CopY y el operón *cop* constituyen una red de regulación simple que responde al cobre, por interacción directa, activando la trascripción del operón cop y asegurando su represión cuando la disponibilidad del metal disminuye (**Fig. 14-3**).

En relación con el metabolismo de cinc en bacterias, se sabe que su homeostasis se puede dividir en dos partes principalmente: incorporación y salida. Uno de los transportadores más estudiados para incorporación de cinc está codificada en el operón *ZnuABC*, descrito por primera vez en *E. coli*. La expresión de este transportador «tipo ABC» es regulada por el represor transcripcional Zur (**Tabla 14-2**), el cual, cuando une cinc, se une al DNA en la región promotora del gen diana, inhibiendo su expresión. Otro transportador descrito para la incorporación de cinc es ZosA, una ATPasa de tipo P estudiada en *Bacillus subtilis*, que es regulada por el factor de transcripción PerR (activado por el tono rédox intracelular), lo que sugiere una relación entre el contenido celular de cinc y los mecanismos de protección contra especies reactivas de oxígeno. Un tercer sistema de incorporación de cinc descrito en *B. subtilis* es YciABC, complementario a ZnuABC, también regulado por Zur. Cabe destacar que PerR y Zur pertenecen a la familia Fur de reguladores transcripcionales en bacterias.

Por otro lado, la salida de cinc se encuentra mediada por ZntA, una ATPasa de tipo P descrita en *E. coli* y regulada por el factor de transcripción ZntR. La región promotora del gen *zntA* tiene un sitio de unión a ZntR, y cuando ZntR une cinc se produce una torsión en la región del DNA unida a ZntR, lo que favorece el reclutamiento de la maquinaria transcripcional. La proteína CadA es otra ATPasa que transporta cinc, cobre y cadmio, regulada por el factor de transcripción CadC. Además de estas ATPasa, se ha descrito que CzcD, una proteína de membrana con actividad transportador, puede expulsar cinc, cobre, cobalto y níquel incorporando iones K y H. Además, se ha descrito que CzcR es el regulador de CzcD. Los factores CadC y CzcR pertenecen a la familia de represores transcripcionales ArsR/SmtB, los cuales, al unir metales, pierden afinidad por el DNA, con lo que liberan la región promotora del gen regulado y favorecen su expresión.

Regulación de la transcripción mediada por cobre y cinc en eucariotas

Gran parte de lo que actualmente se conoce sobre los mecanismos que permiten a los eucariotas regular el contenido

Tabla 14-2. Factores de transcripción dependientes de cobre o cinc

	Factor de transcripción	Genes diana	Función
Mamíferos			
Cobre y cinc	MTF-1	MT	Almacenamiento celular de cobre
	Atox1	Ccnd1, SOD3	Regulador del ciclo celular en fase G$_1$-S inducido por cobre y expresión de superóxido dismutasa extracelular
	SP1	hCtr1, COX	Transportador de cobre, subunidades de citocromo c oxidasa
Levaduras			
Cobre	Mac-1	MT	Almacenamiento celular de cobre
		CTT-1	Catalasa citosólica
		FRE-1	Reductasa cobre/hierro de la membrana
		IRC7	Betaliasa asociada a la producción de tioles Almacenamiento celular de cobre
	Amt-1	SOD1	Dismutación de superóxido
	Ace-1	MT	Almacenamiento celular de cobre
		SOD1	Dismutación de superóxido
Cinc	ZAP1	ZRT1, ZRT2, Fet4	Incorporación al citoplasma de cinc desde el extracelular
		Zrc1	Transporte de cinc desde el citoplasma hacia vacuolas (almacenamiento)
		Zrg17	Transporte de cinc desde el citoplasma hacia el lumen del retículo endoplasmático
		ADH1	Alcohol deshidrogenasa que une cinc
	Loz1	ZRT1	Incorporación al citoplasma de cinc desde el espacio extracelular
Bacterias			
Cobre	CusRS	CusF	Almacenamiento celular de cobre
		CusCBA	Proteínas que permiten el eflujo de cobre
	CueR	copA	ATPasa de eflujo de cobre
		cueO	Oxidasa multicobre
	CpxR	cpxP	Proteína periplasmática de respuesta al estrés
		ebr	Transportador asociado al eflujo de múltiples sustancias
		spy	Proteína periplasmática asociada a la formación de feroplastos
		yccA	Posible transportador de membrana
		yecl	Proteína de tipo ferritina
	CopY	CopY	Factor de transcripción dependiente de cobre
		CopZ	Chaperona de cobre
		CopA	ATPasa de tipo P asociadas a la entrada de cobre
		CopB	ATPasa de tipo P asociadas a la salida de cobre
Cinc	Zur	ZnuABC	Transportador de tipo ABC
		YciABC	Sistema de transporte asociado a la entrada de cinc
	PerR	ZosA	ATPasa de tipo P asociadas a la entrada de cinc
	ZntR	ZntA	ATPasa de tipo P asociadas a la salida de cinc
	CadC	CadA	ATPasa transportadora de cinc y cadmio
	CzcR	CzcD	Transportador de salida de cinc, cobre, cobalto y níquel incorporando iones K y H

celular de cobre y cinc se ha generado a partir de estudios realizados en el modelo de levadura *Saccharomyces cerevisiae*, principalmente debido a que el efecto de la pérdida de genes que pueden estar involucrados en la homeostasis de metales se ve reflejado en su capacidad de crecer. A partir de estos estudios se sabe que muchos genes implicados en la homeostasis del cinc y el cobre son regulados a nivel transcripcional en la levadura. Los estudios de la transcripción regulada por el cobre en levaduras han proporcionado los principales avances en la identificación de los componentes y los mecanismos de acción de los factores transcripcionales que responden al cobre. El papel de éste en la función de las proteínas ligadas a cobre se ha demostrado para Ace-1, Mac-1 y Amt-1, que son un conjunto de proteínas que actúan a nivel fisiológico como componentes genéticos que responden a los cambios de metal (**Tabla 14-2**). Estos facto-

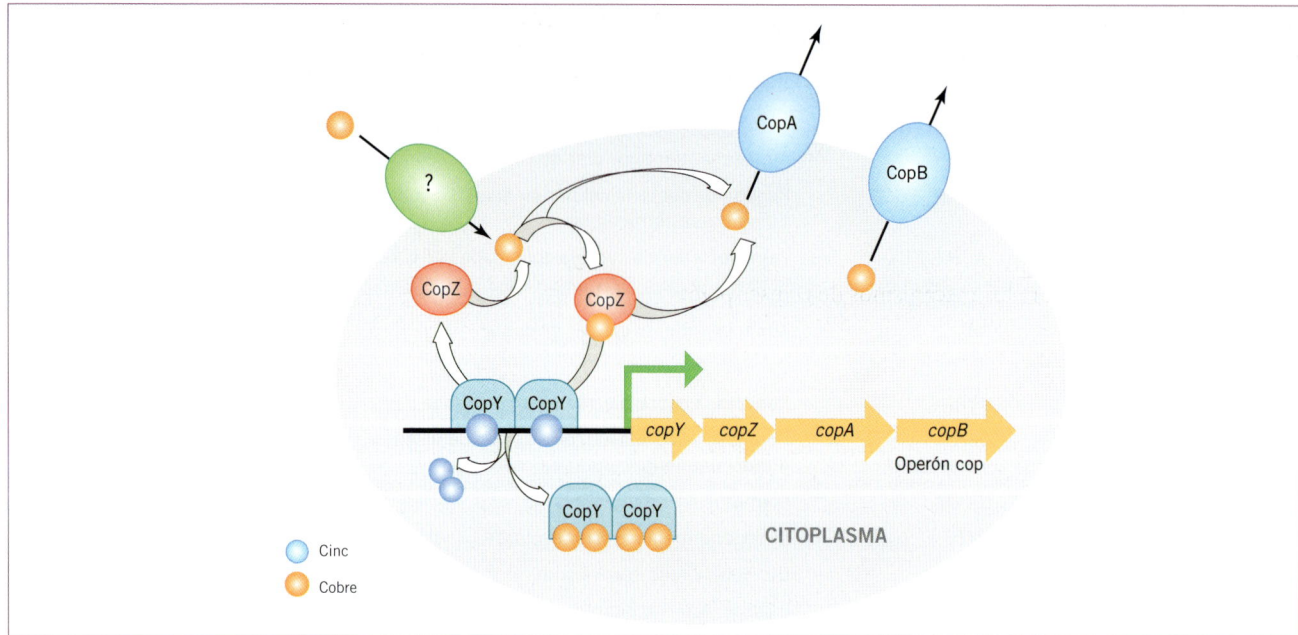

Figura 14-3. Diagrama esquemático de los componentes involucrados en el metabolismo del cobre en *Enterococcus hirae*. Las cajas rectangulares (de color naranja) indican la organización de los genes en el operón *cop*; la región promotora está representada por una línea negra donde se encuentra el sitio de unión para el factor de transcripción CopY. En condiciones basales de cobre (< 10 µmol), los átomos de cinc se encuentran unidos al represor CopY, pero de producirse un aumento en los niveles de cobre intracelular, el cinc es intercambiado por el cobre, lo que provoca que CopY se libere de su unión al DNA y se inicie la transcripción de los genes codificados en el operón *cop*. (Adaptado de Solioz y Stoyanov, 2003).

res de transcripción actúan como sensores de los niveles intracelulares de cobre, cualidad que se suma a su papel como regulador de la transcripción. El mecanismo de regulación transcripcional de Ace-1 y Amt-1 involucra la unión, inducida por cobre, del factor de transcripción a una secuencia de activación específica en el DNA en una región en sentido ascendente del extremo 5' del promotor de la metalotioneína. El aumento específico de la actividad de unión a DNA de Ace-1 se realiza a través de la formación cooperativa de un núcleo de cobre (I)-cisteiniltiol, que provee la energía libre de activación para la estructura terciaria.

Se han encontrado elementos de respuesta a metales (MRE) en todos los promotores de la metalotioneína, y están compuestos por una serie de 13 a 15 pb de repeticiones imperfectas. Sin embargo, se han encontrado diferencias entre los promotores de metalotioneínas de levaduras y mamíferos:

- Los MRE en las metalotioneínas de mamíferos no muestran una semejanza a los sitios de unión para Ace-1 y Amt-1.
- A diferencia de las metalotioneínas de mamíferos, los genes de éstas en levaduras son directamente activados transcripcionalmente por el cobre.
- El potenciador de las metalotioneínas en mamíferos, incluidas la MT-1 de ratón y la MT-2 del ser humano, contienen otros elementos reguladores intercalados con MRE (sitios de unión al DNA para factores de transcripción del tipo SP1, AP2 y AABS). Estas diferencias sugieren que el mecanismo regulador de la transcripción dependiente de cobre en las metalotioneínas de las especies mamíferas involucra un conjunto diferente de proteínas

que se unen a DNA; probablemente se requiera una interacción proteína-proteína entre ellas para formar un complejo traduccional funcional y, así, regular la expresión de los genes de metalotioneína y los otros genes diana.

Una característica importante de los factores dependientes de cobre (Ace-1, Amt-1 y Mac-1) es su asociación con la expresión de otros genes relacionados con procesos fisiológicos. Así, se ha demostrado que el promotor del gen de la SOD1 (superóxido dismutasa 1) contiene un sitio único de unión para Ace-1 y que éste funciona *in vivo* corregulando la transcripción de la SOD1 y la metalotioneína en respuesta al cobre. Además, se encontró que Mac-1 regula la transcripción de dos genes diana, *FRE1* (proteína de la membrana plasmática asociada con la reducción de Cu^{2+} a Cu^{1+} y de Fe^{3+} a Fe^{2+}) y *CTR1* (proteína encargada de la captación de cobre). También se demostró que los fenotipos mutantes de Mac-1 en levaduras pueden ser recuperados por la adición de cobre. Estos resultados, en su conjunto, indican que la ausencia de cobre en levaduras produce efectos dramáticos en algunos procesos celulares, como la proliferación, el crecimiento y la actividad metabólica. Algunos de estos efectos se relacionan con disfunciones de factores de transcripción dependientes de cobre, lo que sugiere que el cobre desempeña un papel fundamental en la fisiología de las células eucariotas.

El promotor de metalotioneína en ratas ha sido el más estudiado de los sistemas transcripcionales regulados por metal, y se ha visto que existen factores nucleares que se unen a la secuencia regulada por metal en el gen de la metalotioneína. Un factor de transcripción con 6 dedos de cinc, el factor de transcripcion de respuesta a metales 1 (MTF-1), que se une a MRE, fue clonado en el ratón, y se postuló que su actividad es controlada por un inhibidor sensible al metal. Es de destacar que ensayos con transfecciones transitorias de construcciones heterólogas de CAT mostraron que los promotores de *MT-2A*, *MT-1X* y *MT-1H* humanos pueden responder a metales esenciales como el cinc y el cobre, así como a metales pesados como el cadmio. El mecanismo de acción de estos metales propuesto sobre MTF-1 se muestra más adelante, en la **figura 14-5**. Evidentemente, se requieren más estudios sobre los mecanismos de transcripción regulados por cobre en mamíferos, sobre todo a nivel celular y molecular, que conecten los factores de transcripción dependientes de cobre y los diferentes procesos fisiológicos celulares.

Además de MTF-1, se han descrito otras dos proteínas en mamíferos con capacidad de regular la transcripción en respuesta a cobre. La primera corresponde a la chaperona de cobre Atox1, la cual en presencia de cobre se une a la secuencia TGAAAnTGAAA en la región promotora del gen *Ccnd1* que codifica para la proteína ciclina D1, un regulador del ciclo celular en fase G_1-S necesaria para la proliferación inducida por el cobre. Se han identificado otros 32 genes con este dominio de unión al DNA, incluyendo la región promotora de *SOD3*, lo que sugiere que Atox1 ejerce una doble función como regulador de la transcripción y como chaperona del cobre. La segunda corresponde a SP-1, un factor general de transcripción que exhibe un dominio de unión al DNA con dedos de cinc, que regula la expresión de la proteína transportadora de cobre hCtr1. Evidencias recientes indican que el cobre puede desplazar al cinc en SP-1, lo cual produce un cambio de su estructura que altera su capacidad de reconocer el promotor de hCtr1. De este modo, SP-1 funciona como un sensor de cobre que regula la expresión de hCtr1 al alza y a la baja en respuesta a las variaciones de la concentración celular de cobre.

En cuanto a la regulación de la expresión génica en respuesta a la disponibilidad de cinc, se sabe que el factor de transcripción ZAP1 de *S. cerevisiae* y el factor de transcripción Loz1 de *S. pombe* son fundamentales para el mantenimiento de la homeostasis de cinc mediante el control de la expresión de genes necesarios para el metabolismo de éste. En particular, cuando las células se encuentran en un ambiente con baja disponibilidad de cinc, ZAP1 permite activar la expresión de genes mediante la unión a uno o más elementos de respuesta al cinc (ZRE), los cuales se localizan en las regiones promotoras de sus genes diana, entre los que se cuentan varias decenas de genes (**Tabla 14-2**), incluido *ZRT1*, un gen que codifica un transportador que incorpora cinc a la célula con alta afinidad. Por otra parte, frente a un exceso del metal, Loz1 detecta el aumento en la disponibilidad de cinc y reprime la expresión de *ZRT1* por un mecanismo aún no completamente resuelto.

Del análisis de las regiones reguladoras de los genes que codifican proteínas involucradas en el metabolismo del cobre se puede deducir que, en eucariotas superiores, estos genes presentan una mayor diversidad y número de elementos reguladores al compararlos con sus homólogos en levaduras. A continuación se describen algunos ejemplos que ilustran la complejidad asociada a la regulación de la expresión de

genes que codifican proteínas de la vía metabólica del cobre en eucariotas superiores.

La expresión de ceruloplasmina y metalotioneínas MT-1 y MT-2 es inducida de manera coordinada por cobre y citoquinas (interleuquina 6 [IL-6], IL-1α e IL-1β) en células de hepatoma HepG2, lo que sugiere que la expresión de ceruloplasmina y metalotioneínas puede ser modulada tanto por el nivel celular de cobre como por procesos inflamatorios. En estas células se ha observado que la insulina inhibe en un 50 % la inducción de ceruloplasmina y metalotioneínas mediada por interleuquinas; sin embargo, en ausencia de IL-6, activa dos a tres veces más la expresión de ceruloplasmina, lo que señala la existencia de una interacción compleja entre insulina, citoquinas y cobre en la regulación de los niveles de mRNA de ceruloplasmina y metalotioneínas. Se ha establecido que la ceruloplasmina puede ser regulada a nivel transcripcional por el factor de transcripción AP-1 (roteína activadora 1) en una forma dependiente de cobre. La presencia de cobre activaría la unión de AP-1 a un elemento de respuesta (Cp-APRE) del gen de la ceruloplasmina, activando la expresión del mensajero. Por otra parte, una de las características biológicas más sobresalientes de las metalotioneínas es su capacidad de ser inducidas por diversos agentes y situaciones, entre los que se encuentran, como indicaban ya los primeros estudios, algunos metales (cobre y cinc, los inductores fisiológicos, y cadmio, el principal inductor no fisiológico), glucocorticoides, interferón y varios tipos de estrés.

Se ha descrito también que el aumento de expresión del mRNA de *SOD1* en los primeros 30 minutos de estimulación por 12-miristato 13-acetato (PMA) es mediado por la unión del factor de transcripción SP-1 a la región promotora de *SOD1*. Este sitio de unión también es reconocido por el regulador transcripcional Egr-1, lo que sugiere una competencia entre ambos factores en la regulación de la expresión de *SOD1*. Es interesante destacar que, si bien *SOD1* no posee secuencias de respuesta a metales, la expresión de Egr-1 puede ser inducida por cobre, lo que establece una posible ruta de activación de este gen por el metal. La inducción de Egr-1 por cobre durante el proceso de apoptosis en macrófagos se encuentra estrechamente ligada con la expresión del factor de transcripción AP-1; esto genera una condición en la cual, además de *SOD1*, sería posible regular la transcripción de los genes *ATP7A*, *ATP7B*, *APLP2* y *DMT1*, que poseen en sus regiones promotoras sitios de unión para AP-1.

Otro factor de transcripción que regula la expresión de diversos genes en células expuestas a cobre es MTF-1, el cual se une a secuencias MRE. Ratones que carecen de la expresión funcional de MTF-1 presentan niveles imperceptibles de MT-1 y MT-2 y mueren al día 14 de gestación. MTF-1 regula, además, la expresión de ZnT-1, un transportador de cinc y de γ-glutamilcisteína sintetasa. Esta enzima es clave en la síntesis de glutatión (GSH), que comparte con la metalotioneína la capacidad de almacenar cobre citoplasmático. La similitud entre el fenotipo de ratones que carecen de MTF-1 y el de los que carecen de AP-1, así como la capacidad de estos reguladores transcripcionales de ser activados por metales, sugieren que ambos cumplen funciones superpuestas. En este escenario es interesante destacar que el gen del transportador

Tabla 14-3. Composición corporal total de oligoelementos (en un adulto con un peso medio de 70 kg)			
Elemento	**Símbolo**	**Número atómico**	**Masa (µg)**
Aluminio	Al	13	60
Cadmio	Cd	48	50
Níquel	Ni	28	15
Selenio	Se	34	15
Cromo	Cr	24	14
Manganeso	Mn	25	12
Arsénico	As	33	7
Litio	Li	3	7
Molibdeno	Mo	42	5
Cobalto	Co	27	3
Plata	Ag	47	2
Oro	Au	79	0,7
Vanadio	V	23	0,11
Total			**191**

DMT-1 contiene, en su región promotora, secuencias del tipo MRE (para la unión de MTF-1) y sitios de unión para el factor AP-1. La unión de MTF-1 al DNA es regulada de manera reversible por la interacción con cinc, debido a que MTF-1 lo une con una constante de disociación en el rango micromolar; este factor es considerado un sensor de cambios en la disponibilidad intracelular de este metal. Los estudios indican que MTF-1 responde a los cambios de contenido intracelular de cobre a través del desplazamiento de cinc por cobre.

REGULACIÓN DE LA EXPRESIÓN GÉNICA MEDIADA POR CADMIO, SELENIO Y NÍQUEL

Los oligoelementos desempeñan un papel fundamental en la salud humana. Además del cobre, el hierro y el cinc, existen otros cofactores metálicos de proteínas involucrados directamente en la regulación génica y los procesos metabólicos esenciales dentro del organismo. El contenido de oligoelementos (sin considerar el cobre, el hierro ni el cinc) en un hombre adulto de 70 kg es de alrededor de 191 µg totales (**Tabla 14-3**). Todos estos elementos pueden encontrarse ampliamente distribuidos en la naturaleza, principalmente en yacimientos de minerales y suelos. En el organismo se hallan en diversos órganos, como hígado, riñón, músculos, huesos y cerebro. En cuanto a sus funciones, a nivel celular participan activamente en el sistema inmunitario, en las defensas contra el estrés oxidativo, la respiración y la división celular; a nivel molecular forman parte central de vitaminas (como B$_{12}$), cofactores enzimáticos y el metabolismo de compuestos orgánicos, entre otros (**cap. 24**, Selenio, manganeso, cromo, molibdeno, yodo y otros oligoelementos minoritarios, **tomo I**).

Si bien el aluminio es uno de los micronutrientes presentes en mayor cantidad en el organismo humano, hasta la fecha no se han encontrado sus efectos positivos para la salud; por el contrario, la acumulación de este elemento es

altamente tóxica, y puede generar convulsiones y alteraciones de la estructura ósea, fibrosis pulmonar, alteraciones nerviosas e incluso enfermedad de Alzheimer. El litio, en cambio, mejora las transmisiones nerviosas al actuar sobre neurotransmisores y bloquea la liberación de dopamina, lo que favorece la estabilidad del estado anímico, efecto que se utiliza en el tratamiento de pacientes con trastorno bipolar. La ausencia de estos micronutrientes en la dieta puede producir graves problemas para la salud, por lo que los sistemas biológicos han desarrollado diversos mecanismos homeostáticos y reguladores para controlar las cantidades suficientes de estos metales con el propósito de mantener el correcto funcionamiento celular.

En cuanto a la participación de estos oligoelementos en mecanismos de expresión génica en seres humanos, diversas evidencias experimentales señalan que el cadmio, el selenio y el níquel influyen directamente sobre mecanismos de regulación transcripcional.

El cadmio es un metal pesado situado en el grupo 12 de la tabla periódica (número atómico 42), con un peso atómico de 112,4. Sus estados de oxidación son +1 y +2, y es este último el más estable. A diferencia de otros elementos, no experimenta conversiones de alquilación, oxidación o reducción. Dentro del grupo de metales pesados, es uno de los más tóxicos y lesivos para la salud humana, y la exposición a este elemento, ya sea por inhalación, consumo de alimentos o aguas contaminadas, puede generar daños renales, alteraciones de los sistemas nervioso y sanguíneo, infertilidad e incluso cáncer.

El selenio, a diferencia del cadmio, es un micronutriente necesario para todos los organismos, y reemplaza el azufre de la metionina o la cisteína para formar los aminoácidos selenometionina y selenocisteína, respectivamente. Su nombre proviene del griego *selene* (luna), su número atómico es 35 y su peso atómico es de 78,9. El selenio en la célula participa principalmente como antioxidante, formando parte estructural de las enzimas glutatión peroxidasa (GPX) y tiorredoxinas. En el aspecto clínico, estimula el sistema inmunitario y promueve el correcto funcionamiento de la glándula tiroidea. Por otro lado, la acumulación de este micronutriente puede generar alteraciones metabólicas importantes, interfiriendo principalmente en la síntesis de proteínas. La ingesta excesiva de este elemento provoca la enfermedad conocida como selenosis, y se manifiesta con la caída de dientes, pelo y uñas.

Finalmente, el níquel, cuyo nombre proviene del alemán *Kupfernickel* («falso cobre»), está situado en el grupo 10 de la tabla periódica (número atómico 28) y su peso atómico es de 58,7. Se puede encontrar de forma natural como isótopos estables: [58]Ni, [60]Ni, [61]Ni, [62]Ni y [64]Ni, de los que el primero es el más abundante en la naturaleza (sobre el 68 %). Por su capacidad de oxidorreducción, forma parte del sitio activo del 85 % de las hidrogenasas descritas hasta este momento. La función principal de estas enzimas es catalizar la oxidación reversible del hidrógeno, con el propósito de interferir sobre el potencial de proteínas del tipo citocromos y ferredoxina hidrogenasas. Entre los beneficios para la salud del níquel, se ha descrito que permite controlar la presión arterial y la regulación de hormonas como la insulina y la adrenalina, y en pequeñas concentraciones se utiliza para combatir la cirrosis, la hipertensión y la diabetes. Al igual que el selenio, en exceso puede ser tóxico para el organismo y provocar dolores de cabeza, náuseas, problemas respiratorios y alergias.

Homeostasis de cadmio, selenio y níquel

La homeostasis celular de oligoelementos da cuenta de la capacidad de las células para controlar las concentraciones adecuadas de estos elementos y evitar problemas en el metabolismo, ya sea por déficit o por exceso. Para ello, proteínas con funciones específicas se encargan principalmente de cuatro procesos dentro de la célula (**Fig. 14-4**): la incorporación o captación, el tránsito y la acumulación intracelular, la regulación y la excreción o eflujo.

En seres humanos, la incorporación de cadmio en su forma libre, al igual que el hierro, se lleva a cabo principalmente a través del transportador DMT-1. Adicionalmente, al mostrar analogía en términos de carga con el calcio (Ca^{2+}), el cadmio puede además ingresar en la célula a través de canales de calcio sensibles al mecanovoltaje del tipo L, e incluso puede afectar a la función de ATPasa transportadoras de Ca^{2+} por inhibición competitiva. Del mismo modo, proteínas de la familia Zip involucradas en la captación de cinc y hierro también son capaces de ingresar cadmio en el interior

de la célula. Desde el espacio basolateral del intestino, el cadmio unido a grupos tioles (GSH o L-cisteínas) y metalotioneínas puede ingresar directamente por transportadores de cationes orgánicos y endocitosis, respectivamente. Una situación similar se da en el hígado, donde se incorpora unido a proteínas (albúmina). Una vez en el citoplasma, el cadmio desplaza átomos de cobre y cinc desde metalotioneínas, principal reservorio intracelular de este metal. Los complejos tiol-cadmio pueden ser excretados desde las células hacia el torrente sanguíneo a través de glicoproteínas de tipo P (transportadores ABC) ubicados en el lado basolateral de los enterocitos, lo que permite la recirculación del cadmio hacia otros órganos del cuerpo.

El selenio, ya sea en su forma orgánica o inorgánica, es absorbido eficientemente por el organismo. La incorporación de seleno-aminácidos (seleno-cisteína o seleno-metioninas) provenientes de la dieta la llevan a cabo proteínas generales transportadoras de aminoácidos, tanto en el estómago como en el intestino. En su forma inorgánica como selenito, seleniato o selenuro, el selenio puede ingresar a través de ATPasa de membrana. Dentro de la célula, este micronutriente ejerce su función principalmente como seleno-cisteína, aminoácido 21 que forma parte estructural de selenoproteínas. Actualmente, en el ser humano se han descrito 25 genes diferentes que codifican selenoproteínas, cuyas funciones se vinculan principalmente con mecanismos de defensa contra el estrés oxidativo (GPX y tiorredoxinas). Dentro de este grupo, la selenoproteína P es la única que contiene múltiples residuos de selenocisteínas, por lo que constituye el mayor reservorio de selenio en el organismo. Su excreción e incorporación hacia y desde el plasma sanguíneo a los diferentes tejidos no están claras, y se postula la existencia de receptores de la familia de los receptores lipoproteicos en el hígado involucrados en mecanismos de incorporación de selenoproteína P, principalmente.

A diferencia de estos dos micronutrientes, poco se conoce sobre los mecanismos moleculares de homeostasis del níquel. Este elemento puede incorporarse por inhalación, ingesta o absorción dérmica (no directa, a través de una herida o lesión en la piel). En su forma insoluble, ingresa en la célula mediante endocitosis, mientras que en su composición lipídica (carbonil-níquel) puede atravesar la membrana plasmática. Otra forma de transporte que se ha sugerido, atendiendo a su carga, son los canales de calcio (Ca^{2+}). Finalmente, el níquel se excreta por vía tanto urinaria y como fecal.

Regulación transcripcional por oligoelementos

La nutrigenómica de oligoelementos busca determinar, a una escala sistémica, los efectos de los oligoelementos sobre la expresión génica global de un organismo, célula o modelo biológico. A través de la integración de un gran número de datos, permite entender la influencia nutricional de estos elementos sobre el control transcripcional de genes que participan en rutas metabólicas, la homeostasis, las enfermedades y el envejecimiento, entre otros.

Cuando cultivos celulares humanos se exponen a cambios en la biodisponibilidad de oligoelementos, independientemente del elemento utilizado en los ensayos, los resul-

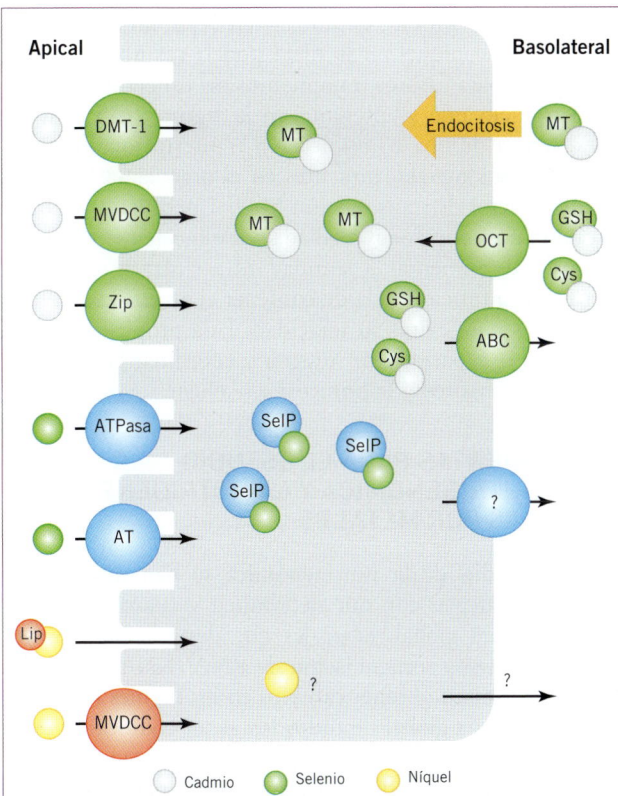

Figura 14-4. Modelo de homeostasis del cadmio, el selenio y el níquel en enterocitos humanos. ABC: transportador de glicoproteínas de tipo ABC; AT: transportador de aminoácidos; ATPasa: ATPasa transportadora de metales; Cys: cisteína; DMT-1: proteína transportadora de metales divalentes; GSH: glutatión; Lip: lípido; MT: metalotioneína; MVDCC: canal de calcio; OCT: transportador de cationes orgánicos; SelP: selenoproteína P; Zip: transportador de metales pesados.

tados indican que los genes involucrados en el metabolismo basal y secundario, la señalización y la generación de energía, cambian los niveles de sus transcritos. Esta respuesta transcripcional común puede clasificarse como conservada entre los oligoelementos, y describe principalmente la adaptación del organismo a cambios en la disponibilidad de nutrientes. En particular, una exposición prolongada a metales tóxicos como el aluminio o el arsénico activa la transcripción de genes involucrados en la respuesta al estrés, de los que destacan los genes que codifican enzimas de protección contra el daño oxidativo, como catalasas, peroxidasas, superóxido dismutasas, y algunos péptidos de carácter antioxidante como el glutatión.

Si bien toda variación en la biodisponibilidad de metales induce cambios transcripcionales, hasta ahora sólo se conoce que, además del hierro, el cobre y el cinc, también el cadmio, el selenio y el níquel pueden intervenir directamente con la maquinaria proteica involucrada en la regulación transcripcional. Esta maquinaria transcripcional desempeña un papel fundamental en la homeostasis del organismo, controlando la expresión de componentes encargados de mantener las concentraciones adecuadas de oligoelementos para el funcionamiento celular correcto.

El cadmio afecta principalmente a la expresión de cuatro grupos de genes. Diversos experimentos indican que variaciones en su disponibilidad inducen cambios en la expresión de genes que codifican metalotioneínas. La expresión de estos genes depende de la acción del factor de transcripción MTF-1. Un aumento en la concentración intracelular de cadmio genera un desplazamiento de los átomos de cinc desde las metalotioneínas hacia el factor MTF-1 y, con ello, un aumento en la transcripción de estos genes. Este evento busca aumentar el contenido de metalotioneínas en el citoplasma, con el propósito de contener este exceso de cadmio intracelular y evitar la toxicidad de este metal. El segundo grupo de genes involucra a la enzima hemooxigenasa 1 (HO-1). El cadmio, a través de los factores NRF2 y USF1-2, induce la expresión de esta enzima relacionada con la defensa contra el estrés oxidativo y la apoptosis. La enzima HO-1 cataliza la degradación del grupo hemo, y se produce monóxido de carbono, hierro y biliverdina. Adicionalmente, este aumento de hierro induce la expresión de ferritina, principal proteína almacenadora de este metal. El tercer grupo está constituido por genes que codifican proteínas de choque térmico (Hsp, *heat shock proteins*). El incremento en la concentración de cadmio puede generar la producción de especies reactivas de oxígeno (ROS). El aumento en los niveles transcripcionales de esta familia de proteínas, en especial Hsp27 y Hsp75, busca evitar el desplegamiento y el daño a proteínas producto de la acción de los ROS. El último grupo incluye genes involucrados en la apoptosis celular. La familia de factores Nur77 y JWA, frente a una exposición sostenida de cadmio aumentan sus niveles transcripcionales, y disparan posteriormente la apoptosis celular como una señal en respuesta al daño por ROS.

En lo referente al selenio, los genes que codifican selenoproteínas son los principales actores de respuesta transcripcional a variaciones de exposición a este micronutriente. Hasta ahora no se conocen con exactitud las bases moleculares de regulación transcripcional para este grupo de genes. Se pro-

pone que la posición donde se ubicará la incorporación del selenoaminoácido determinará el patrón de expresión del gen, pero el mecanismo específico aún se desconoce. En cuanto a los factores de transcripción activados por selenio, al igual que el cadmio, este micronutriente, a través del regulador Nrf2, puede activar la expresión de transcritos que codifican componentes relacionados con el ciclo celular, la apoptosis, la respuesta al estrés y la síntesis de proteínas. Recientemente se han identificado mecanismos de regulación epigenética relacionados directamente con el selenio (**cap. 18**, Nutriepigenética). Experimentos en diferentes tipos celulares indican que la suplementación con selenio genera una disminución en la acetilación de histonas (H4-K16) presentes en genes inflamatorios, inhibición que se lleva a cabo en presencia de selenoproteínas, lo que sugiere una nueva función para este grupo de proteínas dentro de los mecanismos de control de la expresión de genes.

El níquel impacta directamente sobre la estabilidad de transcritos para IL-6 y IL-8 a través de la reducción de la actividad del factor nuclear kappa de linfocitos B (NF-κB), producto de la acumulación de la subunidad p50 dentro del núcleo. El níquel se une directamente con la histidina terminal de p50 e impide su translocación al núcleo. Se ha descrito que NF-κB aumenta gradualmente desde lesiones premalignas hasta el desarrollo de un cáncer bucal invasivo, lo que destaca su importancia en etapas tempranas de la carcinogénesis. En este sentido, se cree que un suplemento controlado de níquel en la dieta podría ser una estrategia terapéutica para futuros tratamientos del cáncer bucal.

El modelo que se presenta en la **figura 14-5** muestra la existencia de una comunicación transcripcional cruzada entre diversos metales presentes en el organismo humano, donde el factor de transcripción MTF-1 permite conectar la respuesta transcripcional mediada por oligoelementos con el propósito de aumentar la cantidad intracelular de metalotioneínas, cuya función es la de contener el exceso intracelular de metales para evitar su toxicidad. Esta propiedad otorga al sistema la capacidad de integrar y coordinar la expresión génica para mantener la homeostasis celular.

HERRAMIENTAS PARA EL ESTUDIO DE LA NUTRIGENÓMICA Y LA NUTRIGENÉTICA MEDIADAS POR METALES

Para el estudio de la nutrigenómica se han desarrollado diversas estrategias con que determinar y cuantificar la expresión génica global, entre las que destacan los ensayos de micro-*arrays* y secuenciación de RNA (RNA-seq). Estas técnicas permiten obtener cambios en los perfiles transcripcionales a escala global de todos los genes codificados en el organismo de interés, denominado *transcriptoma*. Ambas herramientas se han utilizado ampliamente para determinar cambios en los perfiles transcripcionales globales de células, modelos biológicos, organismos, etc., afectados por enfermedades nutricionales, déficit o exceso en la dieta de oligoelementos y exposición a elementos tóxicos, entre otros (**Fig. 14-6**). Mediante el uso de micro-*arrays* se logró determinar que, en células hepáticas de rata enfrentadas a la exposición a cadmio, níquel y cromo, los genes involucrados

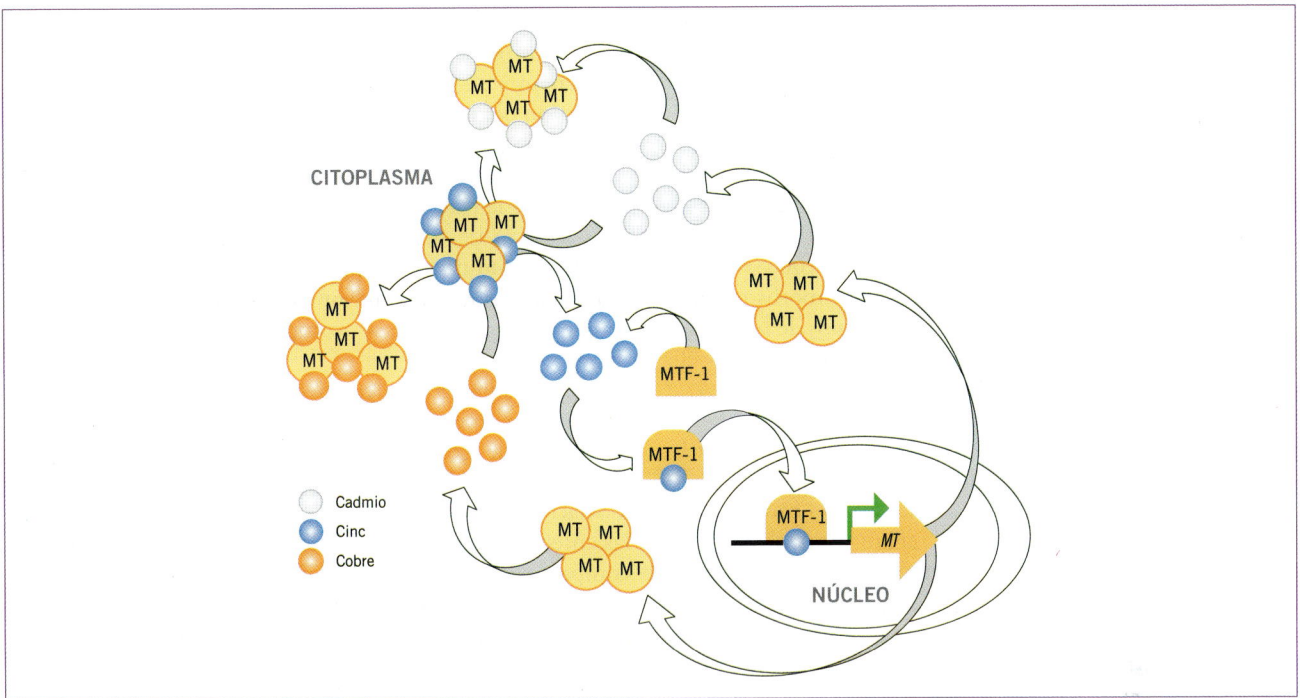

Figura 14-5. Comunicación transcripcional cruzada entre oligoelementos a través del factor de transcripción de respuesta a metales 1 (MTF-1) y la chaperona de metales. MT: metalotioneína.

en la generación de ROS se inducen con los tres metales. Si bien estos tres elementos se saben altamente tóxicos para el organismo, se observan patrones específicos de respuesta transcripcional entre ellos. El cadmio altera genes de estrés del retículo endoplásmico y la apoptosis; el níquel induce elementos de respuesta a la hipoxia celular y la modificación de cromatina, y el cromo activa genes del ciclo celular y el metabolismo de DNA.

Se ha desarrollado una técnica para identificar la expresión diferencial de una sola célula en particular, denominada secuenciación de RNA de célula única (*single-cell RNA sequencing*). Esta herramienta permitirá a corto plazo identifi-

car la respuesta específica de cada tipo celular frente a cambios en la biodisponibilidad de los oligoelementos y, de esta forma, entender con un mayor grado de resolución cómo los diferentes tejidos y tipos celulares se adaptan a estos cambios nutricionales con el fin de mantener la homeostasis y salud del organismo.

A través de la nutrigenómica y la nutrigenética y su capacidad para integrar grandes volúmenes de información, tanto clínica como molecular, en un corto período de tiempo se espera poder obtener una visión global y sistémica de la capacidad del organismo humano para responder a cambios en la biodisponibilidad de oligoelementos, ya sea por ingesta o por exposición. El conocimiento adquirido hasta el momento ha impactado significativamente en la identificación de nuevas enfermedades, rasgos genéticos, perfiles nutricionales poblacionales, mecanismos de homeostasis, dietas, potencial nutricional de alimentos y, en definitiva, el logro de una nutrición personalizada o de precisión acorde con el perfil genético de cada individuo (**Fig. 14-6**).

NUTRIGENÉTICA Y ENFERMEDADES ASOCIADAS CON OLIGOELEMENTOS

La nutrigenética de oligoelementos es el estudio del potencial y la susceptibilidad genética de un sujeto para expresar un determinado fenotipo, el cual está directamente asociado o puede ser modificado por la ingesta de estos elementos (**cap. 16**, Nutrigenética: variantes genéticas que responden a nutrientes). Dentro de esta rama, la identificación de polimorfismos de un solo nucleótido (SNP, *single nucleotide polymorphisms*) pretende identificar variaciones en la secuencia de DNA que afectan a una sola base nitrogenada dentro del genoma. Como requerimiento, esta variación debe alcanzar

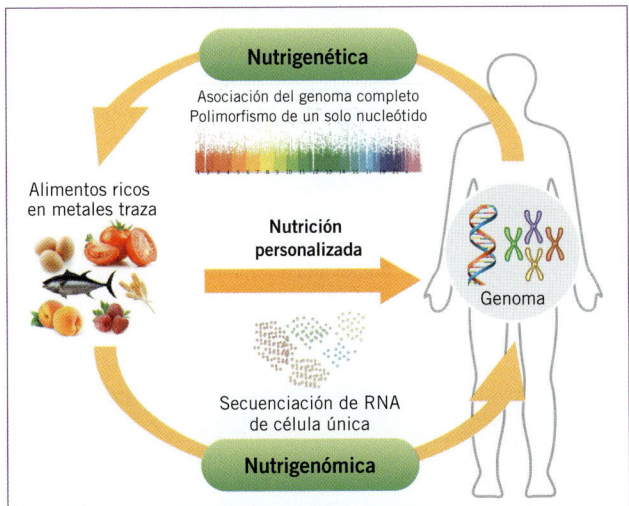

Figura 14-6. Esquema de nutrición personalizada y herramientas nutrigenómicas y nutrigenéticas utilizadas para el estudio de oligoelementos.

al menos el 1 % del total de la población; de no hacerlo, se considera una mutación o polimorfismo puntual o raro, y no un SNP (**cap. 5**, Arquitectura cromosómica y genoma humano).

La acumulación o el déficit de oligoelementos no sólo están vinculados a la ingesta o a la exposición; mutaciones en genes que codifican mecanismos de homeostasis también pueden generar graves problemas para el organismo. En la actualidad, se han encontrado más de 100 SNP relacionados con oligoelementos. Entre los polimorfismos en genes vinculados directamente con mecanismos de homeostasis para estos elementos se encuentran variaciones en el transportador de metales divalentes DMT-1 (**Tabla 14-4**). Mutaciones en esta proteína conducen a un aumento en las concentraciones sanguíneas de hierro, plomo y cadmio. Del mismo modo, variaciones puntuales en genes que codifican transportadores de cinc también se asocian con cambios en las concentraciones de cadmio en sangre y orina. Se han identificado SNP dentro de la región promotora del gen que codifica la metalotioneínas 2A *(MT2A)*. Esta mutación no sólo afecta a la expresión de *MT2A*, sino que también incrementa el contenido intracelular de cobre y cadmio en células cancerígenas de laringe.

En cuanto al selenio, se han encontrado diversas mutaciones dentro de genes y promotores para selenoproteínas asociados a enfermedades. Por ejemplo, genes que codifican las selenoproteínas N y SBP2 provocan disfunción tiroidea y distrofia muscular congénita, respectivamente. No todos los SNP están relacionados con enfermedades o problemas para la salud. Un estudio realizado en el Reino Unido determinó que variaciones en el gen *DMGDH* que codifica la enzima dimetilglicina deshidrogenasa se asocian directamente con las concentraciones de selenio en mujeres embarazadas. Además, dentro de este mismo grupo, mujeres portadoras de una variante en los genes *SEPP1* (selenoproteína P) y *GPx1* (glutatión peroxidasa citosólica) mantienen un mejor equilibrio de los valores de selenio durante el embarazo.

Para el níquel, la mayor cantidad de polimorfismos descritos hasta la fecha se ha asociado con problemas en la piel. La presencia de un SNP dentro del gen *CLDN1* para la proteína claudina 1, que participa en la adhesión celular, se correlacionan con una mayor sensibilidad al contacto directo con este metal, que se acompaña de irritación y alergias dérmicas.

Hoy en día se pueden investigar múltiples variaciones genéticas en todos los cromosomas mediante estudios de asociación de genoma completo (GWAS, *genome-wide association study*). Esta técnica permite identificar SNP y su asociación a rasgos observables (**cap. 6**, Bases genéticas de las enfermedades complejas). El estudio clásico se basa en la comparación de dos grandes grupos de individuos (control y pregunta). La identificación de SNP se establece mediante la secuenciación y posterior determinación de la variabilidad de su frecuencia alélica entre ambos grupos. En un estudio de GWAS asociado a las concentraciones de oligoelmentos, realizado en 949 individuos, se encontraron nuevos SNP en genes relacionados con el control de las concentraciones de manganeso, cinc, cadmio y mercurio. Además, variaciones halladas en genes de transportadores de metales se asociaron directamente con cambios en las concentraciones sanguíneas para estos elementos, lo que sugiere que las personas que presentan estos SNP pueden tener un mayor grado de susceptibilidad a la toxicidad generada por la acumulación o exposición sostenida a metales.

Tabla 14-4. Polimorfismos de un solo nucleótido relacionados con oligoelementos y fenotipos

Genes	Proteína	SNP (polimorfismo)	Presencia y grupo étnico	Fenotipo
Cadmio				
SLC11a2 (DMT-1)	Transportador de cationes divalentes	IVS4+44C>A (C/T en gen)	Población de Turquía	Afecta a los niveles de hierro, plomo y calcio en sangre, asociado a degeneración macular
SLC39A14	Transportador de cinc	rs 4872479 (G/T en gen)	Población de Argentina	Afecta a los niveles de cadmio en sangre
MT2A	Metalotioneína 2	rs 28366003 (A/G en promotor)	Población del sudeste de China y Turquía	Acumulación de cobre, cinc y calcio
Selenio				
GPx1	Glutatión peroxidasa 1	rs 1050450 (C/T en gen)	7-10 % en poblaciones de raza blanca, afroamericanas y japonesas	Posible asociación con cáncer
GPx4	Glutatión peroxidasa 4	rs 713041 (C/T en región 3' UTR)	25 % en poblaciones de raza blanca, Asia del sur y China	Afecta a la actividad de linfocitos; factor de riesgo de cáncer
SEPP	Selenoproteína P	rs 387789 (G/A en gen)	Poblaciones de raza blanca y Asia del sur	Afecta a los niveles de selenio y a la actividad de SEPP en plasma
SelS	Selenoproteína S	rs 34713741 (G/A en promotor)	Poblaciones de raza blanca	Afecta a los procesos inflamatorios
DMGDH	Dimetilglicina deshidrogenesa	rs 921943 (A/G en gen)	Población del Reino Unido	Afecta a las concentraciones de selenio
Níquel				
CLDN1	Claudina 1	rs9290927 (A/T en gen)	Población de Dinamarca	Asociada con alergias cutáneas por contacto con níquel

MECANISMOS EPIGENÉTICOS DE REGULACIÓN TRANSCRIPCIONAL ACTIVADOS POR OLIGOELEMENTOS

En términos generales, los cambios epigenéticos son modificaciones en la cromatina que afectan a la expresión de genes sin cambiar la secuencia de DNA. Estas modificaciones pueden ser reversibles o permanentes, dependiendo del tipo y del lugar donde ocurran. En particular, si estos cambios se producen en regiones promotoras o afectan a la síntesis de los mRNA, pueden alterar la abundancia de los transcritos, dando cuenta de un mecanismo alternativo de regulación transcripcional complementario a la acción por parte de los factores de transcripción.

En relación con los oligoelementos, en diversos estudios se ha observado que metales como el cadmio, níquel, cromo, cobre o plomo, entre otros, pueden influir en la expresión génica a través de mecanismos epigenéticos. La mayoría de estos elementos pueden inducir metilaciones en las hebras de DNA e, incluso, modificar las histonas que conforman la cromatina. Se ha demostrado que la exposición prolongada a cadmio durante 10 semanas en células humanas prostáticas resulta en un aumento de la enzima DNA-metiltransferasa (DNMT), metiltransferasa encargada de establecer una unión covalente entre el grupo metilo y un nucleótido de DNA. Por el contrario, en el mismo tipo celular, una exposición puntual a este metal conduce a una disminución de la actividad de esta enzima y, por consiguiente, a un menor número de modificaciones epigenéticas por metilación.

Otros moduladores epigenéticos son los RNA no codificantes (ncRNA, *noncoding RNA*) (**cap. 9**, Regulación de la expresión génica en organismos eucariotas), especialmente los micro-RNA. Estas moléculas presentan una serie de funciones en la célula; a nivel transcripcional pueden inducir o reprimir la expresión génica, y a nivel postranscripcional, estabilizar o producir la degradación del mRNA. En un artículo reciente se señaló que, en una cohorte de 393 madres con sus respectivos hijos, el selenio indujo la expresión de micro-RNA placentarios; en particular 31 de estos micro-RNA están asociados a rutas metabólicas relacionadas con selenio.

Fenómenos epigenéticos producidos por cambios en la biodisponibilidad de oligoelementos se han correlacionado directamente con carcinogénesis y teratogénesis. Cambios nutricionales vinculados a oligoelementos como el cadmio, el selenio y el níquel pueden conducir a un aumento importante en la tasa de crecimiento de poblaciones celulares, mediado posiblemente por cambios en los patrones de metilación de diversos genes. Estos efectos probablemente son inducidos por un incremento en los de ROS.

A pesar del avance en el conocimiento de nuevos mecanismos epigenéticos mediados por oligoelementos, se necesitan más estudios para entender cómo estos cambios pueden afectar a escala sistémica a los patrones globales de metilaciones o inducir o reprimir un conjunto particular de ncRNA y su impacto en la salud del individuo.

PUNTOS CLAVE

- Los oligoelementos cumplen un papel fundamental en la nutrición humana. La mayoría son esenciales para el correcto funcionamiento celular; no obstante, una ingesta o exposición excesiva puede resultar muy dañina para la salud. Por ello, los organismos han desarrollado mecanismos homeostáticos para controlar las concentraciones de estos metales.

- La regulación intracelular del hierro en el hombre sigue un mecanismo postranscripcional, mediado por las proteínas regulatorias del hierro (IRP) y por los elementos de respuesta al hierro (IRE).

- El cobre participa activamente en la función de factores de transcripción como Ace-1, Mac-1 y Amt-1, que son esenciales en el metabolismo humano.

- La metalotioneína presenta más de un elemento de respuesta en su promotor, entre ellos el elemento de respuesta a metales (MRE).

- La regulación transcripcional cumple un papel fundamental en el control de la expresión de genes homeostáticos de oligoelementos; en particular, el cadmio, el selenio y el níquel impactan directamente sobre los mecanismos transcripcionales reguladores.

- Los avances en nutrigenómica y nutrigenética de oligoelementos ha permitido una mejor comprensión del potencial genético para responder a cambios en la disponibilidad de oligoelementos.

BIBLIOGRAFÍA

Bird AJ. Cellular sensing and transport of metal ions: implications in micronutrient homeostasis. J Nutr Biochem 2015; 26: 1103-15.
Esta revisión muestra cómo la expresión génica puede ser controlada tanto transcripcional como postranscripcionalmente en respuesta a metales, y la forma en que estos factores regulados por metales sienten las fluctuaciones de los metales y se modifica la expresión génica para mantener la homeostasis del nutriente.

Cheng TF, Choudhuri S, Muldoon-Jacobs K. Epigenetic targets of some toxicologically relevant metals: a review of the literature. Rev J Appl Toxicol 2012; 32: 643-53.

En esta revisión se explica cómo los metales pueden influir en la expresión génica a través de mecanismos epigenéticos. Se revisan la epigenética, la expresión génica y los efectos biológicos de metales como cadmio, arsénico, níquel, cromo, metilmercurio, plomo y cobre.

Cyert MS, Philpott CC. Regulation of cation balance in Saccharomyces cerevisiae. Genetics 2013; 193: 677-713.
Revisión actualizada de los mecanismos moleculares de levadura que intervienen en el manejo celular de hierro, cobre, cinc y manganeso, especialmente sobre factores de transcripción que responden a estos metales y sus genes diana.

Denkhaus E, Salnikow K. Nickel essentiality, toxicity, and carcinogenicity. Crit Rev Oncol Hematol 2002; 42: 35-56.

Revisión de mecanismos homeostáticos, genéticos, transcripcionales y nutrición en general del níquel en humanos.

Hesketh J. **Nutrigenomics and selenium: gene expression patterns, physiological targets, and genetics. Annu Rev Nutr 2008; 28: 157-77.**
Trabajo que describe la nutrigenómica, homeostasis y clasificación de SNP vinculados con el selenio.

Luparello C, Sirchia R, Longo A. **Cadmium as a transcriptional modulator in human cells. Crit Rev Toxicol 2011; 41: 75-82.**
Artículo que presenta una completa revisión de los mecanismos transcripcionales que son afectados por el cadmio en células humanas.

Martinez-Finley EJ, Chakraborty S, Fretham SJ, Aschner M. **Cellular transport and homeostasis of essential and nonessential metals. Metallomics 2012; 4: 593-605.**
Revisión general de mecanismos de homeostasis de oligoelementos.

Ng E, Lind PM, Lindgren C, Ingelsson E, Mahajan A, Morris A, Lind L. **Genome-wide association study of toxic metals and trace elements reveals novel associations. Hum Mol Genet 2015; 24: 4739-45.**
Primer trabajo que presenta una completa identificación de SNP en seres humanos vinculados a oligoelementos mediante la técnica de GWAS.

Paesano R, Natalizi T, Berlutti F, Valenti P. **Body iron delocalization: the serious drawback in iron disorders in both developing and developed countries. Pathogens Global Health 2012; 106: 200-16.**
Artículo que ofrece una visión de la homeostasis y la regulación del metabolismo del hierro, así como modificaciones de éste frente a algunas condiciones fisiológicas y enfermedades.

Panagiotou G, Nielsen J. **Nutritional systems biology: definitions and approaches. Annu Rev Nutr 2009; 29: 329-39.**
Conceptos generales de nutrigenómica y nutrigenética, avances en nutrición, aplicaciones y objetivos.

Permenter MG, Lewis JA, Jackson DA. **Exposure to nickel, chromium, or cadmium causes distinct changes in the gene expression patterns of a rat liver derived cell line. PLoS One 2011; 6: e27730.**
Artículo de nutrigenómica que muestra la respuesta transcripcional global de células de hígado de rata a tratamientos con cadmio, níquel y cromo.

Solioz M, Stoyanov J. **Copper homeostasis in Enterococcus hirae. FEMS Microbiology Rev 2003; 27: 183-95.**
Revisión sobre los componentes y funcionamiento del operón Cop involucrados en el metabolismo de cobre en E. hirae que se ilustran en la figura 14-3.

Tandara L, Salamunic I. **Iron metabolism: current facts and future directions. Biochem Med (Zagreb) 2012; 22: 311-28.**
Revisión de los mecanismos que subyacen a la regulación del hierro sistémico y celular, involucrando a la hormona hepcidina como un regulador central del proceso.

Thiele DJ. **Metal-regulated transcription in eukaryotes. Nucleic Acids Res 1992; 20: 1183-91.**
Conceptos generales sobre el papel que desempeña la regulación de la transcripción en la capacidad de los organismos de responder a cambios en la disponibilidad de metales en el ambiente. Se presenta en detalle el caso de la regulación de metalotioneínas.

Tian FY, Kennedy EM, Hermetz K, Burt A, Everson TM, Punshon T y cols. **Selenium-associated differentially expressed micro-RNAs and their targeted mRNAs across the placental genome in two U.S. birth cohorts. Epigenetics 2022; 17: 1234-45.**
En este artículo se describe cómo el selenio influye en la expresión de micro-RNA placentarios y cómo el miR-216a-5p y sus mRNA diana podrían ser objetivos del efecto del selenio en la salud.

Troxell B, Hassan HM. **Transcriptional regulation by ferric uptake regulator (Fur) in pathogenic bacteria. Front Cell Infect Microbiol 2013; 3: 59.**
Revisión que muestra la amplitud de la regulación que ofrece el regulador de la captación de hierro férrico (Fur) en las bacterias patógenas.

Wilson S, Bird AJ. **Zinc sensing and regulation in yeast model systems. Arch Biochem Biophys 2016; S0003-9861(16): 30050-9.**
Exposición de las evidencias experimentales que explican el funcionamiento del factor de transcripción Zap1 para controlar la expresión de los genes que codifican para proteínas involucradas en el metabolismo del cinc.

Yamamoto K, Ishihama A. **Transcriptional response of Escherichia coli to external copper. Mol Microbiol 2005; 56: 215-27.**
Análisis de cambios en la expresión de genes a escala global en Escherichia coli expuesta a cobre. Aporta evidencias de los factores de transcripción y genes diana.

Yamamoto K, Ishihama A. **Transcriptional response of Escherichia coli to external zinc. J Bacteriol 2005; 187: 6333-40.**
Análisis de cambios en la expresión de genes a escala global en E. coli expuesta a cinc. Aporta evidencias de los factores de transcripción y genes diana.

? **AUTOEVALUACIÓN**

15

Regulación de la expresión génica mediada por compuestos bioactivos de los alimentos

M. P. Portillo Baquedano, C. Gómez Llorente y M. D. Mesa García

OBJETIVOS

- Describir los principales mecanismos de regulación de la expresión génica mediada por los compuestos bioactivos de la dieta.
- Describir los principales mecanismos por los que los polifenoles ejercen sus efectos positivos sobre la salud.
- Disponer de ejemplos concretos que ilustren los diferentes mecanismos de acción de los polifenoles.
- Conocer los principales mecanismos de modulación de la expresión génica mediada por los compuestos azufrados.
- Proporcionar ejemplos de compuestos azufrados y sus mecanismos específicos de regulación de la expresión génica.
- Identificar los principales mecanismos de modulación de la expresión génica modulada por los carotenos.
- Identificar los principales mecanismos de modulación de la expresión génica modulada por los fitosteroles.
- Entender los principales mecanismos por los que los compuestos bioactivos de la leche regulan la expresión génica.

CONTENIDO

- Introducción
- Polifenoles
- Compuestos azufrados
- Carotenoides
- Fitosteroles y fitostanoles
- Compuestos bioactivos de origen animal: oligosacáridos de la leche

INTRODUCCIÓN

Hoy en día está ampliamente aceptado el impacto de la dieta sobre la salud y la esperanza de vida, así como sobre la prevención del desarrollo de enfermedades crónicas. Una dieta rica en frutas y vegetales supone un aporte importante, no sólo de vitaminas, minerales y fibra, sino también de compuestos bioactivos que ejercen un efecto sobre la salud más allá del meramente nutricional. De hecho, los efectos beneficiosos de los alimentos han sido atribuidos, al menos en parte, a la presencia de estos compuestos bioactivos (**cap. 17**, Compuestos bioactivos de los alimentos, **tomo III**), en concreto a sus propiedades antioxidantes y antiinflamatorias y, en los últimos tiempos, a su capacidad de modular diferentes rutas biológicas a través de la modificación de la expresión génica, interaccionando con los factores de transcripción. Además de este mecanismo, en los últimos años se ha puesto de manifiesto la importancia de estos compuestos en la modulación epigenética, tanto a través de la modificación de la cromatina como a través de la modulación de la expresión génica por RNA pequeños no codificantes, micro-RNA (**caps. 7**, Bases moleculares de la expresión génica, y **9**, Regulación de la expresión génica en organismos eucariotas).

En este capítulo se dará una visión global de los mecanismos de modulación génica de los compuestos bioactivos de los alimentos. Debido a la variedad de compuestos bioactivos de los alimentos, no se realizará una recopilación exhaustiva de todos ellos, sino que se describirán los mecanismos más generales que subyacen en los efectos beneficiosos de la mayor parte de estos compuestos y se expondrán ejemplos específicos para alguno de ellos.

POLIFENOLES

Los polifenoles son moléculas sintetizadas de manera natural por el metabolismo secundario de las plantas. Estos compuestos no son directamente esenciales en los procesos primarios de crecimiento y desarrollo, pero son cruciales para la

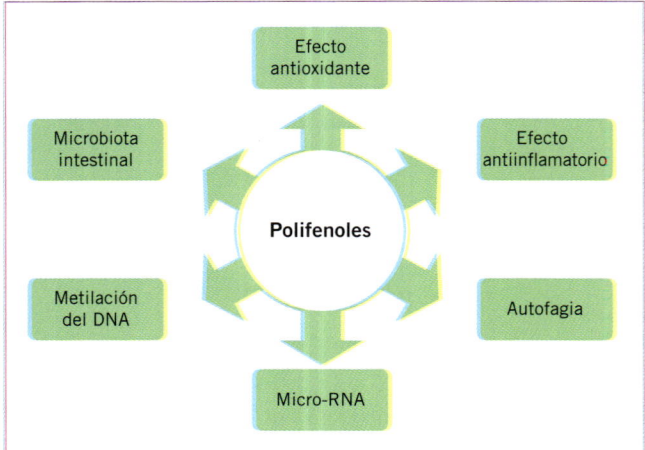

Figura 15-1. Mecanismos de acción de los polifenoles.

supervivencia de las plantas en el medio ambiente, para su estrategia reproductiva y para su mecanismo de defensa. Son responsables de la pigmentación y la astringencia y actúan como agentes protectores contra la luz ultravioleta, los parásitos y los insectos.

Los polifenoles constituyen un grupo de moléculas muy numeroso y variado, que se clasifican en ácidos fenólicos, flavonoides, taninos, estilbenos y lignanos, atendiendo a su estructura química. Estos compuestos presentan múltiples actividades biológicas que les confieren efectos beneficiosos sobre la salud. Numerosos estudios han puesto de manifiesto que estos compuestos pueden ser herramientas interesantes en la prevención y el manejo de numerosas enfermedades crónicas muy prevalentes en nuestra sociedad, como la obesidad, las enfermedades cardiovasculares y la diabetes de tipo 2. Además, algunos de ellos han mostrado efectos positivos frente al desarrollo de tumores.

Resulta difícil recopilar todos los mecanismos de acción implicados en los efectos de los polifenoles, ya que éstos dependen de la enfermedad y del tipo de compuesto. Los compuestos de los distintos grupos pueden actuar a través de mecanismos diferentes, e incluso compuestos pertenecientes a un mismo grupo pueden también presentar diferencias en sus mecanismos de acción (**Fig. 15-1**).

Mecanismos involucrados en los efectos de los polifenoles

Efectos antioxidante y antiinflamatorio

En condiciones fisiológicas normales existe un equilibrio homeostático intracelular entre la generación de radicales libres y su eliminación, lo que permite un correcto funcionamiento celular. Este equilibrio puede interrumpirse por la producción excesiva de especies reactivas de oxígeno (ROS) o por un mal funcionamiento de los sistemas de defensa endógenos, provocando una acumulación de ROS y daños en varias moléculas, incluidos el DNA, las proteínas, los lípidos y los hidratos de carbono y, por lo tanto, en los tejidos y las células. El estrés oxidativo persistente puede conducir al desarrollo de diversas enfermedades crónicas y exacerbar sus

síntomas. La literatura científica demuestra que los efectos beneficiosos de los polifenoles en la prevención y/o el tratamiento de enfermedades tan prevalentes como la obesidad, la diabetes de tipo 2, las afecciones cardiovasculares, el cáncer e incluso las enfermedades mentales están mediados en parte por sus efectos antioxidantes.

Los polifenoles son muy sensibles a la oxidación y, por lo tanto, tienen un carácter notablemente antioxidante; experimentan la oxidación antes que otras moléculas y, en consecuencia, las protegen frente a esos ataques oxidantes, neutralizando a las ROS. También pueden activar las enzimas antioxidantes presentes en el organismo, como la superóxido dismutasa (SOD), la catalasa, la glutatión peroxidasa o la glutatión reductasa, e inhibir enzimas generadoras de ROS, como la xantina oxidasa y la nicotinamida adenindinucleótido-fosfato reducido (NADPH) oxidasa. Además, pueden ejercer actividad quelante de metales que catalizan la formación de radicales libres (**Fig. 15-2**). Estos compuestos son los principales antioxidantes de la dieta, y su ingesta es superior a la de vitaminas con actividad antioxidante, como la vitamina C y la vitamina E o los carotenoides. Así, por ejemplo, el efecto antioxidante de los polifenoles del té es hasta 5 veces mayor que el de la vitamina C.

Algunos estudios han mostrado una conexión entre la reducción del estrés oxidativo y la mejora del control glucémico en ratas con diabetes de tipo 2. El resveratrol redujo el contenido de triacilgliceroles en el músculo esquelético y de ácidos grasos libres tanto en el hígado como en el músculo esquelético de dichas ratas. El aumento de los niveles de ácidos grasos libres en los tejidos de las ratas se asocia con una β-oxidación incompleta, una mayor producción de ROS y, en consecuencia, una elevación de los intermediarios lipídicos tóxicos que llevan a un peor control glucémico. Por lo tanto, mediante la reducción de los niveles de ácidos grasos libres, disminuye la producción de ROS, la lipotoxicidad y, en consecuencia, mejora el control glucémico.

Otro ejemplo es un estudio en el que se analizaron los efectos de la administración de naringenina en las alteraciones inducidas por cloruro de aluminio ($AlCl_3$), que simulan las que ocurren en la enfermedad de Alzheimer. En dicho estudio, la administración de $AlCl_3$ provocó un aumento de

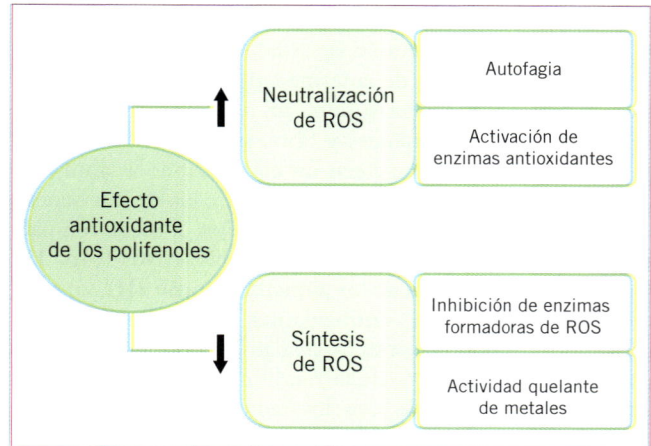

Figura 15-2. Efecto antioxidante de los polifenoles: mecanismos de acción. ROS: especies reactivas de oxígeno.

la producción de radicales libres, estrés oxidativo y neurotoxicidad, que se vieron acompañados por una reducción de la capacidad de aprendizaje y de la memoria espacial. La coadministración de AlCl₃ y naringenina redujo el incremento de malonaldehído, un marcador de peroxidación lipídica generado por la peroxidación de los ácidos grasos, y condujo a una mejora de la memoria.

La inflamación representa un mecanismo fisiopatológico de defensa que actúa en caso de perturbaciones de la homeostasis provocadas por agentes infecciosos o traumatismos, que conducen a su eliminación y a la reparación de tejidos dañados. Por lo tanto, la inflamación puede considerarse una respuesta protectora. Sin embargo, cuando ésta se cronifica, se vuelve patológica. De hecho, numerosas enfermedades, como la obesidad, la diabetes de tipo 2, las cardiovasculares y las neurodegenerativas, están asociadas a una inflamación de bajo grado en órganos y tejidos.

La acción concertada entre citoquinas proinflamatorias y antiinflamatorias asegura la adecuada modulación de la respuesta inmunitaria en caso de inflamación. Durante el estado proinflamatorio sistémico se produce un aumento de citoquinas proinflamatorias y de otros mediadores inflamatorios solubles, secretados por células inmunitarias y no inmunitarias en los tejidos y el plasma. Ente los principales biomarcadores de inflamación cabe señalar los siguientes: citoquinas como las interleuquinas (IL)-1β, IL-18, IL-6, el factor de necrosis tumoral alfa (TNF-α), la IL-17, el interferón gamma (IFN-γ), el factor inhibidor de la migración de macrófagos (MIF), la proteína 10 inducida por interferón (IP-10), la proteína quimiotáctica de los monocitos 1 (MCP-1) y otras proteínas como la proteína C reactiva (PCR).

El factor nuclear kappa de linfocitos B (NF-κB) activados es un factor de transcripción que desempeña un papel clave en la inflamación, puesto que regula la producción de citoquinas proinflamatorias y la expresión de la enzima ciclooxigenasa 2 (COX-2). El NF-κB forma un dímero, generalmente compuesto por las subunidades p50 y p65 (o relA). En las células no activadas, el NF-κB se encuentra en el citosol, en una forma inactiva que no se une al DNA, asociado a proteínas inhibidoras del factor nuclear kappa de los linfocitos B (IκB). Cuando el NF-κB se activa, se produce una interacción con el complejo quinasa IκB (IKK), que conduce a la fosforilación de IκB y, posteriormente, a su ubiquitinación y degradación. A continuación, el NF-κB liberado se transloca al núcleo, donde se une a la secuencia consenso del DNA de varios genes diana que codifican proteínas inflamatorias (**Fig. 15-3**) (**cap. 23**, Bases moleculares de la modulación del sistema inmunitario por nutrientes). La expresión de NF-κB está regulada por la degradación constante de IκB. Otras cascadas de señalización, como la fosforilación de NF-κB, la hiperfosforilación de IKK y el procesamiento de precursores de NF-κB, son otros mecanismos de regulación de NF-κB. Aunque el NF-κB cumple un papel central en la expresión de genes relacionados con la inflamación, este factor de transcripción requiere la ayuda de otras moléculas, como las quinasas activadas por mitógeno (MAPK), una familia de serina/treonina quinasas que están implicadas en la regulación de la síntesis de mediadores proinflamatorios, tanto a nivel transcripcional como traduccional, lo que las convierte en posibles objetivos para nuevas terapias antiinflamatorias.

Se sabe que existe una estrecha relación entre el estrés oxidativo y la inflamación. Efectivamente, muchos estudios han demostrado que el estrés oxidativo celular puede ser un estímulo proinflamatorio importante, ya que conduce a la activación de la vía de las MAPK, en concreto de la quinasa regulada por señales extracelulares (ERK) y p38. Otra diana

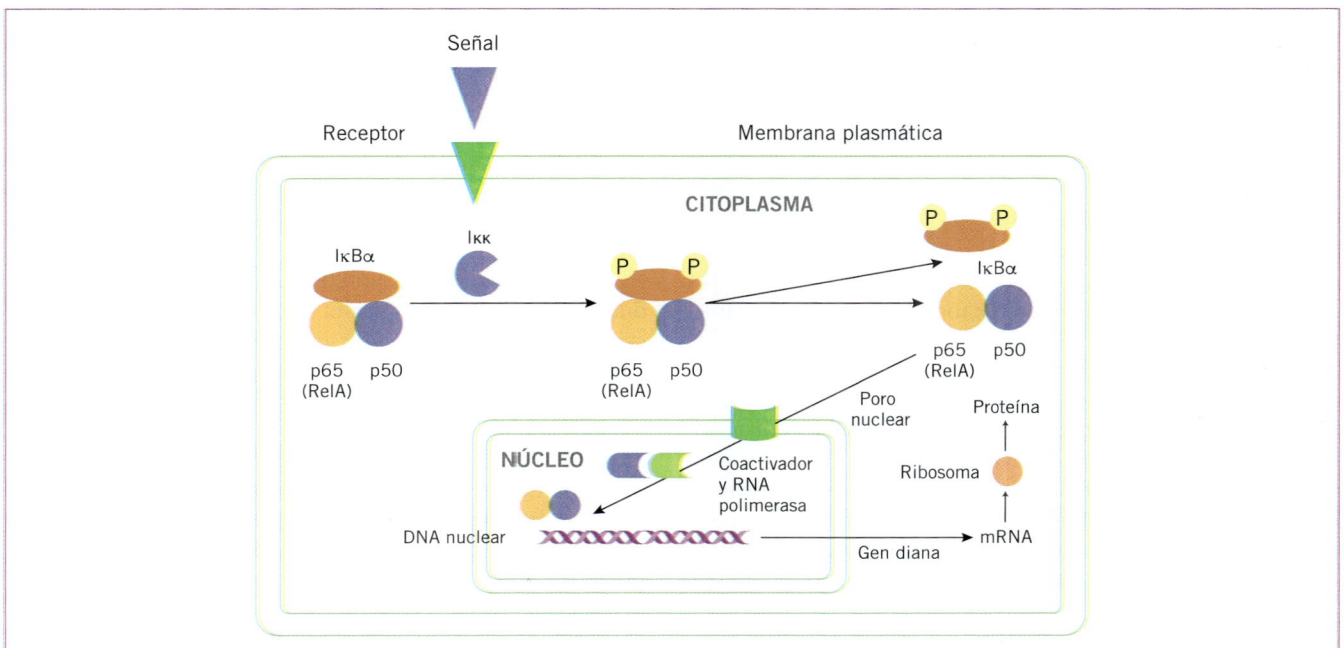

Figura 15-3. Mecanismo de acción del factor nuclear kappa de linfocitos B (NF-κB) activados (subunidad p65 y subunidad p50). IκBα: proteína alfa inhibidora del factor nuclear kappa de los linfocitos B; Iκκ: complejo de IκB quinasa.

del estrés oxidativo, involucrada en la activación en sentido ascendente de NF-κB, es la serina/treonina quinasa Akt (también conocida como proteína quinasa B o PKB). Por lo tanto, la reducción del estrés oxidativo con compuestos eliminadores de ROS ha demostrado ser un enfoque exitoso para reducir la inflamación.

Numerosos polifenoles presentan propiedades antiinflamatorias por su acción sobre la cascada de activación NF-κB, reduciendo la activación de IKK y evitando la fosforilación de IκBα, lo que conduce a una disminución de la translocación de NF-κB al núcleo. Todo ello lleva a la reducción de la expresión de citoquinas proinflamatorias como IL-1β, IL-6, IL-8 y TNF-α. Por otra parte, algunos polifenoles, como la quercetina, inhiben la expresión de IP-10, que como se ha indicado es otro marcador de inflamación.

Cabe señalar también que algunos polifenoles, como los presentes en el aceite de oliva virgen, tienen la capacidad de inhibir la activación de MAPK, lo que a su vez provoca la inhibición de la expresión y translocación al núcleo del NF-κB. Por otra parte, algunos polifenoles, como la apigenina, el kaempferol, la genisteína y la luteolina, son capaces de disminuir significativamente los niveles de proteína y RNA mensajero (mRNA) de la COX-2 y la óxido nítrico sintasa inducible (iNOS) en macrófagos. Finalmente, dado que, como ya se ha expuesto, el estrés oxidativo está estrechamente relacionado con la inflamación, y que los polifenoles presentan potentes efectos antioxidantes, otra vía por la que estos compuestos bioactivos ejercen su efecto antiinflamatorio es a través de su efecto antioxidante.

Un ejemplo de este tipo de regulación es un estudio en el que se indujo resistencia a la insulina en ratones, mediante la exposición a estrés crónico por inmovilización. En este modelo también se produjo un incremento de las concentraciones de TNF-α y de IL-1α. Un posible factor iniciador de alteraciones metabólicas es la fatiga del eje hipotálamo-hipófiso-suprarrenal, un ciclo de retroalimentación que incluye el hipotálamo y las glándulas hipofisaria y suprarrenal, y la resistencia a glucocorticoides, que activan vías inflamatorias. El aumento de la inflamación causa resistencia a la insulina a través de la activación de las serina quinasas c-Jun N-terminal (JNK) y la IKK-β, que promueven fosforilación del sustrato 1 del receptor de la insulina (IRS-1) en sitios de serina (serina 302 pS302 y serina 307 pS307) en lugar de hacerlo en el sitio de tirosina que, a su vez, regula negativamente la señalización normal de la insulina; todo ello conduce a resistencia a la insulina. La administración de resveratrol y de ácido cafeico disminuyó la concentración sérica de citoquinas proinflamatorias, corticosterona, glucosa e insulina, y mejoró el índice del modelo homeostático para evaluar la resistencia a la insulina (HOMA-IR). La hipótesis es que estos polifenoles, al reducir la corticosterona, disminuyeron la producción de citoquinas proinflamatorias, efecto que también pudo producirse por otras vías, con la consiguiente mejora en la cascada de señalización de la insulina.

Inducción de autofagia

La macroautofagia, habitualmente conocida como autofagia, es un mecanismo catabólico que degrada los componentes celulares en exceso, no necesarios o dañados. Consiste en «engullir» las propias proteínas u orgánulos citoplasmáticos y encapsularlos en vesículas, fusionándolos con los lisosomas para formar lisosomas autofágicos. En determinadas situaciones patológicas, como en las placas ateroscleróticas, la autofagia se activa como una estrategia defensiva, probablemente, mediante la eliminación de orgánulos o componentes celulares dañados. También se ha evidenciado la presencia de cantidades significativas de autofagosomas y proteínas agregadas y ubiquitinadas en el cerebro de individuos que padecen enfermedades neurodegenerativas. Curiosamente, el estrés oxidativo y la autofagia están conectados por varias vías, entre las que destacan el complejo 1 de la diana de rapamicina de mamíferos (mTORC-1), un inhibidor de la autofagia, y la de la proteína quinasa activada por AMP (AMPK) (v. más adelante).

A menudo, la autofagia es defectuosa en ciertas enfermedades, como la diabetes o los trastornos degenerativos. La deficiencia de autofagia impide la eliminación efectiva de agregados y mitocondrias dañadas, lo que lleva a su acumulación y aumenta su toxicidad y el estrés oxidativo. Por lo tanto, el control de la autofagia es esencial en muchos estados de enfermedad. No obstante, es muy importante tener en cuenta que la activación o la inhibición de la autofagia pueden ser citoprotectoras o citotóxicas dependiendo de las circunstancias que rodeen su inducción. Por ejemplo, en el cáncer, la autofagia actúa como un arma de doble filo, contribuyendo a la progresión de la enfermedad o suprimiéndola. Inicialmente, tiene funciones supresoras de tumores, pero a medida que el cáncer progresa, la atenuación del proceso autofágico parece ser muy beneficiosa para la supresión del cáncer, ya que la vía de la autofagia alimenta a las células cancerígenas. En el caso de la diabetes y la resistencia a la insulina, se ha observado que se produce una diminución de la expresión de los genes involucrados en la vía autofágica, anulando la degradación de las gotas de lípidos, un proceso denominado lipofagia, que a su vez contribuye a la resistencia a la insulina. Por el contrario, en las muestras pancreáticas de personas diabéticas se constató un aumento de células β muertas con una sobrecarga masiva de vacuolas, lo que indica apoptosis mediada por autofagia y confirma que la autofagia puede tener efectos tanto beneficiosos como perjudiciales.

En este escenario, los polifenoles pueden actuar como inductores de autofagia de alta eficiencia. Efectivamente, la evidencia científica muestra que los polifenoles activan la autofagia a través de vías mediadas por mTOR, Akt, fosfatidilinositol-3-quinasa (PI3K) y AMPK. Por ejemplo, en el caso de la diabetes, se ha observado que estos compuestos, además de influir en la absorción de glucosa y mejorar la secreción de insulina, también modulan la autofagia en condiciones de hiperglucemia. En personas con diabetes de tipo 2, la insulina y el polipéptido amiloide de los islotes humanos (hIAPP) se coexpresan en las células β pancreáticas, formando depósitos de amiloide para interrumpir la función celular. El tratamiento con resveratrol en células INS1 (línea celular de insulinoma de rata) que sobreexpresan hIAPP reduce la formación de amiloide a través de la activación de la autofagia y restaura la secreción de insulina.

Mecanismos epigenéticos de los polifenoles

Metilación del DNA

La metilación del DNA desempeña un papel vital en la patogenia de muchas enfermedades, al regular la expresión génica. A diferencia de la mutación génica, la metilación del DNA es un tipo de modificación epigenética reversible, que se refiere a la modificación química del DNA con un grupo metilo, obtenido en forma de enlace covalente bajo la catálisis de la metiltransferasa, lo que provoca cambios en su estructura y estabilidad, la transcripción posterior y la forma en que interactúa con los factores de transcripción. La hipermetilación en la región promotora del DNA de los genes da como resultado el silenciamiento génico posterior (**cap. 18**, Nutriepigenética).

Varios polifenoles, incluidos el resveratrol, la curcumina, la genisteína, la daizeína y la epigalocatequina-3-galato (EGCG), son capaces de regular la actividad o la expresión de las metiltransferasas. La gran mayoría de los estudios están centrados en el cáncer. Algunos ejemplos de este tipo de regulación por parte de los polifenoles se exponen a continuación. Está documentado que la curcumina reduce la hipermetilación del promotor de la proteína activadora de RhoGTPasa (*DLC1*) al disminuir el nivel de la metiltransferasa 1, lo que induce la expresión de *DLC1* para impedir el crecimiento de células de cáncer de mama. Además, la curcumina puede mitigar la metilación del promotor del receptor β del ácido retinoico *(RARβ)* en células de cáncer de pulmón A549 y H460, y reducir la expresión de la metiltransferasa 3B en ratones, lo que lleva a la supresión del crecimiento tumoral.

También hay estudios que ilustran el efecto de compuestos fenólicos sobre la metilación de genes en ámbitos distintos del cáncer. Por ejemplo, en un estudio realizado en ratas alimentadas con una dieta obesogénica se observó que dicho patrón de alimentación inducía una hipometilación del gen que codifica la ácido graso sintasa *(Fasn)*, una enzima clave en la lipogénesis *de novo*, en la isla CpG situada en posición −90bp, en el tejido adiposo blanco. Esta hipometilación conducía a un aumento en la expresión de esta enzima, que se traducía en un incremento en la síntesis de ácidos grasos, que contribuía al aumento de grasa corporal producido por la dieta. Mientras que la administración de resveratrol no ocasionaba cambio alguno en la metilación de *Fasn*, su derivado (pteroestilbeno) era capaz de prevenir totalmente el efecto hipometilante de esa dieta. Como consecuencia de ello, *Fasn* no se sobreexpresaba, lo que iba unido a la prevención de la acumulación de grasa corporal.

Micro-RNA

Los micro-RNA (miRNA) son pequeños RNA no codificantes (≈ 19 hasta 23 nucleótidos de longitud) que funcionan como represores de la expresión génica a nivel postranscripcional, ya sea por represión de la traducción o por desestabilización del mRNA. Estas moléculas proporcionan un nuevo nivel de regulación de la expresión génica, que es esencial para una amplia variedad de funciones celulares, incluido el metabolismo. Se ha observado que numerosos miRNA presentan niveles tisulares alterados en diversas enfermedades, por lo que son considerados buenas dianas terapéuticas para su manejo.

Hoy en día está claramente demostrado que uno de los mecanismos de acción de los polifenoles está relacionado con los miRNA. Se sabe que más de 100 miRNA involucrados en el control de diferentes procesos celulares, como la inflamación y la apoptosis, están modulados por polifenoles. La estructura molecular de los polifenoles determina la naturaleza de su asociación con ciertos miRNA. No obstante, aún no se sabe qué mecanismos están involucrados en este tipo de regulación. Es posible que la interacción entre polifenoles y miRNA influya en su funcionalidad, alterando así su unión al mRNA relacionado con su gen diana. Alternativamente, los polifenoles pueden unirse a un componente involucrado en la biogénesis de miRNA, como Dicer o RISC.

Existe una extensa bibliografía científica que demuestra la implicación de los cambios producidos por diversos polifenoles en ciertos miRNA (incrementos o disminuciones) en sus efectos sobre ciertas alteraciones y afecciones. En un inicio, los estudios se centraron en el cáncer, pero en la actualidad hay trabajos que abordan la intervención de los miRNA en la inflamación, el hígado graso, la obesidad y las enfermedades cardiovasculares, entre otras, tanto en estudios *in vitro* como *in vivo*. A continuación se presentan algunos ejemplos de efectos de polifenoles mediados por miRNA.

Estudios llevados a cabo en ratas alimentadas con una dieta que induce el desarrollo de hígado graso ponen de manifiesto que el resveratrol es capaz de prevenir el desarrollo de esteatosis hepática, en parte, a través del incremento de la carnitina-palmitoil transferasa 1a (CPT-1a), una proteína imprescindible para la entrada de los ácidos grasos de cadena larga en el interior de la mitocondria. Este efecto está mediado por una disminución de la expresión del miR-107-3p. El gen que codifica CPT-1a es diana para el miR-107-3p. Dado que los miRNA reducen la traducción del gen diana, la disminución producida por el resveratrol en el miR-107-3p conduce al incremento de la CPT-1a, lo que se traduce en una mayor entrada de los ácidos grasos de cadena larga para su oxidación en la mitocondria y, por lo tanto, una menor disponibilidad para ensamblarse en triacilgliceroles que se almacenen en el hígado.

Existen estudios que demuestran que una combinación de quercetina y EGCG es capaz de prevenir el daño de las células β pancreáticas producido por estreptozotocina, a través del miR-16-5p. La estreptozotocina induce diabetes debido a la destrucción de células β pancreáticas, proceso mediado por apoptosis, en el que interviene la proteína reguladora de apoptosis Bcl-2 *(B cell lymphoma)*. En estas circunstancias, la administración de una combinación de polifenoles previene la apoptosis de dichas células, provocada por una disminución de Bcl-2, acompañada de una reducción de la expresión de miR-16-5p. Dado que el gen que codifica la proteína Bcl-2 es una diana validada del miR-16-5p, parece lógico sugerir que el cambio en este miRNA esté mediando los efectos positivos de la mezcla de polifenoles sobre las células β pancreáticas. No obstante, se necesitan más estudio para confirmar este mecanismo.

Otro ejemplo sería el de un estudio llevado a cabo en ratones alimentados con una dieta rica en grasa y tratados con un extracto de polifenoles de semillas de cereza, en el que dicho tratamiento redujo la acumulación de grasa corporal e indujo el pardeamiento en el tejido adiposo blanco de los ratones. En lo que respecta a este último efecto, los investigadores observaron un aumento de PR/SET dominio 16 (PRDM16), un marcador de adipocitos beige en los ratones tratados con con el extracto. Además, comprobaron que se producía una disminución en la expresión del miR-27a. Dado que el gen *Prdem16* es una diana del miR-27a, la disminución de la expresión del miR-27a inducida por el extracto de polifenoles parece ser responsable, al menos en parte, del incremento de proteína PRDM16 y, por lo tanto, estaría implicada en el pardeamiento inducido por los polifenoles de las semillas de cereza.

Efectos de los polifenoles sobre sensores metabólicos

Activación de SIRT

La sirtuina 1 (SIRT1) es una histona desacetilasa de clase III, de la familia sirtuinas, dependiente de nicotinamida adenindinucleótido (NAD$^+$), que desempeña un papel importante en la regulación del metabolismo. La actividad de SIRT1 está modulada por cambios en la relación NAD$^+$/NADH. Esta enzima desacetila factores de transcripción como NF-κB y *forkhead box* clase O (FOXO), cofactores de factores de transcripción como el coactivador 1α del receptor gamma activado por proliferadores de peroxisomas (PGC-1α) y proteínas histonas, regulando así el metabolismo, la supervivencia celular y el envejecimiento, la inflamación y la fun-

ción inmunitaria, debido a la mejora que genera en la autofagia, la mitofagia, la biogénesis mitocondrial, la reparación del DNA, la expresión de enzimas antioxidantes, la expresión y actividad de la NOS endotelial, así como la inhibición de la apoptosis y la lipogénesis *de novo*. A continuación, se presentan algunos ejemplos concretos de los efectos beneficiosos de la activación de SIRT1.

La sirtuina protege frente al estrés oxidativo a través de la regulación de la acetilación de la proteína FOXO, que está involucrada en los procesos antioxidantes, la apoptosis y la proliferación celular. Al activar la vía FOXO/MnSOD, SIRT1 aumenta la expresión de SOD dependiente de manganeso (MnSOD) y catalasa, contrarrestando el estrés oxidativo y promoviendo la reparación del daño. Por otra parte, dado que la disfunción mitocondrial conduce a la activación de la apoptosis, SIRT1 puede regular directamente el proceso apoptótico al modular la acetilación de PGC-1α, lo que deriva en mitocondriogénesis y en una adecuada función mitocondrial. SIRT1 también regula la respuesta inflamatoria, ya que al acetilar el factor de transcripción NF-κB, puede controlar la transcripción de genes como IL-1, IL-8, IL-6, TNF-α y otros factores inflamatorios (**Fig. 15-4**). Por otra parte, la activación de SIRT1 inhibe el factor de transcripción SREBP1c (factor de transcripción de unión a elementos reguladores de esteroles 1c), lo que a su vez inhibe la lipogénesis *de novo*, siendo ésta una de las vías por las que los polifenoles pueden prevenir el hígado graso.

Algunos polifenoles son capaces de incrementar la expresión proteica de SIRT1 al promover su síntesis. La razón por la que se produce este aumento *in vivo* no es bien conocida, pero podría estar relacionado con su efecto antioxidante, ya que el estrés oxidativo reduce el nivel de mRNA de SIRT1. Resveratrol, quercetina y catequinas no sólo regulan al alza la

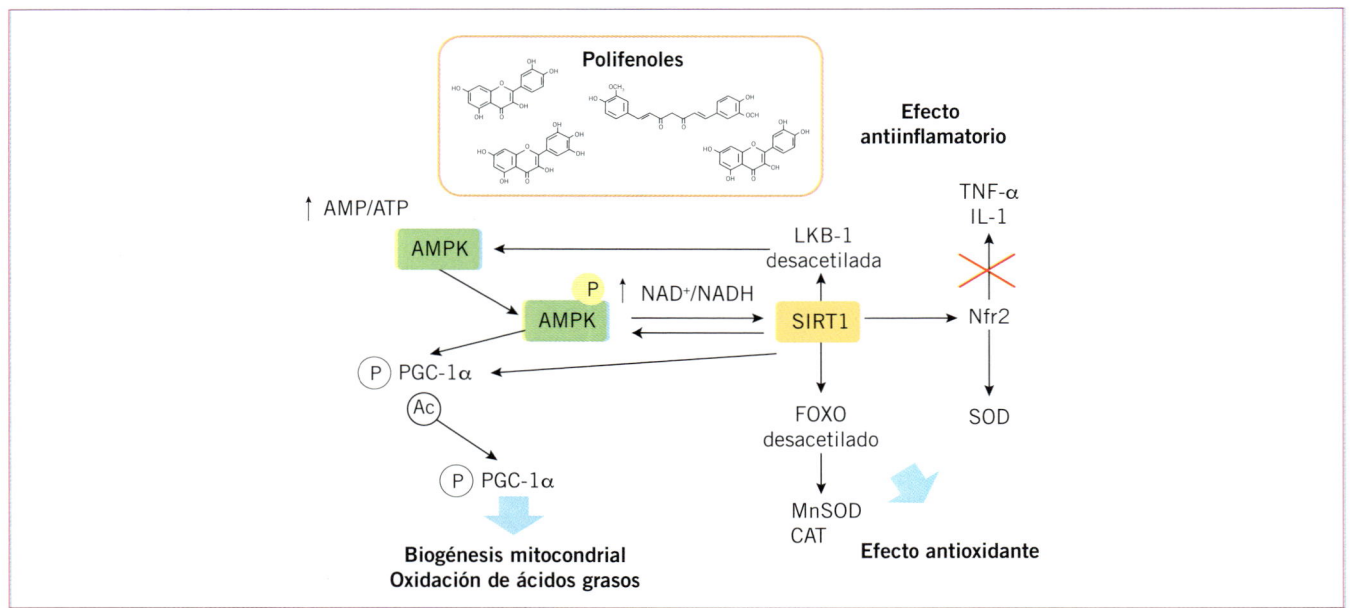

Figura 15-4. Implicación de AMPK y SIRT1 en los efectos de los polifenoles. AMP: adenosinmonofosfato; AMPK: proteína quinasa activada por AMP; CAT: catalasa; FOXO: proteína *forkhead box*; IL-1: interleuquina-1; LKB-1: quinasa hepática B1; MnSOD: superóxido dismutasa dependiente de manganeso; NAD+: nicotinamida adenindinucleótido; NADH: nicotinamida adenindinucleótido reducido; Nfr2: factor nuclear 2 relacionado con el factor eritroide 2; PGC-1α: coactivador 1α del receptor gamma activado por proliferadores de peroxisomas; PKA: proteína quinasa 2; SIRT1: sirtuina 1; SOD: superóxido dismutasa; TNF-α: factor de necrosis tumoral alfa

proteína SIRT1, sino que además pueden activarla. Parece que esta activación puede darse a través de un mecanismo alostérico, pero este efecto sólo se ha demostrado *in vitro* y, a día de hoy, no está claro si lo hacen directa o indirectamente. En este sentido, hay evidencias que muestran que el resveratrol activa indirectamente SIRT1 mediante la activación de AMPK, la cual actúa como un sensor primario que aumenta los niveles de NAD^+, lo que induce una mayor desacetilación de las dianas de SIRT1 debido a un aumento concomitante de su actividad. Teniendo en cuenta la clara implicación de la SIRT1 en rutas metabólicas que son clave en el desarrollo de enfermedades altamente prevalentes en nuestra sociedad, la capacidad de los polifenoles para modular su expresión y actividad los convierte en una herramienta de interés para su prevención y manejo.

Concretamente, la administración de resveratrol con una dieta obesogénica en ratas atenuó la esteatosis derivada de dicha alimentación a través de esta vía de señalización. Al analizar los mecanismos que justificaban este efecto se observó que el cofactor PGC-1α estaba desacetilado y activado, lo que sugería una activación de la SIRT1, que concordaba con el incremento que se observaba en la actividad de enzimas involucradas en la oxidación de ácidos grasos. Por lo tanto, el estudio concluyó que el resveratrol frena el desarrollo de esteatosis a través de un incremento en la oxidación de ácidos grasos, vía SIRT1, lo que conduce a una menor disponibilidad para su ensamblaje en triacilgliceroles.

Activación de AMPK

La AMPK es un sensor de combustible (ATP) para la regulación del metabolismo energético y una molécula clave en la diabetes y otras enfermedades relacionadas con el metabolismo. Cuando se reducen los niveles de ATP celular, se activa la AMPK, que conduce a la formación ATP y a la disminución de su consumo, y a la reducción de la biosíntesis de macromoléculas y aumento de los procesos catabólicos, coordinando así los requerimientos de energía, su disponibilidad y los procesos celulares.

Como se ha mencionado en el apartado anterior, la activación de AMPK puede llevar a la activación de SIRT1. Pero también se sabe que SIRT1 puede activar AMPK. Por lo tanto, está ampliamente aceptado que ambas moléculas se regulan entre ellas, pero no se ha llegado a un consenso sobre cuál se activa primero. En este sentido, mientras que algunos autores indican que SIRT1 activa AMPK a través de la desacetilación de la quinasa hepática B1 (LKB) otros autores sugieren que la activación de AMPK conduce a un aumento de la relación $NAD^+/NADH$ y, de esta forma, a la activación de SIRT1 (**Fig. 15-4**).

Se sabe que la AMPK desempeña un papel esencial en varias enfermedades relacionadas con el metabolismo, como por ejemplo la enfermedad del hígado graso. Su actividad provoca la inhibición de la lipogénesis *de novo* a través de la supresión de dos factores de transcripción, SREBP1c y la proteína de unión a elementos de respuesta a hidratos de carbono (ChREBP), también llamada MLXIPL-proteína de interacción tipo MLX. La AMPK inhibe la activación de SREBP1c a través de la fosforilación en el residuo Ser372 y

evita el proceso de escisión, necesario para la creación de la forma activa. Además, suprime la expresión de SREBP1c a través de las proteínas mTOR y NR1H3, receptor nuclear de la subfamilia 1 grupo H miembro 3 (LXRα).

Algunos polifenoles como los estilbenos activan la AMPK y actúan sobre FOXO1 y PGC-1α a través de esta enzima. En el caso del resveratrol, se ha demostrado que diferentes dosis tienen distintos efectos sobre la interacción entre AMPK y SIRT1. Específicamente, con dosis menores de 25 μM, la activación de AMPK depende completamente de SIRT1, mientras que cuando la dosis es del orden de 50 μM, la AMPK parece funcionar independientemente de SIRT1. Otro polifenol que activa AMPK es la neohesperidina. Este compuesto mejoró la esteatosis hepática por aumento de la biogénesis mitocondrial en ratones alimentados con una dieta alta en grasas. El aumento de la biogénesis mitocondrial hepática y la oxidación de ácidos grasos se produjeron por aumento de la expresión de PGC-1α, que estaba mediada por la activación de la AMPK. Además, los investigadores realizaron un experimento *in vitro* con cultivos celulares de hepatocitos humanos HepG2, en el que la neohesperidina estimuló la fosforilación de AMPK de manera dependiente de la dosis, confirmando así los resultados *in vivo* de activación de la AMPK por parte del polifenol. Para examinar si la AMPK era responsable de esta inducción del PGC-1α, los investigadores inhibieron el aumento de la actividad de la AMPK mediante la incubación con compuesto C, un inhibidor reversible de la AMPK, después del tratamiento con la neohesperidina, y observaron niveles menores del mRNA de PGC-1α, confirmando así la mediación de AMPK en el efecto de la neohesperidina.

COMPUESTOS AZUFRADOS

Los principales compuestos azufrados se clasifican en glucosinolatos y derivados de las aliáceas. Los glucosinolatos se encuentran principalmente en plantas de la familia de las crucíferas. Dentro de este grupo, los dos compuestos más estudiados son el isotiocianato sulforano y el indol-3-carbinol. El género *Allium* incluye el ajo, la cebolla, la cebolleta, el cebollino y el puerro. Dentro de este grupo se encuentran: alicina, diacilsulfuro, dialildisulfuro, dialitrisulfuro, *S*-alilcisteína y *S*-alilmercaptocisteína. En el **capítulo 17** del **tomo III** se describen los principales compuestos azufrados y sus efectos sobre la salud. Se han señalado numerosos efectos beneficiosos de estos compuestos, atribuibles a su actividad antioxidante y antiinflamatoria, y en los últimos años se ha descrito la capacidad que tienen para modificar la expresión génica, tanto por su interacción con distintos factores de transcripción, como por su actividad epigenética.

Mecanismos involucrados en los efectos de los compuestos azufrados

Efecto antiinflamatorio y antioxidante

Una de las principales acciones biológicas descritas de los compuestos azufrados es su actividad antiinflamatoria, tanto frente a estímulos exógenos como endógenos, y su actividad como antioxidantes. Los compuestos azufrados tienen capacidad de regular la actividad del factor nuclear relacionado 2 con el factor eritroide 2 (Nrf2) y del factor de transcripción NF-κB responsable de la expresión de proteínas proinflamatorias, como TNF-α e IL-1β, IL-8, IL-6, entre otras. Nrf2 promueve la expresión de genes implicados en la defensa antioxidante, la detoxificación de xenobióticos, el mantenimiento del potencial redox y la respuesta antiinflamatoria. En condiciones normales, Nrf2 es regulado principalmente por la proteína 1 asociada a *Kelch-like ECH* (Keap-1), que mantiene secuestrado a Nrf2 en el citosol. Las ROS, a través de la interacción con los residuos de cisteína presentes en Keap-1, inhiben su capacidad de retener Nrf2 en el citosol, favoreciendo su translocación al núcleo. Una vez en el núcleo, Nrf2 activa la expresión de genes bajo su control, al unirse a los elementos de respuesta antioxidantes (ARE) presentes en los promotores de sus genes dianas.

Los mecanismos a través de los cuales los compuestos azufrados, y otros compuestos bioactivos, activan a Nrf2 no se conocen completamente. La modificación de los residuos de cisteína de la proteína Keap-1 y la regulación positiva de proteínas quinasas que fosforilan a Nrf2 facilitan su disociación de Keap-1 y su translocación al núcleo. Con respecto al factor de transcripción NF-κB, el principal mecanismo descrito es la protección de la proteína IκB, encargada de unirse al NF-κB, reduciendo su translocación nuclear y, por lo tanto, la activación transcripcional de la vía de señalización proinflamatoria bajo su control (**Fig. 15-5**).

Por ejemplo, los isotiocianatos pueden interaccionar directamente con los residuos sulfhídricos de Keap-1 y favore-

cer la liberación de Nrf2 y su translocación al núcleo. Además, el isotiocianato sulforano es capaz también de inducir la expresión de Nrf2, al inhibir la metilación del promotor, al menos en células de neuroblastoma. Igualmente, los isotiocianatos pueden activar indirectamente a Nrf2, a través de la cascada de señalización de las MAPK. En modelos animales neurodegenerativos, isotiocianato sulforano es capaz de modular enzimas dependientes de Nrf2 en el sistema nervioso central, mostrando un efecto neuroprotector (**Fig. 15-5**). En los últimos años, el isotiocianato sulforano se ha descrito como un compuesto que previene el desarrollo de cardiopatías asociadas a la diabetes, tanto de tipo 1 como de tipo 2, a través de la activación de Nrf2. La administración de isotiocianato sulforano a ratas diabéticas mejoró la hipertrofia cardíaca, la fibrosis, la inflamación y el estrés oxidativo. La AMPK parece ser imprescindible en el efecto cardioprotector del isotiocianato sulforano, que se consigue de dos formas: *a)* mejorando el metabolismo lipídico dependiente de AMPK y *b)* potenciando la actividad antioxidante Nrf2 a través de la ruta AMPK/Akt/GSK-3β (glucógeno sintasa quinasa 3β).

Con respecto a los compuestos azufrados derivados del ajo, se ha descrito, en estudios realizados en células activadas con lipopolisacárido (LPS), que son capaces de suprimir la producción de óxido nítrico (NO) y de las prostaglandinas E_2 (PGE$_2$) a la vez que inhibir la expresión de mRNA de citoquinas proinflamatorias, como IL-1β, IL-6 y TNF-α. Por otra parte, las actividades antiinflamatoria y antioxidante del dialildisulfuro parecen ser los principales mecanismos responsables de los efectos protectores celulares descritos para este compuesto. Estos mecanismos incluyen la

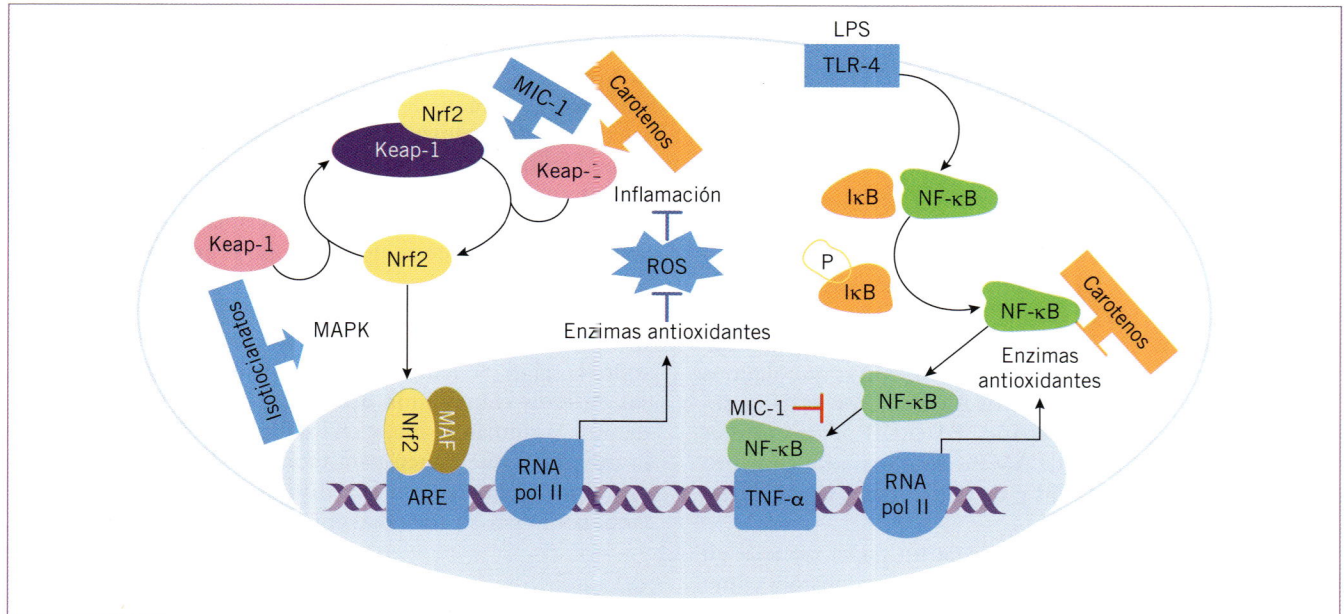

Figura 15-5. Esquema del mecanismo de acción antioxidante y antiinflamatorio de los compuestos azufrados. Los isotiocianatos derivados de *Moringa olífera* (MIC-1) aumentan el contenido celular y la translocación al núcleo del factor de transcripción Nrf2 (factor nuclear 2 relacionado con el factor eritroide 2) al permitir su liberación de Keap-1 (proteína 1 asociada a *Kelch-like ECH*), que da lugar a un aumento de la expresión de genes que codifican enzimas antioxidantes. Los isotiocianatos también inhiben la translocación al núcleo del factor nuclear kappa de linfocitos B (NF-κB), suprimiendo la transcripción de genes proinflamatorios. ARE: elementos de respuesta al estrés oxidativo; IκB: proteínas κB inhibidoras; LPS: lipopolisacárido; MAF: factor de transcripción; MAPK: quinasas activadas por mitógenos; TLR-4: receptor análogo de *Toll*; TNF-α: factor de necrosis tumoral alfa; RNA pol II: RNA polimerasa II; ROS: especies reactivas de oxígeno. (Modificado de Sailaja BS y cols., 2021).

proteína Akt y la proteína ERK-1/2, además de mecanismos epigenéticos al inhibir a las deacetilasas de histonas (HDAC). En el sistema cardiovascular, la administración de dialildisulfuro mejora la disfunción cardíaca inducida por isoproterenol o estreptozotocina, mediante la activación de Nrf2 y la cascada de señalización del factor de crecimiento análogo de la insulina (IGF)/PI3K/Akt. Igualmente, los compuestos azufrados presentes en las especies de *Allium* son capaces de disminuir la expresión de citoquinas proinflamatorias y la actividad de la COX-1 y la lipoxigenasa 12 (LOX-12). El dialildisulfuro, el dialiltrisulfuro y la *S*-alilcisteína son capaces de reprimir las rutas de señalización de NF-κB y de las MAPK dando lugar a una disminución de la inflamación inducida por LPS.

Los beneficios cardiovasculares de los compuestos azufrados son bien conocidos, especialmente de los que están presentes en el ajo, y se han descrito en estudios tanto preclínicos como clínicos. Sin embargo, menos conocida es su capacidad para regular la presión arterial a través de su capacidad liberadora de ácido sulfhídrico (H_2S) (**Fig. 15-6**). Sobre el aparato cardiovascular, el H_2S tiene importantes funciones en la regulación de la presión arterial, la función plaquetaria, el estrés oxidativo, la precondición isquémica y la inflamación vascular. También tiene efectos específicos sobre el factor Nrf2, el NF-κB y enzimas como la SIRT1 o la 5-fosfodiesterasa (5-PDE).

Por otro lado, estos compuestos azufrados parecen tener efectos beneficiosos en la prevención de la obesidad. En este sentido, la coadministración de extractos de té verde junto con dialildisulfuro atenuaron los efectos de una dieta alta en grasas y azúcares a través de la regulación de enzimas relacionadas con la síntesis de ácidos grasos y la sobreexpresión de genes relacionados con la termogénesis, como el PCG-1α, y de las proteínas desacoplantes en el tejido adiposo (marrón y blanco). También se han descrito efectos sobre la diferenciación de los adipocitos, a través de la modulación de la inhibición de acetilación de histonas, aunque los mecanismos de acción sobre la adipogénesis no se han esclarecido completamente.

Compuestos azufrados y cáncer

Los compuestos azufrados son capaces de influir sobre las distintas etapas del proceso de carcinogénesis. Sus propiedades antiinflamatorias y antioxidantes explican, en parte, la capacidad de estos compuestos de modular distintos procesos celulares como la proliferación, invasión, migración, supervivencia celular y angiogénesis, además de modular el ciclo celular. En la **tabla 15-1** se muestran algunos de los principales mecanismos descritos para los compuestos azufrados.

Entre estos mecanismos se encuentra su capacidad detoxificadora a través de la modulación de las enzimas del citocromo P (CYP), la modulación de vías de señalización, como la de NF-κB, PI3K, Wnt (Wingless), MAPK y Hedgehog. Se ha descrito que la capacidad antiinflamatoria de estos compuestos también incluye su capacidad de modular el inflamasoma, así como de alterar el estado redox celular. Además de modular el factor de transcripción Nrf2, los compuestos azufrados, y en concreto el isotiocianato sulforano, son capaces de inhibir la proliferación descontrolada de células del cáncer de tiroides, por la disminución de la fosforilación de Akt y el aumento de la expresión de p21 (a través de las vías de la ERK y p38), además de inhibir la expresión de las ciclinas, promover la apoptosis mediada por las mitocondrias (dependiente de ROS), inhibir la migración, la invasión y la metástasis al promover la expresión de E-caderina, inhibiendo la expresión de vimentina y la actividad de PI3K/Akt y la expresión de las mieloperoxidasas (MMP) 2 y 9, y aumentando la expresión de p21 a través de la activación de la vía de señalización de MAPK/ERK y MAPK/p38.

Con respecto a los compuestos azufrados del ajo y la cebolla, son bien conocidos sus efectos anticancerígenos a través de su actividad citotóxica, antiproliferativa, regulatoria del ciclo celular, antioxidante, antiinflamatoria y antiangiogénica. Los mecanismos descritos incluyen: modulación de proteínas apoptóticas, disminución de factores proinflamatorios (NF-κB, COX-2, interleuquinas y citoquinas), aumento de la detección del ciclo celular, aumento de marcadores antioxidantes (glutatión) y enzimas (catalasa, SOD, glutatión peroxidasa), disminución de factores angiogénicos, inhibición de factores proliferativos y disminución de factores proinvasivos.

Entre los compuestos azufrados de las aliáceas, uno de los mejor estudiados es la *S*-alilcisteína. Este compuesto ha mostrado tener actividad antiproliferativa en varias líneas celulares cancerígenas, modulando la expresión de los marcadores de proliferación Ki-67 y el antígeno de proliferación nuclear celular (PCNA). Además, la *S*-alilcisteína es capaz de detener el ciclo celular tanto en la fase G_0/G_1 como en la fase S. Los mecanismos descritos se producen a través de la modulación de las quinasas dependientes de ciclinas (CDK), las proteínas de división del ciclo celular (Cdc) y la proteína Rb, entre otras. Con respecto a la apoptosis, la *S*-alilcisteína es capaz de modular la expresión de proteínas como la pro-

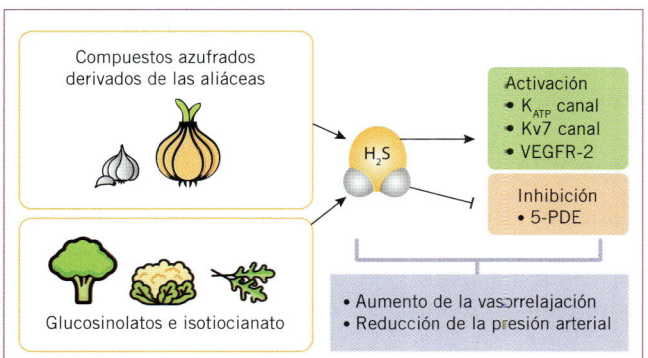

Figura 15-6. Mecanismo de acción de los compuestos azufrados como antihipertensivos: potencial implicación de la *S*-persulfitación de las proteínas. Los compuestos azufrados son metabolitos que pueden liberar ácido sulfhídrico (H2S) en distintos órganos y tejidos. En las células vasculares, el H2S provoca cambios estructurales y funcionales a través de la *S*-persulfitación en las proteínas implicadas en la regulación de la presión arterial. KATP: canal de potasio dependiente de ATP; Kv7: canal de potasio dependiente de voltaje, subfamilia 7; 5-PDE: 5-fosfodiesterasa; VEGFR-2: receptor 2 del factor de crecimiento endotelial. (Modificado de Piragine E y cols., 2022).

Tabla 15-1. Principales mecanismos de acción anticarcinogénicos de los compuestos azufrados

Mecanismo	Moléculas implicadas	Efecto
Epigenético	miRNA	Alteración de miRNA, premaduros y maduros, dianas de oncogenes y de genes supresores de tumores
	Modificación de histonas	Alteración en la expresión de enzimas como HDAC, HAT y HMT y, globalmente, de los niveles de acetilación y metilación
	Metilación del DNA	Disminución de la expresión y de la actividad de las DNMT y, globalmente, de los niveles de metilación
Antioxidante	Enzimas antioxidantes	Modificación de enzimas moduladas por las especies reactivas de oxígeno
Antiinflamatorio	Modulación de vías de señalización	Inhibición de las vías de señalización de Wnt, PI3K, MAPK
Detoxificación de carcinógenos	Enzimas de fase I y fase II	Inhibición
Inhibición de metástasis	E-caderina	Aumento de expresión
	Vimentina, VEGF, MMP2/9	Disminución de expresión
Necrosis y apoptosis	Caspasas	Activación
	Fragmentación del DNA	Aumento

DNMT: DNA metiltransferasa; HAT: histona acetiltransferasa; HDAC: histona desacetilasa; HMT: histona metiltransferasa; MAPK: quinasas activadas por mitógenos; miRNA: micro-RNA; MMP2/9: mieloperoxidasa 2 y 9; PI3K/Akt: fosfatidilinositol-3-quinasa/proteína quinasa B; VEGF: factor de crecimiento endotelial vascular; Wnt: Wingless.

caspasa 3 (inhibiéndola), la caspasa 3 (activándola) y/o suprimir la expresión de Bcl-2, así como de modular el proceso de metástasis a través de la expresión de E-caderina, vimentina y MMP2/9.

Mecanismos epigenéticos de los compuestos azufrados

Modificación de las histonas y la metilación del DNA

Un mecanismo de acción importante de los compuestos azufrados es su capacidad de regulación epigenética (**cap. 18**, Nutriepigenética), a través de la modificación de la cromatina, la metilación del DNA y la modificación de las histonas, además de las modificaciones en la expresión de miRNA. Los principales mecanismos epigenéticos descritos se muestran en la **figura 15-7**.

En concreto, se ha descrito que el isotiocianato sulforano induce: *a)* la inhibición de la expresión proteica de HDAC 1, 2, 4 y 6; *b)* la reducción de los niveles de la proteína de unión a CREB (CBP) y acetil-p300/CBP, y *c)* sobreexpresión de la actividad nuclear de las histonas acetiltransferasas (HAT). En células murinas de cáncer de próstata, el tratamiento con isotiocianato sulforano da lugar a una hiperacetilación de las histonas H3 y/o H4, como consecuencia de su acción inhibitoria sobre las desacetilasas, que da lugar a una reactivación de Nrf2 y de la NAD(P)H deshidrogenasa quinona 1 (Nqo1). Los isotiocianatos son capaces de inhibir la expresión de las DNA (citosina-5)-metiltransferasas (DNMT) en distintos tipos de células cancerígenas, tanto humanas como de ratón o porcinas. El isotiocianato sulforano inhibe tanto la transcripción de los genes como la síntesis de las proteínas: DNMT-1, 3A y 3B; sin embargo, el isotiocianato sulforano es capaz de aumentar la expresión de DNMT-1 y 3A en células DU-145. Se ha descrito que el isotiocianato sulforano es capaz de inducir la desmetilación de los promotores de los genes *RARβ*, cadherina 1 *(CDH1)*, proteína quinasa 1 asociada a la muerte *(DAPK1)*, glutatión *S*-transferasa pi 1 *(GSTP1)* en células de cáncer cervical y de los genes que codifican la ciclina D2 *(CCND2)* y la proteína tumoral p53 *(hTERT)* en células de cáncer de mama. Otros isotiocianatos, como el penetilisotiocionato o el penilhexilisotiocianato, también inducen modificaciones en las histonas. Estos compuestos producen una inhibición enzimática de las acetilasas que da lugar a una hiperacetilación de la histona H3 y a una reactivación de p16 y p21, en células de mieloma y de cáncer de próstata, respectivamente. Los indoles presentes en las crucíferas, en particular diindolilmetano e indol-3-carbinol, inducen también una inhibición de la HDAC en células cancerígenas.

Existen algunos estudios de intervención con compuestos azufrados en seres humanos. Así, se ha descrito que el consumo de brócoli, rico en isotiocianatos, inhibió la actividad HDAC en las células mononucleares de sangre periférica en individuos sanos.

Micro-RNA

Existen numerosos estudios, principalmente en células cancerígenas, que describen que los compuestos sulfurados son capaces de modular la expresión de miRNA. Así, el isotiocianato sulforano es capaz de regular positivamente los niveles de miR-let-7 en células de cáncer pancreático. Igualmente, el diindolilmetano disminuye la encefalomielitis experimental en un modelo murino de esclerosis múltiple al suprimir la respuesta T celular a través de la inducción de miR-200c, miR-146a, miR-16, miR-93 y miR-22, responsables de controlar la proliferación celular, el ciclo celular y la apoptosis. En células de cáncer de mama, el diindolilmetano aumenta la expresión de miR-21, inhibiendo el crecimiento celular, tanto *in vitro* como *in vivo*, a través de la modulación de las quinasas del ciclo celular.

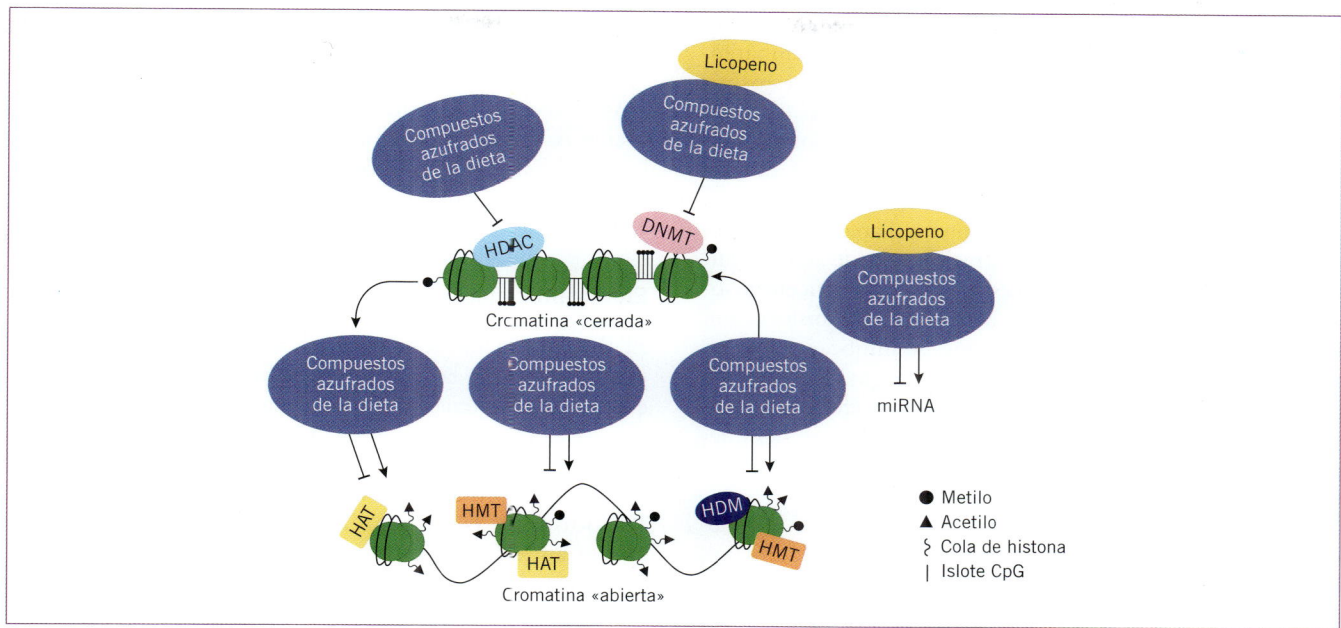

Figura 15-7. Mecanismos epigenéticos de los compuestos azufrados y del licopeno de la dieta. DNMT: DNA (citosina-5)-metiltransferasas; HAT: histona acetiltransferasas; HDAC: histonas desacetilasas; HMT: histonas metiltransferasas. (Modificado de Kumar A y cols., 2016).

Los compuestos presentes en el ajo son también capaces de modificar el perfil de expresión de miRNA intestinales en ratones infectados con *Eimeria papillata*. De hecho, son responsables de la inhibición de miR-1959, miR-203 y miR-21 y de la sobreexpresión de varios miRNA, entre los que se encuentran por ejemplo los miR-142-5p, miR-15a, miR-let-7e y miR-148a.

CAROTENOIDES

Los carotenoides, carotenos y xantofilas son pigmentos de naturaleza terpénica y son los fitoquímicos liposolubles más abundantes. En el plasma se encuentran sobre todo el β-caroteno y el licopeno, y de las xantofilas, la luteína. Su consumo y los niveles tisulares de carotenoides se han relacionado con la prevención del cáncer, la diabetes y las enfermedades inflamatorias intestinales o la adiposidad, a través de diversos mecanismos, algunos de los cuales están mediados por la regulación de la expresión de distintos genes (**Fig. 15-8**).

Mecanismos involucrados en los efectos de los carotenoides

Efectos antiinflamatorio y antioxidante

Los estudios *in vitro* e *in vivo* han demostrado propiedades antioxidantes y antiinflamatorias. Además de su efecto directo sobre las ROS y la protección antioxidante de los lípidos, los carotenoides actúan sobre las cascadas de señalización intracelular que modulan la expresión génica y la traducción de proteínas. Pueden interactuar con la vía del factor NF-κB (**Fig. 15-5**). Varios estudios han demostrado que los carotenoides y algunos de sus derivados pueden reducir la activación de NF-κB, interactuando con residuos de cisteína de IκB o de las subunidades del NF-κB. Esta unión previene la

degradación del IκB en el citosol e impide la translocación del factor de trascripción al núcleo y su unión con los elementos de respuesta de los genes regulados. Por ejemplo, se ha observado una disminución de la expresión de iNOS, COX-2 y PGE₂, así como de la secreción de NO en células infectadas por bacterias. También pueden disminuir la expresión de citoquinas proinflamatorias como IL-8, IL-1α, IL-6, IL-17, TNF-α, INF-γ y MCP-1, y la proteína 1 de adhesión celular vascular (VCAM-1) en distintos modelos animales de aterosclerosis, colitis y diabetes (**Fig. 15-8**).

Además de su efecto antioxidante directo sobre las ROS, los carotenoides también pueden disminuir el estrés oxidativo, interactuando con la vía Nrf2, y potenciar su translocación al núcleo y su unión a los elementos ARE gracias a la eliminación del represor de Nrf2 y aumentar la expresión del

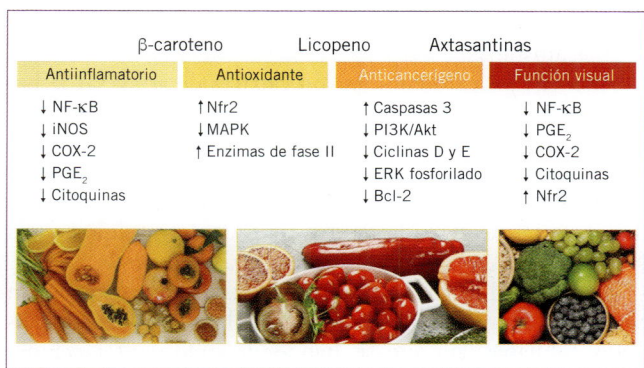

β-caroteno	Licopeno	Axtasantinas	
Antiinflamatorio	**Antioxidante**	**Anticancerígeno**	**Función visual**
↓ NF-κB	↑ Nrf2	↑ Caspasas 3	↓ NF-κB
↓ iNOS	↓ MAPK	↓ PI3K/Akt	↓ PGE₂
↓ COX-2	↑ Enzimas de fase II	↓ Ciclinas D y E	↓ COX-2
↓ PGE₂		↓ ERK fosforilado	↓ Citoquinas
↓ Citoquinas		↓ Bcl-2	↑ Nrf2

Figura 15-8. Efectos beneficiosos generales de los carotenoides y factores de transcripción y vías de señalización implicados. Bcl-2: proteína reguladora de apoptosis de células linfoides B; COX-2: ciclooxigenasa 2; ERK: quinasa regulada por señales extracelulares; iNOS: óxido nítrico sintasa inducible; MAPK: quinasas activadas por mitógenos; NF-κB: factor nuclear kappa de linfocitos B; Nrf2: factor nuclear 2 relacionado con el factor eritroide 2; PGE₂: prostaglandina E₂; PI3K/Akt: fosfatidilinositol-3-quinasa/proteína quinasa B.

Nrf2 (**Fig. 15-5**). Entre los carotenoides, parece ser que el licopeno es el que tiene un efecto más potente. Sin embargo, debido a las características apolares de estos compuestos y a la falta de grupos electrófilos que puedan interaccionar con otras moléculas, se sospecha que son sus metabolitos más polares (apocarotenoides) los responsables directos de esta actividad transactivadora; un ejemplo es el ácido retinoico que se libera tras la rotura del β-caroteno. Parece que el efecto podría depender de su concentración, ya que algunos autores han observado que se necesitan elevadas concentraciones de ácido retinoico para activar esta translocación, mientras que en bajas concentraciones se inhibe, aunque no todos los estudios confirman estos hallazgos. Además, en esas elevadas concentraciones pueden tener efectos prooxidantes. También se ha demostrado que los carotenoides pueden activar enzimas de fase II antioxidantes, como las glutatión-*S*-transferasas.

Los efectos antioxidantes de los carotenoides se han demostrado en distintos modelos experimentales en animales. Por ejemplo, el β-caroteno puede disminuir la producción de ROS en neutrófilos y aumentar la transcripción de SOD, catalasa, p22phox y p47phox, que son componentes de los elementos de transferencia de electrones de NADPH. El licopeno es el carotenoide que presenta mayor actividad antioxidante *in vitro*, y este efecto sería el principal mecanismo por el cual produce sus efectos beneficiosos: previene la peroxidación lipídica, el daño sobre el DNA y la oxidación de proteínas y puede regular la expresión de enzimas celulares con actividad antioxidante. Además de su acción sobre la expresión del *Nrf2, in vitro*, el licopeno disminuye los radicales libres de oxígeno, por ejemplo, mediante la interacción con la NAD(P)H oxidasa y NOX-4 (NADPH oxidasa 4), un homólogo de NAD(P)H, y modula los sistemas sensibles al estado oxidativo, como las proteínas tirosina fosfatasas, las proteínas quinasas, las MAPK y los factores de transcripción. También puede modular enzimas hepáticas, como el citocromo P-450 (CYP2E1), lo que podría contribuir además a su efecto anticancerígeno (**Fig. 15-8**). De hecho, se ha demostrado que el licopeno es capaz de reducir la expresión de proteínas inflamatorias y modular el estrés oxidativo producido durante la quimioterapia contra el cáncer por distintos mecanismos.

Además, los carotenoides son capaces de atravesar la barrera hematoencefálica. Se necesitan concentraciones muy elevadas de astaxantina para proteger frente al estrés oxidativo inducido por *N*-metil-4-fenilpiridinio *in vitro* en modelos celulares de neuroprotección, en los que se ha demostrado que este carotenoide reduce las ROS intracelulares y la NOX-2 y aumenta la expresión de *Nrf2* y *Hmox-1*.

Pocos estudios han investigado el efecto de la exposición celular a carotenoides sobre dianas de la vía MAPK en modelos celulares, aunque se han demostrado interacciones para la luteína, la zeaxantina y el licopeno a nivel del activador MEK en las 3 MAPK de la cascada. El β-caroteno y la astaxantina disminuyen la fosforilación de p38 y ERK en el citosol, aunque sólo el β-caroteno tiene un efecto sobre JNK. Asimismo, el licopeno suprime la fosforilación de MAPK y de JNK, aunque el efecto sobre la fosforilación de p38 y ERK no está claro y parece que puede depender de las concentraciones, del tiempo de exposición y del número de pases celulares.

Además de estas vías principales, algunos estudios han mostrado el efecto positivo de los carotenoides sobre la activación de células proinflamatorias CD4+, CD8+ y neutrófilos, posiblemente implicando (a través de sus metabolitos) a otros receptores nucleares como el receptor del ácido retinoico (RAR), aunque se necesitan más estudios en este ámbito.

Efecto anticancerígeno

El β-caroteno ha demostrado actividad anticancerígena y puede potenciar la función inmunitaria, aunque en dosis elevadas puede tener efectos contrarios en determinados tipos de cáncer. Se ha demostrado que induce apoptosis *in vitro* en células de melanoma humanas y en líneas celulares de cáncer de próstata, por activación de las caspasas 3, 8 y 9. Por otro lado, el licopeno ofrece un gran potencial como agente anticancerígeno. Puede promover la apoptosis por liberación del citocromo c de la mitocondria y posterior activación de la caspasa 3 y suprimir la PI3K/Akt, que es la vía de señalización intracelular más importante implicada en el desarrollo del cáncer de próstata. Puede inducir una detención del ciclo celular en células de cáncer hepático, de mama y endometrial, a través de la atenuación de ciclinas D y E, inhibición de la fosforilación de la ERK, así como la inducción de apoptosis por disminución de la expresión de Bcl-2 y el incremento de las caspasas 3 y 8 (**Fig. 15-8**). También se ha descrito que es capaz de incrementar el efecto antiproliferativo y proapoptótico de la capsaicina. Algunos estudios han demostrado que el licopeno también modula la secreción de citoquinas inflamatorias, reduciendo la expresión de IL-6, Il-1β e IL-8, TNF-α y del NF-κB y aumentando la de IL-10, en distintos tipos de células, como por ejemplo en preadipocitos, en monocitos estimulados con humo de tabaco, y también en distintos modelos animales, contribuyendo a la mejora de las enfermedades crónicas.

Efecto protector de la función visual

Actualmente, existe un gran interés en el efecto de los carotenoides en las células de la retina debido a su relación con la degeneración macular asociada a la edad (DMAE). Las xantofilas, como la astaxantina, la luteína y la zeaxantina, han demostrado un importante efecto protector de la salud ocular, principalmente por su actividad antioxidante. En modelos animales, la astaxantina, presente en algunas microalgas y en animales que las consumen, como el salmón o algunos cangrejos, al igual que otros carotenoides como la luteína, la zeaxantina y la fucoxantina, pueden proteger de la alteración de la retina que ocurre durante la degeneración macular, gracias a su capacidad para reducir la activación del NF-κB y de las moléculas relacionadas, disminuyendo la secreción de IL-1β e IL-6 mediada por el bloqueo de la translocación nuclear del NF-κB, que se ha observado en células incubadas con peróxido de hidrógeno (H_2O_2), y la reducción de la expresión génica de COX-2 e IL-8 y de la secreción de PGE_2, demostrada en células irradiadas con rayos ultravioleta (UVB) (**Fig. 15-8**). La astaxantina es capaz de proteger, a elevadas concentraciones, las células epiteliales de la retina de ratones, así como las células de la retina (ARPE-19) dañadas con H_2O_2. Este efecto está mediado por la reducción de las ROS intracelulares, la inducción de la translocación del Nrf2 al núcleo y el aumento de la Nqo1, la hemo oxigenasa 1 (Hmox-1) y la subunidad catalítica de la glutamato-cisteína ligasa, aunque se necesitan más estudios en este campo para poder extraer conclusiones adecuadas.

Mecanismos epigenéticos de los carotenoides

Los terpenoides, al igual que los restantes compuestos bioactivos, tienen capacidad de modificar la expresión génica a través de mecanismos epigenéticos (**Fig. 15-7**). El licopeno en bajas concentraciones ha demostrado sobreexpresar el gen *GSTP1*, supresor de tumores, en células MCF-7 de cáncer de mama, y los genes *RARβ2* y *SCGB3A1* (miembro 1 de la familia de secretoglobina 3A) en las células fibroquísticas no cancerígenas MCF10A, a través de la desmetilación parcial de sus promotores. Además, en células de cáncer de próstata, no sólo disminuía la metilación del promotor de *GSTP1*, sino que también aumentaba los niveles de mRNA y de proteínas, posiblemente a través de una inhibición de DNMT-3A en la línea PC3 independiente de andrógenos. Sin embargo, para este compuesto no se han descrito mecanismos a través de la modificación de histonas

Estos compuestos no sólo modulan el perfil de acetilación y de metilación, sino que tienen también capacidad de modular los niveles de expresión de miRNA. Se ha descrito que el licopeno es capaz de inducir la expresión de miR-21 en el hígado de ratones con esteatosis hepática (producida por una dieta alta en grasa) al igual que en células hepáticas Hepa 1-6. Como consecuencia de la sobreexpresión de miR-21 se produjo una disminución de la proteína 7 de unión a ácidos grasos (FABP7).

FITOSTEROLES Y FITOSTANOLES

El término fitosteroles se utiliza para describir los esteroles vegetales y sus derivados saturados, los estanoles vegetales, que presentan una estructura química similar a la del colesterol. Su absorción y sus concentraciones plasmáticas están fuertemente determinadas por factores genéticos, como el sexo y los polimorfismos de la apoproteína E (apo E) y del transportador ABC (*ATP-binding cassette*), entre otros.

Efecto hipocolesterolemiante de los fitosteroles

Los efectos beneficiosos de los fitosteroles se han atribuido a su capacidad de regulación de las lipoproteínas. El principal mecanismo por el que los fitosteroles disminuyen los niveles de lipoproteínas de baja densidad (LDL) es a través de una reducción (30-50 %) en la absorción intestinal de colesterol, particularmente porque compiten con él por la solubilización en las micelas mixtas en el lumen intestinal, reduciendo la cantidad de colesterol disponible para la absorción. También se han propuesto distintos mecanismos de regulación de genes implicados en la homeostasis del colesterol, que no han sido confirmados debido a las diferencias en los compuestos utilizados, las dosis y los modelos animales empleados en los diferentes estudios; además, algunos de estos mecanismos propuestos no han podido ser observados en seres humanos.

Como mecanismo subyacente al efecto hipocolesterolémico de los fitosteroles se ha propuesto un aumento de la actividad del transportador ABCA1 y del heterodímero ABCG5/G8, mediada por el aumento de la activación del factor de transcripción LXR que participa en el metabolismo intestinal del colesterol asociado al receptor retinoide X (RXR) y que activa la transcripción de algunos miembros de la familia de genes *ABC*. Sin embargo, estudios en ratones deficientes en ABCA1 y ABCG5/G8 han demostrado que la inhibición de la absorción intestinal de colesterol mediada por fitosteroles es independiente de estos transportadores ABC. En estos animales se altera la homeostasis del colesterol al afectar al procesamiento del SREBP-2 y a las vías reguladoras del LXR, debido a la analogía estructural con los ligandos de señalización de estas vías; se desconoce si este mecanismo puede estar involucrado en el efecto hipocolesterolémico o si puede afectar a otras funciones celulares.

Las células pueden detectar el exceso de colesterol mediante el aumento de los niveles de oxiesteroles formados enzimáticamente por la enzima esterol 27-hidroxilasa (CYP27). Estos derivados oxidados del colesterol activan el LXRα. En las células periféricas, como en la membrana basolateral de los enterocitos, ABCA1 media en la exportación celular activa de colesterol a apo A o lipoproteínas de alta densidad (HDL), protegiendo a la célula del exceso de colesterol libre. Se ha observado que la presencia de fitosteroles inhibe la generación de 27-hidroxicolesterol, al competir con la enzima CYP27, lo que provoca una reducción de la expresión de *ABCA1* mediada por LXRα y de la secreción sistémica basolateral de colesterol. Por el contrario, la activación de LXRα en enterocitos humanos no modificó la transcripción de *ABCG8* ni la expulsión hacia el lumen intestinal de esteroles. Sin embargo, aunque algunos estudios en roedores han demostrado que los fitosteroles pueden aumentar la expresión del gen *ABCG5/G8*, estos resultados no han sido concluyentes y tampoco se han encontrado en células humanas, por lo que el efecto de los fitosteroles sobre la regulación de la salida de colesterol en los enterocitos se debe seguir estudiando.

Se ha observado que la presencia de β-sitosterol reduce la síntesis de colesterol *in vitro* inhibiendo la expresión de la enzima HMG-CoA reductasa, aunque algunos estudios han descrito que el efecto es a nivel postranscripcional sobre esta enzima. No obstante, el efecto *in vivo* no ha sido confirmado y parece que se necesitan grandes dosis para poder alcanzarlo. Esto mismo ocurre con el efecto inhibidor de la expresión de la apo B-48 inducido por estigmasterol, campesterol y β-sitosterol en células Caco-2, que requiere altas dosis *in vitro*, por lo que el efecto *in vivo* es difícil de observar. Otro posible mecanismo estudiado, pero que tampoco ha podido ser demostrado, es el efecto inhibidor de los fitosteroles sobre la expresión del gen que codifica la proteína Niemann-Pick C1-*like* 1 (NPC1L1), que es el transportador que permite la entrada de colesterol en el enterocito. También se ha propuesto una acción de los fitosteroles sobre la esterificación del colesterol (mediada por una acción sobre la acil-CoA-colesterol-aciltransferasa [ACAT]), el ensamblaje de lipoproteínas (mediado por la proteína transferidora de lípidos microsomal [MTP]) y la disminución de lipoproteínas que contienen apo B-100 (mediada por una disminución de la expresión de apo B-100 o un aumento de la expresión del receptor de LDL), pero se necesitan más estudios que permitan confirmar estos mecanismos *in vitro* y en modelos animales y evaluar si son extrapolables a los seres humanos, así como los factores de los que dependen.

Finalmente, cabe destacar que hay varios factores que pueden influir sobre la respuesta a los fitosteroles en los seres humanos, como el origen de la hipercolesterolemia (son menos eficaces en individuos con obesidad, especialmente si son insulinorresistentes o diabéticos que en personas con normopeso y con sensibilidad a la insulina normal), y el perfil de isoformas de apo E, ya que la eficacia de los fitosteroles puede ser mayor en individuos con la variante E4 (con mayor riesgo cognitivo) y menor en aquellos con la isoforma E3/E3, más común (**cap. 16**, Nutrigenética: variantes genéticas que responden a nutrientes). Los posibles efectos de los polimorfismos de otros genes que influyen potencialmente en la respuesta a fitosteroles se están evaluando.

Efecto neuroprotector de los fitosteroles

El impacto de los fitosteroles en el sistema nervioso central es menos conocido, pero los resultados obtenidos en estudios experimentales en animales y modelos celulares son prometedores. Los fitosteroles podrían atravesar la barrera hematoencefálica a través de un mecanismo desconocido, en el que podrían participar las partículas de HDL que transportan apo E y los trasportadores ABCA/ABCG1, y acumularse en las membranas neuronales, donde ejercerían un papel beneficioso, reduciendo la inflamación, los niveles de β-amiloide y la actividad β-secretasa. Este mecanismo podría estar mediado a través de la señalización de los receptores activados por proliferadores de los peroxisomas (PPAR), que implica la activación del receptor LXR/RXR y la regula-

ción de la apo E. Se ha descrito que los esteroles de *Aloe vera* actúan a través de los receptores PPAR, aumentando la expresión del transportador de ácidos grasos (FATP1), la acil-CoA oxidasa 1 (ACOX1) y la CPT-1 de forma dependiente de la dosis, y también aumentan el glutatión y disminuyen la expresión de IL-18. Además, se sabe que los fitosteroles modulan la acción de una variedad de factores de crecimiento desde su implicación en la diferenciación y supervivencia de las células precursoras de oligodendrocitos, y que la suplementación aumenta la expresión del factor de crecimiento de fibroblastos 1 (FGF-1) y de *Sonic hedgehog* (SHH). Sin embargo, los efectos dependen del compuesto específico estudiado, y se desconocen las vías de regulación de la expresión génica implicadas (**Tabla 15-2**).

Es importante destacar que el colesterol es altamente amiloidogénico, mientras que los fitoesteroles no lo son. De hecho, los fitosteroles reducen significativamente los niveles cerebrales de β-amiloide y las actividades β-secretasa y γ-secretasa *in vivo*, lo que sugiere que una dieta enriquecida en esteroles vegetales podría ser beneficiosa para las enfermedades neurodegenerativas. Sin embargo, todavía se desconocen los mecanismos moleculares, las dosis y el tiempo de tratamiento requerido para conseguir estos beneficios neuroprotectores.

El β-sitosterol ha mostrado un potencial antiinflamatorio en modelos celulares tras la exposición al LPS, reduciendo la expresión de marcadores proinflamatorios, como la IL-6, la iNOS, el TNF-α y la COX-2. También suprimió la fosforilación y la degradación del inhibidor IκB e inhibió la fosforilación del NF-κB y de la quinasa ERK, que regulan vías inflamatorias y proliferativas. Todos estos estudios confirmaron el potencial del β-sitosterol en el tratamiento de trastornos de déficit de memoria como la enfermedad de Alzheimer.

Se ha demostrado una actividad protectora frente al estrés oxidativo del estigmasterol en modelos *in vitro*, así como una regulación al alza de la enzima catalasa, la FoxO3a y la proteína Bcl-2 en las neuronas, junto con la expresión de SIRT1, implicada en la neuroprotección. Por otro lado, parece que el efecto antiinflamatorio del estigmasterol se debe

Tabla 15-2. Mecanismos neuroprotectores de los fitosteroles

Vía	Molécula implicada	Efecto
PPAR	FATP1	↓ Inflamación
LXR/RXR	ACOX1	↓ β-Amiloide
	CPT-1	↓ β-Secretasa
Desconocida	FGF-1	↓ Diferenciación
		↓ Supervivencia de precursores de oligodendrocitos
NF-κB	Citoquinas	↓ Inflamación
ERK	iNOS COX-2 FoxO3a Bcl2 Catalasa	↓ Oxidación

ACOX1: acil-CoA oxidasa 1; Bcl2: proteína reguladora de apoptosis de células linfoides B; COX-2: ciclooxigenasa 2; CPT-1: carnitina-palmitoil transferasa 1; ERK: quinasa regulada por señales extracelulares; FATP1: transportador de ácidos grasos 1; FGF-1: factor de crecimiento de fibroblastos 1; FoxO3a: *forkhead box* clase O3a; iNOS: óxido nítrico sintasa inducible; LXR: receptor nuclear de la subfamilia 1 grupo H miembro 3; NF-κB: factor nuclear kappa de linfocitos B; PPAR: receptor activado por proliferadores de peroxisomas; RXR: receptor retinoide X.

a la inhibición de la expresión del NF-κB inducida por la IL-1β. El análisis transcriptómico en modelos celulares ha relacionado el estigmasterol con la regulación de genes involucrados en la neuritogénesis *(Map2, Dcx, Reln)* y la sinaptogénesis *(Arc, Egr1, Nr4a1)*, estimulando así la arquitectura de las neuronas primarias del hipocampo para el procesamiento de la memoria y el aprendizaje. El estigmasterol también reduce la expresión de genes de transporte de potasio responsables de mantener la excitabilidad neuronal en condiciones adversas. Así pues, su amplio espectro de acción ha convertido al estigmasterol en un candidato terapéutico potencial para la prevención y el tratamiento de trastornos cerebrales, especialmente la enfermedad de Alzheimer.

COMPUESTOS BIOACTIVOS DE ORIGEN ANIMAL: OLIGOSACÁRIDOS DE LA LECHE

Los oligosacáridos de la leche son una clase compleja de hidratos de carbono de cadenas pequeñas que actúan como factores bioactivos en numerosas funciones defensivas y fisiológicas intestinales e inmunitarias y en el desarrollo neuronal. Además de su efecto bifidogénico y prebiótico (**cap. 16**, Nuevos ingredientes alimentarios de naturaleza proteica y lipídica, **tomo III**), se ha demostrado un efecto directo sobre la modulación de la expresión génica en enterocitos y células inmunitarias, donde pueden producir impronta genética. Sin embargo, los mecanismos moleculares todavía no se han estudiado en profundidad, debido a la dificultad que supone evaluar el efecto directo no mediado por la microbiota, a la diversidad de efectos que dependen de la estructura particular de cada uno y a factores como la edad, la etnia y el estado nutricional de los individuos estudiados, que también influyen en su actividad.

Dentro de este conjunto de micronutrientes, destacan los oligosacáridos presentes en la leche humana (HMO, del inglés *human milk oligosaccharides*), que son elongaciones del azúcar lácteo lactosa con uno o una combinación de determinados monosacáridos: L-fucosa (Fuc), ácido *N*-acetilneuramínico (ácido siálico), D-galactosa (Gal) y *N*-acetil-D-glucosamina (GlcNAc). La Gal y el GlcNAc generalmente elongan la lactosa como un disacárido (Gal-GlcNAc). Se pueden clasificar en: fucosilados, unidos mediante enlaces α1-2/α1-3 (35-50 % de los HMO totales), como 2'-fucosil-lactosa (2'-FL), 3'-fucosil-lactosa (3'-FL) y lacto-*N*-fucopentanosa (LNFP); no fucosilados (42-55 % de los HMO totales), como lacto-*N*-neotetraosa (LNnT), y sialiados, unidos mediante enlaces α2-3/α2-6, como la 6'-sialil-lactosa (6'-SL) o 3'-sialil-lactosa (3'-SL) (12-14 % de los HMO totales).

La composición en HMO de la leche materna está muy influida por distintos factores: *a)* los polimorfismos maternos de la α1-2-fucosiltransferasa (FUT2, codificada en el gen secretor, *Se)* y α1-3/4-fucosiltransferasa (FUT3, codificada en el gen de Lewis, *Le)*, las cuales sintetizan HMO específicos; *b)* por la presencia de sialiltransferasas, para las que de momento no se han encontrado polimorfismos asociados; *c)* por la presencia de sustancias donantes y aceptoras de los residuos; *d)* por factores geográficos; *e)* por el estado nutricional y de salud de la madre, y *f)* por el momento de

lactancia. La combinación de HMO diferentes determina sus funciones, y esto puede explicar las variaciones que van sufriendo durante el período de lactancia, desde 20-25 g/l en el calostro hasta 5-20 g/l en la leche madura, con las que se adapta a la evolución y el crecimiento del bebé. Concretamente, 2'-FL y LNFP son más abundantes al inicio del período de lactancia, mientras que 3'-FL aumenta durante la lactancia. Los oligosacáridos sialilados, relacionados con el desarrollo neuronal, son más abundantes en el calostro, disminuyen en la leche de transición y no se encuentran en las fases finales de la lactancia.

Como se ha mencionado, los HMO desempeñan un papel crucial en la colonización de la microbiota y en el desarrollo de la barrera inmunitaria intestinal y del sistema nervioso central en los lactantes, de ahí que sean frecuentemente incluidos en las fórmulas infantiles como estrategia para conseguir los mismos efectos beneficiosos que aporta la leche materna. Además de añadir HMO sintéticos simples, también se han añadido hidratos de carbono no digeribles, galactooligosacáridos (GOS), fructanos de tipo inulina y oligómeros de pectina, para sustituir algunas funciones de los HMO. Estos hidratos de carbono no digeribles también pueden regular la barrera inmunitaria del intestino directamente modulando las células epiteliales y las del sistema inmunológico, o indirectamente a través de los cambios en la microbiota y sus metabolitos.

Efectos de los HMO en la diferenciación y el funcionamiento de células epiteliales

Pocos estudios han evaluado el efecto directo de los HMO sobre la función y la inmunidad intestinales, independiente del efecto mediado por la microbiota. En 2022, un estudio realizado en ratones libres de gérmenes concluyó que la administración de 15 mg/día de una mezcla de HMO tiene un efecto directo sobre el metabolismo del tracto gastrointestinal y el sistema inmunitario, incluso en ausencia de la microbiota del hospedador, disminuyendo las criptas y la altura de la vellosidad del intestino delgado y la profundidad de la glándula del intestino grueso. También se describieron aumentos significativos en la expresión de genes específicos de los tejidos intestinales del hospedador, como genes relacionados con la matriz extracelular, la ubiquitinación de proteínas, el transporte nuclear y la diferenciación de células mononucleares.

Algunos estudios *in vitro,* en distintas líneas celulares similares a los enterocitos, han demostrado los efectos de los HMO en la homeostasis y en la modulación de genes relacionados con el ciclo celular. Una fracción de los HMO son absorbidos dentro de la célula epitelial (vía paracelular o transcelular dependiendo del tipo), donde pueden modular la expresión génica de ciertas proteínas. Las fracciones neutras y ácidas de HMO limitan el crecimiento de células epiteliales del intestino delgado (HIEC), células HT-29 y células Caco-2, e inducen la diferenciación celular en las HIEC y HT-29, en las que también los HMO neutros pueden inducir apoptosis mediada por la caspasa 3. Como el desarrollo y la maduración de los procesos digestivos y de absorción dependen de la diferenciación, los estudios demuestran que los HMO influyen eficazmente en varias etapas del desarrollo gastrointestinal, lo que facilita la maduración y la capacidad digestiva de la barrera epitelial y se traduce en una mejor absorción de nutrientes, como por ejemplo de la albúmina en presencia del 3'-FL.

Modelos experimentales *in vitro* e *in vivo* han demostrado la capacidad de los HMO para evitar las lesiones inducidas por la hipoxia, mediante la activación del receptor del factor de crecimiento epidérmico (EGFR) y una moderada regulación a la baja de la MAPK-P38, así como una mayor actividad proliferativa y una disminución de la apoptosis.

Por otro lado, los HMO modulan la expresión de varias proteínas implicadas en el mantenimiento de la barrera intestinal. Un estudio realizado en ratones con enterocolitis necrosante constató que los HMO pueden proteger el intestino gracias a su capacidad para aumentar las células caliciformes y la secreción de mucina 2 (Muc2), principal proteína que constituye el moco protector de las células epiteliales, gracias a que inducen directamente la expresión de proteínas chaperonas, como la proteína disulfuro isomerasa (PDI), necesarias para el procesamiento de las mucinas. Algunos HMO, como 2'-FL y LNnT, inducen la expresión de claudina 8 en Caco-2, y la fermentación de 2'-FL induce la expresión de claudina 5 en organoides derivados del colon. Estas claudinas son fundamentales en las uniones estrechas, bloqueando el paso de moléculas por el espacio paracelular. También se ha demostrado que las células Caco-2 y HT-29 incubadas en presencia de HMO y *Bifidobacterium longun infantis* aumentan la expresión de la proteína ZO-1 (-1) y de la molécula de adhesión de las uniones JAM-A *(junctional adhesion molecule A)*, dos moléculas que participan en la regulación de la organización estructural de las uniones estrechas y previenen la internalización de ocludinas, moléculas necesarias para mantener la resistencia eléctrica transepitelial. Todos estos mecanismos explican el papel de los HMO en la regulación de la permeabilidad de la barrera epitelial.

Asimismo, los HMO son capaces de modificar la glicosilación extracelular de las células epiteliales, limitando la adhesión de algunos patógenos (bacterias y virus). Concretamente, el HMO 3'-FL aumentó la presencia de heparán sulfato y ácido hialurónico y albúmina en el glicocálix de Caco-2, mientras que en células HT-29 y Hep-2, 2'-FL disminuyó la secreción de IL-8, IL-1β y MCP-1, lo que se asoció a una menor invasión por *Campylobacter yeyuni*.

Finalmente, la α3-SL induce un efecto antiinflamatorio en células Caco-2, disminuyendo la expresión de IL-12, IL-8 y TNF-α, así como la expresión y translocación de NF-κB. Este trabajo demuestra que el efecto está mediado por la inducción de la expresión de la proteína de reconocimiento del peptidoglicano 3 (PGlyRP3), que es activado por PPAR-γ. Por lo tanto, parece ser que el efecto antiinflamatorio de los HMO se deriva de su capacidad para inducir la expresión de PPAR-γ, que se une y modula la expresión y la actividad del gen *PGlyRP3*, el cual a su vez activa al inhibidor IκB-α e impide la translocación de NF-κB en el núcleo, lo que resulta en la regulación a la baja de diferentes citoquinas proinflamatorias. Concretamente, un trabajo ha demostrado que tanto el 2'-FL como el 6'-SL redujeron la señalización inflamatoria mediada por el NF-κB en el intestino humano y de

ratón. Este trabajo realizó un modelado *in silico* para explicar su mecanismo de acción, y propuso que 2'-FL y 6'-SL se pueden acoplar en el bolsillo de unión del complejo receptor análogo de *Toll* (TLR-4)-MD2, lo que explica su capacidad para inhibir la señalización de TLR-4.

Efectos de los HMO sobre las células inmunitarias

En el período inmediatamente posterior al nacimiento, el sistema inmunitario celular del neonato experimenta un rápido desarrollo. Los estudios observacionales sugieren que los HMO modulan favorablemente las respuestas inmunitarias innatas neonatales controlando la expresión de marcadores inflamatorios involucrados en el tráfico celular y afectando a las redes de citoquinas y quimioquinas que regulan el equilibrio de linfocitos Th1/Th2. Estos efectos pueden ser directos sobre los tejidos linfoides asociados a la mucosa o sobre la inmunidad sistémica, o indirectos a través de la modulación de la microbiota intestinal y sus metabolitos, que promueve el equilibrio inmunitario regulador. Sin embargo, la información relativa al papel de los HMO y las especificidades de su acción en la inflamación son limitadas.

Los HMO pueden unirse a varios receptores de la superficie de las células inmunitarias y promover la respuesta inflamatoria innata y adaptativa, mediante la activación de la expresión de algunas citoquinas, quimioquinas y receptores de superficie celular en células HT-29. El efecto de los HMO sobre las células dendríticas no está claro, y depende del tipo de HMO y de la célula dendrítica estudiada, aunque en general parece que activan una respuesta inmunitaria impulsada por Th1 y Th17. Algunos HMO, como la LNFPIII y la 3'-SL, activan la inflamación mediada por los receptores TLR-4, induciendo la activación de la vía ERK/MAPK. Así, LNFPIII es capaz de inducir la maduración de células dendríticas en un fenotipo de tipo 2, lo que conduce a la liberación de las citoquinas proinflamatorias IL-4 e IFN-γ y a la activación de macrófagos. Se ha demostrado que una fracción neutra de HMO influye en las poblaciones de células inflamatorias a través de las vías del NF-κB y de la MAPK. Además, 2'-FL y 3'-FL tienen efectos antiinflamatorios mediados por TLR-4(CD14)/STAT3/SOCS2 y TLR-3, respectivamente.

Se necesitan más estudios para entender los efectos de los HMO sobre otros actores principales de la respuesta inmunitaria adaptativa, como los linfocitos T CD8 y los linfocitos B, así como para entender los mecanismos moleculares que median su efecto sobre las respuestas inmunitarias innata y adaptativa.

Efectos de los HMO sobre el desarrollo del sistema nervioso central

Un estudio reciente en peces cebra ha estudiado el efecto a corto plazo de los HMO sialilados y los oligosacáridos sialilados de leche bovina sobre la mortalidad, el comportamiento locomotor y la expresión génica. El trabajo no observó efecto sobre las tasas de supervivencia, la orientación espacial y los parámetros de locomoción durante la fase de luz entre las larvas, aunque en la oscuridad, sí aumentó el movimiento de las larvas tratadas con HMO sialilados. El análisis de secuenciación de RNA (RNA-seq) indicó que ambos tratamientos ejercen un efecto antioxidante en los peces en desarrollo mediado por la regulación de la expresión de genes específicos. Los HMO sialilados parecían aumentar la expresión de genes relacionados con el control del ciclo celular y la replicación cromosómica, concretamente genes relacionados con la respuesta a proteínas mal plegadas (UPR, *unfolded protein response*) y con mecanismos antiapoptóticos, lo que sugiere un papel importante en el mantenimiento de una alta tasa de proliferación, como por ejemplo en la corteza cerebral en desarrollo. Por otro lado, tras la suplementación con HMO sialilados de origen bovino se observa un perfil transcriptómico bastante diferente, con una mayor expresión de genes implicados en la sinaptogénesis y la función neuronal, como los receptores de glutamato, y de genes implicados en la señalización del calcio y las vías de señalización endocannabinoide. Estas discrepancias podrían reflejar características específicas de los cerebros de recién nacidos humanos y bovinos y explican la diferente concentración de 3'-SL y 6'-SL en la leche humana y bovina: en seres humanos, la tasa de proliferación del tejido cerebral sigue siendo alta durante los períodos perinatal y posnatal, especialmente en la corteza cerebral; por el contrario, los terneros requieren más energía porque necesitan tener la capacidad de ponerse de pie y correr a los pocos minutos de nacer, una función que requiere la maduración completa de los circuitos neuronales.

PUNTOS CLAVE

- Los polifenoles ejercen acciones antioxidantes y antiinflamatorias que están en la base de la mayor parte de sus efectos positivos sobre la salud.

- Sensores químicos como la sirtuina 1 (SIRT1) y la proteína quinasa activada por AMP (AMPK), que tienen un papel clave en la regulación del metabolismo, están involucrados en los efectos beneficiosos sobre la salud de los polifenoles.

- Los compuestos bioactivos de los alimentos, polifenoles, compuestos azufrados y carotenoides, son capaces de modular la activación de los factores de transcripción Nrf2 y NF-κB, responsables de sus propiedades antioxidantes y antiinflamatorias.

- Los polifenoles, compuestos azufrados y carotenoides son capaces de modular a nivel epigenético tanto la metilación del DNA como la modificación de las histonas, ejerciendo de esta forma de control sobre la expresión de genes. La mayoría de los estudios se han llevado a cabo en células cancerosas, mostrando la capacidad de estos compuestos de modular la expresión de genes supresores de tumores y del ciclo celular.

- Los compuestos bioactivos de los alimentos ejercen efectos beneficiosos a través de la modulación de la expresión de miRNA endógenos, modulando la expresión génica a través de ellos.

- A pesar de que se han propuesto varios mecanismos para explicar el efecto hipocolesterolémico de los fitosteroles, los resultados no son concluyentes, ya que dependen del tipo de compuesto y de los modelos empleados.

- Los oligosacáridos de la leche humana regulan la diferenciación y el funcionamiento de células epiteliales y la activación de las células del sistema inmunitario.

- Resulta difícil predecir la intensidad del efecto de los distintos compuestos bioactivos, puesto que están implicados muchos factores, entre los que destacan la formación de sus metabolitos y las dosis utilizadas, así como si éstos se consumen dentro de los alimentos o como compuestos puros.

BIBLIOGRAFÍA

AGBANA YL, NI Y, ZHOU M, ZHANG Q, KASSEGNE K, KAROU SD Y COLS. Garlic-derived bioactive compound S-allylcysteine inhibits cancer progression through diverse molecular mechanisms. **Nutr Res 2020; 73: 1-14.**
Artículo de revisión sobre los efectos de los compuestos azufrados del ajo sobre los procesos tumorales.

BRIMSON JM, PRASANTH ML, MALAR DS, THITILERTDECHA P, KABRA A, TENCOMNAO T Y COLS. Plant polyphenols for aging health: implication from their autophagy modulating properties in age associated diseases. **Pharmaceuticals (Basel) 2021; 14: 962.**
En este artículo de revisión se describen los efectos de los polifenoles sobre el proceso de autofagia, de forma general y también especificando la trascendencia en diversas enfermedades crónicas.

CALPE-BERDIEL L, ESCOLÀ-GIL JC, BLANCO-VACA F. New insights into the molecular actions of plant sterols and stanols in cholesterol metabolism. **Atherosclerosis 2009; 203: 18-31.**
Este trabajo revisa los posibles efectos de los fitosteroles y los mecanismos moleculares implicados.

CASTILLO-COURTADE L, HAN S, LEE S, MIAN FM, BUCK R, FORSYTHE P. Attenuation of food allergy symptoms following treatment with human milk oligosaccharides in a mouse model. **Allergy 2015; 70: 1091-102.**
Magnífico trabajo de los efectos antialérgicos de los HMO, en el que se describen mecanismos específicos de 2'-fucosil-lactosa y 6'-sialil-lactosa que potencian la actividad antialérgica mediada por linfocitos Tr1.

JANTAN I, HAQUE MA, ASRHAD L, HARIKISHNAN H, SEPTAMA AW, MOHAMED-HUSSEIN ZA. Dietary polyphenols suppress chronic inflammation by modulation of multiple inflammation-associated cell signaling pathways. **Nutr Biochem 2021; 93: 108634.**
En este artículo de revisión se describe cómo algunos polifenoles, en concreto apigenina, quercetina, kaempferol, curcumina, genisteína, isoliquiritigenina, resveratrol y ácido gálico, actúan sobre diversas vías de señalización, como MAP, NF-κB, P13K/Akt y Wnt/β-catenina.

KUMAR A, BUTT NA, LEVENSON AS. Chapter 39-natural epigenetic-modifying molecules in medical therapy. En: Trygve Tollefsbol, ed. **Medical Epigenetics. Oxford: Academic Press, 2016; 747-98.**
Capítulo de libro en el que se describen los mecanismos epigenéticos de los principales compuestos bioactivos, que regulan tanto la modificación de histonas como de miRNA.

Licitra R, Naef V, Marchese M, Damiani D, Ogi A, Doccini S y cols. **Short-term effects of human versus bovine sialylated milk oligosaccharide microinjection on zebrafish larvae survival, locomotor behavior and gene expression. Int J Mol Sci 2023; 24: 5456.**

Interesante trabajo en peces cebra que evalúa el efecto de los oligosacáridos de la leche sialilados sobre la expresión génica y compara los procedentes de la leche humana y de la leche bovina. El trabajo explica el diferente comportamiento de los recién nacidos de las dos especies en relación con el desarrollo neuronal perinatal.

Majidinia M, Karimian A, Alemi F, Yousefi B, Safa A. **Targeting miRNAs by polyphenols: novel therapeutic strategy for aging. Biochem Pharmacol 2020; 173: 113688.**

Este artículo de revisión describe cómo actúan los polifenoles a través de modificaciones en los microRNA, especificando el papel de estas interacciones en los efectos de los polifenoles en las enfermedades cardiovasculares y neurodegenerativas, en la inflamación y en el estrés oxidativo.

Piragine E, Citi V, Lawson K, Calderone V, Martelli A. **Regulation of blood pressure by natural sulfur compounds: focus on their mechanism of action. Biochem Pharmacol 2022; 206: 115302.**

Revisión sobre el efecto regulador de la presión arterial de los compuestos azufrados en el que se describen los mecanismos de acción de estos compuestos, destacando el efecto sobre la presión arterial a través de la producción de ácido sulfhídrico.

Poli A, Marangoni F, Corsini A, Manzato E, Marrocco W, Martini D y cols. **Phytosterols, cholesterol control, and cardiovascular disease. Nutrients 2021; 13: 2810.**

Revisión del efecto hipercolesterolémico de los fitosteroles, en la que se describen las ventajas y posibles inconvenientes, así como los datos que han permitido aceptar alegaciones de salud por las autoridades de seguridad alimentaria.

Rosa F, Sharma AK, Gurung M, Casero D, Matazel K, Bode L y cols. **Human milk oligosaccharides impact cellular and inflammatory gene expression and immune response. Front Immunol 2022; 13: 907529.**

Interesante trabajo que demuestra el efecto directo sobre la inflamación y la respuesta inmunitaria de los HMO, independiente del efecto bifidogénico inducido sobre la microbiota intestinal.

Ruhee RT, Roberts LA, Ma S, Suzuki K. **Organosulfur compounds: A review of their anti-inflammatory effects in human health. Front Nutr 2020; 7: 64.**

Revisión de la importancia de los compuestos azufrados y de los mecanismos de modulación de la inflamación y sus efectos sobre la salud humana.

Sailaja BS, Aita R, Maledatu S, Ribnicky D, Verzi MP, Raskin I. **Moringa isothiocyanate-1 regulates Nrf2 and NFκB patway in response to LPS-driven sepsis and inflammation. PLoS One 2021; 16: e0248691.**

Artículo original, en el que los autores describen, usando estudios en células activadas, cómo los compuestos azufrados pueden modular la inflamación a través de las vías de señalización de Nrf2 y NF-κB.

Sharma N, Tan MA, An SSA. **Phytosterols: potential metabolic modulators in neurodegenerative diseases. Int J Mol Sci 2021; 22: 12255.**

En esta revisión se presenta una visión general de los estudios publicados sobre fitosteroles relacionados con las enfermedades neurodegenerativas y se describen los efectos de los principales fitosteroles *in vitro* e *in vivo*.

Sodhi CP, Wipf P, Yamaguchi Y, Fulton WB, Kovler M, Niño DF y cols. **The human milk oligosaccharides 2'-fucosyllactose and 6'-sialyllactose protect against the development of necrotizing enterocolitis by inhibiting toll-like receptor 4 signaling. Pediatr Res 2021; 89: 91-101.**

Interesante estudio que demuestra las propiedades antiinflamatorias de algunos HMO y realiza un modelaje *in silico* para predecir la interacción de los HMO con los receptores TLR-4, que puede explicar su actividad antiinflamatoria mediada por NF-κB.

Sundaram MK, Preetha R, Haque S, Akhter N, Khan S, Ahmad S y cols. **Dietary isothiocyanates inhibit cancer progression by modulation of epigenome. Semin Cancer Biol 2022; 83: 353-76.**

Artículo que revisa los principales mecanismos de acción de los compuestos azufrados en los procesos de inhibición de la progresión tumoral, destacando la capacidad de estos compuestos en la modulación del epigenoma.

Tytgat HLP, Binia A, Austin S, Grathwohl D, Sprenger N. **Human milk oligosaccharides, important milk bioactives for child health: a perspective. Nestle Nutr Inst Workshop Ser 2023; 97: 30-40.**

Interesante actualización de los efectos de los HMO sobre la salud infantil.

Wu RY, Li B, Horne RG, Ahmed A, Lee D, Robinson SC y cols. **Structure-function relationships of human milk oligosaccharides on the intestinal epithelial transcriptome in Caco-2 cells and a murine model of necrotizing enterocolitis. Mol Nutr Food Res 2022; 66: e2100893.**

Este estudio analiza el transcriptoma de las células Caco-2Bbe1 en respuesta a cinco HMO sintéticos (sHMO): 2'-fucosil-lactosa (2'-FL), 3'-fucosil-lactosa (3'-FL), 6'-sialil-lactosa (6'-SL), lacto-*N*-tetraosa (LNT) y lacto-*N*-neotetraosa (LNnT). Asimismo, describe que cada HMO ejerce un conjunto único de cambios en el transcriptoma del hospedador y modula vías de señalización únicas. Es el primer estudio que establece la relación estructura-función de los HMO en el contexto de las respuestas de señalización de las células intestinales y señala que, aunque los distintos HMO influyen en la fisiología intestinal, sus mecanismos de acción difieren.

Zenhom M, Hyder A, de Vrese M, Heller KJ, Roeder T, Schrezenmeir J. **Prebiotic oligosaccharides reduce proinflammatory cytokines in intestinal Caco-2 cells via activation of PPARγ and peptidoglycan recognition protein 3. J Nutr 2011; 141: 971-7.**

Interesante trabajo que muestra que los oligosacáridos pueden ejercer un efecto antiinflamatorio mediante la inducción del receptor nuclear PPAR-γ, que regula la PGlyRP3 antiinflamatoria e inhibe la translocación del NF-κB, impidiendo la liberación de citoquinas proinflamatorias.

 ? AUTOEVALUACIÓN

Nutrigenética: variantes genéticas que responden a nutrientes

16

M. Bustos Aibar, A. Anguita-Ruiz y C. M. Aguilera García

OBJETIVOS

- Entender el concepto de nutrigenética.
- Conocer los principales conceptos genómicos, estadísticos y epidemiológicos para comprender y valorar correctamente las interacciones gen-nutriente.
- Interpretar una interacción gen-nutriente tanto con una sola variante genética como con la combinación de múltiples variantes a través de las denominadas puntuaciones de riesgo genético.
- Describir e interpretar los modelos estadísticos tradicionales y los más actuales en el análisis de las interacciones gen-nutriente.
- Analizar las principales interacciones gen-nutrientes basándose en la ingesta de lípidos, proteínas e hidratos de carbono y su impacto en la salud.
- Destacar la importancia de conocer las interacciones gen-nutrientes en la suplementación de vitaminas y minerales para personalizar las recomendaciones en función del genotipo.
- Comprender el nivel de evidencia de los distintos tipos de estudios epidemiológicos en nutrigenética y valorar el control de sesgos y la importancia de la replicación de las interacciones gen-nutriente.
- Interpretar y valorar el uso y la aplicación de las pruebas nutrigenéticas, sus limitaciones y el nivel de evidencia para su posible traslación a las recomendaciones dietéticas.

CONTENIDO

- Introducción
- Concepto de nutrigenética
- Conocimientos básicos de genética
- Concepto de puntuación de riesgo genético
- Fundamentos del análisis estadístico de interacciones gen-nutriente
- Interacciones genéticas en la respuesta a la ingesta de macronutrientes
- Interacciones genéticas en la respuesta a la ingesta o suplementación de micronutrientes
- Nivel de evidencia científica en nutrigenética y en las interacciones gen-nutriente
- Pruebas nutrigenéticas

INTRODUCCIÓN

Los trastornos nutricionales, como la obesidad, las enfermedades cardiovasculares (ECV) y la diabetes, provocados principalmente por una dieta y/o un estilo de vida poco saludables, son la principal causa de muerte prematura en todo el mundo. El cumplimiento de las directrices dietéticas, con la ingesta recomendada de nutrientes específicos, es necesario para el mantenimiento de la salud a nivel poblacional. Sin embargo, este enfoque único no tiene en cuenta las variaciones interindividuales, que son el resultado de respuestas diferentes a los nutrientes debido a predisposiciones genéticas, fenotipos metabólicos y composiciones microbia-

nas individuales. Por ello, para hacer frente a este reto se ha propuesto la nutrición personalizada, que se adapta a las necesidades individuales. El concepto de «personalizada» o «de precisión» se ha utilizado ampliamente desde que se puso en marcha la iniciativa de medicina de precisión en Estados Unidos en 2015. De manera similar a la medicina de precisión, la nutrición personalizada se refiere al uso de información única sobre un individuo para adaptar las intervenciones nutricionales, incluidos el asesoramiento, los productos y los servicios, para ayudarlo a obtener mejores beneficios para la salud que los derivados del uso de enfoques genéricos basados en la población. Con los avances en las ciencias «ómicas», como la genómica, la transcriptómica, la

369

proteómica, la metabolómica, el microbioma y la tecnología de datos, la nutrición personalizada se está convirtiendo gradualmente en una realidad. Entre ellas, la genómica ha evolucionado hasta la era posgenómica, y la información genómica se ha utilizado ampliamente, dando lugar a la ciencia interdisciplinar denominada nutrigenética. Según la Sociedad Internacional de Nutrigenética/Nutrigenómica (ISNN), el futuro de la nutrición personalizada debería incluir tres niveles: *a*) nutrición convencional basada en directrices generales para grupos de población por edad, sexo y determinantes sociales; *b*) nutrición individualizada que añade información fenotípica sobre el estado nutricional actual de los individuos, y *c*) nutrición dirigida al genotipo basada en variaciones genéticas raras o comunes. Esta declaración pone de relieve los esfuerzos futuros para pasar de las directrices dietéticas generales a los enfoques personalizados estratificados y basados en el genotipo.

La intervención nutricional basada en el genotipo ha sido evidentemente útil para individuos con defectos genéticos, a los que ha ayudado a mejorar eficazmente su salud, especialmente en el caso de individuos con trastornos genéticos raros, como la fenilcetonuria, la galactosemia y el raquitismo resistente a la vitamina D. Hasta la fecha, con la ayuda de enfoques de genes candidatos o estudios de asociación de genoma completo (GWAS, *genome-wide association study*), se han identificado varios polimorfismos de un solo nucleótido (SNP) que influyen en la absorción, distribución, metabolismo, excreción y transducción de señales de macronutrientes y micronutrientes. A este respecto, se han destacado además algunos genotipos que discriminan a los individuos en función de su sensibilidad a determinadas intervenciones nutricionales, ampliando la comprensión de la aplicación de la nutrición personalizada.

En este capítulo, además de las consideraciones metodológicas generales que servirán también para comprender los conceptos del **capítulo 17** (Nutrigenética: variantes genéticas que responden a patrones de alimentación), se presentan los resultados de los principales estudios que han encontrado interacciones gen-ingesta de nutrientes, destacando los genotipos críticos que influyen en la respuesta nutricional y en los niveles de macronutrientes y micronutrientes y, por lo tanto, en el riesgo de enfermedad. En el **capítulo 17** se realizará un abordaje similar, pero centrado en la dieta y los patrones dietéticos. En los capítulos sucesivos de este tomo se profundizará en el conocimiento actual de otras disciplinas relacionadas con la genómica, como la nutriepigenética, la proteómica, la metabolómica y el microbioma humano, en relación a la nutrición (**caps. 18**, **19**, **20** y **21**, respectivamente).

CONCEPTO DE NUTRIGENÉTICA

Aunque habitualmente se asume que todas las personas reaccionan de manera uniforme a una misma dieta en el momento de hacer recomendaciones nutricionales, numerosos grupos de investigadores llevan muchos años señalando que la respuesta a una misma dieta no es homogénea en todos los individuos, sino que existen notables diferencias interindividuales. Estos estudios han clasificado a los individuos según

la respuesta fenotípica de los participantes. De esta manera, si en lugar de representar gráficamente los datos promedio de la muestra analizada en un estudio de intervención se representan individualmente los resultados obtenidos en cada uno de los participantes, se obtiene un esquema que se asemejaría al que se muestra en la **figura 16-1**. En esta figura se representa un ejemplo que ilustra la variabilidad en la respuesta a una intervención nutricional referida a las concentraciones de triacilgliceroles plasmáticos. Según la respuesta, se pueden diferenciar participantes respondedores y no respondedores atendiendo a los cambios observados en los niveles de los triacilgliceroles tras la intervención nutricional según los valores basales de partida. Por ello, es de vital importancia tener información previa acerca de la respuesta de cada individuo o grupo de individuos a un determinado nutriente o dieta. Dada la relevancia de esta información, distintas sociedades científicas del área de la nutrición y la salud están recomendando priorizar la investigación en torno a la respuesta interindividual a la dieta para los fenotipos y las intervenciones más relevantes, haciendo hincapié en la investigación de factores genéticos y ómicos relacionados. Aunque se conocen muchos factores clásicos que influyen en la respuesta individual a la dieta, como el sexo, la edad, la obesidad y la diabetes, hay otros factores del exposoma influyentes aún desconocidos.

El estudio del genoma humano y otras ómicas es un factor crucial en la determinación de la respuesta interindividual a la dieta. Al estudiar los factores previamente mencionados, es posible identificar biomarcadores que permiten

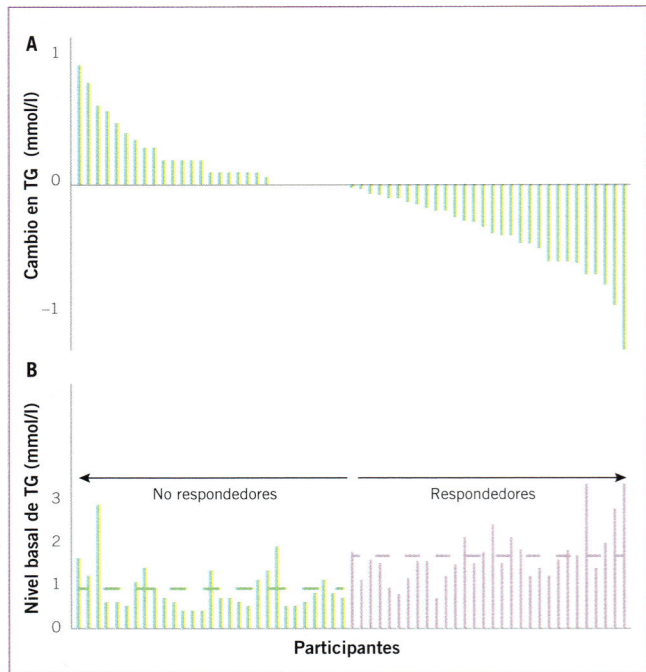

Figura 16-1. Respuesta a una intervención nutricional en relación con los cambios basales finales de triacilgliceroles (TG). A) Variación individual en la respuesta de TG. B) Concentración basal de TG, que, por término medio, es mayor entre los que responden a la intervención nutricional con reducción de las concentraciones de TG. Las líneas discontinuas indican el nivel basal de TG medio en los participantes que no responden (verde) y en los que responden (morado).

predecir con antelación el éxito de las intervenciones dietéticas y mejorar la prevención y el tratamiento de enfermedades. Desde los inicios del Proyecto Genoma Humano, se consideró la posibilidad de utilizar la información sobre variantes genéticas en genes candidatos con alta prevalencia poblacional para explorar la variabilidad en la respuesta a la nutrición y otros factores ambientales, lo que generó el concepto ampliamente utilizado de interacciones gen-ambiente, que se aplica para comprender la influencia conjunta de la susceptibilidad genética y de un comportamiento ambiental (no genético). De esta manera, el concepto de interacción gen-dieta o gen-nutriente hace referencia a la influencia conjunta de la susceptibilidad genética sobre la respuesta a la ingesta de una dieta o nutriente, en la etiología de un determinado fenotipo relacionado con la salud.

Actualmente se han identificado alrededor de 150 millones de polimorfismos en el genoma humano. El estudio de las variantes génicas de los individuos y de sus repercusiones sobre la utilización metabólica de los nutrientes es lo que se denomina *nutrigenética*. Por lo tanto, esta parte de la nutrición estudia la respuesta variable de los individuos frente a la dieta en función de SNP y otras variantes funcionales en el genoma. Además, incluye la identificación y la caracterización de dichas variantes genéticas. En definitiva, el objetivo de la nutrigenética es generar recomendaciones específicas sobre la mejor composición de la dieta para el óptimo beneficio de cada individuo, es decir, conseguir una «nutrición personalizada». El concepto de nutrigenética se engloba dentro del marco amplio de la genómica nutricional, que integra los conocimientos y las herramientas derivadas de la genómica en el ámbito de las ciencias de la nutrición. La genómica nutricional se caracteriza por ser un concepto amplio e integrador del estudio conjunto de la nutrición y el genoma, abarcando la interacción con otras «ómicas» derivadas, como la transcriptómica, la proteómica, la metabolómica y la epigenómica. Es importante distinguir la nutrigenética de la nutrigenómica, término referido a la disciplina que estudia cómo los nutrientes afectan a la regulación de la expresión de los genes.

CONOCIMIENTOS BÁSICOS DE GENÉTICA

Aunque en el **capítulo 5** (Arquitectura cromosómica y genoma humano) de este tomo se ha presentado con detalle la estructura cromosómica y el genoma humano, en este capítulo se revisan los conceptos básicos imprescindibles para comprender los estudios nutrigenéticos. En primer lugar, es importante aclarar el término «genes candidatos», referido a genes que por la funcionalidad de la proteína a la que codifican se sabe o se postula que se relacionan con el fenotipo de interés al estar directamente implicados en las rutas metabólicas asociadas con él. Cuando se hace referencia a nuevos genes identificados a través de GWAS, se hace referencia a genes que han sido descubiertos por su asociación estadísticamente significativa a una enfermedad o fenotipo de interés, pero que se desconocía hasta ese momento su función o relación previa con el fenotipo de interés. Existen muchos tipos de variantes genéticas en el DNA según su tamaño, que implican desde un cambio de base a fragmentos de cro-

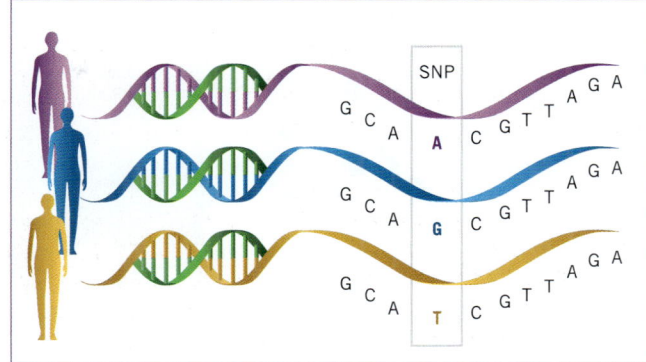

Figura 16-2. Representación de las variaciones en las secuencias de nucleótidos que pueden diferenciarse entre individuos en relación con el concepto de polimorfismo de un solo nucleótido (SNP).

mosomas enteros. Las variantes genéticas más estudiadas son los SNP, que consisten en una variación en la secuencia del DNA que ocurre cuando se altera un solo nucleótido (adenina, timina, citosina o guanina) (**Fig. 16-2**). En los estudios nutrigenéticos hay que estar familiarizados con los distintos modelos que se pueden emplear para estudiar estos polimorfismos: dominante, recesivo, codominante o aditivo, dado que analizar los datos con un modelo u otro tiene importantes consecuencias. En la **figura 16-3** se presenta un mayor detalle de distribución de los genotipos según cada uno de estos modelos de herencia. También en esta figura se presentan los conceptos de frecuencias genotípicas y frecuencias alélicas, así como el equilibrio de Hardy-Weinberg. La ley de Hardy-Weinberg establece que la frecuencia de un alelo y las frecuencias genotípicas de una población tienden a permanecer iguales por generaciones. Las frecuencias genotípicas de equilibrio están dadas por el cuadrado de las frecuencias alélicas. Este equilibrio se debe comprobar siempre al iniciar los estudios de interacciones gen-dieta para evitar sesgos de clasificación errónea (diferencial o no diferencial), bien por errores en la técnica de genotipado, bien por otros tipos de errores relacionados con la obtención y manipulación de las muestras biológicas. Si se trata de una muestra aleatoria poblacional, se comprueba que se cumple el equilibrio de Hardy-Weinberg en el total de la población. En cambio, en estudios de casos y controles es más informativo analizar el equilibrio en la población de control. Para ello se utiliza un test de comparación de frecuencias y se establece como hipótesis nula que no hay diferencias entre las frecuencias genotípicas observadas (las obtenidas en el análisis genético) y las frecuencias genotípicas esperadas bajo el equilibrio. Si el valor de p obtenido es > 0,05 se asume que la muestra estudiada está en equilibrio. Si el valor de p obtenido es < 0,05 (estadísticamente significativo), se admite que la muestra no está en equilibrio y, por lo tanto, es necesario revisar el genotipado para minimizar los sesgos de clasificación errónea. En algunos estudios que incluyen un tamaño de muestra muy grande de miles de participantes se relaja un poco el valor de significación de p para considerar que se cumple el equilibrio de Hardy-Weinberg.

Aunque los primeros estudios de nutrigenética estaban centrados en una variante genética, en la actualidad se han

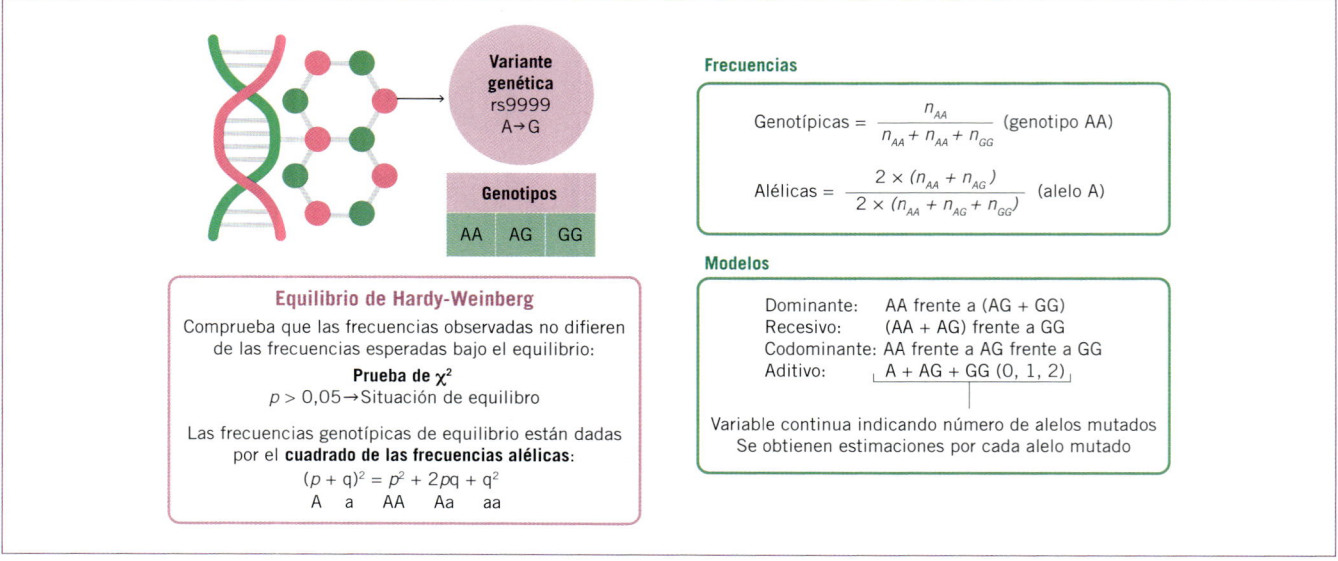

Figura 16-3. Conceptos básicos de genética para la interpretación de las interacciones gen-nutriente: modelos genéticos, frecuencias alélicas, frecuencias genotípicas y equilibrio de Hardy-Weinberg.

descrito millones de SNP en el genoma, por lo que resulta imprescindible estudiar varias de ellas al mismo tiempo, especialmente en el caso de las enfermedades complejas. Algunas de estas variantes se heredan de forma agrupada y constituyen bloques haplotípicos constituidos por SNP con un elevado desequilibrio de ligamiento (asociación). El término desequilibrio de ligamiento se define como la asociación no aleatoria de alelos en diferentes *loci* dentro de una población dada. Los *loci* están en desequilibrio de ligamiento cuando la frecuencia de asociación de sus diferentes alelos es mayor o menor de la esperada si los *loci* fueran independientes y se asociaran aleatoriamente. Las medidas más utilizadas para indicar el desequilibrio de ligamiento de los SNP son D' y R^2. Ambas tienen un rango entre 0 y 1, donde valores cercanos a 1 indican un fuerte desequilibrio de ligamiento entre las variantes estudiadas. D' tiene un signo que indica la dirección de la asociación: un valor positivo indica una asociación directa (es decir, el alelo mayor de una variante se asocia con el alelo mayor de la otra variante), mientras que un valor negativo señala una asociación inversa (el alelo mayor de una variante se asocia con el alelo menor de la otra variante). Dentro de los SNP de un haplotipo específico existe uno principal o marcador, conocido con el término *tag* SNP. La estrategia de selección de un solo SNP diana o *tag* como indicador de todo el haplotipo se utiliza a menudo para reducir los costes de genotipado. La selección óptima de *tag* SNP es un área activa de investigación, y se están desarrollando diversas estrategias para optimizar esta selección.

CONCEPTO DE PUNTUACIÓN DE RIESGO GENÉTICO

Los análisis de puntuación de riesgo genético (GRS, *genetic risk score*) permiten estudiar simultáneamente el efecto de numerosas variantes genéticas de manera combinada en lugar de como SNP individuales. Considerando que los SNP, de forma individual, suelen tener efectos muy pequeños en los fenotipos, es necesario estudiar la acumulación de sus efectos para poder observar una verdadera influencia. Los GRS permiten sumar el efecto de múltiples SNP con pequeños efectos, de forma que pueden detectar asociaciones que con los SNP individuales no se apreciarían. A los SNP se les suele pedir unos requisitos para ser incluidos en los GRS. Estos requisitos variarán según el estudio, pero básicamente son: estar en equilibrio de Hardy-Weinberg, tener una frecuencia alélica del alelo menos frecuente (MAF, *minor allele frequency*) superando un valor preestablecido y no tener un desequilibrio de ligamiento alto entre sí para que sean independientes. A la hora de cuantificar el efecto, existen dos tipos básicos de GRS: no ponderados y ponderados (**Fig. 16-4**).

Análisis de puntuación de riesgo genético no ponderados

En los GRS no ponderados sólo se tiene en cuenta el sumatorio del número de alelos de riesgo aportados por cada SNP incluido en el GRS. A no ser que se especifique lo contrario, se asumen efectos aditivos para cada SNP, de manera que cada uno de ellos se codifica como 0, 1 o 2 según el número de alelos de riesgo. Hay que tener especial precaución y conocer con anterioridad a la codificación cuál es el alelo de riesgo, que no siempre es el alelo menor. Una vez comprobada esta codificación, se realiza el sumatorio de los valores de todos los SNP incluidos que presenta un individuo, siendo esta sumatoria el valor del GRS no ponderado para ese individuo. La puntuación de riesgo puede ser utilizada en su forma original como una variable continua en los análisis estadísticos, pero a menudo se realizan transformaciones para facilitar su interpretación. Por ejemplo, es común categorizar la variable en cuantiles para facilitar la identificación de grupos de mayor riesgo. Sin embargo, una limitación del uso de GRS no ponderados es que no tienen en cuenta la magnitud de la asociación de cada SNP incluido en el GRS con el fenotipo de interés. La presencia de cada alelo de ries-

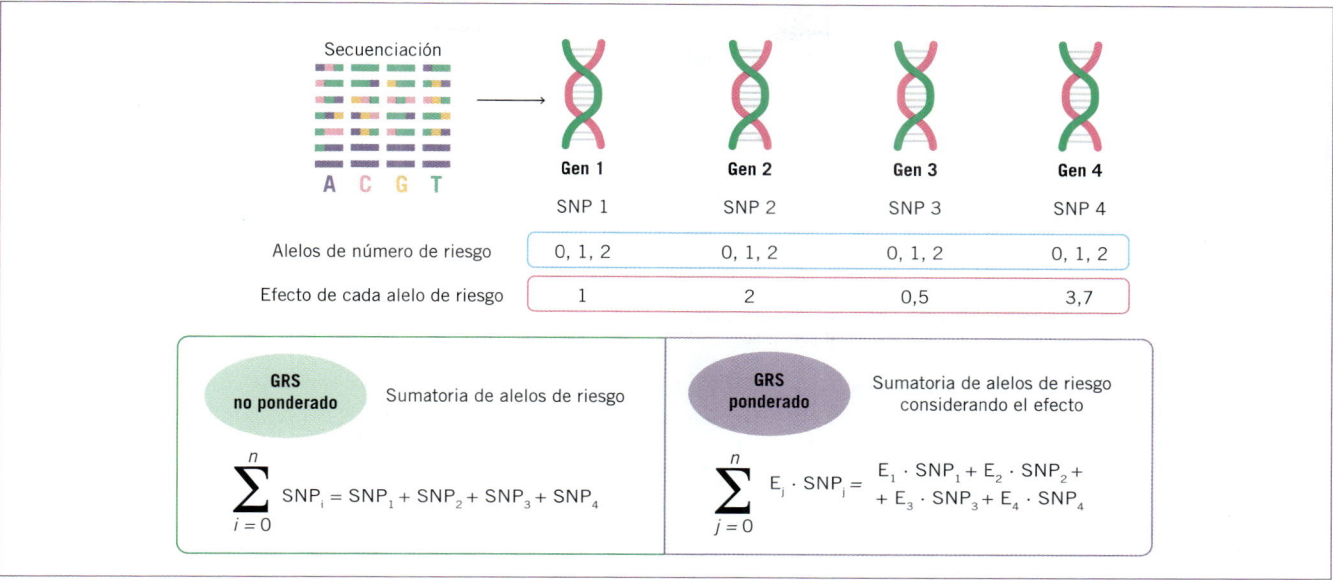

Figura 16-4. Construcción de las puntuaciones de riesgo genético (GRS, *genetic risk score*), no ponderadas y ponderadas, con varios polimorfismos de un solo nucleótido (SNP). E: magnitud del efecto de un polimorfismo sobre un fenotipo.

go en el GRS puntúa de la misma manera, con independencia de que se trate de un SNP altamente asociado con el fenotipo de riesgo o de que la asociación sea mucho más débil. Esto puede reducir la capacidad del GRS para predecir el riesgo de enfermedad con precisión. Para subsanar esta limitación se utilizan los denominados GRS ponderados.

Análisis de puntuación de riesgo genético ponderados

En los GRS ponderados, además de realizar el sumatorio del número de riesgo que aporta cada SNP incluido en el GRS, se tiene en cuenta para cada uno de ellos la magnitud del efecto o «peso» de la asociación de dicho SNP con el fenotipo de interés (**Fig. 16-4**). Esto se hace para considerar que algunos SNP tienen un efecto más fuerte en el riesgo de enfermedad que otros. El peso asignado a cada SNP puede basarse en la magnitud del coeficiente de regresión que se obtiene al asociar el SNP con el fenotipo en cuestión mediante un modelo de regresión lineal. Los SNP con coeficientes de regresión más grandes recibirán pesos más altos en el GRS ponderado. Luego, para cada individuo, se realiza el sumatorio del número de alelos de riesgo ponderados para cada SNP incluido en el GRS; de esta manera se obtiene una puntuación de riesgo ponderada que refleja la magnitud del efecto de todos los SNP comprendidos en el GRS. La información sobre los coeficientes de regresión entre el fenotipo y cada SNP (medidas de pesaje de cada alelo) suele derivar de los metaanálisis publicados al respecto o bien de bases de datos públicas específicas para los GRS. Sin embargo, puede ocurrir que los metaanálisis y los estudios publicados difieran mucho en las características demográficas y de salud en comparación con la muestra que se está estudiando o que no existan estudios previos. En estos casos se puede cuantificar previamente la magnitud de la asociación estimando los coeficientes de regresión en la población que se está estudian-

do, dividiéndose en una subpoblación de entrenamiento para la extracción de pesajes y una de validación para la construcción del GRS. Para el cálculo del GRS se tendrá en cuenta el sumatorio de cada uno de los alelos de los SNP multiplicando cada uno de ellos por su magnitud del efecto (expresada por alelo para cada SNP). Este sumatorio se puede utilizar también como variable continua o transformar en una variable binaria para posteriores análisis estadísticos.

Los GRS, tanto ponderados como no ponderados, permiten medir la susceptibilidad genética de padecer una enfermedad metabólica y realizar posteriores análisis estadísticos para profundizar en el conocimiento de las interacciones gen-dieta. Durante el inicio del uso de dichos sistemas de puntuación se registró una gran cantidad de estudios que utilizaron estas puntuaciones con un éxito limitado, proporcionando una estimación del riesgo insuficiente para la utilidad clínica. Estos esfuerzos iniciales se vieron obstaculizados principalmente por: *a)* el bajo número de individuos en los estudios iniciales de GWAS, que afectó a la precisión del impacto estimado de los SNP en el riesgo de la enfermedad; *b)* los métodos computacionales limitados para crear GRS, y *c)* la falta de conjuntos de datos de validación con los que probar las puntuaciones de riesgo. Sin embargo, actualmente se han desarrollado métodos muy variados y novedosos con los que se pueden generar GRS que incluyen cientos de miles de SNP, incluso la totalidad de los SNP del genoma, de manera computacional rápida y sencilla. En este contexto cabe destacar el uso de plataformas analíticas avanzadas y lenguajes de programación que permiten analizar conjuntos de datos con semejante dimensionalidad y complejidad. Igualmente, existen bases de datos que alojan y conservan los metadatos necesarios para calcular las puntuaciones de riesgo, haciéndolas más accesibles para futuras investigaciones. Esta accesibilidad a los datos libre permite examinar los GRS estimados en otros estudios en una nueva población, con características similares a la original, lo que favorece la

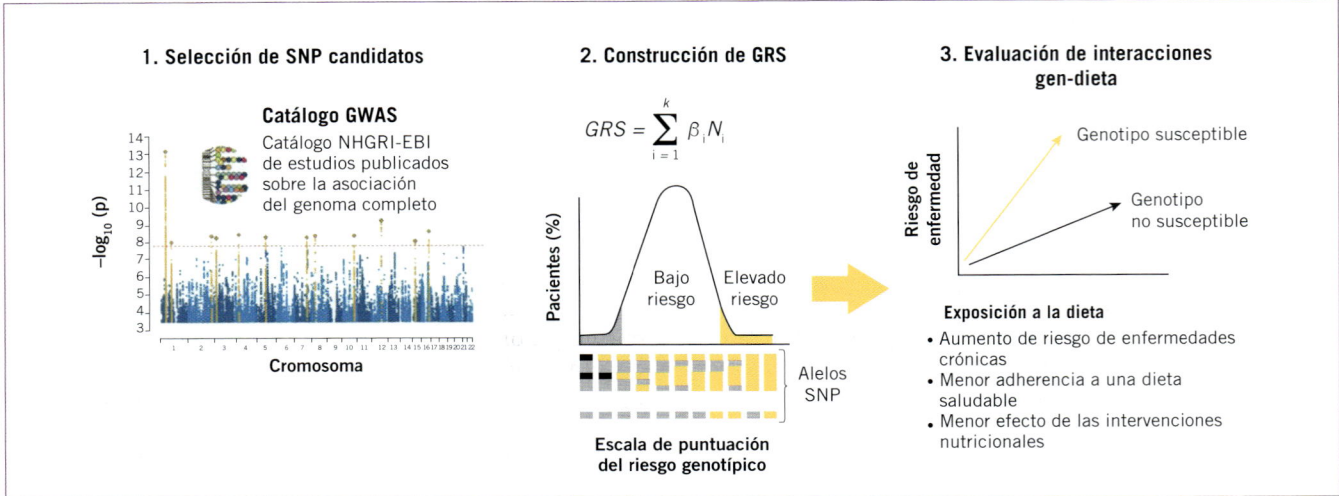

Figura 16-5. Pasos básicos de la construcción de una puntuación de riesgo y de la evaluación de su interacción con la dieta en la predicción del riesgo a sufrir una enfermedad. GRS: puntuación de riesgo genético; GWAS: estudios de asociación de genoma completo; SNP: polimorfismos de un solo nucleótido. (Tomado de Aguilera y cols. En: Caballero B, ed. Encyclopedia of human nutrition, vol. 2: Molecular mechanisms for the interaction of nutrients and health, 4ª ed., 2023; p. 188-96).

fiabilidad de los resultados obtenidos a partir del uso de los GRS. Una de las bases de datos más reconocidas en este ámbito es el catálogo de puntuaciones de riesgo poligénico *(PGS catalog)*. En este catálogo es posible consultar miles de GRS, cada uno de los cuales está asociado a un rasgo clínico distinto y posee gran cantidad de metadatos, como archivos de puntuación (número e identificación de variantes, alelos de efecto/pesos), descripción de los métodos estadísticos empleados en el desarrollo y aplicación de la puntuación de riesgo, evaluaciones de su rendimiento predictivo, procedencia y características de la población empleada para estimarla, así como un enlace al artículo científico asociado al GRS y una identificación alfanumérica de éste.

Así pues, una vez obtenido el perfil de riesgo de cada individuo a partir del análisis de su genoma, es importante investigar la interacción entre estos datos genéticos y la dieta, así como la ingesta de nutrientes. Esto es esencial, dado que permite evaluar cómo dicha interacción influye en la aparición de una enfermedad y permite avanzar en dirección a una nutrición más personalizada y preventiva en la salud. En la **figura 16-5** se muestra un ejemplo de las etapas básicas de la construcción del GRS y del estudio de su interacción con la dieta en la predicción del desarrollo de una enfermedad.

FUNDAMENTOS DEL ANÁLISIS ESTADÍSTICO DE INTERACCIONES GEN-NUTRIENTE

El análisis estadístico de interacciones entre variables implica la evaluación del efecto conjunto de dos o más variables en una respuesta o resultado de interés. En el caso de la interacción de la genética con un factor ambiental, se busca evaluar cómo la respuesta biológica (p. ej., la predisposición a una enfermedad) está influida por ambos factores, teniendo en cuenta que el efecto de uno de ellos puede ser modulado por el otro. En los estudios de interacción gen-nutriente, los análisis estadísticos se realizan mediante modelos

estadísticos que incluyen tanto los términos principales de gen y nutriente como el término multiplicativo de su interacción. De esta manera, se puede evaluar tanto el efecto principal de cada variable por separado como su efecto conjunto, teniendo en cuenta las posibles interacciones entre ellas. Por ejemplo, en un estudio sobre la interacción entre el gen *MTHFR* y la ingesta de folato en relación con el riesgo de ECV, se podrían construir modelos de regresión múltiple que incluyeran términos para el gen *MTHFR*, la ingesta de folato y su interacción. De esta manera, podría evaluarse el efecto individual de cada variable en el riesgo de ECV, así como el efecto conjunto de ambas variables y la posible modulación del efecto del gen por la ingesta de folato. Asimismo, los análisis estadísticos de interacciones pueden incluir también la evaluación de posibles factores de confusión o interacción de otros factores, como la edad o el sexo, que podrían influir en la relación entre el gen y el nutriente o la dieta.

En términos generales, se reconoce la existencia de una interacción entre los genes y la dieta cuando algún componente de ésta, como un nutriente, puede alterar el efecto genético. Los primeros estudios de asociación genotipo-fenotipo que se realizaron partían del supuesto de la existencia de determinismo genético, principalmente por la simplicidad que entabla. En el determinismo genético se asume una correspondencia directa entre la expresión del DNA y el fenotipo, sin considerar la modulación ambiental. Sin embargo, la respuesta genética está influida por ambos factores, teniendo en cuenta que el efecto de uno de ellos puede ser modulado por el otro. Se sabe que, de todos los factores ambientales, la dieta es uno de los más influyentes, dado que se está expuesto a este factor ambiental todos los días de la vida. De hecho, aunque la predisposición genética pueda aumentar el riesgo de desarrollar ciertas enfermedades, la modulación de la expresión génica a través de los patrones de dieta y nutrientes ingeridos puede influir positivamente en la salud. En el **capítulo 17** se profundizará en la importancia de conocer la adherencia a dichos patrones dietéticos y su relación con la prevención de enfermedades.

Estudio de interacciones biológicas mediante modelos de regresión tradicionales

En los estudios iniciales sobre la interacción gen-dieta se realizaron análisis estratificados según la dieta consumida, comparando el efecto del mismo genotipo en función del origen del nutriente consumido. Posteriormente se desarrollaron métodos de regresión que permitieran modelar las complejas interacciones gen-dieta para comprender y cuantificar la interacción entre variables, creando modelos jerárquicos que incluyeran los términos principales de gen-dieta, el término multiplicativo de su interacción y otras covariables que pudieran influir en esta relación, como la edad y el sexo de los individuos considerados. En la **figura 16-6** se presenta el detalle de estas ecuaciones en el supuesto de una variable fenotípica continua (concentraciones plasmáticas del nutriente Y), de una variable genética (SNP A>G) y de una variable de dieta. La forma de examinar la existencia de una interacción estadística gen-nutriente en este caso sería ajustar el modelo de regresión y obtener el valor de la significación estadística del término de interacción bajo la hipótesis nula de que su coeficiente de regresión es igual a cero frente a la hipótesis alternativa de que sea distinto de cero. Cuando la significación estadística de dicho contraste de hipótesis es

$p > 0,05$, se acepta la hipótesis nula de ausencia de interacción gen-nutriente, como se observa en la **figura 16-6**, **A**. Sin embargo, cuando se obtiene un valor de p estadísticamente significativo ($p < 0,05$), se rechaza la hipótesis nula de ausencia de interacción y se concluye que sí existe una interacción gen-nutriente estadísticamente significativa. Es decir, el efecto de la dieta sobre la variable fenotípica es heterogéneo y depende del genotipo del individuo. En el gráfico de la **figura 16-6**, **B** se observan líneas de pendientes paralelas y, por lo tanto, no significativas, mientras que en la **figura 16-6**, **C** las pendientes son distintas, existe un entrecruzamiento y, por lo tanto, una interacción significativa.

Aunque el ejemplo de la **figura 16-6** se refiere a un modelo de regresión lineal que incluye una única variante genética (un SNP), este modelo también se puede utilizar considerando como variable genética varios SNP o bien variables categóricas. En este último caso se emplearía una regresión logística o regresión de Cox. En estos modelos, aunque se delimite un valor de $p < 0,05$ para alcanzar la significación estadística, existe la posibilidad de obtener azarosamente falsos positivos por lo que, para minimizar su influencia, se realizan comparaciones múltiples o ajustes del valor p. Sin embargo, a pesar de estas correcciones, el estudio de las interacciones empleando modelos de regresión es muy reduccionista, dado que no permite estudiar la complejidad real que entabla la comprensión y predicción de los fenómenos biológicos. Además, en la actualidad se plantean retos adiciona-

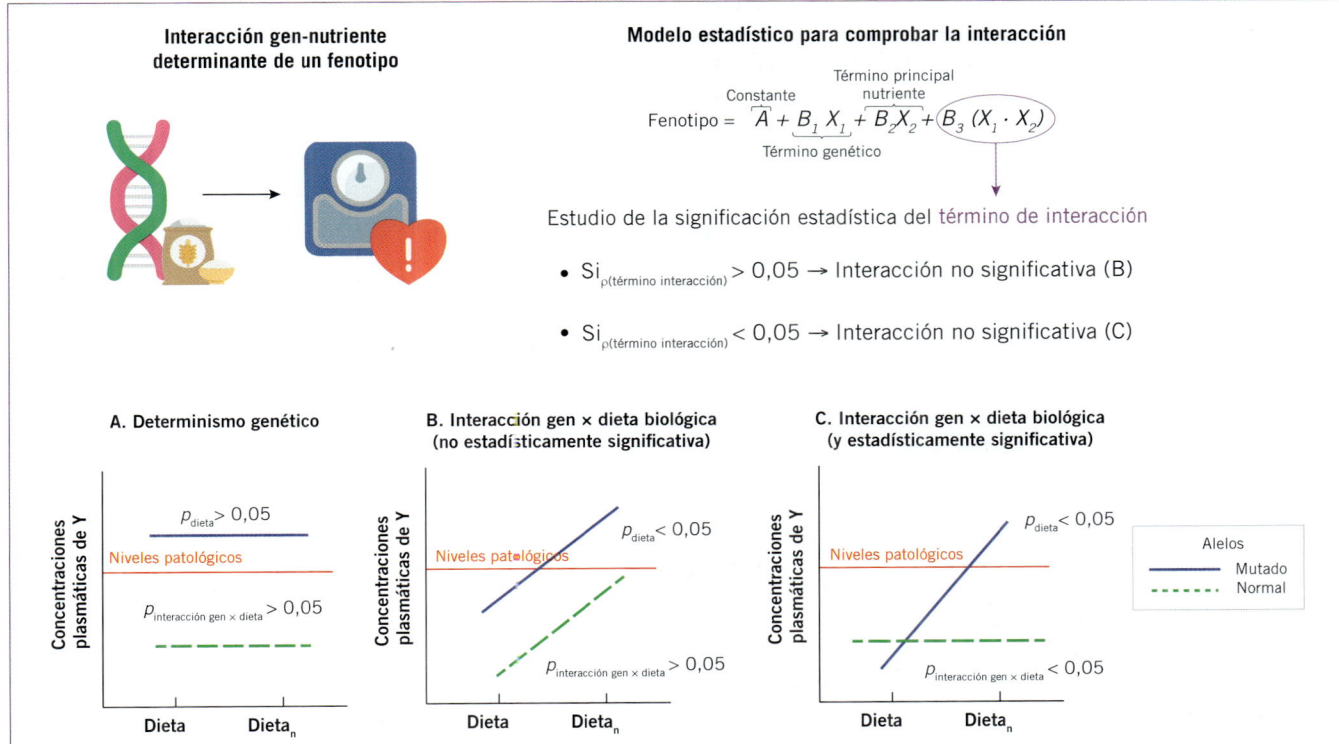

Figura 16-6. Cálculo de las interacciones gen-nutriente y sus efectos sobre la determinación de un fenotipo, concretamente de las concentraciones plasmáticas de Y. El alelo de riesgo se asocia con concentraciones plasmáticas elevadas (patológicas) del nutriente Y según el determinismo genético. Para comprobar si existe determinismo genético o interacción gen-dieta, se administraron varias dietas y se comprobó el efecto de cada una de ellas sobre la asociación del polimorfismo con las concentraciones plasmáticas del nutriente Y. A) Determinismo genético: no hay interacción gen-dieta entre una variante genética y la dieta. B) Interacción gen-dieta, pero no estadísticamente significativa. C) Interacción gen-dieta y estadísticamente significativa.

les, debido a que reviste especial interés analizar interacciones de nutrientes con cientos de miles de variables, y no con genes individuales, por lo que las bases de datos considerados son de grandes dimensiones. En este aspecto, los métodos de regresión convencionales pueden no ser suficientes para abordar los efectos de colinealidad y determinar la mejor combinación posible de la interacción.

Estudio de interacciones biológicas mediante modelos estadísticos avanzados

Así, con el objetivo de aumentar la interpretabilidad y la capacidad predictiva de los modelos de interacción, se emplean técnicas estadísticas más complejas. En el contexto de la nutrigenética, éstas se centran en el estudio de la variabilidad conjunta de los efectos de la genómica y los nutrientes, tratando de reducir la dimensión de ambas matrices de datos en una sola para facilitar su comprensión. En la actualidad destacan principalmente tres métodos. Uno de los más empleados es la regresión LASSO *(least absolute shrinkage and selection operator)*, en la que se emplea una regresión lineal tradicional a la que se le añade un término de penalización que puede reducir el coeficiente de una variable a 0, disminuyendo así el número total de variables y el efecto de la multicolinealidad o intercorrelación de las variables explicativas. Además, los resultados generados son intuitivos e interpretables, dicho método admite predictores continuos y categóricos, resultados binarios y continuos y tiene un bajo coste computacional. Sin embargo, no es sensible a variables con un bajo tamaño de efecto, con independencia de su importancia biológica, y sólo admite regresiones lineales.

Otro método muy popular en el estudio de las interacciones se basa en modelos de árboles de regresión, es decir, particiones de las observaciones cuyo objetivo es minimizar los residuos. La interacción es implícita en esta clase de modelos, dado que se analiza la relación de las variables por pares y se realiza una partición del espacio predictor con divisiones binarias en regiones no solapadas. Cada división está condicionada por la que la precede, permitiendo ajustar interacciones complejas. Las principales ventajas del uso de este modelo residen en que es intuitivo e interpretable y requiere un bajo coste computacional. Por otro lado, los predictores son poco fiables e inestables y los modelos generados pueden sobreajustarse o sufrir *overfitting*. El tercer método más empleado se denomina *Bayesian kernel machine regression* y se caracteriza por ser una aproximación flexible y no paramétrica de la estimación multivariable de la función de superficie exposición-respuesta usando una representación del kernel gaussiano. Las mayores ventajas de este método son su gran flexibilidad, mayor que la de los modelos anteriores, y su sencilla implementación, aunque el coste computacional es bastante elevado.

INTERACCIONES GENÉTICAS EN LA RESPUESTA A LA INGESTA DE MACRONUTRIENTES

En este apartado se describen los genotipos críticos que interaccionan en la respuesta al consumo de macronutrientes y en sus niveles séricos. Además, estos genotipos pueden interactuar con los suplementos nutricionales o la dieta y alterar la respuesta nutricional o el riesgo de enfermedad (**Fig. 16-7**). Los polimorfismos asociados a dichos genotipos pueden

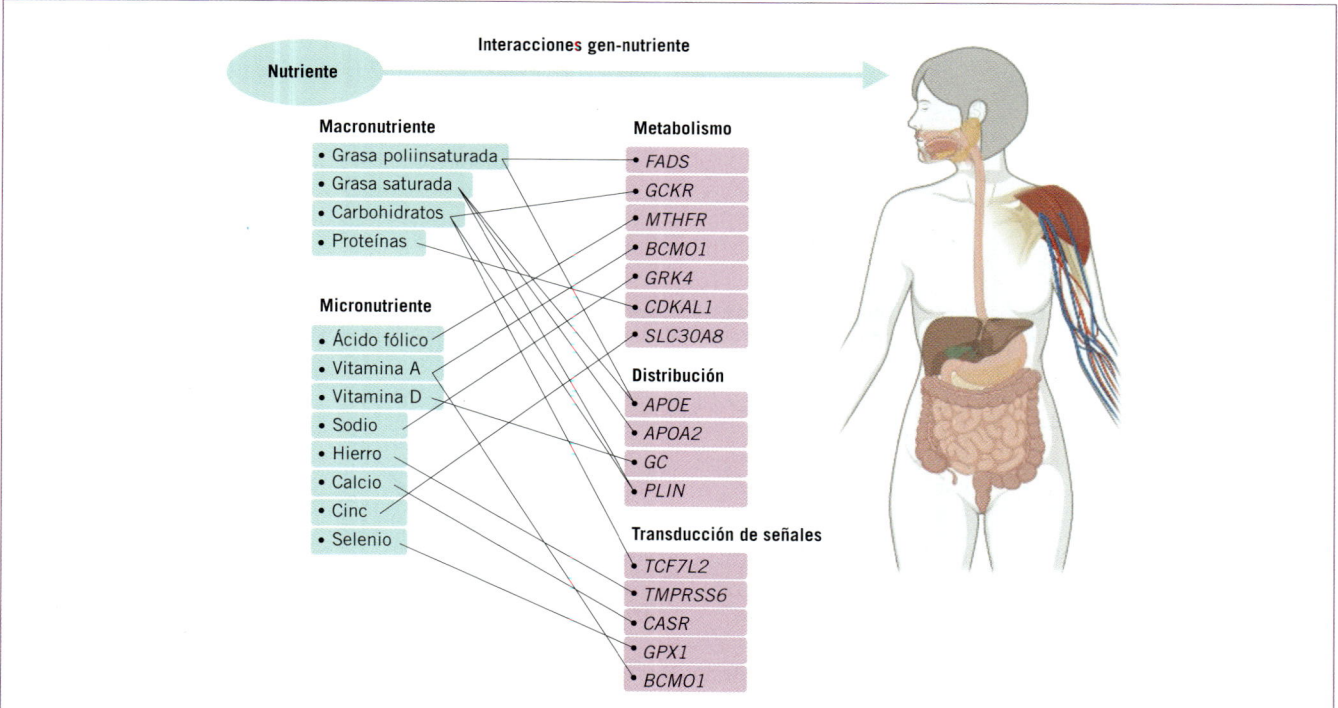

Figura 16-7. Interacciones gen-nutrientes que afectan a enzimas del metabolismo y otras proteínas implicadas en la distribución de nutrientes y señalización celular, destacando los principales genes con polimorfismos de un solo nucleótido responsables de las interacciones con nutrientes según la literatura científica.

estar presentes en genes que codifican enzimas del metabolismo, proteínas de distribución de nutrientes y también en componentes de la señalización celular. Estas variaciones genéticas pueden influir en la función y la actividad de estas moléculas, lo que a su vez puede tener un impacto en diversos procesos metabólicos y de señalización en el organismo. Es importante tener en cuenta esta diversidad genética, dado que puede contribuir a diferencias individuales en la respuesta a intervenciones nutricionales y en la forma en que los nutrientes son metabolizados y utilizados por el cuerpo.

Interacción genética y grasas

En el ámbito de la nutrigenética, las interacciones gen-ingesta de lípidos tienen una importancia reconocida, sobre todo en relación con los fenotipos lipídicos clásicos que son fácilmente medibles y suelen estar disponibles en las bases de datos de grandes cohortes para su estudio. Los polimorfismos más conocidos a escala poblacional se han descrito en genes relacionados con el metabolismo lipídico, destacando estudios basados en el análisis de genes que determinan las concentraciones plasmáticas de lípidos. Así pues, una correcta determinación de sus niveles óptimos permite estimar el riesgo de sufrir una enfermedad según el genotipo y desarrollar estrategias de intervención nutricional personalizadas.

Entre los biomarcadores de lípidos plasmáticos, el colesterol total y los triacilgliceroles son los más relevantes. Estos lípidos no polares deben ser transportados en el plasma asociados con diversas partículas de lipoproteínas, que se dividen en cinco clases principales: quilomicrones, lipoproteínas de muy baja densidad (VLDL), lipoproteínas de densidad intermedia (IDL), lipoproteínas de baja densidad (LDL) y lipoproteínas de alta densidad (HDL). En particular, se ha demostrado que los altos niveles de LDL se asocian con un mayor riesgo cardiovascular, mientras que los altos niveles de colesterol unido a HDL se consideran generalmente protectores (**cap. 5**, Metabolismo de las lipoproteínas, **tomo I**). Sin embargo, se ha observado que estos biomarcadores clásicos (triacilgliceroles, colesterol total, LDL-C y HDL-C) tienen limitaciones en términos de especificidad y sensibilidad. Con el tiempo, se han ampliado los fenotipos analizados a concentraciones de apolipoproteínas, tamaños de partículas y, más recientemente, se están expandiendo los fenotipos lipídicos a nuevos marcadores lipidómicos y metabolómicos. Los nutrientes analizados fueron básicamente los ácidos grasos, las grasas totales o los distintos tipos de ácidos grasos, ya que el paradigma imperante era la asociación entre mayor consumo de grasa y mayor riesgo cardiovascular. En la literatura científica se reconoce la importancia de los biomarcadores de lípidos plasmáticos en la evaluación de numerosas enfermedades, a los que se considera ampliamente como fenotipos intermedios en la patogenia de las disfunciones cardiovasculares. En el estudio de las ECV, que han sido y siguen siendo altamente prevalentes, han generado gran interés en su identificación las interacciones gen-ingesta lipídica, dada la gran cantidad de polimorfismos asociados a la enfermedad y relacionados con el metabolismo lipídico, como *APOE, CETP, APOA1, APOA2, LIPC, LPL*, entre otros (**Fig. 16-8, A**).

Grasa saturada

En el contexto de la intervención nutricional se ha prestado especial atención a la influencia de la ingesta de grasa saturada en la salud debido a su asociación con diversas enfermedades, como las ECV y las metabólicas. En este sentido, se han identificado dos genes de apoproteínas que desempeñan un papel clave en la respuesta a la grasa saturada: *APOE* y *APOA2*. A continuación se destacan los numerosos estudios en los que se ha investigado la influencia de estos genes en la relación entre la ingesta de grasa saturada y el perfil lipídico.

Los primeros estudios de intervención nutricional se realizaron con lípidos a corto plazo, fundamentalmente cargas de grasa, midiendo los efectos de manera posprandial a las pocas horas. En este contexto, destaca por su carácter pionero un estudio llevado a cabo por Breslow y cols. en el laboratorio de Genética Bioquímica y Metabolismo en la Universidad de Rockefeller de Nueva York. En este trabajo se analizaron 27 individuos que demostraron tener diferentes respuestas posprandiales en las concentraciones de quilomicrones tras la administración de una sobrecarga grasa con vitamina A añadida dependiendo del genotipo del polimorfismo común en el gen de la apolipoproteína E *(APOE)*. Esta apolipoproteína, producida principalmente en el hígado, es un componente fundamental de las lipoproteínas ricas en triacilgliceroles y de las HDL. Está implicada en la unión, y posterior aclaramiento, de estas partículas a través de receptores celulares específicos. Dado el papel que desempeña en el metabolismo lipoproteico, *APOE* se considera muy relevante en la fisiopatología de diversas enfermedades, como las relacionadas con alteraciones cardiovasculares (p. ej., la enfermedad de Alzheimer). El descubrimiento de varias de sus isoformas, así como de las bases genéticas del polimorfismo común que las determina, propició que este gen fuera el objeto principal de estudio de las interacciones gen-dieta en los primeros estudios nutrigenéticos centrados en la influencia de los distintos tipos de ácidos grasos de la dieta en el metabolismo lipídico.

La apolipoproteína (apo E), codificada por el gen de la *APOE*, está localizada en el cromosoma 19; la proteína tiene tres isoformas, apo E-2, apo E-3 y apo E-4 codificadas por haplotipos ε2, ε3 y ε4, respectivamente. Desempeña funciones clave en el transporte del colesterol y el funcionamiento del colesterol y de otros lípidos en el cerebro (**Fig. 16-8, B**). Este sistema de haplotipos comprende dos SNP no sinónimos, rs429358 (T/C) y rs7412 (T/C), en el exón de la apo E, donde el haplotipo ε2 está representado por TT, el ε3 por TC y el ε4 por CC. Además, el rs769449 presenta un fuerte desequilibrio de ligamiento con el rs429358. Los portadores del haplotipo menos común –el de la isoforma *APOE4*– han mostrado repetidamente una mayor respuesta de los lípidos plasmáticos en ayunas a las grasas saturadas de la dieta que los no portadores de *APOE4* y se han observado resultados similares en el estado posprandial. Este genotipo se ha asociado positivamente con un mayor riesgo de numerosas enfermedades, como las ECV y la enfermedad de Alzheimer.

La asociación del genotipo *APOE* con las concentraciones de LDL-C fue replicada de manera muy fiable en varias poblaciones y despertó el interés científico para investigar si

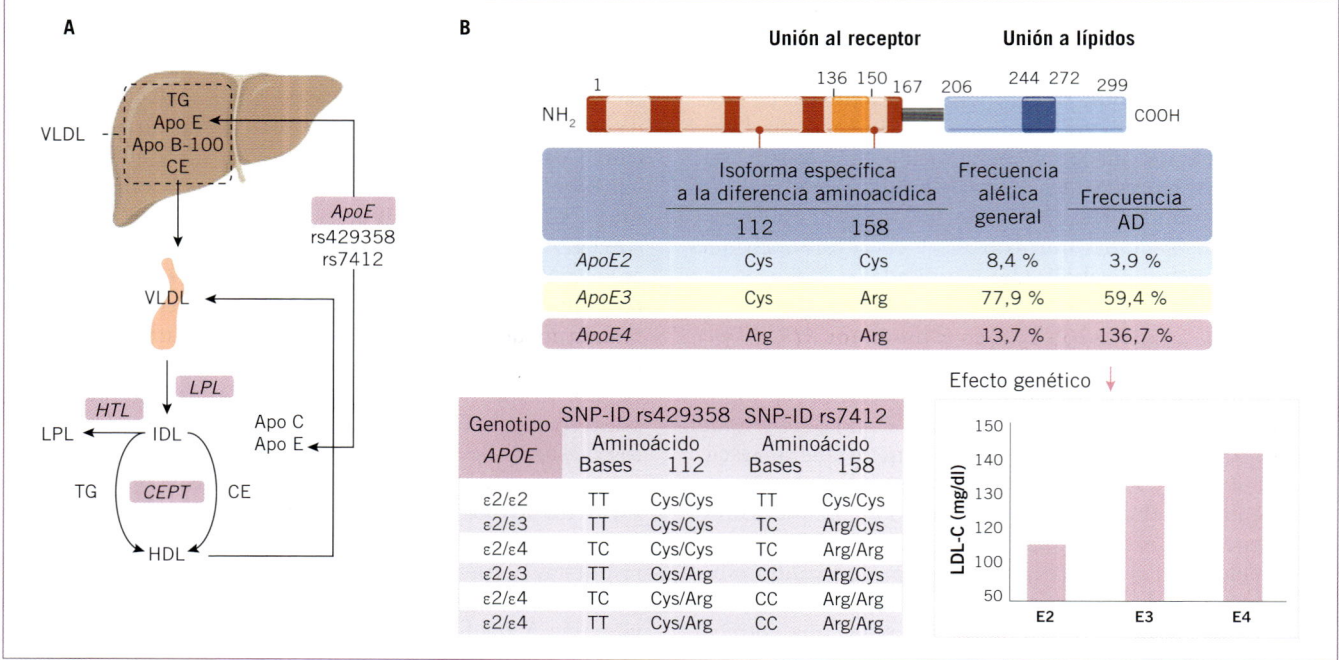

Figura 16-8. Genotipos e isoformas de la apolipoproteína E (apo E). A) Enzimas del metabolismo de las lipoproteínas codificadas por genes con variantes génicas implicadas en respuestas diferenciales ante la ingesta de lípidos. B) La apo E es una proteína con 299 aminoácidos de longitud, que transporta lipoproteínas, vitaminas liposolubles y colesterol hacia el sistema linfático y luego a la sangre. Es sintetizada principalmente en el hígado. El *locus* del gen estructural de apo E es polimórfico. Los tres haplotipos más comunes, que se denominan ε2, ε3 y ε4, producen tres isoformas de la proteína llamadas E2, E3 y E4. Estos tres alelos son heredados en forma codominante, dando como resultado a los seis genotipos. Apo E3 es la isoforma de la proteína más común, con una frecuencia de 77,9 % en la población, y contiene una cisteína en la posición 112 y una arginina en la posición 158. Apo E2, que posee la más baja frecuencia, se encuentra en el 8-11 % y contiene cisteína en ambas posiciones. Apo E4 se encuentra en el 12-15 % de la población y contiene arginina en ambas posiciones y es la isoforma más sensible a la ingesta de grasa saturada. AD: alelo dominante; CE: ésteres de colesterol; CETP: proteína de transferencia de éster de colesterol; HDL: lipoproteínas de alta densidad; HTL: lipasa de triacilgliceroles; IDL: lipoproteínas de densidad intermedia; LPL: lipoproteína lipasa; SNP: polimorfismos de un solo nucleótido; TG: triacilgliceroles; VLDL: lipoproteínas de muy baja densidad.

existía determinismo genético o si dicha asociación podía modularse por la dieta (así como otros factores ambientales que se fueron investigando paralela o progresivamente). Además de los primeros estudios que analizaron las modulaciones dietéticas de los efectos del genotipo *APOE* en la respuesta posprandial, Tikkaneny cols., del Departamento de Medicina en la Universidad de Helsinki, Finlandia, publicaron un estudio de interacción gen-dieta en 110 participantes, con una mayor duración de la intervención (hasta 12 semanas), en el que analizaron el efecto de una dieta rica frente a una baja en grasas y colesterol en las concentraciones de lípidos plasmáticos en función del genotipo *APOE*. Observaron que el efecto del genotipo *APOE* en los cambios de lípidos no era determinista y que dependía de la dieta, siendo los E4 en los que se detectaron los mayores cambios (mayores reducciones con una dieta baja en grasas y mayores aumentos al cambiar de dieta) (**Fig. 16-8, B**). Asimismo, el caso de la *APOE* y sus alelos ha seguido siendo estudiado en trabajos posteriores. En 2019, Jones y cols. realizaron un estudio en el que se demostró que las alteraciones metabólicas de ratones con una dieta rica en grasas dependían del genotipo del gen *APOE* y del sexo. Descubrieron que, con la dieta rica en grasas, los ratones con el genotipo E4 macho eran más susceptibles a las alteraciones metabólicas, incluida la acumulación de tejido adiposo visceral y la intolerancia a la glucosa, en comparación con los ratones con el genotipo E3,

mientras que los ratones E3/E4 hembra tenían respuestas metabólicas similares.

Estas interacciones entre genes y grasa saturada de la dieta han sido ampliamente estudiadas por su impacto en el desarrollo de las ECV, la enfermedad de Alzheimer y la obesidad. A modo de ejemplo, utilizando un GRS ponderado calculado a partir de 63 variantes asociadas a la obesidad en dos poblaciones, la GOLDN *(Genetics of Lipid Lowering Drugs and Diet Network)* y la MESA *(Multi-Ethnic Study of Atherosclerosis)*, se demostró que la ingesta de grasa saturada en la dieta interacciona con el GRS y modula el índice de masa corporal (IMC). De manera que la asociación entre una ingesta elevada de grasa saturada y la obesidad sólo fue evidente en individuos del tercil superior del GRS (es decir, aquellos con una mayor predisposición genética a la obesidad pueden ser más sensibles a la grasa saturada de la dieta).

Otro gen muy estudiado en el contexto de la interacción gen-ingesta lipídica es el gen de la apolipoproteína A *(APOA2)*. Hay un estudio pionero cuyo objetivo fue la validación de las asociaciones entre una variante genética del gen *APOA2* con la obesidad y en el que se emplearon diferentes cohortes internacionales. Se analizó la interacción gen-nutriente entre el polimorfismo en el promotor del gen *APOA2* (–265 T>C) y la ingesta de grasas saturadas en la dieta para determinar el IMC y el riesgo de obesidad en tres cohortes norteamericanas: Framingham (1.454 blancos), GOLDN

(1.078 blancos) y los participantes en el *Boston Puerto Rican Health Study* (930 hispanos de origen caribeño). Este trabajo fue el primero en considerar una interacción gen-nutriente que se replicaba en tres poblaciones independientes. De acuerdo con dicha interacción, cuando la ingesta de grasa saturada era alta (más de 22 g/día), los individuos homocigotos CC para el alelo menor tenían un mayor IMC y mayor riesgo de obesidad que los otros sujetos. Sin embargo, cuando la ingesta de grasas saturadas era baja, los homocigotos CC para el alelo menor no presentaron ni mayor IMC ni riesgo de obesidad. Más tarde, se replicó esta interacción gen-nutriente entre el polimorfismo –265 T>C en el promotor *APOA2* y la ingesta de grasas saturadas en una población mediterránea española del estudio PREDIMED y, parcialmente, en una población asiática del estudio nacional de salud de Singapur. Se encontró, en la población mediterránea, que los individuos homocigotos para el alelo menor también presentaron mayor IMC con ingesta alta de grasas saturadas, pero no tras una ingesta baja en grasas saturadas. En la población asiática, la prevalencia del alelo menor fue muy baja en comparación con la encontrada en los norteamericanos y los mediterráneos. Este hecho limitó el poder estadístico para detectar los términos de interacción estadísticamente significativos. En el análisis estratificado se observó que cuando los chinos y los indios se analizaron de forma conjunta, el genotipo CC se asoció con un mayor riesgo de obesidad sólo cuando la ingesta de grasas era alta, de acuerdo con nuestros resultados en las otras poblaciones.

Grasa poliinsaturada de la serie n-3

El pescado que contiene ácidos grasos marinos de cadena larga omega-3 (serie n-3), como el ácido eicosapentaenoico (EPA) y el ácido docosahexaenoico (DHA), es un componente importante de una dieta saludable para prevenir enfermedades relacionadas con el estilo de vida, como las ECV. Esta evidencia ha llevado a la recomendación de aumentar el consumo de ácidos grasos poliinsaturados (AGPI) de la serie n-3. De hecho, la suplementación con estos ácidos grasos puede reducir el riesgo de cardiopatía coronaria y la mortalidad, así como la ECV total y la muerte por ECV. El efecto reductor del riesgo de ECV del EPA y del DHA está en parte mediado por la disminución de los niveles séricos de triacilgliceroles. Estos ácidos grasos son potentes moléculas de señalización dietética, con mecanismos bien descritos para reducir los niveles plasmáticos de triacilgliceroles (**cap. 8**, Derivados lipídicos de interés biológico: eicosanoides, docosanoides y otros compuestos, **tomo I**). Hay evidencia científica a partir de metaanálisis de ensayos clínicos que demuestran que tras la administración de suplementos de AGPI n-3 se observa un descenso de los niveles de triacilgliceroles que se asocia a un menor riesgo de ECV. Sin embargo, se conoce que algunos individuos responden a estos suplementos reduciendo la concentración de triacilgliceroles plasmáticos, mientras que otros no lo hacen. La variabilidad interindividual a la suplementación con AGPI n-3 en la respuesta del descenso de los niveles de triacilgliceroles no se conoce del todo. Sin embargo, las variantes genéticas parecen desempeñar un papel importante.

Se ha demostrado que la respuesta de los triacilgliceroles tras la suplementación con AGPI n-3 interactúa con el sexo y el genotipo de la *APOE*, siendo los varones con la isoforma apo E-4 los que presentan la reducción de triacilgliceroles más significativa. Además, los SNP de genes como el óxido nítrico sintasa 3 (*NOS3*), la molécula CD36 (*CD36*) y la linfotoxina alfa (*LTA*, también conocida como *TNFβ*) están asociados con la respuesta de los triacilgliceroles a la suplementación con n-3. En un estudio canadiense, 208 participantes recibieron suplementos diarios de 5 g de aceite de pescado (≈ 2 g de EPA + 1 g de DHA) durante 6 semanas. Estudiaron los SNP en genes involucrados en: *a)* el metabolismo lipídico: estearoil-CoA desaturasa (*SCD*), ATP citrato liasa (*ACLY*), acetil-CoA carboxilasa alfa (*ACACA*), 1-acilglicerol-3-fosfato O-aciltransferasa 4 (*AGPAT4*), glicerol-3-fosfato aciltransferasa mitocondrial (*GPAM*), fosfolipasa A2 grupo VII (*PLA2G7*) y fosfolipasa A2 grupo IVA (*PLA2G4A*); *b)* la función neuronal: *neurexophilin* 1 (NXPH1) y *slit guidance ligand* 2 (SLIT2); *c)* la transcripción: *MYB proto-oncogene*, factor de transcripción (*MYB*), y *d)* el crecimiento celular: *neural EGFL like* 1 (*NELL1*) y *jade family PHD finger* 1 (*JADE1*). Estos SNP mostraron un efecto significativo de interacción genotipo-suplementación sobre la respuesta de los niveles de triacilgliceroles. En el mismo estudio, se generaron GRS que incluían el mayor número de SNP asociados con la respuesta de los triacilgliceroles tras la suplementación con AGPI n-3, de manera que el GRS explicaba el 50 % de la variabilidad de los triacilgliceroles. Sin embargo, en comparación, el mismo GRS sólo explicaba alrededor del 4 % de la variación individual en el estudio FINGEN realizado en el Reino Unido. Estas diferencias pueden deberse a diferentes frecuencias alélicas en *loci* asociados con la respuesta de triacilgliceroles entre las poblaciones de estos dos estudios. En un ensayo a doble ciego, controlado y cruzado, el mismo GRS pudo predecir la respuesta de los triacilgliceroles a la suplementación con EPA, pero no con DHA. En la **tabla 16-1** se describen tanto este estudio como muchos otros asociados al consumo de AGPI.

Dada la importancia nutricional de los AGPI n-3, para garantizar la disponibilidad de estos ácidos grasos cuando la ingesta dietética es baja, se pueden producir de forma endógena a partir del ácido graso esencial ácido α-linolénico mediante una serie de reacciones en las que la ácidos grasos desaturasa (FADS) 1 y 2 son las enzimas fundamentales (**Fig. 16-9**). Durante la evolución de la especie humana, apareció un haplotipo derivado del grupo de genes *FADS* asociado a una producción más eficiente de AGPI de cadena larga. En 2017 se describió que la selección del haplotipo de *FADS* dependía del consumo de AGPI n-3, de manera que la acción de FADS se vio favorecida en poblaciones que empezaron a cultivar la tierra, mientras que la selección del haplotipo con las desaturasas menos eficientes se vio favorecida en poblaciones con una elevada ingesta de AGPI n-3 de fuentes marinas. A raíz de estos resultados se llevaron a cabo varios análisis de GWAS sobre las concentraciones de AGPI n-3 y n-6 en suero y se corroboró que las variantes génicas de *FADS1/FASD2* afectan en gran medida a los niveles séricos de AGPI. Además, un estudio realizado en 1.144 europeos

Tabla 16-1. Estudios de asociación del genotipo con la respuesta de los triacilgliceroles plasmáticos tras la suplementación con ácidos grasos omega-3

Autor principal	Año	Información del gen o los genes	Asociación del genotipo con la respuesta de los triacilgliceroles al omega-3	*Digital Object Identifier*
Miao	2022	*CD36* (rs1527483-GG)	Exposición a n-3 asociada con concentraciones más bajas de triacilgliceroles entre los portadores de *CD36* rs1527483-GG, pero no en los portadores AA/AG	https://doi.org/10.1016/j.clnu.2022.05.021
Vallée Marcotte	2020	GRS con 31 SNP	GRS que predice la respuesta de triacilgliceroles tras la suplementación con ácidos eicosapentanoico y docosahexanoico	https://doi.org/10.1186/s12263-020-00669-x
Vallée Marcotte	2019	GRS con 31 SNP	GRS que explica la variación en la respuesta de triacilgliceroles a la suplementación con n-3. Los triacilgliceroles que no respondieron a los suplementos de n-3 tenían un GRS más alto que los que respondieron	https://doi.org/10.1093/ajcn/nqy298
Vallée Marcotte	2016	*IQCJ* (10 SNP), *NXPH1* (4 SNP), *MYB* (3 SNP)	Respuesta de los triacilgliceroles plasmáticos a la suplementación con n-3 dependiente del genotipo de los genes *IQCJ*, *NXPH1* y *MYB*	https://doi.org/10.1159/000446024
Tremblay	2015	*PLA2G7* (rs1805018) *PLA2G4A* (rs10752979, rs10737277, rs7540602 y rs3820185)	Respuesta de los triacilgliceroles plasmáticos a la suplementación con n-3 dependiente del genotipo de los genes *PLA2G7* y *PLA2G4A*	https://doi.org/10.1186/s12944-015-0009-2
Rudkowska	2014	GRS con 13 *loci* con SNP en o cerca de los genes *IQCJ-SCHIP1*, *MYB*, *NELL1*, *NXPH1*, *JADE1* y *SLIT2*	Diferente frecuencia alélica entre los respondedores y no respondedores a la suplementación con n-3 en un GRS con 13 *loci*	https://doi.org/10.1194/jlr.M045898
Ouellette	2014	*GPAM* (rs2792751 y rs17129561) *AGPAT4* (rs3798943 y rs9458172)	Respuesta de los triacilgliceroles plasmáticos a la suplementación con n-3 dependiente del genotipo para los genes *GPAM* y *AGPAT4*	https://doi.org/10.1159/000357432
Bouchard-Mercier	2014	*GCK* (rs741038-CC)	Respuesta de los triacilgliceroles a la suplementación con n-3 dependiente del genotipo del gen *GCK* y de la ingesta dietética de hidratos de carbono. Portadores rs741038-CC + ↑ ingesta de hidratos de carbono → mayor disminución de triacilgliceroles tras la administración de suplementos de n-3 Portadores rs741038-CC o genotipos independientes de la ingesta de carbono + ↓ ingesta baja de hidratos de carbono → menor disminución de triacilgliceroles tras la administración de suplementos de n-3	https://doi.org/10.1007/s12263-014-0395-5
Bouchard-Mercier	2014	*RXRA* (rs11185660, rs10881576 y rs12339187) *ACOX1* (rs17583163)	Respuesta de los triacilgliceroles tras la suplementación con n-3 dependiente de interacciones entre la ingesta de grasa en la dieta y el genotipo de los genes *RXRA* y *ACOX1*	https://doi.org/10.3390/nu6031145
Bouchard-Mercier	2013	*ACLY* (rs8071753) *ACACA* (rs1714987)	Respuesta de los triacilgliceroles plasmáticos a la suplementación con n-3 dependiente del genotipo y diferente frecuencia alélica de rs8071753 entre los respondedores y los no respondedores	https://doi.org/10.1194/jlr.M041590
Rudkowska	2013	*ECF* (rs508384)	Respuesta de los triacilgliceroles plasmáticos a la suplementación con n-3 dependiente del genotipo de ECF	https://doi.org/10.1002/mnfr.201300426
Ferguson	2010	*NOS3* (rs1799983)	Respuesta de los triacilgliceroles plasmáticos a la suplementación con n-3 dependiente del alelo menor (AC + AA) del rs1799983; son más sensibles a los cambios en los AGPI n-3 plasmáticos que los homocigotos del alelo mayor (CC)	https://doi.org/10.1016/j.atherosclerosis.2010.03.027
Caslake	2008	*APOE4*	Mayor reducción de triacilgliceroles tras la suplementación con n-3 en hombres portadores de *APOE4* en comparación con los portadores E2 y E3 y las mujeres	https://doi.org/10.1093/ajcn/88.3.618

Continúa

Tabla 16-1. Estudios de asociación del genotipo con la respuesta de los triacilgliceroles plasmáticos tras la suplementación con ácidos grasos omega-3 *(cont.)*

Autor principal	Año	Información del gen o los genes	Asociación del genotipo con la respuesta de los triacilgliceroles al omega-3	Digital Object Identifier
Madden	2008	*CD36* (4 SNP)	Reducción de triacilgliceroles plasmáticos tras la suplementación con n-3 que sólo se produjo en individuos con la variante GG de los SNP 25444 G>A, 30294 G>C, 31118 G>A y 33137 A>G del gen *CD36*	https://doi.org/10.1016/j.plefa.2008.04.003
Marcovic	2004	*TNFα*	Reducción de triacilgliceroles plasmáticos tras la administración de suplementos de n-3 que sólo se produjo en individuos que poseían el genotipo AA en la posición +252 de linfotoxina alfa, que codifica el *TNFα*	https://doi.org/10.1016/j.clnu.2004.02.002
Lindi	2003	*PPARG* (Pro12Ala)	Respuesta de triacilgliceroles plasmáticos a la suplementación con n-3 dependiente del polimorfismo Pro12Ala del gen *PPARG* Portadores del alelo Ala12 + ↓ ingesta de grasas → mayor disminución de triacilgliceroles tras la administración de suplementos de n-3 Portadores del alelo Pro12Pro + ↓ ingesta de grasas → menor disminución de triacilgliceroles tras la administración de suplementos de n-3	https://doi.org/10.1016/S1096-7192(03)00065-9

AGPI: ácidos grasos poliinsaturados; GRS: puntuación de riesgo genético; SNP: polimorfismos de un solo nucleótido.

ha demostrado que todos los haplotipos portadores del alelo menor del SNP rs174546 *FADS1* estaban asociados con menor actividad de 1-5 desaturasas, que se ha asociado con los niveles plasmáticos de AGPI de cadena larga. Estudios anteriores también indicaron que el SNP rs174546 *FADS1* era un determinante importante de las concentraciones plasmáticas de triacilgliceroles en plasma. Además, otros SNP de *FADS1* se han asociado significativamente con los niveles de AGPI, como el rs174537 (que incluye tres variantes G/G, G/T y T/T) y el rs174547 (C/T). Las pruebas acumuladas sugieren que la relación entre la ingesta de AGPI y el riesgo de ECV podría alterarse mediante diferencias genéticas en el *FADS*. En un amplio estudio de cohortes, la ingesta de ácido α-linoleico se asoció inversamente con el ictus isquémico en portadores del genotipo rs174546 TT con baja actividad desaturasa. Otros hallazgos en lactantes que recibieron su-

plementos de aceite de pescado confirman estos resultados, ya que sólo aumentaron los niveles de DHA en los homocigotos para el alelo menor de rs174546. Otro estudio GWAS, realizado en la población del estudio PREDIMED, confirmó la asociación del rs174547 (C/T) *FADS1* con mayores concentraciones séricas de AGPI n-3 en los portadores del alelo TT.

Por último, cabe destacar un estudio multiómico, con GWAS y metabolómica, cuyo objetivo era comprender mejor el impacto de la variación genética dentro de un *locus* de tres genes *FADS* (*FADS1*, *FADS2* y *FADS3*) en el conjunto de lípidos analizados mediante lipidómica. En concreto se estudiaron las asociaciones de 247 metabolitos lipídicos (incluyendo cuatro clases principales de moléculas que contienen AGPI de cadena larga entre otras moléculas de señalización) con variantes genéticas comunes y de baja frecuencia

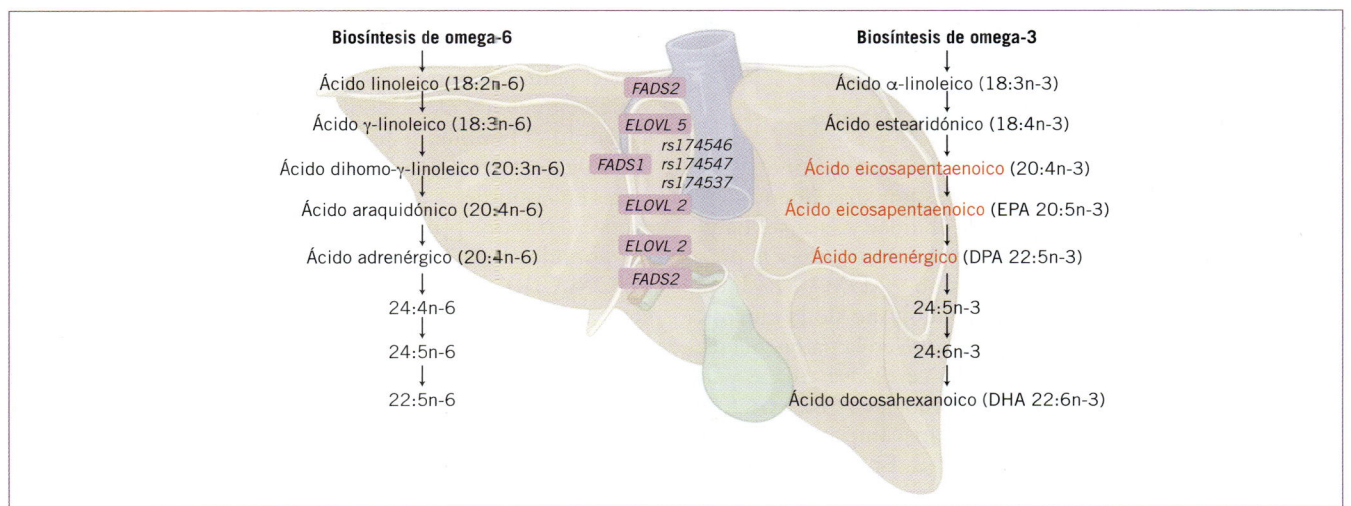

Figura 16-9. Efectos de los polimorfismos de un solo nucleótido (SNP) en los genes de la familia FADS y ELOVL en la biosíntesis y el metabolismo de ácidos grasos poliinsaturados (AGPI), específicamente omega-6 y omega-3. Se detallan las enzimas y los pasos involucrados en la conversión de ácidos grasos en AGPI de cadena larga.

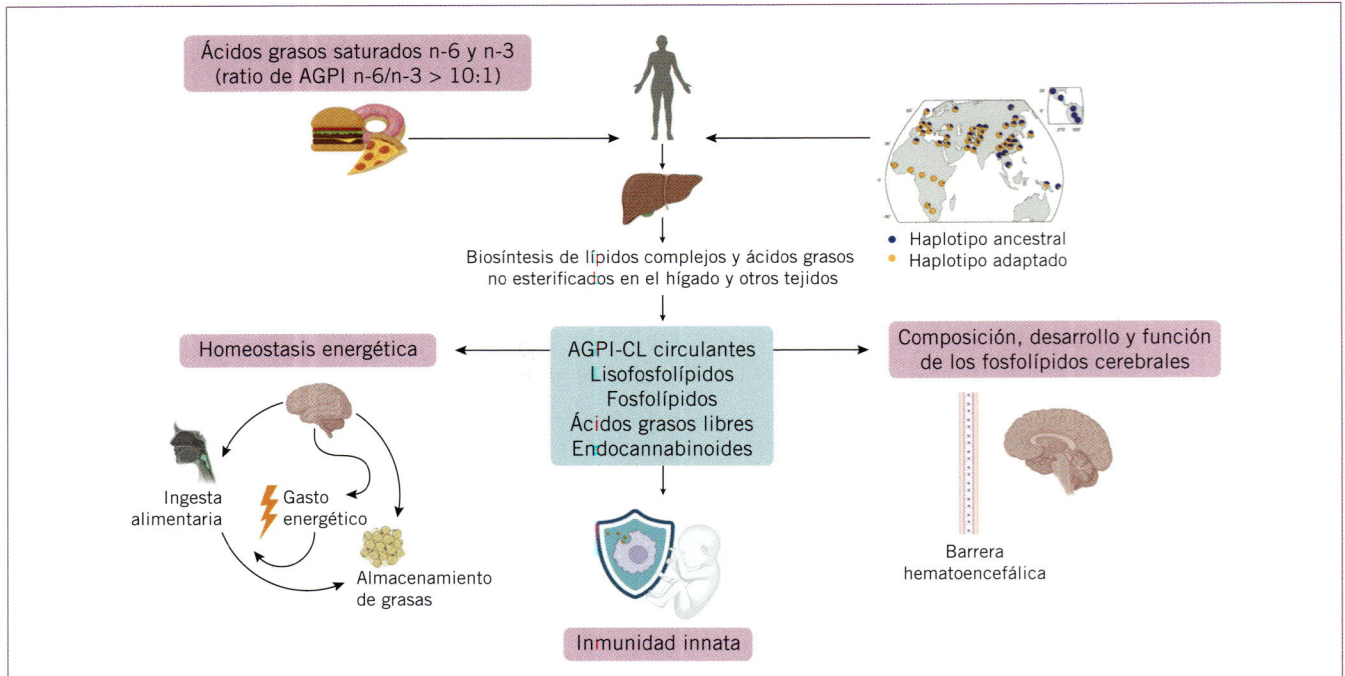

Figura 16-10. Impacto de la interacción entre el gen *FADS* y los ácidos grasos poliinsaturados (AGPI) de la dieta en la homeostasis energética, la inmunidad innata y el desarrollo cerebral, la memoria y la función cognitiva. Esta figura ilustra cómo la cantidad de AGPI y la relación entre n-6 y n-3 de las dietas occidentales interactúan con la variación global dentro del *locus FADS* para impactar en los niveles de lisofosfolípidos que contienen AGPI (liso fosfolípidos), fosfolípidos, ácidos grasos no esterificados y endocannabinoides.

localizadas dentro del *locus FADS*. La variación genética en el *locus FADS* se asoció fuertemente con 52 lípidos, incluyendo ácidos grasos libres, fosfolípidos, lisofosfolípidos y un endocannabinoide. Se comprobó que la mayoría de los lípidos (80 %) se asociaron significativamente sólo con variantes genéticas de este *locus FADS*. Estos hallazgos ponen de relieve el papel central que desempeña la variación genética en el *locus FADS* en la regulación de los niveles de lípidos fisiológicamente críticos que contienen AGPI de cadena larga y que participan en la inmunidad innata, la homeostasis energética y el desarrollo y la función cerebrales (**Fig. 16-10**), por lo que sería importante revisar las recomendaciones de AGPI según el genotipo.

Interacción genética e hidratos de carbono

La cantidad y la calidad de los hidratos de carbono de la dieta han sido ampliamente estudiadas por su influencia en la homeostasis de la glucosa y la sensibilidad a la insulina y, por consiguiente, por su impacto en el tratamiento y la prevención de la diabetes mellitus de tipo 2 (DM2). Es bien conocido que los trastornos del metabolismo de la glucosa pueden desempeñar un papel importante en la patogenia de la diabetes, las ECV, las enfermedades cerebrovasculares y la hipertensión. Los SNP en genes como *TCF7L2, GCKR, G6PC2* y *ALOX5* desempeñan un papel importante en la alteración del metabolismo de la glucosa. Entre ellos destaca el gen que codifica el factor de transcripción 7 tipo 2 (*TCF7L2,* del inglés *transcription factor-7-like-2*), que pertenece a la familia de los factores potenciadores de células T/linfoide (TCF/LEF). Es el gen de susceptibilidad más co-

mún para la DM2. Se ha identificado que el polimorfismo rs7903146 *TCF7L2* se asocia a la homeostasis de la glucosa y a parámetros relacionados con la obesidad. Un metaanálisis de 115.809 individuos indicó que este polimorfismo se asociaba significativamente con la susceptibilidad a la DM2. También se ha descrito una asociación del alelo T de rs7903146 *TCF7L2* con niveles elevados de hemoglobina glicosilada en individuos sanos. Además, se han observado asociaciones significativas entre el rs7903146 y el IMC o la circunferencia de la cintura y niveles elevados de glucosa en sangre.

Se ha investigado activamente la interacción de *TCF7L2* y la dieta en la homeostasis de la glucosa. Así, se ha descrito que el polimorfismo rs7903146 *TCF7L2* afecta a la tolerancia a la glucosa y al metabolismo de los ácidos grasos libres en adultos. También se ha señalado que las concentraciones y los porcentajes de ácidos grasos monoinsaturados son mayores en las mujeres con el genotipo TT que en las de genotipo CC tras una prueba de tolerancia oral a la glucosa, y que las portadoras de TT con índice de resistencia a la insulina (HOMA-IR) elevado presentaban concentraciones de ácidos grasos libres en ayunas significativamente mayores, un índice de disposición menor y un área bajo la curva de la glucosa elevada en comparación con las portadoras de CC.

Numerosos estudios han analizado la interacción de estos polimorfismos con los índices de la homeostasis de la glucosa en los alimentos, como el índice glucémico, un método de clasificación de los alimentos basado en la respuesta posprandial de la glucosa en sangre tras la ingesta del alimento, o la carga glucémica, que es el producto de la cantidad de hidratos de carbono y el índice glucémico, propuesto como un indicador global de la respuesta a la glucosa inducida por una ración de un alimento determinado. En este sentido se ha descrito que dietas de baja carga glucémica disminuyen el riesgo genético de DM2 conferido por *TCF7L2*. Esta interacción se ha demostrado en el estudio de enfermeras *(Nurses' Health Study)*, en el que se observaron asociaciones más fuertes de DM2 para rs12255372 *TCF7L2* entre individuos en el tercil más alto de índice glucémico y carga glucémica. Por otro lado, el estudio de la cohorte EPIC-Potscam demostró una reducción del riesgo de DM2 entre los homocigotos CC de rs7903146 *TCF7L2* con una ingesta diaria de 50 g de cereales integrales y, por el contrario, un aumento no significativo del riesgo de DM2 entre los portadores del alelo de riesgo.

Además de las interacciones del gen *TCF7L2* y los hidratos de carbono de la dieta, a través de estudios de gran escala, como GWAS o metaanálisis, se han encontrado otros genes relevantes en la respuesta glucémica de la dieta. Cabe destacar el metaanálisis de las interacciones gen-dieta como parte del consorcio CHARGE *(Cohorts for Heart and Aging Research in Genetic Epidemiology)*, que examinó las interacciones entre los hidratos de carbono de la dieta con *loci* previamente asociados con concentraciones de glucosa en GWAS (16 *loci*) e insulina (2 *loci*) en ayunas en aproximadamente 50.000 participantes no diabéticos de 14 estudios de cohortes. En este estudio se encontró una interacción con el polimorfismo rs780094 *GCKR*, por la que una mayor ingesta de cereales integrales en la dieta se asociaba con una menor reducción de la insulina en ayunas en las personas con el alelo de riesgo asociado a concentraciones altas de la insulina. El SNP rs780094 se encuentra cerca de un lugar de empalme en el intrón 18 del gen *GCKR*, cuyo producto es una proteína reguladora que inhibe la glucoquinasa, un paso regulador clave en el metabolismo de la glucosa que se ve influido por la composición de la dieta. Este SNP se identificó originalmente en el estudio GWAS para los niveles de triacilgliceroles analizando la genética de la DM2. Posteriormente, el alelo T, que se había asociado con altas concentraciones de triacilgliceroles, se relacionó con concentraciones más bajas de glucosa e insulina en ayunas y se confirmó en un metaanálisis de varios GWAS. El mapeo detallado de la región para la asociación con los niveles de triacilgliceroles identificó una variante sin sentido Pro446Leu en *GCKR* que es menos sensible a la regulación de la fructosa-6-fosfato, lo que resulta en un aumento de la actividad de la glucoquinasa hepática, de la glucólisis y de la malonil-CoA hepática. La consecuencia de este cambio metabólico se manifiesta en un descenso de la glucosa en ayunas y un aumento de las concentraciones de triacilgliceroles. El mecanismo por el que la ingesta de cereales integrales mejora la resistencia a la insulina puede implicar a la glucoquinasa, por lo que la variación alélica en *GCKR* podría disminuir los efectos beneficiosos de los alimentos integrales en la homeostasis de la insulina, posiblemente a través del fuerte efecto de la variante *GCKR* tanto en los niveles de triacilgliceroles como de glucosa.

Otra forma de estudiar las interacciones genéticas y el consumo de hidratos de carbono es mediante intervenciones dietéticas con sustitución isocalórica de hidratos de carbono por grasas o viceversa. En este sentido destaca un estudio reciente publicado en 2023, en el que se explora el impacto de las interacciones gen-dieta en la asociación de la ingesta de hidratos de carbono y rasgos glucémicos en 33.187 participantes no diabéticos de 10 cohortes diferentes. Se ajustaron modelos lineales mixtos multivariables para estimar el efecto principal de la dieta, modelada como una sustitución isocalórica de hidratos de carbono por grasas, y para calcular sus interacciones con variantes genéticas en todo el genoma. Se realizaron pruebas tanto para variantes comunes como para conjuntos de variantes raras basadas en genes en cada cohorte, seguidas de un metaanálisis combinado de cohortes. Los participantes que consumían más calorías procedentes de hidratos de carbono a expensas de las grasas presentaban valores de rasgo glucémico modestamente inferiores. Se detectó una variante de ascendencia africana (rs79762542) que flanquea al gen *FRAS1* y que alcanzó significación en todo el estudio, indicando que una mayor concentración de hemoglobina se relacionaba con una mayor proporción de calorías procedentes de hidratos de carbono frente a grasas sólo entre los portadores del alelo menor.

Un aspecto de gran interés es entender cómo la genética influye en la relación entre el consumo de hidratos de carbono y grasas saturadas, y cómo esto afecta a la resistencia a la insulina. Un gen de especial interés en este contexto es la perilipina *(PLIN)*, que había mostrado asociaciones importantes con la obesidad y la glucemia en estudios previos. Curiosamente, los polimorfismos estudiados en este gen en estudios previos mostraban un efecto en las mujeres, pero no en los hombres. Para estos polimorfismos *PLIN* 11482 G>A y *PLIN* 14995 A>T, ambos en elevado desequilibrio de ligamiento, se encontraron interacciones estadísticamente significativas con el contenido de ácidos grasos saturados de la dieta determinando la resistencia a la insulina, de manera que el efecto del alelo menor aumentaba la resistencia a la insulina a medida que lo hacía el aporte de ácidos grasos saturados de la dieta. Al estudiar la interacción con el aporte de hidratos de carbono de la dieta se observaron también interacciones estadísticamente significativas con ambos polimorfismos, pero con efecto inverso. Como las interacciones gen-nutrientes fueron más significativas para el SNP 11482 G>A, se consideró este SNP como *tag* SNP y se calculó el cociente ácidos grasos saturados/hidratos de carbono de la dieta, encontrando así mayores efectos en la medida de resistencia a la insulina.

Interacción genética y proteínas

La interacción entre los genes y la ingesta de proteínas es un campo emergente de investigación que busca comprender cómo los diferentes alelos genéticos pueden influir en la forma en que una persona responde a la ingesta de proteínas y cómo esto a su vez puede afectar a la salud y al riesgo de enfermedad. Un estudio destacable en este sentido consiguió identificar interacciones estadísticamente significativas entre el aporte de proteínas con la dieta y un GRS de diabetes, determinando tanto la insulina en ayunas como la hemoglobina glicada, así como los marcadores de resistencia a la insulina HOMA-IR y de la función beta, HOMA-B. En este estudio, ante un menor riesgo genético de diabetes (menor puntuación en el GRS) se detectó un mayor descenso de insulina en ayunas, hemoglobina glicada, HOMA-IR y un menor incremento en HOMA-B en los participantes que consumían menor cantidad de proteínas. Sin embargo, en los participantes con un riesgo genético mayor (mayor puntuación en el GRS) se detectó una mayor reducción en la insulina en ayunas cuando consumieron dietas altas en proteínas. Los resultados de la investigación indicaron que no existe una ingesta proteica óptima generalizable, sino que, dependiendo del riesgo genético de padecer DM2, se debe ajustar el aporte proteico en la dieta para mitigar la resistencia a la insulina. En este sentido se observó que una dieta baja en proteínas podría ser más efectiva para mejorar los biomarcadores en individuos con bajo riesgo genético de diabetes, mientras que aquellos con un alto riesgo genético podrían beneficiarse más de una dieta rica en proteínas. Estos hallazgos se repitieron en una población asiática, en la que se investigó cómo interactúa un GRS con SNP pertenecientes a los genes *TCF7L2* y *FTO*. Se encontraron interacciones significativas entre el GRS y la cantidad de proteínas consumidas (como porcentaje de la ingesta total de energía), los niveles de glucosa en ayunas y la hemoglobina glicosilada. Se observó que entre las personas con una ingesta más baja de proteínas vegetales (< 39 g/día) y aquellas con más de una variante de riesgo genético, los niveles de glucosa y hemoglobina glicosilada eran más altos que en aquellos con una o ninguna variante de riesgo genético.

Otro gen que es influido por la ingesta de proteínas y es especialmente relevante en el desarrollo de DM2 es el *CDKAL1*, dado que tiene un papel esencial en la secreción de insulina. Se observaron relaciones significativas entre el SNP rs7756992 *CDKAL1* y la ingesta de proteínas y grasas en la dieta en relación con la DM2 en 3.988 adultos coreanos del estudio KoGES-HEXA. En los hombres se constataron asociaciones significativas entre rs7756992 y una menor ingesta de proteínas y grasas en la dieta, mientras que en las mujeres estas asociaciones significativas se hallaron entre rs7756992 y una mayor ingesta de proteínas y grasas en la dieta. Por lo tanto, los polimorfismos de *CDKAL1* parecen modular la resistencia a la insulina en respuesta a los distintos niveles de ingesta de grasas y proteínas en la dieta, aunque aún no está claro el mecanismo por el que este gen interactúa con la dieta.

INTERACCIONES GENÉTICAS EN LA RESPUESTA A LA INGESTA O SUPLEMENTACIÓN DE MICRONUTRIENTES

La interacción entre los genes y la ingesta de micronutrientes es un tema fascinante que ha capturado la atención de la comunidad científica en los últimos años. A medida que la investigación en genómica y nutrición avanza, se están descubriendo cada vez más evidencias sobre cómo nuestros genes y la manera en que metabolizamos los nutrientes afectan a nuestra salud y bienestar. Lograr un estado adecuado de micronutrientes, evitando al mismo tiempo las carencias, representa un reto para la población mundial. Por ello, muchas personas recurren a la suplementación para corregir una

ingesta alimentaria subóptima. Los avances en los campos de la nutrigenética y la genómica nutricional han identificado diferencias en la respuesta a la suplementación con micronutrientes en función de la composición genética, añadiendo el uso de suplementos dietéticos a las herramientas del médico en la era de la nutrición de precisión. A continuación se describirá la interacción entre la ingesta de los micronutrientes de los que se tiene mayor conocimiento y la genética en cuanto a su influencia en el estado de salud, con especial atención a aquellos más usados como suplementación, por lo que es importante identificar y asignar a cada persona el suplemento dietético adecuado en función de su genotipo para lograr una nutrición de precisión. La **figura 16-7** ilustra de manera visual los diferentes tipos de micronutrientes y su interacción con variantes génicas en diferentes contextos fisiológicos. La evidencia científica en la que se basa el apartado de micronutrientes de esta figura puede consultarse en la **tabla 16-2**.

Interacciones genéticas en la respuesta a vitaminas

Ácido fólico

Una vitamina esencial en el contexto de la nutrigenética es el ácido fólico, una vitamina B soluble en agua que desempeña un papel clave en numerosos procesos biológicos, como la biosíntesis de nucleótidos, aminoácidos y ciertas vitaminas. El ser humano no puede sintetizar el ácido fólico, por lo que debe ingerirlo y absorberlo a partir de la dieta. La deficiencia de folato puede causar muchas enfermedades, tanto en la juventud como en la vejez, como trastornos fetales, enfermedades del tubo neural, anemia y depresión, junto a otras como el cáncer y las ECV (**cap. 16**, Folatos, ácido fólico, vitamina B_{12} y colina, **tomo I**). Dado que la 5,10-metilentetrahidrofolato reductasa (MTHFR) es una enzima clave en el metabolismo del ácido fólico, su polimorfismo puede disminuir la actividad enzimática en un 60 % y dar lugar a trastornos asociados al metabolismo del folato, así como a otras enfermedades diversas.

Hasta la fecha se han descrito 14 mutaciones raras con deficiencias enzimáticas graves y una mutación rs1801133 (C677T) con una deficiencia enzimática más leve en la MTHFR. Se han observado concentraciones séricas de ácido fólico más bajas en individuos con el genotipo TT de rs1801133 de *MTHFR* que en los portadores de CC o CT. Además, se ha observado que el genotipo de riesgo del rs1801133 está asociado a diversas enfermedades, como la diabetes, las ECV, el cáncer y los trastornos vasculares. Varios estudios también han revelado que los polimorfismos de la *MTHFR* podrían estar asociados con la elevación de los niveles de homocisteína, exacerbando así el riesgo de ECV. Los conocimientos sobre la *MTHFR* se han utilizado con éxito para desarrollar estrategias de prevención de enfermedades. En un ensayo clínico para la prevención de accidentes cardiovasculares en China, el fármaco antihipertensivo enalapril, junto con la administración de suplementos de ácido fólico, redujo significativamente el riesgo de ictus en adultos con hipertensión, mientras que el geno-

Tabla 16-2. Principales interacciones genéticas en la respuesta a vitaminas y minerales

Clasificación	Micronutriente	Gen	SNP	Genotipo de riesgo	Problema de salud asociado	Referencia bibliográfica
Vitaminas	Ácido fólico	*MTHFR*	rs1801133	CT, TT	Diabetes, enfermedad cardiovascular, cáncer y obesidad	Lu y cols., 2016 https://doi.org/10.1016/j.metabol.2016.11.018
	Vitamina A	*BCMO1*	rs12934922 y rs7501331	R267S + A379V	Enfermedades infecciosas sistémicas, ojo seco e infecciones respiratorias	Lietz y cols., 2012 https://doi.org/10.1002/mnfr.201100387
	Vitamina D	*GC*	rs17467825 y rs4588	AA, GG y GT	Cáncer, enfermedades inmunitarias, diabetes y enfermedades del sistema endocrino	Dong y cols., 2020 https://doi.org/10.1002/jcla.23376
Minerales	Sodio	*GRK4*	486Val		Enfermedades cardiovasculares	Rayner y cols., 2015 https://doi.org/10.3390/ijms16035741
	Hierro	*TMPRSS6*	rs855791	CT, TT	Anemia ferropénica	Valenti y cols., 2012 https://doi.org/10.1371/journal.pone.0048804
	Calcio	*CASR*	rs17251221	GT, GG	Enfermedades óseas, endocrinas, cardiovasculares y cerebrovasculares	Jeong y cols., 2015 https://doi.org/10.2147/OTT.S97602
	Cinc	*SLC30A8*	rs13266634	CC, CG	Diabetes y obesidad	Rutter y cols., 2014 https://doi.org/10.1007/s00125-014-3405-7
	Selenio	*GPX1*	rs1050450	TT	Cáncer, enfermedades inmunes y cerebrales	Yu y cols., 2022 https://doi.org/10.1007/s12011-021-02705-2

tipo *MTHFR* rs1801133 TT no benefició a las personas con bajos niveles basales de ácido fólico, ni siquiera con la administración de suplementos de ácido fólico, lo que implica que se necesita una dosis mayor de ácido fólico para las personas con riesgo de ECV con genotipo *MTHFR* desfavorable. Curiosamente, la riboflavina (vitamina B$_2$), el cofactor de la *MTHFR* en el metabolismo del folato, también se ha utilizado para regular la presión arterial o los niveles de homocisteína, pero tales efectos beneficiosos sólo se notificaron en los individuos portadores de TT del rs1801133. Aunque en este estudio se genotipó el polimorfismo de la *MTFHR*, las personas se distribuyeron aleatoriamente en los dos grupos de intervención y no se encontró una interacción adicional del genotipo.

Otros estudios han indicado una mayor prevalencia de deficiencia de folato entre las personas que sufren depresión, lo que, a su vez, puede afectar al comportamiento alimentario. Aunque los efectos exactos de la suplementación con ácido fólico sobre la gravedad de la depresión siguen sin ser concluyentes, la suplementación a largo plazo puede beneficiar específicamente a las personas con riesgo de desarrollar depresión. Curiosamente, se ha observado que las mujeres con el genotipo TT rs1801133 del *MTHFR* son más propensas a la depresión, lo que sugiere que, entre los individuos genéticamente susceptibles, la exploración de las interacciones gen-folato puede mejorar el bienestar emocional y, por inferencia, la conducta alimentaria. En resumen, estos estudios ayudan a mejorar la aplicación de recomendaciones más precisas y eficaces sobre el ácido fólico teniendo en cuenta los polimorfismos de la *MTHFR*.

Vitamina A

La vitamina A, una vitamina liposoluble, procede de dos fuentes diferentes: la vitamina A preformada de alimentos de origen animal y los carotenoides con actividad provitamina A de productos de origen vegetal. La vitamina A desempeña un papel importante en el mantenimiento de la función visual, fomenta la proliferación y la diferenciación celulares, mejora la función inmunitaria, favorece el crecimiento corporal y el metabolismo óseo y mejora los niveles de hemoglobina. La deficiencia de vitamina A puede causar ojo seco, enfermedades infecciosas como sarampión, paludismo, diarrea e infecciones respiratorias, y dar lugar a complicaciones graves, como retraso del crecimiento, anemia e incluso la muerte (**cap. 17**, Vitamina A, **tomo I**). La β-caroteno 15,15'-monooxigenasa 1 (BCMO1) es la enzima más crítica involucrada en el metabolismo de los retinoides. Se han identificado dos SNP no sinónimos comunes (R267S: rs12934922 y A379V: rs7501331) en el marco de lectura abierto de *BCMO1* con frecuencias alélicas variantes del 42 y 24 %, respectivamente. El doble mutante R267S + A379V provoca una reducción de la actividad BCMO1 del 57 %, mientras que en mujeres portadoras con A379V solo o con ambos alelos variantes R267S y A379V se observa una reducción del 32 y 69 %, respectivamente, en la conversión de β-caroteno en retinol. Recientemente, en un estudio con 693 niños y adolescentes filipinos se demostró que la variante A379V TT estaba inversamente relacionada con el estado de vitamina A. Estos resultados sugirieron que los polimorfismos en *BCMO1* deberían tenerse en cuenta para futuras recomendaciones de suplementación con vitamina A. Varios estudios han investigado la respuesta plasmática o tisular de vitamina A en portadores de estas variantes con una dieta rica en carotenoides. Por ejemplo, en una intervención cruzada de 3 semanas se suministraron diariamente a 23 individuos sanos zumos que contenían licopeno y β-caroteno, y luego se los clasificó como respondedores fuertes o débiles en función de su perfil de respuesta a los carotenoides plasmáticos. Se descubrió que *BCMO1* modificaba estas respuestas, ya que el genotipo A/T frente a C en rs12934922 *BCMO1* parecía estar asociado con los cambios de β-caroteno en el plasma. Otro estudio examinó 11 polimorfismos en genes putativos asociados con el metabolismo de carotenoides y confirmó que el SNP rs12934922 *BCMO1* mostraba el efecto más fuerte sobre las respuestas de carotenoides, con el alelo T resultando en una acumulación elevada de licopeno en plasma y tejido prostático. Estos estudios sugirieron que las variaciones genéticas, en particular en rs12934922 *BCMO1*, podrían influir en el grado de respuesta plasmática a los carotenoides de la dieta, destacando así la necesidad de examinar este genotipo al considerar la suplementación personalizada con vitamina A.

Vitamina D

La vitamina D es una importante vitamina liposoluble, que se sintetiza principalmente en la piel tras la exposición a la radiación ultravioleta B (UVB) en la exposición solar (**cap. 18**, Vitamina D, **tomo I**). En la circulación, la vitamina D y sus productos son transferidos al hígado y los riñones por las proteínas de unión a la vitamina D (DBP, *D-binding protein*), proteínas que están codificadas por el gen *GC*. La vitamina D regula la homeostasis de calcio y fósforo y favorece el desarrollo normal de huesos y dientes. Sin embargo, la amplia distribución de las DBP en el organismo indica su papel no convencional más allá de la regulación del calcio y del fósforo, que incluye la regulación de la proliferación y la diferenciación celulares, la síntesis y secreción de citoquinas y otras hormonas. Además, la vitamina D es fundamental en la prevención del cáncer, las enfermedades inmunitarias y las enfermedades del sistema endocrino. Los primeros polimorfismos identificados porque afectaban a los niveles de vitamina D fueron el rs4588 y el rs7041 en *GC*. Se ha demostrado que las madres con el alelo de riesgo y los polimorfismos rs17467825, rs4588, rs2282679, rs2298850 y rs1155563 presentan concentraciones elevadas de 25(OH)-vitamina D_3. Además, el rs4588, el rs7041 y otros SNP de *GC* pueden estar correlacionados no sólo con el estado sérico de la vitamina D, sino también con el riesgo de DM2.

En la era posterior a la secuenciación del genoma, muchos estudios han encontrado nuevos genes relacionados con los niveles de vitamina D a través de GWAS. Sin embargo, la mayoría de estos estudios han constatado que los SNP previamente identificados en el gen *GC* son los que muestran la conexión más clara con la forma activa de la vitamina D, la 25(OH)-vitamina D_3. Esto confirma con mucha firmeza que hay una relación sólida entre estos SNP y la vitamina D. Además, se han encontrado sistemáticamente en GWAS europeos y no europeos dos *loci* nuevos, *DHCR7* y *CYP2R1*. Estos *loci* también se confirmaron en GWAS reali-

zados en niños recién nacidos. Estos genes encajan con las pruebas existentes de la implicación de sus correspondientes proteínas en la vía metabólica de la vitamina D. El gen *DHCR7* codifica la 7-deshidrocolesterol reductasa, enzima que convierte el deshidrocolesterol en colesterol en la piel y afecta a la disponibilidad de sustrato para la síntesis de vitamina D3, que es un precursor de la 25(OH)-vitamina D_3. El gen *CYP2R1* codifica la enzima de la familia 2R1 del citocromo P-450, y es la 25-hidroxilasa primaria en el hígado, que convierte la vitamina D en 25(OH)-vitamina D_3. Los GWAS en cohortes no europeas también han notificado algunos *loci* nuevos (p. ej., *FOXA2/SSTR4*, *HSPG2*, *TINK* y *KIF4B*) que no se han identificado en los estudios GWAS sobre ascendencia europea blanca. Se carece de replicación independiente con respecto a la mayoría de estos nuevos *loci*, y muchos no tienen un vínculo claro con la vía metabólica de la vitamina D. Una excepción es *CYP2J2*, descubierto en una cohorte multiétnica de 942 mujeres embarazadas de ascendencia malaya, india y china. *CYP2J2* codifica una enzima (citocromo P-450 familia 2, subfamilia J, polipéptido 2) que ha demostrado *in vitro* que actúa como hidroxilasa de la vitamina D. Por lo tanto, existe una sólida base biológica para esta asociación. Cabe destacar que las variantes que codifican la 1α-hidroxilasa *(CYP27B1)* o el receptor de la vitamina D *(VDR)* no han sido identificadas por los GWAS sobre 25(OH)-vitamina D_3 realizados hasta la fecha. Las concentraciones de 1,25(OH)$_2$-vitamina D_3 activa en la circulación son ≈ 1.000 veces inferiores a las de 25(OH)-vitamina D_3. Por lo tanto, es posible que las diferencias derivadas de la conversión de 25(OH)D en 1,25(OH)$_2$-vitamina D_3 o las que reflejan diferencias relacionadas con el VDR en el «uso» de la 1,25(OH)$_2$-vitamina D_3 sean simplemente demasiado pequeñas para ser detectadas.

Gracias a los SNP encontrados en los GWAS, recientemente se ha despertado el interés por los GRS que combinan variantes en función de sus alelos reductores de la vitamina D, y que analizan si los individuos con un nivel genéticamente bajo de 25(OH)-vitamina D_3 responden menos o más a la ingesta o tratamientos de suplementación con vitamina D. Un estudio utilizó un GRS que combinaba variantes en los *loci CYP2R1* y *GC*, y constató un aumento algo más modesto (≈ 23 %) en las concentraciones séricas de 25(OH)-vitamina D_3 en respuesta al tratamiento con UVB para individuos portadores de cuatro alelos de riesgo en comparación con el aumento del 54 % para aquellos que no portaban alelos de riesgo. También descubrieron que los individuos con cuatro alelos de riesgo fueron los que menos se beneficiaron del consumo de pan y leche enriquecidos con vitamina D_3 durante los 6 meses del estudio. Se ha sugerido que el GRS para 25(OH)-vitamina D_3 es útil para guiar el cribado y el tratamiento de la deficiencia de vitamina D. De manera interesante, en un estudio se recomendó a los participantes con una concentración sérica de 25(OH)-vitamina D_3 < 50 nmol/l que tomaran suplementos de vitamina D, ajustando la dosis en función de su riesgo genético. De nuevo, este estudio utilizó un GRS simple (sólo dos SNP, tomados de *GC* y *CYP2R1*), y a los individuos con tres o cuatro alelos reductores de 25(OH)-vitamina D_3 se les indicó que tomaran 50 mg/día (2.000 UI), a los que tenían uno o dos alelos de riesgo que tomaran 20-30 mg/día, y a los que no tenían alelos de riesgo, 10-20 mg/día. En su estudio, la recomendación de tomar 50 mg/día (2.000 UI) durante 4 meses fue suficiente para reducir la diferencia entre los individuos portadores de tres o cuatro alelos de riesgo y los que no presentaban alelos de riesgo, tanto en lo que respecta a la concentración sérica de 25(OH)-vitamina D_3 como a la prevalencia de 25(OH)-vitamina D_3 < 50 nmol/l. Sin embargo, la prevalencia de 25(OH)-vitamina D_3 < 50 nmol/l siguió siendo elevada para los portadores de dos alelos de riesgo en comparación con los que no tenían alelos de riesgo. Sin embargo, la prevalencia de 25(OH)-vitamina D_3 < 50 nmol/l siguió siendo elevada para los que tenían dos alelos de riesgo en comparación con los que no tenían ninguno. Aunque estos resultados son muy interesantes e incluso prometedores, son provisionales, ya que las ingestas más elevadas de vitamina D se lograron mediante recomendaciones y no mediante pruebas en un contexto aleatorizado y controlado con placebo. Además, se trata de un estudio relativamente pequeño (n = 10 a n = 36 por grupo de tratamiento), por lo que se necesitan más ensayos con controles adecuados y una muestra más amplia para examinar los posibles beneficios y los enfoques eficaces para la administración personalizada de suplementos de vitamina D.

Interacciones genéticas en la respuesta a minerales

Sodio

La importancia de estudiar las interacciones genéticas con la ingesta de sodio se fundamenta en la asociación de una mayor presión arterial con una mayor ingesta de cloruro sódico (NaCl), pero la respuesta de la presión arterial individual a la sal es heterogénea y posiblemente relacionada con la susceptibilidad genética. La medida de la presión arterial tanto sistólica como diastólica ha sido un fenotipo frecuentemente determinado en los grandes estudios epidemiológicos, y pronto comenzaron a investigarse las primeras interacciones gen-dieta. Los resultados de las interacciones gen-nutriente determinando tanto los valores de presión arterial como el riesgo de hipertensión fueron heterogéneos para los distintos nutrientes analizados. De todos ellos, para el que parece observarse mayor coherencia es para la ingesta de sodio.

La hipertensión arterial sensible a la sal se define como el incremento en la presión arterial media mayor de 10 mmHg al ingerir una dieta rica en sodio después de recibir una dosis de diurético y dieta hiposódica. Se estima que la denominada hipersensibilidad a la sal puede estar presente en el 51 % de los hipertensos, pero en distinto grado y en diferentes formas, en función de las bases genéticas alteradas en los mecanismos subyacentes. Aunque todavía no se conocen bien los genes involucrados por su gran complejidad, sí está establecido que la patogenia de la sensibilidad a la sal debe implicar un desarreglo en el manejo renal del NaCl, de manera que existiría una incapacidad para disminuir el transporte de sodio renal y aumentar la excreción de sodio, con un aumento de la carga de NaCl que podría ser causado por alteración de las vías natriuréticas/antinatriuréticas. El riñón es crítico para la regulación general del fluido y del equilibrio de electrólitos, así como para la regulación a largo plazo de la presión arterial. Aunque la sensibilidad a la sal que se está describiendo es la sensibilidad común, existen también formas monogénicas menos prevalentes y con fenotipos más marcados de hipersensibilidad monogénica al NaCl. La identificación de las formas monogénicas raras de hipertensión asociada con anomalías de la manipulación de sodio permitió conocer el importante papel de las alteraciones renales en la hipertensión sensible a la sal. El sistema renina-angiotensina-aldosterona es el regulador más importante de la presión arterial y también del transporte de sodio renal. Polimorfismos en los genes *AGT* (angiotensinógeno), *ACE* (enzima convertidora de angiotensina), *AGTR1* (receptor de angiotensina II, tipo 1), *CYP11B2* (aldosterona sintasa) y *11βHSD2* (enzima 11β-hidroxiesteroide deshidrogenasa, tipo 2) se han asociado con hipersensibilidad al NaCl. Por otra parte, el aumento de la actividad del sistema nervioso simpático también se ha relacionado con un mayor riesgo de hipertensión relacionada con la hipersensibilidad al NaCl. Varios polimorfismos en las enzimas involucradas en la síntesis de catecolaminas y sus receptores pueden estar implicados, pero no hay fiabilidad. Entre ellos, destacan los polimorfismos en el gen *ADRB2* (receptor β2-adrenérgico) por su mayor asociación a la hipersensibilidad. Del mismo modo, polimorfismos en genes de canales iónicos y transportadores renales han sido también muy implicados en la hipertensión ligada al consumo de NaCl. Igualmente, varios polimorfismos en genes que regulan el tono vascular, bien a través de un aumento de la concentración de calcio (*SLC24A3* y *SLC8A1*), bien a través de la función endotelial *(ECE1)*, también se han asociado con un mayor riego de hipertensión sensible al NaCl, en varios estudios. Además, genes implicados en el estrés oxidativo, inflamación o crecimiento celular también se han relacionado con la hipertensión por hipersensibilidad a la sal al agravar otros procesos primarios.

A nivel poblacional y de replicación, quizá los estudios más confiables sobre genes relacionados con la hipertensión asociada a una ingesta alta de NaCl sean los centrados en los polimorfismos en el gen *GRK4* (quinasa acoplada a proteína G). Para este gen se encontró primero una variante común, 486Val, asociada con hipertensión sensible al NaCl en italianos, y este hallazgo se confirmó después en población blanca australiana, en africanos y en japoneses. Además de esta variante genética, se han comunicado otras variantes en el mismo gen que parecen comportarse de manera aditiva, ya que en los individuos que presentan al menos tres variantes genéticas en *GRK4*, la hipertensión sensible a la sal puede predecirse correctamente en aproximadamente el 90 % de los casos. Por otra parte, la prevalencia de las diferentes variantes genéticas depende de la población; así, el polimorfismo *GRK4* 486V es un poco más frecuente en los asiáticos (47 %) que en los europeos (40 %), y en éstos más que en los latinoamericanos (27 %) o en los afroamericanos (20 %).

De forma complementaria a estos estudios parciales, hay GWAS que buscan la interacción genética del consumo de sal en la hipertensión. Entre estos GWAS cabe destacar el llevado a cabo en 1.876 chinos que participaban en el estudio GenSal *(Genetic Epidemiology Network of Salt-Sensitivity)*, con replicación en una cohorte adicional de 775 chinos que participaron en el estudio multiétnico MESA *(Multi-Ethnic Study of Atherosclerosis)*. Se analizó la interacción entre la medida de sodio y los polimorfismos determinando la presión arterial (tanto sistólica como diastólica). Para la presión arterial diastólica, el SNP que mostró una interacción más significativa con el sodio fue el rs13211840 en el gen *UST* (uronilsulfotransferasa). También se identificaron como significativos otros genes, como *CLGN*-rs2567241 y *LOC105369882*-rs11104632, entre otros.

Finalmente es importante destacar un estudio reciente que investigó una asociación causal entre la ingesta de sodio en la dieta y el riesgo de hipertensión utilizando la aleatorización mendeliana (para entender este tipo de estudio, v. **cap. 17**). En el estudio se incluyeron 1.282 SNP de un GWAS, asociados a la ingesta de sodio en la dieta en 15.034 adultos coreanos en un estudio de cohortes comunitario. La mayor ingesta de sodio en la dieta se asoció con el riesgo de hipertensión sensible a la sal. Las variantes rs2241543 de *SLC8E1* y rs16843589 de *ADD1* se asociaron fuertemente con un aumento de la presión arterial. En el modelo de regresión logística, tras ajustar por edad, sexo, tabaquismo, consumo de alcohol, ejercicio e índice de masa corporal, el genotipo TT de s2960306 *GRK4* se asoció inversamente con el riesgo de hipertensión. Sin embargo, el genotipo GG de rs4343 *ACE* presentaba un riesgo de hipertensión 2,11 veces mayor en relación con los portadores del genotipo AA, tras ajustar por factores de confusión. El análisis de aleatorización mendeliana reveló que la *odds ratio* de hipertensión por incremento de 1 mg/día de ingesta de sodio en la dieta era de 2,24 en los participantes con el genotipo AA de rs12414562 *PRKG1*. Estos hallazgos parecen demostrar que la ingesta de sodio en la dieta puede estar causalmente asociada con el riesgo de hipertensión

Hierro

El hierro es un importante cofactor necesario para la ejecución satisfactoria de una serie de funciones celulares esenciales, así como un componente emergente de la denominada inmunidad nutricional, que favorece la cicatrización de la mucosa y la homeostasis intestinal. Un desequilibrio en la homeostasis del hierro puede conducir a una deficiencia o a una sobrecarga de hierro. La anemia ferropénica es especialmente prevalente entre los lactantes y las mujeres jóvenes, y afecta a casi 1.000 millones de personas en todo el mundo. La anemia ferropénica es también una característica común de varias enfermedades, entre las que se incluyen la enfermedad celíaca y el cáncer (**cap. 22**, Hierro, **tomo I**). Los estudios GWAS han identificado varios SNP que se correlacionan con variaciones en los niveles séricos de hierro. Entre ellos, el rs855791 (C/T) de *TMPRSS6* es el que presenta una mayor asociación con los índices eritrocitarios y los niveles de hierro, y cada alelo T disminuye el hierro sérico, la saturación de transferrina, la hemoglobina eritrocitaria media y el volumen corpuscular medio de forma aditiva. La variante rs855791 se localiza en la región codificante del gen de la proteasa transmembrana serina 6 (*TMPRSS6*), que codifica una enzima que promueve la absorción y el reciclaje del hierro. La variante T de rs855791 *TMPRSS6* codifica

una sustitución de aminoácidos no sinónima (A736V), que reduce la actividad enzimática de TMPRSS6 y puede conducir a una deficiencia de hierro. Por lo tanto, la detección de esta variante específica podría servir como marcador informativo para individuos con riesgo de desarrollar anemia como consecuencia de una absorción ineficiente del hierro de su dieta. Sin embargo, la interacción del rs855791 con la administración de suplementos de hierro aún no se ha estudiado en profundidad. Un informe reciente indicó que la evaluación del genotipo *TMPRSS6* en pacientes con enfermedad celíaca anémica podría informar sobre el tratamiento de la deficiencia de hierro, dado que los portadores del genotipo TT no responden al tratamiento con hierro oral y más bien deberían ser suplementados con hierro parenteral.

Por otro lado, aunque es menos frecuente que la ferropenia, la sobrecarga de hierro también puede causar efectos adversos graves para la salud, en gran parte provocados por la oxidación de varias biomoléculas mediada por el hierro. El hígado es especialmente propenso a este efecto tóxico, puesto que es el mayor almacén de hierro del organismo. Uno de los principales trastornos relacionados con la sobrecarga de hierro es la hemocromatosis, una enfermedad hereditaria asociada a las mutaciones C282Y, H63D y S65C en el gen *HFE* implicado en el metabolismo del hierro. La gran mayoría de los casos de hemocromatosis están vinculados a la mutación homocigota del alelo C282Y o a la heterocigosidad compuesta de las mutaciones C282Y y H63D o S65C, que se encuentran colectivamente en aproximadamente el 1 % de los europeos. En la población general, entre el 19 % y el 75 % de las personas homocigotas para la mutación C282Y presentan concentraciones elevadas de ferritina sérica, y más del 64 % de ellas manifiestan saturación de transferrina sérica. Por lo tanto, las variaciones *HFE* deben tenerse en cuenta especialmente en mujeres embarazadas y atletas, que requieren suplementos de hierro frecuentes.

Calcio

El calcio es uno de los componentes primarios del cuerpo humano, y su forma activa es vital para mantener la integridad de las membranas celulares, regular la excitación de los músculos y controlar diversas funciones de las células. La deficiencia de calcio se asocia a enfermedades de diversos tejidos y sistemas: óseo, endocrino, cardiovascular, cerebrovascular, nervioso, digestivo, urinario, reproductor y nervioso; todas ellas podrían prevenirse con el uso de suplementos de calcio (**cap. 21**, Calcio, fósforo, magnesio y flúor, **tomo I**). Los receptores sensores de calcio (CaSR), miembros de la familia de receptores acoplados a proteínas G, se localizan principalmente en la glándula paratiroides y mantienen la homeostasis del calcio regulando la secreción de la hormona paratiroidea. Un GWAS de 20.611 individuos de ascendencia europea mostró que el polimorfismo rs17251221 de *CASR* se asociaba con niveles elevados de calcio sérico y explicaba el 0,54 % de la varianza, y que el alelo G del mismo polimorfismo también se asociaba con niveles más altos de magnesio sérico, niveles más bajos de fosfato sérico y menor densidad mineral ósea en la columna lumbar. Otro análisis de GWAS sobre el calcio sérico reveló que una variante sin sentido rs1801725 de *CASR* explicaba el 1,26 % de la varianza en los niveles de calcio sérico, y que la asociación más fuerte se daba en individuos de ascendencia europea, mientras que se observó una asociación similar para rs17251221 en individuos de ascendencia asiática india. Sin embargo, hasta donde se sabe, ningún estudio ha determinado los efectos de la interacción entre el genotipo *CASR* y la intervención dietética sobre los niveles de calcio o los resultados de salud, por lo que es necesario seguir investigando para la gestión precisa de los niveles de calcio.

Cinc

El cinc es necesario para la síntesis, la liberación y el transporte de insulina (**cap. 23**, Cobre y cinc, **tomo I**). Partiendo de la observación de que el cinc se reduce drásticamente en los pacientes diabéticos, varios ensayos clínicos recientes han examinado los posibles efectos beneficiosos de los suplementos de cinc en la prevención y el tratamiento de la diabetes. Sin embargo, estos estudios han arrojado resultados ambiguos. Extrapolando los estudios de suplementación con vitamina D descritos antes, es probable que la variación genética explique la heterogeneidad de las respuestas clínicas a la suplementación con cinc. La homeostasis del cinc y las respuestas a la suplementación están controladas en gran medida por los miembros de las familias *SLC39* y *SLC30*. Las variaciones genéticas en *SLC30A8* han atraído especialmente la atención, porque interactúan con el cinc para controlar los niveles de glucosa y las respuestas de la insulina a la glucosa. Así, se ha descrito una fuerte asociación inversa entre la administración de suplementos de cinc y los niveles de glucosa en ayunas en individuos portadores del alelo A de rs11558471 en *SLC30A8*, que eleva la glucosa, en lugar del alelo G. El alelo C mayoritario de otro SNP de *SLC30A8*, rs13266634 (C/T), se asocia a una menor respuesta temprana de la insulina a la ingesta de glucosa y a un mayor riesgo de DM2 en comparación con los individuos portadores del alelo T. En esta línea, se ha sugerido que la suplementación oral cuando existe una elevada relación cinc/hierro confiere un efecto protector sobre el desarrollo de DM2 entre los sujetos obesos, siendo este efecto más pronunciado entre los portadores del alelo T del rs13266634.

Selenio

A diferencia de lo que ocurre con la mayoría de los micronutrientes, la ingesta de selenio en la dieta varía significativamente entre poblaciones, entre 7 μg y 5 mg al día, con valores medios de 40 μg diarios en Europa y de 93 a 134 μg al día en Estados Unidos. El selenio se incorpora a 25 selenoproteínas que tienen selenocisteína en su centro activo y transmiten una amplia gama de efectos, como la regulación redox, el plegamiento de proteínas y el metabolismo de la hormona tiroidea (**cap. 24**, Selenio, manganeso, cromo, molibdeno, yodo y otros oligoelementos minoritarios, **tomo I**). La mejora del estado del selenio se ha relacionado con una reducción de la tasa de mortalidad por todas las causas y con una mejora de la función cerebral y de la respuesta inmunitaria. Además, varios estudios prospectivos

de observación han demostrado que el aumento de los niveles séricos de selenio resulta beneficioso para reducir el riesgo de cáncer de próstata, pulmón, colorrectal, vejiga y mama, aunque los resultados de los ensayos de suplementación dietética son contradictorios. Las selenoproteínas incluyen enzimas con importantes funciones fisiológicas, como demuestra el impacto de los polimorfismos genéticos de las selenoproteínas en el riesgo de enfermedad y la mortalidad. Una de las selenoproteínas mejor estudiadas es la enzima antioxidante glutatión peroxidasa (GPOX), que desempeña un papel fundamental en la reducción del daño oxidativo. Se descubrió que los hombres portadores de la variante alelo T rs1050450 de *GPX1* se beneficiaban de la suplementación con selenio mediante una reducción de los niveles de antígeno prostático específico, mientras que los portadores del alelo C dominante no respondían de forma similar.

NIVEL DE EVIDENCIA CIENTÍFICA EN NUTRIGENÉTICA Y EN LAS INTERACCIONES GEN-NUTRIENTE

Los estudios en nutrigenética han ganado importancia en los últimos años debido a la necesidad de personalizar las recomendaciones dietéticas y mejorar la prevención y el tratamiento de enfermedades crónicas relacionadas con la dieta. En este campo, la epidemiología nutricional ha desempeñado un papel fundamental en la identificación de los factores dietéticos y nutricionales que influyen en la aparición y el desarrollo de enfermedades crónicas. Así, en los estudios nutrigenéticos que incluyen tanto interacciones gen-nutriente como otros componentes de la dieta, también se ha de tener en cuenta el tipo de diseño epidemiológico que se está usando para conocer el nivel de evidencia científica que proporcionan los resultados obtenidos y su posible traslación a la práctica clínica. Aunque en el **capítulo 24** (Epidemiología nutricional) del **tomo IV** se abordan con detalle los tipos de estudios epidemiológicos en epidemiología nutricional, cabe destacar que el mayor nivel de evidencia científica es aportado por los estudios experimentales y, entre ellos, por los ensayos clínicos controlados y aleatorizados. Si bien algunos de los primeros estudios sobre interacciones gen-nutriente se realizaron como ensayos de intervención con dieta, se trataba de intervenciones a muy corto plazo y con un tamaño de muestra muy reducido.

Los estudios posteriores sobre interacciones gen-nutriente que se realizaron con tamaños de muestra mayores tenían la limitación de ser estudios observacionales, muchos de ellos transversales, siendo necesario incrementar los estudios de intervención dietética a más largo plazo y no sólo sobre fenotipos intermedios, sino también sobre fenotipos asociados a enfermedades graves (como infarto, ictus, incidencia de cáncer) para aportar evidencias de primer nivel en nutrigenética.

Además de estos estudios de base individual, cada día se recurre más a los metaanálisis, que combinan información de múltiples estudios individuales y son progresivamente más necesarios para tener una visión global de los efectos homogéneos o heterogéneos de las interacciones gen-nutriente en distintas poblaciones y valorar su fiabilidad. En los metaanálisis también se puede incluir la valoración del término de interacción gen-nutriente obtenido en varios estudios individuales para comprobar si de manera combinada dicho término de interacción resulta estadísticamente significativo. Por ello, son necesarios más metaanálisis combinando resultados de varias cohortes, pero no simplemente metaanálisis de estudios individuales ya publicados, en los que puede existir un importante sesgo de publicación, así como otros sesgos de información y de selección, sino metaanálisis que se realicen al mismo tiempo con similar metodología en varias cohortes predefinidas. Actualmente, dentro del campo de investigación de la nutrición, se están creando varios consorcios internacionales con este fin. Uno de ellos con gran relevancia es el consorcio CHARGE, que incluye varias cohortes internacionales, fundamentalmente de Estados Unidos y de Europa (*Atherosclerosis Risk in Communities Study, Cardiovascular Health Study, Framingham Heart Study, Rotterdam Study*, entre otros). Todas estas cohortes poseen datos de genotipado masivo y datos de nutrición, y ya han hecho importantes contribuciones al estudio de las interacciones gen-nutriente. Sin embargo, además de estas observaciones epidemiológicas, son imprescindibles los estudios de intervención nutricional. Fundamentalmente, los nutrientes más analizados han sido macronutrientes, mientras que son más escasos y todavía con resultados más heterogéneos los estudios que se han centrado en micronutrientes o componentes no nutritivos de los alimentos.

PRUEBAS NUTRIGENÉTICAS

Las pruebas nutrigenéticas son una herramienta cada vez más utilizada por la población. Se basan en el análisis del DNA de un individuo para identificar variantes genéticas relacionadas con la respuesta a ciertos nutrientes y alimentos. Los resultados de estas pruebas pueden proporcionar información sobre cómo un individuo procesa y metaboliza diferentes nutrientes, así como sobre su susceptibilidad a ciertas enfermedades relacionadas con la nutrición. En los últimos años ha habido un flujo de laboratorios comerciales que promocionan los beneficios de las pruebas genéticas y la capacidad de personalizar la salud de un individuo, incluyendo su dieta, forma física y otras opciones de estilo de vida. Hoy en día, las empresas han ampliado sus servicios, más allá de las tradicionales como pruebas de paternidad o ascendencia, e incorporan pruebas genéticas sobre riesgo de enfermedad, respuestas nutricionales y de aptitud física para facilitar a los pacientes información sobre medicamentos o nutrientes eficaces para un tratamiento personalizado.

Numerosas organizaciones, como la *American Heart Association*, entre otras sociedades científicas, reconocen el beneficio y la oportunidad de mejorar los enfoques terapéuticos de los trastornos cardiometabólicos, como la hipertensión y la hiperlipidemia, entre otros, a través del campo de la nutrigenética. Sin embargo, se destaca la necesidad de más estudios y beneficios claros para aprovechar plenamente la identificación de indicadores genéticos de interacción en la respuesta a las intervenciones dietéticas y así proporcionar planes de nutrición personalizados. Por otro lado, hay una gran falta de comprensión de lo que significan los informes basados en pruebas de DNA por parte de los laboratorios y del personal clínico, lo que está llevando a generar informes poco conclusivos y sin base científica. Por lo tanto, el asesoramiento clínico basado en las pruebas nutrigenéticas no es correcto. De hecho, existen varios documentos de consenso que plantean de forma recurrente cuatro limitaciones principales para la aplicación clínica de las pruebas nutrigenéticas: formación inadecuada, falta de concienciación de los clínicos, habilidades de asesoramiento sobre nutrigenética poco desarrolladas e información poco fiable sobre la práctica basada en la evidencia.

Por consiguiente, aunque la aplicación de las pruebas nutrigenéticas es prometedora, la comunidad científica necesita generar información basada en pruebas para integrar con éxito el asesoramiento nutrigenético en la práctica clínica. Sin embargo, es importante tener en cuenta que las pruebas nutrigenéticas no proporcionan una imagen completa de la nutrición y la salud de un individuo, y que no deben utilizarse como una herramienta exclusiva para planificar la dieta o el estilo de vida. Los resultados de estas pruebas deben considerarse en conjunto con otros factores importantes, como el estilo de vida, la edad y el estado de salud general de la persona.

PUNTOS CLAVE

- La nutrigenética estudia la respuesta variable de los individuos frente a la dieta en función de SNP y otras variantes funcionales en el genoma. Asimismo, también incluye la identificación y la caracterización de dichas variantes genéticas.
- La nutrición personalizada tiene como objetivo generar recomendaciones específicas sobre la mejor composición de la dieta para el óptimo beneficio de cada individuo, teniendo en cuenta la nutrigenética, entre otros factores individuales.
- Los análisis de puntuación de riesgo genético (GRS) permiten estudiar simultáneamente el efecto de numerosas variantes genéticas de manera combinada en lugar de hacerlo como SNP individuales y, por consiguiente, sumar el efecto de cada variante génica de forma que pueden detectar asociaciones que de forma individual no se apreciarían.
- Se reconoce la existencia de una interacción gen-dieta cuando algún componente de ésta, como un nutriente, puede alterar el efecto genético.
- Existen interacciones genéticas con los macronutrientes, grasas, hidratos de carbono y proteínas, por un lado, y con micronutrientes, por otro. Se han descrito interacciones tanto de variantes genéticas en genes candidatos clásicos como de variantes nuevas identificadas mediante GWAS. Cada una de las interacciones presenta un nivel de evidencia científica distinto, por lo que son necesarios futuros estudios.

- Las pruebas nutrigenéticas son una herramienta cada vez más utilizada por la población. Estas pruebas se basan en el análisis del DNA de un individuo para identificar variantes genéticas relacionadas con la respuesta a ciertos nutrientes y alimentos. Sin embargo, existen grandes limitaciones en su aplicación clínica: formación inadecuada, falta de concienciación de los clínicos, habilidades de asesoramiento sobre nutrigenética poco desarrolladas e información poco fiable sobre la práctica basada en la evidencia.

BIBLIOGRAFÍA

BERGER MF, MARDIS ER. The emerging clinical relevance of genomics in cancer medicine. Nat Rev Clin Oncol 2018; 15: 353-65.
Revisión que explica cómo el análisis computacional avanzado de datos ha revolucionado la comprensión de los fundamentos genómicos del desarrollo y la progresión de las enfermedades.

BOBB JF, VALERI L, CLAUS HENN B, CHRISTIANI DC, WRIGHT RO, MAZUMDAR M Y COLS. Bayesian kernel machine regression for estimating the health effects of multi-pollutant mixtures. Biostatistics 2015; 16: 493-508.
Estudio en el que se emplea la *Bayesian kernel machine regression* (regresión bayesiana con máquina de núcleo) como un nuevo enfoque para estudiar interacciones del estado de salud con la exposición ambiental.

BUCKLEY MT, RACIMO F, ALLENTOFT ME, JENSEN MK, JONSSON A, HUANG H Y COLS. Selection in Europeans on fatty acid desaturases associated with dietary changes. Mol Biol Evol 2017; 34: 1307-18.
En este trabajo se identifican las variantes de genes *FADS* con cambios en la frecuencia alélica desde la Edad de Bronce en la población europea, que muestran asociaciones con cambios de expresión y múltiples fenotipos relacionados con los lípidos como consecuencia de una adaptación evolutiva por la ingesta de grasas insaturadas de distintas fuentes marinas o terrestres.

FRITSCHE LG, PATIL S, BEESLEY LJ, VANDEHAAR P, SALVATORE M, MA Y Y COLS. Cancer PRSweb: an online repository with polygenic risk scores for major cancer traits and their evaluation in two independent biobanks. Am J Hum Genet 2020; 107: 815-36.
Artículo sobre el uso de puntuaciones de riesgo poligenético para predecir el riesgo de enfermedades complejas.

GKOUSKOU KK, GRAMMATIKOPOULOU MG, VLASTOS I, SANOUDOU D, ELIOPOULOS AG. Genotype-guided dietary supplementation in precision nutrition. Nutr Rev 2021; 79: 1225-35.
Esta revisión se centra en las pruebas publicadas que relacionan las variantes genéticas con las respuestas asociadas a algunos de los suplementos dietéticos más populares.

HYPPÖNEN E, VIMALESWARAN KS, ZHOU A. Genetic determinants of 25-hydroxyvitamin D concentrations and their relevance to public health. Nutrients 2022; 14: 4408.
Interesante trabajo que incluye un GRS con variantes asociadas a la 25(OH)-vitamina D_3, que demuestra que las diferencias genéticas en las concentraciones de 25(OH)-vitamina D_3 persisten a lo largo de las estaciones y se deben tener en cuenta en enfoques personalizados de la suplementación con vitamina D. Además, muestran cómo los estudios de aleatorización mendeliana pueden ayudar a las estrategias de salud pública para reducir los impactos adversos de la deficiencia de vitamina D.

JEONG S, KIM JY, CHO Y, KOH SB, KIM N, CHOI JR. Genetically, dietary sodium intake is causally associated with salt-sensitive hypertension risk in a community-based cohort study: a mendelian randomization approach. Curr Hypertens Rep 2020; 22: 45.
Este trabajo demuestra una asociación causal entre la ingesta de sodio en la dieta y el riesgo de hipertensión utilizando la aleatorización mendeliana. El análisis reveló que el riesgo de hipertensión por el incremento de 1 mg/día de ingesta de sodio en la dieta se duplica en los participantes con el genotipo de riesgo de variantes en *PRKG1*.

JONES NS, WATSON KQ, REBECK GW. Metabolic disturbances of a high-fat diet are dependent on APOE genotype and sex. eNeuro 2019; 6: 1-11.
Se demuestra que las alteraciones metabólicas de ratones con una dieta rica en grasas dependían del genotipo del gen *APOE* y del sexo. Se constató que, con la dieta rica en grasas, los ratones con el genotipo de la isoforma E4 macho eran más susceptibles a las alteraciones metabólicas.

LAMBERT SA, GIL L, JUPP S, RITCHIE SC, XU Y, BUNIELLO A Y COLS. The Polygenic Score Catalog as an open database for reproducibility and systematic evaluation. Nat Genet 2021; 53: 420-25.
Descripción del catálogo de una de las bases de datos de libre acceso más reconocida en el ámbito de las puntuaciones de riesgo, denominado PGS Catalog.

LAMPA E, LIND L, LIND PM, BORNEFALK-HERMANSSON A. The identification of complex interactions in epidemiology and toxicology: a simulation study of boosted regression trees. Environ Health 2014; 13: 57.
Artículo en el que se estudian los efectos de la interacción entre varias variables utilizando árboles de regresión potenciados.

LIM M, HASTIE T. Learning interactions via hierarchical group-lasso regularization. J Comput Graph Stat 2015; 24: 627-54.
Introducción sobre el uso de un método para aprender interacciones por pares en un modelo de regresión lineal o regresión logística mediante el uso de la regresión LASSO.

NETTLETON JA, MCKEOWN NM, KANONI S, LEMAITRE RN, HIVERT MF, NGWA J Y COLS. Interactions of dietary whole-grain intake with fasting glucose- and insulin-related genetic loci in individuals of European descent: a meta-analysis of 14 cohort studies. Diabetes Care 2010; 33: 2684-91.
Metaanálisis a gran escala de las interacciones entre genes y nutrientes centrado en los cereales integrales y las concentraciones de insulina y glucosa en ayunas, que identifica nuevas interacciones entre *GCKR* y cereales integrales.

REYNOLDS LM, DUTTA R, SEEDS MC, LAKE KN, HALLMARK B, MATHIAS RA Y COLS. FADS genetic and metabolomic analyses identify the Δ5 desaturase (FADS1) step as a critical control point in the formation of biologically important lipids. Sci Rep 2020; 10: 15873.
Los resultados presentados en este artículo ponen de relieve el papel central que desempeña la variación genética en el *locus FADS* en la regulación de los niveles de lípidos fisiológicos críticos que contienen ácidos grasos poliinsaturados de cadena larga y que participan en la inmunidad innata, la homeostasis energética y el desarrollo/función cerebral.

RUNDBLAD A, SANDOVAL V, HOLVEN KB, ORDOVÁS JM, ULVEN SM. Omega-3 fatty acids and individual variability in plasma triglyceride response: a mini-review. Redox Biol 2023; 63: 102730.
Revisión bibliográfica reciente sobre las interacciones entre la suplementación con ácidos grasos omega-3 y las variantes genéticas, los perfiles epigenéticos y de expresión génica, la microbiota intestinal y la ingesta habitual de ácidos grasos omega-3 que pueden explicar por qué la respuesta a los triacilgliceroles difiere entre individuos. Esto puede contribuir a entender las controversias actuales y desempeñar un papel en la definición de futuras directrices personalizadas para prevenir las enfermedades cardiovasculares.

TIKKANEN MJ, HUTTUNEN JK, EHNHOLM C, PIETINEN P. Apolipoprotein E4 homozygosity predisposes to serum cholesterol elevation during high fat diet. Arteriosclerosis 1990; 10: 285-8.
Primer estudio que demuestra una interacción entre los genotipos de la *APOE* y la respuesta pospandrial a una dieta rica en grasa en comparación con una baja en grasa. Se constató que los portadores de la isoforma *APOE4* mostraban mayores cambios tras las intervenciones dietéticas.

VILHJÁLMSSON BJ, YANG J, FINUCANE HK, GUSEV A, LINDSTRÖM S, RIPKE S Y COLS.; Schizophrenia Working Group of the Psychiatric

Genomics Consortium, Discovery, Biology, and Risk of Inherited Variants in Breast Cancer (DRIVE) study. **Modeling linkage disequilibrium increases accuracy of polygenic risk scores. Am J Hum Genet 2015; 97: 576-92.**
Estudio en el que se introduce la modelización del desequilibrio de ligamiento para incrementar la precisión predictiva de las puntuaciones de riesgo poligénetico.

 Wand H, Lambert SA, Tamburro C, Iacocca MA, O'Sullivan JW, Sillari C y cols. **Improving reporting standards for polygenic scores in risk prediction studies. Nature 2021; 591: 211-19.**
Revisión sobre la mejora de las normas de notificación de las puntuaciones poligénicas en los estudios de predicción del riesgo de enfermedad mediante la creación de bases de datos que aseguren la libre accesibilidad de la información genómica y sus correspondientes metadatos.

Wang F, Zheng J, Cheng J, Zou H, Li M, Deng B y cols. **Personalized nutrition: a review of genotype-based nutritional supplementation. Front Nutr 2022; 9: 992986.**
Revisión reciente que se centra en la bibliografía existente sobre variantes genéticas críticas y sus interacciones con los nutrientes y las formas en que estas variantes influyen en los resultados de determinados suplementos nutricionales.

Nutrigenética: variantes genéticas que responden a patrones de alimentación

17

M. Bustos Aibar, A. Anguita Ruiz y C. Piernas Sánchez

OBJETIVOS

- Saber interpretar las interacciones gen-alimento y gen-dieta centradas en variantes genéticas, tanto individuales en forma de polimorfismo de un solo nucleótido, como combinadas a través de puntuaciones de riesgo poligénicas.
- Describir e interpretar métodos estadísticos para el cálculo de patrones de dieta basados en puntuaciones o *scores* (p. ej., puntuación de adherencia a la dieta mediterránea).
- Analizar métodos exploratorios en la estimación de interacciones gen-patrón de dieta mediante análisis factorial o regresión de rango reducido.
- Comprender el concepto de aleatorización mendeliana, sus principios y limitaciones y su relevancia en el estudio de los biomarcadores genéticos de consumo de alimentos.
- Conocer los principales polimorfismos genéticos asociados con el consumo de alimentos.
- Interpretar las interacciones gen-alimento centradas en distintos tipos de dieta y fenotipos de enfermedad, destacando estudios sobre dieta mediterránea, hipocalórica, ayuno intermitente y patrones de dieta sanos e insanos y sus asociaciones con la obesidad y las enfermedades cardiometabólicas.
- Valorar el nivel de evidencia científica de los distintos estudios basados en nutrición personalizada y analizar sus principales sesgos y propuestas de mejora.
- Comprender la importancia de la integración de otras ómicas (epigenómica, transcriptómica, metabolómica, etc.) en la investigación de las interacciones gen-alimento determinando distintos fenotipos de salud-enfermedad.

CONTENIDO

- Introducción
- Conceptos metodológicos sobre patrones de alimentación aplicados a la nutrigenética
- Fundamento y aplicación del análisis de aleatorización mendeliana

- Variantes genéticas asociadas con el consumo de alimentos y su posible implicación en la salud
- Interacciones gen-dieta y su asociación con fenotipos de salud-enfermedad
- Nutrición personalizada y multiómicas asociadas a la nutrición

INTRODUCCIÓN

En el **capítulo 16** (Nutrigenética: variantes genéticas que responden a nutrientes), centrado en las interacciones gen-nutriente, se presentan los antecedentes y la evolución histórica de la nutrigenética, así como las bases conceptuales para el análisis de las variantes genéticas, bien en forma de polimorfismo de un solo nucleótido (SNP), bien en forma de análisis de puntuaciones de riesgo genético (GRS), en sus distintas aproximaciones y modelos. Además, se introducen los conceptos de interacción gen-dieta estadísticamente significativa y de interacción biológica no estadísti-

camente significativa, así como su modelado estadístico en modelos jerárquicos de regresión multivariante. En este capítulo se parte ya de esos conocimientos básicos y de su aplicación al estudio de los alimentos y patrones de dieta y sus interacciones con los genes. Además, se amplían algunos conceptos metodológicos que son igualmente aplicables al **capítulo 16**, como es el concepto de aleatorización mendeliana, su aplicación como biomarcador genético del consumo de determinados nutrientes o alimentos y su implicación en las interacciones gen-dieta. Por otro lado, se requiere la lectura previa de los capítulos anteriores de este tratado, dado que han desarrollado los conceptos básicos del genoma (**caps. 5**, Arquitectura cromosómica y genoma humano, y **6**, Bases genéticas de las enfermedades complejas) y la influencia de los componentes de los alimentos en la expresión génica y su repercusión en los distintos estados de salud-enfermedad (**caps. 9 a 15**, relativos a la regulación genética), así como el **capítulo 24** (Epidemiología nutricional) del **tomo IV**, en el que se presentan los distintos tipos de estudios epidemiológicos, su nivel de evidencia científica y sus ventajas y limitaciones. En relación con ello, en este capítulo se analizan las interacciones gen-dieta no sólo con alimentos aislados, sino también con grupos de alimentos y con patrones de dieta caracterizados por combinaciones concretas de distintos alimentos. Los patrones dietéticos pueden derivarse bien mediante escalas o *scores* que miden la adherencia a una dieta concreta (p. ej., dieta mediterránea) o bien mediante la identificación de combinaciones de grupos de alimentos a través de metodologías estadísticas más avanzadas. Se presentan los resultados más destacados de estudios epidemiológicos que han analizado gen-patrones dietéticos, determinando los fenotipos intermedios y finales asociados con enfermedades cardiovasculares, obesidad, diabetes y otros estados de salud-enfermedad. Por último, teniendo como base los capítulos anteriores, se destacará la importancia de la nutrición personalizada y la integración de distintas «ómicas» en los estudios epidemiológicos para validar y conocer mejor las interacciones gen-dieta descritas a través del análisis estadístico de sus asociaciones, así como remarcar las limitaciones actuales de estos estudios y las necesidades de la investigación futura.

CONCEPTOS METODOLÓGICOS SOBRE PATRONES DE ALIMENTACIÓN APLICADOS A LA NUTRIGENÉTICA

Inicialmente, las investigaciones llevadas a cabo sobre interacciones gen-dieta consideraban sobre todo el estudio de los diversos nutrientes y su interacción con el genoma. Sin embargo, en los últimos años, la investigación se ha enfocado mucho más al estudio de la dieta al completo. Un enfoque integral en el estudio de la totalidad de la dieta y su relación con las enfermedades es fundamental en la investigación nutricional, ya que permite capturar la naturaleza inherentemente compleja de la ingesta de alimentos. Se sabe que la ingesta energética en seres humanos es relativamente estable, lo cual implica que los cambios en un alimento o nutriente se asociarán con cambios en otro. Por lo tanto, las inferencias estadísticas sobre un alimento o nutriente en estudios observacionales podrían estar sesgadas debido a factores de confusión residual. Los patrones dietéticos basados en alimentos son de gran utilidad para estudiar combinaciones específicas de alimentos en relación con el riesgo de enfermedades y su interacción con el genoma, de manera que se reconoce la coexistencia de múltiples nutrientes dentro de un patrón alimentario y los posibles efectos sinérgicos entre los nutrientes y la exposición acumulativa a ellos, lo cual puede ayudar a encontrar asociaciones más fuertes que las conocidas anteriormente.

En el estudio de las interacciones gen-alimento se han utilizado en general diseños observacionales, en los que el consumo de alimentos se ha medido bien mediante cuestionarios de frecuencia, bien mediante diarios o recordatorios de 24 horas. En menor proporción se han usado estudios con diseños experimentales en los que se suministraron determinados alimentos o se llevó a cabo una intervención nutricional con dietas completas donde se estudió el efecto de la interacción gen-dieta. Las investigaciones sobre el consumo de alimentos pueden estudiarse en alimentos aislados (p. ej., pan integral) o analizando al mismo tiempo varios alimentos dentro de grupos de alimentos (pan junto con cereales, arroz y pasta en el grupo «cereales y granos») o también a través de patrones de dieta. Estos últimos son combinaciones de alimentos o grupos de alimentos que pueden medirse a través de escalas específicas o índices que indican una mayor o menor adherencia a una dieta concreta o a las guías dietéticas (conocidos como métodos predefinidos o *a priori*), o bien pueden derivarse a través de metodologías estadísticas más complejas (conocidas como métodos exploratorios *a posteriori* o *data-driven*). Finalmente, también es posible valorar la influencia de la dieta al completo a través de estudios experimentales que implementan intervenciones nutricionales para modificar un patrón alimentario concreto, como es el caso de los ensayos clínicos aleatorizados y controlados PREDIMED (Prevención con dieta mediterránea) y Food4Me. En la **figura 17-1** se resumen esquemáticamente los distintos abordajes citados basados en el estudio de la interacción entre genes y alimentos.

Métodos *a priori* para la determinación de patrones alimentarios

En el estudio de la adherencia a una dieta concreta suelen utilizarse cuestionarios diseñados específicamente para que incluyan una serie de preguntas características del patrón de dieta que se quiere evaluar, y cuyas respuestas se codifican normalmente en forma de escala aditiva. Un ejemplo de estas escalas o *scores* de patrón de dieta es la escala de adherencia de la dieta mediterránea diseñada y validada por los investigadores del estudio PREDIMED. Esta escala consta de 14 preguntas que recogen información sobre consumo de alimentos o hábitos típicos de la dieta mediterránea de manera que una respuesta favorable puntúa con un 1, y en caso contrario, con un 0. La suma de las puntuaciones obtenidas en cada una de las 14 preguntas del cuestionario dará una puntuación final que oscila entre 0 puntos (nula adherencia a dieta mediterránea) y 14 (máxima adherencia a dieta mediterránea).

La puntuación obtenida puede utilizarse como variable continua para analizar su interacción con el marcador genético, o como variable categórica en distintos tertiles/cuartiles/quintiles de adherencia. Sin embargo, lo más habitual es usarla como variable dicotómica calificando a las personas como de alta adherencia a la dieta mediterránea cuando su puntuación en la escala es igual o superior a la media, o de baja adherencia a la dieta mediterránea cuando su puntuación en la escala es inferior a la media. Existen además otras escalas de adherencia a la dieta mediterránea como, por ejemplo, la desarrollada para el estudio EPIC (*European Prospective Investigation into Cancer and Nutrition*), aunque

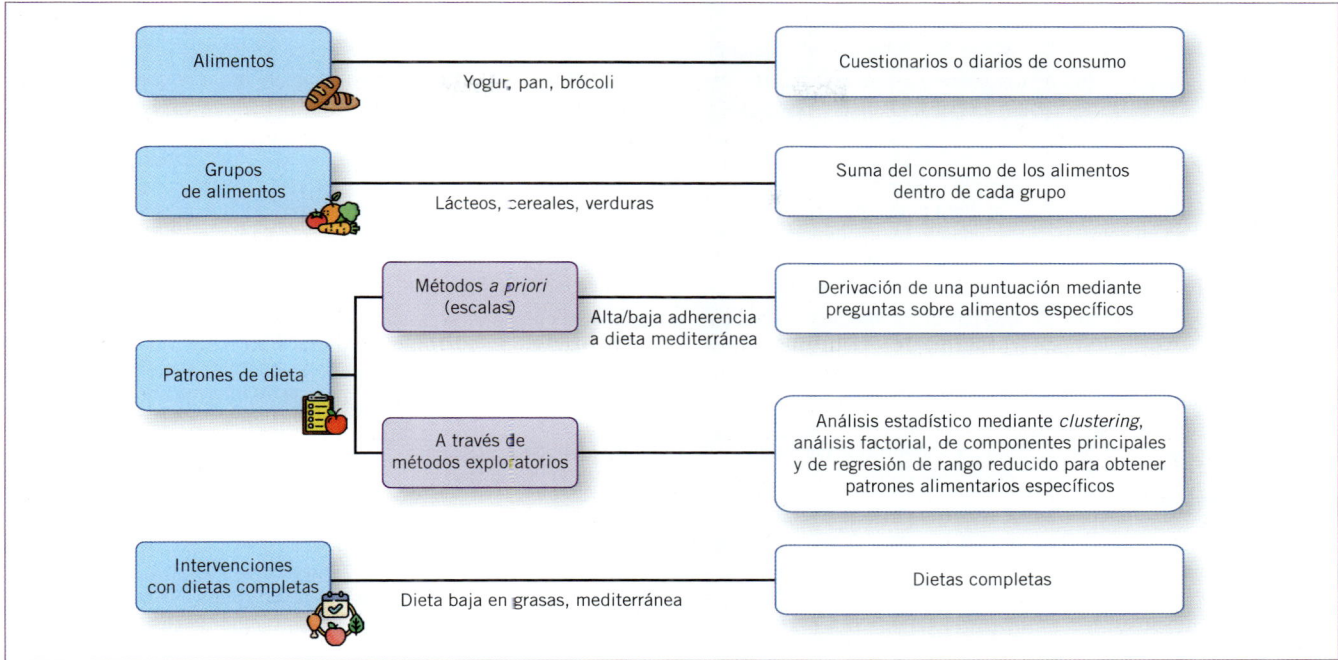

Figura 17-1. Distintas estrategias para investigar la interacción entre genes y alimentos. El consumo de alimentos suele registrarse mediante cuestionarios de frecuencia de consumo para medir la ingesta alimentaria.

su utilización es más compleja ya que requiere conocer también el aporte de nutrientes.

Existen escalas de adherencia a otros tipos de dietas que han sido ampliamente utilizadas en los estudios epidemiológicos realizados en otros países, comúnmente denominadas escalas de patrón de dieta saludable y cuyo objetivo es medir la adherencia a distintas recomendaciones o guías dietéticas. Un ejemplo es el índice dietético de salud planetaria (PHDI, *planetary health diet index*) de 2021, basado en las recomendaciones EAT-Lancet y centrado en la adherencia a una dieta saludable y sostenible. Asimismo, hay otros índices ampliamente utilizados y actualizados en los últimos años, como el índice de alimentación saludable (HEI-2020, *healthy eating index*) (**cap. 10**, Índices de calidad de la dieta, **tomo IV**).

Métodos exploratorios o *a posteriori* para la determinación de patrones alimentarios

Existen diversas opciones para obtener los denominados patrones de dieta exploratorios *(a posteriori)*, aunque todos se caracterizan por la utilización de técnicas estadísticas avanzadas multivariables que ayudan a obtener combinaciones particulares de grupos de alimentos a partir de los datos dietéticos recopilados en una población específica. Los enfoques exploratorios más utilizados incluyen las técnicas de agrupamiento *(clustering)*, el análisis factorial y de componentes principales (PCA, *principal component analysis*), y el análisis de regresión de rango reducido (RRR). Tanto los enfoques *a priori* como *a posteriori* tienen como objetivo reducir una gran cantidad de información recogida mediante los cuestionarios dietéticos; sin embargo, todos estos métodos tienen sus propias ventajas e inconvenientes, como se muestra en la **tabla 17-1**. En cualquier caso, es fundamental elegir el enfo-

que más apropiado que encaje con la hipótesis planteada, ya que esto puede influir en las asociaciones observadas.

Existen distintos tipos de análisis factorial, los cuales agrupan una serie de procedimientos que analizan la relación mutua entre variables y permiten estudiar la interdependencia entre un conjunto de variables (grupos de alimentos). El análisis factorial estudia la correlación existente entre una serie de grupos de alimentos con el objetivo de descubrir alguna estructura latente (no directamente observable al visualizar los datos). El conocimiento de dicha estructura puede permitir la reducción de la información proporcionada por las variables observadas (alimentos), con la menor pérdida posible de información, en un número mínimo de variables latentes no observadas, que son los denominados *factores* o *patrones de dieta*. De los distintos tipos de análisis factorial, el más utilizado en el estudio de patrones de dieta es el denominado PCA. Este procedimiento se caracteriza por analizar la varianza total del conjunto de variables observadas para poder descubrir los componentes principales que la definen. Una vez que se derivan y extraen los componentes o factores principales (que cumplen el criterio de ser independientes entre sí), el siguiente paso es analizar su correlación con las variables originales (consumo de alimentos). El resultado de un análisis factorial de componentes principales podría, por ejemplo, partir de datos de consumo de 135 alimentos incluidos en un cuestionario estándar y, tras la selección de las variables latentes o factores, retener sólo los 4 primeros factores que aparecen con mayor importancia, de los cuales se analizarían sus correlaciones con los alimentos iniciales. Tras ello, podría observarse que el primer factor que aparece (al que llamaríamos, por ejemplo, factor o patrón 1) presenta correlaciones positivas elevadas con el consumo de frutas, verduras, frutos secos, aceite de oliva y legumbres y, por el

Tabla 17-1. Ventajas y limitaciones de los distintos métodos de obtención de patrones dietéticos

Métodos *a priori* Escalas *(scores)* de dieta	Métodos exploratorios o *a posteriori*		
	Análisis de agrupamiento *(clustering)*	Análisis factorial y de componentes principales	Regresión de rango reducido
Ventajas			
Toda la información sobre la dieta puede condensarse en un solo índice	Toda la información sobre la dieta puede describirse mediante un pequeño conjunto de grupos o *clusters* (patrones) mutuamente excluyentes	Toda la información sobre la dieta puede describirse mediante unos cuantos factores (patrones) que no se correlacionan entre sí	Toda la información sobre la dieta puede describirse mediante unos cuantos patrones que no se correlacionan entre sí
Reproducible y comparable	Los patrones obtenidos se basan únicamente en los datos	Los patrones obtenidos se basan únicamente en los datos	Combina un conocimiento previo sobre los mecanismos fisiopatológicos dieta/salud con la información que ofrecen los datos
Útil para investigar asociaciones dieta-enfermedad	Útil para identificar patrones existentes en los datos	Útil para identificar patrones existentes en los datos	Útil para identificar patrones existentes en los datos que se relacionan con enfermedad
Limitaciones			
Selección subjetiva de los componentes de la dieta que se van a utilizar y sus puntos de corte	Selección subjetiva de los métodos de *clustering* que se van a usar, así como el número de clústers que se han de retener y sus características	Selección subjetiva del número de factores que se han de retener para el análisis	Selección subjetiva del número de patrones que se han de retener para el análisis
Cada componente de la dieta se considera por separado	Es necesario un análisis descriptivo para caracterizar los patrones	No está claro qué componente o componentes de la dieta caracterizan principalmente el patrón	No está claro qué componente o componentes de la dieta caracterizan principalmente el patrón
Depende del nivel de evidencia detrás de cada hipótesis	El procedimiento puede no estar relacionado con los resultados principales estudiados	El procedimiento puede no estar relacionado con los resultados principales estudiados	Depende de la existencia y del nivel de evidencia que haya sobre las variables de respuesta (p. ej., biomarcadores de ingesta)
Asume efectos aditivos de los componentes de la dieta		Una baja-moderada proporción de la varianza de la ingesta dietética suele estar explicada por cada patrón	Una baja-moderada proporción de la varianza de las variables de respuesta suele estar explicada por cada patrón

contrario, correlaciones negativas con el consumo de embutidos, refrescos azucarados y bollería. Cada participante en el análisis obtendría un valor para este factor o patrón 1, que se puede utilizar como variable continua o categórica para medir la adherencia a ese patrón de dieta en los posteriores análisis de interacción gen-dieta. De acuerdo con la taxonomía de métodos presentada en el **capítulo 36** (Inteligencia artificial en nutrición) del **tomo IV**, este método se engloba dentro del grupo de técnicas de aprendizaje no supervisado.

La regresión de rango reducido (RRR) ha surgido más recientemente como un enfoque exploratorio híbrido entre los enfoques *a priori* y *a posteriori*, en el que se aplica el conocimiento *a priori* de la asociación entre nutrientes o biomarcadores con un vínculo establecido con enfermedades para así identificar combinaciones de alimentos que están asociados con el riesgo de enfermedad en una población particular. Al igual que todos los demás enfoques exploratorios, el método RRR tiene como objetivo extraer combinaciones lineales sucesivas de variables predictoras (grupos de alimentos). Sin embargo, el objetivo principal de la RRR es explicar la máxima variabilidad en las variables de respuesta (es decir, nutrientes de interés con asociaciones establecidas con el riesgo de enfermedad), mientras que los otros enfoques exploratorios como PCA tienen como objetivo maximizar la variabilidad en los predictores. El modelo RRR puede incluir una o más variables de respuesta, y al final se derivarán una serie de factores no correlacionados (patrones de dieta) que serán igual al número de variables de respuesta especificadas en el modelo. La variación en cada una de las variables de respuesta que se explica por cada patrón da una indicación de la correlación probable entre cada patrón y cada variable de respuesta. Normalmente, los patrones que explican la variabilidad máxima en todas las variables de respuesta colectivamente se conservan para el análisis. Cada variable predictora en el modelo (cada grupo de alimentos) recibirá un factor de carga o *factor loading* positivo o negativo que indica los grupos de alimentos que contribuyen en mayor o menor medida al patrón. Cada participante del estudio obtendrá una puntuación para cada patrón derivado en función del factor de carga y la ingesta de cada grupo de alimentos, lo cual representa una mayor o menor adherencia de su ingesta dietética a un patrón concreto, respecto a otros participantes. Una fortaleza clave del enfoque de RRR es que los patrones de dieta derivados utilizan un conocimiento *a priori* de las asociaciones establecidas entre biomarcadores o nutrientes de interés y enfermedad y, por lo tanto, es particularmente atractivo si el objetivo es identificar patrones vinculados a enfermedades. La aproximación RRR representa, por consiguiente, una técnica de aprendizaje supervisado.

Una ventaja importante de usar patrones de dieta derivados de los métodos exploratorios es que las conclusiones están basadas en alimentos, lo que significa que son más fáciles de interpretar y comunicar, lo cual ayuda al desarrollo de guías dietéticas en salud pública. Sin embargo, comparten limitaciones en común, ya que deben tomarse decisiones subjetivas sobre el número de patrones que se retienen para el análisis, y no está claro qué grupo o grupos de alimentos explicarían las asociaciones observadas. En realidad, en la mayoría de las enfermedades crónicas puede haber interacciones complejas en diferentes vías metabólicas que vinculan la dieta y la enfermedad, que pueden no ser capturadas mediante un solo enfoque concreto. Además, los patrones obtenidos son específicos de cada estudio o población, por lo que resulta difícil la comparación posterior de resultados y su integración en metaanálisis sobre interacciones gen-dieta; por lo tanto, en este caso resultaría más ventajosa la identificación de patrones de dieta a través de escalas o *scores* para así poder comparar mejor los resultados de las interacciones gen-dieta.

Interacción entre alimentos o patrones dietéticos con el genoma

Para estudiar la interacción entre genes y alimentos o patrones dietéticos, el componente del genoma se puede analizar bien en forma de un SNP relevante para una enfermedad,

bien en forma de combinación de varios en SNP en las denominadas GRS, cuyo detalle de concepto y cálculo se describe en el **capítulo 16**. En la **figura 17-2** se presenta esquemáticamente el estudio de dichas interacciones a todos los niveles, tanto de un alimento interaccionando con una variante genética, que sería el caso más sencillo, como de patrones de dieta o dietas completas interaccionando con GRS o secuenciación de genoma completo, que sería el caso más complejo. Ello da una idea de las múltiples combinaciones que es posible realizar entre alimentos, patrones de dietas y variantes genéticas en el estudio de las interacciones gen-alimento determinando distintos fenotipos de salud-enfermedad. Es importante, además, destacar la necesidad de estandarizar este tipo de estudios a nivel internacional para obtener resultados comparables que permitan su combinación y análisis mediante metaanálisis que ayuden a obtener un mayor nivel de evidencia científica.

FUNDAMENTO Y APLICACIÓN DEL ANÁLISIS DE ALEATORIZACIÓN MENDELIANA

En el **capítulo 16** se describió la jerarquía de la evidencia científica utilizada en los estudios epidemiológicos. Esta jerarquía muestra que los estudios experimentales ofrecen una evidencia científica más sólida que los estudios observacionales. No obstante, no siempre es factible y/o adecuado llevar a cabo estudios de intervención aleatorizados con dieta debido al largo tiempo de seguimiento requerido para observar los efectos en algunas enfermedades y las dificultades que plantea mantener en el tiempo protocolos de intervención complejos. En cambio, al trabajar con variantes genéticas y siguiendo el principio de aleatorización mendeliana, es posible con-

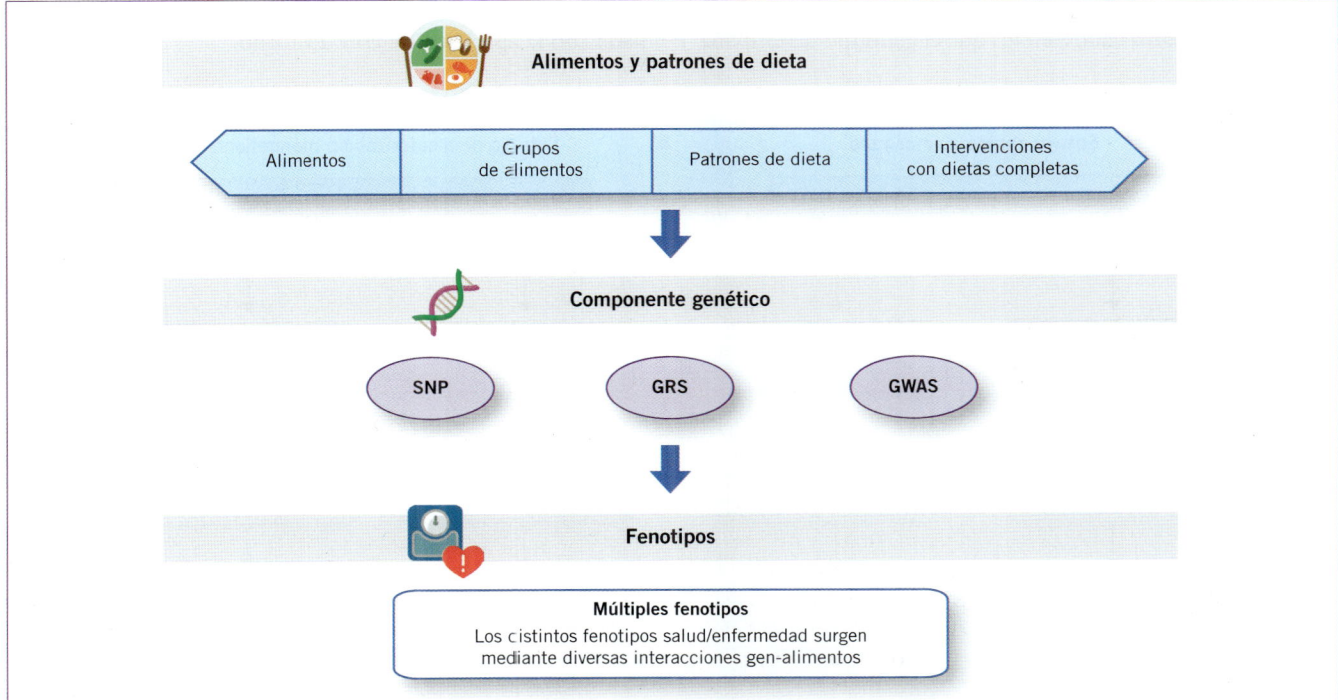

Figura 17-2. Diferentes tipos de interacciones entre los genes y los alimentos, clasificadas de acuerdo con la complejidad de la dieta y los componentes genéticos analizados.

seguir que los estudios observacionales ofrezcan conclusiones con mayor nivel de causalidad y, por lo tanto, la evidencia resultante sería comparable a un ensayo clínico aleatorizado.

La aleatorización mendeliana se basa en la ley de segregación de los caracteres de Mendel, la cual establece que, salvo raras excepciones, el reparto de los genes parentales entre los gametos ocurre aleatoriamente. Por lo tanto, al transferirse el material genético de padres a hijos al azar, esto puede compararse con la asignación aleatoria de individuos a diferentes grupos experimentales como ocurre en un ensayo clínico aleatorizado. En definitiva, en un estudio de aleatorización mendeliana, la asignación de los participantes a los grupos de estudio se realiza al azar durante la concepción y se determina por su genotipo. En un ensayo clínico aleatorizado, la asignación de los participantes a cada grupo de intervención se efectúa de acuerdo con el protocolo de aleatorización establecido en el momento del estudio. Esta característica ha permitido que los estudios que utilizan la aproximación de aleatorización mendeliana ofrezcan un nivel de evidencia científica equiparable a los ensayos aleatorizados.

En la **figura 17-3** se ha representado un ejemplo de ensayo clínico aleatorizado (A) en comparación con la aleatorización mendeliana (B). En este ejemplo, Chatterjee y cols. utilizaron la asignación aleatoria de variantes genéticas mediante aleatorización mendeliana para respaldar una relación causal entre la obesidad y la fibrilación auricular (trastorno del ritmo cardíaco que se asocia con enfermedades cardiovasculares). A diferencia de los estudios observacionales, en los que los individuos con obesidad probablemente difieren de aquellos con peso normal en muchos factores de confusión, se espera que aquellos con un genotipo predisponente a la obesidad y sin él estén equilibrados en cuanto a factores de confusión medidos y no medidos. Por estas razones, los estudios de aleatorización mendeliana a menudo se asemejan a ensayos naturales aleatorizados, en los que el genotipo desempeña

el papel de asignación aleatoria de tratamiento. El hecho de que el genotipo se determine antes del nacimiento y se mantenga constante durante toda la vida también elimina la posibilidad de causalidad inversa. Por lo tanto, se considera que una diferencia en la incidencia de la enfermedad (fibrilación auricular) entre los grupos de genotipo es evidencia del efecto causal de la exposición (obesidad).

En general, para poder llevar a cabo un estudio de aleatorización mendeliana de forma adecuada, es crucial identificar una variante genética que pueda predecir de manera fiable la exposición que se está investigando, también denominada *variable instrumental*. En relación con el ejemplo presentado antes, estudios recientes de asociación de genoma completo (GWAS, *genome-wide association study*) han descubierto múltiples SNP en numerosos *loci* genéticos que están relacionados con un aumento del índice de masa corporal (IMC) y el grado de adiposidad. Sin embargo, dado que cada una de estas variantes habitualmente tiene un efecto pequeño en el IMC, es común combinar múltiples variantes en una única puntuación de riesgo genético (GRS), la cual considera todos los alelos que predisponen a la obesidad en cada persona, asignándoles pesos proporcionales al tamaño de sus efectos. En su estudio, Chatterjee y cols. utilizaron dos predictores genéticos del IMC: *FTO (fat mass obesity)*, que es una variante en el gen ampliamente asociado a la obesidad y acumulación de grasa, y una puntuación genética de IMC que incorporaba 39 SNP previamente identificados en GWAS. En primer lugar, se confirmó que ambos instrumentos genéticos estaban asociados con un incremento en el IMC mediante un metaanálisis de estudios prospectivos en 51.646 individuos de ascendencia europea. Asimismo, observaron que el aumento de una unidad de la GRS se asociaba con un 11 % más de riesgo de desarrollar fibrilación auricular, lo cual respalda la hipótesis de que la obesidad está causalmente relacionada con la aparición de este trastorno.

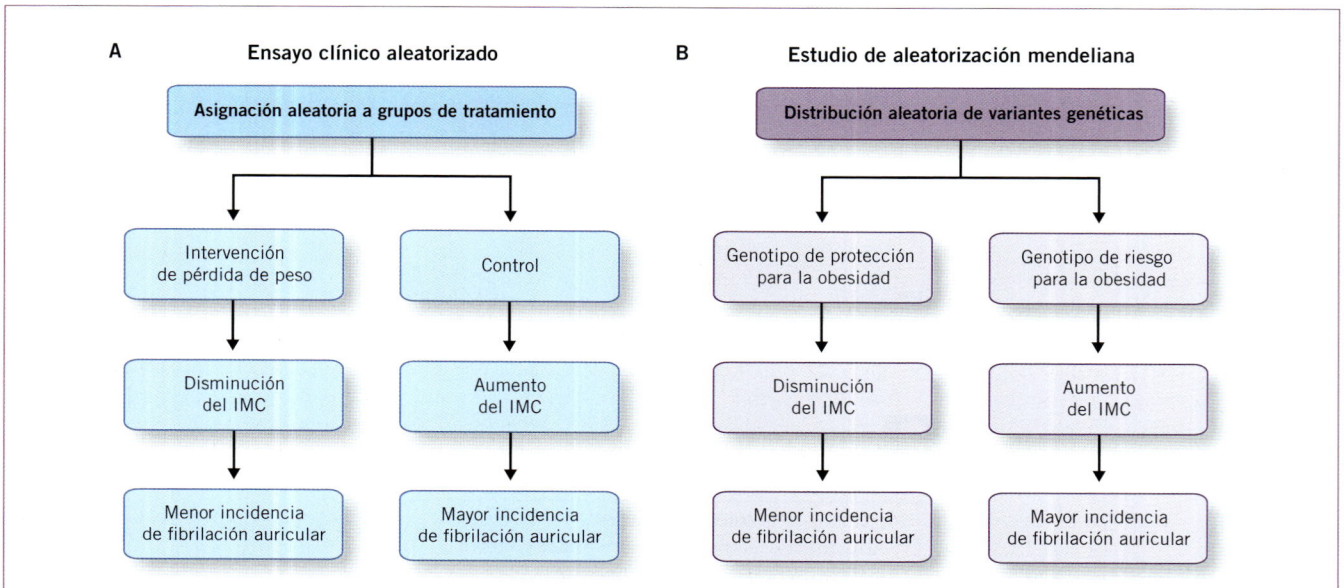

Figura 17-3. Comparación entre un ensayo clínico aleatorizado de pérdida de peso para la prevención de fibrilación auricular (A) y un estudio de aleatorización mendeliana (B). En este ejemplo, Chatterjee y cols. utilizaron la asignación aleatoria de variantes genéticas mediante aleatorización mendeliana para respaldar una relación causal entre la obesidad y la fibrilación auricular. IMC: índice de masa corporal.

No obstante, a pesar de que la aleatorización mendeliana ofrece un enfoque interesante para confirmar las asociaciones encontradas en estudios observacionales con una menor probabilidad de sesgo, hay que tener en cuenta que también presenta diversas limitaciones. Como se mencionó anteriormente, la validez del método se basa en la presunción de que el genotipo no está relacionado con ningún factor que pueda confundir la relación entre la exposición y los resultados. Aunque esta suposición a menudo no se puede comprobar, la evidencia empírica sugiere que es plausible en muchas situaciones. Por lo tanto, el uso de instrumentos genéticos débiles que explican una variación limitada en la exposición podría sesgar las estimaciones causales o incluso resultar en la incapacidad de establecer relaciones causales debido a la falta de poder estadístico.

En la actualidad, se emplea también el método de aleatorización mendeliana en estudios que buscan relacionar variantes genéticas con el consumo de ciertos alimentos (v. Variantes genéticas asociadas con el consumo de alimentos y su posible implicación en la salud, a continuación, para comprender la evidencia más reciente respecto a las variantes genéticas que se asocian con el consumo de distintos alimentos). En estos estudios, la variante genética encontrada puede utilizarse como «variable instrumental» para representar el consumo de un determinado alimento a lo largo de la vida y establecer una relación causal con diversas enfermedades. No obstante, en muchos de los estudios relacionados con la dieta, no todas las variantes genéticas encontradas son instrumentos adecuados para medir el consumo de alimentos, ya que algunas pueden ser débiles y no determinar adecuadamente la exposición o bien pueden presentar efectos pleiotrópicos que afecten a la asociación. Para corregir estos problemas y obtener una estimación precisa de la asociación entre la variable instrumental y una enfermedad de interés, en muchos estudios se emplea un enfoque estadístico basado en el estimador de mínimos cuadrados en dos etapas. En la primera etapa se estima el efecto de la variable instrumental sobre la exposición (p. ej., consumo de un alimento), y en la segunda etapa se utiliza este efecto estimado para obtener la asociación entre la variable instrumental y la enfermedad, pero teniendo en cuenta los factores de confusión que pueden influir en la asociación. En definitiva, existen tres supuestos clave para llevar a cabo un estudio de aleatorización mendeliana válido y fiable: *a)* la variante genética se asocia con la variable de exposición de interés (supuesto de relevancia); *b)* la variante genética no se asocia con factores de confusión de la exposición y la enfermedad de interés (supuesto de independencia), y *c)* la variante genética sólo influye en el riesgo de enfermedad a través de la exposición de interés y no a través de ninguna otra vía (supuesto de restricción de exclusión). Puede ampliarse la información sobre la metodología general y estadística en la publicación de Bennett y cols. (2022) y en el artículo de Swerdlow y cols. (2016).

Respecto a la evidencia sobre variantes genéticas que se asocian con el consumo de alimentos, inicialmente se llevaron a cabo estudios de análisis de genes candidatos para descubrir SNP relacionados con el consumo de ciertos alimentos. En gran parte, estos genes descubiertos se asociaron con el metabolismo de los alimentos y su influencia en la ingesta.

Por ejemplo, se encontraron polimorfismos en el gen de la lactasa que afectan a la ingesta de leche, o polimorfismos en las enzimas que metabolizan el alcohol. Sin embargo, en los últimos años, el aumento de la capacidad de genotipado y el uso de otras técnicas ómicas han permitido utilizar esta herramienta como una primera criba para identificar posibles variantes genéticas asociadas al consumo de ciertos alimentos. A partir de estas asociaciones es posible llevar a cabo estudios adicionales para caracterizar la calidad de estos biomarcadores genéticos como variables instrumentales. Así, en la **figura 17-4** se presenta una figura muy utilizada en los estudios de GWAS, denominada gráfico regional o *regional plot*. Es una representación gráfica de un segmento de un cromosoma, que muestra la ubicación y la fuerza de asociación de las variantes genéticas en esa región con una determinada característica o rasgo de interés, en este caso la interacción gen-dieta mediterránea en la modulación de los niveles de ácidos grasos poliinsaturados (AGPI). En el gráfico, cada punto representa una variante genética, y su posición en el eje horizontal corresponde a su ubicación en el cromosoma. La fuerza de asociación se muestra en el eje vertical, generalmente en una escala logarítmica. Los puntos suelen colorearse en función de su grado de correlación con la variante más fuertemente asociada en esa región, lo que puede ayudar a identificar posibles genes candidatos o vías biológicas implicadas en la característica o rasgo estudiado.

En resumen, los estudios de aleatorización mendeliana representan una herramienta cada vez más utilizada en la investigación en nutrigenética para inferir la causalidad entre la dieta y el desarrollo de enfermedades. Al basarse en variaciones genéticas que actúan como instrumentos naturales para la exposición, estos estudios permiten superar algunas limitaciones de los estudios observacionales y reducir el sesgo causado por factores de confusión. Sin embargo, también presentan ciertas limitaciones, como la necesidad de que se cumplan ciertos supuestos y la posible falta de generalización de los resultados a poblaciones distintas de las utilizadas en los estudios originales. A pesar de ello, la aleatorización mendeliana se perfila como una técnica prometedora para identificar nuevas dianas terapéuticas y desarrollar estrategias de prevención y tratamiento más efectivas en diversas enfermedades.

VARIANTES GENÉTICAS ASOCIADAS CON EL CONSUMO DE ALIMENTOS Y SU POSIBLE IMPLICACIÓN EN LA SALUD

En las últimas décadas se ha prestado cada vez más atención a la influencia de los factores genéticos en la respuesta individual a la dieta y, en particular, en la elección de ciertos alimentos. En este sentido, se ha demostrado que ciertas variantes genéticas pueden estar relacionadas con el consumo de determinados alimentos, lo que sugiere que la predisposición genética puede ser un factor clave en la alimentación y la nutrición de las personas. En este epígrafe se abordará la evidencia actual sobre las variantes genéticas asociadas con el consumo de alimentos y su posible implicación en la salud y el bienestar de los individuos. En la **tabla 17-2** se presenta

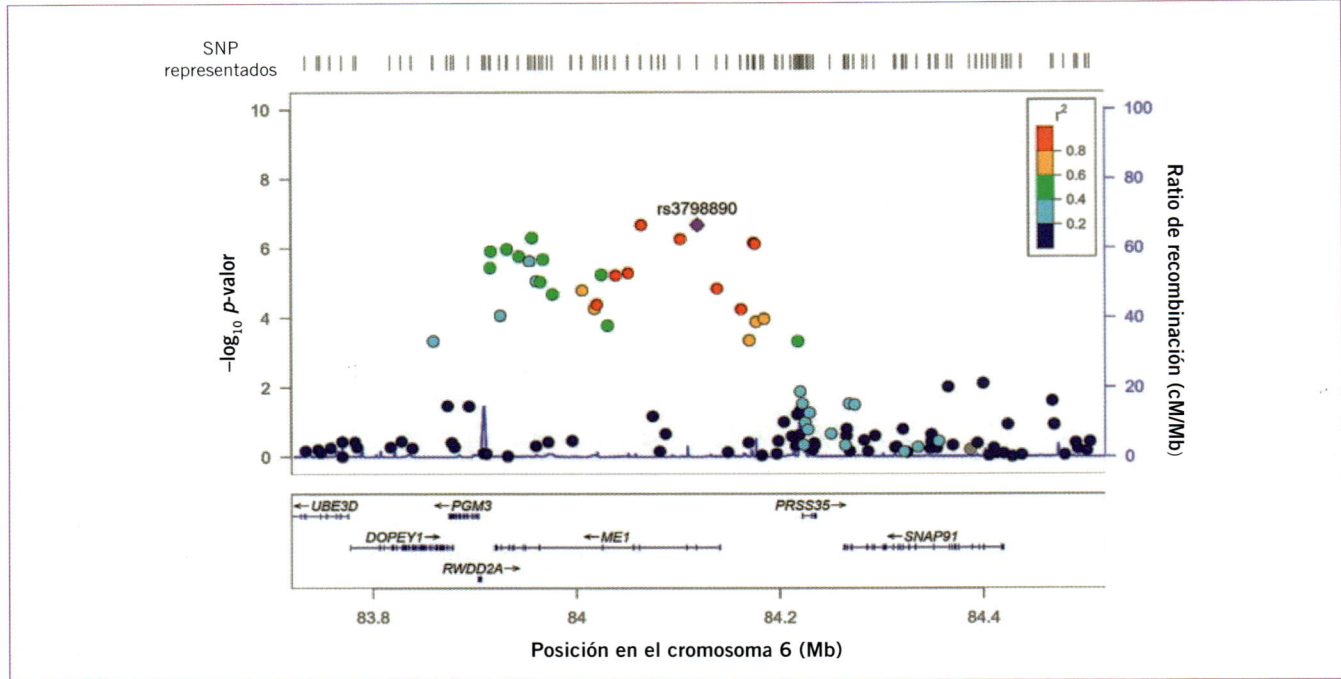

Figura 17-4. Gráfico regional de la sección del cromosoma 6 que abarca el gen *ME1*. Se destaca el polimorfismo de un solo nucleótido (SNP) rs3798890 debido a que exhibió el mayor nivel de significancia en el estudio de la interacción gen-dieta mediterránea en la modulación de los niveles de ácidos poliinsaturados. (Tomado de Coltell y cols., Nutrients 2020; 12: 310).

una relación de estudios actuales de gran relevancia en el análisis de la interacción gen-alimentos.

Consumo de frutas y verduras

Las frutas y verduras son ingredientes esenciales en una dieta saludable dado que aportan abundantes cantidades de minerales, vitaminas, hidratos de carbono, proteínas, fibra alimentaria y diversos compuestos nutracéuticos para la prevención de diversas enfermedades. En este contexto, numerosos estudios epidemiológicos recientes han confirmado la asociación entre las dietas ricas en frutas y verduras y un riesgo reducido de enfermedades, como el cáncer, las enfermedades cardiovasculares, la obesidad y la diabetes. Además, se ha demostrado que dicho consumo también reduce el riesgo de mortalidad prematura. El principal potencial de la ingesta de frutas y verduras en la prevención de enfermedades es proporcionado por una amplia gama de fitoquímicos con potencial bioactivo. Entre estos compuestos, los polifenoles y, más concretamente los flavonoles, se han estudiado en profundidad debido a su efecto antioxidante, lo que sugiere su posible papel en la prevención de enfermedades crónicas asociadas con la oxidación celular (**caps. 8**, Hortalizas y productos hortícolas, y **9**, Frutas y productos derivados, **tomo III**). A continuación, se describe el conocimiento genético y genómico disponible de los efectos del consumo de frutas y verduras.

Cabe destacar un estudio longitudinal realizado por Wang y cols., en 2019, en el que se analizó si los cambios en la ingesta de fruta y verdura modificaban el efecto de la susceptibilidad genética a la obesidad. Se calculó una GRS basada en 77 variantes genéticas asociadas al IMC. Se evaluaron las interacciones entre cambios en la ingesta total y específica de frutas y verduras con la puntuación de riesgo genético y los cambios en el IMC y el peso corporal en cinco intervalos de 4 años durante un seguimiento de 20 años en 8.943 mujeres del *Nurses' Health Study* (NHS) y 5.308 hombres del *Health Professionals Follow-up Study* (HPFS). En ambas cohortes, la magnitud de la disminución del IMC asociada con el aumento de la ingesta de frutas y verduras fue más notable entre los participantes con alto riesgo genético que entre los de bajo riesgo. Así, cabe destacar que el efecto de la interacción gen-dieta en la prevención de la obesidad fue mayor para las bayas, las frutas cítricas y las verduras de hoja verde, y el patrón de interacción persistió independientemente del contenido de fibra o de la carga glucémica de las frutas y verduras. Así pues, la aleatorización mendeliana utilizada en este estudio proporciona una fuerte evidencia de causalidad genética en la asociación entre el consumo de frutas y verduras y la prevención de la obesidad. Estos hallazgos son de gran relevancia para la prevención y el manejo de la obesidad, ya que sugieren que las intervenciones nutricionales que promueven el consumo de frutas y verduras pueden ser especialmente efectivas en individuos con mayor riesgo genético.

Consumo de alimentos dulces y ultraprocesados

En la actualidad, ha disminuido la calidad de la alimentación debido al consumo excesivo de alimentos ultraprocesados y golosinas o dulces, que ha llegado a provocar un problema global de salud pública. Estos alimentos, sometidos a múltiples procesos industriales, se caracterizan por su alto contenido en grasas, azúcares y sal, así como por su bajo contenido en nutrientes. Numerosos estudios han demos-

Tabla 17-2. Conjunto de estudios y revisiones en los que se analizan las variantes genéticas asociadas con el consumo de alimentos

Alimento	Gen o variantes génicas	Resultados	Autor	Digital Object Identifier
Frutas y verduras	GRS con 77 SNP	El efecto beneficioso del aumento de ingesta de fruta y verdura sobre el control del peso fue más pronunciado en individuos con mayor susceptibilidad genética a la obesidad	Wang y cols., 2019	https://doi.org/10.1093/ajcn/nqz136
Comida ultraprocesada	GRS con 33 SNP	Consumo de ultraprocesado asociado a un mayor riesgo de desarrollar gota, especialmente en los individuos con predisposición genética a la enfermedad	Zhang y cols., 2023	https://doi.org/10.1093/rheumatology/kead196
Comida ultraprocesada	*FTO* (rs9939609-A), *MC4R* (rs17782313-C), *LEP* (rs7799039-A)	Asociaciones significativas entre polimorfismos en los genes *FTO*, *MC4R* y *LEP* y la ingesta de alimentos ultraprocesados en mujeres embarazadas	Martins y cols., 2018	https://doi.org/10.1017/S0007114518001423
Fritura y riesgo génico	GRS con 32 SNP	El consumo de alimentos fritos interactúa con los antecedentes genéticos de obesidad, evidenciando la importancia de reducir el consumo de alimentos fritos en individuos genéticamente predispuestos a la enfermedad	Qi y cols., 2014	https://doi.org/10.1136/bmj.g1610
Leche	*MCM6*	La persistencia de la lactasa tiene una base genética y sigue un patrón de herencia dominante, pudiendo estar causada de forma independiente por, al menos, cinco o más SNP	Anguita-Ruiz y cols., 2020	https://doi.org/10.3390/nu12092689
Leche	*FADS2* (rs174575)	Efecto beneficioso de la lactancia materna mucho más pronunciado (aumentando en 4,5 puntos el coeficiente intelectual) en los niños con el genotipo *FADS2*-rs174575	Steer y cols., 2010	https://doi.org/10.1371/journal.pone.0011570
Café y té	GRS con 111 SNP y aleatorización mendeliana con 8 SNP	Entre los participantes con mayor predisposición genética a una presión intraocular elevada, un mayor consumo de cafeína se asoció a una presión intraocular más elevada y a una mayor prevalencia de glaucoma	Kim y cols., 2020	https://doi.org/10.1016/j.ophtha.2020.12.009
Café y té	*CYP1A2* (−163 C>A)	Una mayor ingesta de cafeína se asoció con una menor incidencia de fibrilación auricular en un estudio epidemiológico prospectivo de 12 años	Casiglia y cols., 2020	https://doi.org/10.1177/2047487318772945
Café y té	10 *loci*, entre los que 6 fueron novedosos (*SEC16B, TMEM18, OR8U8, AKAP6, MC4R, SPECC1L-ADORA2A*)	Las variantes genéticas relacionadas con el consumo de alcohol, el consumo de café y la obesidad fueron los principales determinantes genéticos del consumo de bebidas amargas y dulces	Zhong y cols., 2019	https://doi.org/10.1093/hmg/ddz061
Café y té	*CYP1A2* (C164A-AA)	Estudio de los efectos de la interacción entre ingesta de cafeína durante el embarazo y los polimorfismos del gen *CYP1A2* en el tamaño de los recién nacidos	Sasaki y cols., 2017	https://doi.org/10.1038/pr.2017.70
Café y té	*CD83* (rs62391270), *AHR* (6 SNP), *CYP1A2* (5 SNP), *CYP2A6* (17 SNP)	Identificación de factores genéticos que contribuyen a la variación en el metabolismo de la cafeína y confirman un importante papel modulador de los niveles sistémicos de cafeína en el comportamiento de consumo de cafeína en la dieta	Cornelis y cols., 2016	https://doi.org/10.1093/hmg/ddw334
Té verde	*GSTM1, GSTT1* y *GSTP1*	El consumo diario regular de té verde puede reducir el riesgo de leucemia en adultos chinos, con independencia del estado polimórfico de *GSTM1* y *GSTP1*. La asociación entre el té verde y el riesgo de leucemia en adultos varió con el genotipo *GSTT1*	Liu y cols., 2017	https://doi.org/10.1007/s00394-015-1104-x
Café	GRS con polimorfismos en *AHR, CYP1A2, CYP2A6* y *POR*	El consumo de café se asoció inversamente con la mortalidad, incluso entre quienes tomaban 8 o más tazas al día y quienes tenían polimorfismos genéticos que indicaban un metabolismo más lento o más rápido de la cafeína	Loffield y cols., 2018	https://doi.org/10.1001/jamainternmed.2018.2425
Café	GRS con 77 SNP	Un mayor consumo de café podría atenuar las asociaciones genéticas con el IMC y el riesgo de obesidad. Los individuos con mayor predisposición genética a la obesidad tuvieron un menor IMC en relación con un mayor consumo de café	Wang y cols., 2017	https://doi.org/10.1186/s12916-017-0862-0
Café	*GIPR, KCNQ1, TCF7L2* y *WFS1*	Posible interacción de las variantes de *TCF7L2* y un GRS específico de la incretina con el consumo de café en relación con el riesgo de diabetes de tipo 2	The InterAct Consortium, 2016	https://doi.org/10.1007/s00125-016-4090-5
Carne, fibra y receptores	*TLR1, TLR2, TLR4* y *TLR10*	La ingesta de carne puede activar los genes *TLR* en la superficie epitelial, lo que provoca cáncer colorrectal a través de una respuesta inflamatoria, mientras que la ingesta de fibra puede proteger contra el cáncer	Iskov y cols., 2018	https://doi.org/10.1093/ajcn/nqx011

GRS: puntuaciones de riesgo genético; IMC: índice de masa corporal; SNP: polimorfismo de un solo nucleótido.

trado que el consumo de estos alimentos genera un mayor riesgo de obesidad, hipertensión, dislipidemia y síndrome metabólico. Aunque inicialmente se sabía poco sobre los factores genéticos que influyen en el consumo de alimentos ultraprocesados, actualmente es un campo de investigación en auge. Hay evidencia de que las variantes genéticas que afectan a la regulación del apetito y la saciedad están involucradas en la interacción entre estos alimentos y la genética. En este sentido, destaca un estudio de Martins y cols. de 2018, en el que se evaluó la asociación entre polimorfismos en genes candidatos asociados a la obesidad (*FTO*, *MC4R* y *LEP*) y la ingesta dietética de ultraprocesados en mujeres embarazadas. Se constató una relación positiva entre el alelo A del polimorfismo *FTO*-rs9939609, el alelo C del *MC4R*-rs17782313 y el alelo A del *LEP*-rs7799039 con el porcentaje de energía proveniente del consumo de ultraprocesados durante el embarazo. Por otro lado, hay un creciente interés en el desarrollo de literatura científica enfocada al desarrollo de puntuaciones de riesgo poligénico, con la intención de determinar la influencia del consumo de ultraprocesados en la susceptibilidad genética de sufrir enfermedades. Zhang y cols. llevaron a cabo un estudio en 2023 en el que examinaron las interacciones entre el consumo de ultraprocesados y la predisposición genética a sufrir gota. Emplearon una cohorte transversal de 181.559 participantes provenientes del *UK Biobank* e inicialmente sanos, de los cuales 1.558 desarrollaron gota durante los años de seguimiento del estudio. Se evaluaron 33 SNP en la GRS asociada al desarrollo de la enfermedad. Se demostró que una elevada ingesta de alimentos ultraprocesados se relacionaba con un 16 % más de riesgo de sufrir gota, en comparación con los individuos con un bajo consumo de estos alimentos. Además, se evaluó la interacción entre los ultraprocesados y el riesgo génico en la prevalencia de la enfermedad, siendo 1,9 veces más probable el desarrollo de gota cuando su consumo era elevado y se tenía una alta predisposición a la enfermedad. A pesar de estos avances en el conocimiento de la influencia en la salud de los alimentos ultraprocesados, aún hay gran disparidad en la evaluación de la dieta, los factores de confusión y las diferencias en las clasificaciones de los ultraprocesados, lo que dificulta las comparaciones entre estudios. Así pues, las evidencias actuales indican la necesidad de monitorizar la ingesta de estos alimentos en la población mundial. Sin embargo, son necesarios más estudios para interpretar mejor estas asociaciones con metodologías similares.

Por otro lado, el sabor dulce es uno de los sabores más atractivos para el ser humano, y se ha demostrado que existe una predisposición genética al consumo de alimentos dulces. El gen *TAS1R2*, que codifica un receptor de sabor dulce en la lengua, ha sido identificado como un determinante genético del consumo de alimentos dulces. Las variantes genéticas en este gen se han asociado con diferencias en la percepción del sabor dulce y en el consumo de azúcar y alimentos dulces, destacando un polimorfismo (rs35874116) ubicado en el exón 3 de este gen, en el que hay un cambio de base en la posición 571 que se asocia a un cambio aminoacídico en la posición 19. Esta variante genética es un factor de riesgo de caries dental muy conocido y ligado a la mayor ingesta de azúcares y otros hidratos de carbono.

Consumo de lácteos

No todas las personas tienen la capacidad de digerir la lactosa presente en la leche de manera permanente. La lactosa es un disacárido compuesto por glucosa y galactosa, que requiere ser digerido por la enzima lactasa para su absorción en el intestino delgado. Mientras que en aproximadamente dos tercios de la humanidad los niveles de esta enzima disminuyen drásticamente después de la fase de destete (rasgo conocido como no persistencia de la lactasa), otros individuos son capaces de mantener niveles elevados de lactasa durante toda la vida. Ambos fenotipos de lactasa en los seres humanos presentan una base genética compleja y han sido ampliamente investigados durante las últimas décadas. La mayoría de los estudios han presentado sus resultados en forma de mapamundis en los que se observa la distribución global de la intolerancia a los lácteos. La frecuencia de la capacidad de digerir la lactosa en la edad adulta (persistencia de la lactasa) es alta en las poblaciones del norte de Europa, disminuye en el sur de Europa y Oriente Medio, y es baja en las comunidades asiáticas y africanas. Cabe destacar que también es común en las poblaciones de pastores de África. Se postula que la selección natural ha desempeñado un papel primordial en la determinación de las frecuencias de resistencia a la lactasa descritas desde el desarrollo de la domesticación del ganado en Oriente Medio y el norte de África hace alrededor de 7.500-9.000 años.

En la actualidad existen pruebas funcionales que determinan que la base genética de la variación poblacional en la producción de lactasa es un rasgo dominante. Concretamente, se ha postulado que la persistencia de la lactasa podría estar causada por, al menos, cinco o más SNP en una región reguladora denominada *MCM6 (minichromosome maintenance complex component)*. Esta región se encuentra flanqueando al gen de la lactasa *(LCT)*, situado en el cromosoma 2, y parece que está regulado por elementos *cis*. Concretamente, hay un total de 23 SNP en la región del *MCM6* asociados con la persistencia de la capacidad de metabolizar la lactosa. En la **figura 17-5** se muestra un resumen de los factores transcripcionales cuya interacción con el gen de la lactasa es bien conocida. Se sabe que los factores CDX-2, HNF1-α, GATA y OCT-1 promueven la expresión de la lactasa, mientras que el PDX-1 se ha descrito como represor transcripcional. La primera mutación asociada a la capacidad para digerir lactosa en el gen *MCM6* surgió en los individuos del norte de Europa y consiste en un cambio de C a T en un SNP identificado como rs4988235 ubicado en el intrón 13. En poblaciones de otros lugares del mundo se han identificado otras mutaciones en el gen *MCM6* distintas, que también se asocian con la capacidad para digerir la lactosa en la edad adulta, siendo así un claro ejemplo de evolución reguladora convergente en los seres humanos.

Se observó una asociación estadísticamente significativa entre el genotipo de persistencia de lactasa y el consumo de leche en la población, justificada por los síntomas que presentan las personas sin persistencia de lactasa al consumir lactosa. Estos síntomas incluyen flatulencia, distensión abdominal, diarrea, cólicos y náuseas, lo que lleva a que estas personas eviten consumir leche y otros productos lácteos.

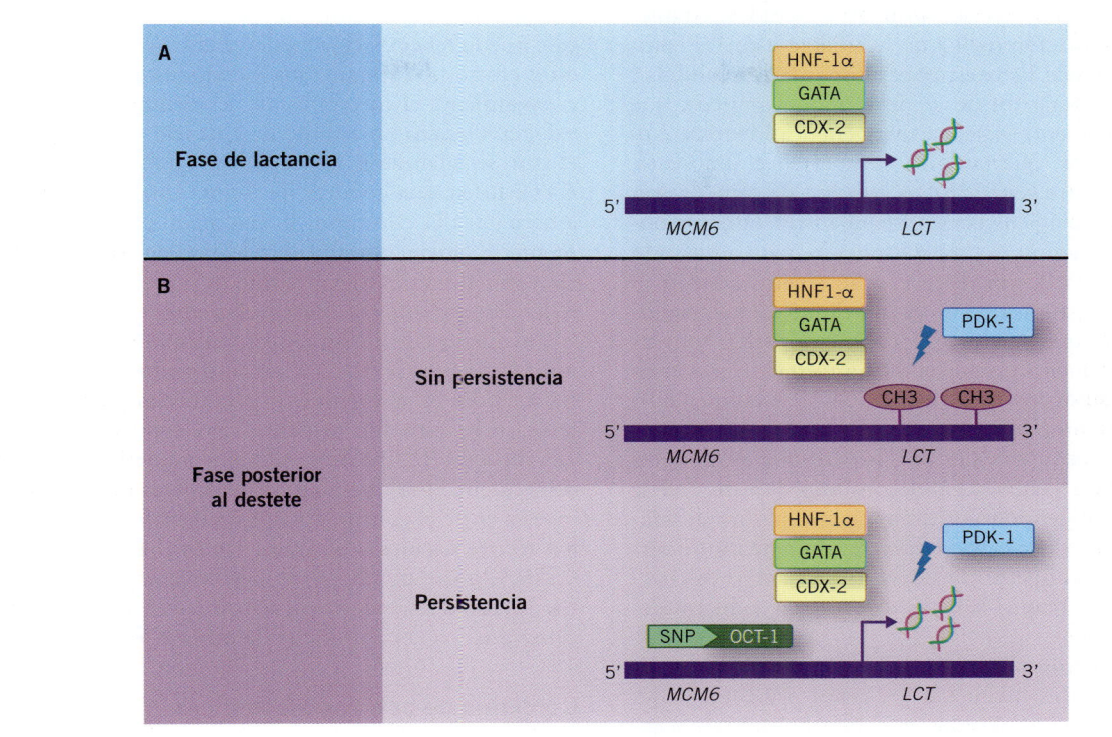

Figura 17-5. Mecanismos genéticos que explican la persistencia o no de la capacidad de digerir la lactosa en seres humanos en el período de lactancia (A) y tras el destete (B). Las formas rectangulares representan todos los factores de transcripción que actualmente se sabe que interactúan con el promotor del gen de la lactasa (*LCT*). La imagen del rayo representa la represión transcripcional de la piruvato deshidrogenasa quinasa (PDK-1). Las formas ovaladas se refieren a la aparición de metilaciones dentro de la región del gen *LCT*, que también se han descrito como represoras de la expresión de *LCT*. En B, los alelos asociados a la persistencia de la lactosa asociados al gen *LCT* y descritos en *MCM6* son responsables de la unión de una proteína denominada OCT-1. (Tomado de Anguita-Ruiz y cols., 2020).

Esta asociación ha sido validada en numerosas poblaciones, demostrándose que las personas con dicho genotipo tienden a evitar el consumo de lácteos. Esto es así incluso para alimentos que poseen menor cantidad de lactosa, como es el caso del yogur. Aunque hay estudios que han detectado asociaciones estadísticamente significativas entre dicho genotipo y el consumo de yogur, son de menor magnitud dado que poseen una menor significación estadística. Por otro lado, debido a la mayor fermentación, los quesos prácticamente no contienen lactosa, y su consumo no se ha asociado con el alelo de persistencia de lactasa. Numerosos estudios han encontrado esta asociación en varias poblaciones, incluyendo un efecto menor en el consumo de yogur, pero no se ha constatado asociación con el consumo de queso, ya que su fermentación reduce significativamente el contenido de lactosa. Así pues, la presencia de alguno de los SNP mencionados serviría como indicador fiable del consumo de leche, dado que presenta un menor sesgo, y podría permitir el establecimiento de una relación causal entre consumo de leche e incidencia de enfermedades cardiovasculares o diabetes en estudios observacionales. En este contexto, en un estudio reciente de aleatorización mendeliana publicado en 2021 se analiza la relación causal entre el consumo de leche y rasgos cardiometabólicos mediante el uso de la variante de persistencia de la lactasa rs4988235 (destacada previamente) a partir de una cohorte de 417.236 participantes procedentes del *UK Biobank*. Se muestran evidencias genéticas de la asociación entre el consumo de leche y un elevado IMC, pero también con niveles más bajos de colesterol sérico. Por lo tanto, estos datos sugieren que no se necesita limitar la ingesta de leche en la prevención de enfermedades cardiovasculares, aunque todavía son necesarias más investigaciones que validen estos resultados.

Consumo de té y café

El consumo de bebidas ricas en cafeína, como el té y el café, es muy frecuente en todo el mundo. A lo largo de la historia, el papel en biomedicina de estas bebidas ha variado de manera considerable. Inicialmente, el consumo de bebidas con cafeína se ha asociado con un mayor riesgo de cáncer y fenotipos de enfermedad cardiovascular, aunque en la actualidad también hay estudios que defienden su papel protector frente a la diabetes de tipo 2 e incluso a las enfermedades cardiovasculares. Ante la necesidad de esclarecer de manera experimental el efecto del consumo de estas bebidas en la incidencia de enfermedades en los estudios observacionales, la realización de estudios de intervención en los que se detecten variantes genéticas asociadas a su consumo es esencial. Estas variantes podrían servir como biomarcadores de ingesta y han de ser buenas variables instrumentales en los estudios de aleatorización mendeliana.

En este sentido, los estudios de gemelos han establecido las bases de la estimación del componente genético y hereditario de los hábitos de consumo de estas bebidas, estableciendo la denominación de 0 a no heredable y de 1 a completamente heredable. Estos estudios estiman la heredabilidad mediante la comparación de gemelos monocigóticos, que comparten el ambiente y tienen una genética idéntica, con gemelos dicigóticos, que también comparten el ambiente, pero tienen diferente genética. Los estudios de gemelos son métodos epidemiológicos eficaces para medir la contribución de la genética a un rasgo determinado, pero a menudo no tienen la potencia suficiente y están sujetos a sesgos o diferencias entre estudios en las estimaciones de heredabilidad. Además, aunque pueden proporcionar pruebas convincentes de una influencia genética de la ingesta y elección de bebidas, no indican los genes específicos que aumentan o disminuyen los comportamientos relacionados con el consumo de bebidas con cafeína. Así, los estudios posteriores sobre la influencia genética en el consumo de café y té se dirigieron a investigar polimorfismos en enzimas implicadas en el metabolismo de la cafeína. El café contiene cantidades elevadas de cafeína, que se considera una sustancia psicoactiva de uso común (**cap. 15**, Café, té, cacao y productos derivados, **tomo III**).

Destacan numerosos estudios de GWAS en los que se ha confirmado que *loci* próximos a los genes *AHR, CYP1A2, POR* y *ABCG2* están implicados en el metabolismo de la cafeína y en la alteración de sus niveles fisiológicos, modulando sus efectos psicoestimulantes. *CYP1A2*, por ejemplo, es responsable de más del 95 % del metabolismo de la cafeína. En este ámbito, hay un estudio de GWAS realizado por Cornelis y cols., en 2016, en el que se estudiaron los niveles de metabolitos circulantes de la cafeína con el objetivo de conocer con más detenimiento los efectos de los *loci* mencionados anteriormente en el metabolismo de la cafeína. Se constató que las variantes genéticas que conducen a un mayor consumo de cafeína se asocian con menores niveles circulantes del compuesto y con una mayor proporción de paraxantina/cafeína, lo que sugiere un fenotipo de metabolismo rápido de la cafeína. Así, se pudo afirmar de manera general que las personas que consumen más café son aquellas en las que la cafeína se metaboliza más rápido. En relación con el gusto por el sabor del té y el café, sólo se ha detectado un *locus* implicado en sus propiedades sensoriales, el gen *OR8U8*. Se descubrió a partir de un estudio de GWAS de Zhong y cols., en 2019, basado en una población con un tamaño muestral de más de 300.000 participantes, aunque aún se necesitan más estudios al respecto para validar estos resultados.

Hasta la fecha, al menos 15 estudios han investigado el papel causal del café o el consumo de cafeína en el riesgo de diabetes de tipo 2, enfermedad cardiovascular, enfermedad de Alzheimer, enfermedad de Parkinson, gota, osteoartritis, cánceres, trastornos del sueño y consumo de otras sustancias. La gran mayoría de estos estudios incluían al menos un SNP cercano a los genes *CYP1A2* y *AHR*, las variantes más fuertes y sólidas relacionadas con el consumo de café. Asimismo, estudios individuales investigaron y proporcionaron apoyo a un papel causal del café en la reducción del riesgo de gota y el aumento del riesgo de osteoartritis. Inicialmente, los estudios sobre cáncer, enfermedad cardiovascular y enfermedad de Parkinson fueron prometedores, pero más bien

preliminares. Sugirieron que el componente de cafeína del café puede tener efectos cardiovasculares adversos, pero que estos efectos se limitan a los individuos con el genotipo correspondiente al metabolismo deficiente o más lento de la cafeína. Destaca un estudio de Loftfield y cols., de 2018, en el que se analizaron las variantes *CYP1A2, AHR, POR* y *CYP2A6* en una cohorte de Reino Unido. Se demostró la asociación del consumo de cualquier tipo de café con un menor riesgo de mortalidad independientemente de la variación genética en el metabolismo de la cafeína. Por otro lado, se ha descrito una relación inversa entre la ingesta de cafeína y la incidencia de fibrilación auricular, independiente del genotipo del gen *CYP1A2*. El mismo grupo informó de mejores medidas de razonamiento con una mayor ingesta de cafeína, pero esto fue evidente sólo entre aquellos con un genotipo *CYP1A2* correspondiente a un metabolismo lento de la cafeína. Por otro lado, se ha encontrado una asociación inversa entre el consumo materno de cafeína y el tamaño de los recién nacidos sólo entre las madres con el genotipo *CYP1A2* correspondiente al metabolismo rápido de la cafeína. Todas las referencias mencionadas en los apartados anteriores pueden encontrarse en la **tabla 17-2**.

Consumo de bebidas alcohólicas

Se sabe que existe un componente genético que determina un mayor riesgo de adicción al consumo de bebidas alcohólicas a través de varios mecanismos. Actualmente se han identificado varios polimorfismos génicos asociados al consumo de alcohol en general y también se está investigando su influencia en la preferencia por bebidas alcohólicas específicas (vino tinto, cerveza, whisky, ginebra, etc.). Entre los factores genéticos que determinan el consumo de alcohol, se han realizado numerosos GWAS en los que se analizan los rasgos referidos a las bebidas alcohólicas en poblaciones europeas, afroamericanas, asiáticas e hispanas. Inicialmente, la mayoría de las investigaciones se dirigían a la adicción al alcohol e involucraban a poblaciones con una gran cantidad de individuos con trastornos psiquiátricos o adicción a otras sustancias. Estos estudios iniciales comunicaron resultados nulos; muy posiblemente, la incapacidad de detectar *loci* implicados se debía a una incorrecta determinación del diseño experimental.

Se ha conseguido encontrar asociaciones más robustas con SNP que alteran el metabolismo del alcohol. Los genes candidatos principalmente estudiados por su participación en la adicción al alcohol son *ALDH* y *ADH1B*. Se han identificado importantes variaciones genéticas en relación con el metabolismo del alcohol, que determinan el consumo en cada individuo. Estas variaciones incluyen la percepción de los efectos del alcohol, la cantidad consumida y el patrón de consumo. Después de su ingestión, el alcohol se absorbe en el estómago y el intestino y entra en la circulación sanguínea. Una pequeña parte del alcohol puede ser excretado a través de la exhalación, el sudor o la orina, aunque la mayoría del alcohol es metabolizado en el hígado, principalmente por la enzima alcohol deshidrogenasa (ADH), seguida por el citocromo P-450 E1 (CYP2E1) y, en menor medida, por la catalasa. Hay numerosas clases en la familia ADH humana, destacando la I a la V, ubicadas en el cromosoma 4. La ADH1 es la enzima principal en el metabolismo del alcohol en el cuerpo humano. La vía no ADH, que involucra al gen *CYP2E1*, previamente citado en relación con el consumo de cafeína, y a la catalasa, es menos importante en general, pero tiene un papel metabólico más relevante cuando los niveles de alcohol en la sangre son altos o el consumo es crónico. La familia ADH humana se ha agrupado en varias clases (fundamentalmente de I a V). Se sitúan en forma de conglomerado en el cromosoma 4q21, que abarca 370 kb. La ADH de clase I tiene tres genes relevantes (*ADH1A*, *ADH1B* y *ADH1C*). En concreto, los genes *ADH1A* y *ADH1B* de la ADH de clase I y los de la clase II contribuyen al metabolismo hepático de etanol, mientras que *ADH1C* y la clase IV participan en el metabolismo gástrico. La clase III parece estar más involucrada en el metabolismo gastrointestinal en concentraciones muy altas de etanol. El papel de la ADH de clase V aún ha de estudiarse en mayor profundidad (**cap. 36**, Metabolismo del alcohol y de otros componentes de los alimentos, **tomo I**). La prevalencia de los diferentes polimorfismos en los genes de la familia de *ADH* presenta gran variabilidad entre las diferentes poblaciones de todo el mundo. El alelo *ADH1B*1* es frecuente entre la raza blanca y los indios de América. El alelo *ADH1B*2* es predominante entre los asiáticos del este, *ADH1B*3* es más frecuente en poblaciones negras y *ADH1C*1* es predominante entre los asiáticos del este y también en poblaciones negras.

En el metabolismo alcohólico, el acetaldehído se oxida a acetato mediante la acción de la enzima acetaldehído deshidrogenasa (ALDH) antes de ser eliminado por la circulación sistémica. La ALDH es una superfamilia que contiene 10 familias enzimáticas asignadas a 11 cromosomas, y la ALDH1A1 citosólica y mitocondrial y la ALDH2 son las principales enzimas que contribuyen a la oxidación del acetaldehído. Los genes *ALDH1A1* y *ALDH2* se ubican en los cromosomas 9q21 y 12q24, respectivamente. La capacidad del hígado para metabolizar el alcohol está limitada por la actividad de estas enzimas, que varía entre los individuos y es fuertemente influenciada por la genética. Por consiguiente, se han realizado numerosos estudios sobre la influencia de los polimorfismos en las dos enzimas clave (ADH y ALDH) involucradas en el metabolismo del etanol en el consumo de alcohol. Los polimorfismos en los genes *ADH1B* y *ADH1C* codifican enzimas ADH particularmente activas que resultan en una rápida conversión de etanol en acetaldehído, lo que reduce el riesgo de consumo elevado de alcohol. Por otro lado, el polimorfismo en el gen *ALDH2*, que se encuentra en una gran cantidad de poblaciones del este de Asia, se ha asociado con una menor actividad ALDH2 y, consecuentemente, con mayores niveles de acetaldehído en sangre con la misma ingesta de etanol. En estos individuos, la ingesta de alcohol conduce a una serie de efectos desagradables, como náuseas, mareos y una respuesta de enrojecimiento facial característico. Estos efectos adversos parecen actuar como protección frente al alto consumo de alcohol, lo que reduce significativamente el riesgo de alcoholismo. Tradicionalmente, este mecanismo llevó al desarrollo del fármaco disulfiram, que actúa como inhibidor de la ALDH. El acetaldehído es responsable de los efectos desagradables que persisten hasta

que se metaboliza todo el alcohol consumido. Los efectos del disulfiram duran 1-2 semanas después de la última dosis, y este fármaco ha demostrado ser efectivo en el tratamiento del alcoholismo. Además, el gen *ALDH2* parece ser esencial en la asociación entre el consumo de café y alguno de los *locus* implicados en la ingesta de alcohol. Un GWAS reciente realizado en una población japonesa informó de una asociación significativa entre el consumo de café y el *locus ALDH2*, que persistió tras el ajuste por ingesta de alcohol, IMC y tabaquismo y en el análisis estratificado basado en el estado de consumo de alcohol. Asimismo, hay otros genes también implicados en la interacción gen-alcohol que se han relacionado con la respuesta al estrés y las enfermedades cardiovasculares. Destaca un estudio en el que se analizó cómo la interacción entre el consumo de alcohol y la genética determinan la presión arterial. Específicamente, los polimorfismos que se incluyeron fueron: rs2066715, rs1044925, rs5925, rs2070895, rs1801133, rs3757354, rs2016520 y rs5888 para la presión arterial sistólica, y rs2066715, rs1044925, rs5925, rs2000813, rs3757354 y rs2016520 para la presión arterial diastólica.

Existen otros factores genéticos que influyen en la propensión a consumir alcohol y están relacionados con los efectos de esta sustancia. El etanol interactúa con diversos neurotransmisores y neuromoduladores que desempeñan un papel en el desarrollo y mantenimiento de la dependencia del alcohol. Además, se ha observado que las variantes en el neuropéptido Y, que es un regulador endógeno de los comportamientos y emociones relacionados con la ansiedad, pueden estar asociadas con el consumo de alcohol. Por otro lado, se ha sugerido que el déficit de serotonina (5-HT) podría estar implicado en la patogenia de la dependencia del alcohol a través de la modulación de la conducta motivacional. Si bien se han estudiado diversas variaciones en genes que codifican los receptores, enzimas y transportadores del sistema 5-HT como posibles factores de riesgo para la dependencia al alcohol, los resultados han sido contradictorios. También se han analizado múltiples polimorfismos en otros neurotransmisores y receptores relacionados con las drogas, como el ácido γ-aminobutírico (GABA), glutamato, cannabinoide y opioides, para evaluar su relación con el consumo de alcohol.

Hay otros genes que pueden influir en la cantidad y el tipo de alcohol que se consume, como los que codifican los receptores del sabor. Se ha observado que las personas tienen diferentes capacidades para percibir el sabor del etanol. Algunos estudios han encontrado que la mayoría lo describe como amargo, mientras que un 30 % lo percibe como dulce y/o agrio. En mamíferos, la percepción del sabor dulce está modulada por los genes *T1R*, que se expresan en las células receptoras del gusto en las papilas gustativas de la boca. Estos genes pueden estar relacionados con el consumo de alcohol, ya que la aplicación lingual de etanol activa los nervios gustativos, y los mecanismos centrales que determinan las respuestas hedónicas al etanol y edulcorantes se superponen e implican distintos neurotransmisores. Además, las variaciones en los genes relacionados con la percepción del sabor amargo, especialmente en los receptores *TAS2R*, se han asociado con la cantidad de alcohol consumida y la preferencia por las bebidas amargas, aunque algunos estudios han dado resultados contradictorios.

Algunos de estos SNP se han utilizado como marcadores del consumo de alcohol en estudios de aleatorización mendeliana. Uno de estos estudios incluyó 261.991 personas de ascendencia europea y analizó 20.259 casos de cardiopatía coronaria y 10.164 casos de accidente cerebrovascular. En este estudio se examinó el polimorfismo rs1229984 en el gen *ADH1B* como variable instrumental y se encontró una asociación significativa entre este polimorfismo y el consumo de alcohol. Los portadores del alelo A en el rs1229984-*ADH1B* consumieron un 17,2 % menos de unidades de alcohol por semana y tuvieron una menor prevalencia de consumo excesivo de alcohol que los no portadores. Al relacionar directamente el polimorfismo con los fenotipos intermedios y finales de riesgo cardiovascular, se observó que los portadores del alelo A tenían un perfil de biomarcadores de riesgo cardiovascular más favorable que los demás, así como una menor incidencia de accidente cerebrovascular. Los autores del estudio concluyeron que estos resultados sugieren que reducir el consumo de alcohol, incluso para los bebedores moderados, es beneficioso para la salud cardiovascular. Sin embargo, dado que existen controversias entre estudios, es necesario realizar nuevas investigaciones que incorporen más marcadores genéticos. Además de estos genes ampliamente investigados gracias a los estudios de GWAS, se han identificado nuevos genes asociados con el consumo de alcohol, incluyendo *SLC22A18*, *PHLDA2*, *NAP1L4*, *SNORA54*, *CARS*, *OSBPL5*, *HTR7*, *CCDC63* y *MYL2*. Se necesitan más investigaciones sobre estos genes y su relación con el consumo de alcohol.

Por otra parte, a pesar de que los polimorfismos más relevantes determinan el mayor o menor consumo de bebidas alcohólicas, también se han estudiado las interacciones gen-alcohol y determinado distintos fenotipos de enfermedad. Así, para el cáncer se han realizado múltiples estudios, en los que se ha constatado que en los portadores de variantes asociadas a un menor consumo de alcohol, cuando a pesar de ello su consumo de alcohol es alto, se incrementa el riesgo de padecer determinados tipos de cáncer. Estos resultados requieren todavía un mayor nivel de evidencia, dado que no hay homogeneidad entre estudios, pero la hipótesis que se baraja es que el principal metabolito de etanol, el acetaldehído, puede inducir lesiones en el DNA, que, si no son reparadas, pueden iniciar la carcinogénesis. Por lo tanto, los polimorfismos que tienen diferencias funcionales en la actividad enzimática conducen a diferencias en la exposición a acetaldehído entre los bebedores que pueden resultar en un diferente riesgo de cáncer que se acentúa con un mayor consumo de alcohol. Sin embargo, al igual que se ha destacado para otros polimorfismos, el nivel de evidencia científica todavía es bajo y se trata de un apasionante campo de investigación que requiere mayor intensificación para generar resultados sólidos.

INTERACCIONES GEN-DIETA Y SU ASOCIACIÓN CON FENOTIPOS DE SALUD-ENFERMEDAD

Las interacciones gen-dieta/alimento con enfermedades, como la obesidad, y los parámetros relacionados han sido menos estudiados que las interacciones gen-nutriente, ya que la mayoría de los análisis se han centrado en la energía consumida, las grasas totales, las grasas saturadas, los hidratos de carbono, las proteínas o incluso algunos micronutrientes, como se ha detallado en el **capítulo 16**. Sin embargo, se pueden destacar algunos de los estudios que han encontrado interacciones relevantes analizando alimentos específicos o patrones de dieta como el estudio PREDIMED o Food4Me, entre otros. A continuación se describen los principales resultados de interacciones genéticas y el consumo de dieta mediterránea y otros tipos de dietas hipocalóricas.

Interacciones gen-dieta mediterránea y su asociación con la obesidad

En la población del estudio PREDIMED se examinó la influencia de una GRS construida con los dos principales genes asociados con la obesidad, *FTO* y *MC4R*, y su interacción con la adherencia a la dieta mediterránea en la asociación transversal con el IMC de los participantes al inicio del estudio. Para ello se estudiaron los siguientes polimorfismos genéticos: rs9939609 (C>A) en el gen *FTO* y rs17782313 (T>C) en el gen *MC4R* en 7.052 participantes del estudio PREDIMED. Para ambos polimorfismos, el alelo menor (A y C, respectivamente) se asoció a mayor riesgo de obesidad. Los participantes en el estudio PREDIMED fueron hombres y mujeres de edad avanzada (media de 76 años) y de elevado riesgo cardiovascular, pero libres de episodios cardiovasculares al inicio del estudio. Se calculó una GRS no ponderada para capturar de manera aditiva el riesgo genético de obesidad asociado a la presencia combinada de estas dos variantes genéticas, de manera que en dicha GRS se asignó una puntuación de 0 puntos (equivalente a no tener ningún alelo mutado), 1 punto (presenta un alelo mutado, ya sea del *FTO* o del *MC4R*), 2 puntos (dos alelos mutados, uno de cada SNP o ser homocigoto de cualquiera de ellos), 3 puntos (tres alelos mutados en cualquier combinación) y 4 puntos (cuatro alelos mutados, que corresponde a la situación de ser homocigoto mutado para ambos SNP). Se constató una asociación entre una mayor puntuación en la GRS con un mayor IMC de manera estadísticamente significativa. Se observó además que, debido a la frecuencia alélica del alelo menos frecuente, había muy pocas personas con los cuatro alelos mutados; por consiguiente, para los posteriores análisis estadísticos, los portadores de cuatro alelos se unieron con los portadores de tres alelos mutados para analizarlos conjuntamente. Además, se investigó si la adherencia a la dieta mediterránea determinada mediante un *score* (puntuación ≥ 9 indicó adherencia alta) era capaz de modificar o no el efecto de los polimorfismos genéticos *FTO* y *MC4R* combinados. El término de interacción entre el efecto genético de la GRS tuvo lugar en todos los grupos considerados en la adherencia a la dieta mediterránea, por lo que los resultados de la inter-acción indicaron que los portadores de tres o cuatro alelos de riesgo podrían modificar su riesgo de presentar un IMC alto si mantenían una adherencia adecuada a la dieta mediterránea.

Siguiendo en la línea del estudio PREDIMED, se analizó la asociación entre la adherencia a la dieta mediterránea y el gen *MLXIPL*, dado que es muy relevante en el metabolismo lipídico e hidrocarbonado y se ha asociado fundamentalmente con la concentración de triacilgliceroles en varios estudios. Existe un polimorfismo funcional (rs3812316), consistente en un cambio de base (C771G) que da lugar a un cambio de aminoácido Gln241His, de manera que el alelo menor (G) se asocia con concentraciones más bajas de triacilgliceroles plasmáticos en ayunas. En un análisis transversal con datos medidos al inicio se observó una interacción gen-dieta estadísticamente significativa entre dicho polimorfismo y la adherencia a la dieta mediterránea. La interacción entre el polimorfismo *MLXIPL* rs3812316 y la adherencia a la dieta mediterránea resultó ser un factor determinante de las concentraciones de triacilgliceroles. Según si la adherencia a la dieta mediterránea era baja, el alelo menor del polimorfismo no se asociaba significativamente a menores concentraciones de triacilgliceroles, como cabría esperar. Sin embargo, con alta adherencia a la dieta mediterránea, el alelo menor del polimorfismo sí se asociaba significativamente con menores concentraciones de triacilgliceroles. Éste es un ejemplo de cómo los efectos, inicialmente favorables, de una variante genética pueden aminorarse al seguir una dieta menos saludable. En este caso, una baja adherencia a la dieta mediterránea determina que se manifieste menos el efecto protector del alelo mutado, disminuyendo las concentraciones de triacilgliceroles plasmáticos. Por el contrario, una alta adherencia a la dieta mediterránea contribuye a que aumente el efecto beneficioso del alelo mutado, disminuyendo las concentraciones plasmáticas de triacilgliceroles.

Además, otro estudio publicado, el estudio PREDIMED, analizó la interacción gen-dieta estadísticamente significativa entre el polimorfismo rs13702 (T> C) en la región 3' no traducida del gen de la lipoproteína lipasa *(LPL)* y la intervención con dieta mediterránea, en comparación con una dieta control tras 3 años de seguimiento. El polimorfismo rs13702 (T>C) está situado en un lugar de unión del micro-RNA-410, de manera que cuando está el alelo normal (T), la unión del micro-RNA es muy buena. Esto dificulta que se exprese el mRNA, lo cual se asocia con menor actividad de la LPL y con mayores concentraciones de triacilgliceroles plasmáticos. Sin embargo, cuando está presente el alelo mutado, la unión del micro-RNA es más lábil, con lo cual hay mayor actividad LPL y menores concentraciones de triacilgliceroles, y también se ha comprobado que este alelo se asocia con un mejor perfil de marcadores de inflamación y de estrés oxidativo. Resulta interesante que estos efectos genéticos estén modulados por la dieta y, para que se observen los efectos favorables en el alelo mutado, es conveniente seguir un patrón de dieta mediterránea. Concretamente, cuando se examinó de manera específica el efecto de la intervención dietética (dieta mediterránea o dieta de control) durante 3 años de seguimiento en el estudio PREDIMED, se observó una interacción gen-dieta estadísticamente significativa, de forma que en las personas portadoras del alelo C sólo se producía una disminución de las concentraciones de triacilgliceroles si seguían una dieta mediterránea, pero no cuando estaban en el grupo de intervención con dieta de control. Por lo tanto, puede deducirse cómo, a pesar de que la predisposición genética sea beneficiosa, sus efectos favorables pueden ser anulados al recibir una intervención dietética (en

este caso, dieta de control en lugar de dieta mediterránea) no adecuada a su genotipo. Otro polimorfismo detectado en los participantes del estudio PREDIMED y de especial interés dada su asociación con la dieta mediterránea es el rs7903146 *TCF7L2*. Dicho polimorfismo determina las concentraciones plasmáticas de glucosa en ayunas en los participantes en el estudio PREDIMED (n > 7.000) al inicio. Cuando la adherencia a la dieta mediterránea era baja (< 9 puntos), el alelo de riesgo (T) se asociaba significativamente con mayor glucemia. Sin embargo, con una alta adherencia a la dieta mediterránea (≥ 9 puntos), el alelo de riesgo no se asociaba significativamente con mayor glucemia en ayunas.

Finalmente, a modo de ejemplo, cabe comentar los resultados de otro ensayo de intervención con dieta mediterránea, el proyecto Food4Me, el cual se llevó a cabo en 7 países europeos y reclutó un total de 1.607 adultos sanos para investigar el efecto del consejo dietético personalizado en la mejora de la adherencia a un patrón de dieta mediterránea, estimada mediante un cuestionario de frecuencia de consumo de alimentos y la escala de adherencia descrita previamente en el estudio PREDIMED. Para ello, se hicieron tres grupos de intervención que recibieron información personalizada en tres niveles: nivel 1 con consejo personalizado basado en la dieta en curso, nivel 2 que incorporó lo anterior y además información sobre el fenotipo del individuo basado en sus medidas antropométricas, y nivel 3 que incorporó todo lo anterior y además información sobre el genotipo basado en 5 genes que responden a nutrientes, incluidos los genes *FTO* (IMC), *FADS1* (ingesta de ácidos grasos n-3), *TCF7L2* (ingesta de grasa total), *APOE* (ingesta de ácidos grasos saturados) y *MTHFR* (ingesta de ácido fólico). Un subestudio que usó parte de la población del estudio anterior constató que los participantes en el grupo de intervención con información personalizada (dieta mediterránea, fenotipo y genotipo) alcanzaron una mayor pérdida de peso y cintura a los 6 meses en comparación con el grupo de control que recibió consejo general para mejorar su dieta, y estas diferencias fueron mayores en los individuos portadores del alelo de riesgo del gen *FTO* que en los no portadores, aunque en general no se detectaron interacciones significativas entre el genotipo del gen *FTO* y el grupo de intervención para los parámetros que definen la obesidad. Estos resultados se muestran en la **figura 17-6**.

Así pues, el hecho de que en el proyecto PREDIMED y en el Food4Me se haya evaluado la influencia del genotipo del gen *FTO* posibilita la realización de estudios que combinen ambas cohortes. De hecho, se ha publicado una revisión sistemática y un metaanálisis de Livingstone y cols., en el que se estudia el genotipo del gen *FTO* y la pérdida de peso en 9.563 participantes cuyos datos provenían de 8 ensayos clínicos aleatorizados, entre los que estaban incluidos los proyectos PREDIMED y Food4Me. En este trabajo, los modelos de interacción gen-tratamiento se ajustaron a los datos de los participantes individuales de todos los estudios incluidos, utilizando la codificación de la dosis alélica para los efectos genéticos y un conjunto común de covariables. Las interacciones de cada estudio se combinaron mediante modelos de efectos aleatorios. Además, se utilizaron análisis de metarregresión y de subgrupos para evaluar las fuentes

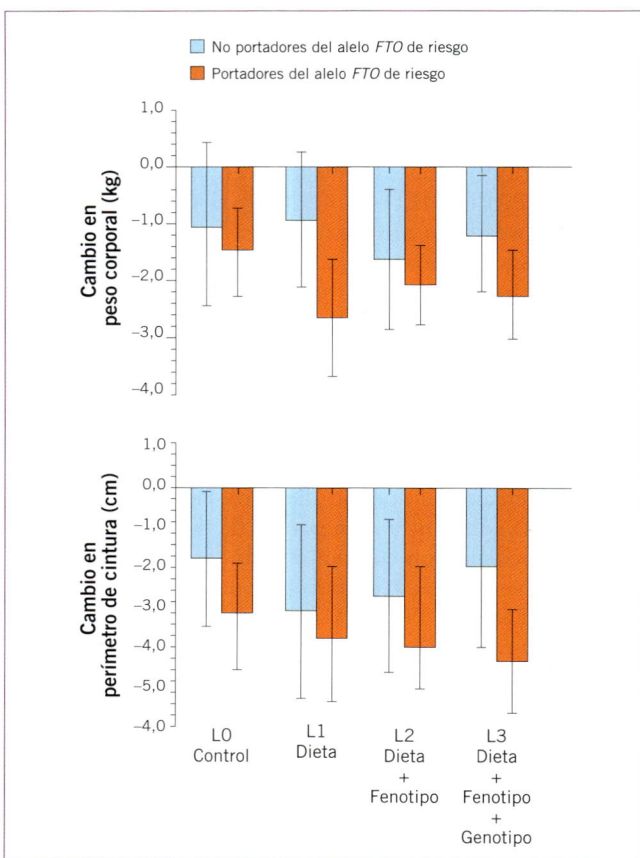

Figura 17-6. Media de los cambios desde el inicio en los marcadores relacionados con la obesidad según la intervención y el genotipo *FTO* en el estudio realizado a partir de datos del proyecto Food4Me. La figura muestra que, en general, los participantes redujeron el peso corporal y el perímetro de cintura después de la intervención de pérdida de peso, independientemente de si eran portadores de riesgo o no para el genotipo *FTO*. No se encontraron interacciones significativas entre las intervenciones y el genotipo *FTO* para ninguno de los resultados, lo que indica que la intervención de pérdida de peso fue efectiva en ambos grupos genéticos. (Tomado de Celis-Morales y cols., 2017).

de heterogeneidad de los estudios. Entre las ocho cohortes incluidas no se encontraron cambios significativos en el IMC, el peso y la circunferencia de la cintura en respuesta a las intervenciones de pérdida de peso entre los genotipos del gen *FTO*, como se observa en la **figura 17-7**. En ella se representa un *forest plot*, un tipo de gráficos muy frecuentes en los metaanálisis y revisiones sistemáticas que permite visualizar los resultados de varios estudios centrados en la misma temática (los efectos de la intervención de pérdida de peso, en nuestro caso). Cada estudio se representa como un rectángulo con una línea vertical que indica el intervalo de confianza del resultado y un punto que representa la medida de efecto del estudio. Los rectángulos se organizan en un eje horizontal en función del valor del resultado (p. ej., el tamaño del efecto) y se agrupan por categorías o subgrupos si es necesario. El gráfico muestra así una visión global de los resultados y la variabilidad entre los estudios, lo que permite una fácil comparación y una mejor comprensión de la evidencia disponible. Por lo tanto, en dichos resultados se puede observar que la aportación de los alelos *FTO* no se

asoció con cambios significativos en la adiposidad tras las intervenciones de pérdida de peso (v. la última columna de la **fig. 17-7**, en la que se observa la diferencia media entre casos y controles). Esto tiene especial importancia, porque demuestra que la respuesta a intervenciones de pérdida de peso basadas en la dieta, la actividad física o los fármacos y, por lo tanto, la predisposición genética a la obesidad asociada al alelo menor *FTO* puede contrarrestarse, al menos en parte, mediante dichas intervenciones.

Una conclusión clara que se ha de extraer al analizar estudios como el anterior es la imperante necesidad de que se realicen más investigaciones que integren datos de múltiples cohortes. Esto es esencial en la determinación de los efectos de las intervenciones dietéticas a nivel general en la población, destacando la necesidad de analizar no sólo los polimorfismos específicos de un gen en particular, sino también su perfil genómico completo y el de otras ómicas.

Interacciones gen-dieta hipocalórica y ayuno intermitente y su asociación con enfermedades cardiometabólicas

El ayuno intermitente implica la restricción de la ingesta de comida sólida, y sus efectos en la salud han sido ampliamente estudiados. Es una práctica frecuente en la pérdida de peso y en el tratamiento de ciertas enfermedades, como la diabetes de tipo 2. Por lo tanto, conocer cuál es el impacto de esta dieta es esencial para comprender en profundidad su efectividad en el tratamiento de enfermedades. Cabe destacar la existencia de trabajos que comparan ambos tipos de dieta para comprender si hay diferencias significativas en la manera en la que afectan a adultos con sobrepeso u obesidad. En concreto, en un estudio se midieron distintos genotipos para el gen *UCP2*, asociado a la eficiencia del metabolismo energético. El objetivo de este estudio fue comprobar si la presencia de una determinada mutación en el gen *UCP2*, concretamente el polimorfismo −866 G/A (rs659366), contribuía al incremento del riesgo de padecer obesidad y baja respuesta a una dieta de restricción energética. Se emplearon datos de 125 mujeres y hombres que se dividieron en dos grupos: unos fueron sometidos a ayuno durante 13 horas, y a otros se les asesoró para seguir una dieta baja en calorías y ejercicio físico. Se tomaron medidas antropométricas tras 4 semanas de intervención. El ayuno intermitente resultó ser más efectivo en la reducción de peso en los individuos que poseían un genotipo GG en el gen *UCP2*, en comparación con individuos con la misma mutación, pero sometidos a la intervención de dieta baja en calorías. En el genotipo AA+GA no se encontraron diferencias en la pérdida de peso entre ambas intervenciones. Por lo tanto, se demostró que el genotipo GG del polimorfismo rs659366 se asociaba con una mejor respuesta al ayuno intermitente en comparación con una dieta baja en calorías. Sin embargo, aún queda mucho por conocer en relación con las diferencias existentes entre ambos tipos de dieta. Se necesita realizar estudios a largo plazo, con poblaciones más grandes y diversas y considerando toda la información genómica para establecer conclusiones más definitivas.

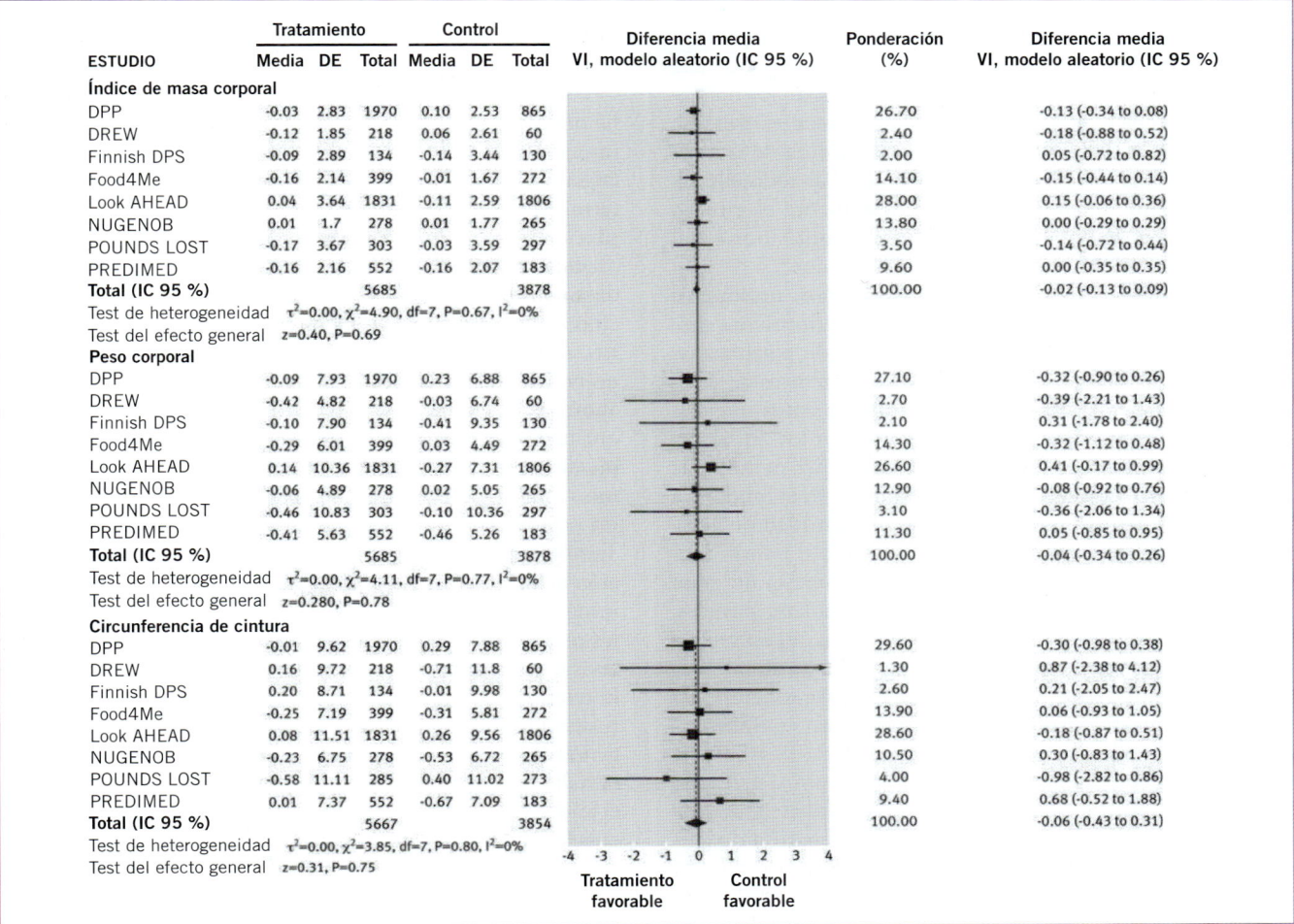

Figura 17-7. Gráfico tipo *forest plot* que muestra los cambios en el índice de masa corporal, el peso corporal y el perímetro de la cintura en relación con el genotipo rs9939609 del gen *FTO* después de una intervención de pérdida de peso en un metaanálisis que incluyó 9.563 adultos. Se muestran los resultados de un análisis de regresión lineal ajustado por factores como edad, sexo, etnia, nivel socioeconómico, actividad física y tabaquismo. Cuando había más de un grupo de tratamiento, los valores representan los efectos combinados de todos los grupos. IC: intervalo de confianza; VI: varianza inversa. (Tomado de Livingstone y cols., 2016).

Interacciones gen-patrones dietéticos saludables e insanos y su asociación con enfermedades cardiometabólicas

Un estudio publicado en 2022 por Merino y cols., del centro de medicina genómica de Massachusetts, analizó la interacción entre la adherencia a un patrón de dieta saludable y la predisposición genética a padecer diabetes de tipo 2. La población estudiada incluía tres cohortes de profesionales sanitarios en Estados Unidos, con 35.759 hombres y mujeres participantes en los estudios NHSI y NHSII y en la cohorte HPFS. Para el estudio de la predisposición genética utilizaron una GRS que recoge información sobre el riesgo genético global a padecer diabetes de tipo 2, con datos de estudios de asociación de todo el genoma. En cuanto al componente de la dieta, su calidad se calculó usando el índice alternativo de alimentación saludable (AHEI). Se halló una interacción estadísticamente significativa entre el riesgo genético y una baja adherencia al AHEI, asociándose aproximadamente con un 30 % más de riesgo de padecer diabetes de tipo 2 en comparación con los individuos que tenían una alimenta-

ción más sana. En definitiva, de acuerdo con sus resultados, el efecto del consumo de una dieta de peor calidad se asoció con mayor riesgo de padecer diabetes de tipo 2 en las personas que tenían mayor predisposición genética. Estos resultados se replicaron en las distintas cohortes analizadas y constituyen otra evidencia importante acerca de las interacciones gen-dieta en fenotipos asociados a la posibilidad de padecer una enfermedad.

En esta línea, un metaanálisis de interacciones gen-dieta incluyó 15 cohortes de América y Europa con un total de 51.289 personas, en las que se obtuvieron *scores* de dieta saludable construidas en base al consumo de nueve alimentos: cereales integrales, pescado, frutas, verduras y frutos secos (que puntuaban favorablemente) y carnes rojas/carnes procesadas, dulces, bebidas azucaradas y patatas fritas (que puntuaban desfavorablemente). Para la medida del riesgo genético utilizaron una GRS que incluía 16 SNP asociados a la homeostasis de la glucosa. Aunque los investigadores encontraron asociaciones estadísticamente significativas entre la GRS y las medidas de glucosa en ayunas e insulina, no hallaron interacciones estadísticamente significativas entre las puntuaciones de dieta saludable y esta GRS. La conclusión a la que llegan los investigadores es que una dieta saludable se asocia favorablemente con la glucemia con independencia del riesgo genético. Sin embargo, el problema de los metaanálisis de interacciones gen-dieta es que puede existir una gran heterogeneidad entre cohortes en la medida de la dieta que podría sesgar las posibles asociaciones. Por todo ello, es necesario seguir mejorando metodológicamente el estudio de las interacciones gen-dieta tanto en el estudio individual como en metaanálisis.

En relación con patrones dietéticos insanos, un análisis llevado a cabo en el proyecto Food4Me anteriormente descrito tuvo como objetivo derivar una serie de patrones de dieta y analizar su interacción con variantes génicas de *FTO* en asociación con la obesidad. Se usaron los datos iniciales de una submuestra de 1.280 participantes, en los que se estudiaron tres patrones dietéticos derivados del método de RRR que utilizó como variables de respuesta en el modelo la ingesta de alimentos insanos junto con la cantidad de grasa saturada y la fibra total en la dieta. El principal patrón mayoritario mostró correlaciones altas con la ingesta de grasa saturada y alimentos insanos (galletas, chocolate, pasteles, pizza, *snacks*), y una correlación inversa con la ingesta de fibra, determinada por una baja ingesta de hidratos de carbono y granos enteros, frutas y verduras. Una mayor adherencia a este patrón mostró asociaciones transversales significativas con el IMC (*odds ratio* sobrepeso/obesidad: 2,39; IC 95 % 1,75-3,27) y con la obesidad central (*odds ratio*: 4,27; IC 95 % 2,77-5,56). Sin embargo, no hubo evidencia de una interacción significativa entre el gen *FTO* y el patrón dietético en la asociación con estos parámetros de obesidad.

NUTRICIÓN PERSONALIZADA Y MULTIÓMICAS ASOCIADAS A LA NUTRICIÓN

Tras la revisión metodológica y de resultados de investigación de las principales interacciones gen-alimento comunicadas, resulta evidente que el análisis nutrigenético de las interacciones gen-dieta incluyendo datos de variaciones en la secuencia del DNA con datos de alimentos o nutrientes tiene que complementarse con posteriores estudios que analicen otras ómicas. En estos últimos años, en el contexto clínico, la unión de los patrones genómicos y otras ómicas de una persona con la decodificación de información que reside dentro de la región no codificante o «materia oscura» del genoma humano provocará una revolución en todos los campos de la atención médica y, ciertamente, en el tratamiento médico nutricional. Cuanta más información se obtenga en este campo, más se reconocerá que las necesidades nutricionales no están determinadas sólo por los SNP individuales. De hecho, la genética informa sobre cómo procesamos y respondemos a nutrientes, pero hay otras capas moleculares que pueden proporcionar información adicional acerca de cómo nuestro cuerpo responde a la dieta y otros factores ambientales. Entre ellos, destaca el papel de la epigenética y la metabolómica para el estudio de la influencia ambiental en la expresión génica asociada al consumo de alimentos. Además, tanto la epigenómica como la transcriptómica, la metabolómica y la genómica se interrelacionan entre sí,

dado que los efectos en la expresión génica suelen afectar a distintas capas ómicas. Una representación por capas de los distintos tipos de ómicas puede observarse en la **figura 17-8**.

Así pues, la integración ómica de manera tradicional se ha llevado a cabo siguiendo un abordaje sencillo bivariante, integrando únicamente dos de las ómicas. Concretamente, la genómica se puede combinar con la epigenómica para determinar si las dietas analizadas introducen cambios de metilación en el gen de interés y si estos cambios son dependientes del genotipo. Otro ejemplo de integración ómica se encuentra en los estudios genéticos que combinan información de la expresión de los micro-RNA. Un abordaje muy frecuente es a través del análisis de los polimorfismos presentes en los lugares de unión del micro-RNA al mRNA. Otro abordaje es analizar los polimorfismos presentes en el gen que codifica al micro-RNA. Otro binomio de ómicas que se puede integrar fácilmente es la genómica con la transcriptómica, analizando cambios de expresión de los genes de interés según la dieta consumida y/o las variantes genéticas. También puede aportar información interesante la integración de la genómica con la metabolómica. Sin embargo, esta integración de ómicas resultará mejor y más completa cuantas más ómicas sea posible analizar en el mismo estudio. Una revisión más detallada sobre este tema puede encontrarse en la referencia de Corella y Ordovas publicada en 2016. Actualmente ya hay varios estudios publicados que integran genómica, epigenómica y metabolómica. Un caso ilustrativo se halla en la revisión llevada a cabo por Ordovas y cols. en el año 2020, en la que se explora la modulación de la tasa de envejecimiento según los datos ómicos y patrones de nutrición. En ese estudio se integra a nivel individual la información proporcionada por la genómica (longitud de los telómeros), la epigenómica y la metabolómica y se explora su posible influencia en el desarrollo de intervenciones dietéticas personalizadas. En esta integración no puede olvidarse que lo que se come en la dieta cada día tiene gran importancia en

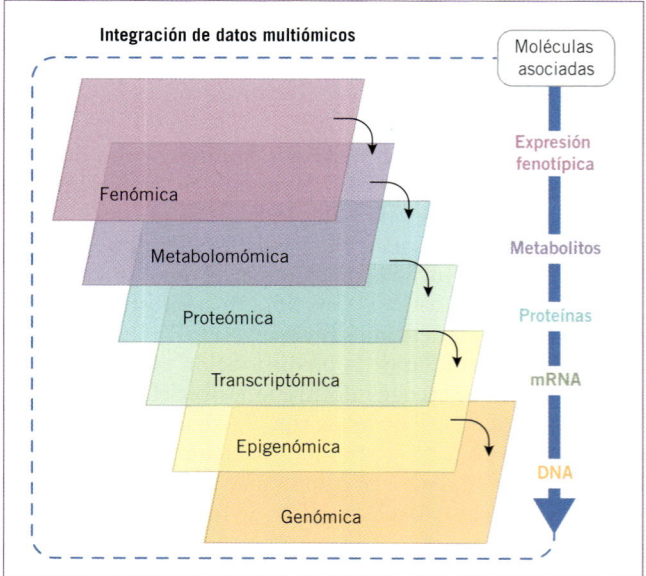

Figura 17-8. Representación de las distintas capas de datos ómicos, ordenados en función del tamaño de las moléculas que estudian.

la esperanza de vida de los individuos. Por ello, aunque la influencia de la cronobiología en los estados de salud-enfermedad se presenta con gran detalle en el **capítulo 26** (Cronobiología y nutrición), debe tenerse también presente en los análisis holísticos de integración de ómicas para conseguir un abordaje más completo.

Así pues, a pesar de que la aparición de estudios multiómicos en el contexto de la nutrición es cada vez más frecuente, aún queda mucho por conocer. De hecho, en la nutrición de precisión, la comprensión profunda de las diferentes respuestas de las personas a los factores dietéticos aún sigue siendo incompleta. Los métodos de evaluación dietética ciertamente constituyen un gran desafío en la investigación nutricional y en las aplicaciones de nutrición personalizada. Los métodos tradicionales de evaluación dietética son con frecuencia criticados por su subjetividad y poca precisión, por lo que los avances en las herramientas bioinformáticas y técnicas multiómicas pueden facilitar el desarrollo de biomarcadores que brinden una evaluación fiable de la ingesta de alimentos y la exposición nutricional. Las mejoras en este campo permitirán crear nuevas técnicas de evaluación dietética que consideren la ingesta alimentaria y el metabolismo, lo que proporcionará evidencia científica y conocimiento para brindar recomendaciones de salud individualizadas y hacer realidad la promesa de la nutrición personalizada.

PUNTOS CLAVE

- Las relaciones entre la genética y el consumo de alimentos y patrones de dieta representan uno de los capítulos de mayor interés en la investigación en nutrición molecular dadas sus posibles aplicaciones en la nutrición personalizada.

- En este capítulo se revisa la metodología sobre patrones de alimentación aplicados a la nutrigenética, destacando los distintos métodos de determinación de los patrones alimentarios y la interacción entre alimentos o patrones genéticos con el genoma. Además, se ha profundizado en el conocimiento de la medida de patrones de dieta, por ejemplo, usando escalas validadas de adherencia a distintos patrones de dieta o mediante la derivación de patrones de dieta a partir del análisis factorial de componentes principales y el análisis de regresión de rango reducido.

- El análisis de las interacciones gen-dieta/alimento con distintos patrones de dieta puede realizarse con SNP, con GRS o con datos de secuenciación de genoma completo. Asimismo, la denominada aleatorización mendeliana tiene una importante aplicación en el ámbito de las interacciones gen-dieta.

- En este capítulo se describe el conocimiento genético actual en torno a la influencia en la predisposición genética del consumo de los principales alimentos y grupos de alimentos más estudiados, por ejemplo, frutas y verduras, alimentos dulces y ultraprocesados, lácteos, té y café y bebidas alcohólicas. También se aborda la relevancia de las principales interacciones gen-alimento enfocadas en el tipo de dieta para determinar los principales fenotipos de salud-enfermedad que se han publicado hasta la actualidad. Esto pretende aportar evidencia sobre cómo la dieta puede modificar el efecto de una determinada susceptibilidad genética reduciendo o incrementando el riesgo de enfermedad.

- Finalmente, se consideran la relevancia de la nutrición personalizada y el desarrollo de estudios multiómicos que permiten conocer con mayor profundidad y complejidad los mecanismos que subyacen a la dieta en el contexto de la medicina de precisión.

BIBLIOGRAFÍA

Anguita-Ruiz A, Aguilera CM, Gil Á. **Genetics of lactose intolerance: an updated review and online interactive world maps of phenotype and genotype frequencies. Nutrients 2020; 12: 2689.**
Revisión sobre la genética de la intolerancia a la lactosa.

Celis-Morales C, Livingstone KM, Marsaux CF, Macready AL, Fallaize R, O'Donovan CB y cols.; Food4Me Study. **Effect of personalized nutrition on health-related behaviour change: evidence from the Food4Me European randomized controlled trial. Int J Epidemiol 2017; 46: 578-88.**
Artículo de investigación original en el que se estudian los efectos de la nutrición personalizada en la salud en el cambio de comportamiento relacionado con la salud a partir del ensayo clínico aleatorizado Food4Me.

Chatterjee NA, Giulianini F, Geelhoed B, Lunetta KL, Misialek JR, Niemeijer MN y cols. **Genetic obesity and the risk of atrial fibrillation: causal estimates from mendelian randomization. Circulation 2017; 135: 741-54.**
Metaanálisis en el que se realizan estimaciones causales mediante técnicas de aleatorización mendeliana para comprender la asociación entre la genética de la obesidad y el riesgo de fibrilación auricular.

Corella D, Asensio EM, Coltell O, Sorlí JV, Estruch R, Martínez-González MÁ y cols. **CLOCK gene variation is associated with incidence of type-2 diabetes and cardiovascular diseases in type-2 diabetic subjects: dietary modulation in the PREDIMED randomized trial. Cardiovasc Diabetol 2016; 15: 4.**
Estudio de investigación original en el ensayo clínico PREDIMED en el que se demuestra por primera vez que un polimorfismo en el gen *CLOCK* está asociado con la incidencia de diabetes de tipo 2 y también de enfermedad cardiovascular en los diabéticos, fundamentalmente ictus. Estas asociaciones también parecen estar moduladas por la intervención con dieta mediterránea.

Cornelis MC. **Genetic determinants of beverage consumption: implications for nutrition and health. Adv Food Nutr Res 2019; 89: 1-52.**
Revisión de los determinantes genéticos de la ingesta de bebidas con cafeína y alcohólicas, destacando sus implicaciones en la nutrición y el estado de salud.

Livingstone KM, Celis-Morales C, Papandonatos GD, Erar B, Florez JC, Jablonski KA y cols. **FTO genotype and weight loss: systematic review and meta-analysis of 9563 individual participant data from eight randomised controlled trials. BMJ 2016; 354: i4707.**
Metaanálisis en el que se realiza una revisión sistemática del genotipo del gen *FTO* en la pérdida de peso. Se incluyen y comparan los resultados de ocho ensayos clínicos aleatorizados.

Merino J, Guasch-Ferré M, Li J, Chung W, Hu Y y cols. **Polygenic scores, diet quality, and type 2 diabetes risk: an observational study among 35,759 adults from 3 US cohorts. PLoS Med 2022; 19: e1003972.**
Artículo de investigación original sobre la influencia del consumo

de una dieta de calidad en fenotipos de diabetes a través de su interacción con una GRS global, incluyendo datos de todo el genoma.

MUHAMMAD HFL, PRATAMA SA, HARTONO MN. **The differential response to intermittent fasting diet versus low calorie diet with exercise based on –866 G/A UCP2 gene variation in adults with overweight/obesity. Mediterr J Nutr Metabol 2019; 12: 325-33.**
Artículo de investigación original sobre la respuesta diferencial de la adherencia a una dieta baja en calorías y ayuno intermitente con las variaciones del gen *UCP2.*

ORDOVAS JM, BERCIANO S. **Personalized nutrition and healthy aging. Nutr Rev 2020; 78 (Suppl 2): 58-65.**
Revisión sobre nutrición personalizada en la que se explora la integración de la genómica, la epigenómica y la metabolómica en el contexto del envejecimiento y los patrones de dieta.

QI L. **Nutrition for precision health: the time is now. Obesity (Silver Spring) 2022; 30: 1335-44.**
Revisión de la importancia de la nutrición de precisión en la varia-

bilidad individual en respuesta a la dieta y estudio de la influencia de los factores multiómicos que subyacen a dicha respuesta.

RODRÍGUEZ-CASADO A. **The health potential of fruits and vegetables phytochemicals: notable examples. Crit Rev Food Sci Nutr 2016; 56: 1097-107.**
Revisión sobre el potencial saludable del consumo de frutas y verduras en la dieta

TAN PY, MOORE JB, BAI L, TANG G, GONG YY. **In the context of the triple burden of malnutrition: a systematic review of gene-diet interactions and nutritional status. Crit Rev Food Sci Nutr 2024; 64: 3235-63.**
Revisión sistemática de la bibliografía basada en estudios de interacción gen-dieta según el estado nutricional.

VANDERWEELE TJ, TCHETGEN TCHETGEN EJ, CORNELIS M, KRAFT P. **Methodological challenges in mendelian randomization. Epidemiology 2014; 25: 427-35.**
Revisión sobre los aspectos metodológicos al realizar estudios de aleatorización mendeliana.

Nutriepigenética

18

J. A. Martínez Hernández, F. I. Milagro Yoldi y A. Martí del Moral

OBJETIVOS

- Conocer el concepto de nutrición de precisión.
- Reconocer los fundamentos de la epigenética.
- Considerar la transmisión hereditaria de las marcas epigenéticas.
- Identificar la importancia de los nutrientes sobre los mecanismos epigenéticos.
- Relacionar la epigenética con la nutrición perinatal.
- Analizar las relaciones entre las enfermedades metabólicas y la nutriepigenética.
- Reconocer las interacciones de la integridad telomérica con la nutrición.
- Valorar la aplicación de biomarcadores epigenéticos en la nutrición personalizada.

CONTENIDO

- Introducción
- Modificaciones epigenéticas
- Epigenética y enfermedades metabólicas
- Transmisión hereditaria de las marcas epigenéticas
- Epigenética y nutrición perinatal
- Epigenética y factores metabólicos

- Epigenética y dieta
- Factores nutricionales que participan en la regulación epigenética
- Biomarcadores epigenéticos en nutrición de precisión
- Integridad telomérica y nutrición
- Conclusiones y perspectivas futuras

INTRODUCCIÓN

El novedoso concepto de nutrición de precisión es muy atractivo porque permite considerar aspectos tanto fenotípicos como genotípicos, así como diversos elementos relativos al estilo de vida y la actividad física, hábitos y preferencias alimentarias, y aspectos culturales, religiosos, étnicos, etc. para una alimentación personalizada. La evidencia científica vigente muestra que los nutrientes pueden modular los procesos metabólicos, celulares y moleculares mediando sobre los procesos de transcripción, traducción y postranslacionales, incluidas la organización y conservación del DNA y la expresión génica.

La calidad y cantidad de macronutrientes y micronutrientes ingeridos y la hidratación participan, directa o indirectamente, en la prevención, evolución y tratamiento de enfermedades asociadas con la alimentación a través de interacciones con el genoma. Estos aspectos son estudiados principalmente por la nutrigenómica, que considera el impacto de los nutrientes sobre los mecanismos moleculares que subyacen a todas las funciones metabólicas del organismo, incluida la expresión de los genes, como se detalla en capítulos anteriores (**caps. 9** a **15**). De forma complementaria, los progresos hacia una nutrición de precisión individualizada se fundamentan también en la nutrigenética, ciencia que aborda el estudio de la influencia de las variaciones en la secuencia de nucleótidos sobre la respuesta a la dieta. La nutrigenética se centra en la identificación, tipificación y caracterización de las mutaciones, variantes o polimorfismos genéticos asociados con reacciones diferenciales a los nutrientes y con el riesgo de desarrollar determinadas enfermedades (**caps. 16**, Nutrigenética: variantes genéticas que responden a nutrientes, y **17**, Nutrigenética: variantes genéticas que responden a patrones de alimentación). Entre estos cambios genéticos con importancia funcional, aparte de los polimorfismos de un solo nucleótido (SNP) que afectan a una única base nucleotídica, se encuentran las variaciones en el número de copias (CNV, *copy number variations*) de los genes, repeticiones de nucleótidos, inserciones y deleciones, así como los relacionados con la integridad del DNA (telómeros). Unos de los principales objetivos de investigación en este campo son la búsqueda, descripción y categorización de biomarcadores nutrigenéticos que permitan prescribir con precisión una dieta y un estilo de vida saludables para cada persona, con objeto de prevenir el desarrollo y tratar determinados cuadros fisiopatológicos, en especial la obesidad, la hipertensión, las dislipidemias (incluidas la hipercolesterolemia y la hipertrigliceridemia), la intolerancia a la glucosa y la diabetes de tipo 2, junto con las enfermedades cardiovasculares. Las investigaciones basadas en estudios de asociación de genoma completo (GWAS, *genome-wide association study*) han permitido identificar variantes genéticas vinculadas con el desarrollo de numerosas enfermedades (**cap. 6**, Bases genéticas de las enfermedades complejas). Sin embargo, la interpretación de estos análisis justifica una baja proporción de la variabilidad individual respecto a los diversos trastornos metabólicos.

Ante la evidencia incontestable de la participación de factores ambientales, como los patrones dietéticos, la ingesta de nutrientes concretos y la actividad física, en la incidencia de algunas enfermedades, incluidos el cáncer y el síndrome metabólico, se ha establecido un nuevo concepto, la nutriepigenómica, que se suma a la nutrigenómica (el estudio de la influencia de los nutrientes sobre la expresión génica) y la nutrigenética (el modo en que la secuencia genética condiciona la respuesta individual a los nutrientes), que permite explicar algunos de los efectos sobre la salud humana de los alimentos y los nutrientes a través de cambios en las marcas epigenéticas. La epigenética se define como el estudio de las modificaciones heredables en la expresión de genes que no se pueden explicar por los cambios en la secuencia de DNA. Los cambios epigenéticos son modulados por la exposición ambiental (incluidas la nutrición y la actividad física), por lo que la epigenética se presenta como un posible factor implicado en el desarrollo de enfermedades relacionadas con el envejecimiento.

Las marcas epigenéticas influyen en la función y expresión de los genes sin modificar la secuencia primaria de nucleótidos del DNA. Entre ellas están la metilación y la hidroximetilación de determinados nucleótidos, la compactación de la cromatina, diversas modificaciones covalentes de las histonas y la expresión de micro-RNA. Esta señalización «sobregenética» ha permitido constatar que, si existen alteraciones nutricionales y desequilibrios metabólicos en períodos críticos del desarrollo, las modificaciones epigenéticas generadas pueden inducir cambios estables en la expresión diferencial de determinados genes con efectos sobre la estructura o la función los tejidos y órganos, lo que predispondrá a diversos trastornos fisiopatológicos y enfermedades.

Los cambios epigenéticos pueden ser heredables y duraderos. Además, los procesos epigenéticos constituyen una de las vías por la que los agentes ambientales pueden influir sobre la expresión génica y la regulación metabólica a lo largo del ciclo vital, aportando posibles explicaciones etiopatológicas a enfermedades crónicas típicas de la edad adulta, cuyo origen se puede sustentar en alteraciones fisiológicas en etapas perinatales o en comportamientos alimentarios de los progenitores durante ese período. Por otra parte, los fenómenos epigenéticos son potencialmente reversibles, lo que permite pensar en dianas terapéuticas basadas en pautas

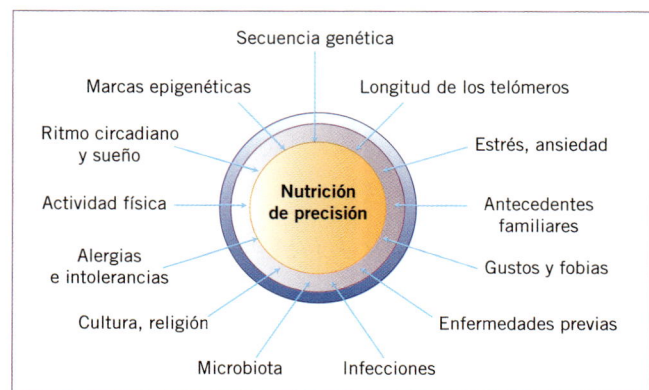

Figura 18-1. Algunos de los principales factores que deben tenerse en cuenta al diseñar la nutrición de precisión. (Adaptado de Milagro y cols. Mol Aspects Med 2013; 34: 782-812).

nutricionales o terapias farmacológicas personalizadas para su control, tratamiento y eventual modificación. La detección temprana de cambios en señales epigenéticas (biomarcadores) puede servir también para un diagnóstico precoz de enfermedades y una precisa actuación preventiva individualizada basada en biomarcadores epigenéticos.

La nutrición de precisión se fundamenta en conocimientos basados en el acervo genético (secuencia genética, epigenética, transcriptómica), pero también en marcadores fenotípicos, como antecedentes familiares y enfermedades previas, estilo de vida, ejercicio, dieta, microbiota, estrés, cultura, religión, aversiones, preferencias, etnia, etc. (**Fig. 18-1**). En este sentido, la identificación de biomarcadores epigenéticos y la comprensión de la regulación de las marcas epigenéticas por medio de los factores ambientales va a permitir importantes avances en la personalización del tratamiento de las enfermedades crónicas ligadas al envejecimiento, así como en su prevención temprana. De especial importancia será también el estudio de los fenómenos epigenéticos en los primeros estadios de la vida humana, en particular durante el desarrollo de los gametos, la gestación y la lactancia, dado que la nutrición perinatal y la programación fetal son cruciales para el desarrollo posterior de enfermedades como la obesidad y sus complicaciones.

MODIFICACIONES EPIGENÉTICAS

Entre los mecanismos epigenéticos que regulan la función de los genes se encuentran la metilación del DNA, las modificaciones covalentes en las histonas, cambios que afectan al plegamiento de la cromatina (eucromatina frente a heterocromatina) o a la estabilidad de los cromosomas, y, en general, aquellos procesos que afectan a los patrones de expresión génica sin alterar o estar mediados por la secuencia del DNA (RNA no codificantes, transposones y chaperonas, entre otros; **Fig. 18-2**). Todos estos fenómenos epigenéticos explican muchas de las diferencias observables entre gemelos monocigotos, o son responsables del modo en que células portadoras de la misma secuencia de nucleótidos pueden generar diferentes tipos celulares o responder de manera diferente ante la exposición a los mismos mediadores, hormonas y nutrientes. Otros elementos genéticos parentales con im-

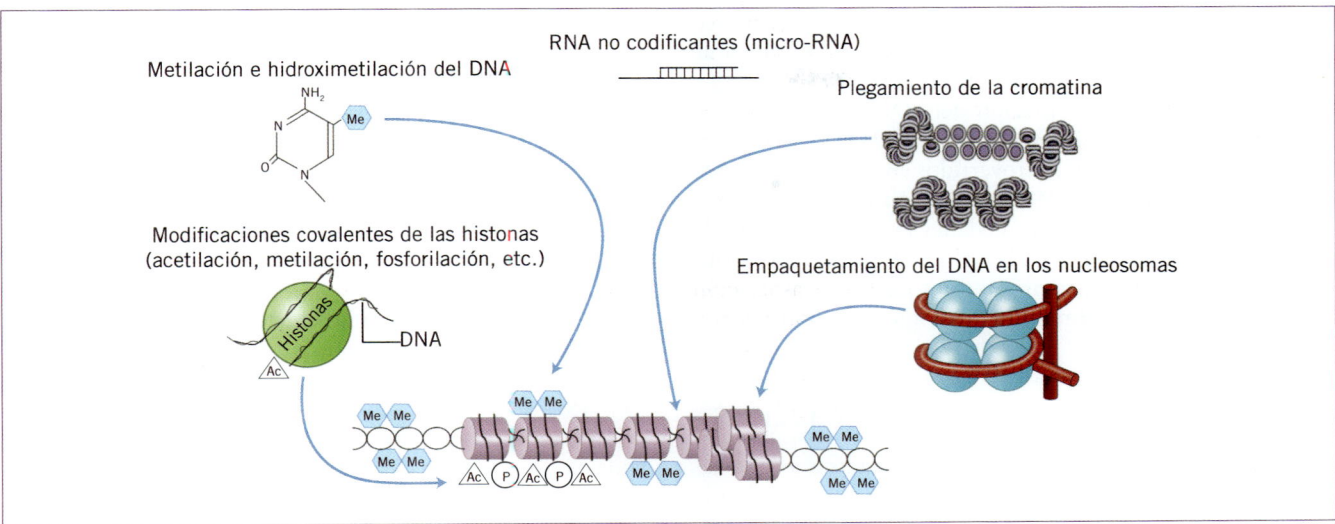

Figura 18-2. Principales mecanismos epigenéticos que regulan la expresión génica.

pacto epigenético incluyen la impronta genética *(imprinting)*, marcadores de tipo *bookmarking* (trasmisión de la memoria celular del patrón de expresión génica a la célula hija durante la mitosis), el efecto de la posición, la inactivación del cromosoma X, el silenciamiento de genes y la reprogramación, así como la regulación de la longitud de los telómeros.

La literatura científica refiere varios tipos de RNA no codificantes, como los RNA largos no codificantes (lncRNA, *long non coding RNA*), los RNA asociados a *Piwi* (piRNA) o los RNA circulares (circRNA). Todos estos RNA tienen en común que no codifican para proteínas y parecen desempeñar funciones en el control de la expresión génica, de los que los más conocidos son los micro-RNA, pequeñas moléculas de RNA no codificante (de unos 22 nucleótidos) cuya misión suele ser el silenciamiento del RNA mensajero (mRNA) o la regulación postranscripcional de la síntesis proteica (**cap. 9**, Regulación de la expresión génica en organismos eucariotas). Diversos estudios han mostrado que los micro-RNA participan en la incidencia de diversas enfermedades, desde diversos tipos de tumores hasta la obesidad, la diabetes y enfermedades cardiovasculares, y tienen un alto potencial como biomarcadores tanto para el pronóstico como para el diagnóstico, y también como posibles agentes y dianas terapéuticas, dado que los nutrientes, la hidratación y la actividad física pueden modular la expresión y las acciones de algunos de estos RNA.

Las histonas son proteínas encargadas del empaquetamiento del DNA, así como de conformar la cromatina, y están sujetas a una gran variedad de modificaciones postransduccionales, incluidas la metilación de arginina y lisina, la acetilación de lisinas, la fosforilación de serina y treonina y la ubiquitinación y sumoilación de lisina, entre otros procesos covalentes. Estas transformaciones se presentan mayoritariamente en las colas amino terminal de las histonas de la superficie del nucleosoma, así como en la región del núcleo globular. Las alteraciones histónicas pueden afectar a la función cromosómica por modificaciones en la carga electrostática de la histona, lo que resulta en un cambio estructural o de su unión al DNA y en modificaciones en los sitios de

unión para módulos de reconocimiento de proteínas como los bromodominios o cromodominios, que reconocen a las lisinas acetiladas o metiladas, respectivamente. Estos mecanismos epigenéticos, que median el reordenamiento de la cromatina y la formación de heterocromatina, influyen en la regulación de la expresión de los genes. La fosforilación es la modificación histónica más estudiada, y las principales enzimas involucradas en este proceso son las histonas acetiltransferasas (HAT, *histone acetyltransferase*) y las histonas desacetilasas (HDAC, *histone deacetylases*).

La metilación del DNA se produce en citosinas que se convierten en 5-metilcitosinas por medio de una DNA-citosina metiltransferasa (DNMT, *DNA methyltransferase*). Los restos de citosina con un carbono adicionado (–CH₃) suelen estar seguidos de una guanina (dinucleótido CpG), lo que da lugar a dos residuos de citosina metilados dispuestos diagonalmente, uno junto al otro, opuestos a las hebras complementarias de DNA. Diferentes enzimas de tipo DNMT participan en estos procesos, bien por medio de las DNMT *de novo*, incorporando el patrón inicial de grupos metilo sobre una secuencia de DNA donde antes no había metilación, bien por medio de las DNMT de mantenimiento, copiando el patrón de metilación de una cadena de DNA preexistente después de la replicación celular. Todavía no se conoce bien la función precisa de la metilación en citosinas sobre la expresión génica, pero la metilación del DNA es crucial para la diferenciación celular y el desarrollo embrionario, así como para el control de la expresión génica en los distintos tipos celulares. Algunas investigaciones han propuesto que el grupo metilo puede interceptar la unión al DNA de ciertos factores de transcripción que controlan el proceso transcripcional. En una parte de los casos, los genes que están más metilados (específicamente en la región promotora) suelen estar menos accesibles, lo que deriva a menudo en una inhibición de su expresión. Los genes cuyos nucleótidos codificantes presentan un menor nivel de metilación tienden a presentar un empaquetamiento más dúctil, lo que facilita su expresión. También la metilación del DNA en regiones no promotoras puede tener relación con diversas tareas funcionales; así, por ejemplo, la de regiones intragénicas puede modular la expresión génica al actuar como región promotora alternativa. Sin embargo, la correlación entre la metilación del DNA de las regiones intragénicas y la expresión de genes no es clara, ya que se han publicado hallazgos controvertidos en diferentes células y tejidos. La evaluación de la metilación del DNA como causa o biomarcador de enfermedades es consistente en algunos tipos de tumores. Por ejemplo, la hipermetilación de las islas CpG en regiones promotoras de genes supresores de neoplasia es un determinante etiológico de algunos procesos cancerígenos.

EPIGENÉTICA Y ENFERMEDADES METABÓLICAS

Investigaciones bien diseñadas han demostrado que uno de los mecanismos por los que algunos factores nutricionales o ambientales incrementan el riesgo o protegen frente a enfermedades metabólicas es la modificación en las marcas epigenéticas. Así, se han observado marcas de metilación del DNA diferentes entre individuos con obesidad y sin ella o diabéticos y no diabéticos en diversos tipos celulares (leucocitos, adipocitos, músculo esquelético, etc.). Los principales objetivos en la investigación de las marcas epigenéticas en la obesidad, la aterosclerosis, la hipertensión y la diabetes de tipo 2 serían:

- Investigar biomarcadores epigenéticos que detecten ulteriores problemas de salud o que permitan identificar las personas con mayor riesgo de morbilidad.
- Caracterizar los factores ambientales relacionados con enfermedades crónicas (obesidad, diabetes, hipertensión) que podrían afectar a la expresión génica mediante mecanismos epigenéticos.
- Promover aproximaciones terapéuticas novedosas basadas en agentes farmacológicos o patrones dietéticos que pueden modular las señales epigenéticas.

Las próximas investigaciones científicas en el área de la nutriepigenética deberían centrarse en:

- La implementación de biomarcadores epigenéticos rigurosos relacionados con la regulación del peso, la glucemia, las dislipidemias y los episodios cardiovasculares.
- La descripción e identificación de marcas epigenéticas sensibles a la exposición a nutrientes y alimentos.
- La identificación de compuestos bioactivos que pueden influir sobre el epigenoma.
- La determinación del impacto de distintos factores relacionados con la salud y la enfermedad en la regulación epigenética.
- La evaluación de aquellos momentos del ciclo vital en los que se obtienen los mejores desenlaces.
- El conocimiento de los procesos y fenómenos ligados a la herencia con implicación de las marcas epigenéticas.

Los estudios de asociación de epigenoma completo (EWAS, *epigenome-wide association studies*) ofrecen la oportunidad de investigar mecanismos moleculares asociados con la salud. Un estudio de este tipo ha vinculado, en adul-

tos, un mayor índice de masa corporal con un aumento de la metilación en el *locus HIF3A (hypoxia inducible factor 3 alpha subunit)* en las células sanguíneas y el tejido adiposo. Este estudio no sólo ha permitido identificar con certeza un marcador epigenético (la metilación de *HIF3A*), sino que sugiere que alteraciones en las rutas metabólicas reguladas por el factor de transcripción inducible de la hipoxia (HIF, *hypoxia inducible factor*) podrían desempeñar un papel en la susceptibilidad a la ganancia ponderal. Debido a que las marcas epigenéticas pueden comportarse de forma diferente según el tipo celular (p. ej., incluso entre los distintos tipos de leucocitos) y a que, además, varían como consecuencia de la enfermedad (al contrario de lo que ocurre en los GWAS), se aconseja prudencia con respecto a la atribución etiológica de los cambios epigenéticos observados, ya que todavía no es posible comparar estudios, por la heterogeneidad celular analizada. Por ello, un enfoque complementario debería establecer si las rúbricas epigenéticas son producto de la enfermedad o de sus manifestaciones (hiperglucemia, inflamación, estrés oxidativo) de algunos nutrientes consumidos en la dieta de los individuos implicados (algunos ácidos grasos, vitaminas, donantes de grupos metilo), de otros factores ambientales, o del propio acervo genético individual. Un abordaje experimental apropiado consistiría en investigar las marcas epigenéticas de las mismas personas, tomando muestras a lo largo de varios momentos (del cordón umbilical, el la infancia, en la adolescencia y, también, antes y después de desarrollar una enfermedad), analizando el impacto de los factores ambientales e incluyendo datos de dieta y actividad física sobre las marcas epigenéticas. Un buen ejemplo de esta aproximación experimental es un estudio en niños que ha descrito que el porcentaje de metilación del gen de la proopiomelanocortina *(POMC)* en la sangre umbilical puede constituir un marcador predictivo temprano de la aparición posterior del síndrome metabólico. Tras evaluar los patrones de metilación de diversos genes procedentes del DNA extraído de la sangre del cordón umbilical, los investigadores hallaron que una mayor metilación en *POMC* estaba ligada con un menor peso al nacer y que, en torno a una década más tarde, esos preadolescentes presentaban mayores niveles de triacilgliceroles e insulina circulantes. De manera similar, en niños prematuros se observaron alteraciones en la metilación del gen *TACSTD2 (tumor-associated calcium signal transducer 2)* en relación con los nacidos a término, lo que se asoció con un crecimiento posnatal más rápido y mayor adiposidad en los niños de 9-15 años de edad.

TRANSMISIÓN HEREDITARIA DE LAS MARCAS EPIGENÉTICAS

Las hipótesis iniciales proponían que las marcas epigenómicas desaparecían en el período embrionario y que se regeneraban más tarde; sin embargo, actualmente se considera que algunas son estables y pasan a la descendencia en un proceso de transferencia conocido como «herencia epigenética». Así, algunas de las conclusiones alcanzadas en el estudio epidemiológico Överkalix sólo se pueden explicar a partir de la herencia epigenética transgeneracional. En este estudio, sucesivos cambios bruscos con variabilidad anual en el consumo de alimentos en una generación se asociaban con mayor riesgo de mortalidad cardiovascular en la segunda y la tercera generación. Otros resultados proceden del análisis de datos del Invierno del Hambre en los Países Bajos (*Hongerwinter*) de 1944-1945. En esa cohorte, los descendientes de las mujeres embarazadas cuando la hambruna se produjo en la época periconcepcional y los primeros 3 meses de gestación experimentaban cambios en algunas marcas epigenéticas. Estos cambios se mantenían en la edad adulta y podrían estar directamente implicados en el incremento del riesgo de desarrollar enfermedades crónicas. Por ejemplo, seis décadas más tarde se observó menor metilación en el factor de crecimiento análogo de la insulina de tipo 2 (IGF-2), un gen improntado muy involucrado en el desarrollo de diabetes.

En paralelo, otros estudios en modelos animales han mostrado que existe transmisión transgeneracional de señales epigenéticas, pero hasta el momento no más allá de la tercera generación. Así, un estudio con dieta materna de elevado contenido en grasa observó un incremento en el peso corporal y en la resistencia a la insulina que perduró a través de dos generaciones en linajes maternos y paternos. No obstante, en la progenie de la tercera generación se apreció que solamente las hembras presentaban un aumento del tamaño corporal, y que esta manifestación se transmitió sólo por línea paterna, lo que sugería que el efecto epigenético disminuye con el trascurso de las generaciones. Estos hallazgos apuntan a que una parte notable del efecto transgeneracional se debe a que la nutrición materna durante el embarazo induce no sólo marcas epigenéticas específicas en las células somáticas del hijo, sino también en sus células germinales, que de esa manera podrán transmitirse a los eventuales descendientes.

Experimentos adicionales han demostrado que las «firmas» epigenéticas también pueden trasmitirse por vía paterna. Por ejemplo, el perfil epigenómico hepático en ratones macho descendientes de progenitores que recibieron una dieta hipoproteica presentaba cambios en el perfil de metilación del DNA, lo que parecía asociarse con cambios en el metabolismo lipídico. Otro estudio demostró que, si ambos progenitores consumían un patrón dietético alto en grasa, se provocaba una disfunción en las células β de las ratas hembras que se acompañaba, en la edad adulta, por alteraciones en la expresión génica de 642 genes de los islotes pancreáticos. Asimismo, este ensayo encontró una hipometilación en el gen *IL13RA2* (*interleukin 13 receptor subunit alpha 2*) asociada con una elevación de la expresión de dicho gen de casi dos veces. En resumen, esos estudios muestran que las marcas epigenéticas modificadas a lo largo del ciclo vital pueden ser heredadas por las siguientes generaciones tanto por vía paterna como materna. Estos resultados apuntan a que sería conveniente monitorizar la ingesta y demás factores ambientales acompañantes, no sólo en las futuras madres, sino también en los padres, particularmente durante el período de maduración de los espermatozoides que luego fecundarán el óvulo.

EPIGENÉTICA Y NUTRICIÓN PERINATAL

Los entornos ambientales adversos en etapas tempranas de la vida se asocian con un aumento de la probabilidad de presentar enfermedades metabólicas en la edad adulta, lo que se ha denominado desarrollo temprano (o evolutivo) de la salud y la enfermedad (DOHaD, *developmental origins of health and disease*). La sobrealimentación y la desnutrición del feto inducen efectos persistentes en la regulación de los sistemas de control neuroendocrino, de la homeostasis energética y del metabolismo celular que, en numerosas ocasiones, provocan un incremento de la morbilidad y las complicaciones asociadas a trastornos metabólicos; se puede consultar el **capítulo 24** (Bases moleculares de la programación metabólica fetal) para más detalle. Curiosamente, se encuentran desenlaces semejantes también como resultado de la diabetes o la obesidad maternas.

En diferentes estudios se ha observado que, como defensa metabólica frente a la restricción o a la suplementación con algunos nutrientes durante el embarazo o la lactancia, se producen cambios dinámicos en las pautas de metilación del DNA y en las marcas de las histonas. En este ámbito, la plasticidad del epigenoma admitiría una adaptación al medio y acomodaría el metabolismo del feto para las futuras condiciones nutricionales que, se supone, le aguardan. Varias investigaciones concluyen que los mecanismos epigenéticos pueden modularse en función de factores dietéticos maternos y que, además, pueden estar involucrados en la susceptibilidad al exceso de peso y comorbilidad acompañante en el adulto. Entre estos factores están los donantes de grupos metilo, como el ácido fólico, la cantidad o la calidad de distintos tipos de lípidos y proteínas y la energía de la dieta materna, todos ellos relacionados con el riesgo de presentar determinadas enfermedades. Por ejemplo, un estudio realizado en ovejas sometidas a desnutrición moderada durante la gestación encontró menores niveles de metilación de la región promotora de *POMC* y del receptor de glucocorticoides en el hipotálamo fetal, lo que podría desequilibrar el balance energético a largo plazo. Estos cambios coincidieron con una reducción de la actividad DNMT y alteraciones en la metilación y acetilación de las histonas. Otros ejemplos apoyan el hecho de que las características de la dieta materna perinatal provocan cambios epigenéticos en la descendencia, que pueden permanecer hasta la edad adulta y, además, transmitirse a las generaciones siguientes.

Estos hallazgos apuntan a que es esencial controlar la dieta de las madres durante el período de maduración del óvulo, el embarazo y la lactancia, para tratar de que no se produzcan alteraciones epigenéticas indeseables que incrementen el riesgo de sufrir enfermedades metabólicas en la descendencia. Sin embargo, esta etapa vital es tan delicada que obliga a promover diseños experimentales muy cuidadosos en animales y, cuando sea éticamente posible, estudios observacionales y de intervención en seres humanos.

EPIGENÉTICA Y FACTORES METABÓLICOS

Además de la nutrición, algunos factores ambientales pueden modificar las marcas epigenéticas e influir así en el desarrollo de enfermedades metabólicas. Por ejemplo, la hiperglucemia, clave en la progresión de las complicaciones diabéticas (como la nefropatía, la retinopatía o la microangiopatía), presenta una relación importante con determinadas modificaciones en la cromatina. En este contexto, la expresión de la metiltransferasa Set7 específica de lisinas resulta esencial para explicar la penetrabilidad de la cromatina, al originar cambios covalentes de las colas amino terminales de las histonas. La expresión de esta enzima podría estar involucrada en la transcripción de determinados genes específicos de las células β pancreáticas y en la expresión génica vascular en respuesta a episodios previos de hiperglucemia, lo que se conoce como «memoria hiperglucémica».

Otro de los agentes estrechamente asociado con los trastornos metabólicos es la inflamación. Algunos factores de riesgo tanto de obesidad como de diabetes de tipo 2 (dietas de alta densidad energética ricas en grasas e hidratos de carbono, baja ingesta de fibra dietética, sedentarismo, estrés, falta de sueño, depresión, etc.) pueden promover inflamación local o sistémica de bajo grado. Así, diversas investigaciones muestran que los individuos con diabetes de tipo 2, síndrome metabólico u obesidad presentan respuestas inflamatorias más graves y persistentes frente al estrés metabólico que los considerados metabólicamente sanos. Por otra parte, el código epigenético involucrado en el control de la expresión génica se ve afectado durante la inflamación crónica. La posibilidad de regular el porcentaje de metilación de los genes inflamatorios mediante la administración de diferentes fitoquímicos está siendo profundamente estudiada como medio para prevenir o tratar entidades fisiopatológicas con componente inflamatorio. Sin embargo, existe cierta incertidumbre ante la posibilidad de que el uso de activadores o inhibidores de enzimas con actividad epigenética (DNMT, metilasas y desmetilasas de histonas y HDAC) no resulte suficientemente específico en tratamientos a largo plazo y cause efectos secundarios indeseables. En este sentido, con la finalidad de extender las posibilidades terapéuticas antiinflamatorias, se considera necesaria la investigación de nuevas dianas epigenéticas destinadas a la regulación selectiva de la señalización inflamatoria en las células correspondientes. Diversos estudios han demostrado que determinados micro-RNA y lncRNA contribuyen a la inflamación y otros mecanismos que subyacen a algunas enfermedades crónicas como la diabetes, la hipertensión, la hipercolesterolemia o la obesidad.

Otros elementos relacionados con la susceptibilidad a sufrir enfermedades metabólicas es la composición y las características de la microbiota intestinal. Así, modificaciones en el microbioma del aparato digestivo pueden inducir cambios en los integrantes de la membrana celular, como los receptores análogos de *Toll (Toll-like receptors)* TLR2 y TLR4 implicados en la modulación de reacciones inflamatorias. Los niveles de metilación de ambos TLR se han asociado con el índice de masa corporal en pacientes diabéticos con obesidad. Este mismo experimento describió que la metilación de siete CpGs en la región promotora de *TLR2* era significativamente inferior en los individuos con diabetes de tipo 2 que en los obesos y los controles, mientras que cuatro CpGs localizados en el primer exón de *TLR4* presentaban menor metilación en las personas con obesidad. Estos resultados revelan que una intervención nutricional, dirigida a equilibrar la población microbiana gastrointestinal y promover cambios epigenéticos en genes proinflamatorios de la mucosa intestinal, podría ser útil en la prevención y el tratamiento del síndrome

metabólico y ciertas enfermedades intestinales de naturaleza inflamatoria. De hecho, muchos metabolitos producidos por los microorganismos de la microbiota intestinal, como los indoles, ácidos grasos de cadena corta o el TMAO (**cap. 20**, Nutrición y metabolómica), afectan a los procesos epigenéticos de las células humanas y probablemente están detrás del mayor o menor riesgo de sufrir determinadas afecciones.

Por otra parte, las células de personas con obesidad y diabéticas suelen presentar un excesivo estrés oxidativo como consecuencia de un desequilibrio entre los mecanismos prooxidantes y antioxidantes tanto endógenos como exógenos. El estrés oxidativo no solamente produce daños en las proteínas, los lípidos y el DNA, sino que también fomenta la síntesis de la histona acetiltransferasa p300, provocando disfunciones en las histonas desacetilasas, incluidas las sirtuinas. Asimismo, el estrés oxidativo puede inducir cambios notables en el patrón de expresión de ciertos micro-RNA, que podrían ser agentes causales del desarrollo de comorbilidad crónica asociada a obesidad y diabetes. Además, estos reajustes podrían formar parte de un círculo vicioso, ya que una disregulación de los fenómenos epigenéticos podría originar, a su vez, un incremento del estrés oxidativo. De hecho, algunas investigaciones en curso están examinando las funciones protectoras de determinadas moléculas antioxidantes a la hora de controlar los cambios epigenéticos promovidos por patrones dietéticos desequilibrados.

El estrés ambiental y el psicosocial son factores propios de las sociedades modernas que se han relacionado con la pérdida de calidad de vida y con el aumento de la prevalencia de obesidad, depresión y diversas enfermedades metabólicas. En todo caso, a pesar de que se han realizado relativamente pocos barridos epigenéticos en población adulta, los efectos del estrés materno durante las etapas perinatales (embarazo y lactancia) se han investigado en modelos animales con resultados controvertidos. En algunos casos se han descrito modificaciones epigenéticas sustanciales en la descendencia que pueden persistir hasta la vida adulta. Por ejemplo, el estrés materno produce daños celulares y alteraciones hormonales que pueden afectar a las marcas epigenéticas en las células placentarias, lo que potencialmente interfiere con sus funciones y conduce a consecuencias a largo plazo.

En resumen, distintos mecanismos etiopatogénicos que suelen acompañar al desarrollo de enfermedades metabólicas propias del adulto, como la diabetes, los episodios cardiovasculares, la hipertensión o las alteraciones en el perfil lipídico, están ligados a procesos epigenéticos implicados en el control de la expresión génica que pueden desencadenarse tanto en períodos preconcepcionales como perinatales y a lo largo de la vida.

EPIGENÉTICA Y DIETA

Entre los componentes (nutrientes y no nutrientes) de los alimentos que se han asociado con cambios epigenéticos están las moléculas donantes de grupos metilo (metionina, colina, ácido fólico, betaína y vitaminas B_2, B_6 y B_{12}, que intervienen en el ciclo de la metionina), la ingesta excesiva o deficiente de energía, grasas, hidratos de carbono y proteínas, los ácidos grasos de cadena corta (butirato, acetato y propionato) o n-3 y n-6, algunos minerales y vitaminas antioxidantes (vitaminas A, E y C), así como diferentes compuestos bioactivos de origen vegetal, incluidos diversos polifenoles, catequinas, isoflavonas o isotiocianatos. La mayor parte de los estudios se han centrado en las estructuras químicas donantes de grupo metilo, que son moléculas fundamentales para asegurar los niveles de metilación del DNA y de las histonas, siendo la S-adenosilmetionina (SAM) responsable de la cesión de grupos metilo a estas macromoléculas. Así, una dieta deficiente en donantes de grupos metilo se considera un buen modelo de esteatosis hepática en roedores, que acaban desarrollando cirrosis y hepatocarcinoma, mientras que la suplementación con esas mismas moléculas parece contribuir a revertir la esteatosis mediante cambios en la metilación de genes clave como el de la ácido graso sintasa.

En este contexto, una nutrición desequilibrada puede originar cambios en marcas epigenéticas que pueden contribuir a la aparición de complicaciones metabólicas. Por ejemplo, un estudio en seres humanos demostró que la ingesta aguda de una dieta rica en grasa indujo cambios en la metilación de 6.508 genes en el músculo esquelético. Los cambios observados no revertieron tras 6-8 semanas de dieta normocalórica, estimándose que la recuperación de las marcas epigenéticas puede ser pausada y que el conjunto de modificaciones puede influir con el tiempo en los niveles de expresión de los genes. Este hallazgo podría contribuir a explicar el efecto «yoyó», que se caracteriza por una dificultad cada vez mayor al adelgazamiento tras cada etapa de tratamiento con dietas bajas en calorías. No obstante, un estudio en ratas ha demostrado la reversibilidad de algunas marcas epigenéticas: la ingesta de una dieta hipercalórica durante 20 semanas alteraba, en el tejido adiposo visceral, la metilación de varios sitios CpG situados en el promotor del gen de la leptina. Cuando la dieta hipercalórica fue sustituida por una dieta normocalórica se recuperaron los niveles de metilación originales de algunos de los sitios CpG del promotor de la leptina. Este experimento confirma la posible reversibilidad de los cambios fenotípicos y epigenéticos inducidos por la ingesta de una dieta hipercalórica, aunque se necesitaría un seguimiento más meticuloso y a más largo plazo para asegurar que se pueden llegar a alcanzar los niveles iniciales de metilación anteriores a la dieta hipercalórica en todos los genes.

Actualmente existe interés en conocer la influencia de los distintos componentes de la dieta mediterránea en los efectos beneficiosos de esta pauta dietética sobre las manifestaciones del síndrome metabólico y la enfermedad cardiovascular, así como los mecanismos epigenéticos implicados. De hecho, algunos experimentos han observado indicios de que algunos compuestos frecuentes en la dieta mediterránea, como la colina, pero sobre todo la betaína, podrían estar implicados en los efectos saludables a través de cambios en la metilación de DNA e histonas. Por otra parte, la expresión de algunos micro-RNA también parece estar relacionada con los efectos beneficiosos de la dieta mediterránea. Así, estudios genómicos de tipo GWAS han descrito un SNP del gen de la lipoproteína lipasa (LPL rs13702) en el sitio de unión para el miR-410 asociado con las concentraciones circulantes de triacilgliceroles y colesterol unido a lipoproteínas de alta densidad (HDL-C). En una intervención nutricional con

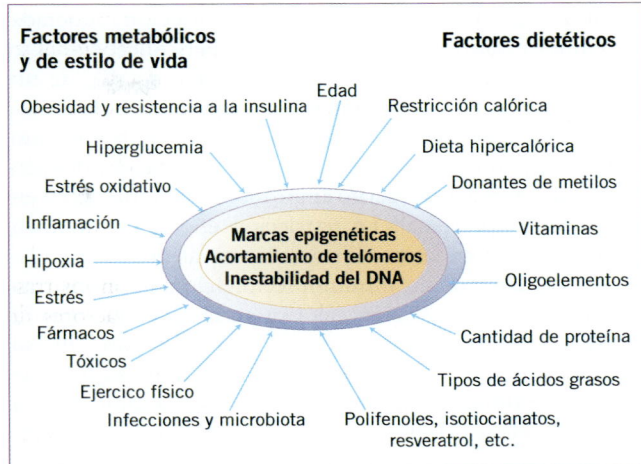

Figura 18-3. Diversos factores metabólicos, nutricionales y de estilo de vida que se han asociado con los principales mecanismos que regulan la expresión génica en la enfermedad. (Adaptado de Milagro y Martínez. Rev Chil Endocrinol Diabetes 2013; 6: 108-14).

dieta mediterránea y una control (estudio PREDIMED), los portadores del alelo C obtuvieron una mayor reducción de su hipertrigliceridemia y su riesgo de infarto cerebral cuando seguían un patrón de dieta mediterránea especialmente rica en ácidos grasos insaturados. Con estos conocimientos iniciales, son esperables nuevos hallazgos que asocien la dieta mediterránea o algunos de sus componentes específicos, con «firmas» epigenéticas que contribuyan a explicar al menos parcialmente los mecanismos de acción por los que dicha pauta dietética media su efecto saludable.

Además de los nutrientes y patrones dietéticos que influyen en la modificación de las señales epigenéticas, los factores metabólicos (hipoxia, inflamación, etc.) y los de estilo de vida (ejercicio físico, estrés, etc.) son objeto de continuas investigaciones (**Fig. 18-3**).

FACTORES NUTRICIONALES QUE PARTICIPAN EN LA REGULACIÓN EPIGENÉTICA

En los últimos años, un número creciente de estudios ha relacionado diferentes patrones dietéticos, nutrientes y componentes de los alimentos con procesos epigenéticos, que regulan la expresión génica y pueden contribuir a una mayor predisposición a presentar desequilibrios nutricionales, obesidad y otros trastornos metabólicos. Se tratarán en los siguientes apartados.

Restricción calórica y dietas con bajo contenido proteico

Numerosos estudios epidemiológicos y en animales vinculan la nutrición temprana subóptima y el escaso crecimiento intrauterino con un mayor riesgo de hipercolesterolemia, hipertensión, diabetes de tipo 2 y obesidad en la edad adulta. En relación con los mecanismos examinados, es evidente que la epigenética tiene un papel clave. Tanto la restricción energética como las dietas bajas en proteínas inducen modificaciones epigenéticas y alteraciones metabólicas que persisten en la edad adulta. Por lo tanto, una restricción moderada de la ingesta calórica durante el período periconcepcional se considera un factor de estrés y se acompaña no sólo de un aumento de la masa suprarrenal y la exacerbación de la respuesta cortisólica al estrés, sino también de modificaciones epigenéticas como la disminución de la metilación del gen *IGF2* y del gen del transcrito improntado materno *H19* en la glándula suprarrenal. La restricción energética también induce cambios en las modificaciones covalentes de las histonas. Así, ensayos de inmunoprecipitación de cromatina revelaron que la restricción calórica aumenta la acetilación de histona 4 en el promotor de *GLUT4* del tejido adiposo de ratones alimentados con una dieta hipercalórica que no se detectó en ratones controles. Tal y como se ha indicado, un ejemplo ya clásico de asociación entre la restricción de energía periconcepcional y la metilación del DNA en seres humanos proviene del análisis de las personas nacidas durante el Invierno del Hambre en Holanda (entre 1944 y 1945), que encontró diferencias epigenéticas persistentes asociadas a la exposición prenatal a la hambruna y mayor riesgo de sufrir enfermedades crónicas a los 70-80 años de edad.

En esta línea, otro estudio en animales mostró que una dieta materna restringida en proteínas alteraba persistentemente la metilación de citosinas en el promotor del gen del receptor alfa activado por proliferadores de peroxisomas *(PPARA, peroxisome proliferator activated receptor alpha)* hepático de las crías, lo que supuso un hito en los estudios de programación metabólicos, estableciendo que los cambios de metilación debidos a la nutrición prenatal pueden persistir en los adultos. Estudios posteriores han profundizado en este concepto, y han hallado que, en el hígado, la ingesta materna baja en proteínas altera la expresión génica de *IGF2* y *H19* mediante la regulación de la metilación del DNA e induce cambios en la acetilación y metilación de histonas que afectan a los genes que regulan la ruta de respuesta de aminoácidos. Una dieta materna baja en proteínas también eleva las concentraciones de colesterol en la descendencia e induce cambios en la metilación de las histonas. En el músculo esquelético, la restricción proteica materna aumenta la acetilación de las histonas 3 y 4 en las regiones promotoras del gen de la proteína beta de unión a la secuencia activadora CCAAT *(CEBPB, CCAAT/enhancer binding protein beta)* y *GLUT4*, pero sólo en las crías hembra, lo que indica una adaptación dependiente del sexo. Estos y otros estudios sugieren que el control de peso adecuado y el suministro de nutrientes durante el embarazo y la lactancia son cruciales en la programación metabólica y podrían ser responsables de algunos problemas de salud relacionados con funciones metabólicas y neurológicas a través de cambios epigenéticos. La profundización en algunos de estos mecanismos epigenéticos podría ayudar a explicar la mayor prevalencia de obesidad, diabetes y enfermedades cardiovasculares entre la población con bajos ingresos y el hecho de que esté aumentando de forma alarmante en los países menos desarrollados económicamente.

Por otra parte, en seres humanos adultos se ha demostrado que la pérdida de peso como consecuencia de dietas hipocalóricas altera el patrón de metilación de diferentes genes en el tejido adiposo. En ratones adultos, la restric-

ción calórica parece reprogramar vías orexigénicas y alterar el circuito de recompensa en el cerebro al afectar mecanismos epigenéticos. En estos animales, la restricción calórica promueve atracones, y este resultado abre perspectivas a estudiar si el efecto yoyó, que complica el mantenimiento de la pérdida de peso, puede estar, al menos en parte, mediado por mecanismos epigenéticos. Sin embargo, es difícil determinar si estos efectos epigenéticos son causadas directamente por la restricción calórica o por la pérdida de peso. En este sentido, la restricción calórica es la manipulación nutricional más eficaz para extender la longevidad en diversos modelos animales y está potencialmente implicada en la protección frente a enfermedades degenerativas relacionadas con el envejecimiento en los seres humanos. Uno de los mecanismos por los que la restricción calórica afecta a la duración de la vida útil es la epigenética, por ejemplo, por mediación de las sirtuinas, pero éste es un reto que requiere mayor comprensión del conjunto de la maquinaria epigenética implicada.

Dietas hipercalóricas y con alto contenido en grasa

La respuesta a las dietas altas en grasa en un modelo animal se asocia con un cambio en la expresión de neuropéptidos hipotalámicos, que regulan el metabolismo energético y el apetito, así como la expresión génica en hepatocitos y adipocitos, en los que diferentes procesos epigenéticos podrían participar en esta adaptación. Adicionalmente, en roedores adultos se ha demostrado que una alimentación con dietas altas en grasa a largo plazo tiene efectos sobre la metilación de genes relacionados con la obesidad, como la leptina *(LEP)* en el tejido adiposo o el receptor de melanocortina 4 *(MC4R)* en el cerebro, probablemente contribuyendo a los cambios en la expresión génica y la regulación del apetito. Por otro lado, mientras que el ayuno disminuye la acetilación de histona H3 y las células H4-positivas en la subdivisión ventrolateral del hipotálamo ventromedial, el consumo dietético de un patrón de dietas altas en grasa durante 4 semanas resulta en la sobreexpresión de las histonas desacetilasas HDAC5 y HDAC8. Estos estudios evidencian que las dietas hipercalóricas alteran algunos mecanismos epigenéticos que regulan la expresión de genes implicados en el control de la homeostasis energética.

Como la gestación y la lactancia son los períodos de la vida más susceptibles a modificaciones epigenéticas con persistencia en la edad adulta, se han realizado una serie de investigaciones durante el período perinatal, especialmente en roedores, que han probado que la sobrealimentación materna con dietas altas en grasa en ratas induce sobrepeso en la descendencia independientemente de la nutrición posnatal, así como esteatohepatitis no alcohólica, explicada por una alteración del metabolismo mitocondrial y la lipogénesis en el hígado. El origen de otras enfermedades metabólicas en el adulto, como hipertensión, hiperlipidemia, resistencia a la insulina y diabetes, también puede estar relacionado con la sobrealimentación materna. La ingesta materna alta en grasa se asocia, asimismo, con cambios en la regulación hipotalámica del peso corporal y la homeostasis energética mediante la alteración de la expresión del receptor de leptina *(LEPR)*,

POMC y el neuropéptido Y *(NPY)* en la descendencia adulta. Sin embargo, no todos los estudios llegaron a la misma conclusión, ya que hay ejemplos en los que un consumo de dietas altas en grasa durante la gestación y la lactancia protege, al menos parcialmente, a la descendencia del aumento excesivo de peso a través de diferentes mecanismos hipotalámicos. Por lo tanto, se necesitan más estudios para dilucidar los mecanismos intrínsecos relacionados con estos efectos, así como estudios complementarios en seres humanos. De hecho, se ha postulado que no es la grasa dietética, sino la adiposidad materna la que induce hiperleptinemia, resistencia a la insulina y aumento de peso corporal, que persisten en la edad adulta de la descendencia. Como consecuencia, la hiperglucemia materna, la hiperinsulinemia, la hiperleptinemia y la inflamación serían potenciales candidatos mediadores.

Estas alteraciones metabólicas en la descendencia parecen ser atribuibles, al menos en parte, a modificaciones epigenéticas que perduran durante la vida adulta. Así, la sobrealimentación neonatal altera los patrones de metilación del DNA de la región promotora hipotalámica del principal neuropéptido anorexígeno, *POMC*. El consumo materno de dietas altas en grasa puede modificar marcas epigenéticas en el cerebro de la descendencia y alterar la expresión de genes relacionados con el circuito de recompensa mesocorticolímbico (dopamina y opiáceos), induciendo una preferencia por los alimentos más ricos en sacarosa y grasas. Curiosamente, estas modificaciones epigenéticas persisten al menos durante dos generaciones y podrían contribuir a entender una parte del aumento de la prevalencia de la obesidad que se observa en la mayoría de los países. Aunque la ingesta de una dieta hipercalórica es importante, la distribución de macronutrientes también es determinante en estos procesos epigenéticos. Este tipo de experimentos no son fáciles de reproducir en seres humanos, pero se ha publicado que un patrón de dieta caracterizado por un alto consumo de verduras y frutas (que se conoce como dieta «prudente») puede proteger contra la hipometilación global del DNA observada con un «patrón occidental» de dieta, caracterizado por un alto consumo de carne, cereales, lácteos, aceites y tubérculos. Estos resultados demuestran claramente que la obesidad no sólo es el producto de un desequilibrio energético, y que diferentes procesos epigenéticos pueden estar implicados. Estos mecanismos podrían interactuar con la edad, los antecedentes genéticos, factores dietéticos y otras influencias ambientales para mostrar diferencias interindividuales en la regulación del apetito y la predisposición a la obesidad.

Moléculas donantes de metilos

Los grupos metilo procedentes de la dieta derivan de alimentos que contienen metionina, serina, ácido fólico, biotina y colina, entre otros compuestos, moléculas que permiten transferir un grupo metilo al DNA y a las histonas a través de la SAM. La síntesis de metionina a partir de homocisteína requiere cinc, selenio y vitaminas B_6 y B_{12}. La metionina puede sintetizarse en el hígado a partir de homocisteína usando grupos metilo de la betaína (que procede de la colina) o del metiltetrahidrofolato. Por lo tanto, cuando las personas tienen concentraciones bajas de colina aumentan los requerimientos de folato en la dieta, y a la inversa, en caso de deficiencia de ácido fólico se incrementan los requerimientos dietéticos de colina. Sin embargo, no todos los individuos tienden a desarrollar problemas de salud similares con la ingesta de donantes de metilo porque pueden estar involucrados otros factores. En este sentido, la presencia de SNP en genes que intervienen en la regulación del metabolismo de la colina y el ácido fólico puede aumentar o disminuir el riesgo de deficiencia funcional de grupos metilo e interferir en una correcta metilación de macromoléculas.

La importancia de la ingesta materna de donantes de metilo sobre el estado epigenético de la línea germinal se publicó por primera vez en 2006 para el modelo de ratón agouti viable amarillo (A^{vy}). Otro artículo posterior (de 2008) concluyó que la suplementación con donantes de metilo induce la hipermetilación del DNA durante el desarrollo e impide la amplificación transgeneracional de la obesidad en los ratones agouti. La dieta deficiente en donantes de metilo se ha establecido como un buen modelo de inducción de esteatosis no alcohólica en roedores, que se acompaña de numerosos cambios epigenéticos y transcriptómicos. Después de estos hallazgos, muchos estudios han analizado los efectos epigenéticos de dietas deficientes en donantes de metilo o con suplementación de éstos durante el embarazo en diferentes enfermedades metabólicas, incluidas posibles alteraciones en el comportamiento de la descendencia (p. ej., ansiedad) a través de cambios permanentes en la metilación del DNA del hipocampo. Sin embargo, hasta ahora, pocos estudios han asociado la administración de donantes de metilo perinatales con cambios a largo plazo en el peso corporal y el metabolismo. En ovejas, una baja ingesta periconcepcional de vitamina B_{12} y folato se ha asociado con mayor adiposidad adulta, resistencia a la insulina e hipertensión en las crías, lo que se acompaña de alteraciones en la metilación global del DNA. En ratas, la deficiencia dietética perinatal de donantes de metilo indujo cambios modestos en la vía de la insulina del feto así como en la homeostasis glucídica de los machos adultos, pero no en la descendencia femenina. Pero pocos estudios de este tipo se han llevado a cabo en seres humanos. Así, en la India, una combinación en la dieta materna de bajas concentraciones de vitamina B_{12} con altas de folato se correlacionó con un mayor riesgo de desarrollar resistencia a la insulina y sobrepeso en la descendencia, mientras que en Nepal se observó que la suplementación materna con folato podría reducir el riesgo de síndrome metabólico en los niños. Son necesarios nuevos ensayos de intervención nutricional a más largo plazo para comprender los beneficios y riesgos de administrar donantes de metilo en relación con el desarrollo de obesidad, a pesar de que la suplementación de nutrientes durante el embarazo está muy extendida en la lucha contra la anemia y otras deficiencias de micronutrientes.

La oferta de donantes de metilo durante el período perinatal parece ser determinante para el posterior desarrollo de trastornos metabólicos, pero también la ingesta en la edad adulta puede ser crucial. ● En ratones adultos, una dieta deficiente en grupos metilo resultó en la acumulación progresiva de grasa y cambios morfológicos en el hígado similares a la esteatohepatitis no alcohólica humana, acompañada de importantes alteraciones epigenéticas, como modificaciones aberrantes de las histonas y pérdida de metilación del DNA, especialmente en regiones satélites. En los pacientes con hígado graso no alcohólico, la deficiencia de colina se acompaña a menudo de un aumento de la fibrosis. Curiosamente, se ha demostrado que la programación epigenética fetal es reversible en la vida adulta con la suplementación con donantes de metilo. Así, en roedores, la programación materna de la respuesta al estrés se invierte con la infusión central de metionina, mientras que la suplementación con donantes de metilo previene el hígado graso no alcohólico inducido por dietas altas en grasa. Sin embargo, se está todavía lejos de poder recomendar la suplementación o la ingesta personalizada de ácido fólico y de otros donantes de metilo en relación con el genotipo, a pesar de que la variante 677C→T del gen de la metilentetrahidrofolato reductasa (*MTHFR*) (rs1801133; CC frente a TT) parece afectar a los niveles de metilación del DNA y que los cambios aberrantes en la metilación del DNA debidos a la dieta pueden conducir al desarrollo de enfermedades asociadas con la edad, incluido el cáncer. Así pues, son necesarios nuevos estudios, tanto en modelos animales como de intervención en seres humanos, para definir con precisión el papel del genotipo en la relación entre la ingesta suprafisiológica de donantes de metilo y las enfermedades crónicas, y tener prudencia al recomendar estos compuestos durante el embarazo. En este sentido, algunos estudios complementarios se han centrado en los efectos beneficiosos de la administración de betaína en la disfunción del tejido adiposo y la resistencia a la insulina, y de los suplementos de ácido fólico en individuos con obesidad y con diabetes de tipo 2.

Ácidos grasos y aminoácidos

Además de los donantes de metilo, otros nutrientes actúan como reguladores de la metilación del DNA y las modificaciones covalentes de las histonas, ya sea inhibiendo directamente enzimas que catalizan los procesos, o mediante la alteración de la disponibilidad de sustratos necesarios para las reacciones correspondientes.

Uno de los modelos más utilizados para relacionar la influencia de la nutrición con la metilación del DNA es la ingesta de una dieta alta en grasas, si bien es menos conocida la capacidad de los distintos tipos de ácidos grasos para inducir modificaciones epigenéticas. De hecho, pocos estudios han puesto en evidencia el papel de los ácidos grasos poliinsaturados de cadena larga n-3 y n-6 en la metilación del DNA, aunque hay ejemplos de los efectos de los ácidos eicosapentaenoico, docosahexaenoico y araquidónico. También se ha publicado que los ácidos grasos monoinsaturados pueden modular mecanismos epigenéticos como la acetilación de las histonas. En este sentido son necesarias más investigaciones, ya que es bien sabido que la composición de los ácidos grasos de la dieta, y su proporción, son determinantes en el desarrollo de obesidad y las manifestaciones del síndrome metabólico. Es particularmente interesante la relación de la epigenética con los efectos beneficiosos asociados con la ingesta de ácidos grasos n-3, que podrían ser útiles para reducir la inflamación de bajo grado relacionada con la obesidad y otros procesos metabólicos.

En este contexto, se ha observado que el nivel de metilación del gen de la desaturasa 2 de ácidos grasos (*FADS2*) es mayor en el hígado de las crías de ratones alimentados con una dieta enriquecida en ácido α-linolénico durante el embarazo. Además, en ratas, el aumento de la ingesta total de grasa por parte de la madre durante el embarazo y la lactancia indujo hipermetilación persistente del promotor de *FADS2* en el hígado y la aorta de la descendencia. Sin embargo, el aumento de la ingesta de aceite de pescado en ratas adultas produjo una hipermetilación reversible de *FADS2*. La alimentación alta en grasas en los roedores también alteró los niveles de metilación de histonas en la placenta y en el tejido adiposo. Por otra parte, la administración de suplementos dietéticos de ácido docosahexaenoico en mujeres embarazadas indujo cambios marginales en la metilación global del DNA en leucocitos de sangre del cordón umbilical, mientras que una dieta alta en grasas alteró el perfil de metilación de genes específicos en el músculo esquelético en hombres jóvenes.

Un caso especial es el del ácido butírico, un ácido graso de cadena corta producido durante la fermentación (mediada por la microbiota intestinal) de fuentes de fibra dietética. Esta molécula induce la apoptosis *in vitro* y la detención del ciclo celular, presumiblemente a través de la inhibición de las HDAC. Como la obesidad se asocia con cambios importantes en la composición de la microbiota intestinal, las bacterias productoras de butirato podrían ser uno de los factores que unen ambos fenómenos a través de mecanismos epigenéticos. Otros ácidos grasos de cadena corta producidos por la microbiota gastrointestinal también se han asociado con cambios epigenéticos. Así, el acetato, que entra en la circulación periférica para ser metabolizado por los tejidos periféricos, aumenta la acetilación de histonas en el tejido nervioso e inhibe la actividad de las HDAC y su expresión en el cerebro, mientras que el propionato está involucrado en la propionilación de la lisina 23 de la histona H3 en diferentes líneas celulares.

El aminoácido que parece desempeñar un papel más determinante en los mecanismos epigenéticos es la metionina, que constituye una importante fuente de grupos metilo en reacciones de biometilación y es clave en la regulación de la vía del metabolismo monocarbonado. Otros aminoácidos (particularmente serina, glicina e histidina), junto con algunas vitaminas, también podrían desempeñar un papel importante en la provisión de donantes de metilo para la metilación del DNA y las histonas. En todo caso, por el momento no se considera que la metionina sea un factor dietético especialmente involucrado en la predisposición a la obesidad. Se ha descrito que cambios en los valores circulantes de algunos aminoácidos esenciales, en particular cisteína, tirosina, fenilalanina y aminoácidos ramificados, podrían estar aparentemente vinculados con el desarrollo de obesidad y resistencia a la insulina, aunque no se conocen los mecanismos exactos que llevarían al cambio de estos aminoácidos circulantes.

Minerales y vitaminas

Un estudio realizado en muestras de sangre del cordón umbilical de la descendencia de mujeres de Gambia ha señalado que suplementos periconcepcionales de micronutrientes, con aporte de 14 minerales y vitaminas, afectan a la metilación fetal de algunos promotores en genes que, en algunos casos, persisten en los niños al menos hasta los 9 meses de edad, con claras diferencias entre sexos. Esta estrategia pudiera no ser adecuada para prevenir la obesidad y otras enfermedades crónicas, ya que la administración de suplementos multivitamínicos en ratas durante la gestación se ha asociado con un aumento de la ingesta de alimentos y el desarrollo de obesidad en la descendencia cuando era alimentada con dietas altas en grasa, lo que podría estar mediado por mecanismos epigenéticos.

Específicamente, algunos minerales se han asociado con cambios en los mecanismos epigenéticos que regulan la expresión de genes. Así, el selenio y el cinc intervienen en la regulación de la actividad de las DNMT y tienen un papel clave en el metabolismo monocarbonado y en la activación de la mayoría de las HDAC. Altas ingestas de diversas formas inorgánicas y orgánicas de metales pesados (incluidos cromo, arsénico, plomo, cadmio, cobre y níquel) también se han relacionado con efectos epigenéticos. El magnesio es otro elemento capaz de modificar las marcas epigenéticas. Así, su deficiencia en ratas gestantes induce complicaciones metabólicas en la descendencia mediante la alteración de la metilación hepática de citosinas específicas en el promotor de 11β-hidroxiesteroide deshidrogenasa de tipo 2 *(HSD11B2)*. El aumento de la exposición a cromo en las etapas preconcepcional y prenatal podría conducir al control epigenético de desequilibrios endocrinos y de algunas funciones metabólicas.

El calcio es un mineral que parece estar relacionado con la regulación del peso y otras funciones bioquímicas, pero se ha asociado sólo indirectamente con modificaciones epigenéticas, y se precisan muchos más estudios para descartar que sea un regulador metabólico por mecanismos epigenéticos.

El selenio, a través de las selenoproteínas, se ha relacionado con algunos trastornos enfermedades como el cáncer y enfermedades cardiovasculares y autoinmunes. Aunque se discute la importancia de la interacción del selenio con el epigenoma para la salud humana, no se descarta que provoque efectos epigenéticos.

Algunas vitaminas, entre ellas A, C y E, y los carotenoides pueden disminuir las concentraciones circulantes de marcadores inflamatorios y oxidativos. Los estudios con estas moléculas que han evaluado su capacidad de inducir cambios epigenéticos indican que la vitamina C promueve una desmetilación generalizada del DNA en células madre embrionarias humanas, y que el retinol altera los niveles de fosforilación de las histonas en las células de Sertoli de ratas. Los efectos epigenéticos de la vitamina E y del ácido lipoico requieren análisis más profundos, aunque los estudios de modelización molecular sugieren que ambos podrían tener un papel como inhibidores de HDAC. Es necesario diseñar nuevos experimentos *in vitro* e *in vivo* con estos micronutrientes y otros antioxidantes para identificar los mecanismos epigenéticos potencialmente implicados. En resumen, la suplementación dietética con determinadas vitaminas y minerales podría ser útil como terapia epigenética para trastornos metabólicos, aunque todavía son necesarios más estudios en modelos animales para entender los mecanismos básicos de los nutrientes específicos.

Polifenoles y otros compuestos vegetales

Ante la capacidad de respuesta de las marcas epigenéticas a factores dietéticos, las investigaciones han tratado de relacionar la administración de compuestos de origen vegetal con efectos sobre procesos epigenéticos con el fin de aplicarlos en la prevención y el tratamiento de distintas enfermedades. En el futuro, quizá podrá hablarse de «alimentos epigenéticos» como un grupo de alimentos funcionales que contienen compuestos bioactivos capaces de modular la expresión de micro-RNA y la metilación del DNA o de inducir modificaciones covalentes en las histonas. Al igual que en otros temas relacionados con la epigenética, este concepto se ha desarrollado principalmente en relación con la prevención del cáncer, de forma que diversos componentes de plantas están siendo estudiados en relación con la apoptosis, la regulación del ciclo celular, la diferenciación, la inflamación, la angiogénesis, la autofagia y la metástasis, así como en la respuesta al estrés. De manera similar, la comprensión de los efectos epigenéticos de compuestos botánicos consumidos con la dieta puede proporcionar información sobre las estrategias de prevención para reducir la prevalencia de enfermedades metabólicas y prevenir su comorbilidad.

En este contexto, los polifenoles y otros compuestos vegetales son buenos candidatos para mostrar propiedades epigenéticas por sus potenciales aplicaciones como agentes terapéuticos en la prevención o el tratamiento de la inflamación y el estrés oxidativo, así como problemas de salud relacionados con enfermedades metabólicas como la diabetes de tipo 2, la aterosclerosis y la hipertensión. Entre los compuestos bioactivos de origen vegetal que median las modificaciones epigenéticas hay agentes como la genisteína (soja), el resveratrol (uvas), la curcumina (cúrcuma), las catequinas (té verde) y el sulforafano (crucíferas), que han sido considerados en la prevención del cáncer y su terapia por su posible interacción epigenética,

Las catequinas del té, de las que la más abundante es la 3-galatoepigalocatequina (EGCG), son un grupo de flavonoides considerados como uno de los tratamientos dietéticos más prometedores para el síndrome metabólico. La administración de EGCG a ratones reduce significativamente la ganancia de peso corporal, las concentraciones de glucosa en sangre y la resistencia a la insulina, y reduce la lesión hepática y los valores de triacilgliceroles en este órgano, así como los de colesterol en plasma y citoquinas inflamatorias como la proteína quimiotáctica de los monocitos 1 (MCP-1), la proteína C reactiva (PCR) o la interleuquina 6 (IL-6). En ratones KK-Ay (modelo murino de obesidad y diabetes de tipo 2 que sobreexpresan la proteína agouti), la ingesta de EGCG disminuye la glucemia y aumenta la tolerancia a la glucosa en los animales, mientras que en los adipocitos 3T3-L1 reduce el contenido de especies reactivas de oxígeno (ROS). Algunos de estos efectos son, sin duda, mediados por mecanismos epigenéticos, ya que es sabido que la EGCG es capaz de inhibir la metilación del DNA en diferentes líneas celulares de cáncer. Uno de los mecanismos epigenéticos de EGCG parece ser la inhibición directa de DNMT por interacción no sólo con el sitio catalítico de la molécula DNMT, sino también mediante la inhibición de la actividad acetiltransferasa en histonas.

La genisteína es un flavonoide presente en la soja que puede actuar como disruptor endocrino. Sin embargo, en determinadas dosis y dependiendo del sexo y la edad, también podría inhibir la adipogénesis *in vitro* de una manera similar a los estrógenos. Un estudio pionero demostró que la suplementación de la dieta materna con genisteína durante el desarrollo embrionario temprano cambiaba el color de los ratones heterocigotos agouti amarillos (A^{vy}/a), lo que se asoció significativamente con un aumento de la metilación en un retrotransposón del sitio de inicio de la transcripción del gen *agouti*. En este mismo modelo, la genisteína disminuyó la expresión del gen *agouti* ectópico y protegió a las crías de la obesidad en la edad adulta, alterando el epigenoma. Del mismo modo, en primates no humanos, el consumo de proteína de soja e isoflavonas mejoró el peso corporal, la sensibilidad a la insulina y los perfiles de lípidos, lo que se acompañó de modificaciones en los patrones de metilación del DNA en hígado y músculo.

La curcumina es un polifenol con una potente actividad antiinflamatoria, así como uno de los compuestos naturales con mayor potencial como tratamiento contra la obesidad ya que, *in vitro*, es capaz de suprimir la diferenciación de 3T3-L1 y provocar apoptosis en los adipocitos. Sin embargo, aunque puede modular las HDAC y las HAT, la DNMT1 y la expresión de micro-RNA, hasta ahora no se conoce la implicación de los mecanismos epigenéticos que induce la curcumina en modelos animales de enfermedad metabólica. Un precedente interesante es un experimento en el que esta sustancia redujo la producción de citoquinas inducida por la hiperglucemia en monocitos a través de cambios epigenéticos que involucran al factor nuclear kappa de linfocitos B (NF-κB), incluida la disminución de la actividad de HAT y HDAC-2.

El resveratrol es un estilbenoide con potentes propiedades como captador de radicales libres, que muestran efectos beneficiosos sobre la diabetes de tipo 2 y las enfermedades cardiovasculares, compartiendo algunas acciones saludables con la restricción calórica. Entre otros efectos, este compuesto disminuye la gravedad de la esteatosis hepática en ratas y ejerce un efecto inhibidor sobre la secreción de insulina. Aparte de su potente actividad antioxidante, es un activador de sirtuina 1 desacetilasa dependiente de nicotinamida adenindinucleótido (NAD^+) (SIRT1), una histona que modula la expresión génica en todos los tejidos.

Diferentes compuestos orgánicos azufrados han mostrado efectos anticancerígenos, en parte por inhibición de la actividad HDAC. En este sentido, las moléculas naturales más interesantes son el sulforafano, un isotiocianato presente en las crucíferas que ejerce propiedades beneficiosas en células de cáncer de colon, próstata y mama, y el disulfuro de dialilo, que se metaboliza a alilmercaptano e induce la acetilación de histonas en células humanas de cáncer de colon. Aunque no hay estudios que hayan demostrado fehacientemente los efectos protectores del sulforafano sobre la obesidad en modelos animales, esta molécula es capaz de inhibir la diferenciación de adipocitos en cultivo a través de la detención del ciclo celular y, en relación con la diabetes, reducir la producción de radicales libres y la consiguiente lesión inflamatoria en la neuropatía y la nefropatía diabéticas. Por ello, son necesarios estudios que profundicen en el papel de los compuestos azufrados en la regulación de la adipogénesis y el peso corporal, así como la implicación de mecanismos epigenéticos en el proceso.

Otros compuestos bioactivos (como licopeno, garcinol, luteolina, buteína, apigenina, silimarina, ácido rosmarínico, ácido anacárdico o baicaleína) podrían inhibir la actividad de las DNMT o modificar la acetilación de las histonas, y ser beneficiosos para el tratamiento y la prevención de algunos trastornos metabólicos. Por ello, en los últimos años se están estudiando numerosos compuestos y extractos vegetales capaces de modular la actividad de las enzimas reguladoras de las modificaciones covalentes de las histonas y la metilación del DNA. Algunos de estos compuestos se indican en la **figura 18-4** en relación con la acetilación y desacetilación de histonas.

La baja biodisponibilidad de la mayoría de los compuestos polifenólicos y la imposibilidad de determinar con exactitud las cantidades presentes en los alimentos hace difícil establecer las dosis y los efectos reales de los polifenoles en la metilación del DNA en seres humanos. Por ello, son necesarios estudios a largo plazo para probar los efectos de diferentes cantidades de compuestos puros, tanto en animales (periconcepcionalmente, en crecimiento o en adultos) como en seres humanos. El diseño de nuevos compuestos potenciadores de la estabilidad y la biodisponibilidad de las moléculas naturales es un objetivo importante en este campo. Por otro lado, parece probable que existan sinergias entre los diferentes fitoquímicos y nutrientes, por lo que deben investigarse las combinaciones entre ellos. Por último, la combinación con una perspectiva epigenética de compuestos de origen vegetal y sustancias sintéticas podría constituir un nuevo enfoque terapéutico.

BIOMARCADORES EPIGENÉTICOS EN NUTRICIÓN DE PRECISIÓN

Un biomarcador o marcador biológico es un indicador específico de una situación biológica normal, fisiopatológica o de respuesta a un estímulo, que idealmente debe poder estimarse objetivamente y ser evaluado de forma precisa, resolutiva, fiable, repetitiva y económica. Tanto en nutrición como en medicina de precisión, se está demandando la identificación de nuevos biomarcadores que sean robustos y que determinen de manera sencilla y convincente la detección precoz y el pronóstico de enfermedad, así como su riesgo o predisposición futura, y posibiliten orientar una mejor estrategia preventiva o terapéutica (dietética y/o farmacológica). Además, los biomarcadores pueden aplicarse para valorar la ingesta alimentaria y el patrón dietético; disponer de información sobre las respuestas fisiológicas a una

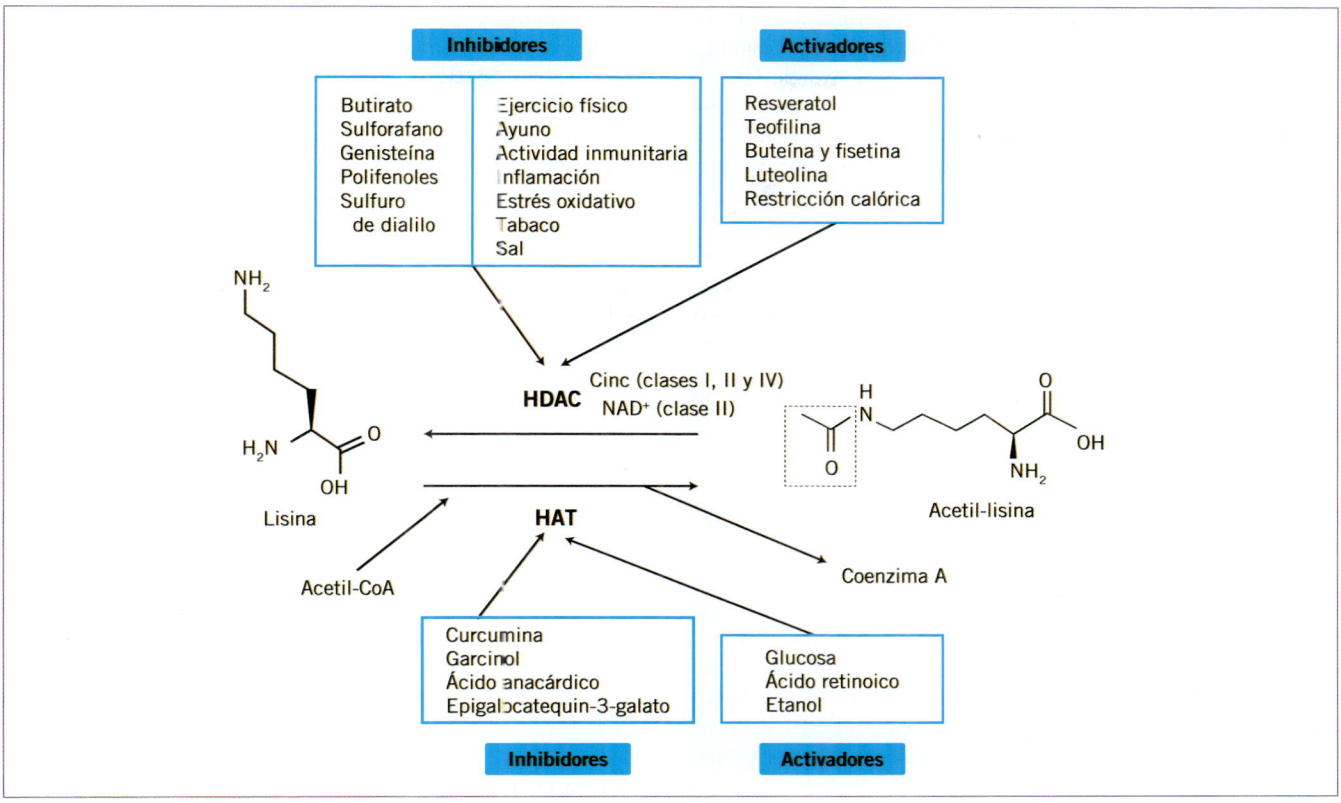

Figura 18-4. Algunos de los factores nutricionales y metabólicos que influyen sobre las actividades acetilasas (HAT) y desacetilasas (HDAC) de las histonas. Acetil-CoA: acetilcoenzima A; EGCG: 3-galatoepigalocatequina; NAD⁺: nicotinamida adenindinucleótido. (Adaptado de Campión, Milagro y Martínez, Prog Mol Biol Transl Sci 2010; 94: 291-347).

dieta determinada o a procesos fisiopatológicos; evaluar la respuesta a diversas aproximaciones terapéuticas, y proporcionar datos sobre las diferencias interpersonales frente a la dieta y la nutrición.

Un marcador ideal debe cumplir los siguientes requisitos:

- Tener una alta sensibilidad y especificidad resolutiva.
- Permitir una detección y determinación robusta, precisa y reproducible.
- Disponer de metodologías de abordaje rápido, simple y económico.

Por desgracia, la información sobre la asociación entre los marcadores epigenéticos y el desarrollo de enfermedades sigue siendo insuficiente, por lo que su protocolización metodológica es un reto que abordar en el futuro más inmediato.

La disponibilidad de muestras para análisis epigenéticos debe facilitarse con métodos poco invasivos, utilizando muestras de saliva, orina o sangre, y no depender exclusivamente de biopsias tisulares, sin olvidar que las marcas epigenéticas dependen del tejido y el tipo celular y, por lo tanto, la investigación de las connotaciones fisiológicas de las variaciones epigenéticas debe analizarse en los tejidos diana. La variabilidad preanalítica en función de la muestra puede introducir un sesgo sobre los valores de un biomarcador epigenético, que también puede verse afectado por la proporción de los diversos tipos celulares, por lo que hay que intentar que las interferencias sean mínimas y predecibles.

Los valores de los marcadores epigenéticos se ven asimismo afectados por factores externos, como el tipo de dieta o el ayuno, el ejercicio físico, el tabaquismo, el estrés y algunos contaminantes, entre otros.

En la nutrición de precisión, a diferencia de la oncología, los marcadores epigenéticos están aún lejos de cumplir estos requerimientos de aplicabilidad inmediata. Sin embargo, las variables nutriepigenéticas tienen el atractivo de ayudar a revelar y definir algunas de las interacciones de factores ambientales, incluida la nutrición, con las funciones de los genes. La constante evolución en las tecnologías y estrategias que permiten la identificación y cuantificación de las diferentes señales epigenéticas, y el hecho de que algunas de estas marcas están siendo empleadas con éxito en la detección y tratamiento precoz de determinados tipos de cáncer, ha propiciado el esfuerzo en la exploración de marcas epigenéticas que puedan ser instrumentalizadas como biomarcadores en la morbilidad relacionada con la nutrición.

En este marco, se han descrito diversos biomarcadores epigenéticos que sirven para predecir el control del peso corporal después de adelgazar. Por ejemplo, el porcentaje de metilación del DNA en sitios CpG localizados en promotores de genes como *LEP*, *TNF-α*, acuaporina 9 *(AQP9)*, ATPasa de clase V de tipo 10A *(ATP10A)*, tumor de Wilms 1 *(WT1)* y *CD44*. La expresión de micro-RNA en sangre total o en leucocitos también se ha relacionado con la pérdida de peso después de una dieta baja en calorías o con el riesgo de presentar enfermedades metabólicas. Determinados micro-

RNA considerados como posibles biomarcadores avanzados de diabetes de tipo 2, enfermedad cardiovascular u obesidad, podrían estar ya modificados antes del comienzo de la enfermedad y unidos a cambios precoces en indicadores de estrés oxidativo o parámetros inflamatorios No obstante, en el estudio de los biomarcadores epigenéticos debe primar una visión más general, dado que las «firmas» epigenéticas tienen que ser examinadas en conjunto con los SNP, la expresión de mRNA y micro-RNA, la integridad telomérica y la expresión proteica. Además, el análisis debe incluir las interacciones entre la secuencia genética, la epigenética y la expresión génica con los nutrientes ingeridos, el estrés, la actividad física y otros factores ambientales. Algún estudio reciente ha conseguido, por ejemplo, predecir la obesidad mediante el uso conjunto de marcadores genéticos y epigenéticos, sumando además factores dietéticos y de estilo de vida. Por otra parte, los marcadores epigenéticos pueden ser reflejo también de la ingesta de determinados factores de la dieta que están involucrados en el aumento de riesgo de determinadas enfermedades, como, por ejemplo, la relación entre el consumo de etanol y la hipertrigliceridemia. Asimismo, hay estudios que permiten vislumbrar la importancia que tienen las características metabólicas de los individuos a la hora de identificar asociaciones entre la dieta y la metilación del DNA; es decir, que conocer el metabotipo es importante para poder utilizar mejor las asociaciones entre la dieta y la metilación del DNA en la futura nutrición de precisión.

INTEGRIDAD TELOMÉRICA Y NUTRICIÓN

Los telómeros son elementos esenciales de la cromatina que desempeñan un papel crucial en el mantenimiento de la integridad de los cromosomas y la regulación de la expansión de la vida celular. Se encuentran en los extremos de los cromosomas lineales y están formados por la repetición en tándem de la secuencia telomérica TTAGGG/AATCCC, repetida alrededor de 2.000 veces. La DNA polimerasa no puede copiar las últimas bases del extremo 3' del telómero, ya que necesita espacio en la hebra molde para la introducción del cebador. Por ello, en cada ciclo de replicación del DNA los cromosomas lineales experimentan un pequeño acortamiento y, si la telomerasa (la enzima que elonga los telómeros tras cada replicación) no está suficientemente activa, los telómeros se acortan entre 50 y 200 pares de bases en cada división. Por lo tanto, su longitud está relacionada con el número de divisiones celulares, y cuando el acortamiento alcanza un nivel crítico se induce la senescencia de las células. En este sentido, la longitud de los telómeros es un marcador de envejecimiento biológico (se acortan con la edad) y su atrición se relaciona con el riesgo de desarrollar enfermedades crónicas asociadas con procesos inflamatorios y de oxidación (**cap. 25**, Bases moleculares del envejecimiento).

Por otro lado, estudios recientes muestran que los telómeros y las regiones subteloméricas presentan marcas epigenéticas características de la heterocromatina, de forma que la supresión de reguladores epigenéticos, histonas metiltransferasas y DNA metiltransferasas se correlaciona con la pérdida de control de la integridad telomérica y el acortamiento de los telómeros y subtelómeros.

La variabilidad en el acortamiento de los telómeros, independiente de la edad cronológica, puede deberse a factores modificables relacionados con el estilo de vida (tabaquismo, ejercicio físico, dieta, estrés, etc.), así como con determinadas enfermedades. Los estudios sobre nutrición (nutrientes, alimentos y hábitos alimentarios) e integridad de los telómeros son todavía escasos; la mayor parte son estudios epidemiológicos de diseño transversal. En este sentido, las evidencias indican que los antioxidantes de la dieta (en especial en alimentos de origen vegetal) ayudan a mantener la longitud de los telómeros y podrían retrasar la aparición de enfermedades crónicas relacionadas con la edad. Por el contrario, el consumo elevado de grasa total y saturada, así como el de cereales refinados, harina, carne y productos cárnicos y bebidas azucaradas se relaciona con telómeros más cortos. Asimismo, parece ser que la adherencia a la dieta mediterránea se asocia con telómeros más largos. También algunos ensayos clínicos con ácidos grasos poliinsaturados de cadena larga n-3, como los que presentan pescados y mariscos, muestran resultados prometedores sobre la integridad de los telómeros.

En resumen, el estudio de la influencia de la nutrición sobre la biología del telómero y sus marcas epigenéticas podría ayudar a conocer mejor el proceso de envejecimiento celular y a prevenir el desarrollo de enfermedades relacionadas con la edad.

CONCLUSIONES Y PERSPECTIVAS FUTURAS

En el diseño de una «dieta epigenética», dentro de una nutrición de precisión, deben tenerse en cuenta compuestos bioactivos específicos, en especial polifenoles, ácido fólico, vitamina B_{12}, colina, betaína, cinc, selenio y algunos ácidos grasos y aminoácidos, en concentraciones definidas de modo concreto. Esto debe ir en conjunción con el mantenimiento de la homeostasis energética, lo que contribuiría a aumentar la longevidad y la calidad de vida, retardar los procesos relacionados con la enfermedad y posibilitar el tratamiento personalizado de enfermedades cardiovasculares, diversos tipos de cáncer, la diabetes y la obesidad a través de mecanismos epigenéticos (metilación del DNA, modificaciones covalentes de las histonas y modulación de la expresión de los micro-RNA). Obviamente, se necesitan estudios más profundos convenientemente diseñados en relación con la dieta epigenética para establecer si realmente algunos nutrientes o componentes de los alimentos tienen un efecto protector o adverso a través de la modulación de procesos epigenéticos. Los años venideros ofrecerán notables avances en este campo, aunque probablemente sean necesarios experimentos de larga duración para definir nuevos paradigmas epigenéticos.

Algunos de los aspectos clave para consolidar estos avances científicos serán la época de la vida en que se administra la dieta y las posibles interacciones con las variantes genéticas, la microbiota y otros factores ambientales o exógenos, como el estrés o la actividad física. Algunos de estos factores influyen también sobre la longitud de los telómeros. Por otra parte, la continua evolución de las tecnologías ómicas y su reducción de costes están contribuyendo a comprender mejor los procesos de heredabilidad epigenética en distintos tipos celulares, la permanencia temporal y la reversibilidad de las señales epigenéticas en función de la dieta, y la influencia de la nutrición perinatal y las marcas epigenéticas diferenciales entre hombres y mujeres.

Dado que la magnitud de los cambios epigenéticos generados por los factores dietéticos y ambientales parece ser relativamente pequeña y acumulativa sobre el fenotipo, que existen variados actores o tipos celulares implicados, y que son muchas y diversas las posibles interacciones entre ellos y con el envejecimiento, el mayor desafío radicará en la caracterización de la importancia de cada uno de estos factores, así como en establecer su importancia práctica cuando operan de manera sinérgica o antagónica con cada uno de los agentes para una nutrición de precisión.

A pesar del reconocido papel de la epigenética en la programación fetal del síndrome metabólico y otras enfermedades crónicas, la investigación sobre terapias está todavía en sus primeros estadios. En este sentido, determinados «epinutrientes» específicos pueden contribuir a estabilizar el genoma, con funciones concretas sobre la metilación del DNA, las modificaciones covalentes de las histonas, la expresión epigenética mediada por micro-RNA y la remodelación de la cromatina. Por otra parte, los componentes «epibioactivos» presentes en los alimentos pueden revertir los patrones epigenéticos de mala adaptación, no sólo antes de la concepción y durante el desarrollo fetal y posnatal temprano, sino también a lo largo de la edad adulta.

El estado epigenético se ve influido, asimismo, por el genotipo y las variantes genéticas asociadas a enfermedades. Este conocimiento puede proporcionar recursos para la interpretación de la base molecular de la enfermedad humana, dado el papel central que tiene la información epigenética sobre la regulación de la expresión génica, la diferenciación celular y el desarrollo de enfermedad. La plasticidad de las marcas epigenéticas y su capacidad de respuesta a los factores de la dieta sugieren un gran potencial como biomarcadores para el diagnóstico y el pronóstico de la enfermedad, así como un tratamiento personalizado. La personalización de las necesidades de donantes de metilo durante el embarazo en virtud de los antecedentes genéticos es uno de los retos más importantes que se afrontarán en los próximos años, aunque también en la población adulta la deficiencia de donantes de metilo puede estar detrás de diferentes trastornos (hígado graso, resistencia a la insulina, etc.) en interacción con determinadas variantes genéticas comunes. Por ello, son necesarios más estudios *in vitro* y en animales que permitan profundizar en el conocimiento de los mecanismos epigenéticos que modulan la diferenciación de los adipocitos, la es-

teatosis hepática, la regulación del apetito y la señalización/secreción de insulina, así como importantes vías bioenergéticas como la lipólisis, la lipogénesis y la oxidación y absorción de grasas y azúcares. Entre otros aspectos, estos estudios deberían analizar los efectos epigenéticos de las citoquinas inflamatorias, las ROS, la hipoxia, las concentraciones elevadas de glucosa, el estrés, los desequilibrios hormonales y los disruptores endocrinos. Debe prestarse especial atención a los efectos de las condiciones ambientales y dietéticas maternas sobre la regulación epigenética de la expresión génica y los efectos metabólicos a largo plazo en la descendencia, ya que es importante comprender la programación epigenética perinatal a la hora de prevenir con éxito las enfermedades metabólicas relacionadas con la dieta en la edad adulta.

Los enfoques basados en micro-*arrays* o secuenciación masiva están siendo muy útiles para la identificación de biomarcadores epigenéticos que permitan el diagnóstico temprano de obesidad, diabetes y enfermedades cardiovasculares y, en conjunción con otros factores, para el diseño de nuevos enfoques terapéuticos personalizados. Los principales objetivos establecidos para los próximos años implican el conocimiento y las interacciones de la información epigenética con la genética, la transcriptómica, la proteómica, la metagenómica y la metabolómica, así como con la mayor cantidad posible de variables ambientales, para definir tanto las bases de un tratamiento de precisión de las enfermedades metabólicas como la propia transmisión hereditaria de estas marcas epigenéticas.

Para concluir, podrían destacarse tres ideas:

- Los mecanismos epigenéticos están implicados en la aparición y el desarrollo de disfunciones metabólicas relacionadas con la nutrición.
- Las marcas epigenéticas podrían ser útiles en el pronóstico y el diagnóstico precoz de enfermedades nutricionales.
- Los agentes nutricionales o farmacológicos podrían utilizarse como nuevas estrategias terapéuticas gracias a su capacidad para modular los procesos epigenéticos, especialmente durante el período perinatal.

En los próximos años, las investigaciones sobre los mecanismos epigenéticos relacionados con la obesidad, la diabetes y las dislipidemias ayudarán a prevenir y controlar el depósito excesivo de grasa, la intolerancia a la glucosa y el desarrollo de enfermedad cardiovascular mediante una nutrición de precisión que contemple personalizadamente aspectos epigenéticos de la homeostasis nutricional.

PUNTOS CLAVE

- El concepto de nutrición de precisión aúna aspectos tanto fenotípicos como genotípicos, así como también elementos relativos al estilo de vida y la actividad física, los hábitos y las preferencias alimentarias, aspectos culturales, religiosos y étnicos, entre otros, para diseñar una alimentación personalizada.
- Los progresos hacia una nutrición de precisión individualizada se fundamentan en la nutrigenética, la nutrigenómica y la nutriepigenética, así como en otras tecnologías ómicas como la proteómica, la metagenómica y la metabolómica. La nutriepigenética se suma así a la nutrigenómica (el estudio de la influencia de los nutrientes sobre la expresión génica) y la nutrigenética (el modo en que la secuencia genética condiciona la respuesta individual a los nutrientes) para explicar algunos de los efectos de los alimentos y los nutrientes sobre la salud humana.

- La epigenética se define como las modificaciones heredables en la expresión de genes que no se pueden explicar por los cambios en la secuencia de DNA.

- Entre las principales marcas epigenéticas se encuentran la metilación y la hidroximetilación de determinados nucleótidos del DNA y el RNA, la compactación de la cromatina, diversas modificaciones covalentes de las histonas y la expresión de RNA no codificantes, como los micro-RNA (miRNA).

- Los cambios epigenéticos son modulados por la exposición ambiental (incluidas la nutrición y la actividad física), por lo que la epigenética es un factor potencialmente implicado en el desarrollo de enfermedades relacionadas con el envejecimiento. Además, los cambios epigenéticos pueden ser heredables y duraderos, lo que aportaría posibles explicaciones etiopatológicas a enfermedades cuyo origen se sustente en alteraciones fisiológicas y nutricionales en etapas perinatales o en comportamientos alimentarios de los progenitores.

- Las marcas epigenéticas son potencialmente reversibles, lo que permite pensar en posibles abordajes terapéuticos basados en pautas nutricionales o terapias farmacológicas personalizadas para su control, tratamiento y eventual modificación.

- Numerosos factores nutricionales, como la restricción calórica y dietas con bajo contenido proteico, dietas hipercalóricas y con alto contenido en grasa, diversos ácidos grasos (ácidos grasos de cadena corta como el butirato, y ácidos grasos poliinsaturados de cadena larga), aminoácidos (metionina, serina), vitaminas (A y C) y minerales (selenio, cinc y magnesio), los compuestos donantes de metilo (ácido fólico, vitaminas B_2, B_6 y B_{12}, colina y betaína), diversos polifenoles y compuestos vegetales (catequinas, genisteína, resveratrol, curcumina, sulforafano) podrían ser beneficiosos para la salud humana, en parte a través de la regulación de mecanismos epigenéticos.

- Los principales objetivos en la investigación de las marcas epigenéticas en obesidad, aterosclerosis, hipertensión y diabetes de tipo 2, serían: la investigación de biomarcadores epigenéticos que detecten ulteriores problemas de salud o que permitan identificar a las personas con mayor riesgo de morbilidad; la caracterización de los factores ambientales relacionados con enfermedades crónicas que podrían afectar a la expresión génica mediante mecanismos epigenéticos, y el desarrollo de estrategias terapéuticas novedosas basadas en agentes farmacológicos o patrones dietéticos que modulen las señales epigenéticas.

BIBLIOGRAFÍA

ABENTE EJ, SUBRAMANIAN M, RAMACHANDRAN V, NAJAFI-SHOUSHTARI SH. MicroRNAs in obesity-associated disorders. Arch Biochem Biophys 2016; 589: 108-19.
Este artículo revisa los últimos descubrimientos sobre el papel mecanístico que desempeñan los micro-RNA en la regulación de las funciones metabólicas relacionadas con la obesidad en el hígado y el tejido adiposo. Presenta los candidatos potenciales que se están barajando como posibles dianas terapéuticas.

BEGUM G, STEVENS A, SMITH EB, CONNOR K, CHALLIS JR, BLOOMFIELD F, WHITE A. Epigenetic changes in fetal hypothalamic energy regulating pathways are associated with maternal undernutrition and twinning. FASEB J 2012; 26: 1694-703.
La desnutrición materna y los partos múltiples provocan cambios epigenéticos en las vías hipotalámicas que regulan el metabolismo del feto, lo que probablemente altera el control del apetito y el balance energético. Por ejemplo, afecta a los niveles de metilación de los genes de la proopiomelanocortina (POMC) y el receptor de glucocorticoides (GR).

CAMPIÓN J, MILAGRO F, MARTÍNEZ JA. Epigenetics and obesity. Prog Mol Biol Transl Sci 2010; 94: 291-347.
Extensa revisión que presenta los diversos factores que pueden afectar a la regulación de los mecanismos epigenéticos (en especial, las modificaciones covalentes en las histonas y la metilación del DNA) relacionados con la programación fetal y el desarrollo de obesidad.

CORDERO P, MILAGRO FI, CAMPIÓN J, MARTÍNEZ JA. Epigenética nutricional: una pieza clave en el rompecabezas de la obesidad. Rev Esp Obes 2010; 8: 10-20.
Completa revisión en español sobre las bases de la epigenética en relación con la obesidad y la nutrición.

CRUJEIRAS AB, IZQUIERDO AG, PRIMO D, MILAGRO FI, SAJOUX I, JÁCOME A Y COLS. Epigenetic landscape in blood leukocytes following ketosis and weight loss induced by a very low calorie ketogenic diet (VLCKD) in patients with obesity. Clin Nutr 2021; 40: 3959-72.
Los efectos beneficiosos de la terapia con dieta cetogénica muy baja en calorías sobre la obesidad implican cambios en el metiloma que se acercan más al de personas con normopeso y que podrían estar mediados principalmente por la cetosis inducida por la dieta en lugar de por la pérdida de peso.

DICK KJ, NELSON CP, TSAPROUNI L, SANDLING JK, AÏSSI D, WAHL S Y COLS. DNA methylation and body-mass index: a genome-wide analysis. Lancet 2014; 383: 1990-8.
Primer estudio de tipo EWAS (estudio de asociación de epigenoma completo) dirigido expresamente a detectar sitios CpG y genes cuya metilación está modificada en relación con el índice de masa corporal. Concretamente, demuestra que el gen HIF3A está diferencialmente metilado en células sanguíneas y tejido adiposo.

DUNN GA, BALE TL. Maternal high-fat diet effects on third-generation female body size via the paternal lineage. Endocrinology 2011; 152: 2228-36.
Este estudio observa en ratones que la exposición materna a dietas altas en grasas induce un aumento en el tamaño corporal y reduce la sensibilidad a la insulina en las dos generaciones siguientes a través de los dos linajes, materno y paterno, y que esto se debe a la reprogramación epigenética de genes de tipo improntado.

GARCÍA-CALZÓN S, ZALBA G, RUIZ-CANELA M, SHIVAPPA N, HÉBERT JR, MARTÍNEZ JA Y COLS. Dietary inflammatory index and telomere length in subjects with a high cardiovascular disease risk from the PREDIMED-NAVARRA study: cross-sectional and longitudinal analyses over 5 y. Am J Clin Nutr 2015; 102: 897-904.
Este artículo muestra asociaciones entre el potencial inflamatorio de la dieta y el acortamiento de los telómeros en individuos con alto riesgo de enfermedad cardiovascular, y sugiere que la dieta puede afectar a la longitud de los telómeros a través de mecanismos proinflamatorios y antiinflamatorios.

GIELEN M, HAGEMAN GJ, ANTONIOU EE, NORDFJALL K, MANGINO M, BALASUBRAMANYAM M Y COLS. Body mass index is negatively associated with telomere length: a collaborative cross-sectional meta-analysis of 87 observational studies. Am J Clin Nutr 2018; 108: 453-75.
Metaanálisis con 146.114 individuos que muestra una asociación negativa entre el IMC y la longitud telomérica, sobre todo en la población menor de 60 años.

GONI L, CUERVO M, MILAGRO FI, MARTÍNEZ JA. Future perspectives of personalized weight loss interventions based on nutrigenetic, epigenetic, and metagenomic data. J Nutr 2016; doi: 10.3945/jn.115.218354.
Interesante visión de futuro sobre el modo en que la integración de datos nutrigenéticos, epigenéticos y metagenómicos puede ser útil

en el diseño de tratamientos dietéticos personalizados para prevenir enfermedades crónicas y optimizar la respuesta de cada individuo a las intervenciones dietéticas.

GONZÁLEZ-BECERRA K, RAMOS-LÓPEZ O, BARRÓN-CABRERA E, RIEZU-BOJ JI, MILAGRO FI, MARTÍNEZ-LÓPEZ E, MARTÍNEZ JA. **Fatty acids, epigenetic mechanisms and chronic diseases: a systematic review. Lipids Health Dis 2019; 18: 178.**
Amplia revisión que explica cómo los diferentes ácidos grasos pueden regular la expresión génica modificando los mecanismos epigenéticos y, en consecuencia, tener impacto positivo o negativo en el metabolismo humano.

HEIJMANS BT, TOBI EW, STEIN AD, PUTTER H, BLAUW GJ, SUSSER ES Y COLS. **Persistent epigenetic differences associated with pre-natal exposure to famine in humans. Proc Natl Acad Sci USA 2008; 105: 17046-9.**
Los datos de este estudio son los primeros en contribuir con apoyo empírico a la hipótesis de que las condiciones nutricionales de las primeras etapas de la vida (en este caso el Invierno del Hambre holandés de 1944-1945) pueden provocar cambios epigenéticos en los seres humanos que persisten durante toda la vida.

HELLBACH F, BAUMEISTER SE, WILSON R, WAWRO N, DAHAL C, FREUER D Y COLS. **Association between usual dietary intake of food groups and DNA methylation and effect modification by metabotype in the KORA FF4 cohort. Life (Basel) 2022; 12: 1064.**
Este estudio sugiere que la relación entre la dieta y la metilación del DNA depende en gran medida del metabotipo del individuo, y que hay que tener esto en cuenta para la aplicación de la epigenética en la futura nutrición de precisión.

LAI CQ, PARNELL LD, LEE YC, ZENG H, SMITH CE, MCKEOWN NM Y COLS. **The impact of alcoholic drinks and dietary factors on epigenetic markers associated with triglyceride levels. Front Genet 2023; 14: 1117778.**
Este artículo es un ejemplo de cómo identificar marcadores epigenéticos de la ingesta dietética (en este caso, de etanol) que pueden proporcionar información sobre el riesgo de enfermedad cardiovascular de un individuo y respaldar la aplicación de una nutrición de precisión.

LEE YC, CHRISTENSEN JJ, PARNELL LD, SMITH CE, SHAO J, MCKEOWN NM Y COLS. **Using machine learning to predict obesity based on genome-wide and epigenome-wide gene-gene and gene-diet interactions. Front Genet 2022; 12: 783845.**
Estudio que utiliza datos genómicos y epigenómicos, junto a factores dietéticos, para predecir la obesidad aplicando información procedente de tecnologías ómicas.

MARTINEZ JA, MILAGRO FI, CLAYCOMBE KJ, SCHALINSKE KL. **Epigenetics in adipose tissue, obesity, weight loss, and diabetes. Adv Nutr 2014; 5: 71-81.**
Interesante revisión de los conocimientos actuales en epigenética en relación con la adiposidad, la diabetes y la pérdida de peso.

MILAGRO FI, MANSEGO ML, DE MIGUEL C, MARTINEZ JA. **Dietary factors, epigenetic modifications and obesity outcomes: progresses and perspectives. Mol Aspects Med 2013; 34: 782-812.**
Exhaustivo repaso de todos los factores nutricionales que provocan cambios epigenéticos en relación con la obesidad.

MILAGRO FI, MARTINEZ JA. **Epigenética en obesidad y diabetes tipo 2: papel de la nutrición, limitaciones y futuras aplicaciones. Rev Chil Endocrinol Diabetes 2013; 6: 108-14.**
Amplia revisión en español sobre la epigenética en la obesidad y la diabetes de tipo 2. Repasa los factores nutricionales conocidos, con especial énfasis en las limitaciones actuales y las posibles aplicaciones terapéuticas.

NG SF, LIN RC, LAYBUTT DR, BARRES R, OWENS JA, MORRIS MJ. **Chronic high-fat diet in fathers programs β-cell dysfunction in female rat offspring. Nature 2010; 467: 963-6.**
Primer estudio que observó la existencia de una transmisión por vía paterna de los efectos perjudiciales de las dietas ricas en grasa. En este caso, las crías de la siguiente generación presentaban menor sensibilidad a la insulina que las de padres alimentados con dieta de control.

OJEDA-RODRÍGUEZ A, ZAZPE I, ALONSO-PEDRERO L, ZALBA G, GUILLÉN-GRIMA F, MARTÍNEZ-GONZÁLEZ MA. **Association between diet quality indexes and the risk of short telomeres in an elderly population of the SUN project. Clin Nutr 2020; 39: 2487-94.**
Estudio sobre la relación entre la dieta y la longitud telomérica. En población española mayor de 55 años se encontró que los participantes con altas puntuaciones en cinco índices de calidad de la dieta (MEDAS, DASH, AHEI-2010, entre otros) tenían un menor riesgo de telómero corto (por debajo del percentil 20).

RAMOS-LÓPEZ O, RIEZU-BOJ JI, MILAGRO FI. **Genetic and epigenetic nutritional interactions influencing obesity risk and adiposity outcomes. Curr Opin Clin Nutr Metab Care 2022; 25: 235-40.**
Artículo de revisión que analiza cómo aplicar la nutrigenética y la nutriepigenética en la nutrición de precisión de cara a prevenir y combatir la obesidad y sus comorbilidades de manera más personalizada.

REMELY M, LOVRECIC L, DE LA GARZA AL, MIGLIORE L, PETERLIN B, MILAGRO FI Y COLS. **Therapeutic perspectives of epigenetically active nutrients. Br J Pharmacol 2015; 172: 2756-68.**
Artículo que revisa concienzudamente todos los nutrientes y compuestos presentes en los alimentos que se han relacionado con cambios epigenéticos que afectan a las enfermedades metabólicas, sugiriendo que pueden ser el origen de una «dieta epigenética».

REVA K, LARANJINHA J, ROCHA BS. **Epigenetic modifications induced by the gut microbiota may result from what we eat: should we talk about precision diet in health and disease? Metabolites 2023; 13: 375.**
Revisión que analiza los efectos que pueden tener los diversos metabolitos producidos por la microbiota intestinal en la regulación de los procesos epigenéticos de las células humanas y, por lo tanto, en el riesgo de padecer distintas enfermedades.

ROSS SA, DAVIS CD. **The emerging role of microRNAs and nutrition in modulating health and disease. Annu Rev Nutr 2014; 34: 305-36.**
Esta extensa revisión examina el modo en que los factores dietéticos pueden influir en el desarrollo de cáncer, enfermedad cardiovascular, diabetes de tipo 2, obesidad y esteatosis hepática no alcohólica a través de la modulación de la expresión de los micro-RNA. Repasa también su posible uso como biomarcadores de enfermedad.

WATERLAND RA, TRAVISANO M, TAHILIANI KG, RACHED MT, MIRZA S. **Methyl donor supplementation prevents transgenerational amplification of obesity. Int J Obes 2008; 32: 1373-9.**
Primer ejemplo del efecto de la suplementación de la dieta materna (en este caso en ratones y con donantes de metilo: betaína, colina, ácido fólico y vitamina B_{12}) para prevenir la obesidad en la descendencia actuando a través de mecanismos epigenéticos.

YOO JY, LEE S, LEE HA, PARK H, PARK YJ, HA EH, KIM YJ. **Can proopiomelanocortin methylation be used as an early predictor of metabolic syndrome? Diabetes Care 2014; 37: 734-9.**
Primer ejemplo del uso de los niveles de metilación de un gen (en este caso el de la proopiomelanocortina, *POMC*) en sangre de cordón umbilical como predictor de problemas metabólicos en edades posteriores.

ZHENG J, XIAO X, ZHANG Q, YU M. **DNA methylation: the pivotal interaction between early-life nutrition and glucose metabolism in later life. Br J Nutr 2014; 112: 1850-7.**
Revisión que hace hincapié en la hipótesis del desarrollo temprano de la salud y la enfermedad, en particular en cómo la nutrición durante la gestación y la infancia puede alterar el epigenoma, producir diferentes fenotipos y modificar la susceptibilidad a enfermedades, en especial en relación con el metabolismo de la glucosa.

? AUTOEVALUACIÓN

Nutrición y proteómica

19

J. L. Gómez-Chaparro Moreno, J. Caballero Villarraso y J. López Barea

 OBJETIVOS

- Comprender los conceptos de aminoácidos, péptidos, proteínas, proteoma, proteómica, nutriproteómica, metanutriproteómica, meta-metanutriproteómica.
- Identificar las herramientas que utiliza la proteómica para caracterizar las interacciones entre las proteínas y la acción biológica de las proteínas de los alimentos en el metabolismo.
- Describir la metodología para realizar un análisis.
- Comprender las diferencias entre abordajes proteómicos cualitativos y cuantitativos.
- Conocer las técnicas y herramientas de la espectrometría de masas en proteómica.
- Reconocer las herramientas bioinformáticas para el análisis de datos proteómicos.
- Familiarizarse con los tipos de abordaje en la nutriproteómica.
- Identificar las aplicaciones clínicas de la nutriproteómica.
- Conocer las aplicaciones de la proteómica en la nutrición y en la industria alimentaria.
- Entender la relación de los proteomas de la microbiota y los alimentos con el estado de salud.

CONTENIDO

- La proteómica y sus herramientas
- Biomarcadores
- Aplicaciones de la proteómica a la nutrición
- Aplicaciones de la proteómica a la industria alimentaria

LA PROTEÓMICA Y SUS HERRAMIENTAS

Concepto y definiciones

El estudio de las proteínas como macromoléculas estructurales y funcionales es desde hace tiempo uno de los campos más atractivos de la bioquímica. El término proteína (del griego, *proteios*, «lo primero», «lo más importante») fue acuñado por Mulder en 1838. Son polímeros formados por 20 α-aminoácidos unidos por enlaces peptídicos con un extremo amino inicial y otro carboxilo terminal. Los aminoácidos se clasifican en varios grupos según sus propiedades fisicoquímicas: polaridad/hidrofobicidad, carga y punto isoeléctrico.

Las proteínas son cadenas de más de 50 aminoácidos; si tienen menos se denominan péptidos (los de menos de 20, oligopéptidos: con 2 aminoácidos, dipéptidos; con 3, tripéptidos, etc.). Las proteínas oligoméricas están formadas por subunidades idénticas, o protómeros, y las conjugadas contienen grupos prostéticos que las ayudan en su función.

Los enlaces peptídicos son hidrolizados por exopeptidasas y endopeptidasas. Una de éstas, la tripsina, rompe los enlaces peptídicos situados tras residuos de lisina o arginina, liberando los llamados péptidos trípticos, los más útiles en proteómica.

En los seres humanos, de cada gen se forman hasta 6-8 proteínas distintas, por diferentes mecanismos: procesamiento alternativo del RNA mensajero (mRNA); diferentes marcos de lectura; modificaciones posteriores a la transcripción y/o traducción; maduración y exportación diferencial; reciclado, e interacciones entre proteínas. Esto alarga y oscurece el camino entre genotipo y fenotipo, al final del cual están las proteínas, que dicen lo que es un organismo (el presente y su realidad), más que lo que podrá (futuro: genoma) o podría llegar a ser (potencial: transcriptoma).

El término *proteoma* (de «prote-», proteína y «-oma», conjunto) fue pronunciado por primera vez por el profesor Marc Wilkins en el Congreso de Siena de 1994, como una extensión del término genoma. El proteoma es el complemento proteico del genoma; se considera el conjunto de especies proteicas que aparecen en un momento determinado en una unidad biológica (orgánulo, célula, tejido, órgano, aparato, sistema, organismo, población o ecosistema). «Un momento determinado» hace referencia a su carácter dinámico, pues varía con el tiempo y con las relaciones entre la unidad biológica y su entorno. Estas características tienen, por una parte, un potencial de información masivo muy atractivo para el investigador y, por otra, más complejidad de la que inicialmente puede percibirse.

El término *proteómica* fue acuñado en 1997 por P. James por analogía con el de genómica. La proteómica, como conjunto de técnicas encaminadas a obtener información funcional de todas las proteínas, se plantea el análisis, la identificación y la caracterización del proteoma, más allá de la mera catalogación de proteínas, estableciendo su estructura, actividad biológica, acción y localización celular, modificaciones postraduccionales e interacción con otras proteínas o moléculas. Actualmente se considera una disciplina independiente, con el espectacular desarrollo de la espectrometría de masas y la bioinformática, aunque está integrada con las otras ciencias *ómicas* y la *biología de sistemas*, a las que alimenta y de las que se nutre. Se pueden vislumbrar numerosas aplicaciones en diversos campos científicos. Las más llamativas y con más impacto comercial son el descubrimiento de fármacos y sustancias bioactivas, el diagnóstico molecular y la medicina personalizada.

El término *nutriproteómica* fue introducido por Kussmann en 2010, al aplicar las técnicas de la proteómica al estudio de la nutrición. Examina los cambios moleculares que aparecen en las células por la ingesta de alimentos (matrices complejas de nutrientes y de otros compuestos bioactivos) y por la biodisponibilidad de los principios inmediatos y sus interrelaciones. Hoy se alcanza una mayor complejidad con la *metanutriproteómica*, que estudia el proteoma del organismo, el del alimento ingerido, el del microbioma del hospedador (y podríamos añadir el del microbioma del alimento, *meta-metanutriproteómica*) y las relaciones que se establecen entre ellos.

En proteómica, un biomarcador es una proteína o péptido con características mensurables como indicador de un proceso biológico. Los biomarcadores se convierten en la mejor fuente de información del desarrollo de un proceso biológico. La proteómica genera múltiples biomarcadores en un solo experimento, y la ingente información que se obtiene es una limitación que está siendo resuelta por la bioinformática. En las etapas iniciales, se produjo un aluvión de biomarcadores, aunque luego la mayoría cayeron en el olvido. A pesar de conocer cada vez más en profundidad el proteoma humano y de ser mayor el número de proteínas séricas humanas identificadas, en la *Food and Drug Administration* (FDA) norteamericana las proteínas admitidas como biomarcadores han disminuido en los últimos años.

Origen y desarrollo

Trabajar con proteínas es mucho más difícil que con otras macromoléculas, ya que están presentes y son activas en todos los compartimentos subcelulares. Son las macromoléculas más numerosas (hasta 10 millones en los seres humanos),

con características fisicoquímicas muy variadas, un amplio rango dinámico de concentración y para las que no hay herramientas de amplificación, a diferencia de la reacción en cadena de la polimerasa (PCR), que tanto facilita el estudio de los ácidos nucleicos.

La proteómica se ha desarrollado exponencialmente en los últimos 20 años. La de primera generación (en gel) se desarrolló en geles de copolímeros de acrilamida y bisacrilamida, en una dimensión o en dos ortogonales (2D-PAGE). La de segunda generación (sin gel) se basa en técnicas de separación por cromatografía líquida, en arquitectura «descendente» (*top-down*) a partir de las proteínas o «ascendente» (*bottom-up*) a partir de péptidos (MudPIT, *multidimensional protein indentification technology*). Con la llegada de los marcados de proteínas para su separación por cromatografía líquida, la proteómica alcanzó la madurez (tercera generación), al permitir la cuantificación relativa de mezclas proteicas complejas en un solo experimento (SILAC [*stable isotope labeling with aminoácidos in cell culture*: etiquetado con aminoácidos marcados con isótopos estables en cultivo celular], ICAT [*isotope-coded affinity tag*: etiquetas de afinidad por código de isótopos], iTRAQ [*isobaric tags for relative and absolute quantitation*: etiquetas isobáricas para cuantificación absoluta y relativa], TMT [*tandem mass tags*: etiquetas de masas en tandem], etc.), además de retomar la 2D-PAGE con marcado fluorescente (DIGE, *differential in gel electrophoresis*: electroforesis diferencial en gel), que reúne las ventajas de las técnicas en gel con la posibilidad de cuantificar proteínas. Recientemente han aparecido herramientas para cuantificar proteínas por cromatografía líquida sin marcado previo (*label-free*). En la cuarta generación proteómica, para la cuantificación absoluta se han introducido las monitorizaciones de reacción selectiva (SRM, *selected reaction monitoring*) o múltiple (MRM, *multiple reaction monitoring*), hoy unificadas bajo la sigla SRM. Gracias al desarrollo de la espectrometría de masas de alta resolución y masa exacta ha sido posible la creación de métodos no dirigidos para la identificación y cuantificación absoluta o relativa de péptidos y proteínas, como *data dependent acquisition* (DDA) y *data independent acquisition* (DIA), al mismo tiempo que el desarrollo de métodos dirigidos, como *parallel reaction monitoring* (PRM), similares en su concepción a los métodos SRM. Por otra parte, la inclusión de la espectrometría de movilidad iónica (IMS, *mobility ionic spectrometry*) en algunos instrumentos de espectrómetros de masas tipo «tiempo de vuelo» (TOF) ha permitido incluir una dimensión más en el proceso analítico de identificación y cuantificación de péptidos, dotándolos de capacidad para diferenciar iones de masa idéntica, pero con distinta conformación espacial, como ocurre con los isómeros. En los últimos años, la localización espacial del proteoma ha ganado importancia, y ha aparecido una plataforma de imagen molecular basada en espectrometría de masas en tándem, que proporciona información sobre la situación de las proteínas directamente sobre biopsias, la MALDI-*imaging (matrix assisted laser desorption/ionization imaging*). Ninguna de estas técnicas es excluyente, sino que son complementarias. Como última novedad, y dada la heterogeneidad celular, los estudios genómicos en células únicas (*single cell genomics*), unidos al avance tecnológico en espectrometría de masas, han permitido el desarrollo de la proteómica actual, el cual consiste en caracterizar proteomas de células únicas (*sigle cell proteomics*). Estas técnicas de estudio molecular suponen un avance cualitativo considerable para alcanzar la tan ansiada medicina de precisión y, en este caso, una alimentación personalizada.

El incremento en la sensibilidad y precisión de los equipamientos, así como la mejora en la capacidad de análisis, permite hoy día el estudio proteómico de células independientes. Así, el análisis proteómico de células aisladas es el campo emergente más novedoso, que avanza rápidamente y se transforma en una poderosa herramienta para la investigación traslacional. En la actualidad, la integración de las herramientas proteómicas de células únicas con análisis de datos de secuenciación del RNA de una sola célula (scRNAseq, *single cell RNA sequencing data analysis*) aporta una imagen más completa de la realidad celular en la producción de estas macromoléculas. La proteómica es capaz de resolver los procesos regulatorios en muchas funciones celulares en las que el análisis transcriptómico por sí solo no logra dar explicación de dichos eventos.

Por sus objetivos, se diferencian tres tipos de aproximaciones proteómicas:

- La *proteómica estructural* estudia la estructura tridimensional y la naturaleza de los complejos proteicos presentes en células y orgánulos, para establecer su estructura y su función o la de estructuras similares. Pretende, además, ayudar a entender las relaciones entre proteínas y cómo las proteínas influyen en las características conformacionales celulares.
- La *proteómica funcional* trata de analizar las funciones de las proteínas en la vida celular, estableciendo mapas y redes funcionales para comprender los complejos procesos celulares en los que están incluidas.
- La *proteómica de expresión diferencial* supone el estudio cuantitativo de la abundancia de todas las proteínas en muestras celulares.

El patrón de expresión de todo el proteoma o de parte de él (subproteoma) permite valorar las proteínas, presentes o ausentes, sobreexpresadas o subexpresadas, en organismos o células sanas o enfermas, y cómo influyen los fármacos o los alimentos en ellas.

Fundamentos bioquímicos

Utilizando como símil un libro, los aminoácidos, las «letras», en la cadena polipeptídica (estructura primaria), se disponen en forma de hélices α u hojas plegadas β (estructura secundaria), y las «palabras» son estabilizadas por puentes de hidrógeno (H), interacciones hidrofóbicas y enlaces covalentes entre sus residuos (estructura terciaria). Las hélices α y las hojas β se agrupan en dominios proteicos («oraciones») y estructuras supradominio (p. ej., sitio de unión del hemo o «párrafos»). La continuidad del discurso entre «párrafos» está asegurada por los puentes disulfuro, entre dos residuos cisteína (Cys), y otras fuerzas que aseguran la estructura terciaria. La «encuadernación» sería la

estructura cuaternaria al unirse varias subunidades por enlaces débiles (p. ej., hemoglobina), aunque muchas proteínas monoméricas carecen de estructura cuaternaria, al tener un único «fascículo».

Los aminoácidos se unen por un enlace amida sustituido (enlace peptídico), formado entre el grupo carboxilo del aminoácido 1 y el grupo amino del aminoácido 2 (y así sucesivamente), con pérdida de una molécula de agua (**Fig. 19-1, A**). La formación del enlace peptídico, dirigida por la secuencia del mRNA, se produce en el ribosoma y consume cuatro enlaces anhídrido fosfórico. La diferente electronegatividad de sus átomos de O, C y N hace que las distancias C-O y N-C sean intermedias entre un enlace simple y uno doble, y el enlace peptídico está estabilizado por hibridación entre sus átomos O-C-N. Esto impide su rotación (siempre en configuración *trans*), aumenta su momento dipolar y favorece la formación de puentes de H (–NH como donador y –CO como aceptor). Los carbonos quirales de los aminoácidos (Cα) forman dos ángulos con sus enlaces peptídicos adyacentes: phi (Φ) y psi (Ψ) (**Fig. 19-1, B**), que limitan la

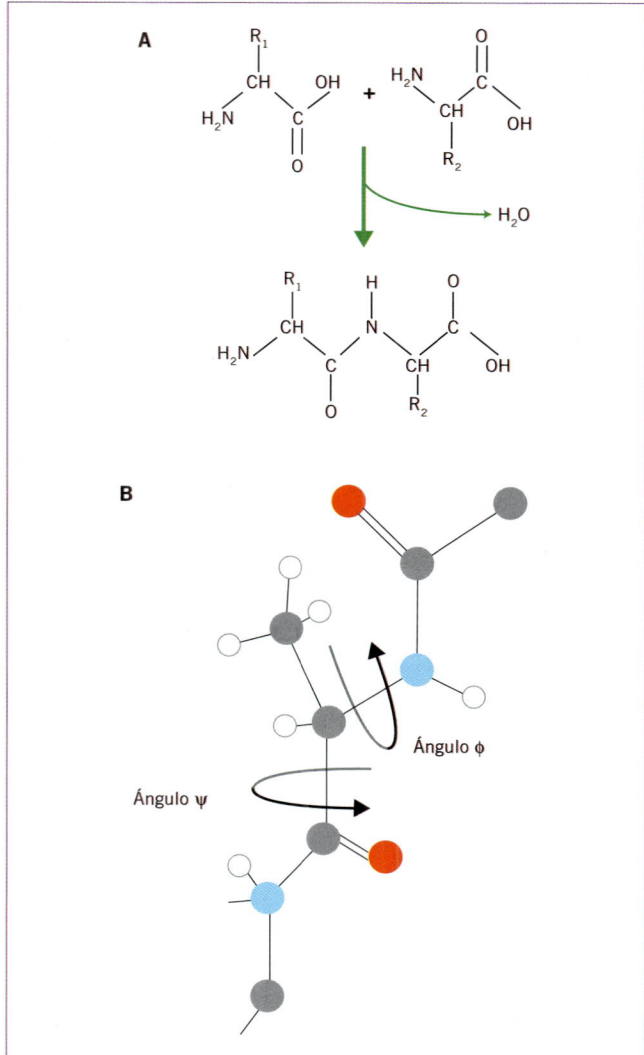

Figura 19-1. A) Esquema del enlace peptídico. B) Esquema de un péptido y sus ángulos de rotación.

conformación de la proteína y se muestran en las gráficas de Ramachandran, donde se aprecia que están permitidos muy pocos valores para cada estructura secundaria.

Para romper los enlaces peptídicos, antes hay que desnaturalizar las proteínas por métodos físicos (p. ej., calor) o químicos (como bromuro de cianógeno o hidroxilamina) o con peptidasas (tripsina, quimiotripsina, trombina, carboxipeptidasa A, etc.).

La carga eléctrica es una de las principales características de las proteínas, y es la suma de las cargas de los residuos de los aminoácidos que la forman. Con pH muy bajos todos sus grupos ionizables están protonados: los ácidos no poseen carga (–COOH), y los básicos tienen carga positiva (–NH$_3^+$). Cuando aumenta el pH, los grupos ácidos ceden H$^+$ y adquieren carga negativa, y luego los básicos ceden H$^+$ y pierden su carga positiva. La proteína pasa de tener carga positiva con un pH ácido, a tenerla negativa con un pH básico. Cada proteína tiene un valor de pH en el que el número de cargas positivas y negativas es el mismo, la carga total será 0 y estará en su punto isoeléctrico (pI). El pI de cada proteína depende de su composición de aminoácidos, por lo que las proteínas pueden separarse según su pI: aquellas con pI más ácido enfocarán cerca del ánodo (polo positivo), y las de pI más básico se situarán cercanas al cátodo (polo negativo).

La masa de una proteína es el sumatorio de las de sus residuos de aminoácidos. Se mide en unidades de masa atómica (uma) o daltons (Da), definidos como la doceava parte de la masa de un átomo de carbono-12 (^{12}C), neutro y no enlazado, en su estado fundamental eléctrico y nuclear, y equivale a $1,660\,538\,921\,(73) \times 10^{-27}$ kg. Un átomo de ^{12}C tiene 12 Da. Hay proteínas con masas de millones de daltons (la titina es la mayor de las conocidas). Las moléculas con mayor masa tendrán más dificultad para avanzar en las 2D-PAGE o penetrar en las columnas de cromatografía de exclusión molecular, y quedarán más alejadas del frente o eluyendo las primeras, respectivamente.

Los puentes disulfuro se forman en condiciones oxidantes entre diferentes regiones de las proteínas (intermolecular o intramolecular) a través de dos residuos de cisteína (2 –SH $\leftrightarrows$ –S–S– + 2H) de la estructura primaria o secundaria, lo que conlleva su plegamiento aparejado a la estructura terciaria de la proteína y la formación de cistina. En condiciones intracelulares (reductoras), los puentes disulfuro son escasos, pero no en el medio extracelular. La utilización de detergentes como el dodecilsulfato sódico desnaturaliza las proteínas e impide que se formen puentes disulfuro y, con ello, los plegamientos de éstas.

Obtención, preparación y cuantificación de muestras

La proteómica carece de un método estándar para el manejo de muestras, como sí ocurre en genómica. Las muestras proteicas tienen orígenes tan diversos y sus tipos son tan variados, que cada investigador optimiza algún protocolo preexistente según su experiencia, en una puesta a punto lenta y muy laboriosa, lo que es señalado por los detractores de la proteómica como uno de los problemas más importantes por solucionar. La mejora de los experimentos en proteómica requiere desarrollar procedimientos robustos y eficientes

que aseguren un máximo rendimiento y reproducibilidad de la metodología empleada y, con ello, estandarizarla.

El muestreo es uno de los pasos clave de toda investigación y depende en gran medida de su corrección. La recogida, el transporte y el almacenamiento de las muestras, así como el tiempo y la temperatura a la que se realizan, son muy importantes, por la desnaturalización proteica. Los protocolos deben responder a los requerimientos específicos de cada muestra: a) tejidos en los que se usa sonicación, homogeneización mecánica, congelación-descongelación, digestiones enzimáticas, centrifugación, etc.; b) cultivos celulares para los que se emplea lavado, sonicación, tampones de lisis y centrifugación, etc., o c) fluidos biológicos, inicialmente más fáciles de manejar pero con un problema clave: su alto rango dinámico de concentración, ya que en el plasma humano sólo las 20 proteínas mayoritarias agrupan el 99 % del proteoma, enmascarando el 1 % restante (proteínas minoritarias, pero muy importantes cualitativamente).

En las muestras biológicas las proteínas están acompañadas de otras muchas moléculas, como proteasas, iones, lípidos, polisacáridos, ácidos nucleicos, fenoles y detritos celulares, que las enmascaran. Lograr un método de extracción específico de proteínas sin desnaturalizarlas y con pérdidas mínimas está al alcance de pocos.

La rotura por proteasas endógenas se previene con inhibidores, como el fenilmetilsulfonilfluoruro, aunque no siempre son convenientes; calentando con dodecilsulfato sódico, o con tratamientos con un 20 % de ácido tricloroacético frío. Las sales se eliminan centrifugando las muestras en minicolumnas; con ácido tricloroacético o solventes orgánicos, o en las propias tiras de gradientes inmovilizados de pH, aplicando una lenta rampa al inicio del isoelectroenfoque. Los lípidos se eliminan con etanol o acetona, aunque se pierden proteínas; los ácidos nucleicos y polisacáridos, con un 20 % de ácido tricloroacético en acetona pura, y los fenoles con polivinilpolipirrolidona y acetona sobreenfriada.

Las proteínas se precipitan selectivamente con solventes orgánicos, como acetona, ácido tricloroacético, cloroformo/metanol, etanol o isopropanol. No obstante, estos tratamientos pueden provocar artefactos en muchos protocolos de geles de acrilamida/bisacrilamida bidimensionales (2D-PAGE) y de cromatografía líquida acoplada a espectrometría de masas en tándem (LC-MS/MS).

El primer tampón de extracción, descrito por O'Farrell en 1975, permanece en lo esencial, salvo algunas modificaciones que mejoran la extracción de proteínas hidrofóbicas, de pI extremos o unidas a membranas. Hoy, los tampones de extracción incluyen agentes caotrópicos, como la urea; detergentes, como el tritón, y agentes reductores, como el ditiotreitol, para romper puentes de H, interacciones hidrofóbicas y puentes disulfuro, respectivamente. Luego se añaden compuestos que bloquean los –SH que han quedado libres e impiden su reoxidación, como la iodoacetamida.

Tras extraer las proteínas, hay que conocer su concentración y valorar las pérdidas en los pasos de purificación. Los métodos empleados se basan en la absorción de luz ultravioleta a 280 o 205 nm y los métodos colorimétricos de Biuret, Lowry o Bradford. Ninguno de ellos coincide en exactitud, y todos presentan ventajas e inconvenientes.

Enriquecimiento de muestras

Uno de los mayores problemas de la proteómica es el amplio rango de concentración de las proteínas. Las hay mayoritarias, con concentraciones de hasta 10-12 órdenes de magnitud superiores a las minoritarias, a las que ocultan hasta hacerlas desaparecer; esto hace indispensable el uso de técnicas de inmunodepleción de proteínas mayoritarias.

Inicialmente se utilizaron columnas de Cibacron Blue F3GA, pese a su poca especificidad por la albúmina. Más tarde se emplearon columnas de inmunoafinidad inversa, desde una específica para albúmina, a otras para varias proteínas mayoritarias: albúmina-inmunoblobulina A, inmunoglobulinas A [IgA] y G [IgG], albúmina-IgA-IgG-haptoglobina-α₁-antitripsina-hemopexina, etc., hasta llegar a la Proteo-Prep20® para 20 proteínas mayoritarias, que ocupan el 99 % del proteoma sérico humano. El problema es que se arrastran proteínas minoritarias junto a las mayoritarias (albuminoma: estudio de las proteínas minoritarias perdidas junto a la albúmina). Para evitarlo, Riguetti y Boschetti (2007) desarrollaron las columnas con colecciones de hexapéptidos aleatorios, que «ecualizan» las proteínas mayoritarias y minoritarias, unifican el rango dinámico tan extremo de las proteicas séricas, y permiten explorar el *proteoma profundo*.

Hay muestras difíciles de obtener por su escaso volumen y baja concentración proteica, y si se usan técnicas de enriquecimiento se debe trabajar con muestras en las que se puedan cuantificar las proteínas minoritarias (p. ej., el humor acuoso).

Separación de proteínas

Técnicas en gel

De las técnicas electroforéticas empleadas para separar biomoléculas, hasta hace poco la más ampliamente utilizada en proteómica era la electroforesis en gel de poliacrilamida en una y dos dimensiones.

Los geles se forman por copolimerización de acrilamida y N,N'-metilenbisacrilamida, en presencia de catalizadores. Su ventaja frente a otros soportes electroforéticos (celulosa, almidón) es su despreciable adsorción de proteínas y que es posible ajustar su tamaño de poro, inversamente proporcional a la concentración de acrilamida si es constante la de N,N'-metilenbisacrilamida. Esto permite ajustar el soporte a las necesidades experimentales, pues un menor tamaño del poro mejora la resolución de proteínas con baja masa. Se pueden usar geles de distinto tamaño (7-24 cm), aunque su fragilidad es directamente proporcional a su tamaño.

La electroforesis bidimensional se efectúa con dos separaciones ortogonales. En la primera dimensión, las proteínas se separan por su pI, usando gradientes de pH, inicialmente en solución (anfolitos) y luego inmovilizados en el gel, con lo que cada proteína se mueve hasta enfocarse en una zona de pH igual a su pI. Existen tiras de gradientes de pH inmovilizados con un rango amplio de pH (3-10) y con un rango estrecho (2-3), para enfocar proteínas ácidas o básicas. Para ello, se rehidratan los gradientes de pH inmovilizados y se cargan las proteínas, y luego se someten a un campo

eléctrico en varias etapas, hasta alcanzar miles de voltios. El mayor peligro estriba en que las tiras se calienten y causen carbamilación o agregación de las proteínas, alteración de la urea, etcétera.

En la segunda dimensión, ortogonal a la primera, las proteínas se separan por su masa. La movilidad de una proteína depende de su tamaño, carga y forma. Para simplificarlas se añade un agente reductor, 2-mercaptoetanol, que rompe los puentes disulfuro, y un detergente, dodecilsulfato sódico, que las desnaturaliza y carga negativamente, y la mezcla se calienta. Entonces las proteínas adoptan formas lineales, de diámetro idéntico, con carga negativa y de longitud proporcional al número de aminoácidos. Por ello, al moverse en un campo eléctrico cada proteína migra sólo por su masa, y la distancia que recorre es inversamente proporcional al logaritmo de su masa.

En geles de 24 cm pueden separarse varios miles de proteínas, la mayoría hidrofílicas, de abundancia alta o media, con 6-120 kDa de masa y 3-11 de pI. Para obtener proteínas fuera de estos márgenes hay que poner a punto la técnica (p. ej., gradientes de pH inmovilizados con rango estrecho de pH).

Tras separar las proteínas hay que visualizarlas, para lo que se usan tinciones visibles o fluorescentes. De las visibles, las más frecuentes son: plata (muy sensible, aunque puede saturarse el gel, poco reproducible y con mucho fondo), azul Coomassie y sus variantes (reproducible, pero menos sensible que la plata; no requiere limpieza posterior). Entre las tinciones ultravioleta, el SYPRO® y sus variantes son de uso habitual (técnica sensible, reproducible, a tiempo final, pero de elevado coste). Existen tinciones más específicas, como ProQ Diamond®, ProQ Emerald®, sales de cobre y sales de cobalto.

Tras la tinción, se digitaliza el gel. Actualmente se emplean fotodetectores láser (p. ej., FX-laser®) para generar un fichero con imagen virtual de las manchas de los geles, que se corresponden con las proteínas enfocadas. Luego se integran en un *software* para el tratamiento de la imagen (p. ej., PDQuest®) para normalizarlas y transformar los datos. La normalización se obtiene dividiendo la intensidad individual de cada mancha por la suma de intensidades de todas las manchas, que permite comparar la intensidad de cada una, y que equivale a su concentración en cada gel. Como puede haber errores intraexperimento, se recomienda un mínimo de tres repeticiones por condición, debiendo efectuarse más repeticiones en algunos experimentos para disminuir el sesgo intraensayo. Conocidas las manchas con diferencias de expresión, las de interés se escinden del gel, se lavan para desteñirlas si tienen plata, y se deshidratan al vacío. Luego se reducen y alquilan con ditiotreitol, acetonitrilo y iodoacetamida, y tras lavarlas y deshidratarlas se digieren con proteasas, para liberar péptidos.

La digestión es un paso clave, y las características de cada proteasa (especificidad, tamaño medio de los péptidos, rango de pH y actividad) determinan la elección (tripsina, proteinasa K, pepsina, etc.). Incluso pueden hacerse digestiones sucesivas con varias peptidasas. La tripsina, barata y eficiente, es la más usada. Es una serina proteasa (endopeptidasa) que ataca enlaces peptídicos tras residuos de lisina y arginina (si no van seguidos de prolina). Los péptidos generados, trípticos, se extraen con un solvente orgánico, como acetonitrilo. Las proteínas de mamíferos son ricas en lisina y arginina, y se cortan en péptidos trípticos de 9-10 aminoácidos, ideales para la espectrometría de masas.

Los péptidos se desalan y concentran, usando resina C18 de forma manual o con ZipTip®, con lavados sucesivos con ácido trifluoroacético y elución con acetonitrilo. Los péptidos se colocan con ácido α-ciano-4-hidroxicinámico sobre una placa MALDI *(matrix assisted laser desorption-ionization)* o se eluyen en línea por ionización con *electrospray* (ESI).

La proteómica de segunda generación surge con la cuantificación de las proteínas por marcado con fluoróforos (2D-DIGE). A la clásica metodología de geles «de segunda dimensión» se ha añadido la tinción DIGE *(difference in gel electrophoresis)*, que logra corregir los problemas de reproducibilidad, detección de manchas y posterior análisis, y la posibilidad de cuantificación.

La técnica DIGE consiste en marcar las muestras que se van a comparar antes de la segunda dimensión «clásica». Se usan tres fluoróforos (Cy2, Cy3, Cy5), lo que permite cargar las muestras en un mismo gel. Los tres tienen masas muy similares y poseen un grupo *N*-hidroxisuccinimidiléster, que se une covalentemente al grupo amino de las lisinas. El proceso tiene como objetivo lograr un marcado mínimo de cada proteína con una sola molécula de fluoróforo, y sólo el 20 % de las moléculas de una proteína particular son modificadas. Por ello, el marcado no afecta a la movilidad ni al enfoque de las proteínas, ni interfiere en la identificación por espectrometría de masas. Cada fluoróforo tiene una longitud de onda diferente (Cy2: Ex de 492 nm y Em de 510 nm; Cy3: Ex de 550 nm y Em de 570 nm, y Cy5: Ex de 650 nm y Em de 670 nm), lo que permite captar en un solo gel la imagen del patrón de proteínas de las diferentes condiciones experimentales.

Los geles se analizan individualmente con un programa Decyder 2-D® (GE Healthcare), con el que se comparan las imágenes bidimensionales del proteoma de cada muestra analizada y se cuantifica la intensidad de la fluorescencia de cada mancha. La incorporación de un estándar interno (mezcla de todas las muestras analizadas en los geles), marcado con un tercer fluoróforo y tratado como las otras muestras, y la posibilidad de comparar directamente las muestras en el mismo gel (normalización) permiten minimizar el problema de reproducibilidad y variaciones entre geles con las técnicas convencionales, y reducir el número de geles necesarios por experimento. Tras valorar la expresión diferencial de las manchas, las de interés se cortan y se sigue un protocolo idéntico al de las técnicas bidimensionales clásicas.

Técnicas sin gel

Las técnicas de proteómica cuantitativa son el mayor reto en la actualidad. La presencia o ausencia de una o varias proteínas permite establecer un patrón diferencial entre muestras. Pasada la fase de descubrimiento, la cuantificación de las diferencias adquiere mayor relevancia y se hace más importante que la presencia o la ausencia. Aunque las técnicas de proteómica cuantitativa eran la excepción, su uso se va

generalizando. La cuantificación por espectrometría de masas es muy difícil por la diferencia de péptidos entre cada carrera y por la estrecha ventana del barrido de todo el espectro generado. Para la cuantificación relativa se comparan espectros de determinados péptidos entre muestras idénticas pero experimentalmente modificadas, o tras marcado isotópico. La cuantificación absoluta conlleva introducir en la muestra una cantidad conocida de una proteína marcada; los péptidos generados coeluyen con el resto de la muestra (sin modificarla) y los espectros recogidos por LC-MS/MS permiten establecer un estándar interno, en el que se apoya la cuantificación de los restantes péptidos.

Para obtener un rango cuantitativo hay que disponer de un patrón de marcado de los péptidos para su cuantificación relativa. Hay diferentes aproximaciones para marcar las proteínas de las muestras que se van a estudiar (marcadores metabólicos, enzimáticos, químicos y con péptidos sintéticos), y varía también el momento de introducir los marcadores (medio de crecimiento, tejido, proteínas, péptidos, espectro de espectrometría de masas, espectro de espectrometría de masas en tándem, datos, etc.). Su estrategia de cuantificación las clasifica en proteómica de segunda y tercera generación: cuantificación relativa, con marcadores en gel (DIGE) o sin gel (SILAC, ICAT, cuantificación absoluta [AQUA, *absolute quantification*], iTRAQ, TMT, ICPL *[isotope-coded protein label]*), o sin marcado previo *(label free)*. La cuantificación absoluta de las muestras se alcanza introduciendo péptidos ya conocidos con marcado isotópico (naturales o quiméricos) y con la cromatografía líquida acoplada a SRM, o sin marcado.

Además del marcado con DIGE, ya descrito, se resumen a continuación los fundamentos de diferentes métodos empleados para la cuantificación relativa sin gel.

SILAC para marcado *in vivo*. A finales de 1990 comenzó a usarse la adición de aminoácidos marcados con isótopos estables (^{13}C, ^{15}N) al medio de cultivo celular como marcado metabólico. Por ejemplo, a dos cultivos de células en paralelo se añadía L-lisina marcada con ^{12}C o ^{13}C. Las células estudiadas no incorporan en sus proteínas los aminoácidos naturales, sino los marcados. Las proteínas de ambos cultivos se extraen, combinan y analizan juntas por espectrometría de masas, lo que permite determinar su abundancia relativa. De esta forma no se interfiere en las cadenas metabólicas, y se evitan los sesgos por manipulación. Luego las proteínas se identifican y cuantifican por espectrometría de masas.

ICAT. Pertenece a la primera generación de marcado con marcadores isotópicos, o marcado químico. El reactivo posee cuatro partes diferenciales: un grupo iodoacetamida que reacciona con grupos tioles; un marcador con C pesado o ligero (^{13}C para *ICATHeavy* [ICATH, ICAT pesado] y ^{12}C para *ICATLight* [ICATL, ICAT ligero]); un grupo biotina para enriquecer por cromatografía de afinidad en columnas de avidina/estreptavidina, y una zona sensible a hidrólisis ácida. La abundancia relativa de cisteína en los péptidos marcados con ICATH e ICATL en la espectrometría de masas permite la cuantificación relativa diferencial entre las dos muestras. Aunque sólo compara dos condiciones, la respuesta adecuada de los grupos tioles de las cisteínas hace de ésta una técnica muy apropiada en la proteómica de procesos de oxidorreducción.

iTRAQ. Desde su descripción inicial por Ross, en 2004, esta herramienta transformó la cuantificación por marcado químico con reactivos isobáricos. Cada uno de ellos tiene tres componentes: un ion indicador (con rango de 114-117 uma); un grupo de balance (con rango de 31-28 uma), y un grupo reactivo, *N*-hidroxisuccinimida, que se une a los péptidos en el amino inicial o el ε-amino de lisina. El reactivo completo añade siempre 145 uma a cada muestra. La masa del grupo de marcado depende de la combinación isotópica de sus átomos de N, C y O, y de la que se añade para compensar en el grupo de balance. Por la naturaleza isobárica del marcado, a cada péptido de una muestra se le añade la señal identificadora diferencial: en la zona baja de los espectros de espectrometría de masas en tándem se aprecian los valores de la relación m/z de cada ion indicador, de 114-117 en los *kits* para 4 muestras y de 113-121 en los de 8 muestras. Tras ser reducida, alquilada y digerida con tripsina, cada muestra se marca individualmente con una etiqueta isobárica distinta. Todas las muestras se mezclan y, por espectrometría de masas, se obtienen primero los espectros y luego los diferenciales en tándem, donde la cuantificación de los iones indicadores muestra la abundancia relativa de las distintas muestras. Recientemente, se ha desarrollado una versión de este tipo de marcado con etiquetas isobáricas denominado TMT *(tandem mass tag)*, en la que el número de etiquetas puede llegar hasta 16 plex (16 muestras).

Esta potente técnica se ha empleado con éxito en series temporales de tratamiento, respuesta fisiológica, comparación de proteomas, estudios funcionales, estados diferenciales de fosforilación celular, e incluso para subproteomas y localización de proteínas en orgánulos celulares. Son ventajas importantes su rango dinámico muy amplio y la posibilidad de trabajar con proteínas minoritarias. Su elevado coste y la manipulación de la muestra, amén de necesitar réplicas biológicas y estándares internos, hace que esté al alcance de pocos.

Por lo que se refiere a las técnicas de cuantificación más recientes, sin marcado previo *(label-free)*, la cuantificación se efectúa atendiendo a todos los péptidos, evitando el alto coste de los reactivos de marcado o la síntesis de péptidos marcados isotópicamente. Además, tienen un rango dinámico muy amplio, de 100 a 1.000 veces. Primero se establece la cuantificación por recuento de péptidos, basada en la correlación entre la frecuencia de fragmentación por espectrometría de masas en tándem de un ion y de la proteína de la que procede éste. Luego se utilizan otros métodos, como la cuantificación del área de los picos de los iones por espectrometría de masas en tándem, y esta área equivale a su abundancia (**Fig. 19-2**). El mayor problema de este tipo de recuento masivo es la capacidad de cálculo de los soportes y programas bioinformáticos usados tras la cromatografía líquida acoplada a espectrometría de masas, que deben ser muy robustos y permitir la estandarización y normalización de los resultados. La metodología sin marcado previo mues-

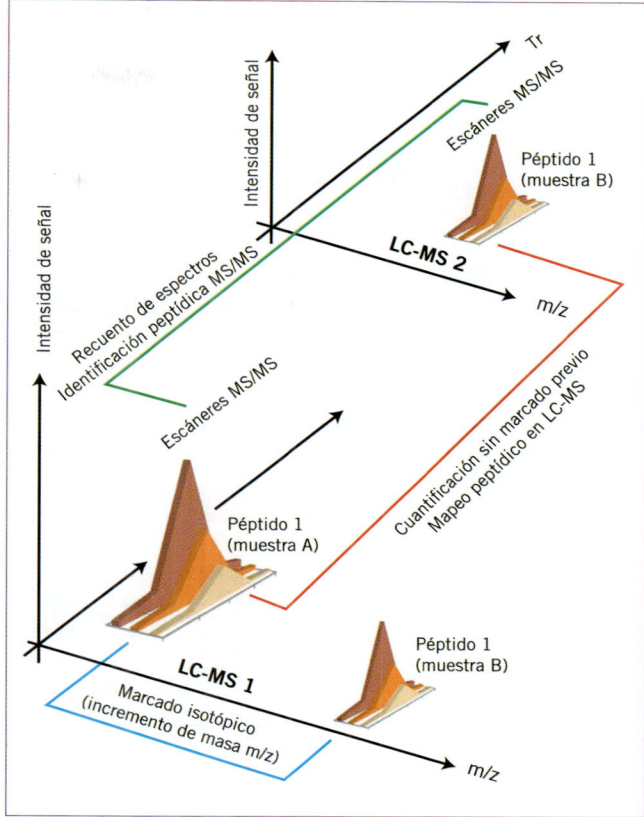

Figura 19-2. Localización de marcado y tipos de técnicas en nutriproteómica cuantitativa. LC-MS: cromatografía líquida-espectrometría de masas; MS/MS: espectrometría de masas en tándem; m/z: relación masa/carga.

tra alta reproducibilidad, buena cobertura con baja proporción de descubrimientos erróneos (FDR, *false discovery rates*), y disminución de tiempo de máquina, que conlleva sólo un discreto aumento del posprocesado y puede ser útil para el análisis de rutas.

Es importante conocer el nivel donde se marca el analito, ya sean técnicas como SILAC, iTRAQ, TMT y AQUA, o técnicas que no requieren marcado previo (**Fig. 19-3**). Según la muestra en la que se hace el marcado (célula completa, fracciones celulares, proteínas, péptidos o espectros de masas en tándem), las diferentes técnicas introducen sesgos diferenciales en los resultados, que habrá que conocer para su control efectivo. En la **figura 19-3** se muestra un resumen de las diferentes técnicas y los momentos en que se marcan las muestras: los analitos en cuadrados rojo/verde son independientes, y desde que se marcan aparecen como mezcla de ambos colores. En cambio, los analitos en cuadrados blancos y línea discontinua no están marcados.

Otras técnicas

MALDI-*imaging*. Como última novedad en la proteómica, mejorando técnicas existentes (MALDI y DESI), se ha incorporado el MALDI-*imaging*, que permite localizar en el espacio y directamente en las muestras biológicas (cortes histológicos) los espectros de masas y masas en tándem y, por

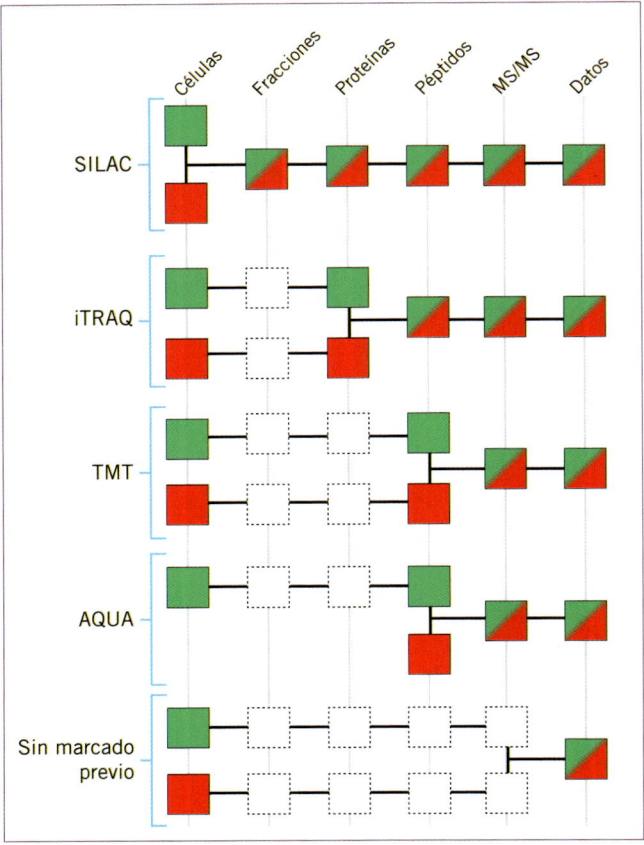

Figura 19-3. Esquema de la cuantificación en nutriproteómica. AQUA: cuantificación absoluta *(absolute quantification)*; iTRAQ: *isobaric tags for relative and absolute quantification*; MS/MS: espectrometría de masas en tándem; SILAC: *stable isotope labeling with aminoácidos in cell culture*; TMT: *tandem mass tags*.

consiguiente, la identificación y localización de las proteínas, un enorme salto para la investigación. Esta técnica identifica las proteínas y añade la localización espacial de los péptidos y proteínas con buena resolución (50 μm) y alta sensibilidad (1-2 ppm), sin trabajos adicionales de fluorescencia, tinción, marcado radiactivo o inmunohistoquímica. Esto transforma los biobancos de muestras de anatomía patológica hospitalarias en auténticos tesoros para los estudios proteómicos.

Las técnicas de MALDI-*imaging* incluyen las siguientes: MALDI, ionización por desorción con *electrospray* (DESI, *desorption electrospray ionization*), MALDI a presión atmosférica, ionización química superficial por desorción a presión atmosférica, ESI asistida por láser, análisis directo en tiempo real (DART, *direct analysis in real time*) y absorción de luminiscencia con flujo a presión atmosférica *(absorption with FAPA [flowing atmospheric pressure afterglow])*. MALDI-*imaging*, de mayor desarrollo, fue introducida por Caprioli en 1997. Las muestras siguen el procedimiento histológico clásico (corte con micrótomo refrigerado, con grosores de 10-20 μm), inclusión y almacenado en frío. Los tejidos se extraen de los portaobjetos y se montan en placas MALDI para añadir la matriz, o bien sobre portaobjetos de vidrio con óxido de titanio e indio. Las preparaciones se lavan con etanol, y las proteínas se digieren *in situ* con tripsina, nebulizada o en gotas, para luego irradiar con láser pulsado las

zonas de interés en los cortes. Los puntos de incidencia del láser se desorben e ionizan, y los iones pasan al espectrómetro para su análisis. En la técnica DESI, las gotas generadas por impacto del *electrospray* sobre la muestra están ya ionizadas, y las moléculas que arrastran son las que se analizan en el espectrómetro (particularmente útil en lipidómica).

Los espectros obtenidos (de masas y de masas en tándem) correspondientes a las proteínas identificadas se pueden localizar en la imagen, que se compara con el corte histológico. Se obtiene así el proteoma diferencial (pixelado en el espacio) de una localización espacial específica, algo hasta ahora impensable. Se pueden añadir pruebas de imagen radiológica digital. Los equipos informáticos y programas de integración de imagen y proteómica (*FlexImaging, ImageQuest, Intensity Mapping, HDI Software, BioMap* o *TissueView*, etc.) son muy sofisticados, ya que en 1 cm² de tejido, para una resolución de 50 μm, hay que disparar el láser sobre 40.000 puntos, y cada punto requiere 100-1.000 disparos, lo que, según la velocidad del láser (20-1.000 Hz), puede suponer que la adquisición de datos requiera más de un día. Además, es esencial manejar los datos obtenidos y su interpretación, no exenta de dificultad. Hasta hoy, se ha usado para el estudio y localización tridimensional de antocianinas en moras, lisofosfatidilcolina en arroz, en hongos como *Cyathus striatus* y *Hericium erinaceus* que contienen diterpenoides de tipo ciatano, capsaicina en pimientos, o en la autenticidad y origen de la carne de buey por la identificación y localización de la grasa, entre otros.

Micro-*arrays* proteicos. Surgen como alternativa a los micro-*arrays* de DNA y son esenciales para el futuro de la nutriproteómica, habiéndose elaborado aplicaciones en proteómica funcional, rutas de señalización e identificación de biomarcadores. Los mayores obstáculos para su generalización han sido la falta de protocolos de generación masiva de proteínas o péptidos y la enorme cantidad de posibles variaciones (al contrario que el DNA), además de la mayor inestabilidad de las proteínas, la incapacidad de automatizar y estandarizar protocolos de alto rendimiento (no existe una PCR). Hay micro-*arrays* con miles de anticuerpos específicos impresos para identificar biomarcadores en fluidos corporales. Se pueden «imprimir» en placa de vidrio o nitrocelulosa anticuerpos completos o fracciones de ellos. Son estables, selectivos y con alta afinidad. Puede usarse marcado directo o técnica de sándwich (con doble anticuerpo). En los primeros, se pueden acoplar dos fluoróforos (Cy3 y Cy5) a dos muestras y valorar la expresión proteica en la misma placa, con las ventajas que suponen la escasa cantidad de muestra, la identificación de proteínas minoritarias, la detección de modificaciones posteriores a la traducción, la evitación de sesgos, y la mayor linealidad y rango dinámico. Los de doble anticuerpo tienen menos ruido de fondo (son más específicos), pero son más caros y menos estandarizados; se usan para citoquinas y quimioquinas. En los micro-*arrays* de lisados celulares (también llamados de fase reversa), al imprimir el antígeno en la placa se acopla el anticuerpo comercial (su gran limitación es su escasez). Son útiles para evaluar series temporales y validar biomarcadores y dianas metabólicas. Los de proteínas recombinantes presentan como dificultad los sistemas de producción de proteínas en los microorganismos y hay que tomar los resultados con cautela, ya que influyen en la calidad, la pureza, la modificación, etc. de la proteína recombinante. Actualmente se están introduciendo los *arrays* de ácidos nucleicos programables (NAPPAS, *nucleic acid programable protein arrays*), que permiten la expresión, purificación, almacenamiento e impresión *in situ* de proteínas en la microplaca. Sus mayores inconvenientes son su alto coste, la fluctuación de expresión y la necesidad de experiencia en su manejo.

Herramientas cromatográficas

Principios generales

El botánico Mijjaíl Tsvet utilizó la primera cromatografía en 1901 con una matriz de carbonato cálcico para separar pigmentos vegetales (y de ahí su nombre). Hacia 1940, Martin y Synge desarrollaron una técnica para separar compuestos acuosos e hidrofílicos. En 1944, Consden, Gordon y Martin lograron separar mezclas complejas de aminoácidos en papel, lo que les valió el premio Nobel. De los diferentes tipos de cromatografías, en papel, columna, capa fina, líquida, gaseosa y de fluidos supercríticos, la cromatografía líquida de alta resolución (HPLC, *high performance liquid chromatography*) es la más utilizada en proteómica, por su capacidad de acortar los tiempos de separación de mezclas proteicas/peptídicas complejas (que varían de minutos hasta pocas horas), si bien no todas las columnas de separación son compatibles entre sí (**Fig. 19-4**).

Toda separación cromatográfica tiene en común una fase solida estacionaria y una móvil. En la HPLC, la fase estacionaria son partículas empaquetadas en las columnas, orgánicas o inorgánicas, con alta resistencia, porosas y absorbentes (aunque hay columnas monolíticas). La fase móvil o eluyente permite arrastrar el analito, actuando sobre alguna característica de la proteína por la que se separa del resto. Esta fase puede ser muy polar (agua) o no polar (propranolol, acetonitrilo o tetrahidrofurano). Se puede usar en modo isocrático (sin cambios de composición durante la carrera), poco útil en proteómica salvo en cromatografía preparativa, o con gradiente (con cambios de concentración de tampón A y B con el tiempo), lineal, cóncavo, convexo o por pasos. El más utilizado en proteómica es el modo lineal con rampa suave.

La eficiencia de la HPLC se ve modificada por varias características: longitud y diámetro de la columna, química y empaquetamiento de fase sólida, difusión, transferencia de masa y ancho de banda. Los siguientes parámetros permiten valorar la columna de HPLC: número (N) y altura (H) del plato, tiempo cero (t_0) y de retención (t_R), factor de retención (k), factor de separación (α), resolución (R), selectividad y eficiencia.

Tipos de cromatografías

Los tipos de columnas de HPLC que se usan varían según la propiedad de las proteínas por la que se separa la mezcla compleja.

Exclusión molecular. Las proteínas de mayor tamaño no penetran en los poros de la fase estacionaria, a diferencia de las de menor tamaño. Así, las proteínas con mayor masa eluyen más rápidamente, y aquéllas con masa baja lo hacen después. No se utilizan gradientes, sino carreras isocráticas. El inconveniente principal es la dilución de las proteínas en el eluyente.

Intercambio iónico (catiónico y aniónico). Los grupos funcionales de la fase estacionaria están cargados positivamente (intercambio aniónico) o negativamente (intercambio catiónico). La separación se establece según el pI de cada proteína de la mezcla, que depende del pH de la fase móvil. Con pH ácido predominan los cationes y con pH alcalino, los anio-

	Exclusión por tamaño	Intercambio catiónico	Intercambio aniónico	Hidrofobicidad	Hidrofilia	Fase reversa	Afinidad
Exclusión por tamaño		Compatible	Compatible	Incompatible	Requiere cambio	Compatible	Requiere cambio
Intercambio catiónico	Compatible		Requiere cambio	Incompatible	Requiere cambio	Compatible	Requiere cambio
Intercambio aniónico	Compatible	Requiere cambio		Incompatible	Requiere cambio	Compatible	Requiere cambio
Hidrofobicidad	Requiere cambio	Incompatible	Incompatible		Requiere cambio	Compatible	Incompatible
Hidrofilia	Requiere cambio	Requiere cambio	Requiere cambio	Incompatible		Incompatible	Requiere cambio
Fase reversa	Compatible	Compatible	Compatible	Incompatible	Requiere cambio		Requiere cambio
Afinidad	Requiere cambio	Requiere cambio	Requiere cambio	Incompatible	Requiere cambio	Requiere cambio	

Figura 19-4. Compatibilidad de los tampones utilizados en los diferentes tipos de columnas de cromatografía líquida de alta resolución (HPLC, *high performance liquid chromatography*).

nes. Las matrices intercambiadoras fuertes están ionizadas en un rango muy amplio de pH, pero las débiles sólo lo estarán con pH > 7 para formas catiónicas y pH < 7 para aniones. La ventaja de este tipo de separación es su versatilidad, y casi siempre son técnicas útiles para separar proteínas. Para péptidos, el intercambio catiónico es muy útil, ya que con pH ácido todos los péptidos estarán muy protonados y serán fáciles de separar.

Fase reversa. Su nombre permite diferenciarla del resto de las cromatografías, cuyas fases fijas solían ser muy polares y las móviles muy poco polares, por lo que se conocían como cromatografías de fase normal. La hidrofobicidad servirá para separar el analito. La fase fija está formada por matrices hidrofóbicas (de 4, 8 o 18 átomos de C) que interactúan con las zonas hidrofóbicas del analito. Al inicio, la fase móvil A será 100 % agua (muy polar) y 0,1 % ácido trifluoroacético (par iónico débil, como modulador de hidrofobicidad), para, con un gradiente lineal, terminar la carrera con fase móvil B: 100 % acetonitrilo (solvente orgánico) y 0,1 % ácido trifluoroacético. Las ventajas del acetonitrilo, el más usado en proteómica, frente a otros solventes son su poca viscosidad y la ausencia de interferencia de su espectro en las mediciones. Con péptidos suele usarse pH ácido, y la temperatura modifica la carrera. Su capacidad de separación y el hecho de que no haga falta la modificación química del analito (aunque desnaturalizante) la convierten en una eficaz herramienta en proteómica.

Interacción hidrofóbica. Se diferencia de la fase reversa por un grado mucho menor de sustitución de los ligandos hidrofóbicos. Su resolución es inferior, y se usa con fines preparativos de purificación. Las proteínas se eluyen con un gradiente que va disminuyendo su concentración de sales hasta acabar en un 100 % de agua. Las proteínas que no logran eluirse se extraen con solvente orgánico diluido.

Cromatografía de afinidad. Establece una interacción entre el compuesto que se va a separar y el ligando de la fase estacionaria. También se conoce como inmunocromatografía, por su interacción antígeno-anticuerpo, aunque hay otro tipo de ligandos (enzima-inhibidor, proteína-receptor). Su principal característica es su especificidad. Tras la fijación, la proteína se eluye con un lavado con tampón específico que rompa la interacción. Se usa sobre todo con fines preparativos y de purificación de proteínas. Es muy útil para fosfoproteínas y proteínas con restos de histidina.

Cromatografía de interacción hidrofílica (HILIC, *hydrophilic interaction liquid chromatography*). Su mecanismo es complejo. Su fase estacionaria es polar (amidas, intercambiadores catiónicos y aniónicos y sílice sin derivatizar) y su fase móvil orgánica, por lo que las moléculas más polares serán las más retenidas en la matriz. Su solvente A es orgánico (acetonitrilo y ácido trifluoroacético) y el B es agua (con ácido trifluoroacético), en proporciones similares a los de la fase reversa, aunque en orden inverso. El pH de la fase móvil tiene mucha influencia, al modificar la hidrofobicidad de las proteínas y péptidos según el medio donde se encuentren.

La mayor aplicación de la HILIC es la separación de proteínas con modificaciones postraduccionales muy polares, como fosfoproteínas y glicoproteínas.

Situaciones especiales

Cromatografía bimultidimensional. Las columnas cromatográficas separan, por algunas de sus propiedades, las mezclas complejas de proteínas/péptidos, pero pueden acoplarse entre sí (cromatografía bidimensional, para dos columnas, o multidimensional, para tres columnas o más). Así, se puede separar primero por una característica, y con el eluido conseguido, atendiendo a otra propiedad, volver a separarlo en otro tipo de columnas, de forma ortogonal. La arquitectura puede ser en línea (más automatizable) o fuera de línea. Los únicos inconvenientes, aparte de la complejidad del montaje, son la incompatibilidad de fases móviles y la diferencia de tiempos de elución.

John Yates III usó por primera vez esta técnica y la llamó tecnología de identificación de proteínas multidimensional (MudPIT, *multidimensional protein identification technology*). Pronto se transformó en la técnica de proteómica de análisis masivo *(shotgun)* más empleada. Actualmente se fabrican columnas mixtas en línea más sencillas, con menor manipulación y contaminación de muestras y menores pérdidas, aunque con un coste mayor. En proteómica, la arquitectura MudPIT más frecuente es una columna de intercambio catiónico acoplada a una de fase reversa, en línea con un espectrómetro de masas en tándem.

Nanocromatografía. Cuando hay que detectar péptidos en muy bajas concentraciones, es preciso usar nanocromatografía y nano-*electrospray*, con diámetro de columna y flujos muy bajos (75 μm y 200-600 nl/min, respectivamente), con las dificultades e inconvenientes que conlleva. Como alternativa, surge la cromatografía capilar, que usa columnas de mayor diámetro y flujo, pero más eficientes y con menor gasto de muestra. Como su uso no siempre es posible, han aparecido los dispositivos de microfluidos, los HPLC-chip/espectrometría de masas (HPLC-Chip/MS). Son dispositivos integrados en láminas horadadas con láser, resistentes a la temperatura, con pocos espacios muertos, alta resistencia y diseño personalizado. Los HPLC-chip/MS han revolucionado la cromatografía en línea de micromuestras. Poseen todo lo que un circuito HPLC/MS en línea de gran escala: microcanales con cromatografía líquida de nanocolumna y precolumna concentradora integrada, nanoválvulas, cámaras, filtros y nano-*electrospray*. Incluso pueden acoplarse columnas nano-HPLC bidimensionales (MudPIT en nanoescala). Las aplicaciones varían desde la separación de fosfopéptidos y glucanos hasta drogas, fármacos, antocianinas y tecnología sobre microgotas secas de sangre.

Identificación de proteínas por espectrometría de masas

Fuentes de ionización

Los espectrómetros de masas son máquinas complejas y sofisticadas, que por curioso que parezca no miden la masa, sino la relación masa/carga (m/z) de los iones en un espacio y tiempo determinado. Han superado con creces las anteriores técnicas de secuenciación de Sanger y la automatizada de Edman, y se rigen por la ecuación de la ley de fuerza de Lorentz. Inicialmente, se usaron espectrómetros de sectores, luego desplazados por los de campos eléctricos en cuadrupolos. En todo espectrómetro de masas hay que generar iones y luego separarlos para detectarlos. La ionización química inicialmente empleada se sustituyó por técnicas de ionización suave por carga eléctrica, lo que permitió su introducción en biología.

En principio, cualquier espectrómetro puede utilizarse para cualquier analito, pero la información que se desea obtener determina el tipo de aparato que se vaya a usar. No hay un aparato superior al resto en todas las aplicaciones. La relación m/z del ion se mide por su energía cinética (aparatos de sectores eléctricos o magnéticos), por su separación por velocidad (tiempos de vuelo), por su transmisión a través de campo electrodinámico (cuadrupolos) o por el movimiento periódico en campo electromagnético (trampas iónicas). Los espectrómetros de masas tienen tres elementos diferenciales básicos: fuentes de ionización, analizadores de masas y detector de iones.

En proteómica únicamente se aplican fuentes de ionización suave, desorción por campo, ionización electrodinámica y *electrospray*. En esta fase, se hace que los analitos adquieran carga y se separen del solvente que los rodea. Las fuentes pueden acoplarse en línea a la HPLC, como ESI, nano-ESI, ionización química o fotoquímica con presión atmosférica o mixtas, o bien fuera de línea, como MALDI, DESI y DART. De todas ellas, ESI (para líquidos) y MALDI (para sólidos) son las más utilizadas.

En la técnica ESI, desarrollada por Fenn y Tanaka en 1987-1988 (premios Nobel en 2002), el analito está disuelto en tampón ácido y volátil, en línea con una HPLC dentro de un fino capilar con alto voltaje. A su salida se forma microgotas cargadas y el diluyente se elimina con gas a alta temperatura. Las mezclas de proteínas pueden ser muy complejas (nano-LC-MS/MS). Los MALDI fueron desarrollados por Karas y Hillenkamp a finales de la década de 1980. El analito cocristaliza con una matriz orgánica sobre una placa metálica, sobre la que incide un láser pulsado que sublima e ioniza el analito. Permite análisis muy rápidos, pero poco reproducibles, para mezclas de proteínas sencillas o péptidos (p. ej., bidimensionales), con espectros sencillos y baja resolución.

Analizadores de masas

Analizadores clásicos. Son el auténtico corazón de la espectrometría de masas: separan los iones por su comportamiento con diferente relación m/z en alto vacío sometidos a campos electromagnéticos.

Tiempo de vuelo (TOF, time of flight). Son sencillos, asequibles y con velocidades de barrido muy altas, pero resolución limitada. Miden el tiempo que necesitan los iones con diferentes relaciones m/z en recorrer una distancia determinada. Necesitan alto vacío y no tienen límite de masas.

Cuadrupolos (Q). Poseen cuatro barras metálicas paralelas separadas a las que se aplica una corriente continua y otra alterna de radiofrecuencia. Esto permite que los iones de relación m/z resonantes atraviesen por un estrecho pasillo entre las barras y lleguen al detector, mientras los iones no resonantes se desvían, colisionan y no son detectados. También permiten fragmentar los iones parentales, al aplicar sólo una corriente de radiofrecuencia, convirtiéndolos en celdas de colisión, auténticas trampas de iones lineales descritas como «q». Separan los iones por espacio, tienen poca sensibilidad para barrido completo y alta en SRM, y dificultad para la espectrometría de masas en tándem.

Trampas iónicas. Poseen un anillo central y dos colectores en ambos polos. Los iones se almacenan en el espacio libre central: al aplicar una radiofrecuencia, los iones con una determinada relación m/z circulan en una órbita estable o se desestabilizan y pasan al detector. Separan por tiempo (no por espacio). Tienen alta sensibilidad para barridos completos y escasa en SRM; muestran rapidez, pero poca resolución, poca capacidad de atrapamiento iónico y posibilidad de utilizarlas en tándem.

Orbitrap. Desarrollado por Makarov en el año 2000, consta de un barril externo con un huso coaxial interno al que se aplica un potencial $\log^2$. Los iones son atrapados por electromagnetismo en el huso central, que contrarresta la fuerza centrífuga de sus órbitas, y tienen un movimiento longitudinal bidireccional entre ambos extremos a través del electrodo central. La frecuencia de oscilaciones armónicas es independiente de la velocidad del ion e inversa a la raíz cuadrada de la relación m/s. Su rendimiento y eficiencia son muy altos.

FTICR-MS (fourier-transformed ion cyclotron resonance mass spectrometry). En esta modalidad, una partícula cargada tendrá un movimiento de precesión en un campo magnético de frecuencia asociada con la relación m/z. Ofrece gran exactitud de masas, pero su coste es muy elevado.

Espectrómetros de masas híbridos. Se basan en el acoplamiento de dos aparatos o más, diferentes y complementarios. El primero selecciona un determinado ion (parental) por su masa (MS1), que luego se fragmenta en una cámara de colisión adicional, y los iones resultantes (hijos) se analizan en el segundo espectrómetro (MS2). Actualmente, en su mayoría, los espectrómetros tienen dos analizadores de masas en tándem (MS/MS), al acoplarse dos con una cámara que fragmenta los iones.

En la celda de fragmentación se hacen chocar los iones parentales elegidos con gases inertes, argón, nitrógeno, helio o xenón. En el choque se rompen los enlaces peptídicos entre el C y el N adyacente, para formar iones fragmentarios de las series iónicas b_x e y_x, según se miren desde el lado N-terminal o C-terminal, respectivamente. Estos iones fragmentarios se vuelven a acelerar y se mide su relación m/z en el segundo espectrómetro de masas. Idealmente, ambas series de iones serán complementarias, completas e interpretables inequívocamente.

La **figura 19-5** ilustra la fragmentación de los péptidos parentales para formar las dos series B_x e Y_x que aparecen en los iones resultantes. La fragmentación por excelencia en

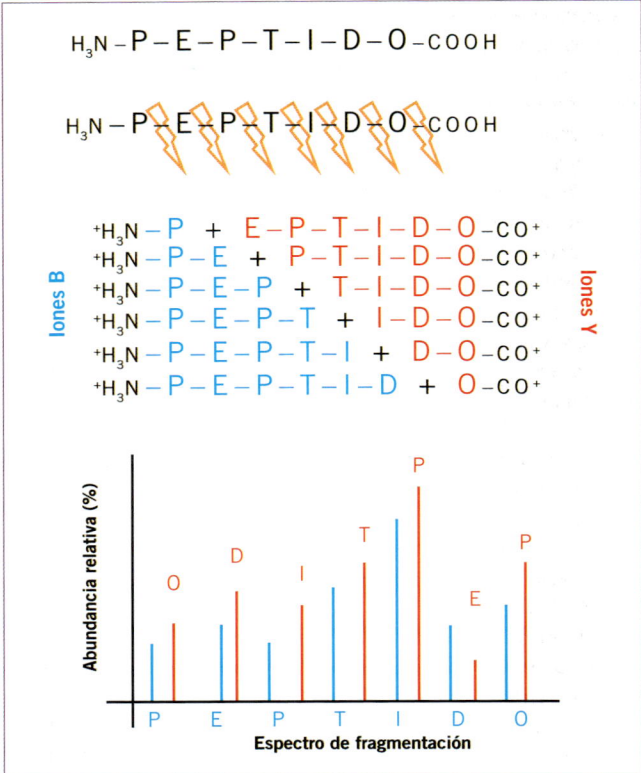

Figura 19-5. Esquema de formación de series de iones «Y» y «B».

proteómica es la disociación inducida por colisión. Hoy en día es posible la fragmentación por láser o por electrones libres.

Principalmente en proteómica, los espectrómetros de masas híbridos más empleados han sido QqTOF *(quadrupole-collision cell-time-of-flight)*, QqIT *(quadrupole-collision cell-ion trap)* y QqQ *(triple quadrupole-collision cell-ion trap)*, aunque las combinaciones son múltiples. En la **figura 19-6** muestra un esquema de la estructura y el funcionamiento de un analizador de masas triple cuadrupolo, indicando en detalle la fragmentación de los iones parentales en la cámara de colisión. El flujo de trabajo se ilustra en la **figura 19-7**.

Detector de iones

De forma genérica, un detector de iones consiste en una placa de microcanales que, al ser golpeada por un ion, es excitada y libera electrones, los cuales, acelerados por un campo eléctrico, inciden en un centelleador que genera fotones, los cuales, fotomultiplicados, dan señal eléctrica y producen un espectro de cada ion. Los espectros sucesivos, hasta miles, generan espectro global de masas o de masas en tándem, que es muy exacto.

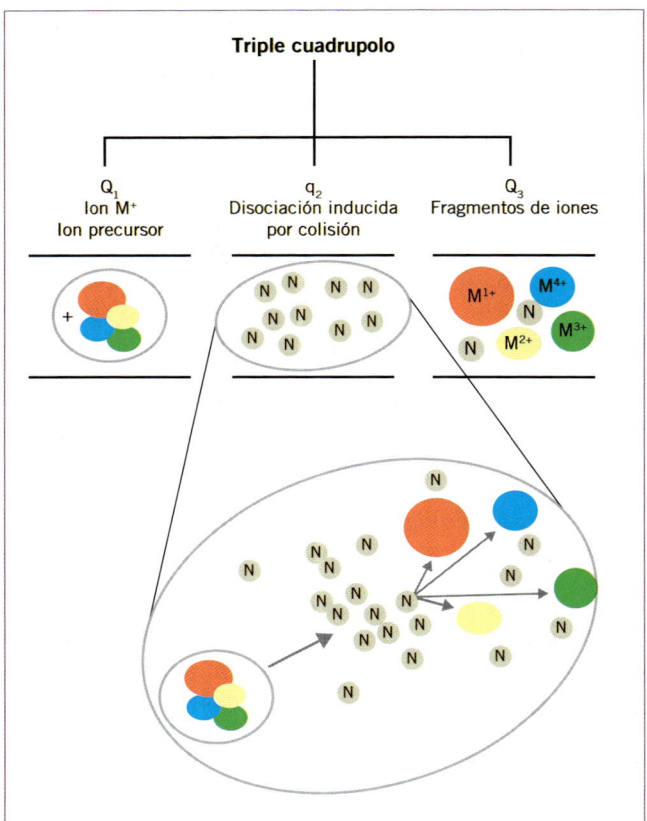

Figura 19-6. Esquema representativo del triple cuadrupolo. Iones parentales (Q₁), cámara de colisión (q₂) e iones de fragmentación (Q₃).

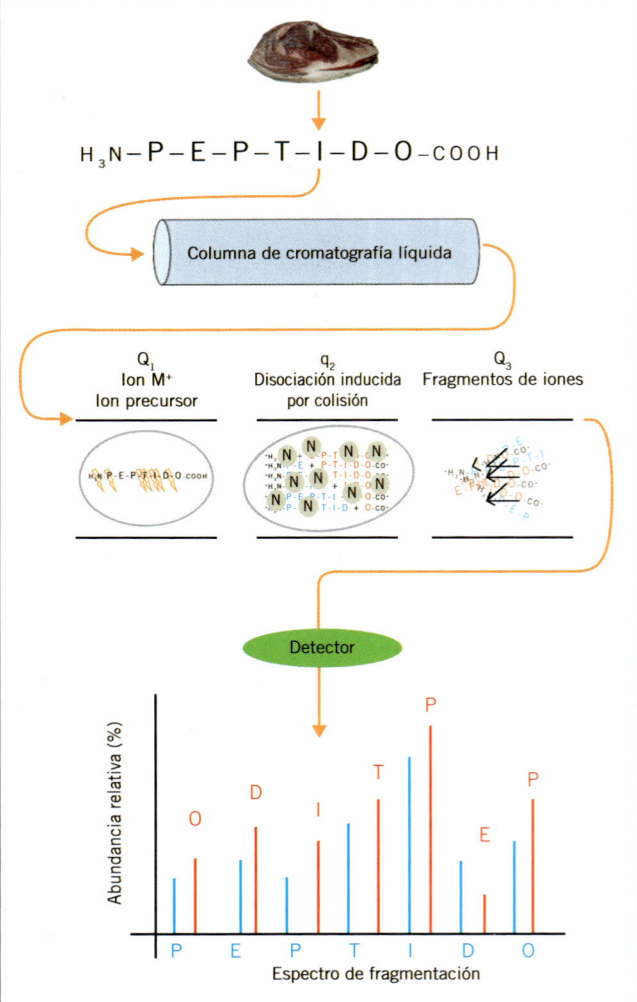

Figura 19-7. Diagrama de flujo en el triple cuadrupolo.

Bases de datos y bioinformática

La bioinformática es el tercer pilar que sostiene el crecimiento de la proteómica en los últimos decenios. La información masiva aportada por los experimentos *shotgun* (perdigonada) complica o imposibilita su manejo integrado. Se puede efectuar la búsqueda por huella peptídica o por espectros en tándem. Cuando se hace por huella peptídica, con las secuencias de proteínas que hay en las bases de datos se realiza una digestión *in silico* (con la peptidasa apropiada) y se obtienen los péptidos virtuales que podrán conformar la proteína experimental, con un alto grado de fiabilidad estadística. Cuando se realiza en tándem, los péptidos fragmentarios experimentales se comparan con los teóricos, y se calcula la coincidencia mediante algoritmos. Además, se infieren las proteínas, y se agrupan los péptidos identificados con las proteínas asociadas.

La búsqueda masiva de coincidencias aumenta el valor del error α en cualquier campo científico. Para evitarlo, las herramientas proteómicas usan algoritmos que enfrentan los espectros experimentales con bases de datos específicas *(target)* y otras aleatorias *(decoy)* para obtener la proporción de descubrimientos erróneos. Algunos motores de búsqueda emplean filtros para discriminar la corrección en las identificaciones y minimizar la proporción de descubrimientos erróneos y la probabilidad de error en la asignación.

Identificación de péptidos y proteínas

Cuando se utiliza MALDI-TOF, tras cortar las proteínas por un punto específico, según la proteasa elegida, sus péptidos resultantes tendrán una relación m/z determinada. Esos péptidos podrán corresponder unívocamente a una determinada proteína, a modo de huella peptídica (por similitud a la huella dactilar). Conociendo todas las proteínas (o una base de datos) y la proteasa específica usada, se pueden generar péptidos *in silico*. Comparando las relaciones m/z de los péptidos de huella peptídica (experimentales) con los péptidos *in silico* (teóricos), los algoritmos establecen las coincidencias y una puntuación de verosimilitud, al asignar a cada péptido un valor. Con las secuencias individuales de péptidos así obtenidos, se admite que forman parte de una proteína concreta si se tiene evidencia estadísticamente significativa. Este método es útil con geles, pero no con proteínas en solución.

También se identifican proteínas por los espectros en tándem de los péptidos resultantes. Los péptidos seleccionados (ion precursor) tras el primer análisis (MS1) se fragmentan en la celda de colisión, y los iones hijos resultantes son separados en el segundo analizador (MS2) e informan de la relación m/z del precursor y de su secuencia. La ventaja de esta técnica frente la huella peptídica es ser confirmatoria y aplicable tanto a técnicas en gel como en línea acoplada a cromatografía líquida.

Motores de búsqueda

Son herramientas bioinformáticas (libres o comerciales), que permiten comparar las relaciones m/z de los péptidos experimentales del analito con los péptidos *in silico* (teóricos) de la base de datos de proteínas seleccionada. Calculan el número total de coincidencias de los péptidos (huella peptídica) o fragmentos (espectrometría de masas en tándem), puntúan las coincidencias y determinan la verosimilitud de la proteína o péptido más probable *(peptide-spectrum match)*. Para la huella peptídica se emplean los modelos Mascot (el más común), Aldente y ProFound, y para la espectrometría de masas en tándem, Mascot y X!Tandem.

Bases de datos y repositorios

Son repositorios de acceso público que contienen secuencias de proteínas (traducidas del genoma) de un gran número de organismos y otros datos según el tipo de repositorio (función, origen, citas bibliográficas, etc.). No obstante, faltan los denominados «organismos huérfanos», lo que limita y dificulta su investigación, que debe hacerse de forma manual y con secuenciación *de novo*. Actualmente, los avances en las técnicas genómicas de alto rendimiento hacen viable la construcción de proteomas *in silico* derivados de la secuenciación directa del RNA mensajero, lo que simplifica el tedioso y complejo proceso del análisis proteómico en estas especies huérfanas.

Las más usadas son las de *Universal Protein Resource* y la europea *Uniprot Knowledge Base*, dividida en *Uniprot/TrEMBL* (anotación automatizada no supervisada) y *Uniprot/SwissProt* (anotación manual supervisada), aunque están interconectadas. Otras son *NextProt* (específica para proteoma humano) y *NCBI RefSeq (National Center for Biotechnology Information)*.

La **figura 19-8** resume de forma esquemática el flujo de trabajo usado en proteómica. En ella se distingue la separación de proteínas en gel (sólido) y sin gel (líquido), incluida la generación y el análisis de los péptidos por aproximaciones MALDI y ESI, la identificación y el análisis basados en espectrometría de masas y en tándem, y el análisis final por comparación con las bases de datos mediante diferentes herramientas bioinformáticas.

Avances en el análisis proteómico de alto rendimiento

En la actualidad, los pasos fundamentales en los flujos de trabajo en proteómica han avanzado para permitir la elaboración de perfiles proteómicos cualitativos y cuantitativos completos, tanto en tejidos como en células aisladas. Los métodos automáticos de preparación de muestras basados en estaciones automatizadas de manejo de líquidos aumentan el rendimiento y la robustez en la preparación de las muestras. La mejora en la cromatografía líquida de microlitros permite la reducción de costes a la vez que aumenta la robustez de los análisis. El incremento en la velocidad y la sensibilidad en los equipos espectrometría de masas posibilita la creación de perfiles a gran escala de cientos de muestras (TIMS TOF Pro® y Exploris 480®). El tratamiento de esta ingente cantidad de datos producidos por los nuevos equipos ha requerido un gran esfuerzo en la mejora de los algoritmos y las técnicas bioinformáticas para su tratamiento y análisis adecuado; así, se han implementado nuevas herra-

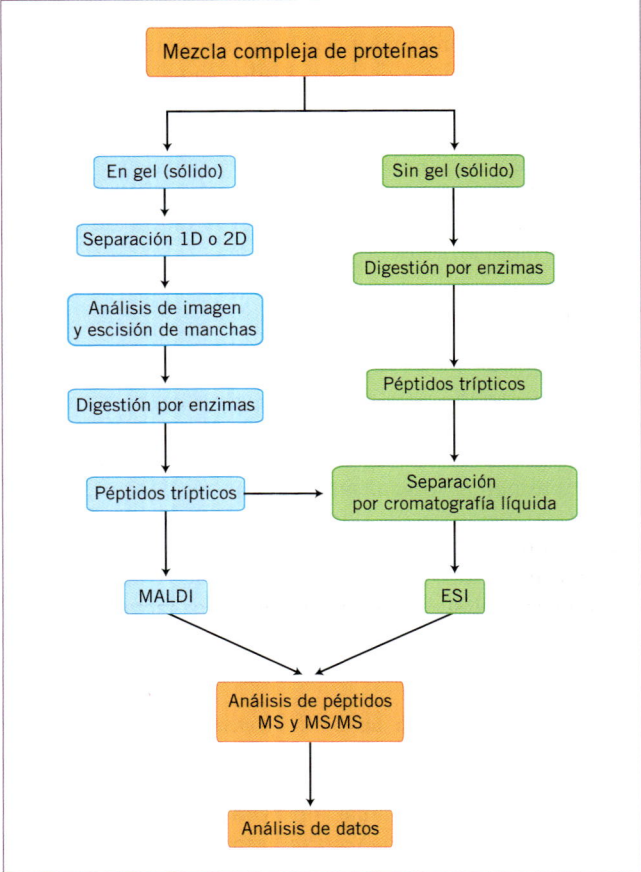

Figura 19-8. Diagrama de flujo de trabajo en nutriproteómica con desorción/ionización láser asistida por matriz (MALDI, *matrix assisted laser desorption/ionization*) y ionización por *electrospray* (ESI). 1D: unidimensional; 2D: bidimensional; MS: espectroscopia de masas; MS/MS, espectroscopia de masas en tándem.

mientas basadas en inteligencia artificial, redes neuronales profundas y aprendizaje automático.

BIOMARCADORES

Generalidades

En 2001, el *National Intstitutes for Health* (NIH) norteamericano definió biomarcador como un indicador objetivamente identificado y cuantificado de procesos biológicos normales, procesos patogénicos o respuestas a una intervención terapéutica. En nutriproteómica, un biomarcador es una proteína o panel de ellas cuya abundancia permite conocer una respuesta (diagnóstico y pronóstico) a una intervención alimentaria. Es evidente que cualquier intervención conlleva la alteración de determinadas proteínas (la mayoría de ellas desconocidas), que pueden modificar otras, con alteraciones en cascada. La investigación del proteoma sin sesgo o preselección de moléculas será de gran utilidad para una mejora de la salud en un futuro cercano. No es un ejercicio exento de riesgos ni dificultades. Un biomarcador bien validado en nutrición, que sea realmente útil para conocer la repercusión (favorable o patológica) en el organismo, y

cómo éste responde a su ingesta, se convierte en el objetivo prioritario de la nutriproteómica.

Fases de búsqueda e investigación

Las fases de descubrimiento de un biomarcador en proteómica incluyen: descubrimiento, confirmación o cuantificación, verificación y validación. Este complejo pero necesario flujo de trabajo (decenas de años) conlleva pasar de un número alto de analitos y bajo de muestras en las fases iniciales a un escaso número de analitos y muchas muestras en las finales. Además, cada una de las fases debe realizarse con una población independiente de individuos. De los biomarcadores más sensibles, primero hay que seleccionar los más específicos, y finalmente aquel que aúne ambas propiedades al máximo en un modelo de regresión múltiple con validez estadística. La exactitud, precisión, reproducibilidad y linealidad son características de vital importancia en esta selección. Otros factores que influirán en la comercialización del biomarcador son: costes, yatrogenia, accesibilidad, precocidad, tiempos de ejecución, etcétera.

La fase de descubrimiento no puede tener sesgo en los biomarcadores que descubrir. Suele efectuarse con técnicas de proteómica diferencial masiva, bidimensional o LC-MS/MS, con cuantificación. Puede haber grandes errores si los individuos incluidos no están perfectamente seleccionados, con muchos descubrimientos erróneos. En la fase de confirmación (con estudios de cohortes), los biomarcadores de interés en la fase anterior se someten a SRM, *Western-blot*, análisis de inmunoadsorción enzimática (ELISA, *enzyme linked immunosorbent assay*) o inmunohistoquímica. Sólo aquellos con alta sensibilidad y especificidad son admitidos en la fase de verificación. En esta fase se aumenta el número de pacientes incluidos en el estudio, que se hace multicéntrico (para evitar los sesgos ambientales), se usan al menos dos herramientas proteómicas diferentes y se comparan sus resultados (iTRAQ y DIGE, iTRAQ y sin marcado previo, etc.). Pocos biomarcadores llegan a la fase de validación, y de éstos se eligen los de mejor curva ROC (*receiver operating characteristic:* característica operativa del receptor) y bajo coeficiente de variación (< 10 %). Finalmente, se realiza un ensayo clínico aleatorizado con triple ciego que debe cumplir estándares muy estrictos y seguir la normativa internacional para biomarcadores en seres humanos.

Las complejas relaciones entre proteomas y meta-meta-nutriproteómica dificultan el descubrimiento de biomarcadores. Entre las propiedades de un buen biomarcador están su especificidad, accesibilidad y escasa yatrogenia. En cuanto al tiempo, pueden ser precoces (los mejores para la intervención alimentaria) o tardíos (más relacionados con la forma de presentación de la enfermedad).

Para evaluar correctamente un biomarcador desde el punto de vista estadístico, es siempre necesario cuantificar el valor de corte del analito, su sensibilidad, su especificidad, su valor predictivo positivo (VPP), su valor predictivo negativo (VPN), su valor de verosimilitud positivo (LH⁺), su valor de verosimilitud negativo (LH⁻), su *odds ratio* (OR) para el diagnóstico, su curva ROC, el área bajo la curva ROC (AUC) y comparación con remuestreo *(bootstrapping)*.

Los fluidos y tejidos directos (saliva, orina, heces, pelo, uñas, unto sebáceo, lágrimas, semen, aire espirado o leche materna) u otras muestras más invasivas (sangre, suero, plasma, células sanguíneas, humor acuoso y biopsias de cualquier tejido corporal) y las obtenidas de los alimentos de origen animal o vegetal son fuentes inagotables de muestras para su aplicación en nutriproteómica (algunas de manejo complicado) y el desarrollo de biomarcadores.

Las dificultades en la investigación de biomarcadores en nutriproteómica derivan de los siguientes aspectos:

- Los cambios son mínimamente apreciables en las fases precoces por los mecanismos de compensación que se ponen en marcha (otra fuente de estudio de biomarcadores).
- La influencia multifactorial de los componentes alimentarios.
- La respuesta de los biomarcadores influida por la absorción, la distribución, el metabolismo y la excreción de los nutrientes.
- La multitud de factores ambientales genéticos y epigenéticos implicados.

APLICACIONES DE LA PROTEÓMICA A LA NUTRICIÓN

Alergia e intolerancia alimentaria

Por definición, la alergia alimentaria conlleva un aspecto fisiopatológico en el que interviene el sistema inmunitario, que reacciona inadecuadamente frente a epítopos proteicos de los alimentos o sus aditivos. Los mecanismos son variados, y siguiendo la clasificación de Hells y Coombs, en alimentación los más importantes son debidos a respuesta inmunitaria mediada por inmunoglobulinas E (IgE), aunque también existen otras formas (no mediada por IgE, procesos eosinofílicos y alergia de mecanismo mixto).

Hasta hace poco, los alérgenos proteicos más importantes eran la leche de vaca, los huevos, los cacahuetes, las nueces, la soja, el trigo, los mariscos y el pescado. Desde 2006, en Europa se han ampliado a 14 los alimentos con mayor carga alérgica: cereales con gluten, crustáceos, moluscos, huevos, pescado, cacahuetes, nueces, soja, leche, apio, mostaza, ajonjolí, altramuz y dióxido de azufre.

Se mantienen algunos falsos mitos, como que todos los alérgenos alimentarios necesitan una fase de sensibilización previa (olvidando posibles reacciones cruzadas, como Bet v1 de cucaracha y Mal d1 de manzana, que pueden hacer pensar que no es necesaria). Todos los alérgenos alimentarios son proteicos, aunque la capacidad de unión de ciertos haptenos no proteicos (glucanos y lípidos) con proteínas o péptidos confieren a los primeros la posibilidad de desencadenar reacciones alérgicas mediadas por células Th2. Descubrir qué alimentos o sus componentes inducen reacciones alérgicas es un avance significativo en el manejo de los pacientes afectados.

Las reacciones alérgicas se monitorizan de forma sistemática con biomarcadores tradicionales, como interleuquina 10 (IL-10), factor del crecimiento transformante beta (TGF-β), proteína de muerte celular programada 1 (PD-1, *programmed cell death protein 1*), antígeno 4 asociado al linfocito T citolítico (CTLA-4, *cytotoxic T-lymphocyte-associated antigen 4*) e IgE total, útiles como herramientas diagnósticas de escrutinio, pero no específicas. La metodología de la prueba de radioalergoadsorción (RAST), mucho más específica, basada en el método ELISA, también muestra algunos inconvenientes: sólo puede usarse con proteínas alergénicas ya conocidas en alergia alimentaria; presenta interferencias con otros compuestos de los alimentos; experimenta desnaturalización con el procesado industrial o doméstico de los alimentos, y es difícil de estandarizar/reproducir en ensayos interequipos. Esto puede comportar resultados falsos negativos en los análisis mediados por anticuerpos específicos.

La introducción de técnicas proteómicas en alergia alimentaria permite caracterizar nuevas proteínas y péptidos alergénicos por 2D-PAGE. Recientemente se ha aplicado la electroforesis capilar por inmunoafinidad (IACE, *immunoaffinity capillary electrophoresis*) acoplada a MALDI-TOF-MS, que sólo precisa microlitros de sangre para detectar niveles de IgE específicos. Los métodos proteómicos cumplen con creces la estricta legislación sobre alergia de los métodos clásicos mediados por anticuerpos.

Con una sencilla preparación, la espectrometría de masas permite un análisis rápido de múltiples alérgenos conocidos. Incluso ha conseguido añadir 40 nuevas proteínas alergénicas a las ya identificadas, muchas de ellas glicoproteínas de 14-40 kDa, en alimentos muy comunes (pescado, huevo, leche, cereales, sésamo, naranja). La aproximación CRD (*component-resolved diagnosis*: diagnóstico por resolución de componentes) ha revolucionado la alergología en las últimas décadas. Además, las técnicas proteómicas de cuantificación absoluta por SRM permiten la detección de proteínas con valores de atomoles (10^{-18} moles) (similares al ELISA).

Las IgE son biomarcadores de hipersensibilidad inmediata y enfermedad atópica. Las pruebas serológicas IgE-alérgeno se han usado para identificar las posibles causas de la alergia. Los extractos utilizados hasta ahora no son absolutamente puros, por lo que las pruebas serológicas dependientes de IgE-alérgeno son cuasi cuantitativas, pero en realidad, muchas veces no concuerdan cualitativamente. La determinación de IgE sérica total (Organización Mundial de la Salud 75/502), siguiendo el procedimiento estándar, permite una sensibilidad intraensayo de 0,1 kU/l (1 U = 2,4 ng de IgE). Valores superiores a 0,35 kU/l se consideran un resultado positivo (de sensibilización, que hay que demostrar con el estándar de referencia, la prueba de retirada y la posterior provocación oral con el alimento problema). Valores de IgE total de 0,1-0,35 kU/l se encuentran en la zona de penumbra o son inciertos.

Hay IgE con función de reconocimiento dual para las glicoproteínas, es decir, el epítopo combina la parte glucídica y la parte peptídica. Tampoco está clara la activación de respuesta por las IgE o el mecanismo por el que un «antígeno más mundano» activa citoquinas Th-1 (como interferón γ), que previene la producción de citoquinas Th2 de tipo IL-4, necesaria para activar IgE, aunque parece fundamental la actividad enzimática de algunas proteínas alergizantes.

Con la llegada de las «ómicas» en general y de la proteómica en particular, se establece un nuevo paradigma en el conocimiento de la alergia, además de asimilar la jerga proteómica para el diagnóstico de la alergia («ascendente» o *bottom-up*, «descendente» o *top-down*, proteínas minoritarias, etc.). El conocimiento de la estructura íntima del alérgeno, como toda molécula que se une a anticuerpos IgE y desencadena una desgranulación del mastocito, permite, por tecnología de DNA recombinante, reproducir aquéllos de interés. La mayoría de los alérgenos no actúan como se transcriben del DNA, sino que han experimentado modificaciones: postraducionales (homooligomerización y heterooligomerización, glicosilación, escisión de péptido líder, prepropéptido o propéptido, etc.) debidas a condiciones del medio (temperatura, hidratación, humedad, radiación ultravioleta, ozono, etc.), además de procesos de nitración, oxidación, desamidación y glicación no enzimática (reacción de Maillard).

Existen tres vías para la activación de la alergia alimentaria:

- Exposición directa por vía oral a alimentos (tropomiosina de bivalvos: Pen a1, Cra c1, Met e1 y Lit v1) o por vía cutánea (desde el descubrimiento de la filagrina parece más claro).
- Exposición cruzada con otros alimentos.
- Exposición cruzada entre alérgenos respiratorios y alimentarios (frutas y frutos secos con Bet v1).

Diagnóstico y aplicaciones de la proteómica en el diagnóstico y la prevención de reacciones alérgicas e intolerancias alimentarias

Hay dos formas de abordaje diagnóstico en alergia alimentaria: descendente y ascendente, siguiendo una nomenclatura bien establecida en la proteómica de la que derivan.

Diagnóstico descendente o *top-down* (clásico). Basado en la historia clínica, pruebas cutáneas *(prick-tests)*, concentraciones séricas de IgE específica y posteriormente, si es necesario, CRD, que analiza por separado los alérgenos para estudiar la sensibilidad mediada por IgE. Esta aproximación tiene las siguientes características: los extractos alergénicos son bien conocidos y se dispone de buena formación médica sobre ellos; los micro-*arrays* proteicos son complejos y requieren alta formación para su uso; los micro-*arrays* ofrecen información útil, incluso de sensibilizaciones asintomáticas difíciles de explicar y con connotaciones legales; los extractos son pruebas individualizadas, baratas e inductivas, y en ellas la concentración de moléculas es mayor; las pruebas cutáneas informan de la función biológica de las IgE, no sólo de su ausencia o presencia, y en personas polisensibilizadas, los mastocitos muestran reactividad cruzada múltiple en los extractos de alérgenos.

Diagnóstico ascendente o *bottom-up* (proteómico). Basado en *microarrays* proteicos muy amplios y, según los resultados obtenidos, subir hasta la historia clínica. Las características de esta aproximación son las siguientes: los micro-*arrays* permiten la evaluación global del paciente; los extractos no están caracterizados ni estandarizados, y distintos extractos dan resultados diferentes para un mismo paciente;

la visión global por micro-*arrays* permite una mejor orientación diagnóstica en la historia clínica de una forma más holística; la positividad en los micro-*arrays*, incluso sin manifestaciones clínicas, predice la evolución futura de la alergia; los micro-*arrays* reducen los costes finales por consultas sucesivas a lo largo de la evolución; el uso sistemático de micro-*arrays* reducirá costes a medio plazo (de forma unitaria serían más caros que los extractos clásicos), y la visión de los alergólogos sobre la disminución de ingresos por la utilización de micro-*arrays* desaparecerá con su empleo sistemático.

En el diagnóstico ascendente o *bottom-up*, los factores que llevan a optar por nuevas moléculas antigénicas, CRD, tienen las características siguientes: muestran mayor sensibilidad y especificidad; informan sobre riesgos potenciales, reacciones cruzadas y sensibilización específica de especie; dan más información (y más exacta) sobre una reacción policlonal de IgE y, además, los CRD son ideales para moléculas proteicas minoritarias o poco estables, presentan baja sensibilidad en las pruebas tradicionales con extractos y pueden verse enmascarados por los mayoritarios (Gly m4 frente a extracto de soja o gliadina n-5 frente a extracto de trigo). Cuando se conoce el riesgo asociado con la molécula alergénica, el uso de CRD aumenta la especificidad y permite una asunción clínica adicional (riesgo de asociación, gravedad, etc.) muy beneficiosa para el manejo del paciente (Ara h1, 2, 3 y 6 frente a extracto de piñón). Indican reacciones cruzadas entre alérgenos muy dispares por presentar familias panalergénicas (profilinas, polcalcina, etc.) y permiten una adecuada terapia de evitación y de tolerancia a ellas. Presentan una sensibilización específica de especie. Algunos alérgenos mayoritarios pueden servir de marcadores primarios de una sensibilización específica de familia o especie. Evitan las reacciones cruzadas de los extractos, sobre todo en enfermedades con riesgo vital (Ves v1-5 y Api m1-3-10 frente a extracto de himenóptero).

Se han desarrollado varios sitios *web* con orientación CRD para transformar la alergología en una medicina de precisión, personalizada en el diagnóstico y en el tratamiento. La lista creciente de alérgenos generados por DNA recombinante aumenta el coste si se piensa en moléculas aisladas, pero el montaje de varios en micro-*arrays* (≥ 100 en un solo análisis) disminuye los costes y mejora la calidad asistencial. La coexistencia del método diagnostico tradicional, con extractos poco purificados, poco normalizados, con contaminantes intrínsecos y extrínsecos, puestos a punto en mezclas de sueros, y su ratificación posterior con técnicas de CRD sensibles y específicas son el eje central del trabajo en la alergología actual.

Existen controversias entre los dos métodos diagnósticos: moléculas contaminantes con poder alergénico en los extractos ofrecen pruebas diagnósticas con extracto positivas y, en cambio, CRD negativo, bajo límite de detección en el CRD (pruebas diagnósticas con extracto negativas y CRD positivo), positivos múltiples con extractos por polisensibilización a moléculas panalergénicas (pruebas con extracto [++] y CRD específicos [+/–]) y las pruebas IgE con extractos que se saturan al subestimar a los pacientes sobresensibilizados (con pruebas con extracto [– –] y CRD [++]).

Tercera vía, vía ecléctica o en forma de «U». Va desde la historia clínica al micro-*array* para volver a orientar la historia y los procesos colaterales, uniendo las virtudes de las dos anteriores. La técnica ascendente *(bottom-up)*, no es coste-eficiente, y los micro-*arrays* aún no son reembolsables en muchos países. La mayoría de los alergólogos siguen trabajando con extractos (técnica descendente o *top-down*); la forma en U haría accesible los micro-*arrays* a más alergólogos y no sólo a un grupo entusiasmado con el diagnóstico molecular. Los cambios deben hacerse paso a paso. El uso de micro-*arrays* será más fácil si primero se aprende a trabajar con moléculas individualizadas *(single-plex)*. Hay que establecer bien los límites legales y el manejo de los problemas debidos a los límites de detección y los diagnósticos generados colateralmente en individuos asintomáticos.

Alérgenos: estructura e importancia

La capacidad de diferentes proteínas alimentarias para provocar una reacción alérgica depende de sus características intrínsecas: función, estabilidad y resistencia a proteólisis y patrón de modificación postraduccional (glicosilación, etc.). También influyen la matriz alimentaria donde se incluye y la forma culinaria de presentación. El procesamiento interviene en los cambios fisicoquímicos de las proteínas. Diversos procesos como el calentamiento, la fermentación, la hidrólisis enzimática endógena, la hidrólisis ácida, las altas presiones, cambios de pH, los conservantes y aditivos, ya sean aislados o en combinaciones, transforman en ocasiones la búsqueda de la proteína alergizante en una auténtica labor policial.

Los epítopos lineales pueden ser los más resistentes al calor, la cocción, el almacenamiento y la digestión, mientras los conformacionales son menos estables y pierden su alergenicidad con la cocción y la preservación; se puede estar sensibilizado con cada uno o ambos tipos a la vez. Los epítopos que necesitan que se mantengan intactas las estructuras terciaria o cuaternaria (conformacionales) serán más fáciles de evitar con el procesamiento y la preparación del alimento. La labilidad de la proteína a enzimas digestivas podría ser causa de las reacciones alérgicas orales importantes sin repercusión digestiva o general (manzana, Mal d1 o melocotón, Pru p1 presentan gran homología con Bet v1). La proteína transportadora de lípidos (LPT) presenta homología con Pru p3, es muy resistente a peptidasas y genera importantes reacciones generalizadas, muy frecuente en el área mediterránea. Bet v1, la LPT, las legumbres, la castaña y las semillas contienen proteínas de almacenamiento claves (2S-albúmina, 7S-globulina y 11S-globulina). En cambio, las reacciones dependientes de proteínas alergénicas debidas a la estructura secundaria, más resistentes a la desnaturalización, mantendrán su carácter antigénico, como LPT. Hay que considerar otros cofactores que cambian la alergenicidad, como los antiácidos, las drogas, el alcohol, los antiinflamatorios no esteroideos, las hormonas, las infecciones y las infestaciones.

A continuación se consideran algunos alérgenos específicos presentes en alimentos. En el primer mundo, en la *leche y sus derivados* primero se elimina su contaminación por microorganismos mediante tratamientos de procesado antes de que lleguen al consumidor: pasteurización (70-80 °C durante 15-20 segundos), esterilización (110-120 °C durante 10-20 minutos) y esterilización con temperatura ultraalta (UHT, *ultra high temperature*) (135-145 °C durante 0,5-4 segundos). Después se enfrían rápidamente por debajo de 4 °C y se empaquetan. Otros procesos implicados son la condensación, el secado, la filtración, la homogeneización, la hidrólisis y la fermentación. Con esta manipulación se desnaturalizan muchas proteínas (sobre todo serolácteas) y aumentan las reacciones de Maillard, que afectarán, positiva o negativamente, a su alergenicidad. Así, la pasteurización podría aumentar la exposición de algunos epítopos; la esterilización los desnaturaliza, y la UHT no los afecta. La fermentación láctea (en cualquiera de sus formas) disminuye la alergenicidad a α-lactoalbúmina, β-lactoglobulina y caseína mediada por IgE o IgG.

La leche es uno de los fluidos corporales más ricos, que los mamíferos utilizan para la lactancia de sus crías. Por sus componentes, es específica de especie, con alta variabilidad interespecie, e incluso intraespecie aunque en menor grado (**cap. 2**, Leche y derivados lácteos, **tomo III**). Los estudios de la composición bioquímica de la leche datan de antiguo y han ido mejorando con los avances tecnológicos. En la actualidad, las técnicas proteómicas, cualitatitas y cuantitativas (2D-PAGE, DIGE, iTRAQ, sin marcado previo, etc.) han permitido la mejor aproximación al llamado lactoproteoma profundo, actualmente con más de 3.000 proteínas identificadas y cuantificadas, muchas con funciones aún desconocidas. Desde el punto de vista comercial, son dos las leches más importantes: la vacuna y la humana; la de vaca por ser la fuente principal de los productos lácteos de consumo mundial, y la leche materna humana por la gran repercusión fisiológica para el óptimo desarrollo y crecimiento del lactante.

La leche de vaca tiene una concentración media de proteínas totales de 32 g/l, que se distribuyen en caseínas (80 %), proteínas séricas (16 %), N no proteico (3 %) y proteínas de la membrana del glóbulo graso (MFGM, *milk fat globule membrane*) (1 %). Las diferencias mayores con la leche humana estriban en que es hiperproteica, con una alta relación caseína/lactosuero, con mucho menos N no proteico, carece de α-lactoalbúmina, y tiene altos niveles de fenilalanina y bajos de taurina. El mayor problema del abordaje proteómico es el amplio rango dinámico de las concentraciones entre proteínas mayoritarias y minoritarias. Esto hace necesario el uso de técnicas de depleción, enriquecimiento, subfraccionamiento o ecualización de las proteínas, para acceder a un número más extenso de proteínas minoritarias (cuantitativamente poco evidentes pero de máxima importancia cualitativa). Conociendo mejor las diferencias, se desarrollarán mejores leches adaptadas, fórmulas lácteas específicas para la nutrición de los lactantes en los que no es posible la lactancia con leche humana. La **figura 19-9 A** compara la expresión diferencial entre el proteoma lactosérico de la leche materna humana madura (90 días posparto) y fórmulas lácteas comerciales de inicio. Por su parte, la **figura 19-9 B** muestra diagramas de Venn representativos de la expresión diferencial del proteoma de la leche materna madura (90 días) y fórmulas lácteas comerciales de inicio. Es evidente que la leche

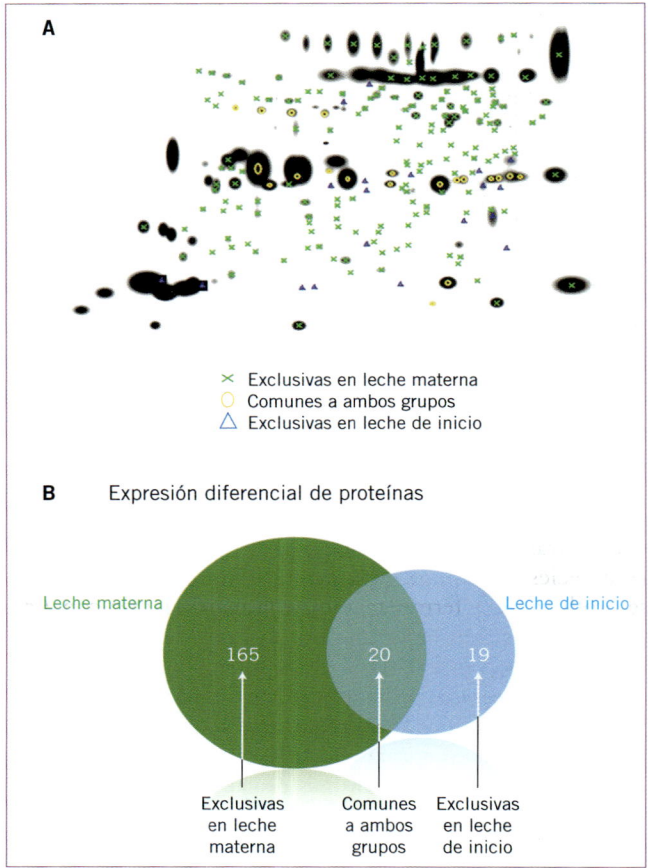

A

× Exclusivas en leche materna
○ Comunes a ambos grupos
△ Exclusivas en leche de inicio

B   Expresión diferencial de proteínas

Leche materna   Leche de inicio

165   20   19

Exclusivas   Comunes   Exclusivas
en leche   a ambos   en leche
materna   grupos   de inicio

Figura 19-9. A) Gel máster de expresión diferencial, entre proteoma lactosérico de la leche materna humana madura (90 días posparto) y leches de fórmula de inicio. B) Diagramas de Venn representativos de la expresión diferencial del proteoma de la leche materna humana madura (90 días posparto) y leches de fórmula de inicio.

materna humana es mucho más compleja que las leches de inicio, con sólo 20 proteínas en común con la leche materna.

Las proteínas específicas de especie provocan que el perfil de expresión proteómica diferencial entre las leches de fórmula y materna acarreen la aparición de alergias específicas a proteínas de origen vacuno, ausentes en la leche humana. Para tratar estos casos de alergia o intolerancia a proteínas de leche vacuna, la industria láctea infantil recurre a desnaturalizar las proteínas vacunas por métodos enzimáticos y/o térmicos, formando péptidos en su mayoría de menos de 2.000 Da. Como alternativa a los hidrolizados se pueden utilizar zumos de vegetales, como las mal llamadas «leches» de soja, arroz o almendra, aunque un porcentaje de lactantes presentan también alergia a varias proteínas (a leche de vaca, soja, etc.). La proteómica de la leche, con la utilización de columnas HILIC, permite la resolución de los patrones diferenciales de modificaciones proteicas postraduccionales como las glicosilaciones O y N y la lactosilación de lisina. Por otra parte, la utilización del MALDI-*Biotyper*® posibilita la identificación y filiación de los microorganismos que provocan mastitis en las vacas.

Los *huevos*, como alimento o como aditivo, son aceptados universalmente (**cap. 5**, Huevos y ovoproductos, **tomo II**I). Las reacciones alérgicas a proteínas del huevo pueden evitarse

con su desnaturalización térmica. La clara contiene (aunque no exclusivamente) las proteínas más alergizantes: ovoalbúmina (Gal d2, 54 % de todas las proteínas), ovotransferrina (Gal d3, 12 %), ovomucoide (Gal d1, 11 %), lisozima (LYS, 3,5 %), α-livetina (Gal d5) derivada del saco vitelino, también conocida como seroalbúmina del pollo, y lipoproteína YGP42 (Gal d6). De todas, Gal d2 es la más antigénica. La ovoalbúmina posee puentes disulfuro simples muy sensibles a la desnaturalización por calor; en cambio, Gal d1 tiene un dominio 3 muy resistente a la desnaturalización térmica, al tener las cisteínas en la zona más interna de su estructura terciaria, siendo la que más problemas alérgicos presenta en los alimentos sometidos a calentamiento. Igual ocurre con Gal d6, que es termoestable. Otros métodos de irradiación, como la exposición a rayos ultravioletas C, radiación con rayos gamma o luz pulsada, aún están en estudio.

En general, la alergia a *frutos secos* se debe a la sensibilización a sus proteínas (**cap. 10**, Frutos secos, **tomo III**): pistacho (Pis v), avellana (Cor a), nueces de pacana (Car i), nuez (Jug r), nuez de Brasil (Ber e), anacardo (Ana o) y almendra (Pru du), o a reacciones cruzadas a Bet v1, profilinas (Cor a2, Prun du4 y Jug r5) y la familia PR-10 de polen de abedul (Cor a1 y Pru du1). Además hay una sensibilización directa con proteínas transportadoras y de almacenamiento (Cor a8, Pru du3 y Jug r3), vicilinas o 7S-globulinas (Cor a11, Jug r2, Ana 01, Pis v3), 11S-globulinas (Cor a9, Bere2, Jug r4, Pru du6, Ana o2, Car i4, Pis v2) y 2S-albúminas (Jug r1, Ver e1, Pru du2S, Ana o3, Car i1, Pis v1).

El procesamiento más común de los frutos secos conlleva aplicar calor (seco o húmedo) y añadir azúcar o mantequilla (que afecta poco, al disminuir la temperatura de procesamiento). En general, las proteínas de frutos secos resisten al calor por debajo de los 100 °C (Cor a1, proteínas de transferencia y almacenamiento de lípidos). La formación de intermediarios y la reacción de Maillard por adición de azúcares reducidos y calor disminuyen la alergenicidad de Cor a1. El calentamiento afecta principalmente a Bet v1, PR-10 y profilinas. Pero en ningún caso el riesgo desaparece totalmente.

El tostado desnaturaliza sobre todo las fracciones de 55 y 56 kDa de Pru du6 de altramuz y deja intactas las de 37 y 66 kDa. La fracción Ana (o1, o2 y o3) resiste al tostado y el frito. Los epítopos proteicos de nuez, Jug r2 y r4, disminuyen su capacidad de unión a IgE tras autoclavado y no se alteran por blanqueo, tostado, microondas o frito a 191 °C. Las proteínas de nuez de pecana, Car i1 y Car i4, son muy termorresistentes, más por pérdida de solubilidad que por la destrucción térmica.

El *cacahuete* tiene 13 proteínas alergénicas (Ara h1-13). La ebullición desnaturaliza los epítopos proteicos y transfiere las proteínas minoritarias al agua, lo que disminuye la carga alérgica. El tostado favorece su glicación y la repuesta inmunitaria por la aparición de aductos de Maillard. Cuando se esteriliza por autoclave, se desnaturalizan las hélices α y las hojas plegadas β, y las proteínas forman espirales aleatorias, más sensibles a endopeptidasas y exopeptidasas. Así, Ara h2 y h6, muy resistentes a la proteólisis (por su estructura con 4 puentes disulfuro), son fácilmente digeribles tras desnaturalizarlas por autoclavado. Peroxidasas, quimiotripsina y tripsina atacan Ara h1 y h2 más fácilmente en cacahuetes tostados. Las endopeptidasas disminuyen más la alergenicidad que las exopeptidasas.

La *soja* tiene un 37 % de proteínas, con 8 epítopos mayores (Gly m1-8), de los que los más abundantes (70 %) y alergizantes son Gly m5 (β-conglicinina) y Gly m6 (glicinina). Además, Gly m1 y m2 se consideran aeroalérgenos más que alérgenos por vía digestiva, y Gly m4 provoca reacciones cruzadas con el polen de abedul por su homología con Bet v1. El procesado industrial de la soja es muy complicado, y sus subproductos muy variados (concentrado, espumas, hidrólisis, aceites, etc.), con lo que las modificaciones en las proteínas y en sus epítopos pueden ser muy sofisticadas. Mientras en los aceites las concentraciones de epítopos son bajas, en las lecitinas son altas. El calentamiento a más de 66 °C o el tratamiento con peptidasas reducen significativamente las reacciones alérgicas, sobre todo a Gly m5. Para Gly m6, hay que aumentar la temperatura por encima de los 100 °C y utilizar, además, pepsina.

El *trigo* contiene hasta el 14 % de proteínas, que se clasifican según su solubilidad: albúmina (agua), globulinas (tampones), gliadinas (alcohol) y gluteínas (ácidos débiles) (**cap. 6**, Cereales y productos derivados, **tomo III**). Las globulinas incluyen amilasas e inhibidores, y proteínas de transferencia de lípidos. Las prolaminas (gluteínas y gliadinas) son proteínas de almacenamiento, con numerosas Gln y Pro en motivos repetitivos. Las gliadinas conocidas son α/β, γ y ω (poca o ninguna cisteína); por sus características monoméricas interaccionan generalmente por puentes de H. La gluteínas son poliméricas con muchos puentes disulfuro, y se conocen subunidades de alto y bajo peso molecular.

Aparte de las reacciones alérgicas no mediadas por IgE (enfermedad celíaca), las gliadinas y gluteínas de baja masa producen una reacción alérgica inducida por ejercicio con anafilaxia mediada por IgE (cuya influencia en las proteínas esta por dilucidar). El procesado del trigo con calor modifica poco su potencial alergénico. La pasta, por el coeficiente viscoelástico que aportan las gliadinas, también mantiene inalterable su reactogenicidad tras calentarse, debido a la agregación de macromoléculas proteicas que impiden la correcta actuación de las enzimas digestivas.

Péptidos bioactivos y alimentos funcionales

Los alimentos proteicos, que aportan energía y elementos estructurales y pueden ejercer un beneficio directo en la salud regulando procesos biológicos, son conocidos como alimentos funcionales. Mientras la proteómica estudia las proteínas, la peptidómica está enfocada a sus péptidos.

En las largas cadenas de las proteínas residen péptidos encriptados, denominados bioactivos (con función terciaria), que permanecen funcionalmente silentes hasta su escisión, *in vivo* (por peptidasas digestivas endógenas, proteasas microbianas o maduración espontánea del alimento) o *in vitro* (procesado industrial), cuando adquieren capacidad funcional (en su mayoría beneficiosa), a menudo independiente de la funcionalidad de la proteína que los originó. Entre sus funciones se incluyen factores de crecimiento, hipotensoras, antimicrobianas, inmunorreguladoras, antioxidantes, anticolesterolémicas y moduladoras de la ingesta.

El reconocimiento y la cuantificación de los péptidos funcionales son importantes, tanto en fluidos sistémicos como en la propia matriz alimentaria, aunque no tiene por qué coincidir la calidad o la cantidad de péptidos funcionales entre ambas. Las aproximaciones clásicas por degradación de Edman se han visto superadas por la identificación con técnicas proteómicas *shotgun* con LC-MS/MS y la búsqueda de analogías con los péptidos funcionales incluidos en las bases de datos, aunque para identificar péptidos de 2-5 aminoácidos se requieren espectrómetros de alta calidad. Tras identificar los péptidos bioactivos y conocer su función, es prioritario estudiar su biodisponibilidad y bioeficacia.

Los productos lácteos y derivados son los que más han interesado en el estudio de péptidos bioactivos. Al ser la leche el alimento esencial durante la lactancia de los mamíferos, aunque sólo conocida parcialmente, los abundantes péptidos funcionales en la leche de hembras de mamíferos demuestran numerosos beneficios y están presentes en todas las especies. Los lactotripéptidos, Val-Pro-Pro y Ile-Pro-Pro, se producen por fermentación de la matriz láctea con *Lactobacillus helveticus* y *Saccharomyces cerevisiae*, y tienen un efecto hipotensor en quienes los toman, al inhibir la enzima convertidora de angiotensina (ECA). También se han descrito en otros alimentos, como peces (péptidos antihipertensivos, Ala-Gli-Ser), huevos, queso (péptidos antihipertensivos, Val-Pro-Pro e Ile-Pro-Pro), maíz, trigo, soja, arroz, champiñones, sorgo y carne bovina, tanto en forma directa como tras fermentación (**cap. 16**, Nuevos ingredientes alimentarios de naturaleza proteica y lipídica, **tomo III**).

Interacciones entre proteínas/péptidos y microbioma

Actualmente, el superhombre kantiano se ve superado por el científico «superorganismo», al entenderse como auténticos biorreactores, holobiontes sobre la base de las complejas comunidades microbiológicas que lo simbiotizan. El estudio de las interacciones, directas o indirectas, entre hospedador, microbioma y alimentos necesita herramientas no sesgadas, como la metanutriproteómica. Hay escuelas que describen los factores extrahumanos como «exposoma», con una fracción endógena (microbioma) y otra exógena (alimentos, medio, infectoma, etc.).

La superficie corporal alberga múltiples comunidades microbianas que superan al número total de células del hombre al menos en un orden de magnitud. El 80-90 % de todas las células del organismo está en la microbiota intestinal: 10-100 trillones. La colonización intestinal es condición imprescindible para la correcta maduración y el desarrollo. El intestino actúa como un biorreactor con multitud de bacterias, hongos y virus. La microbiota y su genoma global (metagenoma) da lugar a la producción de determinados metabolitos que no se pueden adquirir de forma autónoma, como aminoácidos esenciales, pequeños péptidos, vitaminas y componentes polisacáridos vegetales ya digeridos (**cap. 21**, Microbioma humano).

Hay una compleja relación entre las células del intestino y sus microorganismos, unos beneficiosos y otros patógenos.

Según su tipo, puede ser:

- *Relación simbiótica* (de mutuo beneficio), con mecanismos de protección variados, como competir por los receptores intestinales o por los nutrientes, generar un entorno ácido hostil para los patógenos y actuar de barrera física externa.
- *Comensalismo* (con beneficio de una parte), que favorece la regulación de la expresión de genes que participan en la digestión, la función de barrera y la angiogénesis.
- *Relación patógena* (con beneficio de una parte y perjuicio de la otra). La microbiota patógena genera reacciones inflamatorias y altera el desarrollo del epitelio intestinal, la digestión y la absorción de nutrientes, la respuesta inmunitaria e incluso provoca cáncer. Se cree que con el hombre se relacionan unas 2.000 especies bacterianas, de las que unas 100 pueden llegar a ser perjudiciales.

La reproducción de la complejidad de la microbiota intestinal con los métodos tradicionales de cultivo microbiológico es limitada. La introducción de la secuenciación masiva ha aumentado exponencialmente los conocimientos sobre la diversidad de especies. En un intestino humano aislado aparecen unas 500-1.000, y la mayoría pertenecen a 100 especies (se suponen 10.000-40.000 especies diferentes en los seres humanos). El microbioma alcanza $3,3 \times 10^6$ genes no redundantes, y se han anotado 536.000 genes en un solo individuo aislado. Entre los genes del microbioma hay muchos íntimamente relacionados con la biosíntesis de aminoácidos, imprescindibles para la síntesis de proteínas endógenas y, por ende, del proteoma.

Hasta ahora, los métodos de investigación tenían objetivos de estudio limitados, con una aproximación reduccionista de la realidad. Las ciencias ómicas permiten analizar de forma global la realidad con aproximaciones no sesgadas. La actual visión holística de los procesos biológicos que rigen a los seres vivos permite el desarrollo de una nueva disciplina, la biología de sistemas, con la globalización de los conocimientos biológicos vitales y su interrelación con los patológicos.

En el último decenio, las técnicas de secuenciación masiva (metagenómica) han permitido comprender muchos de los procesos fisiológicos y patológicos producidos por la microbiota. Técnicas como los micro-*arrays* y la secuenciación de alto rendimiento han proporcionado datos completos sobre la estructura de la población bacteriana intestinal. Ha cambiado la estrategia: ya no interesa la enumeración de listas inmensas de especies de la microbiota, sino su actividad.

La metaproteómica incide en el proteoma del hospedador, en el del microbioma y en sus repercusiones sobre y desde el proteoma del alimento. Este último enfoque agrega otro desafío, típico de la proteómica, de un metaproteoma, mucho más complejo que un metagenoma.

Una vez colonizado el intestino con bacterias patógenas, su posterior multiplicación conlleva la translocación bacteriana, que traspasa la mucosa intestinal (¿intacta?) y se distribuye por el resto del organismo, causando infección de órganos a distancia o sepsis.

¿Cómo puede influir la ingesta alimentaria y ser influida por la microbiota? Frente al modelo estático tradicional, hoy se sabe que la microbiota fluctúa en las diferentes etapas vitales y que cambia con el tipo de alimentación. En el período fetal, el intestino permanece estéril. La colonización comienza en el canal vaginal, continúa con transmisión de la microbiota de la piel-aréola-leche materna y finaliza al instaurar una dieta con alimentación complementaria sólida y patrones de colonización de tipo adulto, hacia el final de los dos primeros años de vida. El aparato intestinal superior permanece estéril o con escasas colonias grampositivas en lactantes amamantados. El aumento de la colonización por anaerobios facultativos y aerobios reduce las reservas de oxígeno en el lumen intestinal, con aumento de especies anaerobias.

En el neonato a término que recibe lactancia materna, el patrón de colonización típico se instaura en las primeras 2 semanas de vida, sobre todo a expensas de *Lactobacillus* y bifidobacterias. En los primeros días de vida, en las heces del recién nacido predominan las enterobacterias y los enterococos. Típicamente, los neonatos pretérmino, los nacidos por cesárea, los alimentados con lactancia artificial y los que reciben antibióticos presentan diferencias significativas en la colonización intestinal. En los alimentados con fórmulas lácteas artificiales predominan las *Enterobacteriaceae*, *Bacteroides* y *Clostridium*, y los neonatos ingresados en las unidades de neonatología muestran una colonización predominante con aerobios gramnegativos y escasos anaerobios.

Las arqueas, como *Methanobrevibacter smithii*, se han relacionado con el sobrepeso, aunque la pérdida de peso supone una disminución de la relación *Firmicutes/Bacteroidetes*. Las líneas de investigación actuales se centran menos en el número que en la función de cada cepa intestinal. Desde antiguo se conoce la relación entre el tipo de alimentación y el microbioma intestinal; la «flora sacarolítica y proteolítica» difería según la composición de la alimentación. La metaproteómica permitirá establecer y aclarar lo intrincado de las interrelaciones.

Las complejas relaciones entre los tres proteomas (humano, alimento y microbiota), aun sumando un cuarto (el del microbioma del alimento), pueden hacer inmanejable la información obtenida. Por ello, se han establecido modelos experimentales como el del «ratón humanizado» para discernir mejor estas relaciones. Los biomarcadores del proteoma de la microbiota aportarán información valiosa sobre todo para los enfermos que reciben tratamiento. El mayor reto es el que pretende alcanzar la iniciativa del microbioma humano y la aplicación del algoritmo de ancestro común más bajo de MEGAN y Unipept para relacionar la filogenia de los transcritos y las secuencias peptídicas, para hermanar metagenómica, metatranscriptómica y metaproteómica, combinando la PIT (*proteomics informed by transcriptomics*) para dilucidar la filogenia del microbioma.

APLICACIONES DE LA PROTEÓMICA A LA INDUSTRIA ALIMENTARIA

Mejora de la palatabilidad

Muchas de las elaboraciones y procesamientos domésticos o industriales sobre los alimentos para mejorar su sabor conllevan cambios en los principios inmediatos que los conforman (**cap. 26**, Influencia de los procesos tecnológicos sobre el valor nutritivo de los alimentos, **tomo III**). Estos cambios deberán tenerse en cuenta cuando se empleen técnicas proteómicas para su estudio. Las proteínas son muy sensibles al calor: por encima de 60 °C se desnaturalizan y pierden su estructura nativa, con lo que se transforman sus características y propiedades. Al aumentar aún más la temperatura se establecen nuevas conformaciones que favorecen las interacciones interproteínas e intraproteína. Originalmente, los alimentos se cocinaban para evitar infecciones y favorecer su digestión, aunque en la actualidad existen otros objetivos mucho más hedónicos y de creación artística. Los modos de preparación culinaria desnaturalizan de diferentes formas las proteínas alimentarias. En ocasiones, esta desnaturalización es el fin de la preparación del alimento, al añadir alguna característica que mejora su palatabilidad, aunque conlleva la pérdida de otras cualidades (el cocinado de carne o pescado a la parrilla reduce el valor nutritivo de las proteínas pero añade olores o texturas muy apreciados). Las proteínas del gluten de algunos cereales tras su cocción mejoran la textura del alimento. Simplemente, el tratamiento por calor (mejor húmedo) favorece la rotura total o parcial de los enlaces peptídicos (directamente proporcional), con lo que mejora la digestibilidad, al ser más accesibles los restantes a las proteasas. El calor inactiva factores antinutritivos y enzimas de las proteínas alimentarias (proteolíticas, lipolíticas o glucolíticas) que generan sustancias que cambian las características organolépticas de los alimentos, haciéndolos poco atractivos para los sentidos.

La reacción no enzimática de proteínas (lisina y aminoácidos básicos) con glúcidos, sobre todo azúcares reductores (monosacáridos y aldosas) por calor (reacción de Maillard), conlleva cambios de color (pardeamiento) y olor (acaramelado), y determinados procesos, como la deshidratación, la pasteurización y el horneado, la favorecen. Los nuevos enlaces disminuyen el valor nutritivo del alimento, al no ser digerido por las proteasas digestivas y reducir la disponibilidad de esos aminoácidos (lisina). La reacción de Maillard es directamente proporcional al valor de la pendiente del incremento de la temperatura. También esta reacción se ve afectada por el pH (inversamente proporcional), la actividad del agua (inicio directo y con mucha hidratación, inverso) y la reducción del aporte de vitamina C (directamente proporcional).

La mayoría de los alimentos puede experimentar reacción de Maillard, siempre que estén presentes los grupos carbonilo y amino. Algunos ejemplos son los siguientes:

- En alimentos obtenidos de cereales (pan u otros derivados de la panificación), la lisina es el aminoácido limitante, y su pérdida debe ser tenida en cuenta.
- La carne necesita hidratos de carbono para que tenga lugar la reacción de Maillard. Aunque experimente glucogenólisis, el glucógeno se convierte en ácido láctico (por falta de oxígeno), que no reacciona con los grupos amino. Cuando la carne se reboza con harina o pan se favorece la reacción.
- En el pescado, cuando se degradan *post mortem* las proteínas y nucleótidos, se generan aminas volátiles, aminoáci-

dos libres y pentosas. Esto favorece la reacción de Maillard, ya que se incrementa el pH y también la concentración de sustratos que reaccionan.
- La leche y los derivados lácteos, las salsas, el cacao y las frutas parcialmente desecadas también pueden experimentar esta reacción.

Conviene destacar que las proteínas y los aminoácidos pueden experimentar otras reacciones que interfieran en su valor nutritivo. En algunos alimentos proteicos sometidos a altas temperaturas pueden producirse interacciones entre las proteínas. Esto suele ocurrir cuando los pescados o carnes son cocinados con plancha o parrilla, en las que estas reacciones pueden provocar mermas nutricionales. También pueden verse afectados algunos grupos de los aminoácidos, como el amino sulfhidrilo, o isomerizarse los aminoácidos, pasando de forma L a D, como sucede en condiciones alcalinas y con calor, en las que disminuye el valor biológico de las proteínas. También se producen interacciones entre proteínas y lípidos, sobre todo los ácidos grasos poliinsaturados, como los que contienen los pescados grasos o azules. Este tipo de interacciones son frecuentes en procesos de asado, desecación, cocción o fritura, pero también pueden producirse cuando al congelar los alimentos.

Procesado de alimentos

Las características moleculares de los epítopos proteicos alergénicos son importantes para establecer el grado y el tipo de respuesta inmunitaria. Las características moleculares que permiten una respuesta de tipo Th2 pueden verse influidas por los procesados de los alimentos.

Unión a glúcidos. Reacción de Maillard. Las estructuras glicosiladas pueden ser reconocidas por los receptores lectina C de células dendríticas intestinales y favorecer una respuesta inmunitaria de tipo Th2. En la parte externa de muchos antígenos proteicos hay moléculas de glucanos, imprescindibles para su reconocimiento. Así, Ara h1 debe estar glicosilado para estimular a los monocitos a través del *cluster* de diferenciación CD-SING e inducir la transformación de Th2 de células T. La reacción de Maillard y sus aductos puede polarizarla hacia Th2 estimulando los receptores CD36 y RAGE (*receptor for advanced glycation endproduct*: receptor de productos finales de glicosilación avanzada). Los derivados de huevo, calentados con glucosa, aumentan los niveles de IL-2, IL-4 e interferón gamma (IFN-γ), más que aquellos sin procesar.

Unión a lípidos. La formación de complejos alérgeno y lípidos puede ser natural o debida al procesamiento de los alimentos. Las interacciones con lípidos se establecen en las estructuras proteicas más hidrofóbicas e internas. Éstas simulan patrones microbianos de reconocimiento por receptores análogos de *Toll* (TLR2 y TLR4) o lectina C, que estimulan, a su vez, la respuesta inmunitaria de tipo Th2. Además, la interacción con lípidos aumenta la resistencia proteica al aumento de temperatura (como en la β-lactoglobulina) y los estabiliza frente a las enzimas proteolíticas del aparato gastrointestinal.

Unión de proteínas. El procesamiento de las proteínas alimentarias puede desnaturalizarlas, cambiando su estructura tridimensional nativa sin que se rompan los enlaces peptídicos, con lo que desaparece o disminuye la capacidad antigénica. La gelificación conlleva un estadio inicial de desnaturalización, así como un segundo paso donde se reorientan en tres dimensiones las cadenas ya desnaturalizadas. Si esta etapa se efectúa lentamente, el gel será transparente y elástico, y si es rápida, opaco y rígido. Los epítopos pueden establecerse con una nueva conformación tridimensional, transformando su alergenicidad y la del alimento.

La agregación proteica se produce al interaccionar dos o más cadenas desnaturalizadas, que exponen sus residuos más hidrofóbicos y forman una proteína de mayor masa y nuevos epítopos. La coagulación es el tipo de agregación más anárquica entre dos proteínas desnaturalizadas y la que tiene mayor interacción entre ellas, con la reducción de la interacción con el solvente que las rodea. Durante la pasteurización, se agregan β-lactoglobulina y α-lactoalbúmina, y se redireccionan hacia las placas de Peyer intestinales, lo que permite una mayor sensibilización con secreción de IgE y citoquinas Th2.

La gelificación se produce tras la desnaturalización proteica, seguido de un primer proceso, poco claro en los primeros 3-10 minutos, en el que se forman agregados esféricos al interactuar los residuos hidrofóbicos, con posterior intercambio y oxidación de grupos tiólicos, lo que hace más rígida la estructura y con mayor adherencia entre los agregados. Súbitamente, aumenta la elasticidad con el enfriamiento, al establecerse puentes de H (en geles termorreversibles de valencia secundaria) y enlaces iónicos y salinos (en geles de valencia principal), que estabilizan las estructuras esféricas. Si se encuentran muy cercanas las macromoléculas esféricas se produce sinéresis y la cohesión intermolecular es demasiado débil, se tratará de una solución coloidal.

Las espumas se forman por dispersión de burbujas de gas en un sustrato líquido o semisólido que contiene surfactante. El gas puede ser aire o CO_2 en una matriz que contiene proteínas. Los atributos más importantes para caracterizar las proteínas de la espuma son: potencia (aumento del volumen al introducir el gas) y estabilidad (mantenimiento del volumen en el tiempo). El gas tiene poca repercusión sobre los epítopos de las proteínas.

Trazabilidad de productos alimentarios

Evitación de fraudes alimentarios

La trazabilidad se define como la capacidad de identificar y seguir desde el origen un alimento durante sus etapas de producción, transformación y distribución. Una correcta trazabilidad aporta valor añadido a un alimento, al permitir conocer su origen y los procesos a los que ha sido sometido, así como obtener mayor seguridad y evitar los fraudes. Las ventajas de una correcta trazabilidad son: normativa y certificación, control de calidad y evitación de fraudes, evitación de contaminación y sanidad alimentaria, y diferenciación de un producto frente a la competencia. Frente a los «sellos» y «tatuajes» (marcadores químicos), certificados de calidad,

marcado por radiofrecuencia, tarjetas electrónicas, códigos de barras, etc., el estudio de marcadores moleculares *(biocoding)*, como las proteínas de un producto alimentario, puede transformarse en su auténtica e inmodificable «huella digital». Los péptidos que componen unívocamente las proteínas del producto alimentario y su aparición certifican el producto. El fraude en su manipulación podría detectarse al encontrar proteínas que no debieran estar en el alimento original, por mezcla de otras proteínas (carnes de menor valor, productos hortofrutícolas diferentes más baratos), o por alimentos transgénicos o modificados genéticamente. La repercusión no es sólo sanitaria o económica; en la actualidad también tiene importancia religiosa.

Para los estudios proteómicos se requiere una muestra adecuada, en cantidad y calidad. Hasta ahora eran frecuentes las técnicas de ELISA y *Western-blot* para proteínas, aunque se ha usado el isoelectroenfoque para diferenciar las especies, por ejemplo, para confirmar los patrones específicos de especie, muy reproducibles y usados en peces comerciales, pleuronectiformes y gadiformes, por su diferente valor comercial. Las técnicas sin gel LC-MS/MS con triple cuadrupolo requieren menos tiempo de laboratorio, son más accesibles, y permiten diferenciar mezclas cárnicas complejas (como la especie del animal de origen o la especie de origen de los derivados de gelatina); pueden discriminar el tejido del que se obtiene la «carne», y si hay fuentes animales en los piensos para ganadería.

Las proteínas de la coagulación son ubicuas en los diferentes tejidos animales y permiten, si se conocen las relaciones m/z diferenciales de los fibrinopéptidos A y B por MALDI-TOF-MS o ESI MT/MT, distinguir el animal de origen (buey, cordero, cerdo, pollo, pavo, atún) y, si se usaron espesantes, su origen (sangre porcina, bovina, etc.). Para certificar estos hallazgos son necesarias técnicas de SRM. Tras el problema de las «vacas locas» (encefalitis espongiforme bovina) en el año 2000, el estudio de los péptidos trípticos de la troponina I ha servido para diferenciar el origen de la carne, estudiando los primeros 60 aminoácidos de la cadena peptídica por cromatografía líquida con cuadrupolo y tiempo de vuelo (LC-Q-TOF) o MALDI TOF-TOF. Los métodos ácidos de extracción de gelatinas inutilizan el DNA para pruebas genómicas de trazabilidad, pero el colágeno se usa desde en helados a nutracéuticos. El estudio mediante MALDI TOF-TOF permite diferenciar mezclas de gelatinas y si proceden de piel/tejido conectivo (colágeno de tipo 2) o son óseas (de tipo 1).

El mayor problema es el tratamiento térmico para elaborar los productos alimentarios, que desnaturaliza las proteínas y puede hacerlas inservibles para los estudios proteómicos. Esto requiere el uso complementario de técnicas génicas, pues el DNA es más resistente al aumento de la temperatura (aunque también se destruye a más de 150 °C, con los problemas de cuantificación que comporta la PCR). La mayoría del maíz transgénico europeo se cultiva en España y representa el 4 % de la cosecha total de maíz español. La aplicación de herramientas proteómicas de 2D-PAGE, complementadas con metabolómica y resonancia magnética bidimensional, tipifican con claridad las diferencias entre las estirpes silvestres y los organismos genéticamente modificados.

Estudio de composición de alimentos

El conocimiento de la composición proteica de los alimentos es clave para analizar con exactitud sus propiedades organolépticas, nutritivas y funcionales. Hasta ahora, la composición por principios inmediatos, habitual en nutrición, se basaba en las proteínas mayoritarias, pero la proteómica de segunda generación cambió el paradigma. Las proteínas minoritarias, cuantitativamente menos importantes, cobran mayor importancia. Desde el punto de vista nutricional y tecnológico de la nutriproteómica, las proteínas minoritarias son la herramienta ideal para profundizar en la composición proteica cualitativa y cuantitativa de los alimentos. Proteomas de los alimentos más comunes (leche, huevo, arroz, trigo, merluza, platija, cerdo, etc.) están sirviendo de modelos para la introducción de herramientas proteómicas. La **figura 19-10** ilustra los proteomas de hígado de lenguado (**Fig. 19-10, A**) y de la glándula digestiva de cangrejo rojo americano (**Fig. 19-10, B**), obtenidos en el Departamento de Bioquímica y Biología Molecular de la Universidad de Córdoba, en España.

Protección del consumidor y análisis de fraudes

La protección del consumidor debe ser la norma en la industria alimentaria. La legislación obliga al correcto etiquetado de los productos, indicando su composición y trazabilidad. Como el fraude siempre es posible, hay que estar alerta, y los laboratorios de referencia alimentaria deben contar con protocolos avanzados, sensibles y robustos para detectarlo.

Hasta ahora el problema se resolvía con técnicas de inmunoanálisis como ELISA y análisis de DNA de la muestra alimentaria. Estas aproximaciones conllevan varios inconvenientes: necesidad de tener anticuerpos específicos muy variados, aparición de reacciones cruzadas entre epítopos diferenciales, degradación de proteínas o del DNA por la manufactura y el procesado del alimento, dificultad de la extracción de DNA en matrices alimentarias complejas, y complejidad del análisis cuantitativo. Con la aparición las novedosas técnicas de nutriproteómica, complementarias a las anteriores, MALDI TOF-TOF o nano-LC-ESI-MS/MS, muchos de estos problemas se superan (aunque pueden aparecer otros intrínsecos a la técnica empleada) y se pueden obtener los «códigos de masa de cada alimento (según el espectro de masas de su proteoma), auténticos códigos de barras de proteínas que definen no sólo la composición, sino también el origen, la manipulación y la trazabilidad del producto.

La persecución del fraude alimentario es otra área en la que las herramientas proteómicas han tenido más acogida, al permitir discernir entre especies animales y detectar la adulteración, total o parcial, de los productos cárnicos con proteínas animales de huevo o productos vegetales (proteínas de soja, cebada, maíz, etc.). Además, permiten advertir fraudes en alimentación del ganado para carne prohibidos por ley.

Organismos genéticamente modificados

La biotecnología alimentaria, junto con el desarrollo de la genómica, ha permitido producir alimentos que contienen

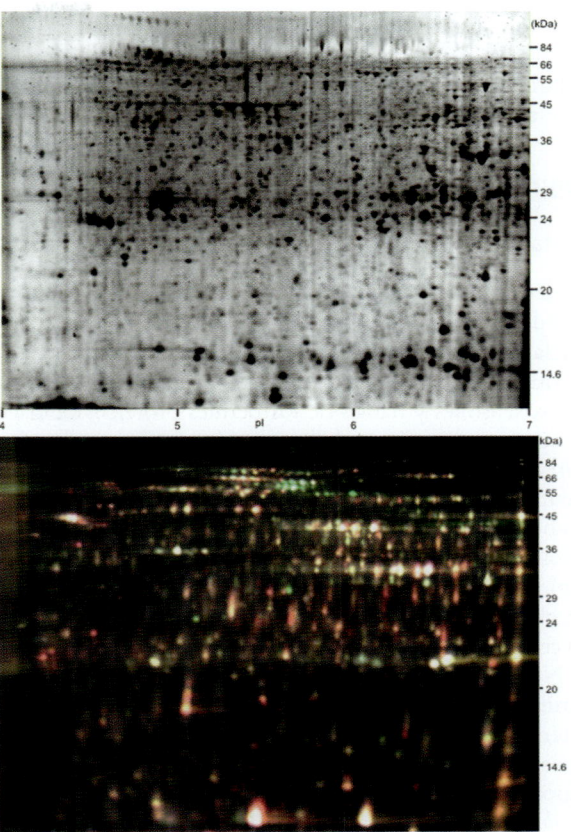

Figura 19-10. A) Imagen de geles de acrilamida/bisacrilamida bisimensionales (2D-PAGE), de 24 cm, con pH 5-9, de hígado de lenguado teñido con Sypro-Ruby®. B) Imagen de electroforesis en gel diferencial (DIGE), de 24 cm, con pH 4-7, de glándula digestiva de cangrejo rojo de dos áreas con contaminación diferencial.

organismos modificados genéticamente (**cap. 24**, Alimentos modificados genéticamente, **tomo III**). Los cambios introducidos en el genoma de estos organismos en el laboratorio, aparte de la mejora buscada (mayor resistencia a plagas o al estrés hídrico, mayor concentración proteica, etc.), pueden producir modificaciones en el DNA o en sus mecanismos de regulación génica. Estos efectos colaterales suelen ser difíciles de detectar en el laboratorio convencional, y no es fácil establecer la «equivalencia sustancial». Si dos alimentos «iguales», uno silvestre y otro modificado genéticamente, no coinciden en su composición, no se admite su equivalencia sustancial y son necesarios ensayos clínicos, toxicológicos e inmunológicos adicionales para su introducción en el mercado.

La nutriproteómica permite valorar si los organismos modificados genéticamente presentan una expresión proteica diferente a la deseada. Las aproximaciones proteómicas con prefraccionamiento-enriquecimiento por MALDI-TOF o LC-ESI-Q-TOF ayudan a perseguir el fraude de mezclas de productos silvestres y sus transgénicos, además de la importancia que están adquiriendo en los mercados ecológicos, en los que se rechaza cualquier manipulación génica de los alimentos.

Por aproximaciones proteómicas se han evaluado las diferencias de expresión proteica en maíces transgénicos. Al comparar el maíz MON 810 en la generación T05 y

T06 con sus controles isogénicos de tipo silvestre WT05 y WT06, 43 proteínas mostraron expresión diferencial. Estos estudios se complementan con técnicas metabolómicas y de resonancia magnética bidimensional.

Seguridad alimentaria

Contaminación por microorganismos

La detección de contaminación microbiana de los alimentos ha sido y es uno de los caballos de batalla de mayor importancia en salud pública. El desarrollo de herramientas por MALDI-TOF ha permitido disponer de nuevos métodos rápidos, sensibles y fiables de los perfiles proteicos de bacterias patógenas contaminantes. Los patrones proteicos de microorganismos permiten establecer estándares de calidad de los alimentos y valorar los métodos empleados en la fertilización, el abono previo del producto y el origen de los alimentos. Estos métodos también detectan citoquinas presentes en los alimentos de forma natural, como es el caso de la leche materna, algunos inhibidores del crecimiento bacteriano, fúngico o vírico (como los taninos), que pueden ser de utilidad.

No son infrecuentes las crisis internacionales por contaminación alimentaria, que transforman los mercados en auténticos hervideros político-sanitarios, y que en muchos casos ponen a prueba las herramientas de control microbiológico. La aparición de estafilococos multirresistentes, *Campylobacter* sp., *Salmonella* sp., *Enterococcus* sp., *Escherichia coli* y varios microorganismos anaerobios, virus de Norwalk, virus de la hepatitis A y B, rotavirus, adenovirus, etc., u hongos como *Candida* sp. y *Aspergillus sp.* no es rara. La evaluación de contaminación e infección microbiológica de los productos alimentarios ha experimentado una revolución con la introducción de herramientas proteómicas. En los últimos años, Bruker Daltonics ha introducido el MALDI-Biotyper®, que permite identificar de forma rápida cultivos bacterianos por huella peptídica específica de especie con un 99 % de seguridad.

Particularidades de algunas proteínas alimentarias

Carnes

Las proteínas son la única fuente de nitrógeno y de aminoácidos esenciales para el hombre, y su ingesta equilibra su continuo recambio, cuya pérdida genera efectos adversos en el organismo. En el primer mundo, la mayor fuente de proteínas animales proviene de granjas intensivas de rumiantes y aves, aunque en los últimos años están en auge las piscifactorías. La industria cárnica es una de las más potentes a nivel mundial. Aunque en las últimas dos décadas han ocurrido algunas crisis mundiales por la aparición de enfermedades como la encefalitis espongiforme bovina, la gripe aviar y la gripe porcina, la fracción cárnica proteica cada vez tiene mayor importancia.

La proteómica ofrece un marco ideal para su estudio, para determinar la calidad del producto y monitorizar las condiciones y la salud de los animales de los que procede y, por consiguiente, añadir conocimientos para comprender mejor los complejos mecanismos biológicos sobre los que

interactúan las proteínas. Si en principio pudiera parecer que la proteómica intervendría sólo sobre la carne (músculo), hoy la tendencia es diferente, y se estudian de forma integrada todos los tejidos y fluidos animales. Mientras la selección de razas ha mejorado, en la producción (si bien está por demostrar en los organismos manipulados genéticamente) han aparecido nuevos contratiempos, como las mastitis de repetición y la acumulación de tejido graso en los cuartos traseros.

Los estudios proteómicos de las carnes han profundizado en los tipos musculares y su crecimiento, composición de las canales, patrones de acumulación de tejido graso, etc. La electroforesis unidimensional o la 2D-PAGE y el análisis de componentes principales de las proteínas con expresión diferencial puede considerarse una de las herramientas más novedosas para clasificar las distintas razas. La **figura 19-11** muestra un resumen de las distintas fases y los beneficios obtenidos con el estudio proteómico de las carnes.

En los últimos años se valora la cantidad de colágeno, grasa, enzimas proteolíticas, tiempos de maduración, etc., para mejorar la textura y demanda de carne. Mientras se busca la apreciada infiltración grasa del músculo (mejora de la textura y el sabor), se desprecian los patrones de grasa subcutánea con auge creciente. Numerosos estudios proteómicos de la carne *post mortem* por proteómica rédox han estudiado los cambios de hidrofobicidad, conformación (si la miosina pesada se oxida aparece agregación proteica y aumenta la dureza de la carne) y resistencia a la hidrólisis enzimática, con expresión diferencial de 103 proteínas (27 ausencia/presencia). La miosina y la triosa-fosfato isomerasa se relacionan con la mayor facilidad del corte de la carne, y las proteínas oxidadas tienen menor valor nutricional. También se han apreciado patrones de expresión diferencial por 2D-PAGE en fracciones del proteoma mitocondrial, lo que sugiere que la apoptosis reduce la dureza de la carne vacuna asada a 55 °C. Se han relacionado directamente 24 proteínas con la carne tierna, de las que HSP27 la más importante. Los estudios proteómicos seguidos de interactómica *in silico* permiten diferenciar las canales porcinas con patrones de acumulación grasa en los cuartos traseros debido al aumento de estrés oxidativo y a la alteración de la glucólisis.

Tras la muerte, el pH del tejido disminuye, se acumula lactato y las enzimas glicolíticas dejan de actuar, con lo que varían las propiedades organolépticas de las proteínas de la carne de forma dependiente de la especie, útiles como indicadores del proceso de maduración para obtener características óptimas para la venta. Las medidas tradicionales, como el valor de Minolta, el pH, el porcentaje de carne limpia, el espesor de la grasa dorsal y la capacidad de retención de agua, pueden complementarse con el uso de patrones diferenciales de las especies por aproximaciones ómicas, que pueden llegar a detectar variaciones específicas de especie de los diferentes patrones de fosforilación oxidativa del músculo. Además, en la carne de cerdo curada con sal y frío (como el jamón tradicional) aparecen péptidos derivados de enzimas glicolíticas que cambian con la duración y el tipo de curado, así como por la alimentación del cerdo, y contribuyen a los apreciados cambios de sabor, además de la aparición de biopéptidos que aportan nuevas propiedades aún por estudiar.

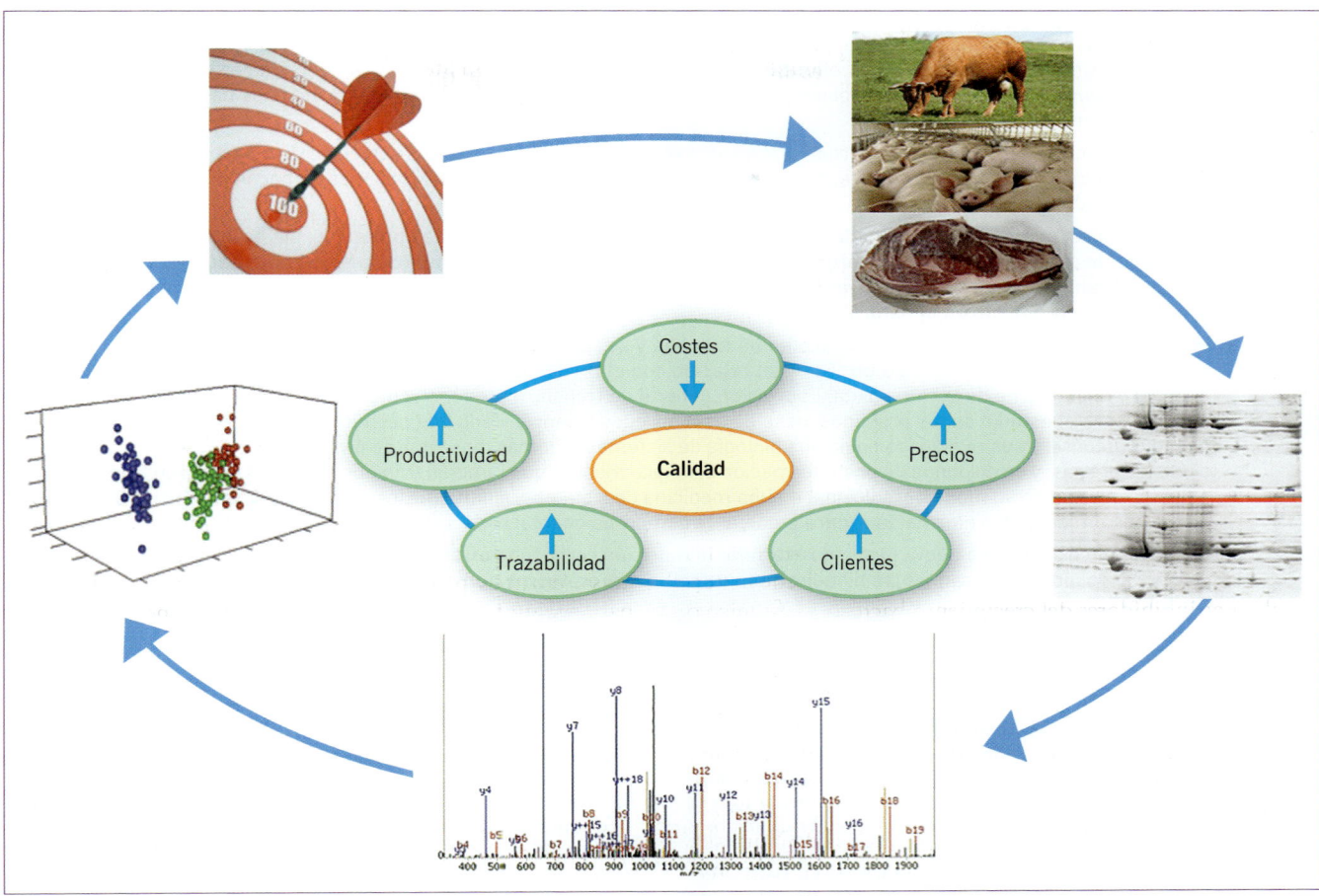

Figura 19-11. Diagrama de mejora y calidad de los al mentos al introducir técnicas de nutriproteómica.

Vinos y cervezas

La uva es la fruta de mayor importancia económica mundial. De vital importancia en la salud humana, por la conocida «paradoja francesa», el estudio de sus proteínas, en principio para mejorar la calidad del producto vitivinícola (resistencia a la fermentación, formación de turbidez y depósitos), ha derivado en ciencia básica para los productores de vinos. La desnaturalización proteica provoca agregación y floculación, con depósitos y turbidez del vino, pérdida de calidad y precio. La turbidez conlleva tratamientos intermedios para mejorar el producto final con proteínas heterólogas (leche, huevo) que pueden causar problemas (como alergias a la caseína o la ovoalbúmina). Proteínas propias de la uva también pasan al vino, como la LPT y la quitinasa, ambas alergénicas *per se*. En cambio, las proteínas son muy útiles en los vinos espumosos, al favorecer la formación de microburbujas y mantener la espuma sobrenadante.

En la industria cervecera, la proteómica ha revolucionado el modo de producción. Sobre la cerveza, tercera bebida de consumo mundial fermentada, sobre todo de grano de cebada malteada, se han realizado estudios con 2D-PAGE y MALDI-TOF, con hasta 11 marcas comerciales diferentes, lo que ha permitido identificar 85 proteínas diferenciales, clasificarlas por su expresión proteica e informar de qué granos eran los más eficientes para la producción. Con procesos de enriquecimiento y ecualización proteica y modificaciones de pH se han llegado a diferenciar 20 tipos de cebada y dos de maíz, y asegurar que las proteínas más resistentes al proceso de malteado y fermentación son las LTP y las serpinas de tipo Z. Además, con respecto a los microorganismos usados para su fermentación se han identificado 40 proteínas de *Saccharomyces cerevisiae*, una de *Saccharomyces bayanus* y una de *Saccharomyces pastorianus*. Con el mejor conocimiento de los componentes proteicos de la cerveza se obtendrán mejores características de cuerpo, estabilidad de la espuma y sabor.

PUNTOS CLAVE

- Se conoce desde la antigüedad que la nutrición es un componente esencial en la vida. Actualmente, la humanidad sufre una de la mayores catástrofes nutricionales: mientras una parte muy importante muere de hambre, otra, cada vez mayor, perece precozmente por exceso de alimentos, debido al aumento de la obesidad y sus enfermedades asociadas.

- Las proteínas, como principal fuente de nitrógeno, son esenciales para el adecuado desarrollo y la vida de los seres humanos, aunque hay algunas cuyos efectos tóxicos pueden ser deletéreos. Por ello, el conocimiento de las relaciones entre el organismo humano, su microbiota, los alimentos que consume y la microbiota de éstos es básico para mejorar las condiciones de la vida.

- Las interacciones entre alimentos y organismos son muy complejas. Los alimentos son en sí mismos matrices complejas de biomoléculas y otros componentes, minoritarios pero esenciales, cuyas interrelaciones se hacen abisales con la manipulación industrial o doméstica.

- La proteómica, como ciencia ómica de nuevo cuño, estudia de forma holística las proteínas, sin sesgo previo, y permite establecer lo que realmente son los organismos, además de informar de los cambios que experimentan según el entorno en que actúan. Esta disciplina se convierte en una especie de notaría de la realidad de la vida, pues las funciones proteicas son de lo más variopinto en la naturaleza.

- Mientras la nutriproteómica estudia el proteoma humano y su variación con la nutrición, la metanutriproteómica estudia el superorganismo humano como un todo y su relación con el medio que lo rodea, el exposoma (alimentos y microorganismos) y el proteoma de la microbiota. Esta visión general se transforma en molecular con el uso de sofisticadas herramientas para el estudio de las proteínas, base de esta novedosa ciencia. Todo ello permite entender y dibujar un sistema biológico integral y sus relaciones hacia una biología de sistemas. Además, hace que se olviden las aproximaciones reduccionistas previas, y se disponga de una información biológica masiva, que también transforma el paradigma de la medicina actual, convirtiendo su modelo tradicional en una medicina de sistemas, al integrar los datos biológicos con el apoyo clave de las herramientas bioinformáticas, para modelar la comprensión total de la salud y la enfermedad.

- Este capítulo plantea una nueva forma de entender la nutrición como función esencial de la vida: la nutriproteómica, nueva ciencia basada en herramientas bioquímicas que estudia el proteoma humano y sus cambios por la función nutritiva.

BIBLIOGRAFÍA

AFZAAL M, SAEED F, HUSSAIN M, SHAHID F, SIDDEEG A, AL-FARGA A. **Proteomics as a promising biomarker in food authentication, quality and safety: a review. Food Sci Nutr 2022; 10: 2333-46.**
Excelente revisión sobre la proteómica como herramienta para la obtención de biomarcadores para la autentificación de alimentos y para evaluación de su calidad y seguridad.

AMIL-RUIZ F, HERRUZO-RUIZ AM, FUENTES-ALMAGRO C, BAENA-ANGULO C, JIMÉNEZ-PASTOR JM, BLASCO J Y COLS. **Constructing a de novo transcriptome and a reference proteome for the bivalve Scrobicularia plana: comparative analysis of different assembly strategies and proteomic analysis. Genomics 2021; 113: 1543-53.**
Ejemplo de construcción del proteoma de un alimento, en este caso una almeja.

BOSCHETTI E, LOMAS L, CITTERIO A, RIGHETTI PG. **Romancing the "hidden proteome", Anno Domini two zero zero seven. J Chromatogr A 2007; 1153: 277-90.**
Artículo en el que se recogen las ventajas de la utilización de galerías de hexapéptidos aleatorias, como técnica para disminuir el rango dinámico de concentración de proteínas y la exploración del proteoma profundo.

BOSCHETTI E, HERNÁNDEZ-CASTELLANO LE, RIGHETTI PG. **Progress in farm animal proteomics: the contribution of combinatorial peptide ligand libraries. J Proteomics 2019; 197: 1-13.**
Revisión sobre la contribución de las librerías de péptidos para la identificación de proteínas en animales de granja.

CAPRIOLI RM, FARMER TB, GILE J. **Molecular imaging of biological samples: localization of peptides and proteins using MALDI-TOF MS. Anal Chem 1997; 69: 4751-60.**
Revisión sobre la tecnología MALDI-TOF para la identificación y localización de péptidos y proteínas en alimentos.

CORELLA D, ORDOVÁS JM. **Biomarkers: background, classification and guidelines for applications in nutritional epidemiology. Nutr Hosp 2015; 31(Supl. 3): 177-88.**
Artículo de revisión por autores de prestigio en nutrición humana, en el que describen el estado actual de los biomarcadores en epidemiología nutricional, que puede evaluarse como indicador de exposiciones, de procesos biológicos normales o patogénicos o de respuestas a una intervención determinada, así como las tendencias futuras de los nuevos biomarcadores ómicos.

CORRALES F, CALVETE F. **Manual de proteómica. Madrid: Sociedad Española de Proteómica, 2014.**
Sin duda alguna, el texto en español más importante sobre proteómica, escrito por muchos de los autores de más prestigio de la SE-PRO, imprescindible para los iniciados en esta área del conocimiento. Se desarrollan todas las áreas más novedosas de la proteómica.

HERRERO M, SIMÓ C, GARCÍA-CAÑAS V, IBÁÑEZ E, CIFUENTES A. **Foodomics: MS-based strategies in modern food science and nutrition. Mass Spectrom Rev 2012; 31: 49-69.**
Artículo de revisión en el que se recogen las diferentes estrategias de espectrometría de masas aplicadas en las tecnologías ómicas en relación con la nutrición.

IZQUIERDO-GONZÁLEZ JJ, AMIL-RUIZ F, ZAZZU S, SÁNCHEZ-LUCAS R, FUENTES-ALMAGRO CA, RODRÍGUEZ-ORTEGA MJ. **Proteomic analysis of goat milk kefir: profiling the fermentation-time dependent protein digestion and identification of potential peptides with biological activity. Food Chem 2019; 295: 456-65.**
Ejemplo de utilización de la proteómica en kéfir obtenido a partir de leche de cabra para evaluar el proceso de fermentación y la identificación de péptidos de interés biológico

JORRIN NOVO J, KOMATSU S, WECKERTH W, WIENKOOP S. **Plant proteomics: methods and protocols, 2ª ed. Heidelberg: Humana Press, 2014.**
Excelente libro de proyección internacional, pionero en el área de la agronómica y la aplicación de las más modernas técnicas proteómicas. Destaca por sus protocolos aplicados en el mundo vegetal.

KELLY RT. **Single-cell proteomics: progress and prospects. Mol Cell Proteomics 2020; 19: 1739-48.**
Excelente revisión sobre proteómica.

KOLMEDER, CA, DE VOS WM. **Metaproteomics of our microbiome-developing insight in function and activity in man and model systems. J Proteomics 2014; 97: 3-16.**
Revisión sobre proteómica en microbiología que incluye información sobre las ventajas e innovaciones que proporciona la metaproteómica en los seres humanos y sus futuras aplicaciones en nutrición.

KUSSMANN M, PANCHAUD A, AFFOLTER M. **Proteomics in nutrition: status quo and outlook for biomarkers and bioactives. J Proteome Res 2010; 9: 4876-87.**
Artículo de revisión sobre los aspectos más actuales de la nutriproteómica, basados en la identificación de biomarcadores y en los alimentos bioactivos. La investigación nutricional basada en el conocimiento de la molecularidad de los alimentos, que lleva a una nutrición personalizada, para adaptar los alimentos a las necesidades individuales.

MACCHIA D, MELIOLI G, PRAVETTONI V, NUCERA E, PIANTANIDA M,

CAMINATI M; FOOD ALLERGY STUDY GROUP OF SIAAIC. **Guidelines for the use and interpretation of diagnostic methods in adult food allergy. Clin Mol Allergy 2015; 13: 27.**
Extensa guía clínica de la Sociedad Italiana de Alergia, Asma e Inmunología Cínica, en la que se exponen sus consensos nacionales de interpretación de las diferentes aproximaciones diagnósticas en alergia alimentaria en seres humanos. Con un eminente enfoque práctico en el área de la técnicas de diagnóstico molecular más novedosas, resulta de fácil manejo.

MEYER JG. **Deep learning neural network tools for proteomics. Cell Rep Methods 2021; 1: 100003.**
Revisión sobre la técnica de inteligencia artificial basada en redes neuronales como herramienta de interés en proteómica.

SAUER S, LUGE T. **Nutriproteomics: facts, concepts, and perspectives. Proteomics 2015; 15: 997-1013.**
Artículo que recoge los conceptos básicos en nutriproteómica y analiza los potenciales beneficios de las metodologías basadas en la proteómica en el campo de la investigación nutricional.

SÉNÉCHAL S, KUSSMANN M. **Nutriproteomics: technologies and applications for identification and quantification of biomarkers and ingredients. Proc Nutr Soc 2011; 70: 351-64.**
Artículo de revisión, continuación de otro previo, sobre la aplicación de las herramientas proteómicas en la nutrición, la caracterización de las proteínas y los péptidos, así como sus beneficios en la investigación de la salud humana en relación con la alimentación, para una mejor comprensión de los mecanismos moleculares patológicos que subyacen a la mala alimentación.

VERHOECKX KCM, VISSERS YM, BAUMERT JL, FALUDI R, FEYS M, FLANAGAN S Y COLS. **Food processing and allergenicity. Food Chem Toxicol 2015; 80: 223-40.**
Artículo de revisión en el que se recoge la importancia del correcto procesamiento de los alimentos, para evitar su potencial alergenicidad proteica. Alerta sobre la incapacidad del procesamiento alimentario, en muchas ocasiones, para evitar las reacciones alérgicas o no alérgicas de algunos alimentos.

ZHU Y, DOU M, PIEHOWSKI, LIANG Y, WANG F, CHU R Y COLS. **Spatially resolved proteome mapping of laser capture microdissected tissue with automated sample transfer to nanodroplets. Mol Cell Proteomics 2018; 17: 1864-74.**
Descripción de la técnica de mapeado proteómico utilizando láser de alta resolución sobre muestras de tejidos.

Nutrición y metabolómica

20

O. D. Rangel Huerta, A. Torres Martos y M. D. Mesa García

OBJETIVOS

- Comprender los conceptos de metaboloma, metabolómica, metabotipo, huella metabólica, nutrimetabolómica y alimentómica.
- Identificar las herramientas que utiliza la metabolómica para caracterizar las interacciones entre el metabolismo y la acción biológica de los nutrientes y de los alimentos.
- Identificar la metodología para realizar un análisis metabolómico: comprender las diferencias entre un análisis dirigido y uno no dirigido, así como reconocer los métodos (plataformas) de determinación y las herramientas estadísticas para el análisis de datos metabolómicos.
- Conocer los tipos de abordaje en nutrimetabolómica.
- Detallar los metabolitos y las principales vías metabólicas alteradas por nutrientes y alimentos.
- Identificar las aplicaciones clínicas de la nutrimetabolómica.
- Entender la relación entre microbiota, dieta y metabolómica.

CONTENIDO

INTRODUCCIÓN

Durante siglos, los alimentos se han considerado una fuente energética esencial para desarrollar las múltiples actividades del ser humano, así como moduladores de la salud y del bienestar. Diversas civilizaciones antiguas, como Egipto, Persia, India y China, ya utilizaban la comida para tratar y prevenir la enfermedad.

Históricamente, la ciencia de la nutrición ha mantenido un abordaje reduccionista, centrándose en el análisis de unos cuantos compuestos derivados de los alimentos. Se sabe que los antiguos médicos chinos utilizaban hormigas para evaluar si la orina contenía concentraciones elevadas de glucosa y diagnosticar la diabetes. El progreso tecnológico y bioinformático ha facilitado la realización de análisis moleculares más específicos y eficaces, abriendo nuevos horizontes a la investigación en nutrición. Una visión más holística podría resultar más útil para entender las interacciones entre la variedad de compuestos químicos presentes en los alimentos y las redes bioquímicas en los organismos más complejos.

En la actualidad, el objetivo principal de la nutrición moderna se orienta a la caracterización de la relación entre la dieta, el estilo de vida y la salud a nivel molecular, identificando el papel de los nutrientes, su procesamiento, absorción y metabolización en el organismo. Para ello, las nuevas ciencias ómicas, que incluyen la genómica, la transcriptómica, la epigenómica, la proteómica y la metabolómica, entre otras, han servido para entender mejor los mecanismos subyacentes al metabolismo celular (**cap.** 1, Introducción a la nutrición molecular).

Estas disciplinas ómicas aplicadas en el contexto de la salud y la nutrición podrían identificar biomarcadores de riesgo de enfermedad (indicadores tempranos asociados con distintas enfermedades y sus modificaciones provocadas por la ingesta de distintos alimentos), que ayuden a diferenciar entre los individuos que responden o no a intervenciones nutricionales, así como a descubrir compuestos bioactivos procedentes de los alimentos y a identificar sus acciones en el organismo.

En este capítulo se revisan los aspectos fundamentales de la metabolómica, se exploran las estrategias metodológicas utilizadas para el desarrollo del análisis metabolómico y las aplicaciones en el área de la nutrición, y se presenta una actualización de la evidencia científica disponible en el campo de la nutrimetabolómica.

Conceptos de metabolómica, metabolitos y metaboloma

La *metabolómica* es el estudio de los cambios globales en todo el conjunto de metabolitos *(metaboloma)* presentes en células, tejidos, órganos y organismos; los metabolitos son todas las moléculas de peso molecular bajo y medio (< 1.500 Da) derivadas del proceso conocido como metabolismo (p. ej., los sustratos y los productos de las enzimas). Algunas aproximaciones indican que la cantidad de metabolitos presentes en el ser humano puede oscilar entre 3.000 y 20.000, mientras que el número de genes se estima en 20.000, y el de proteínas en 100.000.

Al contrario de lo que ocurre en los genes, los RNA mensajeros (mRNA) y las proteínas, que codifican información a partir de una secuencia de nucleótidos y aminoácidos, respectivamente, los metabolitos son moléculas que no provienen de una transferencia de información dentro de la célula, sino de diversas reacciones químicas usualmente catalizadas por enzimas.

En primer lugar, los metabolitos forman parte de la estructura de grandes macromoléculas y de membranas celulares y pueden clasificarse en endógenos y exógenos. Los primeros incluyen aminoácidos, ácidos orgánicos, ácidos nucleicos, ácidos grasos, azúcares, vitaminas, cofactores, etc., y son productos del metabolismo del organismo, y los segundos provienen de la interacción con el medio exterior e incluyen los fármacos, contaminantes ambientales, toxinas y los provenientes de la dieta (**Fig. 20-1**). Los metabolitos que provienen de la dieta se conocen también como el *metaboloma de los alimentos*, que puede definirse como la suma de los metabolitos derivados de la digestión, la absorción en el intestino y la biotransformación que se lleva a cabo en los tejidos o por la microbiota. Además, otros autores proponen que el metaboloma de los alimentos está formado por todos los constituyentes de los alimentos, con lo cual cada alimento posee su propio metaboloma, por ejemplo el metaboloma del tomate o de la ternera, y el metaboloma humano estará compuesto por fracciones de dichos metabolomas, parcialmente

transformados tras la digestión, lo que se conocería como el metaboloma humano de los alimentos.

Los metabolitos provenientes de la dieta pueden ser una fuente de energía, ser reguladores de las vías del metabolismo energético, o pueden llevar a cabo ambas funciones. También pueden actuar como mensajeros señalizadores. Alternativamente, algunos regulan el metabolismo celular actuando como antioxidantes, protegiendo a la célula del estrés oxidativo. Los antioxidantes provenientes de la dieta pueden interactuar con los radicales libres, peróxidos, metales y el oxígeno, y de esta manera inhiben la formación de especies reactivas del oxígeno o la propagación de la cascada oxidativa (**cap. 13**, Estrés oxidativo y mecanismos de defensa antioxidante, **tomo I**).

Los metabolitos reflejan el estado fisiológico y proporcionan un mayor conocimiento del funcionamiento celular, por lo que pueden ser una herramienta poderosa y de gran utilidad para estudiar el metabolismo y la fisiología de los organismos vivos.

Entre las principales ventajas de la metabolómica se encuentra su naturaleza cuantitativa y no invasiva, ya que es posible su empleo en fluidos relativamente fáciles de obtener, como la saliva, la orina, las lágrimas o la sangre.

Uno de los objetivos planteados en la metabolómica es la identificación del mayor número de metabolitos con el mínimo de pérdidas o alteraciones en el proceso. A diferencia del proteoma, el metaboloma está compuesto por una extensa diversidad de compuestos químicos como ácidos inorgánicos, hidratos de carbono, alcoholes volátiles, cetonas, aminoácidos, ácidos orgánicos, lípidos y una gran cantidad de productos de naturaleza compleja. Esta complejidad hace virtualmente imposible la determinación de todo el metaboloma de manera simultánea, por eso la combinación de diferentes métodos y configuraciones de extracción y análisis hace que su estudio sea más factible.

La caracterización de todos los metabolitos proporciona una imagen instantánea del metabolismo y puede considerarse una *huella molecular* o *perfil metabolómico*. La metabolómica permite determinar patrones de variación entre

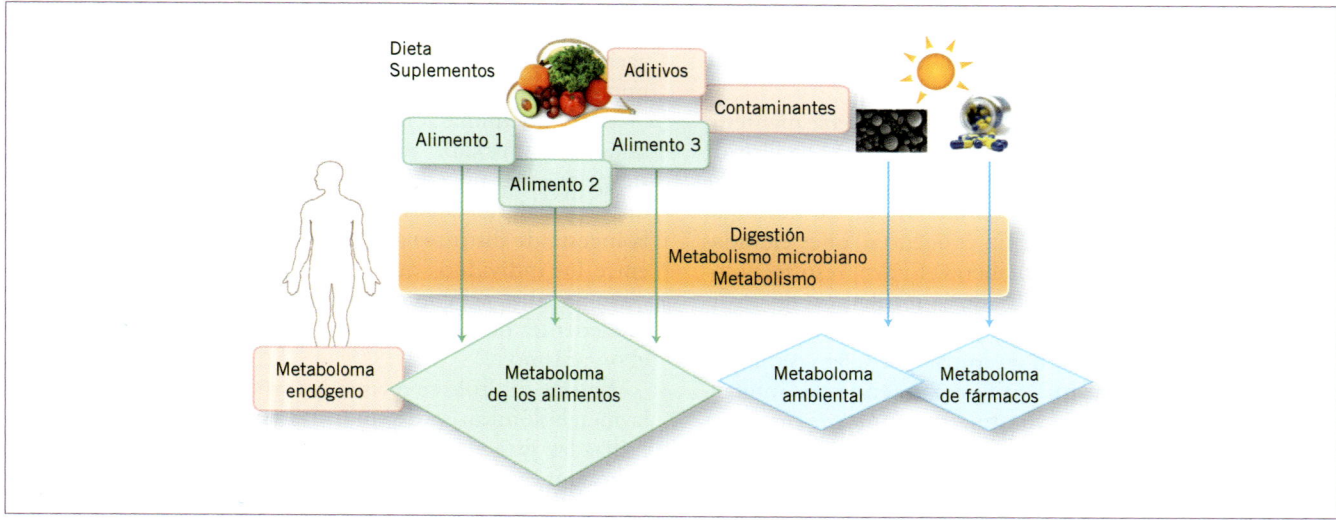

Figura 20-1. Interacción entre los distintos tipos de metaboloma: endógenos y exógenos.

distintos grupos, por ejemplo: individuos sanos frente a enfermos, o controles frente a individuos sometidos a una intervención nutricional. Además, puede utilizarse para monitorizar el resultado de una intervención, ya sea farmacológica o nutricional, mediante la observación de los patrones que siguen los distintos fenotipos metabólicos de las personas tratadas y/o enfermas en comparación con las sanas.

El metaboloma es un reflejo de factores genéticos y ambientales, incluidos medicamentos, contaminantes, actividad de la microbiota intestinal y, de manera notable, la dieta. Ésta es la razón por la que los perfiles metabolómicos ofrecen un nivel de descripción de los sistemas biológicos que trasciende a la información genética, y que reflejan de manera más precisa el fenotipo. La elaboración de clasificaciones de acuerdo con el fenotipo o perfil metabólico se denomina *metabotipo*.

Por otra parte, la palabra *alimentómica* es un término global que se refiere a la aplicación de las tecnologías ómicas a las ciencias de los alimentos y la nutrición.

Concepto de nutrimetabolómica

La aplicación de la metabolómica en las ciencias de la nutrición de denomina *nutrimetabolómica* y puede ser muy útil para identificar enfermedades metabólicas que son influidas o moduladas por distintos nutrientes y, de esta manera, orientar el desarrollo de tratamientos dietéticos específicos. La nutrimetabolómica ha abierto la posibilidad de desarrollar nuevas líneas de investigación e innovación, debido a que la generación masiva de datos y su posterior tratamiento bioinformático permite abordar ciertas áreas como la definición del estado nutricional de individuos o poblaciones, predecir y analizar la respuesta a intervenciones nutricionales, valorar la seguridad alimentaria, la calidad e incluso la trazabilidad de los alimentos, y detectar alérgenos, entre otras aplicaciones. La **tabla 20-1** es una adaptación del trabajo de Shibutami y Takebayashi (2021) y resume los estudios pioneros en nutrimetabolómica realizados en la primera década del siglo XXI.

En el área de la nutrición, la identificación del metaboloma endógeno es de suma importancia para determinar la intervariabilidad e intravariabilidad de los individuos y clasificarlos de acuerdo con su estado nutricional o con los patrones alimentarios observados. Esto, aunado a la realización de ensayos clínicos aleatorizados y a doble ciego, con dietas estandarizadas, permitirá trasladar la investigación a la práctica clínica, lo cual se reflejará en recomendaciones mucho más específicas de acuerdo con las vulnerabilidades nutricionales o el sector poblacional en el que se haya analizado el metaboloma. Además, la identificación de metabolitos que sirvan como biomarcadores de consumo ayudará a valorar y validar las intervenciones nutricionales y las encuestas alimentarias.

METABOLÓMICA: METODOLOGÍA DE ESTUDIO

Debido a la ya mencionada complejidad del metaboloma, la variabilidad intraindividual, la naturaleza dinámica de los compuestos que forman parte del metaboloma y el flu-

Tabla 20-1. Estudios pioneros en el campo de la nutrimetabolómica (2000-2009)

Año	Autor	Foco de investigación	Diseño	N°	Sexo	Biofluido	Método
2003	Lenz y cols.	Comparación de biofluidos	ECN	12	M	O, P	RMN
	Solanky y cols.	Consumo de isoflavonas	ECN	5	F	O	RMN
2004	Teague y cols.	Consumo de alcohol (glucósido de etilo)	ECN	2	FM	O	RMN
	Lenz y cols.	Fluctuación diurna/diferencias regionales	C	30/120	FM	O	RMN
2005	Wang y cols.	Consumo de té de manzanilla	ECN	14	FM	O	RMN
	Solanky y cols.	Consumo de isoflavonas	ECN	9	F	O	RMN
2006	Van Dorsten y cols.	Consumo de té verde/negro	ECC	17	M	O	RMN
	Stella y cols.	Dieta vegetariana/consumo de carne	ECC	12	M	O	RMN
	Walsh y cols.	Comparación de biofluidos	ECN	30	FM	O, P, SV	RMN, MS
2007	Rezzi y cols.	Preferencias nutricionales	ECC	22	FM	O, P	RMN
	Bertram y cols.	Ingesta de proteína láctea/cárnica en nutrición infantil	ECP	24	M	O, S	RMN
	Walsh y cols.	Ingesta de fitoquímicos	ECN	21	FM	O	RMN, MS
2008	Law y cols.	Comparación entre diferentes métodos analíticos	ECN	8	M	O	RMN, LC-MS, GC-MS
2009	Martin y cols.	Preferencias nutricionales y rasgos de ansiedad	ECP	30		O, P	RMN, MS
	Stalmach y cols.	Consumo de café	ECN	11	FM	O, P	LC-MS
	Llorach y cols.	Consumo de café	ECC	10	FM	O, S	LC-MS
	Ong y cols.	Restricción energética en el cáncer mamario	ECP	19	F	O, S	GC-MS
	Altamaier y cols.	Consumo de café	ECT	284	M	S	LC-MS/MS

Adaptado de Shibutami y Takebayashi (2021).
C: estudio de casos y controles; ECC: ensayo clínico con diseño cruzado; ECN: ensayo clínico no aleatorizado; ECP: ensayo clínico con diseño paralelo; ECT: ensayo clínico con diseño transversal; F: femenino; GC: cromatografía de gases; LC: cromatografía líquida; M: masculino; MS: espectrometría de masas; O: orina; P: plasma; RMN: resonancia magnética nuclear; S: suero.

jo metabólico, así como el impacto que tiene la matriz de análisis y la metodología utilizada, es de suma importancia establecer el abordaje adecuado en cada uno de los estudios que se planteen, lo que incluye la correcta elección de un diseño experimental con protocolos fiables que permitan la reproducibilidad, para obtener datos de relevancia biológica.

Tipos de abordaje

Como punto de partida, los estudios en metabolómica tradicionalmente se han categorizado en dos clases: no dirigidos y dirigidos (se pueden incluir también los semidirigidos). Estos abordajes difieren en varios aspectos, que incluyen el nivel de cuantificación (relativa o absoluta), la complejidad de la preparación de la muestra, la precisión experimental, la cantidad de metabolitos detectados y el objetivo del estudio. En algunos casos se pretende generar una hipótesis a partir de estudios explotarorios, mientras que en otros casos se pretende comprobar una hipótesis ya establecida. Sin embargo, posiblemente la diferencia más relevante entre los abordajes se refiera a la necesidad de identificar y de elucidar estructuralmente los metabolitos detectados.

Los *análisis no dirigidos* tienen como finalidad obtener la mayor cantidad de datos posibles en una muestra; para ello se han desarrollado plataformas con capacidad analítica de gran precisión. El inconveniente radica en que muchos de los metabolitos que serán detectados no han sido identificados previamente. La identificación química (anotación de los compuestos) y la elucidación estructural de los metabolitos de interés precisa una difícil labor intensiva postanálisis para obtener una correcta interpretación biológica, siendo este paso un preocupante cuello de botella. El conocimiento de, al menos, la clase a la que corresponden los metabolitos que se van a explorar puede ser de gran ayuda al elegir la plataforma analítica y el método de preparación de las muestras más adecuado para encontrar los compuestos de interés.

En el caso de los *análisis semidirigidos y dirigidos*, las identidades químicas de los metabolitos buscados se conocen antes del análisis, se utilizan estándares puros, y la metodología se enfoca para conseguir una elevada precisión y selectividad. El conocimiento de los metabolitos incluidos presenta, como ventaja, poder entender los procesos biológicos en los que están involucrados inmediatamente tras su procesamiento. Este tipo de análisis es de utilidad en estudios cuyo objetivo es probar una hipótesis.

En la **figura 20-2** se puede observar un diagrama representativo de las fases experimentales de un análisis metabolómico no dirigido y uno dirigido.

A continuación, se revisará a fondo cada uno de los tipos de abordaje metabolómico.

Análisis no dirigido

Los análisis no dirigidos están enfocados hacia la identificación de patrones o perfiles metabólicos diferenciales entre distintos grupos de muestras. Esencialmente, tienen como finalidad realizar la medición de todas las moléculas presentes en una muestra, incluidos los compuestos químicos desconocidos. Es de suma importancia entender que, en el caso de estos compuestos químicos desconocidos, es posible su anotación, ya sea mediante el uso de bibliotecas *in silico* o mediante investigación experimental y posterior identificación con química analítica. Debido a su carácter integral, es necesario emplear herramientas bioinformáticas avanzadas para reducir las enormes bases de datos generadas en secuencias de datos más pequeñas y con mayor facilidad de manejo e interpretación.

La utilización de análisis no dirigidos ofrece la posibilidad de descubrir nuevos biomarcadores debido a la amplitud con la que se trabaja. No obstante, existen algunos factores limitantes que pueden influir en el análisis, como el tratamiento y/o las condiciones, las muestras para analizar y

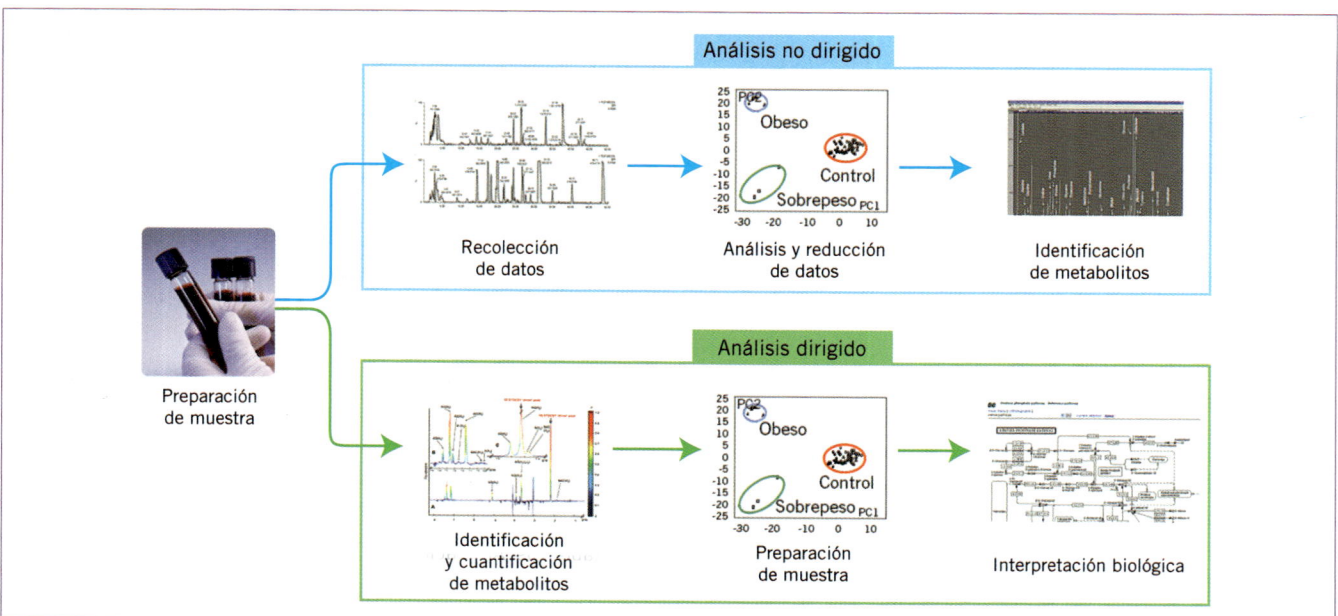

Figura 20-2. Diagrama de flujo de un análisis metabolómico en un abordaje no dirigido y en uno dirigido.

las inherentes sensibilidad y especificidad de la instrumentación. Además, es indispensable considerar la necesidad de elaborar protocolos que permitan la reproducibilidad intralaboratorios. Por último, a pesar de que el procesamiento bioinformático suele requerir largos tiempos de análisis, los avances realizados en los últimos años han propiciado una optimización en este apartado.

La implementación de análisis no dirigidos en el área de la nutrición se ha enfocado particularmente hacia la identificación de la composición molecular de los alimentos, la caracterización del fenotipo (fenotipado) metabólico de grupos de individuos, y la determinación del resultado de las intervenciones nutricionales en el metabolismo humano.

Análisis dirigido

El abordaje dirigido se define como la medición de grupos de compuestos químicos caracterizados y metabolitos bioquímicamente anotados en un entorno biológico determinado. Este tipo de aproximación suele estar conducida por una pregunta bioquímica concreta, o hipótesis, que motiva la investigación en una vía metabólica particular, de un metabolito o un grupo de metabolitos específicos que se anotan, por lo general, mediante el uso de estándares internos. Este tipo de abordaje es el del *perfilado metabolómico* (semidirigido), que se centra en seleccionar, *a priori*, una vía y el conjunto de metabolitos relacionados con ella para analizar su evolución; suele ser posible anotar y cuantificar relativamente los metabolitos involucrados (**Fig. 20-3**). Asimismo, cuando se tiene conocimiento de los metabolitos involucra-

dos en un proceso específico, se pueden utilizar técnicas que permitan su anotación y cuantificación absoluta, y en este caso se habla de *análisis metabólico dirigido*.

En resumen, las principales ventajas en la utilización de análisis dirigidos radican en su especificidad, reproducibilidad cuantitativa, alta sensibilidad (debido a que los límites de detección y cuantificación son muy bajos) y, por último, alto rendimiento. Este tipo de análisis puede ser empleado en las ciencias de la nutrición con la finalidad de determinar la concentración, la biodisponibilidad o el metabolismo de los componentes de los alimentos o de dietas específicas.

Proceso analítico

El desarrollo de un análisis metabolómico se compone de tres fases principales: preparación de la muestra, adquisición de datos a partir de los diferentes instrumentos/plataformas analíticas y extracción de datos a través de métodos quimiométricos, seguido de la identificación o anotación de compuestos. El resultado de la conjunción de la información obtenida de las distintas fases experimentales dará forma a una interpretación biológica relevante. A continuación se presentan los tipos de instrumentos analíticos más usados para la adquisición de datos en el área de la nutrimetabolómica, así como los procedimientos quimiométricos y estadísticos más frecuentes de acuerdo con el tipo de análisis que se desarrolle.

Como se ha mencionado previamente, debido a la complejidad del metaboloma es tecnológicamente imposible determinar, cuantificar e identificar cada uno de los metabolitos presentes en una muestra biológica. Por ello se emplean

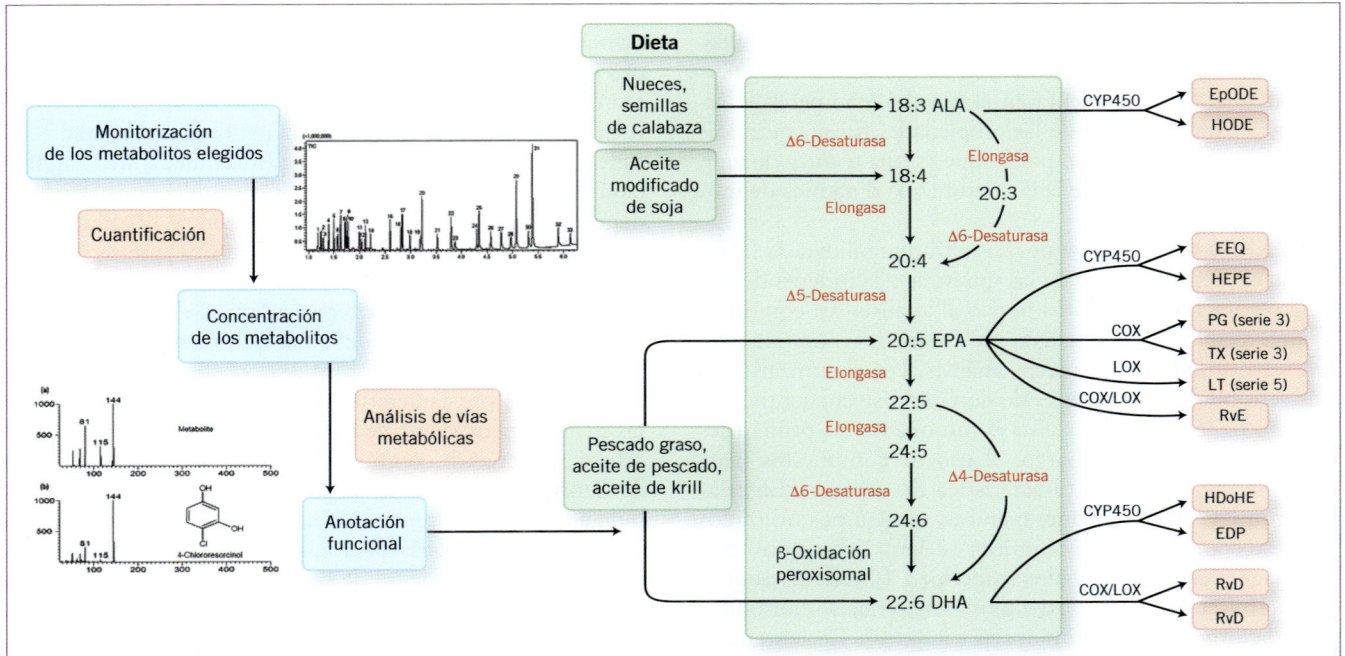

Figura 20-3. Propuesta de un análisis dirigido de ácidos grasos y derivados metabólicos. ALA: ácido α-linolénico; COX: ciclooxigenasa; CYP450: citocromo P-450; DHA: ácido docosahexaenoico; EEQ: ácido epoxieicosatrienoico; EDP: epoxidocosapentaenoico; EPA: ácido eicosapentaenoico; EpODE: ácidos epoxioctadecanoicos; HDoHE: ácido hidroxidocosahexaenoico; HEPE: ácidos hidroxieicosapentaenoicos; HODE: ácidos hidroxioctadecanoicos; LOX: lipoxigenasa; LT: leucotrienos; PG: prostaglandina; RvE: resolvinas de la serie E; RvD: resolvinas de la serie D; TX: tromboxanos.

distintos instrumentos y/o plataformas, ya sea por separado o en combinación. Sin embargo, cada plataforma tiene sus ventajas y limitaciones en aspectos fundamentales, como la especificidad y la sensibilidad. Entre la instrumentación utilizada en los estudios de metabolómica se puede encontrar: la cromatografía de gases acoplada a espectrometría de masas (GC-MS, *gas chromatography mass spectrometry*), la electroforesis capilar acoplada a espectrometría de masas (CE-MS, *capillary chromatography mass spectrometry*), la cromatografía líquida acoplada a espectrometría de masas (LC-MS, *liquid chromatography mass spectrometry*), la cromatografía líquida y electroquímica acoplada a espectrometría de masas (LC-EC-MS, *liquid chromatography, electrochemical chromatography mass spectrometry*), la espectroscopia por resonancia magnética nuclear (RMN), la espectrometría de masas por infusión directa (DIMS, *direct infusion mass spectrometry*), la espectroscopia infrarroja por transformadas de Fourier (FT-IR, *Fourier transform infrared spectroscopy*) y la espectroscopia Raman.

Sin embargo, en la actualidad, las plataformas más utilizadas en los estudios nutrimetabolómicos para optimizar los resultados son la RMN y la MS acoplada a las distintas variantes cromatográficas, como la cromatografía líquida de alta resolución (HPLC, *high performance liquid chromatography*), la GC, la EC, la LC y la CE, etc.), del mismo modo que se emplean desde la década de 1970 para investigar diversos procesos patológicos y mecanismos biológicos mediante el perfilado metabólico. En la **tabla 20-2** se resumen las principales ventajas y limitaciones de las plataformas más usadas, que se analizarán en detalle a continuación.

Espectroscopia por resonancia magnética nuclear

La RMN es el estudio de la interacción de la radiación electromagnética y la materia, con absorción o emisión de energía radiante. Se fundamenta en el uso del fenómeno de resonancia para el estudio de las propiedades físicas, químicas y biológicas de la materia, por lo que es una técnica de gran eficiencia en el análisis de la estructura y la dinámica de moléculas en disolución.

La RMN se caracteriza por su reproducibilidad, la facilidad en el pretratamiento de las muestras y la independencia de la separación de analitos previo al análisis, así como por ser una técnica no destructiva, por lo que las muestras pueden ser utilizadas para nuevos análisis. Por el contrario, su baja sensibilidad (los niveles de detección se encuentran en el rango de los 10 µM) es vista como una de sus principales inconvenientes. Sin embargo, el uso de compuestos marcados ha mejorado esta característica del método. En relación con las especificaciones técnicas, los equipos utilizados para estos análisis metabolómicos suelen contar con campos magnéticos muy elevados (superior a 10 teslas) y sondas que permiten la medida en flujos y materiales semisólidos (p. ej., cultivos celulares, biopsias y tejidos). Recientemente, la aparición de criosondas ha mejorado la sensibilidad e incrementado el rango dinámico, que se sitúa en el rango de concentraciones milimolares (mM) a nanomolares (nM). Además, los aparatos requieren mucho espacio y su mantenimiento es muy costoso.

Tabla 20-2. Comparación de las ventajas y limitaciones de distintas plataformas de análisis en metabolómica

Plataforma	Ventajas	Limitaciones
RMN	Gran fiabilidad cuantitativa y reproducible Mínima preparación de la muestra No destructiva	Baja sensibilidad
GC-MS	Alta reproducibilidad y sensibilidad analítica Facilidad en la identificación de metabolitos	Compuestos volátiles y térmicamente estables Destructiva
LC-MS	Alternativas cromatográficas (p. ej., RP-C18, HILIC, etc.) Amplitud en detección de metabolitos	Alto procesamiento bioinformático Destructiva
CE-MS	Necesidad de una cantidad mínima de muestra	Compuestos polares cargados Robustez limitada y baja reproducibilidad analítica

CE-MS: electroforesis capilar acoplada a espectrometría de masas; GC-MS: cromatografía de gases acoplada a espectrometría de masas; HILIC: cromatografía de interacción hidrofílica *(hydrophilic interaction liquid chromatography)*; LC-MS: cromatografía líquida acoplada a espectrometría de masas; RMN: resonancia magnética nuclear; RP-C18: cromatografía de fase reversa con grupo funcional de 18 carbonos.

Espectrometría de masas

La MS proporciona información relacionada con la masa molecular y la estructura del compuesto analizado, y se ciñe a la detección y/o cuantificación de su concentración. El principio del método se basa en el análisis de iones generados previamente separados cromatográficamente (p. ej., con cromatografía líquida de ultraalta resolución [UPLC], GC o CE), que son lanzados hacia un analizador y separados en función de su relación masa/carga (m/z) mediante la aplicación de campos electromagnéticos o simplemente determinando el tiempo de llegada a un detector. Al llegar al detector, los iones producen una señal eléctrica que se procesa, amplía y envía a un ordenador. El resultado se conoce como *espectro de masas*, y en él se representan las abundancias iónicas obtenidas en función de la relación m/z de los iones detectados.

La GC-MS se caracteriza por su alta capacidad de pico, excelente repetitividad de los tiempos de retención y fácil acceso a librerías de compuestos, lo que permite la anotación de éstos sin emplear estándares internos. Sin embargo, debido a la necesidad de derivatización química de la muestra, es imposible guardarla para análisis posteriores. Suele emplearse para la separación de compuestos volátiles, como los ácidos grasos y los ácidos orgánicos. Por su parte, el uso de LC-MS permite analizar una amplia gama de metabolitos utilizando distintos tipos de columnas, y los compuestos detectados pueden ser de bajo o alto peso molecular, y de carácter hidrofílico o hidrofóbico (**Fig. 20-4**).

En la actualidad, la UPLC ha aportado grandes mejoras en cuanto a sensibilidad, acortamientos en el tiempo de

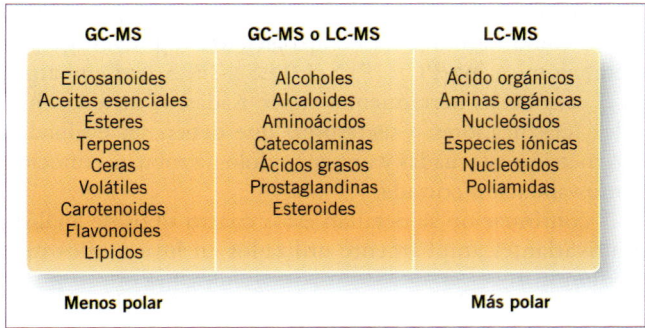

GC-MS	GC-MS o LC-MS	LC-MS
Eicosanoides	Alcoholes	Ácido orgánicos
Aceites esenciales	Alcaloides	Aminas orgánicas
Ésteres	Aminoácidos	Nucleósidos
Terpenos	Catecolaminas	Especies iónicas
Ceras	Ácidos grasos	Nucleótidos
Volátiles	Prostaglandinas	Poliamidas
Carotenoides	Esteroides	
Flavonoides		
Lípidos		

Menos polar   **Más polar**

Figura 20-4. Tipos de compuestos que pueden ser procesados en las distintas plataformas propuestas de acuerdo con su polaridad. GC-MS: cromatografía de gases acoplada a espectrometría de masas; LC-MS: cromatografía líquida acoplada a espectrometría de masas.

análisis e incrementos en la capacidad de pico, obteniendo una mejor separación entre compuestos durante el análisis (**Fig. 20-5**).

Otra gran ventaja de la MS es la diversidad de analizadores que se pueden emplear para la realización tanto de enfoques dirigidos como no dirigidos, de acuerdo con las necesidades. Tradicionalmente, se han utilizado diversos analizadores como cuadrupolo (Q, *quadrupole*), trampa de iones (IT, *ion trap*), tiempo de vuelo (TOF, *time of flight*) y Orbitrap. Actualmente, la combinación de dos o más analizadores de masas en tándem (MS-MS) tiene una mayor potencialidad debido a la recolección de información estructural adicional. Aunque existe una gran cantidad de analizadores MS-MS, en el área de la metabolómica destacan especialmente el triplecuadrupolo (QQQ), el Q-TOF

y Q-Orbitrap. Para la realización de un análisis dirigido, el QQQ permite cuantificar con una sensibilidad muy alta y de forma muy específica, mediante el método de monitorización de reacción múltiple (MRM, *multiple reaction monitoring*). Por otro lado, para la realización de un análisis semidirigido o no dirigido, se requiere el uso de otro tipo de analizadores, como el Q-TOF o Q-Orbitrap, con una mayor cobertura y de alta resolución.

Análisis de datos

La relativa facilidad y velocidad con la que es posible obtener una gran cantidad de datos a partir de los análisis realizados en las distintas plataformas metabolómicas obliga a un tratamiento adecuado de dicha información. Para ello se ha empleado la *quimiometría*, que ha sido ampliamente desarrollada durante los últimos 30 años y se fundamenta en el tratamiento de todos aquellos procesos que transforman señales analíticas y datos más o menos complejos en información, que pueden ser de origen matemático, estadístico y otros procedentes del campo de la lógica formal.

El procesamiento de los datos obtenidos desde las distintas plataformas tecnológicas es el primer paso tras la adquisición de los datos «crudos» mediante los instrumentos y plataformas, y antes de iniciar cualquier anotación o identificación de metabolitos o análisis estadístico, ya que facilita el acceso a las características observadas en cada medición: el tiempo de retención, los valores de la relación m/z, la intensidad iónica y la distribución isotópica en los datos crudos originales.

Las matrices metabolómicas son multidimensionales y complejas, por lo que se han desarrollado diferentes méto-

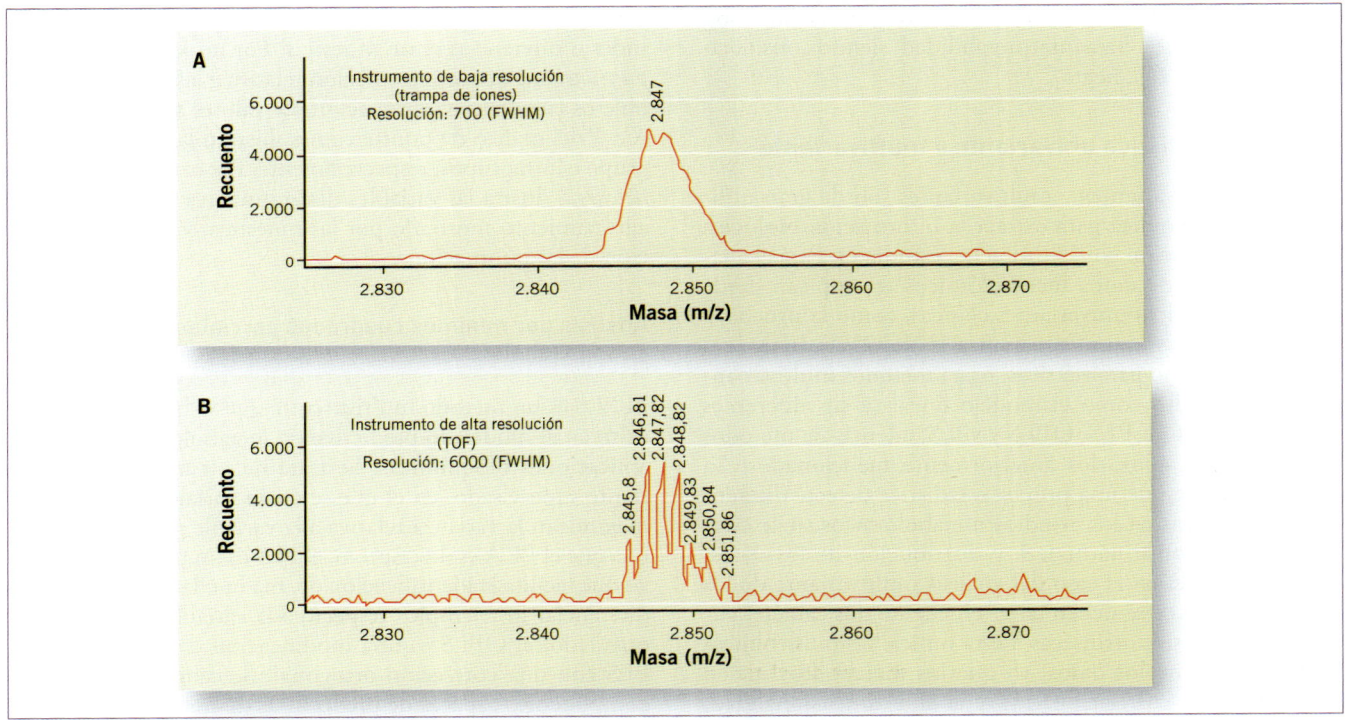

Figura 20-5. Espectros de masas de una misma muestra analizada con instrumentos de diferente resolución. A) Instrumento de baja resolución. B) Instrumento de alta resolución. FWHM: anchura a media altura *(full width at half maximum)*; TOF: tiempo de vuelo *(time of flight).*

dos quimiométricos para su análisis. Por una parte, se dispone de métodos de aprendizaje no supervisado, también conocidos como modelos descriptivos, que buscan estudiar la estructura intrínseca, las relaciones y las interconexiones de los datos. Algunos ejemplos de este tipo de técnicas son el análisis de componentes principales (PCA, *principal component analysis*) y el análisis de conglomerados *(clustering)*. Su objetivo es encontrar subgrupos con patrones y asociaciones comunes, sin la presencia de una variable respuesta que sea «supervisora».

Por otra parte, en los métodos de aprendizaje supervisado, también conocidos como modelos predictivos, se busca transformar los datos multivariantes generados, en este caso los perfiles metabólicos, en una representación de interés biológico bajo la guía de una variable respuesta o «supervisora», como puede ser la pertenencia a un grupo experimental. En función de si la variable respuesta es categórica o continua se hablaría de clasificación o regresión. El fundamento del modelado supervisado se centra en que existen ciertos patrones (como las huellas metabólicas) en los datos que pueden emplearse para predecir variables respuesta predefinidas (como los efectos de un tratamiento o una condición fenotípica). Entre los modelos de aprendizaje supervisado se incluyen el análisis discriminante o regresión, en función de si se corresponde con la tarea de clasificación o regresión, de mínimos cuadrados parciales (PLS-DA/R, *partial least square discriminant analysis/regression*), su variante ortogonal (OPLS-DA/R, *orthogonal partial least square discriminant analysis/regression*) y su extensión con selección de variables (sPLS-DA/R, *sparse partial least square discriminant analysis/regression*). Otros métodos multivariantes más complejos también empleados son el bosque aleatorio *(random forest)*, la máquina de vectores de soporte *(support vector machine)* y las redes neuronales *(neural network)*, aunque su utilización está limitada por su baja interpretabilidad, siendo considerados métodos de caja negra.

Análisis estadístico univariante y multivariante

Los análisis univariantes y multivariantes son de gran utilidad en metabolómica para extraer la información biológica relevante en relación con el problema estudiado. Para el análisis estadístico de datos metabólicos se emplean desde pruebas estadísticas univariantes clásicas, como la prueba T y el análisis de la varianza/covarianza (ANCOVA), junto con sus extensiones no paramétricas, hasta métodos multivariantes tan conocidos como el modelo lineal (y sus diferentes extensiones), PCA, PLS, OPLS y sPLS, además de métodos más complejos como los anteriormente mencionados. La probabilidad de que una prueba estadística detecte diferencias significativas en los estudios metabólicos suele estar determinada por la naturaleza y distribución de los datos. Particularmente, en el caso del análisis multivariante de los datos metabólicos se deben tener en cuenta dos características que suelen ser intrínsecas a esta ómica: la multicolinealidad presente en los datos, ya que los metabolitos suelen estar altamente correlacionados, y la alta dimensionalidad, cuando el número de metabolitos es mayor que el número de casos de estudio. Teniendo en cuenta estas característi-

cas, los métodos estadísticos que actualmente presentan más fuerza como herramienta de aplicación en la investigación metabolómica son PCA, PLS, OPLS y sPLS. Sin embargo, en el caso de las herramientas supervisadas, se generan modelos (clasificadores o regresores) que deben ser evaluados con métricas adecuadas y una metodología robusta conocida como validación cruzada.

A continuación se detallan estos cuatro tipos de análisis multivariantes ampliamente utilizados en los estudios metabolómicos.

Análisis de componentes principales

El PCA se considera actualmente el referente para el análisis no supervisado de datos metabólicos, en particular en estudios no dirigidos en los que se desconocen los compuestos explorados. Es un modelo descriptivo basado en la proyección, matemáticamente riguroso, que proporciona una representación global y cuantitativa de la similitud o disimilitud entre las muestras que se van a explorar.

En el PCA, la varianza de un conjunto de datos se describe algebraicamente en términos de las variables ortogonales subyacentes, también denominadas componentes principales. Las variables originales, por consiguiente, se expresan como combinaciones lineales de esos componentes principales (variables latentes), cada una con dos partes: una puntuación y una carga. Todos los componentes principales son linealmente ortogonales entre sí, y cada uno cuenta para una porción de la varianza total en el conjunto de datos; los primeros dos o tres componentes principales suelen corresponder a la mayor parte del total de la varianza. El descriptor de la matriz del eje X es proyectado matemáticamente en un espacio de baja dimensión, lo que proporciona una interpretación visual total del conjunto de datos originales y destaca similitudes o diferencias entre muestras. Por un lado, el *gráfico de puntuaciones* ofrece información relativa a las relaciones entre objetos (tendencias, agrupaciones y valores atípicos); los ejes X e Y del gráfico de puntuaciones ilustran la variación intergrupo e intragrupos, respectivamente. Por otro lado, el *gráfico de cargas* ilustra las variables discriminantes responsables del agrupamiento mostrado por las muestras, y explica la variación de las puntuaciones.

Análisis por mínimos cuadrados parciales y sus extensiones

El PLS es un método multivariante que se ha empleado con éxito en el modelado predictivo en metabolómica y en otras aplicaciones bioquímicas. Se trata de un método multivariante supervisado, en el que se crean variables latentes que maximizan la varianza relativa a la variable respuesta. Mientras que el PCA es descriptivo, el PLS es un método predictivo que facilita la identificación de una huella metabólica para diferenciar los ejemplos respecto a la variable respuesta. Por otro lado, el OPLS es una modificación del modelado por PLS con una corrección ortogonal. Se centra en encontrar componentes capaces de predecir las diferencias entre ejemplos con diferente variable respuesta. Modela la información de acuerdo con la variable respuesta proporcionada *a priori*

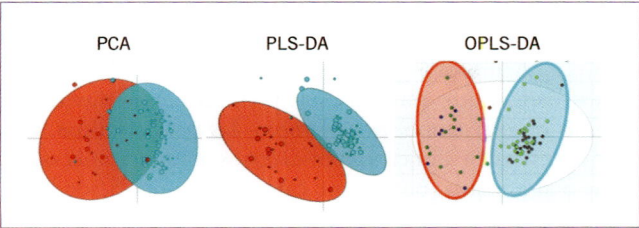

Figura 20-6. Representación gráfica del análisis de una misma muestra mediante una técnica no supervisada (análisis de componentes principales [PCA]) y dos tipos de análisis supervisados (análisis discriminante de mínimos cuadrados parciales [PLS-DA] y PLS-DA ortogonal [OPLS-DA]). (Modificado de https://imdevsoftware.wordpress.com.)

(como tratamiento frente a control) antes del análisis de las muestras, por lo que es de gran utilidad para extraer información relativa a cambios o diferencias en la composición molecular en grupos de muestras pertenecientes a distintas clases. Por último, el sPLS es una extensión del PLS, en el cual se realiza una selección de características (*feature selection*) antes de llevar a cabo el cálculo de las variables latentes, mejorando el rendimiento y la interpretación del método.

En la **figura 20-6** se muestra cómo el manejo mediante los diferentes tipos de modelados puede resultar en una interpretación distinta.

Anotación de compuestos

En los estudios no dirigidos se debe hacer frente a la tarea de identificación del compuesto, que puede realizarse mediante un segundo análisis con un estándar puro o bien mediante el uso de herramientas bioinformáticas. Esta última identificación *in silico* de compuestos se efectúa comparando el espectro experimental con otros de referencia y generando bien un listado de posibles compuestos ordenados por su puntuación e intervalo de confianza sobre la fiabilidad de la identificación (enfoque de optimización de combinaciones), bien un candidato obtenido a partir de un modelo basado en reglas (enfoque heurístico). Para la anotación *in silico*, tanto la calidad como la particularidad del espectro experimental son claves para realizar una anotación confiable. Algunas herramientas, como MS-Finder, emplean un enfoque combinado de ambas estrategias, mientras que otras más recientes como SIRIUS se basan en máquinas de vectores de soporte y modelos complejos de *machine learning*, anteriormente mencionados.

También existen herramientas basadas en otros modelos de *machine learning*, como las selvas aleatorias o las redes neuronales. La elección entre una herramienta u otra debe efectuarse por los datos de entrenamiento en los que se basan, que pueden ser consultados en la literatura científica. Estos datos de entrenamiento a veces son escasos, como se puede observar en una de las bases de datos más conocidas de metabolómica, la *Human Metabolome Data Base* (HMDB), que sólo tiene información de fragmentación de 2.265 metabolitos de un total de 115.000 metabolitos humanos conocidos, siendo la principal limitación de estas herramientas en la actualidad. Además, se debe destacar que existen distintos niveles de certeza a la hora de identificar

o anotar un compuesto, los cuales han sido definidos por Sumner y cols. (2014):

- *Nivel 1:* marcador identificado cuando se realiza la confirmación mediante un estándar auténtico, analizado a la par y comparando los espectros de masas del patrón y del compuesto detectado en el estudio.
- *Nivel 2:* marcador tentativamente identificado mediante un análisis de composición elemental y/o análisis de espectrofotometría de masas en tándem (MSE) (MS/MS: masas/masas), e identificado vía bases de datos públicas.
- *Nivel 3:* clase de compuesto tentativamente identificada mediante un análisis de composición elemental y/o análisis en modo MS y que muestra similitud con cierta clase de metabolitos encontrados en las bases de datos públicas.
- *Nivel 4:* compuesto desconocido.

Interpretación de resultados: análisis de vías/rutas metabólicas

Por último, tras la identificación de los compuestos encontrados y el desarrollo de los pertinentes análisis estadísticos, es necesaria la interpretación biológica de las variaciones encontradas entre los grupos de muestras para establecer su relevancia. Para ello existen diferentes herramientas y bases de datos que proporcionan información de gran utilidad en relación con las rutas metabólicas más importantes, en las que es posible encontrar información detallada de los metabolitos involucrados. Entre los recursos utilizados destacan la HMDB y otras bases de datos específicas, como la *ConsensusPathDB-human* y la base de datos de rutas metabólicas KEGG (*Kyoto Encyclopedia of Genes and Genomes*), que aportan información complementaria para la interpretación de los resultados (**Tabla 20-3**).

Además, es necesario recurrir a recursos bibliográficos para complementar la información encontrada en los análisis bioinformáticos y estadísticos, con el fin de utilizar los datos en el contexto adecuado y proceder a su interpretación

Tabla 20-3. Bases de datos de utilidad para la identificación de compuestos y su interpretación en estudios metabolómicos

Nombre	Sitio web
HMDB	www.hmdb.ca/
Human Metabolome Library	www.hmdb.ca/hml
BiGG	http://bigg.ucsd.edu/
MetaboLights	http://www.ebi.ac.uk/metabolights/index
Biological Magnetic Resonance Data Bank	http://www.bmrb.wisc.edu/
METLIN	http://metlin.scripps.edu/index.php
KEGG	http://www.genome.jp/kegg/
MassBank	http://www.massbank.jp/index.html?lang=en
Chemspider	http://www.chemspider.com/

BiGG: *Biochemical, Genetic and Genomic knowledge base*; HMDB: *Human Metabolome Database*; KEGG: *Kyoto Encyclopedia of Genes and Genomes*; METLIN: *Metabolite and Tandem Mass Spectral Database*.

correcta. Los metabolitos que se encuentran de forma diferencial en un análisis estadístico pueden ser relacionados con el consumo de ciertos alimentos a través de ontologías de biomarcadores de comida.

NUTRIMETABOLÓMICA: ABORDAJES

El avance en la precisión de las tecnologías y el desarrollo de más estudios en el campo de la nutrimetabolómica han ayudado a entender un poco más la relación entre dieta y salud. Su finalidad incluye determinar los cambios metabolómicos tras una intervención nutricional o tras la exposición a un alimento o un patrón dietético, o bien verificar la respuesta a una pauta alimentaria y distinguir entre los individuos que responden y los que no. La nutrimetabolómica se afianza cada vez más como una herramienta de gran utilidad para acercar la nutrición personalizada al día a día. En este sentido, se han propuesto diferentes categorías de biomarcadores nutricionales de acuerdo con el tipo de evidencia:

- Biomarcadores de ingesta para valorar la exposición a la dieta.
- Biomarcadores para la evaluación del efecto metabólico ante determinadas intervenciones nutricionales y dietéticas.
- Biomarcadores para diseñar fenotipos de salud y monitorizar el impacto metabólico de la dieta en ellos.

Biomarcadores de ingesta para valorar la exposición a la dieta

Tradicionalmente, las estrategias para valorar el consumo de alimentos han incluido herramientas como los recordatorios de frecuencia de consumo, los recordatorios de 24 horas o los diarios nutricionales, que se realizaban en grandes cohortes durante algunos meses. La aparición de la nutrimetabolómica ha traído consigo la posibilidad de validar los datos derivados de dichas encuestas en grandes estudios mediante la determinación de nuevos biomarcadores que pueden ofrecer información adicional que se escapaba a los métodos habituales. En este sentido, el estudio de Yin y cols. (2017) sentó las bases para la determinación de biomarcadores de ingesta y su aplicación en el entorno clínico. Los autores determinaron que el guanidoacetato era un excelente biomarcador de consumo de pollo. Por otra parte, establecieron un método para estimar el consumo en población general utilizando muestras de orina a partir de la medición de dicho compuesto. Además, la utilización de biomarcadores o paneles de metabolitos proporciona información más objetiva que los métodos de determinación de consumo tradicionales, y puede facilitar las futuras investigaciones en la búsqueda de asociaciones entre dieta y enfermedad, aportando nuevos datos en relación con los efectos de los alimentos. De esta manera se podría ayudar sustancialmente a conseguir declaraciones nutricionales y a proporcionar al público general una mejor orientación nutricional.

Es importante destacar que la elección de nuevos biomarcadores de ingesta debe caracterizarse por su especificidad, esto es, que el metabolito o panel de metabolitos elegido no esté influido por el consumo de otro alimento o por otro patrón alimentario similar. También debe considerarse que ciertos metabolitos pueden estar presentes en alimentos de distinto origen, como, por ejemplo, las procianidinas, que se encuentran en alimentos tan diversos como las nueces, las fresas o la granada, por lo que carecen de especificidad. Sin embargo, al combinar diferentes compuestos se puede obtener un panel, o firma metabolómica, que sea más específico para dichos alimentos. Algunos estudios han asociado la presencia de β-alanil-*N*-metilhistidina y metilhistidina con el consumo de salmón, mientras que, en otros, estos metabolitos se han descrito como indicadores de consumo de pollo o carne, por lo que es necesario buscar biomarcadores mucho más específicos. Además, los biomarcadores específicos para cada alimento permitirán entender las rutas metabólicas o vías que se ven alteradas tras su consumo. Se ha demostrado que alimentos similares, pero con composición química distinta, pueden tener efectos distintos en el metaboloma, como por ejemplo el consumo de las isoflavonas derivadas de la soja, que tiene un impacto distinto según el tipo de conjugado que se ingiera. También es sabido que la composición molecular de los alimentos puede verse modificada por los métodos de conservación y preparación, otro factor que hay que tener en cuenta al seleccionar biomarcadores.

Nutrientes y alimentos

Uno de los primeros objetivos del empleo de las nuevas tecnologías ha sido reconocer biomarcadores de ingesta específicos para cada alimento. La mejora en las bases de datos y en la sensibilidad de las plataformas empleadas ha permitido validar biomarcadores de ingesta cada vez más específicos. Por ejemplo, en 2010, se detectó por primera vez que la estaquidrina, que es la metilbetaína de la prolina, era un biomarcador de ingesta de naranja, y posteriormente otros investigadores confirmaron este dato. El ácido dodecanodioico ha sido propuesto como marcador de ingesta de distintos tipos de nueces; esto es debido a que dicho compuesto se asocia exclusivamente con la cutina y la suberina de los vegetales. En la **tabla 20-4** se exponen diferentes metabolitos que se han propuesto como marcadores de ingesta de algunos alimentos; en algunos casos se menciona más de un compuesto porque han sido analizados en distintos estudios.

Debido a la heterogeneidad, y en algunas ocasiones falta de validación, en el informe de nuevos biomarcadores de ingesta, Dragsted y cols. (2018) publicaron un marco de trabajo para valorar crítica y sistemáticamente la viabilidad de nuevos candidatos a biomarcadores de ingesta de alimentos. Dicha herramienta sienta las bases para una correcta determinación de nuevos biomarcadores y facilita el camino para trasladarlos al entorno clínico.

La evidencia más reciente ha demostrado que el uso de paneles de biomarcadores es una alternativa adecuada, ya que éstos proporcionan mayor precisión y especificidad en las asociaciones con determinados alimentos. Por ejemplo, un ensayo controlado aleatorizado concluyó que el uso de un panel que incluía cuatro metabolitos (formiato, citruli-

Tabla 20-4. Biomarcadores tentativos de ingesta propuestos para diferentes tipos de alimentos

Categoría, alimento	Biomarcador
Frutas y vegetales	
Manzana	Ácido m-cumárico, isorhamnetina, floretina, kaempferol
Naranja	Hesperidina, estaquidrina
Pomelo	Naringenina
Zumo de cítricos	Ácido ascórbico, β-criptoxantina, estaquidrina, hesperidina, naringenina, vitamina A, zeaxantina
Tomate	Carotenoides (mezcla), licopeno, luteína
Vegetales con hoja	Ácido ascórbico, β-caroteno, carotenoides (mezcla)
Vegetales, raíz	Ácido ascórbico, α-caroteno, β-caroteno
Zanahoria	α-Caroteno
Frutos secos	
Nueces	Ácido dodecanodioico, ácido α-linoleico, urolitinas, ácido 5-hidroxiindol-3-acético
Aceites	
Aceite de oliva virgen	Hidroxitirosol
Aceite de oliva virgen extra	3-O-metilhidroxitirosol, hidroxitirosol sulfato e hidroxitirosol acetato
Cereales y leguminosas	
Centeno integral	5-Heptadecilresorcinol, 5-pentacosilresorcinol, 5-tricosilresorcinol, benzoxazinoides
Trigo integral	5-Heneicosilresorcinol, 5-tricosilresorcinol, alquilresorcinoles (mezcla)
Avena	Avenantramidas
Productos derivados de soja	Daidzeína, genisteína, isoflavonas (mezcla), o-desmetilangolensina
Lentejas	Derivados de flavan-3-oles, hidroxiarginina, oxoarginina
Garbanzos	Glucósido del ácido protocatecuico
Frijoles blancos (alubias)	Metilcisteína y derivados del ácido jasmónico
Carnes	
Carnes	Anserina, carnosina y metilhistidina
Carne de vacuno	Ácido pentadecanoico
Pollo	Guanidoacetato
Productos lácteos	
Leche, productos lácteos	Ácido fitánico, ácido margárico, pentadecilo, yodo
Pescado	
Pescado en general	N-Óxido de trimetilamina
Bebidas	
Té	Ácido gálico, 4-O-metilácido gálico, kaempferol
Café	Ácido clorogénico
Vino	Ácido cafeico, ácido gálico, 4-O-metilácido gálico, metabolitos de resveratrol

na, taurina e isocitrato) proporcionaba mejor selectividad para discriminar a los individuos que consumían bebidas azucaradas carbonatadas. En la misma línea se han llevado a cabo una serie de estudios que concluyen que el uso de dos metabolitos, 7-metilxantina y 5-(3',4'-dihidroxifenil)-valerolactona glucurónido, puede ser útil para discriminar el consumo de cacao.

Patrones alimentarios

El empleo de la metabolómica puede resultar de mucho interés para el estudio de la diversidad de la dieta y de los patrones alimentarios. Un entendimiento más profundo del efecto de cada uno de los componentes de la dieta en el me-

taboloma sería de gran ayuda para comprender los mecanismos de acción, así como los posibles efectos protectores o, por el contrario, perjudiciales de cada patrón alimentario.

Aunque a principios del siglo XXI, la RMN parecía ser la técnica de preferencia en el campo de la nutrimetabolómica, su reducida cobertura y su elevado coste de mantenimiento han derivado en la búsqueda de métodos complementarios. Técnicas como la LC-MS en sus distintas variantes han surgido como alternativas para estudiar el comportamiento del metaboloma de acuerdo con los hábitos alimentarios.

Se han realizado diferentes estudios para caracterizar perfiles metabolómicos entre grupos con distintas pautas alimentarias, como es el caso del seguimiento de la cohorte prospectiva europea de cáncer EPIC *(European Prospective of*

Cancer), en la que se compararon los perfiles de varones sanos consumidores de carne, pescado, vegetarianos y veganos. El perfilado metabólico permitió diferenciar entre cada grupo, en particular los que pertenecían al grupo vegano frente a los consumidores de alimentos de origen animal, gracias a que se encontraron menores concentraciones de glicerofosfolípidos y esfingolípidos en los veganos. Esto abre la puerta a otras investigaciones en las que la hipótesis de partida sea si diferentes patrones alimentarios pueden modificar el perfil metabolómico de tal forma que esta modificación tenga un impacto en la salud, como puede ser la reducción o el aumento del riesgo de enfermedades crónicas, como las cardiovasculares.

La **tabla 20-5** muestra un resumen de algunos metabolitos asociados a diversos patrones alimentarios o dietas, de acuerdo al entorno geográfico, incluyendo también las técnicas elegidas para su identificación. La dieta nórdica puede caracterizarse e identificarse con el análisis metabolómico de biomarcadores como *N*-óxido de trimetilamina (TMAO), hidroquinona-glucurónido, ácido hipúrico, ácido indol-3-acético y 3,4,5,6-tetrahidrohipurato. Por otro lado, la dieta mediterránea se ha visto asociada a compuestos derivados del metabolismo de los hidratos de carbono, como 3-hidroxibutirato, citrato y *cis*-aconitato, a diversos compuestos nitrogenados, como creatina, creatinina y diferentes aminoácidos (prolina, *N*-acetilglutamina, glicina, aminoácidos de cadena ramificada y sus metabolitos derivados), a determinados lípidos (ácidos oleico y subérico) y a algunos metabolitos microbianos (fenilacetilglutamina y *p*-cresol).

Teniendo en cuenta las evidencias presentadas, la evaluación del factor geográfico en los estudios multicéntricos debe considerarse como variable independiente para una interpretación adecuada en posteriores investigaciones. Así lo demuestran los resultados obtenidos en el estudio LIPGENE, en el que se incluyeron individuos con síndrome metabólico de varios países de Europa y se encontraron variaciones en los perfiles metabólicos urinarios y plasmáticos. Estas diferencias permitieron agrupar a los individuos de acuerdo con la región geográfica a la que pertenecían, y encontraron biomarcadores específicos asociados con la dieta para cada una de ellas, como en el caso de la región noroeste, que presentó mayores concentraciones de hipurato y *N*-nicotinato de metilo, asociadas con una ingesta elevada de alimentos ricos en polifenoles y con un patrón específico de proteína dietética, respectivamente, mientras que la región noreste se caracterizó por elevados niveles de creatinina, citrato y ácido eicosapentaenoico en plasma. Por último, la región sudeste se asoció con mayores concentraciones de trimetilamina y reducidas de ácido eicosapentaenoico en plasma.

Biomarcadores para valorar el efecto metabólico de determinadas intervenciones nutricionales y dietéticas

La nutrimetabolómica se ha erigido como una alternativa para caracterizar la respuesta a alimentos, como frutas o vegetales; sin embargo, este campo ha afrontado distintos retos. A pesar de que la cobertura analítica se ha incrementado, siguen existiendo deficiencias técnicas que complican la

Tabla 20-5. Estudios metabolómicos centrados en patrones alimentarios

Patrón alimentario	Plataforma	Biomarcadores
Dieta omnívora	RMN	Taurina, carnitina, acetilcarnitina, 1-metilhistidina, 3-metilhistidina, TMAO
Dieta vegetariana	RMN	*p*-Hidroxifenilacetato
Dieta con proteína cárnica	RMN	TMAO, histidina
Dieta con productos de origen marino	LC-Q-TOF	TMAO
Dieta con proteína láctea	RMN	Ácidos grasos de cadena corta
Dieta omnívora	RMN	TMAO, dimetilamina, fenilalanina, metilhistidina
Dieta lactovegetariana	RMN	Citrato
Dieta rica en fitoquímicos (cítricos, crucíferas, vegetales y soja); estudios de corta duración	LC-FTICR-MS	Sulforano, estaquidrina, ácido hipúrico, genisteína, daidzeína, equol, gliciteina, o-desmetilangolensina, enterolactona, trigonelina
Dieta rica en fitoquímicos (cítricos, crucíferas, vegetales y soja); estudios de larga duración	LC-FTICR-MS	Estaquidrina
Dieta mediterránea	RMN	3-Hidroxibutirato, citrato, *cis*-aconitato, creatina, creatinina, diferentes aminoácidos (prolina, *N*-acetilglutamina, glicina, aminoácidos de cadena ramificada y metabolitos derivados); diferentes lípidos (ácidos oleico y subérico) y algunos cometabolitos microbianos (fenilacetilglutamina y *p*-cresol)
Dieta occidental	LC-MS	Incremento de acetilcarnitinas de cadena corta y aminoácidos de cadena ramificada
Dieta nórdica	LC-Q-TOF	TMAO, hidroquinona-glucurónido, ácido hipúrico, ácido indol-3-acético, 3,4,5,6-tetrahidrohipurato

FTICR: resonancia ion-ciclotrón con transformada de Fourier; LC: cromatografía líquida; MS: espectrometría de masas; Q: cuádruplo; RMN: resonancia magnética nuclear; TMAO: *N*-óxido de trimetilamina; TOF: tiempo de vuelo.

cuantificación absoluta y son responsables de las variaciones cuantitativas encontradas entre distintos estudios. Estas diferencias descritas entre un mismo metabolito en distintas intervenciones deben interpretarse con cuidado, ya que pueden llevar a conclusiones equivocadas en cuanto a los mecanismos de acción de los compuestos en estudio. Por ello, es necesario progresar en la identificación y caracterización de los compuestos desconocidos, así como en su señalización/inclusión en las vías metabólicas, para entender mejor el efecto de los alimentos en la salud.

Cada vez es más común utilizar estudios metabolómicos para determinar el efecto de un nutriente o de alimentos específicos en ensayos clínicos aleatorizados. Por ejemplo, en 2012, en un estudio aleatorizado cruzado de 8 semanas en mujeres finlandesas, se comparó el uso de pan de centeno con uno de harina refinada y se encontraron concentraciones disminuidas de leucina e isoleucina, así como elevadas de betaína y N,N-dimetilglicina después del consumo de pan de centeno. Estas diferencias metabólicas permitieron concluir que el metabolismo de los aminoácidos de cadena ramificada y el metabolismo de los fragmentos monocarbonados son las vías mediante las cuales el pan de centeno ejerce sus efectos protectores frente a enfermedades cardiovasculares o ciertos tipos de cáncer.

Posteriormente, en 2014, se comparó el consumo de un extracto de té verde con un placebo, y se encontraron diferencias en la huella metabólica, caracterizadas por modificaciones en las concentraciones de cafeína, ácido salicílico, serotonina, 3,4-dihidroxifenilglicol, ácido heptadecanoico, ácido mirístico, ésteres de colesterol C18:1, C18:2 y C20:4, taurina, 3-o-metilesfingosina, 5-o-metilesfingosina, eritro-dihidroesfingosina, ácido hipúrico y un par de triacilgliceroles. Estudios que comprenden grandes cohortes, como PREDIMED, TwinsUK y el antes mencionado estudio EPIC, han sido muy fructíferos debido a que la inclusión de enfoques nutrimetabolómicos ha permitido generar evidencia respecto a biomarcadores de ingesta de alimentos, como café, nueces, vino, cacao, pescado, cereales y carne. Además, se ha podido estudiar el impacto de diferentes patrones alimentarios en la prevención del riesgo cardiovascular. En la **tabla 20-6** se resumen algunos estudios que han evaluado los efectos de diferentes intervenciones nutricionales sobre la salud, con la utilización de plataformas como LC-MS, GC-MS o RMN.

Biomarcadores para diseñar fenotipos de salud y monitorizar el impacto metabólico de la dieta

Independientemente de los patrones alimentarios, cada individuo posee una huella metabólica de origen que está influida por diversos factores, como su propio metabolismo, su microbiota intestinal, sus hábitos alimentarios, su actividad física y su composición corporal. La determinación del fenotipo metabólico basal, así como el establecimiento de la medida en que el fenotipo basal puede verse influido por las intervenciones nutricionales, son factores que hay que tener en cuenta en los estudios de intervención nutricional. Por ejemplo, un estudio investigó el perfil metabólico de individuos enfermos y metabólicamente sanos y describió una firma metabólica capaz de diferenciarlos, compuesta principalmente por 55 metabolitos, entre ellos diferentes aminoácidos de cadena ramificada y metabolitos asociados.

De esta manera se sentaron unas bases prometedoras para la búsqueda de un biomarcador capaz de identificar el riesgo cardiometabólico.

Además, la metabolómica ha permitido detectar alteraciones en el metabolismo de los hidratos de carbono, los lípidos y los aminoácidos, así como el metabolismo energético mediante la observación de una reducción o incremento de metabolitos endógenos tras una intervención nutricional. Estos metabolitos pueden considerarse potenciales biomarcadores de los efectos de las intervenciones nutricionales en la salud humana, ya que pueden proporcionar evidencias específicas que relacionen la dieta y los estados fisiopatológicos. Dichos biomarcadores podrían ser de utilidad a nivel global, ya sea en todos los individuos o en una población diana establecida de acuerdo con criterios fenotípicos.

El perfil metabolómico también se ha utilizado para identificar la asociación de una firma metabólica compuesta por aminoácidos de cadena ramificada y sus metabolitos con el estado metabólico (p. ej., resistencia a la insulina, sobrepeso y obesidad), así como predecir la mejora de la resistencia a la insulina tras la pérdida moderada de peso. Además, una extensa revisión sistemática ha sugerido la relevancia de los aminoácidos de cadena ramificada, las diferentes clases de acilcarnitinas y fosfolípidos en la obesidad, así como la necesidad de continuar su investigación de manera más profunda.

Las técnicas metabolómicas han permitido, asimismo, comparar individuos con obesidad y diabetes de tipo 2 y sin ella, y se ha observado que las concentraciones de aminoácidos de cadena ramificada sistémicos se correlacionaban con las de hemoglobina glicosilada y con el incremento de biomarcadores de β-oxidación incompleta de ácidos grasos mitocondriales de cadena larga. A partir de esos resultados metabolómicos surge la hipótesis de que el catabolismo mitocondrial de los ácidos grasos y los aminoácidos de cadena ramificada, al menos en algunos tejidos, es disfuncional en caso de alteraciones en la acción insulínica, y que posiblemente esté asociado con el «estrés anaplerótico». También se ha demostrado que la enzima α-cetoácido de cadena ramificada deshidrogenasa disminuye en el tejido adiposo blanco en los individuos con obesidad, lo cual apoya la hipótesis de que, en los individuos con resistencia a la insulina y diabetes de tipo 2, la utilización de los aminoácidos de cadena ramificada en el tejido adiposo blanco está disminuida. La **figura 20-7** muestra las diversas alteraciones metabólicas asociadas con la diabetes que se encontraron en un estudio metabolómico desarrollado por Suhre.

MICROBIOTA, METABOLÓMICA Y DIETA

Hoy en día se conoce la importancia de la microbiota en el organismo, lo que ha llevado a considerarla como un órgano más, capaz de interactuar con el resto y contribuir a la homeostasis del organismo. El perfil de la microbiota se adapta a las características de cada una de las cavidades externas, y aunque su presencia en órganos internos está siendo debatida, no cabe duda de que los metabolitos producidos por los distintos microorganismos son absorbidos y distribuidos por el organismo y, por lo tanto, son responsables de sus

Tabla 20-6. Intervenciones nutricionales con abordaje metabolómico en seres humanos

Autor (año)	Tipo de estudio	Individuos	Comparación	Plataforma analítica	Efecto
Takahashi y cols. (2018)	Aleatorizado, cruzado	Hombres sanos	Impacto del horario de la ingesta de alimentos en los niveles pospandriales del metabolismo de la glucosa	CE-MS	La respuesta metabólica durante la mañana es más pronunciada que en horario nocturno
Malagelada y cols. (2018)	No aleatorizado	Hombres sanos	Firma metabólica del estado pospandrial	RMN	Los niveles de alanina y glucosa se correlacionaron con los niveles de sensación de plenitud
Fiamoncini y cols. (2018)	Aleatorizado, paralelo	Hombres y mujeres sanos	Caracterización de metabotipos y su respuesta a la pérdida de peso	RMN	Se identificaron dos metabotipos (A y B). Éstos responden de manera distinta a la pérdida de peso y al cambio en marcadores de enfermedad metabólica
Ross y cols. (2015)	Aleatorizado, cruzado, doble ciego	Hombres con sobrepeso; 41-67 años	Arenque cocinado frente a arenque en escabeche frente a comida a base de vacuno	GC-MS	DHA y ácido cetoleico biomarcadores de consumo de arenque y β-alanina y 4 hidroxiprolina de vacuno. Elevación postprandial de ácido 2-aminoadípico tras el consumo de vacuno
Schär y cols. (2015)	Aleatorizado, cruzado, doble ciego	Hombres con riesgo cardiovascular moderado; 51-69 años.	Zumo de naranja frente a hesperidina frente a control	LC-MS	No hubo alteración de metabolitos relacionados con el riesgo cardiovascular
Hodgson y cols. (2014)	Intervención aguda, aleatorizado, paralelo, doble ciego	Hombres sanos	Extracto de té verde frente a placebo	LC-RMN-MS	Modificaciones en las concentraciones de cafeína, ácido salicílico, serotonina, 3,4-dihidroxifenilglicol, ácido heptadecanoico, ácido mirístico, TAG (C18:2,C18:2), TAG (C16:0,C16:1), ésteres de colesterol C18:1, C18:2 y C20:4, taurina, 3-O-metil esfingosina, 5-O-metilesfingosina, eritrodihidroesfingosina y ácido hipúrico
Nieman y cols. (2013)	Aleatorizado, paralelo, doble ciego	Corredores de larga distancia; 19-45 años	Extracto de polifenoles frente a placebo	LC-MS	No hubo alteración de metabolitos de inflamación o estrés oxidativo, incremento de cetogénesis (3-hidroxibutirato)
Pérez-Cornago y cols. (2013)	Intervención prospectiva	Adultos con sobrepeso u obesidad	Dieta personalizada hipocalórica	GC-MS	Disminución de ácido palmítico, ácido esteárico e isoleucina
Johansson-Persson y cols. (2013)	Aleatorizado, cruzado, doble ciego	Sanos; 30-70 años	Dieta alta en fibra frente a dieta baja en fibra	LC-Q-TOF-MS	Incremento de 2-aminofenol sulfato y nuatgenina en la dieta alta en fibra
Llorach y cols. (2013)	Aleatorizado, cruzado, doble ciego	Con diabetes o riesgo cardiovascular	Cacao frente a control	LC-MS	Disminución de tirosina sulfato y metilglutarilcarnitina
Knab y cols. (2012)	Aleatorizado, cruzado, doble ciego	Nadadores de élite	Zumo rico en flavonoides frente a control	GC-MS	Ninguna mejora postejercicio en inflamación, estrés oxidativo o en función inmunitaria
Bondía-Pons y cols. (2013)	Aleatorizado, cruzado, doble ciego	Sanos; 30-70 años	Salsa de tomate alta en licopeno frente a baja en licopeno	RMN	Alteraciones en metabolismo de aminoácidos derivado del estado de maduración de los tomates usados
Lehtonen y cols. (2012)	Posprandial	Sanos	Desayuno con arándanos rojos frente a control	1H-RMN	Disminución de dimetilamina, creatinina y ácido cítrico tras la ingesta de los arándanos rojos
Bondía-Pons y cols. (2013)	Aleatorizado, cruzado, doble ciego	Con niveles elevados de colesterol	Pan de centeno frente a pan blanco	UPLC-Q-TOF-MS	Diferentes firmas metabólicas entre dietas
Wong y cols. (2012)	Aleatorio, paralelo, doble ciego	Sanos	Suplementación de vitamina E	LC-MS	Incremento de las especies de lisofosfatidilcolina tras la suplementación

Continúa

Tabla 20-6. Intervenciones nutricionales con abordaje metabolómico en seres humanos *(cont.)*

Autor (año)	Tipo de estudio	Individuos	Comparación	Plataforma analítica	Efecto
Nieman y cols. (2012)	Aleatorizado, cruzado, doble ciego	Ciclistas; 25-51 años	Agua frente a banana + agua frente a pera + agua	LC-MS	Alteraciones en metabolitos relacionados con el metabolismo de glutatión principalmente
Nieman y cols. (2012)	Aleatorizado, paralelo	Mujeres; 49-75 años	Chía (molida o entera) frente a placebo	GC-MS	No hubo cambios tras la intervención
Moazzami y cols. (2012)	Aleatorizado, cruzado, doble ciego	Mujeres	Pan de centeno alto en fibra frente a pan blanco	RMN	Aumento de betaína y N,N-dimetilglicina y disminución de leucina e isoleucina

GC-MS: cromatografía de gases acoplada a espectrometría de masas; LC: cromatografía líquida; MS: espectrometría de masas; Q: cuádruplo; RM: resonancia magnética nuclear; TOF: tiempo de vuelo.; UPLC: cromatografía líquida de ultraalta resolución.

acciones y de su relación con estados de salud y enfermedad en el ser humano (**cap. 21**, Microbioma humano). El intestino es el órgano que contiene la mayor cantidad de microorganismos, cuya composición varía en función de distintos factores y puede verse afectada especialmente por los alimentos ingeridos. La microbiota intestinal desempeña un papel importante en diversos procesos fisiológicos, como el metabolismo de los componentes de la dieta y de algunas sustancias generadas por el hospedador, con un impacto en el uso y el almacenamiento de energía.

Cada vez son más las evidencias que relacionan el riesgo de sufrir enfermedades crónicas con un perfil microbiano característico; más aún, las investigaciones actuales apuntan a que el estado de nuestra microbiota puede también condicionar la evolución de enfermedades agudas y situaciones críticas. En este campo, la metabolómica ofrece una oportunidad única para caracterizar los cambios metabólicos que relacionan la microbiota con la enfermedad, y puede explicar los mecanismos de acción implicados en dicha relación, además de conocer cómo el organismo responde ante determinadas intervenciones preventivas y terapéuticas, incluidas aquellas relacionadas con una mejora del estilo de vida, como las terapias nutricionales.

Las enfermedades inflamatorias intestinales (enfermedad de Crohn y colitis ulcerosa) son de causa idiopática, en las que están involucrados factores genéticos, respuesta inmunitaria anómala del hospedador y una disbiosis microbiana, la cual está bien documentada. En 2021, una revisión sistemática describió alteraciones metabólicas relacionadas con el metabolismo microbiano intestinal y el cometabolismo mamífero-microbiano asociado con el estado de estas enfermedades, incluyendo aumentos de aminoácidos de cadena ramificada y determinadas clases de lípidos en muestras de heces, suero, plasma y biopsia de tejido, así como la reducción de otros metabolitos derivados de la microbiota como el hipurato en orina y los ácidos biliares secundarios en heces, además de los ácidos grasos de cadena corta (AGCC). Los marcadores no invasivos disponibles para el diagnóstico de estas enfermedades tienen sus limitaciones, y los cambios en los metabolitos reflejan tanto la disbiosis como su influencia en la respuesta inmunitaria y el metabolismo del hospedador. Por lo tanto, un enfoque metabolómico facilitaría la identificación de nuevos marcadores metabolómicos capaces de reflejar la actividad de la enfermedad.

Por otro lado, se ha demostrado la alteración de la microbiota asociada a la obesidad. Estudios en ratones axénicos, o libres de gérmenes, que compararon parejas gemelares que recibieron un trasplante de microbiota fecal, correspondiente a fenotipos obesos o delgados, demostraron que los ratones desarrollaban un fenotipo que correspondía al tipo de microbiota que habían recibido. Posteriormente, cuando ambos grupos de ratones se alojaron juntos, el fenotipo obeso revirtió, pero sólo cuando los ratones fueron alimentados con una dieta baja en grasa y alta en frutas y vegetales.

Además, se ha propuesto que el análisis del perfil metabólico podría predecir los resultados clínicos a largo plazo a diferentes procedimientos de cirugía bariátrica (que actualmente es el tratamiento más eficaz para la obesidad grave y las comorbilidades relacionadas con esta enfermedad), incluyendo la pérdida de peso y la remisión de la diabetes de tipo 2. Entre los metabolitos en los que más influye la cirugía bariátrica se encuentran aquellos relacionados con la microbiota intestinal, como son los aminoácidos aromáticos y derivados del metabolismo de la carnitina, que aumentan tras la cirugía bariátrica, como *p*-cresol (derivado de la fermentación de la fenilalanina y la tirosina), indol y sulfato de indoxilo, TMAO, sulfato de fenol, ácido 3-indoleláctico y 4-hidroxi-L-prolina. En este tipo de pacientes sometidos

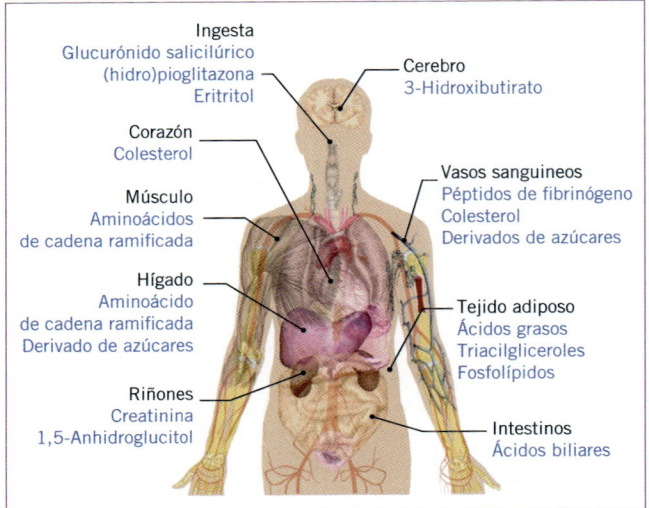

Figura 20-7. Ejemplo de metabolitos y clases de metabolitos asociados con la diabetes en un estudio metabolómico, y su relación con órganos específicos. (Adaptado de Karsten Suhre J. Endocrinology 2014; 221: R75-85).

a cirugía bariátrica, los niveles preoperatorios más altos de lípidos específicos, incluidos los fosfolípidos, los ácidos grasos de cadena larga y los ácidos biliares, se asociaron con la remisión postoperatoria de la diabetes de tipo 2, una de sus principales comorbilidades.

La utilización de ratones axénicos también ha permitido confirmar la importancia de la ingesta de colina, así como de la microbiota intestinal en la producción de TMAO y en el desarrollo de la aterosclerosis asociada con la carencia de colina, lo que sugirió la importancia de la microbiota intestinal y su manipulación mediante la ingesta de alimentos como herramienta para el manejo de algunas enfermedades crónicas.

Un estudio llevado a cabo en 1.241 europeos de mediana edad analizó el metagenoma, el metaboloma en suero y orina, y los relacionó con el fenotipo de individuos sanos, individuos con morbilidades dismetabólicas (obesidad y diabetes de tipo 2) sin síntomas de cardiopatía isquémica e individuos con cardiopatía isquémica en tres estadios clínicos distintos: síndrome coronario agudo (infarto de miocardio), cardiopatía isquémica crónica (angina de pecho) e insuficiencia cardíaca. El estudio encontró que alrededor del 75 % de las características del microbioma y el metaboloma que distinguen a los individuos con cardiopatía isquémica de los sanos (una vez ajustados por la medicación y el estilo de vida) están presentes en las personas con alteraciones metabólicas pero sin sintomatología clínica cardíaca, lo que sugiere que las principales alteraciones del microbioma intestinal y el metaboloma podrían comenzar mucho antes de la aparición de la sintomatología clínica de la cardiopatía isquémica. Además, el trabajo expone las firmas del microbioma y del metaboloma relacionadas con las alteraciones metabólicas previas a esta enfermedad, las específicas de la cardiopatía isquémica en general y de cada uno de sus tipos, además de aquellas relacionadas con la progresión o el retroceso de esta enfermedad. Estos análisis discriminantes podrían contribuir a identificar mejor el estado fisiopatológico de los individuos. Otro trabajo en 4.000 pacientes sometidos a evaluación cardíaca diagnóstica electiva observó niveles más elevados de fenilacetilglutamina, un metabolito microbiano intestinal derivado de la fenilalanina, que puede promover la hiperreactividad plaquetaria y aumentar el potencial trombótico plaquetario a través de receptores adrenérgicos, contribuyendo así al aumento del riesgo cardiovascular. De hecho, niveles más elevados de fenilacetilglutamina se relacionaron de forma independiente con el riesgo de mayores episodios cardiovasculares adversos, incluso después de ajustar los factores de riesgo cardiovascular tradicionales.

La hipertensión también se ha asociado directa o indirectamente con una disbiosis intestinal y, por lo tanto, con algunos metabolitos derivados de ésta. Esta disbiosis también se ha relacionado con la dieta, la edad, la etnia y la gravedad de la hipertensión. Las bacterias productoras de AGCC se encuentran en menor proporción en hipertensos y ocasionan menor producción de AGCC con actividad antiinflamatoria, especialmente el ácido butírico. También se ha descrito que algunos metabolitos microbianos nocivos para la salud cardiovascular, como los lipopolisacáridos y el TMAO, aumentan en los individuos hipertensos. Los estudios sobre los cambios en estos biomarcadores establecen aún más la relación entre la salud del epitelio intestinal y la hipertensión arterial, mejoran la comprensión de su patogenia y también sugieren que el intestino puede ser una diana terapéutica prometedora para su prevención y tratamiento.

Las enfermedades neurodegenerativas también se han relacionado con una disbiosis microbiana. El eje intestino-hipotálamo parece estar guiado por determinados metabolitos procedentes de la microbiota intestinal: aumento de la producción de endotoxinas y disminución de los metabolitos beneficiosos. La microbiota y el cerebro se comunican entre sí a través de diversas vías, como el sistema inmunitario, el metabolismo del triptófano, el nervio vago y el sistema nervioso entérico. Se ha demostrado que la microbiota sintetiza y responde a varios neuroquímicos clave que intervienen en el estado de ánimo, el comportamiento, la cognición, la señalización celular y el estado neuroinflamatorio del hospedador. Destacan la serotonina y otros metabolitos derivados del triptófano, las catecolaminas (noradrenalina y dopamina), los AGCC y algunos derivados de los ácidos grasos de cadena larga (como el araquidónico y el eicosapentaenoico), el glutamato y el ácido γ-aminobutírico (GABA) –principal neurotransmisor inhibidor del sistema nervioso–, derivados de los ácidos biliares (tauroursodeoxicólico y ursodeoxicólico), considerados como neuroprotectores, y algunas hormonas esteroideas que afectan la estructura y función del cerebro. Aunque se han relacionado las concentraciones circulantes de estas moléculas con el estado neurológico, se desconoce exactamente en qué medida influye la producción microbiana de ellas en la fisiología del hospedador.

Las evidencias científicas están demostrando la implicación de estos cambios en enfermedades como la de Parkinson o de Alzheimer, que son capaces de desencadenar la activación de las células inmunitarias y la disfunción neuronal entérica, lo que puede alterar aún más la permeabilidad de la barrera intestinal, agravar el estado proinflamatorio sistémico, deteriorar la permeabilidad de la barrera hematoencefálica y reclutar mediadores inmunitarios que conduzcan a la neuroinflamación y la neurodegeneración. Estos hallazgos permitirán dar un nuevo enfoque para una potencial terapia. Además, recientemente, se está analizando la viabilidad del estudio de metabolitos procedentes de la microbiota de la saliva para el diagnóstico de la enfermedad de Alzheimer, lo que sería de gran utilidad para establecer biomarcadores salivales más óptimos para la identificación del riesgo y del estado de estos enfermos.

La carcinogénesis es un proceso que también puede ser promovido, potenciado o inhibido por las interacciones entre la microbiota y el hospedador. Se considera que la microbiota intestinal podría ser un factor exógeno importante para la predisposición al cáncer, ya que puede regular los patrones epigenéticos de expresión génica del hospedador e influir así en su salud. Se ha descrito que los metabolitos bacterianos podrían desplazar los procesos protumorales y antitumorales en una dirección u otra. Por ejemplo, en el cáncer colorrectal se han descrito el efecto procancerígeno de los ácidos biliares secundarios, de las poliaminas y del sulfuro de hidrógeno, y el efecto anticarcinogénico de los AGCC, como el butirato, que inhibe la proliferación y promueve la apoptosis, y los derivados indólicos. Aunque los mecanismos exactos que subyacen a estas interacciones todavía son desconocidos, se requieren más estudios para poder comprenderlos y permitir el desarrollo de nuevas terapias.

Además, la especificidad de los metabolitos producidos por la microbiota a partir de determinados micronutrientes genera un gran interés, ya que algunos son sumamente específicos, como la urolitina para los elagitaninos o las hidroxifenilvalero-lactonas para los flavan-3-oles. De hecho, dado que existen distintas fuentes alimentarias que proporcionan flavan-3-oles, como el té y el cacao, los perfiles de fenilvalero-lactona y ácido fenilvalérico pueden ayudar a diferenciar entre consumidores de té y de cacao.

A pesar de los avances, todavía queda mucho por conocer en este campo, pero la evolución de las ciencias ómicas permitirá conocer los mecanismos fisiopatológicos de las enfermedades y, de esta forma, desarrollar nuevas terapias más específicas y personalizadas, en las que determinados alimentos puedan estar incluidos.

PUNTOS CLAVE

- El progreso tecnológico y bioinformático ha facilitado la realización de análisis moleculares más específicos y eficaces, abriendo nuevos horizontes a la investigación en nutrición. Las nuevas ciencias ómicas, que incluyen la metabolómica, entre otras, han servido para tratar de entender los mecanismos subyacentes al metabolismo celular.

- La metabolómica es el estudio de los cambios globales en el conjunto de metabolitos (metaboloma) presentes en células, tejidos, órganos y organismos; son metabolitos todas las moléculas de peso molecular bajo y medio (< 1.500 Da) derivadas del proceso que se conoce como metabolismo.

- Los metabolitos reflejan el estado fisiológico y proporcionan un mayor conocimiento del funcionamiento celular. Su caracterización aporta una imagen instantánea del metabolismo que puede considerarse una huella molecular o perfil metabolómico.

- La aplicación de la metabolómica a las ciencias de la nutrición se denomina nutrimetabolómica, que puede ser una gran herramienta para identificar enfermedades metabólicas que son influidas o moduladas por nutrientes y, con ello, orientar el desarrollo de tratamientos dietéticos específicos.

- Los estudios en metabolómica se han categorizado en dos clases: no dirigidos y dirigidos. Difieren en varios aspectos que incluyen el nivel de cuantificación (relativa o absoluta), la complejidad de la preparación de la muestra, la precisión experimental y la cantidad de metabolitos detectados.

- Las plataformas más utilizadas en los estudios nutrimetabolómicos para optimizar los resultados son la resonancia magnética nuclear y la espectrometría de masas acoplada a las distintas variantes cromatográficas. Se acompañan de análisis estadísticos univariantes y multivariantes, dentro de los que se pueden encontrar modelados supervisados y no supervisados, para dar sentido al metaboloma.

- La nutrimetabolómica pretende acercar la nutrición personalizada al día a día. Existen diferentes categorías de biomarcadores nutricionales: los de ingesta, para valorar la exposición a la dieta; los que evalúan el efecto metabólico ante determinadas intervenciones nutricionales y dietéticas, y los que se utilizan para diseñar fenotipos de salud y monitorizar el impacto metabólico de la dieta en ellos.

- Los metabolitos provenientes de la microbiota tienen un gran interés, ya que algunos son sumamente específicos, por lo que pueden elevar la especificidad de los biomarcadores elegidos.

BIBLIOGRAFÍA

BATCH BC, BRYAN C, SVATI H, SHAH SH, NEWGARD CB, TURER CB Y COLS. **Branched-chain amino acids are novel biomarkers for discrimination of metabolic wellness. Metabol Clin Exp 2013; 62: 961-69.**
Artículo que identifica a los aminoácidos de cadena ramificada como elementos claves en relación con el bienestar metabólico.

BREIER M, WAHL S, PREHN C, FUGMANN M, FERRARI U, WEISE M Y COLS. 2014. **Targeted metabolomics identifies reliable and stable metabolites in human serum and plasma samples. PLoS ONE 2014; 9: 1-11.**
Artículo de interés en el que se buscan metabolitos estables en el plasma y el suero humano.

CASTELLANO-ESCUDER P, ANDRÉS-LACUEVA C, SÁNCHEZ-PLA A. **The fobitools framework: the first steps towards food enrichment analysis. Bioinformatics 2021; 37: 3969-71.**
El marco *fobitools*, compuesto por un paquete R/Bioconductor y su interfaz web complementaria, comprende dos herramientas que permiten a los investigadores interactuar y explorar la ontología FOBI de una forma muy sencilla. El marco *fobitools* se centra en el novedoso concepto del análisis del enriquecimiento alimentario en los estudios nutrimetabolómicos.

DRAGSTED LO, GAO Q, SCALBERT A, VERGÈRES G, KOLEHMAINEN M, MANACH C Y COLS. **Validation of biomarkers of food intake-critical assessment of candidate biomarkers. Genes Nutr 2018; 13: 14.**
Documento de posicionamiento sobre la validación de biomarcadores de la ingesta de alimentos que esboza el segundo paso del procedimiento BFIRev y que puede utilizarse para la validación de nuevos biomarcadores candidatos identificados, por ejemplo, en estudios de metabolómica de los alimentos.

FROMENTIN S, FORSLUND SK, CHECHI K, ARON-WISNEWSKY J, CHAKAROUN R, NIELSEN T Y COLS. **Microbiome and metabolome features of the cardiometabolic disease spectrum. Nat Med 2022; 28: 303-14.**
Excelente revisión sobre los metabolitos procedentes de la microbiota que están alterados durante el trascurso de la cardiopatía isquémica, comparando su presencia en personas sanas e individuos con alteraciones metabólicas pero sin enfermedad clínica, así como entre distintos estadios de la enfermedad, para lo que se establecen firmas metabólicas y metagenómicas específicas.

GALLAGHER K, CATESSON A, GRIFFIN JL, HOLMES E, WILLIAMS HRT. **Metabolomic analysis in inflammatory bowel disease: a systematic review. J Crohns Colitis 2021; 15: 813-26.**
Revisión sistemática sobre estudios metabolómicos en enfermeda-

des inflamatorias intestinales (enfermedad de Crohn y colitis ulcerosa), que describe la implicación de los metabolitos de la microbiota en el desarrollo de dichas enfermedades que están influidas
por la dieta.

García-Pérez I, Posma JM, Gibson R, Chambers ES, Hansen TH, Vestergaard H y cols. **Objective assessment of dietary patterns by use of metabolic phenotyping: a randomised, controlled, cros-sover trial. Lancet Diabetes Endocrinol 2017; 5: 184-95.**
Artículo de gran interés debido al diseño innovador para la deter-
minación de patrones dietéticos mediante fenotipado metabólico.

Gibbons H, McNulty BA, Nugent AP, Walton J, Flynn A, Gibney MJ, Brennan L. **A metabolomics approach to the identification of biomarkers of sugar-sweetened beverage intake. Am J Clin Nutr 2015; 101: 471-7.**
Artículo de interés sobre la metodología para identificar biomarca-
dores de alimentos específicos.

Li C, Chu S, Tan S, Yin X, Jiang Y, Dai X y cols. **Towards higher sensitivity of mass spectrometry: a perspective from the mass analyzers. Front Chem 2021; 9: 813359.**
Esta revisión ofrece orientación para la selección de espectrómetros
de masas adecuados en aplicaciones analíticas químicas y biológicas. También es útil para el desarrollo de nuevos espectrómetros
de masas.

Lin CH, Lai HC, Wu MS. **Gut-oriented disease modifying therapy for Parkinson's disease. J Formos Med Assoc 2023; 122: 9-18.**
Revisión actualizada de los mecanismos que pueden modificar el
desarrollo de la enfermedad de Parkinson mediados por los metabolitos procedentes de la microbiota.

Lozenov S, Krastev B, Nikolaev G, Peshevska-Sekulovska M, Peruhova M, Velikova T. **Gut microbiome composition and its metabolites are a key regulating factor for malignant transfor-mation, metastasis and antitumor immunity. Int J Mol Sci 2023; 24: 5978.**
Revisión de los conocimientos actuales sobre los mecanismos y las
vías promovidas por los metabolitos procedentes de la microbiota
intestinal que pueden promover o proteger el desarrollo de cáncer.

Moco S, Martin FPJ, Rezzi S. **Metabolomics view on gut micro-biome modulation by polyphenol-rich foods.» J Proteome Res 2012; 11: 4781-90.**
Revisión que recopila la evidencia relacionada con el papel del mi-
crobioma en el metabolismo de los alimentos que contienen polifenoles.

Morris C, O'Grada C, Ryan M, Roche HM, Gibney MJ, Gibney ER, Brennan L. **The relationship between BMI and metabolomic profiles: a focus on amino acids. Proc Nutr Soc 2012; 71: 634-8.**
Artículo de gran interés por ser uno de los primeros trabajos que
relacionaron el índice de masa corporal con diferentes perfiles metabolómicos.

Naz S, Vallejo M, García A, Barbas C. **Method validation strate-gies involved in non-targeted metabolomics. J Chromatogr A 2014; 1353: 99-105.**
Artículo de interés que busca abordar distintas estrategias de valida-
ción para los métodos no dirigidos en metabólomica.

Rangel-Huerta OD, Pastor-Villaescusa B, Gil A. **Are we close to defining a metabolomic signature of human obesity? A syste-matic review of metabolomics studies. Metabolomics 2019; 13: 15: 93.**
Revisión sistemática que proporciona información de vanguardia
sobre el uso de la metabolómica como enfoque para comprender
la dinámica de los procesos metabólicos implicados en la obesidad
humana y hace hincapié en las firmas metabólicas relacionadas con
los fenotipos de la obesidad.

Rauschert S, Uhl O, Koletzko B, Hellmuth C. **Metabolomic bio-markers for obesity in humans: a short review. Ann Nutr Metab 2014; 64: 314-24.**
Revisión en la que se recopila la evidencia existente en relación con
los biomarcadores de la obesidad.

Schmidt JA, Rinaldi S, Ferrari P, Carayol M, Achaintre D, Scalbert A y cols. **Metabolic profiles of male meat eaters, fish ea-ters, vegetarians, and vegans from the EPIC-Oxford cohort. Am J Clin Nutr 2015; C: 1-9.**
Artículo de interés en el que se analizan patrones alimentarios me-
diante la metabolómica.

Shibutami E, Takebayashi T. **A scoping review of the application of metabolomics in nutrition research: the literature survey 2000-2019. Nutrients 2021; 13: 3760.**
Revisión panorámica que permite entender el potencial y la apli-
cabilidad de las técnicas metabolómicas, incluyendo la transición
histórica, los enfoques recientes y las perspectivas futuras, centrada
en la evaluación dietética objetiva, los perfiles metabólicos y la predicción del riesgo para la salud.

Sumner LW, Lei Z, Nikolau BJ, Saito K, Roessner U, Trengove R. **Proposed quantitative and alphanumeric metabolite identifica-tion metrics. Metabolomics 2014: 1047-9.**
Carta al editor proponiendo una alternativa para la identificación
de metabolitos.

Vaz M, Pereira SS, Monteiro MP. **Metabolomic signatures after bariatric surgery –a systematic review. Rev Endocr Metab Di-sord 2022; 23: 503-19.**
Revisión sistemática que describe las firmas metabólicas asociadas
con la evolución de los pacientes que se han sometido a cirugía
bariátrica.

Yin X, Gibbons H, Rundle M, Frost G, McNulty BA, Nugent AP y cols. **Estimation of chicken intake by adults using metabolo-mics-derived markers. J Nutr 2017; 147: 1850-7.**
Excelente artículo en el que se plantea la metodología para estable-
cer el uso de metabolitos como indicadores cuantitativos de consumo de alimentos, en este caso del consumo de pollo.

Microbioma humano

21

J. R. Plaza Díaz, F. J. Ruiz Ojeda y Á. Gil Hernández

OBJETIVOS

- Conocer qué es la microbiota y cuál es su composición de microorganimos en las mucosas del cuerpo humano.
- Profundizar en el concepto de microbiota y microbioma y sus diferentes funciones en el organismo.
- Comprender la metodología y los tipos de técnicas para investigar la microbiota y el microbioma.
- Relacionar el microbioma humano con la prevención y el desarrollo de enfermedades, en especial las crónicas.
- Describir con detalle los estudios realizados en modelos animales y humanos para relacionar el microbioma intestinal con la obesidad, la diabetes, la enfermedad inflamatoria intestinal, la enterocolitis necrosante, el asma y la alergia.
- Explicar la relación entre el microbioma y el estado nutricional y su repercusión sobre el estado inmunitario de los individuos.

CONTENIDO

- Introducción
- Composición del microbioma
- Funciones del microbioma
- Influencia del microbioma en las etapas de la vida
- Investigación del microbioma

- Composición del microbioma y relación con distintas enfermedades
- Microbioma humano y estado nutricional
- Microbioma humano e inmunidad

INTRODUCCIÓN

Microbioma y microbiota son términos conceptualmente idénticos que hacen referencia a los microorganismos que tienen la capacidad de colonizar un ambiente o nicho biológico particular, e incluye a los hongos, virus y bacterias. El *microbioma humano* se refiere al conjunto de microorganismos que colonizan la piel y todas las mucosas del organismo humano, incluidas la cavidad bucal, el aparato gastrointestinal, las vías urinarias y los genitales. Además, el microbioma se considera como el material genético combinado de los microorganismos residentes en un entorno determinado. Hay que destacar que, al nacer, el intestino es estéril; sin embargo, tras el nacimiento comienza a ser poblado por bacterias de origen materno y del medio ambiente. Lo mismo ocurre con las restantes mucosas, expuestas a ser ocupadas por diferentes microorganismos durante la vida del individuo. Para referirse a un sitio específico del cuerpo o ambiente se señala primero la palabra microbioma y después el contexto; así, por ejemplo, los microorganismos que residen en el intestino forman el «microbioma intestinal».

A medida que estos microorganismos aumentan en número y diversidad se comienzan a formar ecosistemas más diversos y complejos. En particular, entre las mucosas, el aparato intestinal alberga la mayor comunidad de microorganismos, ya que es un ambiente rico en nutrientes, con una distribución estimada cercana a los 100 mil millones. De esta gran cantidad, la mayoría se asienta en el colon. Por este motivo el intestino humano constituye un hábitat microbiano sustancial para la biosfera.

La diversidad microbiana que existe en el planeta es enorme, ya que hay más de 50 filos de procariotas, incluidas bacterias y archeas, pero a pesar de esa gran diversidad, el cuerpo humano posee de manera exclusiva sólo algunos filos, lo que sugiere la existencia de requisitos estrictos por parte de la comunidad microbiana intestinal para ingresar como miembro en este ambiente. Finalmente, cada vez se acepta más que el microbioma puede desempeñar un papel dinámico en la prevención y el desarrollo de numerosas enfermedades, tanto agudas como crónicas. El objetivo general de este capítulo es conocer qué es el microbioma humano, su composición en las diferentes mucosas del cuerpo humano, la metodología y técnicas implicadas en su investigación, y su influencia en la prevención y el desarrollo de enfermedades crónicas.

COMPOSICIÓN DEL MICROBIOMA

La comprensión actual del microbioma humano depende en gran medida de los enfoques moleculares y microbiológicos utilizados en la identificación. El gen del RNA ribosómico 16S *(16S rRNA)* se ha seleccionado como la herramienta principal para conocer los diferentes tipos de bacterias, ya que está presente universalmente en ellas y puede proporcionar una caracterización taxonómica desde los niveles de dominio y *phylum* hasta aproximadamente el de especie. A pesar de la enorme utilización del gen *16S rRNA* y la gran cantidad de datos disponibles generados, siguen siendo pocos, y se desconoce en la actualidad la imagen completa del microbioma humano. Aun así, los análisis realizados hasta la fecha han puesto de manifiesto algunas particularidades interesantes. En concreto, en la Tierra se conocen alrededor de 46.000 bacterias y 3.000 especies y agrupaciones de bacterias y archeas, respectivamente, agrupadas en más de 50 filos, pero las comunidades bacterianas asociadas a los seres humanos están dominadas sólo por cuatro: *Firmicutes, Bacteroidetes, Actinobacteria* y *Proteobacteria* (conocidos actualmente como *Bacillota, Bacteroidota, Actinomycetota* y *Pseudomonadota*); otros *phylum* aparecen en menor medida, dependiendo de las características propias del individuo y de la distribución de los microorganismos en el cuerpo humano (**Fig. 21-1**).

La abundancia relativa de estos cuatro *phylum* tiende a mantenerse en los diferentes individuos, con independencia de su lugar de origen, residencia o tipo de alimentación; por

ejemplo, en casi todos los seres humanos estudiados hasta el momento, *Bacteroidetes* y *Firmicutes* predominan en el colon. Por el contrario, la composición del microbioma vaginal es más variable; en la mayoría de las mujeres predomina *Firmicutes* con otros representantes, y en una minoría *Actinobacteria*. Se estima que un 20-80 % de los *phylum* humanos se asocian directamente con el hábitat.

En la **figura 21-1** se observa que la mayor cantidad de carga bacteriana se encuentra en el intestino y el colon. La distribución del microbioma en el intestino humano no es homogénea, y el número de bacterias presentes va desde 10-10^3 unidades formadoras de colonias (UFC) en el estómago y el duodeno, a 10^{11}-10^{12} UFC en el colon. Además, existen diferencias en la heterogeneidad longitudinal a través del tubo digestivo y en la variación latitudinal, debido a que el epitelio intestinal está separado del lumen por una espesa y compleja capa de moco, que genera un tipo de hábitat diferente al que pueda haber en el lumen o en la superficie del epitelio intestinal, lo que causa una clara diferencia del microbioma en cada uno de estos hábitats.

El intestino humano es el hábitat natural para una comunidad bacteriana amplia y dinámica, pero una parte sustancial de estas poblaciones sigue sin conocerse. En el intestino delgado, desde el duodeno en adelante, la composición del microbioma es escasa y suele contener menos de 10^5 UFC. En su porción proximal se encuentra *Haemophilus, Actinomyces* y algunos anaerobios y lactobacilos. En el yeyuno y el íleon se aprecia un incremento continuo en el número (> 10^8 UFC) y la variedad de la microbiota, con bifidobacterias, anaerobios facultativos (*Bacteroides* y *Fusobacterium*) y anaerobios estrictos, presentes en número creciente a partir de la válvula ileocecal. En la porción distal del intestino delgado el microbioma es más denso (> 10^9 UFC) y se asemeja a la del ciego, con gran cantidad de bacterias anaerobias estrictas. En el intestino grueso se encuentran comúnmente microorganismos anaerobios facultativos (*Streptococcus* y *Enterococcus*). Finalmente, en el ciego destacan las eubacterias, las bifidobacterias, *Clostridium* y cocos grampositivos (**Fig. 21-2, A**).

Los *phylum* de bacterias dominantes en el intestino son *Bacteroidetes, Firmicutes, Actinobacteria, Proteobacteria* y *Verrucomicrobia*. En el intestino delgado dominan las familias *Enterobacteriaceae* y *Lactobacillaceae*, y en el colon la presencia de especies de las familias *Bacteroidaceae, Prevotellaceae, Rikenellaceae, Lachnospiraceae* y *Ruminococcaceae* es notable (**Fig. 21-2, B**).

El microbioma intestinal en adultos se estima formado por unas 1.000-1.150 especies bacterianas, y algunos expertos sugieren que sólo 160 de ellas constituyen el núcleo del microbioma, presente en la mayoría de los individuos. Aunque muchas se encuentran en la mayoría de las personas, su abundancia relativa puede oscilar, con una gran variabilidad individual.

La compleja comunidad bacteriana presente en el intestino humano no permanece constante a lo largo del tiempo, sino que puede variar por diversos factores, entre los cuales se encuentran las propias condiciones ambientales del tubo digestivo, así como la cantidad y la variedad de las bacterias en las diferentes regiones de éste, que están determinadas

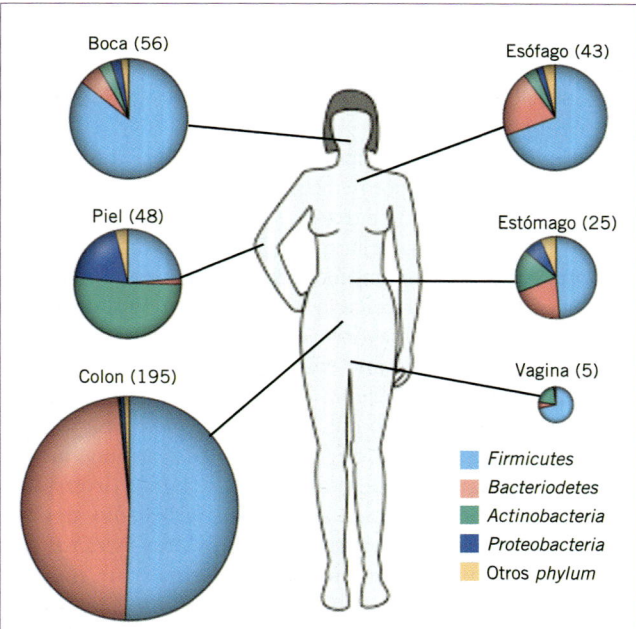

Figura 21-1. Distribución específica del origen de los *phylum* bacterianos en los seres humanos sanos. Se observan los distintos *phylum* y la información del gen *16S rRNA* por individuo. El número medio de *phylum* por individuo se muestra entre paréntesis. (Adaptado de Les Dethlefseny cols. Nature 2007; 449: 811-18).

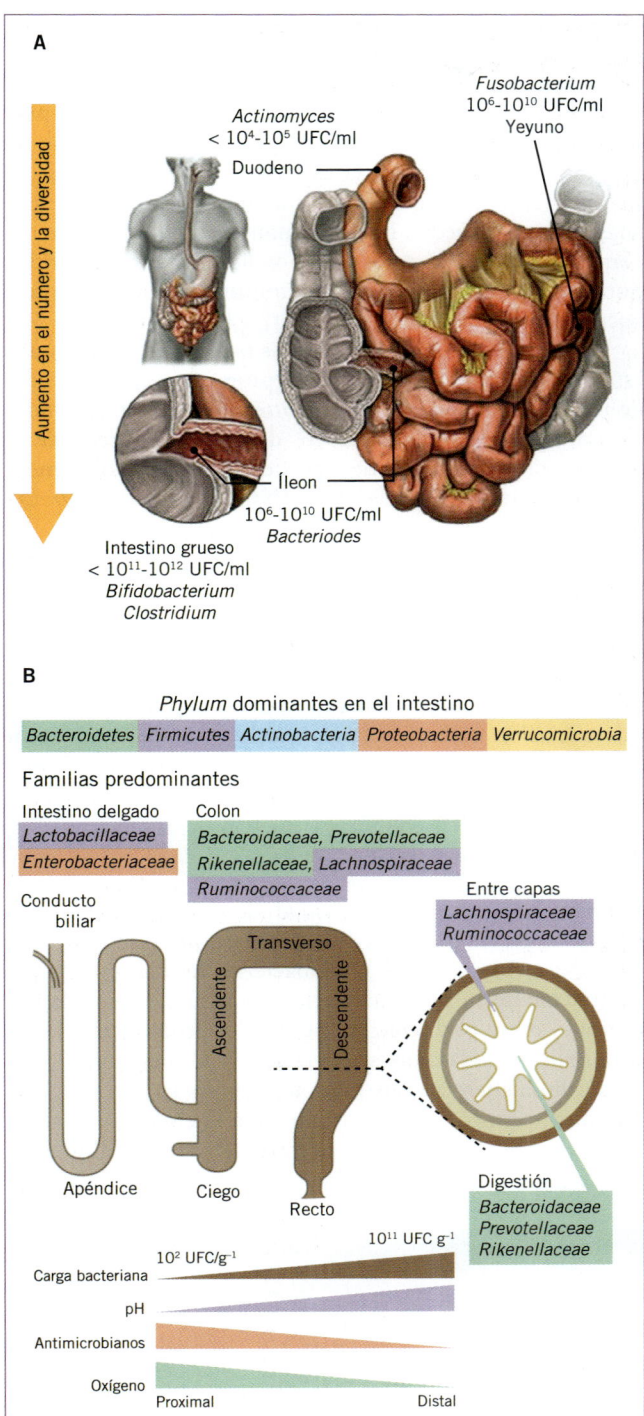

A

Aumento en el número y la diversidad

Actinomyces
$< 10^4$-10^5 UFC/ml
Duodeno

Fusobacterium
10^6-10^{10} UFC/ml
Yeyuno

Íleon
10^6-10^{10} UFC/ml
Bacteriodes

Intestino grueso
$< 10^{11}$-10^{12} UFC/ml
Bifidobacterium
Clostridium

B

Phylum dominantes en el intestino

| Bacteroidetes | Firmicutes | Actinobacteria | Proteobacteria | Verrucomicrobia |

Familias predominantes

Intestino delgado
Lactobacillaceae
Enterobacteriaceae

Colon
Bacteroidaceae, Prevotellaceae
Rikenellaceae, Lachnospiraceae
Ruminococcaceae

Conducto biliar

Transverso

Ascendente

Descendente

Entre capas
Lachnospiraceae
Ruminococcaceae

Apéndice

Ciego

Recto

Digestión
Bacteroidaceae
Prevotellaceae
Rikenellaceae

10^{11} UFC g^{-1}

10^2 UFC g^{-1}

Carga bacteriana

pH

Antimicrobianos

Oxígeno

Proximal

Distal

Figura 21-2. Variación en la composición y el número del microbioma en diferentes partes del intestino humano. UFC: unidades formadoras de colonias.

por una gran diversidad de factores complejos, intrínsecos y extrínsecos. Existe, a su vez, una relación recíproca entre el hospedador y el microbioma que lo habita, ya que éste puede tener un importante impacto sobre el organismo que lo aloja, y estos efectos pueden ser beneficiosos o perjudiciales para la salud del individuo. En la **tabla 21-1** se sintetizan los factores que afectan al microbioma intestinal del ser humano.

Tabla 21-1. Factores que afectan al microbioma intestinal del ser humano

Factores mediados por el hospedador
- pH, secreciones (inmunoglobulinas, bilis, enzimas)
- Motilidad intestinal
- Células exfoliadas, mucinas, tejido exudado

Factores microbianos
- Adhesión
- Motilidad
- Esporas, cápsulas, enzimas y componentes antimicrobianos

Interacciones microbianas
- Sinergia
- Cooperación metabólica
- Cambios en el pH y tensión de oxígeno
- Antagonismo/estimulación
- Ácidos grasos de cadena corta/aminas
- Componentes antimicrobianos, sideróforos
- Alimentos

Dieta
- Composición de los alimentos
- Fibras no digeribles
- Compuestos no nitrogenados
- Leche materna

Medicamentos
- Modificadores de la motilidad intestinal
- Antibióticos
- Antiácidos y bloqueadores de la producción de ácido clorhídrico

En los últimos años se han hecho grandes avances en la caracterización de la composición del microbioma y el conocimiento de cómo la cantidad de microorganismos muestra interacciones funcionales con el hospedador. Los estudios sobre la función están siendo fundamentales para comprender el papel del microbioma en el mantenimiento de la homeostasis humana y en la patogenia de algunas enfermedades. Entre los estudios a gran escala destacan el *European Metagenomics of the Human Intestinal Tract Hit* (MetaHIT) y el *Human Microbiome Project* (HMP), financiado por los *National Institutes of Health* de Estados Unidos. En 2010, el consorcio MetaHIT informó de la secuenciación de 3,3 millones de genes microbianos fecales, lo que representaba casi 200 veces la cantidad de secuencias de DNA microbianas publicadas en estudios anteriores. En julio de 2014, utilizando los datos de 1.267 metagenomas (760 muestras europeas del proyecto MetaHIT, 139 muestras estadounidenses del HMP y 368 muestras chinas de un gran estudio de diabetes) se publicó un catálogo con más de 9,8 millones de genes microbianos. Cada muestra contenía aproximadamente 750.000 genes (alrededor de 30 veces el número de genes del genoma humano), y menos de 300.000 genes eran compartidos por más del 50 % de los individuos estudiados. La mayoría de los nuevos genes identificados eran relativamente raros: se encontraron en menos del 1 % de los individuos, pero ponían de manifiesto los cambios en el microbioma y su importancia para describir las singularidades de la población.

FUNCIONES DEL MICROBIOMA

Después de enumerar algunos de los grupos de bacterias predominantes en el cuerpo humano y en especial en el intestino, es lógico suponer que esta compleja comunidad bacteriana pueda tener algunas funciones para el hospedador. Las bacterias forman una barrera de defensa natural que puede desarrollar actividades metabólicas que tienen por objetivo mantener la energía y mejorar la absorción de determinados nutrientes, ejercer efectos tróficos importantes sobre la estructura y la función inmunitaria del epitelio intestinal, así como proteger al hospedador frente a la colonización por otros microorganismos, en especial los que ejercen acciones patógenas.

La influencia de las bacterias en la fisiología intestinal se ha demostrado en estudios con animales libres de gérmenes mediante la colonización. Así, se ha observado que la reconstitución del microbioma en ratones libres de microorganismos con un microbioma intestinal de otros ratones normales es suficiente para recuperar la función inmunitaria de la mucosa intestinal. De hecho, se ha demostrado que la repoblación del intestino de ratones libres de gérmenes con una sola especie, *Bacteroides thetaiotaomicron* afecta a la expresión de varios genes que controlan funciones asociadas con la absorción de nutrientes, el metabolismo, la angiogénesis, la función de barrera de la mucosa y el desarrollo del sistema nervioso entérico.

Funciones protectoras y estructurales

La defensa del hospedador frente a microorganismos patógenos mediada por el microbioma intestinal requiere una fina interpretación del microambiente presente, ya que debe distinguir entre microorganismos comensales y patógenos ocasionales y, además, diferenciar las respuestas posteriores para ambos casos.

Los epitelios de las mucosas y, en particular, el epitelio intestinal representan la primera línea de defensa frente a la acción de los patógenos; los enterocitos superficiales sirven como sensores aferentes del microambiente luminal, secretando péptidos antibacterianos, inmunoglobulina A y quimioquinas que alertan y dirigen la respuesta inmunitaria hacia el sitio de la infección. Las células M que recubren los folículos linfoides transportan los antígenos luminales a las células dendríticas subyacentes y a otras células presentadoras de antígenos.

Finalmente, las células dendríticas intestinales tienen un papel esencialmente sensor del sistema inmunitario y pueden directamente monitorizar el contenido intestinal, ya sea por la entrada o por la extensión de las dendritas entre los enterocitos superficiales sin alterar las uniones estrechas. Además, pueden ingerir y mantener vivas las bacterias comensales, y viajar a los ganglios linfáticos mesentéricos, donde se induce una respuesta inmunitaria local frente a bacterias (**Fig. 21-3**).

La fina distinción entre bacterias patógenas y comensales está mediada por el sistema de receptores de reconocimiento de patrones antigénicos (PRR, *pattern recognition receptors*), la familia de receptores análogos de *Toll* (TLR, *Toll-like receptors*) y los receptores de tipo de dominio de oligomerización de unión a nucleótidos (NOD, *nucleotide-binding oligomerization domain-like receptors*). Por otra parte, los fragmentos de las bacterias comensales influyen en el normal desarrollo del sistema inmunitario de la mucosa, además de afectar profundamente al de los componentes humorales de este sistema, modulando la respuesta de linfocitos T y de linfocitos T colaboradores *(helper)* de tipo 1 (Th1) y 2 (Th2). El microbioma humano controla la proliferación y la diferenciación de las células epiteliales, y está encargado de modular la maduración y la actividad de la respuesta inmunitaria innata y adaptativa.

Funciones metabólicas

El microbioma tiene una actividad metabólica adaptable y, a la vez, renovable. A través de la producción de ácidos grasos de cadena corta (AGCC), las bacterias residentes influyen positivamente en la diferenciación de células del epitelio intestinal y en su proliferación, pudiendo mediar otros efectos metabólicos. Toda esta compleja actividad metabólica recupera valiosa energía y sustratos absorbibles para el hospedador y, al mismo tiempo, proporciona energía y nutrientes para el crecimiento y la proliferación bacteriana. Además,

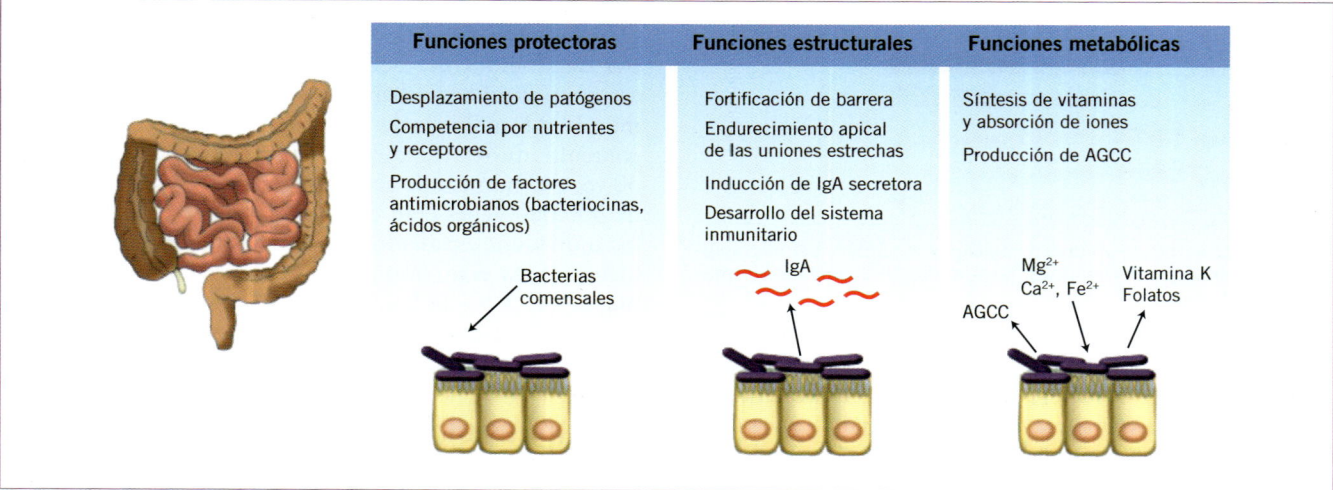

Figura 21-3. Funciones del microbioma intestinal. AGCC: ácidos grasos de cadena corta; IgA: inmunoglobulina A. (Adaptado de O´Hara y Shanahan, EMBO Rep 2006; 7: 688-93).

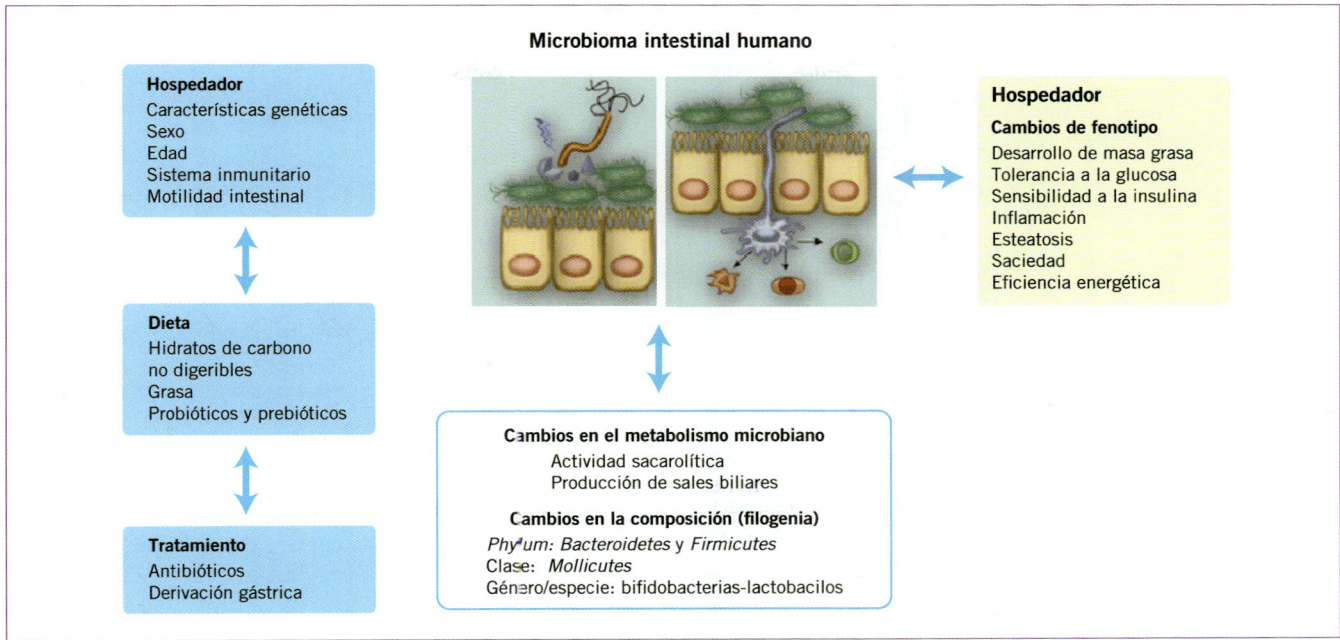

Figura 21-4. Relación entre el microbioma intestinal y el hospedador.

el microbioma comensal sintetiza algunas vitaminas que el hospedador utiliza de forma eficiente, como es el caso de la vitamina K y varias del complejo B, incluidas la biotina, el ácido fólico y la vitamina B_{12} (**Fig. 21-3**).

Es importante destacar que cada una de las funciones del microbioma intestinal varía con la edad. Hay factores que pueden explican los cambios en la fisiología del hospedador asociados al desarrollo de reactividad del sistema inmunitario, como la dieta, pero también pueden ser causados por cambios en la población bacteriana del intestino grueso. Algunos estudios han indicado que el contenido de bifidobacterias disminuye en personas mayores, en las que aumenta el de clostridios y enterobacterias, lo que favorece la progresión de infecciones. Los lactobacilos y las bifidobacterias son algunos de los microorganismos candidatos para ser utilizados en los seres humanos, ya que hay pruebas de que algunos pueden aumentar la resistencia a las infecciones intestinales al inhibir a los patógenos y mejorar la respuesta inmunitaria del hospedador (**Fig. 21-4**).

INFLUENCIA DEL MICROBIOMA EN LAS ETAPAS DE LA VIDA

La composición del microbioma es diferente en las distintas zonas del cuerpo y entre los distintos individuos. En el momento en que se rompe el saco amniótico se considera que el feto es estéril o esencialmente estéril, aunque en la actualidad se debate si puede existir colonización por vía placentaria. Se encuentran pequeñas cantidades de microorganismos inmediatamente después del nacimiento, de los que las bacterias más frecuentes son *Staphylococcus*, *Streptococcus*, *Propionibacterium* y *Corynebacterium*. En la mayor parte de las ocasiones, estos microorganimos proceden de contaminación durante la toma de muestras, pero en otras ocasiones, como es el caso de situaciones de disfunción placentaria, se

aíslan microorganismos causantes de enfermedad tanto de la madre gestante como de los recién nacidos, usualmente prematuros o pequeños para la edad gestacional. En circunstancias normales, la colonización inicial del intestino del niño se produce durante el parto, al ponerse en contacto con del microbioma vaginal de su madre y, posteriormente, con el microbioma normal de sus padres y con los microorganismos presentes en la leche materna. Esto lleva a la inoculación con bifidobacterias, enterobacterias, *Bacteroides*, *Clostridium* y cocos grampositivos. Un hallazgo constante es el de que todos los niños son inicialmente colonizados por *Escherichia coli* y *Streptococcus*, que a veces alcanzan cifras de 10^8-10^{10} UFC/g de heces, por lo que se han propuesto como responsables de la creación de un ambiente favorable para el establecimiento de los anaerobios de los géneros *Bifidobacterium*, *Bacteroides* y *Clostridium*.

No obstante, los estilos de vida modernos han tenido un impacto en el desarrollo del microbioma, y el parto por cesárea es uno de ellos, que determina diferencias sustanciales en el microbioma de las poblaciones bacterianas iniciales (**Fig. 21-5**).

Etapa posnatal

La aparición de los dientes es responsable de los principales cambios en el microbioma oral. La exposición, o no, a los microorganismos ambientales es otro factor importante, pero muy variable. La dieta variada que comienza con el destete es uno de los factores fundamentales para el desarrollo del microbioma intestinal, que pronto será similar a la del adulto.

No obstante, el uso de antibióticos en los primeros años de vida produce grandes cambios en las características del microbioma y en el desarrollo de los fenotipos del hospedador. Por otra parte, la variación de la composición con

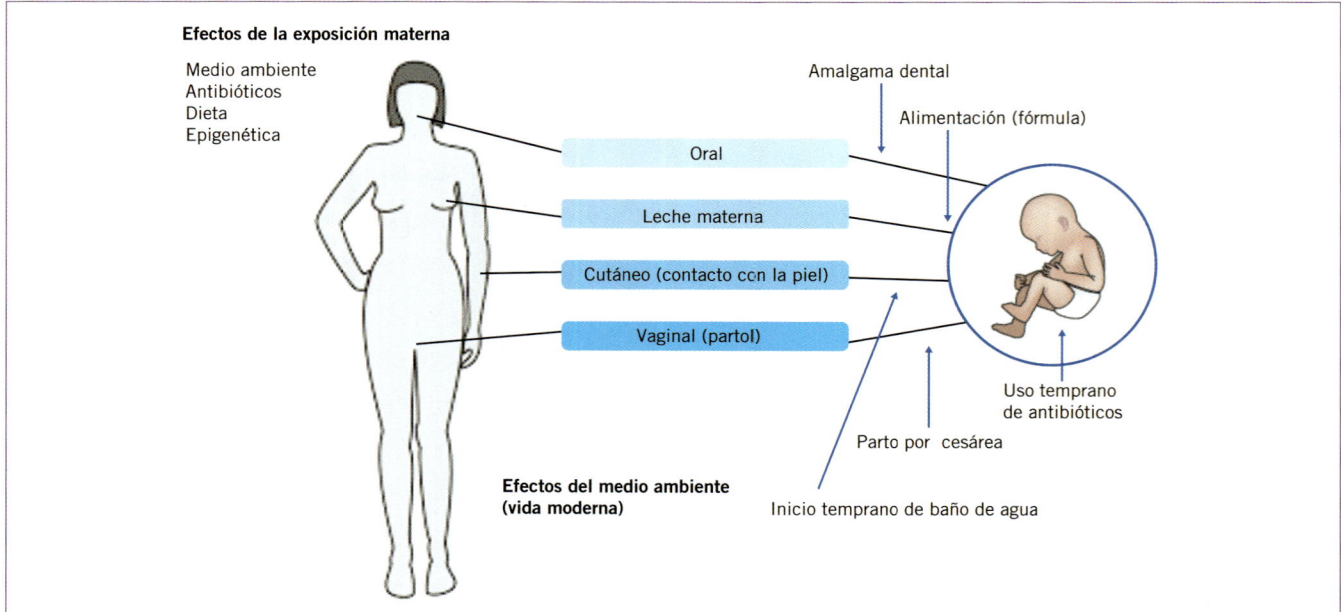

Figura 21-5. Adquisición del microbioma en la vida temprana y modificación de los factores de transmisión microbiana de la madre al niño. Los mamíferos tienen importantes posibilidades de transmisión microbiana de la madre al hijo a través de las superficies de contacto directo. Sin embargo, muchas de las prácticas modernas pueden reducir el número de organismos y el flujo de genes.

el tiempo afecta al sistema inmunitario del hospedador y al desarrollo de las actividades metabólicas, cognitivas y reproductivas.

Etapa temprana

Con la edad, la relación de especies de *Bacteroidetes* y *Firmicutes* cambia. Los microorganismos residentes pueden contribuir con la mutagénesis somática y causar genotoxicidad debido a la inflamación, y un aumento de la proliferación celular y la producción de metabolitos promutagénicos (p. ej., butirato, un importante AGCC). Los genes pueden tener efectos alternativos en diferentes etapas de la vida. La bacteria *Helicobacter pylori* es un ejemplo; en etapas tempranas de la vida, las respuestas inflamatorias en el hospedador mejoran el control de la infección y la alergia, pero más tarde promueven la atrofia y la oncogénesis.

Etapa adulta

En esta etapa se siguen sucediendo cambios en la relación de *Bacteroidetes* y *Firmicutes*. La literatura científica muestra claramente que el microbioma vaginal de la etapa posmenopáusica difiere sustancialmente del presente en el período reproductivo. Los estudios en adultos mayores demuestran que el microbioma intestinal se correlaciona con la dieta, el lugar de residencia (p. ej., si se vive en la comunidad, en centros de atención a largo plazo, etc.) y el nivel inicial de inflamación.

También se ha postulado un vínculo entre el microbioma y diversos problemas clínicos propios de los adultos mayores, que incluyen la debilidad física, la infección por *Clostridioides difficile*, la atrofia vulvovaginal, el carcinoma colorrectal y la aterosclerosis (**Fig. 21-6**).

INVESTIGACIÓN DEL MICROBIOMA

La investigación sobre la ecología de la comunidad microbiana ha aumentado de manera exponencial en los últimos años debido a los avances en la secuenciación del DNA, que permite a los investigadores conocer la composición y función de la comunidad microbiana con una alta resolución taxonómica e independiente de la utilización de medios de cultivo.

La técnica molecular que permite reconocer millones de fragmentos genómicos aleatorios de una comunidad microbiana a partir de una muestra inicial de DNA es la *metagenómica*. Los datos de la secuencia obtenidos se utilizan para evaluar la comunidad bacteriana a nivel taxonómico y funcional.

La mayoría de los métodos de secuenciación que se utilizan en la actualidad necesitan un paso previo de clonación *in vitro* para generar muchas copias de cada molécula, ya que los métodos de detección no son lo suficientemente sensibles para la secuenciación de una sola molécula. Para ello, se lleva a cabo una reacción en cadena de la polimerasa (PCR) en emulsión, en la que se aíslan las diferentes moléculas de DNA junto con unas microesferas recubiertas con cebadores en burbujas acuosas dentro de una fase oleosa, y seguidamente se procede a su secuenciación. Otra forma de amplificación clonal *in vitro* es la PCR de puente, en la que los fragmentos se amplifican a partir de los cebadores unidos a una superficie sólida. Este método produce muchas copias de un solo fragmento, que se localizan de manera separada unas de otras. Una vez que las secuencias clonales de DNA se localizan físicamente en posiciones alejadas de la superficie, se pueden utilizar diferentes métodos para determinar las secuencias de DNA de todas las localizaciones en paralelo.

La secuenciación por síntesis de DNA emplea la enzima DNA polimerasa para identificar las bases presentes en la

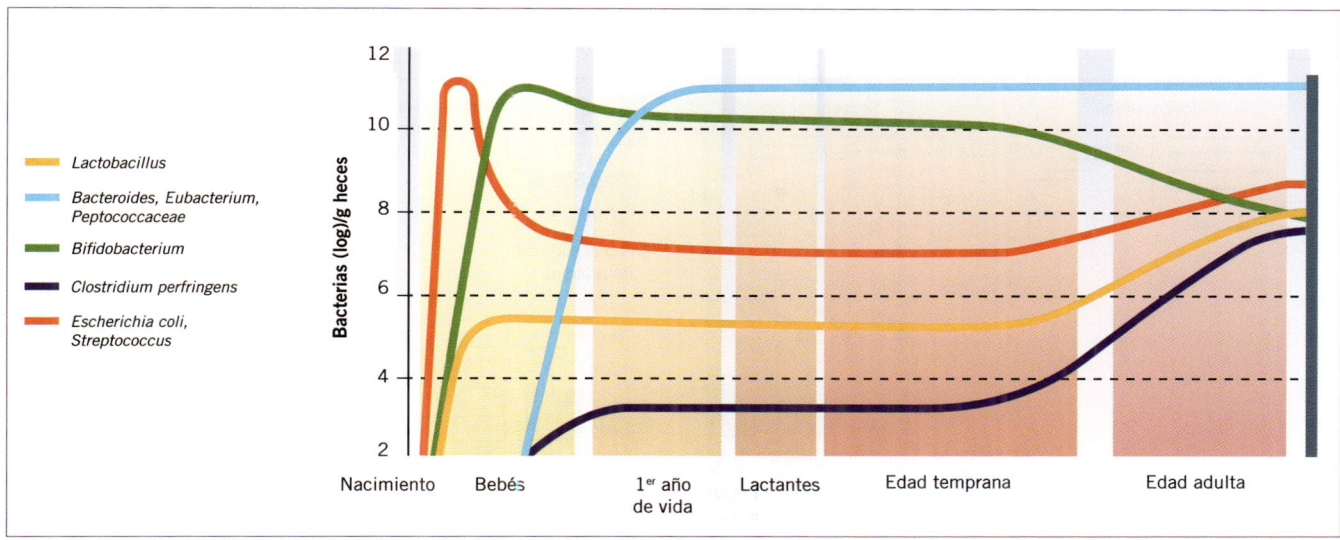

Figura 21-6. Colonización intestinal a lo largo de la vida.

molécula complementaria de DNA. En cambio, en la secuenciación por ligamiento se emplea una DNA ligasa en lugar de una polimerasa para identificar la secuencia.

Otro método independiente del medio de cultivo común para estudiar una comunidad microbiana es la secuenciación de amplicones microbianos específicos *(16S rRNA)*. Aunque la secuenciación basada en amplicones considera sólo uno o unos pocos genes microbianos, con frecuencia se considera un análisis metagenómico, porque puede realizar análisis taxonómicos, filogenéticos y perfiles funcionales. Actualmente es posible amplificar y secuenciar el gen completo del RNA ribosómico 16S mediante tecnología de nanoporos, lo que permite una investigación taxonómica más detallada que alcanza a todas las especies. Asimismo, la nueva tecnología denominada Shotgun posibilita la secuenciación no sólo de bacterias sino también de hongos y virus de forma muy precisa.

Análisis integrado

El perfil metagenómico obtenido puede utilizarse para monitorizar cambios en la composición y función del microbioma humano asociados con el desarrollo y la prevención de enfermedades, entre las que pueden incluirse la obesidad, la enfermedad inflamatoria intestinal y el cáncer. Estos enfoques a veces se basan en métodos altamente informatizados que aún muestran algunas limitaciones.

Los métodos más comunes proporcionan, en el mejor de los casos, una resolución clara en el nivel taxonómico de especie, pero muchos de los fenómenos estudiados son importantes y se producen a nivel de cepa (p. ej., la adquisición de genes de resistencia a antibióticos). Del mismo modo, los modelos más comunes para el diseño del estudio del microbioma involucran la toma de muestras de manera transversal o de casos y controles sin tener en cuenta el muestreo longitudinal, lo que no permite captar el comportamiento dinámico de las comunidades microbianas estudiadas.

Para subsanar este tipo de complicaciones es necesario atender a diversas consideraciones en la fase de diseño experimental, como las siguientes:

- El número de individuos o entornos que se van a considerar.
- La profundidad de la secuenciación (número de secuencias) de acuerdo con el medio ambiente en estudio (una mayor profundidad facilita el análisis a nivel de cepa).
- El número de puntos de tiempo considerados para cada individuo.

Con la idea de complementar cada una de las cuestiones enumeradas, la secuenciación metagenómica presenta una limitación fundamental, que se basa en que ya no puede medir directamente la actividad funcional de una comunidad bajo un conjunto dado de condiciones. Por lo tanto, se requieren datos adicionales para describir completamente una comunidad microbiana, como los referentes a los niveles de RNA de la comunidad bacteriana (transcriptómica), las proteínas producidas en la vía estudiada (proteómica) y los metabolitos producidos tras el tratamiento estudiado (metabolómica), buscando un análisis integrado (**Fig. 21-7**).

Análisis bioinformático

Tras la revolución genómica de la década de 1990 se han obtenido casi un millar de datos de genomas microbianos secuenciados. Los datos de estudios particulares deben analizarse de forma adecuada, y es general el uso de una herramienta informática. De ellas, el servidor de análisis rápido de datos metagenómicos MG-RAST *(metagenomics rapid annotation using subsystems technology analysis server)* es abierto y gratuito y se basa en la comparación genómica; los usuarios pueden cargar datos de secuencias en formato FASTA (un formato de fichero informático basado en texto, utilizado para representar secuencias de ácidos nucleicos o de péptidos, en el que los pares de bases o los aminoácidos se representan

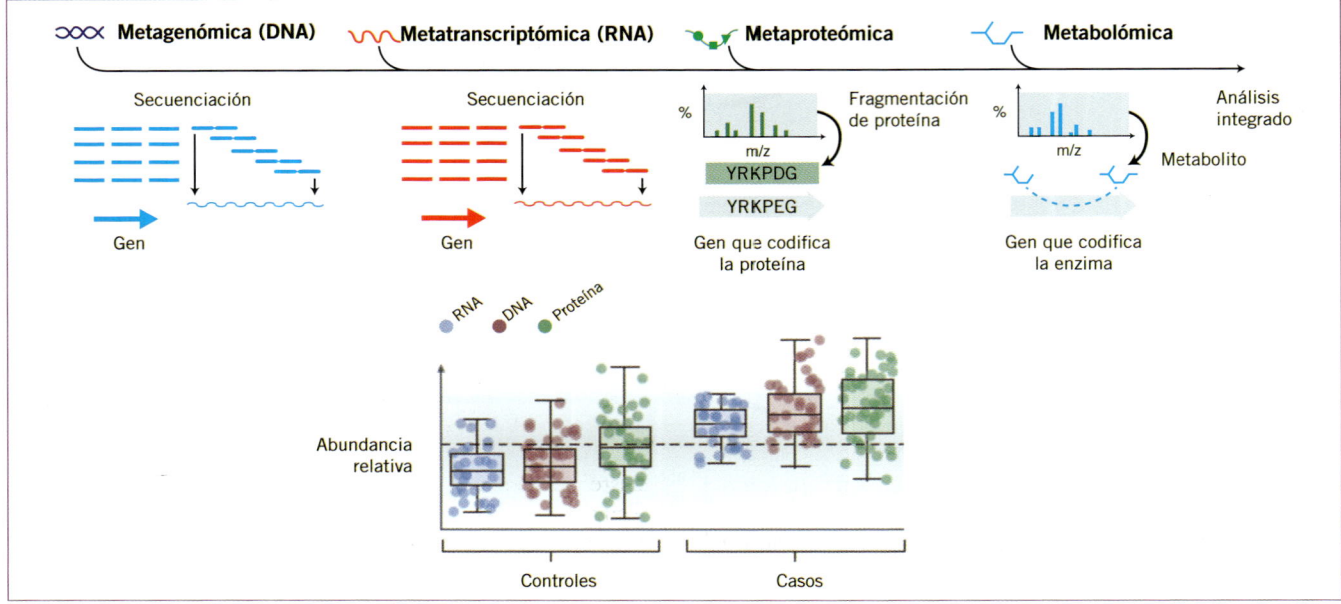

Figura 21-7. Análisis integrado del microbioma con las nuevas técnicas ómicas. m/z: relación masa/carga. (Adaptado de Franzosa. Nat Rev Microbiol 2015; 13: 360-72).

con un código de una única letra), que luego son normalizados, procesados y resumidos automáticamente. Estos sistemas de evaluación del genoma están en constante evolución, por lo que es necesaria una actualización permanente. Por otro lado, el servidor proporciona varios métodos para acceder a los diferentes tipos de datos, incluidas reconstrucciones filogenéticas y metabólicas. El acceso a los datos está protegido por una contraseña, y todos los datos generados por el sistema automatizado están disponibles para su descarga y análisis en una variedad de formatos comunes. El resumen desde la toma de la muestra hasta el análisis de los resultados se presenta en la **figura 21-8**.

Dentro de los programas de análisis bioinformático se encuentra QIIME 2 *(quantitative insights intomicrobial ecology version 2)*, un paquete de análisis del microbioma potente, extensible y descentralizado que se basa en la transparencia de los datos y los análisis. QIIME 2 permite a los investigadores iniciar un análisis con datos brutos de secuencias de DNA (archivos «fastq», basados en texto para almacenar tanto una secuencia biológica –normalmente la secuencia de nucleótidos– como sus correspondientes puntuaciones de calidad) y finalizarlo con cifras y resultados estadísticos con calidad de publicación (https://docs.qiime2.org/2022.11/).

Entre sus principales características cabe mencionar:

- Seguimiento integrado y automático de la procedencia de los datos.
- Sistema de tipos semánticos.
- Sistema de *plugins* para ampliar la funcionalidad del análisis del microbioma.
- Soporte para múltiples tipos de interfaces de usuario (p. ej., línea de comandos, gráficas).

En la actualidad, QIIME 2 es compatible con una línea de análisis del microbioma inicial de extremo a extremo. Re-

gularmente se realizan actualizaciones sobre nuevas funcionalidades disponibles a través de los *plugins* de QIIME 2.

Finalmente, no es descabellado pensar que en los próximos años aparecerán más datos de distintos microbiomas con mejores herramientas experimentales y de procesamiento, que aumentarán la calidad de las investigaciones para conseguir una mejor comprensión de cada uno de los

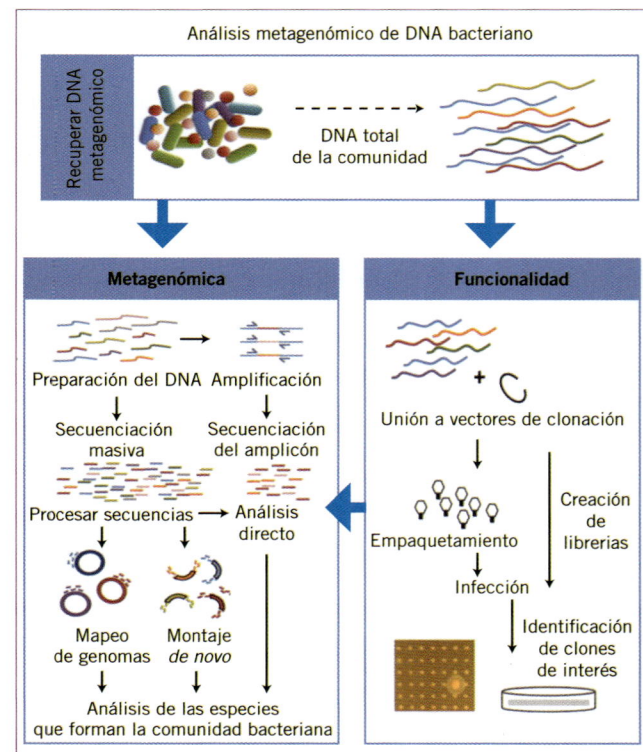

Figura 21-8. Análisis metagenómico paso a paso.

microbiomas, no sólo de bacterias sino también de hongos, levaduras y virus.

COMPOSICIÓN DEL MICROBIOMA Y RELACIÓN CON DISTINTAS ENFERMEDADES

Obesidad

La obesidad se caracteriza por una acumulación excesiva de grasa en el tejido adiposo y se asocia con el estrés oxidativo y la inflamación crónica. Estudios realizados en ratones libres de microorganismos apoyan el papel fundamental del microbioma intestinal en el almacenamiento de la energía derivada de la ingesta de nutrientes. Así, se ha descrito que la transmisión del microbioma intestinal desde ratones normales a ratones libres de microorganismos produce un aumento del 60 % de la grasa corporal. Además, la transferencia del microbioma intestinal de ratones genéticamente obesos a ratones libres de microorganismos da lugar a la aparición del fenotipo obeso. A partir de aquí, se ha sugerido una serie de mecanismos implicados en la relación del microbioma intestinal con el inicio de la obesidad, como la absorción intestinal de monosacáridos y AGCC posterior a la fermentación de polisacáridos no digeribles, junto con el aumento de la lipogénesis hepática y una supresión del factor de adipocitos inducido en ayunas, representados como un aumento en el metabolismo de ácidos grasos y un excesivo almacenamiento de energía en forma de grasa.

La comparación entre los metagenomas de ratones obesos y delgados indica que la abundancia relativa de *Firmicutes* es más elevada, mientras que la cantidad de *Bacteroidetes* se encuentra reducida en una situación de dieta y actividad similar. Además, se ha observado el incremento de algunos genes que codifican para enzimas implicadas en las etapas iniciales de la descomposición de polisacáridos no digeribles.

Uno de los primeros estudios en seres humanos que señaló la importancia del microbioma en la obesidad fue el de Turnbaugh y cols. (2006), en el que se intentaba comprender cuáles eran los factores propios del hospedador y del medio ambiente implicados en el balance energético. Comparaciones del microbioma intestinal de ratones genéticamente obesos y sus respectivos controles, así como de personas obesas y delgadas revelaron que la obesidad se asociaba con cambios en la abundancia relativa de *Bacteroidetes* y *Firmicutes*. Estos cambios eran capaces de afectar el potencial metabólico del microbioma intestinal, e incluso se acreditó que el desarrollo de la obesidad era un efecto transmisible por la colonización de ratones libres de microorganismos con el microbioma de ratones obesos.

Se ha valorado el efecto de la dieta para establecer si existía alguna influencia sobre la composición del microbioma intestinal. Se utilizaron ratones que de forma particular ganaban menos peso que uno de tipo salvaje con una dieta alta en grasa, y se observaron disminuciones en las abundancias relativas de *Bacteriodetes* y aumentos tanto de *Firmicutes* como de *Proteobacteria*. De manera similar, otros investigadores compararon la alimentación de ratones libres de microorganismos con dietas baja en grasa, alta en grasa o dieta occidental, y encontraron que los ratones libres de microorganismos alimentados con una dieta alta en grasa ganaban más peso que los que recibían una dieta convencional.

Por la dificultad de realizar intervenciones dietéticas controladas en los seres humanos, la información es más escasa. Sin embargo, un informe establece que aumentos en la cantidad de nutrientes producen cambios a corto plazo en el microbioma intestinal. En individuos delgados se produce un aumento en la abundancia relativa de *Firmicutes* (y la disminución correspondiente de *Bacteroidetes*); no obstante, esta relación no se observa en los obesos, lo que sugiere que el microbioma de los individuos obesos y delgados responde de manera diferente a los cambios en el contenido calórico de la dieta.

Entre los posibles determinantes de la obesidad, se ha propuesto al microbioma intestinal por su impacto en la homeostasis del equilibrio energético. No obstante, aunque existe una relación entre las comunidades microbianas encontradas en las heces humanas y el estado de obesidad, la asociación es relativamente débil y su detección se ve dificultada por la gran variación interpersonal y el insuficiente número de muestras. Las alteraciones en la proporción entre los *phylum Firmicutes* y *Bacteroidetes* se han asociado sistemáticamente con la obesidad. La obesidad se caracteriza por una mayor abundancia de la clase *Bacilli* y sus familias *Streptococcaceae* y *Lactobacillaceae*, y una menor abundancia de varios grupos dentro de la clase *Clostridia*, incluidas *Christensenellaceae*, *Clostridiaceae* y *Dehalobacteriaceae*. El receptor de AGCC Gpr41 es un regulador del equilibrio energético del hospedador a través de efectos que dependen de la microbiota intestinal. La obesidad se asocia también con trastornos metabólicos caracterizados por inflamación sistémica, crónica y de bajo grado. El lipopolisacárido (LPS), derivado de la pared celular de las bacterias gramnegativas, circula en bajas concentraciones en la sangre de los individuos sanos. En la actualidad, el desarrollo de la obesidad se ha asociado con un aumento sustancial en las concentraciones de LPS, lo que se conoce como *endotoxemia metabólica*. El consumo de una comida rica en grasa, tanto en animales como en seres humanos, da como resultado un aumento significativo en las concentraciones de LPS y cambios en la composición del microbioma intestinal. Los aumentos en las concentraciones de LPS pueden ser el resultado de un aumento en la permeabilidad intestinal y el sistema endocannabinoide, entre otros (**Fig. 21-9**). La endotoxemia metabólica generada puede tener un papel importante en la inflamación de bajo grado, la resistencia a la insulina, la hiperplasia de los adipocitos y la disminución en la función de las células β pancreáticas, características propias del síndrome metabólico.

Más allá del potencial de las dietas con un alto contenido en grasa para inducir endotoxemia metabólica, el sistema inmunitario innato puede intervenir en la regulación del microbioma intestinal y, por extensión, en el desarrollo de trastornos metabólicos. Ratones *knockout* para el receptor TLR4 (que reconoce LPS) han demostrado ser resistentes al aumento de peso inducido por la dieta. Ratones genéticamente deficientes para el receptor TLR5 exhiben síntomas del síndrome metabólico, además de hiperlipidemia, hipertensión, resistencia a la insulina, aumento de la adiposidad

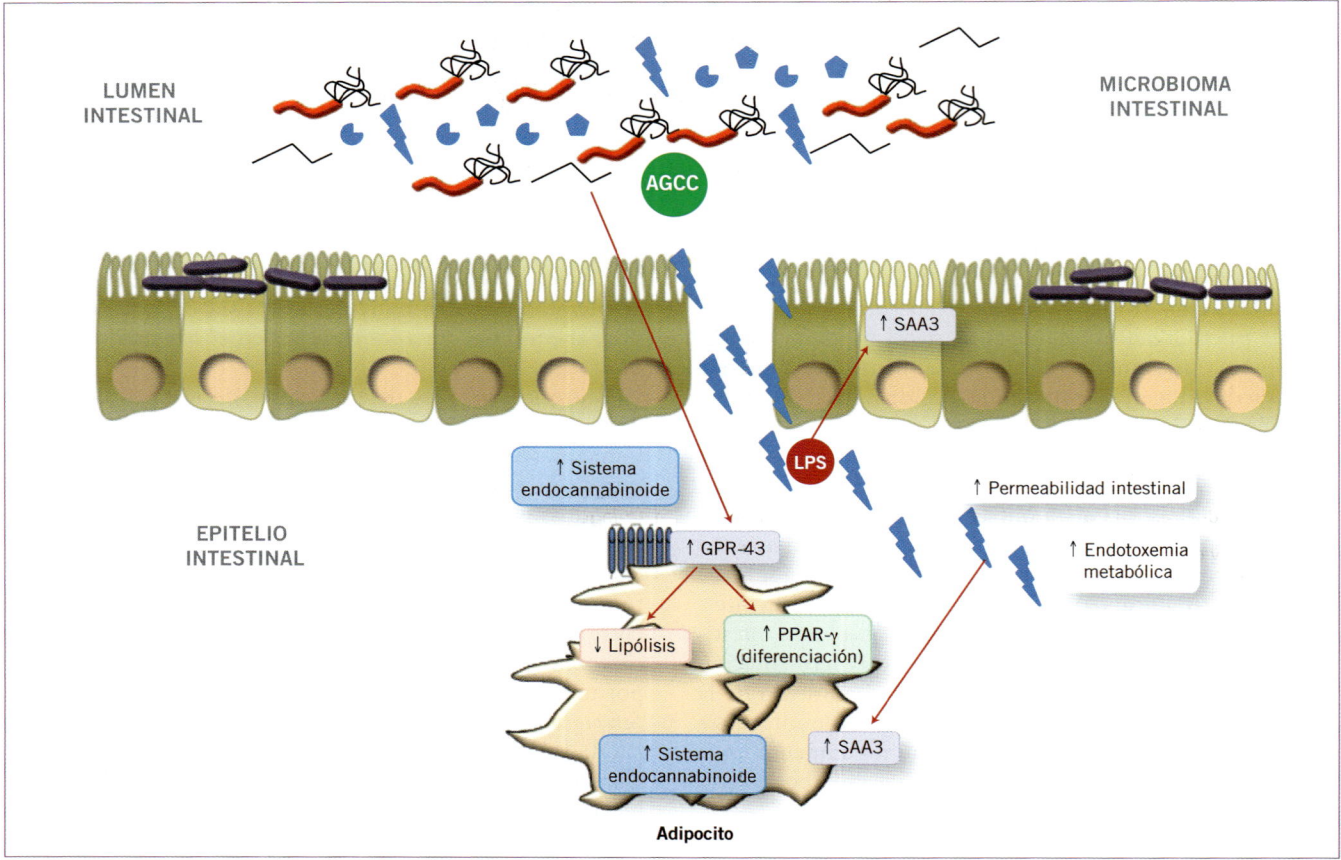

Figura 21-9. Endotoxemia metabólica y obesidad. Efectos asociados con una dieta alta en grasa y obesidad. AGCC: ácidos grasos de cadena corta; GPR-43: receptor acoplado a proteínas G 42; LPS: lipopolisacárido; PPAR-γ: receptor activado por proliferadores de los peroxisomas; SAA3: proteína amiloide sérica 3.

y cambios significativos en la composición del microbioma intestinal. La transferencia del microbioma intestinal de ratones deficientes en TLR5 a ratones de tipo salvaje confiere las características señaladas del síndrome metabólico. Por el contrario, la supresión en la expresión del receptor TLR2, que reconoce una serie de productos microbianos que incluyen peptidoglicanos y ácido lipoteicoico, protege a los ratones de la adiposidad inducida por la dieta, la resistencia a la insulina, la hipercolesterolemia y la esteatosis hepática; además, dicha supresión del receptor de TLR2 se asocia con una disminución en la hipertrofia de los adipocitos. En particular, miembros de los *phylum Bacteroidetes*, *Proteobacteria* y *Actinobacteria* son más abundantes en ratones modificados genéticamente que en los de tipo salvaje, lo que concuerda con los resultados de estudios previos que sugieren que la proporción relativa de *Bacteroidetes* se reduce en ratones obesos. En la **tabla 21-2** se resumen los estudios más destacados que relacionan el microbioma intestinal con el fenotipo obeso.

Diabetes

La endotoxemia metabólica producida por el LPS se ha propuesto como el primer paso para el desarrollo de la resistencia a la insulina y la diabetes. De hecho, ratones alimentados con una dieta alta en grasa han demostrado una mayor pro-

porción de LPS circulante en el intestino. Ratones mutantes para el receptor TLR4 y CD14, descritos como resistentes al efecto del LPS, fueron incapaces de desarrollar una enfermedad metabólica inducida por una dieta alta en grasa. Por otro lado, ratones mutantes para CD14 mostraron una hipersensibilidad marcada a la insulina, incluso durante una dieta normal, lo que sugiere un posible papel de CD14 para ajustar la sensibilidad a esta hormona en condiciones fisiológicas.

La modulación del microbioma intestinal con la administración de antibióticos de amplio espectro mejora la tolerancia a la glucosa en ratones obesos y resistentes a la insulina. De hecho, se ha observado que un tratamiento antibiótico reduce la endotoxemia metabólica y el contenido cecal de LPS en ratones obesos alimentados con una dieta con alto contenido en grasa, además de reducir la inflamación sistémica y mejorar la sensibilidad de la insulina.

Varios estudios en seres humanos sugieren que la composición del microbioma está alterada en la diabetes de tipo 2 (DT2). Así, análisis de asociación de metagenoma completo (MGWAS) han mostrado que los pacientes con DT2 se caracterizan por un grado moderado de disbiosis microbiana intestinal, una disminución de la abundancia de algunas bacterias universales productoras de butirato y un aumento de diversos patógenos oportunistas, así como un enriquecimiento de otras funciones microbianas que

Tabla 21-2. Resumen de estudios que relacionan el microbioma intestinal y el fenotipo obeso

Estudios	Especie	Resultado obtenido	Microbios implicados en la obesidad	Mecanismo propuesto
Backhed y cols. (2004)	*Mus musculus*	Aumento de la adiposidad	Todo el microbioma	Disminución de Angptl4 y aumento del almacenamiento de energía
Backhed y cols. (2007)	*Mus musculus*	Aumento en la ganancia de peso	Todo el microbioma	Disminución de la actividad de AMPK y del gasto energético
Ley y cols. (2005)	*Mus musculus*	El cambio de microbioma se asocia con la obesidad	Aumento de *Firmicutes*, disminución de *Bacteroidetes*	
Ley y cols. (2006)	*Homo sapiens*	El cambio de microbioma se asocia con la obesidad	Aumento de *Firmicutes*, disminución de *Bacteroidetes*	Aumento del consumo de energía
Turnbaugh y cols. (2008)	*Mus musculus*	Aumento de la adiposidad	Aumento de *Firmicutes*, disminución de *Bacteroidetes*	Aumento del consumo de energía
Fleissner y cols. (2010)	*Mus musculus*	Ganancia de peso	Aumento de *Firmicutes*, disminución de *Bacteroidetes*	
Hildebrandt y cols. (2004)	*Mus musculus*	Cambios en el microbioma relacionados con la dieta	Aumento de *Firmicutes*, disminución de *Bacteroidetes*	
Turnbaugh y cols. (2008)	*Mus musculus*	Aumento de la obesidad	Aumento de *Firmicutes*, disminución de *Bacteroidetes*	
Murphy y cols. (2004)	*Mus musculus*	Microbioma asociado con la obesidad	Aumento de *Firmicutes*, disminución de *Bacteroidetes*	Producción de ácidos grasos de cadena corta
Schwiertz y cols. (2004)	*Homo sapiens*	Microbioma asociado con la obesidad	Aumento de *Bacteroidetes*	Aumento en la producción de propionato
Turnbaugh y cols. (2009)	*Homo sapiens*	Microbioma asociado con la obesidad	Disminución de la diversidad de *Bacteroidetes* y aumento de *Actinobacteria*	
Duncan y cols. (2006)	*Homo sapiens*	Cambios en el microbioma relacionados con la dieta	Sin diferencias en *Bacteroidetes* y aumento de *Firmicutes*	
Vijay-Kumar y cols. (2010)	*Mus musculus*	Aumento de la obesidad	Todo el microbioma	Disbiosis inmunitaria
Henao-Mejia y cols. (2012)	*Mus musculus*	Aumento de la obesidad	Todo el microbioma	Disbiosis inmunitaria
Samuel y Gordon (2006)	*Mus musculus*	Aumento de la grasa epididimal	*Bacteroides thetaiotamicron* y *Methanobrevibacter smithii*	Producción de ácidos grasos de cadena corta
Samuel y cols. (2008)	*Mus musculus*	Aumento de la adiposidad	*Bacteroides thetaiotamicron* y *Methanobrevibacter smithii*	Aumento de GPR-41
Caricilli y cols. (2011)	*Mus musculus*	Aumento de la resistencia a la insulina	Todo el microbioma	Disbiosis inmunitaria
Shin y cols. (2011)	*Drosophila melanogaster*	Aumento de la resistencia a la insulina	*Acetobacter pomorum*	
Cani y cols. (2008)	*Mus musculus*	Aumento de la resistencia a la insulina	Todo el microbioma	Endotoxemia metabólica
Serino y cols. (2012)	*Mus musculus*	Aumento de la resistencia a la insulina	Disminución de *Firmicutes*	Endotoxemia metabólica
Zhang y cols. (2009)	*Homo sapiens*	Cambios del microbioma tras derivación gástrica	Aumento de *Firmicutes* y disminución de *Gammaproteobacteria*	
Li y cols. (2011)	*Rattus norvergicus*	Cambios del microbioma tras derivación gástrica	Aumento de *Firmicutes* y *Bacteroidetes* y disminución de *Proteobacteria*	
Collado y cols. (2008)	*Homo sapiens*	Cambios en el microbioma relacionados con el sobrepeso	Aumento de *Bacteroides*	
Kalliomaki y cols. (2008)	*Homo sapiens*	Cambios en el microbioma relacionados con el sobrepeso	Aumento de *Staphylococcus aureus* y disminución de bifidobacterias	

Continúa

Tabla 21-2. Resumen de estudios que relacionan el microbioma intestinal y el fenotipo obeso (cont.)

Estudios	Especie	Resultado obtenido	Microbios implicados en la obesidad	Mecanismo propuesto
Santacruz y cols. (2009)	Homo sapiens	Cambios en el microbioma relacionados con la pérdida de peso	Disminución de Bacteroides	
Nadal y cols. (2009)	Homo sapiens	Cambios en microbioma relacionados la pérdida de peso	Aumento de Clostridium histolyticum, Eubacterium rectale y Clostridium coccoides, y disminución de Bacteroides y Prevotella	
Sabate y cols. (2008)	Homo sapiens	Aumento en esteatosis hepática	Todo el microbioma	Aumento del crecimiento bacteriano en el intestino delgado
Turnbaugh y cols. (2009)	Homo sapiens	Aumento de adiposidad	Aumento de Erysipelotrichi y bacilos, y disminución de Bacteroidetes	
Arumugam y cols. (2011)	Homo sapiens	Normalización del IMC	Cambios en el complejo ATPasa	Aumento del consumo de energía
Stanislavski y cols. (2019)	Homo sapiens	Ingesta elevada de carne asociada a mayor IMC y menor diversidad alfa	Bacteroidetes, Firmicutes, Actinobacteria y Verrucomicrobia	
Sze y cols. (2016)	Homo sapiens	Metaanálisis con diversidad beta muy similar entre obesos y controles	Alteraciones en Bacteroidetes y Firmicutes en algunos estudios	
Walters y cols. (2014)	Homo sapiens	Metaanálisis con resultados muy heterogéneos	Cambios en Bacteroidetes, Firmicutes y Actinobacteria	

AMPK: proteína quinasa activada por adenosinmonofosfato; Angptl4: proteína 4 de tipo angiopoyetina; ATPasa: adenosintrifosfatasa; GPR-41: receptor acoplado a proteínas G 41 (receptor de ácidos grasos de cadena corta); IMC: índice de masa corporal.

confieren reducción de sulfatos y resistencia al estrés oxidativo. La composición general del microbioma intestinal está alterada en los grupos con intolerancia a la glucosa, intolerancia combinada a la glucosa y DT2, pero no en aquellos con alteración de la glucosa en ayunas. Además, la abundancia de varios productores de butirato y el potencial funcional para la producción de butirato disminuyen tanto en los grupos de prediabetes como en los de DT2. Por otra parte, los análisis multivariantes y los modelos de aprendizaje automático del microbioma indican que la resistencia a la insulina está fuertemente asociada a las variaciones microbianas.

La bacteria *Akkermansia muciniphila* parece desempeñar un papel protector en el desarrollo de las enfermedades metabólicas. Es un miembro del *phylum Verrucomicrobia* con peculiaridades importantes: por un lado, degrada la mucina y, por otro, su abundancia relativa se correlaciona inversamente con el peso corporal en roedores y en seres humanos, además de asociarse negativamente con la aparición de diabetes mellitus de tipo 1 y 2. Dicho efecto puede deberse en gran medida al aumento del sistema endocannabinoide intestinal, que controla la inflamación, la integridad de la barrera intestinal y la secreción de péptidos intestinales. Esto requiere que las bacterias administradas actúen de manera viable y estable, ya que el tratamiento con bacterias muertas por calor no mejora el perfil metabólico señalado. En presencia de bacterias productoras de butirato o ácido linoleico conjugado, como bifidobacterias o lactobacilos, mejora la tolerancia a la glucosa, con disminución de la endotoxemia, de citoquinas proinflamatorias y de la permeabilidad intestinal.

Bacterias con posibles propiedades antiinflamatorias, como *A. municiphila*, del género *Bifidobacterium* y *Lactobacillus*, ejercen una función protectora mediante el aumento de la integridad de la barrera intestinal y previenen la translocación bacteriana.

Estudios experimentales en animales y estudios clínicos en seres humanos han demostrado que un aumento en la ingesta de energía comporta un aumento de los niveles de LPS circulantes. El LPS circulante estimula la respuesta inflamatoria mediada por TLR-2 y aumenta la secreción de citoquinas proinflamatorias por el tejido adiposo. Los valores de LPS están aumentados de manera significativa en individuos diabéticos, en comparación con controles, y parecen disminuir tras la administración de tratamiento antidiabético, como rosiglitazona. Un estudio longitudinal demostró que el aumento en las cifras de bacterias circulantes se produce con anterioridad al desarrollo de la diabetes.

Los datos obtenidos en estudios metagenómicos de pacientes en etapas tempranas de intolerancia a la glucosa han identificado un núcleo común de bacterias dominado en su mayoría (85-90 %) por el *phylum Proteobacteria*, lo que podría sugerir su función como biomarcador para predecir el desarrollo de la diabetes. En individuos diabéticos se han observado cambios específicos en la composición del microbioma intestinal: el aumento de *Bacteroides* y *Prevotella* se asoció con una disminución proporcional de *Firmicutes* y *Clostridium*. Al mismo tiempo se observó una disminución de bacterias antiinflamatorias, como bifidobacterias. Sin embargo, otros investigadores han encontrado que se pueden identificar cambios específicos de la composición del microbioma intestinal en cada etapa que lleva al desarrollo de diabetes. Es importante señalar que la abundancia relativa de *A. muciniphila* y *Faecalibacterium prausnitzii* parece disminuir cuando comienza el proceso de intolerancia a la glucosa en asociación con una disminución de *Verrucomicrobiae*. Por otro lado, los valores de *Betaproteobacteria* muestran una tendencia opuesta.

Se ha desarrollado una nueva plataforma analítica para identificar marcadores metagenómicos asociadas con la enfermedad. Al comparar los metagenomas de individuos diabéticos y controles sanos, los investigadores hallaron que los diabéticos mostraban un moderado grado de disbiosis microbiana, una disminución del número total de especies en una comunidad en el microbioma fecal que se caracterizó por un aumento selectivo de varios patógenos oportunistas, y una reducción de las bacterias productoras de metabolitos beneficiosos, como el butirato.

El butirato puede ejercer funciones protectoras, como la expresión de genes asociados con las uniones estrechas, la promoción de la función de barrera intestinal y la reducción de la translocación bacteriana. Su efecto beneficioso se ha confirmado en personas diabéticas que recibieron un trasplante del microbioma fecal de donantes sanos. Después del trasplante, los individuos diabéticos mostraron un aumento significativo de las bacterias productoras de butirato intestinal que se correlacionó con una mejoría en la sensibilidad a la insulina. Del mismo modo, se ha desarrollado un modelo matemático derivado del análisis metagenómico de muestras de heces de 145 mujeres europeas con diferentes grados de tolerancia a la glucosa para predecir con precisión la aparición de la diabetes. Aplicando este modelo en una cohorte china, los investigadores identificaron diferentes predictores metagenómicos para la diabetes entre europeos y chinos, y

concluyeron que las herramientas de predicción metagenómica para la diabetes deben ser específicas para la edad y la ubicación geográfica de la población estudiada.

Asimismo, se ha estudiado el microbioma intestinal de pacientes con DT2 después de la administración de terapias farmacológicas con el objetivo de conocer la huella metagenómica propia de la diabetes sin el efecto del medicamento. En el análisis, la metformina se asoció con la producción de AGCC, y los efectos adversos intestinales parecieron deberse a un aumento en la abundancia relativa de las especies de *Escherichia*. El tratamiento con metformina mostró una huella unificada en el microbioma intestinal, con disminución de las bacterias productoras de butirato.

En conclusión, los estudios realizados en seres humanos han confirmado el papel patogénico de la endotoxemia metabólica en el desarrollo de la resistencia a la insulina y la diabetes (**Fig. 21-10**).

Enfermedad inflamatoria intestinal

La patogenia de la enfermedad inflamatoria intestinal (EII) puede deberse a una disregulación del sistema inmunitario de la mucosa, que genera una respuesta asociada a la presencia de patógenos en contra del microbioma intestinal, con secreción de anticuerpos alterada y respuesta de células T. Algunos estudios han demostrado que el microbioma intestinal es un factor esencial en la progresión de la inflamación; de hecho, el tratamiento con antibióticos a corto plazo reduce drásticamente la inflamación intestinal.

Muchos estudios han encontrado desequilibrios estructurales en la conformación del microbioma particular y una reducción en la biodiversidad (una medida del número total

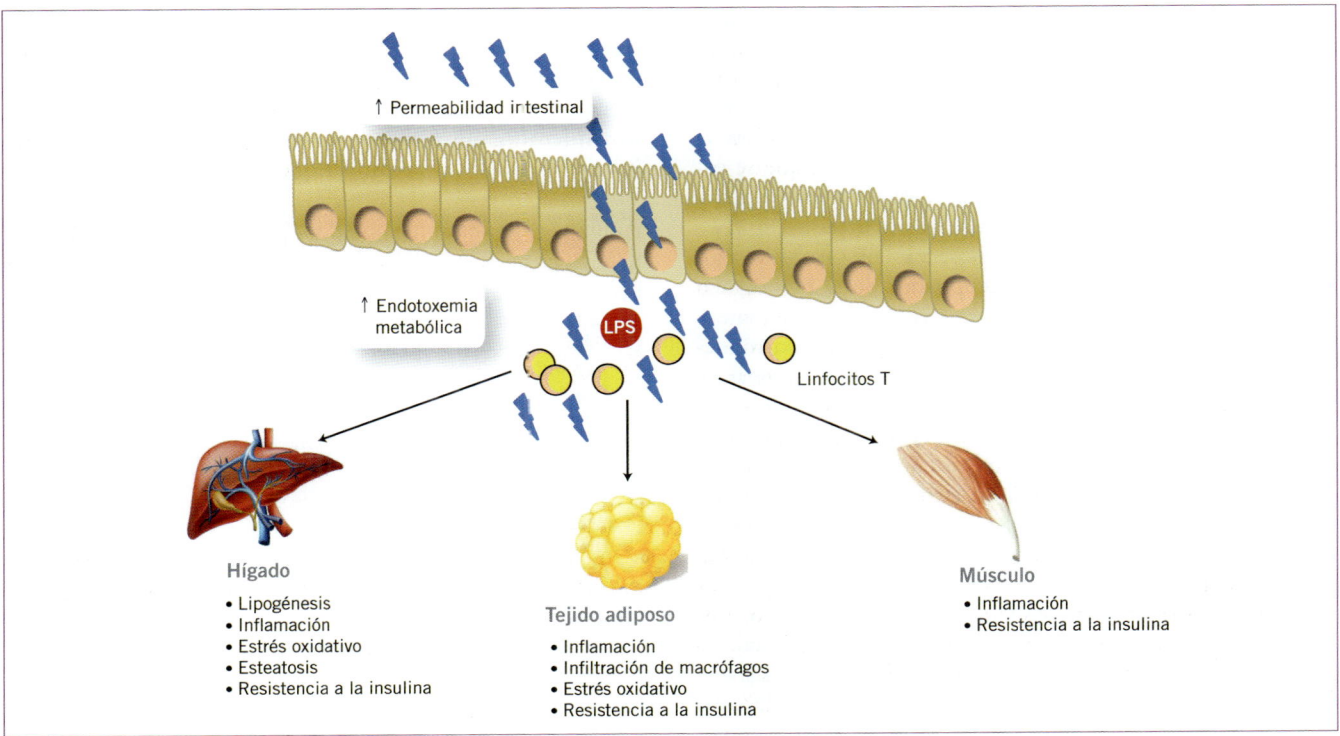

Figura 21-10. Endotoxemia metabólica y diabetes. LPS: lipopolisacárido.

de especies en una comunidad en el microbioma fecal), representada por la disminución de varios taxones del *phylum Firmicutes* que dan lugar a un aumento de *Gammaproteobacteria*. Se ha demostrado también una disminución de la biodiversidad en pacientes con enfermedad de Crohn en comparación con controles sanos, así como en pares de gemelos monocigotos.

La disminución en la diversidad de taxones se ha atribuido a la reducción del *phylum Firmicutes*, que provoca una inestabilidad temporal en los taxones dominantes, tanto en la colitis ulcerosa como en la enfermedad de Crohn. Se observa una disminución de la diversidad en los tejidos inflamados frente a los que no están inflamados incluso en un mismo paciente. Un estudio con más de 1.000 muestras de pacientes con EII recogidas de múltiples fenotipos de la enfermedad con respecto a la localización, la gravedad y el comportamiento, indicó que la evaluación del microbioma rectal asociado a la mucosa era una herramienta de diagnóstico precoz para la enfermedad de Crohn. En este sentido, el microbioma, incluyendo las medidas de diversidad, taxonomía y funcionalidad, difiere significativamente entre las tres afecciones diferentes de la EII, como son la enfermedad de Crohn, la colitis ulcerosa y la colitis microscópica. En concreto, al estratificar por ubicación de la enfermedad, el microbioma de pacientes con enfermedad de Crohn en el íleon terminal era más similar a los controles sanos comparado con los pacientes con enfermedad de Crohn en el intestino delgado o en el colon; sin embargo, no se han observado diferencias en las diferentes ubicaciones de la enfermedad entre pacientes con colitis ulcerosa. En particular, los *phylum Actinobacteria, Bacteroidetes, Tenericutes y Firmicutes*, así como los géneros *Faecalibacterium, Alistipes, Eubacterium y Ruminococcus*, eran significativamente menores en pacientes con enfermedad de Crohn comparado con los pacientes sanos. Por otro lado, los pacientes con enfermedad de Crohn tenían deficiencias en las vías de los AGCC. En definitiva, existe una compleja relación entre la EII y el microbioma, por lo que se necesitan estrategias para la estratificación de cohortes clínicas y el análisis posterior de forma que se garantice que los resultados de los estudios de microbioma y los ensayos clínicos sean comparables.

En la **tabla 21-3** se pueden observar los cambios taxonómicos específicos de la EII recopilados de la bibliografía y de los estudios realizados. Las enterobacterias incrementan su número tanto en pacientes con EII como en modelos animales de ratón. En particular, se han aislado cepas de *E. coli* de biopsias de individuos con enfermedad de Crohn. El aumento de *Enterobacteriaceae* indica la preferencia de estos microorganismos por el ambiente inflamatorio. De hecho, el tratamiento con mesalazina, un fármaco antiinflamatorio utilizado en pacientes con EII, reduce la inflamación intestinal y se asocia con una disminución tanto de *Escherichia* como de *Shigella*.

Diversos estudios han demostrado un cambio en los microorganismos contiguos a la capa de moco intestinal. El intestino delgado tiene una sola capa de moco, mientras que el colon tiene dos capas: una unida firmemente a la capa interior, que es esencialmente estéril, y otra exterior, de espesor variable. El moco está compuesto de mucinas, péptidos

e inmunoglobulina A secretora. Mientras la capa de moco esté relativamente sana, los microorganismos se encuentran adjuntos a la mucosa y, por lo general, sin acceso directo a las células epiteliales. Las cepas de *E. coli* invasivas presentan una mayor abundancia relativa en muestras de biopsias de mucosa de pacientes con enfermedad de Crohn en comparación con individuos sanos. Estas cepas invaden las células epiteliales y pueden replicarse dentro de los macrófagos e inducir la formación de granulomas *in vitro*. De hecho, las cepa invasivas de *E. coli* están presentes en una gran cantidad de granulomas de pacientes con enfermedad de Crohn en comparación con otros granulomas no asociados con esta enfermedad.

El género *Fusobacterium* está constituido por un grupo de bacterias anaerobias gramnegativas que colonizan principalmente la cavidad oral, pero también pueden habitar en el intestino. La abundancia relativa de *Fusobacterium* es mayor en la mucosa del colon de pacientes con colitis ulcerosa en comparación con controles, y cepas humanas de *Fusobacterium varium* han demostrado inducir la erosión de la mucosa del colon en ratones por enema rectal. La capacidad invasiva de las cepas humanas de *Fusobacterium* se correlaciona de forma positiva con el estado de la EII en el paciente, lo que sugiere que las especies de *Fusobacterium* invasivas pueden determinar la gravedad de la EII. En el mismo sentido, se ha demostrado una mayor cantidad de especies de *Fusobacterium* en tumores de cáncer colorrectal en comparación con el tejido adyacente al cáncer y, además, aislados humanos de *Fusobacterium* han demostrado promover la génesis tumoral en un modelo animal de ratón. Estos hallazgos sugieren a los investigadores que el papel de *Fusobacterium* es primordial en la asociación entre la EII y el desarrollo de cáncer colorrectal. Una de las explicaciones de que el cáncer colorrectal se asocie con el microbioma puede ser la síntesis de AGCC y otros metabolitos por parte de este último, en particular de butirato, que puede inducir apoptosis, detención del ciclo y diferenciación celular. Los microorganismos pueden ser genotóxicos para las células epiteliales del colon, lo que se ha demostrado por la

---

Tabla 21-3. Cambios en el microbioma intestinal relacionados con la enfermedad inflamatoria intestinal

Composición microbiana
- Disminución de la diversidad α
- Disminución de *Bacteroides* y *Firmicutes*
- Aumento de *Gammaproteobacteria*
- Presencia de *Escherichia coli*, especialmente de *E. coli* invasiva
- Presencia de *Fusobacterium*
- Disminución de *Clostridium, Ruminococcus, Bifidobacterium* y *Lactobacillus*
- Disminución de *Faecalibacterium prausnitzii*

Función microbiana
- Disminución de AGCC y butirato
- Disminución del metabolismo de butanoato y propanoato
- Disminución de la biosíntesis de aminoácidos
- Aumento de la auxotrofia
- Aumento del transporte de aminoácidos
- Aumento del transporte de sulfatos
- Aumento del estrés oxidativo
- Aumento en la secreción de toxinas

AGCC: ácidos grasos de cadena corta.

inducción de *Enterococcus faecalis*. El microbioma colónico también puede promover el cáncer colorrectal al estimular una respuesta exagerada del hospedador a través de las células Th17. Por último, la administración de antibióticos altera la composición del microbioma del colon y afecta a la expresión de genes del hospedador implicados en la regulación del ciclo celular, reduciendo la proliferación epitelial. Se ha demostrado que cada tipo de tumor tiene una composición del microbioma distinta y que el cáncer de mama tiene un microbioma particularmente rico y diverso. Las bacterias intratumorales son, en su mayoría, intracelulares y están presentes tanto en el cáncer como en las células inmunitarias. Además, se han correlacionado las bacterias intratumorales con sus funciones predictivas en los tipos y subtipos de tumores, como el estado de tabaquismo de los pacientes y la respuesta a la inmunoterapia. Sin embargo, dichos datos no establecen si las bacterias intratumorales cumplen un papel causal en el desarrollo del cáncer o si su presencia simplemente refleja infecciones de tumores establecidos. La **tabla 21-4** resume los estudios que relacionan el microbioma intestinal y el cáncer.

Otro caso particular son las heridas en el intestino, que se asocian con cambios en el microambiente que fomentan el crecimiento de algunas especies de microorganismos. La lesión de la mucosa intestinal puede ser resultado de un traumatismo físico, una infección o una alteración inflamatoria. Aunque la respuesta de la herida intestinal en los seres humanos y los animales está bien descrita, el papel del microbioma intestinal en este proceso está siendo investigado. Entre dos y cuatro días después de una lesión intestinal se ha demostrado que la abundancia de bacterias anaerobias, en particular especies de *Akkermansia*, aumenta sustancialmente en la mucosa regenerada.

Otros miembros no bacterianos del microbioma (hongos, virus, arqueas y fagos) pueden tener un papel significativo en la enfermedad gastrointestinal, pero la gran mayoría de estudios del microbioma se basan en la secuenciación del gen *16S rRNA*, por lo que se hace caso omiso al efecto de estos grupos de microorganismos. Hay que destacar que la infección por norovirus en el contexto de un microbioma intestinal intacto y mutado para *Atg16l1* es fundamental para el desarrollo de la enfermedad de Crohn en un modelo de ratón; por otro lado, un número importante de estudios tienen en cuenta la relación entre los hongos y la EII, ya que

se observa un marcado aumento global de la diversidad de hongos en la colitis ulcerosa y en la enfermedad de Crohn.

Existen evidencias de que grupos específicos de bacterias intestinales pueden tener efectos protectores frente a la EII. Estudios iniciales demostraron que, tras la colitis inducida por dextrano, el efecto era más grave en ratones libres de microorganismos que en ratones normales. La primera hipótesis que se propuso sugería que el microbioma intestinal protegía al hospedador, ya que utiliza los nichos existentes e impide la colonización por patógenos. Especies de *Bacteroides* y *Clostridium* han demostrado inducir la expansión de células T reguladoras, con la consiguiente reducción de la inflamación.

Diversas especies bacterianas, en particular de los géneros *Bifidobacterium*, *Lactobacillus* y *Faecalibacterium*, pueden proteger al hospedador de la inflamación de la mucosa por varios mecanismos, entre ellos la regulación de la inflamación producida por citoquinas o la estimulación de la interleuquina 10 (IL-10). *Faecalibacterium prausnitzii*, una de las cepas en las que se suponen propiedades antiinflamatorias, no está presente en las muestras de pacientes con EII.

En el caso de la enfermedad de Crohn, *F. prausnitzii* disminuye en muestras de biopsias de manera concomitante con un aumento de *E. coli*, y bajos niveles en su abundancia relativa se han asociado con mayor riesgo de prevalencia de la enfermedad. Por el contrario, la reaparición de *F. prausnitzii* en el microbioma intestinal se asocia con el mantenimiento de la remisión clínica de la enfermedad de Crohn.

Los AGCC, que incluyen al acetato, el propionato y el butirato, son la fuente primaria de energía para las células epiteliales del colon, y se ha señalado que inducen la expansión de las células T reguladoras colónicas. Las bacterias de la familia *Ruminococcaceae*, en particular las productoras de butirato, disminuyen en la EII (especialmente en la enfermedad de Crohn). Otras bacterias productoras de AGCC incluyen *Odoribacter* y *Leuconostocaceae*, que se encuentran reducidas en la colitis ulcerosa, y *Phascolarctobacterium* y *Roseburia*, disminuidas en la enfermedad de Crohn. De manera particular, la familia *Ruminococcaceae* consume hidrógeno y produce acetato, que puede ser utilizado por *Roseburia* para producir butirato, lo que concuerda con el hecho de que ambos grupos disminuyan en la EII.

A nivel filogenético existe una gran variabilidad en el microbioma humano entre los individuos; sin embargo, su

Tabla 21-4. Resumen de estudios que relacionan el microbioma intestinal y el cáncer				
Estudios	**Especie**	**Resultado obtenido**	**Microbios implicados en la obesidad**	**Mecanismo propuesto**
Nejman y cols (2020)	*Homo sapiens*	Identificación de microbiomas intratumorales distintos entre > 30 tipos de cáncer	528 especies bacterianas con diferencias significativas en la composición, diversidad y funcionalidad metabólica inferida entre los tipos de cáncer	Los metabolitos, genotoxinas y antígenos derivados de la microbiota influyen en la inmunidad antitumoral del hospedador, la inflamación, la energía, la señalización celular y la metástasis
Poore y cols. (2020)	*Homo sapiens*	Identificación de microbiomas intratumorales distintos entre > 30 tipos de cáncer	Discriminar entre y dentro de controles sanos (n = 69) sin cáncer y múltiples tipos de cáncer (próstata, pulmón y melanoma, 100 muestras en total), utilizando únicamente ácidos nucleicos microbianos libres de células y derivados del plasma	Los metabolitos, genotoxinas y antígenos derivados de la microbiota influyen en la inmunidad antitumoral del hospedador, la inflamación, la energía, la señalización celular y la metástasis

Tabla 21-5. Resumen de estudios que relacionan el microbioma intestinal y la enfermedad inflamatoria intestinal (EII)

Estudios	Especie	Resultado obtenido	Microbios implicados en la EII	Mecanismo propuesto
Fran y cols. (2007)	*Homo sapiens*	Expresión diferencial del microbioma intestinal en pacientes con enfermedad de Crohn y colitis ulcerosa (patrones)	*Bacteroidetes* y *Firmicutes* son los predominantes. *Bacillus* fue más abundante en el intestino delgado que en e. colon, mientras que *Bacteroidetes* y *Lachnospiraceae* eran menos abundantes en el intestino delgado	
Imhann y cols. (2014)	*Homo sapiens*	Expresión diferencial del microbioma intestinal en pacientes con EII y personas sanas (patrones)	Las especies de *Roseburia* son convertidoras de acetato en butirato. Dichas especies disminuyen en pacientes con EII	Las variantes genéticas de riesgo asociadas a la EII influyen en la microbiota intestinal de individuos sanos
Halfvarson y cols. (2017)	*Homo sapiens*	Expresión diferencial del microbioma intestinal en pacientes con EII en diferentes tiempos	*Faecalibacterium prausnitzii*, *Lachnospiraceae*, *Ruminococcaceae*, *Ruminococcus* y *Clostridiales*	
Schirmer y cols. (2018)	*Homo sapiens*	Expresión diferencial del microbioma intestinal en pacientes con EII	*Clostridiales*, *Lachnospiraceae* y *Ruminococcaceae* disminuyen con un aumento de la gravedad de la enfermedad	La OmpC es necesaria para que *Escherichia coli* adherente-invasiva prospere en el intestino, y los anticuerpos anti-OmpC están asociados con la enfermedad de Crohn
Franzosa y cols. (2019)	*Homo sapiens*	Expresión diferencial del microbioma intestinal en pacientes con EII y personas sanas	Especies de *Anaerostipes*, *Bifidobacterium*, *Coprococcus*, *Flavonifractor*, *Klebsiella*, *Lachnospiraceae*, *Roseburia*, *Ruminococcus* y *Streptococcus* se asociaron con ciertos metabolitos	
Lloyd-Price y cols. (2019)	*Homo sapiens*	Expresión diferencial del microbioma intestinal en pacientes con EII en diferentes tiempos	Géneros *Subdoligranulum*, *Gemmiger* y *Faecalibacterium*, típicamente productores de butirato que se consideran beneficiosos, en particular en la EII	
Clooney y cols. (2020)	*Homo sapiens*	Expresión diferencial del microbioma intestinal en pacientes con EII y personas sanas	*Bacteroides vulgatus*, *Akkermansia muciniphila* y *Escherichia/Shigella* fueron predominantes	
Amos y cols. (2021)	*Homo sapiens*	Expresión diferencial del microbioma intestinal en pacientes con enfermedad de Crohn, colitis ulcerosa y colitis microscópica	*Streptococcus*, *Burkholderia* y *Actinetobacter* estaban aumentados en la enfermedad de Crohn	

composición funcional permanece estable. Estudios metagenómicos y metaproteómicos han confirmado una disminución de los genes relacionados con el metabolismo del butanoato y del propanoato en la enfermedad de Crohn, y menores niveles de butirato y otros AGCC en consonancia con las reducciones de bacterias productoras de AGCC de los perfiles taxonómicos. Otra característica metagenómica observada en la EII es la disminución en la biosíntesis de aminoácidos y el aumento en la expresión de genes asociados con el transporte de aminoácidos, y un incremento en bacterias reductoras de sulfato, como *Desulfovibrio*. La **tabla 21-5** resume estudios recientes que relacionan el microbioma intestinal y la EII.

Enterocolitis necrosante

La prematuridad es el mayor factor de riesgo para el desarrollo de enterocolitis necrosante, relacionado con la inmadurez fisiológica del aparato gastrointestinal, en particular

de la función de barrera y de una composición alterada del microbioma intestinal. Muchos de los mecanismos de defensa presentes en el intestino maduro, como la peristalsis y la expresión de las proteínas de uniones estrechas, están disminuidos en el intestino inmaduro, lo que permite que las bacterias alcancen órganos sistémicos y tejidos. La translocación bacteriana desencadena la activación de una respuesta inflamatoria exagerada, que conduce a la lesión epitelial.

El HMP ha proporcionado pruebas sólidas de que la estructura de la comunidad bacteriana proveniente de muestras de heces de niños con bajo peso al nacer que desarrollarán enterocolitis necrosante es significativamente diferente a la de niños controles. Se aprecia un aumento de *Gammaproteobacteria*, y disminución de *Negativicutes* y de *Clostridium*, lo que sugiere que el aumento de la abundancia relativa de los bacilos gramnegativos facultativos y la relativa escasez de bacterias anaerobias (es decir, *Clostridium* y *Negativicutes*) representan los cambios específicos de la estructura del microbioma intestinal asociados con la enterocolitis necrosante en niños con bajo peso al nacer.

La colonización por microorganismos residentes, como especies de *Bifidobacterium* y *Lactobacillus*, se ha descrito como una acción necesaria para el sano desarrollo y la protección del intestino del recién nacido; por el contrario, resultados demuestran que bebés prematuros que desarrollan enterocolitis necrosante tienen más probabilidades de ser colonizados por bacterias patógenas, debido posiblemente a varios factores, entre los que se pueden incluir la exposición universal a antibióticos, el entorno excepcionalmente limpio de la unidades de cuidados intensivos para neonatos, el tipo de parto (cesárea) y la alimentación de los bebés con fórmulas adaptadas.

El uso de probióticos para tratar la enterocolitis necrosante es un campo cuyo estudio permanece en constante debate. Al menos 20 ensayos aleatorizados y controlados y un metaanálisis evalúan el efecto de la adición de probióticos en la prevención de la enterocolitis necrosante en niños con bajo peso al nacer. Los resultados demuestran una reducción media del 49 % en la incidencia de la enfermedad, pero existen diferencias en la formulación, la dosis y la duración del tratamiento que complican obtener conclusiones sobre este efecto beneficioso.

Se ha evaluado el efecto profiláctico de la administración de *Bifidobacterium breve* BBG-001 en la prevención de la enterocolitis necrosante en recién nacidos prematuros, y los resultados señalan falta de eficacia. A pesar de ello, los autores indicaron que no debe interpretarse como una prueba de que los probióticos no son una herramienta útil para la prevención primaria de la enterocolitis necrosante; por el contrario, apoyan la idea de que una intervención personalizada basada en los desequilibrios que se presentan en el microbioma se tenga en cuenta al elegir el probiótico correcto.

Asma y alergia

Se estima que el asma afecta aproximadamente a 300 millones de personas, y es una de las enfermedades crónicas más comunes en la actualidad. En Estados Unidos, el riesgo de desarrollar asma es mayor para los niños de 0-4 años de edad; además, la prevalencia es mayor en las mujeres y en las familias por debajo del umbral de pobreza.

La alergia se caracteriza por niveles elevados de inmunoglobulina E total específica en el suero, y típicamente se diagnostica con pruebas de punción cutánea positiva, que se consideran un factor de riesgo importante para el desarrollo de asma infantil en las poblaciones occidentales.

Múltiples estudios metagenómicos de cohortes de pacientes asmáticos han informado de la presencia de una comunidad microbiana diversa en las vías respiratorias representada por el grupo de *Proteobacteria*. Cuando se compararon los metagenomas de individuos sanos con asmáticos se observó que los asmáticos poseían significativamente mayor carga bacteriana y diversidad en las vías respiratorias inferiores. Esta baja carga bacteriana en las vías respiratorias inferiores de los individuos sanos fue apoyada por un estudio separado de muestras de broncoscopia de las vías respiratorias inferiores, que encontró que el microbioma estaba forma-

do por *Staphylococcaceae*, *Propinobacteriaceae*, *Corynebacteriaceae*, *Streptococcaceae*, *Veillonellaceae* y *Prevotellaceae*. Por otra parte, se ha informado de una comunidad bacteriana ligeramente diferente para los individuos no asmáticos, con *Lachnospiraceae*, *Staphylococcaceae*, *Streptococcaceae*, *Carnobacteriaceae*, *Fusobacteriaceae* y *Peptostreptococcaceae*.

La composición del microbioma de las vías respiratorias de los pacientes asmáticos se correlaciona con el grado de hiperreactividad bronquial, lo que eleva así la posibilidad de que miembros bacterianos específicos puedan potenciar la respuesta alérgica en las vías respiratorias. Se ha indicado que existe un microbioma respiratorio característico para pacientes asmáticos que responden al tratamiento con corticosteroides y para aquellos que no responden y se denominan resistentes. Los pacientes resistentes al tratamiento con corticosteroides muestran una mayor abundancia relativa de *Proteobacteria*, entre las que se incluyen *Neisseria* y *Haemophilus*. Estas bacterias desencadenan una respuesta mediada por TLR-4 que conduce a la liberación de IL-8. Por el contrario, los pacientes que responden al tratamiento de corticosteroides presentan un microbioma dominado predominantemente por *Bradyrhizobium* y *Fusobacterium*, con menor capacidad de inducir respuestas inmunitarias innatas.

Existen pruebas que sugieren que el microbioma que coloniza la mucosa respiratoria también puede afectar a la respuesta vírica del hospedador. Infecciones respiratorias graves por virus respiratorio sincitial y rinovirus se asocian con un mayor riesgo de asma. Ratones expuestos nasalmente a distintas cepas de bacterias comensales del microbioma han demostrado estar protegidos frente a una infección por el virus respiratorio sincitial, y esta protección se asoció con un aumento en los niveles de interferón β (INF-β), IFN-γ, IL-6 y el factor de necrosis tumoral alfa (TNF-α). Por otro lado, los animales mostraron valores elevados de IL-10, lo que redujo la inflamación asociada a la lesión del tejido pulmonar. Otros estudios han demostrado que la presencia de especies patógenas específicas en las vías respiratorias potencia la infección por rinovirus en niños. Esto ocurre cuando están presentes simultáneamente en la vía aérea *Moraxella catarrhalis*, *Streptococcus pneumoniae* y/o *Haemophilus influenzae*.

El desarrollo del microbioma de la nasofaringe en el primer año de vida se ha relacionado con el riesgo de presentar asma. En un estudio longitudinal de niños en Australia se identificaron seis tipos distintos de bacterias del microbioma: *Moraxella*, *Streptococcus*, *Corynebacterium*, *Staphylococcus*, *Haemophilus* y *Alloicoccus*. *Moraxella*, *Streptococcus* y *Haemophilus* están vinculadas con un mayor riesgo de asma. Además, comunidades bacterianas de vías respiratorias dominadas por estos tres géneros específicos en niños diagnosticados de atopía a la edad de 2 años mostraron una asociación mayor de infección de las vías respiratorias inferiores y síntomas febriles. El microbioma de las vías respiratorias dominado por *Streptococcus* se asoció significativamente con infección respiratoria inferior. Este estudio demostró que la composición del microbioma nasofaríngeo de los niños tiene un papel crítico en la susceptibilidad a las enfermedades de las vías respiratorias.

Cambios del microbioma de las vías respiratorias a una edad temprana se han relacionado con asma infantil. Recién nacidos colonizados por una alta carga de *S. pneumoniae*, *H. influenzae* y *M. catarrhalis* durante el primer mes de vida presentan mayor riesgo de desarrollar asma, mayores recuentos de eosinófilos y valores elevados de inmunoglobulina E total en suero. Sin embargo, niños colonizados por estas mismas especies a los 12 meses de edad no muestran el mismo riesgo de desarrollar la enfermedad, lo que sugiere que la colonización microbiana a muy temprana edad puede influir fuertemente en el desarrollo inmunitario hacia una respuesta alérgica.

Enfermedad cardiovascular

Últimamente, se ha reconocido que la disbiosis intestinal es un elemento importante que debe estudiarse en la patogenia de las enfermedades cardiovasculares. Se ha definido con detalle la composición modificada del microbioma intestinal en enfermedades cardiovasculares como la aterosclerosis, la hipertensión, la insuficiencia cardíaca, el infarto de miocardio y la arritmia. Además, varios metabolitos (entre ellos, AGCC, N-óxido de trimetilamina [TMAO] y ácidos biliares secundarios) se han relacionado con la prevención, el tratamiento y el desarrollo de las enfermedades cardiovasculares.

El estado nutricional tiene una gran influencia en el modelado del microbioma intestinal, hasta el punto de que dietas específicas, como las ricas en grasas o azúcares, podrían provocar variaciones en la población microbiana que, a la larga, podrían facilitar el desarrollo de enfermedades cardiovasculares. El ejercicio físico también se estudia como un factor que altera la composición del microbioma intestinal y su capacidad funcional. Recientes metaanálisis han reconocido que los niveles elevados de TMAO en sangre se asocian con un mayor riesgo de enfermedad cardiovascular y mortalidad por todas las causas; sin embargo, existen algunas críticas sobre la relación entre el TMAO y las enfermedades cardiovasculares debido a que las dietas basadas en pescado podrían contener altas concentraciones de trimetilamina y TMAO. Tras varios estudios se ha definido una posible relación entre *Actinobacillus actinomycetemcomitans* presente en la cavidad bucal y la cardiopatía coronaria y el ictus. El butirato es uno de los tres AGCC más importantes, y varios estudios han demostrado que puede tener efectos sobre la función cardiovascular. La variabilidad interindividual en cuanto a la eficacia de determinados nutrientes para optimizar la salud de un individuo y la identificación de los factores que determinan la respuesta de un individuo a la dieta, así como el desarrollo de métodos para personalizar las referencias dietéticas, resultan fundamentales para comprender la relación entre el microbioma intestinal y las enfermedades cardiovasculares. En la **tabla 21-6** se resumen los estudios recientes que relacionan el microbioma intestinal y la enfermedad cardiovascular.

MICROBIOMA HUMANO Y ESTADO NUTRICIONAL

Microbioma y desnutrición

La desnutrición infantil representa casi la mitad de todas las muertes en niños menores de 5 años en todo el mundo. En la actualidad, los esfuerzos sanitarios puestos en marcha para asegurar una ingesta nutricional siguen sin ser concluyentes y sólo han obtenido resultados moderados.

Una de las nuevas alternativas propuestas consiste en modificar la población de bacterias que habita en el intestino que, como se ha comentado, modula la actividad metabólica intestinal. De hecho, la desnutrición infantil se ha asociado con un microbioma alterado. Nuevos estudios indican que la composición del microbioma se ve alterada en niños con desnutrición crónica. El tiempo transcurrido entre la concepción y los 3 años de edad es crucial para el crecimiento y el desarrollo de los seres humanos. Las décadas de investigación sobre los inicios de la salud y la enfermedad han demostrado que la influencia ambiental durante este período puede contribuir al comienzo de enfermedades más adelante en la vida. Por ejemplo, los déficits nutricionales o el exceso de nutrientes en los primeros años de vida pueden tener consecuencias metabólicas y cardiovasculares para la salud. Debido al papel simbiótico del microbioma intestinal en el metabolismo intestinal, se cree que los cambios en su composición pueden contribuir a estos problemas de salud.

Los alimentos que se consumen influyen en el tipo de microorganismos que colonizan el intestino. Cada especie microbiana tiene un medio metabólico óptimo más compatible con su crecimiento. Como tal, una dieta rica en fibra vegetal promueve un microbioma intestinal considerablemente diferente del de una dieta rica en grasa animal. El microbioma convierte los componentes dietéticos no digeribles, como la fibra, en compuestos útiles para impulsar el crecimiento de células intestinales que, a su vez, promueven el desarrollo de un sistema inmunitario saludable.

Para investigar el microbioma de las heces de niños de Malawi con diversos grados de deterioro del crecimiento y sin él, se compararon los resultados de los que crecieron normalmente con la idea de derivar un modelo de microbioma saludable. Cuando se aplicó el modelo a toda la cohorte se observó que los niños con problemas de crecimiento asociados al peso tenían un microbioma inmaduro en comparación con los que mostraban un peso saludable. Posteriormente se investigó si la diferencia en el microbioma intestinal contribuía al deterioro observado en el crecimiento. Se aislaron bacterias a partir de las muestras fecales de los niños para colonizar el intestino de ratones libres de microorganismos. A continuación se alimentó a los ratones con una dieta pobre en nutrientes que se asemejaba a una típica de Malawi. Después de varias semanas, los ratones que albergaban un microbioma derivado de donantes con problemas de crecimiento ganaron significativamente menos peso que el grupo de control que recibió el microbioma de niños sanos. Sin embargo, si ambos grupos se alojaban en la misma jaula, los microorganismos de los controles se trasladaban rápidamente a los ratones con bajo crecimiento, que recuperaban un peso similar al de los animales saludables. Este efecto se atribuyó a dos especies bacterianas, *Ruminococcus gnavus* y *Clostridium symbiosum*, que fueron introducidas en ratones libres de microorganismos junto con el microbioma de donantes con retraso en el crecimiento, y a continuación se registró un aumento del peso de manera sostenida. Además, las concentraciones de subproductos de la metabolización

Tabla 21-6. Resumen de estudios que relacionan el microbioma intestinal y la enfermedad cardiovascular (ECV)

Estudios	Especie	Resultado obtenido	Microbios/metabolitos implicados en la ECV	Mecanismo propuesto
Cui y cols. (2017)	*Homo sapiens*	Expresión diferencial del microbioma intestinal de pacientes con ECV	Aumento de *Firmicutes* y disminución de *Bacteroidetes*	
Jie y cols. (2017)	*Homo sapiens*	Expresión diferencial del microbioma intestinal de pacientes con ECV	Aumento de *Enterobacteriaceae* y *Streptococcus*. Disminución de *Roseburia intestinalis* y *Faecalibacterium prausnitzii*	
Luedde y cols. (2017)	*Homo sapiens*	Expresión diferencial del microbioma intestinal de pacientes con ECV	Disminución de *Coriobacteriaceae*, *Erysipelotrichaceae*, *Ruminococcaceae* y *Blautia*	
Kamo y cols. (2017)	*Homo sapiens*	Expresión diferencial del microbioma intestinal de pacientes con ECV	Disminución de *Eubacterium rectale* y *Dorea longicatena*	
			Aumento de *Ruminococcus gnavus* y disminución de *Faecalibacterium prausnitzii*	
Kummen y cols. (2018)	*Homo sapiens*	Expresión diferencial del microbioma intestinal de pacientes con ECV	Aumento de *Prevotella*, *Hungatella* y *Succinclasticum* y disminución de *Lachnospiraceae*, *Blautia* y *Faecalibacterium*	
Zhu y cols. (2018)	*Homo sapiens*	Expresión diferencial del microbioma intestinal de pacientes con ECV	Aumento de *Escherichia-Shigella* y *Enterococcus*. Disminución de *Faecalibacterium*, *Roseburia*, *Subdoligranulum* y *Eubacterium rectale*	
Mayerhofer y cols. (2020)	*Homo sapiens*	Expresión diferencial del microbioma intestinal de pacientes con ECV	Disminución de *Bifidobacterium* y bacterias productoras de butirato	
Wang y cols. (2011); Koeth y cols., (2013); Tang y cols. (2013); Gan y cols. (2014); Tachon y cols. (2014); Gregory y cols. (2015); Yang y cols. (2015); Fu y cols. (2016); Suzuki y cols. (2017), y Yamashiro y cols. (2017)	*Homo sapiens*	Expresión diferencial del microbioma intestinal de pacientes con aterosclerosis	Aumento de *Lactobacillus* y disminución de *Roseburia*	El aumento de los niveles de TMAO está relacionado con inestabilidad de la placa y episodios adversos cardíacos graves
Pluznick y cols. (2013); Ufnal y cols. (2014), y Marques y cols. (2017)	*Homo sapiens*	Expresión diferencial del microbioma intestinal de pacientes con hipertensión	Aumento de la proporción de *Firmicutes* y *Bacteroidetes*	Relación de los niveles de TMAO y la presión arterial
Vaziri y cols. (2013); Gan y cols. (2014); Tang y cols. (2015); Organ y cols. (2016), y Pasini y cols. (2016)	*Homo sapiens*	Expresión diferencial del microbioma intestinal de pacientes con insuficiencia cardíaca	Aumento de *Escherichia coli*, *Klebsiella Pneumonia* y *Streptococcus viridians*	Aumento de la permeabilidad intestinal y de los niveles de TMAO

TMAO: *N*-óxido de trimetilamina.

de aminoácidos se redujeron en el hígado de los ratones que habían recuperado peso en comparación con aquellos con crecimiento atrofiado.

En un estudio animal se comparó el crecimiento de ratones jóvenes normales con el de ratones libres de microorganismos, y se observó que la presencia de un microbioma previo promovía el crecimiento por aumento en la producción de proteínas de unión al factor de crecimiento análogo de la insulina (IGFBP, *insulin-like growth factor-binding protein*). Si los ratones ingerían una dieta pobre en nutrientes, la estimulación microbiana de este factor de crecimiento mejoraba parcialmente el déficit de crecimiento. No todas las cepas de bacterias podrían promover el crecimiento de la manera indicada. Diferentes cepas de una especie tuvieron efectos diversos sobre el crecimiento. Estos datos ponen de manifiesto que cada microorganismo interactúa con su hospedador de manera heterogénea, lo que indica que los efectos beneficiosos de las bacterias para promover el crecimiento en ratones no pueden ser aplicados a los seres humanos.

Se analizó el crecimiento y su relación con la leche materna en niños desnutridos, así como el contenido de la leche materna que consumían. En ellos, leche materna tenía una menor cantidad de azúcares, en especial de oligosacáridos. Estos azúcares son de interés porque son abundantes en la leche humana, pero no en la de vaca (**cap. 14**, Nutrición del lactante, **tomo IV**). Se añadieron oligosacáridos de la leche en la dieta de ratones con peso atrofiado, y se observó un aumento del peso de los animales tratados con este tipo de azúcares, mientras que el tratamiento con otros tipos de azúcar o el de ratones con un intestino sin colonizar no produjo ningún efecto. Se concluyó que el crecimiento resultante podía deberse a complejas interacciones dentro de la comunidad bacteriana.

Estrategias encaminadas a complementar la dieta del bebé pueden ser las leches suplementadas con oligosacáridos para promover el crecimiento saludable de los niños que no reciben los azúcares a través de la leche materna. Sin embargo, la fabricación a gran escala de estos oligosacáridos resulta difícil, por la tecnología necesaria para conseguir su uso a escala industrial.

Los oligosacáridos de la leche humana son el tercer sólido más abundante en la leche humana después de la lactosa y los lípidos, y son más abundantes que las proteínas. Se han identificado más de 200 oligosacáridos diferentes, aunque un grupo de 19 constituye más del 90 % del perfil de oligosacáridos. La composición y la concentración de los oligosacáridos varían entre las madres y a lo largo de la lactancia. Genéticamente, el perfil de oligosacáridos puede clasificarse en cuatro grupos según la expresión de los genes *Se* y *Le*, responsables de la expresión de dos enzimas implicadas en la síntesis de oligosacáridos fucosilados, la α1,2-fucosiltransferasa (codificada por el gen *Se*) y la α1-3/4-fucosiltransferasa (codificada por el gen *Le*).

A pesar de la gran abundancia de oligosacáridos en la leche materna, el lactante no puede digerirlos. En cambio, sirven como fuente de energía para el microbioma del intestino del lactante, principalmente *Bifidobacterium*, que degrada los oligosacáridos para crear metabolitos, incluidos los AGCC. Un estudio reciente realizado de manera *in vitro* evalúo tres grupos de oligosacáridos en cuanto a sus efectos sobre el microbioma infantil y constató que todos los oligosacáridos aumentaban los niveles de AGCC y modificaban el crecimiento de bacterias pertenecientes a *Bifidobacterium* y *Ruminococcus*. Estos resultados sugieren que los oligosacáridos pueden funcionar de forma sinérgica para tener una mayor influencia en la colonización del microbioma intestinal infantil.

El microbioma intestinal de niños que vivían en un barrio marginal urbano de Bangladesh se investigó recolectando muestras fecales desde el nacimiento hasta los primeros 2 años de vida. Se concluyó que los problemas del crecimiento se asociaban con un microbioma inmaduro incluso en estadios tempranos de desnutrición.

Cada vez es más evidente que la dieta, el microbioma intestinal y la salud están altamente relacionados. Por ello, hay que ser consciente de que intervenciones dietéticas pueden afectar al crecimiento de miles de millones de bacterias, y ellas al propio hospedador en múltiples ámbitos.

Nutrición personalizada a través del microbioma

Las concentraciones de glucosa en sangre después de una comida (respuesta posprandial) están determinadas por la ingesta diaria de alimentos y nutrientes de un individuo. Un estudio ha demostrado que la respuesta posprandial a comidas estandarizadas es muy variable entre individuos y depende de varios factores, entre los que se puede incluir el microbioma intestinal. Este hecho es importante, ya que el seguimiento de las respuestas individuales a diferentes alimentos puede generar una integración de esta información entre los parámetros de salud y la composición del microbioma en un algoritmo de aprendizaje para elaborar planes de nutrición individualizados que mejoren la respuesta posprandial.

El estudio evaluó las concentraciones de glucosa en una cohorte de 800 personas cada 5 minutos durante 7 días, en los cuales los participantes siguieron su rutina normal, excepto por el consumo de comidas estandarizadas. Se analizaron los datos para calcular la respuesta posprandial y se descubrió es la misma de manera reproducible dentro de una misma persona, pero varía considerablemente entre individuos.

Los investigadores encontraron una correlación positiva entre la abundancia de *Proteobacteria*, *Enterobacteriaceae* y *Actinobacteria* y valores elevados en la respuesta posprandial a algunas de las comidas estandarizadas, mientras que la presencia de *Clostridium* y *Prevotellaceae* se correlacionó con menores respuestas.

Para validar estos hallazgos iniciales se determinó un algoritmo de aprendizaje informático, para ver si los parámetros clínicos y el microbioma podrían ser utilizados como predictores de respuestas posprandiales individuales. El algoritmo se creó a partir del aprendizaje automático o de máquinas *(machine learning)*, que corresponde a una rama de la inteligencia artificial cuyo objetivo es desarrollar técnicas que permitan a las computadoras aprender. De forma más concreta, se trata de crear programas capaces de generalizar comportamientos a partir de una información no estructurada suministrada en forma de ejemplos. Es, por lo tanto, un proceso de inducción del conocimiento. En numerosas ocasiones el campo de actuación del aprendizaje automático se solapa con el de la estadística, ya que las dos disciplinas se basan en el análisis de datos. Sin embargo, el aprendizaje automático se centra más en el estudio de la complejidad computacional de los problemas.

Un análisis inicial de las respuestas posprandiales individuales a partir del algoritmo demostró que el crecimiento de *Eubacterium rectale* se asociaba con respuestas glucémicas bajas, mientras que la abundancia de *Parabacteroides distasonis* se asoció con valores mayores. Con la idea de diseñar planes de nutrición individualizados que mejoren la respuesta posprandial a las comidas, los autores reclutaron a 26 participantes que se sometieron a la misma supervisión de 7 días de la cohorte inicial, seguida de dos dietas de 1 semana: una con bajos niveles de respuesta posprandial esperados y otra que preveía inducir altos niveles de respuesta posprandial.

Se confirmó que el perfil diario de la composición del microbioma era diferente entre las intervenciones dietéticas. La abundancia de *Bifidobacterium adolescentis* aumentaba con la segunda dieta y disminuía con la primera. Por otro lado, las abundancias relativas de *Roseburia inulinivorans*, *Eubacterium eligens* y *Bacteroides vulgatus* aumentaron después de la primera dieta y disminuyeron tras la segunda.

Las conclusiones en este campo indican que la respuesta posprandial es diferente y variable entre los individuos, incluso cuando consumen la misma comida. La respuesta posprandial presenta un componente multifactorial con diferencias en la composición del microbioma intestinal. El estudio identificó varias correlaciones entre las comidas estandarizadas, los taxones microbianos específicos y las posteriores respuestas posprandiales, que postulan la realización de estudios futuros que aborden con mayor detalle los posibles mecanismos de acción entre el efecto de la dieta y su relación con el microbioma intestinal y las enfermedades metabólicas.

MICROBIOMA HUMANO E INMUNIDAD

De acuerdo con la hipótesis «higiénica», la exposición temprana a microorganismos y parásitos específicos en la infancia puede generar beneficios sobre el desarrollo del sistema inmunitario y proteger contra enfermedades alérgicas y autoinmunes. De hecho, varios estudios han demostrado un aumento en la incidencia de diabetes mellitus de tipo 1, esclerosis múltiple y otras enfermedades autoinmunes cuando la higiene es exagerada. Del mismo modo, las tasas de asma y alergia en niños se reducen cuando están expuestos a un entorno de granja. Una posible explicación para este hecho es que las medidas higiénicas que intentan prevenir las enfermedades infecciosas mediante la eliminación de los microorganismos alteran el microbioma intestinal comensal al eliminar microorganismos encargados de educar al sistema inmunitario.

Estudios en animales han demostrado que la colonización temprana con un microbioma puede disminuir el riesgo de enfermedades autoinmunes en animales susceptibles genéticamente; del mismo modo, la composición del microbioma puede proteger a los ratones de desarrollar alergias. Sin embargo, cómo diferenciar entre las comunidades microbianas beneficiosas y perjudiciales y los mecanismos de acción subyacentes sigue siendo una gran incógnita. Los efectos producidos por la hipótesis de la higiene son mediados no sólo por un mecanismo, sino por una compleja interacción de factores ambientales, entre los que se pueden incluir las respuestas inmunitarias a múltiples parásitos, helmintos, microbios y virus. Se ha establecido que la inmunogenicidad de las bacterias simbióticas que colonizan al ser humano de manera temprana es un factor primordial para desencadenar una respuesta inmunitaria normal o alterada. En la **figura 21-11** se detalla lo que sucede en una mucosa normal y en una que reconoce bacterias patógenas y se inicia una respuesta inmunitaria.

Las moléculas de LPS provenientes de diferentes especies muestran diferentes perfiles de estimulación inmunitaria; en particular, el número de cadenas laterales acilo afecta a la inmunogenicidad que produce el LPS. El LPS procedente de *E. coli* induce una respuesta proinflamatoria fuerte en las células mononucleares de sangre periférica y dendríticas, mientras que el de *Bacteroides dorei* no induce la producción de citoquinas proinflamatorias; es más, si se administran de manera conjunta, el efecto estimulador del sistema inmunitario del LPS de *E. coli* se ve inhibido. La exposición crónica a LPS de bacterias con efecto inmunitario en la vida temprana puede proteger del desarrollo de enfermedades autoinmunes, incluida la diabetes mellitus de tipo 1, y el LPS

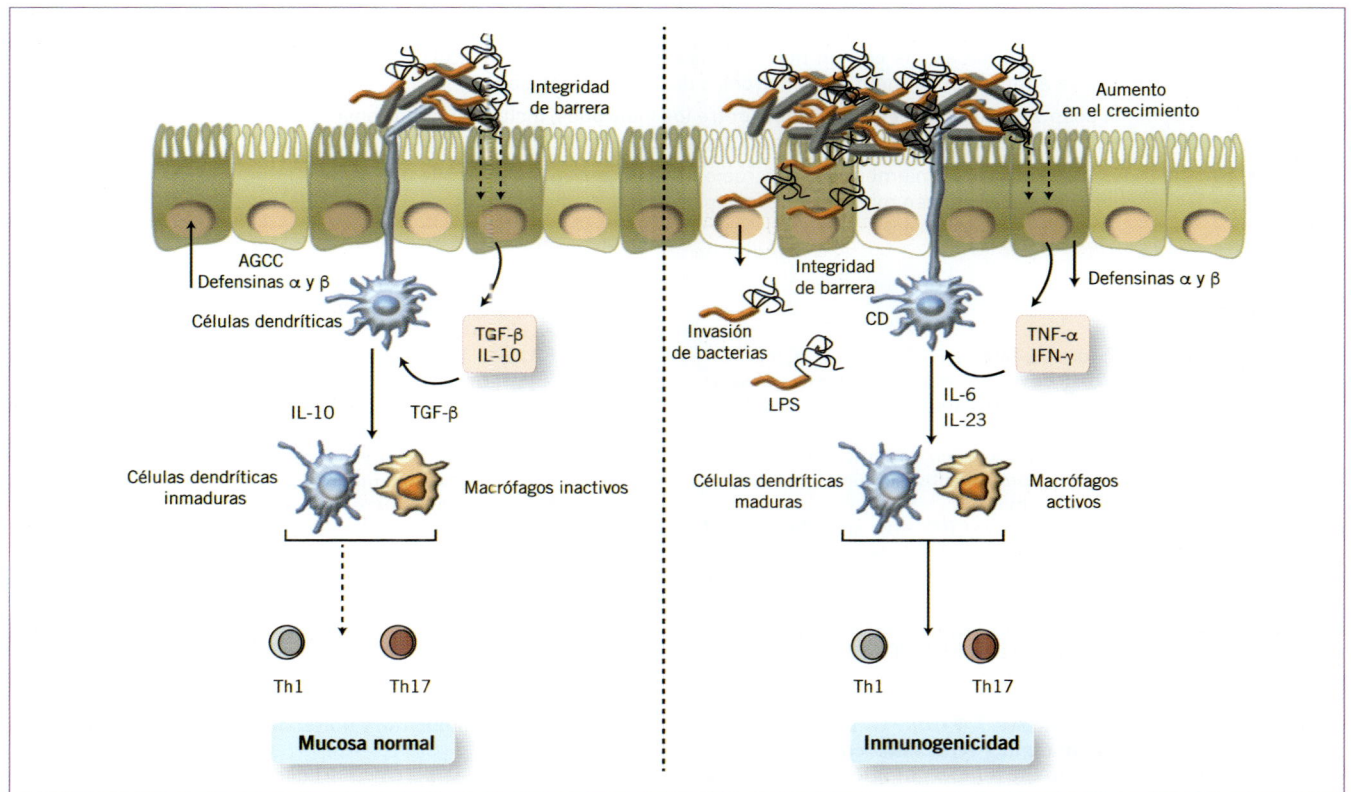

Figura 21-11. Inmunogenicidad y microbioma. AGCC: ácidos grasos de cadena corta; IFN: interferón; IL: interleuquina; LPS: lipopolisacárido; TGF: factor del crecimiento transformante; Th: linfocitos T colaboradores (*helper*); TNF: factor de necrosis tumoral.

de algunos miembros del microbioma intestinal, como *B. dorei*, puede bloquear este efecto y, por lo tanto, aumentar el riesgo de autoinmunidad. Finalmente, el entendimiento sobre cómo los diferentes miembros del microbioma contribuyen al desarrollo del sistema inmunitario sugiere que intervenciones que utilicen microorganismos para tratar las deficiencias podrían tener efectos positivos para disminuir el auge de las enfermedades autoinmunes.

PUNTOS CLAVE

- El microbioma humano es el conjunto de microorganismos que colonizan la piel y todas las mucosas del organismo humano, incluidas la cavidad bucal, el aparato gastrointestinal, las vías urinarias y los genitales.
- El microbioma intestinal está dominado por la abundancia relativa de *Firmicutes*, *Bacteroidetes*, *Actinobacteria* y *Proteobacteria*, que son consistentes en los individuos.
- Las bacterias tienen como función estructural formar una barrera de defensa natural que desarrolla actividades metabólicas cuyo objetivo es mantener la energía y mejorar la absorción de nutrientes, ejercer efectos tróficos importantes sobre la estructura y la función inmunitaria del epitelio intestinal, y proteger al hospedador frente a la colonización por otros microorganismos, en especial aquellos con acciones patógenas.
- Los estilos de vida modernos tienen un impacto importante en el desarrollo del microbioma, como el parto por cesárea o la alimentación de los lactantes con fórmulas lácteas artificiales, lo que da lugar a diferencias sustanciales en el microbioma respecto a las circunstancias de parto por vía vaginal y la alimentación con lactancia materna.
- La investigación sobre la ecología de la comunidad microbiana ha aumentado de manera exponencial en los últimos años debido a los avances en la secuenciación del DNA, que permite a los investigadores conocer la composición y función de la comunidad microbiana con una alta resolución taxonómica e independiente de la utilización de medios de cultivo.
- La obesidad condiciona un microbioma caracterizado por un aumento en la abundancia relativa de *Firmicutes* y una disminución de *Bacteroidetes*.
- El desarrollo progresivo de la intolerancia a la glucosa y la diabetes se corresponde con una disminución de las bacterias antiinflamatorias y productoras de butirato, así como de un aumento de los patógenos. De hecho, el enriquecimiento experimental en bacterias productoras de butirato se asocia con un incremento en la sensibilidad a la insulina.
- Las enterobacterias incrementan su abundancia tanto en pacientes con EII como en modelos animales de ratón. El aumento de *Enterobacteriaceae* indica la preferencia de estos microorganismos por el ambiente inflamatorio. De hecho, el tratamiento con mesalazina, un fármaco antiinflamatorio utilizado en pacientes con EII, reduce la inflamación intestinal y se asocia con una disminución tanto de *Escherichia* como de *Shigella*.
- En el microbioma nasofaríngeo se han identificado seis tipos distintos de bacterias: *Moraxella*, *Streptococcus*, *Corynebacterium*, *Staphylococcus*, *Haemophilus* y *Alloicoccus*.
- La desnutrición infantil se asocia con un microbioma alterado. Diversos estudios establecen que la composición del microbioma se ve alterada en la malnutrición crónica durante la infancia.
- La respuesta posprandial es diferente y variable entre los individuos, incluso cuando consumen la misma comida. Tiene un componente multifactorial, con diferencias en la composición del microbioma intestinal.
- Entender cómo los diferentes miembros del microbioma contribuyen al desarrollo del sistema inmunitario ayudará a diseñar intervenciones que utilicen microorganismos para tratar de disminuir el auge de las enfermedades autoinmunes.

BIBLIOGRAFÍA

Amos GCA, Sergaki C, Logan A, Iriarte R, Bannaga A, Chandrapalan S y cols. **Exploring how microbiome signatures change across inflammatory bowel disease conditions and disease locations. Sci Rep 2021; 11: 18699.**
Trabajo reciente que muestra cambios en pacientes con enfermedad inflamatoria intestinal y cómo dichos cambios se relacionan con la localización de los microbios.

de Vos WM, Tilg H, Van Hul M, Cani PD. **Gut microbiome and health: mechanistic insights. Gut 2022; 71: 1020-32.**
Revisión sobre el microbioma humano y su relación con la salud y la enfermedad.

Donaldson GP, Lee SM, Mazmanian SK. **Gut biogeography of the bacterial microbiota. Nat Rev Microbiol 2016; 14: 20-32.**
Revisión de la distribución del microbioma humano y su relación con la aparición de enfermedades.

Forslund K, Hildebrand F, Nielsen T, Falony G, Le Chatelier E, Sunagawa S y cols. **Disentangling type 2 diabetes and metformin treatment signatures in the human gut microbiota. Nature 2015; 528: 262-6.**
Estudio realizado sobre el microbioma de pacientes diabéticos que enfatiza la necesidad de conocer las estructuras del microbioma intestinal en enfermedades específicas en las que los medicamentos no surten efecto.

Franzosa EA, Hsu T, Sirota-Madi A, Shafquat A, Abu-Ali G, Morgan XC, Huttenhower C. **Sequencing and beyond: integrating molecular 'omics' for microbial community profiling. Nat Rev Microbiol 2015; 13: 360-72.**
Revisión del uso de técnicas ómicas con el fin de conocer la estructura de la comunidad microbiana y la relación con su función.

Fujimura KE, Lynch SV. **Microbiota in allergy and asthma and the emerging relationship with the gut microbiome. Cell Host Microbe 2015; 17: 592-602.**
Revisión de la evidencia que existe hasta la fecha sobre la importancia del microbioma de las vías respiratorias y el intestino en la prevención y el tratamiento de enfermedades en las que la disfunción inmunitaria es una característica destacada.

Halfvarson J, Brislawn CJ, Lamendella R, Vázquez-Baeza Y, Walters WA, Bramer LM y cols. **Dynamics of the human gut microbiome in inflammatory bowel disease. Nat Microbiol 2017; 2: 17004.**
Revisión sobre la importancia del microbioma en las enfermedades inflamatorias intestinales.

Harley IT, Karp CL. **Obesity and the gut microbiome: striving for causality. Mol Metab 2012; 1: 21-31.**

Revisión que relaciona alguno de los hallazgos que vinculan el microbioma del intestino con la obesidad y sus complicaciones.

KAMADA N, SEO SU, CHEN GY, NÚÑEZ G. **Role of the gut microbiota in immunity and inflammatory disease. Nat Rev Immunol 2013; 13: 321-35.**
Revisión sobre la relación del sistema inmunitario, las enfermedades inflamatorias y el efecto de los virus entéricos.

KARST SM. **The influence of commensal bacteria on infection with enteric viruses. Nat Rev Microbiol. 2016; 14:197-204.**
Revisión sobre la relación del sistema inmunitario, las enfermedades inflamatorias y el efecto de los virus entéricos.

MA J, PALMER DJ, GEDDES D, LAI CT, STINSON L. **Human milk microbiome and microbiome-related products: potential modulators of infant growth. Nutrients 2022; 14: 5148.**
Reciente revisión que señala aspectos importantes de los oligosacáridos de la leche materna y su relación en la regulación del microbioma intestinal.

METWALY A, REITMEIER S, HALLER D. **Microbiome risk profiles as biomarkers for inflammatory and metabolic disorders. Nat Rev Gastroenterol Hepatol 2022; 19: 383-97.**
Excelente revisión sobre los perfiles de riesgo de la enfermedad inflamatoria intestinal y de algunas enfermedades metabólicas asociadas al microbioma intestinal humano.

MORRISON AG, SARKAR S, UMAR S, LEE STM, THOMAS SM. **The contribution of the human oral microbiome to oral disease: a review. Microorganisms 2023; 11: 318.**
Excelente revisión sobre las alteraciones del microbioma de la cavidad oral y su relación con la enfermedad.

NEJMAN D, LIVYATAN I, FUKS G, GAVERT N, ZWANG Y, GELLER LT Y COLS. **The human tumor microbiome is composed of tumor type-specific intracellular bacteria. Science 2020; 368: 973-80.**
Estudio que correlaciona las bacterias intratumorales o sus funciones previstas con los tipos y subtipos de tumores, el hábito tabáquico de los pacientes y la respuesta a la inmunoterapia.

OREN A, GARRITY GM. **Valid publication of the names of forty-two phyla of prokaryotes. Int J Syst Evol Microbiol 2021; 71.**
Se presenta una lista de 42 nombres de filos de procariotas de acuerdo con la nueva nomenclatura establecida por el *International Code of Nomenclature of Prokaryotes* (ICNP).

PARKS DH, CHUVOCHINA M, RINKE C, MUSSIG AJ, CHAUMEIL PA, HUGENHOLTZ P. **GTDB: an ongoing census of bacterial and archaeal diversity through a phylogenetically consistent, rank normalized and complete genome-based taxonomy. Nucleic Acids Res 2022; 50: D785-94.**
La Base de Datos de Taxonomía Genómica (GTDB; https://gtdb. ecogenomic.org) ofrece una taxonomía filogenéticamente coherente y normalizada para genomas procarióticos procedentes de la base de datos de ensamblajes del NCBI. GTDB R06-RS202 abarca 254.090 genomas bacterianos y 4.316 genomas de archeas.

PETERS BA, SHAPIRO JA, CHURCH TR, MILLER G, TRINH-SHEVRIN C, YUEN E Y COLS. **A taxonomic signature of obesity in a large study of American adults. Sci Rep 2018; 8: 9749**
Estudio detallado sobre los cambios en la microbiota asociados a la obesidad en la población norteamericana.

SHREINER AB, KAO JY, YOUNG VB. **The gut microbiome in health and in disease. Curr Opin Gastroenterol 2015; 31: 69-75.**
Revisión sobre la relación del microbioma intestinal con el mantenimiento de la salud y con el desarrollo de determinadas enfermedades.

STANISLAWSKI MA, DABELEA D, LANGE LA, WAGNER BD, LOZUPONE CA. **Gut microbiota phenotypes of obesity. NPJ Biofilms Microbiomes 2019; 5: 18.**
Revisión sobre los cambios de la microbiota intestinal asociados a la obesidad.

SZE MA, SCHLOSS PD. **Looking for a signal in the noise: revisiting obesity and the microbiome. mBio 2016; 7: e01018-16.**
Excelente revisión sobre los cambios del microbioma intestinal asociados a la obesidad.

TURNBAUGH PJ, LEY RE, MAHOWALD MA, MAGRINI V, MARDIS ER, GORDON JI. **An obesity-associated gut microbiome with increased capacity for energy harvest. Nature 2006; 444: 1027-31.**
Uno de las primeras investigaciones que señaló la importancia del microbioma e intentó especificar cuáles eran los factores propios del hospedador y del medio ambiente implicados en el balance energético.

VATANEN T, KOSTIC AD, D'HENNEZEL E, SILJANDER H, FRANZOSA EA, YASSOUR M Y COLS. **Variation in microbiome LPS immunogenicity contributes to autoimmunity in Humans. Cell 2016; 165: 842-53.**
Estudio en el que se demuestra que el contacto temprano con patógenos reduce el riesgo de aparición de enfermedades autoinmunes.

WU H, TREMAROLI V, SCHMIDT C, LUNDQVIST A, OLSSON LM, KRÄMER M Y COLS. **The gut microbiota in prediabetes and diabetes: a population-based cross-sectional study. Cell Metab 2020; 32: 379-90.**
Excelente estudio que relata los cambios de la microbiota intestinal asociados a la diabetes.

YOUNG RB, MARCELINO VR, CHONWERAWONG M, GULLIVER EL, FORSTER SC. **Key technologies for progressing discovery of microbiome-based medicines. Front Microbiol 2021; 12: 685935.**
Un número cada vez mayor de métodos experimentales y computacionales están iluminando la «materia oscura microbiana» y descubriendo el papel integral de los microbios comensales en la salud humana.

Interacciones de la dieta y la microbiota intestinal

F. Guarner Aguilar y J. R. Plaza Díaz

OBJETIVOS

- Revisar los conocimientos científicos sobre las comunidades microbianas que viven en asociación con el cuerpo humano y habitan en el tubo digestivo.
- Comprender la influencia de la microbiota intestinal en la digestión y el metabolismo de los alimentos.
- Conocer las funciones de la microbiota relacionadas con la producción de metabolitos y vitaminas.
- Estudiar el impacto de la dieta en la composición de la microbiota intestinal.
- Destacar la importancia de la nutrición para mejorar la calidad del microbioma.
- Conocer el impacto de la malnutrición sobre la microbiota.

CONTENIDO

- Introducción
- Simbiosis en el tracto gastrointestinal humano
- Funciones digestivas y metabólicas de la microbiota intestinal
- Influencia de la dieta en el microbioma
- Microbiota durante la vida y su relación con la dieta
- Microbiota y oligosacáridos de la leche materna

- Impacto de los cambios de la microbiota en la salud
- Microbiota intestinal: interacciones con la dieta y metabolitos microbianos
- Microbiota intestinal y tolerancia de las dietas saludables
- Microbiota y desnutrición
- Nutrición personalizada a través de la microbiota intestinal

INTRODUCCIÓN

El aparato digestivo está constituido por órganos y glándulas responsables de digerir los alimentos y absorber los nutrientes que aportan energía, mantienen las funciones biológicas y renuevan los tejidos corporales. En el ser humano, el estómago y el intestino delgado realizan la digestión y la absorción de azúcares, polisacáridos como el almidón, grasas y proteínas en sólo 2-3 horas. La dotación enzimática del tracto digestivo superior (amilasas, tripsinas y lipasas pancreáticas, disacaridasas vellositarias, etc..) es capaz de digerir todos los nutrientes. Pero la inmensa mayoría de los alimentos vegetales (verduras, hortalizas, legumbres, frutas y frutos secos) contienen cantidades elevadas de fibra dietética que llega casi sin digerir al colon y se mantiene allí durante días (**cap. 4**, Fibra dietética, **tomo I**).

El tiempo medio de tránsito colónico es de 30-40 horas, con un límite superior de normalidad de 70 horas. Los residuos permanecen en el colon durante 1 o 2 días y no son expulsados directamente. Controlar la evacuación sería cues-

tión de conveniencia, pero ¿es éste el único motivo para la retención?, ¿son realmente residuos sin interés nutritivo o biológico? Son preguntas importantes que pueden plantearse en relación con la evacuación y la trascendencia de los residuos en el proceso de digestión. El ambiente anaeróbico y la temperatura del colon son condiciones perfectas para la proliferación de microorganismos que crecen y procesan esa gran variedad de alimentos vegetales. Por lo tanto, un papel principal del colon humano es albergar billones de células microbianas integradas en un ecosistema que ha evolucionado en simbiosis con el ser humano, un ecosistema llamado microbiota o microbioma intestinal. Los términos microbiota y microbioma se están utilizando indistintamente, pero los conceptos no son necesariamente idénticos. En el **capítulo 21** (Microbioma humano) se describe de manera más exhaustiva lo que se considera «microbiota», su definición y cómo influye en el hospedador. Los objetivos del presente capítulo son evaluar el impacto de la dieta, las funciones metabólicas y digestivas de la microbiota intestinal, la microbiota en la edad temprana, la malnutrición y los metabolitos que se producen derivados de la dieta y de la acción de la microbiota, además de mencionar la relación de la microbiota intestinal y la nutrición personalizada.

SIMBIOSIS EN EL TRACTO GASTROINTESTINAL HUMANO

La microbiota intestinal es la comunidad dinámica de bacterias, arqueas, hongos, protistas y virus que constituyen un ecosistema microbiano adaptado a vivir en el tracto digestivo, colonizando la luz y las mucosas. Su presencia es especialmente numerosa en el intestino grueso, donde la motilidad, las condiciones ambientales (temperatura y atmósfera) y la disponibilidad de nutrientes son óptimas. El concepto de *microbioma* se refiere no sólo a los miembros del ecosistema microbiano, sino que abarca también su capacidad funcional colectiva (metagenoma) y su actividad (metaboloma), incluidas las interacciones dentro de la comunidad y con el hospedador.

Los seres humanos son colonizados por billones de microbios desde los primeros minutos de vida, y el tracto digestivo distal alberga la gran mayoría de los colonizadores. En el intestino humano, el hospedador proporciona hábitat y nutrientes a los colonizadores, y las comunidades microbianas aportan recursos y funciones útiles para el hospedador. La diversidad de especies en el ecosistema incrementa sus recursos genéticos y facilita la supervivencia de todos. Miríadas de interacciones entre los miembros de la comunidad microbiana y el hospedador se adaptan a los cambios (variedad de alimentos, ayuno, fármacos, infecciones, etc.) y generan continuamente condiciones de vida sostenibles para todos.

La vida humana, tal como la conocemos, sólo es posible y sostenible gracias a la simbiosis con las comunidades microbianas que son parte constitutiva y funcional del individuo humano. Nuestra vitalidad depende no sólo de las células que contienen genes humanos, sino también del perfecto equilibrio con nuestro microbioma. El papel del microbio-ma humano en la salud y la enfermedad está en la vanguardia de la medicina del siglo XXI.

FUNCIONES DIGESTIVAS Y METABÓLICAS DE LA MICROBIOTA INTESTINAL

La microbiota intestinal procesa los alimentos vegetales no digeribles para obtener energía y nutrientes. Se sabe que la celulosa, la hemicelulosa, las pectinas, las ligninas y otros constituyentes de la pared celular en los vegetales son difícilmente digeribles por las secreciones pancreáticas, aun cuando los alimentos estén cocinados, y por lo tanto los nutrientes contenidos dentro de la célula eluden los procesos digestivos y de absorción en el intestino delgado. El organismo no dispone de recursos genéticos ni enzimáticos propios para la adecuada digestión de tomates, zanahorias, avellanas, nueces, olivas, soja, avena, etc. Para obtener algunos componentes de la grasa, derivados nitrogenados, polifenoles, antioxidantes, carotenoides, ácido fólico y otras vitaminas, así como otros compuestos bioactivos que contienen esos alimentos, son necesarios los recursos que aporta la microbiota intestinal. En conjunto, la microbiota del intestino grueso proporciona un promedio de 600.000 genes y 20.000 funciones metabólicas que son adicionales a los recursos constitutivos de nuestra especie. Baste un ejemplo: los genes humanos codifican 97 glicosidasas, las enzimas que hidrolizan enlaces glicosídicos, y sólo 17 de ellas participan en la digestión de alimentos en el tubo digestivo. Las 80 restantes intervienen en el metabolismo interno de los glúcidos. En cambio, el microbioma de un individuo humano proporciona más de 9.000 glicosidasas y unas 300 polisacaridasas en el tubo digestivo (**Fig. 22-1**).

Basándose en datos experimentales obtenidos principalmente de estudios en animales con colonización intestinal controlada, se sabe que las funciones nutritivas de la microbiota intestinal no son sólo digestivas, sino también metabólicas, es decir, incluyen la transformación de productos en metabolitos con distinta funcionalidad biológica. La micro-

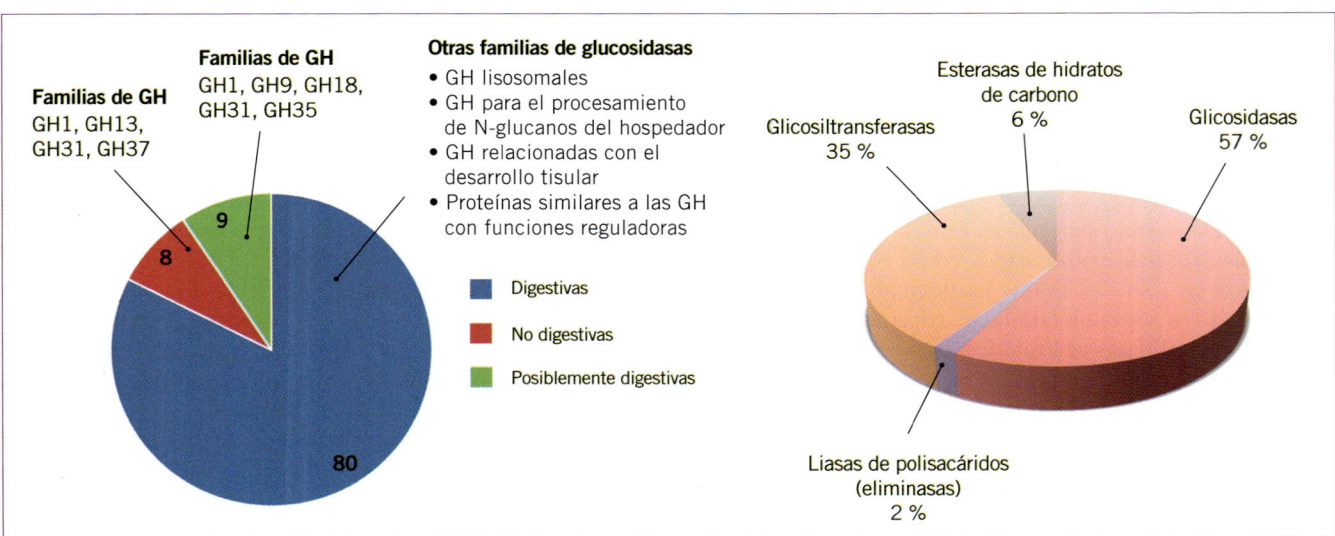

Figura 22-1. La microbiota del intestino grueso humano aporta genes y vías metabólicas adicionales a los recursos de nuestra especie. Las comunidades microbianas pueden contribuir con casi 10.000 enzimas para metabolizar hidratos de carbono, mientras que el genoma humano codifica menos de 100 y sólo 18 participan en procesos digestivos.

biota metaboliza sustratos exógenos (alimentos, medicamentos, xenobióticos), el moco endógeno y los detritus celulares. En conjunto, la actividad metabólica en el interior del colon es la de un órgano metabólico similar al hígado, donde las enzimas microbianas operan sobre sustratos de la luz intestinal y generan una gran diversidad de productos.

Como resultado de la actividad bioquímica de la microbiota, el hospedador recupera energía en forma de ácidos grasos de cadena corta (AGCC) y obtiene aminoácidos esenciales y vitaminas generadas localmente. La fermentación anaerobia de hidratos de carbono complejos tiene lugar fundamentalmente en el ciego y el colon derecho. Los polisacáridos vegetales de estructura compleja constituyen una fuente de energía importante para la proliferación microbiana y, además, su fermentación anaerobia produce AGCC que el anfitrión puede absorber. La producción de ácido butírico constituye la principal fuente de energía para el epitelio del colon, y tiene un impacto conocido sobre el sistema inmunitario de la mucosa. La producción de ácidos acético y propiónico interviene en la regulación del metabolismo hepático de la glucosa; reduce la glucemia posprandial y la respuesta insulínica. Este mecanismo parece favorecer la sensibilidad celular a la insulina y podría prevenir el desarrollo de insulinorresistencia y de diabetes no insulinodependiente. La actividad sacarolítica de la microbiota (fermentación de hidratos de carbono) favorece la absorción de iones (Ca, Mg, Fe) en el ciego. Las funciones metabólicas también incluyen la producción de vitaminas (K, B_{12}, biotina, ácido fólico y ácido pantoténico) y la síntesis de aminoácidos esenciales y no esenciales. En los segmentos más distales del colon y en el recto predomina la fermentación anaerobia de proteínas, también llamada putrefacción. Los sustratos proteicos principales no proceden de la dieta sino de la descamación de células epiteliales del intestino y de las secreciones del tubo digestivo (**Fig. 22-2**).

La metabolómica, el conjunto de metabolitos en sangre y orina, se modifica rápidamente con los cambios en la dieta, aun antes de que se perciban transformaciones en la composición de la microbiota intestinal. En el ser humano, dieta, fármacos y microbioma intestinal son los determinantes más importantes de los metabolitos que circulan por la sangre. Dieta, fármacos y microbioma explican el 70 % de las variaciones del metaboloma. En estudios de seguimiento, dieta y microbioma son los principales determinantes. Estas observaciones son muy relevantes, en tanto que un mismo alimento puede dar lugar a metabolitos circulantes distintos si el microbioma es distinto.

INFLUENCIA DE LA DIETA EN EL MICROBIOMA

La microbiota intestinal de los adultos es menos diversa en las zonas metropolitanas de América del Norte y Europa que en las poblaciones rurales no occidentalizadas de América del Sur y África. La mayor diversidad microbiana se asocia a mayor capacidad para procesar alimentos vegetales, que es mayor en África que en Europa. Hay un vínculo bidireccional entre los hábitos dietéticos y la composición de la microbiota intestinal, que se ha investigado en distintos estudios poblacionales. La dieta habitual determina la estructura fun-

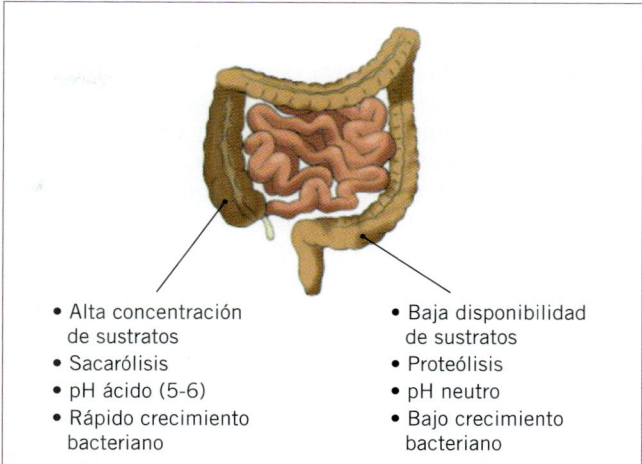

● Alta concentración de sustratos
● Sacarólisis
● pH ácido (5-6)
● Rápido crecimiento bacteriano

● Baja disponibilidad de sustratos
● Proteólisis
● pH neutro
● Bajo crecimiento bacteriano

Figura 22-2. En el ser humano adulto, la luz del colon aloja una biomasa de unos 500-900 ml, según estimaciones por resonancia magnética. La biomasa contiene 100-200 billones de microorganismos integrados entre los residuos de los alimentos que no han sido digeridos por la acción pancreática. En su gran mayoría se trata de residuos de naturaleza vegetal. Estos sustratos permiten el crecimiento de comunidades microbianas en un ambiente anaerobio. La acción digestiva y metabólica de esas comunidades sobre los sustratos beneficia al individuo hospedador recuperando energía y nutrientes.

damental de la microbiota, es decir, los géneros dominantes que conforman el enterotipo, y su mayor o menor capacidad para metabolizar hidratos de carbono complejos. El enterotipo *Prevotella* es más frecuente en poblaciones africanas y en individuos de países industrializados que siguen dietas con alta proporción de alimentos vegetales, mientras que el enterotipo *Bacteroides* es el más común en poblaciones de Europa y América del Norte.

La ingesta frecuente de frutas y verduras se asocia con mayor diversidad microbiana y menor calprotectina fecal, un marcador de inflamación intestinal. Curiosamente, el consumo de vino tinto, café y té, que tienen alto contenido de polifenoles, también se asocia con mayor diversidad de especies microbianas, lo que indica que más allá de la fibra hay otros sustratos de origen vegetal que tienen un impacto en el microbioma. En cambio, los grandes consumidores de refrescos azucarados tienen menos diversidad de bacterias en el intestino. En general, el consumo de hidratos de carbono refinados y azúcares se relaciona con menor diversidad del microbioma intestinal. Cuando todo se absorbe en tramos altos del tubo digestivo, no llegan sustratos al colon que favorezcan la proliferación de fermentadores anaerobios.

En modelos experimentales, la dieta baja en ingredientes vegetales se asocia con un aumento de las especies tolerantes a oxígeno y una mayor susceptibilidad a la inflamación de la mucosa. Un estudio de intervención con voluntarios humanos demostró que la dieta basada exclusivamente en alimentos de origen animal, compuesta sólo de carnes, huevos y quesos, produce cambios importantes en el microbioma en sólo 10 días. Los cambios consistieron en mayor abundancia de microorganismos tolerantes de bilis (*Alistipes, Bilophila* y algunas especies de *Bacteroides*) y menor abundancia de fermentadores de polisacáridos (*Roseburia, Eubacterium rectale* y *Ruminococcus bromii*). Hubo correlaciones positivas entre los microbios putrefactivos (*Alistipes putredinis*) y los productos finales del metabolismo de los aminoácidos. Además, la dieta animal se asoció con una mayor expresión de genes microbianos para la degradación de hidrocarburos aromáticos policíclicos, que son compuestos cancerígenos, y una mayor expresión de betalactamasas (genes de resistencia a los antibióticos).

Los estudios observacionales correlacionan la abundancia de productores de butirato (*Roseburia, Faecalibacterium y Anaerostipes*) con la ingesta de frutos secos, frutas, verduras, legumbres y cereales integrales. Sin embargo, el hecho de ser vegano u omnívoro no condiciona diferencias discriminantes en la microbiota intestinal. El *American Gut Project* estudió datos de más de 10.000 ciudadanos norteamericanos. La diversidad de bacterias intestinales y la abundancia de metabolitos beneficiosos se asocia a una dieta variada en alimentos vegetales, más de 30 tipos de alimentos vegetales a la semana, pero el ser o no ser vegano no es determinante. Los veganos con dietas excesivamente monótonas no tienen gran diversidad microbiana.

Se han estudiado cambios a corto plazo en la microbiota intestinal tras modificaciones de la dieta. Se observan variaciones de la composición del microbioma en un mismo individuo a lo largo de los días. Hay cambios que se asocian con el tipo de alimento consumido en días previos, pero no con la proporción de macronutrientes convencionales, es decir, grasas, hidratos de carbono, azúcares, proteínas, etc. Los ingredientes no convencionales presentes en los alimentos (polifenoles, hidratos de carbono no digeribles) tienen más impacto en el microbioma que las categorías convencionales de nutrientes. En individuos con mayor diversidad o riqueza microbiana hay menos oscilaciones en la composición asociadas a los cambios dietéticos.

Los mismos alimentos vegetales servidos crudos o cocinados tienen efectos distintos sobre el microbioma intestinal. Los cambios fueron más favorables tras la ingesta de los alimentos cocinados por la proliferación de especies fermentadoras y el aumento de la diversidad, de modo que los efectos serían atribuibles a la mejor digestibilidad del almidón y otros compuestos en los vegetales cocinados. Sin embargo, no hubo diferencias entre los alimentos de origen animal servidos crudos o cocinados. Por lo tanto, las interacciones que la dieta genera entre el microbioma y el hospedador dependen no sólo de la naturaleza del alimento sino también de su preparación (**Fig. 22-3**).

MICROBIOTA DURANTE LA VIDA Y SU RELACIÓN CON LA DIETA

Microbiota y edad temprana

Las primeras experiencias vitales tienen efectos complejos y duraderos en la edad adulta; lo mismo puede atribuirse a la adquisición y sucesión de nuestra microbiota durante los primeros años de vida. Varias investigaciones señalan que esta etapa es una ventana de oportunidad crucial en nuestro desarrollo a largo plazo.

En 1981 se publicaron tres estudios que caracterizaron cuantitativamente la adquisición temprana de comensales intestinales y, además, evaluaron cómo la alimentación con-

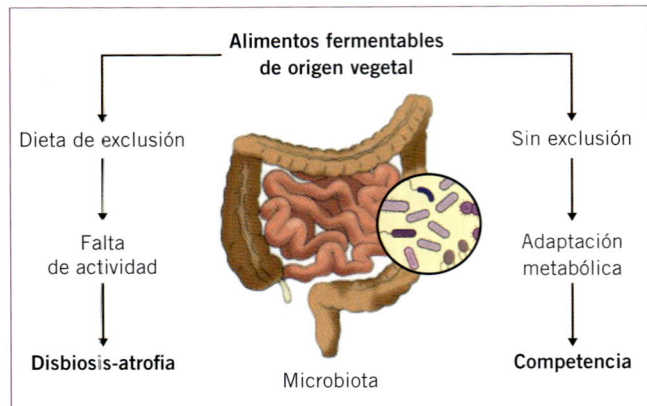

Figura 22-3. La exclusión de alimentos de origen vegetal con el fin de evitar síntomas digestivos asociados a la fermentación puede conducir a pérdida de capacidad funcional y empobrecimiento del microbioma intestinal. A largo plazo, las dietas restrictivas establecidas sin criterio clínico suelen ser contraproducentes.

figura la microbiota inicial. En un estudio se investigó el desarrollo de la comunidad bacteriana en lactantes de Sheffield (Inglaterra) mediante el cultivo de muestras tomadas del meconio (las primeras heces del bebé), las heces, la boca y el ombligo durante los 6 primeros días de vida. En otro estudio se comparó la comunidad bacteriana fecal entre cohortes de lactantes de Francia alimentados con fórmula láctea o con leche materna. En el tercer estudio se compararon las comunidades bacterianas fecales de lactantes alimentados con leche materna, niños que no consumían leche materna y adultos nacidos en zonas urbanas de Inglaterra y zonas rurales de Nigeria. Estos estudios proporcionaron mediciones cuantitativas de taxones bacterianos específicos en los primeros años de vida, lo que permitió conocer las especies iniciales que colonizan el intestino de los lactantes.

Con la llegada de las tecnologías «ómicas» en las décadas siguientes se puso de manifiesto la importancia de las interacciones hospedador-microbiota-entorno durante los primeros años de vida con cambios masivos. La microbiota inicial se adapta a lo largo del tiempo y depende de la disponibilidad de distintos nutrientes. A medida que el lactante comienza a consumir alimentos cada vez más complejos, se producen cambios en la composición y un enriquecimiento de las funciones bacterianas relacionadas con el metabolismo de los hidratos de carbono y la biosíntesis de aminoácidos y vitaminas. Ya a los 2-3 años de edad se genera una microbiota «estable» que puede asemejarse a la de los adultos de la comunidad del lactante.

La primera exposición importante a los microorganismos se produce durante el parto y depende en gran medida del modo de parto. La microbiota de los neonatos nacidos por vía vaginal está enriquecida en bacterias que se asemejan a la microbiota vaginal materna (p. ej., especies de *Lactobacillus*), mientras que los neonatos nacidos por cesárea carecen de estas especies y, en cambio, están enriquecidos en comensales de la piel, como especies de *Staphylococcus, Streptococcus y Propionibacterium*. Con el tiempo, estas diferencias se reducen gradualmente entre los bebés nacidos por vía vaginal y los nacidos por cesárea; sin embargo, en un estudio, las bacterias asociadas a la cesárea siguieron estando asociadas a los bebés nacidos por cesárea hasta los 2 años de edad, lo que demuestra que el modo de nacimiento podría tener impacto a largo plazo en la microbiota.

El entorno y las personas que rodean al lactante también son una fuente de microorganismos que pueden colonizar diversas zonas del cuerpo. Los padres genéticamente no emparentados e incluso las mascotas comparten una elevada proporción de su microbiota con los lactantes. La genética también desempeña un papel en la determinación de la composición de la microbiota, como demuestran las asociaciones entre la heredabilidad de taxones específicos y los genes del hospedador.

El uso de antimicrobianos, esencial para preservar la vida cuando los lactantes adquieren una infección bacteriana grave, puede afectar a la transmisión ecológica de la microbiota infantil. Los antibióticos pueden perjudicar la diversidad y la estabilidad de la microbiota en desarrollo de los lactantes, y la abundancia de taxones específicos permanece reducida durante años después del tratamiento. El impacto de los antibióticos en la microbiota infantil podría tener implicaciones duraderas para la salud, y su uso en los primeros años de vida se ha relacionado con un mayor riesgo de varias enfermedades, como el asma, la enfermedad inflamatoria intestinal y las alergias. Sin embargo, lo que está claro es que la microbiota desempeña un papel vital en el desarrollo inmunitario, endocrino y metabólico de los lactantes (**Fig. 22-4**).

Desarrollo posnatal de la microbiota

Los mamíferos nacen a través de la vagina materna y beben leche materna durante la ventana de desarrollo inicial, en la que se producen cambios notables. Existe la posibilidad de desarrollarse sin microbiota, como demuestra la existencia de ratones, ratas, pollos y cerdos libres de gérmenes, pero presentan fenotipos anormales, y se cree que la microbiota es necesaria para un desarrollo normal. Las bacterias neonatales iniciales impulsan el desarrollo de la microbiota y de los sistemas inmunitario, metabólico, hormonal y nervioso del neonato.

Otras formas en las que el microbioma se ha relacionado con el desarrollo incluyen la síntesis de vitaminas durante el desarrollo posnatal. La difusión de la vitamina K a través de la barrera placentaria es deficiente, por lo que los neonatos nacen con niveles bajos de vitamina K. Más adelante, las bacterias intestinales proporcionarán K_2 o menaquinona, y los niños mayores la consumirán de los vegetales en forma de filoquinona. La vitamina K es necesaria para sintetizar formas funcionales de los factores de coagulación II, VII, IX y X en el hígado.

El desarrollo de la microbiota desde el nacimiento sufre cambios dinámicos. Inmediatamente después del nacimiento, parece haber una disminución de la diversidad intestinal alfa que probablemente refleja la presión selectiva de las limitaciones del sustrato de la leche, y a la semana de edad, la microbiota intestinal ya es muy similar a la de un bebé de 1 mes. Los lactantes se desarrollan durante los primeros 6 meses bajo la presión selectiva de la leche que moldea las comunidades microbianas intestinales, cuyos metabolitos promueven la generación de células T reguladoras periféricas.

Las bacterias administradas a ratones libres de gérmenes inducen a los centros germinales (células linfoides) a producir células B IgA+. Las moléculas bacterianas también inducen al tejido linfoide asociado a la mucosa del intestino, a través de los receptores de tipo *Toll*, y dan forma a la inmunidad intestinal mediada por linfocitos Th. De este modo, activación, polarización y expansión de las células T media-

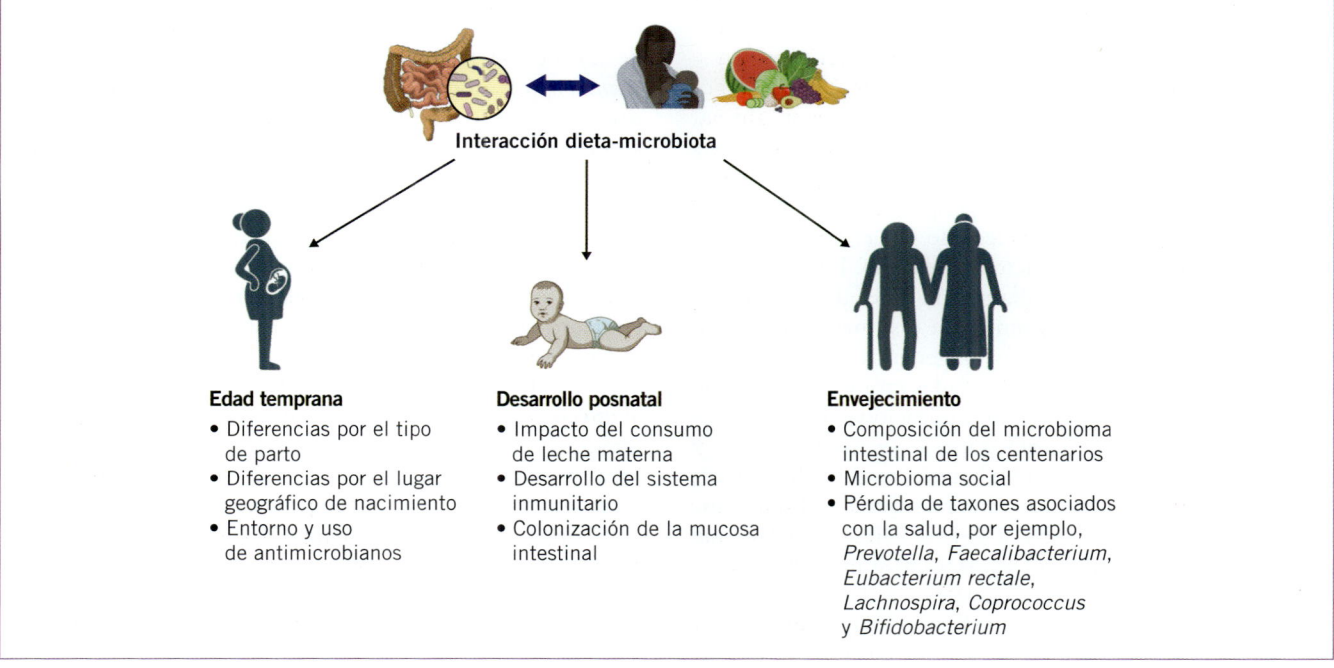

Interacción dieta-microbiota

Edad temprana
- Diferencias por el tipo de parto
- Diferencias por el lugar geográfico de nacimiento
- Entorno y uso de antimicrobianos

Desarrollo posnatal
- Impacto del consumo de leche materna
- Desarrollo del sistema inmunitario
- Colonización de la mucosa intestinal

Envejecimiento
- Composición del microbioma intestinal de los centenarios
- Microbioma social
- Pérdida de taxones asociados con la salud, por ejemplo, *Prevotella*, *Faecalibacterium*, *Eubacterium rectale*, *Lachnospira*, *Coprococcus* y *Bifidobacterium*

Figura 22-4. La microbiota durante la vida y su relación con la dieta.

das por antígenos dan lugar a las células efectoras Th1 y/o Th17, que entran en la circulación sistémica y se dirigen al intestino para ayudar a destruir los patógenos invasores que pudiera haber. Los animales libres de gérmenes muestran sistemáticamente un desarrollo deficiente de las placas de Peyer, tienen un menor número de células Th1 y Th17, y la respuesta inmunitaria de los linfocitos T intestinales está controlada principalmente por las células Th2. Es importante destacar que los desequilibrios en las respuestas de las células Th en los ratones libres de gérmenes pueden invertirse restaurando la microbiota.

Los linfocitos Th17/Treg están implicados en la tolerancia a microorganismos como *Helicobacter pylori* y bacterias comensales relacionadas con *Clostridia*, y son inducidos por su presencia. Las variables ambientales también pueden afectar a la microbiota, como el número de hermanos (los bebés con hermanos tienen más *Bifidobacterium catenulatum* en el intestino) y el sexo (las niñas tienen más *Bacteroides fragilis* y *Lactobacillus* spp. en el intestino que los niños). Por último, las pruebas sugieren que una mayor duración de la lactancia materna está asociada a una disminución del riesgo de sobrepeso.

En el intestino grueso y el colon, las bacterias pueden colonizar la mucosa epitelial y partículas tras la digestión. La colonización de partículas y líquidos está determinada, en parte, por el tiempo de tránsito en el intestino. Una vez finalizada la lactancia estricta, comienza la dentición, y el sistema gastrointestinal del bebé ha madurado para manejar los sólidos alimentarios que llegan a los sitios postabsortivos y aportan nuevos sustratos. Estos sólidos cambian las condiciones del intestino posterior, seleccionando poblaciones bacterianas con actividades metabólicas relevantes, y la diversidad microbiana del intestino aumenta de forma constante hasta al menos los 3 años de edad. Este aumento de la diversidad puede reflejar la mayor diversidad química de una dieta compleja y la maduración intestinal e inmunitaria del hospedador (**Fig. 22-4**).

Microbiota y envejecimiento

Los cambios en el microbioma relacionados con la edad son muy variables y en ellos influyen tanto factores personales como ambientales externos. Por ejemplo, el microbioma intestinal se ve previsiblemente afectado por el deterioro progresivo de la fisiología del tracto alimentario. Estos cambios incluyen el aumento de la inflamación asociada al envejecimiento, la inestabilidad genómica, la disfunción celular (y mitocondrial) y la desregulación epigenética, que conducen además a la aparición de enfermedades crónicas, trastornos metabólicos y deterioro de la comunicación intestino-cerebro. Los efectos concomitantes sobre el comportamiento y el estilo de vida del hospedador (aumento de la fragilidad, consumo de medicamentos, intervenciones quirúrgicas, reducción de la actividad física y de la calidad de la dieta) pueden agravar aún más los efectos sobre el microbioma intestinal. Los estilos de vida personales a lo largo de la vida, en particular la dieta, también influyen en la composición y la función del microbioma de las personas mayores, pero representan oportunidades para un cambio de comporta-

miento saludable. Menos estudiada está la influencia de las interacciones sociales en la composición de la microbiota y el modo en que la sociedad cuida de sus mayores.

Cada vez hay más pruebas de que la transmisión de microorganismos entre individuos que viven en un grupo social tiene importantes beneficios para la salud. Aunque la propagación de patógenos dentro de los grupos sociales ha sido objeto de gran atención, los estudios de rastreo de cepas han demostrado que los microorganismos comensales y mutualistas también se comparten dentro de las redes sociales. Los microbiomas de las personas que viven en el mismo hogar tienden a presentar similitudes en su composición, en comparación con los de las personas de otros hogares. Los animales domésticos pueden contribuir al intercambio microbiano actuando como vectores de transmisión. Además, los individuos con redes sociales más amplias parecen tener microbiomas intestinales más diversos. Sin embargo, la comunidad microbiana colectiva de una familia (el «microbioma social») cambia con el tiempo, y las oportunidades de adquisición de microorganismos disminuyen, a veces bruscamente, en las personas mayores. Los cambios adicionales dependen de si las personas residen solas o en una institución. La soledad y la pérdida de la vida en grupo son algunos de los cambios sociales que se han convertido en característicos de las sociedades modernas desarrolladas socioeconómicamente y que contrastan con el pasado y con los grupos étnicos tradicionales no industrializados, como los nómadas irlandeses.

La primera categoría de estudios ofrece una imagen de cómo cambia el microbioma intestinal con la edad en general, a pesar de que no se trata de estudios longitudinales. Destacan especialmente los estudios de personas centenarias de diversas geografías y nacionalidades. En general, la composición del microbioma intestinal de los individuos centenarios (estudiados en países/regiones como Italia, Rusia, China e India) se distingue por una menor abundancia de simbiontes asociados a la salud en grupos de edad más jóvenes (como *Faecalibacterium* spp.) y una mayor abundancia de taxones alternativos asociados a la salud (como *Akkermansia* spp.), así como de patógenos asociados a la enfermedad. Se observó que los genes de la microbiota intestinal asociados a la degradación de xenobióticos eran más abundantes en el envejecimiento extremo. El interés por estas cohortes se debe a la suposición de que la identificación de firmas del microbioma intestinal específicas de los centenarios longevos podría ser similar a la identificación de firmas terapéuticas del microbioma para la longevidad o el envejecimiento saludable. Sin embargo, esta suposición podría no ser correcta, porque todas éstas son instantáneas únicas transversales y el envejecimiento extremo no es equivalente al envejecimiento saludable. En otras palabras, todos los individuos centenarios aparentemente sanos podrían no estar igual de sanos y algunos podrían haber progresado hacia un declive fisiológico ligado al envejecimiento.

A pesar de las reservas sobre la generalización de estos hallazgos en individuos centenarios, existen sorprendentes similitudes en las firmas del microbioma relacionadas con el envejecimiento extremo establecidas en diferentes estudios, y ello a pesar de la gran variación en la demografía de las poblaciones estudiadas, que van desde una población rural geográficamente aislada en la India hasta una comunidad semiurbanizada acomodada en Italia. Estos cambios generales relacionados con el envejecimiento se caracterizan por la pérdida de taxones comensales dominantes (como *Prevotella*, *Faecalibacterium*, *E. rectale*, *Lachnospira*, *Coprococcus* y el género *Bifidobacterium*, asociado a la salud). Estos taxones parecieron ser sustituidos por un segundo grupo de comensales (como los supuestamente beneficiosos *Akkermansia*, *Christensenellaceae*, *Butyricimonas*, *Odoribacter* y *Butyricicoccus*) y patobiontes (como *Eggerthella*, *Bilophila*, *Fusobacteria*, *Streptococcus* y *Enterobacteriaceae*). Estas alteraciones del microbioma abarcan tanto las asociadas al envejecimiento en general como las asociadas al deterioro de la salud vinculado al envejecimiento (**Fig. 22-4**).

Es necesario mejorar los mensajes de salud pública y las políticas alimentarias, con el apoyo de una base empírica irrefutable. Además, los determinantes sociales de la salud siempre prevalecerán sobre los predictores personalizados de respuesta. Comer sano es inasequible para muchos. Este hecho ha quedado demostrado en el Reino Unido, uno de los países/regiones más prósperos del planeta donde las familias del decil más bajo de ingresos familiares tendrían que gastar casi tres cuartas partes de la renta disponible en alimentos si quisieran cumplir las directrices dietéticas nacionales, mientras que la cifra comparable para el decil más rico es de sólo el 6 %. Las estrategias dietéticas y otras basadas en el microbioma para un envejecimiento saludable han de sopesarse con esta desigualdad social y deben tratar de desarrollar soluciones realistas.

MICROBIOTA Y OLIGOSACÁRIDOS DE LA LECHE MATERNA

La lactancia materna disminuye el riesgo de enfermedades infecciosas y, además, puede reducir el riesgo de obesidad y de enfermedades metabólicas e inmunitarias en etapas posteriores de la vida. La leche materna contiene todos los macronutrientes y micronutrientes necesarios para el crecimiento del lactante y compuestos bioactivos, como antimicrobianos, inmunoglobulinas, citoquinas, hormonas peptídicas y factores de crecimiento. Además, las investigaciones de la última década han revelado que la leche materna contiene una microbiota diversa, que puede actuar como reserva de microbios para la colonización del intestino del lactante y, posteriormente, influir en la salud actual y a largo plazo.

Los orígenes de las bacterias en la leche materna humana no se han esclarecido por completo, pero se cree que son la piel materna, la cavidad oral del lactante y el medio ambiente, así como el intestino materno y la cavidad oral a través de las vías propuestas enteromamaria y oromamaria, respectivamente. La leche materna de una sesión completa de lactancia varía en composición de macronutrientes y contenido energético durante la toma. En la práctica, pueden obtenerse diferentes fracciones de una sesión de lactancia, utilizándose habitualmente los términos leche de inicio, la primera leche al vaciar el pecho, y leche final, el resto o la última leche al vaciar el pecho.

En especial, no se dispone de información sobre la posible transmisión continua de bacterias de la leche al intestino durante el período de alimentación complementaria. La leche materna también contiene una serie de oligosacáridos de la leche humana, que pueden afectar a la salud del lactante tanto directa como indirectamente (a través de la utilización microbiana selectiva por parte de los microbios intestinales del lactante). Los oligosacáridos de la leche humana, que constituyen la tercera fracción más grande de la leche materna y comprenden 5-20 g/l en la leche madura, llegan en gran parte al tracto intestinal sin digerir y, por lo tanto, están disponibles como sustratos para el crecimiento de microbios intestinales específicos.

La leche materna contiene una compleja comunidad de bacterias que pueden ayudar a colonizar la microbiota intestinal del lactante, y en los lactantes amamantados la microbiota intestinal está dominada por especies que metabolizan los oligosacáridos de la leche humana. En general, se ha descubierto que la dieta es un factor determinante de la microbiota intestinal infantil. Los estudios sobre lactantes desnutridos han demostrado que la maduración de la microbiota intestinal no se produce de forma similar a la de los lactantes sanos, incluso tras una intervención dietética, y se ha propuesto que un microbioma «desnutrido» en la infancia puede perpetuar las alteraciones del crecimiento en etapas posteriores de la vida.

En condiciones naturales, el neonato y la microbiota se desarrollan de forma orquestada bajo el efecto nutricional, inmunológico, hormonal y prebiótico de la leche materna, un alimento único de formulación biológica compleja. Las bacterias adquiridas durante el parto incluyen bacterias lácticas que digieren la lactosa y otras que utilizan sustratos indigeribles para los bebés (glucanos de la leche indigeribles conocidos como oligosacáridos de la leche humana), con polimorfismos, como en el gen de la fucosa transferasa, *FUT2*, asociados con efectos selectivos de los oligosacáridos de la leche materna en la composición de la microbiota infantil, que a su vez puede afectar a la susceptibilidad a enfermedades inmunitarias más adelante en la vida.

La leche también incluye urea y oxalato, dos productos finales del metabolismo humano. Hay microbios beneficiosos que pueden utilizar estas moléculas como fuentes de carbono, nitrógeno u otras fuentes de energía. Los tipos de glucanos que se encuentran en la leche materna pueden moldear la microbiota intestinal del lactante y la composición microbiana de la leche materna, concretamente de las especies de *Bifidobacterium*. El grado de desarrollo de las capacidades sensoriales y motoras del cerebro de los neonatos durante la lactancia estricta es notable. En última instancia, comprender este período, las funciones de los glicanos de la leche y otras moléculas, y los microbios que seleccionan, será fundamental para entender el desarrollo humano.

En un estudio se detectó que las variantes de secuencia de amplicón (ASV, *amplicon sequence variant*) clasificadas como *Bifidobacterium* correspondían a alrededor del 80 % de las muestras de leche materna. Dos ASV de *B. longum* (ASV_1 y ASV_7, indicadas por reacción en cadena de la polimerasa cuantitativa [qPCR] específica para representar *Bifidobacterium longum* subsp. *longum* y *B. longum* subsp. *infantis*, respectivamente) se encontraban entre las 10 más frecuentemente compartidas (50-70 %), y eran prevalentes y muy abundantes en las comunidades fecales de lactantes. Aunque estas dos ASV también se detectaron en los controles de secuenciación negativos, la mayor abundancia absoluta observada en las muestras de leche de ASV_1 en comparación con los controles de secuenciación y una correlación positiva en las muestras emparejadas de leche anterior frente a leche posterior apoyan la presencia genuina de ASV_1 en las muestras de leche. Por el contrario, no se encontraron diferencias en la abundancia de ASV_7 en las muestras de leche frente a los controles de secuenciación negativos. Esta ASV específica se identificó como un contaminante potencial durante el filtrado de descontaminación, pero se retuvo debido a la gran abundancia en las muestras fecales. Por lo tanto, es posible que la observación de ASV_7 en las muestras de leche se deba a una contaminación. Las ASV de los grupos *B. breve*, *B. bifidum* y *B. catenulatum* sólo se compartieron en uno o dos pares madre-lactante, pero también se detectaron en una o tres muestras de leche en cada momento de muestreo (y nunca en los controles de secuenciación negativa). Tanto *B. longum* como *B. breve* se detectaron previamente en la leche materna en alrededor del 80 % de los individuos, mientras que *B. bifidum* y *B. pseudocatenulatum* se encontraron previamente en el 25 % y el 15 % de los individuos, respectivamente. La frecuencia de aislamiento de especies de *Bifidobacterium* de la leche materna suele oscilar entre el 10 y el 30 % con las mismas cepas de especies de *Bifidobacterium*, sobre todo a menudo pertenecientes a *B. longum* (incluidas ambas subspecies) y *B. breve*, recuperadas de la leche materna y las correspondientes heces del lactante. Por lo tanto, aunque la lactancia materna probablemente no explique por completo la diversidad y la prevalencia de las especies de *Bifidobacterium* en el intestino del lactante, en conjunto, los datos apoyan que es un factor contribuyente.

IMPACTO DE LOS CAMBIOS DE LA MICROBIOTA EN LA SALUD

Las tasas más altas de cáncer de colon se asocian con mayor consumo de proteína y grasa animal y menor consumo de fibra. Un estudio investigó los efectos del cambio de dieta en individuos norteamericanos con una dieta típicamente occidental (alta en grasa y baja en fibra). Se les administró una dieta de estilo africano, alta en fibra y baja en grasa, durante las 2 semanas que estuvieron ingresados en un centro de investigación para garantizar el control de la dieta. La dieta de estilo africano redujo significativamente la expresión de marcadores de inflamación y de hiperproliferación epitelial en biopsias endoscópicas de colon, en paralelo con cambios en el microbioma, caracterizados por aumento de bacterias fermentadoras de vegetales. Es interesante destacar que el cambio en el contenido de fibra y grasa de la dieta tuvo efectos en el microbioma y en la mucosa del colon en sólo semanas de intervención.

La fragilidad durante el envejecimiento se ha relacionado con deterioro de la microbiota intestinal atribuible a dietas pobres en frutas y verduras, muchas veces como consecuencia de defectos en la masticación o en el sentido del gusto y del olfato, que son comunes en las personas mayores. El pro-

yecto NU-AGE investigó si 1 año de dieta mediterránea podría mejorar la microbiota intestinal y reducir la fragilidad en personas mayores, frágiles o prefrágiles, de cinco países europeos. La adherencia a la dieta se asoció con cambios en la microbiota, de modo que las especies fermentadoras de vegetales incrementaron su abundancia y se correlacionaron positivamente con marcadores de menor fragilidad (*Fried Score, Gait Speed Time*) y mejor función cognitiva (*Constructional Praxis, BabCock Memory Score*), y negativamente con marcadores inflamatorios como la proteína C reactiva. Mejorar la microbiota intestinal con una dieta rica en frutas y verduras tiene el potencial de promover un envejecimiento más saludable.

La producción microbiana de AGCC es deficiente en pacientes con diabetes mellitus de tipo 2. Un ensayo clínico aleatorizado investigó si una mezcla específica de cereales integrales, prebióticos y hierbas medicinales (385 g/día) podría mejorar la homeostasis de la glucosa en pacientes diabéticos al promover el crecimiento de un grupo selecto de cepas microbianas productoras de AGCC. La intervención dietética demostró una rápida mejoría clínica, determinada por la normalización de la hemoglobina glicosilada (Hb_{A1C}) y el incremento del péptido análogo del glucagón de tipo 1 (GLP-1) en los pacientes que recibieron el suplemento en comparación con los controles. Se comprobó que un grupo de cepas productoras de AGCC, especialmente butirato, estaban presentes en mayor abundancia tras la intervención con el suplemento, y su abundancia se correlacionaba con diversos parámetros de respuesta clínica. La promoción de estas especies microbianas productoras de butirato ofrece un nuevo enfoque ecológico para el manejo de la diabetes de tipo 2.

MICROBIOTA INTESTINAL: INTERACCIONES CON LA DIETA Y METABOLITOS MICROBIANOS

Los seres humanos sólo pueden sintetizar por sí mismos 11 de los 20 aminoácidos esenciales; tras la ingesta de alimentos se pueden obtener los restantes 9, además de las 13 vitaminas esenciales. La mayoría de estos aminoácidos y vitaminas proceden de la carne, los huevos, los productos lácteos, las frutas y las verduras. Algunos de estos aminoácidos y vitaminas son producidos por los microbios.

La microbiota intestinal tiene capacidades cruciales para la fermentación de sustratos no digeribles, como fibras dietéticas y moco intestinal endógeno, y esta fermentación genera el crecimiento de los microbios específicos que crean AGCC y gases. Los principales AGCC formados son acetato, propionato y butirato.

El butirato es una de las fuentes de energía más importantes para los colonocitos humanos. Puede estimular la apoptosis de las células de cáncer de colon y estimular la gluconeogénesis intestinal con efectos positivos sobre la glucosa y la homeostasis energética. El butirato es vital para que las células epiteliales consuman grandes cantidades de oxígeno a través de la β-oxidación, provocando un estado de hipoxia que preserva el equilibrio de oxígeno en el intestino, evitando la disbiosis en la microbiota intestinal. El propionato es transportado al hígado, donde controla la gluconeogénesis y la señalización de la saciedad mediante la interacción con los receptores de ácidos grasos del intestino. Por último, el acetato, el AGCC más abundante, es crítico para el crecimiento bacteriano, ya que, cuando se dirige a los tejidos periféricos, se utiliza en la lipogénesis y el metabolismo del colesterol y podría tener alguna participación en la regulación central del apetito.

Algunas pruebas clínicas, especialmente de ensayos controlados aleatorizados, han demostrado que una mayor producción de AGCC se asocia con una menor obesidad inducida por la dieta y una menor resistencia a la insulina. Las enzimas microbianas intestinales contribuyen al metabolismo de los ácidos biliares, produciendo ácidos biliares no conjugados y secundarios que actúan como moléculas de señalización y reguladores metabólicos para influir en las vías centrales del hospedador. También se ha demostrado que una dieta de mayor calidad reduce la mortalidad y la incidencia de la diabetes de tipo 2.

Además, la influencia positiva de la calidad de la dieta en el peso corporal, la distribución de la grasa corporal y el estado inflamatorio, los componentes alimentarios y los patrones dietéticos se han asociado con la composición de la microbiota intestinal. Asimismo, se han acumulado pruebas de una relación entre las características de la microbiota intestinal y la diabetes de tipo 2.

Un metaanálisis mostró que los patrones derivados de la dieta caracterizados por carne roja/procesada, cereales refinados, lácteos ricos en grasa y productos fritos estaban relacionados con un riesgo de diabetes un 44 % mayor, mientras que una dieta rica en verduras, legumbres, frutas, aves de corral y pescado predecía un riesgo un 16 % menor. Se obtuvieron resultados similares, con una reducción del riesgo de diabetes del 30 %, con la administración de la dieta mediterránea. La bibliografía cuenta con información importante que demuestra que los componentes de la dieta biodisponibles para la microbiota, como las grasas, las proteínas, los hidratos de carbono y los polifenoles de la dieta, influyen en la composición de la microbiota intestinal.

Algunos estudios han añadido nueva información sobre la relación triangular de los patrones dietéticos, la presencia de prediabetes como indicador de riesgo de desarrollar diabetes y la composición de la microbiota intestinal. En los participantes que habían completado un cuestionario dietético cuantitativo validado antes de la recogida de heces, los índices dietéticos se relacionaron positivamente con los índices de diversidad alfa, y en ellos disminuyó la abundancia relativa de *Actinobacteria*. Algunos géneros se asociaron negativa y positivamente con la calidad de la dieta, sobre todo de las especies de *Roseburia* y *Lachnospiraceae*. Tanto *Roseburia* como *Lachnospira* metabolizan hidratos de carbono fermentables y producen butirato, lo que afecta al metabolismo de la glucosa y al riesgo de diabetes. En el caso de *Lachnospira*, estas bacterias utilizan la pectina de frutas y verduras para la producción de acetato. Además, en presencia de estos hidratos de carbono fermentables, *Roseburia* podría condensar dos moles de acetato para formar un mol de butirato. Una revisión sistemática realizada para analizar las influencias de la dieta en la composición de la microbiota fecal en seres humanos sanos de 1 a 20 años de edad in-

dicó que una dieta rica en polisacáridos vegetales no digeribles está relacionada con especies de *Prevotella*, más específicamente *P. copri*. Por el contrario, una dieta con un contenido elevado en grasas y azúcares está relacionada con *Bacteroides*.

La metabolómica se define como el estudio de metabolitos presentes en células y tejidos. Es una plataforma importante para distinguir diferentes metabolitos mediante la realización de perfiles metabólicos a gran escala tras intervenciones dietéticas, nutricionales o estudios de cohorte. En el campo de la nutrición y la salud en particular, dichos metabolitos pueden proporcionar información sobre la calidad y el tipo de la dieta, es decir, se pueden utilizar como biomarcadores de la ingesta de alimentos, así también como sobre las respuestas fisiológicas desencadenadas por la ingesta de ciertos alimentos. A pesar de ello, investigar las respuestas dietéticas sigue siendo un reto debido a la compleja interacción entre cualquier compuesto bioactivo y otros componentes nutricionales, y a la inmensa variación que existe entre diferentes individuos.

Los metabolitos derivados de la microbiota no parecen tener un comportamiento comparable a los obtenidos tras las intervenciones dietéticas, lo que tiene sentido debido a su gran diversidad. Los ácidos biliares secundarios son productos de la conversión de los ácidos biliares primarios por la microbiota intestinal. En este grupo se incluyen los ácidos desoxicólico y litocólico, así como sus conjugados de taurina y glicina. Se ha observado que dichos ácidos aumentan tras diversas intervenciones, como la prueba de tolerancia a la glucosa oral, el yogur, la leche acidificada y la harina de trigo enriquecida con vitamina B y minerales, excepto en el caso de las concentraciones más bajas de desoxicolato tras la prueba de tolerancia a la glucosa oral.

El propionato disminuye tras la prueba de tolerancia a la glucosa oral. Sin embargo, aumenta tras el consumo de zumo de arándanos y té verde. Por el contrario, el acetato disminuye tras el consumo de chocolate negro y té negro. Otros productos específicos de la microbiota intestinal se han asociado directamente con resultados para la salud humana. La producción de trimetilamina a partir de la carne y los lácteos difiere en función de la microbiota intestinal y, por lo tanto, su cantidad en la sangre varía de unas personas a otras. La trimetilamina se oxida en el hígado a *N*-óxido de trimetilamina (TMAO), que se relaciona positivamente con un mayor riesgo de aterosclerosis y episodios cardiovasculares adversos importantes. El ácido indolpropiónico está muy relacionado con la ingesta de fibra alimentaria y tiene una fuerte actividad de eliminación de radicales en modelos *in vitro*, lo que podría tener algún efecto en la incidencia de la diabetes de tipo 2. Por otro lado, se ha demostrado que el ácido indolpropiónico aumenta tras una dieta nórdica optimizada y leche acidificada, pero disminuye tras una prueba de tolerancia a la glucosa oral.

MICROBIOTA INTESTINAL Y TOLERANCIA DE LAS DIETAS SALUDABLES

Algunas personas suelen quejarse de malestar abdominal tras la ingesta de alimentos vegetales de tipo fermentable. Los síntomas incluyen hinchazón abdominal y dolor, así como exceso de gas abdominal y flatulencia. Se ha detectado en pacientes, pero no en personas sanas, que los síntomas inducidos por alimentos fermentables, como hinchazón, distensión y dolor, están relacionados con inestabilidad en la composición de la microbiota intestinal. La dieta rica en vegetales fermentables provoca síntomas abdominales a la vez que genera cambios muy notables en la composición de la microbiota, con grandes variaciones en la abundancia de las especies dominantes. En cambio, las personas con microbiota intestinal más estable experimentan síntomas menores o nulos tras la ingesta de vegetales fermentables.

En pacientes con exceso de ventosidades, el volumen de gas evacuado se correlaciona con abundancia de *Bilophila wadsworthia* en muestras fecales. Esta bacteria genera sulfuro de hidrógeno, un gas potencialmente irritante que podría inducir los síntomas. La estabilidad del ecosistema microbiano depende de sus atributos funcionales para adaptarse a los cambios. Las respuestas sintomáticas y el exceso de gas podrían deberse a adaptación insuficiente de la microbiota para procesar los sustratos no digeribles de los alimentos.

Un enfoque terapéutico frecuente para combatir estos síntomas es evitar los alimentos que contienen oligosacáridos fermentables, disacáridos, monosacáridos y polioles fermentables, estrategia conocida como dieta baja en FODMAP. Esta dieta es eficaz para reducir los síntomas, pero no proporciona un alivio permanente, ya que los síntomas suelen ser recurrentes. Además, la dieta baja en FODMAP priva a las bacterias beneficiosas, como *Faecalibacterium, Roseburia, Bifidobacterium, Akkermansia, Lactobacillus* y otras, de los sustratos que consumen y, por lo tanto, su abundancia tiende a declinar.

En un ensayo aleatorizado, paralelo, a doble ciego, se compararon los efectos de un suplemento prebiótico más una dieta placebo (dieta de tipo mediterráneo) con un suplemento placebo más una dieta baja en FODMAP. Durante la intervención de 4 semanas, ambos grupos de pacientes tuvieron una mejoría significativa de sus síntomas. Dos semanas después de la intervención, los pacientes del grupo que había tomado el prebiótico todavía estaban libres de síntomas. Sin embargo, en el grupo de pacientes con dieta baja en FODMAP los síntomas reaparecieron. La intervención tuvo efectos opuestos sobre la composición de la microbiota intestinal en los dos grupos. La abundancia de bifidobacterias aumentó en el grupo prebiótico y disminuyó en el grupo bajo en FODMAP, mientras que *B. wadsworthia* disminuyó en el grupo prebiótico y aumentó en el grupo bajo en FODMAP. Dado que la dieta baja en FODMAP contiene pocos ingredientes fermentables accesibles a los microbios intestinales, la opción prebiótica proporciona mejores oportunidades para la adaptación del microbioma a los sustratos alimentarios.

En conclusión, es importante mantener una dieta variada en verduras, hortalizas, legumbres, frutas y frutos secos, para mantener una microbiota intestinal adecuada con capacidad genética y enzimática para procesar esos alimentos y evitar la intolerancia.

MICROBIOTA Y DESNUTRICIÓN

La malnutrición infantil es responsable de casi la mitad de las muertes de niños menores de 5 años en todo el mundo.

Los esfuerzos sanitarios realizados para corregir la ingesta nutricional siguen siendo poco concluyentes y los resultados obtenidos han sido modestos. Una de las alternativas propuestas consiste en modificar la población de bacterias que habitan en el intestino y que, como ya se ha mencionado, modulan la actividad metabólica intestinal. La desnutrición infantil se ha relacionado con una microbiota alterada, y varios estudios indican que existe una relación entre esta alteración de la microbiota intestinal con la desnutrición crónica presente en los niños.

El período entre la concepción y los 3 años de edad es crucial para el crecimiento y el desarrollo humanos. Décadas de investigación sobre el inicio de la salud y la enfermedad han demostrado que las influencias ambientales durante este período pueden contribuir a la aparición de enfermedades en etapas posteriores de la vida. Por ejemplo, sufrir deficiencias nutricionales o un exceso de nutrientes en los primeros años de vida puede tener consecuencias metabólicas y cardiovasculares a largo plazo. Debido al papel simbiótico de la microbiota intestinal en el metabolismo intestinal, se cree que los cambios en su composición pueden contribuir a estos problemas de salud. Los alimentos ingeridos influyen en el tipo de microbios que colonizan el intestino. Cada especie microbiana tiene un entorno metabólico óptimo que es preferiblemente compatible con su crecimiento. Así, una dieta rica en fibra vegetal promueve una microbiota intestinal considerablemente diferente de la promovida por una dieta rica en grasa animal. La microbiota convierte los componentes no digeribles de la dieta, como la fibra, en compuestos útiles para impulsar el crecimiento de las células intestinales que, a su vez, promueven el desarrollo de un sistema inmunitario sano.

Para investigar la microbiota fecal de los niños de Malawi con distintos grados de retraso del crecimiento y sin éste, se compararon los resultados de los niños que crecían con normalidad con la idea de derivar un modelo de microbiota saludable. Cuando se aplicó dicho modelo a toda la cohorte, se observó que los niños con retraso del crecimiento asociado al peso tenían una microbiota inmadura en comparación con los que presentaban un peso saludable. Posteriormente, se investigó si la diferencia en la microbiota intestinal contribuía al deterioro observado en el crecimiento. Se aislaron bacterias de las muestras fecales de los niños para colonizar el intestino de ratones libres de gérmenes. A continuación, se alimentó a los ratones con una dieta pobre en nutrientes que se asemejaba a la dieta típica de Malawi. Al cabo de varias semanas, los ratones con una microbiota procedente de donantes con problemas de crecimiento ganaron mucho menos peso que el grupo de control que recibió la microbiota de niños sanos. Este efecto se atribuyó a dos especies bacterianas, *Ruminococcus gnavus* y *Clostridium symbiosum*, que se introdujeron en los ratones libres de gérmenes junto con la microbiota de donantes con retraso del crecimiento, lo que produjo un aumento de peso sostenido. Además, los niveles de subproductos del metabolismo de aminoácidos se redujeron en los hígados de los ratones que habían recuperado peso en comparación con los de los ratones con retraso del crecimiento.

En un estudio con animales se comparó el crecimiento de ratones jóvenes normales con el de ratones libres de gérmenes, constatándose que la presencia de una microbiota previa promovía el crecimiento mediante una mayor producción de proteína de unión al factor de crecimiento análogo de la insulina. Si el ratón recibía una dieta pobre en nutrientes, la estimulación microbiana de este factor de crecimiento mejoraba parcialmente el déficit de crecimiento. No todas las cepas de bacterias podían promover el crecimiento de la forma descrita anteriormente. Diferentes cepas de una misma especie tuvieron distintos efectos sobre el crecimiento. Los datos obtenidos ponen de manifiesto que cada microbio interactúa con su hospedador de forma heterogénea, lo que indica que los efectos beneficiosos de las bacterias sobre el crecimiento en ratones no pueden aplicarse a los seres humanos.

Por otro lado, se analizó el crecimiento y su relación con la leche materna en niños desnutridos y el contenido de la leche materna que consumían. La leche materna de los niños desnutridos tenía una menor cantidad de azúcares, especialmente oligosacáridos. Estos azúcares son interesantes porque abundan en la leche humana, pero no en la de vaca. Las estrategias destinadas a complementar la dieta del lactante pueden incluir leche suplementada con oligosacáridos para promover un crecimiento saludable en los lactantes que no reciben azúcares a través de la leche materna. Sin embargo, la fabricación a gran escala de estos oligosacáridos sigue siendo difícil debido a la tecnología necesaria para lograr su uso a escala industrial. La microbiota intestinal de los niños que viven en un barrio marginal urbano de Bangladesh se investigó mediante la recogida de muestras fecales desde el nacimiento hasta los 2 primeros años de vida. Se llegó a la conclusión de que los problemas de crecimiento estaban asociados a una microbiota inmadura incluso en las primeras etapas de la malnutrición.

Cada vez está más claro que la dieta, la microbiota intestinal y la salud están estrechamente correlacionadas. Por lo tanto, hay que ser consciente de que las intervenciones dietéticas pueden afectar al crecimiento de miles de millones de bacterias y repercutir en el hospedador en múltiples ámbitos.

NUTRICIÓN PERSONALIZADA A TRAVÉS DE LA MICROBIOTA INTESTINAL

Los niveles de glucosa en sangre tras una comida (respuesta posprandial) están determinados por la ingesta diaria de alimentos y nutrientes de un individuo. Se ha demostrado que la respuesta posprandial a comidas estandarizadas es muy variable entre individuos y depende de varios factores, que pueden incluir la microbiota intestinal. Esto es importante porque el seguimiento de las respuestas individuales a diferentes alimentos puede generar una integración de esta información entre los parámetros de salud y la composición de la microbiota en un algoritmo de aprendizaje para desarrollar planes de nutrición individualizados para mejorar la respuesta posprandial. Un estudio evaluó los niveles de glucosa en una cohorte de 800 personas cada 5 minutos durante 7 días en los que los participantes siguieron su rutina normal, excepto por el consumo de comidas estandarizadas. Estos datos se utilizaron para calcular la respuesta posprandial. Se encontró una correlación positiva entre la abundancia de *Proteobacterias*, *Enterobacteriaceae* y *Actinobacteria* y valores elevados en la respuesta posprandial a algunas de las comidas estandarizadas, mientras que la presencia de *Clostridium* y *Prevotellaceae* se correlacionó con respuestas más bajas. En ese estudio, un algoritmo de aprendizaje informático basado en parámetros clínicos y en la microbiota resultó útil para predecir las respuestas posprandiales individuales. Un análisis inicial de las respuestas posprandiales individuales a partir del algoritmo mostró que el crecimiento de *E. rectale* se asocia con respuestas glucémicas bajas, mientras que la abundancia de *Parabacteroides distasonis* se asoció con valores más altos. Los hallazgos en este campo indican que la respuesta posprandial es diferente y variable entre individuos, incluso cuando consumen la misma comida. La respuesta posprandial tiene un componente multifactorial con diferencias en la composición de la microbiota intestinal. Futuros estudios deberán abordar con mayor detalle los posibles mecanismos de acción entre el efecto de la dieta y su relación con la microbiota intestinal y las enfermedades metabólicas.

PUNTOS CLAVE

- La dieta es fundamental para la relación mutualista entre microbioma y anfitrión. El anfitrión proporciona hábitat y alimentos, y el microbioma participa en la digestión y el metabolismo de los alimentos, recuperando energía y nutrientes.

- Dieta y microbioma intestinal son los principales determinantes del metaboloma humano. Los mismos alimentos pueden dar lugar a metabolitos circulantes distintos si el microbioma es distinto.

- La dieta influye en la composición y las funciones del microbioma. Los alimentos de origen vegetal, cocidos pero poco procesados, mejoran la diversidad y calidad del microbioma.

- La tolerancia de los alimentos vegetales depende de la capacidad del microbioma para procesarlos. Las dietas de exclusión de alimentos vegetales pueden empeorar la capacidad funcional del microbioma.

- Los patrones dietéticos coinciden en gran medida en los componentes de una dieta saludable: principalmente un alto consumo de frutas y verduras, frutos secos y productos integrales y un bajo consumo de carnes rojas/procesadas y productos ricos en azúcar y ciertas grasas. Las intervenciones dietéticas y las terapias nutricionales específicas, como los alimentos medicinales, los suplementos dietéticos, los microorganismos vivos y los alimentos nutracéuticos, podrían ser muy prometedoras para la prevención y el tratamiento de enfermedades relacionadas con desequilibrios de la microbiota. Sin embargo, se necesitan más ensayos clínicos, especialmente ensayos aleatorizados con un número adecuado de participantes, para dilucidar los cambios específicos en la microbiota intestinal relacionados con la ingesta de alimentos.

BIBLIOGRAFÍA

Asnicar F, Berry SE, Valdes AM, Nguyen LH, Piccinno G, Drew DA y cols. **Microbiome connections with host metabolism and habitual diet from 1,098 deeply phenotyped individuals. Nat Med 2021; 27: 321-32.**
Asociaciones entre los alimentos de consumo habitual y la composición de la microbiota intestinal.

Bar N, Korem T, Weissbrod O, Zeevi D, Rothschild D, Leviatan S y cols. **A reference map of potential determinants for the human serum metabolome. Nature 2020; 588: 135-40.**
La dieta y el microbioma intestinal son los principales determinantes de los metabolitos que se detectan en el torrente circulatorio del ser humano.

Berg G, Rybakova D, Fischer D, Cernava T, Vergès MCC, Charles T y cols. **Microbiome definition re-visited: old concepts and new challenges. Microbiome 2020; 8: 103.**
Este artículo revisa las definiciones de los términos microbiota y microbioma indicando que, aunque a veces se utilizan indistintamente, no son sinónimos. Además, se indican los desafíos de la metagenómica.

Carmody RN, Bisanz JE, Bowen BP, Maurice CF, Lyalina S, Louie KB y cols. **Cooking shapes the structure and function of the gut microbiome. Nat Microbiol 2019; 4: 2052-63.**
Artículo en el que se demuestra que los vegetales cocinados tienen un mayor impacto que los no cocinados en la estructura y la función del microbioma.

David LA, Maurice CF, Carmody RN, Gootenberg DB, Button JE, Wolfe BE y cols. **Diet rapidly and reproducibly alters the human gut microbiome. Nature 2014; 505: 559-63.**
Impacto de los cambios radicales de la dieta en la composición de la microbiota intestinal.

Ghosh TS, Rampelli S, Jeffery IB, Santoro A, Neto M, Capri M y cols. **Mediterranean diet intervention alters the gut microbiome in older people reducing frailty and improving health status: the NU-AGE 1-year dietary intervention across five European countries. Gut 2020; 69: 1218-28.**
Estudio de intervención en personas mayores que demuestra que la dieta mediterránea induce cambios en la microbiota que se correlacionan con una mejoría en diversos parámetros cognitivos y de dependencia propios del envejecimiento.

Huaman JW, Mego M, Manichanh C, Cañellas N, Cañueto D, Segurola H y cols. **Effects of prebiotics vs a diet low in FODMAPs in patients with functional gut disorders. Gastroenterology 2018; 155: 1004-7.**
Estudio de intervención que demuestra que un prebiótico es más efectivo a largo plazo para mejorar síntomas abdominales en pacientes con síndrome del intestino irritable.

Manichanh C, Eck A, Varela E, Roca J, Clemente JC, González A y cols. **Anal gas evacuation and colonic microbiota in patients with flatulence: effect of diet. Gut 2014; 63: 401-8.**
Los síntomas de intolerancia de alimentos vegetales se asocian con inestabilidad de la microbiota intestinal.

McDonald D, Hyde E, Debelius JW, Morton JT, González A, Ackermann G y cols. **American gut: an open platform for citizen science microbiome research. mSystems 2018; 3: 1-28.**
El *American Gut Project* investiga asociaciones entre microbiota intestinal y estilo de vida.

O'Keefe SJD, Li J V, Lahti L, Ou J, Carbonero F, Mohammed K y cols. **Fat, fibre and cancer risk in African Americans and rural Africans. Nat Commun 2015; 6: 6342.**
Ensayo de intervención nutricional para investigar cambios en la mucosa intestinal en paralelo a la composición de la microbiota.

Qin J, Li R, Raes J, Arumugam M, Burgdorf KS, Manichanh C y cols. **A human gut microbial gene catalogue established by metagenomic sequencing. Nature 2010; 464: 59-65.**
Primer catálogo de genes microbianos en el intestino distal humano.

Thursby E, Juge N. **Introduction to the human gut microbiota. Biochem J 2017; 474: 1823-36.**
Excelente revisión del tema microbiota y sus funciones, que además introduce temas relevantes, como la relación de la dieta y los cambios en la composición de la microbiota intestinal.

Valdes AM, Walter J, Segal E, Spector TD. **Role of the gut microbiota in nutrition and health. BMJ 2018; 361: k2179.**
Excelente revisión que señala aspectos importantes de la microbiota y su impacto sobre la salud.

Wu GD, Chen J, Hoffmann C, Bittinger K, Chen YY, Keilbaugh SA y cols. **Linking long-term dietary patterns with gut microbial enterotypes. Science 2011; 334: 105-8.**
Los enterotipos parecen estar determinados por la dieta habitual.

Yatsunenko T, Rey FE, Manary MJ, Trehan I, Dominguez-Bello MG, Contreras M y cols. **Human gut microbiome viewed across age and geography. Nature 2012; 486: 222-7.**
La microbiota intestinal es distinta en las regiones industrializadas y las no industrializadas del globo.

Zhao L, Zhang F, Ding X, Wu G, Lam YY, Wang X y cols. **Gut bacteria selectively promoted by dietary fibers alleviate type 2 diabetes. Science 2018; 359: 1151-6.**
Estudio de intervención nutricional para mejorar la homeostasis de la glucosa a través de cambios en la microbiota intestinal.

Zhernakova A, Kurilshikov A, Bonder MJ, Tigchelaar EF, Schirmer M, Vatanen T y cols. **Population-based metagenomics analysis reveals markers for gut microbiome composition and diversity. Science 2016; 352: 565-9.**
Cohorte holandesa *Life-lines* que investiga relaciones entre estilo de vida y la composición de la microbiota intestinal.

Bases moleculares de la modulación del sistema inmunitario por nutrientes

23

O. Martínez Augustin, C. J. Aranda Clemente y F. Sánchez de Medina López-Huertas

OBJETIVOS

- Reconocer la importancia de los nutrientes como reguladores del sistema inmunitario.
- Conocer los mecanismos moduladores de los macronutrientes y micronutrientes sobre el sistema inmunitario.
- Describir los mecanismos reguladores de la microbiota por micronutrientes y el efecto de la microbiota y de sus metabolitos y componentes sobre el sistema inmunitario.
- Explicar el papel fisiológico de la leche materna y sus diversos componentes en el desarrollo de la inmunidad en el neonato.
- Conocer las bases moleculares de las alergias alimentarias.
- Estudiar las bases moleculares de la celiaquía.
- Contrastar el perfil diferencial de la alergia alimentaria y la celiaquía.

CONTENIDO

- Introducción
- Mecanismos inmunonutricionales de los macronutrientes
- Regulación de la inmunidad por micronutrientes

- Factores inmunitarios de la leche materna
- Bases moleculares de las alergias alimentarias
- Bases moleculares de la celiaquía

INTRODUCCIÓN

En este capítulo se estudiará cómo macronutrientes y micronutrientes regulan la función inmunitaria. Los nutrientes pueden afectar a la función inmunitaria directamente, mediante distintos mecanismos que incluyen, por ejemplo, la estimulación directa de receptores específicos, como es el caso de la modulación de la respuesta inflamatoria por ácidos grasos saturados o mediante receptores de reconocimiento de patrones (PRR, *pattern recognition receptors*) (**Fig. 23-1**), o, alternativamente, a través de mecanismos indirectos (inmunometabolismo). El inmunometabolismo es una disciplina que estudia la interacción entre el metabolismo y la inmunología en todos los organismos. Existe una estrecha relación entre la respuesta inmunitaria y el metabolismo, y éste puede ser modificado por los nutrientes. Por ejemplo, los aminoácidos esenciales y los glúcidos pueden regular la activación de vías metabólicas en función de las necesidades energéticas de células del sistema inmunitario. La leche materna, por su gran contenido en factores inmunitarios, merecerá un apartado específico en este capítulo.

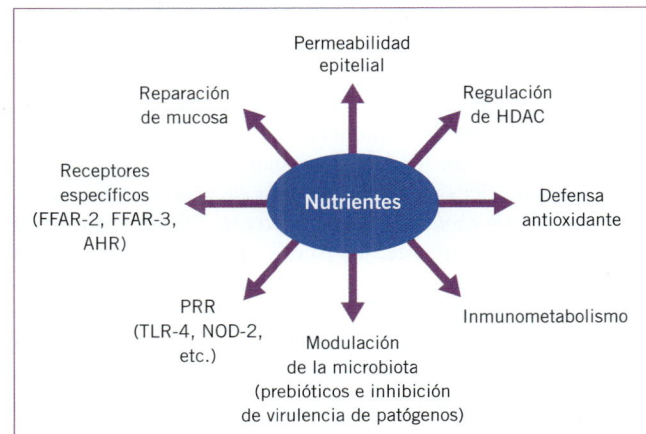

Figura 23-1. Algunos de los mecanismos por los cuales los macronutrientes y micronutrientes pueden modular la actividad del sistema inmunitario. AHR: receptor de hidrocarbonos arílicos; FFAR: receptores de ácidos grasos libres; HDAC: histona desacetilasas; NOD-2: dominio de oligomerización de unión a nucleótidos; PRR: receptores de reconocimiento de patrones; TLR: receptores análogos de *Toll*.

En la segunda parte de este capítulo se explicarán las bases moleculares de enfermedades relacionadas con la inmunidad y distintos alimentos, como las alergias o las intolerancias.

El intestino es el principal órgano en el que se ha estudiado el efecto de los nutrientes sobre el sistema inmunitario, probablemente porque es el principal lugar de interacción entre nutrientes, microbiota y sistema inmunitario; no obstante, el hecho de que las enfermedades nutricionales se hayan relacionado con la función de barrera intestinal y con la existencia de una inflamación subclínica en distintos tejidos (p. ej., obesidad y tejido adiposo, hígado graso no alcohólico e hígado, etc.) hace que el estudio del efecto de nutrientes en otros tejidos sea también interesante.

MECANISMOS INMUNONUTRICIONALES DE LOS MACRONUTRIENTES

Los macronutrientes pueden afectar al sistema inmunitario innato a través de tres mecanismos principales: *a)* la inhibición de la virulencia de patógenos, *b)* la actividad prebiótica o *c)* la regulación y modulación directa de la respuesta inflamatoria.

Inhibición de la virulencia de patógenos

La unión a la mucosa intestinal es el primer paso en el proceso patogénico de los microorganismos virulentos. El tracto gastrointestinal de los mamíferos es un entorno metabólico dinámico que alberga una comunidad de microorganismos conocida como *microbiota intestinal*. Los patógenos deben competir con los demás componentes de la microbiota para colonizar el intestino con éxito. Con este fin, despliegan un conjunto de mecanismos de virulencia, que incluyen la formación de *biofilms*, la formación de *pili*, la síntesis de toxinas y la utilización de sistemas de secreción de tipo III, que les permiten establecer un nicho de replicación. Los macronutrientes (azúcares, proteínas, aminoácidos y lípidos) a menudo actúan como moléculas señalizadoras que regulan la virulencia de los patógenos entéricos. A continuación, se considerarán los ácidos grasos de cadena larga (AGCL) como ejemplo para ilustrar cómo los nutrientes regulan la expresión de genes de virulencia.

Se ha descrito que los AGCL regulan la expresión génica de patógenos entéricos, como *Salmonella enterica, Listeria monocytogenes, Vibrio cholerae* y *Escherichia coli* enterohemorrágica (ECEH). Concretamente, los AGCL, una vez internalizados por las bacterias patógenas y unidos a la coenzima A, pueden inhibir la unión de FadR (un regulador transcripcional importante del metabolismo de muchos taxones bacterianos) al DNA. Se ha observado que FadR puede regular la virulencia en dos patógenos susceptibles de producir lesiones del tipo unión e invasión (A/E, *attaching and effacing*), concretamente ECEH y *Citrobacter rodentium*. Los patógenos de la familia A/E utilizan sistemas de secreción de tipo 3 (T3SS), estructuras similares a agujas y jeringas, para trasladar sus proteínas efectoras directamente a las células diana y de esta manera establecer nichos de replicación en el epitelio colónico. Los genes que codifican las proteínas integrantes de estos sistemas están casi todos ubicados dentro de la isla de patogenicidad del *locus* denominado de invasión de enterocitos (EEL, *enterocyte effacement locus*), que es activado por el factor de transcripción LER. En este contexto, los AGCL-CoA se unen a FadR, y este complejo regula la transcripción uniéndose a la región EEL1 del promotor, disminuyendo la expresión de genes EEL y, por lo tanto, la virulencia.

En la misma línea, se ha establecido que los AGCL pueden regular la toxicidad de *V. cholerae* modulando la expresión del factor de virulencia ToxT. La infección por *V. cholerae* en el intestino delgado se establece a partir de su unión al epitelio, facilitada por su *pilus* corregulado por toxina (Tcp) y la secreción de la toxina del cólera (CT), que causa la diarrea acuosa característica de esta enfermedad. ToxT es un regulador que activa la expresión de CT y Tcp, mediante su unión a secuencias toxbox dentro de las regiones promotoras de los operones ctxAB y tcpR, respectivamente. Para ello, se requiere que ToxT se dimerice. Curiosamente, la primera resolución de la estructura cristalina de ToxT capturó el factor de transcripción como un monómero unido al AGCL *cis*-palmitoleato, dispuesto en el seno de un bolsillo hidrófobo. Estudios posteriores mostraron que, como resultado de esta unión, se inhibe la polimerización de ToxT, lo que a su vez impide la unión al DNA. Así, en conjunto, ToxT funciona como un sensor citoplasmático que vincula directamente los AGCL intracelulares con la represión de la virulencia en *V. cholerae*.

Actividad prebiótica

Los prebióticos pueden ser definidos como compuestos resistentes al pH ácido del estómago que no pueden ser hidrolizados por enzimas de mamíferos y tampoco son absorbidos en el tracto gastrointestinal y que, en cambio, pueden ser fermentados por la microbiota intestinal estimulando selectivamente el crecimiento y/o la actividad de las bacterias intestinales, lo que en último término redunda en la mejora de la salud del organismo. Los prebióticos en general son oligosacáridos; no obstante, otras moléculas como los flavonoides derivados de cacao también cumplen con los criterios de esta definición. La regulación de la inmunidad se produce tanto por la interacción directa de las bacterias con receptores del hospedador como por la interacción de productos resultantes del metabolismo de estas bacterias con aquél.

Por otra parte, se han descrito también mecanismos directos de modulación de la inmunidad de los compuestos prebióticos, es decir, independientes de la capacidad de modulación de la microbiota (y, por lo tanto, del efecto prebiótico como tal). Así, prebióticos como los fructanos poseen capacidad antioxidante actuando directamente como captadores *(scavengers)* de especies reactivas de oxígeno (ROS) y que pueden directamente actuar regulando la actividad de PRR.

Regulación molecular del sistema inmunitario por bacterias intestinales

En el **capítulo 22** (Interacciones de la dieta y la microbiota intestinal) se estudian con detenimiento estas interacciones, por lo que aquí se dará una visión general sobre los mecanismos moleculares que permiten la interacción entre la microbiota y el sistema inmunitario.

La microbiota se relaciona con el hospedador mediante una serie de receptores, los PRR, que pueden reconocer directamente estructuras moleculares comunes en la superficie de bacterias patógenas, células apoptóticas del hospedador y células dañadas senescentes. El DNA bacteriano, el lipopolisacárido (LPS), el ácido lipoteicoico o la flagelina son algunas de las moléculas de microorganismos reconocidas por PRR. En general estas moléculas han recibido la denominación de patrones moleculares asociados a patógenos (PAMP, *pathogen-associated molecular patterns*) y son estructuras moleculares conservadas y compartidas por la misma clase de microorganismos. Los PRR conectan la inmunidad innata con la específica, de manera que la activación de PRR en células de la respuesta innata potencia en general la inmunidad adaptativa. La mayoría de los PRR de vertebrados pueden clasificarse en los siguientes cinco tipos según la homología del dominio proteico:

- Receptores análogos de *Toll* (TLR, *Toll like receptors*).
- Receptores de tipo unión al dominio de oligomerización de nucleótidos (NLR, *nucleotide-binding oligomerization domain* [NOD]*-like receptors*).
- Receptores del tipo de los genes inducibles por ácido retinoico de tipo I (RLR, *retinoic acid-inducible gene-I-like receptors*).
- Receptores de lectina de tipo C (CLR, *C-type lectin receptors*).
- Receptores análogos del receptor ausente en melanoma 2 (AIM2, *absent in melanoma-2*), ALR (*AIM2-like receptors*).

Los PRR activan distintas vías de señalización:

- La vía factor nuclear kappa de linfocitos B (NF-κB), que regula la inmunidad innata y adaptativa, la inflamación, la respuesta al estrés, el desarrollo de linfocitos B y la formación de órganos. Tanto TLR como NLR, RLR y CLR inducen la fosforilación de la proteína inhibidora kappa B alfa (IκBα), la proteína que mantiene el dímero del factor de transcripción NF-κB retenido en el núcleo. Como consecuencia, el dímero se libera y puede unirse a sus elementos de respuesta en el núcleo, promoviendo la transcripción y activación de genes proinflamatorios.
- La activación de PRR puede dar lugar a la inducción de señales antivíricas, en un proceso que es modulado por los factores 3/7 regulados por interferón (IRF3/7, *interferon regulated factors* 3/7).
- La vía de las proteínas quinasas activadas por mitógenos (MAPK, *mitogen activated protein kinases*) también puede ser activada por PRR, dando como resultado la activación de NF-κB y de la proteína activadora 1 (AP-1), un factor de transcripción heterodimérico implicado en la regulación de la expresión de genes relacionados con la respuesta inflamatoria y antivírica, ente otros procesos.
- Los PRR, por último, pueden activar la señalización del inflamasoma. El inflamasoma es un complejo multiproteico ensamblado por los PRR en el citoplasma. Es una

parte importante del sistema inmunitario innato. El inflamasoma puede reconocer PAMP, además de moléculas generadas por daño celular, y reclutar y activar la caspasa 1. La caspasa 1 activada induce la maduración de interleuquina (IL)-1β/IL-18, regulando por lo tanto la inflamación.

El hecho de que la microbiota potencie vías de transducción de señal consideradas proinflamatorias es esencial en el mantenimiento de la respuesta inmunitaria y contribuye al desarrollo del sistema inmunitario, así como a la homeostasis de la mucosa intestinal en general. Por ejemplo, ratones libres de gérmenes (que nacen y viven sin microbiota alguna) presentan un sistema inmunitario poco desarrollado con, entre otras anomalías, un menor contenido de células CD4+ en el intestino y el bazo y una menor producción de inmunoglobulina A. En concordancia con esta idea, se ha observado que los ratones deficientes en distintos TLR tienen menos protección frente a la inflamación e incluso, en el caso de ratones *knockout* de TLR-5, desarrollan colitis espontáneamente.

Está bien documentado que la microbiota se encuentra alterada en enfermedades intestinales y sistémicas no transmisibles, como el síndrome metabólico, enfermedades neurodegenerativas, alergia, asma y algunas enfermedades autoinmunes. Una característica común a estas enfermedades es la existencia de una inflamación subclínica, que se ha relacionado con la estimulación del sistema inmunitario por productos bacterianos.

Regulación molecular del sistema inmunitario por metabolitos bacterianos

En general, los metabolitos bacterianos presentes en el lumen intestinal pueden afectar al sistema inmunitario, tanto a nivel local como sistémico, y tanto a células inmunosupresoras como inflamatorias. Los ácidos grasos de cadena corta (AGCC), acetato, propionato y butirato, son los productos bacterianos más abundantes derivados de la fermentación con capacidad inmunomoduladora (v. apartado siguiente). No obstante, otros metabolitos de las bacterias sintetizados a partir de componentes de la dieta, como los derivados del metabolismo del triptófano, también afectan al sistema inmunitario. Ejemplos de estos metabolitos son: el indol, el indol-3-aldehído, el indol-3-ácido acético, la triptamina, el ácido indolacrílico, el indol etanol, y el ácido indol-3-propiónico o la quinurenina y sus metabolitos. Se ha descrito que el indol, además de regular la composición y la diversidad de la microbiota, puede inhibir la inflamación e inducir la expresión de IL-1β, una citoquina proinflamatoria, e inhibir la expresión del factor de necrosis tumoral (TNF) en un proceso que implica la activación del NF-κB. Además, el indol promueve el mantenimiento de la función de barrera intestinal, incrementando la expresión de proteínas de las uniones estrechas, lo que evitaría el paso de antígenos bacterianos al organismo y la consecuente estimulación de la respuesta inmunitaria. El indol-3-aldehído y el indol-3-ácido propiónico son ligandos del receptor de hidrocarbonos arílicos (AHR, *aryl hydrocarbon receptor*). Éste es un miembro de la familia de los factores de transcripción activados por ligando que se expresa en células epiteliales. Es un potente modulador de la proliferación en células del sistema inmunitario. Se ha demostrado que la producción de indol-3-aldehído por un subconjunto de lactobacilos comensales en el intestino delgado, como *Lactobacillus reuteri* y *L. johnsonii*, activa las células linfoides innatas para liberar IL-22, lo que da lugar a la secreción de péptidos antimicrobianos por parte de las células epiteliales, al fortalecimiento de las uniones estrechas y a la protección de la mucosa frente a la inflamación. Los efectos de los derivados del triptófano no se han constatado únicamente en el intestino; en concreto, en modelos de encefalomielitis autoinmune en ratones, la disminución de la microbiota intestinal usando el antibiótico ampicilina disminuyó los niveles del agonista AHR indoxil-3-sulfato, lo que se asoció a un empeoramiento de la enfermedad. La suplementación con indoxil-3-sulfato, ácido indol-3-propiónico e indol-3-aldehído ha mostrado también tener efectos antiinflamatorios, mediados por AHR, en modelos de ratones con encefalitis. Otro metabolito relevante es la trimetilamina (TMA), generada por la microbiota a partir de colina, betaína y L-carnitina, entre otros precursores. La TMA se oxida en el hígado a óxido de trimetilamina (TMAO), que tiene varios efectos en el organismo, incluyendo efectos sobre el sistema inmunitario.

Regulación de la función inmunitaria por ácidos grasos de cadena corta

Los AGCC regulan la inmunidad mediante receptores acoplados a proteínas G (GPCR, *G-protein-coupled receptors*), así como mediante la regulación de la desacetilación de histonas. Aunque éstos son los mecanismos más estudiados (v. apartados siguientes), recientemente también se ha descrito que pueden actuar sobre el AHR, como se ha indicado antes para otros metabolitos, y que el propionato y el butirato pueden estar relacionados con la activación del receptor activado por proliferadores de peroxisomas gamma (PPAR-γ). Los PPAR son receptores nucleares que en los colonocitos interconectan el metabolismo y la inflamación con la microbiota. Tanto el butirato como el propionato pueden inducir además la actividad transcripcional de PPAR-γ mediante un mecanismo que implica su fosforilación a través de la MAPK ERK1/2. Como consecuencia de la activación de PPAR-γ, disminuye la expresión en el epitelio de NOS 2 (óxido nítrico sintasa inducible, también conocida como iNOS), y los niveles de nitratos en el lumen. Además, la activación de PPAR-γ disminuye la disponibilidad de oxígeno en el lumen, al inducir la β-oxidación en colonocitos. Ambos mecanismos hacen que se inhiba el crecimiento de bacterias perjudiciales.

Receptores acoplados a proteínas G. Los GPCR son receptores que contienen siete dominios transmembrana. Constituyen la familia de receptores más amplia en los mamíferos y participan en la regulación de casi todas las funciones celulares y fisiológicas del cuerpo. Después de ser activados por sus ligandos, los GPCR se unen a proteínas G heterotriméricas (hay cuatro tipos distintos G_s, $G_{i/o}$, $G_{q/11}$ y $G_{12/13}$), que pueden influir sobre efectores únicos o múltiples, como segundos mensajeros, enzimas o canales iónicos. Los receptores más importantes de AGCC, GPR-41 y GPR-43, pertenecen a esta familia. GPR-41 y GPR-43 han recibido también la denominación de receptor de ácidos grasos libres (FFAR, *free fatty acid receptor*), con los números 3 y 2, respectivamente. La afinidad de los AGCC por sus receptores varía. Así, en seres humanos, la clasificación de afinidad en función del número de átomos de carbono es, para FFAR-2, C2 = C3 > C4 > C5 = C1, y para FFAR-3, C3 = C4 = C5 > C2 > C1. Además de estos receptores, los AGCC son ligandos del receptor GPR-109A (receptor 2 de ácidos hidroxicarboxílicos, HCAR-2, asimismo un GPCR). Estos receptores son sensibles a la toxina *pertussis*, por lo que están acoplados a proteínas G_{i-o} y a la inhibición de la adenililciclasa. Además, activan la vía dependiente de AMP y, en menor medida, la vía de la fosfolipasa C (PLC). Además, GPR-43 también activa la vía G_q/PLC.

FFAR-2 y FFAR-3 se expresan ampliamente *in vivo* y tienen múltiples funciones, pero por la naturaleza de este capítulo nos centraremos a continuación en su expresión y función en células del sistema inmunitario (incluyendo en este sentido los enterocitos). La estimulación de FFAR-2 y FFAR-3 por AGCC tiene en general efectos antiinflamatorios. Así, se ha descrito que los ratones deficientes en FFAR-2 muestran un empeoramiento de la colitis, la artritis y el asma. El propionato puede promover la liberación de IL-10, antiinflamatoria, por parte de las células Treg e inhibir la expresión de IL-6, IL-1β y TNF. Estos efectos están mediados por FFAR-2. Además, el propionato, mediante la estimulación de FFAR-3, puede inhibir la expresión de IL-4, IL-5 e IL-17A, y el butirato (C4) puede inhibir la expresión de iNOS, TNF, IL-6 y proteína quimiotáctica de monocitos 1 (MCP -1, *monocyte chemoattractant protein-1*), efectos que son mediados también por FFAR-3.

El receptor GPR-109A tiene muchas funciones, fundamentalmente metabólicas, pero también inflamatorias/inmunitarias. En el tejido adiposo regula la actividad de la lipasa, los niveles de triacilgliceroles en plasma y los niveles de ácidos grasos libres, que disminuyen por activación del receptor, mientras que en las células β pancreáticas inhiben la secreción de insulina, y su expresión está reprimida en la diabetes de tipo 2. La activación de GPR-109A aumenta el número de células Treg por medio de cambios en la metilación del DNA e inhibe la migración de macrófagos. Los ratones GPR-109A$^{-/-}$ son más susceptibles a la colitis inducida por sulfato sódico de dextrano que el grupo de control, y su expresión está reducida en líneas celulares de cáncer de colon humano (junto con modelos de cáncer de colon en ratones).

Regulación de la desacetilación de histonas. Las desacetilasas de histonas (o histona desacetilasas, HDAC) son un tipo de enzimas que desempeñan un papel importante en la modificación de la estructura cromosómica y la regulación de la expresión génica. En general, la acetilación de histonas favorece la disociación del DNA de los octámeros de histonas y la relajación de la estructura del nucleosoma, lo que permite la unión específica de factores de transcripción al DNA y la activación de la transcripción de genes. Dentro del núcleo, la acetilación y la desacetilación de histonas están en equilibrio dinámico y son reguladas conjuntamente por histona acetiltransferasas (HAT) y HDAC. Las HAT transfieren el grupo acetilo de acetil-CoA a un residuo de lisina específico en el extremo amino de las histonas. La neutralización de la carga positiva de la lisina elimina el enlace con las cargas negativas del DNA y, por lo tanto, promueve la disociación histona-DNA. Por su parte, las HDAC desacetilan las histonas, haciendo que se unan al DNA cargado negativamente; como consecuencia se curva la cromatina y se inhibe la transcripción de genes.

Los AGCC son inhibidores naturales de las HDAC, pudiendo por lo tanto modular epigenéticamente la expresión génica. El efecto inhibidor de los AGCC es proporcional a su concentración. Entre todos los AGCC, el butirato es el inhibidor más potente de la actividad HDAC. Aunque el mecanismo inhibidor aún no está claro, se ha postulado que los AGCC podrían actuar directamente sobre las HDAC, o bien indirectamente sobre ellas, a través de la activación de GPCR. En el primer caso se ha descrito, por ejemplo, que el butirato inhibe la producción de óxido nítrico y citoquinas inflamatorias, como IL-6 e IL-12, inducidas por LPS mediante un mecanismo en el que intervienen las HDAC y que es independiente de GPCR. Las HDAC regulan las vías de inmunidad innata, controlando la diferenciación de células mieloides y la respuesta inflamatoria mediada por la expresión génica inducible por TLR e interferón gamma (IFN-γ). Los inhibidores de HDAC (p. ej., ácido valproico) reducen la gravedad de la colitis experimental y la expresión de citoquinas proinflamatorias en el colon (TNF, IFN-γ e IL-6).

Los AGCC pueden ser transportados al interior de la célula por receptores de ácidos monocarboxílicos (SMCT) y se ha indicado que en el interior de la célula el AGCC puede ocupar el centro activo de las HDAC e inhibirlas. Al igual que se necesitan más estudios sobre el mecanismo de inhibición de las HDAC por AGCC, tampoco se conoce cómo se logra la selectividad celular o génica. Además, la inhibición de HDAC tiene numerosas consecuencias posteriores potenciales que tampoco han sido estudiadas en profundidad.

Efectos de los ácidos grasos de cadena corta sobre la inmunidad colónica

Mediante los mecanismos descritos, los AGCC regulan la inmunidad en la mucosa colónica sana e inflamada. La fermentación bacteriana de la fibra dietética promueve la producción de AGCC, que forman un gradiente a lo largo de la cripta. En condiciones de estimulación inflamatoria, el butirato inhibe las HDAC y la expresión de mediadores proinflamatorios inducidos por NF-κB (p. ej., TNF-α, IL-6, IL-12 e iNOS) en los macrófagos de la lámina propia, al tiempo que aumenta la expresión de mediadores antiinflamatorios (p. ej., IL-10). Además, los AGCC pueden actuar sobre células del epitelio colónico, que no son células propias de la respuesta inmunitaria, y llevar a cabo funciones que contribuyen a la inmunidad. En estas células, el butirato se β-oxida a acetil-CoA y constituye la principal fuente de energía celular, al entrar en el ciclo de los ácidos tricarboxílicos. Además, en los colonocitos, el butirato puede regular

las vías de señalización asociadas a GPCR y la desacetilación de histonas, activando (p. ej., factor inducible por hipoxia 1 [HIF-1], transductor de señal y activador de la transcripción 3 [STAT3] y proteína específica 1 [SP1]) o reprimiendo (p. ej., NF-κB) factores de transcripción. El butirato suprime la activación de NF-κB inducida por LPS en líneas celulares colónicas, así como en colon de ratón *ex vivo*, a través de GPR-109A. Además, la vía acetato/GPR-43 estimula la salida de potasio y la hiperpolarización en las células colónicas HT-29 y NMC460, lo que conduce a la activación del inflamasoma NLR-P3. El acetato por su parte produce la activación del inflamasoma como consecuencia de la activación de GPR-43 en líneas celulares. Estas acciones promueven la integridad epitelial. De acuerdo con estas observaciones, se ha descrito que la IL-18 se activa en las células epiteliales del colon de ratones con colitis experimental inducida por sulfato de dextrano sódico y alimentados con una dieta alta en fibra. Estos resultados confirman un papel importante de la activación de GPR-109A y GPR-43 por AGCC en el control de la inflamación y la promoción de la reparación epitelial en el colon. Como consecuencia se produce una potenciación de la función de barrera, de la producción de péptidos antimicrobianos y de la proliferación celular, con disminución de la inflamación. Curiosamente, el butirato mejora la expresión en superficie del transportador de ácidos carboxílicos MCT-1 en la línea celular colónica C2BBe1 de manera dependiente de GPR-109A, lo que sugiere un papel cooperativo entre estas proteínas en la mediación de los efectos del butirato.

En la mucosa inflamada, como en la enfermedad inflamatoria intestinal, la disminución de la fermentación de la fibra dietética por la disbiosis que se produce, en la que se observan bajos niveles de bacterias productoras de AGCC (p. ej., *F. prausnitzii*), reduce el contenido luminal de AGCC. En los macrófagos inflamatorios de la lámina propia, la menor activación de GPCR por butirato y la menor inhibición de desacetilasas de histonas propician una expresión descontrolada de mediadores proinflamatorios inducidos por NF-κB (p. ej., TNF, IL-6, IL-12 e iNOS) y una disminución de mediadores antiinflamatorios (p. ej., IL-10), aunque parece que la inflamación en sí aumenta la expresión de los GPCR y transportadores implicados. En los colonocitos inflamados, la absorción y la oxidación del butirato disminuyen, y los GPCR y los transportadores se regulan a la baja. Esto contribuye a la disminución de la integridad de la barrera epitelial, la producción de péptidos antimicrobianos, la proliferación celular y el aumento de la inflamación.

Modulación de receptores de reconocimiento de patrones por macronutrientes

Modulación dinámica por ácidos grasos de cadena media y larga

Tanto la respuesta inmunitaria innata como la adaptativa pueden ser moduladas dinámicamente por el tipo de grasa de la dieta mediante la regulación de los PRR. Estudios en líneas celulares de macrófagos han mostrado que los ácidos grasos saturados, incluidos los ácidos láurico y palmítico, activan cascadas proinflamatorias, mientras que los ácidos gra-

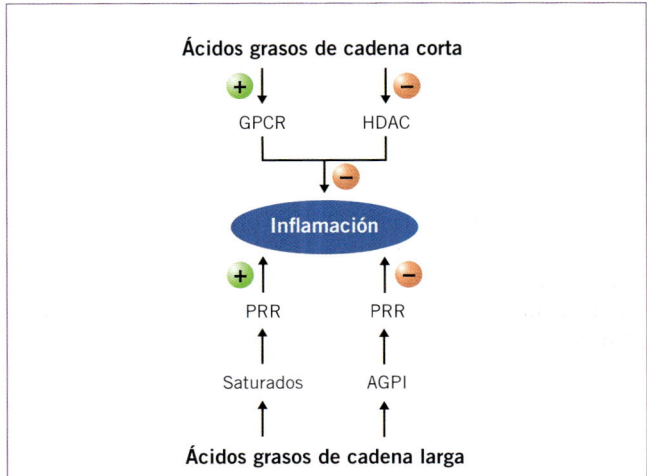

Figura 23-2. Mecanismos de acción y efectos sobre la inflamación de ácidos grasos de cadena larga y corta. AGPI: ácidos grasos poliinsaturados; GPCR: receptores acoplados a proteínas G; HDAC: histona desacetilasas; PRR: receptores de reconocimiento de patrones.

sos poliinsaturados (AGPI), particularmente los n-3, inhiben la activación inducida por ácidos grasos saturados (**Fig. 23-2**). Así, los ácidos palmítico y láurico inducen en líneas de macrófagos la fosforilación de MAPK, JNK, ERK, p38 y NF-κB y, consecuentemente, la expresión de ciclooxigenasa 2 (COX-2), iNOS, IL-1β, IL-6 y TNF. Estos efectos están mediados por TLR, ya que desaparecen cuando se inhibe su expresión. En concreto, TLR-1, 2, 4 y 6, además de la molécula adaptadora MyD88, están involucrados en estos efectos en macrófagos. Efectos estimuladores de ácidos grasos saturados (ácido láurico) e inhibidores de los AGPI n-3 se han descrito también en células dendríticas. Éstas mostraron una mayor capacidad de activación de linfocitos T cuando se trataron con ácido láurico, mientras que el ácido docosahexaenoico (DHA) inhibió la activación de linfocitos T inducida por células dendríticas tratadas con LPS. Otros PRR, los NOD, también se han relacionado con el efecto de los ácidos grasos saturados en la inducción de la respuesta inmunitaria; así, en la línea celular de epitelio de colon HCT116 se observó que el ácido láurico activa NF-κB e induce la expresión de IL-8 de manera dependiente de la concentración. Este efecto desapareció cuando se utilizaron las mismas células en las que se había inhibido la expresión de NOD-1 y NOD-2 mediante RNA de silenciamiento, y volvió a manifestarse al volver a reconstituir la expresión de estos PRR. De igual modo, la adición de AGPI n-3 inhibió la activación de NF-κB y el incremento de IL-8 inducidos por ácido láurico o por ligandos de NOD. En conjunto, estos datos indican que los PRR pueden actuar como sensores del balance entre ácidos grasos saturados e insaturados y que, en distintos tipos celulares, los ácidos grasos saturados inducen la respuesta inmunitaria, mientras que los insaturados de la serie n-3 tienen el efecto contrario. Los ácidos grasos se almacenan generalmente esterificados en forma de triacilgliceroles, siendo las concentraciones de ácidos grasos libres muy bajas en general. No obstante, en respuesta a distintos estímulos, los ácidos grasos son liberados de los tejidos por lipasas, en forma de ácidos grasos libres. El ejercicio, el ayuno o el

estrés son algunos de estos estímulos, así como la inflamación, en la que se ha demostrado que se incrementa la lipólisis. Como consecuencia, la concentración de ácidos grasos libres varía de 90 a 1.200 μM, por lo que distintos tipos de células sanguíneas y vasculares pueden estar expuestos a concentraciones de ácidos grasos libres relativamente altas en plasma.

Se sabe que el LPS activa TLR-4. Esta molécula de bacterias gramnegativas está formada por tres dominios estructurales: el lípido A, el núcleo de naturaleza glucídica y el antígeno O. El lípido A es la porción hidrófoba de la molécula y contiene ácidos grasos saturados que son necesarios para sus efectos endotóxicos. Se ha descrito que la eliminación de ácidos grasos saturados O-acilados del lípido A tiene como resultado la pérdida de actividad endotóxica y hace que el lípido A actúe como antagonista del receptor. Por otra parte, se sabe que las lipoproteínas bacterianas presentes en todas las bacterias pueden activar TLR-2, pero que si se elimina la parte lipídica se pierde esta capacidad, así como la de inducir la expresión de citoquinas en monocitos. Estos resultados indican que la parte lipídica de los antígenos bacterianos es esencial en la estimulación de TLR. Por otra parte, los microorganismos han evolucionado para que en estos antígenos haya ácidos grasos saturados en lugar de ácidos grasos insaturados, a la vez que las células de los mamíferos hospedadores han desarrollado receptores que reconocen estas estructuras.

Recientemente se han descrito nuevos mecanismos que pueden modular la activación de TLR-4 por ácidos grasos. Estos estudios sugieren que los ácidos grasos saturados no sólo activan TLR, sino que también modulan su activación regulando su localización. Así, se ha detectado que el ácido láurico induce la dimerización y el reclutamiento de TLR-4 a balsas lipídicas (lipid rafts), en un proceso que depende de ROS. De manera similar, el ácido láurico, como el LPS, induce la asociación de TLR con moléculas adaptadoras y componentes en sentido descendente de la cascada de activación, como la proteína de diferenciación mieloide 2 (MD2), la proteína adaptadora inductora de interferón beta que contiene el dominio TIR (receptor *Toll*/interleuquina 1) (TRIF) y la proteína de respuesta primaria de diferenciación mieloide 88 (MyD88), a balsas lipídicas, induciendo la cascada de transducción de señal. Por el contrario, los ácidos grasos insaturados n-3, como el DHA, producen el efecto contrario, inhibiendo la dimerización y el reclutamiento de TLR4, así como la producción de ROS. Es interesante destacar que estos efectos pueden ser producidos por la incorporación de AGPI en las balsas lipídicas, lo que puede inhibir el reclutamiento de TLR-4 en ellas.

Modulación dinámica por péptidos y oligosacáridos

Hidrolizados de proteínas y péptidos concretos derivados de las proteínas de la dieta y polisacáridos han mostrado regular la inmunidad innata mediante procesos que implican la activación de TLR. Estos efectos son independientes de las funciones prebióticas que pudieran ejercer, ya que se han observado, entre otros modelos experimentales, en líneas celulares y cultivos de órganos en ausencia de microbiota. Teniendo en cuenta que tanto oligosacáridos prebióticos como péptidos se pueden encontrar intactos en el intestino delgado, estas observaciones podrían indicar que tienen efectos directos sobre células del epitelio intestinal. Los efectos mediados por esos compuestos indican resultados comunes, aunque dependientes de las condiciones experimentales. Así, en condiciones basales estimulan la inmunidad, mientras que en condiciones de inducción de la respuesta inmunitaria su efecto es el opuesto, habiéndose observado efectos antiinflamatorios en modelos animales de enfermedad inflamatoria intestinal o de *shock* séptico, en células cultivadas con bacterias y en células en presencia de estímulos proinflamatorios como LPS o TNF. Estos efectos se han descrito sobre distintos tipos celulares, incluyendo células del epitelio intestinal, linfocitos o macrófagos, y con distintos oligosacáridos. Es interesante destacar que el hecho de que se estimule la respuesta inmunitaria en condiciones basales no significa que estos productos sean proinflamatorios, al menos en el intestino. Como se ha indicado antes, el intestino necesita cierta activación basal del sistema inmunitario y de los receptores TLR para el mantenimiento de su homeostasis y para su maduración, por lo que los oligosacáridos y péptidos podrían contribuir a estos procesos.

En el caso de los oligosacáridos, distintos estudios han puesto de manifiesto que la inducción es proporcional a su longitud y grado de complejidad. Concretamente, en un estudio llevado a cabo por los autores de este capítulo se utilizaron oligosacáridos que difieren en origen, longitud y complejidad: fructooligosacáridos, inulina, galactooligosacáridos y oligosacáridos de leche de cabra. La adición al medio de cultivo de la línea celular de epitelio intestinal IEC18 indujo la expresión de citoquinas proinflamatorias en condiciones basales, siendo ésta proporcional a su longitud y complejidad. El silenciamiento de la expresión de TLR-4 en estas células, o bien de la molécula adaptadora MyD88, disminuyó estos efectos. Además, la adición a explantes colónicos de ratones de control y *knockout* de TLR-4 indicó también que los efectos en la inducción de la respuesta inmunitaria son dependientes de la presencia de este receptor. Este estudio describió, además, que la inducción de la respuesta inmunitaria por oligosacáridos activa NF-κB en sentido descendente de TLR-4 y MyD88. En un estudio similar en macrófagos llevado a cabo con arabinooligosacáridos se confirmó el efecto estimulador, la dependencia de la longitud y la implicación de la vía TLR-4/MyD88/NF-κB. Es más, en este estudio se demostró que los oligosacáridos interactúan directamente con TLR-4. Otros oligosacáridos con los que se ha observado la activación de TLR incluyen la β-1,4-mannobiosa o los chitooligosacáridos. En este último caso se ha constatado que la inducción de la respuesta inmunitaria en condiciones basales depende, al igual que en los casos anteriores, de la longitud de las cadenas.

En cuanto a la modulación de la respuesta inmunitaria por péptidos de la dieta, se ha observado que los péptidos derivados de proteínas de la seda inhiben la respuesta a LPS en macrófagos mediante la modulación de la señalización de TLR-4, y que péptidos enriquecidos en selenio de la soja pueden atenuar el daño pulmonar, administrados como pretratamiento, también mediante la inhibición de esta vía.

El hecho de que la inmunidad innata se regule mediante péptidos y oligosacáridos tiene consecuencias en la inmunidad adaptativa. A continuación, aunque puedan existir mecanismos distintos de la regulación de TLR, se describirán a título ilustrativo algunos de los efectos de péptidos y oligosacáridos de la dieta sobre la respuesta inmunitaria, tanto en condiciones basales como de inflamación. Las preparaciones de células de bazo (con frecuencia denominadas esplenocitos) contienen varios tipos de células, incluidos macrófagos, células dendríticas, células B y linfocitos T, y se usan comúnmente para estudiar efectos inmunomoduladores *in vitro*. Debido a que las citoquinas liberadas por las células afectan al comportamiento de otros tipos de células, el uso de esplenocitos permite la observación del efecto general en una población mixta de células inmunitarias. Se han utilizado esplenocitos para caracterizar el efecto de péptidos bioactivos como el glicomacropéptido bovino y un hidrolizado enzimático del alga *Porphyra columbina*, en estudios llevados a cabo por los autores de este capítulo. Un hidrolizado de *Porphyra columbina*, obtenida por digestión con Flavourizyme® (mezcla comercial de endopeptidasas y exopeptidasas) y un concentrado de proteasa fúngica, produjo un aumento en la proliferación de esplenocitos en condiciones basales, así como bajo estimulación con concanavalina A (ConA), y también de la expresión de IL-10 en condiciones basales y estimuladas por LPS y ConA. Como se indicó anteriormente, el LPS induce la producción de citoquinas en células que expresan TLR-4 y, entre los esplenocitos, los macrófagos se consideran los principales productores de citoquinas tras la estimulación con LPS. A su vez, ConA es un mitógeno vegetal capaz de estimular las células T. Por lo tanto, estos resultados pueden verse globalmente como indicativos de efectos antiinflamatorios sobre linfocitos T y macrófagos. Esta hipótesis fue examinada más en detalle en macrófagos y linfocitos T aislados de bazo de rata. El hidrolizado de *P. columbina* aumentó la proliferación de ambos tipos de células e indujo un perfil de citoquinas antiinflamatorias inhibidoras de la expresión de TNF e IL-6 en macrófagos, al tiempo que aumentaba la producción de IL-10 en ambos tipos de células. Se observó asimismo un aumento de la producción de IFN-γ, lo que sugiere un papel fundamental de los macrófagos en la respuesta general. El hidrolizado indujo la IL-10 por activación de la c-Jun N-terminal quinasa (JNK), la proteína quinasa activada por mitógeno p38 y NF-κB en los linfocitos T.

Se han descrito asimismo efectos de potenciación inmunitaria en ratones Balb/c sanos alimentados con un digerido peptídico de yema de huevo bajo en lípidos o con la fracción no bacteriana de leche fermentada por *Lactobacillus helveticus* R389. El hidrolizado de yema de huevo aumentó el número de células que expresan IL-10, IL-4, IL-12 e IFN-γ y la actividad fagocítica de macrófagos peritoneales murinos, así como el número de células positivas para IL-10, IL-2 e IL-6, y la propia secreción de IL-6, en el intestino delgado de animales alimentados con leche fermentada. Se han obtenido resultados similares con un hidrolizado de proteína de pescado y un hidrolizado de semilla de guisante de campo amarillo (aumento de la producción de citoquinas por células de la lámina propia del intestino delgado y aumento de la actividad fagocítica). Es importante señalar que estos efectos inmunoestimulantes de los péptidos bioactivos en los animales sanos no se acompañan de ninguna consecuencia patológica en ningún caso.

Interacción entre procesos inmunitarios y metabólicos

Los efectos reguladores de los nutrientes sobre determinadas células del sistema inmunitario son los que están mejor caracterizados. Se sabe que el sistema inmunitario está regulado por la absorción y el metabolismo de glucosa y aminoácidos principalmente, aunque también de ácidos grasos y otros metabolitos.

El inmunometabolismo de células T es el mejor estudiado. En este tipo de células, la glucosa es introducida mediante el transportador GLUT-1 y a continuación es fosforilada con el fin de retenerla en el interior, en una reacción que cataliza la hexoquinasa. La glucosa puede entonces ser oxidada hasta piruvato mediante la glucólisis, con producción de dos moléculas de ATP por molécula de glucosa. En la mayoría de las células T no proliferativas (T vírgenes o Th0) o terminalmente diferenciadas (T memoria), el piruvato es entonces totalmente oxidado en el ciclo de los ácidos tricarboxílicos, generándose NADH y $FADH_2$, que alimentan la fosforilación oxidativa mitocondrial y producen 36 moléculas de ATP por molécula de glucosa. Cuando las células T se activan (produciendo, entre otros derivados, citoquinas) y necesitan proliferar rápidamente, tienen una gran demanda de energía rápida, por lo que se reprograman metabólicamente. En concreto, potencian la glucólisis en detrimento del ciclo de los ácidos tricarboxílicos y la fosforilación oxidativa. Con este fin, el piruvato se transforma en lactato, regenerando el NAD^+ necesario para que funcione la glucólisis. Si bien ésta es menos eficiente para generar ATP que la fosforilación oxidativa, es un proceso rápido que ocurre con independencia de la función mitocondrial. Además, los linfocitos T de memoria y los Treg pueden utilizar la β-oxidación de ácidos grasos para obtener energía.

La reprogramación metabólica puede afectar a otras vías metabólicas, incluida la inhibición de la β-oxidación de los ácidos grasos, la potenciación de la ruta de degradación de glutamina (glutaminólisis) o la inducción de la vía de las pentosas-fosfato. En general, los estímulos inflamatorios inducen la síntesis de ácidos grasos importantes para la proliferación de las células inmunitarias y para la producción de citoquinas, mientras que los estímulos tolerogénicos inducen la β-oxidación de los ácidos grasos, dando lugar a la producción de proteínas antiinflamatorias y, por lo tanto, a la inmunotolerancia y la inhibición de la inflamación. Los ácidos grasos incrementan la longevidad de linfocitos Treg, macrófagos M2 y células T de memoria. La glutamina, por su parte, regula en las células T la síntesis de moléculas y la obtención de energía. De hecho, tanto la glucosa como la glutamina son necesarias para la diferenciación de este tipo de células, y se ha observado que inducen por ejemplo un incremento en su absorción mediante el incremento en la expresión de sus transportadores (*glucose transporter 1* [GLUT-1] y *alanine, serine, cysteine-preferring transporter* [ASCT-2], respectivamente).

No sólo las células T sufren reprogramación metabólica. Los linfocitos B se reprograman al progresar hacia su desarrollo y diferenciación. La activación de los linfocitos B y la producción de citoquinas promueven la glucólisis, como en las células T, aunque también la vía de las pentosas-fosfato y la actividad mitocondrial están reguladas en estos procesos. Por su parte, las células dendríticas y los macrófagos experimentan un incremento en la fosforilación oxidativa tras la estimulación con LPS, que es sustituida en buena medida después de unas horas por la glucólisis. Otros mecanismos de reprogramación metabólica en células de la inmunidad innata se explicarán más adelante.

Múltiples mecanismos de señalización coordinan el metabolismo de las células del sistema inmunitario, su reprogramación, y las necesidades específicas de cada tipo de células. Entre ellos, los factores de transcripción Myc, HIF-α y la vía de la proteína quinasa diana de la rapamicina de mamíferos (mTOR). Esta última desempeña un papel esencial en la regulación de la señalización celular y permite la activación de células inmunitarias sólo cuando existen suficientes sustratos y, por lo tanto, suficientes nutrientes. mTOR es una serina/treonina proteína quinasa que actúa como parte de dos complejos proteicos, mTORC-1 y mTORC-2. El complejo 1 (mTORC-1) es activado en sentido descendente de la fosfatidilinositol-3-quinasa (PI3K) y AKT. Puede ser activado por factores de crecimiento como la IL-7 y la IL-2, pero también por glucosa y aminoácidos (modulado por insulina, glutamina, arginina o leucina). La activación de mTORC-1 induce la diferenciación de linfocitos T citotóxicos CD8$^+$, controla la formación de células T de memoria y estimula la diferenciación de linfocitos Th1 y Th17, además de inhibir la diferenciación de células Treg. Como resultado de la activación de mTORC-1 en lisosomas se produce la activación de la GTPasa Rheb y la detección coordinada de aminoácidos esenciales mediante el complejo sestrin/GATOR. Cuando se activa, mTORC-1 regula funciones celulares para activar el metabolismo anabólico y la proliferación, inhibiendo el catabolismo. mTORC-1 inhibe la AMPK. La activación de AMPK, una serina/treonina quinasa, tiene efectos opuestos a los de mTOR y se produce en condiciones de estrés energético para maximizar la vía oxidativa y promover la autofagia. Por lo tanto, en los linfocitos T, mTORC-1 inhibe la autofagia y produce un cambio hacia la glucólisis, la glutaminólisis (mediante la activación de cMyc), la síntesis lipídica y la remodelación mitocondrial. Al igual que se produce la reprogramación diferencial de diferentes tipos celulares de la respuesta inmunitaria, la vía mTORC-1 se regula de modo dependiente del tipo de célula. Así, los linfocitos Th1 dependen de Rheb para su activación, mientras que la activación de células Th2 es independiente de Rheb. Por su parte, mTORC-2 incrementa la glucólisis, como mTORC-1, pero tiene otras funciones adicionales. Por ejemplo, activa AKT1, lo que induce la presencia del receptor GLUT-1 en la membrana. Este efecto depende también de AKT y PI3K.

En los macrófagos está implicado otro regulador metabólico, la quinasa 2 de control general no desrepresora (GCN-2, *general control nonderepressible 2*). Se trata de una proteína serina/treonina quinasa que detecta la deficiencia en aminoácidos y, como consecuencia, inhibe la producción de IL-1 y la inflamación mediada por el inflamasoma en el intestino, además de inhibir en general la síntesis proteica. Por su parte, HIF-1 promueve la glucólisis en macrófagos M1 y, además, la producción de IL-1β.

Regulación inmunometabólica por aminoácidos

A continuación se estudiará la regulación de la respuesta inmunitaria por algunos aminoácidos esenciales y por glutamina.

Regulación inmunometabólica por glutamina

La glutamina se considera un aminoácido condicionalmente esencial porque, aunque puede ser producido por el organismo, se necesita el aporte de la dieta en condiciones especiales como la insuficiencia renal, traumatismos o quemaduras. En estas condiciones mejora la inmunidad y las funciones cardiovascular, digestiva y pulmonar. La glutamina regula la proliferación de linfocitos, neutrófilos y macrófagos mediante la regulación de MAPK, concretamente de JNK, y de la proteína activadora AP-1, y controla la producción de distintas citoquinas, como IL-6, IFN-γ y TNF. Además, se ha descrito que tanto los linfocitos B como T tienen una demanda incrementada de glutamina para la producción de IL-2 y TNF.

La glutamina, como intermediaria de vías metabólicas, es importante en la inmunidad, pudiendo ejercer funciones directas o indirectas, mediadas por sus metabolitos. En general, las células T necesitan glutamina para su activación. En ausencia de este aminoácido no proliferan ni producen IL-2 o TNF, inhibiéndose también su diferenciación. Curiosamente, estos efectos no son revertidos por la suplementación con glutamato, prolina o asparagina, que son sustratos para la síntesis de glutamina. Estos datos indican que, en la regulación, la adquisición de glutamina extracelular es clave, y no su síntesis intracelular. En consonancia con esta observación se ha descrito que cuando se activan las células T vírgenes, se induce la captación de glutamina a través de los transportadores SNAT1 (*sodium-coupled neutral amino acid transporter 1,* transportador de aminoácidos neutros acoplado a sodio) y SNAT2 y del transportador ASCT-2 (*inducible cAMP early repressor,* represor temprano inducible por AMP cíclico).

Como se ha indicado anteriormente, las células de la respuesta inmunitaria, una vez activadas, y como consecuencia del incremento de la demanda energética, son sometidas a reprogramación metabólica, alterándose las vías de obtención de energía. Una de las vías más importantes en este sentido es la glutaminólisis. Se trata del principal proceso de obtención de energía en células T. A partir de la glutamina se obtiene α-cetoglutarato para el ciclo de los ácidos tricarboxílicos, siendo el primer paso la transformación de glutamina en glutamato por la glutaminasa 1. La glutaminólisis es importante en la diferenciación de linfocitos T vírgenes a Th1 y Th17, sobre todo en el caso de estos últimos. Se ha descrito que la deficiencia en glutaminasa 1 inhibe mTORC-1 y la señalización mediante IL-2, y consecuentemente la diferenciación de células T, mediante efectos del α-cetoglutarato

sobre la cromatina. El factor de transcripción ICER es importante en la diferenciación de células Th17 y se ha observado que, en condiciones de polarización a Th17, este factor se une al promotor del gen que codifica la glutaminasa 1. Además, con silenciamiento genético de esta enzima se producen deficiencias en la generación de células Th17, lo que se achaca a la limitación de la disponibilidad de α-cetoglutarato, el cual puede actuar como cofactor para las desmetilasas de histonas y de DNA y, por lo tanto, tiene efectos epigenéticos. Paralelamente, la deficiencia en glutaminasa 1 tiene el efecto contrario en células Th1, induciendo su diferenciación y función mediante el incremento del factor de transcripción T-bet. T-bet regula el programa de diferenciación de células Th1 al reclutar enzimas modificadoras de la cromatina.

La glutaminólisis es también importante en la producción de anticuerpos por linfocitos B, mientras que en la activación de células *natural killer* (NK) lo importante es la captación de glutamina, no su metabolización. Los macrófagos pueden diferenciarse en distintos tipos, entre los cuales los tipos M1 y M2 son los más estudiados. Los macrófagos M1 no parecen necesitar la glutamina para su diferenciación, pero sí los macrófagos M2, en los que el flujo de glutamina en el ciclo de los ácidos tricarboxílicos es necesario para su polarización tras la exposición a IL-4.

En macrófagos proinflamatorios M1 (generados mediante estimulación con LPS), el succinato actúa como señal proinflamatoria, induciendo la producción de IL-1β como resultado de la activación del factor de transcripción HIF-1α. Estos efectos están mediados por glutamina. Efectivamente, se ha observado que en los macrófagos M1 activados se produce un incremento de los transportadores de glutamina, regulado por los factores de transcripción Sp1 y NF-κB, y por lo tanto de la captación de ésta. En estos macrófagos existen además alteraciones en el ciclo de los ácidos tricarboxílicos mediadas por el óxido nítrico, que inhibe la piruvato deshidrogenasa, y de la aconitasa 2, limitando la entrada de metabolitos en aquél. En estas circunstancias, la glutamina tiene un papel anaplerótico, como precursor del α-cetoglutarato y, como consecuencia, del succinato. Además de la disponibilidad por esta ruta, el succinato también puede derivar de la glutamina a través de la vía de derivación del ácido γ-aminobutírico (GABA).

Regulación inmunometabólica por metionina

La metionina es otro aminoácido esencial que interviene en la respuesta inmunitaria. Este aminoácido sulfurado es además un importante donante de grupos metilo. A partir de metionina se puede sintetizar *S*-adenosilmetionina (SAM), que proporciona grupos metilo en numerosas reacciones bioquímicas, como la metilación de DNA, histonas y proteínas. Estos procesos son catalizados por metiltransferasas y generan *S*-adenosilhomocisteína, que es metabolizada por la *S*-adenosilhomocisteína hidrolasa hasta homocisteína. La homocisteína puede ser utilizada a continuación para obtener cisteína, proceso que se encuentra incrementado en las células T CD4⁺, o puede ser reciclada a metionina. La restricción de metionina reduce la producción de IL-17A en células Th17 mediante la inhibición de la transcripción, por reducción de la metilación del promotor del gen. Se ha observado también una menor producción de IFN-γ en células Th1 cultivadas en medio sin metionina. Estos efectos de la deficiencia en metionina se han observado también en un modelo de encefalomielitis experimental autoinmune, en el que se detectaron menos células Th17 y menores niveles de IFN-γ. Se ha observado que las modificaciones epigenéticas inducidas por metionina en los genes que codifican IL-17, IFN-γ y factores específicos como T-bet y ROR-γ se mantienen en células T de memoria CD4+, lo que permite una respuesta más rápida tras su estimulación. También en linfocitos T CD8+ el patrón de metilación de la cromatina en células de memoria es más parecido al de células efectoras que al de células virgen.

El SLC7A5 es el principal transportador de metionina en las células T y es importante para su diferenciación. Además, como se ha indicado anteriormente, se encuentra incrementado en células T activadas, aumentando así el transporte de metionina al interior de la célula. Éste es el paso limitante en el aporte de grupos metilo y en la metilación de dianas en linfocitos T. De hecho, la expresión de transportadores de metionina está restringida a células T activadas. Aunque las células T *naive* expresan las enzimas del metabolismo de la metionina, no pueden obtener suficiente metionina para incrementar la síntesis de proteína, al no expresar estos transportadores. Es interesante indicar que la SAM es detectada por mTOR, lo que ilustra cómo un metabolito y no el propio aminoácido puede ser la señal para la detección indirecta de niveles intracelulares de aminoácidos.

Regulación inmunometabólica por aminoácidos ramificados

Los aminoácidos de cadena ramificada, leucina, isoleucina y valina, son nutrientes esenciales con funciones importantes en la inmunidad innata. Al igual que la glutamina, estos aminoácidos pueden regular la reprogramación metabólica, estimulando la captación de glucosa para inducir la glucólisis, en un proceso dependiente de PI3K y de proteína quinasa C. Además, los aminoácidos ramificados pueden producir acetil-CoA y succinil-CoA, que pueden entrar en el ciclo de los ácidos tricarboxílicos.

La expresión de transportadores de estos aminoácidos, como el SLC7A5, se incrementa tras la activación de células inmunitarias, como las células T y las NK. Además, se ha observado que la inhibición de SLC7A5 inhibe la producción de IFN-γ e IL-17 y el desarrollo de células Th1 y Th17, sin afectar a las células Treg. Es más, sin este transportador en las células T no se puede producir la reprogramación metabólica y el incremento de la glucólisis, necesaria para su activación. Este efecto se produce también en macrófagos, en los que la eliminación del transportador disminuye la glucólisis y la producción de IL-1β.

Regulación de la respuesta inmunometabólica por ácidos grasos

La metabolización de los ácidos grasos tiene efectos moduladores de las células del sistema inmunitario. La acumulación aberrante de ácidos grasos en macrófagos induce patologías metabólicas y la formación de células espumosas. Trabajos recientes indican que los ácidos grasos acumulados inducen la producción de IL-1α en células espumosas y la inflamación. En concordancia, el incremento del transportador de ácidos grasos de cadena larga CPT1A, que los transporta a la mitocondria, induce la oxidación de ácidos grasos y reduce la acumulación de lípidos y la producción de citoquinas proinflamatorias.

La oxidación de ácidos grasos también tiene un papel importante en la diferenciación de macrófagos M1 y M2. La reprogramación de macrófagos M2 induce la oxidación de ácidos grasos mediante la activación de STAT6 y del coactivador 1β de PPAR-γ (PGC-1β) e inhibe señales proinflamatorias, lo que puede influir en la propia polarización. Los ácidos grasos regulan también el balance entre linfocitos T efectores y supresores y promueven la longevidad de las células T de memoria. En este contexto se ha observado que las células Treg tienen una mayor β-oxidación de ácidos grasos que las células Th1, 2 y 17, y que la oxidación de ácidos grasos promueve la generación de células Treg, mientras inhibe la polarización de linfocitos T efectores. Los ácidos grasos también tienen un papel importante en la generación y el mantenimiento de células T CD8+ de memoria.

La inflamación se ha relacionado en macrófagos con un incremento en la síntesis de ácidos grasos. Así, la estimulación con LPS o citoquinas induce la síntesis de ácidos grasos en estas células. La proteína de unión a elementos de respuesta a los esteroles subtipo 1c (SREBP-1c, *sterol response element binding protein*) se ha encontrado activada durante el paso de monocitos a macrófagos tras el tratamiento con el factor estimulante de colonias de macrófagos (M-CSF), lo que se traduce en una mayor expresión de la ácido graso sintasa y un incremento en la síntesis de ácidos grasos, esencial para la diferenciación y la función inflamatoria de los macrófagos.

De igual modo, la síntesis de ácidos grasos es necesaria para la activación de células dendríticas y para que éstas estimulen la respuesta de células T CD8+, así como para la función de los linfocitos T y B. La síntesis de ácidos grasos es necesaria para una diferenciación apropiada de las células Th17, pero no para la generación de linfocitos Treg. Se ha descrito que el tipo de ácido graso sintetizado puede regular el tipo de citoquinas producidas por células Th17 (IL-13 e IL-17, proinflamatorias, o IL-10, antiinflamatoria). Así, los AGPI inducirían la producción de IL-10, mientras que los ácidos grasos saturados inhibirían su síntesis.

En general, por lo tanto, parece que la síntesis y la degradación de ácidos grasos podrían tener efectos opuestos en el sistema inmunitario. La oxidación se daría principalmente en células no inflamatorias y tolerogénicas, mientras que la síntesis sería característica de respuestas inflamatorias y del sistema inmunitario adaptativo. Los mecanismos que regulan estas funciones por ácidos grasos han de estudiarse. No obstante, es lógico que la síntesis lipídica sea necesaria con el fin de sintetizar las membranas requeridas para el rápido crecimiento de células efectoras.

REGULACIÓN DE LA INMUNIDAD POR MICRONUTRIENTES

Antioxidantes

Los antioxidantes son componentes vitales del organismo, ya que permiten combatir el exceso de ROS, especies reactivas de nitrógeno y azufre, y, por lo tanto, limitar el estrés oxidativo. Éste es dañino para las células y estructuras tisulares, en general, pero también puede comprometer el funcionamiento del sistema inmunitario, fundamentalmente por la generación de radicales libres por parte de los fagocitos y su vulnerabilidad al estrés oxidativo debido a la elevada presencia de AGPI en sus membranas plasmáticas. De hecho, las células del sistema inmunitario poseen mayores niveles de antioxidantes, como la vitamina E, que otras células. Existen también efectos en la transducción de señal. En consecuencia, se considera que el mantenimiento de niveles adecuados de antioxidantes es importante para un correcto funcionamiento del sistema inmunitario, de forma que los déficits nutricionales a este nivel pueden impedir su función.

Flavonoides y otros polifenoles

Diversos compuestos polifenólicos, incluidos el resveratrol, los taninos, la epigalocatequina-3-galato y los flavonoides, forman parte de la dieta. Los flavonoides constituyen probablemente la clase más importante. Ejercen distintos efectos antioxidantes, incluidas la captación de radicales libres, la inhibición de enzimas generadoras de radicales y la quelación de iones implicados, como el hierro. Por otra parte, los flavonoides y otros polifenoles inhiben enzimas que participan en la respuesta inflamatoria, como la COX-2, la fosfolipasa A_2, la lipoxigenasa o la IκBα quinasa, entre otras. De los miles de compuestos polifenólicos que en mayor o menor medida entran a formar parte de la dieta, se han estudiado los efectos de un grupo reducido, los más abundantes. Se han descrito múltiples tipos de actividad biológica, especialmente en modelos celulares *in vitro*, que en general apuntan a un efecto antiinflamatorio de los diferentes compuestos. Un mecanismo de especial relevancia parece ser la inhibición de la vía NF-κB, que actúa a distintos niveles, así como la interferencia con otras vías de señalización secundarias, como PI3K-AKT, MAPK, HO-1, Nrf2, etc. En general, la potencia es relativamente baja (1-50 μM) y el mecanismo subyacente es esencialmente desconocido.

Vitamina C

El ácido ascórbico es uno de los antioxidantes principales en el organismo. Se trata de una vitamina en la especie humana porque ésta carece de la enzima gulonolactona oxidasa. Su acción antioxidante es especialmente destacada en las células fagocíticas del sistema inmunitario, tanto directamente como a través de la regeneración de otros antioxidantes como el glutatión o la vitamina E. La actividad antimicrobiana de los fagocitos puede verse incrementada por niveles altos de vitamina C. Ha de tenerse en cuenta que el gasto de vitamina C aumenta en procesos inflamatorios

Se ha descrito que la vitamina C puede modular la producción de citoquinas y reducir la liberación de histamina. También se han descrito acciones moduladoras de diferentes células del sistema inmunitario. Por ejemplo, la vitamina C afecta a la proliferación y el movimiento de neutrófilos y monocitos, a la quimiotaxis de células NK y a la diferenciación y proliferación de linfocitos T. Asimismo, la vitamina C reduce la formación de trampas extracelulares de neutrófilos y favorece su eliminación del foco inflamatorio, lo que atenúa el daño tisular asociado a la inflamación. Algunas de estas acciones pueden relacionarse con la inhibición de la acción transcripcional de NF-κB y otros factores, como HIF-1. Los efectos sobre las células NK incluyen la inducción de características reguladoras, lo que se ha relacionado con el aumento de expresión de la proteína KIR. Los efectos sobre linfocitos pueden estar, por su parte, asociados al incremento de la IL-12 por activación de las histona desmetilasas con dominio Jumonji-C (JmjC, *Jumonji domain-C*).

Por otra parte, la vitamina C desempeña un papel muy importante en la síntesis de colágeno, lo que, unido a su acción antioxidante y a su capacidad para potenciar la diferenciación de queratinocitos y fibroblastos, la convierte en un agente protector de capas epiteliales y promotor de los procesos regenerativos a este nivel. En las vías respiratorias promueve la activación del canal de cloruro CFTR, lo que contribuye a la hidratación de las mucinas secretadas para formar la capa de mucus.

Vitamina E

Los tocoferoles son compuestos antioxidantes por excelencia, que actúan como captadores de radicales libres en medio lipídico, interrumpiendo las reacciones radicalarias en cadena. Presentan efectos tanto directos, por protección antioxidante en la membrana plasmática y la preservación de los procesos de transducción de señal, como indirectos, por la menor formación de prostaglandina E_2 (PGE_2) y citoquinas, posiblemente en ambos casos por inhibición de COX-2. También reducen la producción de PGE_2 por macrófagos.

La vitamina E parece potenciar la actividad citotóxica de las células NK, la proliferación de linfocitos T y la producción de IL-2, favoreciendo las respuestas de Th1 frente a las de Th2, y aumenta la fracción de linfocitos T de memoria.

Micronutrientes y vitaminas

La respuesta del sistema inmunitario se ve perjudicada cuando se producen déficits sustanciales de micronutrientes y vitaminas implicados en su funcionamiento, como cabría esperar, por ejemplo, en diarreas bacterianas, sarampión o neumonías. En cambio, no está claro el impacto clínico de niveles que podrían calificarse como subóptimos. Para cada uno de estos nutrientes existen valores establecidos de ingesta diaria recomendada (RDA) que cubren las necesidades del 97,5 % de la población, de forma que un porcentaje no desdeñable de ella alcanzará valores bastante más elevados que el límite. Según diversas estimaciones, los déficits de micronutrientes relevantes para la homeostasis del sistema inmunitario son frecuentes (p. ej., entre el 25 y el 75 %, según el micronutriente. Cuestión aparte es si una ingesta superior puede tener efectos protectores adicionales a la evitación de la deficiencia.

El sistema inmunitario necesita el aporte de varios elementos traza, como el cinc o el cobre, que también son necesarios para los microorganismos patógenos. En la respuesta inflamatoria, el organismo secuestra dichos microelementos para evitar su utilización por los microorganismos invasores (inmunidad nutricional), por ejemplo mediante las metalotioneínas, que actúan como proteínas secuestradoras de iones y también tienen capacidad secuestradora de radicales libres y participan en fenómenos de transducción de señal, actuando como alarminas.

Vitamina A

La vitamina A actúa a través de la acción transcripcional del dímero RAR/RXR. Es esencial para la diferenciación normal de los tejidos epiteliales, para la queratinización y la secreción de moco y, por lo tanto, para que dichos tejidos ejerzan su papel protector. Presenta diversas acciones moduladoras directas en células del sistema inmunitario. Así, es importante en la función de macrófagos y células NK, promueve la transición de macrófagos M1 a M2, afecta a la diferenciación Th1/Th2 y está implicada en las respuestas de linfocitos B. Influye de manera decisiva en la migración de linfocitos T y B al intestino. Sus efectos dependen del contexto, pero son en general antiinflamatorios, aunque también potencia la capacidad fagocitaria en macrófagos, neutrófilos y células NK, en parte a través de la inducción de TNF e IL-2. Es destacable asimismo que la vitamina A puede afectar a la composición de la microbiota. Induce la expresión de receptores tipo RLR, lo que tiende a aumentar la respuesta antivírica, junto con la mayor expresión de IFN-1.

Los carotenoides, con propiedades provitamina A o sin ellas, presentan asimismo propiedades moduladoras del sistema inmunitario a través de su actividad antioxidante y la regulación de la fluidez de la membrana plasmática.

Vitamina B₆

El piridoxal-fosfato, la forma activa de la vitamina B_6, participa en más de 150 reacciones bioquímicas y puede ejercer sus acciones moduladoras a través de cambios en los niveles de los metabolitos correspondientes. Algunos ejemplos son la quinurenina o la esfingosina-1-fosfato. Así, la deficiencia de vitamina B_6 aumenta la señalización por quinurenina por el receptor de hidrocarburos aromáticos AHR, lo que puede tener efectos proinflamatorios. Por otra parte, la vitamina B_6 tiende a inhibir el inflamasoma NLRP3, por lo que reduce la producción de IL-1β, lo que constituye una acción antiinflamatoria. Se ha descrito que está implicada en el mantenimiento de la actividad citotóxica de las células NK, así como en la proliferación, diferenciación y actividad de los linfocitos, incluida la migración de linfocitos al intestino. La ingesta puede modular la composición de la microbiota intestinal.

Vitamina B₉ (folato)

Es necesaria para el correcto funcionamiento del sistema inmunitario. Es un importante factor antiapoptótico en los linfocitos Treg, que permite su supervivencia en el intestino y otras zonas del organismo. Está involucrada, asimismo, en la citotoxicidad de las células NK, en la producción de anticuerpos y en las respuestas Th1. También se ha descrito que puede alterar la composición de la microbiota.

Vitamina B₁₂

La vitamina B_{12} interviene en reacciones metabólicas que implican la transferencia de compuestos monocarbonados. Éste parece ser el mecanismo a través del cual modula la respuesta inmunitaria. Su deficiencia limita las respuestas NK y las poblaciones de linfocitos CD4⁺ y CD8⁺, así como la producción de anticuerpos. Asimismo, debido a su utilización por varias especies bacterianas, es capaz de modular la composición de la microbiota.

Vitamina D

El calcitriol, el metabolito activo de la vitamina D, ejerce sus acciones biológicas primordialmente a través de la modulación transcripcional mediada por el receptor VDR. En general, el calcitriol induce la expresión de proteínas antimicrobianas y antivíricas, en tanto que inhibe la respuesta inmunitaria adaptativa. El VDR aumenta también la expresión de IκBα, la MAPK fosfatasa-1 (MKP-1), la fosfatasa de especificidad dual 1 (DUSP1), y el miembro 4 de la superfamilia tioesterasa (THEM4), vías que inhiben las vías proinflamatorias NF-κB y MAPK.

Hierro

El hierro tiene diversos papeles en la respuesta inmunitaria. Por una parte, es importante para el crecimiento y la homeostasis epitelial, así como para el funcionamiento de los leucocitos, por su implicación en la actividad de la ribonucleótido reductasa. Actúa como cofactor de la catalasa. Por otra parte, participa en la defensa antimicrobiana a través de la generación de radicales hidroxilo por los neutrófilos. Los niveles intracelulares elevados activan la vía NF-κB, mientras que los niveles bajos activan HIF-1; ambas vías son proinflamatorias y antimicrobianas. En los macrófagos, el hierro favorece la diferenciación al fenotipo M2. Se ha descrito que el exceso de hierro atenúa el funcionamiento del sistema inmunitario y puede propiciar la supervivencia de microorganismos intracelulares. Parece estar implicado en la producción de citoquinas, como el IFN-γ. Por último, está involucrado en la diferenciación y proliferación de linfocitos T, y la deficiencia se asocia a atrofia del timo. Los niveles de hierro afectan a la ratio entre linfocitos T colaboradores y citotóxicos.

Selenio

El selenio es un cofactor esencial en las selenoproteínas, que incluyen la glutatión peroxidasa, la tiorredoxina reductasa y la selenoproteína P. La primera es un importante sistema protector frente al estrés oxidativo, y en función de ello afecta a la función de las células NK y otros leucocitos. En particular, el selenio potencia las actividades fagocítica y bactericida en neutrófilos humanos *in vitro*. Potencia la producción de IFN-γ, y se ha descrito que influye en la señalización por receptores TLR. Favorece la polarización M2 en macrófagos. En linfocitos potencia la diferenciación y la proliferación, y participa en la producción de anticuerpos. Por otra parte, puede inhibir la vía NF-κB. *In vivo*, la deficiencia de selenio afecta al metabolismo de la hormona tiroidea, que influye en los neutrófilos.

Cobre

El cobre posee propiedades antimicrobianas intrínsecas. Se acumula en los fagolisosomas de los macrófagos, donde contribuye a la defensa antimicrobiana. También contribuye al funcionamiento de neutrófilos y células NK. La deficiencia (rara en seres humanos) reduce el número de neutrófilos y la función tanto de neutrófilos como de macrófagos. Por otra parte, es parte de la superóxido dismutasa Cu/Zn y, por lo tanto, es importante en la defensa antioxidante. Parece estar involucrado en la producción y la respuesta a la IL-2, así como en la diferenciación y proliferación de linfocitos T. En general, se trata de un oligoelemento clave para el funcionamiento del sistema inmunitario innato y adaptativo.

Magnesio

El magnesio contribuye a la estabilización y reparación del DNA, participa en el funcionamiento de la DNA polimerasa γ y, de forma general, en las reacciones de transferencia de fosfato desde el ATP. En concentraciones elevadas puede reducir la producción de superóxido. Está implicado en la unión del antígeno a los macrófagos y en la activación de leucocitos. Es un cofactor en la síntesis de anticuerpos, así como en la citólisis dependiente de anticuerpos. Si falla el transportador MAGT1, se produce una inmunodeficiencia que afecta sobre todo a linfocitos T.

Cinc

Es uno de los oligoelementos con participación más destacada en la respuesta inmunitaria. Se estima que el cinc interactúa con el 10 % del proteoma, particularmente factores de transcripción y enzimas. Participa en la homeostasis mucosa, en particular mediante la acción de enzimas reparadoras de membrana. Contribuye a mantener la función de barrera intestinal mediante el mantenimiento de proteínas de las uniones estrechas, como *zonula occludens 1* (ZO-1) y claudina-1.

Participa a través de múltiples niveles en el funcionamiento de los leucocitos. Potencia la actividad citotóxica de células NK y macrófagos y facilita la proliferación y el crecimiento de leucocitos. Así, condiciona la diferenciación de células NK mediante los factores GATA3 y ZEB2, que constan de dos dedos de cinc. La deficiencia aumenta la desgranulación de neutrófilos, a través de un mecanismo de modulación de la citrulinación de la histona H3 (inhibido por cinc).

Es necesario para la maduración de precursores de linfocitos B. Se ha descrito que el transportador ZIP-10 tiene efectos antiapoptóticos en linfocitos B mediante la inhibición de caspasas. También incide en la actividad tirosina fosfatasa de CD45R y, con ello, en la señalización por el receptor de células B. Puede ser necesario para la colaboración de linfocitos colaboradores maduros con linfocitos B y se ha implicado en la producción de IgG. Modula asimismo la transducción de señal por el TCR (activa LCK, PKC y ZAP-70 e inhibe las fosfatasas), una vez es captado del medio a través del transportador ZIP-6. Está implicado en la producción de IFN-γ y en general propicia las respuestas Th1. Induce la proliferación de linfocitos T citotóxicos y Treg. De hecho, ha sido involucrado en el desarrollo de la tolerancia inmunitaria. Estimula la respuesta del IFN-1. Es un cofactor de la proteína ZCCHC3 (proteína con dedo de cinc y dominio CHCC3), la cual facilita el contacto del RNA de doble cadena (dsRNA) y del DNA de doble cadena (dsDNA) víricos con *RIG-I* (gen inducible por ácido retinoico I) y otros PRR.

La maduración de las células dendríticas parece depender de la reducción de los niveles intracelulares de cinc, lo que se consigue mediante una menor expresión de transportadores ZIP (que captan cinc) y un aumento de transportadores ZnT (exportadores). El cinc intracelular promueve la retirada por tráfico endosomal del complejo principal de histocompatibilidad de clase II (MHC-II) de la membrana, lo que limita su actividad. Por otra parte, la captación de cinc mediante el transportador ZIP-6 inhibe la activación por TLR de células dendríticas.

En mastocitos se induce la liberación de cinc a partir de la unión de anticuerpos a la subunidad alfa del receptor de alta afinidad de inmunoglobulina épsilon (FcεRI) desde el núcleo, por canales Cav1.3 (subunidad alfa), lo que incrementa los niveles intracelulares y potencia la actividad de NF-κB. En estas células, el transportador ZnT5 se activa también y contribuye a la activación de la PKC.

El cinc es cofactor de la isoforma mitocondrial de superóxido dismutasa y de otras enzimas, de forma que contribuye a la defensa antioxidante. El cinc puede inhibir la vía NF-κB por medio de la proteína A20 (que requiere cinc), así como mediante la inhibición de la fosfodiesterasa, con aumento del cGMP y activación de la PKA. Modula la liberación de citoquinas, inhibiendo la función en este sentido de linfocitos Th9 y Th17. Inhibe la actividad del complemento. Es cofactor de la timulina (probablemente mediante cambio conformacional que aumenta la actividad receptorial), hormona tímica que modula la respuesta inmunitaria; mediante receptores específicos promueve la maduración de linfocitos T, la función citotóxica y la proliferación.

La deficiencia de cinc causa atrofia del timo y linfopenia. En los timocitos, el cinc modula la expresión de proteínas antiapoptóticas, como BCL2 y BCL-X, y en condiciones de deficiencia se produce un aumento de la apoptosis. Por otra parte, el exceso de cinc inhibe la proliferación y la producción de citoquinas por los linfocitos T (mecanismo desconocido).

FACTORES INMUNITARIOS DE LA LECHE MATERNA

El sistema inmunitario intestinal del recién nacido es sustancialmente inmaduro. Entre sus deficiencias se incluyen una función efectora innata pobre, una producción de IgA limitada, insuficientes mecanismos antiinflamatorios y una deficiente función de la cascada del complemento. Además, en recién nacidos, el intestino contiene pocas células T, que están polarizadas a células Th2, en consonancia con el hecho de que durante el embarazo la respuesta Th2 previene reacciones inmunitarias entre la madre y el feto. Por otra parte, en recién nacidos, la expresión de receptores TLR y MyD88, de factores asociados al receptor de TNF (TRAF) y de NF-κB se encuentra incrementada, mientras que la de genes con acciones de retroalimentación negativa de la respuesta inmunitaria se encuentra inhibida.

El intestino, en general, necesita mantener un equilibrio en el que se produce una especie de «inflamación basal» protectora. En este equilibrio intervienen tanto el sistema antioxidante como la regulación de la barrera intestinal y de la inmunidad mediada por enterocitos y por células del sistema inmunitario. Por la inmadurez del intestino del recién nacido, la inflamación basal es esencial para su protección frente a la infección. Son muy numerosos los componentes de la leche materna que pueden afectar a estos factores. La leche materna contiene antioxidantes (vitaminas A, E, C, lactoferrina, lisozima, glutatión peroxidasa, superóxido dismutasa, catalasa, ceruloplasmina, coenzima Q_{10}, tiorredoxina, etc.), que pueden regular el daño oxidativo y, como consecuencia, la respuesta inmunitaria. Las caseínas de la leche humana, la lactoferrina o la osteopontina, junto con las inmunoglobulinas, la superóxido dismutasa, la acetilhidrolasa del factor activador de plaquetas y la fosfatasa alcalina tienen efectos antiinflamatorios y protectores frente a las infecciones. Hormonas específicas o factores de crecimiento, también presentes en la leche materna, ejercen predominantemente efectos antiinflamatorios a través de su acción sobre la proliferación y la diferenciación de enterocitos y de células inmunitarias (linfocitos y macrófagos) y sobre la modulación de la respuesta inflamatoria mediada por citoquinas. Los factores de crecimiento transformante (TGF) β2 y β1 incrementan la expresión de las proteínas de las uniones estrechas de enterocitos claudina 1 y claudina 4, favoreciendo el mantenimiento de la permeabilidad intestinal en límites bajos, y reducen los niveles de TNF e IL-1β. Además, el TGF-β propicia la migración de células epiteliales y la reparación del epitelio después del daño de la mucosa, por lo que posee efectos antiinflamatorios. Otros factores de la leche materna, como los factores de crecimiento análogos de la insulina (IGF), el factor de crecimiento epidérmico del glóbulo de grasa láctea 8 (MFG-E8) y el factor de crecimiento epidérmico (EGF), influyen en el crecimiento y la proliferación de las células del epitelio intestinal, y los dos últimos concretamente regulan la activación del factor de transcripción NF-κB en linfocitos B activados. Por último, el factor de trébol 3 (TFF3, *trefoil factor 3*), que está presente en el intestino y en grandes cantidades en la leche materna humana, mejora la curación en el tracto gastrointestinal y produce la regulación a la baja de las citoquinas.

Los nucleótidos, los nucleósidos y los ácidos nucleicos de la leche merecen también una mención especial en este apartado, ya que, además de sus funciones en el metabolismo celular, regulan la respuesta inmunitaria (la activación celular, la proliferación y la transducción de señal) y la reparación de la inflamación intestinal y el daño. Distintos estudios han demostrado que son útiles en la prevención de la diarrea, disminuyendo también su gravedad.

La leche materna contiene también TLR específicos, incluidos TLR-2, TLR-3 y TLR-5, así como CD14 soluble y defensina β-1, que funcionan como PRR y como péptidos antimicrobianos, regulando la respuesta inmunitaria principalmente del sistema inmunitario innato. Por otra parte, también contiene inmunoglobulinas, especialmente IgA, que pueden neutralizar antígenos del lumen intestinal. Éstos son mecanismos adicionales mediante los cuales componentes de la leche humana pueden regular la respuesta inmunitaria innata. La leche materna contiene, además, péptidos antimicrobianos que también contribuyen a regular la microbiota y su relación con el sistema inmunitario del intestino. Estos péptidos contribuyen en general al efecto antiinflamatorio de la leche materna. Entre ellos cabe destacar la lisozima, la lactoferrina (derivada de lactoferricina y lactoferrampina), la α-lactoalbúmina y la osteopontina. Aparte de estos factores proteicos, la leche materna contiene lípidos y glúcidos. Se han descrito múltiples mecanismos por los que los oligosacáridos de la leche materna pueden influir en la respuesta inmunitaria. Así, pueden reducir la proliferación celular e incrementar la maduración intestinal, la función de células productoras de moco y la función de barrera. Estos efectos son el resultado de acciones directas sobre la expresión génica o de acciones indirectas sobre la microbiota, al actuar como prebióticos o como inhibidores de la adhesión de patógenos. En cuanto a sus funciones directas sobre la expresión génica, pueden afectar a las poblaciones de células inmunitarias y a su función, alterando la expresión de citoquinas. Se ha descrito que los oligosacáridos de la leche materna se pueden absorber y pasar a la circulación, donde afectan a la unión de monocitos, linfocitos y neutrófilos a células endoteliales y a la formación de complejos entre plaquetas y neutrófilos.

Es interesante destacar que la leche materna contiene células eucariotas, que se ha demostrado que pueden atravesar la mucosa intestinal e incluso llegar a la circulación sistémica. La mayoría de estas células (≈ 80 %) son monocitos, macrófagos y células dendríticas, mientras que el resto son linfocitos. De estos últimos, la mayoría son células T, pero también linfocitos B y células NK. Estudios recientes han señalado que las células de la leche materna son funcionales. Así, en ratones, la transferencia de IgA y de células productoras de IgA a través de la leche puede regular el desarrollo de linfocitos Treg en la cría.

BASES MOLECULARES DE LAS ALERGIAS ALIMENTARIAS

Las alergias alimentarias son reacciones del sistema inmunitario que ocurren al ingerir ciertos alimentos que deberían ser inocuos. Estas reacciones ocurren por una alteración de la tolerancia inmunitaria, es decir, la capacidad del sistema inmunitario de discernir entre las proteínas ajenas que son inocuas y aquellas que son una amenaza. La alergia alimentaria tiene una prevalencia en adultos del 0,3-5,6 %, siendo en niños de hasta el 10 % en algunos países.

Las alergias a alimentos pueden estar mediadas por la IgE o ser no mediadas por IgE, siendo las primeras las más comunes. Estas reacciones se producen en dos fases, una primera fase de sensibilización (en los primeros encuentros con el alimento) y una segunda fase efectora (en las ingestas consecutivas).

En la fase de sensibilización, el péptido alergénico de la comida es captado y procesado por células dendríticas, que ejercerán su efecto sobre linfocitos Th0 (aquellos aún sin polarizar) que se convertirán en Th2 productores de IL-4, IL-13, IL-5 e IL-9. En la alergia alimentaria existe además un componente del sistema inmunitario innato; por un lado, por parte del epitelio, produciendo IL-25, IL-33 y linfopoyetina del estroma tímico (TSLP) y, por otro, por células linfoides innatas tipo 2 (ILC-2). Tanto la IL-22 como la IL-33, derivadas del epitelio, estimulan la producción de IL-4 por las células ILC-2, a la vez que inhiben a las células Treg. Además, la IL-33 y la TSLP promueven la activación de células dendríticas CD103+, que presentan el antígeno a linfocitos T vírgenes y, a través de la coestimulación con OX40L, inducen la polarización de células Th2. Recientemente, se ha descrito que los linfocitos con receptores específicos para las proteínas alérgicas son un subtipo de Th2 (conocidos como Th2A) que, tras la estimulación con el alérgeno, expresan grandes cantidades de IL-4, IL-5, IL-9 e IL-13, siendo elementos centrales en los mecanismos alérgicos. Este ambiente enriquecido en citoquinas de tipo Th2 (IL-2, IL-5, IL-4 e IL-9) va a provocar que los linfocitos B vírgenes o IgG_1 que tienen anticuerpos frente al alérgeno experimenten un cambio de isotipo hacia IgE, convirtiéndose en células plasmáticas que producen IgE específica de alta afinidad frente a antígenos de proteínas contenidos en los alimentos.

La regulación del cambio de isotipo a IgE está íntimamente influida por el ambiente de citoquinas en que se encuentren los linfocitos B vírgenes o de memoria y la coestimulación con CD40L por parte de linfocitos T. En ratones libres de patógenos, se han encontrado grandes niveles de células productoras de IgE en las placas de Peyer, lo que sugiere un papel muy importante de la microbiota en la regulación y el mantenimiento de la tolerancia intestinal. La IgE producida en esta fase puede tener distintos grados de afinidad por la proteína alérgica, y esto influirá en la gravedad de las reacciones. La IgE libre se unirá a receptores FcεRI, que se encuentran fundamentalmente en mastocitos y basófilos, quedando sensibilizados. Además, la IL-3 y la IL-9 que producen los linfocitos Th2 van a estimular tanto a mastocitos como a basófilos, incrementando la intensidad de la posterior respuesta efectora.

La fase efectora es aquella que ocurre ante la ingesta del alimento una vez que se ha producido la sensibilización y tras la cual aparece la sintomatología alérgica. Las proteínas responsables de la respuesta alérgica se unirán a la IgE presente en la superficie de mastocitos, produciendo un entre-

cruzamiento entre dos receptores FcεRI con IgE unida. Esto provocará la desgranulación en las células portadoras y la liberación de mediadores inflamatorios como histamina, triptasa, prostaglandinas, leucotrienos y citoquinas como IL-4 e IL-5. Esta respuesta es inmediata y ocurre al poco tiempo de la ingesta del alimento, pudiendo llegar incluso a causar anafilaxia. Los alimentos, además, pueden volver a ser procesados por células presentadoras de antígenos, provocando refinamiento y proliferación de linfocitos Th2 y de linfocitos B productores de anticuerpos.

En los últimos 10 años, el paradigma de la introducción de los alimentos que causan alergia alimentaria ha cambiado radicalmente, gracias a estudios como el *LEAP Study*. Este estudio, que comenzó en 2006, se basó en la observación de que los niños judíos en el Reino Unido presentaban una tasa 10 veces mayor de alergia al cacahuete que los de ascendencia similar pero que residían en Israel. Esto se debe a que, en Israel, alrededor de los 7 meses, los niños comienzan a ingerir cacahuete, con un consumo medio de proteína mensual de 7 g. Esta hipótesis se demostró acertada en el *LEAP Study*, ya que el consumo sostenido de cacahuete antes de los primeros 11 meses de vida dio lugar a una reducción del 86 % de la alergia a este alimento. De modo similar, el *EAT Study* puso de manifiesto una reducción en la alergia al huevo si se introducía cocido antes de los 6 meses de vida. A partir de este estudio se piensa que la sensibilización oral temprana produce tolerancia a los alimentos, y que retrasar la introducción de alimentos con alta capacidad alergénica puede implicar un mayor riesgo de padecer la alergia.

Por todo esto, si la exposición oral conduce a una respuesta de tolerancia, la incógnita reside en cómo niños no expuestos a ciertos alimentos pueden desencadenar alergia. Una teoría bastante aceptada es la de la sensibilización cutánea, según la cual los niños con eccema, piel seca o dermatitis atópica podrían desarrollar una sensibilización de las proteínas alimentarias por exposición tópica en la piel. De hecho, este proceso podría incluso anular la tolerancia oral, en caso de existir la exposición alimentaria. Por otra parte, la ingesta de grandes cantidades del alérgeno por vía oral podría superar la capacidad de tolerancia oral en un ambiente Th2. Actualmente, en algunos países se recomienda a niños con dermatitis atópica o eccema incluir algunos alimentos incluso a los 4 meses de edad, con el objetivo de inducir tolerancia oral antes de que pueda ocurrir sensibilización cutánea. Esta última teoría encaja con la conocida «marcha atópica» y con que enfermedades como el asma y la dermatitis atópica son procesos con un alto componente Th2 y con alteraciones de la barrera.

El tratamiento de las alergias alimentarias reside fundamentalmente en evitar el alimento al que se es alérgico y en un tratamiento sintomático en caso de exposición accidental, siendo la inmunoterapia oral o inducción de tolerancia oral el único tratamiento etiológico de la enfermedad. El objetivo de la inmunoterapia oral es provocar una desensibilización con posterior tolerancia sostenida, mediante la administración del alimento proalergénico en dosis diarias que se aumentan progresivamente hasta alcanzar una dosis de mantenimiento que se mantendrá un tiempo prolongado, a la vez que se va introduciendo una dieta libre. Se ha descrito un papel disminuido de los linfocitos Treg en las enfermedades alérgicas, que propicia el desequilibrio hacia Th2. En la inmunoterapia oral se produce un incremento de los linfocitos Treg, con aumento de la liberación de IL-10 e IL-2. Los cambios en los Treg ocurren en aquellos que son específicos para el alérgeno, que expresan CD137 o CD25/OX40 y son dependientes de la estimulación con IL-2 producida por células Th2 efectoras en una fase tardía. Posteriormente, parecen producirse modificaciones epigenéticas en los Treg, que apoyan la consolidación de la tolerancia. Con respecto a las inmunoglobulinas, en una primera fase, acorde con la estimulación con el propio alérgeno, se produce un aumento de IgE específica; sin embargo, con la exposición repetida, los niveles de IgE van disminuyendo a la vez que aumentan IgG$_4$ e IgA. Esta IgG$_4$ puede producirse al cambiar el ambiente de citoquinas Th2 hacia uno con más presencia de IL-10, en el que las células B producen cambio de isotipo hacia IgG$_4$ en vez de hacia IgE. El papel de la IgG$_4$ tras la inmunoterapia oral no está totalmente esclarecido, y se han planteado dos mecanismos principales. El primero es el de bloquear las interacciones alérgeno-IgE, secuestrando el alérgeno libre y evitando su unión en células efectoras. El segundo consiste en un posible efecto inhibidor de la IgG$_4$ al unirse al receptor FcγRIIb que se encuentra en basófilos y mastocitos.

BASES MOLECULARES DE LA CELIAQUÍA

La enfermedad celíaca es una afección inmunitaria que afecta al intestino delgado y es de carácter crónico. Se desencadena por la ingesta de gluten, que es un conjunto de proteínas del trigo, la cebada y el centeno. Desde el punto de vista molecular, la enfermedad sobreviene a partir de una respuesta inmunitaria anormal a las proteínas del gluten en personas genéticamente susceptibles.

La sintomatología de la celiaquía es muy variada, y la enfermedad puede llegar a ser incluso asintomática. Los síntomas son fundamentalmente gastrointestinales: diarrea, dolor abdominal, distensión abdominal, náuseas, vómitos, estreñimiento o pérdida de peso. Estos síntomas pueden acompañarse de problemas relacionados con la absorción de nutrientes, como la deficiencia de hierro, vitamina D, ácido fólico o vitamina B$_{12}$.

Las alteraciones epiteliales en la enfermedad celíaca se caracterizan por atrofia de las vellosidades, hiperplasia de las células de la cripta, infiltración linfocítica del epitelio y aumento de la densidad de algunos leucocitos en la lámina propia. En general, se encuentran tres tipos de lesiones según la clasificación de Marsh: a) lesiones infiltrativas, con marcada captación de leucocitos intraepiteliales pero con una arquitectura mucosa normal; b) lesiones hiperplásicas, en las que se produce acortamiento de las vellosidades, alargamiento de las criptas e infiltración linfocitaria de la lámina propia que llega hasta el epitelio y criptas, y c) lesiones destructivas, que son el estado más avanzado de lesión y que se caracterizan por desaparición total de las vellosidades, con criptas alargadas y una lámina propia muy enriquecida en linfocitos T y células plasmáticas.

Al contrario que en las enfermedades alérgicas, no está claro que la introducción temprana de gluten se asocie a una prevención. Un estudio que introdujo gluten en pequeñas cantidades a los 4 meses de edad en pacientes con alto riesgo de padecer enfermedad celíaca no redujo el desarrollo de la enfermedad (PreventCD). Sin embargo, en un estudio posterior en el que la introducción de gluten se realizó a los 4 meses usando mayor cantidad de gluten, acorde a la edad, se obtuvo una pequeña reducción de la incidencia (EAT Study).

Uno de los factores genéticos que influyen en la enfermedad celíaca es la presencia de ciertos alelos de las moléculas HLA, involucradas en la presentación antigénica. Más del 90 % de los pacientes con celiaquía son positivos para HLA-DQ2, y el 5-10 % restante se relaciona con el alelo HLA-DQ8. Dentro del HLA-DQ2, la combinación más frecuente es la DQA105:01 y DQB102:01, y dentro de los pacientes con el alelo HLA-DQ8 se encuentra la DQA105:01 y DQB102:01.

Además de estos alelos del HLA, se han identificado otros que pueden estar asociados con un mayor riesgo de enfermedad celíaca, aunque en menor medida. Éstos incluyen variantes del gen *HLA-DQA1*, como DQA105:05, y del gen *HLA-DQB1*, como DQB102:02 y DQB1*02:03.

Sin embargo, aunque el 30 % de la población expresa las variantes HLA-DQ2 o HLA-DQ8, sólo el 3 % aproximadamente desarrolla enfermedad celíaca. Por lo tanto, deben existir otros mecanismos genéticos o ambientales que influyan en el desarrollo de la enfermedad. En otros estudios genéticos se han encontrado asociaciones del gen de la IL-21, IL-18RAP, KIR2DL3, CD80 y CTLA4. En cuanto a la función intestinal, también se han encontrado algunos genes relacionados con proteínas involucradas en la función de barrera intestinal, incluyendo genes codificadores de péptidos antimicrobianos, y la respuesta al estrés oxidativo, con una mayor frecuencia de enfermedad celíaca. Entre estos genes relacionados con la función de barrera intestinal cabe destacar: zonulina (ZO-1), TLR1, TLR2 y NOD2/CARD15.

En la enfermedad celíaca se produce un daño tisular debido a la presentación y el reconocimiento de proteínas del gluten (gliadinas y gluteninas). Este daño tisular libera una enzima denominada transglutaminasa de tejido (tTG). La tTG tiene como misión la reparación tisular; sin embargo, modifica a su vez péptidos de gliadina, haciendo que aumente su reactividad y presentación antigénica. Se forman complejos tTG-gluten que pueden actuar como antígenos modificados. Además, se forman anticuerpos frente a la tTG, que se utilizan con fines diagnósticos (midiendo la IgA frente a la tTG).

Los mecanismos moleculares en la enfermedad celíaca tienen lugar en las diferentes capas del intestino delgado. Con respecto a los enterocitos, hay una mayor pérdida de células epiteliales, acompañada de hiperproliferación en las criptas. No está muy claro por qué estos fenómenos ocurren a la vez o si la hiperproliferación es consecuencia de una mayor pérdida en la parte apical. Se ha encontrado un aumento en la producción de factor de crecimiento de los queratinocitos (KGF) por parte de las células del estroma que pueden inducir la proliferación. Además, los enterocitos de pacientes con enfermedad celíaca tienen un incremento de moléculas HLA de clase II, con una expresión aumentada de las variantes DR y DP, pero no de DQ. A su vez, se ha constatado un aumento del receptor polimérico de inmunoglobulinas en los enterocitos, lo que favorece un transporte de IgA e IgM al lumen, muchas veces unidas ya a las proteínas causantes de la respuesta inflamatoria.

Los linfocitos intraepiteliales se encuentran en el intestino delgado, siendo los más frecuentes los TCRαβ⁺ CD8⁺ CD4⁻, aunque también se hallan presentes con menor frecuencia los linfocitos TCRαβ⁺ CD8⁻ CD4⁺ y los TCRγδ⁺ CD8⁻ CD4⁻. En la enfermedad celíaca hay un aumento de los linfocitos TCRαβ⁺ CD8⁺ CD4⁻ y TCRγδ⁺ CD8⁻ CD4⁻. Los primeros parecen volver a niveles normales una vez que el gluten se elimina de la dieta; por el contrario, los TCRγδ⁺ permanecen elevados. Los linfocitos intraepiteliales activados producen citoquinas, que incluyen IFN-γ, IL-2, IL-8 y TNF, y parecen tener potencial lítico y citotóxico, siendo positivas a la tinción por granzima B en mayor proporción que en individuos sanos.

En la lámina propia, en los pacientes con enfermedad celíaca activa se encuentra una infiltración de linfocitos T CD4 con un fenotipo de memoria (CD45RO⁺). Además, un amplio porcentaje de estos linfocitos expresan el marcador de activación CD25 (la cadena α del receptor de IL-2), sin que sin embargo esta activación provoque una proliferación, al carecer de expresión del marcador Ki67. Esta infiltración linfocitaria produce un aumento muy elevado de IFN-γ en la lámina propia, y un aumento moderado de IL-2, IL-4, IL-6 y TNF. Este aumento de IFN-γ se observa en biopsias de pacientes y es compatible con la teoría de que las células T reactivas al gluten tienen un perfil dominado por la expresión de IFN-γ. El IFN-γ induce a los macrófagos a producir TNF. El TNF activa las células del estroma a producir KGF, estimulando la proliferación epitelial y la hiperplasia de las células de la cripta. A su vez, de manera conjunta, el IFN-γ y el TNF pueden tener un efecto citotóxico directo sobre las células del epitelio intestinal. En las lesiones de pacientes con enfermedad celíaca se observa acumulación de células plasmáticas productoras de IgA, IgM e IgG. Los cultivos de biopsias *in vitro* han mostrado anticuerpos en la lámina propia frente a gliadina y tTG.

En definitiva, en la enfermedad celíaca se produce una respuesta inflamatoria compleja, con características diferentes de una alergia clásica y que probablemente no es susceptible de modulación por exposición temprana al antígeno.

PUNTOS CLAVE

- Los macronutrientes afectan al sistema inmunitario intestinal y sistémico mediante tres mecanismos principales: la inhibición de la virulencia de patógenos, su actividad prebiótica y la regulación y modulación directa de la respuesta inflamatoria.

- Tanto la microbiota como sus metabolitos y componentes regulan el sistema inflamatorio. De este modo, nutrientes que regulan la microbiota modifican la respuesta inflamatoria. Por ejemplo, componentes bacterianos regulan la activación de receptores de reconocimiento de patrones (PRR), mientras que los ácidos grasos de cadena corta modulan la respuesta inflamatoria a través de la regulación de receptores acoplados a proteínas G y la desacetilación de histonas.

- Los PRR están también implicados en el efecto de ácidos grasos de cadena media y larga, de péptidos y de oligosacáridos. El efecto general de los oligosacáridos y péptidos es de activación o mantenimiento de la respuesta inmunitaria en situaciones normales y de atenuación de dicha respuesta en situaciones de inflamación.

- Se conocen los efectos reguladores de los nutrientes sobre determinadas células del sistema inmunitario. Se ha caracterizado la influencia de aminoácidos, de glúcidos y de ácidos grasos, entre otros metabolitos, que es específica de cada compuesto.

- Se considera que el mantenimiento de niveles adecuados de antioxidantes es importante para un correcto funcionamiento del sistema inmunitario, de forma que los déficits nutricionales en estos compuestos pueden impedir su función. Los micronutrientes con efectos antioxidantes (flavonoides, vitamina E y vitamina C) contribuyen a mantener estos niveles y pueden atenuar la inflamación.

- Los micronutrientes contribuyen, mediante mecanismos diversos, al mantenimiento del sistema inmunitario. Estos mecanismos incluyen la regulación del sistema antioxidante y de la expresión génica mediante receptores.

- La alergia alimentaria y la enfermedad celíaca son enfermedades relacionadas con la ingesta de nutrientes cuyas bases fisiopatológicas están bien diferenciadas. Mientras que en la alergia alimentaria se produce una reacción con niveles altos de IgE, la celiaquía es una enfermedad autoinmune en la que predominan anticuerpos del tipo IgA e IgG. Ambas requieren la eliminación de las proteínas del gluten causantes de su desarrollo.

BIBLIOGRAFÍA

CACHO NT, LAWRENCE RM. Innate immunity and breast milk. **Front Immunol** 2017; 8: 584.
Artículo de revisión sobre la capacidad de la leche materna y sus componentes de modular el sistema inmunitario del lactante.

DAWOD B, MARSHALL J, AZAD M. Breastfeeding and the developmental origins of mucosal immunity: how human milk shapes the innate and adaptive mucosal immune systems. **Curr Opin Gastroenterol** 2021; 37: 547-56.
Artículo de revisión sobre la capacidad de la leche materna y sus componentes de modular el sistema inmunitario del lactante.

DONOVAN SM, COMSTOCK SS. Human milk oligosaccharides influence neonatal mucosal and systemic immunity. **Ann Nutr Metab** 2016; 69 (Suppl 2): 42-51.
Artículo de revisión centrado en el papel de los oligosacáridos de la leche materna y sus efectos moduladores del sistema inmunitario del lactante.

GONZÁLEZ R, BALLESTER I, LÓPEZ-POSADAS R, SUÁREZ MD, ZARZUELO A, MARTÍNEZ-AUGUSTIN O, SÁNCHEZ DE MEDINA F. Effects of flavonoids and other polyphenols on inflammation. **Crit Rev Food Sci Nutr** 2011; 51: 331-62.

Revisión de los efectos de los flavonoides y de otros polifenoles presentes en la dieta sobre la inflamación y el sistema inmunitario.

Guarino MPL, Altomare A, Emerenziani S, Di Rosa C, Ribolsi M, Balestrieri P y cols. **Mechanisms of action of prebiotics and their effects on gastro-intestinal disorders in adults. Nutrients 2020; 12: 1037.**

Revisión de los distintos mecanismos por los que los compuestos con propiedades prebióticas, particularmente galactooligosacáridos y fructooligosacáridos, pueden modular la salud gastrointestinal.

Hosseinkhani F, Heinken A, Thiele I, Lindenburg PW, Harms AC, Hankemeier T. **The contribution of gut bacterial metabolites in the human immune signaling pathway of non-communicable diseases. Gut Microbes 2021; 13: 1-22.**

Revisión de interés sobre los distintos mecanismos por los que los metabolitos bacterianos pueden modular el funcionamiento del sistema inmunitario.

Nepelska M, de Wouters T, Jacouton E, Béguet-Crespel F, Lapaque N, Doré J y cols. **Commensal gut bacteria modulate phosphorylation-dependent PPARγ transcriptional activity in human intestinal epithelial cells. Sci Rep 2017; 7: 43199.**

Estudio centrado en los efectos de bacterias de la microbiota intestinal sobre el transcriptoma epitelial.

 ? AUTOEVALUACIÓN

Bases moleculares de la programación metabólica fetal

24

E. Larqué Daza, J. E. Blanco Carnero y C. Campoy Folgoso

OBJETIVOS

- Conocer la hipótesis de Barker como teoría del origen fetal de las enfermedades crónicas del adulto.
- Conocer la relación entre el bajo peso al nacimiento y el posterior desarrollo de obesidad y alteraciones metabólicas.
- Conocer la relación de la macrosomía y la adiposidad fetal con la programación fetal hacia la obesidad.
- Entender cómo diseñar estudios para analizar la programación fetal de obesidad y enfermedades metabólicas en seres humanos.
- Entender los mecanismos alterados en la programación metabólica, como la resistencia a la insulina, a la leptina y otros.
- Conocer el modo en que las modificaciones epigenéticas heredables pueden contribuir a la transmisión de la programación metabólica de padres a hijos.
- Conocer los mecanismos de la programación fetal del neurodesarrollo y sus consecuencias.

CONTENIDO

- Introducción: hipótesis de Barker
- Influencia de la desnutrición y la sobrenutrición materna sobre la obesidad infantil y adulta
- Estudios epidemiológicos de niños con bajo peso y repercusión sobre la adiposidad en la etapa adulta
- Evidencia de estudios en seres humanos sobre programación metabólica de la obesidad
- Evidencias de estudios animales en la programación metabólica de la obesidad
- Programación del metabolismo de la insulina
- Programación de las señales de apetito
- Epigenética y repercusión sobre la programación fetal
- Alteraciones en la programación del neurodesarrollo

INTRODUCCIÓN: HIPÓTESIS DE BARKER

Durante mucho tiempo se consideró que el feto, en la etapa de desarrollo *in utero*, se encontraba exento de sufrir algún daño por agentes externos, pues se suponía que estaba protegido en el vientre materno. En 1940, Gregg y su grupo describieron que la infección por el virus de la rubéola durante el embarazo producía defectos congénitos en el recién nacido. Posteriormente, entre 1956 y 1962, el nacimiento de niños con malformaciones en las extremidades, de madres que habían ingerido talidomida en el primer trimestre del embarazo, estableció que no sólo las enfermedades en la madre afectaban al feto, sino también la administración de medicamentos, sobre todo cuando se consumían en el período de morfogénesis. A partir de ese momento aumentaron los estudios de los factores ambientales, internos o externos, que originaban defectos congénitos.

Se admite que las enfermedades cardiovasculares y metabólicas más comunes en la sociedad actual (hipertensión, diabetes mellitus de tipo 2, dislipidemias y enfermedad coronaria) están causadas por factores exógenos específicos, asociados con determinados estilos de vida (sedentarismo, aumento del consumo calórico y de grasas saturadas, tabaquismo, etc.) que actúan sobre un individuo genéticamente susceptible. Junto con esta teoría clásica se ha desarrollado, en las últimas décadas, la teoría del impacto de las condiciones de vida intrauterina sobre la aparición de enfermedad en la vida adulta. La hipótesis del origen fetal de la enfermedad o *hipótesis de Barker* propone que unas condiciones intrauterinas desfavorables podrían generar una programación anormal de diversos sistemas relacionados entre sí, que se manifestaría en la vida adulta.

La hipótesis clásica de Barker postula que una alteración en la nutrición embrionaria y fetal, así como el estado endocrinometabólico materno, pueden producir adaptaciones en el desarrollo fetal que determinarán cambios estructurales, físicos y metabólicos permanentes, predisponiendo al individuo al desarrollo de enfermedades cardiovasculares, metabólicas y endocrinas en su vida adulta; por lo tanto, el efecto de la programación intrauterina a corto plazo permite la supervivencia del feto, pero a largo plazo predispone a enfermedades en la vida adulta. En la mayoría de los casos, la programación es beneficiosa para la salud y la supervivencia del bebé. Sin embargo, el problema aparece cuando existe una «falta de coincidencia» (mismatch) entre el medio ambiente en el que el individuo se adapta y aquel en el que se desarrolla posteriormente.

La hipótesis de Barker suponía que los países con mayor riesgo de desarrollar una epidemia de síndrome metabólico serían aquellos en los que la nutrición fetal fue subóptima hace 30-50 años; estas personas fueron programadas para vivir en un entorno que se caracterizaba por la escasez de alimentos. Si esta situación hubiera cambiado hacia una alimentación excesiva, se habría provocado un incremento en la tasa de obesidad, diabetes, infarto agudo de miocardio y muerte prematura. Esta falta de coincidencia entre la desnutrición durante el embarazo y los primeros años de vida y la sobrealimentación actual en la edad adulta es la causa de la oleada emergente de enfermedades metabólicas y cardiovasculares en la India y otros países en vías de desarrollo.

La teoría del origen fetal de las enfermedades de la vida adulta originalmente se apoyó en resultados de registros de nacimiento y de estudios de cohortes de mujeres gestantes y sus recién nacidos que padecieron hambrunas (estudio FAMINE). Los primeros estudios epidemiológicos que precedieron e inspiraron la teoría de Barker proceden de Rose y Forsdahl en 1964 y 1977 (Moreno y cols., 2001). El primero describe la elevada incidencia de fetos muertos y la alta mortalidad entre hermanos de pacientes con enfermedad coronaria, y el segundo encontró que las regiones de Noruega con mayor incidencia de enfermedad coronaria eran las mismas que habían tenido una elevada mortalidad infantil 50 años antes.

Más tarde, Barker y Osmond mostraron que las tasas de mortalidad por enfermedad coronaria en diferentes áreas de Inglaterra y Gales coincidían con las de mayor mortalidad neonatal en las primeras décadas del siglo XX (Moreno y cols., 2001). Este hallazgo les sirvió para postular la hipótesis de que un crecimiento intrauterino pobre, manifestado como un bajo peso al nacimiento, se asociaba con un mayor riesgo de desarrollar enfermedad coronaria en la edad adulta. Estos datos son independientes de factores ambientales, clase social y consumo de tabaco o alcohol durante el embarazo. Aunque numerosos estudios epidemiológicos apoyan este vínculo entre el bajo peso al nacer y la enfermedad en el adulto, el bajo peso no constituye un requisito necesario.

Las alteraciones en la composición de la dieta, la inflamación, infecciones, los glucocorticoides, la hipoxia y los factores tóxicos durante la gestación también desempeñan un papel esencial en la determinación del fenotipo del adulto.

INFLUENCIA DE LA DESNUTRICIÓN Y LA SOBRENUTRICIÓN MATERNA SOBRE LA OBESIDAD INFANTIL Y ADULTA

La epidemia de obesidad infantil y del adulto podría tener su origen durante la vida intrauterina, de forma que tanto los niños que se desarrollan bajo privación nutricional como los que lo hacen en un ambiente rico en nutrientes pueden tener un mayor riesgo de padecer obesidad a lo largo de su vida. De hecho, aumentan las evidencias de una relación en U entre el peso al nacimiento y la obesidad en la adolescencia, y la masa grasa en la edad adulta, habiéndose determinado un incrementos del riesgo tanto en los niños con bajo peso al nacer como en los recién nacidos grandes para su edad gestacional (**Fig. 24-1**).

A lo largo de la evolución, la mayor amenaza natural para la supervivencia humana ha sido la desnutrición. Los niños nacidos con bajo peso que se han desarrollado en un ambiente materno con importante privación nutricional, se han visto obligados a desarrollar mecanismos de ahorro nutricional. En estas condiciones, el feto puede experimentar modificaciones orgánicas y funcionales que le permitan sobrevivir, convirtiéndolo en un feto ahorrador. Esta adaptación trata de preservar el crecimiento y desarrollo de órganos esenciales, especialmente el cerebro, a expensas de otros. Este ambiente intrauterino anómalo provoca una mayor mortalidad y morbilidad neonatal. Durante los primeros años de vida posnatal, la recuperación del crecimiento a menudo comporta un exceso de compensación (catch-up), mediante el cual el recién nacido supera el peso predeterminado durante su vida intrauterina, produciéndose a menudo un depósito excesivo de grasa. Este crecimiento rápido y excesivo se ha asociado con el desarrollo de obesidad en el adulto, aumento de resistencia a la insulina, síndrome metabólico y diabetes de tipo 2.

En el otro lado de la curva se encontrarían los niños grandes para su edad gestacional, cuya incidencia está aumen-

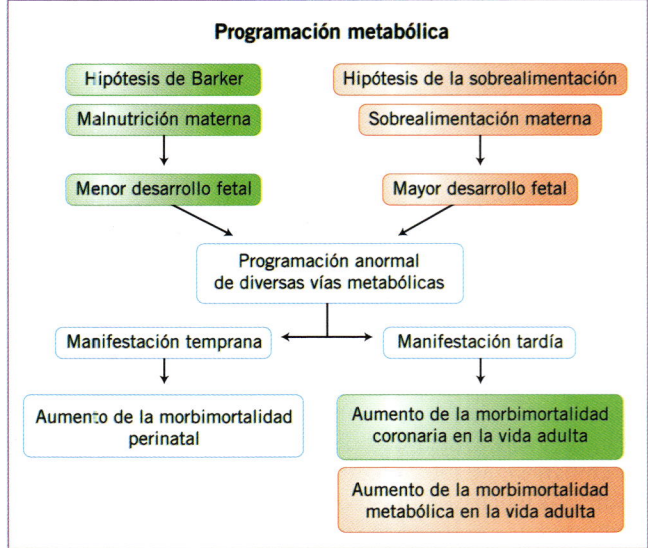

Figura 24-1. Esquema del efecto de la Programación metabólica durante la etapa fetal sobre las enfermedades del adulto. (Adaptado de Moreno y Dalmau, 2001).

tando en los últimos años en los países desarrollados. En el registro de nacimientos sueco, el incremento en el índice de masa corporal (IMC) materno de un 25-36 % en la última década se ha traducido en un incremento aproximado del 25 % en la incidencia de niños grandes para su edad gestacional. La obesidad antes del embarazo comporta una mayor tendencia a tener recién nacidos con sobrepeso, que se perpetúa durante el crecimiento del niño y da lugar, en la adolescencia, a un peso elevado que predice hasta en un 80 % de los casos el sobrepeso en la época adulta. Numerosos estudios observacionales apoyan la asociación entre la obesidad materna y el incremento del riesgo de obesidad en los recién nacidos, en la infancia y durante la época adulta; estos estudios muestran una clara relación entre el incremento del IMC pregestacional de la madre y durante la gestación, y la obesidad en la descendencia durante su vida adulta. Además, también se han encontrado alteraciones en la composición corporal de los hijos de madres obesas, con un incremento del porcentaje de masa grasa, tanto en recién nacidos como durante la niñez. Este impacto de la obesidad materna sobre el desarrollo de la obesidad y los cambios de la composición corporal en su descendencia persiste durante la vida adulta, a pesar de otros factores relacionados con el estilo de vida.

En los últimos años existe una gran discusión con respecto a si es el peso al nacimiento el factor que más se asocia con la obesidad en la edad adulta, o si es el aumento rápido de peso en la infancia precoz. De hecho, en un metaanálisis reciente, la inclusión del aumento de peso infantil durante el primer año de vida mejoró la predicción de la obesidad infantil cuando se comparó con un modelo anterior que sólo contemplaba el IMC materno, el peso al nacimiento y el sexo del niño. Los autores observaron que la influencia del aumento de peso en la infancia sobre la obesidad tardía fue significativa para una amplia gama de pesos al nacimiento. En un modelo ajustado para el peso al nacer, el sexo y la edad, el riesgo de obesidad infantil se duplicó con un incremento de un punto de la desviación estándar (puntuación z) entre 0 y 1 año. Este aumento en el riesgo de obesidad infantil fue incluso mayor entre los 0 y los 2 años. Estos hallazgos sugieren que, como el peso al nacer, el aumento rápido de peso también altera la fisiología del tejido adiposo en desarrollo; en este estudio, la ganancia de peso rápida (con independencia de los valores de corte utilizados) mostró una asociación inversa con el peso al nacer. Esto sugiere que podría existir un proceso de *catch-up* incluso en aquellos bebés nacidos con un peso en el rango de la normalidad.

ESTUDIOS EPIDEMIOLÓGICOS DE NIÑOS CON BAJO PESO Y REPERCUSIÓN SOBRE LA ADIPOSIDAD EN LA ETAPA ADULTA

En la actualidad, numerosos estudios relacionan el bajo peso al nacimiento con un incremento del riesgo de presentar síndrome metabólico durante la edad adulta. En una revisión sistemática reciente, De Mendonça y cols. examinaron 64 estudios y encontraron una asociación entre el bajo peso al nacer, el pequeño para la edad gestacional y el recién nacido prematuro con trastornos cardiometabólicos, trastornos del metabolismo glucídico y un mayor riesgo de síndrome metabólico. En su metaanálisis de 18 artículos, hubo una asociación positiva entre el bajo peso al nacer y la incidencia de enfermedad cardiometabólica, síndrome metabólico, cambios en la composición corporal y diabetes de tipo 2 en la edad adulta. Es importante, en primer lugar, definir el espectro de bajo peso al nacer, que incluye el pequeño para la edad gestacional, el crecimiento intrauterino retardado, los recién nacidos con bajo peso (RNBP), y aquellos con muy bajo peso al nacer (RNMBP), de los cuales algunos no sólo han nacido prematuramente, sino que también presentan crecimiento intrauterino retardado. Aunque los conceptos de «pequeño para la edad gestacional» y «crecimiento intrauterino retardado» están relacionados, no son sinónimos. El recién nacido pequeño para la edad gestacional se define como aquel con un peso al nacer inferior al percentil 10 con respecto a su edad gestacional, y se habla de crecimiento intrauterino retardado ante un bebé que no alcanza su potencial genético predeterminado debido a alguna situación patológica que determina una deficiencia del crecimiento fetal normal. Los factores que provocan crecimiento intrauterino retardado pueden ser categorizados como maternos, placentarios o fetales, y la causa más común es la insuficiencia placentaria. Todos los recién nacidos con crecimiento intrauterino retardado son pequeños para su edad gestacional como consecuencia de un proceso restrictivo del crecimiento secundario a una situación materna o fetal, pero no todos los casos pequeños para su edad gestacional ocurren como consecuencia de un proceso restrictivo del crecimiento, que sería adecuado considerar como crecimiento intrauterino retardado (**cap. 13**, Nutrición del recién nacido prematuro, **tomo IV**).

Los primeros estudios que relacionaron la desnutrición en las primeras etapas de la vida con el desarrollo de obesidad en la época adulta provienen de las víctimas de la hambruna holandesa durante la Segunda Guerra Mundial (estudio FAMINE), en el que las niñas nacidas de gestantes que padecieron gran carestía desde el principio de la gestación, mostraron un mayor riesgo de ser obesas en la época adulta. En cambio, durante el cerco de Leningrado, que duró más de 800 días, los fetos sujetos a restricción calórica importante y que experimentaron malnutrición posterior durante la infancia, en su vida adulta no demostraron tasas aumentadas de resistencia a la insulina, dislipidemia, hipertensión o enfermedad cardiovascular. Posteriormente, los estudios de cohortes del Reino Unido mostraron asociaciones entre los recién nacidos de bajo peso y un incremento en el IMC en la edad adulta, así como con el incremento de la adiposidad medida por absorciometría de doble energía de rayos X (DEXA). En la actualidad, en los países emergentes se comprueba que los recién nacidos con bajo peso que experimentan un aumento de peso acelerado en los primeros meses de vida, presentan un aumento de su masa grasa independientemente de otros factores. Así pues, tanto los recién nacidos con un *catch up* temprano como aquellos con mayor tasa de crecimiento en los primeros meses estarían predispuestos al aumento de la obesidad en la edad adulta.

La hipertrofia placentaria es un mecanismo de adaptación que permite mantener el aporte de nutrientes al feto. En situaciones de insuficiencia placentaria está claramente descrita la disminución del crecimiento fetal por la falta del aporte materno. No obstante, diversos estudios muestran que, en situaciones de déficit nutritivo de la madre, por ejemplo por anemia materna, las placentas están aumentadas de tamaño para contrarrestar este déficit. En cualquier caso, los niños con bajo peso al nacimiento muestran, en la edad adulta, menor tolerancia a la glucosa y mayor resistencia a la insulina. Esta asociación entre malnutrición materna e intolerancia a la glucosa podría explicarse por una alteración permanente en la función de las células β del páncreas o por una modificación en la sensibilidad tisular a la insulina durante la vida fetal, pero que se manifestaría con posterioridad (*hipótesis del fenotipo ahorrador*) (**Fig. 24-2**). El desarrollo de una sensibilidad diferencial a la acción de la insulina asegura, en un contexto evolutivo, la ganancia rápida de grasa en momentos de abundancia para recurrir a la energía que contiene en épocas de escasez, y así poder sobrevivir. Hoy en día, esta hipótesis se acompaña del desarrollo de la resistencia a la leptina, ya que de esta forma se elimina la señal supresora del apetito para aumentar el depósito graso. Estos niños tienen, además, mayor riesgo de presentar hipertensión en la edad adulta, y se postula una pérdida de la elasticidad de las paredes vasculares, desarrollo de menor número de nefronas y/o disfunción metabólica, por ejemplo del cortisol. En cualquier caso, la aterosclerosis carotídea es más frecuente y más grave en los adultos que tuvieron un menor crecimiento fetal.

Los estudios con animales son claves para entender los mecanismos subyacentes a estos procesos. Las ovejas nacidas con bajo peso tienen una mayor masa grasa relativa en comparación con las nacidas con mayor peso, y también presentan un incremento en los depósitos de grasa cuando son expuestas durante su vida intrauterina a restricción alimentaria materna en el principio de la gestación (período de mayor desarrollo placentario), lo que sugiere que el momento y la duración de la restricción calórica es crucial para la programación de la masa grasa. También existen evidencias de que las dietas con restricción proteica durante la vida intrauterina inducen una susceptibilidad mayor hacia la obesidad en ratas adultas, incluso sin cambios en la dieta durante la vida posnatal. Una dieta con restricción calórica moderada

o intensa durante la vida prenatal también se asocia con una mayor deposición de grasa en roedores. No se puede excluir el papel del estrés prenatal como vector en la programación en todos estos modelos de restricción alimentaria, ya que en ratones que han experimentado el estrés desde mediados hasta finales del embarazo se han observado efectos significativos y a largo plazo sobre el peso corporal en los hijos de madres sensibles al estrés, y los descendientes varones son un 15 % más pesados en la época adulta (**cap. 11**, Nutrición durante la gestación y la lactancia, **tomo IV**).

EVIDENCIA DE ESTUDIOS EN SERES HUMANOS SOBRE PROGRAMACIÓN METABÓLICA DE LA OBESIDAD

En los seres humanos es difícil discernir el efecto de la obesidad materna sobre la programación fetal de la obesidad, porque los niños, durante la infancia y adolescencia, estarán sometidos posiblemente a los mismos hábitos dietéticos y obesogénicos que sus madres. Los estudios epidemiológicos son esenciales para establecer correlaciones entre el estado nutricional materno y la salud del recién nacido, pero el análisis de los resultados puede estar influido por variables de confusión de tipo genético o ambiental. El incremento en el grado de obesidad materno es paralelo al de las tasas de recién nacidos grandes para su edad gestacional y al de las de obesidad en la infancia. Unido a esto, la observación del comienzo temprano de la obesidad infantil en los primeros meses de vida apoya una relación entre la obesidad materna y en la descendencia. Para abordar en los seres humanos la existencia de una relación de causalidad entre la obesidad materna y la de sus hijos se pueden plantear cuatro estrategias, que se comentan a continuación.

Estudios clínicos de intervención

La realización de estudios de intervención en seres humanos es la mejor estrategia, pero son difíciles y requieren largos períodos de tiempo para observar los resultados, ya que hay que esperar hasta que los individuos sean adultos. En la actualidad se dispone de varios estudios de intervención sobre la dieta materna durante el embarazo para reducir el índice glucémico de las dietas en este período, entre los que destacan UPBEAT, ROLO y NIGO Health en Europa, y el estudio LIMIT en Australia. Los resultados se están empezando a publicar, y habrá que esperar hasta los análisis en la etapa infantil y adulta de la descendencia.

Estudios de asociación con madres y padres

En el estudio de cohortes de la «generación R» en Holanda, con 4.871 madres, padres e hijos participantes, se examinó la asociación del peso antes del embarazo de la madre y el del padre con la distribución de grasa de sus hijos a los 6 años de edad y parámetros cardiovasculares. El IMC de ambos, madre y padre, se asoció positivamente con mayor IMC de los niños a los 6 años, grasa abdominal, presión sistólica e insulina sérica, y negativamente con las cifras de colesterol ligado a las lipoproteínas de alta densidad (HDL-C). Este efecto de

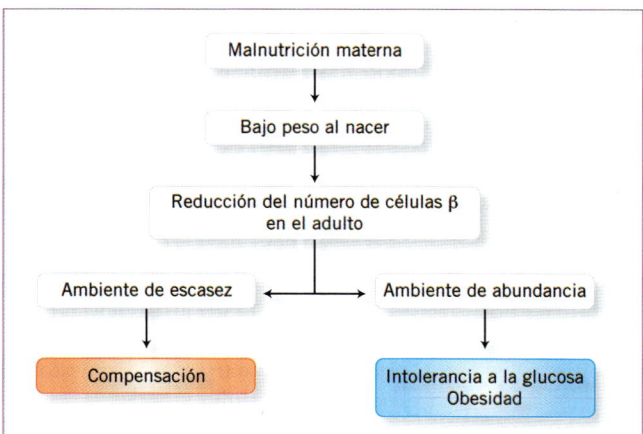

Figura 24-2. Hipótesis del fenotipo del gen ahorrador y consecuencias sobre la salud del individuo. (Adaptado de Moreno y Dalmau, 2001).

asociación fue mayor con el IMC materno que con el paterno, lo que sugiere, de nuevo, cierta causalidad del ambiente intrauterino materno sobre el desarrollo de los hijos.

Comparaciones entre hermanos

Quizás uno de los ejemplos más claros de efectos de la programación metabólica de la obesidad en los seres humanos se pone de manifiesto cuando se analizan los resultados perinatales entre hermanos, antes y después de que sus madres con obesidad mórbida fueran sometidas a cirugía bariátrica. Estos estudios han demostrado que los niños nacidos tras la cirugía bariátrica presentan un prevalencia de macrosomía (1,8 % frente a 14,8 %) y de obesidad muy inferior a sus hermanos nacidos antes de la cirugía (52 %), sin que se observen incrementos en el porcentaje de niños con bajo peso al nacer, así como una mejora en los marcadores cardiometabólicos (lípidos y resistencia a la insulina) cuando alcanzan la adolescencia. Los beneficios de esta cirugía son mediados por el cambio del ambiente metabólico deletéreo previo a la cirugía, con mejora desde el principio del embarazo de la sensibilidad de la insulina y la dotación de energía disponible para la unidad fetoplacentaria cercana a la normalidad respecto a los niveles de la gestante con obesidad. Estos hallazgos ponen de manifiesto que los hermanos nacidos antes de la intervención metabólica de la madre que posteriormente comparten con sus hermanos nacidos de un ambiente intrauterino distinto un mismo ambiente familiar en lo que respecta a la dieta, el ejercicio y otras actividades, siguen presentando mayor tasa de obesidad, lo que indica la existencia de otros mecanismos no ambientales subyacentes.

Por otra parte, en Suecia, en un estudio de 151.025 individuos, el cambio en el IMC pregestacional entre el primero y el segundo embarazo se asoció con mayor riesgo de preeclampsia, diabetes gestacional y niños grandes para la edad gestacional. Estos resultados también apoyan una relación causal entre el riesgo de sobrepeso y la obesidad maternos con resultados adversos del embarazo y programación de obesidad en los hijos.

Aleatorización mendeliana y estudios de secuenciación masiva

Los estudios de aleatorización mendeliana representan una alternativa no experimental a los ensayos clínicos aleatorizados. En este caso, la asignación aleatoria grupal de los individuos no depende del investigador, sino que son los propios genes heredados de manera independiente los que sirven para realizar una aproximación estadística. Esta metodología se inspira y se fundamenta en la segunda ley de Mendel (ley de segregación de los caracteres), que indica que, salvo excepciones (p. ej., presencia de ligamiento génico o estratificación en la población), el reparto de los genes parentales entre los gametos se produce de manera aleatoria gracias a la división meiótica que experimentan las células germinales durante la gametogénesis. Así pues, la transferencia génica de padres a hijos es un suceso que se produce al azar que puede asemejarse a la asignación a los diferentes grupos experimentales que se efectúa en un ensayo clínico aleatorizado. Una de las principales dificultades reside en encontrar el instrumento genético que se va a aplicar en estos estudios (polimorfismos de un solo nucleótido, de múltiples, o puntuaciones de riesgo genético), además de que se requiere un gran número de individuos para obtener un tamaño de la muestra adecuado (5.000-100.000 individuos).

En un estudio reciente de aleatorización mendeliana con datos de 30.487 mujeres de 18 estudios, el IMC materno pregestacional y los valores séricos de glucosa elevados por causas específicas genéticas comportaron hijos con mayor peso al nacimiento. Los investigadores de ese trabajo se preguntaron si existía una relación causal entre el IMC materno y otros factores relacionados, y el peso de los hijos al nacimiento. Siguiendo la estrategia de los estudios de aleatorización mendeliana, lo primero que hicieron fue identificar una puntuación de riego genético relacionado con el factor de riesgo en estudio (IMC y otros factores de riesgo asociados). En este caso se optó por una serie de polimorfismos de un solo nucleótido (SNP) descritos en la bibliografía para este efecto y corregidos por un factor de peso de su efecto, según datos obtenidos por secuenciación masiva (**cap. 6**, Bases genéticas de las enfermedades complejas).

El esquema de aleatorización mendeliana seguido en este estudio se muestra en la **figura 24-3**. Si un factor materno influye de forma causal en el peso al nacer del hijo, la puntuación del riesgo genético asociado con ese factor materno se debería asociar también con el peso al nacimiento. Dado que el genotipo se determina en el nacimiento, no va a estar influido por otras covariables externas (p. ej., el estado socioeconómico). La estimación de una puntuación de riesgo genético materno asociada con el fenotipo materno (*w*) y la asociación de esta puntuación genética con el peso al nacimiento (*x*) pueden emplearse para estimar la asociación entre la variable materna de estudio debida a causas genéticas y el peso al nacimiento ($y = x/w$), suponiendo una situación libre de factores de confusión. Si la relación observacional entre el peso materno y al nacimiento (*y*) difiere de la relación causal descrita, la asociación está confundida por otros factores. Para el IMC y las cifras de glucosa en ayunas, la asociación causal fue coherente con las asociaciones observacionales, pero para la presión arterial sistólica, la observación genética y la observacional fueron en direcciones opuestas. Así pues, incluso considerando la aleatorización mendeliana

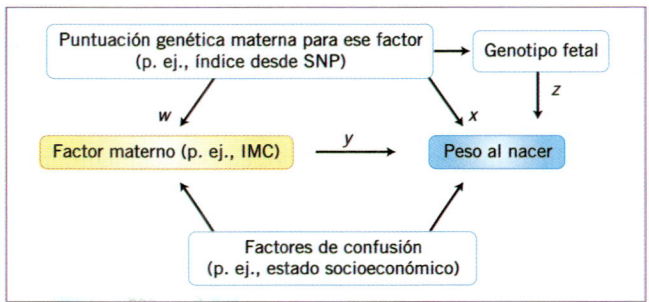

Figura 24-3. Principio de un estudio de aleatorización mendeliana en programación fetal del peso al nacimiento. IMC: índice de masa corporal; SNP: polimorfismo de un solo nucleótido. (Adaptado de Tyrrell y cols., 2016).

con estudios genéticos, se observa la asociación entre obesidad materna y fetal.

En varias revisiones sistemáticas se confirma que, aunque la obesidad materna antes del embarazo y la ganancia de peso durante él se asocian con resultados perinatales adversos y mayor adiposidad en la etapa adulta, el efecto de la obesidad materna antes del embarazo es más potente que el de la ganancia de peso durante el embarazo. Por ello, es importante realizar campañas de salud pública para intentar reducir la obesidad en las mujeres que planeen quedarse embarazadas.

EVIDENCIAS DE ESTUDIOS ANIMALES EN LA PROGRAMACIÓN METABÓLICA DE LA OBESIDAD

Los modelos animales ofrecen una información inestimable para comprender los mecanismos subyacentes de la programación metabólica, ya que se pueden realizar estudios de intervención y controlar de forma estricta el componente genético. Los resultados de los estudios en animales muestran un fuerte paralelismo con los observacionales en seres humanos, y apoyan una relación causal tanto de la malnutrición como de la sobrenutrición maternas con la adiposidad del recién nacido y la obesidad en la edad adulta.

Un número creciente de estudios en roedores muestra que la exposición a la obesidad o a la sobrenutrición durante el embarazo y la lactancia se asocia con el desarrollo de obesidad en la descendencia. Esta predisposición se encuentra amplificada cuando los descendientes, tras su destete, son expuestos a dietas con alto contenido en grasa. Esto podría reflejar la situación que se da en los seres humanos, con períodos críticos durante el desarrollo en los que la obesidad o la sobrenutrición ejercerían mayor influencia en el desarrollo de la descendencia. La obesidad materna altera la calidad del ovocito de las ratas y se asocia con el desarrollo alterado del embrión, y de este modo los efectos de la programación en la descendencia podrían ser una consecuencia de la obesidad materna incluso antes de la fertilización. Además, las crías de las ratas que se convierten en obesas como resultado de la sobrealimentación antes de aparearse, pero que mantienen una dieta normal durante la gestación, se convierten en obesas en su vida adulta.

Además de los efectos en la programación de la obesidad y de la masa grasa de los descendientes por la obesidad materna, ésta influye también en la composición corporal. En ratas, las crías jóvenes de madres alimentadas con «comida basura» sólo durante la gestación o también durante la lactancia presentan un mayor contenido de grasa intramuscular, atrofia del músculo semitendinoso, alteración en la expresión de los genes involucrados en el crecimiento muscular y el metabolismo y reducción en la fuerza muscular. Estos cambios podrían intervenir en el desarrollo anormal del músculo e influir, asimismo, en su tamaño y fuerza, así como ser importantes en la patogenia de la resistencia a la insulina.

Los estudios en modelos animales han revelado que dietas obesogénicas durante la gestación o la lactancia no sólo incrementan el riesgo de obesidad del recién nacido, sino que causan alteraciones en el metabolismo que afectan a distintos órganos y tejidos:

- En el músculo, aparición de resistencia a la insulina.
- Reorganización de las vías neuronales, con alteración de la regulación del apetito e incremento de las concentraciones de insulina y leptina en los recién nacidos.
- Alteraciones en los adipocitos, que ven aumentada su capacidad para almacenar lípidos durante la vida posnatal.
- Reducción de la función pancreática, que disminuye la homeostasis de la glucosa/insulina asociada con la edad.

La obesidad materna produce, además, un descenso en los niveles de adiponectina. La suplementación con adiponectina en ratas gestantes contribuye a normalizar la sensibilidad a la insulina, los niveles placentarios de insulina/complejo 1 de la proteína quinasa diana de la rapamicina de mamíferos (mTORC-1), el transporte de nutrientes y el crecimiento fetal y el depósito de grasa visceral a largo plazo en las crías, siendo una hormona con consecuencias para la programación fetal de obesidad.

En la **tabla 24-1** se muestran distintos genes que se han relacionado con la programación de obesidad en estudios preclínicos en animales.

PROGRAMACIÓN DEL METABOLISMO DE LA INSULINA

A medida que la obesidad afecta de manera exponencial a las mujeres en edad fértil, gana importancia la necesidad de comprender los mecanismos relacionados con la diabetes y la obesidad durante el embarazo sobre la posible implicación en el origen de enfermedades metabólicas y vasculares en la vida adulta. La obesidad y el embarazo contribuyen individualmente a cambios inflamatorios y un estado de mayor resistencia a la insulina y de circulación de lípidos. La resistencia a la insulina y la hiperglucemia correspondiente pueden comportar hiperinsulinemia fetal, y conducir a un crecimiento fetal excesivo asociado con macrosomía y aumento de la adiposidad.

Para explicar el origen de la macrosomía fetal o de los fetos grandes para su edad gestacional, la hipótesis clásica propuesta por Pedersen tenía como sustrato principal la glucosa, que atravesaba la placenta y producía hiperinsulinemia fetal con efecto anabolizante sobre el feto. Sin embargo, algunos estudios han demostrado la presencia de macrosomía en embarazos con glucemias bien controladas. Así pues, no sólo es necesario controlar la glucemia para evitar la macrosomía, y cada vez cobra más fuerza la *teoría de Freinkel*, que apoya una alteración más compleja en el ambiente intrauterino, de modo que la glucosa, los aminoácidos y los lípidos tienen, todos, un papel importante en la fisiopatología del desarrollo fetal. Una propuesta para explicar el vínculo entre la obesidad materna y la fetal es la que ofrece la *hipótesis de la sobrealimentación en el desarrollo*, que establece que altas concentraciones de glucosa, ácidos grasos libres y aminoácidos en la madre, producen cambios permanentes en el control del apetito, el funcionamiento neuroendocrino y el metabolismo energético en el feto en desarrollo, que van a

Tabla 24-1. Genes relacionados con la programación de obesidad en estudios preclínicos en animales y rutas metabólicas en las que participan

Genes	Rutas metabólicas obesogénicas
Neuropéptido Y (NPY)	Control del apetito
Proopiomelanocortina (POMC)	
Proteína Agouti (AGRP)	
Receptor 4 de melanocortina (MC4R)	
Leptina (LEP)	
Receptor de la leptina (LEPR)	Resistencia a la leptina
Transductor de señal y activador de la transcripción 3 (STAT3)	
Receptor de la insulina beta (INSR)	Cadena de señalización del receptor de insulina
Sustrato de receptor de insulina 1 (IRS1)	
Fosfatidilinositol-3-fosfato (PI3K)	
Proteína quinasa B 1, 2 (AKT1, AKT2)	
Receptor activado por proliferadores de los peroxisomas gamma (PPARG)	Adipogénesis
CCAAT/proteínas de unión a intensificadores CCAT beta (CEBPB)	
Insulina (INS)	Metabolismo glucídico y lipídico
Receptor activado por proliferadores de los peroxisomas alfa (PPARA)	
Receptor de retinoide alfa (RXRA)	
Sirtuina 1 desacetilasa (SIRT1)	
Receptor de glucocorticoides (GR)	
Factor de crecimiento análogo de insulina 1 (IGF1)	
Factor de crecimiento análogo de insulina 2 (IGF2)	
Adiponectina (ADIPOQ)	

Adaptado de Rajamoorthi y cols., 2022.

aumentar su riesgo de adiposidad en la vida adulta, con el riesgo acompañante de síndrome metabólico y de enfermedad cardiovascular. La obesidad y la diabetes en embarazadas se asocian con mayores concentraciones de glucosa, ácidos grasos, insulina, leptina y agentes inflamatorios. Éstos modificarían la plasticidad placentaria, promoviendo un mayor crecimiento fetal y adiposidad neonatal, así como mayor riesgo de obesidad en el niño (**Fig. 24-4**). Estas niñas tendrán embarazos, y su obesidad generaría de nuevo un mayor riesgo de enfermedad en sus hijos, lo que conduciría a una perpetuación transgeneracional del desarrollo de obesidad (**Fig. 24-4**). En todo este enclave metabólico, la insulina va a tener un papel decisivo.

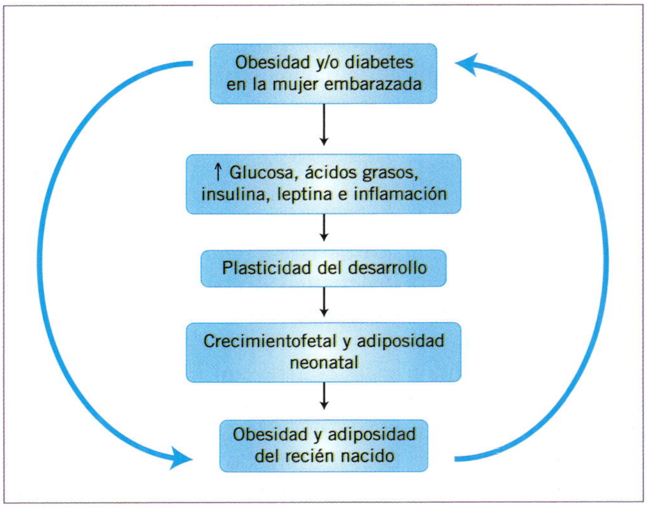

La insulina materna clásicamente había sido poco estudiada, porque como hormona polipeptídica no puede atravesar la placenta; además, no afectaba, en principio, al transporte de glucosa a través de la placenta, porque lo realizan transportadores de glucosa independientes de sodio 1 (GLUT-1), que son independientes de la insulina; en cambio, en los tejidos periféricos se encuentran transportadores GLUT-4 que sí dependen de la acción de la insulina. Sin embargo, la placenta tiene gran cantidad de receptores de insulina y, por lo tanto, la insulina materna puede activar sus rutas de señalización anabólicas, afectando a la proliferación celular, al transporte y metabolismo placentario de nutrientes, y al desarrollo fetal. De hecho, es clásicamente conocido por los ginecólogos que las placentas de las mujeres diabéticas son más grandes que las de las mujeres sanas, y esto también ocurre con las madres con obesidad. Por todo ello, el estudio del papel de la insulina en la transferencia placentaria de nutrientes es de gran importancia para diseñar estrategias que eviten macrosomía y adiposidad fetal en la descendencia y, con ello, la programación fetal de la obesidad en el futuro.

En general, la expresión de marcadores placentarios «sensores energéticos» y «sensores de estrés» se ve afectada por la obesidad materna. Se ha comprobado que la expresión

Figura 24-4. Programación intergeneracional de la obesidad. (Adaptado de Koletzko y cols., 2014).

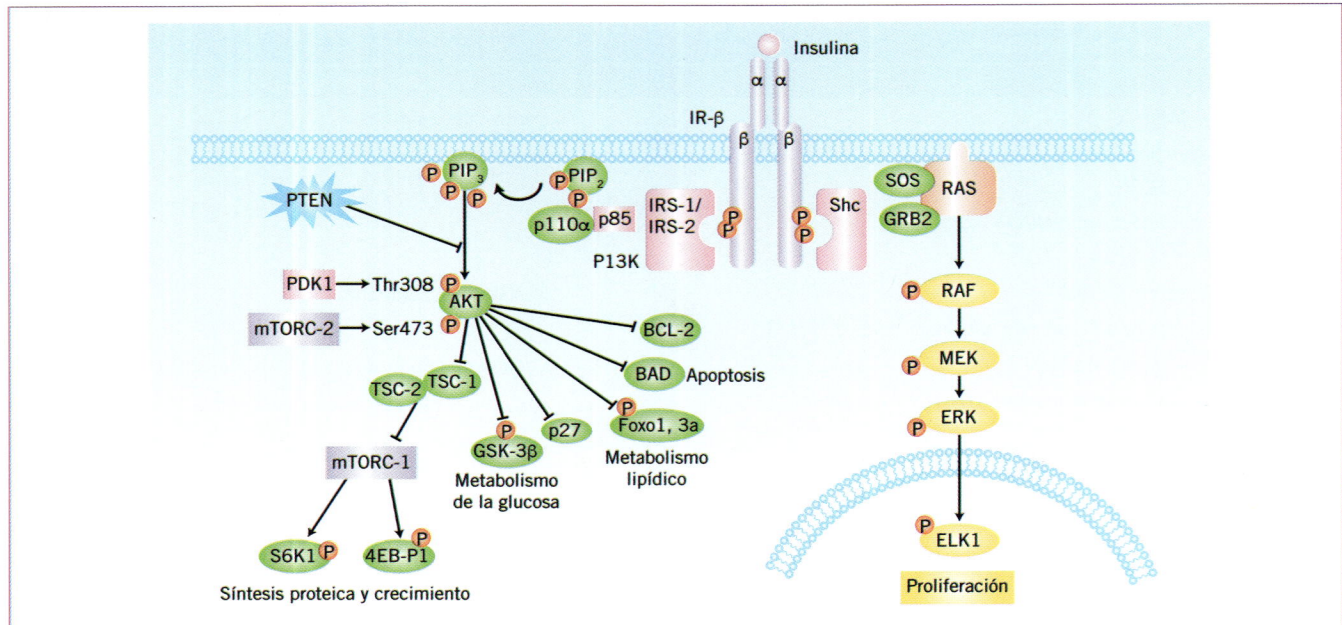

Figura 24-5. Cadena de señalización tras la unión de la insulina a su receptor en la placenta. Akt: proteína quinasa B; BAD: proteína proapoptótica; BCL-2: proteína proapoptótica; 4EB-P1: inhibidor del factor de iniciación de la traducción proteica; ELK1: factor de transcripción del gen *elk1*; ERK: quinasa regulada por señal extracelular; Foxo: factores de transcripción *forkhead box other*; GRB2: unión del receptor del factor de crecimiento 2; GSK-3β: glucógeno sintasa quinasa 3β; IR-β: receptores β de la insulina; IRS-1/IRS-2: sustratos 1 y 2 del receptor de insulina; MEK: quinasa que fosforila residuos de treonina; mTORC: proteína quinasa diana de la rapamicina de mamíferos; P: fosforilación; p29, p85 y p110α: subunidades de 29, 85 y 110 kDa, respectivamente; PDK-1: proteína quinasa dependiente de fosfoinosítidos; PI3K: fosfatidilinositol-3-fosfato; PIP: fosfatidilinositol-fosfato; PTEN: fosfatasa homóloga de tensina; RAF y RAS: proteínas de los oncogenes Raf y Ras, respectivamente; S6K1: quinasas S6 de los ribosomas 1; Shc: proteína con domino SH₂; SOS: recambiadora de nucleótidos de guanina; TSC: complejo de la esclerosis tuberosa.

génica de *mTOR* en el tejido placentario está disminuida en caso de obesidad de la madre durante la gestación; sin embargo, *SIRT-1* y *UCP2* presentan una expresión elevada en la placenta de madres obesas. La activación del receptor de la insulina en la placenta y en otros órganos comportará una activación de dos posibles rutas: la Ras-ERK (*extracellular-signal-regulated kinase:* quinasa regulada por señales extracelulares) y la IRS-PI3K-Akt-mTOR (sustrato del receptor de insulina-fosfatidilinositol-3-quinasa-proteína quinasa B-proteína quinasa diana de la rapamicina en mamíferos) (**Fig. 24-5**). La ruta Ras-ERK se ha relacionado principalmente con procesos de crecimiento y proliferación celular, y la PI3K-Akt-mTOR con el metabolismo de nutrientes (glucosa, lípidos y síntesis proteica), habiéndose descrito mTOR como un sensor de nutrientes placentario. En casos de diabetes gestacional, en los que es característico el exceso de nutrientes y de insulina materna, la activación de la ruta de mTOR podría favorecer la macrosomía fetal, ya que favorecería el transporte de aminoácidos a través de la placenta. Las placentas de madres obesas que desarrollan diabetes gestacional muestran un descenso de la expresión génica de la proteína quinasa activada por adenosinmonofosfato (AMPK) y un aumento del activador de mTOR, el p70S6KB1. Todo esto parece indicar la existencia de una respuesta adaptativa de la placenta al incremento del IMC o a la diabetes materna, en concordancia con el papel fisiológico de la mitocondria en la regulación de las concentraciones de adenosintrifosfato (ATP) y adenosinmonofosfato (AMP). Se ha descrito cierta resistencia a la insulina en placentas de mujeres diabéticas tratadas con dieta (demostrada por menores concentraciones de proteína quinasa B fosforilada [p-Akt]), que se revertía mediante el tratamiento con insulina exógena (aumentaban las concentraciones de p-Akt). Este hecho sugiere que la cadena de señalización de la insulina está menos dañada en la placenta que en otros tejidos periféricos expuestos durante mayor tiempo a la hiperglucemia. La activación de la cadena de señalización de la insulina en la placenta aumenta las concentraciones de algunos transportadores de ácidos grasos, contribuyendo a la mayor transferencia maternofetal de grasa y mayor adiposidad fetal observada en niños de madres con diabetes gestacional. Así pues, la hipertrigliceridemia materna en estos embarazos también puede contribuir a un aumento de la adiposidad fetal.

Al inicio del tercer trimestre de embarazo es típico un ambiente uterino de hiperlipidemia e hiperinsulinemia característico de la diabetes gestacional y la obesidad, que se traduce en una alteración de la estructura placentaria con activación de las principales rutas de la insulina en la placenta, aún mayor tras el tratamiento con insulina exógena. Esto tiene como consecuencia la activación del transporte placentario de lípidos hacia el feto, con lo que aumenta la adiposidad fetal. Por lo tanto, la insulina, en etapas tempranas del embarazo, altera la estructura placentaria mediante las vías de señalización de la insulina, lo que comporta el aumento de adiposidad en los recién nacidos y contribuye a la programación fetal de la obesidad (**Fig. 24-6**). Actualmente se están buscando mejores biomarcadores relacionados con

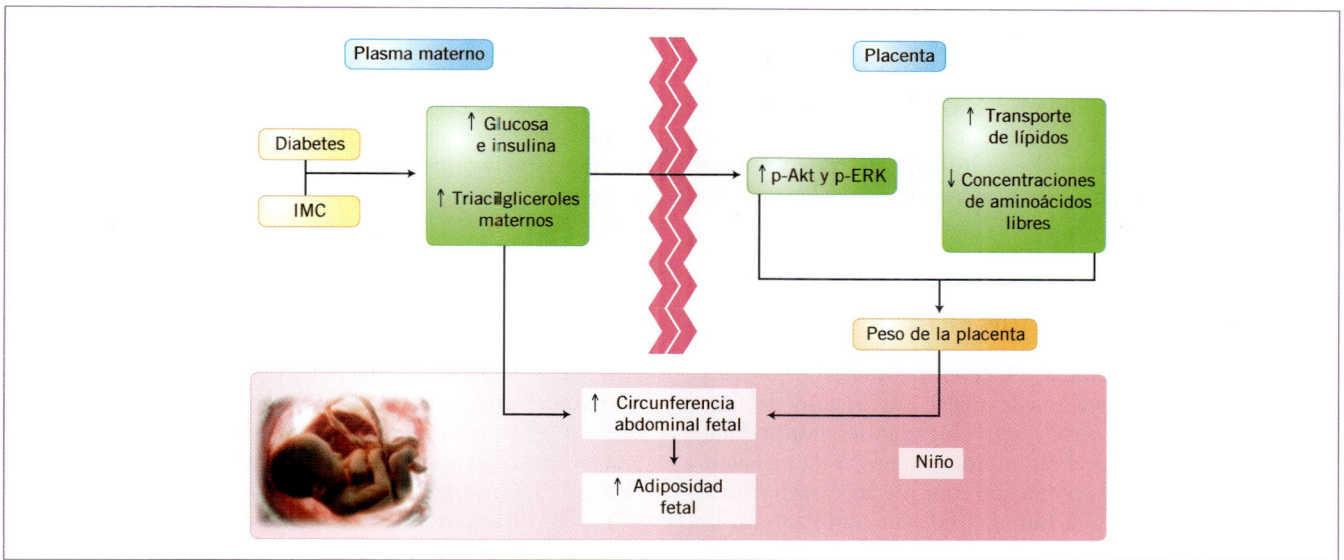

Figura 24-6. Esquema del efecto de la hiperlipidemia materna y la resistencia a la insulina sobre la adiposidad fetal. IMC: índice de masa corporal; p-Akt: proteína quinasa B fosforilada; p-ERK: proteína quinasa regulada por señal extracelular fosforilada.

la glucemia y la insulina durante el primer trimestre en embarazadas con obesidad o con riesgo de desarrollar diabetes gestacional, para monitorizar el tratamiento dietético desde el primer trimestre y no a finales del segundo trimestre como se venía haciendo en estas pacientes.

Los micro-RNA también tienen un papel regulador de la sensibilidad a la insulina (**cap. 9**, Regulación de la expresión génica en organismos eucariotas). Actualmente, los micro-RNA miR-26b, miR-103, miR-107, miR-802 y Let-7 se asocian con el síndrome metabólico en una variedad de modelos experimentales. Tanto en modelos animales con malnutrición materna preconcepcional o en el proceso de implantación como en modelos de obesidad materna se observan valores alterados de estos micro-RNA, que podrían tener un papel clave en el desarrollo de resistencia a la insulina en la etapa adulta.

PROGRAMACIÓN DE LAS SEÑALES DE APETITO

La alteración temprana de la dieta puede modificar las preferencias de alimentos y sabores en la descendencia. A los 58 años de edad, los hombres y mujeres que sufrieron las hambrunas en Holanda durante la Segunda Guerra Mundial mostraban preferencia hacia alimentos grasos y menos actividad física. Además, se ha comprobado que las dietas bajas en proteínas en ratas programan a los animales para una preferencia por los alimentos grasos. Estos cambios pueden ser dirigidos por alteraciones en la expresión de receptores del gusto, pero también de las señales de control del apetito y la saciedad, entre las que destacaría la resistencia a la leptina. En seres humanos, el peso al nacimiento se asocia con mayores concentraciones de leptina en sangre fetal, lo que podría asociarse con mayor adiposidad en estos niños y/o resistencia temprana a la leptina en la descendencia.

En los últimos años, diversos estudios en animales muestran que las dietas obesogénicas de las madres tienen un papel crucial en la programación de las vías hipotalámicas

que regulan el apetito y el balance energético. En este contexto, la resistencia a la leptina en madres obesas es clave para el posterior desarrollo de hiperleptinemia y resistencia a la leptina en sus hijos. La leptina aumenta el gasto energético y ayuda al control de la saciedad, por lo que la resistencia a la leptina tendría un efecto contraproducente sobre la ingesta en los animales. La placenta genera grandes cantidades de leptina, pero la mayor parte se vertería a la circulación materna para regular los procesos de apetito en las madres que *per se* tienen resistencia a la leptina asociada con la gestación. La sobrealimentación de roedores en etapas tempranas del embarazo eleva las concentraciones de leptina y modifica las de péptidos orexigénicos como el neuropéptido Y y el péptido relacionado con la proteína Agouti (AGRP) en el núcleo arqueado del hipotálamo, lo que afecta a la expresión del receptor 4 de melanocitos alfa (MC4R) en el núcleo paraventricular del hipotálamo, que es el gran centro de control del apetito y la saciedad. La descendencia de madres alimentadas con dietas altas en grasa muestra una sensibilidad reducida a los efectos anorexigénicos de la leptina.

La insulina dispone también de receptores en sistema nervioso central, y de hecho se considera una hormona saciante. En modelos animales, la hiperinsulinemia durante las etapas de desarrollo cerebral se asocia con malformaciones de las estructuras del hipotálamo, lo que comporta disfunción hipotalámica y alteración de la homeostasis de la glucosa en la descendencia. La resistencia a la insulina en la madre se correlaciona con una respuesta cerebral posprandial más lenta en sus hijos. Además, en fetos de madres con diabetes gestacional, la hiperinsulinemia mantenida produce desensibilización de esta hormona a nivel central, con resistencia a la insulina, lo que puede afectar a las señales de control del apetito o la saciedad. La combinación de hiperinsulinemia y consumo de dietas ricas en grasa contribuye de una forma más exacerbada a la programación de obesidad en estudios con animales. Estudios preclínicos en roedores han mostrado que las dietas altas en grasa durante la gestación promueven la obesidad materna, así como hiperinsulinemia y leptinemia. Las crías desarrolladas tienen también niveles elevados de insulina y leptina que alteran la expresión de hormonas controladoras del apetito, como el neuropéptido Y y la proopiomelanocortina (POMC), que pueden tener un impacto a largo plazo en la estructura y función de los circuitos hipotalámicos.

EPIGENÉTICA Y REPERCUSIÓN SOBRE LA PROGRAMACIÓN FETAL

En la etapa pregestacional, el genotipo materno/paterno, cuya expresión genética puede variar en función del ambiente en el que se desarrolle, daría lugar a un fenotipo fetal. Esto no puede explicar el rápido incremento en la prevalencia de la obesidad en la población, porque las características genéticas de la población humana no han cambiado en las últimas tres décadas, pero la prevalencia de la obesidad se ha triplicado en ese tiempo. No obstante, factores placentarios junto con factores maternos como el estrés, la resistencia a la insulina, la resistencia a la leptina y otros podrían dar lugar a cambios en las metilaciones del DNA o cambios epigenéticos, que afectarían a su función y que podrían ser transmitidos de madres a hijos durante la gestación.

El mecanismo que media la relación entre la obesidad materna y el incremento del IMC del recién nacido y de su obesidad en la etapa adulta todavía no se conoce del todo en los seres humanos, pero las evidencias, principalmente en animales, apoyan la idea de que puede estar relacionado, en parte, con cambios epigenéticos como la metilación del DNA, la modificación covalente de histonas o los microRNA, que regulan la expresión de los genes asociados a las rutas metabólicas. Estudios recientes demuestran que la obesidad paterna también puede influir en el fenotipo del recién nacido, además de los factores maternos, un efecto que puede estar regulado por mecanismos epigenéticos en las células sexuales.

La metilación del DNA es un regulador muy importante en la transcripción de los genes. Las modificaciones epigenéticas son heredables, por lo que es un mecanismo potencial de transmisión de rutas metabólicas alteradas de padres a hijos. No obstante, no hay que olvidar que los cambios epigenéticos son reversibles si se modifica el ambiente, pero el problema es que los hijos están sometidos en gran medida al mismo ambiente materno, lo que dificulta el cambio de estas marcas epigenéticas entre padres e hijos (**cap. 18**, Nutriepigenética).

El estudio epigenético en la programación fetal de la enfermedad en seres humanos es relativamente reciente, y aunque hay varios estudios multinacionales al respecto (Estudio GUSTO en Singapur, y EARNEST, *Early Nutrition* y DYNAHealth en Europa, etc.), los resultados son escasos. Se ha descrito que 1.423 regiones del metiloma humano son altamente variables entre individuos, y el 75 % se debe a la interacción del genotipo con distintos factores que influyen sobre el crecimiento fetal intrauterino, como el tabaquismo, la depresión materna, el IMC materno, el peso al nacimiento o la edad gestacional.

Aunque el período exacto de plasticidad parece extenderse más allá del período periconcepcional a la vida posnatal, se desconoce cuál es la ventana de oportunidad para modular los efectos de la programación fetal. Asimismo, en relación con los mecanismos epigenéticos se desconocen cuántas generaciones puede conllevar revertir el efecto de la programación, así como si es posible desarrollar marcadores fiables para predecir la aparición de enfermedades metabólicas.

En los estudios de hermanos cuyas madres obesas se habían sometido, o no, a cirugía bariátrica por problemas de obesidad, se observan importantes diferencias epigenéticas entre ellos. La mayor parte de las señales diferentes entre los hermanos corresponden a la metilación de genes relacionados con el control de la glucosa, la respuesta inflamatoria y la enfermedad vascular. Se analizaron 5.698 genes, de los cuales 1.356 mostraron diferencias epigenéticas que implicaban 20 rutas canónicas del metabolismo. En concreto, la mayoría de estas marcas se asocia con genes relacionados con los procesos de desarrollo de cáncer, y 48 modificaciones epigenéticas con señales metabólicas de diabetes.

No sólo la insulina, sino también otras hormonas relacionadas, como el factor de crecimiento análogo de la insulina tipo 2 (IGF-2), el sustrato 1 del receptor de la insulina (IRS-1) o la leptina, son susceptibles a la programación epigenética. La metilación de CpG en la región promotora de la leptina tiene un papel importante en la expresión de leptina durante la diferenciación de los preadipocitos. Entre otros genes que experimentan metilaciones diferentes entre hermanos antes y tras cirugía bariátrica en sus madres, cabría destacar también la relación con el posterior desarrollo de diabetes del receptor activado por proliferadores de los peroxisomas gamma (PPAR-γ, *peroxisome proliferator receptor-gamma*) y las proteínas de unión a intensificadores CCAAT (CEBP-β, *CCAAT/enhancer-binding protein beta*). Otro candidato a intervenir en la regulación epigenética es el gen *FTO (Fat mass and obesity-associated protein)*; en modelos animales de restricción dietética materna se observa un patrón alterado de la metilación del *FTO* que puede constituir un enlace con la obesidad asociada a la resistencia a la leptina. Se han descrito otras muchas modificaciones epigenéticas de genes que regulan la homeostasis energética, como el factor inducible de hipoxia 3 (HIF 3A), adiponectina, POMC, PPAR-α y coactivador 1α de PPAR-γ (PGC-1α), así como patrones de hipermetilación en genes relacionados con el ritmo circadiano, como *CLOCK* y *BMAL1*, en leucocitos y adipocitos, y modificaciones en las histonas de genes relacionados con la adipogénesis y diferenciación de adipocitos *(PREF-1, C/EBPα/β, PPARγ-1 aP2)*. Así pues, es imprescindible estudiar las metilaciones de DNA de forma repetida a diferentes edades para corroborar un efecto epigenético mantenido en el tiempo. Se debe agrupar la información de los distintos estudios clínicos, de forma que las variaciones epigenéticas sean obvias en tejidos relevantes para la enfermedad de interés antes de que aparezcan las características fenotípicas, para evitar confusión y la causalidad. Finalmente, debe demostrarse la relevancia funcional de los cambios epigenéticos referidos (**Fig. 24-7**).

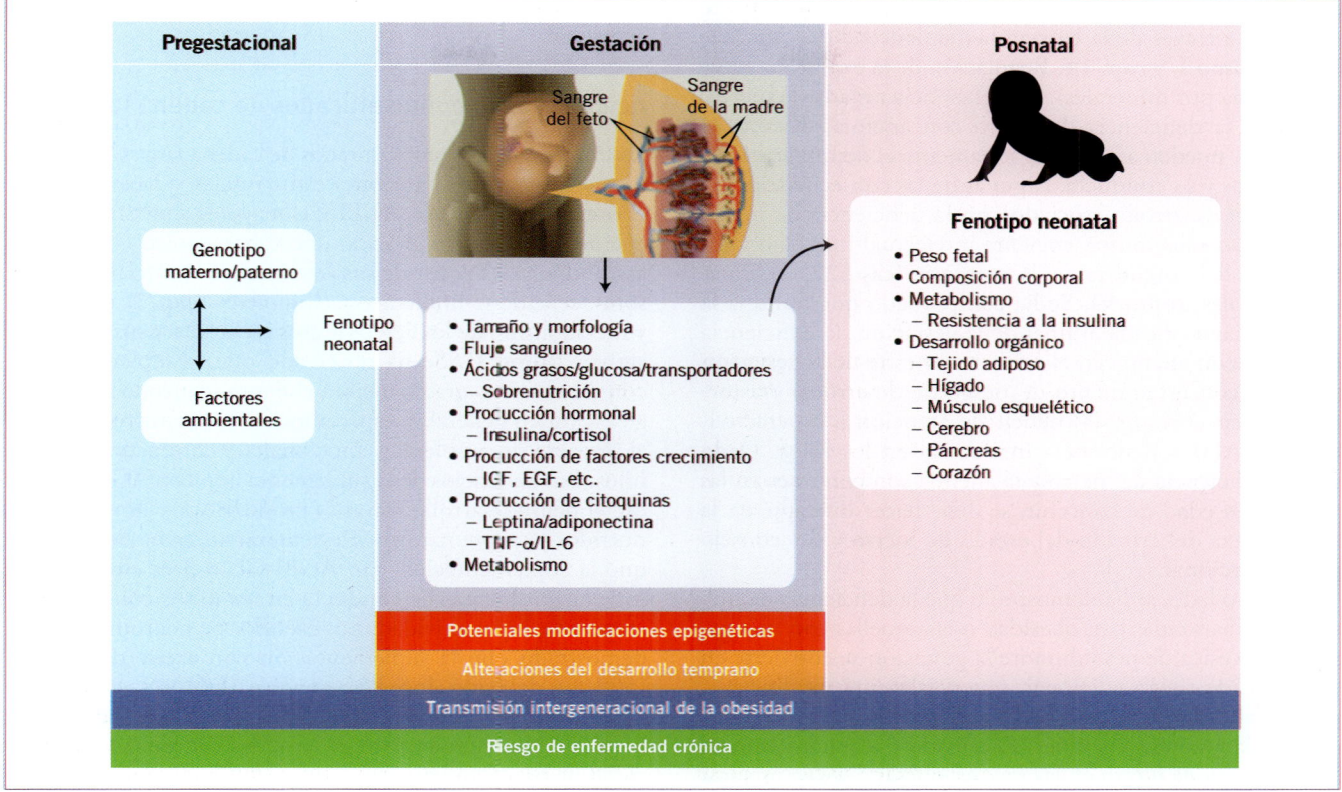

Figura 24-7. Esquema de los factores pregestacionales y gestacionales que afectan al desarrollo posnatal. EGF: factor de crecimiento epidérmico; IGF: factor de crecimiento análogo de la insulina; IL-6: interleuquina 6; TNF-α: factor de necrosis tumoral α.

ALTERACIONES EN LA PROGRAMACIÓN DEL NEURODESARROLLO

Los períodos de desarrollo del cerebro durante la vida fetal y en los primeros años son críticos y van a determinar el desarrollo a largo plazo en los diferentes dominios neuropsicológicos, como cognición, lenguaje, motricidad y conducta. Es indiscutible que uno de los períodos más importantes para la determinación del volumen neuronal, la sinaptogénesis y la arborización dendrítica es el último trimestre de la gestación; por lo tanto, se considera que diferencias en el ambiente intrauterino en los diferentes tramos de la vida fetal, y en particular en el último trimestre de la gestación, pueden determinar sustancialmente el neurodesarrollo y el desarrollo cerebral a largo plazo. Se ha observado una relación causal entre la nutrición materna y el desarrollo cerebral del hijo a largo plazo. Está ampliamente aceptado que la ingesta insuficiente de energía, proteínas y algunos micronutrientes en períodos críticos del desarrollo cerebral puede determinar cambios irreversibles en la estructura y en la función del cerebro, y como consecuencia una reducción de la capacidad cognitiva para el resto de vida.

La desnutrición infantil se ha ligado a un pobre estado de desarrollo, bajo rendimiento escolar y alteraciones del comportamiento, y aún se debate la reversibilidad de estos efectos. Las deficiencias nutricionales se dan sobre todo en ambientes socioeconómicamente desfavorables, que por sí solas tienen efectos adversos sobre el desarrollo de los niños y la conducta. Un hogar falto de estímulos puede exacerbar los efectos de la malnutrición sobre el desarrollo neurológico. El desarrollo óptimo del cerebro fetal y durante la infancia depende de una ingesta nutricional materna adecuada; se ha comprobado que la nutrición tiene un papel importante en la generación de anomalías del tejido cerebral. Los niños que sufren malnutrición durante los primeros meses de vida presentan, a largo plazo, alteraciones del cociente intelectual y el rendimiento escolar incluso hasta los 15 años de edad (**caps. 12**, Crecimiento y desarrollo del niño, y **17**, Importancia de la nutrición en los primeros 1.000 días de vida, **tomo IV**).

Todos los nutrientes son importantes para el crecimiento y el desarrollo neuronal, aunque algunos son más determinantes del desarrollo cerebral que otros. La malnutrición fetal y neonatal puede determinar efectos globales o alteraciones de circuitos específicos en el cerebro en desarrollo, y algunos nutrientes influyen preferentemente en determinadas áreas cerebrales (hierro, ácido fólico y ácidos grasos poliinsaturados de cadena larga, entre otros).

Hierro

El tejido cerebral es rico en hierro, con concentraciones que difieren según la región cerebral y el estado de desarrollo. Algunas áreas, como la corteza, el hipocampo o el núcleo estriado, son más sensibles a la deficiencia de hierro. Durante el desarrollo prenatal, el hierro se acumula en el cerebro; dada su pobre biodisponibilidad en la leche humana, este almacén cerebral es esencial durante los primeros 6 meses de vida, cuando el bebé es incapaz de regular el transporte de hierro a través de la barrera hematoencefálica (**cap. 22**, Hierro, **tomo I**, y **cap. 14**, Regulación de la expresión génica mediada por minerales). La deficiencia aislada de hierro, así como la deficiencia de hierro con anemia, durante el embarazo, pueden afectar negativamente el neurodesarrollo de los hijos y su conducta. Algunas de las consecuencias del retraso del desarrollo asociado con la deficiencia de hierro son: retraso psicomotor, cociente intelectual más bajo y dificultades del aprendizaje y la memoria (**cap. 22**, Anemias nutricionales, **tomo V**). Se ha comprobado que frente a la anemia diagnosticada al final de la gestación, la deficiencia de hierro con anemia en el primer trimestre de la gestación se asocia con un aumento de riesgo de desarrollar trastornos del espectro autista, déficit de atención e hiperactividad (TDAH) y deficiencia intelectual en los hijos. Dado que la deficiencia de hierro y la anemia son comunes en las mujeres en edad de concebir, se debe hacer hincapié en la importancia del cribado del estado de hierro y del consejo preconcepcional.

Por otro lado, se ha demostrado que la deficiencia de hierro en embarazadas con obesidad o en aquellas con una ganancia excesiva de peso durante la gestación se convierte en un factor de riesgo adicional, potencialmente modificable, para las alteraciones de neurodesarrollo descritas en los hijos durante la infancia y la niñez. El cribado y el tratamiento de la deficiencia de hierro en las madres obesas pueden mejorar las anomalías en el neurodesarrollo y en el desarrollo de la conducta observadas en estos niños.

Ácido fólico

Estudios clínicos indican que la deficiencia de ácido fólico durante la gestación se asocia con un menor volumen total cerebral y de sustancia blanca, así como con alteraciones de la morfología de la corteza cerebral, de la neurogénesis y de la apoptosis neuronal. Existe amplia evidencia científica respecto a los beneficios de la suplementación periconcepcional de ácido fólico, así como las ventajas de disponer de concentraciones adecuadas durante la gestación para reducir el riesgo de alteraciones del tubo neural en los hijos (**cap. 16**, Folatos, ácido fólico, vitamina B_{12} y colina, **tomo I**, y **cap. 13**, Regulación de la expresión génica mediada por vitaminas). Un estado óptimo de ácido fólico en la madre se ha relacionado con un mejor rendimiento mental en sus hijos, específicamente en memoria, razonamiento, atención, desarrollo visuoespacial y habilidades verbales. La evidencia científica sugiere que existe una asociación positiva entre la suplementación materna durante la gestación, particularmente periconcepcional y durante las primeras semanas de gestación, y un mejor neurodesarrollo (mejores puntuaciones en las escalas de lenguaje y funciones motoras, mejora de las competencias sociales, inteligencia emocional y resiliencia, disminución del riesgo de alteraciones de comportamiento y emocionales, disminución de la incidencia de hiperactividad y mejora de la memoria), que estaría implicada en la prevención de trastornos del espectro autista o la esquizofrenia. Se debe destacar que se ha observado que una dieta rica en ácido fólico durante toda la gestación es más beneficiosa para el neurodesarrollo que sólo la suplementación preconcepcional.

Ácidos grasos poliinsaturados de cadena larga

Los ácidos grasos poliinsaturados de cadena larga (AGPI-CL) tienen importantes funciones estructurales y metabólicas en el organismo. Los dos AGPI-CL mayores sintetizados en el cuerpo humano son el ácido docosahexaenoico (DHA) y el araquidónico, a partir de sus ácidos grasos esenciales precursores, el ácido α-linolénico y el linoleico (**cap. 7**, Funciones y metabolismo de los ácidos grasos esenciales y sus derivados activos, **tomo I**). Se ha observado que la suplementación con estos ácidos grasos mejora el neurodesarrollo durante la gestación en general, y especialmente el cognitivo, y reduce el impacto de problemas emocionales y conductuales en los hijos. Los beneficios de la suplementación con AGPI-CL sobre el neurodesarrollo son más pronunciados en niños malnutridos y en prematuros. Recientemente se ha demostrado que la suplementación con AGPI-CL n-3 es efectiva para mejorar problemas de conducta en los niños con déficit de atención e hiperactividad. Los estudios de neuroimagen han demostrado que la suplementación con aceite de pescado (500 mg de ácido docosahexaenoico [DHA] + 150 mg de ácido eicosapentaenoico [EPA]) durante la gestación puede mejorar el funcionamiento de las redes neuronales y la velocidad de procesamiento.

Enfermedades maternas

Las alteraciones metabólicas que pueden afectar a la embarazada, como el sobrepeso, la obesidad y la diabetes gestacional, suponen un riesgo negativo para el desarrollo del cerebro fetal, con consecuencias a largo plazo. La obesidad materna y los factores socioeconómicos se han identificado como los factores con mayor riesgo de comportar discapacidad mental. El efecto de la obesidad, el sobrepeso y la diabetes sobre el neurodesarrollo en edades tempranas requiere más estudios, ya que puede ser un importante predictor de problemas cognitivos y psicológicos en la edad adulta, por ejemplo en las funciones ejecutivas, enfermedades ligadas a trastornos de la conducta, envejecimiento precoz y cociente intelectual más bajo en la edad adulta. Se ha demostrado que la diabetes gestacional determina cambios transgeneracionales en el cerebro fetal.

Algunos estudios proponen que la diabetes gestacional podría afectar al desarrollo del sistema nervioso durante la vida fetal y, en consecuencia, al desarrollo neurológico y psicológico de los niños. De hecho, el grado de control de la glucemia materna se ha asociado negativamente con el desarrollo cognitivo posterior de los niños. Como consecuencia de esta alteración en el sistema nervioso, varios estudios, aunque no todos, han demostrado fallos en el lenguaje y en la actividad motora, alteraciones en el período de atención y mayor incidencia de autismo en hijos de madres con diabetes gestacional durante la edad escolar, que podrían tener consecuencias para toda la vida. Por el momento, sólo existen cohortes observacionales en las que se investiga la asociación entre diabetes materna y efectos deletéreos del desarrollo mental y psicomotor, así como de forma general sobre la función intelectual de los hijos, por lo que esta relación debe ser demostrada en más estudios bien diseñados.

La hiperglucemia materna producirá alteraciones de la estructura placentaria, afectando a la transferencia de nutrientes al feto, incluidos los que puedan ser importantes para su neurodesarrollo, como los ácidos grasos esenciales, el hierro o el ácido fólico. Paradójicamente, a pesar de que en la diabetes gestacional se produce una mayor transferencia de ácidos grasos saturados y monoinsaturados al feto, la transferencia maternofetal de AGPI-CL, como el DHA, se encuentra disminuida en las embarazadas con diabetes gestacional. El DHA es un ácido graso poliinsaturado que se encuentra en altas concentraciones en la retina y el sistema nervioso central y que contribuye a la fluidez de las membranas y la actividad de enzimática del sistema nervioso. Las embarazadas con diabetes gestacional que recibieron una dosis oral de diversos tipos de ácidos grasos marcados con isótopos estables (^{13}C) 12 horas antes de una cesárea electiva, presentaban menor captación del 13C-DHA por la placenta y menor transferencia de estos compuestos a la sangre venosa del cordón umbilical de sus hijos en comparación con las embarazadas controles. Ello suscita el interés por la posible necesidad de suplementación con estos compuestos en este trastorno.

El descubrimiento de un nuevo transportador transmembrana implicado de forma selectiva en la transferencia cerebral de DHA, denominado dominio 2a de la superfamilia del facilitado principal (MFSD2a, *major facilitador superfamily domain 2a*), ha abierto nuevas expectativas a la identificación de los mecanismos implicados en la transferencia del DHA en diversas alteraciones. Recientemente se ha demostrado la reducción de las concentraciones de MFSD2a en las placentas de mujeres con diabetes gestacional, que se asociaba, además, con menores concentraciones de DHA en sangre de cordón de estos niños. El MFSD2a también es recep-

tor de otros compuestos, como la sincitina 2, que favorece la formación de la estructura de la placenta, y está disminuido tanto en placentas de mujeres con diabetes gestacional como con preeclampsia, lo que podría sugerir una alteración en la captación de DHA no sólo en la placenta, sino también en los cerebros de los hijos, y contribuir al deterioro del neurodesarrollo, un tema actualmente en investigación.

En definitiva, se puede concluir que:

- Existen evidencias considerables de que la nutrición prenatal y posnatal condiciona la salud a largo plazo y el riesgo de enfermedades crónicas comunes, como la obesidad y sus complicaciones metabólicas.
- El peso materno se ha consolidado como una factor importante para la adiposidad del recién nacido. Las mujeres con diabetes pregestacional necesitan normalizar sus valores de glucemia antes del embarazo para reducir el riesgo de malformaciones congénitas, y las mujeres obesas deberían mejorar su condición metabólica antes del embarazo para reducir el riesgo de diabetes gestacional, macrosomía y adiposidad en el niño.
- El desarrollo de una sensibilidad diferencial a la acción de la insulina asegura, en un contexto evolutivo, la ganancia rápida de grasa en momentos de abundancia para recurrir a la energía que contiene en épocas de escasez.
- El desarrollo de resistencia a la leptina eliminaría la señal supresora del apetito con el fin de aumentar el depósito graso.
- Las modificaciones epigenéticas son heredables, por lo que es un mecanismo potencial de transmisión de rutas metabólicas alteradas de padres a hijos.
- Alteraciones de la estructura placentaria pueden afectar a la transferencia de nutrientes al feto, incluidos los que pueden ser importantes para su neurodesarrollo, como los ácidos grasos esenciales, el hierro o el ácido fólico, entre otros.

PUNTOS CLAVE

- La hipótesis del origen fetal de la enfermedad o *hipótesis de Barker* propone que una agresión *in utero* en un período sensible o crítico del desarrollo, como la gestación, produce un cambio permanente o mantenido en la estructura, la fisiología y el metabolismo de un órgano, lo que predispone a los individuos a la enfermedad en la vida adulta.

- La programación se refiere a que un estímulo, como la nutrición, aplicado durante la vida fetal y la infancia temprana, puede inducir efectos permanentes en el metabolismo, el crecimiento, el neurodesarollo y la susceptibilidad de los adultos a sufrir enfermedades crónicas (hipertensión, diabetes, aterosclerosis u obesidad).

- Los mecanismos que median la relación entre la obesidad o la diabetes gestacional materna y el incremento de la adiposidad y la morbimortalidad perinatal y en la vida adulta todavía no se conocen del todo.

- En la etapa pregestacional, el genotipo materno/paterno, cuya expresión genética puede variar en función del ambiente en que se desarrolle, daría lugar a un fenotipo fetal. Esto no puede explicar el rápido incremento en la prevalencia de la obesidad en la población, porque las características genéticas de la población humana no han cambiado en las últimas tres décadas, pero la prevalencia de la obesidad se ha triplicado durante ese tiempo. Además, durante la gestación, los factores placentarios junto con factores maternos como el estrés, la resistencia a la insulina, la resistencia a la leptina, etc., podrían dar lugar a condiciones ambientales durante el desarrollo fetal responsables de cambios en la estructura y la función de una célula, tejido u órgano a largo plazo, que se conocen como cambios epigenéticos.

- Todos los mecanismos expuestos sugieren que un ambiente materno anormal promovido por la desnutrición materna, la obesidad materna y la diabetes gestacional puede predisponer a un desarrollo embrionario y fetal aberrante, lo que podría agravar el riesgo de transmisión transgeneracional de la obesidad y de enfermedades clínicas en la edad adulta.

BIBLIOGRAFÍA

Azaryah H, Verdejo-Román J, Martin-Pérez C, García-Santos JA, Martínez-Zaldívar C, Torres-Espínola FJ y cols. **Effects of maternal fish oil and/or 5-methyl-tetrahydrofolate supplementation during pregnancy on offspring brain resting-state at 10 years old: a follow-up study from the NUHEAL randomized controlled trial.** Nutrients 2020; 12: 2701.
Estudio que demuestra los efectos a largo plazo de la suplementación durante el embarazo con ácido fólico y aceite de pescado con ácidos grasos omega-3 sobre la estructura cerebral y los resultados de tests neuropsicológicos en los hijos a los 10 años de edad.

Bahr TM, Benson AE, Kling PJ, Ohls RK, Ward DM, Christensen RD. **Maternal obesity and impaired offspring neurodevelopment: could fetal iron deficiency be a pathogenic link?** J Perinatol 2021; 41: 1199-200.
Editorial en la que se indica que el cribado y el tratamiento de la ferropenia durante embarazos complicados por la obesidad, y en la descendencia de madres obesas, podrían contribuir a los esfuerzos por reducir el retraso del neurodesarrollo en los neonatos.

Caffrey A, McNulty H, Rollins M, Prasad G, Gaur P, Talcott JB y cols. **Effects of maternal folic acid supplementation during the second and third trimesters of pregnancy on neurocognitive development in the child: an 11-year follow-up from a randomised controlled trial.** BMC Med 2021; 19: 73.
Este estudio demuestra que la administración continuada durante el segundo y el tercer trimestres de gestación de un suplemento de ácido fólico parece beneficiar el desarrollo neurocognitivo del niño, además de prevenir defectos del tubo neural.

Camprubi-Robles M, Campoy C, García-Fernández L, López-Pedrosa JM, Rueda R, Martín MJ. **Maternal diabetes and cognitive performance in the offspring: a systematic review and meta-analysis.** PLoS ONE 2015; 10: e0142583.
Metaanálisis que describe cómo la diabetes maternal puede afectar al neurodesarrollo de los niños y las posibles limitaciones de conclusiones basadas en estudios observacionales.

Catena A, Muñoz-Machicao JA, Torres-Espínola FJ, Martínez-Zaldívar C, Díaz-Piedra C, Gil A y cols. **Folate and long-chain polyunsaturated fatty acid supplementation during pregnancy has long-term effects on the attention system of 8.5-y-old offspring: a randomized controlled trial.** Am J Clin Nutr 2016; 103: 115-27.
Estudio de intervención en embarazadas que demuestra que dicha intervención mejora el neurodesarrollo de los niños a los 8 años de edad.

De Mendonça ELSS, De Lima Macêna M, Bueno NB, De Oliveira ACM, Mello CS. **Premature birth, low birth weight, small for gestational age and chronic non-communicable diseases in adult life: a systematic review with meta-analysis.** Early Hum Dev 2020; 149: 105-4.
Revisión sistemática y metaanálisis de asociación entre el bajo peso al nacer, el peso del niño pequeño para la edad gestacional y el peso del recién nacido prematuro y el riesgo de sufrir trastornos cardiometabólicos, trastornos del metabolismo glucídico y síndrome metabólico.

Drake AJ, Reynolds RM. **Impact of maternal obesity on offspring obesity and cardiometabolic disease risk.** Reproduction 2010; 140: 387-98.
Revisión que examina cómo el impacto de la obesidad materna en la obesidad y en la composición corporal de su descendencia persiste durante su época adulta, a pesar de los factores del estilo de vida.

Gaillard R, Steegers EAP, Duijts L, Felix JF, Hofman A, Franco OH, Jaddoe VWV. **Childhood cardiometabolic outcomes of maternal obesity during pregnancy: The Generation R Study.** Hypertension 2014; 63: 683-91.
Estudio de causalidad de madres y padres con respecto a la obesidad de los hijos, y cómo esta asociación es mayor con los datos maternos que con los paternos.

Guénard F, Tchernof A, Deshaies Y, Cianflone K, Kral JG, Marceau P, Vohl MC. **Methylation and expression of immune and inflammatory genes in the offspring of bariatric bypass surgery patients.** J Obes 2013; 2013: 492170.
Estudio sobre marcas epigenéticas entre hermanos cuyas madres se habían sometido, o no, a cirugía bariátrica por problemas de obesidad.

Koletzko B, Chourdakis M, Grote V, Hellmuth C, Prell C, Rzehak P y cols. **Regulation of early human growth: impact on long-term health.** Ann Nutr Metab 2014; 65: 101-09.
Revisión sobre la relevancia de la transmisión transgeneracional de la obesidad de madres a hijos y mecanismos implicados.

Kral JG, Biron S, Simard S, Hould FS, Lebel S, Marceau S, Marceau P. **Large maternal weight loss from obesity surgery prevents transmission of obesity to children who were followed for 2 to 18 years.** Pediatrics 2006; 118: e1644-9.
Estudio de causalidad en programación fetal de la obesidad entre hermanos nacidos de madres antes o tras una operación de cirugía bariátrica.

Linder K, Schleger F, Kiefer-Schmidt I, Fritsche L, Kümmel S, Heni M y cols. **Gestational diabetes impairs human fetal postprandial brain activity.** J Clin Endocrinol Metab 2015; 100: 4029-36.
Estudio sobre los mecanismos implicados con la resistencia a la insulina y el deterioro en el neurodesarrollo.

Manuello J, Verdejo-Román J, Torres Espínola F, Escudero-Marín M, Catena A, Cauda F, Campoy C. **Influence of gestational diabetes and pregestational maternal BMI on the brain of six-year-old offspring.** Pediatr Neurol 2022; 133: 55-62.
Estudio que revela la necesidad de prestar atención clínica a las mujeres embarazadas con riesgo de desarrollar diabetes gestacional, sobre todo a aquellas con exceso de peso pregestacional, ya que este estado se asoció con cambios cerebrales transgeneracionales detectables. Estos efectos pueden deberse a la ausencia de una intervención específica e individualizada durante el embarazo.

Martino J, Sebert S, Segura MT, García-Valdés L, Florido J, Padilla MC y cols. **Maternal body weight and gestational diabetes differentially influence placental and pregnancy outcomes.** J Clin Endocrinol Metab 2016; 101: 59-68.
Estudio de mecanismos placentarios que pueden contribuir a la programación fetal de la obesidad en los seres humanos.

Moreno Villarés JM, Dalmau Serra J. **Alteraciones en la nutrición fetal y efectos a largo plazo: ¿algo más que una hipótesis?** Acta Paediatr Esp 2001; 59: 573-81.
Revisión sobre la hipótesis de Baker y los mecanismos implicados.

Murphy A. **How the first nine months shape the rest of your life.** Time 2010; 4: 40-5.
Revisión coloquial pero rigurosa sobre la programación fetal de distintas enfermedades como la obesidad y la hipertensión, y el neurodesarrollo.

Prieto-Sánchez MT, Ruiz-Palacios M, Blanco-Carnero JE, Pagan A, Hellmuth C, Uhl O y cols. **Placental MFSD2a transporter is related to decreased DHA in cord blood of women with treated gestational diabetes.** Clin Nutr 2016; 29: S0261-5614.
Estudio en el que se describe por primera vez la alteración placentaria de MFSD2a y su implicación en la transferencia maternofetal de ácido docosahexaenoico (DHA).

Rajamoorthi A, Leduc CA, Thaker VV. **The metabolic conditioning of obesity: a review of the pathogenesis of obesity and the epigenetic pathways that "program" obesity from conception.** Front Endocrinol (Lausanne) 2022; 18: 1032491.
Revisión reciente muy actualizada de los mecanismos relacionados con alteraciones en el apetito y hormonas asociados con la programación de obesidad.

Reynolds CM, Gary C, Li M, Segovia SA, Vickers MH. **Early life nutrition and energy balance disorders in offspring in later life.** Nutrients 2015; 7: 8090-111.
Revisión sobre la programación de mecanismos que alteran el apetito y la saciedad en la descendencia.

Sass L, Bjarnadóttir E, Stokholm J, Chawes B, Vinding RK, Mora-Jensen AC y cols. **Fish oil supplementation in pregnancy and neurodevelopment in childhood –a randomized clinical trial.** Child Dev 2021; 92: 1624-35.

Ensayo de intervención aleatorizado controlado por placebo de intervención en el que se demuestra que la suplementación con AGPI-CL n-3 durante el tercer trimestre del embarazo se asocia posteriormente en los niños con un logro más temprano de los hitos neuromotores gruesos, un mejor desarrollo cognitivo y un menor impacto de los problemas emocionales y de conducta.

SYMONDS ME, SEBERT SP, HYATT MA, BUDGE H. **Nutritional programming of the metabolic syndrome. Nat Rev Endocrinol 2009; 5: 604-10.**
Revisión sobre retraso del crecimiento intrauterino y la programación del tejido adiposo en animales.

TYRRELL J, RICHMOND R, PALMER TM, FEENSTRA B, RANGARAJAN JME-TRUSTY S. **Genetic-evidence for causal relationships between maternal obesity-related traits and birth weight. JAMA 2016; 315: 1129-40.**
Estudio aleatorizado mendeliano con un metaanálisis que apoya la relación entre la obesidad materna pregestacional y la programación fetal de la obesidad.

VICKERS MH. **Early life nutrition, epigenetics and programming of later life disease. Nutrients 2014; 2: 2165-78.**
Revisión sobre el efecto de la epigenética en la programación fetal.

VILLAMOR E, CNATTINGIUS S. **Interpregnancy weight change and risk of adverse pregnancy outcomes: a population study. Lancet 2006; 368: 1164-70.**
Estudio que demuestra la importancia de perder peso antes del embarazo para evitar no sólo la programación de obesidad, sino también resultados perinatales adversos, como diabetes gestacional o hipertensión durante el embarazo.

VIRDI S, JADAVJI NM. **The impact of maternal folates on brain development and function after birth. Metabolites 2022; 12: 876.**
Revisión que muestra los mecanismos potenciales de la deficiencia de folato en el neurodesarrollo con alteración del metabolismo, neuroinflamación y modificación epigenética a través de la metilación del DNA.

WIEGERSMA AM, DALMAN C, LEE BK, KARLSSON H, GARDNER RM. **Association of prenatal maternal anemia with neurodevelopmental disorders. JAMA Psychiatry 2019; 76: 1294-304.**
Estudio de cohorte que demuestra que, a diferencia de la anemia materna diagnosticada al final del embarazo, la anemia diagnosticada al principio de la gestación se asocia con un mayor riesgo de desarrollo de trastornos del espectro autista, déficit de atención e hiperactividad y otras alteraciones intelectuales en la descendencia.

AUTOEVALUACIÓN

Bases moleculares del envejecimiento

25

J. F. Rodríguez Huertas, A. Martí del Moral y R. A. Casuso Pérez

---

 OBJETIVOS

- Conocer el fenómeno del envejecimiento como un proceso fisiológico, natural e inevitable.
- Conocer y analizar las distintas teorías del envejecimiento.
- Estudiar la relación entre el mal funcionamiento del sistema inmunitario, lo que se denomina inflamación asociada al envejecimiento, y el acortamiento de la esperanza de vida.
- Revisar el proceso del envejecimiento desde una perspectiva novedosa que contempla la proteómica y la metabolómica.
- Analizar el papel que desempeña la epigenética en el envejecimiento.
- Comprender las diferencias de sexo en la fisiología del envejecimiento.
- Establecer la relevancia de la nutrición y de los estilos de vida en la mejora de los marcadores de envejecimiento.

CONTENIDO

- Introducción
- Fisiología del envejecimiento
- Teorías del envejecimiento
- Proteómica y metabolómica del envejecimiento

- Mecanismos epigenéticos en la plasticidad fenotípica
- Diferencias entre sexos
- Estilo de vida y longevidad

INTRODUCCIÓN

Una de las cuestiones más importantes de la vida es ¿por qué envejecemos y morimos? ¿por qué termina? Todos los seres vivos del planeta, aunque a velocidades diferentes, están sometidos a este fenómeno universal.

Para los seres humanos, el envejecimiento es un proceso que tiene importantes connotaciones socioeconómicas, psicológicas, morfológicas, celulares y moleculares, sin que aún se considere una consecuencia de afecciones somatopsíquicas. Es muy difícil, por lo tanto, dar una definición precisa al fenómeno en su conjunto. Desde el punto de vista biológico, es posible caracterizar el envejecimiento como la incapacidad progresiva del organismo para mantener la constancia del medio interno frente a las notables variaciones ambientales, produciéndose un déficit homeostático que se traduce en una falta de vitalidad, con un paulatino descenso de numerosas funciones fisiológicas (sensorial, cognitiva, muscular, respiratoria, inmunitaria), y en una aumentada vulnerabilidad.

Varios estudios realizados en la especie humana han concluido que el hombre ha ido incrementando paulatinamente la duración media de la vida, debido a las mejores condiciones de vida y a los avances de la medicina, en particular al control de las enfermedades infecciosas. Sin embargo, nada se ha podido hacer para incrementar la duración máxima de la vida, que se encuentra en torno a los 125 años y probablemente está determinada genéticamente.

En la actualidad, el interés nutricional del envejecimiento se justifica por diversos hechos:

- El primero de ellos es el aumento espectacular del colectivo de edad avanzada, el cual alcanzará en las dos próximas décadas el 30 % de la población mundial.
- El segundo es que, habiéndose alcanzado prácticamente la edad máxima de período vital, se necesita una reducción de la morbilidad, que además de aumentar las expectativas de vida, proporcione calidad de vida. En este sentido, la nutrición parece clave para frenar dicha morbilidad, sobre todo a través de las defensas antioxidantes celulares y mejorando los estilos de vida (dieta y actividad física).
- El tercero arranca de la propia pérdida de capacidad homeostática durante la senectud, que hace en ocasiones

difícil lograr una nutrición correcta, por lo que es preciso preparar productos comerciales que permitan diseños nutricionales específicos.

Por lo tanto, la nutrición y la actividad física, en estos momentos, deben ser herramientas clave en el envejecimiento, que permitan no sólo mejorar la situación de salud sino también atenuar los grandes costes sociales y económicos que hoy repercuten en cualquier Estado.

FISIOLOGÍA DEL ENVEJECIMIENTO

El envejecimiento es un proceso fisiológico, natural, continuo, universal, ineludible e irreversible. Como se ha mencionado, desde el punto de vista biológico se caracteriza por la progresiva incapacidad del organismo para regular el medio interno frente a las notables variaciones ambientales, que provoca un paulatino descenso de numerosas funciones fisiológicas y una aumentada vulnerabilidad (**Fig. 25-1**).

Existen numerosas teorías sobre el envejecimiento celular que inicialmente se pueden dividir en dos grupos:

- El envejecimiento es el resultado de una degeneración programada dependiente del tiempo. Por lo tanto, hay un predominio de factores genéticos.
- El envejecimiento es el resultado de un daño causal de las estructuras celulares que producen un desacoplamiento entre los tejidos y los órganos.

Estas dos teorías, a su vez, podrían unificarse por la teoría mitocondrial del envejecimiento. Tal teoría propone que la senescencia es el resultado de un declive energético celular debido a las mutaciones somáticas casuales del DNA mitocondrial (mtDNA). La distribución al azar de estos defectos indica la característica de heterogeneidad del fenómeno, y las deleciones observadas en el genoma mitocondrial, más

que modificaciones estructurales producidas durante el envejecimiento, podrían representar la causa.

TEORÍAS DEL ENVEJECIMIENTO

Desde principios de siglo se ha introducido el concepto de que la intensidad del metabolismo basal de los órganos es determinante para predecir y determinar la longevidad. De hecho, se ha postulado que la materia viva puede gastar una cantidad definida de energía biológica durante la vida y, por lo tanto, su duración estaría determinada por el tiempo empleado en su utilización.

Sobre la base de algunos experimentos, más tarde se introduce la teoría de la velocidad del ser vivo, la cual postula que la duración de la vida se debe considerar como función de dos variables:

- La vitalidad intrínseca de los individuos, que está marcada genéticamente.
- La intensidad media del metabolismo del individuo o la intensidad del gasto energético durante la vida.

La duración de la vida sería así considerada inversamente proporcional a la velocidad y a la intensidad del gasto energético durante su transcurso. El mutante *shaker* de *Drosophila melanogaster* tiene un defecto en el sistema nervioso, por el que presenta una hiperactividad anómala, un aumento del metabolismo basal y una duración de su vida netamente inferior.

Sin embargo, en el efecto de la temperatura sobre la duración del ciclo vital de los mamíferos se verifica el efecto contrario: la disminución de la temperatura corporal produce un aumento del consumo de oxígeno para tamponar dichos efectos. No obstante, la administración de dietas hipocalóricas a ratas de laboratorio produce un alargamiento de la vida y una ralentización de los deterioros que acompañan

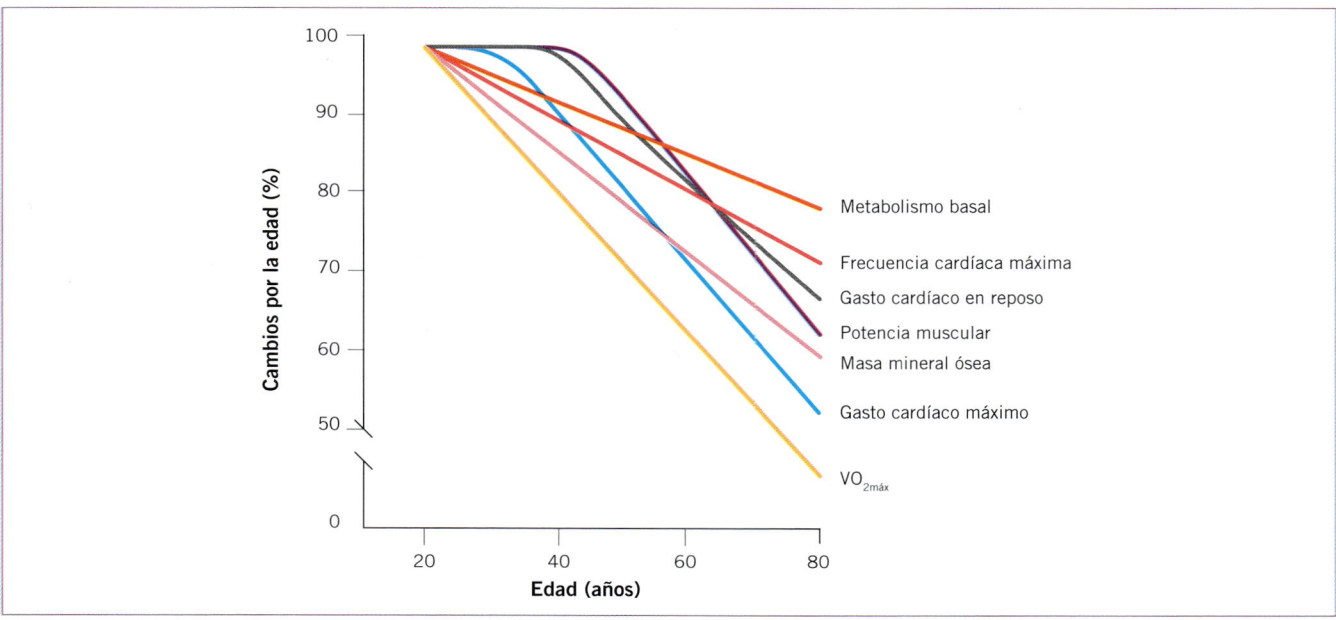

Figura 25-1. Modificaciones fisiológicas atribuibles a la edad. VO$_{2máx}$: consumo máximo de oxígeno.

a la senescencia y retrasos en la aparición de enfermedades ligadas a la edad.

Dentro del grupo de teorías que indican que el envejecimiento es el resultado de una degradación programada y dependiente del tiempo se propone la teoría de la restricción de los codones: la vida es vista como un fenómeno en continua evolución a través del desarrollo, la madurez y el envejecimiento, en el que cada estadio está condicionado por el precedente; la teoría postula que el envejecimiento está ligado a la degeneración de los compuestos de larga vida que se forman en una fase muy precoz del desarrollo. En el proceso de diferenciación, la síntesis de este material es utilizado y normalmente limita los tipos de proteínas producidas por la célula. Esta limitación depende en cada momento determinado de la disponibilidad de genes para la traducción: estos genes se denominan grupos de codones específicos. No se puede descartar que algunos genes necesarios para la función celular sean utilizados también después de que el proceso de diferenciación se haya terminado: esto llevaría a daños programados de los elementos celulares y a su muerte. Esta teoría ha permitido también observar, desde un nuevo punto de vista, la relación existente entre enfermedades del envejecimiento y el envejecimiento biológico: hay enfermedades de origen genético o congénitas que aparecen en la infancia y también se pueden observar enfermedades del envejecimiento que implican a los mismos genes o a genes asociados, pero alterados como consecuencia del envejecimiento. El cáncer, la ateroesclerosis, la diabetes, la hipertensión, la artritis reumatoide, la osteoporosis, la demencia de Alzheimer, la enfermedad de Hirschsprung o la enfermedad de Paget son enfermedades de la senescencia que también podrían aparecer en edades más tempranas. Estas relaciones se han demostrado en diversos estudios, pero no puede olvidarse la importancia que tienen los factores ambientales sobre la génesis de las diversas afecciones citadas anteriormente: las enfermedades del envejecimiento pueden ser vistas como una consecuencia de la particular vulnerabilidad de las células envejecidas, asociada a los mecanismos homeostáticos; se puede considerar que existe una primitiva génesis intrínseca, sobre la que los factores ambientales han actuado como efectores aceleradores. En cualquier caso, existiría una progresiva pérdida de fidelidad del flujo de información genética asociado al envejecimiento.

Dentro del segundo grupo, la mayoría de las teorías se basan en que son la acumulación de productos de desecho, en especial, de pigmentos como la lipofuscina, que determinarían el proceso de envejecimiento. Muchas células del organismo, de hecho, muestran un incremento correlacionado con la edad en la formación de estas sustancias granulares citoplasmáticas. Los gránulos de lipofuscina son estructuras ligadas a las membranas lisosómicas que contienen sustancias lipoideas, muestran una coloración parda y emiten en el rango de irradiación ultravioleta una autofluorescencia de color variable que va del amarillo al verde. Una estructura análoga, denominada ceroide, está dotada de características similares, pero se produce en condiciones patológicas particulares y representa la expresión de un daño específico metabólico. La lipofuscina se forma mediante dos procesos distintos, que son la autofagocitosis y la peroxidación de lípidos,

seguidas de polimerización de los lípidos y las proteínas. La velocidad de acumulación de la lipofuscina depende tanto de la intensidad del metabolismo energético como de la velocidad del envejecimiento: de hecho, las células nerviosas situadas en zonas que tienen una mayor actividad oxidativa muestran mayor acumulación relativa de lipofuscina. Los fluoróforos de la lipofuscina se forman como productos finales de la peroxidación lipídica inducida por radicales libres.

La clasificación del envejecimiento descrita en el apartado anterior puede ampliarse para dar una visión más detallada de los distintos factores, genéticos o no, relevantes para comprender la complejidad multifactorial de este fenómeno fisiológico (**Fig. 25-2**).

Factores intrínsecos o deterministas

Son factores referidos a componentes genómicos y procesos genéticos que establecen una programación del ciclo vital de forma predeterminada. El envejecimiento sería, por lo tanto, el resultado de una degeneración programada y dependiente del tiempo.

Teorías matemáticas y físicomatemáticas

- **Teoría de la entropía.** El envejecimiento se caracterizaría por la pérdida de complejidad y la tendencia a orientarse hacia sistemas dinámicos no caóticos, más simples, lo cual conduce en última instancia a una pérdida de la capacidad adaptativa del organismo.
- **Teoría inmunitaria.** El envejecimiento se origina por una disminución de la capacidad del sistema inmunitario para producir anticuerpos.
- **Teoría neuroendocrina.** No hay ninguna parte del cuerpo que pueda actuar aislada de los sistemas nervioso y endocrino; por lo tanto, si alguno de ellos se perturba, los demás sistemas se verán afectados de una u otra manera.

Teorías genéticas del envejecimiento

- **Hipótesis del soma (soporte a la función reproductiva) desechable.** La utilización de energía a lo largo de la vida ha de emplearse preferentemente para la reproducción. Los organismos están ya programados desde su nacimiento para vivir durante un número determinado de años que les permitan perpetuar sus genes a través de la descendencia.
- **Teorías de los telómeros del envejecimiento.** El acortamiento progresivo del telómero en cada ciclo de división limita el potencial proliferativo celular conduciendo al estado de senescencia replicativa, en el que el bloqueo de la división conlleva a la disfunción tisular originando enfermedades que se incrementan a medida que avanza la edad.

Factores extrínsecos (estocásticos) o ambientales (no genéticos)

A pesar de reconocer la importancia del genoma, se considera que el envejecimiento está condicionado por otros procesos primarios de carácter ambiental, intracelulares y extrace-

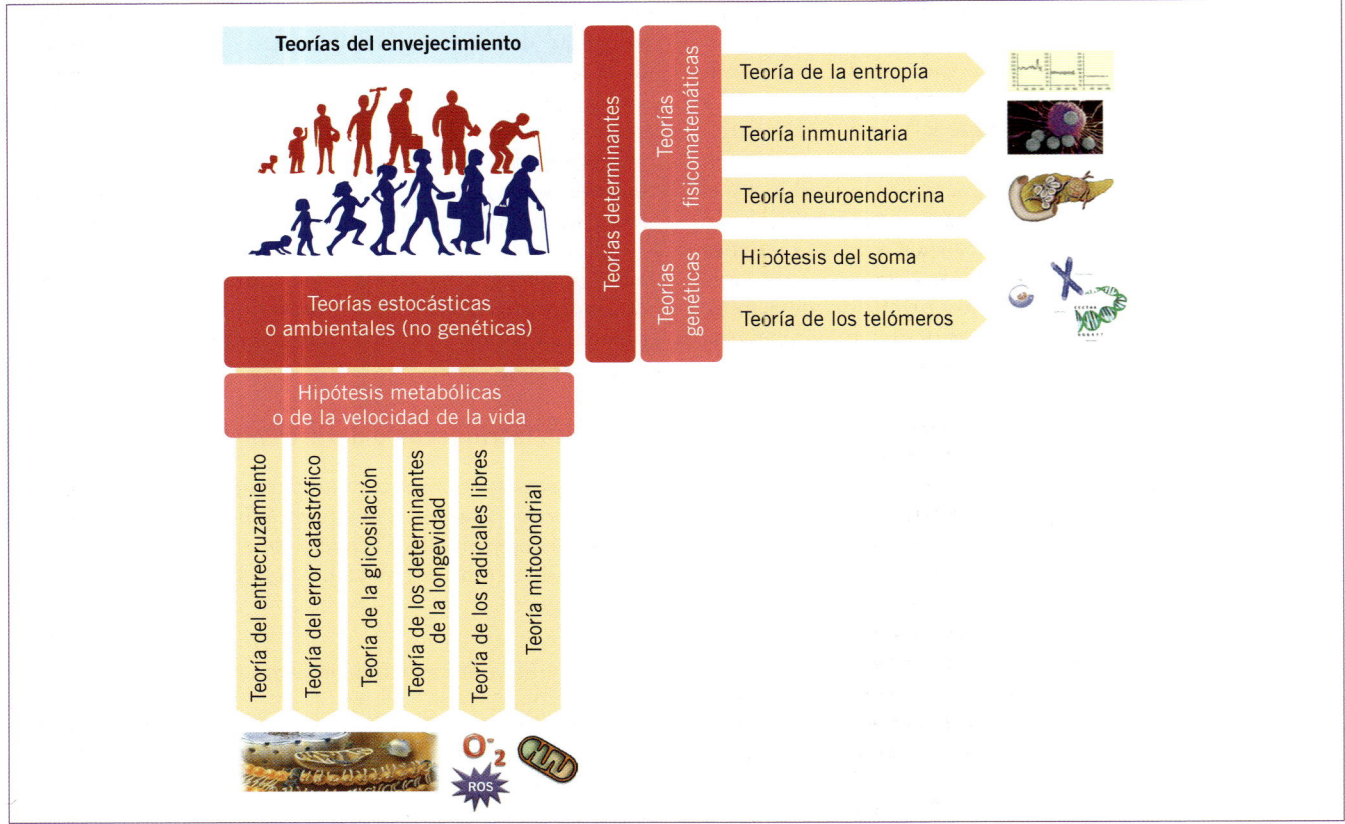

Figura 25-2. Teorías del envejecimiento.

lulares. El envejecimiento es el resultado de un daño casual de las estructuras celulares que producen un desacoplamiento entre los tejidos y órganos.

Según las hipótesis metabólicas o de la velocidad de la vida, la expectativa de vida es inversamente proporcional a la tasa metabólica de la especie:

- **Teoría del entrecruzamiento.** La unión entre macromoléculas por enlaces covalentes o por puentes de hidrógeno aumenta la agregación y la inmovilización molecular, produciendo eventualmente alteraciones funcionales que afectan desde la membrana celular hasta al DNA.
- **Teoría del error catastrófico.** La acumulación de daños al azar en la síntesis de proteínas altera la función celular. Según la teoría de las mutaciones somáticas, las mutaciones que se van produciendo en el DNA son espontáneas y/o provocadas por factores ambientales, como, por ejemplo, las radiaciones ionizantes; se ha reducido la duración de la vida de ratones irradiados. Por otro lado, la observación de que animales de la primera generación, que derivan de progenitores irradiados con aberraciones cromosómicas intermedias a la de los progenitores, viven más tiempo, contrasta notablemente con la hipótesis mutacional del envejecimiento. Se supone que existe una pequeña pero segura posibilidad de verificar errores en la síntesis proteica (inserciones no correctas de aminoácidos) en el envejecimiento. La presencia de aminoácidos erróneos puede tener varios efectos en función de la loca-

lización y del tipo de proteína: si estos errores se encuentran en el sitio catalítico de una enzima, pueden modificar la actividad o la especificidad por el sustrato. No se producen graves consecuencias cuando la velocidad de recambio de las proteínas es alta, pero en proteínas enzimáticas que actúan en la transmisión de la información genética (RNA y DNA polimerasas), dotadas de vida media relativamente larga, estos errores son notablemente más peligrosos: cualquier alteración de su función produce una gran cantidad de proteínas alteradas, según una amplificación exponencial, que se acumulan en la célula y la llevan a la muerte. Ésta es la teoría de la *catástrofe de errores*. Varias pruebas experimentales (inactivación térmica de enzimas, virus, estudios de recambio proteico) no han demostrado totalmente la validez de esta teoría.

- **Teoría de la glicosilación.** La formación de proteínas glicosiladas da lugar a una seria disrupción de las funciones celulares.
- **Teoría de los determinantes de la longevidad.** El envejecimiento es causado por los productos del metabolismo, y el grado de envejecimiento está determinado por la capacidad para protegerse frente a esos productos.
- **Teoría de los radicales libres.** Propuesta por Harman en 1956, según esta teoría, los radicales libres producidos durante la respiración causan acumulación del daño oxidativo y aceleran el proceso de envejecimiento y muerte celular.
- **Teoría mitocondrial del envejecimiento.** Propuesta por J. Sastre en 1996, según esta teoría, el envejecimiento re-

sulta del daño progresivo al mtDNA por acción de especies reactivas derivadas del oxígeno o del nitrógeno (ROS-NOS).

Teoría inmunitaria del envejecimiento

El sistema inmunitario puede influir en la función de otros muchos sistemas del organismo, incluidos el nervioso central y periférico, el endocrino, el cardiovascular y el renal y, por supuesto, el metabolismo. Durante el envejecimiento se produce un declive progresivo, dependiente de la edad, de la eficiencia del sistema inmunitario atribuible a numerosos factores: sistema endocrino, práctica deportiva, radicales libres, microbiota, etc. Por ello, un mal funcionamiento del sistema inmunitario, lo que se denomina inflamación asociada al envejecimiento, se traduce en un acortamiento de la esperanza de vida (**Fig. 25-3**).

La inflamación asociada al envejecimiento es un estado en el que predominan los marcadores proinflamatorios que se instauran gradualmente por una estimulación antigénica continua en las personas de edad avanzada. Esta estimulación antigénica puede deberse a patógenos como el citomegalovirus (CMV), el virus del herpes simple o a desechos celulares y moleculares que surgen de las transformaciones causadas por ROS-NOS, por la reacción de Maillard, por la nitrosilación y por el cáncer. Esta continua generación de antígenos estimula tanto la inmunidad innata como la adaptativa, lo que da como resultado una inflamación crónica.

Las enfermedades crónicas más comunes asociadas al envejecimiento y a un proceso inflamatorio crónico son la aterosclerosis, la obesidad, la diabetes, la depresión y las enfermedades neurodegenerativas. En cada una de estas enfermedades, las macromoléculas alteradas, los ácidos grasos saturados o los agregados de proteínas sirven como patrones moleculares asociados a patógenos o a daños, y son detectados por el sistema inmunitario e innato, iniciando y manteniendo así la respuesta inflamatoria crónica. A su vez, la inflamación contribuye a la formación de más de estas moléculas orgánicas alteradas y acelera el proceso de la enfermedad. En cada una de estas enfermedades, las macromoléculas desencadenantes pueden ser diferentes: lipoproteínas oxidadas en la aterosclerosis, productos finales glicosilados en la diabetes de tipo 2 y partículas víricas en los procesos neurodegenerativos.

Una pérdida de la función inmunitaria asociada a la edad predispone a padecer enfermedades crónicas que disminuyen la longevidad, lo que puede definirse como una inmunosenescencia alterada. Esta disfunción inmunitaria podría contribuir, por lo tanto, a explicar el fenómeno del envejecimiento e incluso podría ser un predictor de longevidad. En individuos centenarios, este aspecto adquiere especial relevancia. En ellos se observa un aumento de la interleuquina 6 (IL-6), de perfil proinflamatorio, que como se sabe está implicada en la biogénesis mitocondrial, en la resistencia a la insulina y en la movilización de grasa y a largo plazo supone un refuerzo de la función inmunitaria sistémica.

La primera evidencia de pérdida de la función inmunitaria asociada a la edad la aportaron los estudios longitudinales en octogenarios y nonagenarios llevado a cabo durante 10 años. Se apreció un perfil de riesgo inmunitario que podría predecir la mortalidad de los participantes. Curiosamente, muchos de los cambios más importantes en el sistema inmunitario que se producen en el envejecimiento se relacionaron inversamente con el cociente CD4/CD8, el aumento de las células CD8$^+$CD28$^-$ asociadas con la infección por CMV, la disminución de la proliferación de linfocitos T y la disminución de los linfocitos B.

Más recientemente se ha demostrado que el aumento de riesgo inmunitario, especialmente si está asociado con la seropositividad para el CMV, se asocia con un aumento de la tasa de mortalidad en poblaciones jóvenes. Además, se ha constatado que el deterioro de la respuesta adaptativa relacionada con la inflamación sistémica actúa de forma independiente al afectar la curva de supervivencia en personas sanas de edad avanzada. No obstante, persiste la duda de si éstos son biomarcadores de supervivencia o están relacionados con los valores de IL-6, la neutrofilia o la disminución de la proporción de CD4/CD8, como consecuencia indirecta por acumulación de lesiones en los tejidos humanos durante años.

En cualquier caso, dado que el envejecimiento es un proceso multifactorial, la inmunosupresión asociada a la edad es

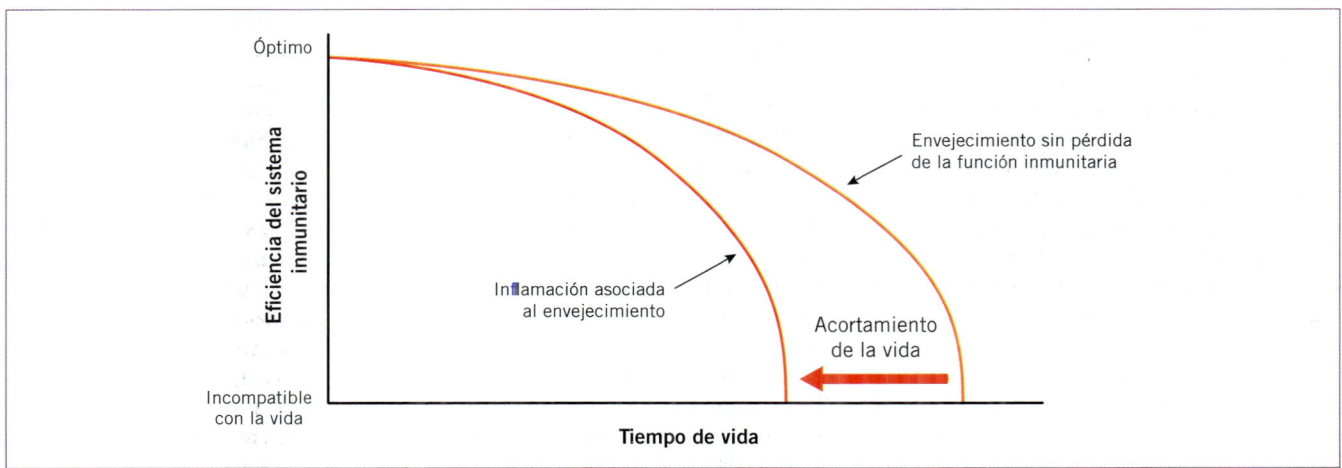

Figura 25-3. El acortamiento de la vida se relaciona con una mala función del sistema inmunitario asociada al envejecimiento.

un factor más que, junto a la producción de radicales libres, el acortamiento de telómeros y la falta de presión evolutiva, contribuye a la complejidad del proceso. Hacen falta más estudios longitudinales para conocer la contribución del sistema inmunitario y que se puedan diseñar intervenciones nutricionales más eficientes para disminuir la inmunosenescencia y, en consecuencia, el proceso de envejecimiento, lo que resultaría en una mayor calidad de vida para los ancianos.

Teoría neuroendocrina del envejecimiento

Según esta teoría, las modificaciones correlacionadas con el envejecimiento estarían ligadas a la involución del sistema nervioso central. Los centros cerebrales superiores están considerados como un *pacemaker* (pacificador) que envía señales a todo el cuerpo. El sistema hipotálamo-hipófisis, en particular, actúa bajo los estímulos cerebrales, enviando mensajes a órganos diana que cierran el circuito. Se asiste efectivamente a una modificación hormonal en el envejecimiento, aunque no se sabe si es causa o efecto de éste. Los sistemas neuroendocrinos mejor estudiados en el envejecimiento son el dopaminérgico y el noradrenérgico.

La inervación dopaminérgica del hipotálamo está compuesta por, al menos, tres sistemas neuronales. La vía de secreción de dopamina tuberoinfundibular es la que muestra los cambios más pronunciados y habituales con la edad. De hecho, se ha descrito que el envejecimiento disminuye los niveles de dopamina en el hipotálamo mediobasal, donde se localizan las neuronas de esta vía. Sin embargo, las vías de secreción de dopamina incertohipotalámica y tuberohipofisaria muestran una respuesta muy variada durante el envejecimiento.

Se han clonado cinco tipos diferentes de receptores de dopamina (D_1-D_5). De ellos, tanto en modelos animales como en seres humanos se ha observado una disminución de los receptores D_2 en el núcleo caudado y la sustancia negra, algo que no ocurre de forma tan consistente con los demás receptores estudiados. En relación con la sustancia negra, por ejemplo, se produce una disminución progresiva de células dopaminérgicas en seres humanos, hecho que se ha asociado con enfermedades como la del Parkinson o la esquizofrenia.

Por otro lado, la concentración de noradrenalina disminuye en el hipotálamo con la edad. El mayor grupo de neuronas noradrenérgicas se ha descrito en el tallo cerebral *(locus cæruleus)*, un lugar anatómico muy propenso a la pérdida de neuronas con el envejecimiento y que se ha asociado con los bajos niveles de noradrenalina hipotalámica observados en personas mayores. La pérdida de la función noradrenérgica en el hipotálamo influye de forma directa en la secreción de hormona luteinizante, de hormona del crecimiento y de la hormona estimulante del tiroides. Estudios en modelos de animales envejecidos han demostrado que normalizar los niveles de noradrenalina en el hipotálamo puede restaurar funciones como la reproductora y la síntesis proteica, así como prevenir la formación de algunos tumores. Cabe destacar que, en estudios *post mortem*, se han observado bajos niveles de noradrenalina cerebral en personas con Alzheimer. Asimismo, bajos niveles de noradrenalina en al menos tres áreas corticales podrían explicar algunos trastornos de conducta y episodios de depresión.

Teoría de los telómeros y envejecimiento

Esta teoría se basa en la evidencia de que el daño al DNA al final de los cromosomas (telómeros) contribuye al envejecimiento y a la aparición de enfermedades relacionadas con la edad (obesidad, diabetes, enfermedad cardiovascular, enfermedades degenerativas, cáncer). Los telómeros son secuencias no codificantes de DNA repetitivas 5'-TTAGGG-3' situadas al final de los cromosomas, con un tamaño entre 5 y 15 kb. La función principal de los telómeros es la protección del DNA genómico para preservar su estabilidad e integridad.

Las DNA polimerasas replicativas son incapaces de completar la copia de las regiones teloméricas del DNA, por lo que los telómeros se acortan con cada división celular, siendo la tasa de acortamiento de ≈ 70 pb por año. En consecuencia, tras varias rondas de división celular, los telómeros sufren un acortamiento sustancial que induce inestabilidad genómica y finalmente conduce a la apoptosis o senescencia celular. Estos efectos nocivos pueden evitarse por la actividad transcriptasa inversa de la telomerasa, una ribonucleoproteína activa que alarga los telómeros para mantener su longitud adecuada. Sin embargo, la mayoría de las células somáticas humanas no expresan telomerasa, lo que conduce a la erosión progresiva y acumulativa de las secuencias teloméricas en los extremos de los cromosomas a lo largo de la vida. De hecho, los telómeros cortos y disfuncionales son el punto de partida para la senescencia celular, la muerte y la inestabilidad del DNA. En el desgaste telomérico participan mecanismos como el estrés oxidativo y la inflamación, que también contribuyen al proceso de envejecimiento. Los telómeros son altamente sensibles al daño por estrés oxidativo debido a su alto contenido en guaninas. Así, en células senescentes, la especie reactiva de oxígeno más abundante es la 8-oxo-7,8-dihidroguanina.

Por otro lado, la edad, el sexo, la adiposidad corporal, el estilo de vida (dieta, actividad física, tabaquismo, alcohol) y otros factores influyen en el desgaste telomérico, lo que repercute en la actividad proliferativa de las células afectadas y en la esperanza de vida. En la longitud telomérica influyen tanto los factores genéticos –la heredabilidad es del 34 al 82 %– como los factores modificables. La edad es el predictor más importante. En relación con el sexo, las mujeres tienen telómeros más largos que los varones y sus telómeros se acortan más lentamente con la edad.

En relación con la nutrición, las dietas ricas en antioxidantes se asocian con telómeros más largos, ya que algunos nutrientes, como las vitaminas B_{12}, A, C, y E, el selenio, el cinc, el magnesio y los ácidos grasos poliinsaturados (AGPI), contribuyen a la protección del DNA (longitud telomérica). Así, se ha observado que las personas que siguen patrones dietéticos caracterizados por altas ingestas de fruta, verduras, legumbres, pescado, carne de aves de corral y granos enteros tienen telómeros más largos y niveles bajos de marcadores de inflamación y de estrés oxidativo. En este sentido se ha comprobado que el seguimiento de un patrón de dieta tipo mediterráneo, con propiedades antiinflamatorias y antioxidantes, disminuyó el desgaste telomérico en diversos estudios, como la cohorte de enfermeras de Harvard o los individuos mayores de la cohorte española SUN (Seguimiento Universidad de Navarra). Por otro lado, en relación con la adiposidad corporal medida como índice de masa corporal (IMC), en un metaanálisis con 128.673 participantes, los individuos con niveles altos de IMC tenían telómeros más cortos, con una pérdida estimada de 4 pb en la secuencia telomérica por cada unidad de aumento del IMC (≈ 3 kg). Además, en estudios de intervención basados en cambios en el estilo de vida se ha observado una pérdida de peso acompañada de una modesta reducción del desgaste telomérico.

Teoría mitocondrial del envejecimiento

Otra hipótesis que ha tenido mucha relevancia histórica a la hora de justificar el envejecimiento ha sido la *teoría de los radicales libres*. Las reacciones que los generan son frecuentes en diversas enfermedades celulares, y Harman en 1968 propuso que las reacciones incontroladas de los radicales libres podrían ser la base de numerosos procesos patológicos y del mismo envejecimiento. Posteriormente, esta teoría fue ampliada por J. Miquel en 1980 y J. Sastre en 1996 como teoría mitocondrial del envejecimiento por la acción de los radicales libres del oxígeno. Esta teoría plantea que el envejecimiento es el resultado de un declive energético celular, debido a mutaciones somáticas casuales y acumulativas del mtDNA como consecuencia de los radicales libres. En este sentido, las mitocondrias se convierten en el talón de Aquiles de las células.

Como es conocido, los radicales libres provocan la peroxidación de los lípidos. Los lípidos de membrana contienen numerosos AGPI que, por peroxidación, producen gran cantidad de productos derivados como hidroperóxidos, los cuales se descomponen en aldehídos (sobre todo malondialdehído) y en otros productos citotóxicos. Estos radicales son reactivos con todas las moléculas de la célula, sobre todo con proteínas, formando bases de Schiff, y con los lípidos. Cuando lo hacen con el DNA pueden producir roturas de los filamentos y mutaciones. Los daños pueden ser contrarrestados por mecanismos de defensa enzimáticos, como la glutatión peroxidasa, la glutatión reductasa, la superóxido dismutasa o la catalasa, o por agentes no enzimáticos, como las vitaminas E y A, el β-caroteno, la coenzima Q, etc. La superóxido dismutasa, en particular, cataliza la conversión del superóxido en peróxido de hidrógeno: parece ser que existe una relación lineal entre la actividad de esta enzima y la vida máxima potencial de varias especies.

La teoría mitocondrial del envejecimiento unifica la teoría de la degeneración programada, basada en la activación programada de la senescencia, y la teoría estocástica del desacoplamiento entre órganos y estructuras por la acumulación en el tiempo de múltiples daños. Tal teoría propone que la senescencia es el resultado de un declive energético celular debido a las mutaciones somáticas casuales del mtDNA. La distribución al azar de estos defectos indica la característica de heterogeneidad del fenómeno, y las deleciones observadas en el genoma mitocondrial, más que a modificaciones estructurales producidas durante el envejecimiento, podrían representar la causa.

La edad constituye un importante factor en la inducción de alteraciones en el metabolismo celular. Se ha observado que, con el envejecimiento, los organismos son menos energéticos, por lo que se han realizado numerosos estudios en enzimas implicadas de la producción de energía. Las reacciones peroxidativas promovidas por los radicales libres pueden producir mutaciones, inactivaciones o incluso pérdida del mtDNA. La síntesis del DNA tiene lugar en la membrana mitocondrial interna, por lo que hay una estrecha relación espacial entre los sistemas de traducción energética, los sistemas que generan radicales libres derivados del oxígeno, los lípidos insaturados (fácilmente peroxidables) y el genoma mitocondrial. El mayor papel mutagénico podría ser inducido por el malondialdehído, que se liga con los grupos amino de los ácidos nucleicos y con sus bases, produciendo mutaciones. También el peróxido de hidrógeno puede provocar mutaciones y fragmentación del mtDNA.

El daño del mtDNA, a través de deleciones y mutaciones puntuales, conduce a alteraciones de la síntesis de proteínas específicas, entre las que destacan proteínas de la cadena de transporte de electrones, teniendo en cuenta que el mtDNA codifica 13 polipéptidos de los cuatro complejos enzimáticos de la citada cadena, concretamente siete cadenas polipeptídicas del complejo I, una del complejo III (citocromo b), tres del complejo IV y dos unidades de ATPasa. Además, codifica 22 tRNA y dos mtRNA. Lógicamente, el daño estructural de los complejos enzimáticos del transporte de electrones condiciona la citada ineficacia en la producción de energía celular.

Entre los posibles agentes causales del daño mitocondrial está el daño oxidativo, especialmente las reacciones peroxidativas producidas por radicales libres, que ocasionan inactivaciones, mutaciones e incluso pérdida de mtDNA. El mayor poder mutagénico, como se ha explicado anteriormente, podría ser inducido por el malondialdehído, que se liga con los grupos amino de los ácidos nucleicos y con sus bases produciendo mutaciones, así como el peróxido de hidrógeno que ocasiona mutaciones y fragmentación del mtDNA y otros agentes. El citado daño oxidativo sobre el mtDNA es, en cierto grado, fácil de ocasionarse en función de su situación tan próxima a la membrana mitocondrial interna.

Las razones más destacables de la vulnerabilidad oxidativa del mtDNA son:

- Cercanía de la cadena de transporte de electrones, localizada en la membrana mitocondrial interna, donde se producen ROS y NOS, respecto a la localización mitocondrial de DNA.
- Inmediatez al citado mtDNA de ácidos grasos insaturados de los abundantes fosfolípidos de la membrana mitocondrial interna, fácilmente oxidables, que forman peróxidos lipídicos de especial reactividad.
- Facilidad de acumulación en la proximidad del mtDNA de compuestos lipofílicos, que pueden generarse en gran cantidad dado el alto contenido lipídico de la membrana mitocondrial interna, y son capaces de inducir mutaciones puntuales.
- A diferencia del genoma nuclear, el mtDNA no está protegido por histonas y, además, las mitocondrias pueden

no poseer un mecanismo suficientemente eficaz para la reparación de fragmentaciones de DNA o, lo que es lo mismo, no existe una velocidad suficiente de reparación de mtDNA.

Por otra parte, la pérdida de la función mitocondrial por alteración del mtDNA debido a daño oxidativo y su reparación ineficaz no sólo inducen una menor funcionalidad, sino que las mitocondrias genéticamente dañadas pueden ser blanco de peroxidación lipídica y degradación autofágica, con digestión de genoma anormal por las endonucleasas correspondientes. Este daño posterior lleva finalmente a una pérdida de mitocondrias celulares, con evidente repercusión funcional, especialmente en términos genéticos y en tejidos posmitóticos (músculo esquelético y cardíaco y neuronas).

En la actualidad son numerosos los estudios que han puesto de manifiesto el daño mitocondrial, así como su disminución funcional a medida que avanza la edad. Así:

- Los niveles de daño oxidativo del mtDNA aislado de hígado de rata y varias regiones encefálicas humanas son 10 veces superiores al daño del DNA nuclear. Este aumento se correlaciona con una tasa 17 veces superior de mutaciones en el mtDNA, comparativamente al DNA nuclear.
- El mtDNA aislado de varios tejidos en modelos animales muestra un aumento de daño oxidativo con la edad, utilizando como biomarcadores la 8-oxo-2'-desoxiguanosina, producto del daño mediado por el radical hidroxilo y el oxígeno singlete, el cual es mutagénico.
- Asimismo, parece posible que las deleciones del mtDNA, que aumentan con la edad y que son particularmente prevalentes en tejidos posmitóticos como encéfalo, corazón y músculo esquelético y que conducen a la degeneración de las funciones neurológica, cardiovascular y muscular esquelética, se deban en gran parte a daño oxidativo de dicho DNA.
- Estudios de la citocromo oxidasa en la mitocondria revelan una pérdida progresiva de su actividad enzimática, la cual se conecta con la caída asociada con la edad de la síntesis de mtDNA. Asimismo, un estudio llevado a cabo en diafragma humano indica que la citocromo c oxidasa disminuye de manera muy marcada después de los 70 años.

Cuando se realizan estudios con mitocondrias de corazón de ratas de 3 y 23 meses de edad, se observa también una menor funcionalidad de la ATPasa.

Por lo que concierne a la actividad enzimática ligada a la producción de energía (láctico deshidrogenasa, citrato sintetasa, malato deshidrogenasa, NADH-citocromo c reductasa), se observa en la rata una progresiva y significativa reducción en función de la edad.

Diversos estudios han evidenciado notables descensos (30-40 %) de la actividad de diversas enzimas de transporte presentes en la mitocondria (carnitina aciltransferasa), de iones de calcio y de nucleótidos.

Por otra parte, con independencia de la afectación génica mitocondrial, se han constatado cambios en la membrana mitocondrial que afectan a su estructura y funcionalidad.

Así, la fluidez de la membrana celular disminuye con la edad, lo que en parte se debe a la oxidación de los componentes lipídicos de la membrana plasmática y mitocondrial. A su vez, parte de esta especial sensibilidad a las ROS/NOS parece deberse a cambios en la composición lipídica de la membrana. En las fracciones de membrana mitocondrial y microsomal aisladas de roedores, hay una disminución progresiva en la cantidad de ácido linoleico, cambio en gran medida paralelo al aumento de AGPI de larga cadena (22:4 y 22:5), que son fácilmente oxidables. Se ha sugerido que la mayor parte de estas sustituciones suceden en los ácidos grasos de la cardiolipina, la cual es fundamental en la facilitación de actividades de enzimas clave de la membrana interna mitocondrial.

La acumulación de ácidos lipídicos oxidables conduce a un aumento de la polarización de fluorescencia (o disminución de la fluidez) de las membranas celulares, que entre otras cosas podría inhibir los procesos de transporte y de obtención de energía ligados a la membrana interna. Asimismo, el descenso de la fluidez podría alterar la difusión lateral y rotacional de los complejos enzimáticos de la cadena de transporte electrónico, así como de los pequeños transportadores como el citocromo c y la coenzima Q o ubiquinona (CoQ).

Por lo tanto, el estrés oxidativo así producido constituye un factor clave en el desencadenamiento de numerosas enfermedades degenerativas relacionadas con el envejecimiento, como Parkinson, Alzheimer, Hungtinton, aterosclerosis, etcétera.

A pesar de ello, las células han desarrollado mecanismos de defensa para contrarrestar los daños producidos por radicales libres. Estos mecanismos incluyen metaloenzimas que eliminan dichos radicales, pequeñas moléculas antioxidantes y otras enzimas reparadoras. Entre las moléculas antioxidantes destaca la CoQ, ya que es la única cuya biosíntesis se ha demostrado en todos los organismos. La CoQ constituye parte integrante de la cadena respiratoria y desempeña un papel antioxidante muy importante al impedir la oxidación de lipoproteínas séricas y lípidos de membrana.

Los radicales libres parecen ejercer un efecto deletéreo sobre todo el sistema de endomembranas y de la membrana plasmática. El sistema de oxidorreducción asociado a la membrana plasmática adquiere una importancia fundamental, sobre todo si se considera que la pérdida de actividad mitocondrial causada por alteraciones en su DNA se compensa incrementado la concentración de CoQ y la transferencia electrónica asociada a la membrana plasmática.

Si los radicales libres son los responsables de la acumulación de mutaciones en el mtDNA y condicionan la pauta del envejecimiento, el tratamiento con sustancias antioxidantes que bloquee su producción contribuiría a frenar el envejecimiento y a retrasar el inicio de enfermedades relacionadas con la edad. Si se considera que la mayor parte de las moléculas antioxidantes se incorporan exclusivamente a partir de la dieta, y que la biosíntesis de CoQ disminuye sensiblemente con la edad, el abordaje nutricional a este problema parece totalmente justificado.

Las modificaciones cuantitativas de los sistemas de protección antioxidante aparecen paralelamente con el envejecimiento y parecen no ser causa de éste, aunque sí podrían participar en el inicio de determinadas afecciones.

Por otra parte, el mtDNA es muy sensible a los daños por agentes químicos y puede fácilmente acumular algunos compuestos orgánicos dotados de poder mutagénico. El mtDNA, además, es más vulnerable que el genoma nuclear al ataque de los agentes mutagénicos.

Tanto la formación incrementada de radicales libres derivados del oxígeno y de peróxidos como la velocidad disminuida de recambio del mtDNA pueden contribuir a instaurar un daño genético en la célula establemente diferenciada, así como determinar una importante pérdida de mtDNA probablemente inducida por las endonucleasas, que digieren el genoma alterado.

Por otra parte, se han constatado cambios sustanciales en la composición de la membrana mitocondrial durante el envejecimiento. Se observa una variación del cociente fosfolípidos/colesterol, del contenido de fosfolípidos cargados negativamente y del grado de insaturación de los ácidos grasos. Todas estas modificaciones conducen a un aumento de la viscosidad de la membrana mitocondrial con el envejecimiento, que podría inhibir los procesos de transporte y de obtención de energía ligados a la membrana interna. Asimismo, el descenso de la fluidez podría alterar la difusión lateral y rotacional de los complejos enzimáticos de la cadena de transporte electrónico y de los pequeños transportadores como el citocromo c y la CoQ. No obstante, los datos con respecto a cambios en la fluidez de membrana con el envejecimiento no son muy claros y en algunos casos son confusos.

Teniendo en cuenta todo lo anterior, la elección de la fuente grasa de la dieta podría ser relevante para alcanzar un envejecimiento más saludable. En décadas anteriores se aconsejaba indiscriminadamente el consumo de fuentes grasas poliinsaturadas (aceite de maíz, girasol, colza, pescado, etc.) por sus efectos reguladores sobre algunos tipos de hiperlipidemias. Sin embargo, no se han tenido en cuenta los daños potenciales que también podría producir su consumo generalizado. Los AGPI son moléculas que se oxidan con mucha facilidad, fenómeno que se acentúa a medida que aumenta el número de dobles enlaces en su cadena hidrocarbonada; de hecho, por cada molécula de ácido oleico que se peroxida, lo hacen 16 de linoleico, 32 de linolénico, 64 de araquidónico, y así sucesivamente.

En cualquier caso, tanto si se ingieren parcialmente oxidadas como si la oxidación es endógena, las secuelas de los AGPI peroxidados son numerosas e incluyen:

- Perturbación de la microarquitectura de las membranas celulares (plasmática, fracción microsomal y mitocondrial), debido sobre todo a la introducción de funciones hidrofílicas.
- Inhibición de la actividad de enzimas por hidroperóxidos.
- Formación de productos como consecuencia de la rotura de las cadenas hidrocarbonadas de los hidroperóxidos, como etano o malondialdehído.

La consecuencia inmediata es la formación de entrecruzamientos de las cadenas hidrocarbonadas de los fosfolípidos de las membranas (con descensos importantes de la fluidez), pérdida parcial o total de la actividad enzimática ligada a ellas (sobre todo por el entrecruzamiento de proteínas por la malondialdehído) y pérdida de la permeabilidad.

Las consecuencias a largo plazo pueden ser muy importantes y, aunque no son daños funcionales específicos, en la actualidad se relacionan con numerosas afecciones: enfisema, cáncer, artritis, aterosclerosis, cirrosis, aceleración del envejecimiento celular, etcétera.

En este campo cobran especial relevancia los beneficios de la ingestión de aceite de oliva y/o ácido oleico. Su consumo retrasa algunos marcadores de envejecimiento al generar membranas mitocondriales más fluidas y más resistentes a la peroxidación lipídica y al daño del DNA mitocondrial. Lo que está claro es que en el campo de la peroxidación lipídica, el consumo de aceite de oliva virgen es mucho más beneficioso que el de las restantes grasas de semillas y de pescado.

En cualquier caso, cada vez hay más evidencias que demuestran que el envejecimiento es multifactorial, y parece que contrarrestar una o varias de las causas no supone una mejora significativa. De hecho, investigaciones recientes sugieren que los radicales libres y las ROS, como factor único, no tienen un papel significativo en el envejecimiento y que la vida de los organismos no puede extenderse significativamente.

Por lo tanto, las causas del envejecimiento se potencian entre sí. Así, cuando dos causas o más coinciden y aumentan con el tiempo, el resultado de su acción aumenta drásticamente. Esto podría explicar la aceleración del envejecimiento y la mortalidad con la edad.

PROTEÓMICA Y METABOLÓMICA DEL ENVEJECIMIENTO

La metabolómica es el estudio de todos los metabolitos en una célula, tejido u organismo en un momento dado. Durante las últimas décadas, el avance tecnológico ha permitido conocer cómo determinados metabolitos producidos durante el ciclo celular interfieren en los procesos fisiológicos tanto celulares como sistémicos. Estos procesos son principalmente debidos a cambios en la actividad enzimática o a la acumulación de productos de degradación metabólica.

Un área de enfoque particular ha sido el ciclo de Krebs —también conocido como ciclo del ácido tricarboxílico (TCA) o ciclo del ácido cítrico (CAC)—, la principal vía oxidativa para el acetil-CoA y la vía para la generación de equivalentes reductores NADH y $FADH_2$ en organismos aeróbicos. Es importante destacar que el NADH y el $FADH_2$ son necesarios para transferir electrones a la cadena respiratoria mitocondrial, también conocida como cadena de transporte de electrones. Esta cadena está conformada por una serie de complejos enzimáticos y coenzimáticos que se encuentran a lo largo de la membrana mitocondrial interna. La transferencia de electrones a lo largo de la cadena respiratoria mitocondrial ocurre a través de varias reacciones de oxidación-reducción para facilitar la generación de un gradiente de potencial electroquímico de protones (H^+), que posteriormente impulsa el mantenimiento de una relación alta y rica en energía de ATP (adenosintrifosfato) a ADP (adenosindifosfato) a través de la ATP sintasa. Este proceso se conoce como fosforilación oxidativa y requiere oxígeno.

El ciclo de Krebs es una vía metabólica esencial para la producción de energía en organismos aeróbicos. El ciclo consiste en ocho enzimas que catalizan una serie de reacciones que generan NADH y $FADH_2$. Además, el ciclo de Krebs es una vía anfibólica que se integra con otras vías catabólicas y anabólicas, como la glucólisis y la gluconeogénesis.

La primera reacción del ciclo de Krebs es catalizada por la enzima citrato sintasa, que condensa el oxaloacetato de cuatro carbonos con acetil-CoA de dos carbonos para producir citrato de seis carbonos. La aconitasa (ACO2) cataliza la isomerización reversible de citrato a isocitrato, y la isocitrato deshidrogenasa (IDH) oxida el isocitrato para producir α-cetoglutarato, generando NADH en el proceso. La α-cetoglutarato deshidrogenasa (α-KGDH) convierte el α-cetoglutarato en succinil-CoA, que se hidroliza a succinato y ATP o GTP a través de la succinil-CoA sintetasa. La succinato deshidrogenasa (SDH) oxida el succinato a fumarato y genera $FADH_2$. La fumarasa hidrata el fumarato para producir L-malato, que se oxida a oxaloacetato y genera NADH a través de la malato deshidrogenasa (MDH). Este oxaloacetato se puede utilizar nuevamente en la primera reacción del ciclo de Krebs.

Durante los últimos años, las investigaciones de los metabolitos derivados del ciclo de Krebs han demostrado que éstos realizan una función de señalización con grandes repercusiones en la activación de las células inmunitarias y en la tumorigénesis. Los mecanismos de acción de estos metabolitos son similares y están relacionados con las alteraciones epigenéticas descritas en el apartado anterior. El estudio de estos procesos es clave, ya que desentrañar las complejidades de la reorganización metabólica puede llevar en última instancia a nuevas modalidades terapéuticas que podrían tener un gran impacto en la patogenia de múltiples enfermedades previamente relacionadas con la reprogramación metabólica. Un mayor desarrollo de este campo podría conducir a un cambio de paradigma en la comprensión de cómo las modificaciones metabólicas intracelulares conducen a la enfermedad, lo que sin duda proporcionará próximamente nuevos enfoques para complementar o incluso reemplazar los enfoques terapéuticos actuales para varias enfermedades relacionadas con la salud. En este apartado se analizarán las recientes evidencias de la acumulación de succinato y fumarato en el desarrollo de enfermedades asociadas al envejecimiento, como son el cáncer o la inflamación crónica.

Efectos no metabólicos del succinato

El succinato es un metabolito generado en la matriz mitocondrial a través de una reacción reversible de tres pasos catalizada por la enzima del ciclo de Krebs succinil-CoA sintetasa, acompañada por la producción de nucleósidos trifosfato de alta energía. Investigaciones recientes han demostrado que el succinato es un metabolito proinflamatorio que se acumula en los macrófagos y se ha asociado con estados inflamatorios crónicos como la artritis reumatoide y la obesidad indu-

cida por la dieta. El succinato ejerce sus efectos inflamatorios a través de varias vías, incluyendo la generación de especies reactivas de oxígeno mitocondriales (mtROS), la activación del factor inducible por hipoxia 1α (HIF-1α) y la unión al receptor acoplado a proteína G, receptor de succinato 1 (SUCNR1). El succinato puede actuar de manera autocrina y paracrina para aumentar la producción de IL-1β en los macrófagos. Este proceso se ve amplificado cuando el succinato se une a SUCNR1, lo que produce un ciclo de producción de citoquina, ya que la IL-1β a su vez induce la expresión de SUCNR1. La ausencia de SUCNR1 conduce a una disminución en la activación de macrófagos y en la producción de IL-1β en modelos de artritis reumatoide.

Sin embargo, en la artritis reumatoide, el succinato puede aumentar la inflamación no sólo a través de SUCNR1 sino también por la vía de la HIF-1α. De hecho, en pacientes con artritis reumatoide también se ha observado un incremento de la expresión de HIF-1α. El succinato tisular y circulante también se eleva en otros estados inflamatorios crónicos, como en modelos de obesidad inducida por la dieta. La exposición de los adipocitos a la hipoxia y a la hiperglucemia induce la liberación de succinato del tejido adiposo en ratones, lo que se asocia con la infiltración de macrófagos en el tejido adiposo. El mecanismo que impulsa la acumulación de succinato en estas células o su liberación no está del todo claro y es un ámbito de estudio que proporcionará dianas terapéuticas para el tratamiento de la inflamación crónica.

Por otro lado, el succinato también se ha relacionado con una señal sistémica para la termogénesis. Los adipocitos marrones poseen una capacidad única para secuestrar succinato extracelular, lo que aumenta la actividad de la proteína desacoplante 1 (UCP1) a través de un aumento de mtROS. Por ejemplo, se ha observado que el músculo tembloroso genera succinato después de la exposición al frío. Este succinato entra en la circulación y es secuestrado por el tejido adiposo marrón. Además, el músculo puede producir succinato en otros contextos de estrés, como tras una carrera de larga duración, lo que sugiere que el músculo puede ser uno de los principales tejidos relacionados con la producción de este metabolito.

Mecanismo de acción del succinato

De los datos expuestos se puede concluir que el succinato es una molécula de señalización que desempeña un papel importante en la regulación del metabolismo celular y la inflamación. Uno de los mecanismos por los cuales el succinato ejerce sus propiedades de señalización es a través del factor de transcripción HIF-1, que es fundamental en la respuesta a la hipoxia. El HIF-1 fue descubierto en 1992 y se encontró que promueve la eritropoyesis al unirse al potenciador del gen de la eritropoyetina. HIF-1 dirige la conmutación metabólica de la fosforilación oxidativa a la glucólisis, lo que permite una rápida producción de ATP sin necesidad de oxígeno. Se sabe que la actividad de HIF-1 promueve la progresión tumoral al unirse a elementos de respuesta a la hipoxia en genes diana y aumentar la expresión de numerosas enzimas glucolíticas y transportadores de glucosa.

El factor HIF-1α es crucial para la conmutación a la glucólisis observada en macrófagos M1 y células dendríticas después de la estimulación. Eleva la expresión de varios genes glucolíticos y ayuda en la conmutación a la glucólisis mediante el mantenimiento de los niveles de nicotinamida adenindinucleótido (NAD+), un cofactor vital en la vía glucólica. Este mecanismo se consigue aumentando la expresión de la lactato deshidrogenasa (LDH), que reduce el piruvato a lactato y, en consecuencia, genera NAD+. También aumenta la expresión de la piruvato deshidrogenasa quinasa (PDK), que fosforila e inhibe la piruvato deshidrogenasa (PDH), limitando de ese modo la producción de acetil CoA, que entra en el ciclo de Krebs.

El succinato desempeña un papel en la estabilización de HIF-1α, como demuestran los estudios sobre el cáncer en situaciones de inflamación, como tras un tratamiento con lipopolisacáridos (LPS). Además, algunos estudios han revelado un aumento de succinato en tumores hereditarios raros, como los paragangliomas, y la acumulación de succinato en estos tumores promueve su capilarización mediante la regulación al alza del factor de crecimiento endotelial vascular (VEGF). Hay que remarcar que este proceso es dependiente de HIF-1α. De hecho, el succinato inducido por LPS inhibe la actividad de la PDH en los macrófagos, lo que resulta en la estabilización de HIF-1α. Además, la elevación del succinato en respuesta al LPS también potencia la señalización inflamatoria y la IL-1β, de manera dependiente de HIF-1α. Estos mecanismos (HIF-1α, IL-1β) promueven un ambiente proinflamatorio que se ve agravado por una producción excesiva de ROS.

En conclusión, el succinato ejerce sus propiedades de señalización a través de HIF-1, que es central en la respuesta a la hipoxia y promueve la progresión tumoral. HIF-1α es vital para el cambio a la glucólisis observado en los macrófagos M1. El succinato desempeña un papel en la estabilización de HIF-1α, y su elevación en respuesta al LPS potencia la señalización inflamatoria y la IL-1β de manera dependiente de HIF-1α. Estos hallazgos tienen implicaciones para el desarrollo de terapias que apunten a las vías de señalización del succinato en el tratamiento del cáncer y la inflamación, lo que mejoraría los marcadores de envejecimiento (**Fig. 25-4**).

Efectos no metabólicos del fumarato

El fumarato es un intermediario del ciclo de Krebs generado a través de la oxidación del succinato por SDH. También se genera como producto de descomposición del metabolismo de la tirosina y de los ciclos de la urea y los nucleótidos de purina. Después, el fumarato se convierte en malato por fumarasa, que cataliza la hidratación reversible del fumarato a malato tanto dentro del ciclo de Krebs como en el citosol.

En los últimos años, el succinato ha surgido como un poderoso señalizador clave para el entrenamiento de la inmunidad innata. Se ha demostrado que el aumento de los niveles de fumarato se debe a un mayor desvío de la glutamina hacia el ciclo de Krebs. La acumulación de fumarato en

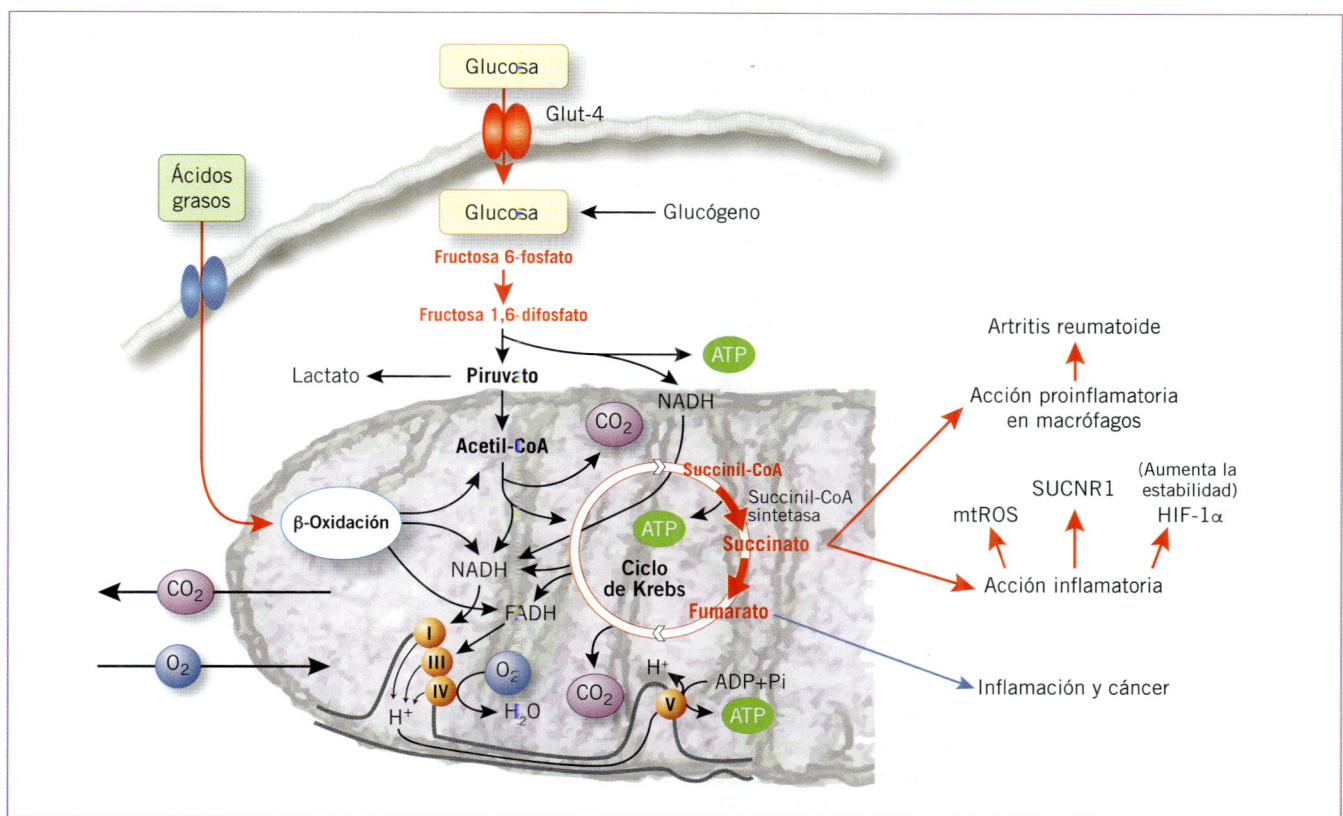

Figura 25-4. Papel del succinato y del fumarato en el envejecimiento. HIF-1α: factor inducible por hipoxia 1α; mtROS: especies reactivas de oxígeno mitocondriales; SUCNR1: receptor de succinato 1.

los monocitos es necesaria para activar la inmunidad innata y mejorar la producción de citoquinas. También se sabe que los derivados del fumarato tienen propiedades electrofílicas que pueden regular la función de las células T. Otra posible consecuencia del aumento de los niveles de fumarato es la inhibición de la glucólisis aeróbica mediante succinación del residuo de cisteína (C152) en el sitio activo de la gliceraldehído-3-fosfato deshidrogenasa en los monocitos de sangre periférica. En conjunto, estos resultados sugieren que el fumarato y su metabolismo pueden desempeñar un papel importante en la regulación de la función inmunitaria y el desarrollo de la memoria inmunológica en las células inmunitarias innatas.

Fumarato, inflamación y cáncer

Sorprendentemente, hallazgos recientes ha mostrado que la acumulación de fumarato puede estar relacionada con el desarrollo de algunos tumores. A esta conclusión se ha llegado tras la observación de que en algunos tipos de cáncer existen mutaciones que impiden el correcto funcionamiento de la enzima fumarato hidratasa. No obstante, la acumulación de fumarato también puede inducir la liberación de mtDNA o mtRNA para estimular interferones. En este sentido, la liberación de interferón 1 se considera un marcador de «tumor caliente» que ha sido infiltrado con células inmunitarias y que pueden tener una mejor respuesta a la inmunoterapia. Además, la infiltración inmunitaria se observa con frecuencia en cánceres que involucran la mutación de la fumarato hidratasa.

Por lo tanto, la acumulación de fumarato en ciertas condiciones puede tener consecuencias tanto positivas como negativas para el desarrollo y progreso del cáncer. Por un lado, se ha relacionado con la estimulación de interferones, que podrían ser beneficiosos para el tratamiento del cáncer mediante inmunoterapia. Por otro lado, la acumulación de fumarato también se ha relacionado con la mutación de fumarato hidratasa, lo que aumenta el riesgo de cáncer y puede dificultar el tratamiento. Por lo tanto, es importante seguir investigando el papel del fumarato en el cáncer y encontrar formas de utilizar sus propiedades beneficiosas para mejorar el tratamiento de esta enfermedad. Será interesante ver si promover la liberación de mtDNA y mtRNA terapéuticamente podría provocar infiltración inmunitaria para mejorar la respuesta del cáncer a la inmunoterapia.

MECANISMOS EPIGENÉTICOS EN LA PLASTICIDAD FENOTÍPICA

La epigenética aborda las modificaciones químicas que cambian la actividad de la transcripción génica sin alterar el código de DNA. Existen cuatro tipos principales de mecanismos epigenéticos, que incluyen complejos de remodelación de la cromatina dependientes de ATP, modificaciones de histonas y DNA y RNA no codificante. Las histonas pueden modificarse postraduccionalmente mediante procesos de acetilación y metilación, que se han relacionado con el envejecimiento, la salud y la longevidad en varios modelos. La identificación de patrones de metilación de DNA ha dado lugar a un amplio campo de investigación en relación con la edad epigené-

tica. Estos patrones epigenéticos han surgido como una forma de cuantificar la edad biológica en los tejidos; así, una edad epigenética más alta se asocia con peor salud y mayor riesgo de mortalidad. Algunos estudios han demostrado una reversión de la edad epigenética con diferentes intervenciones, pero lo que no está claro es si esto implica un menor riesgo de episodios adversos. Los cambios epigenéticos pueden resultar tanto de procesos de desarrollo como de mantenimiento, y se ha sugerido que los relojes epigenéticos intrínsecos y extrínsecos representan procesos de envejecimiento internos (celulares) y externos (factores estresantes de estilo de vida), respectivamente. El proceso epigenético en el envejecimiento puede ser compatible tanto con las teorías de senescencia como de programación, dependiendo del momento específico en la vida y del reloj estudiado.

Metilación del DNA y envejecimiento

La metilación del DNA es un proceso en el cual se agrega un grupo metilo a partes específicas del DNA, generalmente en secuencias CpG (citosina-fosfato-guanina), lo que puede afectar a la expresión de los genes, ya sea activándolos o silenciándolos. En mamíferos, entre el 60 y el 90 % de los sitios CpG en el genoma están metilados.

A medida que se envejece, la cantidad de metilación del DNA en nuestras células tiende a disminuir, especialmente en genes de metabolismo energético y de resistencia al estrés oxidativo. Cabe destacar que algunos genes pueden volverse más metilados con la edad. Tanto en una como en otra situación, la expresión génica se ve alterada y puede ser el desencadenante de enfermedades asociadas con el envejecimiento.

El proceso de metilación del DNA es realizado por unas enzimas denominadas DNA metiltransferasas (DNMT), que pueden agregar o eliminar grupos metilo del DNA. Estas enzimas parecen ser las responsables de las alteraciones epigenéticas asociadas con el envejecimiento, ya que se han observado cambios en la expresión de estas proteínas con la edad. De hecho, alteraciones como la inflamación crónica o la enfermedad cardiovascular se han relacionado con modificaciones en las DNMT.

Metilación de histonas

La histona H3 es una de las principales histonas que son cruciales para mantener la estructura de la cromatina. La metilación en diversas posiciones de la lisina ha dado lugar a la nomenclatura actualmente usada para describir la metilación de las histonas. H3K4me3 hace referencia a una trimetilación de la lisina en posición 4 de la histona H3. Es una modificación de histona asociada con la transcripción activa, y desempeña un papel importante en el envejecimiento y la longevidad al regular la expresión de genes relacionados con el envejecimiento. Los estudios han demostrado que H3K4me3 se acumula en regiones no promotoras y en el DNA ribosómico con el envejecimiento en levaduras, lo que lleva a la pérdida de la heterocromatina del DNA ribosómico y a un aumento en la transcripción generalizada del genoma. Además, se ha observado un aumento de H3K4me3 en regiones promotoras de genes relacionados con la senescencia en células somáticas. Estudios en modelos animales han mostrado que la deficiencia de H3K4me3 es capaz de aumentar la esperanza de vida.

H3K27me3 hace referencia a la trimetilación de la lisina en posición 27 de la histona H3. Se asocia generalmente con el silenciamiento génico y la heterocromatina compacta. Existe una paradoja en el efecto de H3K27me3 en la regulación de la longevidad. Por un lado, en modelos animales y líneas celulares se ha observado que el envejecimiento se asocia con una pérdida de H3K27me3. Otros estudios, no obstante, han constatado en modelos de disfunción mitocondrial que el aumento de los niveles de H3K27me3 puede ser perjudicial para aumentar la longevidad. Determinar los roles específicos de H3K27me3 será clave para conocer los procesos de envejecimiento y cómo puede regularse en distintos tejidos.

Acetilación de histonas

La relación entre la acetilación global de las histonas y la longevidad se ha estudiado en mayor profundidad que la metilación. La acetilación de histonas se encuentra regulada por las histonas acetiltransferasas (HAT) y las histonas desacetilasas (HDAC). Las sirtuinas son una clase III de HDAC que mejoran la estabilidad del genoma y regulan la desacetilación de residuos de lisina de manera dependiente del nivel de NAD⁺. Entre los miembros de la familia de sirtuinas se ha observado que SIRT1 disminuye con la edad en varios tejidos humanos y de ratones, como hígado, corazón, riñón, cerebro y pulmón. SIRT6 funciona como una desacetilasa H3K9 dependiente de NAD⁺ que modula la cromatina telomérica, y su sobreexpresión contribuye a la longevidad de las células del núcleo pulposo de ratas y de humanos mediante la inhibición de la senescencia.

La acetilación de la histona H3 en la lisina 27 (H3K27ac) y en la lisina 14 (H3K14ac) han sido objetos de estudio en el envejecimiento. Por ejemplo, una hiperacetilación de H3K27ac produce senescencia celular que se puede revertir con inhibidores de HAT. Por otro lado, el nivel de H3K14ac en los cerebros de ratones envejecidos puede regular la expresión de genes de plasticidad sináptica relacionados con el envejecimiento y la enfermedad neurodegenerativa. De forma similar, la disfunción de H4K12ac conduce a deterioro de la memoria relacionada con el envejecimiento. Debido a que se producen cambios sustanciales en la acetilación de histonas durante el envejecimiento y las enfermedades relacionadas con la edad, comprender sus mecanismos reguladores puede proporcionar nuevas perspectivas sobre el desarrollo de estrategias de intervención en el envejecimiento.

Remodelación de la cromatina

La cromatina es una estructura compleja compuesta por DNA e histonas que puede existir en dos estados diferentes, heterocromatina o eucromatina. La remodelación de la cromatina hace referencia a cambios en la arquitectura nuclear a nivel de cromosomas específicos o dominios cromosómicos. Algunos estudios han identificado importantes cambios estructurales en la cromatina durante la senescencia celular,

desde cambios en los componentes y modificaciones de las histonas hasta alteraciones de los compartimentos y dominios de asociación topológica de la cromatina. Una característica común del envejecimiento en diferentes especies es la pérdida global de histonas canónicas. Por ejemplo, la sobreexpresión de histonas H3/H4 en levaduras extiende la vida útil, sugiriendo que un mayor número de histonas libres promueve la supervivencia durante el envejecimiento.

Las enzimas modificadoras de histonas y los complejos de remodelamiento de la cromatina dependientes de ATP son los dos principales factores del proceso de remodelamiento de la cromatina en eucariotas.

Durante el envejecimiento, las enzimas modificadoras de histonas pueden inducir cambios conformacionales en los nucleosomas. Algunas de estas modificaciones de histonas están relacionadas con los niveles de H3K9me2. A medida que disminuyen sus niveles, la heterocromatina nuclear periférica pierde su anclaje en la lámina nuclear y se mueve hacia el interior nuclear. En regiones específicas durante el envejecimiento, H3K9me2 cambia a H3K9me3, otra marca represiva, lo que puede reflejar cambios asociados al envejecimiento en la ubicación subnuclear de la cromatina periférica y asociarse con una vida útil más corta en los tejidos somáticos de *Caenorhabditis elegans* envejecidos. En esta situación se produce un estrés mitocondrial asociado a una pérdida de producción de acetil-CoA. Algunas intervenciones como el ejercicio o la nutrición impiden la reorganización de la cromatina, lo que puede restablecer la esperanza de vida en animales envejecidos.

En cuanto a los complejos remodeladores de la cromatina dependientes de ATP, también se han visto alteraciones en el envejecimiento. SWI/SNF es uno de estos complejos que puede alterar la posición de los nucleosomas a lo largo del DNA. De hecho, se requiere SWI/SNF para la activación de genes sensibles a los nutrientes. Este complejo regula la transcripción mediante la remodelación de la cromatina y la promoción de una configuración de cromatina más abierta. *In vitro*, se requiere el complejo SWI/SNF para promover la coexpresión de las proteínas de unión a telómeros TRF1 y TRF2, que son esenciales para mantener la longitud y la estructura de los telómeros, contribuyendo de esta forma a la función celular durante el envejecimiento.

Metilación, envejecimiento y actividad física

Son pocos los estudios que evalúan el patrón de metilación durante el envejecimiento y cómo se modifican por intervenciones con la actividad física. Recientemente se ha podido comparar el metiloma de neonatos con centenarios y se ha comprobado que, en general, el DNA de los individuos centenarios tiene un bajo contenido de metilación y una reducida correlación en el estado de metilación de las regiones proximas a la citosina-fosfato-guanina (CpGs) a lo largo del genoma, mientras que dicho patrón es mucho más homogéneo en el DNA de neonatos.

En otro estudio se observó que algunos genes se convierten en hipermetilados con la edad, incluyendo genes para el receptor de estrógenos, p16, y factores de crecimiento análogos de la insulina 1 y 2 (IGF-1 y IGF-2).

Por otra parte, se sabe que el ejercicio induce la expresión de genes responsables de cambios estructurales y de adaptaciones metabólicas instaurando lo que se conoce como fenotipo activo y saludable. Probablemente, la metilación del DNA de dichos genes desempeñe un papel relevante.

Varios investigadores han evaluado el impacto del ejercicio agudo sobre los patrones de metilación en hombres y mujeres sedentarios y sanos. En general, observaron un descenso en el patrón de metilación en el genoma de biopsias de músculo esquelético tras el ejercicio. Comprobaron que el ejercicio induce, de forma dependiente de la dosis, la expresión de genes clave como *PGC-1α*, *PDK4* y *PPAR-δ* (estos genes son determinantes para la biogénesis mitocondrial y para el metabolismo de la glucosa y de ácidos grasos), junto a una marcada hipometilación de los respectivos promotores. Este patrón también se ha podido comprobar en modelos animales. En concreto, en sóleo de ratones, también se ha constatado un descenso marcado de la metilación de los promotores *PGC-1α*, *PDK4* y *PPAR-δ* tras 45 minutos de contracción *ex vivo*. En este tipo de estudios se observa en general una activación aguda de genes asociada con cambios en la metilación del DNA de músculo esquelético, lo que sugiere que la hipometilación del DNA es un suceso temprano e importante en la activación de genes inducidos por la contracción muscular.

DIFERENCIAS ENTRE SEXOS

Las mujeres tienden a vivir más tiempo que los hombres, aunque también a ser más frágiles y tener peor salud al final de sus vidas. A pesar de los avances en los sistemas de atención médica, las iniciativas de salud pública y el aumento de la conciencia sobre la salud, esta brecha de sexo en el envejecimiento persiste. Para entender mejor las causas subyacentes de estas diferencias de género en el envejecimiento, es importante incluir a ambos sexos en la investigación biomédica. Sin embargo, la muestra de investigación ha estado tradicionalmente sesgada hacia los hombres, lo que ha resultado en cálculos de riesgo y pautas clínicas que no satisfacen las necesidades de las mujeres.

En las mujeres, la menopausia y, en los hombres, la andropausia típicamente se alinean con el término del *healthspan*, y existen diferencias de sexo en la esperanza de vida, la fragilidad y el envejecimiento biológico. Las diferencias de sexo están influidas por los mecanismos vinculados a los cromosomas sexuales y las diferencias hormonales en la biología. En este apartado se describirán más a fondo estos factores genéticos en el envejecimiento y sus efectos en las hormonas sexuales, la función mitocondrial y otros mecanismos que contribuyen al envejecimiento.

Hormonas sexuales

Las hormonas sexuales específicas de cada sexo, como andrógenos, estrógenos y progestágenos, desempeñan un papel crucial en las diferencias biológicas entre hombres y mujeres. La regulación de estas hormonas es llevada a cabo por el hipotálamo a través de la hipófisis. Estudios en animales han demostrado que la manipulación de los niveles de esteroides sexuales durante el desarrollo fetal puede resultar en cambios permanentes en la arquitectura neuronal. En esta etapa, durante el embarazo, los estrógenos son producidos por el cuerpo lúteo y posteriormente por la placenta, manteniéndose en niveles altos y exponiendo a ambos sexos de manera igual. En los fetos masculinos, la testosterona producida por las células de Leydig entra en el cerebro, donde es convertida en estradiol a través de la enzima aromatasa, lo que conduce a la masculinización del cerebro fetal masculino. La exposición hormonal perinatal también influye en la programación metabólica específica de cada sexo, lo que se ha asociado con las diferencias de riesgo de enfermedades metabólicas en hombres y mujeres en la vida posterior.

En las mujeres, la menopausia marca el período de envejecimiento reproductivo, caracterizado por una baja secreción de hormonas ováricas; en los hombres, sin embargo, no se observa una disminución brusca en los niveles de testosterona. En cambio, la adrenopausia, la disminución gradual en la producción de deshidroepiandrosterona (DHEA) y sulfato de DHEA en las glándulas suprarrenales, afecta tanto a hombres como a mujeres en la vejez.

En las mujeres, la exposición al estrógeno, definida como el tiempo de vida reproductiva, es crucial para mantener el *healthspan*. De hecho, la menopausia prematura y temprana aumenta el riesgo de episodios cardiovasculares antes de los 60 años, pero no después de los 70 años, lo que apoya aún más los riesgos variables según la edad y la causa. Se ha observado una reducción en el riesgo de mortalidad por todas las causas en mujeres menopáusicas tras una terapia de sustitución hormonal. Durante un tiempo, ésta ha sido una de las principales terapias para la salud de esta población, pero actualmente está en entredicho porque se asocia al desarrollo de cáncer de mama.

Se está empezando a elucidar la relación de los esteroides sexuales con las diferencias de salud y enfermedad entre ambos sexos. En este sentido, los avances en la tecnología genómica y molecular han permitido el descubrimiento de nuevas formas en las que los esteroides sexuales y otros factores hormonales pueden influir en la salud y la enfermedad, lo que subraya la importancia de continuar investigando en esta área.

Importancia de la mitocondria

El mtDNA se hereda por vía materna y codifica componentes esenciales de los complejos respiratorios. Las mitocondrias desempeñan un papel crucial en procesos celulares como la producción de energía, la oxidación y la apoptosis, y su disfunción está asociada con muchas enfermedades relacionadas con la edad, si bien inicialmente se creía que el daño oxidativo y la producción de ROS causaban disfunción mitocondrial durante el envejecimiento. El número de copias de mtDNA dentro de una célula, así como la carga acumulada de mutaciones, están relacionados con el envejecimiento y la enfermedad de Parkinson. En este sentido, existe un marcado dimorfismo sexual en la función mitocondrial. De hecho, las mujeres presentan niveles más altos de expresión génica mitocondrial, contenido de proteínas y actividad mitocondrial en varios tejidos que los hombres. Se ha demostrado que los estrógenos influyen en la función mitocondrial y ejercen efectos protectores, lo que contribuye a retrasar el envejecimiento mitocondrial en las mujeres en comparación con los hombres. Si bien se sabe poco sobre los dimorfismos sexuales en el número de copias de mtDNA y las mutaciones acumuladas, es probable que las hormonas sexuales desempeñen un papel fundamental para explicar el efecto beneficioso observado en las mujeres sobre la función mitocondrial y el envejecimiento.

Diferencias epigenéticas

Se sabe poco sobre los efectos del dimorfismo sexual en las modificaciones de histonas durante el envejecimiento, pero estudios en diferentes intervenciones, así como de acetilación/metilación en animales, sugieren que estos efectos son importantes reguladores del envejecimiento.

Así, se ha constatado que los niños y adultos varones tienen una edad biológica epigenéticamente predicha más alta que las mujeres, lo que se correlaciona con una mayor supervivencia en mujeres. Este fenómeno parece ser cierto en diferentes tejidos y da lugar a una diferencia efectiva en el riesgo de mortalidad entre hombres y mujeres. Además, se ha demostrado que la menopausia temprana en mujeres está asociada con un aumento en la edad epigenética, y aunque este hallazgo no se produce en todos los tejidos, existe evidencia adicional que respalda una edad epigenética más baja en mujeres que se someten a terapia de reemplazo hormonal. Otras investigaciones también han mostrado diferencias de sexo en función de la edad tanto en los patrones de metilación del DNA como en su variabilidad en todo el genoma, lo que refuerza la idea de que se producen modificaciones epigenéticas con el envejecimiento que pueden ser dependientes del sexo.

No obstante, los resultados disponibles en cohortes humanas son muy limitados, y la mayoría de los datos provienen de estudios con animales. Se hace necesaria una mayor profundización de los mecanismos subyacentes a fin de poder interpretar mejor la compleja interacción epigenética de la edad y el sexo.

Función física

Existen varias medidas de función física que pueden darnos una idea de las diferencias en el envejecimiento entre sexos. Esto incluye examinar la velocidad al caminar, la fuerza de agarre, la función pulmonar, la visión y las habilidades cognitivas, aunque no se limita a ello. Es sabido que durante el envejecimiento los hombres son capaces de mantener mejor la función física, algo que ocurre a pesar de que las mujeres presentan menores alteraciones celulares, que son las responsables de su mayor esperanza de vida.

Por otro lado, la menopausia afecta negativamente a la salud ósea y muscular de las mujeres, lo que conduce a una mayor reducción de la densidad mineral ósea que en los hombres. La sarcopenia (pérdida de masa muscular) afecta a ambos sexos, pero es clínicamente más importante en mujeres mayores. También se observan diferencias específicas de

género en las estructuras y funciones respiratorias (p. ej., las mujeres tienen pulmones más pequeños y anatómicamente diferentes a los de los hombres).

Recientemente se ha creado el denominado *índice de envejecimiento funcional*, para capturar mejor el estado y los cambios en varias funciones físicas simultáneamente. Este índice, que incluye fuerza muscular, movimiento, función sensorial y pulmonar, es predictivo de la mortalidad en ambos sexos. Esta herramienta es importante porque permite abordar la especificidad de género en las medidas funcionales. Esto ayudará a investigar en profundidad la compleja relación entre la aptitud física y el envejecimiento, que muestra una paradoja en la que las mujeres a pesar de vivir más lo hacen con una peor función física.

ESTILO DE VIDA Y LONGEVIDAD

Una forma importante de lograr el envejecimiento saludable es a través de la prevención e intervención temprana. Factores relacionados con el estilo de vida, como una alimentación adecuada, la actividad física o el cese del hábito tabáquico, ayudan a reducir enfermedades asociadas con el envejecimiento y promover un envejecimiento saludable.

Impacto de la nutrición sobre la longevidad

En relación con la alimentación adecuada, se hará referencia a la dieta mediterránea como el patrón dietético mejor caracterizado y más beneficioso para la salud, y a las dietas basadas en restricción calórica o dietas «antienvejecimiento».

Las dietas basadas en plantas, como la dieta mediterránea, se asocian con un menor riesgo de enfermedades relacionadas con la edad y un envejecimiento más saludable, mientras que la obesidad acelera el desarrollo de enfermedades comunes, como enfermedad cardiovascular, diabetes de tipo 2, demencia, enfermedades musculoesqueléticas y varios tipos de cáncer. Parece ser que las personas con una alta adherencia a una dieta mediterránea viven 5 a 8 años más que aquellas con baja adherencia. También se cree que esta dieta podría extender el período de salud y ayudar a luchar contra la fragilidad durante el envejecimiento, lo que se relaciona con una ingesta elevada de aceite de oliva y de pescado (AGPI n-3) y el posible mecanismo protector derivado de los cambios en la composición de la microbiota intestinal. Todavía no se conocen con exactitud los mecanismos moleculares a través de los cuales los factores dietéticos modulan el envejecimiento, pero algunos resultados en cultivos celulares y modelos animales sugieren que las dietas saludables pueden influir en los 12 hitos moleculares característicos del envejecimiento: inestabilidad genómica, desgaste de los telómeros, alteraciones epigenéticas, pérdida de proteostasis, macroautofagia desactivada, desregulación de la detección de nutrientes, disfunción mitocondrial, senescencia celular, agotamiento de las células madre, alteración de la comunicación intercelular, inflamación crónica y disbiosis. Además, parece probable que estos patrones alimentarios retrasen el envejecimiento al menos de dos maneras: *a)* reduciendo procesos perjudiciales generalizados como la inflamación, el estrés oxidativo y el estrés metabólico y *b)* mediante la mejora de la capacidad para hacer frente al daño celular.

En segundo lugar, se abordarán las dietas basadas en restricción calórica. No hay que olvidar que reducir la ingesta calórica (sin desnutrición) es la intervención más antigua que se conoce para aumentar la esperanza de vida. Se sabe desde hace casi un siglo que la restricción calórica (en un experimento del tipo: el grupo experimental consume un 10-40 % menos de calorías totales que el grupo de control, manteniendo la frecuencia de las comidas) prolonga la esperanza de vida y retrasa los cambios patológicos asociados con la edad en animales de laboratorio. Además, parece ser que la restricción calórica aumenta la cantidad relativa de fibra dietética consumida, lo que favorece el crecimiento de bacterias beneficiosas, como las que participan en la barrera intestinal o las productoras de ácidos grasos de cadena corta, lo que dificultaría el crecimiento de patógenos oportunistas.

Se han descrito recientemente diversas modalidades de dietas «antienvejecimiento» que están proporcionando tanto nuevos conocimientos fisiopatológicos como posibles aplicaciones clínicas. Éstas incluyen: el ayuno intermitente (ayuno en días alternos: un día de alimentación normal, un día de ayuno en un ciclo de 2 días; dieta 5:2: alrededor del 25 % de restricción calórica durante 2 días a la semana y comida *ad libitum* los 5 días restantes en un ciclo de 7 días), las dietas que simulan el ayuno (30 % de restricción calórica durante 5 días consecutivos una vez al mes o cada 3-4 meses), las dietas cetogénicas (< 5 % de hidratos de carbono y 60-80 % de grasa de las calorías totales), la alimentación restringida en el tiempo (se restringe el tiempo de alimentación a una ventana de 4-12 horas al día), la restricción proteica, y la restricción de aminoácidos específicos que se formula como dieta isocalórica. Es interesante señalar que estas dietas conllevan una restricción calórica (ayuno intermitente, dietas que simulan el ayuno y dietas cetogénicas). Las dietas cetogénicas no son bajas en calorías, pero en la mayoría de los estudios los ratones mostraron un consumo calórico reducido. Por ello, resulta difícil diferenciar entre los efectos de la composición de la dieta y aquellos debidos a una ingesta calórica inferior. A pesar de la popularidad de algunas de estas dietas, quedan por resolver muchas preguntas sobre su eficacia fuera del entorno del laboratorio.

Durante la última década, las dietas que simulan el ayuno han surgido como una variante cíclica de restricción calórica diseñada para inducir respuestas metabólicas similares al ayuno a través de una dieta con alta densidad en nutrientes y baja en calorías. Las dietas que simulan el ayuno inducen la cetogénesis al restringir las proteínas y los hidratos de carbono simples mientras que se mantiene alta la grasa (60-80 % de la energía total), por lo que se podría considerar como una dieta cetogénica intermitente. Estudios en animales muestran que las dietas que simulan el ayuno mejoran algunas alteraciones relacionados con la edad, como la adiposidad, la carga tumoral o el declive de las funcioness motora y cognitiva. Además, algunos parámetros metabólicos (glucosa, insulina) disminuyen tras la administración de las dietas tanto en animales como en seres humanos. Esta aproximación dietética cíclica puede facilitar la adherencia en relación con las dietas tradicionales, por lo que puede ser de

interés clínico. Los ciclos de las dietas que simulan el ayuno parecen beneficiosos para la mejora de las alteraciones metabólicas (obesidad, hipertensión), la esclerosis múltiple, las enfermedades autoinmunes e, incluso, algún tipo de cáncer en los seres humanos. Sin embargo, los estudios realizados tienen un alcance y duración limitados, por lo que se precisan nuevos estudios en los que se evalúe si el ayuno intermitente isocalórico o las dietas que simulan el ayuno tienen beneficios a largo plazo para la salud y la longevidad.

Por otro lado, la alimentación restringida en el tiempo puede considerarse una variante de ayuno intermitente en la que los individuos ingieren comida todos los días, pero sólo durante un período de tiempo específico. Aunque se han visto efectos prometedores en animales, los estudios humanos arrojan resultados dispares. Así, algunos estudios muestran sólo mejoras leves con restricciones del 75-80 % de la ingesta diaria. Otros estudios ponen de manifiesto efectos perjudiciales sobre la homeostasis de la glucosa. Son necesarios estudios a largo plazo y cuidadosamente diseñados teniendo en cuenta los ritmos circadianos para determinar si la alimentación restringida en el tiempo puede ser beneficiosa para el metabolismo, la homeostasis y, en última instancia, el envejecimiento en los seres humanos.

En relación con la restricción proteica, numerosos estudios han descrito una reducción en enfermedades relacionadas con la edad y un aumento en la esperanza de vida en roedores, que parecen estar mediados por la disminución en la hormona del crecimiento, el factor de crecimiento análogo de la insulina y la señalización mTOR (vía metabólica que el organismo emplea para el anabolismo muscular y la síntesis de proteínas). Al igual que el ayuno intermitente y las dietas que simulan el ayuno, un importante desafío es separar los efectos de la reducción en calorías o en proteínas como macronutriente dietético. Estas dietas basadas en restricción calórica y restricción proteica y las dietas cetogénicas se prescriben en la práctica clínica para inducir la pérdida de peso, y no hay duda de que la pérdida de peso en individuos obesos puede reducir el riesgo de enfermedad, aunque no se conocen bien los efectos sobre el envejecimiento.

Conviene recordar que estas aproximaciones dietéticas antienvejecimiento están bien estudiadas en ratones, pero hay que tener en cuenta las diferencias en los requerimientos nutricionales asociados a la edad, la duración de la vida, así como la mayor complejidad del organismo humano comparado con el ratón, lo que impide extrapolar los resultados. Además, la mayoría de los estudios en animales examinan los efectos de la intervención nutricional de por vida, mientras que muy pocas personas mantendrán una dieta basada en la restricción calórica (o la restricción proteica o una dieta cetogénica) continuamente durante muchas décadas de la edad adulta. En cambio, los seres humanos suelen alternar ciclos repetidos de consumo *ad libitum* y de restricción calórica. En este sentido, los efectos perjudiciales de las llamadas «dietas yo-yo» son conocidos y, llevados al extremo, pueden conllevar consecuencias graves para la salud (hipotensión, lesión renal e insuficiencia cardíaca). Por otro lado, algunos efectos secundarios de las dietas con restricción calórica son: baja termotolerancia, fatiga crónica, falta de sueño, debilidad muscular, susceptibilidad a infecciones, problemas psicológicos y aislamiento social, entre otros. Parece ser que el escenario más plausible es que una dieta con restricción calórica podría mejorar la longevidad en algunas personas, pero no en otras. Es muy probable que la estrategia nutricional óptima para la longevidad sea distinta en diferentes personas, y todavía hay pocos estudios que evalúen los efectos a corto o largo plazo.

Impacto de la actividad física sobre la salud y la longevidad

Otro factor importante del estilo de vida que guarda una relación positiva con la longevidad es la actividad física. El ejercicio tiene efectos geroprotectores robustos y reproducibles en modelos animales y humanos. No sólo consigue reducir el riesgo y la incidencia de enfermedades crónicas asociadas a la edad, sino que también mejora la calidad de vida y alarga la esperanza de vida útil. Es importante destacar que tales efectos se consiguen incluso con actividades físicas moderadas, y que el entrenamiento físico realizado correctamente no tiene efectos adversos. Asimismo, algunos beneficios del ejercicio de por vida son los siguientes: protege frente a los procesos proinflamatorios y la disminución de $VO_{2máx}$ (la cantidad máxima de oxígeno que el organismo puede absorber, transportar y consumir en un tiempo determinado) relacionada con la edad, promueve una mejor función inmunitaria y mejora tanto el perfil hormonal como la calidad del sueño.

Trabajos recientes señalan que, durante la actividad física, el organismo realiza una serie de adaptaciones para mejorar la capacidad de resistencia (o rendimiento del ejercicio), que benefician incluso al cerebro y contribuyen a mejorar el rendimiento cognitivo, entre los que se encuentran:

- La liberación de factores de crecimiento (como el factor neurotrófico derivado del cerebro, BDNF). El IGF-1 y el VEGF sólo se liberan cuando se realiza una actividad aeróbica de alta intensidad ($\geq 64\ \%\ VO_{2máx}$).
- La formación de lactato, que se produce durante el ejercicio de intensidad baja ($\approx 45\ \%\ VO_{2máx}$), moderada (46-63 % $VO_{2máx}$) y alta, aunque el efecto es dependiente de la dosis.
- La liberación de citoquinas (IL-6 producida por el músculo esquelético con efectos antiinflamatorios o disminución del factor de necrosis tumoral [TNF]), que sólo se produce en el ejercicio de alta intensidad.
- La mejora del $VO_{2máx}$ como consecuencia del aumento de la biogénesis mitocondrial, de la actividad enzimática antioxidante (ejercicio de alta intensidad) y del incremento de la plasticidad mitocondrial con predominio de la fusión sobre la fisión y la eliminación de mitocondrias defectuosas por mitofagia (**Fig. 25-5**).
- La liberación de neurotransmisores como dopamina y serotonina (poco estudiada en relación con la intensidad del ejercicio).

A la luz de todos los beneficios que conlleva la práctica de ejercicio, la recomendación de las autoridades sanitarias es que los adultos realicen, al menos, 150 minutos de ejercicio de intensidad moderada o 75 minutos de ejercicio de intensidad alta, actividad física aeróbica, o una combinación equivalente de ambas por semana. Para los adultos mayores, se recomienda ajustar su actividad física a su condición física, y cuando los adultos mayores no pueden realizar 150 minutos de actividad física aeróbica de intensidad moderada por semana debido a alguna afección crónica, deben tratar de estar tan físicamente activos como puedan.

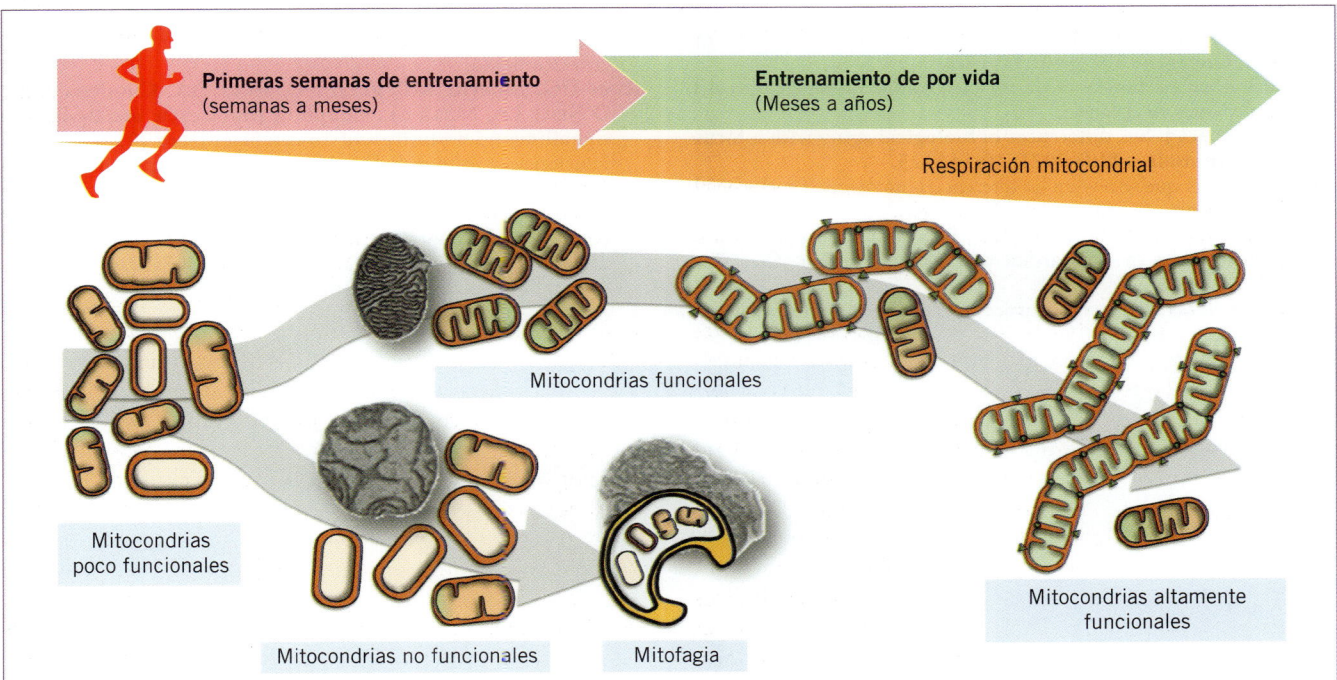

Figura 25-5. Respuesta al entrenamiento del músculo envejecido.

PUNTOS CLAVE

- El envejecimiento es un proceso fisiológico natural, continuo, universal, ineludible e irreversible. Desde el punto de vista biológico se caracteriza por la progresiva incapacidad de responder a cambios ambientales externos. En particular se aprecian: pérdida del potencial bioenergético, falta de vitalidad, aumento de la vulnerabilidad y parámetros fisiológicos poco variables.

- La vejez, ancianidad, tercera edad o edad avanzada constituye un grupo de población extraordinariamente heterogéneo, lo que plantea un problema a la hora de atribuir la edad biológica, no la cronobiológica. Genéricamente, aparecería cuando se ha producido un 60 % de las modificaciones fisiológicas atribuibles a este proceso. Sin embargo, no siempre coincide, y por ello se dispone de numerosas herramientas que permitirían ser más precisos. Una de ellas consistiría en un análisis proteómico, que en general muestra una buena asociación entre la edad cronológica y la biológica, con algunas interesantes excepciones.

- Sí se sabe la edad máxima que podría alcanzar la especie humana y que se situaría entre 120 y 130 años. En muchos países occidentales se alcanza una elevada longevidad, como es el caso de España, con una esperanza media de 86 años para las mujeres y 80 para los varones, que se ha incrementado en más de 40 años en sólo un siglo. Entre todos los factores, probablemente los más determinantes, junto a la asistencia sanitaria, sean los relacionados con el estilo de vida (nutrición y actividad física).

- Las diferencias de sexo en la esperanza de vida están por dilucidar, aunque existen varios mecanismos fisiológicos que podrían explicarlas. Uno de ellos estaría relacionado con el funcionamiento más eficiente de las mitocondrias en un entorno de hormonas femenino.

- Cada vez hay más evidencias que demuestran que el envejecimiento es multifactorial y, al parecer, contrarrestar una o varias de las causas no supone una mejora significativa. Parece ser que los radicales libres y las especies reactivas de oxígeno, como factor único, no tienen un papel significativo en el envejecimiento y que la vida de los organismos no puede extenderse significativamente.

- Las causas del envejecimiento se potencian entre sí. Así, cuando dos causas o más coinciden y aumentan con el tiempo, el resultado de su acción aumenta drásticamente. Esto podría explicar la aceleración del envejecimiento y la mortalidad con la edad.

- Una nutrición equilibrada y variada en alimentos, junto a estilos de vida activos, son elementos esenciales para conseguir una vejez saludable e independiente.

BIBLIOGRAFÍA

Chen C, Nakagawa S. **Physical activity for cognitive health promotion: an overview of the underlying neurobiological mechanisms. Ageing Res Rev 2023; 86: 101868.**
Estudio de los mecanismos neurobiológicos estimulados por la actividad física regular.

Eniafe J, Jiang S. **The functional roles of TCA cycle metabolites in cancer. Oncogene 2021; 40: 3351-63.**
Se describen las funciones de los metabolitos intermediarios del ciclo de Krebs en el cáncer.

Hägg S, Jylhävä J. **Sex differences in biological aging with a focus on human studies. Elife 2021; 10: e63425.**
Estudio en el que se revisan las diferencias biológicas sexuales en el envejecimiento.

Ji H, Kwan AC, Chen MT, Ouyang D, Ebinger JE, Bell SP y cols. **Sex differences in myocardial and vascular aging. Circ Res 2022; 130: 566-77.**
Revisión de las diferencias sexuales en el envejecimiento vascular y miocárdico.

Lee MB, Hill CM, Bitto A, Kaeberlein M. **Antiaging diets: separating fact from fiction. Science 2021; 374: 6570.**
Artículo que repasa y evalúa las dietas antienvejecimiento más utilizadas.

López-Otín C, Blasco MA, Partridge L, Serrano S, Kroemer G. **Hallmarks of aging: an expanding universe. Cell 2023; 186: 243-78.**
Magnífico artículo que evalúa los mecanismos más relevantes del envejecimiento.

Ryan DG, Murphy MP, Frezza C, Prag HA, Chouchani ET, O'Neill LA, Mills EL. **Coupling Krebs cycle metabolites to signalling in immunity and cancer. Nat Metab 2019; 1: 16-33.**
Funciones de los metabolitos intermediarios del ciclo de Krebs en la inmunidad y en el cáncer.

Wang K, Liu H, Hu Q, Wang L, Liu J, Zheng Z y cols. **Epigenetic regulation of aging: implications for interventions of aging and diseases. Signal Transduct Target Ther 2022; 7: 374.**
Se estudia la regulación epigenética del envejecimiento.

 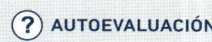

Cronobiología y nutrición

26

M. Garaulet Aza y F. J. Ruiz Ojeda

INTRODUCCIÓN

La fisiología humana cambia a lo largo del día. Se sabe que determinadas hormonas relacionadas con la obesidad, como el cortisol, la leptina y la adiponectina, entre otras, muestran un ritmo circadiano. La alteración de este patrón normal se conoce como cronodisrupción, y se relaciona con trastornos graves en diversos sistemas y órganos del cuerpo. En los últimos años se ha demostrado que también se relaciona con la obesidad.

La cronodisrupción, o interrupción circadiana, se puede definir como «una grave perturbación del orden temporal interno de los ritmos circadianos bioquímicos, fisiológicos y comportamentales». En la sociedad moderna puede producirse por diferentes factores ambientales o situaciones externas relativamente comunes, como el *jet-lag*, el trabajo por turnos, la contaminación lumínica por la noche, o actividades lúdicas nocturnas (*jet-lag* social). Existen otros factores internos que producen cronodisrupción por la alteración de la maquinaria central del reloj circadiano molecular. Las proteínas reloj BMAL1, PER2 y CLOCK, entre otras, tienen un papel específico en la fisiología humana, así como en el funcionamiento del reloj circadiano molecular. De hecho, varios estudios realizados en animales de experimentación han demostrado que determinadas mutaciones en los genes reloj se relacionan con obesidad, envejecimiento y otras alteraciones metabólicas implicadas en varias enfermedades crónicas. Por ejemplo, estudios en animales de experimentación han demostrado que los animales con una mutación en el gen *Clock* son más obesos y presentan trastornos metabólicos.

En los seres humanos las mutaciones son muy poco frecuentes. Sin embargo, son bastante comunes las variaciones genéticas o polimorfismos de un solo nucleótido (SNP) que explican las diferencias en la vulnerabilidad a la enfermedad. En cuanto a la maquinaria circadiana, es bien sabido que diversas variantes genéticas están relacionadas con la obesidad, los comportamientos obesogénicos y la eficacia del tratamiento en los programas de pérdida de peso.

Es importante considerar que los genes reloj no sólo se asocian directamente con la obesidad, sino que también pueden interactuar con comportamientos obesogénicos y provocar obesidad. Un claro ejemplo es la interacción entre el SNP 3111 T/C del gen *CLOCK* y determinados comportamientos emocionales asociados con la comida. Durante un tratamiento dietético de pérdida de peso, los individuos que eran «comedores muy emocionales» y además eran portadores del alelo de riesgo C del gen *CLOCK* 3111 T/C perdieron menos peso, en comparación con los portadores C, que no eran comedores emocionales, y los portadores TT, con independencia de su estado emocional. Se explicarán otros ejemplos de interacciones entre los genes reloj y diversos comportamientos. De esta manera, a través de la nutrigenética, se sabe que los comportamientos pueden interactuar con los genes y disminuir el efecto nocivo de una variante de riesgo específico; en otras palabras, se puede cambiar la predisposición a la obesidad, y aunque no se pueda cambiar el propio código genético, es posible cambiar las conductas.

Desde la epigenética el mensaje es aún más positivo: se ha demostrado que al cambiar las conductas se puede modificar el genoma. Se ha comprobado que el grado de metilación del DNA en diferentes sitios CpGs (sitios ricos en citosinas y guaninas) del gen *CLOCK* es mayor en mujeres con obesidad que en aquellas con normopeso, y que el grado de metilación se asocia con diversos comportamientos obesogénicos, como tomar frecuentes tentempiés *(snacks)*, comer cuando se está aburrido, o comer directamente de paquetes grandes. Por lo tanto, a partir de estos resultados se puede suponer que, mediante unos pequeños pero constantes cambios en los comportamientos alimentarios, se puede cambiar la estructura del DNA; como consecuencia, cambiar la expresión génica y, lo más importante, el propio destino.

CRONODISRUPCIÓN Y FALLOS EN EL RELOJ CENTRAL

Se ha demostrado que la cronodisrupción puede ser el resultado de alteraciones en el sistema circadiano a diferentes niveles. Los fallos pueden ocurrir en las *entradas* o *salidas* del reloj central, localizado en el núcleo supraquiasmático, pero también en el *propio reloj central*.

Respecto a las *entradas*, los fallos pueden ocurrir por diversas razones:

- Porque no existan cambios en las señales de entrada, como pueden ser cambios de luz/oscuridad, en los horarios de comidas (ingesta/ayuno) o en el ejercicio físico (actividad/reposo).
- Porque los agentes sincronizadores se produzcan en una fase inusual, por ejemplo la existencia de luz, comida o ejercicio físico durante la noche.
- Por un desfase en los sincronizadores (p. ej., el *jet-lag* o el trabajo por turnos).

Las *salidas* del reloj central pueden estar alteradas, por ejemplo, por la supresión de la melatonina por la noche o por la pérdida del ritmo de glucocorticoides como el cortisol.

El *reloj central* puede presentar problemas como resultado de la desincronización entre el propio reloj central y los osciladores periféricos, o por la alteración de los denominados «genes reloj».

Actualmente se sabe que el reloj interno regula los cambios fisiológicos durante todo el día. Este reloj funciona gracias a la expresión de varios «genes reloj» que pueden activar y desactivarlo, mostrando un patrón general de 24 horas, y que pueden clasificarse en dos grupos: positivos y negativos. *CLOCK* y *BMAL1* actúan como elementos positivos (activan el reloj) y son responsables de la síntesis de dos factores de transcripción que, después de la dimerización (CLOCK-BMAL1), inducen la expresión de los elementos negativos, que son los genes *PERs* y *CRYs*, junto con *REV-ERBα* (factor de transcripción). Estos elementos negativos, después de su dimerización (PER-CRY), se someten a translocación nuclear y actúan como supresores de la expresión de *CLOCK* y *BMAL1* y, en consecuencia, desaceleran y detienen el reloj.

Los elementos positivos y negativos oscilan en antifase, generando los ritmos circadianos (con un período de aproximadamente 24 horas) en el núcleo supraquiasmático *in vitro*. Aunque el sistema circadiano está constituido principalmente por el marcapasos central del núcleo supraquiasmático, desde el año 2001 se sabe que este reloj central sincroniza, a su vez, la actividad de varios relojes periféricos presentes en otros órganos y tejidos, como el corazón, el pulmón, el hígado, la mucosa oral, el páncreas y el tejido adiposo, entre otros, mediante la secreción cíclica de hormonas y la activación del sistema nervioso autónomo. Este reloj circadiano coordina la regulación rítmica de los cambios fisiológicos y conductuales en mamíferos. Por lo tanto, la cronobiología comprende diferentes aspectos relacionados con el reloj interno y sus genes y proteínas, como el estudio de: *a)* los sincronizadores externos (es decir, la luz, la ingesta de alimentos o el ejercicio); *b)* varias hormonas y tejidos altamente relacionados con el reloj, y *c)* aspectos fisiológicos que presentan ritmos circadianos (es decir, ritmos endógenos de 24 horas), como procesamiento de nutrientes, cambios de sueño/despertar, temperatura corporal, secreción de hormonas, procesos de reparación de tejidos y muchos otros procesos fisiológicos que presentan ritmos de 24 horas y que, cuando se alteran, pueden dar lugar a enfermedad.

Bloqueo de los genes reloj en animales modificados genéticamente

En relación con los genes reloj, numerosos estudios realizados en animales de experimentación modificados genéticamente han demostrado la relación entre estas mutaciones, futuros fallos en el sistema circadiano y el desarrollo de enfermedad. En este sentido, los animales con bloqueo en los genes reloj muestran mayor riesgo de desarrollar determinadas enfermedades, como trastornos cardiovasculares, cáncer u obesidad.

Uno de los primeros estudios que mostró el efecto del bloqueo genético y la enfermedad crónica fue el dirigido por

Turek y cols. en 2005, que demostró que los ratones con deleción del gen *Clock* presentaban alterados los ritmos de ingesta, eran hiperfágicos y obesos, y desarrollaban síndrome metabólico, caracterizado por hiperleptinemia, hiperlipidemia, esteatosis hepática, hiperglucemia e hiperinsulinemia. Este estudio fue crucial para el conocimiento de la relación entre obesidad y cronodisrupción, y ha constituido la base de estudios posteriores tanto fisiológicos como clínicos y epidemiológicos sobre obesidad, síndrome metabólico y cronobiología. Sin embargo, se mantiene la controversia entre diferentes estudios. Por ejemplo, Kennaway y cols. (2007) mostraron que la mutación Δ19 del gen *Clock*, en este caso, no producía obesidad; por el contrario, los autores encontraron una disminución de los ácidos grasos libres en plasma y un aumento de la sensibilidad a la insulina, junto con la elevación de las concentraciones de adiponectina plasmática, una citoquina antiinflamatoria y protectora

Otros estudios indican que determinadas mutaciones en los genes reloj se relacionan con un riesgo elevado de padecer determinadas enfermedades, como envejecimiento prematuro, demostrado por Kondratov y cols. En este estudio, los ratones *Bmal1* (−/−) tuvieron una menor esperanza de vida (la media de esperanza de vida de los animales mutantes fue de 37 semanas, frente a las 120 semanas de los silvestres) y presentaron varios síntomas de envejecimiento prematuro, como sarcopenia, alteración de los porcentajes de linfocitos o empeoramiento de visión, entre otros.

Variaciones genéticas en los genes reloj de los seres humanos

Relación de los genes reloj y la obesidad

En los seres humanos, las mutaciones son muy raras y poco frecuentes. Son mucho más comunes las variaciones genéticas en un solo nucleótido (SNP) en una posición específica del genoma, presentes en más del 1 % de la población general, y en ellas subyacen las diferencias en la vulnerabilidad a determinadas enfermedades, como la obesidad (**cap. 6**, Bases genéticas de las enfermedades complejas).

En este sentido, el trabajo realizado por Sookoian y cols. en 2008 fue el primero en demostrar que las diferentes variantes del gen *CLOCK* se asociaban con obesidad, en especial con la obesidad abdominal. También Scott y cols., en el mismo año, confirmaron esta hipótesis, al demostrar que la variante genética *CLOCK* podía desempeñar un papel importante en el desarrollo de síndrome metabólico, diabetes de tipo 2 y enfermedades cardiovasculares.

Posteriormente, se demostró que diferentes variantes genéticas de los genes reloj se relacionan con la obesidad y otras enfermedades, como el síndrome metabólico. Por ejemplo, determinados SNP del gen *CLOCK* (rs3749474, rs4580704 y rs1801260 [3111 T> C]) se asociaron con el índice de masa corporal (IMC), la ingesta energética y diferentes variables relacionadas con la obesidad. De hecho, los resultados mostraron, en general, que los portadores de los alelos menores comieron más, ingirieron más grasa y presentaron mayores índices de obesidad. Por otro lado, los portadores del alelo menor (A) de *CLOCK* rs4580704

tenían un menor riesgo de desarrollar diabetes (un 31 % menor) e hipertensión (un 46 % menor) que los no portadores. Además, la variante genética de *CLOCK* rs1801260 (3111 T>C) se asoció con un aumento de la obesidad y menor pérdida de peso. Por otra parte, la proporción de sujetos que dormían menos de 6 horas al día fue mayor entre los individuos con la variante menor C de este polimorfismo que los no portadores (59 % frente a 41 %). Algunas de estas asociaciones se explican funcionalmente por la presencia de un polimorfismo que implica un cambio en la estructura del mRNA, que conduce a su vez a un cambio en la expresión génica; éste es el caso del polimorfismo del gen reloj *CLOCK* rs3749474. La mayoría de estos resultados se replicaron en dos poblaciones diferentes (mediterránea y de América del Norte) con diferentes antecedentes genéticos y hábitos dietéticos, haciendo así hincapié en la solidez de los resultados.

En relación con el BMAL, el otro elemento positivo del reloj circadiano junto a CLOCK, una revisión sistemática en la que se incluyeron 17 estudios con un total de 17.381 individuos mostró que un polimorfismo del gen reloj *BMAL* (rs7950226) se asocia con un aumento en la prevalencia del síndrome metabólico. Este estudio de metaanálisis sugiere que ciertos polimorfismos de genes reloj se podrían utilizar como biomarcadores predictivos de síndrome metabólico. Otros resultados (Garaulet y cols.) mostraron que una variante génica en *REVERBα* rs2314339 se asoció con obesidad, una vez más, en dos poblaciones diferentes, una norteamericana y otra mediterránea. Este gen se considera el nexo molecular entre los elementos positivos del reloj (*CLOCK* y *BMAL1*), que aumentan la actividad del reloj molecular, y los negativos (*PER* y *CRY*), que enlentecen su funcionamiento. El interés de *REVERBα* rs2314339 radica en que su asociación con la obesidad se debe a una disminución de la actividad física, y no a un aumento de la ingesta, como sucede con la mayoría de los genes reloj. De hecho, los resultados son semejantes a los obtenidos en animales de experimentación que muestran que los ratones con una mutación en este gen (*RevErbα* −/−), presentan una disminución en la movilidad locomotora espontánea en comparación con los animales silvestres.

Se han encontrado ciertas asociaciones entre los elementos negativos de los genes reloj del sistema circadiano humano y varios comportamientos obesogénicos. En este sentido, un gen reloj clave es *PER2*. En los seres humanos, una mutación sin sentido en *PER2* se ha relacionado con varias alteraciones psicológicas, como las variaciones estacionales en el estado de ánimo y el comportamiento, o la depresión en invierno. Además, se demostró que algunos SNP específicos de *PER2* (rs2304672C>G y rs4663302C>T) se asociaban con la obesidad abdominal. En particular, los portadores del alelo menor G de *PER2* rs2304672C>G (el 6 % de la población) mostraron comportamientos obesogénicos, como mayor abandono del tratamiento de pérdida de peso, aumento de la frecuencia de picoteo, mayor estrés por la dieta, comer mientras se está aburrido o saltarse el desayuno, en comparación con los no portadores C. Es impresionante observar que un pequeño cambio en el genoma (una citosina por una guanina) puede producir una gran variación en la estructura del mRNA y, como consecuencia, cambios en la expresión génica.

Interacción de los genes reloj con varios comportamientos obesogénicos

Los genes reloj pueden también *interactuar* con el ambiente y generar obesidad. Éste es el caso de los comportamientos o conductas directamente implicadas en las emociones relacionadas con la comida. Por ejemplo, buscar refugio en los alimentos (en especial los muy calóricos) es una estrategia muy común para reducir la ansiedad, la tristeza y las emociones negativas que se producen cuando se sigue una dieta a largo plazo o cuando surgen circunstancias difíciles en la vida cotidiana. En este sentido, los resultados de los estudios de los autores mostraron que, durante un tratamiento de pérdida de peso, los individuos que eran portadores del alelo de riesgo C del SNP 3111 T>C del gen *CLOCK* y, además, mostraron comportamientos emocionales relacionados con la comida, presentaron más dificultades para reducir su peso durante el tratamiento. Curiosamente, los portadores C que no mostraron comportamientos emocionales, a pesar de su riesgo potencial por a sus antecedentes genéticos, mostraron una pérdida de peso similar a la de los portadores TT (alelo protector). Estos resultados son alentadores, porque demuestran que, cambiando el «cómo» se come es posible reducir e incluso eliminar el efecto nocivo de una variante genética.

Se ha desarrollado un cuestionario de 10 preguntas para su uso en la práctica clínica, el cuestionario del comedor emocional (CCE), que clasifica a los individuos con obesidad en función de la relación entre la ingesta de alimentos y las emociones. El cuestionario permite clasificar a los pacientes como comedores no emocionales (las emociones tienen que ver poco o nada con su conducta alimentaria) y emocionales (los sentimientos y emociones afectan a su alimentación como respuesta a emociones negativas, como ansiedad, depresión, ira o soledad).

De una población total de 1.500 individuos, el 60 % eran comedores emocionales; el 40 %, portadores del alelo menor C, y el 30 % presentaban ambas características, es decir, eran portadores de la variante C y comedores emocionales. Teniendo en cuenta estos resultados, se pueden implantar programas cognitivos y de comportamiento dirigidos a reducir la frecuencia de episodios de alimentación emocional, en particular para este 30 % que presenta conductas emocionales con la comida y, además, es portador de la variante de riesgo C.

En la **figura 26-1** se presenta un resumen de la revisión actual. Como se muestra, varias deficiencias en el reloj central están relacionadas directamente con la obesidad. En animales de experimentación, éstas se deben a mutaciones, pero en los seres humanos las mutaciones son poco frecuentes y estos deterioros son causados por variantes génicas. Por lo tanto, estas variantes genéticas humanas se pueden asociar directamente con la obesidad o con diferentes hábitos; por otra parte, pueden interactuar con diferentes hábitos para influir en la obesidad y la pérdida de peso. Se pueden considerar varias soluciones: cambiar los hábitos (cambios directamente relacionados con una disminución de la obesidad y un aumento en la pérdida de peso) o a través de la genética por cambios en los hábitos que pueden interactuar con los SNP para provocar una disminución de la obesidad y la pérdida de peso.

RELACIÓN DE LOS GENES RELOJ CON LA PÉRDIDA DE PESO

Uno de los principales problemas en los tratamientos para la pérdida de peso es la espectacular variabilidad interindividual en la respuesta a la intervención, por lo que se cree que la determinación del componente genético ayudará a predecir la eficacia del tratamiento. Algunos estudios en gemelos monocigotos han analizado los factores genéticos para la efectividad de los programas de pérdida de peso, y otros han manifestado la importancia del entorno familiar en la capacidad para perder peso y el papel que desempeña la obesidad de los padres en este asunto.

Sin embargo, la mayor parte de los estudios genéticos se han centrado en genes candidatos relacionados con la obesidad (NUGENOB), y han encontrado poca relación entre la genética y la pérdida de peso, con excepción de algunos casos como el gen *PPARγ*. En particular, no se observó asociación

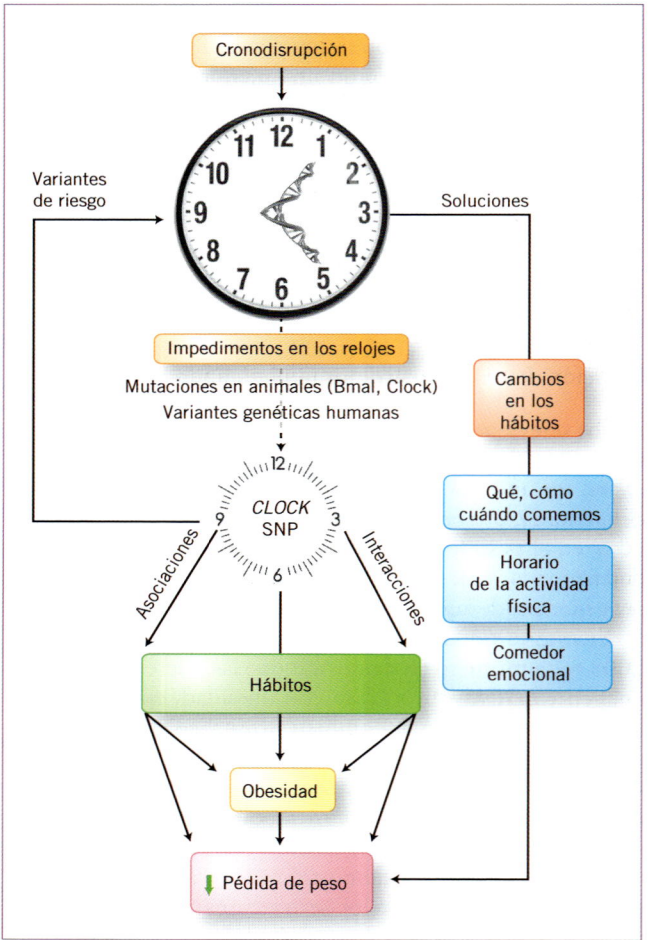

Figura 26-1. Varias deficiencias en el reloj central se relacionan directamente con la obesidad. En animales de experimentación, estas deficiencias se deben a mutaciones, pero en los seres humanos las mutaciones son poco frecuentes, y estos deterioros son causados por variantes genéticas. Por lo tanto, estas variaciones genéticas humanas se pueden asociar directamente con la obesidad o mediante diferentes hábitos. Además, pueden interactuar con diferentes hábitos para influir en la obesidad y la pérdida de peso. Una posible solución reside en cambiar ciertos hábitos relacionados con la alimentación, la actividad física o las conductas emocionales.

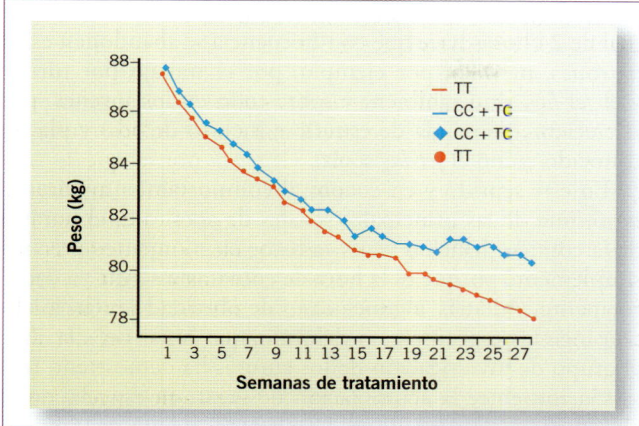

Figura 26-2. Ejemplo de asociación genética entre la variante genética del *CLOCK* 3111 T/C y la pérdida de peso, en el que los portadores C presentan una mayor dificultad para perder peso durante 28 semanas de tratamiento en centros de nutrición que los portadores de TT. (De Garaulet y cols. Int J Obes [Lond] 2009).

con la pérdida de peso en 13 SNP de riesgo de obesidad de los estudios de asociación de genoma completo (GWAS, *genome-wide association study*), lo que sugiere que la arquitectura genética de la obesidad y la eficacia de la pérdida de peso pueden ser diferentes, o que deben ser consideradas las relaciones entre gen y ambiente. En el momento actual se ha alcanzado una visión muy diferente de la genética de la obesidad; se habla de *scores* poligénicos de obesidad de tercera generación, que suman el efecto (pequeño) de más de 900.000 variantes genéticas por individuo. Aún debe establecerse si estos *scores* poligénicos son capaces de captar, al menos en parte, la facilidad o dificultad del individuo en la pérdida de peso.

Sorprendentemente, los genes reloj tienen una relación con la pérdida de peso. En este sentido, los resultados más relevantes muestran una asociación entre la variante del gen reloj *CLOCK* 3111 T>C (rs1801260) y la eficacia de la pérdida de peso (**Fig. 26-2**). Este estudio demostró que los portadores del alelo C eran más resistentes a la pérdida de peso que los homocigotos TT, cuando se sometían a dieta de restricción calórica. Estos datos sugieren que los SNP de los genes reloj pueden predecir la pérdida de peso en respuesta a una dieta baja en energía.

También se demostró que el genotipo combinado de las variantes *SIRT1* y *CLOCK* 3111 T>C se asoció con un cronotipo particular y con la resistencia a la pérdida de peso durante la terapia conductual para la obesidad. En este trabajo, los portadores de alelos menores en *SIRT1* y *CLOCK* mostraron una pérdida total de peso significativamente menor y una tasa de pérdida de peso semanal inferior, en comparación con los homocigotos para ambos alelos mayores.

Principales barreras para bajar de peso (factores ambientales)

Se sabe que la eficacia en la pérdida de peso está muy relacionada con factores ambientales. En un estudio realizado por los autores en 1.400 individuos obesos que asistieron a un programa de pérdida de peso en un área mediterránea en el sureste de España, se observó que los que perdieron menos peso durante el tratamiento tenían más obstáculos y mayor puntuación (el doble) en las «barreras para bajar de peso» que los que lograron su objetivo. Una de las principales barreras fue la «falta de motivación». De hecho, los pacientes que no lograron su peso objetivo (pérdida de al menos el 10 % de su peso inicial) mostraron mayor predisposición a perder su motivación (83 %) que los que lo lograron. También estaban predispuestos a sufrir otras barreras relacionadas con la alimentación emocional, como el «estrés relacionado con la dieta», manifestado por pensar en términos de «blanco o negro» o comer mientras «estaban aburridos». Entre otras barreras relacionadas con la pérdida de peso se ha detectado la influencia del efecto de varios sincronizadores externos del reloj interno, como puede ser la hora de la comida. Comer tarde la comida principal del mediodía es otro factor ambiental que actúa como sincronizador de nuestro reloj periférico y que también se asocia con menor pérdida de peso en tratamientos dietéticos y conductuales frente a la obesidad, así como en la respuesta en pérdida de peso o en la recuperación del peso perdido tras la cirugía intensiva. Por otro lado, el cronotipo del individuo también influye sobre la pérdida de peso, ya que los estudios muestran que los individuos que presentan un cronotipo nocturno son más emocionales comiendo y presentan más descontrol con la comida, dado que son más propensos a sufrir atracones por ciertos alimentos específicos, como los dulces o el chocolate. El ser emocional con la comida influye en gran medida en que la pérdida de peso durante el tratamiento dietético sea menos efectiva.

Genética asociada con hábitos obesogénicos para modular la pérdida de peso total

Se ha descubierto que determinados polimorfismos se asocian con diferentes factores ambientales que modulan la pérdida de peso total. Este es el caso del SNP del gen *CLOCK* 3111 T>C (rs1801260). Los portadores del alelo menor C del *CLOCK* 3111 T>C se mostraban más activos al atardecer o por la noche, tenían hábitos alimentarios menos saludables y tendían a dormir menos que los portadores del alelo T. La combinación de *SIRT1* y *CLOCK* 3111 T>C también se asoció con la preferencia por la noche, con menos adherencia a los patrones de consumo de alimentos mediterráneos y mayores valores plasmáticos de grelina (hormona del hambre).

Actualmente, uno de los mayores desafíos en los tratamientos de pérdida de peso es detectar buenos predictores de éxito. El análisis de los genes, la ingesta alimentaria y los hábitos de vida podría ser útil para aumentar el éxito de estos tratamientos.

Variantes genéticas del reloj asociadas con alteraciones en el ritmo circadiano que predicen una menor eficacia del tratamiento

Con el fin de comprender mejor la relación entre los ritmos circadianos y la obesidad, se evaluaron los cambios en el ritmo durante 24 horas de mujeres con sobrepeso con el SNP del gen *CLOCK* 3111 T>C, mediante el registro durante una semana de la temperatura periférica (temperatura de la muñeca), la actimetría y la posición del cuerpo, ya que la alteración en estas variables se ha descrito como marcador de cronodisrupción. Los resultados mostraron que las portadoras del alelo de riesgo (C) en *CLOCK* 3111 T>C manifestaban alteraciones significativas en los ritmos estudiados, como menor amplitud, mayor fragmentación del ritmo, patrón circadiano menos estable y disminución significativa de la función circadiana, evaluada con el índice de funcionalidad circadiana (IFC). Las portadoras del alelo C también eran menos activas, comenzaban sus actividades más tarde por la mañana, estaban más somnolientas durante el día y, en general, presentaban un retraso de la fase del ritmo, lo que caracteriza a los individuos «vespertinos o nocturnos».

Otros dos trabajos posteriores, en los que se realizaron electrocardiogramas (ECG) domiciliarios y se analizaron sus ritmos durante 24 horas, mostraron no sólo que existían fractales en los patrones diarios de latidos del corazón (es decir, patrones que se repiten a diferentes escalas de tiempo), sino que existían también ritmos circadianos de estos fractales. Los portadores del alelo de riesgo (C) en *CLOCK* 3111 T>C manifestaron alteraciones en los ritmos circadianos de los fractales, los cuales se asociaron a su vez con una menor pérdida de peso durante el tratamiento. Se estima que esto se produce como consecuencia de desequilibrios en los sistemas nerviosos autónomo, simpático y parasimpático, que están implicados en la obesidad y en la pérdida de peso.

En un estudio posterior se registraron los mismos marcadores de cronodisrupción (temperatura de la muñeca, actimetría y posición), y se demostró que las alteraciones en los ritmos circadianos (cronodisrupción) podrían ser buenos predictores de una menor eficacia de los tratamientos de pérdida de peso. Los individuos con baja respuesta al tratamiento mostraban un patrón más aplanado de temperatura, que se caracterizaba por una amplitud más baja, mayor variabilidad intradiaria y peor IFC, en comparación con los que tenían mayor respuesta al tratamiento. Este trabajo apoya la hipótesis de que el análisis de los ritmos circadianos al inicio del tratamiento podría ser útil para predecir el futuro de la pérdida de peso (valor pronóstico).

CRONONUTRICIÓN

La ingesta de energía: una variable controlada por el reloj circadiano

Horario de las comidas

Es interesante observar la persistencia de un patrón básico de comidas en diferentes culturas y épocas, conocido como el patrón de «tres comidas al día»: una toma por la mañana, otra al mediodía y otra por la noche, aunque en ocasiones se incorporen otras dos (a media mañana y a media tarde). Este patrón se ha observado incluso en seres humanos aislados temporalmente de fuentes externas, a los que se les permitía comer cuánto y cuándo quisieran. A pesar del aislamiento, prácticamente todos los individuos estudiados eligieron comer tres veces al día en intervalos comparables a los que siguen en la vida cotidiana. De hecho, es bien sabido que un horario regular de comidas ayuda a mantener el orden

temporal interno del sistema circadiano, pero la sociedad actual de 24 horas hace que con frecuencia se abandonen estos patrones, no sólo, por ejemplo, por el trabajo por turnos y el *jet-lag*, sino también, y sobre todo en los jóvenes, por la creciente demanda de estudio e incluso de ocio y placer, conocido como el *jet-lag* social.

En este sentido y en cuanto al comportamiento alimentario, una de las principales señales de apetito es el horario de la comida. Muchas veces se come en momentos precisos simplemente porque es la hora de comer, sin sentir verdadero apetito. Además, algunos casos de obesidad se relacionan con ingestas específicas en determinadas horas del día. Así, el grupo de investigación de los autores ha demostrado una asociación entre la acumulación de grasa, en especial en el abdomen, y la ingesta de grasas saturadas y azúcares simples, específicamente por la noche. Además, este comportamiento alimentario se asocia con la variabilidad diaria del cortisol plasmático y con el grado de obesidad.

En los últimos años, la proporción de adultos que no desayuna ha aumentado del 14 al 25 %, lo cual plantea el interrogante de si podría haber una relación causal entre el horario de la comida y la obesidad. Así, durante años se ha postulado que saltarse el desayuno y trasladar la ingesta energética hacia la tarde-noche supone un aumento del riesgo de obesidad y de diabetes de tipo 2. Sin embargo, hasta los últimos años no se ha empezado a demostrar que el momento de la ingesta es un factor clave en la obesidad, que puede ser independiente de la ingesta calórica diaria. Así, en 2009, los datos experimentales en animales mostraron que la inversión del ciclo de alimentación/ayuno, sin cambios en la ingesta calórica total, provocaba un aumento espectacular de la ganancia de peso con una dieta de alto contenido graso, resultados que confirmaron estudios posteriores que usaron diferentes modelos animales y diseños de estudio.

También en 2009, datos experimentales en seres humanos en condiciones controladas de laboratorio (que incluían una dieta isocalórica) demostraron que una inversión de 12 horas del ciclo de ayuno y del de sueño/vigilia (comer durante la noche y ayunar durante el día) se acompañaba de una alteración de la tolerancia a la glucosa y disminución de leptina (hormona de saciedad). Por otro lado, cambios más sutiles en el horario de las comidas, es decir, en la distribución de la ingesta calórica durante un período normal de vigilia, parece influir en el éxito de la terapia de pérdida de peso. Por ejemplo, un estudio experimental de 1 semanas de duración mostró que los individuos asignados al grupo con alta ingesta de calorías durante el desayuno (unas 700 kcal) perdían significativamente más peso que los asignados al grupo con alto consumo de calorías durante la cena (también unas 700 kcal).

Pero quizás el estudio con mayor relevancia en este campo sea el estudio longitudinal realizado por el grupo de los autores en colaboración con el Grupo de Sueño de la Universidad de Harvard, con el profesor Frank Scheer y publicado en 2013 en la revista *International Journal of Obesity*. En él se demuestra que en España, en una población mediterránea, el momento de la comida principal del día era predictivo de la pérdida de peso. Estos resultados se obtuvieron en 420 personas que presentaban sobrepeso/obesidad durante una intervención dietética de 20 semanas, y este efecto era independiente de la ingesta total de calorías. La importancia de este estudio radica en que fue el primer trabajo en demostrar que no sólo «qué» se come, sino también «cuándo» es decisivo en la pérdida de peso. Además, los resultados fueron sorprendentes, ya que tanto los que comían temprano (antes de las 15:00) como los que lo hacían más tarde presentaron ingestas y gastos energéticos semejantes.

Este trabajo sobre la hora de la comida principal del día y su relación con la pérdida de peso abrió la puerta a cientos de estudios sobre este tema. Sin embargo, uno de los problemas que encontraron los diferentes autores es que la comida principal del día no era al mediodía sino por la noche en la mayoría de los países europeos y americanos. Para evitar esta situación, y con el fin de poder extrapolar los resultados a otros países, se llevó a cabo un nuevo estudio, en el que se midió el punto medio de ingesta y, según éste, se clasificaron en comedores tardíos a los individuos que presentaron un punto medio de ingesta posterior a las 14:45 horas. Este punto medio de ingesta se calcula como la diferencia entre la hora en que se comienza el desayuno y la hora a la que se termina la cena y se divide por dos; este número se suma a la hora del desayuno. Por ejemplo, si se desayuna a las 9:00 y se cena a las 21:00, es decir con 12 horas de diferencia, esta cantidad dividida entre 2 da 6, que si se suma a la hora del desayuno es 9:00 + 6 = 15:00. Este estudio mostró que las personas que comían tarde perdían menos peso durante el tratamiento, siendo el tamaño del efecto de 50 g por cada hora de diferencia. Es decir, una persona que presentaba una ingesta media de 3 horas más tarde en comparación con otra, perdía 150 g menos de peso por semana, lo que se traducía en 3 kg menos al final del tratamiento. Además, los individuos que comían más tarde presentaban mayor grado de obesidad y mayor riesgo metabólico, con glucemias y trigliceridemias más elevadas. Por otro lado, los comedores tardíos tenían un 17 % menos de éxito en el tratamiento de pérdida de peso que los comedores tempranos. Cuando se estudiaron sus características individuales y sus hábitos de vida, se constató que estos comedores tardíos presentaban un 22 % menos de motivación para perder peso y mayores barreras u obstáculos sociales, ambientales, emocionales, etc., a la hora de perder peso. Haber demostrado previamente la existencia de un reloj periférico en el tejido adiposo, en el que el horario de máxima expresión de los genes más relevantes difiere en los distintos momentos del día, hace pensar que el horario de comida pueda afectar a la diferente movilización o acumulación de grasa en el tejido adiposo y, como consecuencia, a la pérdida de peso.

Un ensayo cruzado, aleatorizado y controlado ha mostrado que comer tarde, aun tomando la misma ingesta energética, aumenta el hambre, disminuye el gasto energético y modifica las vías metabólicas en adultos con sobrepeso y obesidad. Así, se ha observado que comer tarde aumenta el hambre y altera las hormonas reguladoras del apetito, lo que conlleva un despertar más tardío y una alteración en la relación grelina/leptina en 24 horas. Además, comer tarde disminuye el gasto energético al despertar y la temperatura corporal central. En el tejido adiposo se observa que la alimentación tardía altera las vías de señalización de p38 MAPK, la de TGF-β, la modulación de los receptores de tipo tirosina quinasa y la autofagia, con una disminución de la lipólisis y un aumento de la adipogénesis.

Calidad de la dieta: ritmos en la selección de macronutrientes

Los organismos omnívoros poseen mecanismos que regulan el equilibrio entre los diferentes tipos de macronutrientes con el fin de alcanzar una dieta equilibrada que responda a sus necesidades nutricionales. Estos organismos no sólo regulan la cantidad de nutrientes que ingieren, sino también el horario en el que lo hacen.

El Grupo de Nutrición de la Universidad de Murcia demostró que, al final de la fase de actividad, las ratas elegían ingerir grasa, seguida de proteínas e hidratos de carbono. Sin embargo, después de un período de ayuno (descanso diurno), elegían una fuente de energía que pudieran asimilar rápidamente, como los hidratos de carbono, mientras que antes de un período de descanso acumulaban energía tras elegir una ingesta de grasa.

En los seres humanos también se han estudiado los ritmos en la selección de alimentos, aunque los resultados no son concluyentes, como en los animales de laboratorio. A pesar de las recomendaciones de que una dieta saludable es la que posee hasta un 50-55 % de hidratos de carbono, un 30-35 % de grasa y un 10-15 % de proteína, se tiende a ingerir diferentes proporciones de nutrientes según la hora de día. El condicionamiento cultural también desempeña un papel importante en este sentido. De manera similar a lo observado en ratas, el ser humano tiende a seleccionar los hidratos de carbono con el desayuno, y las grasas con la cena.

Teniendo en cuenta que la tolerancia a la glucosa empeora cuando se aproxima la hora de dormir y el tránsito gastrointestinal se ralentiza, parece lógico pensar que la cena no debería contener una gran cantidad de hidratos de carbono. Por otra parte, se sabe que los hidratos de carbono se metabolizan mejor en el desayuno, durante el que es conveniente ingerir una cantidad suficiente de energía en forma de proteína que permita estar alerta rápidamente y romper la inercia del sueño. Una de las preguntas que siempre surgen en este tipo de investigaciones es si las diferencias en la distribución de macronutrientes durante el día se asocian con la obesidad, pero, sorprendentemente, los estudios en este sentido son escasos y poco concluyentes.

Ritmos de factores neuroendocrinos como reguladores de la ingesta de energía y de macronutrientes

Además de los centros hipotalámicos clásicos del hambre (localizado en el hipotálamo lateral) y la saciedad (en el núcleo ventromedial), que participan en el control de la ingesta de alimentos, existen otros centros, como los núcleos dorsomedial, paraventricular y arqueado, que también secretan neuropéptidos implicados en el hambre y la regulación de la saciedad. Entre ellos están los neuropéptidos estimulantes del apetito, como el neuropéptido Y (NPY), el péptido relacionado con la proteína *agouti* (AGRP) y otros péptidos saciantes, como el transcrito regulado por cocaína y anfetamina (CART) y los derivados de la melanocortina como proopiomelanocortina [POMC], hormona estimulante de melanocitos alfa [MSH-α] y receptor 4 de melanocortina [R4MC], los cuales, a través de mecanismos complejos, regulan la ingesta de los alimentos (**cap. 12**, Regulación del balance energético y de la composición corporal, **tomo I**).

Desde el punto de vista cronobiológico son interesantes las neuronas POMC/CART y NPY/AGRP, que proyectan sus axones en múltiples núcleos que, a su vez, reciben impulsos desde el núcleo supraquiasmático y dan lugar a ritmos circadianos en la expresión de genes. Se han descrito también los ritmos circadianos de otros neuropéptidos, como las orexinas A y B, estimuladoras del apetito y cuya producción es estimulada por el ayuno. La ghrelina, un péptido digestivo producido de manera circadiana y acorde con las comidas, es capaz de estimular el NPY en el hipotálamo lateral.

En este sentido, se ha demostrado que la leptina y otras señales humorales producidas en los tejidos periféricos pueden comunicar el estado nutricional del organismo a los centros hipotalámicos que controlan el hambre y la saciedad de manera dependiente del sistema circadiano.

Los ritmos biológicos se pueden clasificar en *circadianos*, que son las variaciones que ocurren durante el día; *infradianos*, ritmos cuyo período es mayor de 24 horas, y, por último, *ultradianos*, actividades biológicas que ocurren en ciclos fisiológicos de 20 horas o menos. En diversos estudios se ha observado que la leptina es secretada por el adipocito de manera circadiana. En ellos se muestra que los valores plasmáticos de leptina se elevan durante la noche, cuando disminuye el apetito, y se reducen durante el día, cuando el hambre aumenta. Además, son conocidas las variaciones ultradianas en los valores plasmáticos de leptina. Estos pulsos están inversamente relacionados con los de la corticotropina u hormona adrenocorticotropa (ACTH) y el cortisol, pero positivamente con los de las gonadotropinas, el estradiol y la hormona liberadora de tirotropina (TRH). Este aumento en los valores de leptina durante la noche puede justificar que sea una hormona saciante, favoreciendo el ayuno y el descanso nocturno. La obesidad se correlaciona no sólo con altos valores de leptina, sino también con la reducción de la amplitud del ritmo y la atenuación del ritmo ultradiano. Además, pacientes con obesidad abdominal muestran valores más bajos de leptina que aquellos con obesidad ginoide.

Otro aspecto interesante observado en ratas es la existencia de ritmos circadianos en la selección de macronutrientes, que ocurren en paralelo con cambios circadianos en las concentraciones de determinados neurotransmisores cerebrales, lo que afecta a la selección de nutrientes. Al comienzo de la fase activa de las ratas, sus reservas de glucógeno son muy bajas. Como resultado de este déficit de hidratos de carbono aumenta la ingesta de éstos en paralelo con el aumento de las concentraciones de NPY y noradrenalina en el núcleo paraventricular del hipotálamo y de corticosterona en el plasma. Numerosos estudios coinciden en que las alteraciones de la actividad endógena de estos neurotransmisores y hormonas contribuyen al desarrollo y mantenimiento de patrones anormales de alimentación y al aumento de peso, como se ha sugerido en seres humanos.

La alimentación como sincronizador de los ritmos biológicos

Un horario de alimentación restringida, además de influir en la estructura temporal interna del organismo, puede actuar como sincronizador de muchos osciladores periféricos. En esta situación, puede surgir una desincronización entre los ritmos controlados por la luz a través del núcleo supraquiasmático y los que están bajo el control de un *oscilador sincronizado por los alimentos*. Un ejemplo de este hecho se observa cuando se ofrece a los animales una comida con un contenido calórico demasiado bajo para cubrir sus necesidades. Como consecuencia, poco a poco van desplazando alguno de sus ritmos hacia la hora de la comida. De hecho, muestran un incremento de la actividad locomotora, la movilidad gastrointestinal, la actividad de las enzimas digestivas y los valores de cortisol plasmático a la espera de la hora de la comida. Se ha propuesto que esta *actividad anticipatoria a la alimentación* está controlada por un oscilador o red de osciladores independiente del núcleo supraquiasmático, ya que se mantiene en animales con lesiones en este núcleo.

La capacidad de desplazamiento de los ciclos de alimentación es muy fuerte en el caso del hígado; menos importante en los órganos periféricos, como los pulmones o el músculo, y muy reducida en el núcleo supraquiasmático. Cuando los horarios de alimentación se restringen y sólo se proporciona una comida en un corto período de tiempo, los genes reloj del hepatocito de ratas transgénicas con el gen *Luciferasa* acoplado al gen *Per1* son capaces de desplazar su acrofase unas 10 horas, después de sólo 2 días de alimentación restringida. En los seres humanos, en el tejido adiposo, un retraso de 5 horas en las comidas mostró un retraso de 1 hora en la fase del gen *PER3*, lo que demuestra que la hora de la comida tiene un papel sincronizador de los ritmos circadianos periféricos.

Desde el punto de vista adaptativo, la actividad anticipatoria a la alimentación ayuda al organismo a activar el apetito, las secreciones digestivas y el metabolismo antes de recibir alimentos, lo que le permite hacer frente a la disponibilidad predecible de alimentos. Cuando la comida es abundante, el oscilador controlado por la luz es el responsable de impulsar el conjunto de ritmos circadianos, pero cuando la comida escasea y es limitada en el tiempo, los osciladores sincronizados por los alimentos ponen en marcha un subconjunto de ritmos, con lo que mejora el acceso a los alimentos, pero sin interrumpir otros procesos rítmicos que se rigen por el núcleo supraquiasmático controlado por la luz. Después de muchos años de investigación, realizando lesiones selectivas en diversos centros nerviosos, la localización exacta del oscilador controlado por la alimentación sigue siendo controvertida. Recientes estudios sugieren que al menos un componente importante del oscilador se encuentra en el núcleo hipotalámico dorsomedial. Sin embargo, la persistencia de la actividad anticipatoria a los alimentos en ratones *knock-out Bmal1* y en ratas con el núcleo hipotalámico dorsomedial lesionado sugiere que el oscilador sincronizado por los alimentos podría ser dependiente de una red de osciladores, en lugar de estar situado en un solo lugar. En animales intactos, diferentes osciladores circadianos situados en el aparato digestivo, el hígado u otras áreas cerebrales distintas del núcleo supraquiasmático podrían contribuir al desplazamiento de los ritmos circadianos de los horarios de alimentación.

Por otro lado, los ratones modificados genéticamente que carecen de función en el reloj circadiano de todos los tejidos exhiben una actividad anticipatoria a la alimentación normal, tanto en un ciclo de luz-oscuridad como en constante oscuridad, independientemente de si la mutación desactiva el polo positivo o negativo del mecanismo de retroalimentación del reloj. Con ello, la actividad anticipatoria a la alimentación parece ser independiente del reloj circadiano. Los autores de este estudio concluyeron que la actividad anticipatoria a la alimentación no es la salida de un oscilador o, si es la salida de un oscilador circadiano, es diferente a los relojes circadianos conocidos. Otros autores han propuesto que, en los seres humanos, es la disminución de la concentración de glucosa en sangre la que actúa como señal anticipatoria de una cena copiosa, y así lo defiende un estudio publicado en *Current Biology*, realizado en seres humanos en laboratorio en condiciones de rutina constante. Este mismo estudio muestra que también se producen señales de hambre anticipatorias de una cena copiosa. Se necesitan más estudios para confirmar estos resultados y demostrar la existencia de un oscilador sincronizado por los alimentos.

Ritmos en los procesos digestivos: movilidad, digestión y absorción de nutrientes

Otros procesos fisiológicos íntimamente relacionados con la ingesta de energía y con los efectos de la dieta sobre el organismo incluyen la digestión, la absorción y el metabolismo de los alimentos, cuyo carácter circadiano es bien conocido.

Ritmos de nutrientes, absorción y digestión

Las secreciones gástricas, pancreáticas y biliares muestran patrones rítmicos en situaciones de ayuno que combinan ritmos circadianos con ultradianos. Los ritmos ultradianos presentan períodos de 90-120 minutos que son característicos del complejo motor migrante y que se asocian con la movilidad gastrointestinal. Superpuestas a este patrón, en especies diurnas, las secreciones gástricas y pancreáticas muestran ritmos circadianos con sus máximos durante la noche en situación de ayuno. Estos ritmos, junto con los de vaciamiento gástrico, descienden de forma importante después de la cena (lo que no sucede en la comida del mediodía), lo que indica cierto deterioro del proceso digestivo después de la cena.

Existe un gran número de enzimas digestivas que muestran ritmos biológicos; así, por ejemplo, las disacaridasas intestinales, y en especial la actividad de la maltasa y la sacarasa en ratas, muestran sincronización con el ritmo de alimentación, pero no con los períodos de luz-oscuridad. Su actividad enzimática aumenta alrededor de 1 hora antes de la alimentación y desciende 3 horas después.

Los procesos de absorción también pueden estar modulados rítmicamente. Un ejemplo es el ritmo circadiano de absorción de la glucosa en la rata: tanto el transportador SGLT-1 en las microvellosidades de los enterocitos como el GLUT-2, localizado en la membrana basolateral, presentan ritmos circadianos. Además, varios autores han puesto de manifiesto que en ratas alimentadas *ad libitum*, la absorción de glucosa disminuye durante el período de reposo y es elevada durante el de actividad. Este patrón rítmico es independiente del ciclo de luz-oscuridad y se sincroniza con la hora de la comida, con un componente anticipatorio.

Ritmos en enzimas clave del metabolismo

Ante el antagonismo de numerosos procesos metabólicos, es de esperar que no todos puedan producirse al mismo tiempo en la misma célula y en el mismo lugar. Un ejemplo clásico se encuentra en las oscilaciones circadianas del metabolismo del glucógeno de los hepatocitos, demostrado en la década de 1970. Así, los cambios de almacenamiento de glucógeno durante el día coinciden con los cambios en la actividad de las enzimas clave de su almacenamiento: la glucógeno sintasa, la glucógeno fosforilasa y la glucosa-6 fosfatasa.

Del mismo modo, los mamíferos muestran ciclos alternos de lipogénesis y lipólisis. Durante el día en ratas y durante la noche en los seres humanos (en períodos de sueño en ambas especies) predomina la actividad lipolítica, responsable de la utilización de la grasa corporal, lo que reduce la frecuencia de las señales de hambre y, en consecuencia, la necesidad de consumir alimentos mientras se duerme. En contraste, durante la noche en ratas y durante el día en los seres humanos (período de actividad e ingesta), predomina la lipogénesis, con el fin de cumplir con las necesidades energéticas durante el período de actividad. Estos ciclos metabólicos generales están regulados por enzimas clave. La lipogénesis muestra ritmos circadianos en el hígado de ratas en ayunas durante 24 horas, con acrofases durante el período de actividad. También la glucosa-6-fosfato deshidrogenasa (G6PD) muestra un máximo durante este período, que favorece el suministro de nicotinamida adenindinucleótido-fosfato reducido (NADPH), necesario para la lipogénesis.

Tanto la lipoproteína lipasa (LPL) como la lipasa hepática son enzimas extracelulares clave en el metabolismo de las lipoproteínas, cuyas formas fisiológicamente activas se encuentran en la superficie luminal del endotelio capilar. Temporalmente, estas enzimas están muy organizadas y de manera precisa. En ratas, al comienzo de su alimentación, los valores de glucosa aumentan, acompañados por un aumento en la secreción de insulina, lo que conduce a un aumento de la actividad de la LPL en el tejido adiposo blanco y la absorción y el almacenamiento de la glucosa en forma de glucógeno en el músculo esquelético. En seres humanos se ha demostrado que si una comida se produce fuera de fase de la expresión de la LPL, el individuo puede ser propenso a almacenar ácidos grasos libres en tejidos ectópicos, lo que produce lipotoxicidad y, con ello, comorbilidad hepática, muscular o pancreática, así como síndrome metabólico. Todos estos datos indican la importancia de la hora del día de la ingesta de alimentos y el estado metabólico. Además, la actividad de la lipasa sensible a hormonas, la principal lipasa responsable de la movilización de grasa del adipocito, presenta también un ritmo endógeno de 24 horas en el tejido adiposo, siendo su actividad máxima a media noche. Este estudio además demostró que cenar tarde, o no mantener unas horas mínimas de ayuno nocturno (al menos 11 horas y media), disminuye la actividad de esta enzima a casi la mitad (1,91 veces menos).

Un reloj periférico en el tejido adiposo

Otro de los órganos implicados estrechamente en la nutrición es el tejido adiposo. Este órgano se encarga de almacenar el exceso de energía de la dieta entre otras muchas más funciones (**cap. 30**, Metabolismo del tejido adiposo, **tomo I**). Su conexión con la cronobiología se conoce desde los descubrimientos referentes a la existencia de relojes periféricos en diversos tejidos y órganos, que parecen regular el ritmo de al menos un 10 % de los genes expresados dentro de cada tejido, y su descubrimiento ha revolucionado la manera de entender los procesos fisiológicos en el organismo.

En este contexto, la literatura científica actual está llena de trabajos que suponen una revolución en el estudio de la biología del tejido adiposo. De hecho, muchos de los genes en el tejido adiposo muestran ritmo circadiano. Según estudios de micro-*arrays*, aproximadamente el 25 % en los seres humanos y el 50 % en modelos animales de genes activos expresados en el tejido adiposo siguen un patrón diario rítmico y dependiendo del tejido; el 10-30 % de todos los genes está controlado por el reloj circadiano molecular. Así, en un estudio realizado en plasma sanguíneo y saliva de seres humanos se demostró que aproximadamente el 15 % de todos los metabolitos identificados están controlados por el sistema circadiano, y que este control es independiente del sueño y la alimentación.

En lo que se refiere a la obesidad, es de crucial importancia la existencia de un reloj periférico en el tejido adiposo humano. En este sentido, se ha descubierto que los genes reloj se expresan en diferentes localizaciones adiposas, visceral y subcutánea en un momento determinado del día, y esta expresión es dependiente del sexo. Además ha demostrado que tanto los elementos negativos (*PER2* y *CRY1*) como los positivos (*CLOCK* y *BMAL1*) del reloj muestran un ritmo circadiano en su expresión, y oscilan independientemente del núcleo supraquiasmático en explantes del tejido adiposo *ex vivo* al menos durante dos ciclos circadianos después de la cirugía. Los genes reloj en el tejido adiposo también pueden modular la expresión de otros genes, conocidos como genes controlados por el reloj (CCG, *clock controlled genes*), que no están directamente implicados en la maquinaria del reloj, pero son capaces de inducir la expresión de muchos genes diana. En este sentido, existen diferentes genes implicados en el metabolismo del tejido adiposo que muestran expresión circadiana. También la sensibilidad del tejido adiposo a la acción de la insulina, la cual está relacionada con la acumulación de grasa corporal, tiene un ritmo circadiano endógeno en el tejido adiposo subcutáneo, con máxima sensibilidad al mediodía y mínima a la medianoche.

Integración circadiana entre los órganos implicados en la nutrición

Como ya se ha mencionado, diferentes órganos implicados en la nutrición y la alimentación del ser humano, como el hipotálamo y las zonas del control de la ingesta, el estómago y el intestino, el hígado e incluso el tejido adiposo, presentan ritmos circadianos, que van a tener una gran importancia en el horario de todos los procesos metabólicos relacionados con la alimentación. Por ello, también el horario de la comida, importante sincronizador de estos relojes periféricos, es determinante en el funcionamiento de la fisiología y, como consecuencia, en la relación entre la cronobiología y la obesidad.

Con todo, existen importantes lagunas en esta área del conocimiento. En cuanto al horario de las comidas, todavía son pocos los estudios en seres humanos que evalúen la influencia de un patrón regular de 24 horas de ingesta de alimentos sobre el sistema circadiano y la obesidad. Por otra parte, son pocos los estudios en animales que plantean la posibilidad de que el horario de la ingesta de alimentos en sí mismo puede tener un papel importante en el aumento de peso. De hecho, los ratones nocturnos alimentados con una dieta rica en grasas durante las 12 horas de luz ganaron significativamente más peso que los alimentados sólo durante las 12 horas de oscuridad. Sin embargo, en seres humanos, aunque la mayoría de los autores apuntan a las mismas conclusiones, son necesarios estudios sobre el efecto del consumo de comidas hipocalóricas en diferentes momentos del día en la tasa metabólica, el aumento de peso y la composición corporal. Otra cuestión por resolver es si las diferencias en la distribución de macronutrientes a lo largo del día se asocian con la obesidad. Por ejemplo, se sabe que la tolerancia a la glucosa en los seres humanos empeora durante la noche. Una vez más, puede parecer sorprendente el pequeño número de estudios existentes sobre los efectos de la composición de macronutrientes de las comidas en el desarrollo de la obesidad. Lo mismo sucede con el ejercicio físico. Se ha demostrado que el mismo ejercicio realizado en dos momentos del día distintos comporta efectos diferentes sobre el sistema circadiano, siendo más saludable el ejercicio por la mañana que por la noche. Pero aún no se sabe si el horario del ejercicio tiene un efecto diferencial sobre la pérdida de peso. Otro aspecto que necesita aclaración es el relacionado con las rutas de salida del núcleo supraquiasmático y su conexión con los tejidos periféricos.

Por último, debido a la dificultad de obtener muestras de tejido adiposo humano en diferentes momentos del día, los estudios que evalúan las diferencias entre individuos con obesidad y aquellos que presentan normopeso son escasos y, como consecuencia, también lo son los que comparan la expresión génica en el tejido adiposo y los ritmos circadianos. Clarificar estas cuestiones puede abrir nuevas vías de investigación que ayuden a desarrollar estrategias terapéuticas basadas en la cronobiología para combatir la creciente epidemia de obesidad que enfrenta la población humana actual.

NUTRIGENÉTICA: INTERACCIÓN DEL GENOMA HUMANO CON LOS HÁBITOS

Con el paso de los años, los investigadores se han centrado en la búsqueda de interacciones entre la genética y los hábitos, como los alimentarios, para varios aspectos fisiológicos y fisiopatológicos. Esta ciencia se ha denominado nutrigenética y tiene como objetivo estudiar el efecto de las variaciones genéticas en la interacción entre dieta y enfermedad (**caps. 16**, Nutrigenética: variantes genéticas que responden a nutrientes, y **17**, Nutrigenética: variantes genéticas que responden a patrones de alimentación).

En relación con los genes reloj, en los últimos años se ha demostrado que diferentes SNP de la maquinaria circadiana interactúan con la ingesta alimentaria y varios comportamientos para la obesidad y para las variables de riesgo metabólico (síndrome metabólico) relacionadas.

Otros ejemplos de interacción entre genes reloj y nutrición para la obesidad son las que se observan entre varios SNP del gen *CLOCK* y las características de la dieta para diferentes rasgos del síndrome metabólico. Se ha demostrado una interacción significativa entre la variante génica rs4580704 del gen *CLOCK* y la ingesta de ácidos grasos monoinsaturados (AGMI) para los valores de glucosa en plasma y la sensibilidad a la insulina: el efecto positivo del alelo menor en la sensibilidad a la insulina sólo es evidente cuando la ingesta de AGMI fue superior al 13 % de la energía. Además, se aprecian diferentes efectos a lo largo de los genotipos *CLOCK* 3111 T>C para la ingesta de ácidos grasos saturados (porcentaje de energía). Los efectos deletéreos de la variante de riesgo C sobre la obesidad se encontraron sólo cuando los individuos presentaron ingestas de grasas saturadas superiores al 12 %.

Más recientemente, un estudio demostró una nueva interacción del gen reloj *CRY* y las características de la dieta para la resistencia a la insulina en un población mediterránea, resultados que también se replicaron en una población de América del Norte. Los resultados del metaanálisis indicaron que un incremento en la ingesta de hidratos de carbono se asoció con un aumento en el índice de resistencia a la insulina y en una disminución del índice de sensibilidad a la insulina sólo en los individuos homocigotos para el alelo menor C en el polimorfismo rs2287161 del gen *CRY1* (**Fig. 26-3**). Los genes *CRY* (elementos negativos del reloj central) están implicados

en la regulación del metabolismo de la glucosa. Estudios en animales de experimentación han demostrado que la gluconeogénesis puede ser modulada por cambios circadianos en la expresión hepática del *Cry*, por lo que los factores que afectan a la expresión de *CRY* podrían perjudicar la regulación de la homeostasis de la glucosa y, por ello, incrementar el riesgo de diabetes en los seres humanos.

Estos resultados pueden ayudar a diseñar programas dietéticos más efectivos: para aquellas personas portadoras de CC de la variante génica del gen *CRY* rs2287161, el consejo se centraría en ayudarlas a reducir la ingesta de hidratos de carbono, así su índice de resistencia a la insulina podría ser incluso más bajo que el de los portadores del alelo G.

Otro ejemplo, pero esta vez de interacción ente gen y medicamento, está relacionado con la variante rs10830963 del receptor 1B de melatonina (MTNR-1B). La variante de riesgo G del gen *MTNR-1B* rs10830963 empeora el efecto de la melatonina exógena en la tolerancia a la glucosa, por lo que los portadores del alelo G deberían evitar tomar alimentos junto con la administración de melatonina exógena. Estos resultados podrían afectar a aquellos individuos que toman melatonina (p. ej., para problemas de sueño) y que son portadores del alelo de riesgo G y toman comida (cenan) junto con elevados valores de melatonina endógena, como pasa en los «comedores tardíos» naturales o en los trabajadores por turnos. Otro estudio, realizado en 850 individuos y publicado en *Diabetes Care*, mostró que cenar tarde (1 hora antes de la hora habitual de irse a la cama), comparado con cenar pronto (4 horas antes de la hora habitual de irse a la cama), da lugar a una disminución de la tolerancia a la glucosa, debido principalmente a una reducción en la secreción de insulina por el páncreas, sobre todo en los portadores del alelo G del gen *MTNR1B*. Nuevos estudios deberían responder cuestiones más específicas sobre el horario de las comidas, las variantes génicas de riesgo y la resistencia a la insulina.

En la **tabla 26-1** se incluyen algunos consejos para prevenir las asociaciones e interacciones entre genética y hábitos para la obesidad, que pueden ser cruciales en un informe nutricional genético personalizado para el tratamiento de la obesidad.

Todos estos ejemplos y muchos otros demuestran que los hábitos pueden interactuar con los genes y reducir el efecto nocivo de una variante de riesgo específica. Por consiguiente, a la pregunta de si se está, o no, predestinado, la nutrigenética responde negativamente; aunque no se pueda cambiar el genoma, se pueden cambiar los hábitos con el fin de mejorar la salud.

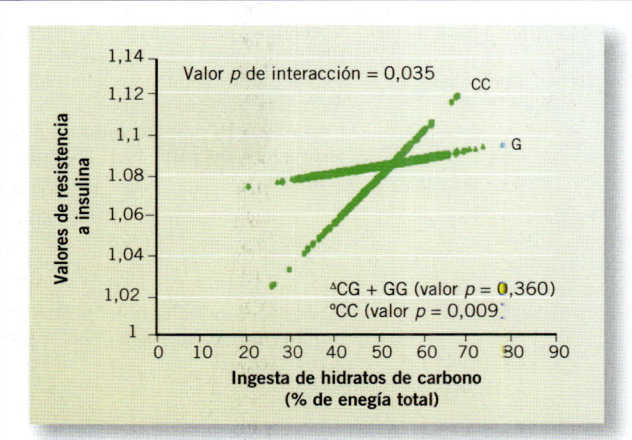

Figura 26-3. Ejemplo de la interacción entre gen y hábito o comportamiento dietético para la resistencia a la insulina. Es notable que cuando los individuos son portadores CC de la variante del *CRY1* rs2287161 y también ingieren hidratos de carbono, su resistencia a la insulina es más alta. Sin embargo, entre los portadores G (GG + GC), la resistencia a la insulina es independiente de la ingesta de hidratos de carbono y se mantiene relativamente constante. (De Dashti y cols. Chronobiol Int, 2014).

EPIGENÉTICA: ES POSIBLE CAMBIAR EL GENOMA CON LOS HÁBITOS

Actualmente se sabe que los genes están modulados por un conjunto de reguladores que se activan o inactivan y alteran el fenotipo de la persona. La epigenética defiende que el código genético no es el único determinante del fenotipo del individuo, sino que es la disposición en el espacio del DNA lo que hace que se expresen o no determinados genes (**cap. 18**, Nutriepigenética).

Tabla 26-1. Consejos para prevenir las asociaciones/interacciones entre genética y ambiente para la obesidad

	Evidencias en nutrigenetica		Bibliografía
SNP	**Evidencia**	**Recomendación**	
Asociaciones			
CLOCK SNP rs3749474 rs4580704 rs1801260 (3111 T>C)	Asociado con el IMC, la ingesta de energia y diferentes variables relacionadas con la obesidad (los portadores del alelo menor comen más, comen más grasa y son más obesos)	En portadores del alelo menor: • Disminuir la ingesta de energía • Disminuir la ingesta total de grasa	Garaulet y cols. *CLOCK* genetic variation and metabolic syndrome risk: modulation by monounsaturated fatty acids. Am J Clin Nutr 2009; 90: 1466-75
CLOCK rs1801260 (3111 T>C)	Asociado con pérdida de peso (los portadores del alelo C muestran mayor resistencia a la pérdida de peso y son más nocturnos, duermen menos y siguen menos la dieta mediterránea)	En portadores del alelo C: • Dormir al menos 8 h/día • Levantarse antes por la mañana • Ir antes a dormir por la noche • Seguir los patrones de la dieta mediterránea	López-Guimerá y cols. *CLOCK* 3111 T/C SNP interacts with emotional eating behavior for weight-loss in a Mediterranean population. PloS ONE 2014; 9: e99152
REVERBα rs2314339	Asociados con la obesidad debido a una disminución en la actividad física, que se llevaba a cabo por la tarde	En portadores del alelo A: • Incrementar la actividad fisica • Realizar la actividad física por la mañana	Garaulet y cols. *REV-ERB-ALPHA* circadian gene variant associates with obesity in two independent populations: Mediterranean and North American. Mol Nutr Food Res 2014; 58: 821-9
PER2 rs2304672	Asociado con varios comportamientos obesogénicos, como abandono del tratamiento de pérdida de peso, picoteo, estrés durante la dieta, comer cuando se está aburrido y saltarse el desayuno (portadores del alelo menor)	En portadores del alelo G: • Desarrollar un plan de seguimiento más intenso durante la terapia dietética • Evitar el picoteo • Evitar estar cerca de la comida cuando se está aburrido • Tratar de desayunar siempre	Garaulet y cols. *PERIOD2* variants are associated with abdominal obesity, psycho-behavioral factors, and attrition in the dietary treatment of obesity. J Am Diet Assoc 2010; 110: 917-21
Genotipo combinado de *SIRT1* y *CLOCK* 3111 T>C	Asociado con la preferencia nocturna, con un alejamiento del patrón de dieta mediterránea y con concentraciones plasmáticas aumentadas de grelina en los portadores del alelo menor de ambos SNP	En portadores del alelo menor en ambos SNP: • Levantarse temprano por la mañana • Seguir los patrones de dieta mediterránea • Intentar comer 5 veces/día para evitar el hambre	Garaulet y cols. *SIRT1* and *CLOCK* 3111 T>C combined genotype is associated with evening preference and weight loss resistance in a behavioral therapy treatment for obesity. Int J Obes (Lond) 2012; 36: 1436-41
Interacciones			
CLOCK rs1801260 (3111 T>C)	Interactúa con: • Tendencia a comer por emociones (entre los portadores del alelo C, los comedores emocionales perdieron significativamente menos peso que los comedores no emocionales) • Ingesta de AGS para la circunferencia de la cintura entre los portadores del alelo C; cuando la ingesta de energía de AGS fue mayor del 11,8 % su circunferencia de cintura era mayor	Entre los portadores del alelo C que son comedores emocionales: • Desarrollar un plan psicológico conductual más intenso durante la terapia dietética • Intentar mantener una ingesta energética de AGS < 11,8 %	López-Guimerá y cols. *CLOCK* 3111 T/C SNP interacts with emotional eating behavior for weight-loss in a Mediterranean population. PloS ONE 2014; 9: e99152; Garaulet M y cols. *CLOCK* genetic variation and metabolic syndrome risk: modulation by monounsaturated fatty acids. Am J Clin Nutr 2009; 90: 1466-75
CLOCK rs4580704	Interactúa con la ingesta de AGMI (porcentaje de energía) para los valores de glucosa en plasma y resistencia a la insulina: con una ingesta de AGMI mayor del 13,2 %, los portadores del alelo menor tuvieron menores concentraciones de glucosa en plasma y resistencia a la insulina que los no portadores	En los portadores CC: • Incrementar en la dieta la proporción de aceite de oliva en detrimento de las grasas saturadas	Garaulet M y cols. *CLOCK* genetic variation and metabolic syndrome risk: modulation by monounsaturated fatty acids. Am J Clin Nutr 2009; 90: 1466-75
CRY1 rs2287161	Interactúa con la ingesta de hidratos de carbono para el metabolismo de la glucosa: entre los portadores CC cuando ingerían cantidades elevados de hidratos de carbono, su resistencia a la insulina fue mayor que la de los portadores G (GG + GC)	En los portadores CC: • Tratar de comer menos hidratos de carbono	Dashti HS y cols. *CRY1* circadian gene variant interacts with carbohydrate intake for insulin resistance in two independent populations: Mediterranean and North American. Chronobiol Int 2014; 31: 660-7

Continúa

Tabla 26-1. Consejos para prevenir las asociaciones/interacciones entre genética y ambiente para la obesidad *(cont.)*

SNP	Evidencia	Recomendación	Bibliografía
	Evidencias en nutrigenética		
Interacciones			
MTNR-1B rs10830963	Ingerir alimentos por la noche interactúa con la melatonina para la resistencia a la glucosa	Los portadores GG: • Evitar ingestas nocturnas cuando las concentraciones plasmáticas de melatonina están elevados	Garaulet M y cols. Common type 2 diabetes risk variant in *MTNR1B* worsens the deleterious effect of melatonin on glucose tolerance in humans. Metabolism 2015; 64: 1650-7
Evidencias en epigenética			
Sitios CpG de *CLOCK*	Los hábitos alimentarios, como la frecuencia de picoteo elevada, comer rápido, comer cuando se está aburrido o comer grandes porciones, se asociaron con un aumento en la metilación de *CLOCK* CpG1	Tratar de evitar el picoteo, comer rápidamente, comer cuando se está aburrido o comer grandes cantidades	Milagro FI y cols. *CLOCK, PER2* and *BMAL1* DNA methylation: association with obesity and metabolic syndrome characteristics and monounsaturated fat intake. Chronobiol Int 2012; 29: 1180-94.
Sitios CpG de *BMAL1*	Los individuos con mayor actividad nocturna presentan más modificaciones epigenéticas (elevadas metilaciones en las islas CpG 5-9) con una intervención de pérdida de peso que los individuos matutinos	Despertarse más temprano por la mañana	

AGMI: ácidos grasos monoinsaturados; AGS: acidos grasos saturados; IMC: índice de masa corporal; SNP: polimorfismos de un solo nucleótido.

La idea principal que subyace en este campo es la siguiente: la epigenética no cambia la secuencia del DNA, pero determina qué genes se expresan en las diferentes células del cuerpo. Estos cambios pueden ocurrir como resultado de tres procesos: la metilación del DNA, modificaciones de la cromatina y el silenciamiento génico postranscripcional mediado por RNA. El mecanismo epigenético mejor caracterizado es la metilación, que consiste en la adición de un grupo metilo a una citosina del DNA cuando está al lado de nucleótidos de guanina formando el dinucleótido CpG (abreviatura de C-fosfato-G) o citosina y guanina separadas por un grupo fosfato.

En este sentido, se ha demostrado que las expresiones de los genes del reloj circadiano pueden ser reguladas por mecanismos epigenéticos. Por otra parte, el grado de metilación de los genes reloj se ha asociado con la obesidad y los trastornos metabólicos.

Existen pruebas de que la exposición prolongada al trabajo por turnos puede provocar una serie de modificaciones en la metilación del DNA y acelerar el envejecimiento. Existe una asociación entre el trabajo por turnos de larga duración y los cambios en la metilación del DNA del gen *ZFHX3*, que codifica una proteína que actúa en las vías del ritmo circadiano.

Por otro lado, los cambios en la metilación del DNA en los genes del reloj central *CLOCK, BMAL* y *PER* se asocian con concentraciones elevadas de glucosa en sangre y resistencia a la insulina.

Además, se ha descubierto que el trabajo nocturno prolongado está asociado a cambios en la metilación del del gen *PER3*. Estas observaciones muestran la conexión entre alteraciones circadianas (p. ej., del sueño) y los cambios epigenéticos que intervienen en el desarrollo de la diabetes.

Es importante destacar que factores ambientales o directamente relacionados con la madre, como la contaminación atmosférica, la preeclampsia o la cronodisrupción de la madre, influyen en el patrón de metilación del DNA de los recién nacidos y pueden repercutir en su estado de salud.

Los hábitos de alimentación también se asocian con cambios epigenéticos en genes reloj. Por ejemplo, los autores de este capítulo publicaron un estudio en el que se apreció una asociación significativa entre el grado de metilación de estos CpG localizados en el gen reloj *CLOCK* con el síndrome metabólico, la pérdida de peso y la obesidad. Este estudio, realizado en 60 mujeres, demostró que el grado de metilación en los sitios CpG del gen *CLOCK*, como CpG 1, 5, 6 y 8, aumentaba con la obesidad. Y lo que es más importante, el «cómo» se come estaba relacionado con el grado de metilación del gen *CLOCK*. Los pacientes que tendían a picotear con frecuencia mostraban niveles de metilación 12 veces más altos en el CpG 1 del gen *CLOCK*, y los que tendían a comer cuando están aburridos o a comer grandes porciones de comida tenían un grado de metilación 9-19 veces mayor. Estos aumentos en la metilación de las células mononucleares sanguíneas sugieren una supresión en la expresión del gen *CLOCK*, que también se ha relacionado con la obesidad. En la **tabla 26-2** se presenta el efecto de diferentes hábitos alimentarios en los niveles de metilación de CpG 1 del gen *CLOCK*, que muestra la importancia de cómo se come. Más recientemente, la investigación demostró que la intervención nutricional de pérdida de peso modifica el patrón de metilación de los genes reloj *BMAL1, CLOCK* y *NR1D1* en sangre. Estos cambios en el grado de metilación del *BMAL1* con el tratamiento se asociaron con una reducción en los parámetros de riesgo metabólico, por ejemplo, en las concentraciones lipídicas en suero. Curiosamente, individuos de cronotipo nocturno se beneficiaron más del tratamiento en cuanto a los cambios epigenéticos producidos que los matutinos o diurnos. Por otra parte, la metilación del *BMAL1* aumentaba con el

Tabla 26-2. Efectos de los hábitos alimentarios en los niveles de metilación del sitio CpG1 del gen *CLOCK*

CLOCK CpG 1	Niveles de metilación	Valor de *p*
Picoteo frecuente	12 veces	0,026
Comer rápido	9 veces	0,08
Comer cuando se está aburrido	3 veces	0,008
Comer grandes cantidades	19 veces	0,004

aumento de la ingesta de energía y de hidratos de carbono, lo que sugiere que las intervenciones nutricionales focalizadas en la reducción del consumo de energía y de hidratos de carbono pueden ayudar a disminuir la vulnerabilidad a la cronodisrupción y a la obesidad, en especial en los individuos vespertinos, a través de cambios epigenéticos (**Tabla 26-1**).

¿QUÉ SE PUEDE HACER? CAMBIAR QUÉ, CÓMO Y CUÁNDO SE COME

Se ha demostrado que es posible interactuar con el genoma, incluso cambiarlo y mejorar la salud mediante cambios en «cómo se come», «qué se come» y otros hábitos diarios. Un aspecto novedoso en las intervenciones dietéticas puede ser «cuándo se come»: el momento de la ingesta de alimentos (**Fig. 26-4**). Si se tiene en cuenta que comer es un sincronizador externo del reloj periférico, y que una alimentación en un horario inusual puede causar una interrupción del sistema circadiano, el cuándo se come puede tener un papel fundamental en el tratamiento de la obesidad (**Tabla 26-3**). En este sentido, un estudio observacional realizado en 2013 reveló que comer tarde puede influir en el éxito de la terapia de pérdida de peso, con la reducción de su eficacia. Los que

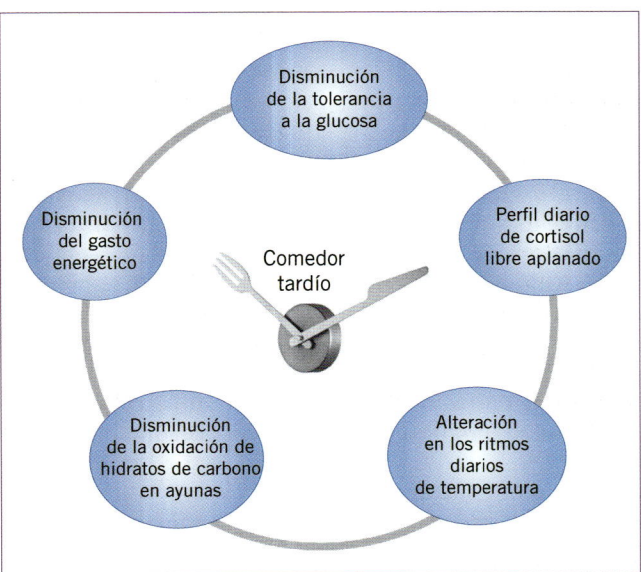

Figura 26-4. Comer tarde afecta a las características metabólicas de las mujeres con normopeso: después de una semana, su patrón metabólico era más similar al de las mujeres con obesidad. (Adaptado de Bandín y cols. Int J Obes [Lond], 2014.)

comían tarde perdieron significativamente menos peso con respecto a los que comían temprano, a pesar de tener la misma edad, los mismos valores plasmáticos de hormonas del apetito, la misma ingesta de energía, la misma duración del sueño o la misma distribución de macronutrientes. Destaca que los que comían tarde eran más vespertinos o nocturnos. La conclusión de este estudio fue que, si se pueden cambiar los hábitos en los horarios españoles hacia una comida más temprana, tal vez se podría perder más peso durante un tratamiento dietético.

Otro estudio observacional ha demostrado que el momento de la ingesta de alimentos también puede influir en la eficacia de la cirugía bariátrica en individuos con obesidad grave. Es cierto que muchos respondían bien al tratamiento (68 %), con pérdidas de un 80 % del exceso de peso inicial durante el primer año después de la cirugía, que mantuvieron durante los 6 años de seguimiento posteriores. Sin embargo, aproximadamente un 11 % de la población se definió como «pobres respondedores de pérdida de peso», ya que perdieron sólo un 40 % del exceso de peso inicial durante el primer año después de la cirugía. Desde un punto de vista clínico, es importante detectar este grupo de pobres respondedores antes de la cirugía, para tomar una decisión sobre el tratamiento adicional. Los resultados de este estudio demostraron que el porcentaje de los que comían tarde fue significativamente mayor entre los «pobres respondedores» (aproximadamente el 70 %) que en los «buenos respondedores» (en torno al 37 %). Por otra parte, los «pobres respondedores de pérdida de peso» comían más tarde que los «buenos respondedores». Sorprendentemente, las variables relacionadas con la obesidad, los parámetros bioquímicos, el gasto total de energía prequirúrgica, la duración del sueño, el cronotipo, el consumo de calorías y la distribución de macronutrientes fueron similares en ambos grupos.

Con el fin de descubrir por qué el momento de la ingesta de alimentos podría influir en la pérdida de peso, se llevó a cabo un estudio aleatorizado en el que 32 mujeres con normopeso y jóvenes completaron dos protocolos: uno que incluía evaluaciones de gasto energético en reposo (calorimetría indirecta) y de tolerancia a la glucosa, y otro que incluía mediciones de patrones circadianos, como los perfiles de cortisol en la saliva y la temperatura de la muñeca (**Fig. 26-4**). Las participantes recibieron comidas estandarizadas durante las 2 semanas de intervención, y se estudiaron en dos tiempos: comiendo temprano (a las 13:00) y tarde (a las 16:30). Los resultados mostraron que estas mujeres con normopeso, después de una semana comiendo tarde, experimentaron alteraciones metabólicas que suelen caracterizan a las mujeres con obesidad, como disminución de la tolerancia a la glucosa, del gasto energético en reposo y de la oxidación de hidratos de carbono. Además, tenían un patrón diario de cortisol aplanado y alteraciones en los ritmos diarios de la temperatura del cuerpo similares a las que caracterizan a las mujeres con obesidad, como se ha descrito previamente.

En la **tabla 26-3** se resumen las recomendaciones específicas para la prevención de la obesidad y el síndrome metabólico mediante la mejora de la salud del sistema circadiano,

Tabla 26-3. Recomendaciones específicas para la prevención de la obesidad y el síndrome metabólico mediante la mejora de la salud del sistema circadiano

Recomendación	Evidencia
Sueño	
Dormir durante la noche y estar activos durante el día	Los trabajadores por turnos se enfrentan a un incremento en los problemas de salud. En general, los que trabajan por la noche o por turnos rotativos parecen tener un mayor riesgo de resistencia a la insulina, síndrome metabólico y cardiopatías
Dormir suficientes horas al día (7-8 horas)	La falta de sueño aumenta el riesgo de resistencia a la insulina, diabetes de tipo 2 y obesidad, lo que sugiere que la restricción del sueño puede afectar a las vías metabólicas periféricas
Ir a dormir temprano y despertarse temprano	Un cronotipo vespertino se ha relacionado con obesidad, menor salud y estilos de vida más irregulares
Dormir una siesta de corta duración al medio día (20 min)	Dormir la siesta durante 90 minutos, esto es, demasiado tiempo por la tarde, puede influir en el sueño nocturno, con peor eficiencia del sueño y horas de despertar más tardías
Luz	
Evitar la exposición intensa a la luz durante la noche, y dormir en total oscuridad cuando sea posible	La luz es un sincronizador externo de los ritmos circadianos
Horario de la comida	
Ingerir la comida principal del día antes de las 15:00 horas	Comer tarde se asocia con diversas alteraciones metabólicas
Cenar al menos 2,5 horas antes de ir a dormir	La coincidencia de los niveles de melatonina y la ingesta de alimentos (glucosa) se asocia con la intolerancia a la glucosa
Evitar comer en las horas de sueño	Las puntuaciones elevadas en el cuestionario de comedor nocturno (CCN) se relacionan positivamente con el aumento de índice de masa corporal y la presión arterial en mujeres. Las puntuaciones del CCN se correlacionaron positivamente con los niveles de triacilgliceroles y la circunferencia de la cintura en hombres
Horario de actividad física	
Evitar realizar actividad física durante las 2 o 3 horas previas a la hora habitual del sueño	La actividad física nocturna altera el ritmo circadiano de la temperatura de la muñeca

basadas en la evidencia científica demostrada en estudios epidemiológicos, clínicos y con animales de experimentación, en estudios de intervención en seres humanos o en modelos animales, y en estudios preliminares o con una muestra pequeña de individuos. Estas recomendaciones pueden ser muy útiles para la población en general y también en la práctica clínica, para prevenir o tratar las alteraciones de la obesidad.

El ayuno intermitente, en particular el que limita el consumo diario de alimentos a un período de 4 a 12 horas, lo que induce una ventana de ayuno de 12 a 20 horas por día, denominado *time restricting eating* (TRE), ha alcanzado gran popularidad para la pérdida de peso y para la prevención o el tratamiento de alteraciones metabólicas asociadas a la obesidad. En ratones alimentados con una dieta alta en grasa, este tipo de ayuno intermitente previene la obesidad, la resistencia a la insulina, la esteatosis hepática y la inflamación. El ayuno intermitente ha mostrado, en animales de experimentación, que es capaz de reprogramar el reloj circadiano en ayunas y también reduce la expresión de genes relacionados con el metabolismo de los lípidos en el hígado, disminuyendo el almacenamiento de lípidos y aumentando la hidrólisis de triacilgliceroles.

En seres humanos, se ha observado que, en cuanto al peso corporal, el TRE produce ligeros cambios, al igual que en la masa grasa y la circunferencia de cintura. Además, los efectos del TRE son altamente variables y contradictorios, especialmente en relación con los resultados metabólicos. Esto puede explicarse por la gran variabilidad en los ensayos clínicos, en cuanto a los diseños como la duración y la hora del día del ayuno, los cambios en la ingesta calórica, la duración de la intervención, etc., y en los individuos incluidos en las cohortes, en cuanto al estado metabólico, la edad, el género, el ronotipo, etc. Por último cabe destacar que la mayoría de los estudios en seres humanos no han monitorizado la ingesta calórica y, curiosamente, la mayoría describe una reducción en la ingesta de energía debido a que los individuos reducen sus calorías de forma espontánea cuando las horas de comida están restringidas. Esto abre la posibilidad de pensar si los efectos metabólicos beneficiosos del TRE son inducidos por restringir las horas de comida al día o por reducir la ingesta calórica y, por consiguiente, la respectiva pérdida de peso. Hacen falta más estudios antes de aconsejar el ayuno intermitente para la pérdida de peso.

En conclusión, la modificación de qué, cómo y cuándo se come podría ser una herramienta eficaz para disminuir el riesgo genético y, como consecuencia, la cronodisrupción y la obesidad. La investigación en este sentido supone un área novedosa y muy prometedora para la prevención y el tratamiento de la obesidad.

PUNTOS CLAVE

- Es bien sabido que la fisiología cambia a lo largo del día, y que diversas hormonas muestran un ritmo circadiano. La alteración de este patrón normal se conoce como cronodisrupción.

- Se ha demostrado que la cronodisrupción se relaciona con la obesidad. Aunque existen diversos factores que la provocan, un aspecto importante es el fallo del reloj interno. De hecho, estudios en animales de experimentación muestran que mutaciones en los genes reloj se asocian con obesidad. En los seres humanos estas mutaciones son poco frecuentes (menos del 1 % de la población), pero es bastante común tener variaciones genéticas en un solo nucleótido (SNP) que explican las diferencias en la vulnerabilidad a la enfermedad.

- Se conocen varios SNP en los genes reloj que se asocian con la obesidad y la pérdida de peso. Teniendo en cuenta que la genética está detrás de la cronodisrupción, como se ha demostrado en modelos de gemelos, la cuestión es: ¿se está predestinado? La respuesta nutrigenética y epigenética es negativa. Mediante estudios en nutrigenética se sabe que las conductas pueden interactuar con los genes y reducir el efecto nocivo de una variante de riesgo.

- A partir de la epigenética el mensaje es aún más positivo: al cambiar las conductas o los hábitos, es posible cambiar el genoma. Por ello se propone modificar el qué, el cómo y el cuándo se come como una herramienta eficaz para disminuir el riesgo genético y, consecuentemente, la cronodisrupción y la obesidad. Ésta es un área muy novedosa y prometedora en la prevención y el tratamiento de la obesidad.

BIBLIOGRAFÍA

Bandin C, Martinez-Nicolas A, Ordovás JM, Madrid JA, Garaulet M. **Circadian rhythmicity as a predictor of weight-loss effectiveness. Int J Obes (Lond) 2014; 38: 1083-8.**
Estudio que demuestra que los ritmos circadianos en el inicio del tratamiento de la pérdida de peso son buenos indicadores de la pérdida de peso futura.

Bandin C, Martínez-Nicolás A, Ordovás JM, Ros Lucas JA, Castell P, Silvente T y cols. **Differences in circadian rhythmicity in *CLOCK* 3111T/C genetic variants in moderate obese women as assessed by thermometry, actimetry and body position. Int J Obes (Lond) 2013; 37: 1044-50.**
El objetivo de este estudio fue determinar si el polimorfismo *CLOCK* 3111 T/C podría estar relacionado con trastornos circadianos y cambios en la calidad del sueño, para mejorar la comprensión de la asociación de la obesidad y la reducción de la pérdida de peso previamente demostrada en los portadores C de este polimorfismo. Efectivamente, los portadores C mostraron un ritmo circadiano menos robusto que los TT y un retraso en la acrofase característica de individuos que se muestran más activos durante la noche.

Chaix A, Lin T, Le HD, Chang MW, Panda S. **Time-restricted feeding prevents obesity and metabolic syndrome in mice lacking a circadian clock. Cell Metab 2019; 29: 303-19.e4.**
En este estudio, llevado a cabo en ratones, se demuestra cómo la restricción calórica reduce la acumulación de lípidos en el hígado y mejora el estrés metabólico celular a través de la implicación de genes reloj, lo que sugiere que el reloj circadiano mantiene la homeostasis metabólica mediante los ritmos diarios entre la alimentación y el ayuno.

Dashti HS, Smith CE, Lee YC, Parnell LD, Lai CQ, Arnett DK y cols. ***CRY1* circadian gene variant interacts with carbohydrate intake for insulin resistance in two independent populations: Mediterranean and North American. Chronobiol Intern 2014; 31: 660-7.**
Estudio que muestra la conexión entre el sistema circadiano y el metabolismo de la glucosa, y sugiere la importancia del polimorfismo *CRY1* rs2287161 en el desarrollo de programas de nutrición personalizados destinados a reducir la resistencia a la insulina y el riesgo de diabetes.

Garaulet M, Corbalán MD, Madrid JA, Morales E, Baraza JC, Lee YC y cols. ***CLOCK* gene is implicated in weight reduction in obese patients participating in a dietary programme based on the Mediterranean diet. Int J Obes (Lond) 2010; 34: 516-23.**
Estudio que demuestra que el análisis del polimorfismo *CLOCK* rs1801260 puede predecir el resultado de estrategias de reducción del peso corporal basadas en dietas bajas en energía.

Garaulet M, Esteban Tardido A, Lee YC, Smith CE, Parnell LD, Ordovás JM. ***SIRT1* and *CLOCK* 3111T>C combined genotype is associated with evening preference and weight loss resistance in a behavioral therapy treatment for obesity. Int J Obes (Lond) 2012; 36: 1436-41.**
Estudio que demuestra que la combinación de las variantes genéticas de los genes *SIRT1* y *CLOCK* tiene un efecto aditivo sobre la resistencia a la pérdida de peso que podría estar relacionado con el cronotopo del individuo, el aumento de los valores plasmáticos de ghrelina y una menor adherencia a los patrones de la dieta mediterránea.

Garaulet M, Gómez-Abellán P, Rubio-Sastre P, Madrid JA, Saxena R, Scheer FA. **Common type 2 diabetes risk variant in *MTNR1B* worsens the deleterious effect of melatonin on glucose tolerance in humans. Metabolism 2015; 64: 1650-7.**
Primer estudio que demuestra que poseer la variante de riesgo del polimorfismo *MTNR1B* rs10830963 empeora el efecto de la melatonina sobre la tolerancia a la glucosa, lo que sugiere la importancia de las recomendaciones personalizadas de genotipado especialmente en los individuos que consumen alimentos cuando se elevan las concentraciones de melatonina.

Garaulet M, Lee YC, Shen J, Parnell LD, Arnett DK, Tsai MY y cols. ***CLOCK* genetic variation and metabolic syndrome risk: modulation by monounsaturated fatty acids. Am J Clin Nutr 2009; 90: 1466-75.**
Trabajo que demuestra que determinados polimorfismos del gen *CLOCK* interactúan con los ácidos grasos de la dieta para modular algunas características del síndrome metabólico.

Garaulet M, Lee YC, Shen J, Parnell LD, Arnett DK, Tsai MY y cols. **Genetic variants in human *CLOCK* associate with total energy intake and cytokine sleep factors in overweight subjects (GOLDN population). Eur J Human Genet 2010; 18: 364-9.**
Primer estudio que demuestra que variantes genéticas del gen *CLOCK* se asocian con la ingesta de energía y determinadas interleuquinas relacionadas con la calidad del sueño.

Garaulet M, López-Minguez J, Dashti HS, Vetter C, Hernández-Martínez AM, Pérez-Ayala M y cols. **Interplay of dinner timing and MTNR1B type 2 diabetes risk variant on glucose tolerance and insulin secretion: a randomized crossover trial. Diabetes Care 2022; 45: 512-9.**
Este estudio demuestra que la ingesta endógena elevada de melatonina e hidratos de carbono, típica de las comidas tardías, altera la tolerancia a la glucosa, especialmente en los portadores del alelo de riesgo G MTNR1B, que se atribuye a defectos en la secreción de insulina.

Garaulet M, Ordovás JM, Gómez-Abellán P, Martínez JA, Madrid JA. **An approximation to the temporal order in endogenous circadian rhythms of genes implicated in human adipose tissue metabolism. J Cell Physiol 2011; 226: 2075-80.**
Estudio que proporciona una visión global del orden temporal interno de los ritmos circadianos en el tejido adiposo humano, incluidos los genes implicados en procesos metabólicos, como la ingesta y el gasto de energía, la resistencia a la insulina, la diferenciación de adipocitos, la dislipidemia y la distribución de la grasa corporal.

Garaulet M, Smith CE, Gómez-Abellán P, Ordovás-Montanes M, Lee YC, Parnell LD y cols. ***REV-ERB-ALPHA* circadian gene variant associates with obesity in two independent populations: Mediterranean and North American. Mol Nutr Food Res 2014; 58: 821-9.**
Estudio que muestra la importancia del gen *REV-ERB-ALPHA 1* en la obesidad, proporcionando evidencia de una conexión entre el reloj biológico humano y características relacionadas con ella. Los

resultados se replicaron en dos poblaciones distintas: de América del Norte y mediterránea.

Hatori M, Vollmers C, Zarrinpar A, DiTacchio L, Bushong EA, Gill S y cols. **Time-restricted feeding without reducing caloric intake prevents metabolic diseases in mice fed a high-fat diet. Cell Metab 2012; 15: 848-60.**
Este estudio demuestra cómo la restricción calórica en ratones alimentados con una dieta alta en grasa da lugar a una mejora de la obesidad, la hiperinsulinemia, la esteatosis hepática y la inflamación a través de las vías de señalización de CREB, mTOR y AMPK, con oscilaciones del reloj circadiano y expresión de sus genes diana.

Isherwood CM, Van der Veen DR, Hassanin H, Skene DJ, Johnston JD. **Human glucose rhythms and subjective hunger anticipate meal timing. Curr Biol 2023; 33: 1321-6.**
En este estudio se analizó cómo el sistema circadiano humano anticipa comidas copiosas. Se dividieron 24 participantes varones en dos grupos: unos ingerían comidas pequeñas cada hora durante el período de vigilia, y otros ingerían dos comidas diarias abundantes, durante 8 días. Se demostró que, en el grupo que ingería comidas pequeñas, las concentraciones de glucosa cambiaban con respecto al otro grupo, por lo que los ritmos de glucosa y el hambre subjetiva anticipan el momento de la comida.

Jamshed H, Beyl RA, Della Manna DL, Yang ES, Ravussin E, Peterson CM. **Early time-restricted feeding improves 24-hour glucose levels and affects markers of the circadian clock, aging, and autophagy in humans. Nutrients 2019; 11: 1234.**
Este estudio demuestra que la alimentación restringida en el tiempo, una forma de ayuno intermitente, mejora los niveles de glucosa en 24 horas, modifica el metabolismo de los lípidos y la expresión de genes reloj, aumenta la autofagia y presenta potentes efectos antienvejecimiento en seres humanos.

Kennaway DJ, Owens JA, Voultsios A, Boden MJ, Varcoe TJ. **Metabolic homeostasis in mice with disrupted *CLOCK* gene expression in peripheral tissues. Am J Physiol Regul Integr Comp Physiol 2007; 293: R1528-37.**
Estudio en el que, al contrario que el de Turek y cols., los autores encontraron que una mutación en el gen *CLOCK* en ratones no producía obesidad, sino una reducida cantidad de ácidos grasos libres en plasma y una elevada sensibilidad a la insulina, junto a una elevación de la adiponectina plasmática, siendo ésta una citoquina antiinflamatoria y protectora.

López-Guimerá G, Dashti HS, Smith CE, Sánchez-Carracedo D, Ordovás JM, Garaulet M. ***CLOCK* 3111 T/C SNP interacts with emotional eating behavior for weight-loss in a Mediterranean population. PloS ONE 2014; 9: e99152.**
Estudio que muestra la relación del estado emocional a la hora de comer con la pérdida de peso. Concretamente, los resultados demuestran una interacción entre la variante genética *CLOCK* 3111 T/C y el comportamiento emocional a la hora de comer para modular la pérdida de peso.

Milagro FI, Gómez-Abellán P, Campion J, Martínez JA, Ordovás JM, Garaulet M. ***CLOCK, PER2* and *BMAL1* DNA methylation: association with obesity and metabolic syndrome charac-**teristics and monounsaturated fat intake. Chronobiol Intern 2012; 29: 1180-94.**
Estudio que demuestra por primera vez una asociación entre el grado de metilación de sitios CpG ubicados en los genes reloj (*CLOCK, BMAL1* y *PER2*) con la obesidad, el síndrome metabólico y la pérdida de peso. El grado de metilación de los diferentes sitios CpG en *CLOCK* y *PER2* se podría utilizar como biomarcador de éxito de la pérdida de peso, en particular los sitios CpG 5-6 en *CLOCK*.

Samblas M, Milagro FI, Mansego ML, Marti A, Martinez JA; GENOI members. **PTPRS and PER3 methylation levels are associated with childhood obesity: results from a genome-wide methylation analysis. Pediatr Obes 2018; 13: 149-58.**
En este estudio se identificaron varios sitios de metilación en los genes *PTPRS* y *PER3*, los cuales se encuentran metilados de manera diferente entre niños con obesidad y sin ella, lo que sugiere un papel de la metilación del DNA en el desarrollo de la obesidad infantil.

Škrlec I, Talapko J, Džijan S, Cesar V, Lazić N, Lepeduš H. **The association between circadian clock gene polymorphisms and metabolic syndrome: a systematic review and meta-analysis. Biology (Basel) 2021; 11: 20.**
En este estudio, se realizó una revisión de la asociación de los polimorfismos de genes reloj con el riesgo general de síndrome metabólico. Además, se llevó a cabo un metaanálisis para analizar la asociación entre los polimorfismos de genes reloj y la susceptibilidad al síndrome metabólico.

Sookoian S, Gemma C, Gianotti TF, Burgueno A, Castano G, Pirola CJ. **Genetic variants of *CLOCK* transcription factor are associated with individual susceptibility to obesity. Am J Clin Nutr 2008; 87: 1606-15.**
Primer estudio que demostró que las diferentes variantes del gen *CLOCK* en seres humanos se asociaban con obesidad, especialmente con la obesidad abdominal.

Turek FW, Joshu C, Kohsaka A, Lin E, Ivanova G, McDearmon E y cols. **Obesity and metabolic syndrome in circadian *CLOCK* mutant mice. Science 2005; 308: 1043-5.**
Uno de los primeros estudios que mostró el efecto de las mutaciones genéticas y la enfermedad crónica. Este estudio puso de manifiesto que los ratones mutantes *knock-out* homocigóticos para *CLOCK* presentaban alterados los ritmos de ingesta, eran hiperfágicos y obesos y, además, desarrollaban síndrome metabólico.

Vujović N, Piron MJ, Qian J, Chellappa SL, Nedeltcheva A, Barr D y cols. **Late isocaloric eating increases hunger, decreases energy expenditure, and modifies metabolic pathways in adults with overweight and obesity. Cell Metab 2022; 34: 1486-98.e7.**
Estudio que pone de manifiesto que comer tarde está relacionado con el hambre, el gasto energético y la obesidad. Se realizó un ensayo cruzado, aleatorizado y controlado para determinar si comer temprano frente a comer tarde modifica la ingesta de energía, la actividad física y el sueño. Se demuestran mecanismos moleculares por los cuales comer tarde puede resultar en un balance energético positivo y mayor riesgo de obesidad.

? AUTOEVALUACIÓN

Glosario

Ácido retinoico. Forma activa del retinol. El ácido todo-*trans*-retinoico es el ligando de los receptores de ácido reti-noico (RAR). Otra forma es el ácido 9-*cis*-retinoico, que puede unirse a RAR y a receptores X del retinol (RXR), pero se desconoce si este hecho tiene relevancia biológica.

Ácidos grasos polinsaturados. Tipo de ácidos grasos que contienen más de un doble enlace en su cadena, esenciales para funciones celulares y metabólicas, como los omega-3 y omega-6.

Activador. Factor de transcripción que estimula la trans-cripción de un gen.

Adenilato ciclasa. Proteína integral de membrana que sin-tetiza adenosinmonofosfato cíclico (cAMP) a partir de ade-nosintrifosfato (ATP) en respuesta a la activación de una proteína G.

Aislador. Tipo de elemento distal que puede bloquear la actividad de los potenciadores y los silenciadores cuando se inserta entre estos elementos reguladores y un promotor, es decir, puede bloquear la comunicación del potenciador o si-lenciador con el promotor, o bien puede actuar como barre-ra impidiendo la propagación de la cromatina condensada (represiva) cercana y, por lo tanto, proteger la expresión de genes.

Aleatorización mendeliana. Metodología fundamentada en la segunda ley de Mendel (ley de segregación de los carac-teres), que indica que, salvo raras excepciones, el reparto de los genes parentales entre los gametos sucede de manera alea-toria gracias a la división meiótica que experimentan las célu-las germinales durante la gametogénesis. Método usado en la medición de la variación génica con la intención de conocer los efectos causales de la exposición a una dieta o consumo de un determinado conjunto de alimentos.

Alimentómica. Término global que se refiere a la aplica-ción de las tecnologías ómicas a las ciencias de los alimentos y la nutrición

Aminoacil-tRNA. Molécula de RNA de transferencia adap-tadora del mRNA que lleva un aminoácido.

AMPK. Proteína quinasa dependiente de AMP.

Análisis global del genoma. Identificación de los polimor-fismos genéticos de todo el genoma humano que tengan una frecuencia determinada, usualmente superior al 5 %.

Anticodón. Triplete de nucleótidos en un tRNA comple-mentario de un codón en el mRNA.

Anticuerpo. Glicoproteína específica (inmunoglobulina) que aparece en el plasma como consecuencia de una respues-ta inmunitaria frente a un antígeno. Los anticuerpos se unen específicamente a sus antígenos.

Apoptosis. Muerte celular programada. Conjunto de reac-ciones bioquímicas que se producen en la célula y que con-cluyen con su muerte de una forma ordenada y silenciosa.

Autofagia. Proceso catabólico en el que los componentes celulares en exceso, especialmente proteínas plegadas de for-ma incompleta, así como orgánulos subcelulares no necesa-rios o dañados, son secuestrados en vesículas de doble mem-brana denominadas autofagosomas y liberadas dentro del lisosoma/vacuola para su descomposición y posterior recicla-do de las macromoléculas resultantes.

Auxotrofia. Carencia de una ruta metabólica funcional que genere la sustancia de la que depende el microorganismo.

Ayuno intermitente. Práctica de ciclos alternados de ayuno y consumo de comida, utilizada para mejorar la salud meta-bólica y para el control de peso.

Ayuste. Término marinero que se utiliza para el proceso de cortar cabos o cuerdas y volver a unirlos. Se corresponde con la palabra *splicing* en inglés: mecanismo por el que en el transcrito primario se eliminan las secuencias que correspon-den a intrones y se unen entre sí los exones para generar el mRNA que pueda ser traducido a proteínas en el ribosoma.

BabCock Memory Score. Medida de memoria verbal en la que se lee una historia breve a los participantes y se les pide que proporcionen un recuerdo inmediato; luego se repite la historia y después de 20 minutos se obtiene el recuerdo dife-rido.

Biofilms. Estructuras laminares formadas por bacterias que aumentan su resistencia al sistema inmunitario y a agentes antibacterianos.

Biomarcador. Cualquier molécula o estructura química que pueda ser utilizada como indicador de un estado biológi-co (normal o patológico), de la respuesta a una interven-ción dietética, farmacológica o quirúrgica, del riesgo de su-frir una determinada enfermedad o de la evolución de una alteración.

Cadena de transporte de electrones. Serie de complejos proteicos y moléculas transportadoras en la membrana mito-condrial interna que generan un gradiente de protones usa-do para sintetizar ATP.

Calcitriol (1α,25-dihidroxivitamina D). Forma activa de la vitamina D que se sintetiza principalmente en el riñón.

Canal iónico. Proteína integral de membrana que trans-porta iones.

Cascada de señales. Conjunto de reacciones intracelulares que desencadenan la unión del receptor y el ligando y que generan un cambio en el comportamiento celular.

Caspasas. Familia de proteasas cuya actividad enzimática desencadena una cascada de proteólisis que lleva a la muerte celular por apoptosis.

CD *(clusters of differentiation).* Sistema de nomenclatura de proteínas de la superficie leucocitaria, que, a sus diversas funciones, unen la utilidad de ser marcadores de diferenciación.

CDK. Proteínas quinasas dependientes de ciclina. Son reguladores esenciales de la progresión del ciclo celular.

Célula dendrítica. Célula del citoplasma ramificado que actúa como presentadora de antígenos para los linfocitos T CD4 o Th.

Centrómero. Constricción primaria en los cromosomas metafásicos por donde interaccionan con el huso mitótico.

Chaperona. Proteína auxiliar que facilita el plegamiento de otras proteínas.

ChoRE *(carbohydrate response element).* Secuencia consenso conservada que se encuentra en la región promotora de genes regulados por glucosa.

ChREBP *(carbohydrate response element-binding protein).* Factor de transcripción con una estructura básica hélice-asa-hélice de cremallera de leucina (*basic helix-loop-helix* [bHLH] *leucine-zipper* [LZ]) que necesita formar heterodímeros con el factor Mlx *(max-like factor X)* para unirse a las secuencias ChoRE en los promotores de los genes diana y activar su transcripción.

Ciclinas. Proteínas que se sintetizan y se degradan regularmente durante el ciclo celular. Activan a las proteínas CDK.

Ciclo del ácido cítrico. También conocido como ciclo de Krebs, es una ruta metabólica clave que genera equivalentes reducidos a través de la oxidación de acetil-CoA derivado de hidratos de carbono, grasas y proteínas en dióxido de carbono.

Ciclooxigenasa 2 (COX-2). Enzima implicada en la formación de prostaglandinas y otros eicosanoides a partir de ácido araquidónico (20:4 n-6). Tiene como función mediar en los procesos de inflamación, y su expresión es provocada por diversos mediadores inflamatorios, como el interferón, el factor de necrosis tumoral, etc., en diversas células, como monocitos y macrófagos.

Citomegalovirus. Virus común de la familia de los herpesvirus que puede causar enfermedades en personas con el sistema inmunitari debilitado y en neonatos.

Citoquinas. Factores de crecimiento relacionados con las células sanguíneas, en especial del sistema inmunitario. Una misma citoquina suele tener capacidad para inducir una diversidad de efectos en diferentes células. Muchas citoquinas actúan en microambientes tisulares, pero algunas pueden actuar a distancia, como las hormonas.

Citrato sintasa. Enzima que cataliza el primer paso del ciclo del ácido cítrico, convirtiendo acetil-CoA y oxalacetato en citrato.

Coatómero. Unidad proteica de la cubierta de las vesículas encargadas del transporte de proteínas desde el retículo endoplásmico y el aparato de Golgi.

Código genético. Conjunto de palabras formadas por tres letras seleccionadas entre los nucleótidos de adenina, guanina, citosina y timina (A, G, C y T).

Codón. Palabra de tres letras constituida por un triplete de nucleótidos, característica del código genético.

Codón sin sentido. Señal de terminación en un mRNA.

Coenzima Q. También conocida como ubiquinona, es una molécula lipídica soluble presente en las membranas celulares, especialmente en la cadena de transporte de electrones mitocondrial, importante para la producción de energía celular.

Cofactor. Factor de transcripción que carece de dominio de unión al DNA, por lo que, para ejercer su actividad, debe unirse a otro factor que sí posea tal dominio. Se clasifican en coactivadores y correpresores.

Complejo de translocación mitocondrial. Complejo formado por varias proteínas responsable del transporte de proteínas desde el citosol a la mitocondria.

Complejo mediador. Complejo multiproteico que, mediante la interacción con los factores de transcripción unidos a los promotores proximal y distal, es capaz de integrar la información proporcionada por éstos y transferirla a la maquinaria general de transcripción.

Complejo principal de histocompatibilidad. Conjunto de genes que codifican los antígenos principales de histocompatibilidad. Estos antígenos son los principales responsables del rechazo de aloinjertos. Su función biológica es la presentación de oligopéptidos (epítopos) a los linfocitos T. El complejo principal de histocompatibilidad se conoce por las siglas MHC *(major histocompatibility complex).*

Constructional praxis. Prueba que mide la capacidad de dibujar, copiar o manipular patrones o diseños espaciales.

CRISPR/Cas. Acrónimo de *clustered regularly interspaced short palindromic repeats*, es decir, repeticiones palindrómicas cortas agrupadas e interespaciadas regularmente. El sistema CRISPR/Cas es un mecanismo de defensa adaptativa del que disponen los procariotas, que les sirve para reconocer y degradar material genético extraño. En la actualidad, este sistema se utiliza, convenientemente modificado, para la edición génica de cualquier organismo eucariota.

Cromatografía líquida acoplada a detección de masas (LC-MS/MS, *liquid chromatography, mass/mass*). Acoplamiento, hoy habitual en proteómica, en el que los péptidos son separados en una columna de cromatografía líquida y posteriormente cuantificados e identificados por espectrometría de masas en tándem.

Cromatografía líquida acoplada a detección de masas cuadrupolo y tiempo de vuelo (LC-Q-TOF, *liquid chromatography quadrupole, time of flying*). Acoplamiento en línea de una columna de cromatografía líquida a un espectrómetro de masas con cuadrupolo y un tubo de tiempo de vuelo.

Cromosoma. Agrupación supramolecular de una doble hebra de DNA con proteínas.

Cronobiología. Ciencia que estudia los mecanismos fisiológicos, bioquímicos y moleculares por los que se regulan los ritmos biológicos.

Cronodisrupción. Perturbación grave del orden temporal interno de los ritmos circadianos bioquímicos, fisiológicos y comportamentales.

Crononutrición. Disciplina que explica la relación los ritmos circadianos y la hora en qué se ingieren los alimentos.

2D-PAGE. Técnica de separación de proteínas, con geles de acrilamida/bisacrilamida, en una primera dimensión por su punto isoeléctrico (pI) y ortogonalmente en una segunda dimensión por la masa de sus subunidades (Mr).

Defensinas. Péptidos catiónicos antimicrobianos que tienen en común una secuencia de seis cisteínas con tres puentes disulfuro. Están presentes en los gránulos azurófilos de neutrófilos y en la secreción de la mucosa intestinal.

Desequilibrio de ligamiento. Alelos de un polimorfismo que están cercanos en una región cromosómica y que tienden a heredarse juntos.

Deshidroepiandrosterona (DHEA). Hormona esteroide que funciona como precursor para la síntesis de andrógenos y estrógenos.

Diabetes gestacional. Intolerancia a la glucosa que aparece por primera vez durante el embarazo.

Diacilglicerol (DAG). La hidrólisis de fosfatidilinositol por parte de la fosfolipasa C genera dos segundos mensajeros: por un lado, el residuo de inositol fosforilado hidrosoluble y, por otro, el glicerol unido a dos ácidos grasos insertos en la membrana plasmática, el diacilglicerol.

Dieta mediterránea. Patrón dietético caracterizado por la ingesta elevada de frutas, verduras, legumbres cereales integrales, aceite de oliva y pescado, que se asocia con beneficios para la salud cardiovascular y metabólica.

Disbiosis. Condición en la que el microbioma normal se altera, a menudo por el efecto de enfermedades y el uso de medicamentos.

DNA metiltransferasas (DNMT). Enzimas encargadas de metilar *de novo* zonas del genoma, es decir, que no estaban metiladas con anterioridad. Estas enzimas tienen una alta afinidad por las secuencias hemimetiladas y desempeñan un papel importante en el mantenimiento de los patrones de metilación durante la replicación del DNA.

DNA mitocondrial (mtDNA). Material genético presente en las mitocondrias, distinto del DNA nuclear, y que se hereda de la madre.

DOHaD. Teoría sobre el origen temprano, durante el desarrollo, de la salud y la enfermedad (del inglés, *developmental origins of health and disease*), que postula que los factores que afectan a la programación metabólica durante las primeras etapas de la vida pueden estar en el origen de determinados estadios patológicos propios de la edad adulta.

Dominio carboxilo terminal (CTD). Extremo carboxilo, exclusivo de la subunidad mayor de la RNA polimerasa II y que se regula por fosforilación-desfosforilación y controla las distintas etapas de la transcripción y procesos asociados.

Donantes de metilo. Moléculas que intervienen en el proceso de transferencia de un grupo metilo desde la *S*-adenosilmetionina hasta las proteínas o los ácidos nucleicos, por ejemplo, betaína, colina, algunas vitaminas (ácido fólico, riboflavina, vitaminas B_6 y B_{12}) y aminoácidos (metionina, cisteína, serina y glicina).

Elemento basal. Secuencia reguladora del gen que define el punto de inicio de la transcripción.

Elemento distal. Secuencia reguladora del gen que se encuentra muy alejada del punto de inicio de la transcripción. Existen dos modalidades: potenciadores y silenciadores.

Elemento proximal. Secuencia reguladora del gen que define la frecuencia con que se inicia su transcripción. Este elemento se sitúa en sentido ascendente y cerca del elemento basal.

Elemento regulador en *cis*. Secuencia contigua a un gen con efecto regulador sobre la tasa de transcripción de ese gen. Entre los elementos se pueden encontrar: HSE (elemento de respuesta al estrés térmico), GRE (elemento de respuesta a los glucocorticoides) y MRE (elemento de respuesta a metales).

Elementos de respuesta a metales (MRE). Secuencia de 13 a 15 pares de bases del DNA que constituyen el sitio de unión al DNA para factores de transcripción que son regulados por Cu. La expresión de genes activada en respuesta a Cu por un mismo factor de transcripción comparte un mismo tipo de MRE.

Enfermedad citogenética. Situación patológica que se debe a cambios en la estructura o en el número de cromosomas.

Enfermedad genética. Situación patológica que tiene su origen en una lesión o una modificación de la secuencia del DNA.

Enfermedad hereditaria o familiar. Enfermedad genética en la que alguno de los progenitores es portador de un gen defectuoso (exhiba o no la enfermedad) que se transmite a los hijos.

Enfermedad monogénica. Enfermedad causada por la mutación en un solo gen.

Enfermedad multifactorial, poligénica o compleja. Enfermedad causada por la interacción de variantes genéticas y el medio ambiente.

Enterotipo. Clasificación de la microbiota intestinal humana en tres grupos o tipos en función de la abundancia de los géneros predominantes.

Enzimas metiltransferasas de DNA. Enzimas que catalizan la transferencia de grupos metilo al DNA, modificando la expresión génica sin alterar la secuencia de DNA, implicadas en la regulación epigenética.

Epigenética. Ciencia que estudia las modificaciones en la expresión de genes que no obedecen a una alteración de la secuencia del DNA y que son heredables.

Epigenómica. Ciencia que estudia las modificaciones covalentes del DNA y de las histonas y sus influencias sobre la expresión génica.

Epinutrigenética. Disciplina que estudia la influencia de los nutrientes sobre el marcado de la cromatina. Diferencias en este marcado pueden contribuir a explicar el riesgo a padecer enfermedades en individuos concretos, así como algunas variaciones interindividuales en la respuesta a intervenciones nutricionales, asociados con cambios en la expresión genética.

Escalas de adherencia a dietas. Herramientas utilizadas para evaluar y medir el grado de cumplimiento o adhesión de una persona a un determinado plan o patrón dietético. Suelen utilizarse cuestionarios diseñados específicamente para que incluyan una serie de preguntas características del patrón de dieta que se quiere evaluar, y cuyas respuestas se codifican normalmente en forma de escala aditiva.

Especies reactivas de oxígeno mitocondriales (mtROS). Moléculas reactivas producidas por las mitocondrias que pueden señalizar procesos celulares o causar daño cuando están presentes en exceso.

Especies reactivas derivadas del oxígeno y del nitrógeno. Moléculas altamente reactivas, incluidos radicales libres, que resultan del metabolismo normal y pueden dañar células y tejidos, involucradas en procesos inflamatorios y enfermedades.

Espliceosoma. Partícula ribonucleoproteica encargada del corte y la separación de intrones y el empalme de exones.

Estrés oxidativo. Desequilibrio entre la producción de especies reactivas del oxígeno y la capacidad de un sistema biológico de neutralizar rápidamente los reactivos intermedios o reparar el daño resultante.

Exón. Región codificante de un gen eucariota.

Exportinas. Proteínas solubles que interaccionan con las proteínas nucleares para dirigirlas desde el núcleo al citosol.

Expresividad. Término que describe las diferencias existentes en la gravedad de la enfermedad entre individuos que han heredado los mismos alelos mutados.

Factor de crecimiento endotelial vascular (VEGF). Molécula señalizadora que promueve la formación de nuevos vasos sanguíneos y desempeña un papel crucial en el proceso de angiogénesis.

Factor de elongación. Proteína necesaria para el proceso de elongación de la cadena polipeptídica durante la traducción.

Factor de iniciación. Proteína implicada en la iniciación del proceso de traducción.

Factor de liberación. Proteína implicada en la liberación de la cadena polipeptídica del ribosoma durante la traducción.

Factor de transcripción. Proteína que, en los eucariotas, es necesaria para el inicio de la transcripción pero no forma parte de la RNA polimerasa II.

Factor de transcripción dependiente de Cu. Factor de transcripción cuya unión al DNA es regulada por la presencia de cobre en su estructura, por ejemplo, CopY.

Factores de crecimiento. Péptidos y proteínas segregadas al medio extracelular y que interaccionan con receptores específicos y causan la proliferación o el desarrollo celular.

Factores generales de transcripción. Proteínas de unión a DNA que, uniéndose al promotor basal de los genes eucariotas, son capaces de anclar la RNA polimerasa al promotor y mediar una transcripción basal. Son comunes a todos los promotores eucariotas.

Familia Mondo de factores de transcripción. Familia que se caracteriza por presentar un motivo estructural básico de hélice-asa-hélice en forma de cremallera de leucina (bHLH/LZ, *basic helix-loop-helix leucine zipper protein*), en la que al menos se han caracterizado en detalle dos miembros: MondoA, que se expresa fundamentalmente en músculo esquelético, y ChREBP-α, que se expresa principalmente en el hígado y el tejido adiposo. Se ha descrito que los miembros de esta familia pueden interaccionar con otros factores de transcripción como Myc, por lo que son relevantes en fenómenos de proliferación celular y cáncer.

Fenocopia. Factor ambiental que puede ocasionar una enfermedad con los mismos síntomas que una enfermedad hereditaria.

Filogenia. Concepto biológico que expresa la relación de parentesco entre especies en un contexto evolutivo.

Flavonoides. Compuestos polifenólicos de origen vegetal con la estructura básica C6-C3-C6.

FODMAP *(fermentable oligo-, di-, monosaccharides, and polyols).* Hidratos de carbonos de cadena corta, fácilmente fermentables presentes en los alimentos: oligosacáridos, disacáridos, monosacáridos y polioles.

Fosfatasa 2A (PP2A). Proteína fosfatasa que es activada específicamente por xilulosa-5-fosfato, un intermediario de la ruta de las pentosas-fosfato. Desfosforila ChREBP en la serina 196 y residuos de treonina en respuesta a la glucosa.

Fosfatidilinositol-3-quinasa (PI3K). Enzima encargada de fosforilar en la posición 3 las distintas formas de fosfatidilinositol presentes en la membrana celular.

Fosfodiesterasa de cAMP. Enzima citosólica que degrada el cAMP.

Fosfolipasa. Enzima asociada o integrada en la membrana celular que degrada fosfolípidos.

Fosforilación oxidativa. Proceso llevado a cabo en las mitocondrias por el cual la energía liberada en la oxidación de los nutrientes y almacenada en equivalentes de reducción (NADH y $FADH^2$) es transferida a una cadena de transporte electrónico que genera una fuerza protomotriz, la cual conduce a la formación de ATP.

Fried Score. Escala para medir la fragilidad en personas mayores.

FTO *(fat mass and obesity-associated protein).* Gen con algunos polimorfismos asociados a obesidad.

Fumarasa. Enzima que cataliza la conversión de fumarato a malato en el ciclo del ácido cítrico.

Gait Speed Time. Prueba para evaluar la velocidad de marcha.

Gen. Secuencia de DNA que se expresa mediante transcripción.

Genes asociados a la percepción del sabor. Genes relacionados con los receptores, que desempeñan un papel fundamental en la identificación de los sabores amargo, ácido, dulce, salado y umami.

Genes reloj. Genes que desempeñan un papel fundamental en la regulación de los ritmos circadianos (*BMAL1, PER2* y *CLOCK*). La alteración de su funcionamiento se relaciona, entre otros aspectos, con la obesidad y el envejecimiento.

Genoma. Secuencia de nucleótidos de todo el DNA característico de una especie.

Genómica. Ciencia que estudia la secuencia de los genes y la heterogeneidad de dichas secuencias, tanto en las regiones codificantes (exones) como en las no codificantes (genes promotores e intrones).

Genotipado. Método que permite descubrir el genotipo de una persona.

Glicosilación cotraduccional. Proceso de unión de restos de oligosacárido a los restos amídicos de las proteínas sintetizadas en el retículo endoplásmico rugoso.

Glucoquinasa. Enzima hepática que cataliza la fosforilación de la glucosa intracelular para dar glucosa-6-fosfato.

Glucotoxicidad. Pérdida de función por parte de las células β del páncreas en respuesta a una hiperglucemia mantenida.

Glutaminólisis. Ruta metabólica por la que se generan glutamato, aspartato, CO_2, piruvato, lactato, alanina y citrato a partir de glutamina.

GSM. Módulo sensible a glucosa. Secuencia conservada evolutivamente en la proteína ChREBP. Como su nombre indica, condiciona la actividad de ChREBP en función de la glucemia. Contiene los elementos reguladores LID *(low-glucose inhibitory domain)* y GRACE *(glucose response conserved element)*.

Guanilato ciclasa. Proteína receptora o citosólica que sintetiza cGMP a partir de GTP en respuesta a la activación por ligandos.

Haplotipo. Conjunto de variantes genéticas o polimorfismos que se encuentran en desequilibrio de ligamiento y tienden a ser heredados juntos en un bloque de DNA, lo que permite inferir información sobre la ancestralidad y la variabilidad genética en una región específica del genoma.

Heterogeneidad genética. Situación en la que diferentes genes (no alelos) causan enfermedades aparentemente parecidas o en la que mutaciones en el mismo gen (alelos) ocasionan fenotipos diferentes.

Histona. Proteína básica que participa en la formación **de** nucleosomas con el DNA.

Histonas desacetilasas (HDAC). Enzimas que eliminan grupos acetilo de las histonas, conduciendo a una cromatina más compacta y a una disminución de la expresión génica.

Histonas, modificaciones covalentes. Modificaciones postraduccionales de las proteínas histonas (H1, H2A, H2B, H3 y H4), como metilación, fosforilación, acetilación, desaminación, ubiquitinización e isomerización de prolinas, que pueden modificar su configuración y alterar su interacción con el DNA y otras proteínas nucleares, afectando así a la compactación de la cromatina y a la expresión génica.

HLA. Siglas de *human leucocyte antigens*, o antígenos de leucocitos humanos. Se refieren a los antígenos de histocompatibilidad de la especie humana.

HNF-4α *(hepatocyte nuclear factor 4α).* Factor de transcripción nuclear 4α de los hepatocitos con un papel fisiológico en la expresión de genes específicos de tejidos. También es fundamental en el mantenimiento de la homeostasis de los triacilgliceroles y el colesterol en el hígado.

Hormonas. Compuestos químicos producidos por determinadas células específicas (glándulas endocrinas), que son transportados por el sistema circulatorio a otras células lejanas en las que actúan (células diana).

IKK *(IκB kinase).* Complejo enzimático de la cascada de transducción de señales del NF-κB. Fosforila la proteína inhibitoria IκBα, y esta fosforilación resulta en una disociación del IκBβ del NF-κB, que puede entonces migrar al núcleo y activar genes proinflamatorios.

Importinas. Proteínas solubles que interaccionan con las proteínas nucleares para dirigirlas al núcleo.

Incretinas. Hormonas insulinotrópicas dependientes de la presencia de nutrientes, especialmente glucosa.

Índice de masa corporal (IMC). Medida utilizada para clasificar el peso corporal en relación con la altura y evaluar el estado nutricional.

Ingesta dietética recomendada (RDA, *recommended dietary allowance***).** Ingesta diaria de un nutriente que cubre las necesidades del 97,5 % de la población.

Inmunometabolismo. Estudio de la interacción entre el metabolismo y la inmunología en todos los organismos.

Inositol-1,4,5-trisfosfato (IP$_3$). La hidrólisis de fosfatidilinositol por parte de la fosfolipasa C genera dos segundos mensajeros: por un lado, el residuo de inositoltrisfosfato y, por otro, el diacilglicerol.

Inserción cotraduccional. Unión del péptido señal al canal de conducción de proteínas del retículo endoplásmico.

Insulina. Hormona secretada por las células β pancreáticas en respuesta al aumento en la concentración de glucosa en sangre. La regulación de la expresión de su gen está controlada por los factores de transcripción Pdx-1, MafA y Neuro-D1.

Interacción gen-alimento o gen-dieta. Análisis de la influencia de la genética en respuesta al consumo de alimentos individuales, grupos de alimentos o patrones de dieta completos, diseñados con escalas validadas y análisis estadístico.

Interacción gen-nutriente. Influencia mutua entre los genes y los nutrientes, consistente en que los nutrientes pueden modular la susceptibilidad genética conferida por un polimorfismo de un solo nucleótido o por miles de variantes genéticas, y los genes pueden influir en la forma en que el organismo metaboliza y utiliza los nutrientes.

Interleuquina. Citoquina producida fundamentalmente por leucocitos, que actúa sobre otros leucocitos, aunque también puede hacerlo sobre otros tipos celulares. Para clasificar una proteína como interleuquina, sus propiedades fisicoquímicas y sus funciones deben estar bien definidas, y el gen que la codifica debe haber sido clonado. Las interleuquinas se representan por las siglas IL seguidas de un número arábigo. Actualmente se conocen más de 30.

Interleuquina 1β (IL-1β). Proteína que actúa como mediador importante en la respuesta inflamatoria y en la regulación de procesos inmunitarios.

Interleuquina 6 (IL-6). Citoquina proinflamatoria que desempeña un papel clave en la respuesta inmunitaria y en la inflamación crónica. Durante el ejercicio es secretada por el músculo y puede ejercer una acción antiinflamatoria.

Intrón. Región no codificante de un gen eucariota, situada entre dos exones.

IRAK-1/IRAK-4 *(interleukin-1 receptor-associated kinase 1/interleukin-1 receptor-associated kinase 4).* IRAK-1 codifica la IL-1 asociada al receptor quinasa 1. Estas quinasas son responsables de la regulación de la IL-1 mediadas por el NF-κB. IRAK-4 se considera la proteína por excelencia de la vía de señalización de IL-1/TLR. Cuando una de estas vías es estimulada, la célula se activa para liberar señales proinflamatorias y desencadenar acciones inmunitarias innatas.

iRNA. RNA de interferencia. Molécula de RNA de 20-30 nucleótidos, capaz de silenciar secuencias complementarias de mRNA.

Isocitrato deshidrogenasa. Enzima que cataliza la oxidación de isocitrato a α-cetoglutarato en el ciclo del ácido cítrico.

Lactato deshidrogenasa. Enzima que cataliza la conversión de lactato a piruvato. Tiene un papel crucial en el metabolismo anaeróbico.

Leptina. Hormona producida mayoritariamente por el tejido adiposo, relacionada con el aumento del gasto energético y la saciedad.

Ligando. Compuesto químico que porta un mensaje biológico e interacciona específicamente con un receptor celular.

Linfocitos CD4 y CD8. Tipos de células T del sistema inmunitario; los linfocitos CD4+ actúan como células auxiliares que regulan las respuestas inmunitarias, mientras que los CD8+ son células citotóxicas que atacan células infectadas y cancerosas.

Lipopolisacárido. Polímeros complejos con restos de ácidos grasos y cadenas características de oligosacáridos y polisacáridos, que forman la parte mayoritaria de la capa externa de la membrana externa de las bacterias gramnegativas.

Lisina acetiltransferasas. Enzimas que acetilan las lisinas de las histonas, modificando la estructura de la cromatina y la expresión génica.

LXR *(liver X receptor)*. Los receptores hepáticos X (α y β) regulan la expresión de genes lipogénicos y previenen la toxicidad celular por colesterol mediante su unión a ligandos de carácter lipídico y a otras proteínas coactivadoras, entre las que se incluyen el receptor X de retinoides α (RXR-α).

m/z. Unidad adimensional de espectrometría de masas, donde m es la masa atómica, y z, la carga (número de iones cargados positivamente).

MafA. Factor de transcripción que se une al promotor de la insulina activando la expresión de su gen. Coopera sinérgicamente con Neuro-D1 y Pdx-1.

Malato deshidrogenasa. Enzima que cataliza la conversión de malato a oxalacetato en el ciclo del ácido cítrico.

MALDI TOF-TOF *(imaging, matrix assisted laser desorption/ionization imaging, time of flying)*. Acoplamiento en línea de un espectrómetro de masas donde se ioniza el analito (previamente incluido en una matriz sólida) por disparo de rayo láser y luego se detecta la masa/carga por el tiempo de vuelo en tándem.

Medicina genómica. Utilización de los análisis genotípicos para aumentar la calidad del cuidado médico.

Metaboloma. Colección de todas las sustancias de bajo peso molecular producidas por células y que están presentes en un organismo, tejido o fluido biológico.

Metabolómica. Ciencia que estudia el patrón y la concentración de todos los metabolitos de un determinado líquido corporal, tejido u órgano.

Metabotipo. Elaboración de clasificaciones de individuos de acuerdo con su fenotipo o perfil metabólico.

Metagenoma. Información genética de una población compleja, típicamente de microorganismos, en una muestra constituida por los genomas de muchos organismos individuales. La información se refiere al potencial genético y funcional de la población estudiada.

Metagenómica. Estudio completo de los genes del microbioma de un entorno determinado.

Metanutriproteómica. Ciencia que estudia el proteoma del organismo, el del alimento ingerido y el del microbioma que forma parte de él.

Metilación del DNA. Proceso epigenético por el que se añade a la base citosina un grupo metilo en la posición 5 del anillo de pirimidina para formar 5-metilcitosina. Un alto grado de metilación se asocia con una conformación cerrada de la cromatina y, por lo tanto, con el silenciamiento de genes.

MFSD2a *(major facilitador superfamily domain 2a)*. Proteína transportadora asociada a varias sustancias, como hidratos de carbono y lisofosfolípidos. Además, es receptor de la sincitina y participa en la formación de la placenta. Se ha asociado con la transferencia selectiva de ácido docosahexaenoico a través de la barrera hematoencefálica y de la placenta.

Micro-RNA. RNA monocatenarios no codificantes, con una longitud de 21-25 nucleótidos, que tienen la capacidad de inhibir la expresión de otros genes mediante degradación de la proteína durante la traducción, inhibición de la elongación de la traducción, terminación prematura de la traducción (por disgregación de los ribosomas) o inhibición de la iniciación de la traducción.

Microbioma. Comunidad de microorganismos que constituyen un ecosistema microbiano, definida por su composición, su capacidad funcional colectiva y sus interacciones dentro de la comunidad y con el medio. Usualmente se refiere al conjunto de microorganismos que colonizan la piel y todas las mucosas del organismo humano, incluidas la cavidad bucal, el tracto gastrointestinal y las vías urinarias y genitales.

Microbiota. Comunidad de microorganismos que constituyen un ecosistema microbiano adaptado para vivir.

Modelos estadísticos de regresión. Herramientas analíticas utilizadas para investigar y cuantificar la relación entre los nutrientes, los genes y sus efectos combinados en un fenotipo o resultado específico.

Modificaciones covalentes de las histonas. Modificaciones postraduccionales de las proteínas histonas (H1, H2A, H2B, H3 y H4), como metilación, fosforilación, acetilación, desaminación, ubiquitinización e isomerización de prolinas, que pueden modificar la configuración de las histonas y alterar su interacción con el DNA y otras proteínas nucleares, afectando así a la compactación de la cromatina y a la expresión génica.

Monitorización de reacción selectiva (SRM). Análisis proteómico centrado en un corto número de péptidos cuya validez como biomarcadores ha sido ya bien establecida.

MudPIT. Acoplamiento de varias columnas de cromatografía líquida de forma ortogonal para la separación de proteínas, previa a su análisis e identificación en línea por espectrometría de masas.

MyD88 *(myeloid differentiation primary response gene 88)*. Proteína que se expresa frente a las infecciones víricas y algunas bacterias piógenas, formando parte de una respuesta inmunitaria. Forma parte de la cascada de señales de los receptores análogos de *Toll*.

Neuro-D. Factor de transcripción de la familia bHLH que se expresa tanto en el sistema nervioso como en las células β pancreáticas y las enteroendocrinas.

Neuropéptido Y. Potente estimulador de la ingesta. Es el neuropéptido más abundante en el cerebro.

NF-κB (factor nuclear kappa de linfocitos B). Factor nuclear potenciador de las cadenas ligeras κ de las células B activadas. Es un complejo proteico que controla la expresión de genes proinflamatorios. Tiene un papel clave en la regulación de la respuesta inmunitaria frente a infecciones.

Nrf2 (factor nuclear 2 relacionado con el factor eritroide 2). Factor de transcripción que regula la expresión de numerosos genes de enzimas detoxificantes y antioxidantes, mediante su unión a una secuencia específica del DNA conocida como elemento de respuesta antioxidante (ARE), que puede ser activada por diversos compuestos oxidantes y/o electrófilos de naturaleza química muy diversa.

Nucleosoma. Estructura de DNA con histonas, que constituye el primer nivel de empaquetamiento del DNA.

Nutrición de precisión. Concepto que reúne conocimientos basados en el acervo genético (secuencia genética, epigenética, transcriptómica), pero también en marcadores fenotípicos, como antecedentes familiares y enfermedades previas, estilo de vida, ejercicio, dieta, microbiota, estrés, cultura, religión, aversiones, preferencias, alergias e intolerancias, etcétera.

Nutrición molecular. Parte de la nutrición que investiga el papel de los nutrientes y de los componentes no nutritivos de los alimentos a nivel molecular, incluyendo sus interacciones con las cascadas de señalización celular y con el genoma.

Nutrición personalizada. Tipo de nutrición que utiliza información genética, biomarcadores y características individuales para adaptar la dieta y el estilo de vida de una persona de acuerdo a sus necesidades específicas con el objetivo de mejorar la salud y prevenir enfermedades.

Nutrigenética. Estudio de las variantes génicas de los individuos y de sus repercusiones sobre la utilización metabólica de los nutrientes.

Nutrigenómica. Ciencia que explica los mecanismos moleculares por los que los componentes de los alimentos, tanto nutrientes como otros compuestos químicos bioactivos no nutrientes, afectan a la salud de los individuos a través de la alteración de la estructura y expresión de sus genes.

Nutrimetabolómica. Aplicación de la metabolómica a las ciencias de la nutrición.

Nutriproteómica. Aplicación de las técnicas de proteómica al estudio de la nutrición.

O-GlcNAc transferasa (OGT). Enzima que cataliza la adición de una *N*-acetilglucosamina por un enlace *O*-glucosídico a restos de serina o treonina de proteínas intracelulares.

Partícula de reconocimiento de señales. Partícula ribonucleoproteica citosólica encargada de reconocer el péptido señal de las proteínas que se dirigen al retículo endoplásmico.

Patrón de dieta. Combinación específica y recurrente de alimentos y bebidas consumidos por una persona en un período de tiempo determinado. Estos patrones pueden variar en cuanto a cantidad, frecuencia, proporciones y tipos de alimentos, y están asociados con la salud y el riesgo de enfermedades en función de su composición nutricional y características.

Patrones de dieta insanos. Dieta basada en el consumo de alimentos que disminuyen el buen estado de salud de los individuos o aumentan la predisposición y prevalencia de enfermedades, ya sea por su baja calidad nutricional o por su ingesta excesiva. Los alimentos comúnmente integrados en esta categoría tienen gran cantidad de grasas saturadas y *trans*, sal y azúcares simples; además, suelen ser ultraprocesados.

Patrones moleculares asociados a patógenos (PAMP). Moléculas comunes a un gran número de taxones microbianos distintos, frente a las cuales el sistema inmunitario ha desarrollado una capacidad de respuesta dentro de la inmunidad innata.

Pdx-1 *(pancreatic and duodenal homeobox 1).* Factor de transcripción que participa en el desarrollo, la maduración y la función de las células β pancreáticas. También se conoce como factor promotor de insulina 1.

Penetrancia. Frecuencia con que una enfermedad, o un fenotipo, se manifiesta en un individuo que ha heredado el alelo mutado.

Péptido señal. Secuencia peptídica en la zona aminoterminal de una proteína, responsable de su unión al retículo endoplásmico.

PI3K/Akt. Ruta de la fosfatidilinositol-3-quinasa/proteína quinasa B, una vía de señalización intracelular importante en la regulación del ciclo celular. Por ello está directamente relacionada con la proliferación, el cáncer y la longevidad. La activación de PI3K fosforila y activa a Akt y tiene numerosos efectos de señalización en la célula, como la activación de CREB o la inhibición de p27.

Piruvato deshidrogenasa. Complejo enzimático que convierte el piruvato en acetil-CoA, enlazando la glucólisis con el ciclo del ácido cítrico.

Piruvato deshidrogenasa quinasa. Enzima que fosforila y desactiva la piruvato deshidrogenasa, regulando la entrada de carbono (piruvato) en el ciclo del ácido cítrico.

Poliadenilación. Modificación postranscripcional del extremo 3' del transcrito primario. Incrementa la estabilidad del mRNA, facilita su traducción y modula procesos asociados a la transcripción, como el ayuste.

Poliaminas. Compuestos nitrogenados derivados de la ornitina y de la metionina, implicados en procesos de multiplicación y crecimiento celulares, además de ser importantes para la reparación tisular y el desarrollo del sistema inmunitario.

Polimorfismo de un solo nucleótido (SNP, *single nucleotide polymorphism*). Variante génica caracterizada por el cambio de una sola base de un alelo de un gen.

Polimorfismos genéticos. Variantes naturales en los genes que pueden afectar la manera en que los nutrientes son absorbidos, metabolizados y utilizados por el organismo.

Polisoma. Conjunto de ribosomas unidos a una misma molécula de mRNA.

Pool* de hierro lábil *(labile iron pool). Compartimento de hierro intracelular intercambiable y disponible. Se estima que corresponde al 5-10 % del hierro celular. Los cambios en su concentración son detectados por el sistema de elementos de respuesta a hierro (IRE)/proteínas reguladoras de hierro (IRP), activando o inhibiendo su actividad.

Potenciadores. Elementos o secuencias presentes en las regiones proximales y distales de los promotores eucariotas, a los que se unen factores de transcripción específicos que potencian los niveles basales de transcripción.

PPAR. Receptor activado por proliferadores de los peroxisomas. Grupo de receptores nucleares que funcionan como factores de transcripción, regulando la expresión génica, y ejercen un papel fundamental en la diferenciación, el desarrollo y el metabolismo.

Prebióticos. Compuestos resistentes al pH ácido del estómago que no pueden ser hidrolizados por enzimas de mamíferos y tampoco son absorbidos en el tracto gastrointestinal, y que promueven cambios favorables en la microbiota.

Preeclampsia. Enfermedad durante la gestación que cursa con cuadros graves de hipertensión materna que suelen llevar a la interrupción del embarazo.

Promotor. Conjunto de todas las secuencias reguladoras de un gen (basales, proximales y distales).

Promotor basal. Zona conservada de los promotores eucariotas que presenta los elementos necesarios para que se unan a ella los factores generales de transcripción. Presenta secuencias características como la caja TATA, las secuencias Inr y BRE.

Proteasoma. Complejo proteico citoplasmático compuesto por dos subunidades 19S y 20S, con estructura de túnel, encargado de la degradación de proteínas endógenas modificadas mediante ubiquitinación.

Proteína *agouti* (AgRP). Proteína que se expresa en el sistema nervioso central y en el tejido adiposo. Fuerte estimulante del apetito.

Proteína amiloide. Polímero fibrilar de proteína, parecido a los depósitos de almidón.

Proteína citosólica de unión al ácido retinoico (CRABP-I y CRABP-II). Proteína transportadora de ácido retinoico en la célula.

Proteína citosólica de unión al retinol (CRBP-I y CRBP-II). Proteína transportadora de retinol en la célula.

Proteína de unión a la caja TATA (TPB). Subunidad del factor general de transcripción TF-IID. Es la responsable en todos los promotores eucariotas de reconocer al promotor basal, al ser la primera que se une a éste a través de la caja TATA o secuencias alternativas.

Proteína de unión a retinol (RBP). Proteína encargada del transporte de retinol en el plasma.

Proteína desacoplante 1 de la fosforilación oxidativa (UCP-1). Proteína de la membrana mitocondrial que permite la disipación de energía como calor, especialmente en el tejido adiposo marrón.

Proteína G. Proteína trimérica que une GDP o GTP y que intermedia entre el receptor y la enzima diana del receptor.

Proteína quinasa. Enzima que adiciona un grupo fosfato a un aminoácido de otra proteína, generalmente alterando la actividad de esta última.

Proteína quinasa dependiente de ciclina (CDK). Enzima reguladora esencial de la progresión del ciclo celular.

Proteína quinasa diana de la rapamicina de mamíferos (mTOR). Familia de quinasas relacionadas con la PI3K, que forma dos complejos multiproteicos, mTORC-1 y mTORC-2. El complejo mTORC-1 es activado por aminoácidos, además de por otros factores, y está involucrado en la regulación del metabolismo y del balance energético.

Proteínas de unión a telómeros. Proteínas que se unen a los telómeros, protegiendo los extremos de los cromosomas, y regulan la actividad telomerasa.

Proteínas reguladoras de hierro. Proteínas citosólicas reguladoras de hierro (IRP), que presentan actividad de unión a estructuras de RNA, denominadas elementos de respuesta al hierro (IRE, *iron response elements*). La actividad de unión a los elementos IRE es dependiente de la concentración de hierro: a menor hierro intracelular, mayor actividad de unión.

Proteómica. Ciencia que estudia el conjunto de proteínas celulares generadas por la lectura de los distintos mRNA de un tipo celular, tejido u órgano en una situación concreta.

Prueba nutrigenética. Prueba que permite conocer determinadas variantes genéticas de un individuo seleccionadas según su interacción con la respuesta a determinados nutrientes o con el riesgo de padecer una enfermedad determinada.

Punto de restricción. Momento en el ciclo celular, al final de la fase G_1, a partir del cual la célula está destinada inexorablemente a la división.

Puntuación de riesgo genético (GRS, *genetic risk score*). Evaluación del riesgo de una afección específica teniendo en cuenta la influencia colectiva de muchas variantes genéticas.

Quimiometría. Tratamiento de todos los procesos que transforman señales analíticas y datos más o menos complejos en información.

Quimioquinas. Citoquinas producidas por los leucocitos y otras células del organismo que provocan la quimioatracción de macrófagos y de células polimorfonucleares a los focos de inflamación.

Quinasa 2 de control general no desrepresora (GCN-2). Proteína implicada en la adaptación de los organismos a la privación de aminoácidos, ya que es capaz de detectar los niveles de éstos y activar la respuesta a la privación.

Ran. Familia de proteínas que interaccionan con los complejos de los poros nucleares y el complejo importina-proteína para permitir el flujo nuclear de proteínas.

Recambio proteico. Síntesis y degradación continua de las proteínas corporales.

Receptor. Proteína celular, superficial o intracelular, que se une específicamente al ligando y que transmite la señal para provocar una respuesta celular.

Receptor activado por proliferadores de los peroxisomas (PPAR). Factor de transcripción que media las acciones genómicas de algunos ligandos que son metabolitos lipídicos. Existen tres tipos, α, β/δ y γ, que responden a ligandos diferentes.

Receptor de ácido retinoico (RAR). Factor de transcripción que media las acciones genómicas (y algunas no genómicas) del ácido retinoico.

Receptor de succinato 1 (SUCNR 1). Receptor que se une al succinato en la membrana celular e interviene en procesos de señalización celular y regulación metabólica.

Receptor de vitamina D (VDR). Factor de transcripción que media las acciones genómicas (y algunas no genómicas) de la vitamina D, cuyo ligando es la 1α,25-dihidroxivitamina D.

Receptor nuclear. Factor de transcripción activado por la unión a ligandos específicos. Es, pues, un receptor fisiológico dotado de actividad transcripcional, aunque ésta requiere a su vez la interacción con diversos cofactores.

Receptor X de retinoides (RXR). Factor de transcripción

asociado a las acciones transcripcionales de las vitaminas A y D mediante la formación de heterodímeros con los receptores del ácido retinoico (RAR) y de la vitamina D (VDR), respectivamente. Aunque tiene afinidad por los retinoides, no está claro cuál es el ligando endógeno (si es que realmente existe), y de ahí su denominación.

Receptores asociados a canales iónicos. También conocidos como canales iónicos, canales iónicos regulados por transmisores o receptores ionotrópicos, son receptores que, cuando son activados por el ligando, permiten el paso de iones.

Receptores asociados a enzimas. Receptores que, cuando son activados por el ligando, funcionan directamente como enzimas o bien están asociados con enzimas intracelulares, a las que activan.

Receptores asociados a proteínas G. Receptores que, al ser activados por el ligando, activan la enzima diana mediante una proteína G.

Receptores asociados a tirosina fosfatasas. Receptores que, cuando son activados por el ligando, transmiten la señal a una tirosina fosfatasa asociada a ellos.

Receptores asociados a tirosina quinasas. Receptores que, cuando son activados por el ligando, transmiten la señal a una tirosina quinasa asociada a ellos.

Receptores de reconocimiento de patrones (PRR, *pattern recognition receptors*). Receptores con afinidad por diversas estructuras moleculares conservadas y compartidas por la misma clase microorganismos, así como por moléculas derivadas del daño celular (alarminas).

Receptores guanilato ciclasa. Receptores que, cuando son activados por el ligando, activan su dominio citoplasmático con actividad guanilato ciclasa.

Receptores huérfanos hepáticos (LXR, *liver X receptor*). Receptores (α y β) que regulan la expresión de genes lipogénicos y previenen la toxicidad celular por colesterol mediante su unión a ligandos de carácter lipídico y a otras proteínas coactivadoras, entre las que se incluyen el receptor X de retinoides α (RXR-α).

Receptores nucleares huérfanos. Receptores intracelulares cuyo ligando y efecto biológico se desconocen.

Receptores que regulan reacciones proteolíticas. Receptores que controlan rutas de señalización en las que uno o varios de sus componentes tienen que ser degradados por proteólisis.

Receptores serina/treonina quinasa. Receptores que, al ser activados por el ligando, activan su dominio citoplasmático con actividad serina/treonina quinasa.

Receptores tirosina quinasa. Receptores que, cuando son activados por el ligando, activan su dominio citoplasmático con actividad tirosina quinasa.

Regiones de control de *locus* (LCR). Secuencias localizadas en los promotores eucariotas que ejercen su acción sobre el promotor del gen en el que se encuentran y promotores de genes limítrofes.

Regresión de rango reducido. Modelo estadístico de regresión basado en la determinación de patrones dietéticos mediante la combinación de enfoques multivariantes con los conocimientos existentes sobre las relaciones entre la dieta y un fenotipo clínico determinado. Establece factores de ingesta de alimentos que maximizan la explicación de la variación de marcadores intermediarios relacionados con el fenotipo. En estos modelos, las variables de ingesta de alimentos se conocen como variables predictoras, y los marcadores intermedios, como variables respuesta

Represor. Factor de transcripción que reduce la transcripción del gen.

Respuesta a la privación de aminoácidos. Rutas de transducción de señales activadas como consecuencia de la falta o privación de aminoácidos.

Restricción calórica. Reducción de la ingesta calórica sin desnutrición, asociada a mejoras en la salud y longevidad en diversos organismos.

Retinal deshidrogenasa (RALDH). Enzima que cataliza la oxidación de retinal a ácido retinoico. Existen tres isoformas.

RNA no codificante. Molécula de RNA que no se traduce en una proteína, como por ejemplo el RNA de transferencia (tRNA), el RNA ribosómico (rRNA) y otros como los RNA nucleolares pequeños (snoRNA), micro-RNA (miRNA), RNA pequeños de interferencia (siRNA), RNA asociados a Piwi (piRNA) y RNA largos no codificantes (lncRNA). Muchos de estos últimos tienen funciones reguladoras sobre la expresión génica.

RNA polimerasas. Enzimas responsables de la síntesis de RNA. En células eucariotas existen tres tipos, cada uno de ellos responsable de la síntesis de determinadas moléculas de RNA. Clásicamente se han distinguido por la sensibilidad a la inhibición por α-amanitina.

Segundo mensajero. Grupo de compuestos químicos que son generados en grandes cantidades en el interior celular en respuesta a la unión del ligando y su receptor.

Selenoproteínas. Proteínas que incluyen dentro de su estructura primaria algún selenoaminácido (selenocisteína o selenometionina).

Señalización celular. Secuencia de acontecimientos bioquímicos que permiten el envío de un mensaje biológico de una célula a otra.

Sideróforos. Proteínas de bajo peso molecular que permiten «quelar» el hierro en bacterias. Son sintetizados por un mecanismo no ribosómico, en el que participa una serie de complejos de proteínas Ent (entD, entF y entCEBA) y cuya síntesis es regulada por la concentración de hierro. El hierro unido al sideróforo regula transcripcionalmente la expresión de genes que permiten la entrada de hierro, por ejemplo, el gen *Fur* en *Escherichia coli*.

Silenciadores. Elementos presentes en las regiones proximales y distales de los promotores eucariotas a los que se unen factores de transcripción específicos que tienen un efecto represor de los niveles basales de transcripción.

Sirtuina 1. Proteína cuya actividad, que está modulada por cambios en la relación $NAD^+/NADH$, consiste en desacetilar factores de transcripción, cofactores de factores de transcripción y proteínas histonas, para regular así el metabolismo, la supervivencia celular y el envejecimiento.

Sobreajuste u *overfitting*. Generación de un análisis que se corresponde de manera exacta o demasiado próxima a un conjunto de datos específico, dando lugar a predicciones poco fiables y resultados no generalizables.

SREBP (*sterol regulatory element-binding proteins*).

Proteínas de unión a elementos de respuesta a esteroles, que regulan la homeostasis lipídica a través de la detección de los niveles de colesterol.

Succinato deshidrogenasa. Enzima que convierte el succinato en fumarato en el ciclo del ácido cítrico. También participa en la cadena de transporte de electrones.

Telómeros. Regiones de DNA no codificante, altamente repetitivas y situadas en los extremos de los cromosomas, cuya función principal es la estabilidad estructural de los cromosomas, la división celular y el tiempo de vida de los tipos celulares.

1,3,4,5-Tetraquisfosfato (IP$_4$). Segundo mensajero generado por fosforilación de inositol-1,4,5-trifosfato (IP$_3$), que media respuestas lentas, pero más prolongadas, en las células.

TLR *(Toll like receptor).* Receptores análogos de *Toll*. Familia de proteínas que forman parte del sistema inmunitario innato. Son receptores transmembrana que reconocen patrones moleculares de agentes infecciosos y estimulan la expresión de genes proinflamatorios.

TOF *(time of flying).* Espectrómetro de masas que permite separar e identificar los péptidos ionizados según su capacidad de desplazamiento (tiempo de vuelo) en un tubo cargado y de alto vacío.

Traducción. Proceso de síntesis proteica.

Transcripción cruzada entre metales. Mecanismos comunes activados por diferentes metales involucrados en procesos transcripcionales, como, por ejemplo, el regulador MTF-1 y la chaperona de metales MT.

Transcriptómica. Ciencia que evalúa la expresión de diferentes genes mediante la determinación cuantitativa de los mRNA en un tipo celular, tejido u órgano en circunstancias concretas.

Transducción de señales. Proceso bioquímico por el cual una señal química extracelular es traducida a un mediador químico intracelular que transmite el mensaje.

Translocón. Maquinaria de translocación de proteínas presente en el retículo endoplásmico.

Transporte reverso del colesterol. Captación del colesterol de los tejidos periféricos para transportarlo al hígado ligado a lipoproteínas, evitando así la toxicidad celular provocada por un exceso de colesterol.

Tumores paragangliomas. Tumores que surgen de células paragangliónicas, asociadas al sistema nervioso autónomo.

Ubiquitina. Polipéptido de 76 aminoácidos que se une a las proteínas para que sean reconocidas por el proteasoma y degradadas.

uma. Unidad de masa atómica. Doceava parte de la masa del isótopo 12 del átomo de C, con un valor que se aproxima a la masa de un protón (o un átomo) de H. Esta unidad también se conoce como dalton (Da).

Uniones comunicantes. Uniones especializadas formadas entre las membranas plasmáticas que conectan directamente el citoplasma de células vecinas a través de canales estrechos.

Variantes genéticas estructurales. Inversiones, deleciones y repeticiones de bases en el genoma.

Varioma humano. Conjunto de variantes polimórficas y estructurales del genoma de las diversas poblaciones humanas.

Vesículas de transporte. Vesículas no tapizadas de clatrina implicadas en el transporte de proteínas desde el retículo endoplásmico al aparato de Golgi y a la membrana plasmática.

Índice analítico